Tratado de Medicina
de Urgência e Emergência
da Graduação à Pós-Graduação

Emergências Médicas

Outros Livros de Interesse

A Didática Humanista de um Professor de Medicina – **Decourt**

A Neurologia que Todo Médico Deve Saber 2ª ed. – **Nitrini**

A Questão Ética e a Saúde Humana – **Segre**

A Saúde Brasileira Pode Dar Certo – **Lottenberg**

Artigo Científico - do Desafio à Conquista - Enfoque em Testes e Outros Trabalhos Acadêmicos – **Victoria Secaf**

As Lembranças que não se Apagam – **Wilson Luiz Sanvito**

A Vida por um Fio e por Inteiro – **Elias Knobel**

Atualização em Medicina de Urgência – **Antônio Carlos Lopes, Hélio Penna Guimarães, Renato Delascio Lopes e Sergio Timerman**

Choque Séptico – **Bogossian**

Cirurgia de Emergência - Com Testes de Autoavaliação – **Birolini**

Clínicas Brasileiras de Cirurgia - **CBC (Colégio Brasileiro de Cirurgiões)**

Vol. 3/05 - Urologia de Urgência - **Srougi**

Coluna: Ponto e Vírgula 7ª ed. – **Goldenberg**

Como Ter Sucesso na Profissão Médica - Manual de Sobrevivência 4a ed. – **Mário Emmanual Novais**

Condutas de Urgência em Pediatria - Uma Abordagem Prática e Objetiva – **Prata Barbosa**

Condutas em Urgências e Emergências para o Clínico - Edição Revista e Atualizada – **Valdir Golin**

Condutas em Cirurgia de Emergência – **Birolini**

Condutas no Paciente Grave 3ª ed. (vol. I com CD e vol. II) – **Knobel**

Controvérsias e Iatrogenias na Cirurgia do Trauma – **Mantovani**

Desfibrilação Precoce - Reforçando a Corrente de Sobrevivência – **Timerman**

Dicionário de Ciências Biológicas e Biomédicas – **Vilela Ferraz**

Dicionário Médico Ilustrado Inglês-Português – **Alves**

Disfunção Sexual Masculina - Tudo o que Você Precisa Saber – **Bonaccorsi**

Emergências em Endocrinologia, Metabolismo e Nutrição – **Bacchus**

Eletrofisiologia Cardíaca na Prática Clínica vol. 3 – **SOBRAC**

Epidemiologia 2a ed. – **Medronho**

Fraturas – **Baldy**

Gestão Estratégica de Clínicas e Hospitais – **Adriana Maria André**

Guia de Bolso de UTI – **Hélio Penna Guimarães**

Guia de Consultório - Atendimento e Administração – **Carvalho Argolo**

Guia Prático de UTI – **Hélio Penna Guimarães**

Condutas em Emergências - Unidade de Primeiro Atendimento (UPA) Hospital Israelita Albert Einstein – **Alexandre Pieri**

Manual de Socorro de Emergência 2ª ed. – **Canetti e Santos**

Manual do Clínico para o Médico Residente – **Atal**a – UNIFESP

Medicina Intensiva para Graduação – UNIFESP/EPM – **Gomes do Amaral**

Medicina: Olhando para o Futuro – **Protásio Lemos da Luz**

Medicina, Saúde e Sociedade – **Jatene**

Memórias Agudas e Crônicas de uma UTI – **Knobel**

Nem só de Ciência se Faz a Cura 2ª ed. - **Protásio da Luz**

Neuroemergências – **Julio Cruz**

O Choque 3ª ed. – **Bogossian**

O Enfermeiro e as Situações de Emergência 2ª ed. – **Ana Maria Calil**

O que Você Precisa Saber sobre o Sistema Único de Saúde – **APM-SUS**

Parada Cardiorrespiratória – **Lopes Guimarães**

Prescrição de Medicamentos em Enfermaria – **Brandão Neto**

Primeiros Socorros - Fundamentos e Prática na Comunidade, no Esporte e no Ecoturismo – **Brito Garcia**

Pronto-socorro Cardiológico – **Chagas e Paland**rini

Propedêutica em Emergência – **Velasco**

Reanimação Neonatal – **Dias Rego**

Ressuscitação Cardiopulmonar – **Hélio Penna Guimarães**

Rotinas Ilustradas da Unidade Clínica de Emergência do Incor – **Mansur**

Série Atualizações Pediátricas – **SPSP (Soc. Ped. SP)**

Vol. 9 - Emergências Pediátricas - 2ª ed. – **Emilio Carlos Baracat**

Série Clínicas Brasileiras de Medicina Intensiva de Adultos e Pediátrica – **AMIB (Ass. Med. Int. Bras.)**

Vol. 4 - Ressuscitação Cardiopulmonar – **Timerman**

Serpentes Peçonhentas Brasileiras - Manual de Identificação, Prevenção e Procedimentos em Caso de Acidentes – **Cabral**

SIMURGEN - Curso de Simulação em Medicina de Urgência – **Hélio Penna Guimarães**

Síndrome Coronariana Aguda nas Unidades de Dor Torácica – **Bassan**

Síndromes Isquêmicas Miocárdicas Instáveis – **Nicolau e Marin**

Suporte Básico e Avançado de Vida no Trauma – **Mantovani**

Terapia Intensiva Pediátrica 3ª ed. (2 vols.) – **Brunow de Carvalho e Matsumoto**

Tratado de Medicina de Urgência – **Antonio Carlos Lopes, Hélio Penna Guimarães, Letícia Sandre Vendrame e Renato Delascio Lopes**

Tratado de Medicina de Urgência do Idoso – **Matheus Papaléo Netto, Francisco Carlos de Brito e Luciano Ricardo Giacaglia**

Trauma - Atendimento Pré-hospitalar 2a ed. – **Monteiro**

Trauma – **SPT (Sociedade Panamericana de Trauma) e SBAIT**

Ultrassom e Ecocardiografia para a Prática em Urgência e Emergência ECOMU – **Hélio Penna Guimarães**

Um Guia para o Leitor de Artigos Científicos na Área da Saúde – **Marcopito Santos**

Unidade de Emergência - Condutas em Medicina de Urgência – **Julio Cesar Gasal Teixeira**

Urgências em Geriatria - Epidemiologia, Fisiopatologia, Quadro Clínico, Controle Terapêutico – **Papaléo**

Urgências em Urologia – **Borrelli e Goes**

Vida por um Segundo – **Zantut**

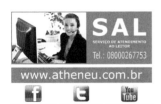

Tratado de Medicina de Urgência e Emergência da Graduação à Pós-Graduação

Volume 2

SOCIEDADE BRASILEIRA DE CLÍNICA MÉDICA (SBCM)

ASSOCIAÇÃO BRASILEIRA DE MEDICINA DE URGÊNCIA E EMERGÊNCIA (ABRAMURGEM)

Editores

Fernando Sabia Tallo

Mestre em Ciências Médicas pela Escola Paulista de Medicina da Universidade Federal de São Paulo (EPM-Unifesp). Doutorando em Ciências Médicas pela EPM-Unifesp. Professor Titular de Urgências e Emergências da Escola Paulista de Ciências Médicas (EPCM). Título de especialista em Clínica Médica e área de atuação em Urgências e Emergências. Título de Especialista de Anestesiologia pela Sociedade Brasileira de Anestesiologia (SBA). Título de Especialista de Terapia Intensiva Adulto pela Associação de Medicina Intensiva Brasileira (AMIB). Títulos de Especialista em Oftalmologia pelo Conselho Brasileiro de Oftalmologia (CBO). Presidente da Associação Brasileira de Medicina de Urgência e Emergência (ABRAMURGEM).

Antonio Carlos Lopes

Doutorado em Cardiologia pelo Programa de Pós-Graduação em Cardiologia da Escola Paulista de Medicina da Universidade Federal de São Paulo (EPM-UNIFESP). Livre-Docente de Clínica Médica pela EPM-UNIFESP. Professor Titular de Clínica Médica da EPM-UNIFESP. Professor Titular de Medicina de Urgência pela EPM-UNIFESP. Ex-Diretor da EPM-UNIFESP.

Editor-Associado

Oswaldo Fortini Levindo Coelho

Especialista em Clínica Médica pela Sociedade Brasileira de Clínica Médica e área de atuação em Medicina de Urgência e Emergência. MBA em Organização Hospitalar e de Sistemas de Saúde pela Fundação Getulio Vargas (FGV). Coordenador do Serviço de Clínica Médica e da Unidade de Cuidados Prolongados e Paliativos do Hospital do Instituto de Previdência dos Servidores do Estado de Minas Gerais (IPSEMG). Diretor Clínico do Hospital e do Centro de Especialidades Médicas do IPSEMG. Diretor Científico da Associação Mineira de Medicina e Administração em Saúde. Presidente da Sociedade Brasileira de Clínica Médica (SBCM) – Regional Minas Gerais. Presidente da Associação Brasileira de Medicina de Urgência e Emergência – Regional Minas Gerais. Professor da Faculdade de Ciências Médicas de Minas Gerais (FCMMG) durante 35 anos.

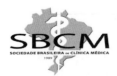
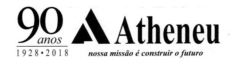
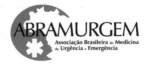

EDITORA ATHENEU

São Paulo Rua Jesuíno Pascoal, 30
Tel.: (11) 2858-8750
Fax: (11) 2858-8766
E-mail: atheneu@atheneu.com.br

Rio de Janeiro Rua Bambina, 74
Tel.: (21)3094-1295
Fax: (21)3094-1284
E-mail: atheneu@atheneu.com.br

Belo Horizonte Rua Domingos Vieira, 319 — conj. 1.104

CAPA: Equipe Atheneu
PRODUÇÃO EDITORIAL: Sandra Regina Santana

CIP-BRASIL. CATALOGAÇÃO NA PUBLICAÇÃO
SINDICATO NACIONAL DOS EDITORES DE LIVROS, RJ

M442

Tratado de medicina de urgência e emergência da graduação à pós-graduação / editores Antonio Carlos Lopes, Fernando Sabia Tallo ; editor-associado Oswaldo Fortini Levindo Coelho. - 1. ed. - Rio de Janeiro : Atheneu, 2018.

: il.

Inclui bibliografia
ISBN 978-85-388-0865-7

1. Medicina de emergência. 2. Emergências médicas. I. Tallo, Fernando Sabia. II. Coelho, Oswaldo Fortini Levindo. III. Título.

18-49941

CDD: 616.025
CDU: 616-083.98

Leandra Felix da Cruz - Bibliotecária - CRB-7/6135
22/05/2018 29/05/2018

LOPES, A. C., TALLO, F. S., COELHO O. F. L.
Tratado de Medicina de Urgência e Emergência – da Graduação à Pós-Graduação – Volume 2

© *EDITORA ATHENEU*
São Paulo, Rio de Janeiro, Belo Horizonte, 2018

Colaboradores

Acácio Fernandes Cardoso
Especialista em Cardiologia pela Sociedade Brasileira de Cardiologia (SBC). Doutorando em Medicina pela Universidade de São Paulo (FMUSP).

Acary de Souza Bulle Oliveira
Professor Afiliado do Departamento de Neurologia da Universidade Federal de São Paulo (UNIFESP). Doutor em Neurologia pela UNIFESP. Pós-Doutorado pela Columbia University.

Adagmar Andriolo
Professor-Associado do Departamento de Medicina da Universidade Federal de São Paulo (UNIFESP). Doutor em Patologia Clínica pela UNIFESP.

Adelina Morais Camilo
Mestre em Enfermagem pela Universidade Federal de São Paulo (UNIFESP).

Adelmir Souza-Machado
Professor-Associado do Instituto de Ciências da Saúde da Universidade Federal da Bahia (UFBA). Doutor em Ciências pela UFBA.

Adilson Ferraz Paschoa
Preceptor de Cirurgia Vascular da Universidade Anhembi Morumbi. Doutor em Ciências Médicas pela Universidade Estadual de Campinas (UNICAMP).

Adinaldo Ademar Menezes da Silva (*in memoriam*)
Professor-Assistente de Cirurgia Vascular da Faculdade de Medicina de São José do Rio Preto (FAMERP).

Adnan Neser
Professor Convidado da Faculdade de Medicina Santa Marcelina. Especialista em Cirurgia Geral pelo Colégio Brasileiro de Cirurgiões (CBC).

Adriano Braga
Especialista em Otorrinolaringologia pela Associação Brasileira de Otorrinolaringologia e Cirurgia Cérvico-Facial (ABORL-CCF). Doutor em Ciências Médicas pela Faculdade de Medicina de Ribeirão Preto da Universidade de São Paulo (FMRP-USP).

Adriano Luiz Ammirati
Doutor em Nefrologia pela Escola Paulista de Medicina da Universidade Federal de São Paulo (UNIFESP).

Alberto Julius Alves Wainstein
Professor da Faculdade de Ciências Médicas de Minas Gerais (FCMMG). Doutor em Oncologia pela Fundação Antônio Prudente. Pós-Doutor em Pesquisa Clínica e Imunoterapia de Tumores no "Karmanos Cancer Institutte", em Michigan.

Alceu Gomes Chueire
Professor Adjunto da Faculdade de Medicina de São José do Rio Preto (FAMERP). Livre-Docente em Traumatologia pela FAMERP.

Alcides Pinto de Souza Junior
Especialista em Clínica Médica pela Sociedade Brasileira de Clínica Médica (SBCM). Especialista em Pneumologia pela Sociedade Brasileira de Pneumologia e Tisiologia (SBPT).

Alcyone Artioli Machado
Professora-Associada do Departamento de Clínica Médica da Faculdade de Medicina de Ribeirão Preto da Universidade de São Paulo (FMRP-USP). Livre-Docente pela FMRP-USP.

Alessandro Ulhoa Rodrigues
Especialista em Ortopedia e Traumatologia pela Sociedade Brasileira de Ortopedia e Traumatologia (SBOT).

Alex Gonçalves Macedo
Professor de Pneumologia da Universidade Metropolitana de Santos (UNIMES). Mestre em Pneumologia pela Universidade Federal de São Paulo (UNIFESP).

Alexandre de Matos Soeiro
Professor Convidado da Graduação da Disciplina de Cardiologia da Faculdade de Medicina da Universidade de São Paulo (FMUSP). Doutorando pelo Instituto do Coração do Hospital das Clínicas da Faculdade de Medicina da Universidade de São Paulo (InCor-HCFMUSP).

Alexandre de Tarso Machado
Professor da Graduação dos Cursos de Medicina da Faculdade de Ciências Médicas e da Saúde de Juiz de Fora (SUPREMA) e da Universidade Presidente Antônio Carlos (UMIPAC). Doutor em Ciências pelo Departamento de Radiologia da Faculdade de Medicina da Universidade de São Paulo (FMUSP).

Alexandre Dias Zucoloto
Enfermeiro pela Universidade Bandeirante de São Paulo (Uniban). Mestrando do Programa de Pós-Graduação em Toxicologia e Análises Toxicológicas da Faculdade de Ciências Farmacêuticas da Universidade de São Paulo (USP).

Alexandre Lages Savassi Rocha
Mestre em Ciências Médicas (Gastroenterologia) pela Universidade Federal de Minas Gerais (UFMG). Especialista em Cirurgia do Aparelho Digestivo pelo Hospital das Clínicas da UFMG.

Alexandre Maierá Anacleto
Especialista em Cirurgia Vascular pela Sociedade Brasileira de Angiologia e Cirurgia Vascular (SBACV).

Alexandre Naime Barbosa
Professor Adjunto de Infectologia na Faculdade de Medicina de Botucatu (UNESP). Doutor em Infectologia pela UNESP.

Alexandre Vieira Santos Moraes
Professor Titular de Ginecologia e Obstetrícia da Faculdade de Medicina de Anápolis. Doutor em Ginecologia e Obstetrícia pela Universidade Federal de São Paulo (UNIFESP).

Aline Priscila Pansani
Professora da Universidade Federal de Goiás (UFG). Doutora em Neurologia pela Universidade Federal de São Paulo (UNIFESP).

Aline Veras Brilhante
Professora do Programa de Pós-Graduação em Saúde Coletiva da Universidade de Fortaleza (UNIFOR). Doutora em Saúde Coletiva pela Associação Ampla da Universidade Estadual do Ceará (UECE).

Aluízio Barbosa Carvalho
Professor Afiliado da Disciplina de Nefrologia da Universidade Federal de São Paulo (UNIFESP). Doutor em Nefrologia pela Universidade Federal de São Paulo (UNIFESP).

Alvaro Pulchinelli
Professor Afiliado da Modalidade Ensino/Assistencial da Universidade Federal de São Paulo (UNIFESP). Doutor em Ginecologia pela UNIFESP.

Alvaro Regino Chaves Melo
Professor da Faculdade Integral Diferencial (FACID). Especialista em Clínica Médica pela Sociedade Brasileira de Clínica Médica (SBCM) e Endocrinologia pela Sociedade Brasileira de Endocrinologia e Metabologia (SBEM).

Amanda Cristina Galvão Oliveira de Almeida
Professora Adjunta do Departamento de Neurociências e Saúde Mental da Faculdade de Medicina da Universidade Federal da Bahia (UFBA). Doutora em Ciências (Psiquiatria) pela Universidade Federal de São Paulo (UNIFESP)

Amândio Soares Fernandes Júnior
Especialista em Oncologia Clínica pela Sociedade Brasileira de Cancerologia (SBC). Especialista em Medicina Interna Hospital Alberto Cavalcanti (INAMPS) 1988/1989. Vice-Presidente da Sociedade Brasileira de Cancerologia (SBC).

Ana Flávia Coutinho
Enfermeira em Cardiopneumologia de Alta Complexidade pela Escola de Enfermagem da Universidade de São Paulo (USP) e pelo Instituto do Coração (InCor).

Ana Flávia Passos Ramos
Mestre em Medicina do Adulto (ênfase em Gastroenterologia) pela Universidade Federal de Minas Gerais (UFMG). Especialista em Gastroenterologia pela Federação Brasileira de Gastroenterologia (FBG).

Ana Júlia Xavier
Especialista em Clínica Médica pela Sociedade Brasileira de Clínica Médica (SBCM).

Ana Lúcia Lei Munhoz Lima
Livre-Docente Infectologia pela Faculdade de Medicina da Universidade de São Paulo (FMUSP). Especialista em Ortopedia e Traumatologia pelo Hospital das Clínicas da Faculdade de Medicina da Universidade de São Paulo (IOT-HCFMUSP) e pela Sociedade Brasileira de Ortopedia e Traumatologia (SOBT).

Ana Luisa Godoy Fernandes
Professora Titular de Pneumologia do Departamento de Medicina da Escola Paulista de Medicina da Universidade Federal de São Paulo (UNIFESP). Chefe do Departamento de Medicina da UNIFESP.

Ana Paula Beckhauser Campos
Professora da Faculdade Evangélica de Medicina do Paraná. Especialista em Reumatologia pela Sociedade Brasileira de Reumatologia (SBR).

Ana Paula Santos de Jesus
Professora-Assistente de Enfermagem da Universidade Federal do Recôncavo da Bahia (UFRB).

Ana Virginia Cunha Martins
Especialista em Hematologia pela Associação Brasileira de Hematologia, Hemoterapia e Terapia Celular (ABHH).

André Castro Lyra
Professor-Associado e Livre-Docente do Departamento de Medicina da Universidade Federal da Bahia (UFBA). Livre-Docente pela Disciplina de Patologia e Cínica dos Órgãos e Sistemas com ênfase em Gastroenterologia da Faculdade de Medicina da Bahia (UFBA).

André Chuster de Souza
Especialista em Clínica Médica no Instituto de Previdência dos Servidores do Estado de Minas Gerais (IPSEMG).

André Fernando Gemente Larrubia
Especialista em Hematologia pela Associação Brasileira de Hematologia, Hemoterapia e Terapia Celular (ABHH).

André Luciano Baitello
Especialista em Cirurgia do Trauma pela Faculdade de Medicina de São José do Rio Preto (FAMERP). Doutor em Ciências Médicas pela Universidade Federal de São Paulo (UNIFESP).

André Rodrigues Durães
Professor Adjunto de Semiologia Médica da Universidade Federal da Bahia (UFBA). Doutor em Medicina e Saúde pela Universidade Federal da Bahia (UFBA).

André Romano
Especialista em Oftalmologia pelo Conselho Brasileiro de Oftalmologia (CBO).

Andrea Doria Batista
Doutora em Medicina Tropical pela Universidade Federal de Pernambuco (UFPE). Especialista em Hepatologia pela Sociedade Brasileira de Hepatologia (SBH).

Andrea Fachini da Costa
Enfermeira, Centro Universitário das Faculdades Metropolitanas Unidas (FMU). Especialista em Oncologia, Faculdade Israelita Albert Einstein.

Andreia Ardevino de Oliveira
Doutora em Otorrinolaringologia pela Faculdade de Medicina de Ribeirão Preto da Universidade de São Paulo (FMRP-USP).

Angelo Maset
Especialista em Neurocirurgia pela Sociedade Brasileira de Neurocirurgia (SBN).

Antonio Américo Friedmann
Professor do Departamento de Cardiologia da Faculdade de Medicina da Universidade de São Paulo (FMUSP). Livre-Docente em Cardiologia pela FMUSP.

Antonio Carlos Assumpção
Doutor em Fisiopatologia da Cirurgia da Universidade Estadual de Campinas (UNICAMP).

Antônio Lacerda-Filho
Professor-Associado do Departamento de Cirurgia da Faculdade de Medicina da Universidade Federal de Minas Gerais (UFMG). Doutor em Gastroenterologia pela UFMG.

Antônio Roberto Bozola
Professor Titular da Cirurgia Plástica da Faculdade de Medicina de São José do Rio Preto (FAMERP). Pós-Doutor pela Universidade Federal de São Paulo (UNIFESP).

Antônio Tonete Bafi
Especialista em Terapia Intensiva Adulta pela Associação de Medicina Intensiva Brasileira (AMIB).

Antônio-Carlos Guimarães de Almeida
Professor Titular do Departamento de Engenharia de Biossistemas da Universidade Federal de São João del-Rei (UFSJ). Doutor em Engenharia Biomédica pela Universidade Federal do Rio de Janeiro (UFRJ).

Bárbara Perdigão Stumpf
Mestre em Ciências Médicas pelo Instituto de Previdência dos Servidores do Estado de Minas Gerais (IPSEMG). Especialista em Psiquiátrica pelo Instituto de Previdência dos Servidores do Estado de Minas Gerais (IPSEMG).

Bárbara Stadler Kahlow
Mestre em Princípios da Cirurgia pelo Universitário Evangélico de Curitiba. Especialista em Reumatologia pelo Hospital Universitário Evangélico de Curitiba.

Benedito Barraviera
Professor Titular do Departamento de Doenças Tropicais e Diagnóstico por Imagem da Faculdade de Medicina de Botucatu (UNESP). Livre-Docente pela Universidade Estadual Paulista UNESP.

Benedito Jorge Pereira
Professor da Disciplina do Sistema Urinário do Curso de Medicina da Universidade Nove de Julho/ São Paulo-SP. Doutor em Ciências (Nefrologia) pela Faculdade de Medicina da Universidade de São Paulo (FMUSP).

Bianca Campos Teixeira Moniz Frango
Enfermeira especialista em Urgência e Emergência pelo Programa de Residência Multiprofissional na Universidade Federal de São Paulo (UNIFESP).

Bruno de Souza Paolino
Doutor em Cardiologia pelo Instituto do Coração da Faculdade de Medicina da Universidade de São Paulo (InCor-FMUSP).

Bruno de Souza Teixeira
Especialista em Ortopedia pela Sociedade Brasileira de Ortopedia e Traumatologia (SBOT).

Bruno Monteiro Tavares Pereira
Professor da Disciplina de Cirurgia do Trauma na Universidade Estadual de Campinas (FCM-UNICAMP). Doutor em ciências pela Universidade de Campinas (UNICAMP). Presidente da Sociedade Mundial do Compartimento Abdominal (WSACS).

Bruno Peron
Especialista em Cirurgia Geral com área de atuação em Cirurgia do Trauma pela Faculdade de Medicina de São José do Rio Preto (FAMERP).

Bruno Rocha Wanderley
Especialista em Cardiologia pela Sociedade Brasileira de Cardiologia (SBC). Especialização em Arritmia Clínica e Estimulação Cardíaca Artificial pelo Hospital das Clínicas da Faculdade de Medicina de Ribeirão Preto da Universidade de São Paulo (HCFMRP-USP).

Camila Balbi Lima
Especialista em Clínica Médica.

Camila Cristina Martini Rodriguez
Especialista em Infectologia pela Sociedade Brasileira de Infectologia (SBI) área de atuação em Medicina Tropical.

Camila Giacomo Carneiro Barros
Professora da Divisão de Otorrinolaringologia do Departamento de Oftalmologia, Otorrinolaringologia e Cirurgia de Cabeça e Pescoço da FMRP-USP. Doutora em Otorrinolaringologia pela Faculdade de Medicina da Universidade de São Paulo (FMUSP).

Camila de Araújo Reinert
Professora Convidada do Ambulatório de Psicoterapia de Orientação Analítica de Residência Médica em Psiquiatra na Pontifícia Universidade Católica do Rio Grande do Sul (PUCRS). Especialista em Psiquiatra pela (ABP).

Carla Alessandra Scorza Bahi
Professora Adjunta do Departamento de Neurociências da Universidade Federal de São Paulo (UNIFESP). Doutora em Neurociências pela UNIFESP.

Carlos Alberto Caldeira Mendes
Especialista em Terapia Intensiva pela Associação de Medicina Intensiva Brasileira (AMIB). Especialista em Emergência e Clínica Médica pela Sociedade Brasileira de Clínica Médica (SBCM). Mestre em Ciências da Saúde pela Faculdade Regional de Medicina de São José do Rio Preto (FAMERP).

Carlos Alberto Cyrillo Sellera
Professor e Chefe da Disciplina de Cardiologia da Universidade Metropolitana de Santos (UNIMES). Mestre em Ciências da Saúde pela Universidade Federal de São Paulo (UNIFESP).

Carlos Roberto Seara filho
Especialista em Clínica Médica pela Sociedade Brasileira de Clínica Médica (SBCM).

Carlos Augusto Gomes
Professor-Associado da Faculdade de Medicina da Universidade Federal de Juiz de Fora (UFJF). Professor de Cirurgia da Faculdade de Ciências Médicas e da Saúde de Juiz de Fora (SUPREMA). Doutor em Cirurgia pela Universidade Federal de Minas Gerais (UFMG).

Carlos Dario da Silva Costa
Especialista em Cirurgia do Aparelho Digestivo e com área de atuação em Cirurgia de Trauma pela Faculdade de Medicina de São José do Rio Preto (FAMERP).

Carlos Sitta Sabaini
Especialista em Hematologia pela Fundação Amaral Carvalho.

Cássia Regina Vancini Campanharo
Especialista em Enfermagem em Emergência, Universidade Federal de São Paulo (UNIFESP) e Doutora em Ciências.

Cassio Jose Rodrigues
Professor de Nefrologia da Universidade Santo Amaro (UNISA). Doutor em Nefrologia pela Escola Paulista de Medicina da Universidade Federal de São Paulo (UNIFESP).

Celso Mirra de Paula e Silva
Especialista em Gastroenterologia pela Federação Brasileira de Gastroenterologia (FBG).

Celso Murilo Nalio Matias de Faria
Especialista em Cirurgia do Tórax pela Faculdade de Medicina de São José do rio Preto (FAMERP).

Cesar Alfredo Pusch Kubiak
Professor Adjunto de Clínica Médica e Semiologia do Curso de Medicina da Universidade Positivo. Professor Regente da Disciplina de Medicina de Urgência do Curso de Medicina da Universidade Positivo. Especialista em Clínica Médica pela Sociedade Brasileira de Clínica Médica (SBCM).

Chaudes Ferreira da Silva Junior
Professor de Clínica Médica e Urgência – Emergência do Curso de Medicina da Santa Casa de Votuporanga (Unifev). Especialista em Clínica Médica com área de atuação em Medicina de Urgência pela Sociedade Brasileira de Clinica Médica (SBCM).

Chei Tung Teng
Doutor em Psiquiatria pela Faculdade de Medicina da Universidade de São Paulo (FMUSP).

Cibelli Rizzo Cohrs
Professora de Enfermagem da Escola Paulista de Medicina da Universidade Federal de São Paulo (EPM-UNIFESP). Enfermeira Especialista em Terapia Intensiva Adulto.

Cínthia Montenegro Teixeira
Especialista em Nefrologia pela Universidade Federal de São Paulo (UNIFESP).

Cíntia Fuzikawa
Professora Adjunta do Departamento de Saúde Mental da Faculdade de Medicina da Universidade Federal de Minas Gerais (UFMG). Doutora em Psiquiatria pela Universidade Federal de Minas Gerais (UFMG).

Clarisse Uchôa de Albuquerque
Especialista em Ginecologia e Obstetrícia pela Federação Brasileira de Ginecologia e Obstetrícia (FEBRASGO).

Cláudia Henrique da Costa
Professora Adjunta de Pneumologia e Tisiologia da Faculdade de Ciências Médicas da Universidade do Estado do Rio de Janeiro (UERJ). Doutora em Pneumologia pela Universidade Federal do Rio de Janeiro (UFRJ) e National Heart & Lung Institute.

Cláudia Hara
Professora da Graduação de Medicina da Faculdade da Saúde e Ecologia Humana (FASEH). Doutora em Saúde Pública/Epidemiologia pela Faculdade de Medicina da Universidade Federal de Minas Gerais (UFMG). Especialista em Psiquiatria.

Claudio Elias Kater
Professor-Associado da Disciplina de Endocrinologia e Metabologia no Departamento de Medicina da UNIFESP. Pós-Doutorado em Clinical Endocrinology pela University of California, San Francisco, EUA.

Cleber Soares Junior
Professor de Cirurgia da Faculdade de Ciências Médicas e da Saúde de Juiz de Fora (SUPREMA). Doutor em Cirurgia pela Universidade Federal de Minas Gerais (UFMG).

Cristiana Silva de Mello Lanziotti dos Reis
Especialista em Gastroenterologia do Hospital Universitário da Universidade Federal de Juiz de Fora (UFJF).

Cristina Prata Amendola
Especialista em Clínica Médica pela Sociedade Brasileira de Clínica Médica (SBCM). Doutora em Medicina pela Faculdade de Medicina de São José do Rio Preto (FAMERP).

Daniel Guimarães Cacione
Professor Afiliado na categoria Assistência/Ensino do Departamento de Cirurgia/Disciplina de Cirurgia Vascular e Endovascular da Escola Paulista de Medicina da Universidade Federal de São Paulo (UNIFESP) Doutor em Ciências pela Universidade Federal de São Paulo (UNIFESP).

Daniel Salgado Küpper
Doutor em Otorrinolaringologia. pelo Hospital das Clínicas da Faculdade de Medicina de Ribeirão Preto da Universidade de São Paulo (HCRP-USP).

David Szpilman
Especialista em Clinica Médica e Terapia Intensiva Adulto. Membro do Conselho Médico da Federação Internacional de Salvamento Aquático. Fundador da International Drowning Research Alliance (IDRA).

Débora Luciana Melzer-Ribeiro
Mestre em Medicina (Psiquiatria) pela Faculdade de Medicina da Universidade de São Paulo (FMUSP).

Décio Diament
Doutor em Infectologia pela Universidade Federal de São Paulo (UNIFESP).

Diana Lima Villela de Castro
Enfermeira Pós-Doutora, Doutora em Ciências na Saúde do Adulto pela Escola de Enfermagem da Universidade de São Paulo.

Diego Basile Colugnati
Professor Adjunto da Universidade Federal de Goiás (UFG). Fisioterapeuta Doutor en Ciências Médicas pela Universidade Federal de São Paulo (UNIFESP).

Dionei Freitas de Morais
Doutor em Neurocirurgia, Ciências da Saúde pela Faculdade de Medicina de São José do Rio Preto (FAMERP). Professor do Programa Residência Médica em Neurocirurgia do Hospital de Base de São José do Rio Preto (FAMERP).

Dulce Reis Guarita
Professora Livre-Docente em Medicina – concurso realizado na Disciplina de Gastroenterologia Clínica da Faculdade de Medicina da Universidade de São Paulo (FMUSP). Pós-Doutorado na University of Pittsburgh, EUA.

Edmundo Pessoa de Almeida Lopes Filho
Professor-Associado da Gastroenterologia da Faculdade de Medicina da Universidade Federal de Pernambuco (UFPE). Doutor em Gastroenterologia pela Universidade Federal de São Paulo (UNIFESP).

Eduardo Camelo de Castro
Professor Adjunto de Reprodução Humana Assistida da Universidade Federal de Goiás (UFG). Especialista em Ginecologia e Obstetrícia pela Federação Brasileira das Associações de Ginecologia e Obstetrícia (FEBRASGO).

Eduardo Guimarães Hourneaux de Moura
Professor colaborador da Disciplina de Cirurgia do Aparelho Digestivo da Faculdade de Medicina da Universidade de São Paulo (FMUSP). Doutor em Medicina pela FMUSP.

Eduardo Jorge Duque de Sá Carneiro Filho
Especialista em Nefrologia pela Sociedade Brasileira de Nefrologia (SBN).

Eduardo Loureiro de Araújo
Especialista em Angiologia e Cirurgia Vascular pela Sociedade Brasileira de Angiologia e de Cirurgia Vascular (SBACV).

Eduardo Pondé de Sena
Professor-Associado de Farmacologia e Terapêutica do Departamento de Biorregulação do Instituto de Ciências da Saúde da Universidade Federal da Bahia (UFBA). Especialista em Psiquiatria pela Associação Brasileira de Psiquiatria (ABP).

Eduardo Tanaka Massuda
Professor da Faculdade de Medicina de Ribeirão Preto da Universidade de São Paulo (FMRP-USP). Doutor em Oftalmologia, Otorrinolaringologia e Cirurgia de Cabeça e Pescoço pela FMRP-USP.

Edvane Birelo Lopes De Domenico
Professora-Associada do Departamento de Enfermagem Clínica e Cirúrgica da Escola Paulista de Enfermagem da Universidade Federal de São Paulo (UNIFESP). Doutora em Enfermagem pela Universidade de São Paulo (FMUSP).

Edwin Tamashiro
Professor da Faculdade de Medicina de Ribeirão Preto da Universidade de São Paulo (FMRP-USP). Doutor em Otorrinolaringologia pela Faculdade de Medicina de Ribeirão Preto da Universidade de São Paulo (FMRP-USP).

Elaine Cristina Salzedas Muniz
Enfermeira Professora do Instituto de Ensino Capacitação e Pós-Graduação nos cursos de Especialização em Gestão e Auditoria em Saúde e Geriatria e Gerontologia.

Eliana Fazuoli Chubaci
Fisioterapeuta Oncológica do Hospital do Câncer de Barretos.

Elias Ferreira de Melo Júnior
Professor Adjunto do Departamento Materno-Infantil e líder do Grupo de Pesquisas Obstetrícia Baseada em Evidências, Universidade Federal de Pernambuco (UFPE). Doutor em Tocoginecologia pela Universidade Estadual de Campinas (UNICAMP).

Enio Chaves de Oliveira
Professor-Associado do Departamento de Cirurgia da Faculdade de Medicina da Universidade Federal de Goiás (UFG). Doutor em Medicina (Clínica Cirúrgica) pela Universidade de São Paulo (USP).

Erasmo Simão da Silva
Livre-Docente em Cirurgia Vascular pelo Departamento de Cirurgia da Faculdade de Medicina da Universidade de São Paulo (FMUSP).

Érika Bevilaqua Rangel
Professora Adjunta de Nefrologia da Escola Paulista de Medicina da Universidade Federal de São Paulo (EPM-UNIFESP). Doutora em Nefrologia pela EPM-UNIFESP. Pós-Doutorado pelo Interdisciplinary Stem Cell Institute, University of Miami, Flórida, EUA.

Erika Ruback Bertges
Professora da Graduação e Pós-Graduação do Curso de Medicina na Faculdade de Ciências Médicas e da Saúde de Juiz de Fora (SUPREMA). Especialista em Gastroenterologia Clínica pela Faculdade de Medicina da Universidade de São Paulo (FMUSP). Especialista em Endoscopia Digestiva pela Sociedade Brasileira de Endoscopia Digestiva (SOBED) em Gastroenterologia pela Federação Brasileira de Gastroenterologia (FBG).

Esteban Wisnivesky Rocca Rivarola
Especialista em Cardiologista pela Sociedade Brasileira de Cardiologia (SBC).

Estevão Tavares de Figueiredo
Professor Titular de Clínica Médica da Faculdade Atenas. Especialista em Clínica Médica pela Sociedade Brasileira de Clínica Médica (SBCM) Especialista em Cardiologia pela Sociedade Brasileira de Cardiologia (SBC).

Eudes Arantes Magalhães
Professor de Cirurgia na Faculdade de Medicina da Faculdade da Saúde e Ecologia Humana (FASEH), Vespasiano, MG.

Eveline Montessi Nicolini
Médica reguladora e intervencionista do Serviço de Atendimento Móvel de Urgência (SAMU) de Juiz de Fora.

Evelyn Carla Borsari Mauricio
Enfermeira da Universidade Federal de São Paulo (UNIFESP).

Fabiana Cardoso Pereira Valera
Professora-Associada pela Divisão de Otorrinolaringologia da Faculdade de Medicina de Ribeirão Preto da Universidade de São Paulo (FMRP-USP). Livre-Docência pela Faculdade de Medicina de Ribeirão Preto (FMRP-USP) e Pós-Doutorado pela FMRP-USP e pela Université de Montréal, Canadá.

Fábio Heleno de Lima Pace
Professor Adjunto da Universidade Federal de Juiz de Fora (UFJF). Doutor em Gastroenterologia pela Faculdade de Medicina da Universidade de São Paulo (FMUSP).

Fabio Liberali Weissheimer
Mestre em Saúde Coletiva pela Universidade Federal de Mato Grosso (UFMT). Especialista em Clínica Médica pela UFMT e Terapia Intensiva Adulto pela Associação de Medicina Intensiva Brasileira (AMIB).

Fábio Lopes Rocha
Doutor em Ciências da Saúde (Psiquiatria) pela Universidade de Brasília (UnB).

Fábio Pimentel Martins
Professor da Faculdade de Ciências Médicas de Minas Gerais na Disciplina de Técnica Cirúrgica e no Internato de Medicina de Urgência. Especialista em Cirurgia Geral pelo Hospital Felício Rocho. Especialista em Coloproctologia pela Santa Casa de Misericórdia de Belo Horizonte.

Fabrício Guimarães Gonçalves
Especialista em Radiologia e Diagnóstico por Imagem pelo Colégio Brasileiro de Radiologia e Diagnóstico por Imagem (CBR). Especialista em Neurorradiologia Diagnóstica pelo CBR. SILAN *Fellow*/Clinical *Fellow* em Neurorradiologia – McGill University Health Center.

Fabrício José de Souza Dinato
Especialista em Cirurgia Cardiovascular pelo Instituto do Coração do Hospital das Clínicas da Faculdade de Medicina da Universidade de São Paulo (InCor-HCFMUSP).

Felipe Armanelli Gibson
Especialista em Ortopedia e Traumatologia pela Sociedade Brasileira de Ortopedia e Traumatologia (SBOT). Especialista em Cirurgia da mão pela Sociedade Brasileira de Clínica Médica (SBCM).

Felipe Marques da Costa
Especialista em Clínica Médica pela Sociedade Brasileira de Clínica Médica (SBCM).

Fatima Dumas Cintra
Professora adjunta da Disciplina de Clínica Médica pela Universidade Federal de São Paulo (UNIFESP). Livre-Docente em Cardiologia pela Universidade Federal de São Paulo (UNIFESP).

Fernanda Cardoso Parreiras
Mestre em Ciências Aplicadas ao Câncer pela Faculdade de Ciências Médicas de Minas Gerais (FCMMG). Especialista em Cirurgia Geral pelo Hospital Universitário de Juiz de Fora. Área de atuação em Dor e Cuidados Paliativos.

Fernanda Maia Iodi
Mestre em Clínica Médica pela Santa Casa de Misericórdia de Belo Horizonte. Especialista em Hematologia pela Associação Brasileira de Hematologia, Hemoterapia e Terapia Celular (ABHH).

Fernanda Rodrigues Barbieri
Especialista em Clínica Médica pela Universidade Estadual Paulista da Faculdade de Medicina (UNESP) de Botucatu. Especialista em Hematologia e Hemoterapia pela UNESP de Botucatu. Residência Médica em Transplante de Medula Óssea pelo Hospital Amaral Carvalho.

Fernando Augusto de Vasconcellos Santos
Especialista em Cirurgia Geral pelo do Colégio Brasileiro de Cirurgia Digestiva e Especialista em Cirurgia Oncológica pela Sociedade Brasileira de Cancerologia (SBC). Mestre em Medicina pela Universidade Federal de Minas Gerais (UFMG).

Fernando Conrado Abrao
Professor da Faculdade de Medicina Santa Marcelina. Especialista em Cirurgia Geral e do Tórax pela Faculdade de Medicina da Universidade de São Paulo (FMUSP).

Fernando Figueiredo Berti
Especialista em Urologia pela Sociedade Brasileira de Urologia (SBU).

Fernando Mendonça Vidigal
Professor-Associado do Departamento de Cirurgia da Faculdade de Medicina da Universidade Federal de Juiz de Fora (UFJF). Doutorado em Saúde (Cirurgia) pela UFJF.

Flavia Amanda Costa Barbosa
Doutorado em Endocrinologia Clínica pela Universidade Federal de São Paulo (UNIFESP). Pós-Doutorado pela Harvard Reproductive Endocrine Sciences Center – Massachusetts General Hospital, MGH, EUA. Bolsista do National Institute of Health.

Flávia Ribeiro Machado
Professora da Disciplina de Terapia Intensiva Adulto da Universidade Federal de São Paulo (UNIFESP). Livre-Docente pela UNIFESP.

Flavia Westphal
Especialista em Enfermagem Obstétrica pela Universidade Federal de São Paulo (UNIFESP).

Flávio Geraldo Rezende de Freitas
Professor Adjunto da Disciplina de Anestesiologia, Dor e Terapia Intensiva da Universidade Federal de São Paulo (UNIFESP).

Flávio Lúcio Pontes Ibiapina
Doutorado em Saúde Coletiva pela Universidade de Fortaleza. Especialista em Ginecologia e Obstetrícia pela Federação Brasileira das Associações de Ginecologia e Obstetrícia (FEBRASGO).

Flávio Milman Shansis
Professor da Residência em Psiquiatria do Hospital Psiquiátrico São Pedro (HPSP). Especialista em Psiquiatra pelo Hospital de Clínicas de Porto Alegre (HCPA). Doutor em Ciências Médicas pela Universidade Federal do Rio Grande do Sul (UFRGS).

Francisco de Assis Cury
Professor Adjunto de Cirurgia Torácica da Faculdade de Medicina de São José do Rio Preto (FAMERP) Doutor em Ciências da Saúde pela FAMERP.

Frederico Passos Marinho
Mestre em Medicina do Adulto (Gastroenterologia) pela Universidade Federal de Minas Gerais (UFMG).

Fulvio Alexandre Scorza
Professor Associado do Departamento de Neurologia da Universidade Federal de São Paulo (UNIFESP). Doutorado em Ciências pela UNIFESP. Pós-Doutorado em Harvard Medical School, EUA.

Gabriela Novelli de Oliveira
Enfermeira com área de atuação em Urgência e Emergência da Universidade Estadual de Campinas (UNICAMP).

Gabrielly Borges Machado
Professora Chefe do Departamento de Infectologia da Faculdade Atenas. Especialista em Infectologia pela Sociedade Brasileira de Infectologia (SBI).

Geraldo Vitor Cardoso Bicalho
Especialista em Neurocirurgia pela Sociedade Brasileira de Neurocirurgia (SBN).

Germano Emilio Conceição Souza
Doutor em Cardiologia pela Faculdade de Medicina da Universidade de São Paulo (FMUSP).

Gerson Alves Pereira Junior
Professor de Cirurgia de Urgência e Trauma do Departamento de Cirurgia e Anatomia da Faculdade de Medicina de Ribeirão Preto da Universidade de São Paulo (FMRP-USP). Doutor em Medicina pela Faculdade de Medicina da Universidade de São Paulo (FMUSP).

Gerson Ricardo de Souza Domingues
Professor Adjunto de Gastroenterologia da Faculdade de Ciências Médicas da Universidade do Estado do Rio de Janeiro (UERJ). Doutor em Medicina pela UERJ.

Gianna Mastroianni Kirsztajn
Professora-Associada da Disciplina de Nefrologia da Escola Paulista de Medicina da Universidade Federal de São Paulo (EPM-UNIFESP). Livre-Docente pela Universidade Federal de São Paulo (UNIFESP).

Gicia Barbosa de Souza
Especialista Médica em Clínica Médica pela Fundação Educacional Dom André Arcoverde – Centro de Ensino Superior de Valença. Especialista Médica em Gastroenterologia Clínica pelo Hospital e Maternidade Therezinha de Jesus – Faculdade de Ciências.

Gildasio Castello Almeida Junior
Doutor em Oftalmologia pela Faculdade de Medicina de Ribeirão Preto da Universidade de São Paulo (FMRP-USP). Pós-Doutorado em Ciências da Saúde pela Faculdade de Medicina de São José do Rio Preto (FAMERP).

Gisele Marques de Resende Dias Leite
Enfermeira Intervencionista do Grupo de Resgate e Atenção às Urgências e Emergências (GRAU).

Givaldo Rios
Especialista em Cirurgia de Mão pela Sociedade Brasileira de Clínica Médica (SBCM). Chefe do Serviço de Traumatologia do Hospital Memorial Arthur Ramos.

Gláucio Silva de Souza
Professor-Assistente do Departamento de Cirurgia da Faculdade de Medicina da Universidade Federal de Juiz de Fora (UFJF). Mestrado em Saúde Brasileira pela UFJF.

Guilherme Pietrucci Buzatto
Especialista em Otorrinolaringologia Associação Brasileira de Otorrinolaringologia e Cirurgia Cérvico-Facial (ABORL-CCF). Doutor em Otorrinolaringologia pela Faculdade de Medicina de Ribeirão Preto da Universidade de São Paulo (FMRP-USP).

Guilherme Santiago Mendes
Professor de Semiologia da Faculdade de Medicina da Faculdade da Saúde e Ecologia Humana (FASEH). Mestre em Ciências Médica pela Universidade Federal de Minas Gerais (UFMG). Especialista em Gastroenterologia pela Federação Brasileira de Gastroenterologia e da Sociedade Brasileira de Hepatologia (SBH).

Gustavo Cartaxo Patriota
Mestre em Ciências da Saúde pelo Instituto de Assistência Médica ao Servidor Público Estadual (IAMSPE). Especialista pelo Hospitar Servidor Público Estadual de São Paulo.

Gustavo Daher Vieira de Moraes Barros
Professor de Neurologia e Semiologia Neurológica da Faculdade de Ciências Médicas de Minas Gerais (FCMMG). Especialista em Neurologia pela Sociedade Brasileira de Neurocirurgia (SBN).

Gustavo Lemos Ribeiro Melo
Especialista em Ortopedia e Traumatologia pela Sociedade Brasileira de Ortopedia e Traumatologia (SBOT).

Gustavo Marcatto
Especialista em Cirurgia Geral. Especialista em Cirurgia Vascular pela Faculdade de Medicina de São José do Rio Preto (FAMERP).

Helena Dias de Castro Bins
Especialista em Psiquiatria e em Psiquiatria Forense pela Associação Brasileira de Psiquiatria (ABP). Especialista em Psicoterapia de Orientação Analítica pela Universidade Federal do Rio Grande do Sul (UFRGS). Mestre em Ciências da Saúde pela UFCSPA.

Helvécio Neves Feitosa
Professor Titular do Curso de Medicina da Universidade de Fortaleza (UNIFOR). Professor Adjunto do Departamento de Saúde Materno-Infantil da Faculdade de Medicina da Universidade Federal do Ceará (UFC). Doutor em Medicina (área de Obstetrícia) pela Universidade Federal de São Paulo (UNIFESP) Doutor em Bioética pela Faculdade de Medicina da Universidade do Porto, Portugal.

Henrique Tria Bianco
Pós-Doutor em Cardiologia pela Universidade Federal de São Paulo (UNIFESP). Professor da Disciplina de Cardiologia da UNIFESP.

Hugo Weisfield Mendes
Especialista em Cirurgia do Tórax pela Sociedade Brasileira de Cirurgia Torácica (SBCT).

Humberto Borges Barbosa
Médico Especialista em Terapia Intensiva Adulto pela Associação de Medicina Intensiva Brasileira (AMIB). Pós-Graduação em Gestão de Negócios pela Fundação Dom Cabral Igor Abreu.

Humberto Oliva Galizzi
Especialista em Gastroenterologia pela Federação Brasileira de Gastroenterologia (FBG). Presidente da Sociedade de Gastroenterologia e Nutrição de Minas Gerais (biênio 2014-2016).

Igor Renato Louro Bruno de Abreu
Especialista em Cirurgia do Toráx pelo Hospital das Clínicas da Faculdade de Medicina da Universidade de São Paulo (FMUSP). Especialista em Cirurgia Geral no Hospital Professor Edmundo Vasconcelos.

Igor Gouveia Pietrobom
Especialista em Nefrologia da Escola Paulista de Medicina da Universidade Federal de São Paulo (EPM-UNIFESP). Médico Coordenador da Unidade Semi-Intensiva do Pronto-Socorro do Hospital São Paulo – EPM-UNIFESP.

Ildeu Afonso de Almeida Filho
Especialista em Ortopedia e Traumatologia pela Sociedade Brasileira de Ortopedia e Traumatologia (SBOT). Diretor da SBOT, MG.

Irma de Godoy
Professora Titular da Universidade Estadual Paulista "Júlio de Mesquita Filho" (UNESP). Doutora em Medicina (Pneumologia) pela Universidade Federal de São Paulo (UNIFESP). Pós-Doutorado na University of Pittsburgh, EUA.

Isabella Cristina Barduchi Ohl
Enfermeira Especialista em Urgência e Emergência pela Universidade Federal de São Paulo (UNIFESP).

Ita Pfeferman Heilberg
Professora-Associada da Disciplina de Nefrologia da Escola Paulista de Medicina da Universidade Federal de São Paulo (EPM-UNIFESP). Coordenadora do Ambulatório de Litíase Renal da Disciplina de Nefrologia da EPM-UNIFESP. Doutora em Nefrologia pela EPM-UNIFESP.

Izabela Guimarães Barbosa
Professora do Departamento de Saúde Mental da Faculdade de Medicina da Universidade Federal de Minas Gerais (UFMG). Doutora em Neurociências pela UFMG. Especialista em Psiquiatria pela Associação Brasileira de Psiquiatria (ABP).

Izabelle Venturini Signorelli
Professora de de Gastroenterologia da Universidade Federal do Espírito Santo (UFES). Professora do Departamento de Clínica Médica da Escola Superior de Ciências da Santa Casa de Misericórdia de Vitória (EMESCAM). Especialista em Hepatologia pela pela Sociedade Brasileira de Hepatologia (SBH).

James Ramalho Marinho
Especialista em Gastroenterologia e Endoscopia Digestiva pela Federação Brasileira de Gastroenterologia (FBG) e da Sociedade Brasileira de Hepatologia (SBH).

Jefferson Luís Vieira
Doutor em Ciências Médicas (Cardiologia) pelo Programa de Cardiologia da Faculdade de Medicina da Universidade de São Paulo (FMUSP).

João Galizzi-Filho
Professor do Departamento de Clínica Médica da Faculdade de Medicina da Universidade Federal de Minas Gerais (UFMG). Especialista em Hepatologia pela Universidade de Londres, Inglaterra (*Royal Free Hospital*). Presidente da Sociedade Brasileira de Hepatologia (SBH) (biênio 2005-2007).

João Lopo Madureira Júnior
Especialista em Ortopedia e Traumatologia pela Sociedade Brasileira de Ortopedia e Traumatologia (SBOT).

João Manoel Theotonio dos Santos
Doutor em Ciências – área de atuação em Cardiologia – Faculdade de Medicina da Universidade de São Paulo (FMUSP). Professor de Práticas Médicas do Curso de Medicina de São José dos Campos – Universidade Anhembi Morumbi – Laureate International Universities.

Jõao Pádua Manzano
Doutor em Urologia pela Universidade Federal de São Paulo (UNIFESP).

João Paulo Vieira
Especialista em Cirurgia Torácica da Sociedade Brasileira de Cirurgia Torácica (SBCT). Professor de Cirurgia Torácica da Faculdade de Ciências Médicas e da Saúde de Juiz de Fora (SUPREMA).

João Simão de Melo Neto
Professor Adjunto de Fisioterapia da Faculdade de Fisioterapia e Terapia Ocupacional. Doutor em Ciências da Saúde da Faculdade de Medicina de São José do Rio Preto (FAMERP).

João Wagner Junqueira Pellucci
Professor-Assistente da Faculdade de Ciências Médicas de Minas Gerais. Especialização (Residência Médica) em Ortopedia e Traumatologia pela Santa Casa de Belo Horizonte – Especialista pela Sociedade Brasileira de Ortopedia e Traumatologia (SBOT).

Joel Rennó Jr.
Professor Colaborador do Departamento de Psiquiatria da Faculdade de Medicina da Universidade de São Paulo (FMUSP). Diretor do Programa de Saúde Mental da Mulher (Promulher) do Instituto e Departamento de Psiquiatria da FMUSP. Doutor em Psiquiatria pelo Departamento de Psiquiatria da FMUSP.

Joffre Rezende Filho
Professor Adjunto do Departamento de Clínica Médica da Faculdade de Medicina da Universidade Federal de Goiás (UFG). Doutor em ciências médicas da Faculdade de Medicina da Universidade Federal de Goiás (UFG). Especialista em Gastroenterologia e Hepatologia do Hospital das Clínicas da UFG.

Jorge Montessi
Professor de Cirurgia Torácica da Faculdade de Ciências Médicas e da Saúde de Juiz de Fora (SUPREMA). Doutor em Cirurgia pela Universidade Federal de Minas Gerais (UFMG). Especialista em Cirurgia Torácica da Sociedade Brasileira de Cirurgia Torácica (SBCT).

Jorge Nassar Filho
Mestre em Otorrinolaringologia pela Faculdade de Medicina da Universidade de São Paulo (FMUSP).

José Alvaro Gasques
Doutor em Ciências de Saúde pela Faculdade de Medicina de São José do Rio Preto (FAMERP). Especialista em Cirurgia Plástica pelo Sociedade Brasileira de Cirurgia Plástica – Associação Médica Brasileira (AMIB).

José Augusto Duncan
Especialista em Cirurgia Cardiovascular pelo Instituto do Coração do Hospital das Clínicas da Faculdade de Medicina da Universidade de São Paulo (InCor-HCFMUSP).

José Augusto Malheiros dos Santos Filho
Doutor em Neurocirurgia da Universidade Federal de Minas Gerais (UFMG).

José Carlos Palchetti
Especialista em Gastroenterologia Cirúrgica pela Colégio Brasileiro de Cirurgia Digestiva (CBCD).

José Dalmo de Araújo Filho
Especialista em Cirurgia Vascular pela Sociedade Brasileira de Angiologia e Cirurgia Vascular (SBACV).

José Humberto Belmino Chaves
Pós-Doutorado em Comunicação em Saúde pela Universidade Aberta de Lisboa, Portugal. Professor Adjunto de Ginecologia da Faculdade de Medicina da Universidade Federal de Alagoas (UFAL). Professor Adjunto de Ginecologia da Universidade Estadual de Ciências da Saúde de Alagoas (UNCISAL).

José Liberato Ferreira Caboclo
Professor Titular de Cirurgia Emérito da Faculdade de Medicina de São José do Rio Preto (FAMERP). Professor Adjunto da Universidade do Estado do Rio de Janeiro (UERJ).

José Roberto Tavares
Especialista em Cardiologia pela Sociedade Brasileira de Cardiologia (SBC). Especialista em Terapia Intensiva com Título de Especialista pela Associação Médica Brasileira (AMIB).

Joseph Samuel Kierszenbaum
Professor Titular de Pediatria do Instituto de Pós-Graduação Médica Carlos Chagas (IPGMCG). Professor Adjunto da Disciplina de Doenças Infecciosas e Parasitárias da Faculdade de Medicina de Petrópolis (FMP).

Juarez Geraldo Cunha
Enfermeiro Pós-Graduado *lato sensu* em Bioética pela Universidade Federal de Lavras (UFLA).

Juliana Carvalho Cantaluppi Ferreira
Especialista em Pediatria pela Sociedade Brasileira de Pediatria (SBP).

Juliana Ferreira de Souza
Professora Substituta da Disciplina de Gastroenterologia da Faculdade de Medicina da Universidade Federal de Juiz de Fora (UFJF). Doutora em Ciências Médicas pela UFMG

Juliana Parada
Especialista em Psiquiatria e Dependência Química pela Unidade de Pesquisa em Álcool e Drogas (Uniad), Universidade Federal de São Paulo (UNIFESP).

Julio Zaki Abucham Filho
Professor-Associado da Disciplina de Endocrinologia e Chefe da Unidade de Neuroendocrinologia da Escola Paulista de Medicina da Universidade Federal de São Paulo (EPM-UNIFESP). Doutor em ciências médicas pela UNIFESP

Julio Cesar de Oliveira Mattos
Enfermeiro especialista em Saúde Mental (Modalidade Residência Multiprofissional) pela Universidade Federal de São Paulo (UNIFESP).

Karina Takesaki Miyaji
Mestre em Moléstias Infecciosas e Parasitárias pela Faculdade de Medicina da Universidade de São Paulo (FMUSP). Especialista em Infectologia pela Sociedade Brasileira de Infectologia (SBI).

Kátia Valéria Bastos Dias Barbosa
Doutora em Gastroenterologia pela Universidade Federal de Minas Gerais (UFMG).

Klaus Ruback Bertges
Professor da Graduação e Pós-Graduação do Curso de Medicina da Faculdade de Ciências Médicas e da Saúde de Juiz de Fora (Suprema). Mestre em Ciências Biológicas pela Faculdade de Medicina da Universidade Federal de Juiz de Fora (UFJF). Doutorando do Programa de Pós-Graduação em Saúde da UFJF. Especialista em Endoscopia Digestiva pela Clínica de Gastroenterologia e Endoscopia Digestiva de Juiz de Fora. Especialista em Medicina Hiperbárica pela Sociedade Brasileira de Medicina Hiperbárica (SBMH).

Laércio Tenório
Especialista em Gastroenterologia pela Federação Brasileira de Gastroenterologia (FBG).

Lázaro Luis Faria do Amaral
Especialista em Neurorradiologia pela Oregon Health and Science University (OHSU) – Portland, Oregon, EUA. Especialista em Neurorradiologia pela Sociedade Brasileira de Neurorradiologia Diagnóstica e Terapêutica (SBNR). Doutorando em Neurorradiologia pela Faculdade de Ciências Médicas da Santa Casa de Misericórdia de São Paulo.

Leandro Alves Gomes Ramos
Especialista em Clínica Médica pelo Instituto de Previdência de Estado de Minas Gerais (IPSEMG) e pelo Hospital Felício Rocho, Belo Horizonte, MG. Médico Oncologista pelo IPSEMG.

Leonardo Cruz de Souza
Professor Adjunto do Departamento de Clínica Médica da Faculdade de Medicina da Universidade Federal de Minas Gerais (UFMG). Doutor em Neurociências pela Université Pierre et Marie Curie – Paris VI (Sorbonne Universités). Pós-Doutorado no Institut du Cerveau et de la Moelle Épinière.

Leonardo Oliveira Moura
Especialista em Radiologia e Diagnóstico por Imagem pelo MEC e pelo Colégio Brasileiro de Radiologia (CBR). Membro Titular do CBR.

Lessandra Michelin
Professora Adjunta de Infectologia da Universidade de Caxias do Sul (UCS). Doutora em Biotecnologia (Microbiology) pela UCS.

Lília Ribeiro Guerra
Especialista em Pediatria pela Universidade Federal Fluminense (UFF). Especialista em Medicina do Trabalho pela UFF. Mestre em Medicina Clínica pela UFF. Doutora em Ciências e Biotecnologia pela UFF.

Letícia Elizabeth Augustin Czeczko
Especialista em Clínica Médica pela Universidade Federal do Paraná (UFPR). Mestre em Princípios da Cirurgia pelo Programa de Pós-Graduação da Faculdade Evangélica do Paraná.

Letícia Sandre Vendrame
Especialista em Clínica Médica pela Sociedade Brasileira de Clínica Médica (SBCM) e Universidade Federal de São Paulo (UNIFESP). Especialista em Terapia Intensiva Adulto pela Associação de Medicina Intensiva Brasileira (AMIB).

Liduina de Albuquerque Rocha e Sousa
Especialista em Ginecologia e Obstetrícia pela Federação Brasileira das Associações de Ginecologia e Obstetrícia (FEBRASGO).

Ligia Veras Gimenez Fruchtengarten
Especialista em Pediatria e Toxicologia Clínica. Mestre em Toxicologia pela Faculdade de Medicina da Universidade de São Paulo (FMUSP).

Lígia Niero-Melo
Professor-Assistente Doutora de Hematologia da Universidade Estadual Paulista "Júlio de Mesquita Filho" (UNESP) e Professora do Hospital Amaral Carvalho, Jaú, SP. Doutora em Fisiopatologia em Clínica Médica pela UNESP.

Lília Ribeiro Guerra
Professora Convidada do Curso de Especialização em Medicina do Trabalho no Módulo de Toxicologia Ocupacional. Doutora em Ciências e Biotecnologia pela Universidade Federal Fluminense (UFF).

Liliana Andrade Chebli
Professora Adjunta da Disciplina de Gastroenterologia da Faculdade de Medicina da Universidade Federal de Juiz de Fora (UFJF). Mestre em Ciências da Saúde pela Faculdade de Medicina da Universidade Federal de Juiz de Fora (UFJF). Doutora do Programa de Pós-Graduação em Saúde da Faculdade de Medicina da Universidade Federal de Juiz de Fora (UFJF).

Lourianne Nascimento Cavalcante
Professora do Departamento de Ciências da Vida da Faculdade de Medicina da Universidade do Estado da Bahia (UNEB). Doutora em Medicina e Saúde pela Universidade Federal da Bahia (UFBA).

Lucas Oliveira Cantadori
Especialista em Hematologia e Hemoterapia pela Associação Brasileira de Hematologia, Hemoterapia e Terapia Celular (ABHH).

Lucas Ramos Lima
Especialista em Neurocirurgia pelo Hospital Felício Rocho e João XXIII.

Lucas Spanemberg
Professor do Curso de Especialização em Psiquiatria do Núcleo de Formação Específica em Psiquiatria da Escola de Medicina da Pontifícia Universidade Católica do Rio Grande do Sul (PUCRS). Especialista em Psiquiatra pela Associação Brasileira de Psiquiatria (ABP). Doutor em Ciências Médicas (Psiquiatria) pela Universidade Federal do Rio Grande do Sul (UFRGS).

Luciana Dias Moretzsohn
Professora-Associada do Departamento de Clínica Médica da Faculdade de Medicina da Universidade Federal de Minas Gerais (UFMG). Doutora em Ciências Médicas pela UFMG.

Luciana Lofêgo Gonçalves
Professora Adjunta de Gastroenterologia da Universidade Federal do Espírito Santo (UFES). Doutora em Gastroenterologia pela Faculdade de Medicina da Universidade de São Paulo (FMUSP).

Lucilene Ruiz e Resende
Professora-Assistente Doutora na Faculdade de Medicina de Botucatu da Universidade Estadual Paulista (UNESP). Doutora em Fisiopatologia em Clínica Médica pela Universidade Estadual Paulista "'Júlio de Mesquita Filho" (UNESP). Especialista em Hematologia pela Associação Brasileira de Hematologia, Hemoterapia e Terapia Celular (ABHH).

Luís Felipe Sales Maurício
Enfermeiro da Universidade Federal de São Paulo (UNIFESP).

Luiz Alberto Otoni Garcia
Especialista em Neurologia Clínica pela Sociedade Brasileira de Neurocirurgia (SBN).

Luiz Carlos Bertges
Professor-Associado III, aposentado, do Departamento de Fisiologia do Instituto de Ciências Biológicas da Faculdade de Medicina da Universidade Federal de Juiz de Fora (UFJF). Professor do Curso de Medicina da Faculdade de Ciências Médicas e da Saúde de Juiz de Fora (SUPREMA). Especialista em Cirurgia Geral pela Faculdade de Medicina de Ribeirão Preto da Universidade de São Paulo (FMRP-USP). Doutorado em Cirurgia pela Universidade Federal de Minas Gerais (UFMG).

Luiz Cláudio Martins
Professor da Disciplina de Medicina Interna e Semiologia do Departamento de Clínica Médica da Faculdade de Ciências Médicas da Universidade Estadual de Campinas (UNICAMP). Doutor em Farmacologia pela UNICAMP.

Luiz Flávio Quinta Junior
Especialista em Cirurgia Geral pela Colégio Brasileiro de Cirurgiões (CBC).

Luiz João Abrahão Junior
Professor Adjunto da Universidade Federal do Rio de Janeiro (UFRJ). Doutor (Gastrocirurgia) em Medicina pela UFRJ.

Lyster Dabien Hadad
Especialista em Neurocirurgia do Hospital Felício Rocho, Belo Horizonte, MG.

Magda Maria Profeta da Luz
Professora Adjunta do Departamento de Cirurgia da Faculdade de Medicina da Universidade Federal de Minas Gerais (UFMG). Doutora em Gastroenterologia pelo Hospital das Clínicas da UFMG.

Maira Andrade Nacimbem Marzinotto
Especialista em Cirurgia do Aparelho Digestivo pela Faculdade de Medicina da Universidade de São Paulo (FMUSP).

Marcela Colussi Cypel
Professora de Oftalmologia da Universidade Federal de São Paulo (UNIFESP). Doutora em Oftalmologia da UNIFESP.

Marcelo Annes
Especialista em Neurologia pela Academia Brasileira de Neurologia (ABN).

Marcelo Calil Burihan
Professor de Anatomia da Faculdade de Medicina de Santo Amaro. (UNISA). Especialista em Cirurgia Geral pela Colégio Brasileiro de Cirurgiões (CBC) e Cirurgia Vascular pela Sociedade Brasileira de Angiologia e de Cirurgia Vascular (SBACV).

Marcelo Gomes Girundi
Especialista em Cirurgia Geral pelo Colégio Brasileiro de Cirurgiões (CBC).

Marcelo Gonçalves Junqueira Leite
Especialista em Otorrinolaringologia e Residência em Otorrinolaringologia pela Faculdade de Medicina da Universidade de São Paulo (FMUSP).

Marcelo Niel
Especialista em Psiquiatra pela Associação Brasileira de Psiquiatria (ABP). Mestre em Ciências e Doutorando pela Universidade Federal de São Paulo (UNIFESP).

Marcelo Ricardo Canuto Natal
Especialista em Radiologia e Diagnóstico por Imagem no Hospital de Base do Distrito Federal. *Fellowship* em Neurorradiologia na University of Chicago, EUA.

Marcelo Rodrigo de Souza Moraes
Especialista em Cirurgia Geral pela Escola Paulista de Medicina da Universidade Federal de São Paulo (EPM-UNIFESP). Especialista em Cirurgia Vascular e Angiologia pela Universidade Federal de São Paulo (UNIFESP). Mestrado em Cirurgia Vascular e Angiologia pela UNIFESP.

Marcia Maria Morales
Especialista em Angiologia e Cirurgia Vascular pela Associação Médica Brasileira (AMB) e Sociedade Brasileira de Angiologia e Cirurgia Vascular (SBACV). Área de atuação em Angiorradiologia e Cirurgia Endovascular pela AMB e Colégio Brasileiro de Radiologia e Diagnóstico por Imagem (CBR) e SSBACV.

Márcio Jansen de Oliveira Figueiredo
Doutor em Clínica Médica pela Universidade Estadual de Campinas (Unicamp). Especialista em Cardiologia pela Sociedade Brasileira de Cardiologia (SBC).

Marco Antônio Castro Veado
Professor Emérito da Faculdade de Ciências Médicas de Minas Gerais (FCMMG). Coordenador do Serviço de Ombro e Cotovelo do Hospital Mater Dei, Belo Horizonte.

Marco Túlio Costa Diniz
Professor-Associado do Departamento de Cirurgia da Faculdade de Medicina da Universidade Federal de Minas Gerais (UFMG). Coordenador da Equipe Multidisciplinar de Tratamento Cirúrgico da Obesidade do Hospital das Clínicas da UFMG. Mestre e Doutor em Cirurgia pela Faculdade de Medicina da UFMG.

Marcos Mello Moreira
Doutor em Cirurgia pelo Departamento de Cirurgia da Faculdade de Ciências Médicas da Universidade Estadual de Campinas (UNICAMP).

Maria Bethania Peruzo
Especialista em Nefrologia e Terapia Intensiva na Escola Paulista de Medicina da Universidade Federal de São Paulo (UNIFESP).

Maria Carolina Barbosa Teixeira Lopes
Mestre em Ciências pela Universidade Federal de São Paulo (UNIFESP). Enfermeira da Escola Paulista de Enfermagem da Universidade Federal de São Paulo (UNIFESP).

Maria Cristina Vasconcellos Furtado
Professora Adjunta do Departamento de Cirurgia da Faculdade de Medicina da Universidade Federal de Juiz de Fora (UFJF). Mestrado em Biologia e Comportamento Animal pela UFJF. Doutora em Cirurgia pela Universidade Federal de Minas Gerais (UFMG).

Maria das Graças Silva Matsubara
Enfermeira Supervisora da Educação Continuada Multiprofissional e Coordenadora do Programa de Residência Multidisciplinar. Mestre em Enfermagem pela Universidade Federal de São Paulo (UNIFESP). Pós-Graduação em Enfermagem em Dermatologia pela UNIFESP.

Maria do Carmo Friche Passos
Professora-Associada da Faculdade de Medicina da Universidade Federal de Minas Gerais (UFMG) e da Faculdade de Ciências Médicas de Minas Gerais. Pós-Doutorado em Gastroenterologia por Harvard Medical School (EUA). Presidente da Federação Brasileira de Gastroenterologia (FBG), biênio 2014-2016.

Maria Eugenia Valias Didier
Especialista em Infectologia pela Sociedade Brasileira de Infectologia (SBI). Especialização em *Infectious Disease and Hospital Infection Control* pela University of Wisconsin Hospital and Clinics, EUA. Especialização em *Infectious Disease Research Fellow* pela University of Wisconsin Hospital and Clinics, EUA.

Maria Fernanda Mendes
Doutorado em Medicina (área de atuação em Neurologia) na Universidade Federal de São Paulo (UNIFESP).

Maria Inês de Miranda Lima
Doutorado em Ginecologia pela Universidade Federal de Minas Gerais (UFMG).

Maria Livia Ribeiro Duncan
Especialista em Clínica Médica pelo Hospital de Saúde Mental de Messejana e pela Universidade Federal de São Paulo (UNIFESP). Colaboradora, Professora da UNIFESP e Médica Psiquiatra Assistente da UNIFESP.

Maria Lúcia Buziqui Piruzeli
Especialista em Nefrologia pela Sociedade Brasileira de Nefrologia (SBN). Mestranda na Disciplina de Nefrologia da Escola Paulista de Medicina da Universidade Federal de São Paulo (EPM-UNIFESP).

Maria Luciana Zacarias Hannouche da Trindade
Doutora em Cardiologia pela Universidade de São Paulo e Pós-Doutorado na Faculdade de Medicina da Universidade de São Paulo (FMUSP).

Maria Luiza Vieira
Enfermeira Especialista em Pneumologia pela Universidade Federal de São Paulo (UNIFESP).

Maria Paula Martini Ferro
Especialista em Anestesiologia pela Sociedade Brasileira de Anestesiologia (SBA) e Faculdade de Medicina da Universidade de São Paulo (FMUSP).

Marisa Petrucelli Doher
Especialista em Nefrologia da Escola Paulista de Medicina da Universidade Federal de São Paulo (EPM-UNIFESP).

Martha Caniné de Oliveira Machado
Pós-Graduanda da Disciplina de Pediatria do Instituto de Pós-Graduação Médica Carlos Chagas.

Mauro Bafutto
Professor Adjunto da Disciplina de Gastroenterologia da Universidade Federal de Goiás (UFG). Doutor em Ciências da Saúde (Gastroenterologia) pela UFG.

Mauro Zamboni
Doutor em Pneumologia da Universidade Federal Fluminense (UFF). Especialista em Terapia Intensiva Adulto pela Associação medica Intensiva Brasileira (AMIB)

Maxwell Antonio Garcia Rodrigues
Especialista em Cirurgia Geral e Cirurgia do Trauma pela Faculdade de Medicina de São José do Rio Preto (FAMERP).

Mayra Veloso Ayrimoraes Soares
Especialista em Radiologia pelo Hospital Universitário de Brasília.

Meiry Fernanda Pinto Okuno
Doutora em Ciências pela Universidade Federal de São Paulo (UNIFESP). Enfermeira da Escola Paulista de Enfermagem da Universidade Federal De São Paulo (UNIFESP).

Miguel Angelo de Góes Junior
Doutor em Ciências pela Disciplina de Nefrologia da Universidade Federal de São Paulo (UNIFESP). Especialista em Nefrologista do Hospital do Rim (HRim) UNIFESP.

Miguel Angelo Hyppolito
Professor-Associado do Departamento de Oftalmologia, Otorrinolaringologia e Cirurgia de Cabeça e Pescoço da Faculdade de Medicina de Ribeirão Preto da Universidade de São Paulo (FMRP-USP). Livre-Docente pela Faculdade de Medicina da Universidade de São Paulo (FMUSP).

Milena Tenório Cerezoli
Especialista em Clínica Médica pela Sociedade Brasileira de Clínica Médica (SBCM).

Miriam Jackiu
Especialista em Terapia Intensiva (UTI) pela Associação de Medicina Intensiva Brasileira (AMIB). Coordenadora da Comissão de Transplantes do Hospital São Paulo.

Mirian Fabíola Studart Gurgel Mendes
Especialista em Neurocirurgia pelo Hospital Felício Rocho, Belo Horizonte, MG. Mestre em Ciências Médicas pela Faculdade de Medicina de Ribeirão Preto da Universidade de São Paulo (FMRP-USP).

Mônica Bannwart Mendes
Especialista em Infectologia pela Sociedade Brasileira de Infectologia (SBI). Mestre em Doenças Tropicais.

Monica de Andrade Lima Gabbay
Pós-Doutora em Endocrinologia pela Universidade Federal de São Paulo (UNIFESP).

Monike Lourenço Dias Rodrigues
Professora Adjunta da Disciplina de Endocrinologia da Universidade Federal de Goiás (UFG). Doutora em Ciências Médicas pela Universidade Federal de São Paulo (UNIFESP).

Múcio Tavares de Oliveira Jr.
Doutor em Cardiologia pela Faculdade de Medicina da Universidade de São Paulo (FMUSP).

Myriam de Lima Isaac
Professora do Departamento de Oftalmologia, Otorrinolaringologia e Cirurgia de Cabeça e Pescoço da Faculdade de Medicina de Ribeirão Preto da Universidade de São Paulo (FMRP-USP). Doutora em Pediatria pela Faculdade de Medicina de Ribeirão Preto (FMRP-USP).

Nabil Ghorayeb
Doutor em Cardiologia pela Faculdade de Medicina da Universidade de São Paulo (FMUSP).

Nádia Karina Guimarães
Mestrado e Doutorado em Nefrologia pela Escola Paulista de Medicina da Universidade Federal de São Paulo (EPM-UNIFESP). Pós-Doutorado na Wake Forest University, Carolina do Norte, EUA.

Nelson Saade
Professor-Assistente da Faculdade de Ciências Médicas da Santa Casa de São Paulo (FCMSCSP). Doutorado em Pesquisa em Cirurgia pela FCMSCSP. Vice-Presidente da Associação NeuroTraumaBrasil.

Neury Botega
Professor Titular do Departamento de Psicologia Médica e Psiquiatria da Faculdade de Ciências Médicas da Universidade Estadual de Campinas (UNICAMP). Doutor em Saúde Mental pela UNICAMP.

Newton Key Hokama
Doutor em Fisiopatologia em Clínica Médica pela Universidade Estadual Paulista Júlio de Mesquita Filho" (UNESP). Professor-Assistente Doutor da Disciplina de Hematologia do Departamento de Clínica Médica da Faculdade de Medicina de Botucatu.

Neylor Pace Lasmar
Especialista em Ortopedia pela Sociedade Brasileira de Ortopedia e Traumatologia (SBOT).

Nicéas da Silva Gusmão Filho
Especialista em Cirurgião de Mão pela Sociedade Brasileira de Cirurgia da Mão (SBCM)

Nicolau Gregori Czeczko
Professor Titular da Universidade Federal do Paraná (UFPR). Presidente do Colégio Brasileiro de Cirurgia Digestiva (CBCD).

Odeli Nicole Encinas Sejas
Especialista em Infectologia pela Sociedade Brasileira de Infectologia (SBI).

Olímpio Barbosa de Moraes Filho
Professor Adjunto da Faculdade de Ciências Médicas da Universidade de Pernambuco (UPE). Doutor em Tocoginecologia pela Universidade Estadual de Campinas (UNICAMP).

Oswaldo Fortini Levindo Coelho
Professor de Clínica Médica da Faculdade de Ciências Medicas de Minas Gerais (FCMMG). Especialista em Clínica Médica pela Sociedade Brasileira de Clínica Médica (SBCM).

Otaviano de Oliveira Junior
Especialista em Ortopedia pela Sociedade Brasileira de Ortopedia e Traumatologia (SBOT).

Patrícia Carvalho Garcia
Professora do Curso de Biomedicina da Universidade Paulista (UNIP), Campus de Bauru. Doutora em Fisiopatologia em Clínica Médica na Faculdade de Medicina de Botucatu (UNESP). Especialista em Hematologia pela Associação Brasileira de Hematologia, Hemoterapia e Terapia Celular (ABHH)

Patrícia de Souza Melo
Mestre em Ciências pela Universidade Federal de São Paulo (UNIFESP). Especialista em Enfermagem Obstétrica pela UNIFESP.

Patrícia Lofêgo Gonçalves
Doutora em Doenças Infecciosas pela Universidade Federal do Espírito Santo (UFES). Especialista em Hepatologia do Hospital Universitário Cassiano A. Moraes (HUCAM/UFES).

Patricia Martim
Professora Adjunta da Disciplina de Reumatologia da Escola de Medicina da Pontifícia Universidade Católica do Paraná (PUCPR). Especialista em Reumatologia pela Sociedade Brasileira de Reumatologia (SBR).

Paulo Villas Boas de Carvalho
Especialista em Hematologia pela Associação Brasileira de Hematologia, Hemoterapia e Terapia Celular (ABHH).

Paulo Cesar Guimarães
Professor-Assistente da Disciplina de DIP da Faculdade de Medicina de Petrópolis. Mestre (Pediatria) em Educação pela Universidade Católica de Petrópolis (UCP).

Paulo Cézar Vaz de Almeida Filho
Professor do Módulo Longitudinal de Medicina de Emergência da Faculdade de Medicina da UniEVANGÉLICA. Coordenador do Centro de Simulação Avançada da Faculdade de Medicina da UniEVANGÉLICA.

Paulo Dolabela de Lima e Vasconcelos
Especialista em Radiologia e Diagnóstico por Imagem pelo Colégio Brasileiro de Radiologia. Área de atuação em Músculo Esquelético, Hospital Santa Marta, Brasília.

Paulo Eduardo Arbex
Professor-Assistente em Hematologia da Universidade Estadual Paulista "Júlio de Mesquita Filho" (UNIFESP). Mestre em Bases Gerais da Cirurgia pela UNESP.

Paulo Henrique Teixeira do Prado
Especialista em Psiquiatria do Hospital das Clínicas da Universidade Federal de Minas Gerais (UFMG).

Paulo José Ribeiro Teixeira
Especialista em Psiquiatria pela Sociedade Brasileira de Psiquiatria (SBP) e Psicoterapia e Mestre em Ciências da Saúde pelo Instituto de Previdência dos Servidores do Estado de Minas Gerais (IPSEMG)

Paulo Sakai
Professor-Associado do Departamento de Gastroenterologia da Faculdade de Medicina da Universidade de São Paulo (FMUSP). Livre-Docência do Departamento de Gastroenterologia (Cirurgia do Aparelho Digestivo) pela FMUSP.

Pedro Duarte Gaburri
Professor Titular de Gastroenterologia da Faculdade de Medicina de Barbacena (FAME). Especialista em Gastroenterologia pela Universidade Federal do Rio de Janeiro (UFRJ).

Pedro Ernesto Barbosa Pinheiro
Especialista em Otorrinolaringologia pelo Hospital das Clínicas Faculdade de Medicina de Ribeirão Preto da Universidade de São Paulo (HCFMRP-USP) e pela Associação Brasileira de Otorrinolaringologia e Cirurgia Cérvico-Facial (ABORL-CCF).

Pedro Gabriel Melo de Barros e Silva
Professor e Coordenador do Curso de Medicina do Centro Universitário São Camilo. Mestrado em Ciências da Saúde pela Duke University, EUA. Doutor em Cardiologia pela Universidade Federal de São Paulo (UNIFESP).

Priscila Ligeiro Gonçalves Esper
Doutoranda em Nefrologia pela Escola Paulista de Medicina da Universidade Federal de São Paulo (EPM-UNIFESP).

Priscila Rosalba Domingos Oliveira
Mestre em Ortopedia e Traumatologia pela Faculdade de Medicina da Universidade de São Paulo (FMUSP). Especialista em Infectologia pela Sociedade Brasileira de Infectologia (SBI).

Rachel Ferreira Fernandes
Mestre em Pediatria pela Universidade Federal de Minas Gerais (UFMG). Especialista em Hematologia Pediátrica.

Rafael de Athayde Soares
Especialista em Cirurgia Vascular, Cirurgia Endovascular e Ecografia Vascular pela Sociedade Brasileira de Angiologia e Cirurgia Vascular (SBCV).

Rafael Dezen Gaiolla
Doutor em Patologia pela Faculdade de Medicina de Botucatu, Universidade Estadual Paulista "Júlio de Mesquita Filho" (UNESP). Especialista em Hematologia e Hemoterapia pela UNESP.

Rafael Kennedy
Cirurgião Traumatologista do Hospital do Açúcar de Maceió, AL.

Rebecca Bellini Saad
Especialista em Infectologia pela Sociedade Brasileira de Infectologia (SBI).

Regina Helena Fornari Morganti Chueire
Professora Adjunta de Medicina Fisica e Reabilitação pela pela Faculdade de Medicina de São José do Rio Preto (FAMERP). Mestrado em Ciências da Saúde pela FAMERP.

Regina S. Moises
Professor-Associado Livre-Docente, Disciplina de Endocrinologia da Escola Paulista de Medicina da Universidade Federal de São Paulo (EPM-UNIFESP).

Renan Detoffol Bragança
Especialista em Clínica Médica pelo Hospital das Clínicas da Universidade Federal de Minas Gerais (UFMG). Preceptor de Clínica Médica no Hospital das Clínicas da UFMG e no Instituto de Previdência dos Servidores do Estado de Minas Gerais (IPSEMG).

Renan Boeira Rocha
Especialista em Psiquiatria pela Associação Brasileira de Psiquiatria (SBP)/Instituto Abuchaim.

Renata Alvim Mendes
Especialista em Cirurgia Geral pelo Hospital César Leite de Manhuaçu. Médica Residente em Endoscopia do Hospital e Maternidade Therezinha de Jesus, Faculdade de Ciências Médicas e da Saúde de Juiz de Fora (SUPREMA).

Renata D'Alpino Peixoto
Especialista em Clínica Médica com Residência em Clínica Médica pela Faculdade de Medicina da Universidade de São Paulo (FMUSP). Especialista em Oncologia com Residência em Oncologia pelo Hospital Sírio-Libanês.

Renata Villas-Bôas Domingues Dantas
Especialista em Cirurgia Geral pela Hospital Municipal Miguel Couto. Especialista em Angiorradiologia e Cirurgia Endovascular pela Santa Casa de Misericórdia de São Paulo.

Renato Delascio Lopes
Full Professor de Medicina da Divisão de Cardiologia do Duke University Medical Center, Duke University, EUA. Professor Livre-Docente de Cardiologia da Escola Paulista de Medicina da Universidade Federal de São Paulo (EPM-UNIFESP).

Renato Maciel
Professor-Assistente da Faculdade de Ciências Médicas de Minas Gerais (FCMMG). Especialista em Pneumologia pela Sociedade Brasileira de Pneumologia e Tisiologia (SBTP).

Rennan Martins Ribeiro
Professor Convidado do Programa Coren Educação (Programa Educacional do Coren, SP). Especialista em Neurologia, Neurocirurgia e Neurointensivismo pela Universidade Federal de São Paulo (UNIFESP). Especialista em Enfermagem em Terapia Intensiva Adulto (TENTI-AD) pela ABENTI/AMIB.

Ricardo Cassiano Demarco
Doutor em Oftalmologia, Otorrinolaringologia e Cirurgia de Cabeça e Pescoço pela Faculdade de Medicina da Universidade de São Paulo (FMUSP).

Ricardo Miranda Lessa
Doutor em Otorrinolaringologia pela Faculdade de Medicina da Universidade de São Paulo (FMUSP).

Ricardo Nogueira
Professor-Associado IV de Ortopedia e Traumatologia da Universidade Federal de Alagoas (UFAL). Mestre e Doutor em Ortopedia e Traumatologia pela Faculdade de Medicina da Universidade de São Paulo (FMUSP).

Ricardo Ribeiro Dias
Doutor em Ciências pela Faculdade de Medicina da Universidade de São Paulo (FMUSP). Responsável pelo Núcleo de Miocardiopatias e Doenças da Aorta do Instituto do Coração do Hospital das Clínicas da Faculdade de Medicina da Universidade de São Paulo (InCor-HCFMUSP).

Rita de Cássia Proviet Cury
Especialista em Cirurgia Vascular pela Sociedade Brasileira de Angiologia e de Cirurgia Vascular (SBACV).

Roberto de Moraes Junior
Especialista em Clínica Médica e área de atuação em Medicina de Urgência pela Sociedade Brasileira de Clínica Médica (SBCM/AMB).

Roberto Fonseca
Especialista em Medicina Interna e Oncologia Clínica pela Sociedade Brasileira de Cancerologia (CBC).

Roberto Kaoru Yagi
Professor-Assistente da Faculdade de Medicina do Departamento de Cirurgia de São José do Rio Preto (FAMERP). Especialista em cirurgia pela pela Sociedade Brasileira de Cancerologia (CBC).

Roberto Sacilotto
Doutor em Medicina (Clínica Cirúrgica) pela Faculdade de Medicina da Universidade de São Paulo (FMUSP).

Robinson Esteves Santos Pires
Especialista em Ortopedia e Traumatologia pelo Hospital Felício Rocho, Belo Horizonte e Sociedade Brasileira de Ortopedia e Traumatologia (SBOT).

Rodrigo Abdalla de Vasconcelos
Especialista em Radiologista da Câmara dos Deputados (Brasília/DF), do Hospital de Base do Distrito Federal (HBDF) e da Diagnósticos por Imagem (Ecocenter).

Rodrigo Barreiros Vieira
Especialista em Ortopedia e Traumatologia pelo Hospital Universitário São José da Faculdade de Ciências Médicas de Minas Gerais (FCMMG). Mestre em Cirurgia pela Universidade Federal de Minas Gerais (UFMG).

Rodrigo Barreto Hughet
Mestre em Neurociências pela Universidade Federal de Minas Gerais (UFMG). Especialista em Psiquiatria pela Associação Brasileira de Psiquiatria (ABP).

Rodrigo Campos Pace Lasmar
Professor da Faculdade de Ciências Médicas de Minas Gerais (FCMMG). Mestre em Ortopedia pela Faculdade de Medicina da Universidade de São Paulo (FMUSP). Médico da Seleção Brasileira de Futebol.

Rodrigo Florêncio Echeverria
Especialista em Cirurgia Geral e do Trauma pela Faculdade de Medicina da Universidade de São Paulo (FMUSP).

Rodrigo Lacerda Nogueira
Doutorando em Oftalmologia, Otorrinolaringologia e Cirurgia de Cabeça e Pescoço. Especialista em Otorrinolaringologia pela Associação Brasileira de Otorrinolaringologia e Cirurgia Cérvico-Facial (ABORL-CCF).

Rodrigo Moreira Faleiro
Especialista em Neurocirurgia pelo Hospital Felício Rocho, MG, e Sociedade Brasileira de Neurocirurgia (SBN).

Rodrigo Silva de Paula Rocha
Especialista em Cirurgia Geral pela Universidade de São Paulo e Especialista em Endoscopia Gastrointestinal pela Faculdade de Medicina da Universidade de São Paulo (FMUSP).

Roger Beltrati Cozer
Especialista em Cirurgia Geral e Coloproctologia no Hospital das Clínicas da Faculdade de Medicina da Universidade de São Paulo (FMUSP).

Rogério Lopes Rufino Alves
Professor Titular de Pneumologia e Tisiologia da Faculdade de Ciências Médicas da Universidade do Estado do Rio de Janeiro (UERJ). Pós-Doutorado pelo National Heart and Lung Institute (NHLI), Imperial College – Londres, Inglaterra.

Rogério Yukio Morioka
Especialista em Cirurgia Geral e do Trauma pela Faculdade de Medicina de São José do Rio Preto (FAMERP).

Rômulo Luiz de Castro Meira
Professor Adjunto IV de Farmacologia da Universidade Federal da Bahia (UFBA), aposentado em março de 2015. Pós-Graduação em Geriatria na University of Glasgow, Escócia. Pós-Graduação em Psicogeriatria na University of Nottingham, - Londres, Inglaterra.

Rosane Ribeiro Figueiredo Alves
Professora Adjunta da Faculdade de Medicina da Universidade Federal de Goiás (FMUFG). Especialista em Ginecologista e Obstetra. Mestre e Doutora em Medicina Tropical.

Rossi Murilo da Silva
Professor Adjunto das Disciplinas de Angiologia e Cirurgia Vascular pelo Instituto de Pós-Graduação Médica Carlos Chagas. Mestre em Cirurgia Geral pela Universidade Federal do Rio de Janeiro (UFRJ).

Rubens Belfort Junior
Professor Titular de Oftalmologia da Universidade Federal de São Paulo (UNIFESP). Livre-Docente em Oftalmologia pela UNIFESP.

Rubens Belfort Neto
Professor do Departamento de Oftalmologia pela Universidade Federal de São Paulo (UNIFESP). Doutor em Oftalmologia pela UNIFESP.

Rui Seabra Ferreira Junior
Livre-Docente em Medicina Veterinária – Animais Peçonhentos: Acidentes e Toxinas (FMB-UNESP). Pós-Doutorado em Imunoquímica no Instituto Butantan (FAPESP).

Ruth Ester Assayag Batista
Professora Adjunta da Escola Paulista de Enfermagem da Universidade Federal de São Paulo (UNIFESP), da Disciplina de Enfermagem em Cuidados Intensivos e Emergência. Doutora em Infectologia pela UNIFESP, com período sanduíche na Harvard University – Brigham and Women's Hospital: Boston Hospital & Medical Center, EUA.

Saint-Clair Bernardes Neto
Graduado em Fisioterapia pela Universidade Católica de Brasília (UCB). Professor de Terapia Intensiva na Fisioterapia e coordenador de Estágios em Saúde na Faculdade Estácio do Rio Grande do Norte (Estácio FATERN).

Samira Luisa Apóstolos-Pereira
Doutor em Ciências pela Faculdade de Medicina da Universidade de São Paulo (FMUSP). Especialista em Neurologia e Membro Titular da Academia Brasileira de Neurologia (ABN).

Samirah Abreu Gomes
Mestre e Doutora em Nefrologia pela Escola Paulista de Medicina da Universidade Federal de São Paulo (EPM-UNIFESP). Pós-Doutorado pelo Interdisciplinary Stem Cell Institute, University of Miami, Flórida, EUA.

Sammya Bezerra Maia e Holanda Moura
Doutora em Saúde Coletiva pela Associação Ampla da Universidade Estadual do Ceará, Universidade Federal do Ceará, Universidade de Fortaleza (UECE-UFC-Unifor). Professora supervisora do Internato Médico do Curso de Medicina da UNIFOR. Especialista em Ginecologia e Obstetrícia pela Federação Brasileira das Associações de Ginecologia e Obstetrícia (FEBRASGO).

Sandra Maria Rodrigues Laranja
Especialista em Nefrologia da Escola Paulista de Medicina da Universidade Federal de São Paulo (EPM-UNIFESP).

Sandra Scivoletto
Doutora em Psiquiatria pela Faculdade de Medicina da Universidade de São Paulo (FMUSP). Professora Adjunta de Psiquiatria da Infância e Adolescência do Departamento de Psiquiatria da Faculdade de Medicina da Universidade de São Paulo (FMUSP).

Sara Fiterman Lima
Enfermeira e Professora do Curso de Medicina do Campus de Pinheiro da Universidade Federal do Maranhão (UFMA).

Sergio Atala Dib
Professor-Associado Livre-Docente da Disciplina de Endocrinologia do Departamento de Medicina da Escola Paulista de Medicina da Universidade Federal de São Paulo (EPM-UNIFESP).

Sergio Cimerman
Doutor em Infectologia pela Universidade Federal de São Paulo (UNIFESP). Presidente da Sociedade Brasileira de Infectologia (SBI).

Sérgio Graff
Especialista em Pediatria pela Sociedade Brasileira de Pediatria (SBP). Especialista em Clínica Médica pela Sociedade Brasileira de Clínica Médica (SBCM). Título na área de atuação em Medicina de Urgência e Emergência e Toxicologia Médica. Mestre em Toxicologia pela Faculdade de Ciências Farmacêuticas da Universidade de São Paulo (FCF-USP).

Sheila Cavalcante Caetano
Professora Adjunta do Departamento de Psiquiatria da Escola Paulista de Medicina da Universidade Federal de São Paulo (EPM-UNIFESP). Doutora em Psiquiatria pela Faculdade de Medicina da Universidade de São Paulo (FMUSP).

Shirley Kelly Bedê Bruno
Especialista em Ginecologia e Obstetrícia pela Federação Brasileira das Associações de Ginecologia e Obstetrícia (FEBRASGO).

Simone de Campos Vieira Abib
Livre-Docente em Medicina pela Universidade Federal de São Paulo (UNIFESP). Professora Adjunta de Cirurgia Pediátrica da UNIFESP.

Sinara Mônica de Oliveira Leite
Professora-Assistente na Faculdade de Ciências Médicas de Minas Gerais (FCMMG). Especialista em Coloproctologia pela Sociedade Brasileira de Coloproctologia (SBCP). Doutora pela Pós-Graduação do Instituto de Ensino e Pesquisa (IEP) da Santa Casa BH. Presidente da Sociedade Mineira de Coloproctologia (SMCP).

Stanley Bessa
Professor Adjunto da Faculdade de Medicina Atenas. Especialista em Dermatologia pela Sociedade Brasileira de Dermatologia (SBD).

Tainá Veras de Sandes Freitas
Professora Adjunta de Nefrologia da Universidade Federal do Ceará (UFC). Doutora em Nefrologia pela Escola Paulista de Medicina da Universidade Federal de São Paulo (UNIFESP).

Taís Couto Rego da Paixão
Enfermeira pela Faculdade de Medicina da Universidade de São Paulo (FMUSP). Pós-Graduação em Emergência e Urgência Modo Residência pela Universidade Federal de São Paulo (UNIFESP). Mestre em Gerenciamento de Enfermagem pela Escola Paulista de Enfermagem da UNIFESP.

Taís Michele Minatogawa-Chang
Especialista em Psiquiatria pela Associação Brasileira de Psiquiatria (ABP) Supervisora dos Residentes do Ambulatório de Interconsultas do IPq-HCFMUSP.

Tamiris Dias da Silveira Lustri
Especialista em Hematologia com Residência Médica em Hematologia e Hemoterapia pela Universidade Estadual Paulista (UNESP).

Tarsila Campanha da Rocha Ribeiro
Professora Adjunta da Disciplina de Gastroenterologia da Faculdade de Medicina da Universidade Federal de Juiz de Fora (UFJF). Mestre em Ciências da Saúde pela UFJF. Doutora em Ciências da Saúde pela Universidade Federal de São Paulo (UNIFESP).

Telmo Henrique Barbosa de Lima
Professor Auxiliar da Universidade Estadual de Ciências da Saúde de Alagoas (UNCISAL). Mestrado em Medicina (Obstetrícia) pela Universidade Federal de São Paulo (UNIFESP).

Thaís Abranches Bueno Sabino Bertges
Professora da Graduação Faculdade de Ciências Médicas e da Saúde de Juiz de Fora (SUPREMA). Especialização em Medicina Hiperbárica pela Sociedade Brasileira de Medicina Hiperbárica (SBMH). Mestre em Ciências da Saúde pela Universidade Federal de Juiz de Fora (UFJF).

Thaís Nemoto Matsui
Especialista em Nefrologia da Escola Paulista de Medicina da Universidade Federal de São Paulo (EPM-UNIFESP). Médica Nefrologista do Centro de Diálise Einstein do Hospital Israelita Albert Einstein.

Thamy Caamaño Droguett
Enfermeira pela Universidade Estadual Paulista "Júlio, de Mesquita Filho" (UNESP).

Thaynara Paola de Carvalho
Enfermeira com Residência Multiprofissional em Urgência e Emergência pela Universidade Federal de São Paulo (UNIFESP).

Thelma Larocca Skare
Professora-Assistente da Faculdade Evangélica do Paraná. Doutora em Reumatologia pelo Instituto de Pesquisas Médicas do Hospital Universitário Evangélico de Curitiba (HUEC).

Valterli Conceição Sanches Gonçalves
Mestre em Enfermagem pela Universidade Federal de São Paulo (UNIFESP).

Vânia Lopes Pinto
Especialista em Enfermagem Cardiológica pela Universidade Nove de Julho (Uninove).

Vardeli Alves de Moraes
Doutor em Medicina (Obstetrícia) pela Universidade Federal de São Paulo (UNIFESP). Professor aposentado da Universidade Federal de Goiás (UFG).

Vera Cristina Terra
Doutora em Neurologia pela Faculdade de Medicina de Ribeirão Preto da Universidade de São Paulo (FMRP-USP).

Vladimir Cordeiro de Carvalho
Doutor em Medicina (Ortopedia, Traumatologia e Reabilitação) pela Faculdade de Medicina da Universidade de São Paulo (FMUSP). Área de Medicina, com ênfase em Doenças Infectoparasitárias, Infecções Osteoarticulares e Controle de Infecção Hospitalar.

Wagner Diniz de Paula
Especialista em Radiologia e Diagnóstico por Imagem pela Clínica Villas Boas, Brasília (DF). Título de Especialista em Radiologia e Diagnóstico por Imagem pelo Colégio Brasileiro de Radiologia e Diagnóstico por Imagem (CBR).

Wesley Cajaíba dos Santos
Especialista em Enfermagem na Urgência e Emergência pela Universidade Federal de São Paulo (UNIFESP).

William da Costa
Doutor em Cardiologia pela Escola Paulista de Medicina da Universidade Federal de São Paulo (EPM-UNIFESP). Professor Assistente na Disciplina de Cardiologia na Universidade Metropolitana de Santos (UNIMES).

Wilma Terezinha Anselmo-Lima
Professora Titular do Departamento de Oftalmologia, Otorrinolaringologia e Cirurgia de Cabeça e Pescoço da Faculdade de Medicina de Ribeirão Preto da Universidade de São Paulo (FMRP-USP). Doutora em Otorrinolaringologia pela Universidade de São Paulo (USP). Vice-Presidente da Associação Brasileira de Otorrinolaringologia e Cirurgia Cérvico-Facial (ABORL-CCF).

Wilson Faglioni Junior
Especialista em Neurocirurgia pela Santa Casa de Belo Horizonte. *Fellowship* em Cirurgia das Patologias dos Nervos Periféricos no Hospital das Clínicas da Faculdade de Medicina da Universidade de São Paulo (HCFMUSP).

Zaide da Silva Frazão
Enfermeira Mestre em Reabilitação pela Universidade Federal de São Paulo (UNIFESP). Especialista em Enfermagem Ortopédica pela UNIFESP.

COLABORADORES RESIDENTES

Áureo Augusto de Almeida Delgado
Residente do Setor de Endoscopia da Faculdade de Medicina da Universidade de São Paulo (FMUSP).

Bernardo Faria Levindo Coelho
Residente de Clínica Médica no Instituto de Previdência dos Servidores do Estado de Minas Gerais (IPSEMG).

Camila Couto Gomes
Residente de Cirurgia Geral do Hospital Governador Israel Pinheiro/Instituto de Previdência dos Servidores do Estado de Minas Gerais (IPSEMG).

Carolina Sponchiado Miura
Residente em Otorrinolaringologia do Hospital das Clínicas da Faculdade de Medicina de Ribeirão Preto da Universidade de São Paulo (FMRP-USP).

Daniel Raylander da Silva Rodrigues
Residente de Pediatria do Hospital das Clínicas de Goiás.

Denise Zamprogno de Sousa
Residente da Faculdade de Ciências Médicas de Minas Gerais (FCMMG).

Dennise de Oliveira Nogueira Farias
Residente do 3º ano de Clínica Médica da Universidade Federal de São Paulo (UNIFESP). Residência Médica em Clínica Médica no Hospital Geral Dr. Waldemar Alcântara.

Leandro Lustri Almeida
Residente em Hematologia e Hemoterapia pela Universidade Estadual Paulista, campus Botucatu.

Karen Bom Lima Ligeiro
Pós-Graduanda da Disciplina de Pediatria do Instituto de Pós-Graduação Médica Carlos Chagas (IPGMCG).

Matheus Duarte Massahud
Residente de Cirurgia Geral do Hospital Governador Israel Pinheiro/Instituto de Previdência dos Servidores do Estado de Minas Gerais (IPSEMG).

Christiano Makoto Sakai
Especialista em Endoscopia Digestiva e especialização em Colangiopancreatografia Endoscópica Retrógrada e Ecoendoscopia pela Sociedade Brasileira de Emdoscopia. Médico Residente do Serviço de Endoscopia Gastrointestinal do HCFMUSP.

Thais Mansur Ghetti Costa
Médica da Empresa Brasileira de Serviços Hospitalares (ESERH) de Clínica Médica do Hospital Universitário da Universidade Federal de Juiz de Fora (UFJF). Médica-Residente do Serviço de Endoscopia da UFJF.

Flavia Saraiva Chibebe
Farmacêutica, analista de Farmacovigilância da Toxiclin Serviços Médicos.

COLABORADORES DISCENTES

Ana Paula Fernandes Braga
Discente da Faculdade de Medicina da Universidade Federal de Juiz de Fora (UFJF).

André Luiz Cicilini
Discente do Curso de Medicina da Universidade de Ribeirão Preto (Unaerp).

Bruno Jacopucci Hehn
Discente da Faculdade de Ciências Médicas da Santa Casa de São Paulo.

Felipe Couto Gomes
Discente de Medicina da Faculdade de Ciências Médicas e da Saúde de Juiz de Fora (SUPREMA).

Juliana Holanda de Gauw
Médica graduada na Universidade Federal de Alagoas (UFAL).

Juliana Mayoral Barbosa Lima
Supervisora de Atendimento Toxiclin Serviços Médicos

Igor Vitoi Cangussú
Especialista em Cirurgia Geral. Residente de Cirurgia Digestiva do Hospital dos Servidores do Estado do Rio de Janeiro.

Letícia Almeida do Nascimento
Graduanda do Curso de Medicina da Universidade de Ribeirão Preto (UNAERP).

Lucas Guimarães Vieira Martins
Acadêmico do 4º ano de Medicina da Faculdade de Ciências Médicas de Minas Gerais (FCM-MG).

Luiza Beatriz Hergl Magalhães
Acadêmica de Medicina da Faculdade da Saúde e Ecologia Humana (FASEH).

Malena Verona Singling
Graduanda do Curso de Medicina da Universidade de Ribeirão Preto (UNAERP).

Michelle Fleury Mejias
Farmacêutica, Gerente de Documentação de Apoio da Toxiclin Serviços Médicos.

Natalia Barbosa da Silva
Encarregada de Farmacovigilância da Toxiclin Serviços Médicos.

Roberta Oliveira Raimundo
Discente da Faculdade de Medicina da Universidade Federal de Juiz de Fora (UFJF).

Taynan Ferreira Vidigal
Acadêmica do 10º período do Curso de Medicina da Faculdade SUPREMA – Faculdade de Ciências Médicas e da Saúde de Juiz de Fora.

Agradecimentos

Aos amigos da Editora Atheneu, por mais este projeto.
À Sociedade Brasileira de Clínica Médica, pela organização e comunicação com os autores.
À gerente da Sociedade, Alessandra Jóia, e a toda sua equipe.

Dedicatória

Ao meu falecido pai.
À minha mãe.
À minha querida Wanessa.

Fernando Sabia Tallo

Apresentação

Em 6 de abril de 2009, a ABRAMURGEM (Associação Brasileira de Medicina de Urgência e Emergência) foi fundada pelo mestre Professor Doutor Antonio Carlos Lopes. Sua missão, desde então, foi se transformar na entidade que representa e capacita o médico que trabalha na urgência e emergência do Brasil. Em apenas oito anos publicamos dezenas de obras e contribuímos com a capacitação de milhares de médicos e acadêmicos brasileiros.

A medicina de urgência e emergência tem interface direta com mais de 30 especialidades médicas. No Brasil, faltava uma obra que envolvesse todos esses especialistas debatendo e ensinando a urgência e emergência nas particularidades de suas especialidades.

Reunimos centenas de autores, que escreveram mais de 200 capítulos, em mais de 30 especialidades na urgência e emergência, de todo o Brasil, com grande experiência acadêmica no assunto. Além de incluir todas as especialidades na urgência e emergência, não nos esquecemos de profissionais importantes como o enfermeiro e o fisioterapeuta, essenciais para o bom andamento dos trabalhos no pronto-socorro.

Esta será, sem dúvida, a obra literária mais completa da urgência e emergência brasileira. E queremos dedicá-la à difícil missão de todo profissional que trabalha na urgência e emergência brasileira.

E temos certeza de que o principal objetivo será alcançado, qual seja, o melhor atendimento possível na emergência à sociedade brasileira.

Os Editores

Prefácio

Nós, ainda acadêmicos, somos fascinados pela emergência. É lá que exercitamos nosso imaginário. O herói capaz de salvar. É lá que interferimos, imediatamente, a favor da vida, ainda que, por vezes, em países como o nosso, esse momento represente, justamente, a ausência da assistência básica à saúde.

Em Unidades Básicas de Saúde, Unidades de Pronto atendimento, Prontos-socorros e no serviço de atendimento médico de urgência, milhares de médicos, todos os dias, exercem sua profissão nas urgências e emergências, enfrentando muitas vezes grandes dificuldades.

O médico da emergência enfrenta jornadas de trabalho extenuantes, falta de condições materiais de trabalho, dificuldades graves com recursos humanos auxiliares, falta de treinamento e capacitação permanente. Convive, diariamente, com as tragédias sociais de um país tão desigual. Enfrenta a insegurança, a interferência política no seu trabalho e o número absurdo de atendimentos por dia que impedem o bom desenvolvimento de sua profissão.

Testemunha a gestão contaminada pela ingerência política, pela corrupção e pela insensatez e o sofrimento diário de milhões de pessoas que recorrem ao SUS. Normalmente, esse sofrimento tem como palco, em algum momento, os nossos prontos-socorros.

Lamentavelmente, com esse cenário, poucos jovens médicos decidem dedicar sua vida profissional à emergência brasileira. Permanecem durante um período de sua vida até opções que lhe permitam exercer sua profissão com dignidade e mais qualidade de vida.

Há um longo caminho a percorrer para se estabelecer, de fato, a especialidade, retirá-la da insignificância numérica e construir um projeto que olhe para o primeiro mundo e não para interesses pessoais e exemplos do atraso.

Construímos esse projeto durante dois anos. Envolvemos diversas instituições e professores de medicina e enfermagem em todo o Brasil. É o mais completo compêndio de emergência já escrito em nosso país.

A ABRAMURGEM e a SBCM seguem intactas trabalhando incessantemente para o médico da emergência. Nosso único reconhecimento almejado é o do médico e do profissional da saúde. Isso nos legitima. Não queremos nenhuma relação com carreiristas da burocracia médica que em nada contribuem para a medicina brasileira.

Estamos oferecendo a acadêmicos, residentes e médicos que trabalham na emergência em todo o país a oportunidade de ter em mãos uma consulta às suas dúvidas diárias. O livro ainda permanece para muitos o instrumento básico, lúdico e insubstituível do saber.

Nosso objetivo foi alcançar todos os médicos e acadêmicos que gostam ou que trabalham na emergência. Procuramos contemplar todas as especialidades e todas as perspectivas.

Temos certeza de que esta obra marcará para sempre a história da emergência acadêmica brasileira.

Os Editores

Sumário

VOLUME I

SEÇÃO I – RESSUSCITAÇÃO, 1

Coordenador
Renato Delascio Lopes

1. **PARADA CARDIORRESPIRATÓRIA E MORTE SÚBITA CARDÍACA, 3**
Roberto de Moraes Junior
Renato Delascio Lopes

2. **SUPORTE BÁSICO DE VIDA NO ADULTO, 13**
Roberto de Moraes Junior
Renato Delascio Lopes

3. **SUPORTE AVANÇADO DE VIDA EM CARDIOLOGIA NO ADULTO, 29**
Roberto de Moraes Junior
Renato Delascio Lopes

4. **HIPOTERMIA, 45**
Estevão Tavares de Figueiredo

SEÇÃO II – LABORATÓRIO NA EMERGÊNCIA, 51

Coordenador
Adagmar Andriolo

5. **EXAMES LABORATORIAIS NO PRONTO-SOCORRO, 53**
Alvaro Pulchinelli

SEÇÃO III – ACESSO À VIA AÉREA NA EMERGÊNCIA, 65

Coordenador
Fernando Sabia Tallo

6. **ANATOMIA E FISIOLOGIA DA VIA AÉREA, 67**
Fernando Sabia Tallo
Bruno Rocha Wanderley

7. **AVALIAÇÃO DA VIA AÉREA NA SALA DE EMERGÊNCIA, 83**
Fernando Sabia Tallo
Paulo Cézar Vaz de Almeida Filho

8. CONHECIMENTO DOS EQUIPAMENTOS PARA ACESSO À VIA AÉREA E ASSISTÊNCIA RESPIRATÓRIA, 89
Fernando Sabia Tallo
Maria Paula Martini Ferro

9. INDICAÇÕES E PREPARO PARA INTUBAÇÃO ENDOTRAQUEAL, 99
Fernando Sabia Tallo
Paulo Cézar Vaz de Almeida Filho

10. USO RACIONAL DE FÁRMACOS PARA O ACESSO DA VIA AÉREA NA EMERGÊNCIA, 103
Fernando Sabia Tallo
Maria Paula Martini Ferro
Paulo Cézar Vaz de Almeida Filho

11. TÉCNICAS DE INTUBAÇÃO OROTRAQUEAL , 111
Fernando Sabia Tallo
Paulo Cézar Vaz de Almeida Filho

12. COMPLICAÇÕES GRAVES DA INTUBAÇÃO OROTRAQUEAL NA EMERGÊNCIA E ESTRATÉGIAS DE ABORDAGEM, 121
Fernando Sabia Tallo
Maria Paula Martini Ferro
Paulo Cézar Vaz de Almeida Filho

13. VIA AÉREA CIRÚRGICA DE EMERGÊNCIA – CRICOTIREOIDOSTOMIA, 127
Andre Luciano Baitello

14. ABORDAGEM DA VIA AÉREA NA REANIMAÇÃO CARDIOPULMONAR, 133
Roberto de Moraes Junior
Fernando Sabia Tallo

15. OUTROS DISPOSITIVOS DE ACESSO À VIA AÉREA: MÁSCARA LARÍNGEA, COMBITUBE, TUBO LARÍNGEO, 139
Roberto de Moraes Junior
Fernando Sabia Tallo
Fabio Liberali Weissheimer

SEÇÃO IV – VENTILAÇÃO MECÂNICA, 145

Coordenador
Luiz Cláudio Martins

16. VENTILAÇÃO MECÂNICA NÃO INVASIVA NO PRONTO-SOCORRO, 147
Cristina Prata Amendola
Eliana Fazuoli Chubaci
Saint-Clair Bernardes Neto

17. VENTILAÇÃO MECÂNICA INVASIVA NO PRONTO-SOCORRO, 155
Fernando Sabia Tallo

18. PRINCÍPIOS DA VENTILAÇÃO MECÂNICA EM SITUAÇÕES ESPECIAIS: DOENÇA PULMONAR OBSTRUTIVA CRÔNICA, ASMA, OBESIDADE, DOENÇAS RESTRITIVAS NO PRONTO-SOCORRO, 163
Fernando Sabia Tallo
Luiz Cláudio Martins

19. VENTILAÇÃO MECÂNICA NA SÍNDROME DE DESCONFORTO RESPIRATÓRIO AGUDO, 169
Luiz Cláudio Martins
Fernando Sabia Tallo

SEÇÃO V – QUEIXAS FREQUENTES NO PRONTO-SOCORRO, 177

Coordenador
Antonio Carlos Lopes

20. **CEFALEIA, 179**
Fernando Sabia Tallo
Cesar Alfredo Pusch Kubiak

21. **FRAQUEZA, 185**
Fernando Sabia Tallo
Antonio Carlos Lopes

22. **TONTURA, 191**
Fernando Sabia Tallo
Antonio Carlos Lopes

23. **ABORDAGEM DE DISPNEIA AGUDA NO ADULTO EM UNIDADE DE PRONTO ATENDIMENTO, 197**
Milena Tenório Cerezoli
Felipe Marques da Costa

24. **ABORDAGEM DA DOR ABDOMINAL NO PRONTO-SOCORRO, 203**
Fábio Pimentel Martins
Lucas Guimarães Vieira Martins

25. **O PACIENTE EM CHOQUE NA SALA DE EMERGÊNCIA, 207**
André Rodrigues Durães
Carlos Roberto Seara filho

26. **SÍNCOPE, 215**
Fernando Sabia Tallo
Antonio Carlos Lopes

SEÇÃO VI – INFECTOLOGIA, 223

Coordenadores
Sergio Cimerman
Rebecca Bellini Saad

27. **SEPSE E CHOQUE SÉPTICO, 225**
Dennise de Oliveira Nogueira Farias
Letícia Sandre Vendrame
Flávia Ribeiro Machado

28. **DIAGNÓSTICO DIFERENCIAL DAS DOENÇAS EXANTEMÁTICAS, 233**
Paulo Cézar Vaz de Almeida Filho
Camila Balbi Lima
Juliana Carvalho Cantaluppi Ferreira
Karen Bom Lima Ligeiro
Martha Caniné de Oliveira Machado
Joseph Samuel Kierszenbaum

29. **OSTEOMIELITE E PRÓTESES ARTICULARES, 241**
Ana Lúcia Lei Munhoz Lima
Priscila Rosalba Domingos Oliveira
Vladimir Cordeiro de Carvalho

30. PIOARTRITES, 255
Ana Lúcia Lei Munhoz Lima
Priscila Rosalba Domingos Oliveira
Vladimir Cordeiro de Carvalho

31. EXPOSIÇÃO OCUPACIONAL DE PROFISSIONAIS DA ÁREA DE SAÚDE, 263
Alcyone Artioli Machado

32. MALÁRIA, 273
Odeli Nicole Encinas Sejas
Camila Cristina Martini Rodriguez
Karina Takesaki Miyaji

33. LEPTOSPIROSE, 285
Décio Diament

34. ACIDENTES POR ANIMAIS PEÇONHENTOS, 291
Rui Seabra Ferreira Junior
Mônica Bannwart Mendes
Benedito Barraviera

35. URGÊNCIAS E EMERGÊNCIAS EM IMUNIZAÇÕES, 303
Lessandra Michelin
Juarez Geraldo Cunha

36. RAIVA HUMANA, 313
Alexandre Naime Barbosa

37. INFECÇÕES DE PARTES MOLES, 319
Gabrielly Borges Machado

38. DENGUE, 323
Gabrielly Borges Machado

39. AIDS E INFECÇÕES OPORTUNISTAS, 329
Gabrielly Borges Machado

40. HANSENÍASE, 335
Gabrielly Borges Machado

SEÇÃO VII – NEFROLOGIA, 339

Coordenadora
Érika Bevilaqua Rangel

41. LESÃO RENAL AGUDA NA EMERGÊNCIA, 341
Sandra Maria Rodrigues Laranja
Benedito Jorge Pereira

42. URGÊNCIAS E EMERGÊNCIAS NO DOENTE RENAL CRÔNICO, 355
Adriano Luiz Ammirati
Cassio Jose Rodrigues

43. DOENÇAS GLOMERULARES NA URGÊNCIA E EMERGÊNCIA, 363
Gianna Mastroianni Kirsztajn

44. DISTÚRBIOS DO POTÁSSIO, 367
Maria Lúcia Buziqui Piruzeli
Miguel Angelo de Góes Junior

45. DISTÚRBIOS DO SÓDIO, 371
Marisa Petrucelli Doher
Thaís Nemoto Matsui

46. DISTÚRBIOS DO MAGNÉSIO, 379
Cínthia Montenegro Teixeira
Érika Bevilaqua Rangel

47. DISTÚRBIOS DO CÁLCIO, 385
Aluizio Barbosa Carvalho

48. TERAPIA RENAL SUBSTITUTIVA NA URGÊNCIA E EMERGÊNCIA, 393
Igor Gouveia Pietrobom
Marisa Petrucelli Doher
Nádia Karina Guimarães

49. INFECÇÕES DO TRATO URINÁRIO, 399
Eduardo Jorge Duque de Sá Carneiro Filho
Samirah Abreu Gomes

50. URGÊNCIAS E EMERGÊNCIAS APÓS O TRANSPLANTE RENAL, 405
Tainá Veras de Sandes Freitas
Érika Bevilaqua Rangel

51. DISTÚRBIOS DE FÓSFORO, 411
Maria Bethania Peruzo
Érika Bevilaqua Rangel

52. URGÊNCIAS NOS PACIENTES TRANSPLANTADOS DE PÂNCREAS, 415
Érika Bevilaqua Rangel

53. URGÊNCIAS NOS DOADORES DE ÓRGÃOS, 425
Miriam Jackiu
Antônio Tonete Bafi
Flávio Geraldo Rezende de Freitas

54. CÓLICA NEFRÉTICA, 431
Priscila Ligeiro Gonçalves Esper
Ita Pfeferman Heilberg

SEÇÃO VIII – URGÊNCIAS E EMERGÊNCIAS EM CARDIOLOGIA, 435

Coordenador
João Manoel Theotonio dos Santos

55. DOR TORÁCICA, 437
José Roberto Tavares
João Manoel Theotonio dos Santos

56. SÍNDROME CORONARIANA AGUDA COM SUPRADESNIVELAMENTO DO SEGMENTO ST, 445
Henrique Tria Bianco
João Manoel Theotonio dos Santos

57. SÍNDROME CORONÁRIA AGUDA SEM SUPRADESNIVELAMENTO DO SEGMENTO ST, 457
Bruno de Souza Paolino
João Manoel Theotonio dos Santos

58. INSUFICIÊNCIA CARDÍACA AGUDA, 469
Germano Emilio Conceição Souza

59. *COR PULMONALE*, 475
Jefferson Luís Vieira

60. BRADIARRITMIAS, 479
Acácio Fernandes Cardoso
Esteban Wisnivesky Rocca Rivarola

61. TAQUIARRITMIAS, 487
Antonio Américo Friedmann
Acácio Fernandes Cardoso

62. MARCA-PASSOS E CARDIOVERSORES – DESFIBRILADORES IMPLANTÁVEIS, 507
Márcio Jansen de Oliveira Figueiredo
Antonio Carlos Assumpção

63. DOENÇAS VALVARES, 515
Alexandre de Matos Soeiro
Múcio Tavares de Oliveira Jr.

64. ENDOCARDITES, 523
Luiz Cláudio Martins
Marcos Mello Moreira

65. PERICARDITES, 529
Maria Luciana Zacarias Hannouche da Trindade
João Manoel Theotonio dos Santos

66. TAMPONAMENTO CARDÍACO, 537
Pedro Gabriel Melo de Barros e Silva

67. URGÊNCIAS E EMERGÊNCIAS HIPERTENSIVAS, 545
William da Costa
João Manoel Theotonio dos Santos

68. DISSECÇÃO DA AORTA TORÁCICA, 555
José Augusto Duncan
Fabrício José de Souza Dinato
Ricardo Ribeiro Dias

69. EMERGÊNCIAS CARDIOVASCULARES EM ATLETAS, 561
Carlos Alberto Cyrillo Sellera
Nabil Ghorayeb

70. GUIA BÁSICO DE ELETROCARDIOGRAFIA, 571
Estevão Tavares de Figueiredo
Fatima Dumas Cintra

SEÇÃO IX – TRAUMA, 585

Coordenador
André Luciano Baitello

71. **CONCEITOS FUNDAMENTAIS DO ATENDIMENTO PRÉ-HOSPITALAR AO POLITRAUMATIZADO, 587**
Daniel Raylander da Silva Rodrigues
Paulo Cézar Vaz de Almeida Filho
Simone de Campos Vieira Abib

72. **ATENDIMENTO INICIAL INTEGRADO AO TRAUMATIZADO NA REDE DE URGÊNCIA E EMERGÊNCIA, 599**
André Luciano Baitello
Roberto Kaoru Yagi
José Carlos Palchetti
Alceu Gomes Chueire
Regina Helena Fornari Morganti Chueire

73. **VIAS AÉREAS – ATENDIMENTO INICIAL AO TRAUMATIZADO, 611**
André Luciano Baitello
Roberto Kaoru Yagi
Rogério Yukio Morioka
Rodrigo Florêncio Echeverria
Bruno Monteiro Tavares Pereira

74. **O PACIENTE TRAUMATIZADO EM CHOQUE, 627**
André Luciano Baitello
Gustavo Marcatto
Alcides Pinto de Souza Junior
Carlos Alberto Caldeira Mendes

75. **TRAUMA CRANIOENCEFÁLICO, 635**
Dionei Freitas de Morais
André Luciano Baitello
Angelo Maset
João Simão de Melo Neto

76. **TRAUMA RAQUIMEDULAR, 645**
Dionei Freitas de Morais
André Luciano Baitello
João Simão de Melo Neto

77. **TRAUMA DE FACE, 655**
José Alvaro Gasques

78. **TRAUMA DE EXTREMIDADES E IMOBILIZAÇÃO DO TRAUMATIZADO, 671**
Adinaldo Ademar Menezes da Silva (*in memoriam*)
André Luciano Baitello
Carlos Dario da Silva Costa
Alceu Gomes Chueire
Chaudes Ferreira da Silva Junior

79. **TRAUMA TORÁCICO, 677**
André Luciano Baitello
Francisco de Assis Cury
Celso Murilo Nalio Matias de Faria

80. TRAUMA ABDOMINAL, 689
André Luciano Baitello
Roberto Kaoru Yagi
José Carlos Palchetti
José Liberato Ferreira Caboclo

81. TRAUMA VASCULAR, 701
Rossi Murilo da Silva
Renata Villas-Bôas Domingues Dantas
Eduardo Loureiro
Rita de Cássia Proviet Cury
Gustavo Marcatto
José Dalmo de Araújo Filho

82. TRAUMA NA GESTANTE, 719
Hugo Weisfield Mendes

83. TRAUMA NO IDOSO, 723
Chaudes Ferreira da Silva Junior

84. QUEIMADURAS, 729
Bruno Peron
André Luciano Baitello
Antônio Roberto Bozola

85. LESÕES POR EXPLOSÃO, 737
Maxwell Antonio Garcia Rodrigues
André Luciano Baitello

86. SÍNDROME COMPARTIMENTAL ABDOMINAL, 741
Bruno M. Pereira
André Luciano Baitello
Carlos Alberto Caldeira Mendes

87. TRAUMA DE PESCOÇO, 749
Hugo Weysfield Mendes
Luiz Flávio Quinta Junior

88. AFOGAMENTO, 753
David Szpilman

89. TRAUMA OCULAR, 765
Gildasio Castello Almeida Junior

90. TRAUMA GENITURINÁRIO, 779
Gerson Alves Pereira Junior
Letícia Almeida do Nascimento
André Luiz Cicilini
Malena Verona Singling
Sara Fiterman Lima

SEÇÃO X – ORTOPEDIA, 791

Coordenadores
Ricardo Nogueira
Neylor Pace Lasmar

91. A MÃO TRAUMATIZADA, 793
Felipe Armanelli Gibson

92. FRATURAS DE METACARPIANOS, 807
Givaldo Rios
Ricardo Nogueira

93. LESÕES DO OMBRO E LESÕES DO COTOVELO, 827
Marco Antônio Castro Veado
Ildeu Afonso de Almeida Filho
Alessandro Ulhoa Rodrigues
Bruno de Souza Teixeira

94. LESÕES DO PUNHO E ANTEBRAÇO, 847
Nicéas da Silva Gusmão Filho
Ricardo Nogueira

95. LESÕES DA PELVE, QUADRIL E DO FÊMUR PROXIMAL, 867
João Wagner Junqueira Pellucci
Gustavo Lemos Ribeiro Melo
João Lopo Madureira Júnior

96. FRATURA DA DIÁFISE FEMORAL, 883
Rafael Kennedy
Ricardo Nogueira

97. LESÕES DO JOELHO, 889
Rodrigo Campos Pace Lasmar
Rodrigo Barreiros Vieira

98. LESÕES DO TORNOZELO E PÉ, 899
Otaviano de Oliveira Junior
Robinson Esteves Santos Pires

SEÇÃO XI – URGÊNCIAS E EMERGÊNCIAS EM PNEUMOLOGIA, 915

Coordenador
Renato Maciel

99. PNEUMONIA, 917
Cláudia Henrique da Costa
Rogério Rufino

100. ABORDAGEM DOS DERRAMES PLEURAIS NA EMERGÊNCIA, 923
Alex Gonçalves Macedo

101. ASMA, 929
Ana Luisa Godoy Fernandes

102. DOENÇA PULMONAR OBSTRUTIVA CRÔNICA, 933
Irma de Godoy

103. **ABORDAGEM DO PNEUMOTÓRAX E PNEUMOMEDIASTINO NO PRONTO-SOCORRO, 941**
Jorge Montessi
João Paulo Vieira
Eveline Montessi Nicolini

104. **TROMBOEMBOLIA PULMONAR, 951**
Renato Maciel

105. **HEMOPTISE, 957**
Mauro Zamboni

SEÇÃO XII – NEUROLOGIA, 963

Coordenador
Rodrigo Moreira Faleiro

106. **HEMORRAGIA SUBARACNÓIDEA, 965**
Nelson Saade
Gustavo Cartaxo Patriota

107. **CONVULSÕES E ESTADO DE MAL EPILÉPTICO, 977**
Gustavo Daher Vieira de Moraes Barros

108. **NEUROPATIAS PERIFÉRICAS, 983**
Wilson Faglioni Junior

109. **DOENÇAS DESMIELINIZANTES, 995**
Maria Fernanda Mendes
Samira Luisa Apóstolos-Pereira

110. **DOENÇAS CEREBROVASCULARES, 1001**
Rodrigo Moreira Faleiro
Geraldo Vitor Cardoso Bicalho
Luiz Alberto Otoni Garcia
Lyster Dabien Hadad
Lucas Ramos Lima

111. **AMNÉSIA GLOBAL TRANSITÓRIA, 1015**
Gustavo Daher Vieira de Moraes Barros

112. **SÍNDROME DA COMPRESSÃO MEDULAR, 1019**
Rodrigo Moreira Faleiro
Denise Zamprogno de Sousa
José Augusto Malheiros dos Santos Filho

113. **MORTE SÚBITA NA EPILEPSIA (SUDEP): DA BANCADA À BEIRA DO LEITO, 1025**
Aline Priscila Pansani
Diego Basile Colugnati
Vera Cristina Terra
Antônio-Carlos Guimarães de Almeida
Carla Alessandra Scorza Bahi
Fulvio Alexandre Scorza

SEÇÃO XIII – URGÊNCIAS E EMERGÊNCIAS GASTROENTEROLÓGICAS, 1035

Coordenadora
Maria do Carmo Friche Passos

114. **ABORDAGEM DA DOR ABDOMINAL AGUDA, 1037**
Fábio Pimentel Martins
Lucas Guimarães Vieira Martins

115. **DOR TORÁCICA AGUDA NÃO CARDÍACA, 1041**
Luiz João Abrahão Junior
Gerson Ricardo de Souza Domingues

116. **ABORDAGEM DA DIARREIA AGUDA GRAVE, 1049**
Renan Detoffol Bragança
André Chuster de Souza
Bernardo Faria Levindo Coelho
Oswaldo Fortini Levindo Coelho

117. **ABORDAGEM DA ICTERÍCIA NA URGÊNCIA, 1055**
André C. Lyra
Lourianne N. Cavalcante

118. **ABORDAGEM DA ASCITE NA URGÊNCIA, 1061**
Tarsila Campanha da Rocha Ribeiro
Juliana Ferreira de Souza
Kátia Valéria Bastos Dias Barbosa
Ana Paula Fernandes Braga

119. **ABORDAGEM DO ABDOME AGUDO NO PRONTO-SOCORRO, 1065**
Marcelo Gomes Girundi

120. **ABDOME AGUDO APÓS CIRURGIA BARIÁTRICA, 1071**
Marco Túlio Costa Diniz
Alexandre Lages Savassi Rocha

121. **ABDOME AGUDO NO IDOSO, 1079**
Nicolau G. Czeczko
Leticia Elizabeth Augustin Czeczko

122. **HEMORRAGIA DIGESTIVA ALTA, 1083**
Luiz Carlos Bertges
Klaus Ruback Bertges
Erika Ruback Bertges
Thaís Abranches Bueno Sabino Bertges
Alexandre de Tarso Machado
Gicia Barbosa de Souza
Renata Alvim Mendes

123. **HEMORRAGIA DIGESTIVA BAIXA, 1091**
Sinara Mônica de Oliveira Leite
Matheus Duarte Massahud

124. **CORPOS ESTRANHOS E PERFURAÇÕES ESOFÁGICAS, 1101**
Rodrigo Silva de Paula Rocha
Christiano Makoto Sakai
Eduardo Guimarães Hourneaux de Moura
Paulo Sakai

125. **ESOFAGITE EOSINOFÍLICA – FORMAS GRAVES, 1107**
Luciana Dias Moretzsohn

126. **GASTRITES E ÚLCERAS PÉPTICAS, 1111**
Maria do Carmo Friche Passos
Ana Flávia Passos Ramos
Frederico Passos Marinho

127. **GASTROPARESIA – FORMAS GRAVES, 1117**
Joffre Rezende Filho

128. **CRISE CELÍACA, 1127**
Celso Mirra de Paula e Silva
Frederico Passos Marinho

129. **INFECÇÃO PARASITÁRIA MACIÇA, 1129**
James Ramalho Marinho
Laércio Tenório

130. **DIVERTICULITE AGUDA, 1139**
Mauro Bafutto
Enio Chaves de Oliveira

131. **DOENÇA INFLAMATÓRIA INTESTINAL, 1149**
Roberta Oliveira Raimundo
Liliana Andrade Chebli
Cristiana Silva de Mello Lanziotti dos Reis
Áureo Augusto de Almeida Delgado
Pedro Duarte Gaburri

132. **HÉRNIAS, 1155**
Eudes Arantes Magalhães
Luiza Beatriz Hergl Magalhães

133. **DOENÇAS ANORRETAIS NA URGÊNCIA, 1163**
Antônio Lacerda-Filho
Magda Maria Profeta da Luz

134. **INFECÇÕES BACTERIANAS NO PACIENTE CIRRÓTICO, 1179**
João Galizzi-Filho
Humberto Oliva Galizzi

135. **INSUFICIÊNCIA HEPÁTICA AGUDA, 1185**
Guilherme Santiago

136. **ENCEFALOPATIA HEPÁTICA, 1191**
Andrea Doria Batista
Edmundo Pessoa de Almeida Lopes Filho

137. **FÍGADO E GRAVIDEZ NA URGÊNCIA, 1195**
Patrícia Lofêgo Gonçalves
Izabelle Venturini Signorelli
Luciana Lofêgo Gonçalves

138. PANCREATITE AGUDA GRAVE, 1203
Maira Andrade N. Marzinotto
Dulce Reis Guarita

139. URGÊNCIAS NAS NEOPLASIAS DIGESTIVAS, 1207
Alberto Julius Alves Wainstein
Fernando Augusto de Vasconcellos Santos
Fernanda Cardoso Parreiras

140. HEPATITES, 1211
Kátia Valéria Bastos Dias Barbosa
Thais Mansur Ghetti Costa
Tarsila Campanha da Rocha Ribeiro

141. PERITONITES, 1219
Fernando Mendonça Vidigal
Maria Cristina Vasconcellos Furtado
Gláucio Silva de Souza
Taynan Ferreira Vidigal

142. COLANGITE AGUDA, 1229
Fábio Heleno de Lima Pace

143. COLECISTITE AGUDA, 1233
Cleber Soares Junior
Camila Couto Gomes
Felipe Couto Gomes
Igor Vitoi Cangussú
Carlos Augusto Gomes

VOLUME II

SEÇÃO XIV – PSIQUIATRIA, 1241

Coordenadores
Fábio Lopes Rocha
Cláudia Hara

144. A AVALIAÇÃO PSIQUIÁTRICA, 1243
Paulo José Ribeiro Teixeira

145. EMPREGO DE PSICOFÁRMACOS, 1255
Cláudia Hara
Fábio Lopes Rocha

146. ANSIEDADE E TRANSTORNO DE PÂNICO, 1267
Cíntia Fuzikawa

147. DEPRESSÃO E TRANSTORNO BIPOLAR, 1277
Eduardo Pondé de Sena
Amanda Cristina Galvão Oliveira de Almeida

148. TRANSTORNOS SOMATOFORMES E DISSOCIATIVOS, 1285
Taís Michele Minatogawa-Chang
Débora Luciana Melzer-Ribeiro
Chei Tung Teng

149. **CRISES NÃO EPILÉPTICAS PSICOGÊNICAS, 1293**
Mirian Fabíola Studart Gurgel Mendes

150. **PSICOSE, 1297**
Bárbara Perdigão Stumpf
Izabela Guimarães Barbosa
Fábio Lopes Rocha

151. **ÁLCOOL E DROGAS, 1307**
Juliana Parada
Paulo Henrique Teixeira do Prado

152. **ABORDAGEM DO PACIENTE CATATÔNICO, 1319**
Camila de Araújo Reinert
Lucas Spanemberg
Flávio Milman Shansis

153. **DEMÊNCIA, 1327**
Izabela Guimarães Barbosa
Leonardo Cruz de Souza

154. ***DELIRIUM*, 1339**
Rômulo Luiz de Castro Meira

155. **PRINCÍPIOS GERAIS DA ABORDAGEM NO ATENDIMENTO DE CRIANÇAS E ADOLESCENTES, 1347**
Maria Livia Ribeiro Duncan
Sheila Cavalcante Caetano
Sandra Scivoletto

156. **PRINCÍPIOS GERAIS DA ABORDAGEM DA GRÁVIDA, 1357**
Joel Rennó Jr.
Renan Boeira Rocha

157. **SEGURANÇA DO PACIENTE E DA EQUIPE, 1365**
Rodrigo Barreto Hughet
Fábio Lopes Rocha

158. **ASPECTOS LEGAIS E ÉTICOS , 1369**
Helena Dias de Castro Bins

159. **RISCO DE SUICÍDIO, 1381**
Neury Botega

SEÇÃO XV – URGÊNCIAS E EMERGÊNCIAS EM HEMATOLOGIA, 1387

Coordenadora
Lígia Niero-Melo

160. **DISTÚRBIOS DA HEMOSTASIA PRIMÁRIA E SECUNDÁRIA, 1389**
Carlos Sitta Sabaini
Paulo Eduardo Arbex

161. **SÍNDROME DE FRAGMENTAÇÃO DA HEMÁCIA, 1403**
Lucas Oliveira Cantadori
André Fernando Gemente Larrubia

162. HEMOCOMPONENTES: INDICAÇÕES E COMPLICAÇÕES, 1409
Lucilene Ruiz e Resende
Patrícia Carvalho Garcia

163. DOENÇA FALCIFORME, 1423
Newton Key Hokama
Leandro Lustri Almeida
Tamiris Dias da Silveira Lustri

164. ANEMIAS, 1435
Lígia Niero-Melo
Fernanda Rodrigues Barbieri
Paulo Villas Boas de Carvalho

165. ENIGMAS DA HEMATOLOGIA: ALTERAÇÕES CLÍNICO-LABORATORIAIS EM HEMATOLOGIA COM URGÊNCIA POTENCIAL, 1445
Rafael Dezen Gaiolla
Lígia Niero-Melo

SEÇÃO XVI – CIRURGIA VASCULAR, 1457

Coordenador
Marcelo Rodrigo de Souza Moraes

166. ABDOME AGUDO VASCULAR, 1459
Marcelo Rodrigo de Souza Moraes
Daniel Guimarães Cacione

167. TROMBOSE VENOSA PROFUNDA, 1463
Adilson Ferraz Paschoa

168. OCLUSÃO ARTERIAL AGUDA, 1471
Roberto Sacilotto
Rafael de Athayde Soares

169. ANEURISMAS ARTERIAIS, 1481
Alexandre Maierá Anacleto
Marcia Maria Morales

170. PÉ DIABÉTICO COMPLICADO, 1493
Adnan Neser
Marcelo Calil Burihan

SEÇÃO XVII – URGÊNCIAS E EMERGÊNCIAS EM TOXICOLOGIA, 1507

Coordenadores
Sérgio Graff
Lília Ribeiro Guerra

171. AVALIAÇÃO INICIAL DO PACIENTE VÍTIMA DE INTOXICAÇÃO EXÓGENA, 1509
Sérgio Graff

172. INTOXICAÇÕES AGUDAS MAIS FREQUENTES EM NOSSO MEIO, 1515
Juliana Mayoral Barbosa Lima
Sérgio Graff

173. **METANOL E ETILENOGLICOL, 1525**
Juliana Mayoral Barbosa Lima
Sérgio Graff

174. **INTOXICAÇÃO POR COCAÍNA, 1529**
Sérgio Graff

175. **INTOXICAÇÃO AOS ANALGÉSICOS – ACETAMINOFENO, 1533**
Fernando Sabia Tallo

176. **INSETICIDAS ORGANOFOSFORADOS E CARBAMATOS, 1537**
Michelle Fleury Mejias
Sérgio Graff

177. **BLOQUEADORES DOS CANAIS DE CÁLCIO, 1543**
Flavia Saraiva Chibebe
Sérgio Graff

178. **GLICOSÍDEOS CARDÍACOS, 1549**
Ana Júlia Xavier
Sérgio Graff

179. **FERRO E CHUMBO, 1553**
Alexandre Dias Zucoloto
Ligia Veras Gimenez Fruchtengarten

180. **INTOXICAÇÕES POR MONÓXIDO DE CARBONO, 1559**
Natalia Barbosa da Silva
Sérgio Graff

181. **INALAÇÃO DE FUMAÇA, 1563**
Gisele Marques de Resende Dias Leite
Ligia Veras Gimenez Fruchtengarten

182. **METEMOGLOBINEMIA, 1573**
Sérgio Graff

183. **O SISTEMA NERVOSO E AS INTOXICAÇÕES, 1579**
Marcelo Annes
Acary de Souza Bulle Oliveira

184. **TRANSTORNOS ASSOCIADOS AO USO DE SUBSTÂNCIAS, 1589**
Marcelo Niel

SEÇÃO XVIII – URGÊNCIAS E EMERGÊNCIAS EM GINECOLOGIA, 1597

Coordenador
Alexandre Vieira Santos Moares

185. **ABDOME AGUDO EM GINECOLOGIA, 1599**
Alexandre Vieira Santos Moraes
Vardeli Alves de Moraes

186. **SANGRAMENTO UTERINO ANORMAL, 1605**
Eduardo Camelo de Castro

187. **VULVOVAGINITES, 1609**
Rosane Ribeiro Figueiredo Alves

188. **BARTHOLINITE, 1615**
Rosane Ribeiro Figueiredo Alves

189. **ATENDIMENTO À MULHER VÍTIMA DE VIOLÊNCIA SEXUAL, 1619**
Rosane Ribeiro Figueiredo Alves

190. **ANTICONCEPÇÃO DE EMERGÊNCIA, 1627**
Eduardo Camelo de Castro

SEÇÃO XIX – URGÊNCIAS E EMERGÊNCIAS EM OFTALMOLOGIA, 1631

Coordenador
Rubens Belfort Jr.

191. **BAIXA DE ACUIDADE VISUAL, 1633**
Rubens Belfort Neto
André Romano
Marcela Colussi Cypel
Rubens Belfort Jr.

192. **TRAUMA OCULAR, 1637**
Gildasio Castello Almeida Junior

193. **OLHO VERMELHO, 1651**
Rubens Belfort Neto
André Romano
Marcela Colussi Cypel
Rubens Belfort Jr.

SEÇÃO XX – URGÊNCIAS E EMERGÊNCIAS EM REUMATOLOGIA, 1659

Coordenadora
Thelma Larocca Skare

194. **ARTRITE MONOARTICULAR, 1661**
Patricia Martim

195. **ARTRITES POLIARTICULARES, 1667**
Thelma Larocca Skare

196. **DOR NA MÃO E NO PUNHO, 1675**
Bárbara Stadler Kahlow

197. **DOR LOMBAR, 1683**
Ana Paula Beckhauser Campos

198. **TENDINOPATIAS, 1689**
Thelma Larocca Skare

SEÇÃO XXI – URGÊNCIAS E EMERGÊNCIA EM OBSTETRÍCIA, 1697

Coordenador
José Humberto Belmino Chaves

199. **SANGRAMENTOS DO PRIMEIRO TRIMESTRE, 1699**
Olímpio Moraes Filho

200. **SANGRAMENTOS DO SEGUNDO E TERCEIRO TRIMESTRE, 1711**
Helvécio Neves Feitosa

201. **DISTÚRBIOS HIPERTENSIVOS NA GRAVIDEZ, 1725**
Telmo Henrique Barbosa de Lima
José Humberto Belmino Chaves

202. **PARTOS DE EMERGÊNCIA, 1733**
Aline Veras Brilhante
Clarisse Uchôa de albuquerque
Liduina de Albuquerque Rocha e Sousa
Sammya Bezerra Maia e Holanda Moura
Shirley Kelly Bedê Bruno

203. **PRENHEZ ECTÓPICA, 1751**
Elias Ferreira de Melo Júnior

204. **HIPERÊMESE GRAVÍDICA, 1755**
Flávio Lúcio Pontes Ibiapina

205. **COMPLICAÇÕES DO ABORTAMENTO, 1759**
José Humberto Belmino Chaves
Telmo Henrique Barbosa de Lima
Juliana Holanda de Gauw

206. **HEMORRAGIAS DO PUERPÉRIO, 1763**
Maria Inês de Miranda Lima

SEÇÃO XXII – URGÊNCIAS E EMERGÊNCIAS EM OTORRINOLARINGOLOGIA, 1771

Coordenadora
Wilma Terezinha Anselmo-Lima

207. **ABSCESSO PERIAMIGDALIANO, 1773**
Edwin Tamashiro
Rodrigo Lacerda Nogueira
Wilma Terezinha Anselmo-Lima
Daniel Salgado Küpper

208. **ESTRIDOR NA INFÂNCIA, 1779**
Carolina Sponchiado Miura
Daniel Salgado Küpper
Fabiana Cardoso Pereira Valera

209. **EPISTAXES, 1787**
Ricardo Cassiano Demarco
Ricardo Miranda Lessa
Wilma Terezinha Anselmo-Lima
Edwin Tamashiro
Fabiana Cardoso Pereira Valera

210. **TRAUMA NASAL, 1793**
Marcelo Gonçalves Junqueira Leite
Ricardo Miranda Lessa
Edwin Tamashiro

211. HEMATOMA E ABSCESSO DE SEPTO NASAL, 1799
   Edwin Tamashiro
   Pedro Ernesto Barbosa Pinheiro
   Wilma Terezinha Anselmo-Lima
   Fabiana Cardoso Pereira Valera

212. SURDEZ SÚBITA, 1803
   Myriam de Lima Isaac
   Miguel Angelo Hyppolito
   Eduardo Tanaka Massuda
   Camila Giacomo Carneiro Barros

213. SÍNDROMES VESTIBULARES AGUDAS, 1807
   Camila Giacomo Carneiro Barros
   Pedro Ernesto Barbosa Pinheiro
   Andreia Ardevino de Oliveira

214. TRAUMATISMO DE OSSOS TEMPORAIS, 1811
   Guilherme Pietrucci Buzatto
   Eduardo Tanaka Massuda

215. PARALISIA FACIAL, 1815
   Adriano Braga
   Miguel Angelo Hyppolito

216. CORPOS ESTRANHOS, 1827
   Daniel Salgado Küpper
   Pedro Ernesto Barbosa Pinheiro
   Jorge Nassar Filho
   Edwin Tamashiro

SEÇÃO XXIII – URGÊNCIAS E EMERGÊNCIAS EM ENDOCRINOLOGIA, 1831

Coordenadora
Regina S. Moises

217. COMPLICAÇÕES HIPERGLICÊMICAS AGUDAS DO *DIABETES MELLITUS*, 1833
   Monica de Andrade Lima Gabbay
   Sergio Atala Dib

218. ESTADOS HIPOGLICÊMICOS NO *DIABETES MELLITUS*, 1841
   Regina S. Moises

219. TIREOTOXICOSE NO PRONTO-SOCORRO, 1845
   Alvaro Regino Chaves Melo

220. URGÊNCIAS E EMERGÊNCIAS DOS DISTÚRBIOS DA HIPÓFISE, 1849
   Monike Lourenço Dias Rodrigues
   Julio Abucham

221. URGÊNCIAS E EMERGÊNCIAS DOS DISTÚRBIOS DA ADRENAL, 1857
   Flavia Amanda Costa Barbosa
   Claudio Elias Kater

SEÇÃO XXIV – URGÊNCIAS E EMERGÊNCIAS EM DERMATOLOGIA, 1863

Coordenadora
Stanley Bessa

222. DERMATOSES AMEAÇADORAS À VIDA, 1865
Stanley Bessa

SEÇÃO XXV – URGÊNCIAS E EMERGÊNCIAS EM UROLOGIA, 1893

Coordenador
João Pádua Manzano

223. INFECÇÕES URINÁRIAS COMPLICADAS, 1895
Fernando Figueiredo Berti

224. LITÍASE E OBSTRUÇÃO URETERAL, 1901
Fernando Figueiredo Berti

SEÇÃO XXVI – DIAGNÓSTICO POR IMAGEM, 1905

Coordenador
Leonardo Oliveira Moura

225. O PAPEL DA IMAGEM NAS EMERGÊNCIAS TORÁCICAS, 1907
Leonardo Oliveira Moura
Wagner Diniz de Paula

226. O PAPEL DA IMAGEM NAS EMERGÊNCIAS ABDOMINAIS, 1915
Mayra Veloso Ayrimoraes Soares
Rodrigo Abdalla de Vasconcelos

227. O PAPEL DA IMAGEM NAS EMERGÊNCIAS NEUROLÓGICAS, 1931
Fabrício Guimarães Gonçalves
Lázaro Luis Faria do Amaral

228. O PAPEL DA IMAGEM NAS EMERGÊNCIAS MUSCULOESQUELÉTICAS, 1963
Paulo Dolabela de Lima e Vasconcelos
Bruno Jacopucci Hehn

229. O PAPEL DA IMAGEM NAS EMERGÊNCIAS DA COLUNA VERTEBRAL, 1971
Marcelo Ricardo Canuto Natal

SEÇÃO XXVII – URGÊNCIAS E EMERGÊNCIAS EM ONCOLOGIA, 1983

Coordenadores
Roberto Fonseca
Fernando Conrado Abrao

230. SÍNDROME DE LISE TUMORAL, 1985
Amândio Soares Fernandes Júnior
Fernanda Maia Iodi
Rachel Ferreira Fernandes

231. EFEITOS COLATERAIS DOS QUIMIOTERÁPICOS, 1991
Renata D'Alpino Peixoto

232. **URGÊNCIAS ESTRUTURAIS, 1995**
Igor Renato Louro Bruno de Abreu
Roger Beltrati Cozer

233. **NEUTROPENIA FEBRIL, 2007**
Ana Virginia Cunha Martins
Maria Eugenia Valias Didier

234. **SÍNDROME DA VEIA CAVA SUPERIOR, 2013**
Leandro Alves Gomes Ramos

SEÇÃO XXVIII – GESTÃO NA URGÊNCIA E EMERGÊNCIA, 2019

Coordenadores
Paulo Cézar Vaz de Almeida Filho

235. **GESTÃO ESTRATÉGICA NO PRONTO-SOCORRO: PLANEJANDO A MUDANÇA, 2021**
Humberto Borges Barbosa
Paulo Cézar Vaz de Almeida Filho

236. **GESTÃO TÁTICA NO PRONTO-SOCORRO: EXECUTANDO A MUDANÇA, 2027**
Lucas Guimarães Vieira Martins
Humberto Borges Barbosa
Paulo Cézar Vaz de Almeida Filho

237. **GESTÃO OPERACIONAL NA UNIDADE DE EMERGÊNCIA: TRANSFORMANDO A REALIDADE, 2031**
Lucas Guimarães Vieira Martins
Humberto Borges Barbosa
Paulo Cézar Vaz de Almeida Filho

238. **SUPERLOTAÇÃO NO PRONTO-SOCORRO, 2043**
André Rodrigues Durães

SEÇÃO XXIX – ALERGOLOGIA, 2053

Coordenador
André Rodrigues Durães

239. **ANAFILAXIA NA SALA DE EMERGÊNCIA, 2055**
Adelmir Souza-Machado

SEÇÃO XXX – A ENFERMAGEM NO DEPARTAMENTO DE EMERGÊNCIA, 2059

Coordenadores
Cássia Regina Vancini Campanharo
Cibelli Rizzo Cohrs
Maria Carolina Barbosa Teixeira Lopes
Meiry Fernanda Pinto Okuno
Ruth Ester Assayag Batista

240. **CLASSIFICAÇÃO DE RISCO NO SERVIÇO DE EMERGÊNCIA, 2061**
Gabriela Novelli de Oliveira
Ana Paula Santos de Jesus

241. **ASSISTÊNCIA DE ENFERMAGEM NAS URGÊNCIAS E EMERGÊNCIAS NEUROLÓGICAS, 2065**
Rennan Martins Ribeiro

242. **ASSISTÊNCIA DE ENFERMAGEM NAS URGÊNCIAS E EMERGÊNCIAS EM PNEUMOLOGIA, 2071**
Maria Luiza Vieira

243. **ASSISTÊNCIA DE ENFERMAGEM NAS EMERGÊNCIAS CARDIOLÓGICAS, 2079**
Luís Felipe Sales Maurício
Wesley Cajaíba dos Santos

244. **ASSISTÊNCIA DE ENFERMAGEM NO PREPARO E NA ADMINISTRAÇÃO DE DROGAS VASOATIVAS, 2083**
Evelyn Carla Borsari Mauricio
Andrea Fachini da Costa

245. **ASSISTÊNCIA DE ENFERMAGEM NAS URGÊNCIAS E EMERGÊNCIAS EM GASTROENTEROLOGIA, 2089**
Isabella Cristina Barduchi Ohl
Bianca Campos Teixeira Moniz Frango

246. **ASSISTÊNCIA DE ENFERMAGEM NAS URGÊNCIAS E EMERGÊNCIAS METABÓLICAS E EM NEFROLOGIA, 2097**
Taís Couto Rego da Paixão

247. **ASSISTÊNCIA DE ENFERMAGEM NAS URGÊNCIAS E EMERGÊNCIAS, 2111**
Andrea Fachini da Costa

248. **ASSISTÊNCIA DE ENFERMAGEM NAS EMERGÊNCIAS EM HEMATOLOGIA E INFECTOLOGIA, 2121**
Thaynara Paola de Carvalho
Thamy Caamaño Droguett

249. **ASSISTÊNCIA DE ENFERMAGEM NAS URGÊNCIAS E EMERGÊNCIAS EM ORTOPEDIA E REUMATOLOGIA, 2129**
Adelina Morais Camilo
Zaide da Silva Frazão

250. **ASSISTÊNCIA DE ENFERMAGEM NAS URGÊNCIAS E EMERGÊNCIAS EM PSIQUIATRIA, 2133**
Julio Cesar de Oliveira Mattos

251. **ASSISTÊNCIA DE ENFERMAGEM NAS URGÊNCIAS E EMERGÊNCIAS EM ONCOLOGIA, 2137**
Diana Lima Villela de Castro
Maria das Graças Silva Matsubara
Edvane Birelo Lopes De Domenico

252. **ASSISTÊNCIA DE ENFERMAGEM NAS URGÊNCIAS E EMERGÊNCIAS EM CIRURGIA VASCULAR, 2143**
Ana Flávia Coutinho

253. **ASSISTÊNCIA DE ENFERMAGEM NAS URGÊNCIAS E EMERGÊNCIAS EM ALERGOLOGIA, 2145**
Gabriela Novelli de Oliveira
Ana Paula Santos de Jesus

254. **ASSISTÊNCIA DE ENFERMAGEM NAS URGÊNCIAS E EMERGÊNCIAS EM DERMATOLOGIA, 2147**
Elaine Cristina Salzedas Muniz

255. **ASSISTÊNCIA DE ENFERMAGEM NAS URGÊNCIAS E EMERGÊNCIAS AMBIENTAIS, 2169**
Valterli Conceição Sanches Gonçalves

256. **URGÊNCIAS E EMERGÊNCIAS EM TOXICOLOGIA, 2173**
Valterli Conceição Sanches Gonçalves

257. **ASSISTÊNCIA DE ENFERMAGEM NAS URGÊNCIAS E EMERGÊNCIAS EM GINECOLOGIA, 2179**
Flavia Westphal
Vânia Lopes Pinto

258. **ASSISTÊNCIA DE ENFERMAGEM NAS URGÊNCIAS E EMERGÊNCIAS EM OBSTETRÍCIA, 2187**
Flavia Westphal
Patrícia de Souza Melo

SEÇÃO XXXI – ISQUEMIA CEREBRAL DE ORIGEM EXTRACRANIANA

Coordenador
Erasmo Simão da Silva

259. **ISQUEMIA CEREBRAL DE ORIGEM EXTRACRANIANA, 2197**
Erasmo Simão da Silva

ÍNDICE REMISSIVO, I

SEÇÃO XIV

PSIQUIATRIA

Coordenadores
Fábio Lopes Rocha
Cláudia Hara

144
A AVALIAÇÃO PSIQUIÁTRICA

Paulo José Ribeiro Teixeira

Introdução

O exame psiquiátrico é composto pela anamnese e pelo exame do estado mental e deve, sempre que necessário, ser complementado pelos exames físico e neurológico, por exames laboratoriais e de imagens, e por testes neuropsicológicos[1-3].

O exame psiquiátrico visa estabelecer uma hipótese diagnóstica, se presente, tendo por referência os transtornos mentais descritos na "Classificação de Transtornos Mentais e de Comportamento da CID-10" ou, alternativamente, no "Manual Diagnóstico e Estatístico de Transtornos Mentais" (DSM-5), da Associação Americana de Psiquiatria (APA)[4,5]. Porém, em um atendimento de urgência, muitas vezes não é possível firmar um diagnóstico preciso. Nessas circunstâncias, espera-se que o médico possua os conhecimentos básicos de psicopatologia que lhe permitam identificar a presença de síndromes psiquiátricas como os transtornos psicóticos agudos e crônicos, os episódios depressivos e maníacos, as síndromes ansiosas, os transtornos de somatização e os transtornos relacionados ao uso de álcool e outras drogas. Ele deve também ser capaz de realizar o diagnóstico diferencial entre os transtornos mentais primários descritos nessas síndromes e os transtornos mentais orgânicos que, em geral, se manifestam como *delirium* ou demência. Após a hipótese diagnóstica inicial, ele deve estabelecer o plano emergencial de tratamento e/ou encaminhar o paciente para outro serviço, no qual será novamente avaliado e adequadamente tratado[2].

O serviço médico de urgência deve possuir estrutura adequada para a avaliação psiquiátrica. A sala em que se realiza o exame deve situar-se em ambiente calmo e deve garantir a intimidade e a privacidade do paciente, permitindo que ele fale abertamente dos sentimentos e preocupações que o afligem. Deve ser espaçosa, acomodando confortavelmente até seis pessoas, ter janelas protegidas; não deve possuir objetos que possam ser usados como arma e não pode haver a possibilidade de ser trancada por dentro. Nela deve haver uma maca na qual o paciente possa ser examinado, repousar, ser medicado com drogas sedativas, permanecer em observação e, em situações de risco, ser apropriadamente contido. Um sistema de alarme deve estar presente[2,6-8].

Aspectos específicos da avaliação psiquiátrica em serviço de urgência

A avaliação psiquiátrica é facilitada pelo conhecimento das particularidades da técnica de entrevista de pacientes com transtornos mentais. Ao realizar essa avaliação, o médico deve ter como referência os objetivos propostos pela APA (Tabela 144.1).

Tabela 144.1. Objetivos da avaliação psiquiátrica de urgência

1. Garantir a segurança do paciente e das demais pessoas.
2. Estabelecer um diagnóstico provisório do transtorno responsável pela emergência em questão, bem como identificar comorbidades.
3. Identificar familiares ou outros indivíduos que possam prestar informações sobre o paciente ou prestar cuidados após a alta.
4. Buscar informações em outros serviços de saúde que prestem assistência ao paciente.
5. Identificar fatores sociais, ambientais e culturais relevantes para as decisões concernentes ao tratamento.
6. Determinar a capacidade e a disposição do paciente para cooperar com a avaliação e com o tratamento.
7. Desenvolver um plano imediato de tratamento e/ou encaminhamento.
8. Fonte: Work Group on Psychiatric Evaluation; American Psychiatric Association Steering Committee on Practice Guidelines[2].

Em um primeiro momento, deve-se explorar os sintomas do paciente a partir de perguntas abertas que permitam que ele se expresse livremente. Somente após essa etapa de exposição livre, o examinador deve fazer perguntas dirigidas para completar e esclarecer pontos importantes. Todavia, situações emergenciais podem exigir que a etapa inicial da entrevista seja abreviada. Nessas situações, pacientes organizados (mentalmente), com inteligência normal, boa escolaridade e fora de um estado psicótico podem ainda ser entrevistados de forma mais aberta. Por sua vez, pacientes desorganizados, com nível intelectual baixo, em surto psicótico ou extremamente ansiosos devem ser entrevistados de forma mais estruturada. Para esses, o entrevistador fala mais e faz perguntas mais simples e dirigidas. Dá-se preferência a perguntas alternativas, evitando induzir o paciente a uma resposta positiva (por exemplo: "Ultimamente o senhor está dormindo bem ou mal?" em vez de "O senhor está dormindo mal?")[3,6,9,10].

Pacientes paranoides ou mesmo aqueles muito ansiosos ou tímidos podem se colocar em uma postura defensiva e evitar dar informações. Com esses, a entrevista deve se iniciar com perguntas neutras (nome, onde mora, profissão etc.), e aos poucos vão se fazendo perguntas mais objetivas. Outros pacientes respondem de forma monossilábica ou partem para outros assuntos; nesses casos, é importante que o médico se certifique de que a pergunta foi realmente entendida e que insista com o paciente para que a responda. Cabe lembrar que respostas não adequadas podem ser pouco úteis para a coleta dos dados da anamnese, mas são material fecundo para o exame do estado mental[3,6,9,10].

Pacientes psicóticos ou desorganizados podem não ser capazes de informar adequadamente, o que obriga o médico a buscar informações com familiares e amigos ou em prontuários médicos. Outras vezes são os próprios familiares que solicitam um contato com o médico, seja para passar informações que consideram relevantes, seja para tirar dúvidas sobre como proceder para com o paciente. Via de regra, o contato com terceiros deve ser feito na presença do paciente e ser precedido por uma entrevista a sós com ele. Pacientes capazes de consentir devem autorizar esse contato. O sigilo médico deve ser mantido, salvo em situações em que a confidencialidade coloque em risco a segurança do paciente ou de outras pessoas.

A entrevista psiquiátrica com frequência encontra resistência, nome dado à evitação do paciente em conversar abertamente sobre seus problemas. Pode ser uma resistência inconsciente, quando o paciente acredita estar sendo sincero, ou consciente, quando ele deliberadamente omite ou distorce informações. Alguns pacientes dissimulam (ocultam) seus sintomas para evitar um tratamento ou internação; já outros simulam doenças físicas ou transtornos mentais com vistas a obter um ganho afetivo (como atenção, cuidado etc.). Esses últimos devem ser diferenciados de indivíduos que simulam sintomas visando a benefícios objetivos como licenças médicas, defesas em processos legais, ganho financeiro etc. Embora o relato do paciente a princípio deva ser encarado como sincero, discrepâncias sutis, sintomas atípicos e inconsistências devem fazer com que o médico suspeite de simulação ou dissimulação[3,6,9].

O atendimento psiquiátrico de urgência frequentemente ocorre em resposta a comportamentos que exigem medidas imediatas, como risco de suicídio, comportamento autoagressivo, atitudes ameaçadoras ou atos violentos[2]. Assim, em um serviço psiquiátrico de urgência, o médico deve, em primeiro lugar, garantir a segurança do paciente e de terceiros, o que inclui sua própria segurança e da equipe de saúde[2,6,8].

A violência é a situação mais temida e, para evitá-la, alguns aspectos devem ser considerados. O médico nunca deve entrevistar alguém armado; caso o paciente porte alguma arma, o exame psiquiátrico só deverá ocorrer após ela ser entregue a um policial ou segurança. Na anamnese psiquiátrica, a história de episódios prévios de violência deve sempre ser levada em conta[7]. Deve-se investigar também a presença de transtornos de personalidade associados a comportamento agressivo, como personalidade *borderline* ou antissocial. Por fim, pacientes em estado de intoxicação por drogas ou álcool, em episódio maníaco ou com delírios de conteúdo persecutório apresentam risco maior de comportamento violento.

A violência não premeditada em geral é precedida por pródromos de inquietação ou agitação que duram de 30 minutos a 1 hora. A fala passa a ser em voz alta, obscena ou ameaçadora. Violência contra objetos e tentativas de fuga podem ocorrer. O médico deve tentar tranquilizar o paciente com uma atitude ao mesmo tempo empática e firme, deixando claros a necessidade do exame e os limites ao comportamento do paciente. Concomitantemente, deve buscar obter dele e de seus acompanhantes informações básicas que permitam orientar um diagnóstico provisório inicial. Caso a agitação ou a conduta ameaçadora persistam, o médico deve encerrar a entrevista e solicitar a presença de pessoal treinado que possa conter o paciente e, dependendo da hipótese diagnóstica inicial, proceder à sedação dele. Assim que o paciente se acalmar, deve-se realizar o exame físico e solicitar os exames complementares necessários para o diagnóstico diferencial com quadros orgânicos[6-8].

É frequente em serviços de emergência psiquiátrica o médico se deparar com pacientes que não cooperam ou que recusam o tratamento. Apenas a constatação da presença de um transtorno mental grave, como esquizofrenia ou dependência de drogas, não é condição suficiente para que um tratamento seja aplicado ao paciente contra sua vontade. Nessas situações, o médico deve avaliar a competência do paciente para tomar decisões em relação ao próprio tratamento. Para isso, além de conhecer os códigos legais que regem a autonomia do paciente, deve-se considerar quatro capacidades básicas: a capacidade de comunicar uma escolha, a capacidade de entender informações relevantes, a capacidade de avaliar a situação em que se encontra e suas consequências e, por fim, a capacidade de manipular racionalmente a informação recebida (Tabela 144.2)[11].

A anamnese psiquiátrica

A anamnese psiquiátrica possui a mesma estrutura da anamnese clínica. Embora haja pequenas variações entre os diversos autores, ela se divide esquematicamente em dados de identificação, queixa principal (ou motivo do atendimento), história da moléstia atual, história psiquiátrica pregressa, história médica geral e anamnese especial, história do desenvolvimento psicossocial, história familiar e história social (Tabela 144.3)[1-3,9].

O motivo da avaliação deve ser anotado preferencialmente como a queixa principal nas palavras do paciente. Todavia, em algumas situações, ele não é capaz de entender os motivos da avaliação ou é trazido ao exame contra sua vontade. Nesses casos, o motivo da avaliação deve ser obtido a partir do relato de familiares, acompanhantes ou de quem encaminhou o paciente para o atendimento.

Tabela 144.2. Avaliação da capacidade de consentir

Habilidade	Ausente em	Como avaliar
Comunicar uma escolha	Pacientes incapazes de expressar ou comunicar uma escolha de forma consistente no tempo (p. ex.: pacientes inconscientes ou catatônicos)	Peça ao paciente para manifestar claramente sua escolha.
Entender informações relevantes	Pacientes incapazes de entender a própria condição clínica, os objetivos, benefícios, riscos do tratamento, bem como as alternativas (p. ex.: pacientes com retardo mental, *delirium* ou demência)	Peça ao paciente para repetir ou resumir as informações que lhe foram passadas.
Avaliar a situação e suas consequências	Pacientes incapazes de compreender que a informação dada se aplica a ele ou de compreender as consequências de sua condição (p. ex.: pacientes com retardo mental ou transtornos psicóticos)	Pergunte ao paciente: "Por que esse tratamento lhe está sendo recomendado?", "Quais os riscos e consequências de recusá-lo?".
Manipular racionalmente a informação	Pacientes incapazes de usar um processo racional de pensamento para chegar a uma decisão (p. ex.: pacientes com retardo mental ou transtornos psicóticos) Nota: O processo de decisão pode ser racional, mesmo que a decisão pareça irracional ao avaliador.	Peça ao paciente para explicar as razões que o levaram àquela decisão.

Adaptada de: Allen et al.[11].

Tabela 144.3. A anamnese psiquiátrica

1. Dados de identificação
2. Queixa principal (ou motivo da avaliação)
3. História da moléstia atual: • Padrão de início e evolução dos sintomas, eventos desencadeantes, relação com abuso de álcool ou drogas • Tratamentos atuais e anteriores: tratamento farmacológico (dose, tempo de uso, resposta clínica e efeitos adversos), tratamento psicoterápico e outros • Pesquisa de sintomas psiquiátricos relevantes: alterações do humor, sintomas psicóticos, ansiedade, ideação ou tentativas de suicídio, padrão de sono e alimentação etc.
4. História psiquiátrica pregressa: • Transtornos psiquiátricos prévios ou crônicos (padrão sintomático, tratamentos prévios e internações) • História pregressa de uso de álcool, drogas ou abuso de medicamentos • Sintomas pregressos relevantes como ideação ou tentativas prévias de autoextermínio, comportamento agressivo etc.
5. História médica geral e anamnese especial: • Outras doenças (padrão sintomático, medicamentos em uso e relação com os sintomas psiquiátricos) • Outras doenças no passado • Tabagismo
6. História do desenvolvimento psicossocial: • Comportamento na infância e juventude, sexualidade e reações a perdas significativas • História de abuso ou maus-tratos • Personalidade pré-mórbida • *Performance* acadêmica • Religiosidade
7. História familiar: • Transtornos mentais e doenças não psiquiátricas relevantes • Padrão familiar de uso de álcool e drogas • História de suicídio ou tentativas de suicídio
8. História social: • Condições de renda e de moradia • Situação profissional • Rede de suporte familiar e social

Todo paciente atendido em um serviço psiquiátrico de urgência deve ser avaliado quanto ao padrão de consumo de álcool[9]. Muitos pacientes não consideram inadequados seus padrões de consumo de álcool, embora sejam vistos como abusivos por seus familiares ou pelo próprio médico. Instrumentos de triagem como o questionário CAGE podem ser úteis (Tabela 144.4). Um estudo realizado com pacientes em pronto-socorro no Brasil constatou sensibilidade de 85% e especificidade de 73% para duas ou mais respostas afirmativas[12]. Devem ser registradas a quantidade de álcool habitualmente ingerida e a frequência de uso, bem como sua relação atual com os sintomas que motivaram a avaliação. Problemas comportamentais envolvendo o uso de álcool no passado e a história de abuso de álcool entre familiares também devem ser investigados. Constatado um padrão de uso abusivo de álcool, deve-se investigar a existência de sintomas de dependência física e proceder ao exame clínico com vistas ao diagnóstico de comorbidades secundárias ao alcoolismo. Ressalta-se que pacientes dependentes de álcool podem chegar ao serviço de urgência apresentando sintomas de abstinência; nesses casos, deve-se investigar o motivo que os levou a parar de beber, pois é frequente que comorbidades clínicas precipitem crises de abstinência.

Tabela 144.4. Questionário CAGE

Cut down Alguma vez o(a) Sr.(a) sentiu que deveria diminuir a quantidade de bebida alcoólica ou parar de beber?
Annoyed As pessoas o(a) aborrecem porque criticam seu modo de beber?
Guilty O(a) Sr.(a) se sente chateado(a) consigo mesmo(a) pela maneira com que costuma beber?
Eye-opener O(a) Sr.(a) costuma beber pela manhã para diminuir o nervosismo ou a ressaca?

Fonte: Paz-Filho et al.[12].

A avaliação do abuso de *crack*, cocaína, maconha ou outras drogas psicotrópicas também deve ser realizada, principalmente em se tratando de adolescentes e adultos jovens. Quadros agudos de ansiedade, de agitação ou mesmo de psicose podem ser secundários ao consumo de droga. Todavia, é comum que pacientes neguem o uso de drogas, sendo muitas vezes necessária a entrevista com familiares.

O risco de autoextermínio sempre deve ser considerado[13]. Muitos pacientes que cometeram suicídio foram atendidos em um serviço médico de atenção primária no ano anterior[14]. Embora praticamente todos os transtornos mentais estejam associados a aumento do risco de suicídio, ele é maior no transtorno bipolar, na esquizofrenia e na depressão e se eleva ainda mais se houver abuso de álcool e drogas como comorbidade[15]. Cabe lembrar que queixas de dores ou de sintomas somáticos inespecíficos muitas vezes ocultam transtornos depressivos ou ansiosos, nos quais o risco de suicídio pode estar presente.

Se o paciente não manifestar espontaneamente a ideação ou a intenção de suicídio, o examinador deve argui-lo objetivamente. A conduta de perguntar a pacientes sobre ideias, intenções ou atos suicidas não aumenta o risco de uma tentativa futura[16,17]. Inicia-se a avaliação com perguntas mais abertas (por exemplo: "Você sente que a vida perdeu o sentido?", "Você às vezes vê a morte como solução?"). Diante de respostas positivas, o médico deve seguir avaliando objetivamente a presença de ideação suicida, se há planejamento para tal, quais meios estão disponíveis e qual a rede de apoio do paciente. Deve-se inquirir sobre tentativas prévias de suicídio, as formas como foram executadas e sobre história de suicídio na família. Os dados obtidos nessa investigação, positivos ou negativos, devem ser registrados na história atual do paciente, na história psiquiátrica pregressa e na história familiar.

O examinador deve estar atento à história de tentativas prévias de suicídio, pois elas são o principal fator de risco para suicídio consumado. O risco é maior em homens de meia-idade ou mais velhos (em especial, se houver história de início recente de sintomas depressivos ou ideação suicida), em pacientes psicóticos, impulsivos, agitados ou com pouca capacidade de julgamento e em pacientes que recusam ajuda. Outros fatores que elevam o risco de suicídio são: tentativas violentas, quase letais ou premeditadas de suicídio (principalmente se houve precaução para evitar o socorro), planos ou intenção persistente e relato de aumento do sofrimento[14,18].

Pacientes atendidos devido à tentativa de suicídio devem ser primeiro estabilizados clinicamente e só depois submetidos ao exame psiquiátrico. Pacientes com forte intenção de suicídio ou que possuam plano de alta letalidade devem ser avaliados quanto à necessidade de internação psiquiátrica. Já aqueles que possuam bom suporte familiar e que cooperem com o tratamento podem ser encaminhados para tratamento ambulatorial, desde que a família se disponha a estar próxima do paciente até que o mesmo possa ser avaliado por um especialista[18].

A avaliação da personalidade é parte importante da anamnese psiquiátrica na urgência, visto que muitos pacientes atendidos nesses serviços padecem de transtornos de personalidade. Segundo o DSM-5, "um transtorno de personalidade é um padrão persistente de experiência interna e comportamento que se desvia acentuadamente das expectativas da cultura do indivíduo, é difuso e inflexível, começa na adolescência ou no início da fase adulta, é estável ao longo do tempo e leva a sofrimento ou prejuízo"[5]. Pacientes com transtornos de personalidade *borderline* frequentemente são atendidos devido a lesões autoinfligidas ou tentativas de suicídio. A demanda exagerada de atenção ou a atitude hostil desses pacientes pode provocar no médico uma contratransferência negativa. Deixar claros os limites do atendimento de forma serena e empática é a melhor resposta a esses comportamentos.

A história social é de grande relevância na avaliação psiquiátrica de urgência. Não é raro entrevistar pacientes psiquiátricos com relacionamento familiar deteriorado ou mesmo inexistente. Muitos padecem de transtornos psicóticos, alcoolismo ou dependência de drogas e são moradores de rua que buscam no serviço de urgência um lugar de acolhida. Tais pacientes devem ser avaliados pelo Serviço Social para que se possam reconstituir os laços familiares ou buscar serviços de suporte social.

O exame do estado mental

O exame do estado mental captura a experiência do paciente, seus sintomas, sinais, comportamentos, conteúdo do pensamento e juízo crítico durante o tempo real da entrevista. Diferente do que é feito em outras especialidades, esse exame objetivo inicia-se já no primeiro contato do paciente com o médico, prossegue durante toda a anamnese psiquiátrica e, ao final, é completado com questões e testes que possam avaliar aspectos específicos que não ficaram evidentes durante a entrevista[1].

Ao iniciar a entrevista, o médico deve ter em mente o que deve ser observado no exame do estado mental (Tabela 144.5). Embora se prefiram termos psicopatológicos para descrever o exame, não há impedimentos para que o examinador o faça de forma mais livre. Contudo, ao fazer o registro em prontuário, é de suma importância que ele se atenha àquilo que se evidenciou durante a entrevista. Um erro comum do médico inexperiente é relatar no exame do estado mental sintomas que, por não terem sido constatados objetivamente, deveriam constar apenas da anamnese.

A aparência do paciente e a atitude perante o exame

Já no primeiro contato, o médico pode observar a **aparência** do paciente, suas vestimentas e os cuidados higiênicos. Pacientes em episódios maníacos muitas vezes se vestem com roupas de cores vibrantes ou de forma provocante e podem portar muitos adereços, como pulseiras, brincos e colares; mulheres, com frequência, maquiam-se com exagero. Pacientes deprimidos podem chegar ao serviço de urgência com a aparência descuidada, cabelos mal penteados e barba por fazer; todavia, raramente apresentam um descuido maior com a higiene. Pacientes esquizofrênicos, por sua vez, podem apresentar comprometimento grave da aparência e da higiene, chegando a exalar mau cheiro durante a entrevista. Podem vestir-se de forma bizarra, trajando roupas de cortes estranhos, turbantes, usar tampões de ouvido (tentando proteger-se de vivências alucinatórias), ou trazer consigo vários objetos aparentemente sem utilidade, aos quais dão imensa importância. Um descuido maior com a aparência e a higiene também pode ser visto em dependentes de álcool ou drogas[3].

A **atitude perante o exame** é outro dado inicial de relevância. Pacientes em episódio maníaco ou com traços histéricos marcantes podem buscar uma intimidade excessiva com o examinador ou mesmo adotar atitudes sedutoras ou claramente erotizadas. Pacientes com esquizofrenia paranoide são, com frequência, desconfiados ou hostis e, não raramente, consideram que o médico está a serviço daqueles que, em seu delírio, o perseguem. Já aqueles com esquizofrenia crônica com frequência negam a presença de sintomas psicóticos ou se recusam a ser examinados, temendo ser obrigados a se submeter a tratamentos que não desejam. Alcoolistas podem aparentar cooperação com o exame, mas tendem a minimizar a frequência e a quantidade de bebida alcoólica consumida. Dependentes químicos muitas vezes negam que estejam consumindo drogas e, se questionados, assumem ar de indignação, como que afrontados pela desconfiança quanto à veracidade de suas respostas.

A psicomotricidade

As alterações da **psicomotricidade** estão entre os principais motivos para um atendimento psiquiátrico de urgência. Há de um lado os quadros de excitação psicomotora, que variam desde a inquietação até a franca agitação, e de outro, os quadros de inibição psicomotora, que podem chegar até o estupor.

A **inquietação** caracteriza-se pela dificuldade do indivíduo em permanecer quieto ou sentado durante a entrevista. Trata-se de um sintoma inespecífico, comum em crises agudas de ansiedade, mas que ocorre também em episódios depressivos ansiosos, em episódios leves de mania e em quadros de embriaguez ou de intoxicação por substâncias psicoestimulantes. Antipsicóticos podem produzir um quadro particular de inquietação denominado **acatisia**, cuja gravidade varia desde uma sensação subjetiva de inquietude até uma coerção irresistível a mexer as pernas mesmo estando sentado; em casos típicos, os pacientes ficam a marchar quando parados em pé. A acatisia, se não for diagnosticada, pode levar o médico a erroneamente elevar a dose do antipsicótico para acalmar o paciente[19].

A **agitação psicomotora** é uma das principais emergências psiquiátricas. Para fins semiológicos, pode-se dividir a agitação em formas desorganizadas ou organizadas. Nas formas desorganizadas, o comportamento do paciente parece não se dirigir a um foco específico. Confuso e se sentindo acuado, na tentativa de fugir ou se defender, pode ferir-se ou ferir terceiros. Tal comportamento sugere a presença de *delirium*, demência, intoxicação por drogas ou, mais raramente, crises epilépticas psicomotoras. Já nas agitações psicomotoras organizadas, o paciente apresenta-se hipervígil, fala em tom de voz elevado, muitas vezes com um discurso ofensivo, ameaçador e acusatório. Não aceita argumentação contrária e tampouco considera inadequado seu comportamento. Em geral, ocorrem em pacientes com transtornos psicóticos, em episódios de mania e em quadros de embriaguez ou intoxicação por drogas psicoestimulantes. Transtornos de personalidade dos tipos *borderline* ou antissocial também podem ser causa de comportamento violento, que pode ou não estar associado à agitação[20].

Os quadros de **inibição psicomotora** caracterizam-se principalmente por um estado de letargia generalizada, com lentificação da motricidade e do pensamento. O **estupor** é sua forma extrema, em que o indivíduo permanece imóvel e em mutismo. A **síndrome catatônica** é uma forma particular de estupor na qual, além da inibição psicomotora intensa, o paciente apresenta **negativismo** (recusa ativa em colaborar com o examinador), tônus muscular aumentado e, mais raramente, **flexibilidade cérea** (tendência a permanecer na posição colocada pelo examinador, mesmo que desconfortável). Na esquizofrenia catatônica, pode haver alternância entre estupor catatônico e crises breves de agitação psicomotora[21].

Diversos transtornos mentais podem se apresentar com inibição psicomotora. Destacam-se as formas graves de depressão endógena, a esquizofrenia catatônica e os quadros dissociativos histéricos. Transtornos de etiologia orgânica, como tumores, encefalites ou intoxicações também devem ser considerados. A **síndrome neuroléptica maligna**, um efeito adverso não tão raro e potencialmente fatal dos antipsicóticos, manifesta-se com inibição psicomotora intensa e deve ser suspeitada em pacientes que, em uso desses medicamentos, apresentem estupor, rigidez muscular, instabilidade autonômica e elevação da temperatura corporal. Nesses casos os exames laboratoriais frequentemente revelam elevação expressiva dos níveis séricos de creatinofosfoquinase (CK total)[19].

As funções cognitivas: atenção, orientação, consciência, memória e inteligência

A **atenção** vem a ser uma espécie de foco luminoso da consciência, dirigindo-a a objetos específicos. Na atenção voluntária, há a concentração ativa e intensa da consciência sobre um objeto. Na atenção espontânea, o foco da consciência é atraído passivamente pelos objetos externos ou pelos conteúdos internos da consciência. **Tenacidade** é a capacidade de manter o foco da atenção sobre determinado objeto ou assunto e **vigilância** é a capacidade de mudar o foco de atenção de um objeto para outro.

A diminuição da atenção voluntária é chamada de **hipotenacidade** e a diminuição da atenção espontânea é chamada de **hipovigilância**. A diminuição global da atenção (hipovigilância e hipotenacidade) é também chamada de **hipoprosexia** (ou, em casos muito graves, aprosexia). A hipoprosexia está sempre presente em pacientes com obnubilação da consciência. Em pacientes esquizofrênicos, principalmente em fases mais tardias, percebe-se também hipoprosexia secundária à apatia ou ao desinteresse por si e pelo ambiente. Pacientes em episódios de mania apresentam aumento da atenção espontânea (hipervigilância) em detrimento da atenção voluntária (hipotenacidade). Já pacientes deprimidos ou muito ansiosos podem apresentar diminuição da atenção espontânea (hipovigilância), pois mantêm o foco da atenção dirigido às suas angústias, temores e preocupações[22].

A avaliação da **orientação** é uma etapa básica na avaliação cognitiva do paciente. A **orientação autopsíquica** refere-se à orientação do indivíduo em relação a si mesmo e é avaliada indagando ao paciente seu nome e outros dados básicos de sua história de vida. A **orientação espacial** deve ser investigada perguntando ao paciente onde ele se encontra (local, bairro, cidade etc). A **orientação temporal** refere-se à capacidade do indivíduo em se localizar no tempo (data, dia da semana, período do dia e hora) e de perceber corretamente a duração do tempo (distância no tempo entre dois eventos)[3].

O prejuízo da orientação temporal quase sempre está presente em pacientes com *delirium* ou demência, todavia é inespecífico e ocorre também em diversos outros transtornos mentais. O prejuízo da orientação espacial ocorre mais tardiamente nos quadros demenciais e pode ocorrer também em pacientes psicóticos, com *delirium* ou com retardo mental moderado ou grave. A perda da orientação autopsíquica em geral se apresenta como parte de uma desorientação global em pacientes com demência avançada; se ocorre isoladamente (com orientação temporal e espacial preservadas), sugere transtornos psicóticos delirantes, quadros dissociativos histéricos ou simulação.

A avaliação da **consciência** é feita pela constatação do funcionamento adequado (ou não) das demais funções cognitivas. No estado de consciência clara, as capacidades de atenção e de concentração, de fixar novos fatos e de rememorar o vivido e o aprendido, as faculdades de percepção e de compreensão, a capacidade de reflexão sobre questões objetivas e subjetivas e as orientações temporal e espacial funcionam adequadamente[22].

As alterações fisiológicas do nível de consciência variam entre o estado desperto, a sonolência e o sono. Já as alterações patológicas, em ordem crescente de gravidade, são denominadas **obnubilação** (ou turvação da consciência), **sopor** (ou torpor) e **coma**. Essas condições são causadas por mau funcionamento encefálico, como ocorre em quadros lesionais, intoxicações exógenas ou encefalopatias metabólicas. O rebaixamento do nível de consciência encontra-se evidente no coma, no qual a consciência inexiste, e no sopor, no qual o indivíduo permanece dormindo, porém é passível de ser desperto brevemente se vigorosamente estimulado[3]. O coma e o sopor constituem emergências médicas que devem ser avaliadas pelo clínico ou pelo neurologista no serviço de urgência.

Dá-se o nome de **obnubilação** ao rebaixamento leve ou moderado da consciência. Nesses casos, o paciente costuma estar desperto e, se dormindo, acorda com relativa facilidade. Sua fisionomia geralmente chama a atenção pelo olhar perplexo. As respostas psicomotoras são lentas e tardias. O paciente quase sempre apresenta desorientação temporal, seja em relação ao momento presente, seja quanto à extensão do tempo vivido (por exemplo: afirma que chegou há poucos minutos no hospital, quando está lá há várias horas). Desorientação espacial pode estar presente e, em casos mais graves, o paciente pode desorientar-se em relação às pessoas, confundindo a equipe médica com familiares ou amigos (falsos reconhecimentos). O paciente apresenta-se hipovígil e há também dificuldade de raciocínio e de realização de tarefas que exijam maior comprometimento da memória executiva demonstrando déficit de concentração (hipotenacidade). Em uma avaliação retrospectiva, percebe-se amnésia lacunar de intensidade variável quanto aos fatos ocorridos durante o período em que a consciência esteve obnubilada.

Uma forma peculiar de turvação da consciência é o **estado onírico** (ou onirismo). Além dos sintomas descritos acima, o indivíduo encontra-se excitado e apresenta vivências semelhantes às do sonho, com predomínio de ilusões e alucinações visuais, tendendo a reagir emocionalmente a essas vivências, muitas vezes com angústia ou terror[3]. Não é raro que não coopere com a equipe médica, que tenha rompantes de violência e que tente retirar equipos de soro, eletrodos de monitorização etc. As reações ao ambiente podem sugerir um estado de hipertenacidade; todavia, um exame mais detalhado demonstrará que, na verdade, a atenção está globalmente prejudicada. A presença de onirismo levanta a suspeita de intoxicação iatrogênica (por exemplo: drogas anticolinérgicas) ou de abstinência de álcool ou de drogas depressoras do sistema nervoso central.

Outra alteração patológica da consciência é o **estado crepuscular**. Nele, há um estreitamento transitório do campo de consciência (associado a leve obnubilação) com a conservação da atividade psicomotora global mais ou menos coordenada permitindo a ocorrência de atos automáticos. Associam-se a estados epilépticos, intoxicações por álcool e outras substâncias, choques emocionais intensos e estados dissociativos histéricos[3].

As alterações psicopatológicas da **memória** estão relacionadas às memórias recentes e de curto prazo e, mais raramente (salvo em quadros demenciais avançados), à memória remota. Dividem-se em amnésia (ou hipomnésia) anterógrada, retrógrada ou lacunar. Define-se a **amnésia anterógrada** como a dificuldade ou incapacidade de reter fatos novos, tendo como ponto de referência a época de início de um adoecer psíquico, em geral de origem orgânica. Com frequência, é o primeiro sintoma da demência de Alzheimer; nessa, com o evoluir da doença, torna-se aos poucos uma amnésia anterorretrógrada. Mais raramente, ocorre como consequência da deficiência grave de tiamina, na maioria das vezes secundária a quadros de alcoolismo crônico. O indivíduo com amnésia anterógrada com frequência apresenta **confabulação**, que é a tendência inconsciente de preencher os vazios de memória com fatos que ocorriam habitualmente em sua vida (por exemplo: o paciente internado há um mês no hospital afirma que jantou em casa com a família no dia anterior). A **amnésia retrógrada** é a dificuldade ou incapacidade de evocar a lembrança de fatos da vida pessoal que tinham sido devidamente fixados na memória. Em sua forma pura (não associada à amnésia anterógrada), quase invariavelmente é secundária a quadros dissociativos histéricos ou se trata de simulação. Por fim, a **amnésia lacunar** é a incapacidade de evocar fatos ocorridos em um período específico, quase sempre relacionado a um evento traumático de natureza física ou psicogênica.

A **memória de curto prazo** pode ser avaliada pedindo ao paciente para memorizar três palavras ditas pelo examinador e repeti-las novamente após 5 minutos. A **memória recente** pode ser avaliada indagando ao paciente sobre assuntos de conhecimento público, como notícias de jornais, novelas de TV ou jogos de futebol. A avaliação da **memória remota** se faz por meio de perguntas sobre a história de vida do paciente.

A avaliação da **inteligência** do paciente é importante para a condução adequada da entrevista e para a orientação do tratamento. Indivíduos com **retardo mental** moderado ou grave são facilmente percebidos no primeiro contato; em geral, comportam-se como crianças e devem ser entrevistados em conjunto com um familiar. Pacientes com retardo moderado podem adquirir capacidades básicas de leitura, mas não serão capazes de realizar as quatro operações matemáticas ou de interpretar provérbios. Já a presença de um déficit intelectivo leve é mais difícil de se detectar. Tais pacientes muitas vezes vivem de forma independente e em geral são empregados em atividades simples, braçais ou repetitivas. Durante a entrevista tendem a se perder em detalhes, pois não distinguem o que é realmente relevante. Muitas vezes não entendem as orientações médicas ou o que lhes é perguntado e, não raramente, fingem compreender para não se sentir envergonhados. Caso haja dúvidas sobre a capacidade intelectual do paciente, deve-se solicitar que realize operações matemáticas ou que interprete provérbios, levando-se sempre em conta sua escolaridade e o meio cultural.

A afetividade e a vontade

De forma genérica, o termo "**afetividade**" compreende o humor, as emoções e os sentimentos. O **humor** (ou estado de ânimo) é definido como o tônus afetivo do indivíduo, o estado basal e difuso em que ele se encontra em determinado momento, que influencia suas vivências, ampliando ou reduzindo o impacto das experiências reais. As **emoções** são estados afetivos intensos e de duração mais breve, desencadeados por estímulos significativos para o indivíduo e, em geral, acompanhados de manifestações somáticas motoras, vasomotoras, viscerais e endócrinas. São exemplos de emoções o medo, a raiva, a vergonha e a alegria. Já os **sentimentos** são estados afetivos mais estáveis e menos intensos do que as emoções e que comumente se associam a conteúdos intelectuais e valores. Os sentimentos, em geral, constituem um fenômeno mais mental do que somático[3].

O **humor** pode variar em uma valência positiva (com aumento do ânimo, da atividade ou com predomínio de sentimentos de bem-estar) ou em uma valência negativa (com diminuição do ânimo, da atividade ou com predomínio de sentimentos de tristeza). Variações leves do humor no decorrer do dia ou em períodos mais prolongados (dias ou semanas) são comuns e não devem ser consideradas patológicas. Todavia, oscilações mais intensas e mantidas por períodos mais prolongados devem ser objetos de atenção médica. Os dois polos básicos das alterações patológicas do humor são o polo depressivo, ou hipotímico, e o polo maníaco, ou hipertímico[3]. Na **depressão**, predominam a lentificação do pensamento e sentimentos de tristeza ou angústia; ideias pessimistas ou mesmo de autoextermínio podem estar presentes. Na **mania**, predominam um estado de ânimo de euforia, a elação ou a irritabilidade, levando o indivíduo a não perceber a dimensão das consequências de suas ações.

Pacientes com sintomas agudos de ansiedade ou crises de angústia são frequentemente vistos, em um serviço de urgência, muitas vezes demandando uma avaliação cardiológica. A **ansiedade**, em seu aspecto patológico, é definida como um afeto desconfortável, mesclando manifestações somáticas (tensão muscular, tremores, dispneia, taquicardia, sudorese etc.) e apreensão negativa em relação ao futuro[3]. A **angústia**, por sua vez, é uma emoção patológica caracterizada por sensação de aperto laríngeo, de dor ou compressão torácica, às vezes com sensação de falta de ar[3]. Na **crise de pânico** predominam intensos sintomas somáticos de ansiedade, e o indivíduo se vê tomado pelo temor súbito da morte ou de estar vivenciando uma doença grave. **Fobias** são comportamentos de medo intenso e evitação de determinados objetos (por exemplo: animais) ou situações (por exemplo: voar de avião) que possam deflagrar uma crise de pânico. **Fobia social** é o medo de apresentar uma crise aguda de ansiedade em situações de exposição social (por exemplo: apresentação oral, conversa com desconhecidos em um jantar etc.).

A reatividade do afeto pode variar negativamente desde a simples **apatia**, em que o indivíduo relata não ser tocado afetivamente por suas vivências ou pelas das demais pessoas, ao **embotamento afetivo**, em que a falta de modulação afetiva é claramente percebida por terceiros em suas atitudes e na ausência de mímica afetiva[3]. A apatia é um sintoma inespecífico frequente em pacientes neuróticos ou deprimidos crônicos; já o embotamento afetivo é próprio da esquizofrenia e pode ocorrer também em quadros demenciais. A **labilidade do afeto** caracteriza-se por mudanças rápidas dos afetos. O relato de fatos ora tristes, ora alegres faz com que o paciente alterne rapidamente suas emoções e as demonstre de forma exagerada. Ocorre comumente em quadros demenciais e às vezes também em episódios maníacos com sintomas mistos[3].

As principais alterações patológicas da **vontade** são a hipobulia, os atos impulsivos e os atos compulsivos. A **hipobulia** (ou diminuição da vontade) caracteriza-se pelo desânimo e pela falta de entusiasmo; em casos extremos, é denominada **abulia**[3]. É um sintoma pouco específico que pode estar presente em enfermidades clínicas e em períodos de convalesença, sendo também comum em pacientes com depressão ou esquizofrenia. Os **impulsos patológicos** são atos impulsivos nos quais predominam ações não refletidas, muitas vezes instantâneas e explosivas. O indivíduo não percebe tais impulsos como inadequados; se tenta bloquear sua execução, o faz somente por temor ao castigo imediato ou a outras consequências danosas a si. Os **atos compulsivos** diferem dos impulsos patológicos por serem ações reconhecidas pelo indivíduo como indesejáveis, exageradas ou inadequadas, assim como pela tentativa de refreá-las ou adiá-las. Ocorrem em pacientes com transtorno obsessivo-compulsivo e em geral associam-se a ideias obsessivas[3].

A sensopercepção

A **alucinação** pode ser definida como a percepção de objetos na ausência dos estímulos externos correspondentes[3]. Embora não haja consenso entre os autores, o termo **alucinose** deve ser usado para fenômenos alucinatórios em que não há a convicção de realidade, ou seja, quando o paciente os considera como estranhos a sua pessoa[3]. As alucinações quase sempre apontam para a presença de algum transtorno mental ou neurológico, com exceção das **alucinações hipnagógicas ou hipnopômpicas**, fenômenos fugazes que ocorrem imediatamente antes de o indivíduo adormecer ou logo após seu despertar.

Na maioria das vezes, o fenômeno alucinatório evidencia-se somente pelo relato do paciente e deve ser anotado na anamnese. Seu registro no exame do estado mental só deve ocorrer se o paciente relata estar vivenciando-o no momento do exame ou se o examinador percebe comportamentos sugestivos de vivências alucinatórias (por exemplo: o paciente fala em voz baixa, parecendo conversar com alguém a seu lado).

Alguns autores diferenciam as alucinações verdadeiras das pseudoalucinações. Nas **alucinações verdadeiras**, o objeto alucinado apresenta as características de uma percepção real no espaço físico, ou seja, é percebido com nitidez e como algo exterior à mente (por exemplo: o paciente ouve uma voz que vem da rua)[3]. Já as **pseudoalucinações** não possuem nitidez, corporeidade ou projeção no espaço exterior (por exemplo: o paciente ouve uma voz dentro de sua cabeça).

As alucinações podem ocorrer em qualquer modalidade sensorial. Podem ser **simples**, caracterizadas pela percepção de fenômenos elementares (ruídos, luzes, cheiros etc.), ou complexas (percepção de vozes, pessoas, cenas etc.). As **alucinações simples** ocorrem mais frequentemente em quadros neurológicos, como auras epilépticas ou crises de enxaqueca. As **alucinações complexas**, por sua vez, ocorrem em quadros neurológicos (epilepsias), em *delirium*, em intoxicações, em psicoses do espectro da esquizofrenia ou em transtornos de humor psicóticos. Deve-se ressaltar, todavia, que o relato de cenas extremamente complexas, ante as quais o paciente reage como se existissem realmente (por exemplo: o paciente caminha como se trouxesse uma criança em seu colo e, a seguir, a entrega ao entrevistador), sugerem o diagnóstico de um transtorno dissociativo histérico ou de simulação.

É necessário que se diferencie uma alucinação de uma **ilusão**; nessa última, o paciente tem uma percepção falseada e deturpada de um objeto real e presente[3]. As ilusões possuem valor semiológico relativo, pois ocorrem em inúmeras circunstâncias, seja por fadiga ou simples desatenção em indivíduos saudáveis, seja por rebaixamento do nível de consciência, seja devido a um afeto intenso projetado no objeto, capaz de deformar sua percepção.

Pacientes que padecem de esquizofrenia, transtornos esquizoafetivos ou de episódios psicóticos de depressão ou mania apresentam, com frequência, alucinações auditivas (ou pseudoalucinações) cujo conteúdo é caracterizado por vozes. Diante delas, o médico deve indagar sobre o que dizem, o contexto em que ocorrem, seu volume e sua clareza. Vozes dialogantes, vozes que comentam os atos e pensamentos do paciente ou que se referem a ele na terceira pessoa são mais características de esquizofrenia[22].

A presença de alucinações visuais exige que se investiguem outras causas para a vivência psicótica, como *delirium*, lesões cerebrais ou intoxicação. Alucinações visuais em indivíduos idosos com déficit cognitivo sugerem o diagnóstico de demência de corpos de Lewy. Pacientes intoxicados por drogas em geral apresentam alucinoses visuais, ou seja, mantêm a crítica quanto à irrealidade da percepção. Alucinações visuais também podem ocorrer na intoxicação por drogas anticolinérgicas, principalmente em idosos.

O pensamento e o juízo crítico

O **pensamento** deve ser avaliado em seu curso, forma e conteúdo. As alterações do curso do pensamento caracterizam-se pela lentificação (bradipsiquismo) ou aceleração (taquipsiquismo). Alterações da forma (ou estrutura) do pensamento são aquelas em que o pensamento ou o discurso fogem de um ordenamento lógico. São alterações formais do pensamento a frouxidão dos nexos associativos, o descarrilamento (o paciente muda de um assunto para outro aparentemente sem motivo), a fuga de ideias (as ideias e palavras fluem no pensamento pela semelhança que apresentam), o pensamento desconexo ou incoerente etc. O conteúdo deve ser descrito como as ideias relatadas pelo paciente (conteúdo persecutório, megalomaníaco, místico-religioso, de ruína, hipocondríaco etc.). Aqui se descreve também a presença de outras alterações patológicas do pensamento, como as ideias sobrevaloradas e as ideias obsessivas. Ideação de autoextermínio ou ideação homicida, se presentes durante o exame psiquiátrico, também devem ser descritas entre os conteúdos de pensamento.

O **delírio** pode ser definido como um juízo de realidade patologicamente falso. Três indícios externos auxiliam na identificação do delírio: a convicção extraordinária e a certeza subjetiva da crença, a impossibilidade de sua modificação pela experiência ou pela argumentação lógica e o conteúdo impossível. Esse último indício nem sempre está presente, pois em transtornos delirantes persistentes o conteúdo do delírio pode ser até certo ponto verossímil[3]. Os delírios são primários se não são derivados de distúrbios de outras funções psíquicas. Delírios primários assumem grande valor semiológico, pois constituem um indicativo importante para o diagnóstico de esquizofrenia. Já os delírios secundários (ou ideias deliroides) são também juízos falsos de realidade, porém derivados de alterações patológicas de outra esfera psíquica[3]. Em geral, surgem em episódios graves de mania ou depressão ou como delírios alucinatórios, nos quais o indivíduo experimenta uma alucinação tão marcante que acaba por integrá-la em sua vida por meio do delírio.

Diversos conteúdos são utilizados como temas por pacientes delirantes. O mais frequente deles é o **delírio persecutório**, no qual o indivíduo acredita ser vítima de um complô em que é perseguido ou prejudicado por pessoas conhecidas. Outro delírio bastante comum é o **delírio de referência**, em que o paciente crê ser alvo constante de comentários depreciativos e caluniosos em situações cotidianas. Nesses casos, o paciente chega a confrontar ou agredir pessoas desconhecidas na rua ou em outros ambientes públicos. Tais delírios ocorrem, sobretudo, na esquizofrenia paranoide e nos transtornos delirantes persistentes. O **delírio de ciúmes** ou infidelidade é mais característico do alcoolismo crônico e dos transtornos delirantes. Pacientes com intensa atividade delirante desse tipo não raramente cometem violência física contra o suposto traidor. Os **delírios megalomaníacos** ocorrem tipicamente nos casos de mania, nos quais o indivíduo acredita ser especial e dotado de grandes posses ou poderes. No **delírio místico-religioso**, o indivíduo pode afirmar ser o novo Messias ou que recebe mensagens de Deus ou do demônio; um delírio com esse conteúdo pode ocorrer em quase todas as formas de psicose, mas predomina na mania delirante ou na esquizofrenia paranoide. Em episódios de depressão psicótica, observam-se **delírios depressivos**, com temáticas de ruína, culpa ou doença, chegando, em casos muito graves, à negação da existência de seus órgãos internos ou do próprio ser.

É importante que o clínico se certifique de que o pensamento exposto pelo paciente não provenha de crenças compartilhadas culturalmente. No delírio verdadeiro, o indivíduo se desgarra do universo cultural no qual se formou, produzindo suas próprias crenças individuais. **Ideias obsessivas** também constituem diagnóstico diferencial importante. Essas são ideias que surgem na mente do indivíduo de forma intrusiva, mas que são percebidas por ele como próprias e não como impostas à sua mente. O indivíduo com ideias obsessivas sofre com seu caráter absurdo e irracional, no que difere do paciente delirante, que crê firmemente que suas ideias são verdadeiras e motivadas. Diagnóstico diferencial mais sutil ocorre entre as ideias delirantes e as **ideias prevalentes ou sobrevaloradas**. Essas são ideias que, por conta da importância afetiva que têm para o indivíduo, adquirem enorme predominância sobre os demais pensamentos, assemelhando-se a convicções religiosas ou políticas apaixonadas. Pacientes que as possuem identificam-se com elas e colocam sua personalidade a seu serviço.

Exames clínico, exame neurológico e exames complementares

Todo paciente que se apresenta em uma situação de emergência psiquiátrica deve ser submetido a exame físico e, se necessário, a exame neurológico e a exames complementares[1-3]. O exame neurológico habitualmente inclui a avaliação dos reflexos, dos nervos cranianos, das funções motora e sensorial, do tônus muscular, da marcha, da coordenação motora e dos movimentos involuntários. Pacientes em uso de antipsicóticos devem ser avaliados quanto a presença de sinais de parkinsonismo medicamentoso, como tremores, rigidez, sinal da roda denteada e marcha em bloco. Especial atenção deve ser dada a reflexos patológicos que indiquem disfunção do lobo frontal, como o reflexo de preensão (flexão dos dedos provocada pela estimulação rápida da região palmar ou plantar), o reflexo de sucção (protusão dos lábios após estimulação da área perioral) ou o reflexo orbicular dos lábios (protusão após percussão na linha média da área acima do lábio superior)[3].

Em psiquiatria não existem exames complementares que confirmem a presença de um transtorno mental primário. A importância dos exames laboratoriais e de imagens reside na detecção de comorbidades, no diagnóstico diferencial, na

Tabela 144.5. O exame do estado mental

1. Apresentação:	
	• Avaliar aparência, vestimentas e cuidados higiênicos.
2. Atitude perante o exame:	
	• Avaliar se cooperante, dissimulado, sedutor, erotizado, teatral, evasivo, negativista, hostil etc.
3. Psicomotricidade:	
	• Avaliar se está inquieto, excitado, agitado, agressivo, inibido, lentificado, estuporoso etc.
4. Atenção:	
	• Avaliar atenção global, vigilância e tenacidade.
5. Orientação:	
	• Avaliar orientação autopsíquica, orientação no tempo e no espaço.
6. Consciência:	
	• Avaliar nível de consciência, se há sonolência, obnubilação, onirismo, torpor ou estado crepuscular.
7. Memória:	
	• Avaliar memória de curto prazo, recente e remota, se há amnésia anterógrada, retrógrada, lacunar, confabulações etc.
8. Inteligência:	
	• Avaliar capacidade de leitura, cálculo, interpretação de provérbios, se há déficit intelectivo leve, moderado ou grave.
9. Afetividade	
	• Avaliar se o humor está hipertímico ou hipotímico
	• Avaliar se há euforia, irritabilidade, ansiedade, tristeza, angústia, apatia, embotamento do afeto, labilidade afetiva etc.
10. Vontade:	
	• Avaliar presença de hipobulia, abulia, impulsos patológicos, compulsões etc.
11. Sensopercepção	
	• Avaliar presença de alucinoses, alucinações auditivas, alucinações visuais, alucinações simples, alucinações complexas etc.
12. Pensamento e juízo crítico	
	• Avaliar o curso do pensamento: se acelerado, lentificado, prolixo, detalhista, pobre etc.
	• Avaliar se há alterações da estrutura do pensamento, como pensamento desconexo ou incoerente, se há frouxidão dos nexos associativos ou descarrilamento etc.
	• Avaliar a presença de ideias obsessivas, ideias sobrevaloradas ou delírios e descrever seu conteúdo (se persecutório, megalomaníaco, autorreferencial etc.).
	• Avaliar a crítica do paciente quanto a seu transtorno mental e quanto à adequação de seu comportamento.

avaliação e monitoramento dos efeitos adversos dos psicofármacos, no monitoramento dos níveis séricos deles e na pesquisa do uso de substâncias psicotrópicas de abuso[1,2].

Em pacientes que deverão iniciar um tratamento com psicofármacos, recomenda-se que se solicitem hemograma, glicemia de jejum, perfil lipídico, ionograma, dosagem de creatinina, enzimas hepáticas e dosagem do hormônio tireoestimulante (TSH). Tal conduta se justifica pela alta prevalência de comorbidades clínicas nessa população e para avaliação dos efeitos adversos mais frequentes dos medicamentos psiquiátricos[23,24].

Exames laboratoriais ou de imagens devem ser solicitados visando ao diagnóstico diferencial entre transtornos mentais primários, transtornos mentais orgânicos e aqueles secundários ao uso de álcool ou drogas. O eletroencefalograma é útil se há suspeita de *delirium*, bem como a tomografia computadorizada do encéfalo ou a ressonância nuclear magnética nos quadros sugestivos de *delirium* ou demência. A pesquisa toxicológica na urina é um recurso importante para o diagnóstico de abuso de *cannabis*, cocaína ou opiáceos. Hemograma e enzimas hepáticas são necessários em casos suspeitos de alcoolismo e podem auxiliar a convencer um paciente renitente quanto a um padrão abusivo de consumo de álcool. A dosagem de lítio deve ser feita na urgência sempre que se suspeita de não adesão ao tratamento ou de intoxicação. Na suspeita de síndrome neuroléptica maligna, deve-se proceder à dosagem sérica de creatinofosfoquinase (CK) total.

Baterias complexas de testes psicológicos ou neuropsicológicos demandam tempo para aplicação e em geral não estão disponíveis em serviços de pronto atendimento. Todavia, avaliações padronizadas breves como o Miniexame do Estado Mental ou o Teste do Desenho do Relógio (Figura 144.1) podem ser úteis como triagem diagnóstica em uma avaliação psiquiátrica de urgência[25,26].

Eletroencefalograma LFF = 1.0 HFF = 7.0 SENS 7µV/mm	Teste do desenho do relógio	Exame do estado mental
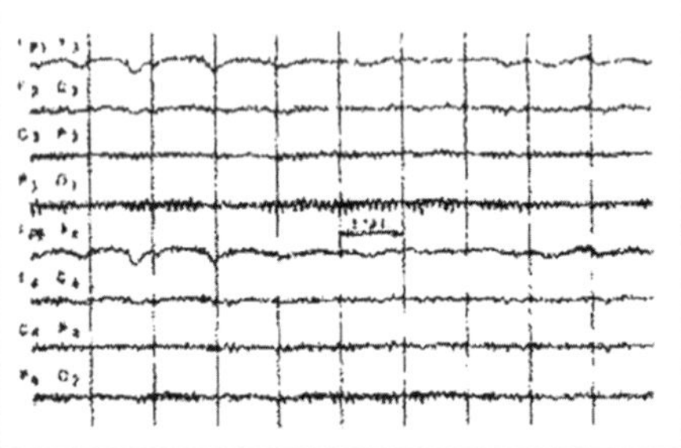	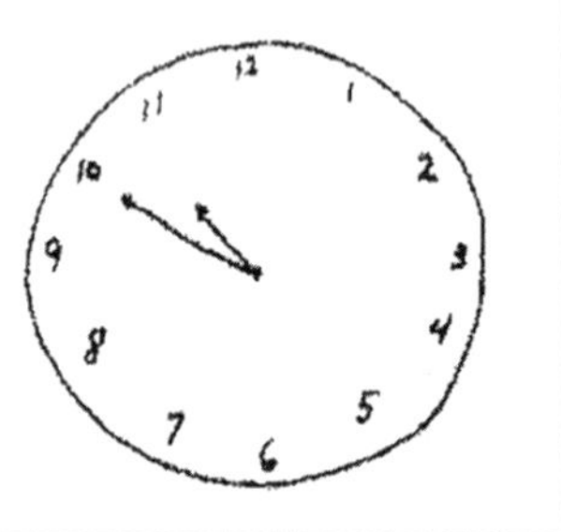	Exame do estado mental sem alterações
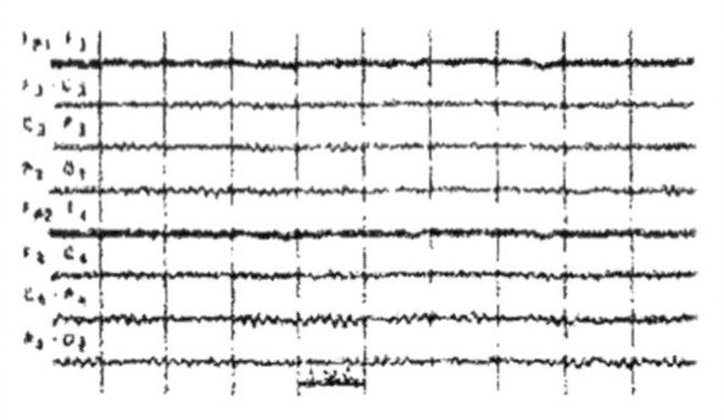	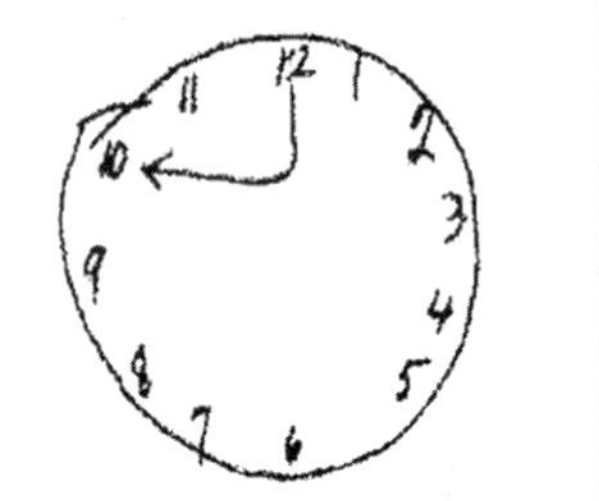	Alterações sutis no exame do estado mental, detectáveis apenas após avaliação rigorosa. Observação médica casual pode não detectar as alterações
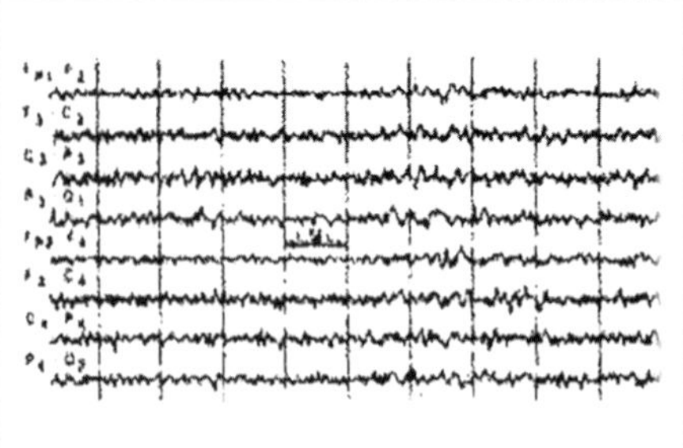	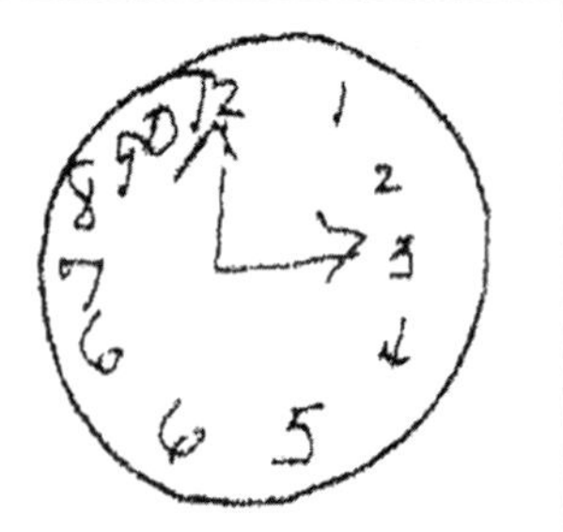	Exame do estado mental alterado. Familiares e equipe médica são capazes de peceber as alterações. Observadores casuais podem não perceber as alterações cognitivas e comportamentais
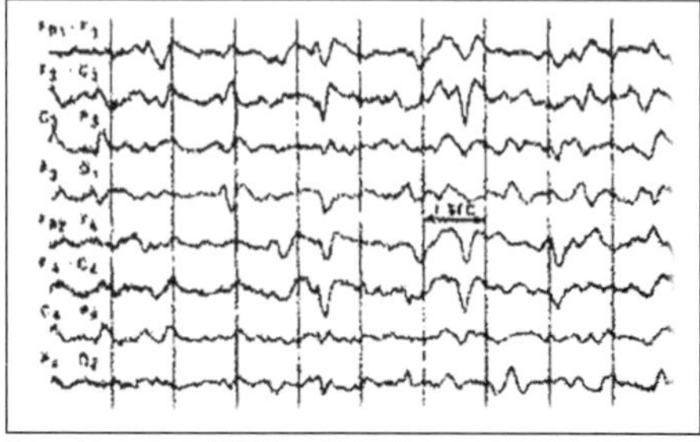	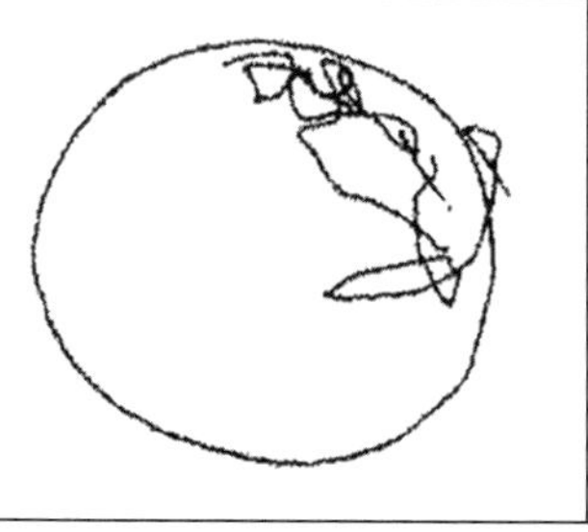	Alterações grosseiras no exame do estado mental. O paciente encontra-se letárgico ou agitado e claramente desorientado. Qualquer observador é capaz de perceber as alterações cognitivas e comportamentais

Fonte: Adaptado de (26) Wise MG. Delirium.

Figura 144.1. Teste do desenho do relógio.

Transtornos mentais primários e transtornos mentais orgânicos: diagnóstico diferencial

Transtornos mentais primários (ou funcionais) são aqueles que não apresentam causas orgânicas determinadas, embora, em muitos casos, uma etiologia orgânica hipotética possa ser presumida. Incluem-se aqui a maioria dos transtornos mentais, como esquizofrenia, depressão, transtornos bipolares, transtornos ansiosos etc. Os transtornos mentais orgânicos referem-se a síndromes cujas causas cerebrais, infecciosas ou metabólicas estão claramente demonstradas e que, na maioria das vezes, se manifestam como *delirium* ou demência.

No exame psiquiátrico, deve-se sempre verificar se os achados psicopatológicos ocorrem em uma consciência clara ou não, pois, a partir daí, diferentes inferências serão aplicadas a quadros clínicos semelhantes apenas na superfície. Um discurso desorganizado que ocorre em uma consciência clara encaminha o diagnóstico para a esquizofrenia ou para um episódio maníaco; quando a mesma ausência de nexo lógico ocorre em uma consciência obnubilada, o diagnóstico mais provável é de um transtorno mental secundário ao acometimento direto ou indireto da função cerebral. Cabe também ao clínico diferenciar o *delirium* da demência, haja vista a possibilidade de recuperação completa em resposta a uma terapêutica correta no primeiro caso e o prognóstico reservado no segundo.

Independentemente de quais sejam as causas, o nome que se dá ao cortejo sintomático secundário ao comprometimento difuso da função cortical (com consequente rebaixamento do nível de consciência) em pacientes não comatosos é *delirium*. Em geral, o *delirium* é dividido em três categorias: ***delirium* hipoativo, *delirium* hiperativo e *delirium* misto**. Pacientes com *delirium* hipoativo apresentam lentificação psicomotora, sonolência ou torpor e se mostram desconectados do ambiente. A forma hiperativa associa-se a inquietação ou agitação e a alucinações visuais ou auditivas, e os pacientes se mostram mais atentos ao ambiente. Por fim, o *delirium* misto apresenta características de ambas[27]. O *delirium* pode durar de horas a semanas e nele a claridade da consciência tende a oscilar durante o dia, com agravamento ao anoitecer; é frequente que o paciente durma mais tranquilamente durante o dia e se inquiete durante a noite.

O clínico deve estar atento para o erro comum de não se suspeitar de obnubilação da consciência em pacientes com história prévia de transtornos mentais graves, pois essa é uma das principais razões para não se fazer um diagnóstico correto de *delirium*[28]. O diagnóstico diferencial entre *delirium* e transtornos mentais primários apresenta graus variáveis de dificuldade, principalmente quando eles se manifestam com desorganização do campo da consciência, como em surtos psicóticos de início agudo, episódios maníacos com agitação psicomotora intensa ou estupor depressivo. Em geral, um exame psiquiátrico mais minucioso pode dirimir a dúvida diagnóstica. A anamnese pode revelar pródromos infecciosos, sinais focais ou outros sintomas sugestivos de doenças clínicas. No exame do estado mental, alucinações predominantemente visuais ou reconhecimento errôneo de pessoas dirigem o diagnóstico para o rebaixamento de consciência. Por outro lado, alucinações predominantemente auditivas, rapidez nas respostas às perguntas do examinador ou um comportamento agitado, porém aparentemente dirigido a um fim e responsivo aos estímulos do ambiente ou às ordens da equipe médica, indicam um transtorno psiquiátrico primário. Alguns casos, no entanto, exigem observação prolongada e avaliação clínica, neurológica e laboratorial extensa[20].

Muitos dos sintomas presentes em uma consciência obnubilada são também encontrados em estados demenciais. O tempo de instalação dos sintomas é o aspecto crucial para o diagnóstico diferencial. No rebaixamento de consciência, os sintomas instalam-se em horas ou dias enquanto, na demência, a instalação dos sintomas é insidiosa e ocorre em meses ou anos. De forma auxiliar, na presença de uma disfunção cognitiva importante, a constatação de uma fisionomia tranquila, um contato afetivo adequado e uma aparente rapidez nas respostas (apesar do conteúdo errôneo ou incerto) encaminham o diagnóstico para demência, em vez de *delirium*.

Referências bibliográficas

1. Othmer E, Othmer SC, Othmer JP. Psychiatric interview, history, and mental status examination. In: Sadock BJ, Sadock VA, editors. Kaplan & Sadock's Comprehensive textbook of psychiatry. 8th ed. Philadelphia: Lippincott Williams e Wilkins; 2005. p. 794-826.
2. Work Group on Psychiatric Evaluation; American Psychiatric Association Steering Committee on Practice Guidelines. Psychiatric evaluation of adults. Second edition. American Psychiatric Association. Am J Psychiatry. 2006;163(6 Suppl):3-36.
3. Dalgalarrondo P. Psicopatologia e semiologia dos transtornos mentais. 2ª ed. Porto Alegre: Artmed; 2008.
4. Organização Mundial da Saúde. Classificação de transtornos mentais e de comportamento da CID-10: descrições clínicas e diretrizes diagnósticas. Porto Alegre: Artes Médicas; 1993.
5. American Psychiatric Association. Manual diagnóstico e estatístico de transtornos mentais: DSM-5. Porto Alegre: Artmed; 2014.
6. Manley M. Interviewing techniques with the difficult patient. In: Sadock BJ, Sadock VA, editors. Kaplan & Sadock's Comprehensive textbook of psychiatry. 8th ed. Philadelphia: Lippincott Williams e Wilkins; 2005. p. 827-34.
7. National Institute for Health and Care Excellence. Violence and aggression: short-term management in mental health, health and community settings. 2015. Disponível em: https://www.nice.org.uk/guidance/ng10. Acesso em: 9 dez. 2016.
8. Deal N, Hong M, Matorin A, Shah AA. Stabilization and management of the acutely agitated or psychotic patient. Emerg Med Clin N Am. 2015;33(4):739-52.
9. Barnhill JW. The psychiatric interview and mental status examination. In: Hales RE, Yudofsky SC, Roberts LW. Textbook of Psychiatry. 6th ed. Washington: American Psychiatric Publishing; 2014. p 3-30.
10. Botega NJ, Dalgalarrondo P. Avaliação do paciente. In: Botega NJ. Prática psiquiátrica no hospital geral: interconsulta e emergência. 2ª ed. Porto Alegre: Artmed: 2006. p. 155-82.
11. Allen NG, Khan JS, Alzahri MS, Stolar AG. Ethical issues in emergency psychiatry. Emerg Med Clin N Am. 2015;33(4):863-74.
12. Paz-Filho GJ, Sato LJ, Tuleski MJ, Takata SY, Ranzy CCC, Saruhashi SY, et al. Emprego do questionário CAGE para detecção de transtornos de uso de álcool em pronto-socorro. Rev Ass Med Brasil. 2001;47:65-9.
13. Kuo DC, Tran M, Shah AA, Matorin A. Depression and the suicidal patient. Emerg Med Clin N Am. 2015;33(4):765-88.
14. Turecki G, Brent DA. Suicide and suicidal behavior. Lancet. 2016;387:1227-39.

15. Nordentoft M, Mortensen PB, Pedersen CB. Absolute risk of suicide after first hospital contact in mental disorder. Arch Gen Psychiatry. 2011;68:1058-64.
16. Mathias CW, Furr RM. Sheftall AH, Hill-Kapturczak N, Crum P, Dougherty DM. What's the harm in asking about suicide ideation? Suicide Life Threat Behav. 2012;42(3):341-51.
17. Law MK, Furr RM, Arnold EM, Mneimme M, Jaquett C, Fleeson W. Does assessing suicidality frequently and repeatedly cause harm? Psychol Assess. 2015;27(4):1171-81.
18. American Psychiatric Association. Practice guideline for the assessment and treatment of patients with suicidal behaviors. Disponível em: http://psychiatryonline.org/pb/assets/raw/sitewide/practice_guidelines/guidelines/suicide.pdf. Acesso em: 9 dez. 2016.
19. Marder SR, Van-Kammen DP. Dopamine receptor antagonists (typical antipsychotics). In: Sadock BJ, Sadock VA, editors. Kaplan & Sadock's Comprehensive textbook of psychiatry. 8th ed. Philadelphia: Lippincott Williams e Wilkins; 2005. p. 2817-38.
20. Figueiredo GR, Teixeira VB, Teixeira PJR. A avaliação psiquiátrica nas urgências e emergências. In: Rocha FL, Coelho OFL, Hara C. Atendimento às urgências e emergências psiquiátricas no pronto-socorro: uma abordagem para o clínico. São Paulo: Atheneu; 2015. p. 3-14.
21. Rajagopal S. Catatonia. Adv Psychiatric Treat. 2007;13:51-9.
22. Alonso-Fernández F. Fundamentos de la Psiquiatría Actual. 3ª ed. Madrid: Editorial Paz Montalvo; 1976. v. 1, p. 305-47.
23. Szpakowicz M, Herd A. "Medically cleared": how well are patients with psychiatric presentations examined by emergency physicians. J Emerg Med. 2008;35:369-72.
24. Teixeira PJR, Rocha FL. Efeitos adversos metabólicos de antipsicóticos e estabilizadores de humor. Rev Psiquiatr Rio Gd Sul. 2006;28:186-96.
25. Brucki SMD, Nitrini R, Caramelli P, Bertolucci PHF, Okamoto IH. Sugestões para o uso do Miniexame do Estado Mental no Brasil Arch Neuropsiquiatr, 2003;61:777-81.
26. Wise MG. Delirium. In: Hales RE, Yudofsky SC. Textbook of neuropsychiatry. Washington: American Psychiatric Press; 1987. p. 89-105.
27. Sikka V, Kalra S, Galwankar S. Psychiatric emergencies in the elderly. Emerg Med Clin N Am. 2015;33(4):825-39.
28. Kishi Y, Masashi K, Okuyama T, Hosaka T, Mikami K, Meller W, et al. Delirium: patient characteristics that predict a missed diagnosis at psychiatric consultation. Gen Hosp Psych. 2007;29:442-5.

EMPREGO DE PSICOFÁRMACOS

Cláudia Hara
Fábio Lopes Rocha

Introdução

As pessoas que são atendidas no setor de urgências/emergências com necessidade de abordagem psiquiátrica apresentam problemas de diversas naturezas. Podem estar vivenciando um momento particularmente difícil da vida, fruto de perda significativa ou outro evento particularmente doloroso, com manifestações que envolvem somatizações, dissociações, comportamento autodestrutivo, ansiedade aguda ou agitação. Podem apresentar sintomas que são fruto de intoxicação ou abstinência de drogas ou medicamentos, ou manifestações de doenças gerais e/ou efeitos adversos do tratamento. Finalmente, podem estar apresentando um episódio agudo de transtorno psiquiátrico como depressão, doença do pânico, transtorno bipolar ou esquizofrenia.

Compreende-se que algumas dessas situações necessitam primordialmente de abordagem psicológica, abrangendo o paciente e seus familiares. Outras condições devem ser primariamente abordadas por psicofármacos. Entretanto, na maioria das vezes, deve-se fazer uso de ambos instrumentais terapêuticos, incluindo aspectos psicoeducativos.

Neste capítulo, discutiremos os princípios básicos da psicofarmacoterapia em situações de urgência e emergência. O emprego eficaz e seguro dos psicofármacos requer conhecimentos de psiquiatria, farmacologia e medicina geral. Particularmente, é necessário domínio de especificidades farmacocinéticas e farmacodinâmicas relacionadas a início de ação, vias de administração, efeitos adversos, interações medicamentosas e ação em problemas clínicos subjacentes. A escolha do psicofármaco, dose, via e intervalo de administração em situações específicas será discutida mais profundamente em capítulos próprios. Particularmente, os antipsicóticos e benzodiazepínicos têm importante papel nas situações de urgência/emergência e serão abordados mais detalhadamente.

Princípios gerais da psicofarmacoterapia

Os principais grupos de psicofármacos são os antidepressivos, estabilizadores de humor, ansiolíticos, antipsicóticos e antidemenciantes. No tratamento de transtornos depressivos, transtorno bipolar, transtornos de ansiedade, esquizofrenia e afins, e dos quadros demenciais, os psicofármacos têm período de latência de algumas semanas para o início de ação.

Entretanto, ansiolíticos e/ou antipsicóticos são muito eficazes e rápidos na redução de sintomas agudos de ansiedade, agitação e agressividade de diversas origens e na atenuação de estados de abstinência. Um dos empregos mais frequentes dos psicofármacos na urgência/emergência psiquiátrica é a tranquilização rápida, com a meta de acalmar/sedar o paciente. A redução da sintomatologia aguda, além da redução do sofrimento, pode contribuir para a segurança da equipe de saúde e do próprio paciente em casos de agressividade. Também torna o paciente acessível à avaliação psiquiátrica e clínica, permitindo o diagnóstico etiológico e a instituição de tratamento específico[1].

A escolha do psicofármaco envolve diversos aspectos como a identificação do transtorno subjacente e sua etiologia, sempre que possível, a história psicofarmacológica prévia, a latência para início de ação, as formulações disponíveis, a eficácia e efeitos adversos. A meta é a instituição de estratégia terapêutica estruturada, derivada de investigações científicas sólidas, mas planejada para a situação específica.

Contexto e abordagem geral

A psicofarmacoterapia deve ser parte de um planejamento amplo que inclui medidas não farmacológicas. Essas medidas são tratadas em capítulos específicos. Resumidamente, envolvem o estabelecimento do local adequado de atendimento, estabelecimento de aliança terapêutica, estabelecimento de contato verbal objetivo, identificação dos sentimentos e das preferências do paciente, compreensão e empatia, estabelecimento de regras e ofertas de alternativas[1,2].

Avaliação diagnóstica

A indicação de determinado psicofármaco deve ser realizada após o estabelecimento de hipótese diagnóstica consistente, baseada em avaliação psiquiátrica detalhada, exame clínico e laboratorial e, sempre que possível, entrevista com familiares. Em situações de urgência/emergência, em que o paciente se encontra agitado, agressivo e pouco cooperativo, muitas vezes a administração de psicofármacos é realizada para alívio dos sintomas, proteção do paciente e equipe e para o aprofundamento da investigação.

Identificação de sintomas-alvo e escolha do psicofármaco adequado para a atenuação desses sintomas

Estados de ansiedade aguda podem ser melhorados com ansiolíticos como os benzodiazepínicos. Estados de agitação e agressividade podem ser abordados com antipsicóticos mais ou menos sedativos, dependendo da abordagem subsequente. O objetivo mais comum é tornar o paciente calmo, levemente sedado, sem indução do sono[1,3].

Segurança

A avaliação da relação risco-benefício deve ser sempre prioritária na escolha do psicofármaco. Principalmente em relação a pacientes com doenças clínicas subjacentes e àqueles com quadros de intoxicação ou que estejam utilizando outros medicamentos, deve ser dada atenção especial aos efeitos adversos dos psicofármacos e interações farmacocinéticas e farmacodinâmicas.

Uso prévio de psicofármacos

Muitas vezes a história psicofarmacológica pode dirigir a escolha da medicação. Por exemplo, história de distonia aguda com antipsicóticos incisivos indica a escolha de antipsicóticos com menor potencial de indução de reações extrapiramidais, como a tioridazina, quetiapina ou olanzapina. História de reações paradoxais com benzodiazepínicos leva à escolha de outro grupo medicamentoso, por exemplo, os antipsicóticos sedativos. Finalmente, hipotensão ortostática prévia ou arritmias são determinantes na escolha de antipsicóticos sem efeito hipotensor ou na condução cardíaca ou, pelo menos, na priorização da via de administração oral[1,4].

Cuidados com a polifarmácia

O uso de vários psicofármacos concomitantemente acarreta risco de interações nocivas, adição de efeitos colaterais e dificuldade de individualização de efeitos. Por outro lado, em determinadas situações, o efeito de um medicamento pode atenuar o risco de outro ou o uso combinado pode potencializar a eficácia e pode permitir o uso de doses menores de cada um dos psicofármacos, reduzindo a intensidade de efeitos adversos específicos. Quando necessária, a polifarmácia requer observação cuidadosa com relação ao tratamento agudo e ao provável tratamento de manutenção. A administração concomitante intramuscular de antipsicótico e prometazina, por exemplo, pode potencializar o efeito terapêutico e atenuar os efeitos extrapiramidais dos antipsicóticos, mas pode acarretar sedação excessiva. Pacientes em uso concomitante de clozapina ou olanzapina e benzodiazepínicos podem apresentar depressão respiratória e hipotensão ortostática grave[1].

Via de administração

A via oral, sempre que factível, deve ser a forma de administração preferida de psicofármacos na urgência/emergência. Permite a participação ativa do paciente no tratamento e é menos ameaçadora. Além disso, reduz os riscos de eventos adversos. Quando se faz necessária a via parenteral, a via intramuscular é a via de escolha em virtude da maior segurança e facilidade de administração em comparação à via endovenosa. Se for necessário o emprego de dois ou mais medicamentos por via intramuscular, deve-se evitar misturá-los em uma mesma seringa, pelo risco de precipitação. Em circunstâncias excepcionais, a via intravenosa pode ser utilizada, mas se faz imperativa a disponibilidade de equipamento de ressuscitação[1].

Antipsicóticos

Os antipsicóticos formam um grupo heterogêneo de fármacos cuja principal indicação é o tratamento da esquizofrenia e outros transtornos psicóticos. Os antipsicóticos podem ser divididos em dois grupos: antipsicóticos de primeira geração (APG) ou clássicos e antipsicóticos de segunda geração (ASG).

Antipsicóticos de primeira geração

O primeiro antipsicótico foi descoberto ao acaso, na década de 1950, quando se observou que a clorpromazina, usada como anti-histamínico, proporcionava melhora dos sintomas delirantes e alucinatórios. As ações terapêuticas dos APGs devem-se ao bloqueio de receptores de dopamina do tipo 2 (D2) na via mesolímbica. A hiperatividade dopaminérgica nessa via é considerada a causadora de sintomas como delírios e alucinações, denominados "sintomas positivos" dos transtornos psicóticos. Entretanto, o bloqueio D2 pelos antipsicóticos não se restringe à via mesolímbica, se estendendo para três outras vias. O bloqueio dopaminérgico na via mesocortical, onde a dopamina já pode estar reduzida na esquizofrenia, pode acarretar ou piorar os "sintomas negativos", por exemplo, embotamento afetivo, alogia (pobreza do conteúdo do pensamento e da fala), apatia e anedonia (incapacidade de sentir prazer). Na via nigroestriatal, o bloqueio de D2 acarreta efeitos extrapiramidais (acatisia, discinesia, distonia e parkinsonismo). Na via tuberoinfundibular, o bloqueio dopaminérgico pode promover galactorreia e amenorreia decorrente do aumento plasmático de prolactina. Além do bloqueio de D2 nas vias dopaminérgicas, os APGs apresentam outras propriedades farmacológicas de relevância clínica, mas de intensidade variável entre os diversos medicamentos. Apresentam ação em receptores adrenérgicos alfa-1, podendo acarretar hipotensão ortostática, e em receptores histamínicos do tipo 1 e consequente ganho de peso e sonolência. O bloqueio de receptores colinérgicos muscarínicos promove efeitos indesejáveis como boca seca, visão turva e obstipação. Em geral, os APGs mais incisivos, como o haloperidol, provocam mais sintomas extrapiramidais, mas apresentam propriedade anticolinérgica fraca. Os APGs de baixa potência são menos propensos a efeitos extrapiramidais, mas tendem a provocar efeitos anticolinérgicos e cardiovasculares mais intensos. Em virtude da maior segurança cardiovascular, os APGs de alta potência são preferidos em relação aos de baixa potência no tratamento de pacientes na urgência/emergência psiquiátrica. Os APGs são apresentados na Tabela 145.1 de acordo com seu perfil de efeitos colaterais[1,5,6].

Antipsicóticos de segunda geração

Os ASGs distinguem-se dos APGs principalmente pela menor incidência de efeitos extrapiramidais, embora haja grande variação entre eles. Por exemplo, enquanto a risperidona tem maior potencial para provocar efeitos extrapiramidais, a clozapina e a quetiapina têm menor propensão. Não existe comprovação de que os ASGs tenham maior eficácia em sintomas negativos e cognitivos. Apenas a clozapina é reconhecidamente superior aos demais antipsicóticos em pacientes com esquizofrenia refratária. Foi descoberta em 1970 e é considerada o primeiro ASG. Devido ao risco da agranulocitose, foi lançada no mercado apenas no início dos anos 1990 para uso específico no tratamento da esquizofrenia refratária. Em termos farmacológicos, os ASGs são antagonistas de serotonina e dopamina[4,5].

Os APGs e ASGs disponíveis no Brasil em apresentações para administração por via oral são listados nas Tabelas 145.2 e 145.3, respectivamente[7,8]. As apresentações para uso intramuscular são listadas na Tabela 145.4[7,8].

Alguns antipsicóticos específicos não são indicados na urgência/emergência psiquiátrica. A clorpromazina e a tioridazina não devem ser utilizadas pelo risco de hipotensão grave e arritmias. Os antipsicóticos em formulações de depósito não proporcionam efeito de sedação imediata e tranquilização. Só devem ser utilizados, após a tranquilização, em pacientes com grande problema de adesão ao tratamento, preferencialmente aqueles que já fizeram uso com sucesso[6] (Tabela 145.5). O acetato de zuclopentixol, que tem ação terapêutica por cerca de três dias, não é recomendado para a tranquilização rápida de rotina devido ao seu lento início de ação, mas pode ser útil nos casos de agitação psicomotora por longo período, história de boa resposta ou de necessidade de administrações parenterais repetidas de outros antipsicóticos para controle da agitação[1].

Benzodiazepínicos

Os benzodiazepínicos (BZDs) são fármacos amplamente usados em todo o mundo devido às suas propriedades ansiolíticas, hipnóticas, miorrelaxantes e anticonvulsivantes. No ano de 1957, foi sintetizado o primeiro BZD, o clordiazepóxido. Desde então, foram desenvolvidos diversos outros fármacos com propriedades terapêuticas semelhantes variando entre si de acordo com seus aspectos farmacocinéticos[1].

Em psiquiatria, os BZDs são especialmente utilizados como ansiolíticos e hipnóticos. Como drogas ansiolíticas, são capazes de reduzir a ansiedade diurna, amenizar a excitação excessiva e geralmente tranquilizam ou acalmam o paciente. Como agentes hipnóticos, produzem sonolência e ajudam a conciliar e manter o sono. Além dessas propriedades, os BZDs também têm ação anestésica, relaxante muscular e anticonvulsivante, além de terem a capacidade de inibir respostas hormonais, como o aumento do hormônio adrenocorticotrófico (ACTH), do cortisol, do hormônio tireoestimulante (TSH) e da prolactina em reações ao estresse[5,6].

Na prática clínica, os fármacos dessa classe têm sido usados no tratamento de diversos transtornos psiquiátricos (por exemplo: transtornos de ansiedade, fobias, insônia, quadros de agitação psicomotora e agressividade, abstinência etílica). São também indicados em diversas outras condições médicas, tais como epilepsia, espasticidade, pré-operatório e sedação para pequenos procedimentos médicos.

Há consenso de que quase todas as ações dos BZDs são resultado da potencialização da inibição neuronal mediada pelo ácido gama-aminobutírico (GABA). Receptores GABA são proteínas ligadas à membrana, divididos em três subtipos, $GABA_A$, $GABA_B$ e $GABA_C$. Os receptores $GABA_A$ são compostos por cinco subunidades que formam o canal de cloreto, relacionados principalmente à excitabilidade neuronal, ansiedade clínica e sono. Receptores $GABA_B$ relacionam-se a memória, humor e analgesia. O papel dos receptores $GABA_C$ permanece incerto. De modo geral, os BZDs desempenham sua ação ao facilitar a neurotransmissão inibitória gabaérgica, pré e pós-sináptica, e por aumentar a afinidade do GABA por seus receptores, reduzindo o ritmo dos disparos neuronais e musculares. O flumazenil, um antagonista dos BZDs, interage com os receptores $GABA_A$ e é usado clinicamente para reverter rapidamente os efeitos da superdosagem de BZD[1,6].

Embora os BZDs compartilhem muitos efeitos de classe, as propriedades farmacocinéticas específicas de cada BZD têm significado clínico. Essas diferenças incluem a rapidez e a duração inicial de ação (velocidade de absorção e meia-vida de distribuição), a persistência da droga ativa e/ou de seus

Tabela 145.1. Perfil de efeitos colaterais dos antipsicóticos de primeira geração

Classe	Antipsicótico	Efeito sedativo	Efeito hipotensor	Efeito anticolinérgico	Efeito extrapiramidal
Fenotiazinas	Clorpromazina	Alto	Alto	Médio	Baixo
	Flufenazina	Médio	Baixo	Baixo	Alto
	Levomepromazina	Alto	Alto	Alto	Alto
	Tioridazina	Alto	Alto	Alto	Baixo
	Trifluoperazina	Médio	Baixo	Baixo	Alto
Butirofenonas	Haloperidol	Baixo	Baixo	Baixo	Alto
Difenilbutilpiperidina	Penfluridol	Baixo	Baixo	Baixo	Alto
	Pimozida	Baixo	Baixo	Baixo	Alto
Tioxanteno	Zuclopentixol	Médio	Baixo	Médio	Médio

metabólitos no corpo (meia-vida de eliminação) e as principais vias de degradação metabólica (conjugação *versus* oxidação). Também é possível que a estrutura molecular específica possa ter alguma influência na ação, como, por exemplo, o alprazolam com seu anel triazolo, que pode ser responsável por diferenças em seus efeitos clínicos[9]. As características farmacológicas clinicamente importantes dos BZDs mais utilizados na prática clínica estão resumidas na Tabela 145.6.

Farmacocineticamente, todos os BZDs são muito bem absorvidos por via oral, com biodisponibilidade variando entre 80% e 100%. O midazolam é uma exceção, com baixa biodisponibilidade oral (que resulta em redução de até 50% na dose que chega à corrente sanguínea), em virtude de seu metabolismo pela enzima 3A5 do citocromo P450, presente nas células do epitélio intestinal. Os BZDs alcançam níveis séricos máximos entre 30 minutos e até 6 a 8 horas. Esse grupo de medicamentos apresenta elevada lipossolubilidade, o que possibilita sua passagem para o cérebro. O volume de distribuição dos BZDs é grande. A concentração no líquido cebroespinhal é igual à concentração da droga livre no plasma. A velocidade de absorção, o alcance de concentrações máximas e o início de ação são rápidos para o diazepam e intermediários para o lorazepam e o alprazolam[1,10].

O uso de benzodiazepínicos pode ser oral, intramuscular, endovenoso ou retal. A maioria desses fármacos tem absorção intramuscular errática, podendo resultar também em irritação no local da aplicação. Apenas o lorazepam e o midazolam têm absorção rápida e confiável após administração intramuscular. Entretanto, no Brasil, a solução injetável do lorazepam não é disponível.

Tabela 145.2. Antipsicóticos de primeira geração disponíveis no Brasil em apresentações para administração por via oral

Antipsicótico	Nome comercial	Apresentações e forma farmacêutica	Laboratório
Clorpromazina (cloridrato)	Amplictil	Embalagem com 20 comprimidos revestidos de 25 e 100 mg Frasco com 20 mL de solução oral com 40 mg/mL	Sanofi-Aventis
	Clorpromax	Caixa com 100 comprimidos revestidos de 100 mg	União Química
	Longactil	Embalagens com 2 e 20 blísteres com 10 comprimidos de 25 e 40 mg Embalagens com 1 e 10 frascos de 20 mL com 40 mg/mL	Cristália
Flufenazina (dicloridrato)	Flufenan	Embalagens com 20 blísteres com 10 comprimidos revestidos de 5 mg	Cristália
Haloperidol	Haldol	Embalagens com 20 comprimidos de 1 e 5 mg Frasco com 30 mL de solução oral 2 mg/mL	Janssen-Cilag
	Funed Haloperidol	Caixa com 200 comprimidos de 5 mg	Funed
	Furp-Haloperidol	Caixa com 500 ou embalagem com 20 comprimidos de 5 mg	Furp
	Halo	Embalagens com 20 comprimidos de 1 e 5 mg Caixa com 10 frascos de 20 mL de solução oral 2 mg/mL	Cristália
	Haloperidol	Frasco com 30 mL de solução oral 2 mg/mL	Prati-Donaduzzi
	Haloperidol	Frasco com 20 mL de solução oral 2 mg/mL	União Química
	Uni Haloper	Caixas com 200 comprimidos de 1 e 5 mg Caixa com 50 ampolas de 1 mL com 5 mg Frasco com 20 mL de solução oral 2 mg/mL	União Química
Levomepromazina (cloridrato)	Neozine	Frasco com 20 mL de solução oral 40 mg/mL	Sanofi-Aventis
Levomepromazina (maleato)	Neozine	Embalagens com 20 comprimidos revestidos 25 e 100 mg	Sanofi-Aventis
	Levozine	Embalagens com 200 comprimidos de 25 e 100 mg Embalagem com 10 frascos com 20 mL + conta-gotas (40 mg/mL)	Cristália
	Meprozin	Caixa com 20 e 200 comprimidos de 25 e 100 mg Frasco com 20 mL com 40 mg/mL	UCI-Farma
Penfluridol	Semap	Caixa com 6 comprimidos de 20 mg	Janssen-Cilag
Periciazina	Neuleptil	Embalagem com 20 comprimidos revestidos de 10 mg Frasco com 20 mL de solução oral 1% (10 mg/mL) Frasco com 20 mL de solução oral 4% (40 mg/mL)	Sanofi-Aventis
Pimozida	Orap	Embalagens com 20 comprimidos de 1 e 4 mg	Janssen-Cilag
Tioridazina (cloridrato)	Melleril	Embalagens com 20 drágeas de 10, 25, 50 e 100 mg Embalagem com 20 comprimidos *retard* de 200 mg Embalagem com 50 mL de solução oral 30 mg/mL	Valeant
	Unitidazin	Caixas com 20 comprimidos revestidos de 25, 50 e 100 mg	União Química
Trifluoperazina (dicloridrato)	Stelazine	Embalagens com 20 comprimidos revestidos de 2 e 5 mg	GlaxoSmithKline
Zuclopentixol (dicloridrato)	Clopixol	Caixa com 20 comprimidos de 10 e 25 mg	Lundbeck

Fonte: Dicionário de Especialidades Farmacêuticas[7]; Anvisa[8].

Tabela 145.3. Antipsicóticos de segunda geração disponíveis no Brasil em apresentações para administração por via oral

Antipsicótico	Nome comercial	Apresentações e forma farmacêutica	Laboratório
Amissulprida	Socian	Cartuchos com 20 comprimidos de 50 e 200 mg	Sanofi-Aventis
Aripiprazol	Aristab	Embalagens com 10 comprimidos de 15 mg Embalagem com 30 comprimidos de 10, 15, 20 e 30 mg	Aché
	Confilify	Embalagens com 10 e 30 comprimidos de 10, 15, 20 e 30 mg	Sandoz
	Aripiprazol	Embalagens com 10 e 30 comprimidos de 10, 15, 20 e 30 mg	Unichem
	Aripiprazol	Embalagens com 10 comprimidos de 15, 20 e 30 mg	Biosintética
Asenapina (maleato)	Saphris	Embalagem com 20 e 60 comprimidos de 5 e 10 mg	Lundbeck
Clozapina	Leponex	Embalagem com 30 comprimidos de 25 e 100 mg	Novartis
	Clozapina	Embalagens com 20, 30 e 200 comprimidos de 25 mg Embalagens com 20, 30, 90 e 450 comprimidos de 100 mg	Cristália
	Lafepe Clozapina	Embalagens com 20, 30 e 200 comprimidos de 25 mg Embalagens com 20, 30, 90 e 450 comprimidos de 100 mg	Lafepe
	Pinazan	Embalagens com 30 e 200 comprimidos de 25 mg Embalagens com 30 e 450 comprimidos de 100 mg	Cristália
Paliperidona	Invega	Embalagens com 7, 14 e 28 comprimidos revestidos de liberação prolongada de 3, 6, 9 e 12 mg	Janssen-Cilag
Quetiapina (hemifumarato)	Seroquel	Embalagem com 14 comprimidos revestidos de 25 mg Embalagens com 14 e 28 comprimidos revestidos de 100 e 200 mg Embalagem com 28 comprimidos revestidos de 300 mg	Astrazeneca
	Seroquel XRO	Embalagens com 10 e 30 comprimidos revestidos de liberação prolongada de 50, 200 e 300 mg	Astrazeneca
	Hemifumarato de Quetiapina	Embalagens com 14 e 28 comprimidos de 25, 100 e 200 mg	Cristália
	Hemifumarato de Quetiapina	Embalagens com 14 e 28 comprimidos de 25, 100 e 200 mg	Medley
	Lafepe Quetiapina	Embalagens com 14, 28 e 200 comprimidos de 25, 10 e 200 mg	Lafepe
	Quetipin	Embalagens com 200 comprimidos revestidos de 25, 100 e 200 mg	Cristália
Quetiapina (fumarato)	Fumarato de Quetiapina	Embalagem com 15 comprimidos de 25 mg Embalagens com 30 comprimidos de 100 e 200 mg	Arrow
	Fumarato de Quetiapina	Embalagem com 15 comprimidos revestidos de 25 mg Embalagens com 30 comprimidos revestidos de 100 e 200 mg	Biosintética
	Fumarato de Quetiapina	Embalagem com 14 comprimidos revestidos de 25 mg Embalagens com 28 comprimidos revestidos de 100 e 200 mg	Sandoz
	Neotiapim	Embalagens com 14 e 30 comprimidos revestidos de 25 e 100 mg; embalagem com 30 comprimidos revestidos de 200 mg	Sandoz
	Queropax	Embalagens com 10, 14, 28, 30 e 60 comprimidos revestidos de 25, 100 e 200 mg	Sigma Pharma
	Quetros	Embalagens com 15 e 30 comprimidos revestidos de 25 e 100 mg Embalagens com 30 comprimidos revestidos de 200 mg	Aché
Olanzapina	Zyprexa	Caixa com 14 e 28 comprimidos revestidos de 2,5 e 5 mg Caixa com 7, 14 e 28 comprimidos revestidos de 10 mg	Eli Lilly
	Zyprexa Zydis	Caixa com 28 comprimidos orodispersíveis de 5 e 10 mg	Eli Lilly
	Expolid	Embalagens com 15 e 30 comprimidos revestidos de 2,5, 5 e 10 mg	Sanofi-Aventis
	Olanzapina	Embalagens com 30 comprimidos de 2,5, 5 e 10 mg	Medley
	Olanzapina	Embalagens com 10 e 30 comprimidos revestidos de 5 e 10 mg	Sandoz
	Opinox	Embalagens com 10, 15 e 30 comprimidos revestidos de 2,5, 5 e 10 mg	Medley
	Zopina	Embalagens com 10 ou 30 comprimidos revestidos de 5 ou 10 mg	Sandoz
	Zopix	Embalagens com 7, 14, 28, 56, 60 e 500 (hospitalar) comprimidos de 2,5, 5 e 10 mg	EMS Sigma Pharma
Risperidona	Risperdal	Embalagem com 10 comprimidos de 0,25 e 0,5 mg Embalagens com 20 comprimidos de 1 ou 2 e 3 mg Frasco com 30 mL de solução oral 1 mg/mL	Janssen-Cilag
	Esquidon	Embalagens com 30 comprimidos revestidos de 1, 2 e 3 mg	Merck

Continua

SEÇÃO XIV – PSIQUIATRIA

Continuação

Antipsicótico	Nome comercial	Apresentações e forma farmacêutica	Laboratório
	Respidon	Embalagens com 20 comprimidos revestidos de 1, 2 e 3 mg	Torrent
	Ripevil	Embalagens com 20 comprimidos de 1, 2 e 3 mg	GlaxoSmithkline
	Risleptic	Embalagens com 10, 20, 30 e 200 comprimidos de 1, 2 e 3 mg	Arrow
	Risperidon	Embalagens com 200 comprimidos de 1, 2 e 3 mg Embalagem com 10 frascos de 30 mL com 1 mg/mL	Cristália
	Risperidona	Embalagens com 20 comprimidos de 1, 2 e 3 mg	Biosintética
	Risperidona	Embalagens com 20 comprimidos de 1, 2 e 3 mg	Eurofarma
	Risperidona	Embalagens com 30 comprimidos de 1, 2 e 3 mg	Merck
	Risperidona	Embalagens com 10, 20, 30 e 60 comprimidos de 1, 2 e 3 mg	Ranbaxy
	Risperidona (genérico)	Embalagens com 20 comprimidos revestidos de 1, 2 e 3 mg	Sandoz
	Riss	Embalagens com 10, 20 e 30 comprimidos de 1 e 2 mg Embalagens com 20 e 30 comprimidos de 3 mg	Eurofarma
	Viverdal	Caixa com 6 comprimidos de 1 mg Caixas com 20 comprimidos de 2 e 3 mg	União Química
	Zargus	Embalagens com 20 comprimidos de 1, 2 e 3 mg	Biosintética
Sulpirida	Dogmatil	Embalagem com 20 comprimidos de 200 mg	Sanofi-Aventis
	Equilid	Embalagem com 20 comprimidos de 200 mg	Sanofi-Aventis
Ziprasidona (cloridrato)	Geodon	Embalagens com 14 e 30 cápsulas de 40 e 80 mg	Pfizer

Fontes: Dicionário de Especialidades Farmacêuticas[7]; Anvisa[8].

Tabela 145.4. Antipsicóticos de primeira e segunda geração disponíveis no Brasil em apresentações para uso intramuscular

Antipsicótico	Nome comercial	Apresentações e forma farmacêutica	Laboratório
Típicos			
Haloperidol	Haldol	Embalagem com 5 ampolas de 1 mL com 5 mg	Janssen-Cilag
	Halo	Caixa com 50 ampolas de 1 mL com 5 mg	Cristália
	Uni Haloper	Caixa com 50 ampolas de 1 mL com 5 mg	União Química
Zuclopentixol (acetato)	Clopixol Acuphase	Embalagem com 1 ampola de 1 mL com 50 mg/mL	Lundbeck
Atípicos			
Olanzapina	Zyprexa IM	Caixa com 1 frasco-ampola de 10 mg	Eli Lilly
Ziprasidona (mesilato)	Geodon IM	Frasco-ampola com 20 mg/mL + diluente	Pfizer

Fontes: Dicionário de Especialidades Farmacêuticas[7]; Anvisa[8].

Tabela 145.5. Antipsicóticos disponíveis no Brasil em apresentações para uso intramuscular – formulações de depósito

Antipsicótico	Nome comercial	Apresentações e forma farmacêutica	Laboratório
Primeira geração			
Flufenazina (enantato)	Flufenan Depot	Caixa com 50 ampolas de 1 mL com 25 mg	Cristália
Haloperidol (decanoato)	Haldol Decanoato	Embalagem com 5 ampolas de 1 mL com 50 mg	Janssen-Cilag
	Decan Haloper	Caixa com 3 ampolas de 1 mL com 50 mg	União Química
	Halo Decanoato	Caixas com 3 e 15 ampolas de 1 mL com 50 mg	Cristália
Pipotiazina (palmitato)	Piportil L4	Caixa com 3 ampolas de 1 mL ou caixa com 1 ampola de 4 mL	Sanofi-Aventis
Zuclopentixol (decanoato)	Clopixol Depot	Embalagem com 1 ampola de 1 mL com 200 mg/mL	Lundbeck
Segunda geração			
Paliperidona (palmitato)	Invega Sustenna	Suspensão injetável de liberação prolongada Embalagens com 1, 2 e 3 unidades de seringas preenchidas (0,25 mL com 25 mg/0,25 mL); (0,5 mL com 50 mg/0,5 mL); (0,75 mL com 75 mg/0,75 mL); (1,0 mL com 100 mg/1,0 mL) e (1,5 mL com 150 mg/1,5 mL)	Janssen-Cilag
Risperidona	Risperdal Consta	Frascos-ampolas com 25, 37,5 e 50 mg + seringa preenchida com diluente (2 mL)	Janssen-Cilag

Fontes: Dicionário de Especialidades Farmacêuticas[7]; Anvisa[8].

Tabela 145.6. Características farmacológicas e dose diária média de benzodiazepínicos

Ação	Fármaco	t½ (h)	Metabólitos ativos	Ação ansiolítica	Ação hipnótica	Potência	Dose diária média (mg) Adultos	Dose diária média (mg) Idosos
Curta	Midazolam	1-3	Sim	+	+++	NA	7,5-15	3,75-7,5
Intermediária	Alprazolam	12-20	Não	++	+	Alta	0,5-6,0	0,25-3,0
	Bromazepam	8-30	Sim	++	+	Alta	3-6	1,5-3,0
	Lorazepam	10-20	Não	+++	++	Alta	1-6	0,5-3,0
Longa	Clordiazepóxido	7-25	Sim	++	ND	Baixa	25-100	5-50
	Clonazepam	18-56	Sim	++	+	Alta	1-8	0,5-4,0
	Diazepam	20-90	Sim	+++	++	Média	5-30	2-15
	Flurazepam	40-114	Sim	+	+++	Média	15-30	7,5-15
	Nitrazepam	15-48	Não	+	+++	Alta	5-10	2,5-5

Atividade: (+) fraca, (++) moderada, (+++) forte. NA: não se aplica; ND: não disponível.

Os BZDs têm metabolização preferencial pelo fígado, sendo a maioria deles biotransformada por metabolismo de fase I (oxidação), dependente das enzimas do citocromo P450. Os BZDs como o lorazepam e o oxazepam são biotransformados por metabolismo de fase II (conjugação a glicuronídeos), inclusive em locais extra-hepáticos. Essa diferença de metabolização é clinicamente relevante, uma vez que pacientes com comprometimento da função hepática podem se beneficiar do uso de medicações de conjugação extra-hepática. O diazepam, o clordiazepóxido e o flurazepam são metabolizados tanto por fase I como por fase II[1,6,10].

Os BZDs disponíveis para comercialização no Brasil em apresentações para administração por via oral e intramuscular são listados nas Tabelas 145.7 e 145.8, respectivamente[7,8].

No contexto das urgências/emergências em psiquiatria, os BZDs são fármacos de escolha para sedação do paciente com agitação por causa desconhecida. Podem também ser empregados no manejo de pacientes que estão agitados por intoxicação ou abstinência por álcool ou outras substâncias psicoestimulantes, em estado de mania ou psicose aguda com hiperexcitabilidade e agressividade, e quadros de ansiedade grave. São também empregados no controle dos efeitos extrapiramidais graves secundários aos antipsicóticos, tais como distonias agudas.

De modo geral, diazepam, lorazepam e midazolam são os fármacos usados com maior frequência na urgência/emergência psiquiátrica. O diazepam possui rápido início de ação, mesmo por via oral, o que faz com que seja uma medicação bastante utilizada em emergências. Pode ser administrado também por via endovenosa. Deve-se evitar o uso intramuscular do diazepam em virtude de sua absorção errática por essa via[11].

O lorazepam é comumente utilizado devido a sua rapidez de início de ação, eficácia, meia-vida intermediária (10 a 20 horas) e metabolização simples. O lorazepam pode ser administrado por via oral ou parenteral, mas apenas sua formulação oral encontra-se comercialmente disponível no Brasil[10].

O midazolam é um sedativo eficaz e tem início de ação mais rápido do que o lorazepam. Entretanto, devido a sua meia-vida breve, age por curto período (90 e 150 minutos) e, assim, tende a ser utilizado em associação com outras drogas de meia-vida mais longa. Esse fármaco pode ser administrado por via intramuscular ou intravenosa. Seu uso pela via intramuscular reduz seu potencial de causar depressão respiratória, comparativamente à administração endovenosa[1,5].

Os BZDs podem causar depressão respiratória, sonolência excessiva, ataxia e, menos comumente, desinibição paradoxal. Devido ao efeito depressor do sistema nervoso central, é importante monitorar a função respiratória dos pacientes tratados com doses maiores de BZD. Esses fármacos devem ser evitados em pacientes intoxicados por outros depressores do sistema nervoso central como barbitúricos ou opioides. Também devem ser utilizados com muito cuidado no caso de excitação por intoxicação etílica. Essa classe de psicofármacos também deve ser evitada em pacientes com função respiratória prejudicada ou com suspeita de traumatismo cranioencefálico[3,5].

Os BZDs com menor meia-vida de eliminação são mais propensos a produzir sintomas agudos de abstinência após interrupção abrupta em pacientes que fazem uso prolongado. Quadros significativos de abstinência podem resultar em sintomas como aumento da temperatura corporal, elevação da pressão arterial, aumento da frequência respiratória e cardíaca, alteração do nível de consciência e desorientação, tremores, hiper-reflexia, alucinações e crises convulsivas[12].

De modo geral, os BZDs possuem margem de segurança relativamente ampla em casos de *overdose*, sendo considerados relativamente seguros em casos de ingesta de até 30 vezes a dosagem diária normal. Sintomas usuais em casos de superdosagem incluem sedação, sonolência, ataxia e fala pastosa. Pode haver depressão respiratória em caso de sua combinação com outros fármacos depressores do sistema nervoso central.

Antidepressivos

No contexto das urgências/emergências psiquiátricas, a prescrição de fármacos antidepressivos é muito limitada, tendo em vista o tempo de latência necessário para o início de ação (semanas). Situações emergenciais relacionadas a intoxicação e eventos adversos graves induzidos por antidepressivos requerem intervenção rápida com o objetivo de minimizar possíveis danos ao paciente. Em geral, essas situações devem ser conduzidas por especialistas em toxicologia ou clínicos gerais.

SEÇÃO XIV – PSIQUIATRIA

Tabela 145.7. Benzodiazepínicos disponíveis no Brasil em apresentações para administração por via oral

Benzodiazepínico	Nome comercial	Apresentações e forma farmacêutica	Laboratório
Alprazolam	Apraz	Embalagens com 20 ou 30 comprimidos de 0,25, 0,5, 1,0 ou 2,0 mg	Cosmed
	Alprazolam	Embalagens com 30 comprimidos de 0,5, 1,0 ou 2,0 mg	Aché
	Alprazolam	Embalagens com 20 ou 30 comprimidos de 0,25, 0,5, 1,0 ou 2,0 mg	Germed
	Alprazolam	Embalagens com 20 ou 30 comprimidos de 0,25, 0,5 ou 1,0 mg	Eurofarma
	Alprazolam	Embalagens com 20 comprimidos de 0,5 mg	Biosintética
	Alprazolam	Embalagens com 20 ou 30 comprimidos de 0,25, 0,5, 1,0 ou 2,0 mg	Legrand Pharma
	Alprazolam	Embalagens com 20 ou 30 comprimidos de 0,25, 0,5 ou 1,0 mg Embalagens com 30 comprimidos de 2,0 mg	Medley
	Alprazolam	Embalagens com 20 ou 30 comprimidos de 0,25, 0,5, 1,0 ou 2,0 mg	Nova Química
	Alprazolam	Cartuchos com 30 comprimidos de 0,25 mg, 0,5, 1,0 ou 2,0 mg	Nikkho
	Alprazolam	Embalagens com 30 comprimidos de 2,0 mg	EMS
	Alprazolam	Embalagens com 30 comprimidos de 0,25, 0,5, 1,0 ou 2,0 mg	Teuto
	Tranquinal	Embalagens com 20 ou 30 comprimidos de 0,25, 0,5 ou 1,0 ou 2 mg Embalagens com 15 ou 30 comprimidos sublinguais de 0,5 mg	Laboratórios Bagó S.A.
	Altrox	Embalagens com 20 comprimidos de 0,25, 0,5 ou 1,0 mg	Torrent
	Constante	Caixas com 20 ou 30 comprimidos de 0,25, 0,5 ou 1,0 mg	União Química
	Frontal	Caixas com 30 comprimidos de 0,25, 0,5, 1,0 ou 2,0 mg	Pfizer
	Frontal XR	Caixas com 30 comprimidos de liberação lenta de 0,5, 1,0 ou 2,0 mg	Pfizer
	Frontal SL	Caixas com 15 ou 30 comprimidos sublinguais de 0,5 mg	Pfizer
Bromazepam	Bromazepam	Caixas com 20 ou 30 comprimidos de 3,0 ou 6,0 mg	Medley
	Bromazepam	Embalagens com 20 ou 30 comprimidos de 3,0 ou 6,0 mg	Biosintética
	Bromazepam	Embalagens com 20 ou 30 comprimidos de 3,0 ou 6,0 mg	Sandoz
	Bromazepam	Embalagens com 20 ou 30 comprimidos de 3,0 ou 6,0 mg	Eurofarma
	Bromazepam	Embalagens com 20 ou 30 comprimidos de 3,0 ou 6,0 mg Frascos com 20 ml de solução oral com 2,5 mg/mL (gotas)	EMS
	Bromazepam	Embalagens com 20 ou 30 comprimidos de 3,0 ou 6,0 mg Frasco com 20 ml de solução oral com 2,5 mg/mL (gotas)	Germed
	Bromazepam	Embalagens com 20, 30 ou 200 comprimidos de 3,0 ou 6,0 mg	Arrow
	Bromazepam	Embalagens com 20 ou 30 comprimidos de 3,0 ou 6,0 mg	Merck
	Bromoxon	Caixas com 20 ou 500 comprimidos de 3,0 ou 6,0 mg	Sanval
	Fluxtar SR	Embalagens com 20 ou 30 cápsulas de ação prolongada de 3,0 ou 6,0 mg	Diffucap-Chemobras
	Lexfast	Caixas com 20 comprimidos de 3,0 ou 6,0 mg	Sigma Pharma
	Lexotan	Caixas com 20 ou 30 comprimidos de 3,0 ou 6,0 mg	Roche
	Somalium	Caixas com 20 ou 30 comprimidos de 3,0 ou 6,0 mg	Aché
	Uni Bromazepax	Caixas com 20 comprimidos de 3,0 ou 6,0 mg	União Química
Clobazam	Frisium	Embalagens com 20 comprimidos de 10,0 ou 20,0 mg	Sanofi-Aventis
	Urbanil	Embalagens com 20 comprimidos de 10,0 ou 20,0 mg	Sanofi-Aventis
Clonazepam	Clonazepam	Embalagens com 20 ou 30 comprimidos de 0,5 ou 2,0 mg	Ranbaxy
	Clonazepam	Frascos com 20 ml de solução oral com 2,5 mg/mL	União Química
	Clonazepam	Embalagens com 20, 30 ou 60 comprimidos de 0,5 ou 2,0 mg Frascos com 20 ml de solução oral 2,5 mg/mL	Medley
	Clonazepam	Embalagens com 20, 30, 40 ou 60 (hospitalar) comprimidos de 2,0 mg Frascos conta-gotas com 10 mL ou 20 mL de solução oral 2,5 mg/mL	Germed
	Clonazepam	Embalagens com 20 comprimidos de 2,0 mg	Eurofarma
	Clonazepam	Embalagens com 30 comprimidos de 2,0 mg Frascos com 20 mL de solução oral 2,5 mg/mL	EMS
	Clopam	Embalagens com 20 ou 30 comprimidos de 0,5 ou 2,0 mg	Cristália
	Clonotril	Embalagens com 20 comprimidos de 0,5 e 2,0 mg	Torrent
	Epileptil	Embalagens com 20 comprimidos de 0,5 e 2,0 mg Frascos com 20 mL de solução oral 2,5 mg/mL	Teuto

Continua

Benzodiazepínico	Nome comercial	Apresentações e forma farmacêutica	Laboratório
	Rivotril	Caixas com 20 ou 30 comprimidos de 0,5 ou 2,0 mg Caixas com 30 comprimidos sublinguais de 0,25 mg Frascos com 20 mL de solução oral 2,5 mg/mL	Roche
Clordiazepóxido	Psicosedin	Caixas com 20 comprimidos de 10,0 ou 25,0 mg	Farmasa
Cloxazolam	Cloxazolam	Embalagens com 20 ou 30 comprimidos de 1,0, 2,0 ou 4,0 mg	Eurofarma
	Cloxazolam	Embalagens com 30 comprimidos de 1,0, 2,0 ou 3,0 mg	Sandoz
	Cloxazolam	Embalagens com 20 comprimidos de 1,0, 2,0 ou 4,0 mg	Novartis
	Eutonis	Embalagens com 20 comprimidos de 1,0, 2,0 ou 4,0 mg	Eurofarma
	Olcadil	Embalagens com 20 ou 30 comprimidos de 1,0, 2,0 ou 4,0 mg	Novartis
Diazepam	Compaz	Embalagens com 20 blísteres de 10 comprimidos de 5,0 ou 10,0 mg	Cristália
	Diazefast	Caixas com 20 comprimidos de 5,0 ou 10,0 mg	Sigma Pharma
	Diazepam	Embalagens com 20 ou 30 comprimidos de 5,0 ou 10,0 mg	Germed
	Diazepam	Caixas com 20 comprimidos de 5,0 ou 10,0 mg	Ranbaxy
	Funed Diazepam	Caixa com 200 comprimidos de 10,0 mg	Funed
	Diazepam NQ	Caixas com 20 comprimidos revestidos de 5,0 ou 10,0 mg	Sigma Pharma
	Dienpax	Caixas com 20 comprimidos de 5,0 ou 10,0 mg	Sanofi-Aventis
	Kiatrium	Caixas com 20 ou 30 comprimidos de 5,0 ou 10,0 mg	Gross
	Uni Diazepax	Caixas com 20 ou 200 comprimidos de 5,0 ou 10,0 mg	União Química
	Valium	Caixas com 20 ou 30 comprimidos de 5,0 ou 10,0 mg	Roche
Estazolam	Noctal	Embalagens com 20 comprimidos de 2,0 mg	Abbott
Flurazepam	Dalmadorm	Caixas com 30 comprimidos de 30 mg	Valeant
Flunitrazepam	Rohydorm	Embalagens com 20 ou 30 comprimidos de 1,0 ou 2,0 mg	Sigma Pharma
	Rohypnol	Caixas com 20 ou 30 comprimidos revestidos de 1 mg	Roche
Lorazepam	Lorax	Caixas com 30 comprimidos de 1,0 ou 2,0 mg	Wyeth
	Lorazefast	Caixas com 20 comprimidos de 1,0 ou 2,0 mg	Sigma Pharma
	Lorazepam	Embalagens com 20 comprimidos de 1,0 ou 2,0 mg	Medley
	Lorazepam	Embalagens com 20 comprimidos de 1,0 ou 2,0 mg	Germed
	Maxpax	Caixas com 20 comprimidos de 2,0 mg	União Química
	Mesmerin	Caixas com 20 comprimidos de 1,0 ou 2,0 mg	Sigma Pharma
Midazolam	Dormire	Embalagens com 20 comprimidos de 15 mg Caixas com 12 frascos de 10 mL de solução oral 2 mg/mL + 12 dosadores	Cristália
	Dormium	Caixas com 20 ou 30 comprimidos de 15 mg	União Química
	Dormonid	Caixas com 10, 20 ou 30 comprimidos de 7,5 mg Caixas com 20 ou 30 comprimidos de 15 mg	Roche
	Maleato de midazolam	Embalagens com 20 ou 30 comprimidos de 15 mg	Eurofarma
	Maleato de midazolam	Embalagens com 30 comprimidos de 7,5 mg Embalagens com 20 ou 30 comprimidos de 15 mg	Medley
	Midadorm	Embalagem com 5 ampolas de 3 mL com 15 mg ou de 10 mL com 50 mg	Biochimico
	Midazolam	Caixas com 5 ampolas de 3 mL com 15 mg	União Química
Nitrazepam	Nitrazepam	Blísteres com 20 comprimidos de 5,0 mg	Germed
	Nitrapan	Caixas com 20 blísteres de 10 comprimidos de 5 mg	Cristália
	Sonebon	Embalagem com 20 comprimidos de 5 mg	Sigma Pharma

Fontes: Dicionário de Especialidades Farmacêuticas[7]; Anvisa[8]

Antidepressivos tricíclicos

Os antidepressivos tricíclicos (amitriptilina, clomipramina, desipramina, doxepina, imipramina, nortriptilina) são considerados antidepressivos de primeira geração e atuam inibindo a recaptação de serotonina e noradrenalina, mas apresentam efeitos em várias outras vias de neurotransmissão, o que está associado a maior incidência de efeitos adversos, em relação aos antidepressivos mais novos. Dentre os efeitos considerados clinicamente relevantes, destacam-se seus efeitos anticolinérgicos, a hipotensão ortostática e a toxicidade cardíaca[5,6].

As manifestações periféricas do efeito anticolinérgico incluem boca seca, taquicardia, visão borrada, retenção urinária e constipação, sendo o idoso particularmente suscetível a esses efeitos. Casos de retenção urinária grave e de *delirium* anticolinérgico exigem a suspensão do fármaco e pronta intervenção clínica.

A hipotensão ortostática causada por antidepressivos tricíclicos pode gerar tonturas e desmaios. Esse efeito é particularmente preocupante no idoso, devido ao risco de quedas. Em pacientes com depleção de sódio, dietética ou por diuréticos, a hipotensão pode ser exacerbada, devendo ser corrigida por dieta hipernatrêmica.

Em caso de intoxicação aguda por esses fármacos, podem ocorrer sintomas como sonolência, alucinações, hiper-reflexia, mioclonia, coreoatetose, rigidez muscular, convulsões, depressão respiratória e coma. A toxicidade cardiovascular, causada por bloqueio na recaptação de noradrenalina e bloqueio α-adrenérgico, é a principal causa de morte. A toxicidade cardíaca dos tricíclicos é também derivada do efeito tipo quinidina. Os efeitos cardiovasculares incluem taquicardia sinusal, hipotensão, arritmias e bloqueio cardíaco. Os pacientes podem apresentar depressão respiratória, pneumonia de aspiração e edema cerebral. Pacientes com eletrocardiograma normal podem desenvolver bloqueio atrioventricular, que se reverte com a interrupção da droga. Também podem ocorrer taquicardia sinusal, taquiarritmia supraventricular, fibrilação ventricular, prolongamento dos intervalos PR, QRS e QT, todos os graus de bloqueio cardíaco, bem como mudanças no segmento ST. Devem ser tomados cuidados com a possibilidade de toxicidade aditiva com o uso de antiarrítmicos[1,5,6].

Inibidores da monoaminoxidase (IMAOs)

Os IMAOs, como a fenelzina e a tranilcipromina, embora muito eficazes como antidepressivos, são fármacos associados a perfil relativamente extenso de efeitos colaterais. Dentre os eventos adversos graves relacionados aos IMAOs, destacam-se as crises hiperadrenérgicas e a hipotensão postural.

As crises hiperadrenérgicas podem ocorrer após interação com drogas simpaticomiméticas (por exemplo: descongestionantes nasais com vasoconstritores, alguns antidepressivos) ou com alimentos ricos em tiramina (por exemplo: alguns queijos, embutidos). A sintomatologia da crise hiperadrenérgica se inicia minutos ou horas após a interação e caracteriza-se por cefaleia intensa, palpitação, dor retro-orbitária, náusea, midríase, irritabilidade e hipertensão, que pode ser grave. Embora a crise hipertensiva seja o evento mais temido, a hipotensão postural é o efeito mais comum com o uso de IMAOs, podendo resultar em tonturas e desmaios[5,6,13].

Os IMAOs não devem ser usados em associação com hipoglicemiantes orais ou insulina, pois podem causar hipoglicemia. A interação com inibidores seletivos da recaptação de serotonina (ISRSs) pode causar síndrome serotoninérgica. Com a suspensão abrupta da droga, pode ocorrer síndrome de retirada, caracterizada por excitação, alterações do humor e sintomas somáticos[13].

Inibidores seletivos da recaptação de serotonina

Os ISRSs são atualmente os agentes antidepressivos mais frequentemente prescritos. Os ISRSs incluem os fármacos citalopram, escitalopram, fluoxetina, fluvoxamina, paroxetina, sertralina e vortioxetina. Metabolizados por enzimas do citocromo P450, os ISRSs podem inibir essas enzimas, causando alterações dos níveis de outras medicações como a teofilina ou varfarina. Efeitos adversos dos ISRSs podem incluir cefaleia, náusea, distúrbios do sono e ansiedade. A síndrome serotoninérgica, marcada por tremores e *delirium*, é também um risco, quando há interações com outros medicamentos serotoninérgicos, particularmente os IMAOs[14]. *Overdoses* de ISRSs raramente resultam em morte e usualmente causam sintomas menores, tais como náusea, vômito, taquicardia, tonteira e sonolência[15]. Convulsões, coma e morte são possíveis, porém são eventos muito raros.

Em idosos, o uso de ISRSs tem sido associado à síndrome de secreção inapropriada do hormônio antidiurético. Esses quadros cursam com aumento rápido de peso, letargia, fraqueza e *delirium*, e exigem a dosagem imediata de sódio sérico. A hiponatremia pode resultar em importantes efeitos neurológicos, e deve-se estar atento a sintomas de letargia, desorientação e cãibras[1].

Tabela 145.8. Benzodiazepínicos disponíveis no Brasil em apresentações para administração por via intramuscular

Benzodiazepínico	Nome comercial	Apresentações e forma farmacêutica	Laboratório
Clordiazepóxido	Psicosedin	Caixas com 25 frascos-ampola de solução injetável (intramuscular) com 100 mg + solvente	Farmasa
Diazepam	Compaz	Caixas com 50 ampolas de 2,0 mL com 10,0 mg	Cristália
	Diazepam	Embalagens com 1, 3 ou 5 ampolas de 2,0 mL com 10,0 mg	Germed
	Diazepam	Caixas com 10 ou 50 ampolas de 2,0 mL com 10,0 mg	União Química
	Diazepam NQ	Ampolas de 2,0 mL com 10,0 mg	Sigma Pharma
Midazolam	Dormire	Solução para uso intramuscular, intravenoso ou retal em caixas com 50 ampolas de 5 mL com 5 mg, 3 mL com 15 mg ou 10 mL com 50 mg	Cristália
	Dormium	Caixas com 5 ampolas de 3 ou 10 mL com 5 mg/mL Caixas com 5 ampolas de 5 mL com 1 mg/mL	União Química
	Dormonid	Solução injetável para uso em infusão intravenosa, injeção intravenosa, intramuscular e administração retal disponíveis em caixas com 5 ampolas de 15 mg/3 mL; caixas com 5 ampolas de 5 mg/5 mL; caixas com 5 ampolas de 50 mg/10 mL	Roche
	Midadorm	Embalagens com 5 ampolas de 3 mL com 15 mg ou de 10 mL com 50 mg	Biochimico
	Midazolam	Caixas com 5 ampolas de 3 mL com 15 mg	União Química

Fontes: Dicionário de Especialidades Farmacêuticas[7]; Anvisa[8].

Uma constelação de efeitos da descontinuação, por vezes referidos como "síndrome de descontinuação", tem sido descrita com a interrupção abrupta de ISRSs. Diversos sintomas podem ocorrer, normalmente dentro de poucos dias após a interrupção abrupta, e incluem queixas de tontura, náusea, fadiga, dores musculares, calafrios, ansiedade e irritabilidade. Embora esses sintomas não ofereçam maiores riscos e geralmente cessem dentro de uma a duas semanas, tendem a ser bastante desagradáveis e desconfortáveis e podem levar o paciente a procurar atendimento em serviços de urgência. O risco de síndrome de descontinuação é variável, conforme a meia-vida do fármaco, tendendo a cursar com sintomas leves após a interrupção abrupta da fluoxetina (meia-vida longa), mas podendo ser particularmente intensos com a paroxetina[16].

Outros antidepressivos

Vários fármacos antidepressivos foram lançados desde a década de 1990, tais como a bupropiona, venlafaxina, desvenlafaxina, duloxetina, mirtazapina e trazodona. Tal como os ISRSs, esses fármacos associam-se a maior tolerabilidade e segurança quando comparados aos tricíclicos. A trazodona pode causar quadros de hipotensão postural grave e, raramente, priapismo. A bupropiona pode causar convulsões, ataxia, mioclonias e distonias. Os efeitos adversos da venlafaxina, desvenlafaxina e duloxetina são semelhantes aos dos ISRSs, mas incluem, ainda, o risco de hipertensão arterial. A interrupção abrupta geralmente provoca sintomas de descontinuação, incluindo tonturas, sintomas do tipo gripais e ansiedade, que podem ser mais graves do que aqueles produzidos pela descontinuação de um ISRS. A mirtazapina pode acarretar sonolência excessiva e aumento do apetite.

Estabilizadores do humor

Tal como ocorre com os antidepressivos, os fármacos estabilizadores do humor (lítio e anticonvulsivantes) não têm lugar para o controle de sintomas comportamentais em caráter emergencial. Usualmente, apenas após a tranquilização imediata e a estabilização clínica do paciente, e a partir da melhor caracterização de seu quadro clínico e diagnóstico, é que se considera o início de estabilizadores do humor. No contexto das urgências/emergências psiquiátricas, esses psicofármacos têm maior interesse apenas em situações de intoxicação e eventos adversos graves.

Quadros graves associados à intoxicação pelo lítio envolvem efeitos neurológicos, cardiovasculares, renais, hidroeletrolíticos e hormonais. O paciente intoxicado por esse fármaco pode apresentar inicialmente sintomas como sonolência, diarreia intensa, náusea e vômitos, tremor, tontura e disartria. Quadros de toxicidade moderada cursam com irritabilidade neuromuscular, disartria, ataxia, tremor grosseiro, falta de coordenação, alterações visuais, confusão e níveis alterados de consciência. A toxicidade mais grave inclui marcada irritabilidade neuromuscular, com fasciculações e mioclonias, convulsões, alucinações, *delirium* e coma, e pode resultar em morte. Vários graus de bloqueio cardíaco têm sido associados ao uso do lítio, podendo resultar em arritmias ventriculares na intoxicação aguda[6,17].

O uso da carbamazepina relaciona-se raramente a efeitos adversos graves, tais como agranulocitose, anemia aplástica, insuficiência hepática, síndrome de Stevens-Johnson e pancreatite. Em relação ao ácido valproico, os efeitos colaterais mais graves, e raros, relacionam-se a quadros de hepatotoxicidade e pancreatite hemorrágica. A lamotrigina está associada com o desenvolvimento de doenças cutâneas potencialmente fatais, como necrólise epidérmica tóxica e síndrome de Stevens-Johnson. Esses eventos adversos têm maior probabilidade de acontecer se a dose inicial da lamotrigina for muito alta, se a dose for aumentada muito rapidamente ou se a administração ocorrer simultaneamente ao uso de ácido valproico[18]. De modo geral, quadros de *overdose* pelo lítio e anticonvulsivantes podem resultar em instabilidade clínica sistêmica, com alteração dos níveis de consciência, efeitos neurológicos e cardiovasculares.

Conclusão

A abordagem psicofarmacoterápica de urgências/emergências psiquiátricas é complexa em virtude da necessidade de atuação rápida, da dificuldade de obtenção do diagnóstico subjacente, da menor cooperação do paciente e da necessidade de proteção do próprio paciente e da equipe. Entretanto, a abordagem bem conduzida de sintomas-alvo específicos é eficaz, com redução da sintomatologia, alívio do sofrimento e possibilidade de aprofundamento da avaliação psiquiátrica e clínica. O emprego de psicofármacos deve ser realizado sempre no melhor interesse do paciente. Deve-se ter em vista a necessidade do tratamento da patologia subjacente com o encaminhamento para atendimento especializado após o controle da crise.

Referências bibliográficas

1. Hara C, Murad MGR, Rocha FL. Aspectos gerais da psicofarmacoterapia nas urgências e emergências psiquiátricas. In: Tallo FS, Lopes RD, Lopes AC, Rocha FL, Coelho OFL, Hara C, editores. Atendimento às urgências e emergências psiquiátricas no pronto-socorro: uma abordagem para o clínico. Emergências Clínicas Brasileiras. São Paulo: Atheneu; 2014. p. 15-30.
2. Glick RL, Berlin JS, Fishkind AB, Zeller SL. Emergency psychiatry: principles and practice. 1st ed. Philadelphia: Lippincott Williams & Wilkins; 2008.
3. Riba MB, Ravindranath D. Clinical manual of emergency psychiatry. 1st ed. Arlington, VA: American Psychiatric Publishing, Inc.; 2010.
4. Wilson MP, Pepper D, Currier GW, Holloman GH Jr, Feifel D. The psychopharmacology of agitation: consensus statement of the American Association for Emergency Psychiatry Project Beta Psychopharmacology Workgroup. West J Emerg Med. 2012;13(1):26-34.
5. Schatzberg AF, Nemeroff CB. Textbook of Psychopharmacology. 4th ed. Arlington, VA: American Psychiatric Publishing, Inc; 2009.
6. Stahl SM. Essential psychopharmacology: neuroscientific basis and practical applications. 4th ed. New York: Cambridge University Press; 2013.
7. Dicionário de Especialidades Farmacêuticas. 44ª ed São Paulo: EPUC; 2016.
8. Agência Nacional de Vigilância Sanitária (Anvisa). Preços Máximos de Medicamentos por Princípio Ativo – CMED; 2016. p. 773.
9. Charney DS, Minic SJ, Harris RA. Hypnotics and sedatives. In: Hardman JG, Limbird LE, editors. Goodman and Gilman's:

The pharmacological basis of therapeutics. 10th ed. New York: McGraw-Hill; 2001. p. 399.
10. Chouinard G, Lefko-Singh K, Teboul E. Metabolism of anxiolytics and hypnotics: benzodiazepines, buspirone, zoplicone, and zolpidem. Cell Mol Neurobiol. 1999;19(4):533-52.
11. Mantovani C, Migon MN, Alheira FV, Del-Ben CM. Manejo de paciente agitado ou agressivo. Rev Bras Psiquiatr. 2010;32:S96-S103.
12. Marriott S, Tyrer P. Benzodiazepine dependence. Avoidance and withdrawal. Drug Saf. 1993;9(2):93-103.
13. Kennedy SH, McKenna KF, Baker GB. Monamino oxidase inhibitors. In: Sadock BJ, Sadock V, editors. Kaplan & Sadock's Comprehensive Textbook of Psychiatry. 7th ed. Philadelphia: Lippincott Williams & Wilkins; 2000. p. 2397.
14. Boyer EW, Shannon M. The serotonin syndrome. N Engl J Med. 2005;352(11):1112-20.
15. Barbey JT, Roose SP. SSRI safety in overdose. J Clin Psychiatry. 1998;59 Suppl 15:42-8.
16. Warner CH, Bobo W, Warner C, Reid S, Rachal J. Antidepressant discontinuation syndrome. Am Fam Physician. 2006;74(3):449-56.
17. Timmer RT, Sands JM. Lithium intoxication. J Am Soc Nephrol. 1999;10(3):666-74.
18. LaRoche SM, Helmers SL. The new antiepileptic drugs: scientific review. JAMA. 2004;291(5):605-14.

146
ANSIEDADE E TRANSTORNO DE PÂNICO

Cíntia Fuzikawa

Introdução

A ansiedade pode ser definida como uma sensação desagradável, difusa, de tensão expectante ou apreensão, que pode ser acompanhada por manifestações físicas como: taquicardia, sudorese, tremor e dispneia, que refletem aumento da atividade autonômica simpática. É um estado afetivo normal e tem função adaptativa quando opera como sinal de alerta para um perigo, mobilizando o indivíduo para que tome medidas para lidar com a situação. Por outro lado, a ansiedade é considerada patológica quando há uma ou mais das seguintes características: ocorre sem motivo aparente, tem duração e/ou intensidade excessiva, é incontrolável, causa grande sofrimento ou prejuízo na vida do indivíduo[1,2].

O quadro ansioso que poderia levar um indivíduo a buscar atendimento na emergência seria a crise de ansiedade aguda. Dependendo das características da crise, pode ou não se configurar um ataque de pânico (Tabela 146.1)[3]. Diante das manifestações alarmantes da crise, na qual sintomas somáticos, como taquicardia e dispneia são proeminentes e muitas vezes associados à sensação de que algo muito grave, ruim e desconfortável está acontecendo, é compreensível que o indivíduo procure o serviço de emergência.

Uma crise de ansiedade pode ocorrer em diversas condições médicas ou transtornos mentais, sendo o transtorno de pânico (TP) apenas uma das possibilidades. Esse transtorno se caracteriza por ataques de pânico recorrentes, alguns sem desencadeante (inesperados), levando o indivíduo a alterar sua rotina ou desenvolver preocupação em relação ao significado dos ataques ou quanto à possibilidade de sua recorrência, na ausência de evidência de que o quadro seja secundário a outro transtorno mental ou condição médica. A Tabela 146.2 apresenta os critérios diagnósticos de TP da 5ª edição do Manual Diagnóstico e Estatístico de Transtornos Mentais da Associação Psiquiátrica Americana (DSM-5)[3]. Não houve mudanças significativas em relação à edição anterior.

O reconhecimento e a abordagem adequados da crise de ansiedade no serviço de emergência poderão propiciar, além

Tabela 146.1. Definição de ataque de pânico, segundo o DSM-5

Surto abrupto de medo intenso ou desconforto intenso que alcança um pico em minutos e durante o qual ocorrem quatro (ou mais) dos seguintes sintomas:
Nota: o surto abrupto pode ocorrer a partir de um estado calmo ou de um estado ansioso.
1. Palpitações, coração acelerado, taquicardia
2. Sudorese
3. Tremores ou abalos
4. Sensações de falta de ar ou sufocamento
5. Sensações de asfixia
6. Dor ou desconforto torácico
7. Náusea ou desconforto abdominal
8. Sensação de tontura, instabilidade, vertigem ou desmaio
9. Calafrios ou ondas de calor
10. Parestesias (anestesia ou sensações de formigamento)
11. Desrealização (sensações de irrealidade) ou despersonalização (sensação de estar distanciado de si mesmo)
12. Medo de perder o controle ou "enlouquecer"
13. Medo de morrer

Tabela 146.2. Critérios diagnósticos para transtorno de pânico, segundo o DSM-5

A. Ataques de pânico recorrentes e inesperados.
B. Pelo menos um dos ataques foi seguido de um mês (ou mais) de uma ou de ambas as seguintes características:
   1. Apreensão ou preocupação persistente acerca de ataques de pânico adicionais ou sobre suas consequências (por exemplo, perder o controle, ter um ataque cardíaco, "enlouquecer");
   2. Uma mudança desadaptativa significativa no comportamento relacionada aos ataques (por exemplo, comportamentos que têm por finalidade evitar ter ataques de pânico, como a esquiva de exercícios ou situações desconhecidas).
C. A perturbação não é consequência dos efeitos psicológicos de uma substância (por exemplo, droga de abuso, medicamento) ou de outra condição médica (por exemplo, hipertireoidismo, doenças cardiopulmonares).
D. A perturbação não é mais bem explicada por outro transtorno mental (por exemplo, os ataques de pânico não ocorrem apenas em resposta a situações sociais temidas, como no transtorno de ansiedade social; em resposta a objetos ou situações fóbicas circunscritas, como na fobia específica; em resposta a obsessões, como no transtorno obsessivo-compulsivo; em resposta à evocação de eventos traumáticos, como no transtorno de estresse pós-traumático; ou em resposta à separação de figuras de apego, como no transtorno de ansiedade de separação.

do alívio do sofrimento do paciente e seus familiares naquele momento, a redução da morbidade e da utilização aumentada de serviços de saúde associadas à cronificação desses quadros.

Epidemiologia

Em um estudo nacional de base populacional que avaliou indivíduos com 18 ou mais anos, nos EUA, 28% dos participantes já haviam apresentado pelo menos um ataque de pânico durante a vida e 11%, nos últimos 12 meses[4]. A prevalência de TP ao longo da vida foi de 4,7% nesse estudo e de 3,5% e 2,9% em outros dois estudos de base populacional, realizados nos EUA e na região metropolitana de São Paulo, respectivamente[5,6]. Quanto à prevalência nos últimos 12 meses, os valores foram de 2,8% e 2,3% nos dois estudos americanos e de 1,8% em uma revisão de estudos europeus[7]. O início do TP foi mais comum na segunda e terceira décadas de vida[4,7]. Em todos os estudos citados, o transtorno foi mais comum em mulheres (cerca de duas a três vezes).

A presença de comorbidades psiquiátricas, principalmente transtorno de humor, outros transtornos de ansiedade e transtornos de uso de substâncias, é praticamente a regra no TP. Os portadores de TP têm a qualidade de vida afetada e maior morbidade social (desemprego, dependência financeira, abuso ou dependência de álcool), o que também pode ocorrer em indivíduos que têm ataques de pânico, mas que não preenchem critérios para TP[4,8].

Um estudo de base populacional realizado nos EUA mostrou que indivíduos com TP ou ataques de pânico têm risco aumentado de ideação suicida e de tentativas de suicídio, e esses achados não foram explicados pela coexistência de depressão maior ou abuso de álcool ou drogas. Tentativas de suicídio haviam sido realizadas por 20% dos indivíduos com TP e 12% dos indivíduos com ataques de pânico[9]. Fleet et al.[10] estudaram indivíduos com dor torácica que buscaram atendimento de emergência. Entre os pacientes que apresentavam TP, 25% haviam tido ideias de autoextermínio na semana que antecedeu o atendimento de emergência versus 5% dos indivíduos sem TP. Essa diferença se manteve estatisticamente significante mesmo controlando para existência de depressão maior.

Em um estudo de indivíduos da comunidade que apresentaram pelo menos um ataque de pânico inesperado, verificou-se que 40% não buscaram atendimento, mas, entre os que buscaram, a emergência foi o local mais procurado para o atendimento inicial[11].

Pacientes com TP têm utilização elevada de serviços de saúde, consultando-se na emergência, cardiologia e medicina de família com maior frequência do que os portadores de outros transtornos de ansiedade[12]. Em uma revisão, Katon et al.[13] verificaram que ter TP estava associado a maior chance de apresentar sintomas somatoformes múltiplos e que os pacientes que mais utilizavam os serviços da atenção primária tinham prevalência elevada de TP atual (12%) ou ao longo da vida (30%).

A utilização elevada de serviços de saúde pode ser motivada pela preocupação desencadeada pelo intenso desconforto dos sintomas somáticos, que faz com que muitos pacientes acreditem ter algum problema sério de saúde e continuem a buscar alívio. A isso se associa a dificuldade de realizar o diagnóstico de TP, cujos sintomas podem ser semelhantes aos de outros quadros clínicos[14]. Um dos resultados é o aumento de gastos de saúde com esses pacientes. Uma estimativa do impacto econômico dos transtornos de ansiedade na década de 1990, nos EUA, foi de que anualmente, entre custos relacionados a tratamentos não psiquiátricos, psiquiátricos, perda de produtividade, mortalidade e medicamentos, foram gastos por ano cerca de 43 bilhões de dólares, sendo os transtornos de pânico e de estresse pós-traumático os que resultavam nas maiores utilizações de serviços de saúde[15].

Quanto ao atendimento na emergência, Zane et al.[16] encontraram alta probabilidade de TP em cerca de 12% dos pacientes atendidos na emergência. Essa alta probabilidade estava associada a mais de quatro atendimentos na emergência nos 12 meses anteriores.

Fisiopatologia

O modelo de diátese-estresse é usado para explicar o desencadeamento e a manutenção do TP: haveria a interação complexa entre fatores que influiriam na vulnerabilidade para desenvolver o transtorno, com fatores ambientais.

Fatores genéticos

Em uma revisão de estudos, que avaliaram a prevalência de TP em parentes de primeiro grau de indivíduos com TP e parentes de indivíduos sem TP, Hettema et al.[17] estimaram o odds ratio em 5,0. Analisando esses estudos conjuntamente com estudos de gêmeos, eles estimaram a herdabilidade do TP em 0,48.

Têm sido estudados genes associados a subtipos fenotípicos de TP, genes que possivelmente estão associados à fisiopatologia da ansiedade, assim como aqueles envolvidos nos sistemas de neurotransmissores associados ao medo e à ansiedade, como a noradrenalina e serotonina. No entanto, os resultados têm sido inconsistentes[18].

Outros fatores de risco

O neuroticismo é um traço de personalidade relacionado à instabilidade do humor e tendência a experimentar e reagir com emoções negativas como tristeza, ansiedade, preocupação e culpa. Alto escore em escalas que avaliam esse traço é um fator de risco para o desenvolvimento do TP[19]. Outro fator de risco é a alta sensibilidade à ansiedade, ou seja, a tendência a interpretar sensações físicas de maneira catastrófica e a temer os sintomas de ansiedade. Vivenciar ataque(s) de pânico também pode contribuir para aumentar essa sensibilidade[20].

Eventos adversos na infância, como abuso físico e sexual, perdas e separações estão associados ao desenvolvimento de TP na idade adulta; e adultos relatam maior número de eventos estressores, principalmente interpessoais (luto, separação, perda) e relacionados à saúde nos 12 meses anteriores ao aparecimento do TP[21,22].

Processos neurobiológicos

Diversos circuitos neurais estão envolvidos na avaliação e/ou resposta disfuncional de ansiedade no TP. A amígdala teria papel central ao fazer a mediação entre estímulos externos (tálamo e córtex sensorial) e sua interpretação (memória, experiência armazenada – hipocampo e córtex frontal) e as áreas que efetuam as respostas de ansiedade (Figura 146.1). Esses circuitos relacionados ao medo seriam excessivamente sensíveis em indivíduos com TP. Medicações, como os inibidores seletivos de recaptação de serotonina, reduziriam a atividade de amígdala e interfeririam em sua capacidade de estimular o hipotálamo e o tronco cerebral. Por outro lado, a terapia cognitivo-comportamental possivelmente agiria fortalecendo a capacidade de o córtex frontal inibir a amígdala[18,23].

Dresler et al.[24] fizeram uma revisão dos estudos de neuroimagem estruturais, funcionais e metabólicos no TP. Foram encontradas alterações estruturais principalmente em estruturas límbicas e corticais, entre elas redução do volume da amígdala, que pode indicar alteração na neurotransmissão, por exemplo, hiperexcitabilidade, e aumento do volume da ínsula e do tronco cerebral, que pode indicar desregulação autonômica. Também foram encontradas evidências de alterações da transmissão gabaérgica, nas áreas frontotemporais, e serotoninérgica, principalmente no núcleo da rafe. Os achados de neuroimagem funcional são heterogêneos, em parte devido a diferenças metodológicas. Os achados mais consistentes foram de alterações na amígdala durante ataques de pânico espontâneos e no hipocampo e região para-hipocampal em repouso.

A manutenção do pânico

O "medo do medo", ou seja, o receio de ter um novo ataque de pânico e a hipervigilância em relação a estímulos que possam indicar o desencadear de uma nova crise, é um fator que ajuda a manter o pânico. Dois processos podem estar envolvidos: o condicionamento interoceptivo e a avaliação catastrófica de sensações físicas. No primeiro, haveria o medo condicionado de sinais internos que ficaram associados aos sintomas iniciais de um ataque de pânico, por exemplo, aumento da frequência cardíaca. Quando há a percepção desse tipo da alteração (mesmo de forma não consciente), há o desencadeamento de resposta rápida de ansiedade ou pânico, porque esses sinais internos ficaram associados ao pânico de forma condicionada. O segundo fator também pode agir de forma não consciente, embora muitas vezes seja consciente. O indivíduo interpreta sensações físicas como sendo evidência de que algo catastrófico esteja acontecendo, o que aumenta a resposta de ansiedade[18].

O receio de sofrer um novo ataque de pânico pode gerar comportamentos de evitação: o indivíduo passa a evitar situações semelhantes àquelas nas quais ocorreram ataques anteriores e pode desenvolver agorafobia. A agorafobia é o medo (que leva à evitação) de locais e situações nos quais o indivíduo considera que seria difícil obter ajuda ou sair caso viesse a apresentar um ataque de pânico. Comumente são evitados aglomerações, locais fechados (meios de transporte, cinemas, *shopping centers*) e locais abertos (estacionamentos, pontes). Em casos mais acentuados, o indivíduo se sente inseguro em sair de casa caso não esteja acompanhado. A evitação contribui para a manutenção do receio (reforço negativo) e é causa importante de sofrimento e limitação na vida do indivíduo.

Quadro clínico

A ansiedade que motiva a busca por atendimento em um serviço de emergência é aguda e intensa, podendo chegar a um ataque de pânico. O ataque de pânico é caracterizado pelo início súbito de temor ou desconforto intenso, acompanhado de sintomas físicos, que atinge o pico em até 10 minutos, havendo, em seguida, a redução gradativa dos sintomas (Tabela 146.1)[3]. A duração total costuma ser de 20 a 30 minutos, raramente ultrapassando 1 hora, embora sensação subjetiva de apreensão e fadiga possa ocorrer durante algumas horas após o ataque ou possa haver mais de um ataque de pânico num dia, o que faz com que o paciente possa inicialmente informar que está assim "o dia todo"[25]. Devido à duração limitada, o paciente pode estar assintomático ou com sintomas leves no momento do atendimento. Além de sintomas da Tabela 146.1, o paciente pode apresentar boca seca, estar inquieto e ter dificuldade de se concentrar no que lhe é dito. A ansiedade pode gerar pressão para falar, gagueira e fala em tom baixo. Por outro lado, o paciente pode se queixar de um ou dois sintomas, em geral os mais intensos ou que considerou mais preocupantes, e só informar os demais quando perguntado especificamente. Portanto, ele pode se apresentar com queixa de dor torácica ou dispneia ou taquicardia, isoladamente – inclusive porque um subgrupo de pacientes não descreve medo ou ansiedade[26].

Se o paciente ainda estiver muito ansioso, isso pode dificultar o contato, pois ele estará voltado para seu desconforto, tendo dificuldade de se concentrar em outras coisas, processar o que lhe está sendo dito, tomar decisões e raciocinar de modo ponderado. Isso pode fazer com que pareça pouco cooperativo ou razoável[27].

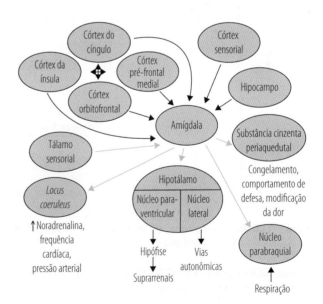

Figura 146.1. Circuitos neurais envolvidos no pânico. Adaptada de: Roy-Byrne et al.[18].

Diagnóstico diferencial

A Figura 146.2 mostra um fluxograma do diagnóstico diferencial.

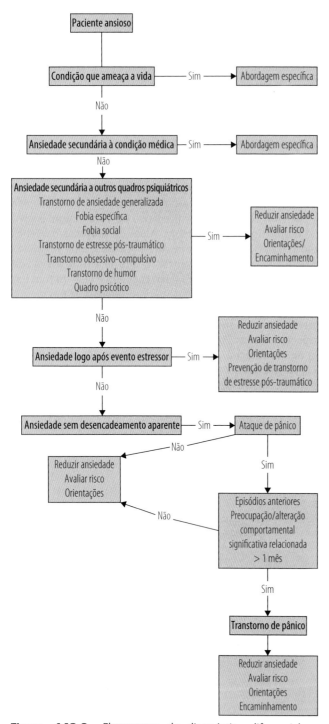

Figura 146.2. Fluxograma do diagnóstico diferencial na abordagem do paciente ansioso.

exame físico, incluindo exame neurológico, investigam-se etiologias ligadas a outras condições clínicas, a abuso, intoxicação ou síndrome de abstinência de álcool, medicamentos ou outras substâncias (Tabela 146.3)[2,28,29]. Embora a descrição da avaliação desses quadros extrapole a abrangência deste capítulo, alguns dados alertam para a maior probabilidade de um quadro não primariamente psiquiátrico: indivíduo que nunca apresentou sintomas semelhantes e com idade acima de 45 anos, apresentação atípica, episódio em que ocorreu perda de consciência (e não somente medo de que isso acontecesse), história de resposta pobre a tratamentos para transtornos

Tabela 146.3. Transtornos associados a síndromes de ansiedade

Psiquiátricos	Neurológicos
Transtorno de pânico	Neurossífilis
Transtorno de ansiedade generalizada	Insuficiência cerebrovascular
Fobia específica	Encefalopatias (infecciosas, metabólicas
Fobia social	e tóxicas)
Transtorno obsessivo-compulsivo	Tremor essencial
Transtorno de estresse pós-traumático	Doença de Huntington
Depressão ansiosa	Massas intracranianas
Quadros psicóticos	Enxaqueca
Transtornos de personalidade	Esclerose múltipla
Delirium	Síndrome pós-concussional
Cardiovasculares	Esclerose posterolateral
Angina pectoris	Polineurite
Arritmias	Quadros convulsivos (especialmente
Insuficiência cardíaca congestiva	epilepsia do lobo temporal)
Hipertensão	Vasculite
Hiperventilação	Vertigem
Hipovolemia	Doença de Wilson
Infarto do miocárdio	Demência
Choque	Respiratórios
Síncope	Asma
Doença valvar	Doença pulmonar obstrutiva crônica
Endocrinológicos	Pneumonia
Síndrome de Cushing	Pneumotórax
Hiperpotassemia	Edema pulmonar
Hipertermia	Embolia pulmonar
Hipertireoidismo	Relacionados a drogas
Hipocalcemia	Abuso de estimulantes, *cannabis* ou
Hipoglicemia	alucinógenos
Hiponatremia	Abstinência de álcool ou sedativos
Hipoparatireoidismo	Acatisia (secundária a medicações
Hipotireoidismo	antipsicóticas ou inibidores de
Menopausa	recaptação de serotonina)
Dieta	Anticolinérgicos, anfetaminas,
Cafeinismo	digitálicos, albuterol, teofilina,
Glutamato monossódico	medicações para disfunção erétil, anti-
Alimentos contendo tiramina em	histamínicos, estrógeno
indivíduos em uso de inibidores da	Neoplásicos
monoaminoxidase	Tumor carcinoide
Deficiência vitamínica	Insulinoma
Suplementos alimentares	Feocromocitoma
Hematológicos	Infecciosos/inflamatórios
Porfiria aguda intermitente	Anafilaxia
Anemias	Lúpus eritematoso sistêmico
Gastrointestinais	Infecção aguda ou crônica
Dispepsia	
Refluxo gastroesofágico	
Síndrome do intestino irritável	
Insuficiência hepática	

Adaptado de: Milner *et al.*[28]; Ravindranath e Abelson[2]; Kang e Harrison[29].

Avaliar condições clínicas que representem ameaça iminente à vida

Primeiro, deve-se avaliar a possibilidade de quadro clínico que represente ameaça iminente à vida, como infarto agudo do miocárdio.

Avaliar outras condições clínicas

Caso não haja quadro que represente risco à vida, e considerando os dados da história do paciente e as alterações ao ansiosos, flutuação do nível de consciência, alucinações e instabilidade autonômica (Tabela 146.4)[2,29-31]. Pollard e Lewis[31] relatam que no ataque de pânico é mais comum haver relato de sensação transitória de instabilidade, "cabeça leve", mas raramente vertigem propriamente. Relato de medo de perda de controle, história familiar ou pessoal de transtornos ansiosos e agorafobia falam a favor de TP. No ataque de pânico, pode haver taquicardia sinusal leve (e não outras arritmias) e elevação da pressão arterial sistólica. Os ataques de pânico são mais frequentes em época de maior estresse (por exemplo, alguma mudança marcante na vida), seja antes ou depois (por exemplo, um ano antes, seis meses depois)[31].

Tabela 146.4. Sintomas encontrados frequentemente em ataque de pânico e sintomas típicos de outras condições clínicas

Sintomas de ataque de pânico	Sintomas de outras condições clínicas
Taquicardia, palpitações Dor torácica "atípica"	Dor torácica com sensação de esmagamento Dor pleurítica
Tremores	Tremor associado a febre
Sudorese	Diaforese (sudorese intensa, profusa)
Dispneia	Estridor
Sensação subjetiva de fraqueza em MMSS e MMII	Fraqueza muscular objetiva Falta de coordenação motora evidente
Ondas de frio e calor	Febre, eritema ou *rash* generalizado
Boca seca Sensação de sufocamento	Incapacidade de deglutir
Sensação de "cabeça leve", "tonteira"	Vertigem propriamente dita, síncope
Despersonalização, desrealização	Desorientação quanto ao tempo, espaço ou pessoa
Náusea, desconforto abdominal	Vômito em jato ou recorrente
Medo de perder o controle	Comportamento bizarro (não relacionado ao medo provocado pelo ataque de pânico)

Adaptado de: Pollard e Lewis[31].

Dor torácica

Há evidência de que a prevalência de TP em pacientes que buscam a emergência devido a dor torácica é elevada e subdiagnosticada. Em um estudo, 25% dos pacientes atendidos na emergência devido a dor torácica tinham TP. Desses, 57% tinham mais de um transtorno mental. Embora 44% dos pacientes com dor torácica tivessem história de doença coronariana, na emergência 80% apresentavam dor atípica ou não anginosa. Dos pacientes com TP, 75% foram liberados com o diagnóstico de "dor não cardíaca" e em 98% o diagnóstico de TP não foi feito. Outro dado relevante é que 25% dos pacientes com TP relatavam ideação suicida na semana anterior, nível estatisticamente significativo em relação aos que não tinham TP, mesmo depois de controlar para depressão[10].

Assim como mostrado pelos resultados do estudo acima, é importante lembrar que pacientes com doença coronariana também podem apresentar TP. Em estudo de base populacional, indivíduos com doença cardíaca apresentaram prevalência de TP em 12 meses significativamente superior à de indivíduos sem doença cardíaca (6,0% e 3,4%, respectivamente) e indivíduos com doença cardíaca e TP tiveram número significativamente maior de consultas na emergência do que aqueles com doença cardíaca, mas sem TP[32]. TP com estresse grave está associado a aumento de risco de doença coronariana e de morte súbita. Além disso, durante o ataque de pânico, pode haver aumento de frequência cardíaca, de pressão arterial e de resistência dos vasos coronarianos menores, o que pode provocar ou piorar a dor isquêmica[33].

Beitman *et al.*[34], avaliando pacientes com dor torácica e sem evidência de doença coronariana, verificaram que um terço era portador de TP. Posteriormente, indivíduos de um subgrupo com essas características foram chamados de portadores de "transtorno de pânico sem medo", pois preenchiam critérios para TP, mas descreviam os ataques como períodos de intenso "desconforto", sem medo e, no último ataque "pior", não relatavam ter sentido medo de morrer ou de perder o controle ou de "enlouquecer". A possibilidade de esses pacientes não serem diagnosticados como portadores de TP pode ser ainda maior[26].

Os resultados de metanálise de estudos de prevalência de TP entre pessoas que buscam tratamento para dor torácica na emergência ou no ambulatório indicaram que cinco variáveis estão correlacionadas a índices mais elevados de TP: ausência de doença coronariana, dor torácica atípica, sexo feminino, idade mais jovem e altos níveis autorrelatados de ansiedade[35]. Além disso, no ataque de pânico, é raro haver dor torácica esmagadora, intensa, como se tórax estivesse sendo comprimido, sendo mais comum o relato de palpitações e dor menos bem definida[31]. Bass e Mayou[36] relataram que três perguntas podem ajudar a diferenciar a dor torácica da doença coronariana e a dor de origem não cardíaca (Tabela 146.5).

Tabela 146.5. Perguntas para diferenciar pacientes com dor torácica de origem não cardíaca de pacientes com dor torácica por doença coronariana

Pergunta	Resposta	
	Típica	Atípica
Se você sobe um morro em 10 ocasiões distintas, em quantas você sente a dor?	10/10	< 10/10
De 10 vezes seguidas em que você sente dor, quantas ocorrem em repouso?	< 2/10	≥ 2/10
Em geral, quantos minutos a dor dura?	< 5	≥ 5

Quando as respostas às três perguntas são "atípicas", a chance de doença coronariana é de apenas 2% para pacientes com idade < 55 anos e de 12% naqueles com idade ≥ 55 anos.

Adaptada de: Bass e Mayou[36].

Avaliar transtornos mentais

Afastadas etiologias clínicas, o diagnóstico diferencial passa a ser feito entre quadros primariamente psiquiátricos. Podem ser divididos em três grupos: quadros secundários a outros transtornos mentais, quadros desencadeados logo após um evento estressor e o TP.

Crises de ansiedade podem ser secundárias a outros transtornos mentais (Tabelas 146.3 e 146.6). Para realizar o diagnóstico, devem se levar em consideração as circunstâncias em que ocorreu a crise de ansiedade, a história de crises de ansiedade e de transtornos mentais e a presença de outras alterações psicopatológicas (por exemplo, alterações de humor, delírios).

Uma situação que merece atenção, por sua frequência em serviço de emergência e por suas possíveis consequências, é o atendimento a pacientes que acabaram de sofrer um evento estressor importante, como um acidente ou uma agressão ou que testemunharam ou tiveram pessoas próximas nessa situação. Eventos dessa natureza podem desencadear crises de ansiedade e, posteriormente, quadros de transtorno de estresse pós-traumático.

Quanto ao TP, o diagnóstico é feito quando o paciente tem história de ataques de pânico repetidos e inesperados (ou seja, sem desencadeante aparente), e, durante no mínimo um mês após pelo menos um dos ataques, houve preocupação persistente acerca de ter outros ataques e/ou preocupação acerca das implicações ou consequências do ataque (por exemplo, ter um ataque cardíaco, enlouquecer) e/ou uma alteração comportamental significativa relacionada aos ataques (Tabela 146.6)[3]. Esses ataques de pânico repetidos não são secundários a outro transtorno mental ou condição clínica. O não reconhecimento e a abordagem incompleta desses casos pode ser um dos fatores que contribui para a elevada utilização de serviços de saúde dos portadores de TP, incluindo visitas repetidas aos serviços de emergência, e para a manutenção ou o agravamento desses quadros.

Tabela 146.6. Associação de ataques de pânico e outros transtornos mentais

Transtorno mental	Exemplo de situação desencadeante do ataque de pânico
Depressão maior	Presença de sintomas de angústia
Transtorno obsessivo-compulsivo	O indivíduo não pode realizar o ritual compulsivo que aliviaria a ansiedade causada pela obsessão
Fobia específica	Antecipação ou encontro com o objeto ou situação fobogênica
Fobia social	Exposição social
Transtorno de estresse pós-traumático	Situação que lembre o evento traumático
Uso de substâncias	Intoxicação aguda, abstinência
Esquizofrenia	Sintomas psicóticos de caráter persecutório

Avaliação inicial na sala de emergência

A prioridade inicial é determinar se existe algum quadro que represente risco iminente à vida. Mesmo que o paciente tenha história de transtorno psiquiátrico, devem se avaliar primeiro outras condições médicas, antes de atribuir o quadro ao transtorno mental, inclusive porque há pacientes que apresentam condição médica e transtorno mental. Se o paciente ainda estiver muito sintomático ou se a crise de ansiedade se manifestar com sintomas de desrealização, despersonalização e pré-síncope importantes, pode ser difícil obter informações precisas, sendo importantes os dados fornecidos por acompanhantes. A Tabela 146.7 apresenta um resumo de abordagem sugerida[25].

Tabela 146.7. Abordagem sugerida na emergência para paciente ansioso

Avaliar estabilidade clínica
Anamnese
Sintomas
Condições clínicas
Medicações/uso de substâncias ou suspensão recente
Contexto do início da crise (estressor, esforço físico)
Revisão de sistemas: cardiopulmonar, endócrino, neurológico
Exame físico com ênfase no estado neurológico e cardiopulmonar
Manter contato verbal com o paciente durante exame, dar *feedback*
Evitar afirmativas tranquilizadoras prematuras
Solicitar exames complementares, se indicados
Orientar quanto à respiração e ao relaxamento
Reduzir frequência respiratória – orientação direta ou usando contagem
Relaxamento muscular ("soltar" os ombros, relaxar o abdome)
Respirar em saco de papel (na ausência de alteração de saturação de O_2)
Medicação, se a ansiedade persistir
Reforçar a resolução da crise de ansiedade ao paciente
Informar ao paciente o resultado dos exames físico e complementares
Psicoeducação
Medicação e encaminhamento, se indicados

Adaptado de: Merritt[25].

As perguntas abaixo são úteis na avaliação[37]:

1. Quais os sintomas do paciente?

Obter uma descrição detalhada do episódio que motivou a busca por atendimento: sintomas físicos e subjetivos, cronologia dos sintomas, duração e sua relação temporal com as perguntas 3 e 4 (ver abaixo). No relato espontâneo, o paciente pode se ater a um ou dois sintomas que lhe causaram maior incômodo, podendo ser necessário perguntar especificamente sobre outros[25]. Investigar se houve algum desencadeante ou se o episódio "surgiu do nada". Mesmo que o paciente diga que está "com pânico", entrou "em pânico" ou teve "um ataque de pânico", a descrição do quadro deve ser obtida, porque nem sempre o que o paciente chama de "pânico" corresponde à definição médica. Também observar como o paciente se apresenta no momento do exame: quais os sintomas ainda presentes, a intensidade deles, outros sintomas físicos e psíquicos comumente não atribuíveis ao quadro de ansiedade como os descritos na Tabela 146.4. Deve-se indagar sobre episódios anteriores: frequência, duração, sintomas, desencadeantes, tratamentos.

2. O paciente é portador de doenças clínicas?

Perguntar sobre doenças clínicas, principalmente as que estão associadas a eventos cardiovasculares, respiratórios e neurológicos e também sobre doenças agudas ou eventos recentes (traumatismos, eventos estressores).

3. O paciente utiliza algum medicamento?

Perguntar quais são, as dosagens e a regularidade do uso, se recentemente algum medicamento foi iniciado ou retirado ou se houve alteração de dose, assim como sobre compostos ou medicamentos que o paciente costuma utilizar, mesmo sem prescrição médica.

4. Há história de uso de álcool ou outras substâncias?

Perguntar sobre o padrão de uso, incluindo aumento ou redução recente da quantidade utilizada. Além de álcool e substâncias ilícitas, perguntar sobre cafeína.

5. Há história de transtorno mental?

Episódios agudos de ansiedade podem estar associados não só a condições clínicas, mas também a transtornos mentais (Tabela 146.6). Portanto, é importante avaliar o contexto em que a crise de ansiedade ocorreu, o humor do paciente, alterações psicopatológicas associadas. Como o TP e ataques de pânico estão associados a ideação suicida e tentativas de suicídio, deve-se avaliar a presença de ideação suicida[9,10].

6. Quais são os sinais vitais?

É imprescindível avaliar a estabilidade clínica do paciente, mesmo que a impressão inicial possa ser de que se trate de um quadro primariamente psíquico.

Conduta inicial na sala de emergência

A conduta vai ser determinada pelo diagnóstico. Os exames complementares devem ser solicitados de acordo com as hipóteses diagnósticas mais prováveis e, em geral, objetivam afastar a possibilidade de quadros que possam levar a morte ou morbidade imediatas. Recomenda-se fazer um eletrocardiograma no caso de dor torácica ou outros sintomas cardiovasculares, principalmente se o paciente tiver mais de 40 anos[25]. De maneira geral, pode-se dizer que a conduta na emergência visa determinar e pelo menos fazer a abordagem inicial do quadro de base, seja ele clínico ou um transtorno mental, além de aliviar os sintomas imediatos.

Afastados quadros de risco iminente à vida ou mesmo enquanto se aguarda o resultado de exames complementares, deve-se buscar a redução da ansiedade. O paciente deve ser colocado em ambiente o menos tumultuado possível. Evitar afirmativas prematuras de que não se trata de quadro grave, mesmo que a impressão inicial seja de que se trate de um ataque de pânico primário, pois o paciente pode sentir que suas queixas não foram avaliadas adequadamente e que seus sintomas não estão sendo levados a sério. Por outro lado, a mobilização de recursos excessivos, sem que haja indicação, pode exacerbar desnecessariamente a ansiedade do paciente. Uma atitude respeitosa e empática usando um tom de voz tranquilo, mas firme, e o próprio ato de ser examinado podem contribuir para acalmar o paciente.

Caso não haja evidência de um quadro de risco iminente, podem se fornecer informações ao paciente, num tom neutro, durante o exame: "Sua pressão está normal... ok, os pulmões estão limpos". Embora possa parecer óbvio, o fato de dar atenção ao relato do episódio pode ajudar a tranquilizar o paciente, inclusive por dar a ele a oportunidade de organizar e verbalizar sua experiência. Como as crises de ansiedade têm, em geral, duração limitada, frequentemente antes da avaliação o paciente estará melhor. Se, mesmo após a avaliação descrita acima, ele estiver consideravelmente ansioso, outras abordagens podem ser usadas[25].

Embora alguns autores preconizem a utilização de ansiolíticos como primeiro recurso, outros recomendam usar inicialmente recursos não farmacológicos, reservando os medicamentos para casos de ansiedade intensa, que não diminui usando abordagens não farmacológicas. Além do fato de que a utilização de ansiolíticos não é isenta de riscos, há outras vantagens em se usar primeiro abordagens não farmacológicas. O objetivo do atendimento do paciente ansioso na emergência não é somente que momentaneamente ele se tranquilize, mas que as crises de ansiedade não se repitam, e que comportamentos evitativos não ocorram, cronificando o quadro e aumentando a morbidade. Se o paciente aprende que há maneiras que pode usar por conta própria para se acalmar, a sensação de falta de controle (que exacerba a ansiedade) diminui e ele tem a oportunidade de compreender a relação entre suas percepções físicas e a intensificação da ansiedade. Isso pode contribuir para que ele não limite suas atividades, diminuindo a chance de cronificação dos sintomas. Evita-se também que o paciente passe a considerar que o medicamento seja a única maneira de obter alívio dos sintomas.

Outras abordagens não farmacológicas

Pode-se orientar o paciente a ficar em uma posição confortável e prestar atenção na própria respiração. Em seguida, que ele procure respirar mais lenta e profundamente. Se o paciente colocar as duas mãos, com as palmas para baixo, logo abaixo do umbigo, ele pode perceber o movimento abdominal que acompanha a respiração. Deve-se ter o cuidado de ajudar o paciente caso ele comece a hiperventilar. Nesse caso, pode-se orientar o paciente a contar devagar de 1 até 3 na inspiração e de 1 até 5 ou 6 na expiração, por exemplo. O médico pode contar em voz alta, para auxiliar o paciente inicialmente, e pode usar metáforas como "imagine que há um balão na sua barriga e que, quando você inspira, o balão se enche lentamente de ar e, quando você expira, ele se esvazia lentamente". Se o paciente apresentar dificuldade, pode se orientá-lo a focar somente na expiração, expirando pela boca com os lábios semicerrados. Deve-se evitar a expressão "respire normalmente", porque isso pode transmitir a mensagem de que a respiração dele está anormal.

Se as orientações acima não funcionarem, pode-se usar um saco de papel (não de plástico): o paciente inspira e expira naturalmente, de 6 a 12 vezes dentro do saco de papel. Isso deve aumentar a PCO_2 e reduzir a frequência respiratória. Então novamente se tenta a respiração abdominal descrita anteriormente[25]. Essa última abordagem não deve ser usada em pacientes que não apresentem índices normais de saturação de O_2, pelo risco de causar hipoxemia[38].

Abordagens farmacológicas

No caso de paciente com quadro ansioso moderado a grave, sustentado, e que não apresenta melhora com as abordagens acima descritas, é indicado o uso de medicação. Os agentes mais usados são os benzodiazepínicos. Em geral, cada serviço de emergência tem determinados benzodiazepínicos disponíveis ou o profissional tem aqueles com os quais tem mais experiência. A dose depende da intensidade do quadro. Deve se levar em consideração o estado respiratório do paciente e lembrar que os benzodiazepínicos podem induzir ansiedade paradoxal em alguns pacientes. Pode-se usar diazepam 5 a 10 mg, via oral, ou lorazepam 1 a 2 mg, via oral[30]. Se for necessário administrar benzodiazepínicos a pacientes polimedicados, com insuficiência hepática ou idosos, deve-se dar preferência ao lorazepam, devido à sua metabolização, e avaliar a necessidade de usar doses menores.

Há evidências de que o uso de benzodiazepínicos logo após eventos traumáticos pode aumentar o risco de desenvolvimento de transtorno de estresse pós-traumático. Uma opção nessa situação é usar outros medicamentos sedativos como hidroxizina 25 a 50 mg, via oral[25].

Monitorização e conduta subsequente

No atendimento de emergência, indivíduos que sofreram um ataque de pânico sem desencadeante aparente ou que são diagnosticados com TP frequentemente são atendidos, tranquilizados quanto à ausência de situação de risco iminente, informados de que os exames físicos e complementares não apresentam alterações e liberados. Mas isso pode não ser suficiente para evitar a cronificação do quadro, principalmente se o episódio não for único. O paciente pode continuar buscando uma doença "orgânica" que explique os sintomas, aumentando a utilização de serviços de saúde, inclusive consultas repetidas na emergência ou pode entender que, se não há alteração nos exames, de fato ele está ficando "doido". Outra complicação é o desenvolvimento de sintomas evitativos, podendo chegar à agorafobia, o que contribui para manter o quadro e aumentar a morbidade. Por isso, orientação e encaminhamento adequados podem ser fundamentais para uma boa evolução, auxiliando o paciente a lidar com seu quadro, reduzindo a possibilidade de cronificação e os gastos com serviços de saúde e aumentando a chance de que dê continuidade ao tratamento[31,39,40].

É necessário informar que o paciente apresentou um ataque de pânico ou crise de ansiedade, descrever os sintomas apresentados e dizer que são "reais"; explicar que se trata de um "alarme falso" do sistema de proteção do organismo, que alerta para ameaças; procurar reduzir temores que tendem a contribuir para aumentar ou manter a ansiedade. Por exemplo, esclarecer a diferença entre as sensações físicas (do momento) e os temores (antecipação catastrófica) – diferença entre estar hiperventilando e estar "sem ar", entre ter sensação de fraqueza e a ideia "vou desmaiar"; explicar que as sensações físicas na crise são perturbadoras, mas que não representam ameaça à vida nem risco de "enlouquecimento"[31].

Deve-se evitar dizer que é um problema "psicológico" ou que é uma manifestação de "estresse", principalmente se não houve desencadeante aparente, pois isso pode não corroborar a experiência do paciente, fazendo com que se sinta mal compreendido e podendo aumentar a chance de que continue buscando uma causa "orgânica". Mesmo que não seja possível firmar um diagnóstico, deve-se dizer que existe a possibilidade de que o paciente tenha um transtorno de ansiedade. Pode-se dizer que esses transtornos estão ligados a fatores genéticos, são comuns e acometem pessoas de todo tipo. Abordar, inclusive com familiares, possíveis preconceitos em relação a transtornos mentais[31].

Deve se reforçar a existência de tratamentos psicoterápicos e farmacológicos eficazes para o quadro, informar que quanto antes for avaliada a indicação desses tratamentos para o paciente, melhor. Fazer o encaminhamento para o serviço ou profissional que estiver apto a reavaliar o paciente (por exemplo, profissional de saúde mental, atenção primária), estimulando o paciente a buscar tratamento o mais breve possível. Além disso, pode ser útil alertar que, embora o ataque de pânico em si não represente risco à vida, o TP pode ter grande efeito negativo sobre a vida do paciente, enfatizando a importância do tratamento.

Pode-se também orientar o paciente a, caso apresente sintomas semelhantes, usar técnicas de respiração e evitar interpretações catastróficas, procurando focar no presente e no que está acontecendo naquele momento ("estou sentindo meu coração bater" em vez de "estou tendo um infarto")[2,25].

Também se deve orientar o paciente a procurar manter sua rotina normal, sem evitar as circunstâncias em que ocorreu o ataque. De fato, um estudo randomizado pequeno mostrou que orientar o paciente a se expor à situação em que ocorreu o ataque de pânico pode contribuir para melhor evolução. Os pacientes que realizaram a exposição apresentaram menos sintomas depressivos, menor número de ataques subsequentes e menos agorafobia[39].

Na maioria dos casos, não será necessário prescrever medicação ao liberar o paciente na emergência. Caso se opte por fazê-lo, no caso de benzodiazepínicos, o uso deve ser feito por no máximo três dias (não devem ser usados após evento traumático). A prescrição de antidepressivo só deve ser feita se houver garantia da continuidade do tratamento com outro profissional, pois pode haver efeitos colaterais, inclusive aumento dos sintomas ansiosos inicialmente. Além disso, o tratamento dos transtornos de ansiedade tem duração prolongada, e os efeitos terapêuticos da medicação podem levar semanas para se tornarem evidentes. Portanto, se o paciente não der continuidade ao tratamento, além de não estar realizando o tratamento de maneira efetiva, ele pode desenvolver a crença de que o medicamento "não funciona". Optando-se por prescrever antidepressivo, no tratamento inicial, na maioria dos casos, utiliza-se um inibidor seletivo de recaptação de serotonina. A dose pode ser baixa, por exemplo, metade da dose usada para o tratamento da depressão, para reduzir a chance de exacerbação dos sintomas ansiosos no início do tratamento[25].

No caso de pacientes que desenvolveram quadro ansioso logo após evento estressor, além, é claro, da estabilização clínica, controle da dor, o restabelecimento de sensação de segurança, suporte e previsibilidade é fundamental. Deve-se explicar que sintomas como os apresentados são normais, dentro do contexto (reação normal a uma situação anormal), reforçar a importância do suporte social e de o paciente procurar manter uma rotina de alimentação e sono, e que tratamento deve ser buscado caso não seja observada melhora progressiva[41]. Benzodiazepínicos e *debriefing* psicológico (estimular o paciente a ventilar as emoções ligadas ao evento, relembrando e contando o que ocorreu, e normalizar a reação emocional ao evento) não devem ser usados, pois podem aumentar o risco de desenvolvimento de transtorno de estresse pós-traumático[37,42].

Referências bibliográficas

1. Cheniaux E. Manual de psicopatologia. 4ª ed. Rio de Janeiro: Guanabara Koogan; 2011. p. 172.
2. Ravindranath D, Abelson J. The anxious patient. In: Riba MB, Ravindranath D, editors. Clinical manual of emergency psychiatry.

Washington DC: American Psychiatric Association; 2010. p. 141-63.
3. American Psychiatric Association. DSM-5: manual diagnóstico e estatístico de transtornos mentais. 5ª ed. Porto Alegre: Artmed; 2014.
4. Kessler RC, Chiu WT, Jin R, Ruscio AM, Shear K, Walters EE. The epidemiology of panic attacks, panic disorder, and agoraphobia in the National Comorbidity Survey Replication. Arch Gen Psychiatry. 2006;63:415-24.
5. Kessler RC, McGonagle KA, Zhao S, Nelson CB, Hughes M, Eshleman S, et al. Lifetime and 12-month prevalence of the DSM-III-R psychiatric disorders in the United States. Arch Gen Psychiatry. 1994;51:8-19.
6. Viana MC, Andrade LH. Lifetime prevalence, age and gender distribution and age-of-onset of psychiatric disorders in the São Paulo metropolitan area, Brazil: results from the São Paulo Megacity Mental Health Survey. Rev Bras Psiquiatr. 2012;34:249-60.
7. Goodwin RD, Faravelli C, Rosi S, Cosci F, Truglia E, de Graaf R, et al. The epidemiology of panic disorder and agoraphobia in Europe. Eur Neuropsychopharmacol. 2005;15:435-43.
8. Lépine JP. The epidemiology of anxiety disorders: prevalence and societal costs. J Clin Psychiatry. 2002;63(Suppl 14):4-8.
9. Weissman MM, Klerman GL, Markowitz JS, Ouelette R. Suicidal ideation and suicide attempts in panic disorder and attacks. N Engl J Med. 1989;321:1209-14.
10. Fleet RP, Dupuis G, Marchand A, Burelle D, Arsenault A, Beitman BD. Panic disorder in emergency department chest pain patients: prevalence, comorbidity, suicidal ideation, and physician recognition. Am J Med. 1996;101:371-80.
11. Katerndahl DA, Realini JP. Where do panic attack sufferers seek care? J Fam Pract. 1995;40:237-43.
12. Deacon B, Lickel J, Abramowitz JS. Medical utilization across the anxiety disorders. J Anxiety Disord. 2008;22:344-50.
13. Katon WJ, von Korff M, Lin E. Panic disorder: relationship to high medical utilization. Am J Med. 1992;92(Suppl 1A):7S-11S.
14. Lynch P, Galbraith KM. Panic in the emergency room. Can J Psychiatry. 2003;48:361-6.
15. Greenberg PE, Sisitsky T, Kessler RC, Finkelstein SN, Berndt ER, Davidson JR, et al. The economic burden of anxiety disorders in the 1990s. J Clin Psychiatry. 1999;60:427-35.
16. Zane RD, McAfee AT, Sherburne S, Billeter G, Barsky A. Panic disorder and emergency services utilization. Acad Emerg Med. 2003;10:1065-9.
17. Hettema JM, Neale MC, Kendler KS. A review and meta-analysis of the genetic epidemiology of anxiety disorders. Am J Psychiatry. 2001;158:1568-78.
18. Roy-Byrne PP, Craske MG, Stein MB. Panic disorder. Lancet. 2006;368:1023-32.
19. Hettema JM, Neale MC, Myers JM, Prescott CA, Kendler KS. A population-based twin study of the relationship between neuroticism and internalizing disorders. Am J Psychiatry. 2006;163:857-64.
20. Schmidt NB, Lerew DR, Jackson RJ. The role of anxiety sensitivity in the pathogenesis of panic: prospective evaluation of spontaneous panic attacks during acute stress. J Abnorm Psychol. 1997;106:355-64.
21. Kessler RC, Davis CG, Kendler KS. Childhood adversity and adult psychiatric disorder in the US National Comorbidity Survey. Psychol Med. 1997;27:1101-19.
22. Klauke B, Deckert J, Reif A, Pauli P, Domschke K. Life events in panic disorder – an update on "candidate stressors". Depress Anxiety. 2010;27:716-30.
23. Gorman JM, Kent JM, Sullivan GM, Coplan JD. Neuroanatomical hypothesis of panic disorder, revised. Am J Psychiatry. 2000;157:493-505.
24. Dresler T, Guhn A, Tupak SV, Ehlis AC, Herrmann MJ, Fallgatter AJ, et al. Revise the revised? New dimensions of the neuroanatomical hypothesis of panic disorder. J Neural Transm (Vienna). 2013;120:3-29.
25. Merritt TC. Recognition and acute management of patients with panic attacks in the emergency department. Emerg Med Clin North Am. 2000;18:289-300.
26. Beitman BD, Mukerji V, Russell JL, Grafing M. Panic disorder in cardiology patients: a review of the Missouri panic/cardiology project. J Psychiatr Res. 1993;27(Suppl 1):35-46.
27. Gilbert SB. Psychiatric crash cart: treatment strategies for the emergency department. Adv Emerg Nurs J. 2009;31:298-308.
28. Milner KK, Florence T, Glick RL. Mood and anxiety syndromes in emergency psychiatry. Psychiatr Clin North Am. 1999;22:755-77.
29. Kang CS, Harrison BP. Anxiety and panic disorders. In: Adams JG, editor. Emergency medicine: clinical essentials. 2nd ed. Philadelphia: Elsevier Saunders; 2013. p. 1466-7.
30. Lagomasino I, Daly R, Stoudemire A. Medical assessment of patients presenting with psychiatric symptoms in the emergency setting. Psychiatr Clin North Am. 1999;22:819-50.
31. Pollard CA, Lewis LM. Managing panic attacks in emergency patients. J Emerg Med. 1989;7:547-52.
32. Korczak DJ, Goldstein BI, Levitt AJ. Panic disorder, cardiac diagnosis and emergency department utilization in an epidemiologic community sample. Gen Hosp Psychiatry. 2007;29:335-9.
33. Lenfant C. Chest pain of cardiac and noncardiac origin. Metabolism. 2010;59(Suppl 1):S41-6.
34. Beitman BD, Mukerji V, Lamberti JW, Schmid L, DeRosear L, Kushner M, et al. Panic disorder in patients with chest pain and angiographically normal coronary arteries. Am J Cardiol. 1989;63:1399-403.
35. Huffman JC, Pollack MH. Predicting panic disorder among patients with chest pain: an analysis of the literature. Psychosomatics. 2003;44:222-36.
36. Bass C, Mayou R. Chest pain. BMJ. 2002;325:588-91.
37. Ahmad S, Zarriello R, Anxiety. In: Bernstein CA, Ladds BJ, Maloney AS, Weiner ED, editors. On call: psychiatry. Philadelphia: W.B. Saunders; 1997. p. 59-66.
38. Callaham M. Panic disorders, hyperventilation, and the dreaded brown paper bag. Ann Emerg Med. 1997;30:838.
39. Swinson RP, Soulios C, Cox BJ, Kuch K. Brief treatment of emergency room patients with panic attacks. Am J Psychiatry. 1992;149:944-6.
40. Buccelletti F, Ojetti V, Merra G, Carroccia A, Marsiliani D, Mangiola F, et al. Recurrent use of the emergency department in patients with anxiety disorder. Eur Rev Med Pharmacol Sci. 2013;17(Suppl 1):100-6.
41. Agorastos A, Marmar CR, Otte C. Immediate and early behavioral interventions for the prevention of acute and posttraumatic stress disorder. Curr Opin Psychiatry. 2011;24:526-32.
42. Rose SC, Bisson J, Churchill R, Wessely S. Psychological debriefing for preventing post traumatic stress disorder (PTSD). Cochrane Database Syst Rev. 2002;(2):CD000560.

DEPRESSÃO E TRANSTORNO BIPOLAR

Eduardo Pondé de Sena
Amanda Cristina Galvão Oliveira de Almeida

Introdução

Os transtornos depressivos unipolares e o transtorno bipolar (TB) são classicamente reconhecidos como transtornos do humor. Em 2013, a Associação Psiquiátrica Americana publicou a quinta edição do Manual Diagnóstico e Estatístico de Transtornos Mentais (DSM-5) e alocou o transtorno depressivo maior (TDM) e o TB em capítulos distintos. Ao situar os transtornos bipolares entre os transtornos do espectro da esquizofrenia e os transtornos depressivos, o DSM-5 pretende contemplar aspectos limítrofes ou intermediários da sintomatologia e vulnerabilidade genética do TB[1].

Como o objetivo deste capítulo é abordar quadros que demandem atendimento no contexto de urgência e emergência, o foco será as fases ou episódios maníacos e depressivos do TB tipo I, TB tipo II e do TDM, o transtorno disruptivo da desregulação do humor (TDDH), bem como os quadros desencadeados pelo uso de substância/medicamento ou condição médica geral. Excluiremos, portanto, o transtorno ciclotímico, o transtorno depressivo persistente e o transtorno disfórico pré-menstrual.

Epidemiologia

A prevalência de 12 meses do TDM é de 7%, mas varia muito de acordo com a faixa etária, uma vez que entre indivíduos de 18 a 29 anos é três vezes maior do que a prevalência em indivíduos acima dos 60 anos. Além disso, pessoas do sexo feminino têm taxas 1,5 a 3 vezes mais altas do que as do sexo masculino. A prevalência ao longo da vida do TDM alcança 17% dos indivíduos[1].

A prevalência em 12 meses do TB tipo I alcança 0,6%. A razão da prevalência ao longo da vida entre indivíduos do sexo masculino e do sexo feminino é de 1,1/1. A prevalência em 12 meses do TB tipo II varia de 0,3% a 0,8%. A prevalência ao longo da vida do TB varia de 1% a 4%[1].

Não existem estudos epidemiológicos de mania ou TB induzidos por substâncias/medicamentos ou relacionados a condições médicas gerais. Um estudo norte-americano encontrou prevalência durante a vida de 0,26% para transtorno depressivo induzido por substância/medicamento[1].

O TDDH, quadro iniciado na infância ou adolescência (6 a 18 anos de idade), tem prevalência geral em 6 a 12 meses entre 2% e 5%. Esse quadro recém-classificado pelo DSM provavelmente tem taxas mais elevadas entre crianças do sexo masculino e em idade escolar[1].

Fisiopatologia

A pesquisa em neurobiologia, mais especificamente por meio da biologia molecular, e estudos com modelos animais e com neuroimagem funcional têm agregado muito conhecimento acerca da fisiopatologia dos transtornos de humor. Os achados mais replicados envolvem a disfunção do eixo hipófise-pituitária-adrenal, desequilíbrio imunoinflamatório, trans-sinalização de interleucina-6, alterações relacionadas ao estresse oxidativo e anormalidades do ritmo circadiano[2].

Quadro clínico

A definição dos TBs depende da identificação atual ou retrospectiva de ao menos um episódio de mania (para TB tipo I) ou de hipomania (para TB tipo II). Esses episódios se caracterizam pela presença de humor elevado, expansivo ou irritável, algo distinto em termos de qualidade, intensidade e duração da variação habitual do humor do indivíduo, associado a aumento relevante e persistente da atividade psicomotora/energia. Para a definição de mania, é necessário que essa mudança de humor e atividade psicomotora esteja presente por, no mínimo, uma semana ou que seja grave o suficiente para resultar em hospitalização. Para a caracterização de um episódio hipomaníaco, a duração de quatro dias é requerida. Além disso, três dos sintomas abaixo devem estar presentes na maior parte do tempo (quatro sintomas, se o humor for irritável) de mudança de comportamento[3] (Tabela 147.1).

Na hipomania, episódio de elevação do humor e atividade mais brando, os sintomas não são graves o suficiente para exigir hospitalização ou afetar acentuadamente o funcionamento social/profissional do indivíduo. A maior intensidade, gravidade ou prejuízo funcional é exclusiva da mania e, portanto, do TB tipo I.

Tabela 147.1. Sintomas de mania

1.	Autoestima inflada ou pensamentos de grandiosidade
2.	Redução da necessidade de sono (sente-se descansado com menos horas de sono que o habitual; obs.: diferenciar de insônia quando o indivíduo tenta dormir e não consegue, percebendo cansaço e prejuízo na funcionalidade como consequência)
3.	Mais falante que o habitual ou pressão para continuar falando
4.	Percepção de fuga de ideias ou experiência subjetiva de que os pensamentos estão acelerados; no exame psíquico, percebe-se logorreia ou aumento da velocidade do discurso
5.	Distratibilidade relatada ou observada; no exame, a atenção voluntária está reduzida e a involuntária está aumentada, e o indivíduo tem a atenção desviada por estímulos externos insignificantes
6.	Aumento da atividade dirigida a objetivos (sociais, acadêmicos, laborativos ou sexuais) ou agitação psicomotora (atividade sem objetivo específico)
7.	Envolvimento excessivo, não usual, em atividades com elevado potencial para consequências dolorosas (p. ex.: compras excessivas, indiscrições sociais ou sexuais, investimentos financeiros insensatos)

Adaptado de: American Psychiatric Association[3].

O episódio depressivo maior (EDM) é o elemento definidor do TDM, mas também ocorre frequentemente nos TBs. Caracteriza-se por tristeza/humor deprimido (relato subjetivo de vazio ou tristeza ou verificado por meio de choro fácil) ou perda de interesse/prazer (chamada de anedonia) na maioria das atividades cotidianas, durante a maior parte do tempo por pelo menos duas semanas. Essa mudança de humor ou do prazer em tarefas habituais representa clara mudança no comportamento do indivíduo e precisa vir acompanhada de, no mínimo, três dos sintomas abaixo (quatro, se o indivíduo apresenta tristeza sem anedonia ou anedonia sem tristeza) na maior parte do tempo, quase diariamente (Tabela 147.2).

Em crianças e adolescentes, a depressão pode se manifestar mais frequentemente por irritabilidade em substituição à tristeza persistente.

No EDM, os sintomas apresentados causam sofrimento significativo e/ou prejuízo no funcionamento social, profissional ou em outra área importante da vida da pessoa.

Tabela 147.2. Sintomas do episódio depressivo maior[3]

1.	Alteração do apetite e/ou peso (aumento ou redução)
2.	Alteração do sono (aumento ou redução)
3.	Agitação ou retardo psicomotor observável por outras pessoas
4.	Fadiga ou perda de energia
5.	Pensamentos de inutilidade ou culpa excessiva/inapropriada
6.	Capacidade diminuída para pensar ou se concentrar, ou indecisão excessiva
7.	Pensamentos recorrentes de morte como saída para sua condição, ideação suicida recorrente, plano suicida ou tentativa de suicídio

Diagnóstico diferencial

O principal diagnóstico diferencial do TDM e do TB é entre si, mas a distinção também deve ser realizada com outros transtornos do humor mencionados neste capítulo (transtornos induzidos por substância/medicamento, por exemplo); com transtornos de ansiedade como a ansiedade generalizada e o transtorno de pânico; com o transtorno de estresse pós-traumático, um dos transtornos atualmente codificados pelo DSM-5 como relacionados a trauma e estressores; com os transtornos do espectro da esquizofrenia, uma vez que tanto a mania quanto a depressão podem apresentar sintomas psicóticos; com transtornos da personalidade como o transtorno de personalidade *borderline* e com o transtorno do déficit de atenção/hiperatividade.

Avaliação inicial na sala de emergência

A despeito da proposta do capítulo ser abordar situações de emergência e urgência relacionados ao TDM e ao TB, são situações de crise que demandam intervenções imediatas ou mediatas, mais que algo específico dos diagnósticos. Dividiremos, portanto, esta seção em contextos específicos: autoagressividade, automutilação e tentativa de suicídio (TS); intoxicação por lítio; síndrome serotoninérgica (SS); crise hipertensiva associada ao uso de antidepressivos inibidores da enzima monoaminoxidase (IMAOs).

Autoagressividade, automutilação e tentativa de suicídio

Comportamentos suicida e autodestrutivo representam até 15% das emergências psiquiátricas. Pode ser um desafio para o clínico avaliar o risco de suicídio em paciente que já fez tentativa ou que apresenta ideação suicida no momento da avaliação[4].

O comportamento suicida é uma expressão que inclui uma série de fenômenos ligados ao suicídio, dos quais os mais relevantes são o suicídio propriamente dito (óbito) e a TS. Segundo a Organização Mundial de Saúde (OMS), o suicídio é um óbito que resulta de uma ação ou omissão iniciada com a intenção de causar a morte e com a expectativa desse desfecho. A TS tem as mesmas características fenomenológicas do suicídio, diferindo dele apenas quanto ao desfecho, que não é fatal; nesse sentido, deve-se diferenciá-la de outros comportamentos autodestrutivos, nos quais não existe uma intenção de pôr fim à vida, embora elementos exteriores possam ser comuns a ambos[5].

O suicídio é uma grande causa de mortalidade em todo o mundo, bem como um problema importante de saúde pública. O planejamento suicida é frequentemente considerado como parte da progressão da ideação suicida e o último estágio antes da TS. Além disso, a criação de um plano antes do ato em si é considerada um importante marcador da sua ocorrência. O reconhecimento de um plano suicida é importante, porque a prevenção do suicídio requer diferentes estratégias preventivas, dependendo de que tipo de plano está presente. Além disso, os indivíduos que fazem tentativas mais graves de suicídio, ou seja, com maior letalidade, tendem a não compartilhar seu plano voluntariamente. Sendo assim, a investigação do plano suicida, com a colaboração do paciente ou por meio de informações da família, auxilia na avaliação da intencionalidade suicida e, consequentemente, na melhor forma de manejar a situação[6].

Como tentativas de suicídio planejadas e impulsivas podem estar associadas com características diferentes, o esclarecimento de fatores particulares relacionados a essas populações seria útil na prevenção de suicídios. As TSs planejadas estão associadas a maior gravidade de depressão e maior letalidade do método do que as TSs impulsivas, bem como a variáveis como maior idade, transtorno mental grave e séria intenção em morrer. Além disso, tendências a autoacusação ou culpa excessiva, desesperança, ideação suicida repetitiva, intensa e contínua costumam preceder, bem como consequências médicas gerais mais graves costumam suceder as TSs planejadas[6].

Os fatores mais associados a elevado risco de suicídio estão representados na Tabela 147.3.

Tabela 147.3. Fatores associados a elevado risco de suicídio[5]

– Tentativas de suicídio prévias
– Dependência de álcool e/ou drogas
– Perda de pessoas importantes na vida do paciente
– Episódios depressivos longos
– Tratamento psiquiátrico prévio
– Doença física (médica geral)
– Desemprego ou aposentadoria
– Rejeição de ofertas de ajuda
– História de comportamento violento

Aproximadamente 90% a 98% das pessoas que cometem suicídio têm doença física ou mental. Entre as doenças mentais, os transtornos do humor são os mais frequentes[5]. Homens idosos que moram sozinhos estão mais propensos a cometer suicídio que mulheres idosas na mesma condição. Morar em centros urbanos é um risco adicional, comparado a morar no interior ou no meio rural. Muitas TSs não são detectadas como tal, sendo registradas como acidentes, por exemplo. É provável que o real número de TSs seja entre 5 e 30 vezes maior que o registrado em dados oficiais. Estima-se que 80% das pessoas que cometem suicídio tenham verbalizado previamente essa intenção para um médico ou profissional de saúde com frases do tipo: "Não vejo mais o sentido de coisa alguma". Entre 30% e 40% dos que morrem por suicídio tentaram pelo menos uma vez antes do ato letal[4]. A Tabela 147.4 sintetiza os fatores predisponentes (ou distais) e os fatores precipitantes (ou proximais) mais relacionados ao comportamento suicida.

Com frequência, após uma TS, é difícil decidir se é necessária internação ou se o tratamento ambulatorial é suficiente[4].

A autoagressão não suicida (AANS) ou autolesão não suicida é o ato de lesionar direta e deliberadamente o próprio corpo na ausência da intenção de morrer. No DSM-5, a distinção entre AANS e comportamento suicida é ressaltada na seção intitulada "Condições para Estudos Posteriores". Os critérios diagnósticos propostos para essas condições são distintos e colocados separadamente, e a TS está incluída em comportamento suicida. No entanto, ainda não há consenso na literatura de que a AANS e o comportamento suicida são condições completamente independentes. Vários fatores de risco e desfechos foram associados à AANS como: transtornos por uso de substâncias psicoativas, abuso sexual na infância, TDM, comportamento agressivo, ideação suicida, TS e suicídio completo. Portanto, a despeito da distinção do DSM-5, parece existir associação entre AANS e comportamento suicida. No entanto, comparativamente, os estudos sugerem que EDM, dependência e abuso de drogas, transtorno de conduta, transtorno de personalidade antissocial, fobias simples, presença de mais de três transtornos mentais, história de múltiplos episódios de violência sexual e história de agressão física foram mais fortemente associados a TS do que a AANS[7].

Tabela 147.4. Fatores predisponentes e precipitantes para o comportamento suicida

Fatores predisponentes	Fatores precipitantes
Sexo (masculino: suicídio; feminino: tentativas)	Separação conjugal
Idade (mais jovens: tentativa; mais idosos: suicídio)	Ruptura de relação amorosa
História familiar de comportamentos suicidas, alcoolismo ou outros transtornos mentais	Rejeição afetiva e/ou social
	Alta recente de hospitalização psiquiátrica
	Graves perturbações familiares
Tentativa(s) prévia(s)	Perda do emprego
Presença de transtornos mentais	Modificação da situação econômica ou financeira
Presença de doenças físicas	Gravidez indesejada (principalmente para solteiras)
Presença de desesperança	Vergonha
Estado civil divorciado, viúvo ou solteiro	Temor de ser descoberto (por algo socialmente indesejável)
Abuso físico, emocional ou sexual na infância	
Estar desempregado ou aposentado	
Isolamento social	
Pertencer a uma minoria étnica	
Pertencer a uma minoria sexual (homossexuais e transexuais)	
Baixo nível de inteligência[6]	

Adaptada de: Bertolote et al.[5].

Em resumo, as AANSs estão associadas a adversidade precoce durante a vida e a comorbidade psiquiátrica. Em geral, parece que as AANSs resultam em um ou poucos atendimentos em unidades de emergência, demandando menos preocupação do que as tentativas de suicídio, por exemplo. Quando os pacientes com AANS recorrem muitas vezes a essas unidades, a apresentação clínica das autolesões costuma se modificar ao longo do tempo. No entanto, deve-se ficar atento, pois as mesmas pessoas podem apresentar AANS e comportamento suicida simultaneamente[7].

Intoxicação por lítio

Desde 1970, o lítio foi aprovado e tem sido amplamente usado como padrão-ouro no tratamento de episódios agudos e no tratamento de manutenção do TB. Além disso, também é frequentemente utilizado no tratamento do TDM recorrente e/ou resistente desde a década de 1950. Pelo fato de sua faixa terapêutica ser estreita, a intoxicação pelo lítio é um problema clínico comum. A dose diária de carbonato de lítio precisa resultar em litemia que varia entre 0,6 e 1,0 mmol/L. No entanto, litemias persistentes de 1,2 mmol/L ou maiores podem ser tóxicas. O uso de determinados medicamentos e a presença de algumas condições clínicas podem aumentar o risco de intoxicação por líto (Tabela 147.5). Com relação aos subtipos de intoxicação lítica, eles podem ser agudos, crônicos e crônicos agudizados, que diferem em sintomatologia devido à farmacocinética do lítio (Tabela 147.6).

Tabela 147.5. Fatores de risco para a intoxicação por lítio

1. Fatores de risco para a intoxicação por lítio:
2. Uso de drogas que alteram a função renal (p. ex.: AINHs, inibidores da ECA, diuréticos tiazídicos)
3. Desidratação ou redução da volemia (p. ex.: sauna, temperatura ambiente elevada, febre, ingesta oral de água reduzida, diarreia e vômitos persistentes)
4. Insuficiência renal
5. *Diabetes insipidus* nefrogênico
6. Ingesta de lítio aumentada por tentativa de suicídio

Adaptado de: Haussmann et al.[8]. AINHs: anti-inflamatórios não hormonais; ECA: enzima conversora de angiotensina.

Tabela 147.6. Manifestações clínicas da intoxicação por lítio

Intoxicação aguda e crônica agudizada	Intoxicação crônica
Sintomas gastrointestinais: náusea, vômitos e diarreia	Sintomas neurológicos (desenvolvimento gradual): alentecimento psicomotor, ataxia, confusão mental, agitação, tremores
Sintomas cardíacos: bradicardia, arritmias, alterações eletrocardiográficas, intervalo QTc prolongado	Sintomas cardíacos: bradicardia, arritmias, alterações eletrocardiográficas, intervalo QTc prolongado
Sintomas/sinais neurológicos (tardios): síndrome de neurotoxicidade irreversível efetuada pelo lítio (SILENT)	Sintomas renais: *diabetes insipidus* nefrogênico

Adaptado de: Haussmann et al.[8].

Condutas na sala de emergência

Autoagressividade, automutilação e tentativa de suicídio

Em uma situação de emergência, é difícil diferenciar de imediato se uma aparente TS foi mais um pedido de ajuda ou um verdadeiro ato agressivo contra si com a séria intenção de cometer suicídio. De qualquer forma, em todo caso de comportamento autodestrutivo ou TS, o manejo de emergência deve incluir o cuidado médico imediato (diagnóstico e tratamento de alterações clínicas gerais que ameacem a vida), a elucidação de conflitos interpessoais existentes e uma tentativa de estabelecer uma ligação terapêutica que o paciente perceba como úteis e duradouras, por meio da utilização de tratos concretos. O paciente deve ser esclarecido sobre a possibilidade de ser necessária a avaliação por um psiquiatra. Um cuidado particular pode ser requerido se o paciente não estiver colaborativo, recusar ajuda, minimizar o risco da TS ou apresentar mudança abrupta para um comportamento muito relaxado ou para humor eufórico. Se a suici-dalidade persiste e nenhum trato confiável com o paciente pode ser acordado, então ele deve ser admitido em enfermaria psiquiátrica protegida para observação próxima e vigilância. Portanto, em alguns casos, a internação involuntária de acordo com a lei não pode ser evitada[4].

Comportamento autodestrutivo (que pode ser repetitivo) não é o mesmo que comportamento suicida ou parassuicida. Pessoas com transtorno de personalidade, além de também apresentarem comportamento suicida, cursam frequentemente com atos autodestrutivos. Automutilação com estereotipias motoras do tipo autolesão é mais comum estre pessoas com deficiência intelectual e transtornos do espectro autista. Automutilação grave necessita de intervenção psiquiátrica de crise hospitalar e, possivelmente, contenção mecânica[4].

O comportamento autodestrutivo em pessoas com deficiência intelectual geralmente ocorre na forma de jactações (movimentos corporais rítmicos, principalmente do tórax, para frente e para trás), ou morder de lábios, mãos e braços. Por outro lado, pessoas que são emocionalmente instáveis, que têm transtorno da personalidade emocionalmente instável do tipo *borderline* ou um transtorno de controle de impulsos frequentemente apresentam-se com lesões incisas recorrentes e autoinfligidas. A maioria desses pacientes tem sensibilidade à dor reduzida. A autolesão repetitiva em tais casos geralmente decorre de conflitos com o meio social do paciente; devido a uma baixa tolerância à frustração, o paciente responde a esses conflitos de forma emocional muito intensa ou com o desejo de reduzir sua tensão interna. É particularmente difícil para o médico estabelecer um contato relevante com tais pacientes no contexto da emergência psiquiátrica, assim como com os pacientes suicidas em geral, e sérios erros podem ser cometidos (Tabela 147.7).

Tabela 147.7. Erros comuns no cuidado de pacientes suicidas

– Falha em avaliar seriamente um discurso suicida
– Falha em diagnosticar um transtorno mental
– Atraso ou omissão na indicação de hospitalização
– Erro na interpretação da tendência do paciente a minimizar seu risco
– Investigação inadequada das circunstâncias atuais e prévias relacionadas a suicidalidade
– Atenção inadequada às informações fornecidas por acompanhantes ou familiares o paciente
– Superestimação da própria capacidade terapêutica (sentimento de onipotência do médico ou terapeuta)
– Erro na interpretação da tranquilidade no período entre a decisão de cometer suicídio e o suicídio planejado
– Recomendações de tratamento displicentes ou sem o asseguramento mínimo da possibilidade de adesão pelo paciente

Intoxicação por lítio

A intoxicação lítica impõe um risco substancial de sequela permanente. Diante dessa colocação, a necessidade de tratamento imediato e apropriado é óbvia. Como não existe antídoto específico para a desintoxicação pelo lítio, o tratamento mais efetivo consiste em minimizar o tempo de exposição aos seus níveis tóxicos. A abordagem geral ao paciente intoxicado por lítio é semelhante à de outras intoxicações: 1) garantia da permeabilidade de vias aéreas, sobretudo quando há rebaixamento do nível de consciência; 2) colocação de sonda nasogástrica e realização de lavagem gástrica quando o paciente é atendido logo após a ingesta do carbonato de lítio. O uso de carvão ativado não tem indicação, porque não se liga aos íons de lítio. No entanto, o seu uso pode ser importante quando se lida com a potencial intoxicação por múltiplas substâncias. A irrigação de todo o intestino com polietilenoglicol pode ser útil em casos de intoxicação por formulações de lítio de liberação prolongada.

Deve-se sempre avaliar a possibilidade de desidratação, uma vez que a depleção de volume, independentemente da causa, é uma circunstância comum na intoxicação lítica crônica. Deve-se estar atento a possível existência de *diabetes insipidus* induzido pelo lítio e a perda de volume adicional resultante das medidas de descontaminação gastrointestinal; diante disso, a hidratação endovenosa com solução salina isotônica é necessária. No caso de *diabetes insipidus* nefrogênico, os níveis de sódio precisam ser monitorizados cuidadosamente durante a hidratação endovenosa para prevenir hipernatremia e sintomas neurológicos potencialmente graves. O uso de diuréticos não é capaz de aumentar a excreção de lítio e, portanto, não é recomendado (Figura 147.1).

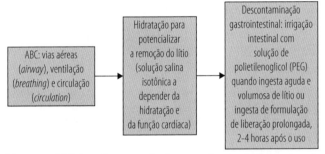

Figura 147.1. Recomendações gerais de tratamento da intoxicação pelo lítio.

Monitorização e tratamento

Autoagressividade, automutilação e tentativa de suicídio

Impedir que o paciente venha a se matar, em que pesem considerações de diferentes aspectos terapêuticos, éticos ou filosóficos, é a regra preliminar e fundamental. De parte do profissional que assiste o paciente, há uma linha divisória tênue entre preservar a intimidade do indivíduo, quando o risco de suicídio é baixo, e sua responsabilidade em salvar-lhe a vida quando da iminência do ato suicida. Quando houver risco iminente de suicídio, recomenda-se a internação psiquiátrica, ainda que involuntária[5].

No entanto, muitas vezes a transferência para uma enfermaria ou instituição psiquiátrica é inviável em curto prazo de tempo. Sendo assim, é um desafio necessário transformar uma enfermaria clínica em um ambiente seguro para um paciente potencialmente suicida. É importante assinalar o risco de suicídio no prontuário e na papeleta da enfermagem, bem como o tratamento implementado, mas, mais do que isso, é imprescindível trocar ideia com a equipe assistencial a respeito do risco e das medidas a serem adotadas.

Algumas precauções devem ser tomadas, como remover objetos perigosos que estejam a seu alcance (perfurocortantes – como talheres –, ou que possam ser transformados numa corda – como cintos –, isqueiros, até de medicamentos guardados entre seus pertences) e colocar o paciente em leito de fácil observação, se possível em andar térreo ou em local com janelas trancadas ou com grade e com acesso ao banheiro sempre supervisionado. Autorizar que um acompanhante sempre esteja presente pode ser uma alternativa a ser adotada[5].

Pacientes em *delirium* com turvação da consciência e agitação devem ser sedados, e a contenção física deve ser criteriosamente usada. Quando da realização de exames ou de procedimentos fora da enfermaria, esses pacientes devem ser transportados sedados e com contenção física, contando-se com a possibilidade de agitação psicomotora e de atos suicidas impulsivos. O plano de tratamento deve ser flexível, passando por revisões periódicas. A disponibilidade e a capacitação da equipe assistencial são tão importantes quanto as mudanças ambientais implementadas para evitar o suicídio. Discussões regulares facilitam a capacitação da equipe para lidar com esses casos[5].

Algumas tentativas de suicídio em hospital geral são impulsivas, sendo realizadas por pessoas que não apresentavam sintomas psicóticos ou turvação da consciência, não se encontravam deprimidas, nem expressaram ideias suicidas. Certos pacientes que decidem se matar podem, deliberadamente, esconder isso da equipe assistencial. Tendo tomado essa decisão, deixam de apresentar o mesmo desespero, parecem calmos, transmitindo falsa impressão de melhora. O afastamento de uma situação estressante, propiciado pela internação, também pode dar a impressão de melhora e conduzir, imprudentemente, à alta precoce.

A atenção deveria ser redobrada em alguns períodos, tais como na troca de turnos da enfermagem, na licença hospitalar (quando ocorre de um terço à metade dos suicídios entre pacientes internados), na primeira semana após a internação e no primeiro mês após a alta hospitalar. Mesmo com todo o cuidado dispensado, alguns pacientes se suicidam enquanto estão sob cuidados médicos. Tal fato causa impacto muito grande nos outros pacientes, entre os familiares e na equipe assistencial, ocasionando sentimentos de culpa, raiva e ansiedade. Reuniões com esses grupos de pessoas são importantes para que o ocorrido possa ser discutido e elaborado[5].

Em síntese, pode-se dizer que os elementos básicos do atendimento de uma pessoa em crise suicida são:

- Ouvir. Em geral, precisa-se ouvir muito, pois o paciente necessita falar sobre seus pensamentos e sentimentos. Há situações, no entanto, em que o profissional precisa ser mais ativo, incentivando o diálogo em busca de soluções, ou tomar ele próprio decisões emergenciais de proteção à vida;

- Aceitação dos próprios sentimentos, incluindo-se tolerância à ambivalência (que é a coexistência, bastante

perturbadora, de sentimentos opostos). O profissional deve se aliar à parte do paciente que deseja sobreviver;
- Um ponto de apoio, como uma boia com a qual a dupla terapeuta/paciente possa tomar fôlego e continuar depois. Às vezes, já ao fim do primeiro contato, é preciso vislumbrar um ponto por onde começar a organizar o caos emocional. Um ponto de esperança, poderíamos também dizer.

Muitas vezes, um correto encaminhamento pode ser o primeiro "ponto" de apoio para buscar uma organização do caos emocional. O psiquiatra ou outro médico clínico que estejam atendendo um paciente suicida deve ter acesso e um bom contato com serviços de saúde mental que possam fornecer atendimento rápido e seguimento terapêutico adequado. Uma eventual dificuldade de se conseguir um atendimento no serviço indicado pelo profissional pode favorecer a desesperança do paciente, facilitando o abandono do tratamento e a perda da oportunidade de diminuir o risco de suicídio[5].

Na fase suicida aguda, medicações sedativas como benzodiazepínicos (alprazolam, clonazepam, bromazepam), antidepressivos sedativos (mirtazapina), antipsicóticos de baixa potência (clorpromazina, tioridazina) ou antipsicóticos de segunda geração com ação mais sedativa (quetiapina, olanzapina) podem ser muito úteis. O objetivo imediato principal é o tratamento sintomático da ansiedade. O médico prescritor deve ter certeza de que o paciente não está estocando a medicação prescrita para outra TS. Portanto, é razoável que a medicação seja administrada sob rígida supervisão médica por um período de vários dias[4].

Todos os pacientes suicidas devem ser encaminhados para psicoterapia e reabilitação, individualmente ou em grupo[4].

Intoxicação por lítio

Indicação de métodos extracorpóreos

O lítio é uma das substâncias mais rapidamente dialisáveis. O seu baixo peso molecular, a sua solubilidade em água, o seu pequeno volume de distribuição e a sua capacidade insignificante de ligação a proteínas determinam que a hemodiálise alcance níveis muito superiores de desintoxicação que outros métodos. No entanto, até o momento, não há recomendações consistentes com relação à indicação de hemodiálise no paciente intoxicado por lítio. A evidência atual sugere que a hemodiálise seja instituída em todo paciente com dosagem sérica de lítio maior do que 4,0 mmol/L, independentemente da sintomatologia clínica e da etiologia da intoxicação. Se a litemia exceder 2,5 mmol/L, a hemodiálise deve ser iniciada quando: o paciente apresenta graves sinais de intoxicação lítica; existe insuficiência renal; o paciente apresenta outras condições que resultam em excreção limitada de lítio; há outras doenças potencialmente deteriorantes diante da necessidade de hidratação endovenosa vigorosa (insuficiência cardíaca, por exemplo). Para pacientes que não se encaixam em uma dessas duas categorias, a decisão deve ser tomada em cada caso específico, e um toxicologista deve ser consultado (Figura 147.2). A decisão quanto à necessidade de hemodiálise deve ser determinada entre 8 e 12 horas da admissão. Além de evidências limitadas com relação ao início da hemodiálise em pacientes intoxicados por lítio, também há dúvidas sobre quando ela deve ser interrompida. Particularmente, o fenômeno de rebote é uma grande preocupação. Após o início da hemodiálise, os níveis de lítio no sangue costumam declinar rapidamente, mas podem aumentar em reequilíbrio com o espaço extracelular. Por essa razão, aferições seriadas da litemia são mandatórias e decisivas no esclarecimento de se níveis séricos altos ocorrem devido a um pico de absorção e rapidamente são reduzidos, ou se persistem ou recorrem, demonstrando saturação crônica e intensa de lítio nos tecidos. As concentrações de lítio devem ser aferidas a cada 2 a 4 horas inicialmente, para avaliar a eficácia do tratamento, até alcançar níveis terapêuticos. Quando essa faixa for atingida, as avaliações dos níveis séricos do lítio podem ser realizadas a cada 6 a 12 horas até os sintomas de intoxicação remitirem completamente. O fenômeno de rebote demanda sessões repetidas de diálise nos casos de intoxicação lítica grave. Similarmente, níveis de lítio elevados na admissão associados a *clearance* de creatinina inicial baixo e concentração sanguínea de sódio baixa à admissão parecem estar associados a necessidade de maior número de sessões de diálise. A fim de controlar o fenômeno de rebote, a diálise deve ser repetida o necessário para manter a litemia abaixo de 1,0 mmol/L por 6 a 8 horas após a sessão. Uma vez que métodos extracorpóreos geralmente resultam em estresse circulatório, métodos alternativos à hemodiálise podem ser especialmente úteis em pacientes hemodinamicamente instáveis[8].

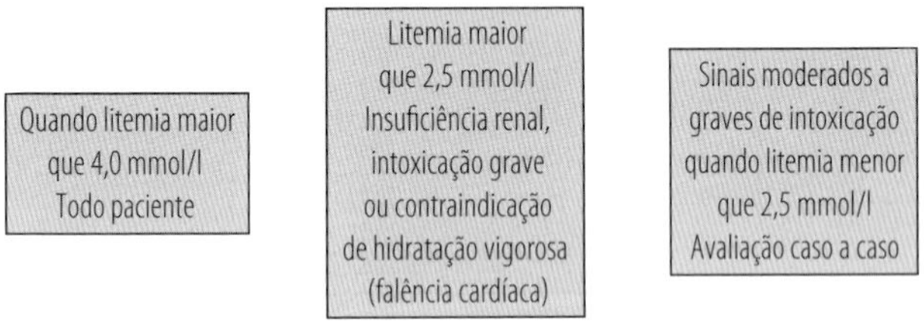

| Quando litemia maior que 4,0 mmol/l Todo paciente | Litemia maior que 2,5 mmol/l Insuficiência renal, intoxicação grave ou contraindicação de hidratação vigorosa (falência cardíaca) | Sinais moderados a graves de intoxicação quando litemia menor que 2,5 mmol/l Avaliação caso a caso |

Figura 147.2. Indicação de hemodiálise para intoxicação por lítio. Adaptada de: Hausmann *et al.*[8].

Síndrome serotoninérgica

A SS envolve sintomas que são devidos à atividade excessiva da serotonina em todo o sistema nervoso como resultado da exposição à medicação ou interações medicamentosas. Classicamente descrita como uma tríade clínica de mudanças no estado mental, instabilidade autonômica e anormalidades neuromusculares (principalmente rigidez e mioclonia), a SS pode se manifestar em uma ampla variedade de apresentações. Pode ser leve com várias combinações de taquicardia, tremor, hiper-reflexia, diarreia, diaforese, tremores ou midríase, e progredir para casos moderados com hipertensão, hipertermia, intestino hiperativo, mioclonia difuso e agitação. Os casos graves manifestam-se com *delirium*, hipertensão grave, taquicardia, rigidez e hipertermia superior a 41 °C. O quadro clínico ainda pode ser complicado por convulsões, insuficiência renal, coagulação intravascular disseminada e morte[9].

A SS decorre do uso de um fármaco ou de combinações de fármacos que aumentam intensamente a neurotransmissão central em vias serotoninérgicas. Esse aumento excessivo na neurotransmissão serotoninérgica pode ocorrer por diversas razões, a exemplo de: aumento na produção de serotonina (a partir do precursor L-triptofano); incremento na sua liberação (anfetaminas e similares); inibição da sua recaptação causada por diversos fármacos (inibidores seletivos da recaptação da serotonina – ISRSs, tricíclicos, trazodona, dextrometorfano, meperidina, tramadol); inibição do seu metabolismo (IMAOs) e por estimulação direta de receptores pós-sinápticos (buspirona).

A SS se configura como uma reação adversa a drogas potencialmente fatal e é caracterizada por uma tríade de sintomas e sinais[10]:

- Mudanças no estado mental (agitação);
- Hiperatividade autonômica (diaforese, diarreia, tremores, hipertermia);
- Anormalidades neuromusculares (mioclonia, hiper-reflexia, tremor, ataxia).

O tratamento da SS se inicia com a suspensão dos medicamentos serotoninérgicos. Os cuidados de suporte incluem hidratação intravenosa (IV) agressiva, estabilização cardiovascular, suporte respiratório, resfriamento para hipertermia grave e manejo de insuficiência renal potencial, convulsões e coagulopatias. A hipertermia é secundária à rigidez muscular; assim, os antipiréticos não se mostram eficazes. Tratar a rigidez produzirá redução da temperatura. Métodos não farmacológicos de resfriamento também são úteis. Casos graves de pacientes com SS com temperaturas acima de 41,1 °C requerem sedação, relaxamento muscular e intubação. A sedação pode ser obtida com vários agentes farmacológicos, incluindo benzodiazepínicos, que também podem ajudar a aliviar a agitação. São preferidos os relaxantes musculares não despolarizantes; a succinilcolina (agente despolarizante) deve ser evitada, pois comporta o risco de arritmias associadas a hipercaliemia e rabdomiólise[9,11].

Crise hipertensiva associada ao uso de antidepressivos inibidores da enzima monoaminoxidase

Os IMAOs são fármacos estabelecidos há várias décadas com agentes terapêuticos altamente eficazes, entretanto associados a diversos eventos adversos. Efeitos colaterais devidos à interação com alguns medicamentos e alimentos (particularmente com queijos fermentados – "reação do queijo" –, com desencadeamento de crises hipertensivas) levaram muitos clínicos a abandonar a sua prescrição e a procurar fármacos mais seguros. Ademais, muitos jovens psiquiatras sequer tiveram qualquer experiência com a administração desses medicamentos. No Brasil, encontra-se uma única droga IMAO disponível: a tranilcipromina. A administração da tranilcipromina exige o cumprimento de dietas restritivas para que se evitem alimentos ricos em tiramina e a observação de possíveis interações medicamentosas com drogas simpaticomiméticas (aumento o risco de crises hipertensivas). Além disso, os IMAOs são contraindicados em associação a diversos fármacos (antidepressivos, sibutramina, analgésicos, anestésicos etc.) pelo risco de SS[12-14].

A tiramina é um aminoácido presente em quantidades variáveis em diversos alimentos e bebidas, como queijos envelhecidos, carnes defumadas, fígado de aves, algumas bebidas fermentadas como vinhos e cervejas. Em condições fisiológicas, a tiramina ingerida é metabolizada na mucosa gastrointestinal e no fígado pela ação da MAO, sendo parte dela captada pelos neurônios noradrenérgicos periféricos. Nos indivíduos em uso do IMAO, há diminuição da metabolização e aumento da atividade da tiramina, a qual produz liberação da noradrenalina armazenada em vesículas, podendo causar reação hipertensiva[15].

Uma reação hipertensiva em indivíduos em uso de IMAO pode ocorrer com a administração de fármacos (descongestionantes nasais, antigripais, drogas simpaticomiméticas etc.) ou com a ingestão de produtos ricos em tiramina. O quadro clínico é caracterizado por cefaleia de início súbito, acompanhada ou não de alterações visuais, náuseas, vômitos, contrações musculares, confusão mental ou excitação. No tratamento da urgência hipertensiva [pressão arterial diastólica (PAD) 110 mmHg ou acima] e sem lesão aguda de órgãos-alvo, pode-se recorrer ao captopril 25 mg por via sublingual e monitorar a pressão arterial. Pode-se repetir com 20 minutos se necessário. Na emergência hipertensiva, com lesão aguda de órgão-alvo, o tratamento deve ser feito em unidade de terapia intensiva fechada, objetivando baixar a pressão arterial na primeira hora. Fentolamina IV na dose de 0,05 a 0,1 mg/kg em *bolus* (máximo de 5 mg/dose); tem início de ação em segundos e duração de ação de 15 a 30 minutos. Preferencialmente, pode-se administrar a fentolamina em infusão contínua na dose de 1 a 5 mg (máximo de 15 mg), com início de ação em 1 a 2 minutos e duração de ação de 3 a 5 minutos[16].

Conclusão

Neste capítulo foram abordados aspectos do atendimento em urgência e emergência de indivíduos portadores de depressão e de TB. O profissional que atua em contextos de urgências e emergências terá a oportunidade de avaliar quadros de autoagressividade, automutilação e tentativas de suicídio. Situações advindas de intoxicação por medicamentos (por exemplo: lítio) ou hiperestimulação serotoninérgica causada por medicamento ou combinação de medicamentos (SS) também são possivelmente observadas na medicina de urgência. Manejo clínico de crises hipertensivas associadas ao uso de antidepressivos IMAOs também é tema discutido neste capítulo.

Referências bibliográficas

1. American Psychiatric Association. Diagnostic and statistical manual of mental disorders. 5th ed. Arlington, VA: American Psychiatric Association; 2013.
2. Muneer A. The Neurobiology of Bipolar Disorder: An Integrated Approach. Chonnam Med J. 2016;52(1):18-37.
3. American Psychiatric Association. DSM-5: Manual Diagnóstico e Estatístico de Transtornos Mentais. 5ª ed. Porto Alegre: Artmed; 2014. 992p.
4. Mavrogiorgou P, Brüne M, Juckel G. The management of psychiatric emergencies. Dtsch Arztebl Int. 2011;108(13):222-30.
5. Bertolote JM, Mello-Santos C, Botega NJ. Detecção do risco de suicídio nos serviços de emergência psiquiátrica. Rev Bras Psiquiatr. 2010;32:S87-S95.

6. Kim J, Lee K-S, Kim DJ, Hong SC, Choi KH, Oh Y, et al. Characteristic Risk Factors Associated with Planned versus Impulsive Suicide Attempters. Clin Psychopharmacol Neurosci. 2015;13(3):308-15.
7. Chartrand H, Bhaskaran J, Sareen J, Katz LY, Bolton JM. Correlates of nonsuicidal self-injury and suicide attempts among tertiary care, emergency department patients. Can J Psychiatry. 2015;60(6):276-83.
8. Haussmann R, Bauer M, Bonin S, Grof P, Lewitzka U. Treatment of lithium intoxication: facing the need for evidence. Int J Bipolar Disord. 2015;3(1):23.
9. Katus LE, Frucht SJ. Management of serotonin syndrome and neuroleptic malignant syndrome. Curr Treat Options Neurol. 2016;18(9):39.
10. Perry PJ, Wilborn CA. Serotonin syndrome vs neuroleptic malignant syndrome: a contrast of causes, diagnoses, and management. Ann Clin Psychiatry. 2012;24(2):155-62.
11. Boyer EW, Shannon M. The serotonin syndrome. N Engl J Med. 2005;352(11):1112-20.
12. Finberg JPM, Rabey JM. Inhibitors of MAO-A and MAO-B in Psychiatry and Neurology. Front Pharmacol. 2016;7(340).
13. Flockhart DA. Dietary restrictions and drug interactions with monoamine oxidase inhibitors: an update. J Clin Psychiatry. 2012;73 Suppl 1:17-24.
14. Hillhouse TM, Porter JH. A brief history of the development of antidepressant drugs: from monoamines to glutamate. Exp Clin Psychopharmacol. 2015;23(1):1-21.
15. Finberg JPM. Update on the pharmacology of selective inhibitors of MAO-A and MAO-B: focus on modulation of CNS monoamine neurotransmitter release. Pharmacol Ther. 2014;143(2):133-52.
16. Malachias M, Barbosa E, Martim J, Rosito G, Toledo J, Passarelli Jr O. 7th Brazilian Guideline of Arterial Hypertension: Chapter 14 – Hypertensive Crisis. Arq Bras Cardiol. 2016;107:79-83.

148
TRANSTORNOS SOMATOFORMES E DISSOCIATIVOS

Taís Michele Minatogawa-Chang
Débora Luciana Melzer-Ribeiro
Chei Tung Teng

Introdução

Pacientes com quadros dissociativos, transtornos conversivos, transtorno de somatização e outros transtornos psiquiátricos frequentemente procuram serviços gerais de emergência com queixas somáticas[1,2]. As queixas físicas demandam esforços do clínico geral no sentido de investigar possíveis causas orgânicas. Quando tal abordagem não identifica elementos suficientes para um diagnóstico clínico, devem-se considerar os aspectos psicológicos. Por isso, é necessário que o clínico geral conheça esses quadros e seja capaz de fazer o diagnóstico diferencial com doenças orgânicas e de conduzir a abordagem inicial de forma adequada.

Definição

O termo "dissociação" tem sido utilizado para descrever uma variedade de processos da mente humana, incluindo os aspectos "normais" da atenção focada ou dividida, alguns dos quais podem estar envolvidos na capacidade para ser hipnotizado[3].

A dissociação também descreve um traço psicológico que pode ser encontrado em várias populações. Além disso, a dissociação é usada para descrever um mecanismo de defesa intrapsíquico, que pode ocorrer no contexto de um trauma agudo e como resposta a conflitos intoleráveis.

Em muitas das conceituações dimensionais, diz-se que a dissociação é dotada de uma natureza adaptável a um contexto de perigo agudo ou crônico e/ou trauma, bem como para a sobrevivência psicológica diante de uma ameaça[3].

A dissociação patológica é uma perturbação e/ou descontinuidade na integração de um ou mais aspectos do funcionamento psicológico, incluindo – mas não se limitando – a memória, identidade, consciência, percepção e controle motor. Em essência, os aspectos do funcionamento psicobiológico que deveriam ser associados, coordenados e/ou vinculados, de fato não o são.

Em quadros dissociativos agudos e patológicos, a dissociação está relacionada com experiências traumáticas. Porém, em apresentações que ocorrem ao longo da vida, como o transtorno dissociativo de identidade, o evento traumático pode não ser evidente.

Os sintomas dissociativos podem manifestar-se em qualquer área do funcionamento psicológico. Caracterizam-se por: (a) intrusões espontâneas e desagradáveis à consciência e ao comportamento, com quebras na experiência subjetiva; e/ou (b) incapacidade de acessar a informação ou controlar as funções mentais que normalmente são passíveis de acesso ou controle.

De fato, desde a sua introdução no *Manual Diagnóstico e Estatístico de Transtornos Mentais* (DSM-III), os transtornos somatoformes têm recebido muitas críticas, e há concordância sobre sua inadequação mesmo nas versões posteriores do DSM. Em particular, deve-se considerar a intersecção com transtornos de ansiedade e depressão, bem como a incerteza da etiologia das queixas somáticas do paciente.

No DSM-5, os transtornos de somatização passaram para a denominação de sintomas somáticos e transtornos relacionados[4]. No DSM-IV, existia uma sobreposição significativa entre os transtornos somatoformes e dificuldade para definir cada um deles. O DSM-5 reduziu o número desses transtornos e subcategorias para evitar tal sobreposição. Assim, os diagnósticos de transtorno de somatização, hipocondria, transtornos dolorosos e transtorno somatoforme indiferenciado foram removidos (Tabela 148.1).

A definição dos transtornos dissociativos sofreu algumas alterações no DSM-5 (Tabela 148.2).

Todos os transtornos compartilham um aspecto comum: a proeminência de sintomas somáticos associados a sofrimento e prejuízo significativos. Indivíduos com transtornos com sintomas somáticos proeminentes costumam ser encontrados em contextos de atendimento primário e em outros contextos médicos, porém menos comumente em contextos psiquiátricos e em outros de saúde mental.

Tabela 148.1. Categorias diagnósticas dos transtornos somatoformes no DSM-IV e DSM-5

DSM-IV	DSM-5
Transtorno de somatização Transtorno somatoforme indiferenciado Transtorno doloroso Hipocondria	Sintomas somáticos e transtornos relacionados
Hipocondria	Transtorno de ansiedade de doença
Transtorno conversivo	Transtorno conversivo (transtorno de sintomas neurológicos funcionais)
Fatores psicológicos que afetam outras condições médicas	Fatores psicológicos que afetam outras condições médicas
Transtorno dismórfico corporal	Transtorno dismórfico corporal
Transtorno factício	Transtorno factício
Transtorno somatoforme não especificado	Outro transtorno de sintomas somáticos e transtorno relacionado especificado

Baseada em: American Psychiatric Association[4].

Tabela 148.2. Destaques do DSM-5

O termo desrealização foi incluído no nome e na caracterização clínica do que anteriormente era conhecido como transtorno de despersonalização, que passou a ser chamado de transtorno de despersonalização/desrealização.
A fuga dissociativa tornou-se um especificador da amnésia dissociativa, em vez de um diagnóstico separado.
Os critérios para transtorno dissociativo de identidade foram modificados para indicar que os sintomas de perturbação de identidade podem ser tanto relatados como observados e que as lacunas na recordação de eventos podem ocorrer para situações corriqueiras, e não apenas eventos traumáticos.
As experiências de possessão patológica em algumas culturas estão incluídas na descrição de transtornos de identidade.

Baseada em: American Psychiatric Association[4].

Transtorno dissociativo de identidade

Várias alterações aos critérios de transtorno dissociativo de identidade foram feitas no DSM-5. Em primeiro lugar, o critério A foi expandido para incluir fenômenos de possessão e sintomas neurológicos funcionais. Em segundo lugar, o critério A afirma especificamente que as mudanças na identidade podem ser observáveis por outros ou autorreferidas. Em terceiro lugar, de acordo com o critério B, os indivíduos com o transtorno dissociativo de identidade podem ter lacunas recorrentes na recordação de eventos diários, não apenas para experiências traumáticas[4].

Sintomas somáticos e transtornos relacionados

Somatização é a apresentação de sintomas físicos para os quais uma explicação orgânica não pôde ser encontrada e representa uma manifestação de sofrimento psicológico. Os sintomas não são intencionalmente produzidos e são sentidos como reais. Se alguma alteração física estiver presente, ela não explica a natureza ou a gravidade dos sintomas, ou o sofrimento do paciente. Quando muitos sintomas são apresentados durante um longo período de tempo, denomina-se transtorno de somatização.

Quando um único sintoma é apresentado, chama-se de síndrome somática funcional (Tabela 148.3).

Hipocondria é a preocupação com a presença de uma ou mais doenças graves, na ausência de alteração orgânica relevante, que persiste apesar de avaliações médicas. A diferença com somatização é que a preocupação é com uma doença específica, em vez de sintomas específicos.

O transtorno factício, cuja apresentação extrema é a síndrome de Münchhausen, é a produção deliberada de sintomas (físicos ou psiquiátricos) a fim de ganhar a atenção médica.

A simulação é o fingimento deliberado ou o exagero de sintomas para obter um ganho material óbvio.

Esses termos geralmente são inaceitáveis para os pacientes. O desafio para os médicos é usar uma terminologia que seja significativa tanto para colegas quanto para pacientes. A melhor sugestão é descrever o problema em vez de escrever um diagnóstico. A expressão "sintomas funcionais" pode ser útil.

Tabela 148.3. Síndromes somáticas funcionais por especialidade médica

Cardiologia	Dor torácica não cardíaca, palpitação benigna
Gastroenterologia	Síndrome do intestino irritável, dispepsia não ulcerosa
Reumatologia	Fibromialgia, lesão por esforço repetitivo
Clínica geral	Síndrome da fadiga crônica
Neurologia	Conversão, crises não epilépticas, cefaleia crônica benigna
Ginecologia	Dor pélvica crônica
Pediatria	Dor abdominal não específica

Baseada em: Stephenson e Price[5].

Transtorno do sintoma somático

O diagnóstico de transtorno de somatização era baseado em uma lista longa e complexa de sintomas sem explicação médica. Os indivíduos diagnosticados anteriormente com transtorno de somatização contemplarão os critérios do DSM-5 para transtorno do sintoma somático somente se apresentarem pensamentos, sentimentos e comportamentos disfuncionais que definam a doença, além dos sintomas somáticos[4]. Em outras palavras, o que caracteriza indivíduos com transtorno de sintomas somáticos não são os sintomas somáticos em si, mas como eles se apresentam e como são interpretados.

Os transtornos de ansiedade e os transtornos depressivos podem acompanhar os transtornos de sintomas somáticos e transtornos relacionados. O componente somático agrega gravidade e complexidade aos transtornos depressivos e de ansiedade. Em casos raros, o grau de preocupação pode ser tão grave a ponto de merecer a consideração de um diagnóstico de transtorno delirante.

Transtorno de ansiedade de doença

Como acreditam que estão gravemente enfermos, os indivíduos com o transtorno de ansiedade de doença são encontrados com muito mais frequência em contextos de clínica médica do que em serviços de saúde mental (Tabela 148.4). A maioria recebe assistência médica extensa, porém insatisfatória, embora alguns possam ser ansiosos demais para buscar atenção médica. Eles geralmente têm taxas elevadas de utilização de serviços médicos, mas não utilizam serviços de saúde mental mais do que a população em geral. Essas pessoas com frequência consultam múltiplos médicos em virtude do mesmo problema e obtêm repetidamente resultados negativos de testes diagnósticos. Às vezes, a atenção médica leva a exacerbação paradoxal da ansiedade ou complicações iatrogênicas dos testes e procedimentos diagnósticos. Indivíduos com transtorno de ansiedade de doença geralmente são insatisfeitos com a assistência médica que recebem e consideram-na inútil, com frequência sentindo que não estão sendo levados a sério pelos médicos. Em alguns casos, essas preocupações podem ser justificadas, já que os médicos podem às vezes desdenhar ou responder com frustração ou hostilidade. Essa resposta pode, ocasionalmente, resultar no não diagnóstico de uma condição.

Tabela 148.4. Critérios diagnósticos do transtorno de ansiedade de doença

A. Preocupação com ter ou contrair uma doença grave.
B. Sintomas somáticos não estão presentes ou, se estiverem, são de intensidade apenas leve. Se outra condição médica está presente ou há risco elevado de desenvolver uma condição médica (p. ex., presença de forte história familiar), a preocupação é claramente excessiva ou desproporcional.
C. Há alto nível de ansiedade com relação à saúde, e o indivíduo é facilmente alarmado a respeito do estado de saúde pessoal.
D. O indivíduo tem comportamentos excessivos relacionados à saúde (p. ex., verificações repetidas do corpo procurando sinais de doença) ou exibe evitação mal adaptativa (p. ex., evita consultas médicas e hospitais).
E. Preocupação relacionada à doença presente há pelo menos seis meses, mas a doença específica que é temida pode mudar nesse período.
F. A preocupação relacionada à doença não é mais bem explicada por outro transtorno mental, como transtorno de sintomas somáticos, transtorno de pânico, transtorno de ansiedade generalizada, transtorno dismórfico corporal, transtorno obsessivo-compulsivo ou transtorno delirante, tipo somático.

Determinar o subtipo:
Tipo busca de cuidado: O cuidado médico, incluindo consultas ao médico ou realização de exames e procedimentos, é utilizado com frequência.
Tipo evitação de cuidado: O cuidado médico raramente é utilizado.

Fonte: American Psychiatric Association[4].

Epidemiologia

A prevalência do transtorno de sintomas somáticos na população adulta em geral situa-se em torno de 5% a 7%[4].

Pessoas do sexo feminino tendem a relatar mais sintomas somáticos do que as do sexo masculino e, por conseguinte, é provável que a prevalência do transtorno de sintomas somáticos seja maior entre elas.

Uma série de fatores pode contribuir para o transtorno de sintomas somáticos e transtornos relacionados: vulnerabilidade genética e biológica (por exemplo, maior sensibilidade à dor), experiências traumáticas precoces (por exemplo, violência, abuso, privação) e aprendizagem (por exemplo, atenção obtida por causa da doença, ausência de reforço de expressões não somáticas de sofrimento), bem como normas culturais/sociais que desvalorizam e estigmatizam o sofrimento psicológico em comparação com o sofrimento físico (Tabela 148.5). Diferenças nos cuidados médicos entre culturas afetam a apresentação, o reconhecimento e o tratamento dessas manifestações somáticas. Variações na apresentação sintomática provavelmente resultam da interação de múltiplos fatores em contextos culturais que afetam como os indivíduos identificam e classificam sensações corporais, percebem a doença e buscam atenção médica para si. Dessa forma, apresentações somáticas podem ser vistas como expressões de sofrimento pessoal inseridas em um contexto cultural e social[4].

Tabela 148.5. Fatores de risco e prognóstico

	Transtorno de sintomas somáticos	Transtorno de ansiedade de doença
Temperamentais	O traço de personalidade afetividade negativa (neuroticismo) foi identificado como um fator de risco independente para muitos sintomas somáticos. Ansiedade ou depressão comórbida é um aspecto comum e pode exacerbar os sintomas e a incapacidade.	
Ambientais	Maior risco em indivíduos com poucos anos de instrução e baixo nível socioeconômico e nos que tenham sofrido recentemente eventos estressantes na vida.	O transtorno de ansiedade de doença pode, às vezes, ser precipitado por um estresse de vida importante ou uma ameaça grave, porém benigna, à saúde do indivíduo. História de abuso infantil ou uma doença grave na infância pode predispor ao desenvolvimento do transtorno na idade adulta.
Modificadores do curso	Sintomas somáticos persistentes estão associados a aspectos demográficos (sexo feminino, idade mais avançada, menos anos de instrução, baixo nível socioeconômico, desemprego), história relatada de abuso sexual ou outra adversidade na infância, doença psiquiátrica crônica ou transtorno psiquiátrico concomitante [depressão, ansiedade, transtorno depressivo persistente (distimia), pânico], estresse social e fatores sociais reforçadores como benefícios obtidos com a doença. Fatores cognitivos que afetam o curso clínico incluem sensibilidade à dor, atenção elevada a sensações corporais e atribuição de sintomas corporais a uma possível doença médica em vez de reconhecê-los como um fenômeno normal ou estresse psicológico.	Entre aproximadamente um terço até a metade dos indivíduos com transtorno de ansiedade de doença tem a forma transitória.

Baseada em: American Psychiatric Association[4].

Estimativas da prevalência de transtorno de ansiedade de doença baseiam-se em estimativas do diagnóstico de *hipocondria* do DSM-III e do DSM-IV. A prevalência em um a dois anos de ansiedade acerca da saúde e/ou convicção de doença em levantamentos em comunidades e amostras populacionais vai de 1,3% a 10%. Em populações médicas ambulatoriais, as taxas de prevalência em seis meses/um ano ficam entre 3% e 8%. A prevalência do transtorno é semelhante em ambos os gêneros[4].

Quadro clínico

Quadros dissociativos

Frequentemente, um fator estressor grave para o indivíduo antecede o início dos sintomas. As apresentações mais comuns de transtornos dissociativos são: amnésia dissociativa, fuga dissociativa e estado de transe e possessão.

Durante a amnésia dissociativa ocorre perda lacunar da memória, que diz respeito geralmente a acontecimentos importantes recentes de natureza traumática, tais como acidentes, perda de emprego, desentendimentos ou lutos imprevistos. Em geral, o sintoma amnésico é parcial e seletivo, não se pode demonstrar um envolvimento orgânico ou ser atribuído à fadiga. Na fuga dissociativa, o paciente se desloca sem programação prévia para um local desconhecido e distante de sua residência ou local de trabalho, geralmente um local protegido como um hospital, por exemplo. Além disso, tem dificuldade de recordar o próprio passado e dados sobre si mesmo, podendo até formar uma nova identidade.

Finalmente, a perda transitória da consciência de sua própria identidade, com preservação da consciência do meio ambiente, ocorre nos estados de transe e possessão. Muitas vezes, o paciente age como se estivesse tomado por uma nova personalidade ou espírito, apresentando um conjunto de movimentos, posições e vocalizações. Devem ser incluídos aqui somente os estados de transe involuntários que não são admissíveis no contexto cultural ou religioso do sujeito.

Na maioria das vezes, o indivíduo dissociado afirma desconhecer o modo como se perdeu e chegou ao hospital, não lembra seu nome ou de familiares, nem telefones ou endereços. Nessas situações, o paciente pode se limitar a expressar monotonamente frases como: "Estou perdido.", "Não sei como cheguei aqui.", "Tive um apagão.", entre outras.

Transtornos conversivos

Os transtornos conversivos se caracterizam por sintomas ou déficits que afetam o controle motor voluntário ou o sistema neurológico sensorial (Tabela 148.6). Os quadros conversivos podem simular condições neurológicas conhecidas (acidente vascular cerebral, desmaios, crises epilépticas, esclerose múltipla etc.), sem respeitar a distribuição anatômica das vias neurológicas. Apresentações comuns incluem cegueira, surdez, diplopia, paralisia, parestesia e/ou anestesia de um ou mais membros. Embora possamos entender que os sintomas conversivos representem a expressão física de um conflito psíquico inconsciente ao paciente, o ganho secundário desses sintomas incapacitantes pode ser evidenciado em muitos casos. Portanto, os profissionais de saúde devem ter em mente que os sintomas não são intencionalmente produzidos ou simulados, evitando hostilizar o portador do quadro conversivo[6].

Muitas vezes, os transtornos conversivos se apresentam no atendimento hospitalar na fase aguda de instalação do quadro, que tem natureza abrupta e com sintomatologia intensa. A reação dos acompanhantes varia desde uma preocupação exagerada e ansiedade a franco descaso quando os sintomas são crônicos e recorrentes. Contrariamente, o próprio paciente pode apresentar indiferença, apatia ou até algum grau de satisfação na situação, ainda que relate com frequência intenso sofrimento por causa dos sintomas que demandaram atendimento.

Tabela 148.6. Critérios diagnósticos para o transtorno conversivo

A. Um ou mais sintomas de função motora ou sensorial alterada.
B. Achados físicos evidenciam incompatibilidade entre o sintoma e as condições médicas ou neurológicas encontradas.
C. O sintoma ou déficit não é mais bem explicado por outro transtorno mental ou médico.
D. O sintoma ou déficit causa sofrimento clinicamente significativo ou prejuízo no funcionamento social, profissional ou em outras áreas importantes da vida do indivíduo ou requer avaliação médica.

Especificar o tipo de sintoma:
(F44.4) Com fraqueza ou paralisia
(F44.4) Com movimento anormal (p. ex., tremor, movimento distônico, mioclonia, distúrbio da marcha)
(F44.4) Com sintomas de deglutição
(F44.4) Com sintoma de fala (p. ex., disfonia, fala arrastada)
(F44.5) Com ataques ou convulsões (F44.6) Com anestesia ou perda sensorial
(F44.6) Com sintoma sensorial especial (p. ex., perturbação visual, olfatória ou auditiva)
(F44.7) Com sintomas mistos
Especificar se:
Episódio agudo: Sintomas presentes há menos de seis meses.
Persistente: Sintomas ocorrendo há seis meses ou mais.
Especificar se:
Com estressor psicológico (*especificar estressor*)
Sem estressor psicológico

Baseada em: American Psychiatric Association[4].

Sintomas motores incluem: fraqueza ou paralisia; movimentos anormais, como tremor ou movimentos distônicos; anormalidades da marcha; e postura anormal de membro. Sintomas sensoriais incluem sensação cutânea e visão ou audição alterada, reduzida ou ausente. Episódios de tremores generalizados de membros com aparente prejuízo ou perda de consciência podem assemelhar-se a convulsões epiléticas (também denominadas *convulsões psicogênicas* ou *não epiléticas*). Pode haver episódios de ausência de resposta semelhantes a síncope ou coma. Outros sintomas incluem volume da fala reduzido ou ausente (disfonia/afonia), articulação alterada (disartria), sensação de "bola" ou caroço na garganta (*globus*) e diplopia.

Transtorno de somatização

Caracteriza-se por sintomas múltiplos que variam de acordo com o tempo e incluem dor em pelo menos quatro locais diferentes, dois sintomas gastrointestinais diferentes, um sintoma neurológico e um sintoma de disfunção sexual. De curso crônico e flutuante, muitas vezes é acompanhado de dependência ou abuso de benzodiazepínicos e analgésicos. Tais pacientes apresentam prejuízos no trabalho e funcionamento social. A procura de auxílio médico quase nunca é em busca de avaliação psiquiátrica, uma vez que esses pacientes não aceitam o caráter psíquico dessa condição, mas são frequentemente encaminhados por outros especialistas do pronto-socorro, o que na maioria das vezes não é bem recebido. Esses pacientes muitas vezes têm história de procura de múltiplos especialistas ("*doctor shopping*").

Transtorno de ansiedade de doença

Preocupação persistente com a possibilidade de estar doente manifestada por queixas somáticas recorrentes e diversas idas ao serviço de saúde. Muitos pacientes apresentam algum prejuízo ocupacional, porém menor do que nos casos de transtorno somatoforme puro. Depressão e ansiedade estão muitas vezes associadas. Ocorre tanto em homens quanto mulheres, manifestando-se geralmente antes dos 50 anos[6].

Diagnósticos diferenciais

A diferenciação entre uma patologia orgânica e um quadro psiquiátrico é a chave central nesse momento.

Em relação ao transtorno dissociativo, os principais diagnósticos diferenciais são as diversas alterações (descompensações) metabólicas como hipoglicemia, por exemplo, diversas patologias orgânicas do sistema nervoso central (traumatismo cranioencefálico, acidente vascular cerebral, amnésia pós-ictal em epilepsia), simulação (consciente), *blackouts* causados por abuso de álcool, síndrome de Korsakov, *delirium* e intoxicações diversas (medicamentos, substâncias psicoativas). A fuga dissociativa, em especial, sempre deve ser diferenciada da fuga pós-ictal, vista geralmente na epilepsia do lobo temporal. Sintomas dissociativos isolados podem ocorrer no curso de outros transtornos mentais.

Em relação ao transtorno conversivo, de forma semelhante aos transtornos dissociativos, deve-se diferenciá-lo não só das diversas alterações (descompensações) metabólicas, por exemplo, a hipoglicemia, como ter um foco nas diversas patologias orgânicas do sistema nervoso central (traumatismo cranioencefálico, acidente vascular cerebral, amnésia pós-ictal em epilepsia, esclerose múltipla etc.) e intoxicações diversas (medicamentos, substâncias psicoativas etc.)[7].

A primeira consideração no diagnóstico diferencial do transtorno de ansiedade de doença é uma condição médica subjacente, incluindo condições neurológicas ou endócrinas, tumores malignos ocultos e outras doenças que afetam múltiplos sistemas corporais. A presença de uma condição médica não descarta a possibilidade de transtorno de ansiedade de doença coexistente. Se uma condição médica está presente, a ansiedade relacionada à saúde e as preocupações a respeito da doença são nitidamente desproporcionais à gravidade da condição. Preocupações transitórias relacionadas a uma condição médica não constituem transtorno de ansiedade de doença.

Avaliação inicial na sala de emergência

A principal dificuldade na avaliação de pacientes com transtornos dissociativos e somatoformes é que o relato é repleto de queixas físicas. A maioria dos médicos generalistas concentram esforços na busca por uma origem orgânica às queixas dos pacientes. Assim, aspectos psicológicos podem ser ignorados, o que atrasa o diagnóstico.

Os pacientes que apresentam sintomas clínicos não identificados (*Medically Unexplained Symptoms* – MUPS) compõem um grupo heterogêneo e demandam cuidados com a forma de abordagem. Os pacientes variam quanto à disposição para discutir os fatores psicossociais envolvidos com os sintomas e aceitar a sugestão de que tais fatores desempenham um papel causal nos seus sintomas físicos[5].

Existem três grupos de pacientes[5]. O primeiro grupo sente-se aliviado por falar sobre questões psicossociais e pode já estar ciente de que o estresse pode causar ou agravar a sua condição. A chave é o reconhecimento precoce da origem psicológica da queixa para que o verdadeiro problema possa ser resolvido. Tais pacientes podem se beneficiar com o aconselhamento sobre o manejo de estresse e outras abordagens psicológicas simples.

O segundo grupo pode ficar irritado e ofendido por qualquer sugestão de que a sua condição não seja inteiramente de natureza física. A menos que esses pacientes sejam encorajados a aceitar a influência de fatores psicológicos, seu prognóstico é considerado pobre.

O terceiro grupo tem dúvidas sobre o papel dos fatores psicológicos. Esses pacientes estão, muitas vezes, em uma fase inicial de sua doença e apresentam incertezas se sua doença é de natureza física ou psicológica. Os primeiros contatos com o médico, geralmente em serviços de emergência, podem ter grande influência sobre o curso da doença.

Em serviços gerais de emergência, um dos desafios é identificar pacientes com transtornos dissociativos e somatoformes. Fatores como a escassez de tempo para avaliação, a necessidade de intervenção imediata e a baixa colaboração do paciente tornam a avaliação extremamente difícil[8].

Condutas na sala de emergência

A avaliação de pacientes com transtornos somatoformes e dissociativos na admissão de um serviço de emergência geralmente identifica duas grandes categorias: (a) pacientes com um transtorno psiquiátrico primário, mas também com uma comorbidade clínica grave, e (b) pacientes portadores de uma condição médica primária ou transtornos relacionados com o uso de substâncias e comorbidade com sintomas psiquiátricos[9].

A abordagem clínica inicial tem o objetivo de melhorar as alterações agudas. Isso significa que os pacientes que são transferidos para a ala psiquiátrica ou que ficam sob os cuidados do psiquiatra não estão necessariamente livres de doenças clínicas. Por isso, deve ser feita uma revisão das possíveis etiologias orgânicas e comorbidades[9].

É necessária a realização de uma anamnese completa, aferição de sinais vitais, exame físico e avaliação cognitiva (principalmente, testes de orientação têmporo-espacial). Investigações adicionais e/ou mais rigorosas devem ser realizadas em grupos específicos de pacientes, que incluem os idosos, pacientes com início recente de sintomas psiquiátricos, aqueles com condições médicas preexistentes ou queixas múltiplas e aqueles com transtornos relacionados com o uso de substâncias[9].

Monitorização, tratamentos, prescrição

Transtornos dissociativos e conversivos

Os pacientes portadores de transtornos dissociativos e conversivos geralmente procuram vários médicos generalistas e especialistas e são exaustivamente investigados. Sentem-se cansados, desanimados e, até mesmo, irritados. Dessa forma, o clínico geral deve mostrar compreensão e paciência, acolher o paciente em suas dúvidas e angústias, e orientá-lo sobre o quanto são comuns casos como o dele, em que problemas pessoais, estresse cotidiano e ansiedade podem gerar, em alguns tipos específicos de personalidades, sintomas físicos que são justificados apenas por questões psicológicas, e não físicas, mas que, com a devida assistência e tratamento, podem ser tratados e resolvidos. Assim, mostrando empatia, a abordagem terapêutica é possível, seja para iniciar um tratamento medicamentoso ou encaminhar ao psiquiatra.

Sabemos que alguns fatores são preditores de bom prognóstico para a resolução desses quadros como: início súbito, estressor facilmente identificável, bom ajuste pré-mórbido, ausência de comorbidade psiquiátrica ou médica e ausência de litígio. Já quanto maior for o tempo de resolução em dias, pior é o prognóstico, e geralmente o tempo de resolução varia de horas a semanas[10].

Uma revisão sistemática sobre as intervenções não farmacológicas para o manejo dos transtornos somatoformes e dos MUPS concluiu que as diferentes modalidades de psicoterapias foram superiores aos cuidados habituais ou à lista de espera em termos de redução da gravidade dos sintomas, embora o tamanho do efeito tenha sido pequeno. Somente a terapia cognitivo-comportamental promoveu redução de sintomas somáticos[11].

Em relação às intervenções farmacológicas, uma revisão sistemática evidenciou a baixa qualidade dos estudos disponíveis e um curto período de seguimento (até 12 semanas). Em concordância com o que se verifica na prática clínica, a ocorrência de eventos adversos e exacerbação de sintomas somáticos influencia a eficácia do tratamento[12].

Algumas medicações são usadas rotineiramente (clonazepam 2 mg, 1 comprimido a cada 30 minutos até resolução da sintomatologia)[10] com o propósito de diminuir a ansiedade. Porém, alguns estudos[13] mostram que os benzodiazepínicos, ao diminuírem os sintomas ansiosos, podem exacerbar os sintomas dissociativos e recomendam o uso com cuidado, sugerindo também as seguintes drogas:

1. Antidepressivos: tratar os sintomas comórbidos de ansiedade, depressão e, em alguns casos, até sintomas dolorosos;
2. Clonidina: estabilizar o humor e diminuir a ansiedade, hiperexcitação e pensamentos intrusivos;
3. Antipsicóticos de segunda geração: diminuir a ansiedade intensa e a insônia;
4. Prazosina: reduzir pesadelos;
5. Naltrexona: diminuir o comportamento autolesivo;
6. Estabilizadores de humor anticonvulsivantes: reduzir a agressividade e hiperexcitação[13].

Pontos-chave fundamentais

Existe alta taxa de utilização de serviços de emergência por pacientes com transtorno psiquiátrico devido a queixas somáticas, especialmente aqueles portadores de transtornos somatoformes.
O médico deve envolver o paciente para que ele se sinta compreendido.
A avaliação deve ser ampla, incluindo a investigação de fatores sociais e psicológicos.
O objetivo da abordagem é estabelecer uma ligação entre os sintomas físicos, o sofrimento psicológico e os problemas sociais.
É fundamental excluir todos os possíveis diagnósticos diferenciais de origem orgânica.
No manejo do quadro, o papel do psiquiatra é mostrar compreensão e paciência e acolher o paciente em suas dúvidas e angústias.
Não há um consenso em relação ao tratamento medicamentoso que deve ser escolhido de acordo com a sintomatologia comórbida.

Conclusão

O questionamento de aspectos conceituais sobre a definição de transtornos somatoformes e dissociativos é um tema relevante para a prática clínica. Porém, tão ou mais importante é a alta taxa de utilização de serviços de emergência por pacientes com transtorno psiquiátrico devido a queixas somáticas, especialmente aqueles portadores de transtornos somatoformes. Esse dado evidencia o principal motivo que deve levar o clínico a ter conhecimento sobre esses transtornos.

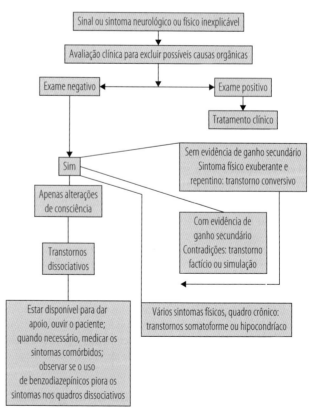

Figura 148.1. Modelo de prescrição (em forma de árvore decisória)

Referências bibliográficas

1. Hackman AL, Goldberg RW, Brown CH, Fang LJ, Dickerson FB, Wohlheiter K, et al. Use of emergency department services for somatic reasons by people with serious mental illness. Psychiatr Serv. 2006 Apr;57(4):563-6.
2. Puri PR, Dimsdale JE. Health care utilization and poor reassurance: potential predictors of somatoform disorders. Psychiatr Clin North Am. 2011;34(3):525-44.
3. Spiegel D, Loewenstein RJ, Lewis-Fernández R, Sar V, Simeon D, Vermetten E, et al. Dissociative disorders in DSM-5. Depress Anxiety. 2011;28(12):E17-45.
4. American Psychiatric Association. Manual Diagnóstico e Estatístico de Transtornos Mentais 5ª edição (DSM-5). Porto Alegre: Artmed; 2014.
5. Stephenson DT, Price JR. Medically unexplained physical symptoms in emergency medicine. Emerg Med J. 2006;23(8):595-600.
6. Stone J, LaFrance WC Jr, Brown R, Spiegel D, Levenson JL, Sharpe M. Conversion disorder: current problems and potential solutions for DSM-5. J Psychosom Res. 2011;71(6):369-76.
7. Loch AA, Meleiro AMAS, Wang YP. Transtornos conversivos e transtornos dissociativos. In: Martins HS, Awada SB, Damasceno MCT. Pronto-socorro: condutas do Hospital das Clínicas da Faculdade de Medicina da Universidade de São Paulo. 1ª ed. São Paulo: Manole; 2007. p. 746-57.
8. Sar V, Koyuncu A, Ozturk E, Yargic LI, Kundakci T, Yazici A, et al. Dissociative disorders in the psychiatric emergency ward. Gen Hosp Psychiatry. 2007;29(1):45-50.
9. Gregory RJ, Nihalani ND, Rodriguez E. Medical screening in the emergency department for psychiatric admissions: a procedural analysis. Gen Hosp Psychiatry. 2004;26(5):405-10.
10. Cordeiro DC, Baldaçara L. Emergências psiquiátricas. 1a ed. São Paulo: Roca; 2007. p. 91-5.
11. van Dessel N, den Boeft M, van der Wouden JC, Kleinstäuber M, Leone SS, Terluin B, et al. Non-pharmacological interventions for somatoform disorders and medically unexplained physical symptoms (MUPS) in adults. Cochrane Database Syst Rev. 2014;(11):CD011142.
12. Kleinstäuber M1, Witthöft M, Steffanowski A, van Marwijk H, Hiller W, Lambert MJ. Pharmacological interventions for somatoform disorders in adults. Cochrane Database Syst Rev. 2014;(11):CD010628.
13. Gentile JP, Dillon KS, Gillig PM. Psychotherapy and pharmacotherapy for patients with dissociative identity disorder. Innov Clin Neurosci. 2013;10(2):22-9.

CRISES NÃO EPILÉPTICAS PSICOGÊNICAS

Mirian Fabíola Studart Gurgel Mendes

Introdução

As crises podem ser divididas em três maiores categorias: crises não epilépticas psicogênicas (CNEPs), crises epilépticas (CEs) ou eventos não epilépticos fisiológicos (ENEs). Como nas CEs, as CNEPs se apresentam como episódios de movimentos alterados, sensações ou experiências que mimetizam CE, mas não se associam a descargas elétricas corticais anormais. Os ENEs não são epilépticos nem psicogênicos, mas relacionados a alterações sistêmicas que produzem um íctus (por exemplo, síncope convulsiva ou crise hipoglicêmica).

Na neurologia, as CNEPs recebem várias denominações, como pseudocrises, crises psicogênicas, ataques não epilépticos, crises funcionais ou crises pseudoepilépticas.

Antigamente era chamada de crise conversiva histérica, mas os neurologistas preferem chamar atualmente de crise não epiléptica psicogênica (CNEP). O termo "pseudocrise", apesar de ainda ser largamente utilizado, é pejorativo e impreciso, pois, apesar de não se tratar de CE, não deixa de ser uma crise, embora de natureza psicogênica. Além disso, a palavra sugere um caráter de falsidade aos sintomas.

A rigor, crise psicogênica também não é a denominação mais certa, pois alguns pacientes podem ter suas CEs desencadeadas por algum gatilho emocional.

A maioria dos pacientes com crises recorrentes são inicialmente presumidos como epilépticos, recebendo drogas antiepilépticas (DAEs) em vários esquemas. Como as DAEs não tratam as CNEPs e podem exacerbá-las, o reconhecimento das CNEPs e a diferenciação das CEs é fundamental.

As CNEPs ocorrem em várias culturas e continentes. Parece representar uma condição humana universal. Apesar de não terem origem neurológica, podem ter consequências graves e incapacitantes, pelo tratamento inapropriado de epilepsia presumida, significantes riscos de efeitos adversos de DAEs desnecessárias, complicações iatrogênicas por procedimentos invasivos em crises subentrantes e elevado custo de hospitalizações e de absenteísmo. O diagnóstico muitas vezes é tardio, atrasando o tratamento adequado.

O diagnóstico deve ser cuidadoso e o seguimento, de longo prazo. A história dos pacientes e a descrição de testemunhas oferecem importantes informações para a suspeita de CNEP, mantendo-se o videoeletroencefalograma (vídeo-EEG) como padrão-ouro para o diagnóstico.

Epidemiologia

As CNEPs podem ocorrer em qualquer faixa etária, de crianças a idosos, mas ocorrem principalmente dos 15 aos 35 anos, predominam no sexo feminino (70% a 80%) e representam 5% a 10% dos casos diagnosticados e tratados como epilepsias. Em aproximadamente 10% dos pacientes há epilepsia concomitante.

Em 32% dos pacientes, há história de abuso sexual, físico ou ambos. E em 70% dos pacientes, há outros distúrbios de natureza psicogênica.

As CNEPs estão associadas a condições socioeconômicas precárias, nível de educação mais baixo e falta de aprimoramento psicológico e intelectual. Os sintomas podem ser precedidos, exacerbados ou associados a fatores psicológicos estressores, apesar de somente uma minoria dos pacientes relatar na anamnese. Alguns pacientes tendem a ter CNEPs em situações médicas (consultas e exames complementares).

Algumas CNEPs são facilmente identificadas, outras só são diagnosticadas após exaustiva investigação e, por fim, algumas jamais podem ser classificadas como tal.

A frequência dos eventos é maior nos pacientes com CNEP que nos pacientes com CE. Internações hospitalares recorrentes com *status epilepticus* aparente ou crises diárias sugerem CNEP, especialmente quando relatadas por pacientes em bom estado geral.

As CNEPs podem se manifestar de diversas formas. Não há uma característica única que pode facilitar o diagnóstico. Para chegar a uma hipótese diagnóstica mais precisa, deve-se detalhar o histórico médico e psiquiátrico – sintomas conversivos, ansiedade, fobias, disfunção sexual, obsessão, tentativas de suicídio.

Também é essencial obter a história familiar – distúrbios psiquiátricos e epilepsia e presença de estressores psicossociais, circunstâncias pessoais, perdas recentes, ruptura de relações, uso de medicações e substâncias ilícitas.

Resumidamente, são detalhes da história que sugerem a CNEP: mudança na semiologia das crises, agravamento com DAEs, crises na presença de médicos, *status epilepticus* recorrente, múltiplos sintomas clínicos, múltiplas cirurgias e exames, tratamento psiquiátrico prévio e relato de abuso sexual ou físico.

Fisiopatologia

Apesar da alta prevalência e custo dessa condição, tem-se uma compreensão muito rudimentar da patogênese desses eventos. Nossas melhores explicações se baseiam em modelos psicológicos primariamente. As CNEPs parecem representar uma resposta dissociativa subconsciente a estímulos. São distúrbios em geral "conversivos", de somatização.

Há explicações mais neurobiológicas. Sabe-se que as CNEPs estão associadas à diminuição de BDNF (*brain derived neurotrophic factor*) e ao aumento de níveis de cortisol, biomarcadores relacionados a estresse.

Estudos com ressonância magnética funcional revelaram conectividade funcional anormal entre ínsula e regiões frontais, demonstrando atividade neuronal espontânea aumentada em pacientes com CNEP. Achados similares ocorreram em outros distúrbios conversivos.

Quadro clínico

As CNEPs podem se manifestar de diversas formas. Todos os fenômenos observados em uma CE podem ser observados em uma CNEP. Não há uma característica única que possa facilitar o diagnóstico. As características da crise devem ser exploradas, mas utilizar apenas um ou dois aspectos da crise para um rápido diagnóstico pode levar a conclusões errôneas.

Os padrões mais comuns de CNEP são da forma "convulsiva", de se debater, com movimentos variados de extremidade, cabeça e tronco e perda da responsividade. Mas os pacientes também podem "desmaiar", cair imóveis, com olhos fechados, aparentemente inconscientes.

Sugerem CNEP: crises demoradas, com manifestações motoras por mais de 2 minutos (crises com duração maior que 10 minutos são muito sugestivas), crises com movimentos assincrônicos, fora de fase, de extremidades, movimentos laterais de cabeça e crises com curso flutuante ou descontínuo. Em geral, a CE tem início súbito e a frequência da atividade motora diminui gradualmente no decorrer do evento, enquanto a amplitude do movimento aumenta.

Choro, conversas, obscenidades, gritos, reflexos de evitação, ausência de confusão pós-ictal também são comuns em CNEPs. Essas importantes características diferenciais estão representadas na Tabela 149.1.

A presença de traumas, inclusive severos, não descarta o diagnóstico de CNEP. Também pode haver liberação de esfíncteres vesical e anal. A mordedura de língua na CE costuma ocorrer nas bordas laterais e nas CNEPs, na ponta.

Tabela 149.1. Sinais utilizados para distinguir crises não epilépticas psicogênicas (CNEPs) e crises epilépticas (CEs)

Sinais que sugerem CNEP
Longa duração
Curso flutuante
Movimentos assincrônicos – excluir crises focais frontais (ver diagnóstico diferencial)
Movimentos rítmicos de pelve – excluir crises focais frontais
Movimentos laterais de cabeça e tronco
Olhos fechados
Choro ictal
Memória do evento

Sinais que sugerem CE
Ocorrência exclusiva durante o sono (confirmada com EEG)
Confusão pós-ictal
Respiração estertorosa

Sinais insuficientes
Início gradual
Eventos não estereotipados
Movimentos de debater
Postura de opistótono
Mordedura de língua
Incontinência urinária

Modificada de: Lafrance *et al.*, 2013.

A preservação dos reflexos corneano e pupilar, o fechamento ocular, a resistência à abertura de pálpebra e a preservação de cor normal da face durante as crises sugerem CNEP. A ocorrência de crise durante o sono não garante ser de natureza epiléptica – o paciente pode ter despertado antes do evento.

A recuperação após CNEP pode ser rápida ou não. Não se encontram objetivamente alterações no exame neurológico – déficit motor, alteração de reflexos etc.

Diagnóstico diferencial

O principal diagnóstico diferencial é com as CEs de origem frontal, que podem ser bizarras e semelhantes às CNEPs e cujas características são:

- Breves, com início e fim abruptos;
- Pouca ou nenhuma confusão pós-ictal, estereotipadas;
- Automatismos motores proeminentes em geral de curta duração (às vezes complexos ou de natureza sexual) – chutes, tentativa de agarrar, arranhões, gritos, cuspes, destruição de objetos, luta;
- Predomínio durante o sono;
- Vocalização;
- Precedidas de sinais inespecíficos.

Outros eventos paroxísticos entram no diagnóstico diferencial de CNEP, como ataques de pânico, síncope e ataques isquêmicos transitórios.

Avaliação inicial e conduta na sala de urgência

É preciso ter muito cuidado na elaboração de diagnóstico de CNEP sem uma avaliação mais apurada. Na dúvida, os pacientes devem ser tratados como epilépticos. A possibilidade de CNEP pode ser aventada na sala de urgência, mas é mais seguro e prudente, dadas as peculiaridades nas apresentações de certas CEs, o amparo pela propedêutica.

Se necessário, deve-se administrar DAE para interrupção dos eventos, iniciando-se com benzodiazepínicos, seguida de outras medicações, seguindo protocolo de atendimento da CE.

Durante uma CNEP, o profissional deve tentar tranquilizar o paciente, assumindo uma atitude simpática e acolhedora e, por meio de sugestão, não reforçar o comportamento somatiforme.

Não há critério suficiente para diagnóstico inequívoco de CNEP. O diagnóstico de CNEP deve ser feito apenas após cuidadoso processo de exclusão de qualquer alteração orgânica que possa estar desencadeando o processo, assim como possível quadro de simulação.

Além do histórico detalhado do paciente e familiares, da observação dos fenômenos manifestados durante as crises e da avaliação eletroencefalográfica, seria ideal o registro ictal, em monitorização prolongada, com vídeo-EEG. É o padrão-ouro, o melhor teste diagnóstico. Há vários trabalhos enfatizando que ele é indispensável no diagnóstico de crises psicogênicas.

O EEG interictal pode exibir algumas anormalidades inespecíficas ou mesmo descargas se houver concomitância de epilepsia. É um exame com baixa sensibilidade. Os exames de neuroimagem não revelam anormalidades significativas.

No passado, realizava-se teste de indução, ou seja, o sugestionamento do paciente. Não mais se recomenda tal técnica para fins diagnósticos, por questões éticas e porque a relação médico-paciente pode ficar comprometida.

Também foi utilizada no passado dosagem da prolactina. Dadas as dificuldades técnicas, a variabilidade dos níveis desse hormônio e a grande chance de falsos-positivos e falsos-negativos, não se utiliza na prática tal teste.

Tratamento

A Liga Internacional Contra a Epilepsia (ILAE) recomenda diretrizes para o tratamento das CNEPs, que incluem:

1. Comunicação adequada;
2. Acompanhamento neurológico para retirada segura das DAEs (se não houver suspeita de CE concomitante), de forma lenta e gradual, pela potencial dependência física e psicológica e riscos de abstinência;
3. Acompanhamento psiquiátrico para estabelecer os diagnósticos e a linha de tratamento mais adequada.

Não é tarefa simples comunicar a um paciente que sempre conviveu com um diagnóstico de epilepsia que seu quadro não é resultante de alterações neurológicas, mas sim fruto de conflitos emocionais. A mudança súbita de diagnóstico pode acarretar as mais diversas reações psicológicas no paciente. Alguns podem reagir bem à novidade, na esperança de que novas diretrizes no tratamento possam mudar sua vida, a partir do conhecimento, compreensão e do manejo de possíveis conflitos internos geradores dos sintomas.

O mais comum, entretanto, é o paciente, com frágeis recursos emocionais, receber o diagnóstico de forma extremamente desfavorável, podendo desencadear outros tipos de sintomas somatiformes ou quadros depressivos e ansiosos. Muitos não aceitam o novo diagnóstico por temerem ser rotulados de manipuladores, simuladores ou histéricos. Por fim, alguns temem a interrupção dos ganhos secundários e a ameaça de ter que reassumir suas responsabilidades no ambiente profissional, familiar ou social ou a retirada de algum outro benefício, inclusive pecuniário.

Após o paciente ser diagnosticado como CNEP, recomenda-se que o clínico e/ou neurologista forneça-lhe suporte até ele seja acolhido pelo novo especialista (psiquiatra), que dará sequência ao tratamento. É aconselhável que se mantenha disponível para novas consultas caso surjam novas manifestações que possam colocar em dúvida o diagnóstico, assim como diante do surgimento de novos métodos investigativos para esse tipo de transtorno.

A abordagem psiquiátrica também é um desafio. A limitação terapêutica atual e a frequente falta de resposta favorável ao tratamento reforçam as dificuldades do psiquiatra em relação aos pacientes com transtornos conversivos. O profissional tem o desafio de controlar certa resistência ao paciente, compreendendo que: não se trata de simulação; os sintomas surgem de forma involuntária; muitas vezes os sintomas são muito mais fortes que a sua compreensão ou vontade de controlar.

Não é aconselhável confrontar o paciente, mas convém explicar-lhe que os sintomas podem ter estreita correlação com fatores emocionais que muitas vezes ele desconhece. Fatores ambientais desencadeantes devem ser pesquisados e oportunamente expostos ao paciente na tentativa de mudar a sua forma de reagir diante de tais fatores.

O uso de psicofármacos tem indicação caso haja sintomas de depressão, ansiedade ou psicose, podendo melhorar os sintomas conversivos. Entretanto, é recomendável que a medicalização do paciente com sintomas conversivos seja evitada ao máximo, no intuito de que não sejam reforçados os sintomas psicogênicos e que não se desenvolva uma dependência farmacológica. Diante de uma possível retirada de anticonvulsivantes, o psiquiatra pode auxiliar e monitorar eventuais sintomas psicopatológicos que possam surgir, como transtornos afetivos e ansiedade, lembrando que muitas DAEs têm também uma ação moduladora do humor.

Específicas técnicas comportamentais, diversos medicamentos como inibidores seletivos de recaptação da serotonina e até eletroconvulsoterapia podem ser usados no manejo do paciente com CNEP. É extremamente importante um trabalho com a família do paciente, pois muitas vezes a dinâmica familiar pode estar reforçando o papel do doente com CNEP.

Evolução

Estudos sugerem que cerca de 30% dos pacientes ficam livres de crises após a comunicação do diagnóstico. Entretanto, 50% podem evoluir de forma desfavorável, até aumentando suas crises. Apesar da evolução em geral ser ruim, o melhor prognóstico ocorre em alguns subgrupos: crianças e jovens, sem transtornos psiquiátricos severos, início recente, presença de trauma psicológico identificável que precedeu o aparecimento das crises, pacientes independentes e sem epilepsia concomitante.

Mau prognóstico ocorre em casos de abuso sexual e físico crônico, depressão maior recorrente, passado de outras manifestações dissociativas e transtorno de personalidade.

Bibliografia consultada

Barvis P, Spinhoven P, Giltay EJ, Kuyk J, Edelbroek PM, Zitman FG, et al. Basal hypercortisolism and trauma in patients with psychogenic nonepileptic seizures. Epilepsia. 2010;51:752-9.

Benbadis SR. Provocative techniques should be used for the diagnosis of psychogenic nonepileptic seizures. Epilepsy Behav. 2008;15:106-9.

Betts T. Psychiatric aspects of nonepileptic seizures. In: Engel Jr J, Pedley TA. Epilepsy: a comprehensive textbook. 1st ed. Los Angeles: Lippincott-Raven; 1998. p. 2101-16.

Brasil MAA, Botega NJ, Fortes S, Tofoli LF. Somatização. In: Botega NJ. Prática psiquiátrica no hospital geral: interconsulta e emergência. 3ª ed. Porto Alegre: Artmed; 2012. p. 319-34.

de Lange FP, Toni I, Roelofs K. Altered connectivity between pré-frontal and sensorimotor cortex in conversion paralysis. Neuropsycologia. 2010;48:1782-8.

Hall-Patch L, Brown R. Acceptability and effectiveness of a strategy for the communication of the diagnosis of psychogenic nonepileptic seizures. Epilepsia. 2010;51(1):70-8.

Jedrzejczak J, Owczarek K, Majkowski J. Psychogenic pseudoepileptic seizures: clinical and electroencephalogram (EEG) video-tape recordings. Eur J Neurol. 1999;6:473-9.

Kanner AN, Parra J, Frey M, Stebbings G, Pierre-Louis S, Iriarte J. Psychiatric and neurologic predictors of psychogenic pseudoseizure outcome. Neurology. 1999;53:933-8.

Krumholz A, Hopp J. Psychogenic (nonepileptic seizures). Semin Neurol. 2006;26(3):341-50.

LaFrance WC Jr, Barker GA, Duncan R, Goldstein LH, Reuber M. Minimum required for the diagnosis of psychogenic nonepileptic seizures: a staged approach. Epilepsia. 2013;54(11):2005-18.

LaFrance WC Jr, Devinsky O. The treatment of nonepileptic seizures: historical perspectives and future directions. Epilepsia. 2004;45:15-21.

LaFrance WC Jr, Leaver K, Stopa EG, Papandonatos GD, Blum AS. Decreased serum BDNF levels in patients with epileptic and psychogenic nonepileptic seizures. Neurology. 2010;75:1285-91.

LaFrance WC Jr, Reuber M, Goldstein LH. Management of psychogenic nonepileptic seizures. Epilepsia. 2013;54(Suppl 1):53-67.

Lawton G, Baker GA, Brown RJ. Comparison of two types of dissociation in epileptic and nonepileptic seizures. Epilepsy Behav. 2008;13(2):333-6.

Leeman BA. Provocative techniques should not be used for the diagnosis of psychogenic nonepileptic seizures. Epilepsy Behav. 2008;15:110-3.

Lesser RO. Treatment and outcome of psychogenic nonepileptic seizures. Epilepsy Curr. 2003;3(6):198-200.

Reuber M, Elger CE. Psychogenic nonepileptic seizures: review and update. Epilepsy Behav. 2003;4:205-16.

Reuber M, House AO, Pukrop R, Bauer J, Elger CE. Somatization, dissociation and psychopathology in patients with psychogenic nonepileptic seizures. Epilepsy Res. 2003;57:159-67.

Reuber M, Howlett S, Khan A, Grunewald RA. Non-epileptic seizures and other functional neurological symptoms: predisposing, precipitating and perpetuating factors. Psychosomatics. 2007;48:230-8.

Shen W, Bownan S, Markan ON. Presenting and diagnosis of pseudoseizure. Neurology. 1990;40:756-9.

Stefansson JH, Messina JA, Meyerowitz S. Hysterical neurosis, conversion type: clinical and epidemiological considerations. Acta Psychiatr Scan. 1979;59:119-38.

Walczak TS, Bogolioubou A. Wheeping during psychogenic non epileptic seizures. Epilepsia. 1996;37(2):208-10.

Walczak TS, Papacostas S, Williams DT, Scheuer ML, Lebowitz N, Notarfrancesco A. Outcome after diagnosis of psychogenic nonepileptic seizures. Epilepsia. 1995;36:1131-7.

150
PSICOSE

Bárbara Perdigão Stumpf
Izabela Guimarães Barbosa
Fábio Lopes Rocha

Introdução

Sintomas psicóticos podem estar presentes em transtornos psiquiátricos, intoxicações por substâncias, distúrbios neuropsiquiátricos e condições médicas gerais. É muito frequente que pacientes com sintomatologia psicótica sejam conduzidos a serviços de emergência, particularmente quando há também sintomas de inquietação, agitação ou agressividade, ou quando o quadro é de início recente. Neste capítulo, abordaremos a apresentação clínica, a avaliação, o diagnóstico, a avaliação de risco e o manejo de pacientes psicóticos.

Definição

A psicose é uma síndrome caracterizada pela presença de delírios e alucinações, desintegração dos processos do pensamento e perda do juízo de realidade, sendo a esquizofrenia o transtorno psicótico prototípico[1].

Apresentação clínica

O paciente psicótico pode encontrar-se voltado para si mesmo, preso a alucinações e ideias delirantes. Em serviços de urgência, é frequente que esteja excitado e agressivo, o que dificulta a sua avaliação. É recomendável que o paciente seja medicado para torná-lo acessível ao exame psiquiátrico, clínico e neurológico, procurando-se afastar etiologia orgânica.

Os sinais e sintomas da psicose podem se desenvolver em um período de horas a semanas. A síndrome inclui:

- Delírios – são alterações do pensamento, geralmente envolvendo interpretações novas e anômalas da realidade. Há forte crença no conteúdo delirante, inabalável à argumentação. Os delírios podem ser de perseguição, grandeza, somáticos, de referência, místicos, entre outros;
- Alucinações – são alterações da sensopercepção nas quais o paciente apresenta percepções falsas (na ausência de um estímulo real), que podem ocorrer nas diferentes modalidades sensoriais (auditiva, gustativa, olfativa, visual e tátil);
- Alterações do curso do pensamento, o que habitualmente se reflete em discurso desorganizado;
- Comportamento desorganizado, eventualmente com agitação importante ou catatonia;
- Alterações do afeto (por exemplo, achatamento, em que há redução da flexibilidade afetiva, ou embotamento do afeto, em que há dificuldade ou ausência de expressão de emoções e sentimentos);
- Insônia;
- Ansiedade;
- Agressão, hostilidade, comportamento suicida;
- Comprometimento do juízo crítico.

Avaliação

O paciente psicótico em crise raramente procura o serviço de urgência por iniciativa própria. Geralmente, ele é levado ao serviço pelos familiares, Serviço de Atendimento Móvel de Urgência (SAMU) ou pela polícia.

Sempre que possível, o paciente deve ser atendido antes dos familiares para o desenvolvimento de um bom vínculo médico-paciente. Não importa que o paciente esteja desorganizado, desagregado, agitado ou catatônico, é a primeira oportunidade para mostrar a ele que o que se pretende em primeiro lugar é compreendê-lo e ajudá-lo[2]. O paciente deve ser entrevistado em um ambiente que garanta a sua privacidade, porém sem que se coloque em perigo a sua segurança nem a da equipe. O ideal é que o médico se posicione próximo à porta, de maneira que facilite uma saída rápida, caso necessário. O ambiente deve ser calmo e o mais silencioso possível, pois a superestimulação pode agravar o quadro[3-5]. A avaliação começa com a observação da aparência e do comportamento. O paciente deve ser abordado de forma tranquila e amigável. O contato visual direto, embora importante, deve ser evitado, caso o paciente demonstre desconforto[4]. É essencial que o médico faça perguntas claras, simples e diretas[3]. Os delírios não devem ser confrontados, uma vez que os pacientes psicóticos geralmente sabem que o que estão vivenciando é incomum[6].

Os limites devem ser colocados, porém sem agressividade. A necessidade de medicação ou outras intervenções deve ser explicada claramente, mas discussões prolongadas devem ser evitadas[6]. As principais intervenções psicossociais em psicose aguda são mostradas na Tabela 150.1.

Tabela 150.1. Intervenções psicossociais em psicose aguda

1. Chame o paciente pelo nome
2. Apresente-se e respeite a angústia do paciente
3. Escute atentamente e diga ao paciente o que não entendeu e o que vai fazer
4. Avalie os tipos de alucinações e delírios
5. Avalie o risco de violência do paciente para si mesmo e para terceiros
6. Não aborde um paciente hostil sozinho – peça ajuda
7. Mantenha uma certa distância entre você e o paciente
8. Não toque o paciente ou faça movimentos súbitos
9. Não fique de costas para o paciente
10. Esteja consciente de seus próprios sentimentos e atitudes

Adaptado de: Psychiatric Emergencies. 2nd ed, Pesi, 2009[7].

Caso o paciente esteja agitado demais para ser examinado, deve-se usar a menor dose eficaz de um fármaco com propriedades ansiolíticas. Em nosso meio, recomendamos o uso de benzodiazepínicos tais como lorazepam 1 a 2 mg via oral (VO), diazepam 5 a 10 mg VO ou midazolam 5 a 15 mg intramuscular (IM). Os antipsicóticos devem ser evitados até o esclarecimento do diagnóstico. Em casos de agitação extrema, pode ser necessário o uso de contenção mecânica.

O diagnóstico de psicose é clínico. Não existem exames laboratoriais ou de imagem confirmatórios. Esses exames, entretanto, são necessários para excluir possíveis causas orgânicas. Em geral, a avaliação inicial do paciente deve incluir:

a. Anamnese;
b. Exame físico, incluindo exame neurológico;
c. Exame do estado mental;
d. Exames laboratoriais: hemograma, ureia, creatinina, dosagem de eletrólitos, glicemia, exames de função hepática, TSH, T4 livre, VDRL, anti-HIV, beta-HCG, urina de rotina, pesquisa de drogas na urina;
e. Eletrocardiograma (ECG);
f. Eletroencefalograma (EEG);
g. Tomografia computadorizada de crânio;
h. Revisão de prontuários.

Diagnóstico

Na avaliação de um paciente psicótico, é de fundamental importância a diferenciação entre os dois grandes grupos de síndromes com sintomatologia psicótica, denominados "psicoses orgânicas e "psicoses funcionais", conforme mostra a Tabela 150.2[8].

Descreveremos a seguir as principais hipóteses diagnósticas a serem consideradas diante um paciente que chega em um serviço de emergência apresentando sintomas psicóticos.

Transtorno psicótico orgânico

Os transtornos psicóticos orgânicos podem ser secundários a condições médicas gerais ou induzidos pelo uso ou abstinência de substâncias (por exemplo, álcool, drogas ilícitas, intoxicação por medicamentos e toxinas). As principais condições médicas e os fármacos associados com psicose secundária são apresentados na Tabela 150.3.

Tabela 150.2. Diferenças entre psicoses orgânicas e funcionais

	Síndromes cerebrais orgânicas	Psicoses funcionais
Consciência	Mais comumente prejudicada, oscilante durante o dia	Lúcida
Atenção	Capacidade de concentração diminuída	Variável
Sensopercepção	Alucinações geralmente visuais ou táteis	Alucinações geralmente auditivas
Orientação	Desorientação temporal	Geralmente preservada
Memória	Prejudicada	Geralmente mantida
Inteligência	Prejudicada; são difíceis o pensamento abstrato e os cálculos	Comumente sem alterações significativas
Exames físico, neurológico e complementares	Comumente alterados	Comumente sem alterações significativas
História de doença mental na família	Em geral ausente	Em geral presente
Uso de medicações diversas	Frequente, podendo ser a causa do quadro	Frequente uso prévio de psicofármacos
Início do quadro	Súbito	Insidioso
Idade do primeiro surto psicótico	Mais comum acima dos 40 anos	Geralmente antes dos 30 anos
Funções centrais superiores	Afasias, apraxias, agnosias	Preservadas

Fonte: Quevedo e Carvalho[9].

Tabela 150.3. Condições médicas e fármacos associados com psicose secundária

Condições médicas	Fármacos

Endócrinas
  Hipertireoidismo
  Hiperparatireoidismo
  Doença de Cushing
Metabólicas
  Hemodiálise
  Pós-operatório
  Deficiências vitamínicas – B12, folato, niacina, tiamina
  Hipóxia cerebral
Infecciosas
  Influenza
  HIV
  Neurossífilis
Neurológicas
  Doença vascular, AVE
  Lesão cerebral traumática
  Epilepsia de lobo temporal
  Tumores cerebrais
Autoimunes
  LES
Genéticas
  Doença de Wilson
  Doença de Huntington
	Drogas
	Ácido fólico
	AINES
	Amantadina
	Anfetaminas
	Antidepressivos tricíclicos
	Benzodiazepínicos
	Bupropiona
	Buspirona
	Cimetidina
	Ciproeptadina
	Corticoides
	Dissulfiram
	Levodopa
	Opioides
	Tiroxina
	Abstinência de drogas
	Betabloqueadores

HIV: vírus da imunodeficiência humana; AVE: acidente vascular encefálico; LES: lúpus eritematoso sistêmico; AINES: anti-inflamatórios não esteroides. Adaptada de: Antai-Otong[7].

Em serviços gerais de urgência, predomina o transtorno mental orgânico agudo ou *delirium*. Trata-se de uma síndrome neuropsiquiátrica grave, caracterizada por distúrbio da consciência e rebaixamento cognitivo global, de início abrupto e curso flutuante, acompanhada por alterações do ciclo sono-vigília. Corresponde à falência transitória do funcionamento cerebral e pressupõe etiologia orgânica[10].

O quadro de *delirium* mais comum em serviços de urgência é o *delirium tremens*. É a categoria mais grave da abstinência alcoólica. Apesar de ocorrer em 3% a 5% dos dependentes de álcool em abstinência, ele é responsável por grande morbidade e mortalidade. O *delirium tremens*, habitualmente, inicia-se até 72 horas após a abstinência, mas pode ocorrer em até 10 dias posteriormente à interrupção. Compreende sinais e sintomas variados, como confusão mental, desorientação têmporo-espacial, alucinações, oscilações de comportamento (que podem variar da apatia à agitação intensa) e sintomas autonômicos (tremores intensos e generalizados, sudorese profusa, taquicardia, hipertermia). Deve-se suspeitar de *delirium tremens* em todos os casos de agitação em pacientes com síndrome de abstinência alcoólica cuja pressão arterial esteja acima de 140/90 mmHg, a frequência cardíaca seja maior que 100 bpm e a temperatura seja superior a 37 ºC. O *delirium tremens* pode durar de 2 a 10 dias na ausência de complicações clínicas concomitantes. Entre 10% e 15% dos pacientes afetados apresentam convulsões do tipo grande mal. As taxas de mortalidade variam de 5% a 15% dos pacientes com essa condição. As principais causas de morte são broncoaspiração e pneumonia, arritmias, infarto agudo do miocárdio e problemas clínicos subjacentes que levaram o paciente a interromper o consumo de álcool e que não foram identificados, como hepatite, pancreatite, injúria neurológica, ou infecções[11-13].

Esquizofrenia e transtornos relacionados

Os transtornos esquizofrênicos se caracterizam em geral por distorções fundamentais e características do pensamento e da percepção, e por afetos inapropriados ou embotados. Usualmente, mantém-se clara a consciência e a capacidade intelectual, entretanto certos déficits cognitivos podem estar presentes. Os fenômenos psicopatológicos mais importantes incluem o eco do pensamento, a imposição ou o roubo do pensamento, a divulgação do pensamento, a percepção delirante, ideias delirantes de controle, de influência ou de passividade, vozes alucinatórias que comentam ou discutem com o paciente na terceira pessoa, transtornos do pensamento e sintomas negativos. O curso dos transtornos esquizofrênicos é muito variável. O mais comum é a ocorrência de episódios seguidos de um déficit estável ou progressivo. A ocorrência de episódios crônicos ou de vários episódios seguidos de remissão completa ou incompleta é menos frequente.

O transtorno psicótico breve é o diagnóstico apropriado quando os sintomas têm duração de pelo menos um dia e não mais que um mês, com retorno completo ao estado de funcionamento pré-mórbido.

O transtorno esquizofreniforme se difere da esquizofrenia somente pela duração dos sintomas (pelo menos um mês e no máximo seis meses).

Quando uma síndrome maníaca ou depressiva se desenvolve juntamente com os principais sintomas da esquizofrenia, o diagnóstico mais apropriado é o de transtorno esquizoafetivo.

O transtorno delirante é caracterizado pela presença de delírios não bizarros durante pelo menos um mês, sem outros sintomas de esquizofrenia ou transtornos do humor[14].

Transtornos do humor

A depressão maior unipolar ou bipolar pode se apresentar com delírios e alucinações. Os delírios da depressão psicótica tipicamente são congruentes com o humor e envolvem temas como culpa, autodepreciação, punição e ser portador de doenças incuráveis. Nos transtornos de humor, os sintomas psicóticos desaparecem após a remissão da depressão. Um episódio maníaco franco usualmente se apresenta com delírios e, por vezes, alucinações. Os delírios na mania são frequentemente congruentes com o humor e tipicamente envolvem temas grandiosos[14].

Transtornos de personalidade

Vários transtornos de personalidade podem ter algumas características da esquizofrenia, especialmente os subtipos esquizotípico, esquizoide e *borderline*. Entretanto, esses transtornos, ao contrário da esquizofrenia, apresentam sintomatologia leve e acompanham a história de vida do indivíduo. O transtorno de personalidade obsessivo-compulsivo grave pode mascarar um processo esquizofrênico subjacente[14,15].

Psicoses factícias e simulação

Diante de um paciente que imita os sintomas esquizofrênicos sem sofrer de esquizofrenia, os diagnósticos possíveis são simulação ou transtorno factício. A condição de estar no controle completo dos sintomas fala a favor de simulação. Tais pacientes usualmente têm algum motivo financeiro ou legal para quererem ser considerados doentes mentais. Os pacientes com transtorno factício, por sua vez, têm menor controle na falsificação de sintomas psicóticos[14].

Avaliação de risco

Na avaliação de um paciente psicótico, os seguintes riscos devem ser considerados:

a. Risco de autoagressão – engloba o risco direto de suicídio ou de automutilação. O paciente também pode envolver-se em acidentes ou sofrer agressões de terceiros;

b. Risco de heteroagressão – difusa ou a pessoa determinada;

c. Risco à ordem pública – atos que efetivamente possam se constituir em motivo de alarme social;

d. Risco de exposição social – principalmente de natureza moral, financeira e sexual;

e. Incapacidade grave de autocuidados – com probabilidade elevada de graves prejuízos à saúde física e/ou mental do paciente.

No caso de o paciente apresentar um ou mais riscos, cabe ao clínico fazer o primeiro atendimento, solicitar a avaliação psiquiátrica ou ainda encaminhar o paciente para serviço especializado. Caso a internação seja indicada, uma vez que o paciente agudamente psicótico não apresenta condições psíquicas de manifestar sua vontade, a internação deverá ser considerada como involuntária. Se o paciente estiver desacompanhado, o serviço social deve ser acionado, a fim de localizar algum familiar ou responsável pelo paciente[16].

Manejo

Os objetivos do tratamento de um quadro psicótico agudo, em curto prazo, são controlar os sintomas rapidamente, particularmente a agitação e os sintomas psicóticos, e prevenir o dano ao paciente e a terceiros. A prevenção de dano inclui a redução do risco de suicídio, autoagressão, acidentes e heteroagressividade[17]. Os objetivos subsequentes são estabelecer e consolidar a aliança terapêutica com o paciente e os familiares, assegurar a transição para o tratamento de manutenção e trabalhar a adesão ao tratamento[17].

Neste tópico, optamos por dividir os pacientes com psicose aguda em seis grupos: pacientes intoxicados por substâncias, pacientes agitados, pacientes com reagudização do quadro, pacientes apresentando primeiro episódio psicótico, pacientes com alto risco de suicídio e pacientes idosos. As características de cada grupo são apresentadas na Tabela 150.4.

Intoxicação

Em pacientes com sintomas psicóticos decorrentes de intoxicação por substâncias psicoativas, sem histórico de transtorno psiquiátrico prévio, o ideal é aguardar o desaparecimento dos sintomas. A agitação pode ser controlada com um benzodiazepínico[17]. Quando necessário, o uso de antipsicótico é realizado por curto período de tempo, e a droga de escolha deve ter baixo risco de interação com álcool ou drogas de abuso[17,18]. Esses pacientes são considerados indivíduos com alto risco de desenvolver psicose crônica[19].

Aproximadamente 50% dos pacientes esquizofrênicos apresentam histórico de transtornos por uso de substâncias (álcool, tabaco e drogas ilícitas)[20]. Esses pacientes apresentam menor resposta aos antipsicóticos, requerem internações mais prolongadas e têm problemas de adesão ao tratamento. O manejo da intoxicação é o mesmo, e o uso de antipsicótico é indicado por tempo indeterminado.

Agitação

Os indivíduos com comportamento agitado e/ou violento constituem um grupo extremamente heterogêneo. Nem todos esses indivíduos têm transtorno mental, porém em torno de 21% de todas as visitas a serviços psiquiátricos de emergência decorrem de casos de agitação associados a esquizofrenia. Estima-se que aproximadamente 20% dos pacientes com esquizofrenia terão episódios de agitação ao longo da vida[21]. Além da esquizofrenia, os quadros de agitação podem estar associados a outros transtornos mentais, ao uso de substâncias psicoativas, a uma condição médica geral ou a doença neuropsiquiátrica (Tabela 150.5).

No atendimento de pacientes psicóticos agitados, deve ser considerada a possibilidade de internação hospitalar devido ao risco que representam para si mesmos e para terceiros. Como geralmente não são cooperantes, a história deve ser colhida com os acompanhantes, sempre que possível. O objetivo é controlar rapidamente a agitação. Como o tratamento por via oral depende da colaboração do paciente, nesses casos, pode ser necessário optar pela via parenteral, preferencialmente intramuscular[17]. No caso de se optar por um benzodiazepínico por via parenteral, deve-se lembrar que a depressão respiratória induzida pelo uso dessas drogas pode ser suficientemente preocupante para limitar sua utilização em locais onde a equipe não está adequadamente preparada para avaliar e lidar com tal evento adverso[22]. O uso de haloperidol em monoterapia é amplamente recomendado. Contudo, existe a possibilidade de eventos adversos agudos como acatisia, distonia, parkinsonismo e síndrome neuroléptica maligna, que podem ocorrer após uma única injeção[22,23]. O uso de haloperidol endovenoso não é recomendado devido ao risco de aumento do intervalo QT[21,24].

Tabela 150.4. Características específicas de grupos de pacientes com psicose aguda

Grupo	Intoxicação por drogas	Agitação	Reagudização	Primeiro episódio	Alto risco de suicídio	Idosos
Ocorrência (%)	Desconhecida	≈ 20	≈ 50	< 10	Desconhecida	≈ 15
Características Principais	Controle dos sintomas de intoxicação/abstinência Avaliar risco de interações de drogas	Identifique o tipo e a causa da agitação Controle rápido da agitação Recurso de tratamento parenteral Pode ser necessário o uso de contenção mecânica	Ausência de necessidade de internação Experiência prévia com antipsicóticos Insight para participar da escolha do tratamento Ausência de comorbidades relevantes	Avaliação inicial Diagnóstico diferencial	Necessidade de vigilância Aliança terapêutica e envolvimento da família Identificação de fatores de risco para suicídio Diagnóstico e tratamento de transtornos do humor comórbidos	Diagnóstico diferencial com delirium e demência Ajuste da dose de antipsicótico Comorbidades e comedicações Avaliar risco-benefício do uso de benzodiazepínico
Tratamento farmacológico	Antipsicóticos com baixo risco de interação com drogas de abuso ou álcool	Preferência por via oral mas considerar via intramuscular Antipsicóticos com efeitos sedativos	Antipsicóticos em solução, formas de dissolução rápida ou injetáveis	Antipsicóticos em doses baixas com titulação gradual	Antipsicóticos com propriedades sedativas Antidepressivos	Antipsicóticos em doses baixas com titulação gradual

Adaptada de: Thomas et al.[17].

Tabela 150.5. Diagnóstico diferencial do comportamento agitado

Transtornos mentais	Distúrbios neuropsiquiátricos	Condições médicas gerais
Esquizofrenia	Demências	Distúrbios metabólicos
Episódios maníacos/mistos	Acidentes vasculares cerebrais	Endocrinopatias
Transtornos de personalidade	Infecções do SNC (herpes, sífilis, HIV, meningites e encefalites)	Doenças infecciosas
Abuso de substâncias psicoativas	Tumores	Doenças inflamatórias
Transtornos da conduta e desafiador de oposição	Doença de Huntington	Deficiências vitamínicas
Retardo mental	Traumatismo cranioencefálico	Encefalopatias hepática e urêmica
Delirium	Estados ictais, interictais, pós-ictais	Exposição ambiental (p. ex., inseticidas organofosforados)

Fonte: Pinto et al.[21]. SNC: sistema nervoso central; HIV: vírus da imunodeficiência humana.

Tabela 150.6. Doses médias de antipsicóticos de primeira e segunda geração disponíveis no Brasil em apresentações de efeito imediato para uso intramuscular

	Dose média (mg)	Concentração máxima (minutos)	Meia-vida (horas)
Antipsicóticos de primeira geração			
Clorpromazina	25-100	ND	ND
Haloperidol	5-10	15-60	12-36
Zuclopentixol (acetato)	50-100	30	24-48
Antipsicóticos de segunda geração			
Olanzapina	10	15-45	32-50
Ziprasidona (mesilato)	10-20	30-45	2-5

Fonte: Louzã Neto e Silva[27]; Hara et al.[28], Forlenza e Miguel[29]. ND: informação não disponível.

A combinação de haloperidol com prometazina é uma medida segura e eficaz, com controle mais rápido da agitação que o emprego isolado do haloperidol[22,25]. A associação tem custo muito baixo e ambas as drogas fazem parte da lista de medicamentos essenciais da Organização Mundial de Saúde. A prometazina é um anti-histamínico com efeitos sedativos e propriedades antimuscarínicas. As principais reações adversas são distúrbios gastrointestinais, boca seca e visão borrada. Entretanto, existem relatos de reações paradoxais como estimulação do sistema nervoso central e sintomas extrapiramidais[23]. A combinação de haloperidol com midazolam por via intramuscular também é muito usada em pacientes agitados. Porém, além do risco de depressão respiratória, o midazolam pode causar sedação excessiva, amnésia, reações paradoxais e confusão mental. Essa associação parece ser inferior à combinação de haloperidol com prometazina no controle da agitação e agressividade[23]. Antipsicóticos de baixa potência, como a clorpromazina, não devem ser usados em situações de emergência devido ao risco de hipotensão súbita e de exacerbar sintomas de determinadas substâncias ingeridas, como anticolinérgicos[3]. Alguns antipsicóticos atípicos também existem na forma injetável de liberação imediata, como olanzapina e ziprasidona. Esses compostos têm a vantagem de acarretar menor risco de efeitos adversos extrapiramidais, entretanto têm maior custo e são indisponíveis em alguns serviços[21]. A olanzapina intramuscular tem como desvantagem a curta duração de ação[22]. De modo similar ao haloperidol, essas substâncias, mais notadamente a ziprasidona, podem aumentar o intervalo QT. Recomenda-se monitorar os sinais vitais dos pacientes após o uso parenteral desses fármacos[21]. Caso o clínico prescreva uma combinação de fármacos para controle da agitação, recomenda-se evitar misturar os fármacos na mesma seringa, pois essa prática altera as propriedades químicas dos psicofármacos[26]. Os principais antipsicóticos disponíveis no Brasil em apresentações de efeito imediato para uso intramuscular e as doses médias utilizadas são mostrados na Tabela 150.6.

Em alguns casos, além da abordagem medicamentosa, pode ser necessário o uso de contenção mecânica. A contenção mecânica deve ser documentada no prontuário e o paciente deve ser mantido sob supervisão constante[4]. Uma contenção física inadequada pode levar a problemas psicológicos e clínicos, podendo causar óbito. A morte pode ser causada por asfixia, por causa da compressão do pescoço, e por arritmia resultante de fenômenos tromboembólicos associados com o uso inadequado de psicofármacos. Para a realização de contenção física adequada, necessita-se de cinco pessoas treinadas, uma para cada membro e uma para a proteção da cabeça. A contenção deve ser realizada com faixas específicas que não comprimam os vasos sanguíneos e plexos nervosos e em camas e leitos adequados para tal finalidade[26].

Reagudização

Os pacientes que apresentam recaída de quadro psicótico geralmente não necessitam de internação, a menos que estejam agitados ou com alguma comorbidade relevante. Na avaliação, é importante excluir psicose induzida por substâncias psicoativas. Sempre que possível, o paciente e o acompanhante devem ser interrogados sobre histórico de episódios psicóticos, estressores recentes, adesão ao tratamento e resposta prévia a antipsicóticos[17,19]. No caso de ansiedade ou inquietação, deve-se administrar um benzodiazepínico por via oral, de preferência um agente de meia-vida curta (por exemplo, o lorazepam). Nos casos em que há agitação, deve-se proceder como indicado no item anterior. Além do manejo da situação aguda, é recomendável que o tratamento antipsicótico seja reiniciado para que o paciente se mantenha em tratamento até que procure um serviço ambulatorial especializado. Na escolha da medicação, vários fatores são considerados, como a experiência prévia do paciente, eficácia, perfil de efeitos adversos, comorbidades, interações medicamentosas, fatores de risco para efeitos adversos e histórico de adesão ao tratamento. Em relação à eficácia, os antipsicóticos de segunda geração não são superiores aos antipsicóticos convencionais, com exceção da clozapina[30]. Quanto à segurança, os antipsicóticos de segunda geração apresentam perfil mais benéfico em relação aos efeitos extrapiramidais, porém têm maior chance de produzir efeitos adversos metabólicos, quando comparados aos antipsicóticos de primeira geração[20,31]. Ressalte-se que o risco de sintomas extrapiramidais com os antipsicóticos de segunda geração não é nulo e varia entre os diferentes fármacos[17]. É importante considerar que há a possibilidade de surgirem outros efeitos adversos que influenciarão na adesão futura ao tratamento, tais como ganho de peso, disfunção sexual, distúrbios metabólicos e hiperprolactinemia sintomática. Nos pacientes com fatores de risco metabólicos, deve-se optar por um antipsicótico com baixa propensão a induzir ganho de peso, dislipidemia ou alterações de glicemia. A via oral é preferível, uma vez que é menos ameaçadora, depende da cooperação do paciente e pode contribuir para a construção da aliança terapêutica[17]. Se o histórico de adesão ao tratamento é ruim, deve-se optar por antipsicóticos disponíveis em solução, formas orais de dissolução rápida ou formulações parenterais, de ação imediata ou de depósito. A Tabela 150.7 lista os principais antipsicóticos disponíveis para administração por via oral em nosso meio e as doses médias utilizadas. A Tabela 150.8, por sua vez, mostra os antipsicóticos de depósito disponíveis para administração parenteral no Brasil, assim como as doses médias usadas e os intervalos de aplicação.

Os principais efeitos adversos dos antipsicóticos são apresentados nas Tabelas 150.9 e 150.10.

Primeiro episódio

Com relação ao manejo clínico do primeiro episódio psicótico, os passos iniciais são a avaliação psiquiátrica e clínica, e a elaboração do diagnóstico diferencial do tipo da psicose. Confirmado o diagnóstico de psicose não orgânica, o tratamento baseia-se no uso de antipsicóticos. Os princípios gerais da escolha do antipsicóticos foram tratados no item anterior. Entretanto, os pacientes em primeiro episódio são mais sensíveis aos efeitos adversos dos antipsicóticos e respondem a doses menores. Dessa forma, recomenda-se que inicialmente sejam medicados com menores doses, normalmente metade da dose necessária para tratar a condição crônica, fazendo-se o reajuste de acordo com a eficácia e efeitos adversos[27]. O paciente deverá ser encaminhado ao especialista para condução do tratamento em longo prazo.

Tabela 150.8. Doses médias e intervalos de aplicação de antipsicóticos de primeira e segunda geração disponíveis no Brasil em apresentações de depósito

	Dose (mg)	Meia-vida (dias)	Concentração máxima (dias)	Intervalo de aplicação (semanas)
Antipsicóticos de primeira geração				
Decanoato de haloperidol	50-250	21	3-9	2-4
Enantato de flufenazina	25-75	3-4	2-3	1-3
Palmitato de pipotiazina	25-100	15-16	1	2-4
Decanoato de zuclopentixol	100-400	19	4-7	2-4
Antipsicóticos de segunda geração				
Risperidona	25-50	3-6	ND	2
Palmitato de paliperidona	39-234	25-49	1	4

Fonte: Louzã Neto e Silva[27]; Kennedy et al.[34]; Castillo e Stroup[5]. ND: informação não disponível.

Tabela 150.7. Principais antipsicóticos de primeira e segunda geração disponíveis no Brasil para administração por via oral e dosagens médias diárias utilizadas

	Clorpromazina (dose equivalente a 100 mg/dia)	Fase aguda (mg/dia)	Fase de manutenção (mg/dia)
Antipsicóticos de primeira geração			
Clorpromazina	100	300-1.000	300-600
Flufenazina	2	6-20	6-12
Haloperidol	2	6-20	6-12
Tioridazina	100	300-800	300-600
Trifluoperazina	5	15-20	15-30
Antipsicóticos de segunda geração			
Aripiprazol	4	10-30	10-30
Asenapina	4	10-20	10-20
Clozapina	120	300-800	300-800
Olanzapina	3	10-20	5-20
Paliperidona	1,2	3-15	3-12
Quetiapina	60	300-750	300-600
Risperidona	0,8	2-8	2-6
Ziprasidona	16	80-160	80-160

Fonte: Buchanan et al.[32]; Leucht et al.[33].

Tabela 150.9. Efeitos adversos dos antipsicóticos de primeira geração

SNC	Sedação
	Distúrbios de concentração e desorientação
	Delirium
	Crise convulsiva
	Efeitos extrapiramidais agudos. Exemplos:
	— Distonia aguda
	— Acatisia
	— Parkinsonismo
	— Síndrome de Pisa
	— Síndrome do coelho
	Efeitos extrapiramidais de início tardio. Exemplos:
	— Distonia tardia
	— Acatisia tardia
	— Discinesia tardia
	Síndrome neuroléptica maligna
SCV	Hipotensão postural
	Taquicardia
	Prolongamento do intervalo QT e *torsades de pointes*: principalmente com tioridazina. Há relatos também com a pimozida, clorpromazina e haloperidol.
	Tontura

Continua

Continuação

SNC	Sedação
	Trombose venosa profunda (relatos de caso com clorpromazina)
	Síncope
	Doença cardiovascular
	Morte
SH	Leucopenia, neutropenia e agranulocitose
	Relatos de eosinofilia com clorpromazina e trifluoperazina
	Trombocitopenia. Relatada com clorpromazina e tioridazina.
	Anemia aplásica
	Discrasias sanguíneas
SEM	Hiperprolactinemia
	Ganho de peso
	Intolerância a glicose e *diabetes mellitus*
	Dislipidemia
	Síndrome metabólica
	Síndrome da secreção inapropriada de hormônio antidiurético
GI	Boca seca
	Sialorreia
	Gosto peculiar
	Glossite
	Disfagia e aspiração
	Dispepsia
	Vômitos
	Anorexia
	Constipação intestinal
	Icterícia colestática
	Elevação transitória assintomática de transaminases hepáticas
	Relatos de pancreatite com haloperidol
UGS	Disfunções sexuais
	Retenção urinária
Oculares	Olhos secos
	Visão turva
	Retinose pigmentar: associada ao uso crônico e altas doses de agentes de baixa potência
	Relato de pigmentação do cristalino, de córnea, conjuntiva, esclera e pálpebras com uso por longo prazo de clorpromazina
	Glaucoma de ângulo fechado
	Relato de formação de catarata associada ao uso de fenotiazinas
RH	Fotossensibilidade
	Erupção eritematosa semelhante à queimadura
	Reações de hipersensibilidade no local da injeção
	Endurações no local de injeção
	Relatos de lúpus eritematoso sistêmico com a clorpromazina
Outros	Alteração da habilidade do corpo a mudanças de temperatura e umidade
	Aumento do risco de embolia pulmonar fatal associada a antipsicóticos de baixa potência

Fonte: Teixeira e Rocha[36]; Rocha *et al.*[37]; Mizuno *et al.*[38]; Procyshyn *et al.*[39]. SNC: sistema nervoso central; SCV: sistema cardiovascular; SH: sistema hematológico; SEM: sistema endócrino e metabólico; GI: gastrointestinais; TGP: transaminase glutâmico pirúvica; UGS: urogenitais e sexuais; RH: reações de hipersensibilidade.

Tabela 150.10. Efeitos adversos dos antipsicóticos de segunda geração

SNC	Sedação
	Insônia
	Agitação e irritabilidade
	Ansiedade
	Pesadelos ou sonhos vívidos
	Distúrbios de concentração e desorientação
	Cefaleia
	Delirium
	Síndrome de *delirium* e sedação pós-injeção de pamoato de olanzapina
	Crise convulsiva
	Efeitos extrapiramidais agudos. Exemplos:
	– Distonia aguda
	– Acatisia dose-dependente
	– Parkinsonismo
	Efeitos extrapiramidais de início tardio. Exemplos:
	– Distonia tardia
	– Acatisia tardia
	– Discinesia tardia
	Síndrome neuroléptica maligna
	Parestesias
	Hipoestesia oral
	Sintomas obsessivo-compulsivos
	Comportamentos compulsivos de jogar, comer, comprar ou praticar sexo (associados ao aripiprazol)
	Aumento de acidente vascular encefálico com aripiprazol
SCV	Hipotensão postural
	Taquicardia
	Bradicardia (relatada com olanzapina via intramuscular).
	Inversão de onda T
	Infra de ST
	Prolongamento de QT
	Relatos de miocardite com a clozapina
	Relatos de pericardite com a clozapina
	Relatos de infarto miocárdico com a clozapina (raros)
	Relatos de insuficiência cardíaca com a clozapina
	Relatos de insuficiência mitral com a clozapina
	Relato de miocardite eosinofílica com aripiprazol
	Relatos de tromboembolia pulmonar e trombose venosa profunda com asenapina, clozapina, olanzapina e quetiapina
	Parada cardiorrespiratória: relatada com a clozapina isolada e em combinação com benzodiazepínicos
	Morte
SH	Anemia
	Eosinofilia
	Leucopenia
	Neutropenia
	Agranulocitose: é mais frequente com a clozapina
	Leucocitose
	Trombocitopenia

Continua

SNC	Sedação
	Relatos de trombocitose com a clozapina
	Anemia aplásica
	Discrasias sanguíneas
SEM	Ganho de peso
	Intolerância a glicose e *diabetes mellitus*
	Relatos de cetoacidose diabética e estado hiperglicêmico hiperosmolar com a clozapina
	Dislipidemia
	Síndrome metabólica: o risco é maior com a clozapina e olanzapina
	Hiperprolactinemia
GI	Boca seca
	Sialorreia
	Parotidite (com a clozapina)
	Disfagia e aspiração
	Refluxo esofágico (principalmente com a clozapina)
	Náusea e vômito com aripiprazol
	Constipação intestinal
	Obstrução intestinal
	Elevação de transaminases
	Relatos de íleo paralítico, isquemia e perfuração intestinal com a clozapina
	Hepatomegalia e esteato-hepatite
	Icterícia colestática
	Relatos de insuficiência hepática aguda com a quetiapina
	Pancreatite
UGS	Disfunções sexuais
	Retenção urinária
	Incontinência urinária
	Relatos de nefrite intersticial e insuficiência renal aguda com a clozapina (raros)
	Relatos de elevação de ureia com aripiprazol
Oculares	Olhos secos
	Visão turva
	Relatos de alterações de cristalino com a quetiapina
	Relato de esotropia com a olanzapina
	Complicação de cirurgia de catarata com alteração da íris e pupila (associada ao uso de risperidona)
RH	Fotossensibilidade
	Relatos de *rash* e urticária com a ziprasidona
	Erupção eritematosa semelhante à queimadura
	Relatos de pigmentação cutânea anormal com a risperidona
	Asma
	Edema laringeal, periférico ou angioedema
	Relatos de reações alérgicas graves com asenapina
Outros	Alteração da habilidade do corpo a mudanças de temperatura e umidade
	Elevação transitória da temperatura pode ocorrer com a clozapina

Fonte: Teixeira e Rocha[36]; Rocha et al.[37]; Fonseka et al.[40]; Procyshyn et al.[39]; FDA[41]. SNC: sistema nervoso central; SCV: sistema cardiovascular; SH: sistema hematológico; SEM: sistema endócrino e metabólico; LDL: lipoproteína de baixa densidade; GI: gastrointestinais; UGS: urogenitais e sexuais; RH: reações de hipersensibilidade.

Suicídio

Os indivíduos com esquizofrenia apresentam maiores taxas de suicídio se comparados com a população em geral, sendo a psicose a maior causa de suicídio em adultos jovens[17]. Aproximadamente 50% dos pacientes com esquizofrenia ou transtorno esquizoafetivo têm comportamento suicida, e 5% efetivamente conseguem se matar[20]. Nos pacientes com histórico de tentativas de autoextermínio ou presença de ideação suicida, os clínicos devem ficar atentos quanto ao risco de suicídio ou autoagressão durante a fase psicótica aguda. Esses pacientes necessitam de monitoramento contínuo, na maioria das vezes em regime de internação, pois podem utilizar cordões de sapatos, cintos, chaves e outros objetos para infligir danos a si mesmos. Portanto, seus pertences devem ser pesquisados para eliminar qualquer possível objeto com potencial lesivo[26]. Os fatores associados com alto risco de suicídio em esquizofrênicos são histórico de depressão ou presença de depressão comórbida, agitação ou agressividade, abuso de substâncias, temor de desintegração mental, histórico de tentativas de suicídio, isolamento social, luto recente, má adesão ao tratamento e histórico de suicídio em familiares[17]. Nesse grupo, é importante pesquisar a presença de alucinações auditivas de comando e a história familiar de suicídio. O uso de antipsicóticos com propriedades sedativas deve ser considerado. Outra alternativa é o uso de antipsicóticos injetáveis de liberação prolongada, por reduzirem o risco de superdosagem deliberada ou acidental de medicamentos[19].

Idosos

Embora a frequência e a intensidade dos episódios psicóticos agudos declinem com a idade, não é raro encontrar pacientes idosos com psicose aguda em serviços de urgência[17]. O ponto fundamental é distinguir entre *delirium*, demência com sintomas psicóticos e esquizofrenia. No caso de *delirium*, deve-se identificar e tratar a causa subjacente. Os antipsicóticos, preferencialmente o haloperidol, são utilizados em doses baixas por curto período de tempo, quando há excitação intensa, com risco para o paciente, e quando as medidas não farmacológicas não surtiram efeito. O *delirium tremens* é um quadro específico relacionado à abstinência do álcool. A base do tratamento são os benzodiazepínicos, sendo excepcional o uso de antipsicóticos. É importante mencionar que todos os antipsicóticos, típicos ou atípicos, podem causar *delirium*[10]. Nos idosos com demência, o uso de antipsicóticos deve ser realizado após meticulosa avaliação do risco-benefício, em virtude do risco aumentado de mortalidade[42]. Na prática clínica, são utilizados em casos de agitação ou psicose grave, quando outras medidas são ineficazes[43]. Nos idosos esquizofrênicos, tal risco não foi identificado[17]. Porém, recomenda-se que os antipsicóticos sejam iniciados em doses baixas e titulados até que seja atingida a menor dose eficaz e bem tolerada[43]. Antipsicóticos com propriedades anticolinérgicas devem ser usados com cautela em pacientes com doença prostática ou glaucoma, uma vez que essas condições podem ser agravadas por essas drogas. Os antipsicóticos com propriedades sedativas podem aumentar o risco de quedas e confusão mental[17]. A sensibilidade aos benzodiazepínicos também aumenta com a idade. Os efeitos sedativos dessas drogas aumentam o risco de quedas e de fraturas, especialmente em indivíduos com osteoporose. Esses efeitos combinados aos efeitos sobre a memória podem acarretar confusão mental. Doses altas de benzodiazepínicos também podem causar desinibição paradoxal[17].

Agradecimento

Os autores agradecem à Dra. Laura Cristina Oliveira e Silva, médica residente da Clínica Psiquiátrica do IPSEMG pela prestimosa ajuda na elaboração das tabelas.

Referências bibliográficas

1. Brietzke E, Araripe Neto AG, Dias A, Mansur RB, Bressan RA. Intervenção precoce em psicose: um mapa das iniciativas clínicas e de pesquisa na América Latina. Rev Bras Psiquiatr. 2011;33(Suppl II):S219-24.
2. Shirakawa I. Aspectos gerais do manejo do tratamento de pacientes com esquizofrenia. Rev Bras Psiquiatr. 2000;22(Supl I):56-8.
3. Hyman SE. Psicoses agudas e catatonia. In: Hyman SE, Tesar GE. Manual de emergências psiquiátricas. 3ª ed. Rio de Janeiro: Medsi; 1994. p. 163-80.
4. Mohr P, Pecenak J, Svestka J, Swingler D, Treuer T. Treatment of acute agitation in psychotic disorders. Neuroendocrinol Lett. 2005;26(4):327-35.
5. Antai-Otong D. Schizophrenia and other psychotic disorders. In: Antai-Otong D. Psychiatric emergencies. 2nd ed. Eau Claire: PESI; 2009. p. 63-73.
6. Keks N, Blashki G. The acutely psychotic patient – assessment and initial management. Aust Fam Physician. 2006;35(3):90-4.
7. Antai-Otong D. Psychiatric emergencies. 2nd ed. Eau Claire: PESI; 2009.
8. Menegon GL, Piccin J, Caldieraro MA, Fleck MPA. Avaliação do paciente na emergência. In: Quevedo J, Carvalho AF. Emergências psiquiátricas. 3ª ed. Porto Alegre: Artmed; 2014. p. 17-48.
9. Quevedo J, Carvalho AF. Emergências psiquiátricas. 3ª ed. Porto Alegre: Artmed; 2014.
10. Santos FS, Forlenza OV. Delirium. In: Forlenza OV, Miguel EC. Compêndio de clínica psiquiátrica. 1ª ed. Barueri: Manole: 2012; p. 137-49.
11. Maciel C, Kerr-Corrêa F. Complicações psiquiátricas do uso crônico do álcool: síndrome de abstinência e outras doenças psiquiátricas. Rev Bras Psiquiatr. 2004;26(Supl I):47-50.
12. Parada JJ, Prado PHT. Urgências e emergências psiquiátricas relacionadas ao uso de álcool. In: Rocha FL, Coelho OFL, Hara C. Atendimento às urgências e emergências psiquiátricas no pronto-socorro: uma abordagem para o clínico. 1ª ed. São Paulo: Atheneu; 2014.
13. Malbergier A, Amaral RA. Emergências associadas ao álcool e a drogas de abuso. In: Quevedo J, Carvalho AF. Emergências psiquiátricas. 3ª ed. Porto Alegre: Artmed; 2014. p. 146-64.
14. Sadock BJ, Sadock VA, Ruiz P. Kaplan & Sadock's synopsis of psychiatry: behavioral sciences/clinical psychiatry. 11th ed. Philadelphia: Wolters Kluwer; 2015.
15. Louzã Neto MR, Elkis H. Esquizofrenia. In: Louzã Neto MR, Elkis H. Psiquiatria básica. 2ª ed. Porto Alegre: Artmed; 2007. p. 235-63.
16. Taborda JGV, Baron ALD, Pessetto Neto, L. Aspectos ético-legais nas emergências psiquiátricas. In: Quevedo J, Carvalho AF. Emergências psiquiátricas. 3ª ed. Porto Alegre: Artmed; 2014. p. 69-86.
17. Thomas P, Alptekin K, Gheorghe M, Mauri M, Olivares JM, Riedel M. Management of patients presenting with acute psychotic episodes of schizophrenia. CNS Drugs. 2009;23(3):193-212.
18. Stumpf BP, Barbosa IG, Rocha FL. Abordagem do paciente psicótico. In: Rocha FL, Coelho OFL, Hara C. Atendimento às urgências e emergências psiquiátricas no pronto-socorro: uma abordagem para o clínico. 1ª ed. São Paulo: Atheneu; 2014. p. 79-89.
19. Galletly C, Catle D, Dark F, Humberstone V, Jablensky A, Killackey E, et al. Royal Australian and New Zealand College of Psychiatrists clinical practice guidelines for the management of schizophrenia and related disorders. Aust N Z J Psychiatry. 2016;50(5):410-72.
20. Miyamoto S, Miyake M, Jarskog LF, Fleischhacker WW, Lieberman JA. Pharmacological treatment of schizophrenia: a critical review of the pharmacology and clinical effects of current and future therapeutic agents. Mol Psychiatry. 2012;17:1206-27.
21. Pinto JP, Macedo D, Soeiro-de-Souza MG, Carvalho AF. Agressividade e agitação psicomotora. In: Quevedo J, Carvalho AF. Emergências psiquiátricas. 3ª ed. Porto Alegre: Artmed; 2014. p. 100-15.
22. Huf G, Coutinho ESF, Adams CE. Haloperidol mais prometazina para pacientes agitados – uma revisão sistemática. Rev Bras Psiquiatr. 2009;31(3):265-70.
23. Baldaçara L, Sanches M, Cordeiro DC, Jackowski AP. Rapid tranquilization for agitated patients in emergency psychiatric rooms: a randomized trial of olanzapine, ziprasidone, haloperidol plus promethazine, haloperidol plus midazolam and haloperidol alone. Rev Bras Psiquiatr. 2011;33(1):30-9.
24. Deal N, Hong M, Matorin A, Shah A. Stabilization and management of the acutely agitated or psychotic patient. Emerg Med Clin North Am. 2015;33(4):739-52.
25. Powney MJ, Adams CE, Jones H. Haloperidol for psychosis-induced aggression or agitation (rapid tranquilization). Cochrane Database Syst Rev. 2012;(11):CDD009377.
26. Minatogawa-Chang TM, Melzer-Ribeiro DL, Teng CT. Abordagem na emergência psiquiátrica. In: Forlenza OV, Miguel EC. Compêndio de clínica psiquiátrica. 1ª ed. Barueri: Manole; 2012. p. 611-21.
27. Louzã Neto MR, Silva MA. Guia de prescrição em psiquiatria – Antipsicóticos. 1ª ed. São Paulo: Casa Leitura Médica; 2010.
28. Hara C, Murad MGR, Rocha FL. Aspectos gerais da psicofarmacoterapia nas urgências e emergências psiquiátricas. In: Rocha FL, Coelho OFL, Hara C. Atendimento às urgências e emergências psiquiátricas no pronto-socorro: uma abordagem para o clínico. 1ª ed. São Paulo: Atheneu; 2014. p. 15-30.
29. Forlenza OV, Miguel EC. Compêndio de clínica psiquiátrica. 1ª ed. Barueri: Manole; 2012.
30. Leucht S, Cipriani A, Spinelli L, Mayridis D, Orey D, Richter F, et al. Comparative efficacy and tolerability of 15 antipsychotic drugs in schizophrenia: a multiple treatments meta-analysis. Lancet. 2013;382:951-62.
31. Leucht S, Corves C, Arbter D, Engel RR, Li C, Davis JM. Second generation versus first-generation antipsychotic drugs for schizophrenia: a meta-analysis. Lancet. 2009;373(9657):31-41.
32. Buchanan RW, Kreyenbuhl J, Kelly DL, Noel JM, Boggs DL, Fischer BA, et al. The 2009 Schizophrenia PORT Psychopharmacological Treatment Recommendations and Summary Statements. Schizophr Bull. 2010;36(1):71-93.
33. Leucht S, Samara M, Heres S, Patel MX, Woods SW, Davis JM. Dose equivalents for second-generation antipsychotics: the minimum effective dose method. Schizophr Bull. 2014;40(2):314-26.
34. Kennedy WK, Jann MW, Kutscher EC. Clinically significant drug interactions with atypical antipsychotics. CNS Drugs. 2013;27:1021-48.
35. Castillo EG, Stroup TS. Effectiveness of long-acting injectable antipsychotics: a clinical perspective. Evid Based Mental Health. 2015;18(2):36-9.
36. Teixeira PJR, Rocha FL. Metabolic side effects of antipsychotics and mood stabilizers. Rev Psiquiatr Rio Gde Sul. 2006;28:186-96.
37. Rocha FL, Hara C, Ramos MG. Using aripiprazole to attenuate paliperidone-induced hyperprolactinemia. Case report. Prog Neuropsychopharmacol Biol Psychiatry. 2010;34:1153-4.
38. Mizuno Y, Suzuki T, Nakagawa A, Yoshida K, Mimura M, Fleischhacker WW, et al. Pharmacological strategies to counteract antipsychotic-induced weight gain and metabolic adverse effects in schizophrenia: a systematic review and meta-analysis. Schizophr Bull. 2014;40(6):1385-403.

39. Procyshyn RM, Bezchlibnyk-Butler KZ, Jeffries JJ, editors. Clinical handbook of psychotropic drugs. 21th ed. Boston: Hogrefe Publishing; 2015.
40. Fonseka TM, Richter MA, Muller DJ. Second generation antipsychotic-induced obsessive-compulsive symptoms in schizophrenia: a review of the experimental literature. Curr Psychiatry Rep. 2014;16 (11):510.
41. US Food and Drug Administration. FDA Drug Safety Communication: FDA warns about new impulse-control problems associated with mental health drug aripiprazole. Disponível em: https://www.fda.gov/downloads/Drugs/DrugSafety/UCM498825.pdf.
42. Barbosa IG, Souza LCS, Teixeira AL. Abordagem das urgências e emergências relacionadas às demências. In: Rocha FL, Coelho OFL, Hara C. Atendimento às urgências e emergências psiquiátricas no pronto-socorro: uma abordagem para o clínico. 1ª ed. São Paulo: Atheneu; 2014. p. 163-77.
43. Ramos MG, Rocha FL. Eficácia e segurança dos antipsicóticos atípicos nas demências: uma revisão sistemática. J Bras Psiquiatr. 2006;55(3):218-24.

151
ÁLCOOL E DROGAS

Juliana Parada
Paulo Henrique Teixeira do Prado

Introdução

É frequente que indivíduos portadores de transtornos por uso de substâncias (TUS) tenham o primeiro contato com serviços de saúde por causa de complicações relacionadas a elas. O atendimento pode ocorrer devido a condições agudas (intoxicação, abstinência, trauma, convulsões, pancreatite aguda, síndrome coronariana aguda etc.) ou crônicas [doença pulmonar obstrutiva crônica (DPOC), insuficiência hepática etc.] relacionadas ao uso de substâncias psicoativas (SPA).

Nos serviços de urgência, o foco da atenção fica voltado para o manejo de tais complicações. Menos da metade dos pacientes com TUS tem essa condição diagnosticada. A ausência de rastreamento, diagnóstico e abordagem precoce do TUS acarreta mais intercorrências, maior tempo de permanência hospitalar e pior prognóstico.

Para melhor assistência, recomenda-se triagem ativa do uso de SPAs no momento da admissão de todos os pacientes. Essa postura permite à equipe prevenir síndromes de abstinência, alterações de comportamento, fuga ou outros desfechos indesejáveis.

Ainda, nos *settings* de urgência há oportunidade de assistir esses indivíduos em um momento de vulnerabilidade. A abordagem adequada pode funcionar como catalisador para o tratamento do TUS. Intervenções breves estruturadas e o referenciamento ao serviço especializado são estratégias com boa relação custo-eficácia. Melhoram os padrões de consumo de álcool e outras drogas (AOD) e reduzem as readmissões desses pacientes nos pronto atendimentos (PAs)[1,2].

Epidemiologia

Os TUS são observados em cerca de um terço (35%) de todos os pacientes admitidos em serviços de urgência[3]. Ao lado do álcool, a cocaína é a maior responsável por urgências relacionadas a SPAs, seguida pela maconha[4,5]. Embora o uso de drogas sintéticas seja um fenômeno crescente e que carrega o mito popular de ser "seguro", tem cursado com grande morbidade e mortalidade[6].

Pacientes com TUS são usuários recorrentes de PAs e frequentemente apresentam comorbidades com outros transtornos psiquiátricos[1]. Ainda assim, estima-se que menos da metade deles tenham o TUS identificado.

Além da anamnese, instrumentos de triagem para o uso de SPA auxiliam o rastreio de TUS. O CAGE[7] é usado para triagem de uso problemático de álcool (Tabela 151.1) e o ASSIST[8], para triagem de uso problemático de álcool e outras substâncias.

Tabela 151.1. Instrumento de rastreamento de uso problemático de álcool – CAGE

CAGE	Pergunta
C (*cut down*)	Alguma vez você sentiu que deveria diminuir a quantidade de bebida alcóolica ou parar de beber?
A (*annoyed*)	As pessoas o aborrecem porque criticam (ou censuram) o seu modo de beber?
G (*guilty*)	Você se sente culpado pela maneira como costuma beber?
E (*eye-opener*)	Você costuma beber pela manhã para diminuir o nervosismo ou a ressaca?
Resultado: No pronto atendimento DUAS respostas afirmativas indicam triagem positiva (Castells e Furlanetto, 2005) e a necessidade de aprofundar a investigação diagnóstica de dependência ou uso abusivo de álcool.

Fonte: Mansur e Monteiro[7].

Urgências relacionadas a substâncias – Princípios gerais

Todos os casos de urgências relacionadas a TUS (intoxicação ou abstinência) devem ser abordados com os princípios gerais descritos a seguir:

- Medidas de suporte à vida – A abordagem inicial dependerá do nível de consciência e dos dados vitais. Pacientes com rebaixamento do nível de consciência e hemodinamicamente instáveis devem inicialmente receber suporte hemodinâmico, ventilatório e proteção de vias aéreas;
- Remoção da substância – Por vezes, é possível impedir a continuidade da absorção da SPA. Exemplos

incluem: remover cocaína da nasofaringe, retirar vestimentas com solventes e retirar adesivos transdérmicos de Fentanil®;
- Manejo ambiental – Promover ambiente tranquilo, com baixa circulação de pessoas, poucos estímulos sonoros e visuais, contribui para a tranquilização do paciente, o qual, entretanto, não deve ser deixado em local que não permita observação próxima e constante. Quando possível, a presença de um acompanhante ou familiar deve ser permitida;
- Tranquilização verbal – A equipe deve apresentar postura acolhedora e tranquila e se comunicar de maneira clara, firme e objetiva; esclarecer a natureza e evolução dos sintomas e sempre reorientar o paciente que estiver confuso;
- Tratamentos medicamentosos específicos – Podem ser utilizados conforme a gravidade nas intoxicações por opioides (naloxona) e raramente nas intoxicações por benzodiazepínicos (flumazenil). Nas abstinências de álcool (benzodiazepínicos), BDZ (benzodiazepínicos), nicotina (terapia de reposição de nicotina) e opioides (clonidina e metadona), abordagem específica também está disponível;
- Tranquilização química – Deve ser usada apenas nos casos em que as medidas ambientais e verbais não forem suficientes para pacientes agitados, agressivos, hostis ou agudamente psicóticos. A via oral deve ser oferecida e é preferencial sempre que possível. Administração parenteral deve ser reservada para casos em que alteração do nível de consciência não permita aceitação oral, quando há recusa da ingesta oral ou quando é necessária tranquilização mais rápida devido à gravidade dos sintomas comportamentais;
- Contenção física – Deve ser o último recurso empregado, quando as demais medidas falharem e o comportamento do paciente trouxer risco para si, terceiros ou para a equipe. A contenção é um procedimento médico que deve constar na prescrição e ter justificativa clara em prontuário. Deve ser feita por cinco membros da equipe. Não se recomendam faixas torácicas. O paciente deve ser reavaliado a cada 30 minutos quanto a sinais vitais, hiperextensão ou garroteamento de membros, conforto, segurança e possibilidade de remoção da contenção. Ela deve ser mantida pelo menor tempo possível. Caso seja necessária contenção por período prolongado, liberar um membro por vez da imobilização (na forma de um "rodízio") aumenta a mobilidade e o conforto do paciente.

Intoxicações agudas

O uso de SPA deve sempre ser considerado em pacientes com quaisquer sintomas psiquiátricos agudos, como rebaixamento do nível de consciência, agitação e agressividade, em pacientes vítimas de trauma, com tentativa de suicídio ou com complicações clínicas potencialmente associadas ao uso de substâncias[9].

Pacientes intoxicados usualmente são conduzidos ao PA por terceiros. Costumam gerar na equipe de assistência sentimentos contratransferenciais negativos que precisam ser adequadamente manejados para que não comprometam a qualidade do atendimento.

É importante conhecer as principais características da intoxicação por diferentes drogas, pois muitas vezes o contato com o paciente é pouco produtivo e com frequência os acompanhantes não informam adequadamente e/ou também se encontram intoxicados.

A investigação deve ser feita garantindo expressamente sigilo, para aumentar sua acurácia. Recomenda-se questionar ativamente sobre o consumo de cada uma das substâncias de abuso, lícitas e ilícitas, e sobre consumo concomitante de medicamentos ou outros produtos. Deve-se averiguar o propósito do uso, via de administração, quantidade, última dose e evolução dos sintomas. Frequentemente, a intoxicação é resultado de tentativa de suicídio, demandando investigação ativa de ideias e planos de autoextermínio.

Poli-intoxicação é comum e aumenta os riscos clínicos. O uso concomitante de álcool com outras SPAs é o mais frequente. Quando consumido com cocaína ou *crack*, há formação de cocaetileno – metabólito mais cardiotóxico, hepatotóxico e neurotóxico do que cada uma das substâncias isoladamente. O uso de cocaína/*crack* associado a álcool aumenta em 25 vezes o risco de morte súbita se comparado ao uso sem álcool[4]. Enquanto o uso isolado de BDZ é relativamente seguro em *overdose*, sua combinação com substâncias depressoras, principalmente com opioides, aumenta consideravelmente os riscos de depressão respiratória, coma e morte. Alprazolam é um medicamento particularmente associado a maior risco de morte[10]. Recentemente o *Food and Drug Administration* (FDA) publicou um alerta desencorajando a prescrição simultânea de opioides e BDZ para quaisquer pacientes, devido a alta prevalência de graves complicações com a associação de ambos em *overdose*[11].

Fisiopatologia

O consumo excessivo de SPAs promove alterações físicas e comportamentais decorrentes da atuação direta ou indireta da droga em diferentes sistemas de neurotransmissores.

Quadro clínico

A apresentação clínica é variável conforme a substância consumida, via de administração, quantidade e velocidade do uso, e tolerância do indivíduo. Os efeitos observados são autolimitados e apresentam variabilidade individual.

Os principais sinais e sintomas apresentados para cada substância estão sumarizados na Tabela 151.2, e as principais síndromes clínicas estão na Tabela 151.3.

Diagnóstico diferencial

Os principais diagnósticos diferenciais estão incluídos na Tabela 151.4.

Tabela 151.2. Quadro clínico da intoxicação por diferentes substâncias

Droga	Duração média da intoxicação	Principais alterações psíquicas e comportamentais	Principais sinais e sintomas	Principais riscos clínicos
Álcool	3 horas	Excitação Humor instável Loquacidade Desinibição Inadequação Perda de autocontrole Agressividade	Fala arrastada Incoordenação motora Marcha instável Nistagmo Náuseas/vômitos Torpor ou coma	DHE Hipotensão Depressão respiratória Hipotermia Coma Morte
Cocaína *Crack*	30 minutos a 2 horas Minutos	Euforia/excitação Hipervigilância Loquacidade Inquietação Ansiedade Humor lábil Irritabilidade Agressividade Hipersexualidade Sensação de força e poder	Midríase Alterações de PA e FC Transpiração ou calafrios Tremores Bruxismo Discinesias, distonias Náuseas/vômitos Palidez Hiperventilação	Arritmias Convulsões Hipertermia Rabdomiólise Edema agudo de pulmão Falência cardiorrespiratória AVE Morte
Cannabis	4 a 6 horas	Euforia Ansiedade Distorção da percepção temporal Eventualmente delírios e alucinações	Conjuntivas hiperemiadas Taquicardia Boca seca Aumento de apetite Incoordenação motora	Hipertensão Aumento QT Taquiarritmias Hipocalemia Morte
BDZ	Depende da meia-vida do BDZ usado	Humor instável Agressividade Agitação paradoxal	Fala arrastada Incoordenação motora Marcha instável Nistagmo Prejuízo na cognição Torpor ou coma	Depressão respiratória
Opioides Depende da meia-vida do opioide usado: Codeína Tramadol Morfina Fentanil Metadona		Euforia Apatia Agitação ou retardo psicomotor Depressão Ansiedade	Tríade: Depressão respiratória (é o sinal mais específico) Miose (nem sempre presente) Torpor ou coma Outros sinais: Fala arrastada Conjuntivas hiperemiadas Bradipneia Hipotensão ortostática Redução do trânsito intestinal	Convulsões Rabdomiólise Mioglobinúria IRA Lesão hepática (opioides associados a paracetamol) Hipóxia Morte
Inalantes	Depende da meia-vida do inalante usado	Euforia Alucinações	Tontura Nistagmo Incoordenação motora Fala arrastada Retardo psicomotor Reflexos deprimidos Visão borrada ou diplopia Desorientação Torpor ou coma	Depressão respiratória Convulsões Colapso cardiovascular Morte
Ecstasy (MDMA)	4 a 8 horas	Euforia Desinibição Senso de proximidade e empatia Aumento da psicomotricidade Inquietação Ansiedade Paranoia	Palpitações Dor precordial Cefaleia Midríase Visão borrada Piloereção Bruxismo Sudorese Espasmos musculares	Desidratação Hipertermia Hiponatremia Convulsões Rabdomiólise Depressão do SNC Edema pulmonar não cardiogênico Crise hipertensiva Arritmias
Ketamina PCP	Ketamina é menos potente e tem menor duração que o PCP. Em ambos os casos os efeitos da intoxicação podem durar muitas horas.	Disforia Pensamento desorganizado Amnésia Delírios e alucinações Ansiedade Agressividade *Delirium*	Nistagmo (é a principal pista diagnóstica) Distúrbios motores (posturas ou expressões bizarras, distonias, mioclonias, tremores etc.) Estimulação autonômica	Convulsões Hipertermia IRA Rabdomiólise Coma (risco maior se consumido com outros depressores, como álcool e BDZ) Morte

BDZ: benzodiazepínicos; SNC: sistema nervoso central; AVE: acidente vascular encefálico; IRA: insuficiência renal aguda; MDMA: 3,4-metilenodioximetanfetamina; PCP: fenciclidina; PA: pressão arterial; FC: frequência cardíaca; DHE: distúrbios hidroeletrolíticos.

Tabela 151.3. Principais complicações clínicas agudas relacionadas a substâncias psicoativas

Complicações clínicas	Diagnóstico	Possíveis substâncias envolvidas
Complicações respiratórias	Pneumotórax Hemotórax	Cocaína, *cannabis*
	"Pulmão de *crack*" (*crack lung*)	Cocaína
	Edema pulmonar	
	Pneumonite intersticial – bronquiolite	
Complicações cardiovasculares	Pneumomediastino Pneumopericárdio	Cocaína, *cannabis*
	Síndrome coronariana aguda	Cocaína
	Arritmias Morte súbita	Cocaína, anfetaminas, *cannabis*
Complicações neurológicas	Rebaixamento do nível de consciência	Opioides, benzodiazepínicos, álcool, inalantes
	Convulsões	Intoxicação aguda: cocaína, anfetaminas, inalantes
		Abstinência: opioides, benzodiazepínicos, álcool
	Delirium tremens Encefalopatia de Wernicke	Álcool
Comprometimento hepático	Hepatite aguda/insuficiência hepática	*Ecstasy*, opioides associados a paracetamol
Hipertermia		Cocaína, *ecstasy*
Rabdomiólise		Opioides, benzodiazepínicos, álcool, *ecstasy*

Adaptada de: Delvin e Henry[13].

Tabela 151.4. Principais diagnósticos diferenciais da intoxicação por diferentes substâncias

Substância	Diagnósticos diferenciais		
	Intoxicação por outras spas	Condições médicas	Transtornos psiquiátricos
Álcool	Barbitúricos BDZ Simpaticomiméticos Anticolinérgicos Lítio	Hipoglicemia Cetoacidose diabética AVE Meningite	Transtornos de humor *Delirium*
Cocaína	Simpaticomiméticos Anfetaminas/ metilxantinas Ketamina/PCP Alucinógenos Anticolinérgicos	Tireotoxicose Hipertensão Síndrome serotoninérgica Hipoglicemia Feocromocitoma	Mania/hipomania Esquizofrenia Episódios de pânico *Delirium*
Cannabis	Anfetaminas Álcool BDZ	Taquiarritmia Asma	Episódios de pânico Transtornos de ansiedade ou de humor Surto psicótico
Opioides	Álcool Barbitúricos BDZ Valproato Clonidina Monóxido de carbono Ketamina/PCP	Hipoglicemia Cetoacidose diabética AVE Meningite	Transtornos de humor ou de ansiedade *Delirium*
Solventes	Álcool Opioides Arsênico	Hipo ou hiperglicemia Tireotoxicose DHE Doenças neurológicas Pós-ictal Síndrome hepatocerebral	Surto psicótico *Delirium*
BDZ	Álcool Opioides	Hipo ou hiperglicemia AVE	Transtornos de humor *Delirium*

Continua

151 – ÁLCOOL E DROGAS

Continuação

Substância	Diagnósticos diferenciais		
	Intoxicação por outras spas	Condições médicas	Transtornos psiquiátricos
MDMA	Simpaticomiméticos Anfetaminas Cocaína Anticolinérgicos Antidepressivos Ketamina/PCP	Hipoglicemia Encefalite Hiponatremia Síndrome neuroléptica maligna Síndrome serotoninérgica	Transtornos de ansiedade ou de humor Episódios de pânico *Delirium*
Ketamina PCP	Álcool Cocaína LSD Intoxicação muscarínica	Hiponatremia Hipoglicemia Meningite	Transtornos dissociativos Esquizofrenia Surto psicótico Transtornos de humor Transtornos de personalidade Transtornos de conduta *Delirium*

BDZ: benzodiazepínicos; DHE: distúrbios hidroeletrolíticos; PCP: fenciclidina; AVE: acidente vascular encefálico; SPAs: substâncias psicoativas; MDMA: 3,4-metilenodioximetanfetamina; LSD: dietilamida do ácido lisérgico.

Avaliação inicial na sala de emergência

O exame físico deve ser completo atentando para a instabilidade clínica, presença de traumatismos e sinais que auxiliem no diagnóstico das SPAs envolvidas – alterações de dados vitais, odor, pupilas etc.

Alguns sinais são preditores de complicações clínicas graves: rebaixamento do nível de consciência (Escala de Coma de Glasgow menor que 12 ou rebaixamento rápido), hipertermia, bradipneia, convulsões.

Exames complementares devem ser solicitados conforme indicações clínicas. Triagem toxicológica por meio de exames laboratoriais, embora possa ser útil quando há dúvida diagnóstica, raramente afeta a decisão clínica inicial.

Condutas na sala de emergência

Monitorização, tratamento e prescrição

Após as medidas de suporte hemodinâmico e ventilatório, tratamento específico está disponível para intoxicações por opioides e, raramente, para benzodiazepínicos. Para as demais substâncias, o manejo é sintomático.

Tratamento das intoxicações por opioides

A naloxona é um antagonista competitivo dos receptores opioides de uso parenteral, intranasal ou endotraqueal, indicado em pacientes intoxicados por opioides que cursem com rebaixamento do nível de consciência e bradipneia.

Se, após as medidas iniciais de assistência ventilatória, persistir a depressão respiratória, a naloxona é administrada em doses crescentes até reversão da hipopneia. A dose inicial em adultos é de 0,04 mg, e doses adicionais são administradas a cada 2 a 3 minutos até a reversão dos sintomas de intoxicação ou a dose máxima de 15 mg. A meia-vida da naloxona é de 20 a 60 minutos, sendo necessárias novas doses ou mesmo infusão contínua caso recorra a depressão respiratória[12].

O risco de precipitar síndrome de abstinência de opioides em usuários crônicos ou dependentes é irrelevante diante dos riscos da intoxicação[12].

Tratamento das intoxicações por benzodiazepínicos

O flumazenil é o antídoto específico para benzodiazepínicos. O uso é desaconselhado, pois os riscos parecem suplantar os benefícios[10]. Indicações mais precisas seriam a reversão de sedação de procedimentos diagnósticos e terapêuticos e a intoxicação iatrogênica.

Tratamentos sintomáticos das intoxicações por outras substâncias

Na ausência de tratamentos específicos para as demais SPAs, abordagem sindrômica deve ser empregada (Figura 151.1).

Para manejar sintomas comportamentais que requeiram abordagem farmacológica, benzodiazepínicos (BDZ) e antipsicóticos (AP) são preferíveis.

Benzodiazepínicos

- São recomendados nas intoxicações que cursem com agitação, exceto quando sintomas psicóticos estiverem presentes;
- São preferíveis nos casos de sintomas ansiosos secundários a intoxicações, como nos ataques de pânico decorrentes do uso de cocaína ou maconha;
- Nas intoxicações por cocaína, são a primeira opção. Reduzem os efeitos cardiovasculares e nervosos da droga contribuindo para controle da frequência cardíaca e da pressão arterial. Diminuem os sintomas psíquicos (ansiedade, paranoia) e auxiliam no manejo comportamental, quando necessário;
- Devem ser evitados na intoxicação alcoólica e por opioides, pelo risco de depressão respiratória.

Antipsicóticos (APs)

- São primeira escolha na vigência de sintomas psicóticos secundários a intoxicação por SPAs;
- APs de alta potência ou atípicos são preferíveis (por exemplo: haloperidol, risperidona, olanzapina, quetiapina);
- Devem ser usados com cautela em pacientes intoxicados por cocaína, devido a risco sobreposto de hiper-

termia e rabdomiólise. Nesses casos, recomenda-se inicialmente o uso de benzodiazepínicos. Quando ainda assim for necessário o uso de AP, deve-se preferir os atípicos e em doses baixas (por exemplo risperidona 1 a 2 mg, olanzapina 5 a 10 mg, quetiapina 50 a 100 mg)

Urgências relacionadas a abstinência de substâncias

Quadros de abstinência são previsíveis desde que o TUS tenha sido detectado, permitindo prevenir ou abordar os sintomas precocemente, evitando complicações na maior parte dos casos.

Os princípios gerais para o manejo desses casos são os mesmos dos quadros de intoxicações agudas.

Fisiopatologia

Sintomas de abstinência são respostas fisiológicas e comportamentais que se manifestam após a suspensão ou redução do consumo da droga. São decorrentes das neuroadaptações promovidas pelo uso repetido de SPAs.

Quadro clínico

Os principais sinais e sintomas da abstinência relacionada a cada substância estão sumarizados na Tabela 151.5.

Diagnóstico diferencial

Os principais diagnósticos diferenciais da abstinência relacionada a cada substância estão sumarizados na Tabela 151.6.

Avaliação inicial na sala de emergência

Deve seguir os princípios gerais descritos para pacientes intoxicados.

Condutas na sala de emergência

Monitorização, tratamento e prescrição

Após as medidas de suporte ventilatório e hemodinâmico, tratamento específico está disponível para abstinência de álcool, opioides, benzodiazepínicos e nicotina. Para as demais substâncias, o manejo é sintomático.

A descrição de síndrome de abstinência alcoólica (SAA) será priorizada entre as demais, devido a sua alta prevalência e graves complicações quando não adequadamente abordada.

Síndrome de abstinência ao álcool

A SAA ocorre em indivíduos dependentes de álcool e é caracterizada por um conjunto de sinais e sintomas potencialmente preveníveis.

Inicia-se entre 4 e 24 horas após a interrupção total ou parcial do consumo de álcool. É insidiosa e em geral atin-

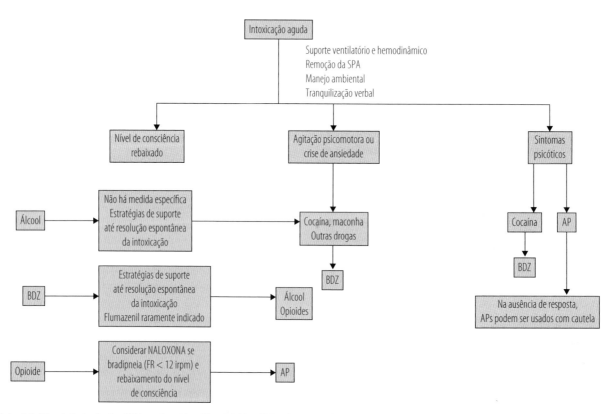

DV: dados vitais; SPA: substância psicoativa; BDZ: benzodiazepínicos; AP: antipsicóticos; FR: frequência respiratória; irpm: incursões respiratórias por minuto.

Figura 151.1. Fluxograma para abordagem medicamentosa de pacientes intoxicados por substâncias psicoativas.

ge maior intensidade no segundo dia. Quando não precocemente tratada, pode evoluir para formas graves e suas complicações: convulsões, *delirium tremens* (DT) e encefalopatia de Wernicke (EW).

Deve-se sempre investigar se há condições clínicas precipitantes. O exame físico e a avaliação laboratorial detalhados podem ajudar a identificar tais condições, comorbidades clínicas ou mesmo complicações da SAA. No decorrer da SAA, desidratação, infecções e distúrbios hidroeletrolíticos (sobretudo hipomagnesemia, hipocalemia e hiponatremia) são comuns.

Idealmente, a SAA deveria ser prevenida com abordagem daqueles pacientes de alto risco de desenvolvê-la. Fatores que predizem a necessidade de observação ou mesmo internação incluem: motivação do paciente, suporte social, gravidade da SAA atual, história de SAA prévia complicada, presença de comorbidades, facilidade de acesso à assistência médica.

O tratamento objetiva alívio dos sintomas e prevenção de complicações. Os princípios gerais do tratamento da SAA estão descritos na Tabela 151.7. Todos os pacientes devem receber reposição de tiamina, conforme o Tabela 151.8. A gravidade da SAA pode ser mensurada pela escala *Clinical Institute Withdrawal Assessment-Alcohol, revised* (CIWA-Ar)[14] (Tabela 151.9). A partir do seu resultado, recomenda-se o escalonamento do tratamento com benzodiazepínicos, conforme a Tabela 151.10.

Tabela 151.5. Quadro clínico da abstinência por diferentes substâncias

Droga	Duração média da abstinência	Principais alterações psíquicas e comportamentais	Principais sinais e sintomas	Principais riscos clínicos
Álcool SAA	Início pode ser tão precoce como horas após última ingesta Duração média: até 7 a 10 dias	Insônia Ansiedade Agitação psicomotora Alucinações ou ilusões (principalmente visuais e/ou táteis) *Delirium*	Tremores Náuseas ou vômitos Hiperatividade autonômica Sudorese Convulsão – até 48 horas após o início da SAA	Convulsões generalizadas *Delirium tremens* EW DHE Rabdomiólise Morte
Cocaína *Crack*	Início poucas horas após o consumo Pico até 4 dias Duração média: dias a semanas (2 a 10 semanas)	Insônia ou hipersonia Sonhos vívidos ou desagradáveis Retardo ou agitação psicomotora	Fadiga Aumento do apetite	
Cannabis	Início 24 a 72 horas após redução ou interrupção do consumo Pico na primeira semana Duração 1 a 2 semanas	Irritabilidade, raiva ou agressividade Nervosismo ou ansiedade Dificuldade em dormir (insônia ou sonhos perturbadores) Inquietação Humor deprimido	Apetite reduzido ou perda de peso	
BDZ	Depende da meia-vida do composto usado Meia-vida curta (p. ex.: alprazolam): Pico: 1 a 2 dia. Duração: 4 a 5 dias Meia-vida longa (p. ex.: diazepam clonazepam): Pico: 3 a 7 dias Duração: 2 a 4 semanas	Insônia Alucinações ou ilusões visuais, táteis ou auditivas transitórias Agitação psicomotora Ansiedade	Hiperatividade autonômica Tremor nas mãos Náuseas ou vômitos	Convulsões generalizadas *Delirium*
Opioides	Depende da meia-vida do composto usado Meia-vida curta (p. ex.: heroína): Início 6 a 12 horas após última dose Pico: 1 a 3 dias Duração: 5 a 7 dias Meia-vida longa (p. ex.: metadona): Início 2 a 4 dias pós-última dose	Humor disfórico Ansiedade Inquietação Insônia	Náuseas ou vômitos Dores musculares Lacrimejamento ou rinorreia Midríase Piloereção Diarreia Bocejos Febre	
Nicotina	Início até 24 horas após interrupção ou redução do consumo Pico: 2 a 3 dias Duração: 2 a 3 semanas	Irritabilidade, frustração ou raiva Ansiedade Dificuldade de concentração Inquietação Humor deprimido Insônia	Aumento do apetite	

SAA: síndrome de abstinência alcoólica; DHE: distúrbios hidroeletrolíticos; BDZ: benzodiazepínicos; EW: encefalopatia de Wernicke.

Tabela 151.6. Principais diagnósticos diferenciais da abstinência de diferentes substâncias

Substância	Diagnósticos diferenciais		
	Outras spas	Condições médicas	Transtornos psiquiátricos
Álcool	Abstinência: Barbitúricos Bdz	Hipoglicemia Tireotoxicose Hipertensão Síndrome serotoninérgica Feocromocitoma	Transtornos de humor Transtornos psicóticos *Delirium*
Cocaína	Abstinência: Simpaticomiméticos anfetaminas		Transtornos de humor Transtornos psicóticos
Cannabis	Abstinência: Álcool Bdz		Transtornos de ansiedade ou de humor
Opioides	Abstinência: Álcool Barbitúricos Intoxicação: Organofosforados	Cetoacidose diabética	Transtornos de humor ou de ansiedade
BDZ	Abstinência: Álcool Barbitúricos	Hipo ou hiperglicemia	Transtornos de humor ou de ansiedade *Delirium*

BDZ: benzodiazepínicos; SPAs: substâncias psicoativas.

Tabela 151.7. Princípios gerais do tratamento farmacoterápico na síndrome de abstinência alcoólica

Benzodiazepínicos: • Primeira linha na prevenção e tratamento da SAA. • A dose total deve ser escalonada de BDZ conforme gravidade dos sintomas avaliada pela CIWA-Ar. Doses adicionais VO ou EV podem ser administradas até de hora em hora, ou mesmo em intervalos menores em casos graves, no DT, ou na presença de complicações (convulsões) – Tabela 151.10. • Prescrições de medicamentos com doses e horários fixos pré-estabelecidos são menos eficazes e incorrem em maior risco de complicações, principalmente nos casos moderados a graves. • Não há dose máxima de BDZ na SAA. • São recomendáveis os BDZ de rápido início de ação e meia-vida longa, como o diazepam. O lorazepam é a melhor opção em idosos, pacientes com insuficiência hepática ou respiratória, ou com traumatismo craniano recente. • A VO deve ser primeira opção sempre que possível. Administração endovenosa deve ser feita quando há risco de aspiração ou quando a agitação dificulta a aceitação oral, sem necessidade de diluição. Para uso IM, o midazolam é o único disponível no Brasil. Diazepam IM não é recomendado, por ter absorção errática e imprevisível. • A dose do BDZ deve ser reduzida progressivamente de acordo com a evolução e interrompida idealmente até o 7º dia.
Anticonvulsivantes: • Medicamentos coadjuvantes; não substituem BDZ. Nas convulsões por abstinência, os BDZ são agentes de primeira linha. • Desaconselha-se o uso rotineiro. Não são considerados úteis para tratar ou prevenir as convulsões por SAA e não devem ser prescritos para uso prolongado quando ela foi a causa da convulsão[15,16]. • Fenitoína é ineficaz tanto nas convulsões por SAA quanto no *status epitepticus* por SAA[17].
Antipsicóticos: • Não são recomendados rotineiramente. Podem ser usados como adjuvantes nos casos em que sintomas psicóticos ou a agitação persistam mesmo com doses adequadas de BDZ. • Haloperidol em baixas doses (até 5 mg/dia) é opção coadjuvante para alterações sensoperceptivas no DT e alucinose alcoólica. • Fenotiazinas (levomepromazina, clorpromazina, tioridazina) são contraindicadas. • Não há informações suficientes sobre o uso de antipsicóticos atípicos[17].
Outros medicamentos: • As alterações de pressão arterial e frequência cardíaca costumam ser controladas com o uso de BDZ em doses adequadas. Caso persistiam e sejam excluídas outras possíveis etiologias, recomenda-se o uso de bloqueadores adrenérgicos ou alfa-agonistas. Clonidina e propranolol são opções na crise hipertensiva. O propranolol pode mascarar sinais da SAA. • Dexmedetomidina (correto: dexmedetomidina) e propofol são opções coadjuvantes aos BDZ no DT refratário. • Prometazina e etanol são desaconselhados.

Adaptada de: Prado[9]. BDZ: benzodiazepínico; DT: *delirium tremens*; EV: endovenoso; IM: intramuscular; SAA: síndrome de abstinência alcoólica; VO: via oral.

Tabela 151.8. Reposição de tiamina em pacientes dependentes de álcool

Estado clínico	Conduta
Pacientes com transtorno por uso de álcool SEM indicação de permanecer em observação ou internação	Profilaxia para encefalopatia de Wernicke (EW): Tiamina EV ou IM 300 mg Para pacientes dependentes de álcool: tiamina 300 mg 2× por dia por via oral para uso domiciliar
Pacientes com transtorno por uso de álcool COM indicação de permanecer em observação ou internação	Profilaxia para EW: Tiamina EV ou IM 300 mg por dia por 3 a 5 dias Tiamina 300 mg 2× por dia por via oral para uso domiciliar
Suspeita de EW: Pacientes dependentes de álcool ou desnutridos que apresentem apenas UM dos sinais da tríade clássica: 1) alterações do estado mental OU 2) alterações oculomotoras OU 3) alterações da marcha — Todos os casos suspeitos devem ser tratados. — Pacientes em *delirium tremens* devem sempre ser tratados presumindo-se EW.	Tratamento da EW: Tiamina 500 mg EV em 100 mL de soro fisiológico; infusão em 30 minutos, 3× por dia (total 1.500 mg/dia) por 2 a 3 dias Tiamina 300 mg/dia EV por mais 3 a 5 dias em caso de boa resposta Após a abordagem parenteral, manter pelo menos 100 mg de tiamina oral 3× por dia. Suspender o tratamento na ausência de resposta – considerar que hipomagnesemia não tratada causa refratariedade à tiamina.

EV: endovenoso; IM: intramuscular;

Tabela 151.9. *Clinical Institute Withdrawal Assessment-Alcohol, revised* – CIWA-Ar

Os nove primeiros itens são pontuados de 0 (ausência do sintoma) a 7 (sintoma persistente e severo): 1. Dispepsia, náuseas e vômitos 2. Tremor (avalia-se o paciente com braços e dedos estendidos) 3. Sudorese 4. Perturbações táteis (coceiras, sensação de insetos andando pelo corpo, formigamentos) 5. Alterações da percepção auditiva (sons perturbadores, alucinações auditivas) 6. Perturbações da percepção visual (cores mais brilhantes, alucinações visuais) 7. Ansiedade 8. Cefaleia 9. Agitação O item 10 é pontuado de 0 (completamente orientado) a 4 (completamente confuso, desorientado no tempo, espaço e em relação ao entrevistador) 10. Confusão e rebaixamento do nível de consciência
Pontuação – 0-9: SAA leve; 10-18: SAA moderada; maior ou igual 19: SAA grave.

Adaptada de: Sullivan *et al.*[14]. SAA: síndrome de abstinência alcoólica.

Tabela 151.10. Abordagem farmacológica da síndrome de abstinência alcoólica com o uso da CIWA-AR

CIWA-Ar	Intervalo para reavaliar Com uso da CIWA-AR e medicar conforme nova pontuação	Diazepam ou bdz em dose equivalente
RESULTADO ≥ 19: SAA GRAVE		
Com alteração do nível de consciência *Delirium tremens*	De 20 em 20 minutos ou menos até o controle inicial dos sintomas. Depois, de hora em hora. Tratamento em unidade de cuidados intensivos.	10 a 20 mg EV até CIWA-AR < 10
Sem alteração do nível de consciência, mas com histórico pessoal de DT ou convulsões por SAA	De 20 em 20 minutos até o controle inicial dos sintomas. Depois, de hora em hora.	10 a 20 mg VO ou EV
Sem alteração do nível de consciência e sem histórico pessoal de DT ou convulsões por SAA	Hora em hora até CIWA-AR < 10	10 a 20 mg VO ou EV
RESULTADO 10-18		
SAA MODERADA	Entre 4 e 6 horas	10 a 20 mg VO
RESULTADO ATÉ 9		
SAA LEVE	De 8 em 8 horas	Não medicar
< 6	Suspender a aplicação do instrumento após 4 medidas < 6	Não medicar

SAA: síndrome de abstinência alcoólica; BDZ: benzodiazepínico; EV: endovenoso; VO: via oral; DT: *delirium tremens*.

Síndrome de abstinência de benzodiazepínicos

Em geral, o diagnóstico não traz maiores dificuldades desde que seja realizado o levantamento dos medicamentos de uso habitual do paciente e questionada a regularidade do uso ou sua interrupção. Não raro a abstinência de BDZ é uma das possíveis etiologias de quadros de ansiedade, agitação, insônia ou mesmo convulsões e *delirium*. O tratamento da abstinência de BDZ envolve administrar ao paciente seu medicamento de uso habitual ou dose equivalente de outro BDZ disponível.

Síndrome de abstinência de nicotina

Como estratégia de início rápido de ação para pacientes que apresentem sintomas de abstinência de nicotina clinicamente significativos e que requeiram manejo medicamentoso, recomenda-se o uso de terapias de reposição de nicotina. As apresentações disponíveis no Brasil incluem adesivos, gomas de mascar ou pastilhas. A dose prescrita deve ser a mesma equivalente ao consumo habitual diário de cigarros pelo paciente. A abstinência de nicotina pode cursar com intenso desconforto psíquico, e a possibilidade de reposição de nicotina idealmente deveria ser oferecida a todos os pacientes tabagistas durante o período de permanência hospitalar.

Síndrome de abstinência de opioides

A síndrome de abstinência a opioides, embora cause intenso desconforto físico e psíquico, traz poucos riscos de complicações clínicas.

Estratégias para o tratamento da abstinência incluem terapias de substituição por opioides de meia-vida longa em dose equivalente (metadona ou buprenorfina), com redução progressiva posterior. Além disso, pode ser usado um alfa-2-agonista (clonidina), que parece proporcionar maior alívio dos sintomas autonômicos da abstinência, mas não dos sintomas subjetivos.

Antagonistas de opioides, como a naltrexona, podem ser usados somente após o período de desintoxicação.

Síndrome de abstinência de outras substâncias

Não há tratamento específico para a abstinência de outras substâncias. Dessa forma, o uso de medicamentos deve seguir abordagem sintomática e ser restrito ao período em que os sintomas estejam presentes.

Recomenda-se cautela e evitar a prescrição de uso prolongado de BDZ para qualquer paciente com TUS, devido ao alto risco que tais pacientes apresentam de desenvolvimento de dependência a esses fármacos.

Intervenção breve e plano de tratamento pós-alta

O momento no qual o paciente com TUS procura um serviço com uma queixa clínica representa uma janela de oportunidade para motivá-lo ao tratamento relacionado ao uso de substâncias.

Evidências consistentes demonstram a efetividade de intervenções breves motivacionais aplicadas em *settings* de atendimento clínico, como pronto atendimentos e atenção básica[2].

A Intervenção Breve (IB)[18] consiste em aconselhamento semiestruturado focado na redução do consumo de SPAs. É realizada em poucos minutos, portanto é ideal para abordar pacientes em ambientes com grande demanda de atendimento e pouca disponibilidade de tempo e profissionais, contexto usual de serviços de urgência.

Princípios gerais da IB envolvem evitar rotulações ("alcoólatra", "drogado"), confrontos e conselhos precipitados.

Todos os elementos descritos abaixo devem ser contemplados na abordagem do paciente:

- *Empathy*/Empatia: O estilo empático é um forte determinante de boa resposta à intervenção;

- *Feedback*/Devolução: O paciente deve ser informado sobre os achados personalizados de sua avaliação, com linguagem clara e acessível. Mostrar resultados alterados de exames, compará-los aos valores de referência, explicar seu significado e sua correlação com o uso de SPAs é bastante útil para motivá-lo a mudar;

- *Advice*/Recomendar: O profissional deve expor ao paciente suas recomendações de forma clara e objetiva. É recomendável interromper o consumo da droga? Ou "apenas" reduzir? Todas as recomendações devem ser isentas de críticas ou julgamentos de valor, sempre enfatizando que ele tem liberdade para escolher se irá segui-las ou não. No caso de pacientes em uso de cocaína associada a álcool, é sempre válido informar sobre o aumento expressivo dos riscos cardiovasculares e neurológicos aos quais se expõem ao associar ambas as substâncias e recomendar não consumir ambas simultaneamente. Para pacientes em uso de maconha, é importante recomendar não dirigir sob efeito agudo da droga, que está associada a aumento expressivo de risco de acidentes graves e fatais;

- *Menu*/Inventário: Quando fornecemos ao paciente a perspectiva de diferentes possibilidades de ações ou tratamentos disponíveis e o convidamos a escolher qual opção lhe parece mais apropriada ao seu caso, aumentamos sua sensação de controle sobre a situação e consequentemente seu comprometimento com a conduta;

- *Responsability*/Responsabilizar: A comunicação com o paciente deve sempre enfatizar sua autonomia e sua responsabilidade pessoal em decidir o que deseja e o que deve ser feito;

- *Self-Efficacy*/Autoeficácia: Quando o profissional acredita na capacidade de mudança do paciente, isso adquire um importante papel motivador e pode ser determinante para o resultado da intervenção. Nosso papel é o de persuadi-lo de que ele é capaz de mudar a forma como usa a substância, que acreditamos nessa possibilidade ainda que não seja fácil.

Para facilitar a incorporação de todos os elementos na abordagem dos pacientes, foram desenvolvidos os acrônimos FRAMES (*Feedback, Responsability, Advice, Menu, Empathy, Self-Efficacy*) ou ADERIR (Autoeficácia, Devolutiva, Empatia, Responsabilizar, Inventário, Recomendações). Na Tabela 151.11, colocamos uma vinheta clínica ilustrando em termos práticos um exemplo de IB.

Tabela 151.11. Exemplo de Intervenção breve em paciente fictício atendido em um serviço de urgência

João, 48 anos, foi admitido no hospital após ter uma convulsão em casa. Detectou-se transtorno por uso de álcool, preenchendo critérios para a síndrome de dependência alcoólica. Recebeu abordagem adequada à síndrome de abstinência e reposição vitamínica, e evoluiu sem outras complicações.
Após estabilização clínica, o paciente deve receber abordagem no modelo de Intervenção Breve (IB). *Vide* o exemplo a seguir simulando o diálogo do profissional de saúde com o paciente. Nele constam os seis elementos fundamentais da IB.
"João, o senhor deu entrada no hospital por causa de uma convulsão, certo? Durante estes dias que ficou aqui fizemos vários exames que mostraram alterações. Estes exames aqui, por exemplo, são do seu fígado. E estão muito aumentados, 10 vezes mais altos que o valor normal. Essas são consequências da bebida. Assim como a convulsão também foi uma consequência da bebida, que chamamos de abstinência. Quando a abstinência tem uma convulsão é porque ela foi grave, sabe? Isso nos deixa muito preocupados [EMPATIA], pois o senhor está em risco de acontecer isso de novo, ou até de ser mais grave. E também risco de ter sérios problemas do fígado, como cirrose [DEVOLUTIVA PERSONALIZADA de forma clara e compreensível conforme o nível cultural do paciente].
A melhor recomendação médica é de que é preciso parar de beber. Essa é a única forma de recuperar sua saúde. Não existem remédios que irão melhorar o seu fígado. Precisa tirar o que está fazendo mal, que é a bebida [ACONSELHAR de forma clara e compreensível conforme o nível cultural do paciente].
Nós sabemos que não é fácil, mas existem várias opções e tratamentos para ajudá-lo nisso. Quem resolve é o senhor. Apenas o senhor pode tomar essa decisão. O que acha? [RESPONSABILIZAR].
No seu caso vai precisar de um acompanhamento especializado, medicamentos para ajudá-lo a passar pela abstinência, uma equipe para lhe dar apoio. Temos certeza de que o senhor será capaz de conseguir ficar sem beber se achar que isso é o melhor a ser feito [AUTOEFICÁCIA].
Na sua cidade tem um serviço especializado, para onde posso encaminhá-lo. Ou se preferir, pode vir aqui no ambulatório da faculdade. O que seria melhor para o senhor? [INVENTÁRIO]. Nossa equipe fará contato no local que o senhor preferir para avisar que o senhor será encaminhado para continuar seu tratamento lá."
[EMPATIA está presente em todas as etapas da abordagem descrita] .

O encaminhamento para o tratamento especializado do TUS após a alta levará em consideração sua gravidade, a presença de comorbidades clínicas e psiquiátricas, a acessibilidade, as preferências do paciente e o suporte sociofamiliar.

Todos os pacientes que apresentem critérios diagnósticos de dependência, uso de alto risco ou indícios de comorbidades psiquiátricas devem ser encaminhados após a alta.

Algumas estratégias simples aumentam a chance de que o paciente tenha aderência ao encaminhamento proposto:

- Envolver a família no processo de encaminhamento;
- Fornecer relatório de encaminhamento, incluindo detalhes das condições clínicas atuais;
- Fornecer endereços e telefones do local para onde o paciente será encaminhado;
- Realizar contato telefônico prévio no local e informar ao paciente quem é o profissional que está ciente de seu encaminhamento;
- Se necessário, providenciar meios de transporte para que o paciente seja conduzido diretamente ao local onde deverá dar continuidade ao tratamento.

Conclusões

Apesar da alta prevalência de pacientes com TUS nos serviços de urgência, muitos deles não têm esses transtornos identificados. Mesmo nos casos em que o TUS é detectado, não costuma ser adequadamente abordado e manejado pelos clínicos, que usualmente têm formação insuficiente nessa área.

A assistência de qualidade a pacientes com TUS deve necessariamente contemplar o diagnóstico adequado no momento da admissão ou o mais precocemente possível, a estabilização clínica de pacientes intoxicados, a prevenção de comportamentos violentos ou fuga, a prevenção e a abordagem rápida de síndromes de abstinência, e, não menos importante, a abordagem motivacional e o encaminhamento do paciente para o tratamento do TUS após a alta.

Referências bibliográficas

1. Vu F, Daeppen JB, Hugli O, Iglesias K, Stucki S, Paroz S, et al. Screening of mental health and substance users in frequent users of a general Swiss emergency department. BMC Emerg Med. 2015;15:27.
2. SAMHSA – Substance Abuse & Mental Health Services Administration. Screening, Brief Intervention and Referral to Treatment (SBIRT) in Behavioral Healthcare, 2011. USA, Rockville. Disponível em: http://www.samhsa.gov/prevention/sbirt/SBIRTwhitepaper.pdf. Acesso em: 15 nov. 2012.
3. Butler K, Reeve R, Arora S, Viney R, Goodall S, van Gool K, et al. The hidden costs of drug and alcohol use in hospital emergency departments. Drug Alcohol Rev. 2016;35(3):359-66.
4. Burnett LB, Adler J, Roldan CJ. Cocaine toxicity. Disponível em: http://emedicine.medscape.com/article/813959-overview. Acesso em: 29 dez. 2016.
5. Liakoni E, Dolder PC, Rentsch KM, Liechti MEl. Presentations due to acute toxicity of psychoactive substances in an urban emergency department in Switzerland: a case series. BMC Pharmacol Toxicol. 2016;17:25.
6. In-Hei H. MDMA Toxicity. Disponível em: http://emedicine.medscape.com/article/821572-overview. Acesso em: 29 dez. 2016.
7. Mansur J, Monteiro MG. Validation of the CAGE alcoholism screening test in a Brazilian psychiatry inpatient hospital setting. Braz J Med Biol Res. 1993;16:215-8.
8. Henrique IFS, Micheli DD, De Lacerda RB, De Lacerda LA, Formigoni MLOS. Validação da versão brasileira do teste de triagem do envolvimento com álcool, cigarro e outras substâncias (ASSIST). Rev Assoc Med Bras. 2004;50(2):199-206.
9. Prado PHT. Pronto atendimento. In: Barboza IG, Fábregas BC, Oliveira GM, Teixeira AL, organizadores. Psicossomática – psiquiatria e suas conexões. Rio de Janeiro: Rúbio; 2014. p. 163-76.
10. Gresham C. Benzodiazepine toxicity. Disponível em: http://emedicine.medscape.com/article/813255-overview. Acesso em: 29 dez. 2016.
11. FDA – Food and Drug Administration. FDA Drug Safety Communication: FDA warns about serious risks and death when combining opioid pain or cough medicines with benzodiazepines; requires its strongest warning. 2016. Disponível em: http://www.fda.gov/Drugs/DrugSafety/ucm518473.htm. Acesso em: 29 dez. 2016.

12. Boyer EW. Management of opioid analgesic overdose. N Engl J Med. 2012;367:146-55.
13. Delvin RJ, Henry JA. Clinical review: major consequences of illicit drug consumption. Crit Care. 2008;12(1):1-7.
14. Sullivan JT, Sykora K, Schneiderman J, Naranjo CA, Sellers EM. Assessment of alcohol withdrawal: the revised clinical institute withdrawal assessment for alcohol scale (CIWA-Ar). Br J Addict. 1989;84(11):1353-7.
15. Hughes J. Alcohol withdrawal seizures. Epilepsy Behav. 2009;15:92-7.
16. Hoffman RS, Weinhouse G. Management of moderate and severe alcohol withdrawal syndromes. 2013. Disponível em: http://www.uptodate.com/contents/management-of-moderate-and-severe-alcohol-withdrawal-syndromes. Acesso em: 7 dez. 2016.
17. McKeon A, Frye MA, Delanty, N. The alcohol withdrawal syndrome. J Neurol Neurosurg Psychiatry. 2008;79:854-62.
18. Rollnick S, Bell A. A entrevista motivacional breve para o uso de profissionais não especializados. In: Miller WR, Rollnick S. Entrevista motivacional – Preparando as pessoas para a mudança de comportamentos adictivos. Porto Alegre: Artmed; 2001.

152
ABORDAGEM DO PACIENTE CATATÔNICO

Camila de Araújo Reinert
Lucas Spanemberg
Flávio Milman Shansis

Definição

A catatonia é uma síndrome de desregulação motora que se caracteriza por uma complexa mistura de manifestações motoras, comportamentais e sistêmicas, e cujos mecanismos ainda não estão claramente elucidados[1]. Sua primeira descrição foi feita por Karl Kahlbaum, em 1874. Embora exista uma tendência de a catatonia ser associada à esquizofrenia, como acreditava Kraepelin, essa síndrome é causada por condições médicas gerais em até 25% dos casos[2,3]. Mesmo em pacientes psiquiátricos, a catatonia é encontrada com mais frequência entre aqueles diagnosticados com transtornos do humor do que entre os diagnosticados com esquizofrenia[1,4-6].

Existe uma hipótese de que uma desregulação de diferentes sistemas neurotransmissores (como, por exemplo, gabaérgico, glutamatérgico e dopaminérgico) poderia ser a causa da catatonia, apesar de o exato mecanismo neurobiológico ser desconhecido[7]. Apesar de não existir um consenso diagnóstico e de ser observada grande heterogeneidade clínica, essa síndrome apresenta sinais e sintomas que se sobrepõem. Dessa maneira, é possível iniciar um tratamento sintomático enquanto a etiologia – importante para um manejo terapêutico de longo prazo – ainda não tenha sido determinada.

Apresentação clínica

A síndrome catatônica apresenta como principais características alterações na psicomotricidade (ações motoras voluntárias) e na conação (conjunto de atividades psíquicas direcionadas para a ação)[5].

De acordo com a quinta edição do *Manual Diagnóstico e Estatístico dos Transtornos Mentais* (DSM-5)[6], a catatonia não é considerada uma classe independente, podendo ocorrer no contexto de vários transtornos, a saber: a) catatonia associada a outro transtorno mental, b) transtorno catatônico devido a outra condição médica, c) catatonia não especificada. No DSM-5, a condição é definida pela presença de três ou mais características psicomotoras dentro de um conjunto de 12 critérios diagnósticos de catatonia associada a outro transtorno mental e transtorno catatônico devido a outra condição médica:

1. Estupor (i.e., ausência de atividade psicomotora; sem relação ativa com o ambiente);
2. Catalepsia (i.e., indução passiva de uma postura mantida contra a gravidade);
3. Flexibilidade (i.e., resistência leve ao posicionamento pelo examinador);
4. Mutismo (i.e., resposta verbal ausente ou muito pouca – excluir com afasia conhecida);
5. Negativismo (i.e., oposição ou resposta ausente a instruções ou a estímulos externos);
6. Postura (i.e., manutenção espontânea e ativa de uma postura contrária a gravidade);
7. Maneirismo (i.e., caricatura esquisita e circunstancial de ações normais);
8. Estereotipia (i.e., movimentos repetitivos, anormalmente frequentes e não voltados a metas);
9. Agitação, não influenciada por estímulos externos;
10. Caretas;
11. Ecolalia (i.e., imitação da fala de outra pessoa); e
12. Ecopraxia (i.e., imitação dos movimentos de outra pessoa).

Apesar de a maioria dos pacientes apresentar, durante um episódio catatônico, um afeto descrito como plano, em geral os pacientes referem, após a melhora do quadro, terem vivenciado altos níveis de ansiedade[7]. Entretanto, muitas vezes não reconhecem as anormalidades motoras que os afetaram, o que é chamado de anosognosia motora ou postural[8].

A apresentação clínica da catatonia pode confundir, uma vez que a perturbação psicomotora pode variar desde ausência acentuada de resposta até agitação acentuada[6]. Para facilitar a identificação clínica, a expressão da síndrome catatônica tem sido frequentemente dividida em duas formas: estuporosa (ou inibida) e excitada. A etiologia da síndrome aparentemente não prediz qual o subtipo será expresso[7].

Pacientes com a forma estuporosa ou inibida parecem estar acordados e alertas, mas com mínimo discurso espontâneo e pouca movimentação. Estupor, mutismo, negativismo, estereotipia e ecopraxia são comuns. Em algumas ocasiões, podem perder a capacidade de alimentação e de manutenção de suas necessidades fisiológicas. Esses pacientes, após longos períodos de imobilidade, podem "despertar" de maneira violenta e apresentar comportamento explosivo.

A forma excitada apresenta-se com importante agitação psicomotora, com atividade motora sem propósito, discurso desorganizado, desorientação, agressividade e violência.

Não há um consenso quanto à duração dos sinais e sintomas que se fazem necessários para ser realizado o diagnóstico de catatonia. A maioria dos autores acredita que dois ou mais sinais de catatonia presentes durante 1 hora ou mais, ou que são observados em duas ou mais ocasiões, são suficientes para ser realizado o diagnóstico[8]. Por outro lado, alguns autores defendem um período de 24 horas de sintomas para o diagnóstico[5].

Sempre que for observada a presença de um sinal catatônico, a suspeita de uma síndrome catatônica deve ser levantada e uma avaliação clínica completa necessita ser realizada. Existem diversas escalas que auxiliam na avaliação e quantificação de sinais e sintomas. A escala de *Bush-Francis Catatonia Rating Scale* (BCFRS) tem sido a mais utilizada, por sua validade e facilidade de aplicação[9]. Os primeiros 14 itens podem ser utilizados como triagem em larga escala. A avaliação dos 23 itens (escala de 0 a 3 pontos) mede a gravidade do quadro apresentado[10]. Essa escala pode ser usada tanto em pacientes com transtornos psiquiátricos subjacentes como em pacientes com suspeita de causa orgânica. Por também medir quantitativamente a gravidade do quadro catatônico, a BCFRS oferece a possibilidade de a resposta clínica ser avaliada objetivamente após o tratamento medicamentoso inicial. A Tabela 152.1 apresenta a versão brasileira da BCFRS[11].

Tabela 152.1. Escala de Avaliação de Catatonia Bush-Francis

Use presença ou ausência nos itens 1-14 para triagem. Use a escala de 0-3 nos itens 1-23 para avaliar gravidade	
1. Excitação: Hiperatividade extrema, constante inquietação motora aparentemente sem propósito. Não pode ser atribuída a acatisia ou agitação dirigida a um objetivo. 0 = Ausente. 1 = Movimentação excessiva, intermitente. 2 = Movimentação constante, hipercinético sem períodos de descanso. 3 = Excitação catatônica plena, atividade motora frenética incessante.	2. Imobilidade/Estupor: Hipoatividade extrema, imobilidade, minimamente responsiva a estímulos. 0 = Ausente. 1 = Permanece anormalmente imóvel, pode interagir brevemente. 2 = Praticamente não interage com o mundo externo. 3 = Estupor, não reativo a estímulos dolorosos.
3. Mutismo: Verbalmente não responsivo ou minimamente responsivo. 0 = Ausente. 1 = Verbalmente não responsivo à maioria das perguntas, sussurro incompreensível. 2 = Fala menos de 20 palavras em 5 minutos. 3 = Não fala.	4. Olhar fixo: Olhar fixo, pouca ou nenhuma sondagem visual do ambiente, redução do movimento de piscar os olhos. 0 = Ausente 1 = Contato visual pobre, repetidamente fixa o olhar por menos de 20 segundos entre mudanças do foco da atenção; redução do movimento de piscar os olhos. 2 = Olhar fixo por mais de 20 segundos, ocasionalmente muda o foco da atenção. 3 = Olhar fixo, não reativo.
5. Postura/Catalepsia: Manutenção espontânea de postura(s), inclusive comum(ns) (p. ex., permanecer sentado ou de pé por longos períodos sem reação). 0 = Ausente. 1 = Menos que 1 minuto. 2 = Mais de 1 minuto, menos de 15 minutos. 3 = Postura bizarra ou corriqueira mantida por mais de 15 minutos.	6. Mímica facial/Caretas: Manutenção de expressões faciais estranhas. 0 = Ausente. 1 = Menos de 10 segundos. 2 = Menos de 1 minuto. 3 = Expressão(ões) bizarra(s) ou mantida(s) por mais de 1 minuto.
7. Ecopraxia/Ecolalia: Imitação dos movimentos/fala do examinador. 0 = Ausente. 1 = Ocasional. 2 = Frequente. 3 = Constante.	8. Estereotipia: Atividade motora repetitiva, não direcionada a um objetivo (p. ex., brincar com os dedos; tocar-se, afagar-se ou esfregar-se repetidamente); anormalidade não inerente ao ato em si, mas à sua frequência. 0 = Ausente. 1 = Ocasional. 2 = Frequente. 3 = Constante.
9. Maneirismos: Movimentos estranhos dirigidos a um propósito (pular num só pé ou andar na ponta dos pés, saudar transeuntes ou caricaturas exageradas de movimentos comuns). 0 = Ausente. 1 = Ocasional. 2 = Frequente. 3 = Constante.	10. Verbigeração: Repetição de frases ou sentenças (como um disco arranhado). 0 = Ausente. 1 = Ocasional. 2 = Frequente, difícil de interromper. 3 = Constante.
11. Rigidez: Manutenção de postura rígida apesar dos esforços para movimentá-lo. Excluir se sinal da roda denteada ou tremor estiver presente. 0 = Ausente. 1 = Leve resistência. 2 = Moderada. 3 = Grave, não se pode mudar a postura.	12. Negativismo: Resistência aparentemente imotivada às instruções ou tentativas de mover/examinar o paciente. Comportamento contrário, faz exatamente o oposto da instrução. 0 = Ausente. 1 = Resistência leve e/ou ocasionalmente contrária. 2 = Resistência moderada e/ou frequentemente contrária. 3 = Resistência grave e/ou continuamente contrária.

Continua

Use presença ou ausência nos itens 1-14 para triagem. Use a escala de 0-3 nos itens 1-23 para avaliar gravidade	
13. Flexibilidade cerácea: Ao se tentar modificar a postura do paciente, o mesmo oferece resistência inicial antes de permitir ser reposicionado, semelhante a uma vela sendo vergada. 0 = Ausente. 3 = Presente.	14. Recusa/ Retraimento social: Recusa-se a comer, beber e/ou estabelecer contato visual. 0 = Ausente. 1 = Mínima ingestão por via oral/interação por menos de 1 dia. 2 = Mínima ingestão por via oral/interação por mais de 1 dia. 3 = Nenhuma ingestão por via oral/interação por 1 dia ou mais.
15. Impulsividade: O paciente repentinamente se engaja em comportamento inadequado (p. ex., sai correndo desenfreado, começa a gritar ou tira as roupas) sem provocação. Posteriormente, não consegue explicar ou apenas fornece uma explicação simplista. 0 = Ausente. 1 = Ocasional. 2 = Frequente. 3 = Constante ou incontrolável.	16. Obediência automática: Cooperação exagerada com as solicitações do examinador ou continuação espontânea de movimento solicitado. 0 = Ausente. 1 = Ocasional. 2 = Frequente. 3 = Constante.
17. Mitgehen ("ir com"): Elevação do braço, como uma luminária articulada, em resposta a uma leve pressão digital, apesar das instruções contrárias. 0 = Ausente. 3 = Presente.	18. Gegenhalten (paratonia inibitória): Resistência ao movimento passivo que é proporcional à força do estímulo, aparentemente automática e não intencional. 0 = Ausente. 3 = Presente.
19. Ambitendência: O paciente parece fisicamente "empacado" pela indecisão, movimento hesitante. 0 = Ausente. 3 = Presente.	20. Reflexo da preensão palmar: Pelo exame neurológico. 0 = Ausente. 3 = Presente.
21. Perseveração: Repetidamente retorna ao mesmo tema ou persiste com um movimento. 0 = Ausente. 3 = Presente.	22. Combatividade: Geralmente de modo não direcionado, posteriormente sem explicação ou apenas uma explicação simplista. 0 = Ausente. 1 = Ocasionalmente bate, baixo potencial de injúria. 2 = Frequentemente bate, moderado potencial de injúria. 3 = Grave perigo para os outros.
23. Anormalidade autonômica: Temperatura, pressão arterial, pulso, frequência respiratória, diaforese. 0 = Ausente. 1 = Anormalidade de um parâmetro (excluir hipertensão preexistente). 2 = Anormalidade de dois parâmetros. 3 = Anormalidade de três ou mais parâmetros.	Total:
Procedimentos: Observe o paciente enquanto tenta estabelecer uma conversação. O examinador coça a cabeça de forma exagerada. Examine o braço do paciente quanto à presença do sinal da roda denteada. Preste atenção na nova postura instruindo o paciente a "manter seu braço solto" — mova o braço alternando força menor e maior intensa. Peça que o paciente estenda o braço. Coloque um dedo embaixo da mão e tente levantá-la lentamente depois de dizer: "NÃO me deixe levantar seu braço". Estenda a mão dizendo: "NÃO aperte a minha mão". Coloque a mão no bolso e fale: "ponha sua língua para fora, eu quero espetar um alfinete nela". Verifique o reflexo de preensão palmar. Procure no prontuário relatos das últimas 24 horas. Particularmente, verifique ingestão oral, sinais vitais e quaisquer incidentes. Tente observar o paciente indiretamente, pelo menos por um breve período, a cada dia.	

Adaptada de: Nunes et al.[11].

Avaliação

O diagnóstico de catatonia consiste em dois passos: o primeiro sindrômico e o segundo etiológico. Existem diversas etiologias associadas à síndrome catatônica: condições médicas gerais, transtornos neurológicos ou psiquiátricos, intoxicação por drogas ou outras substâncias. A Tabela 152.2 lista uma série de etiologias possíveis para a catatonia.

A etiologia parece determinar o prognóstico: quadros em que há danos em estruturas cerebrais possuem pior prognóstico do que quadros com outras causas orgânicas[8]. Esquizofrenia com quadros catatônicos crônicos parece ter pior resposta ao tratamento do que esquizofrenia com quadros catatônicos agudos[12].

Faz-se necessária a obtenção de uma história clínica detalhada sobre cronologia de eventos e sintomas, medicações em uso, transtornos psiquiátricos, uso de drogas de abuso, história de trauma e história social. Em muitas ocasiões, o paciente não está apto a fornecer informações; dessa forma, a entrevista com acompanhantes ou cuidadores torna-se essencial.

De fundamental importância é a realização de um minucioso exame clínico, assim como de uma completa avaliação neurológica. Cabe ressaltar que deve ser buscada a melhor descrição fenomenológica possível dos sinais de catatonia apresentados pelo paciente.

Tabela 152.2. Etiologias da catatonia

Neurobiológicas:
• Infarto bilateral dos lobos parietais, infartos temporais, lesões talâmicas, lesões bilaterais de globo pálido
• Infarto hemorrágico e aneurismas de artéria cerebral anterior e artéria comunicante anterior, hematoma subdural
• Hidroencéfalo
• Neoplasias e contusões traumáticas de lobo frontal, encefalopatia paraneoplásica, tumores malignos e benignos de sistema nervoso central
• Encefalite (incluindo herpes, HIV, pós-imunização e encefalite letárgica), meningite e abscessos cerebrais
• Síndromes pós-encefalítica, especialmente com parkinsonismo, encefalopatia multifocal progressiva
• Neurossífilis e outras infecções de sistema nervoso central: febre tifoide, tuberculose, borreliose, malária, trypanosomiase, hidatidose
• Doença de parkinson e doença de Lewy
• Demência frontotemporal, doença de Alzheimer, demência vascular, doença de Creutzfelt-Jakob, insônia familiar fatal
• Doença de neurônio motor, doença de Wilson, doença de Huntington, esclerose múltipla
• Epilepsia (crises de ausência, crises complexas parciais, generalizadas e estado epiléptico focal, estados pós-ictais)
• Trauma cerebral agudo e sequelas, encefalopatia de Wernicke, encefalopatia hepática, mielinólise pontina central
• Narcolepsia, doença de Tay-Sachs, esclerose tuberosa
Metabólicas, endócrinas, hematológicas e imunes:
• Cetoacidose diabética, hipercalcemia, falência renal, falência hepática
• Porfiria aguda intermitente, homocisenúria, glomerulonefrite membranosa, hiponatremia e hipernatremia
• Doença lisossomal, hipotireoidismo, hipertireoidismo, hiperparatireoidismo, hipoglicemia, síndrome de Sheehan
• Doença de Addison, doença de Cushing, síndrome da secreção inapropriada de hormônio antidiurético
• Deficiência de vitamina B12, deficiência de ácido nicotínico, pelagra
• Lúpus eritematoso sistêmico, *doença* pediátrica neuropsiquiátrica autoimune associada ao estreptococo (PANDAS), síndrome de antifosfolipídeo, transplante hepático e renal, carcinoma de Langerhans
Farmacológica, tóxica e outras:
• Uso e retirada de antipsicóticos típicos e atípicos incluindo clozapina, levodopa, amantadina, drogas serotoninérgicas, inibidores seletivos da recaptação de serotonina, lítio
• Cefalosporinas, ciprofloxacino, levofloxacino, azitromicina, levetiracetam, valproato de sódio, gabapentina
• Dissulfiram, paracetamol, aspirina, tramadol, hidroxizina, antirretrovirais, ACTH, esteroides
• Ciclosporina, clorfenamina, metilfenidato, morfina, metadona, meperideno, alopurinol
• Benzodiazepínicos, cocaína, maconha, LSD, mescalina, cetamina, anfetaminas, organofosfatos, fenilcicledina, etileno, monóxido de carbono, queimaduras severas
Psiquiátricas e neurodesenvolvimentais:
• Mania e depressão (transtorno bipolar), depressão unipolar, depressão de início tardio, esquizofrenia e psicoses crônicas
• Transtorno de ansiedade, desordem dissociativa e síndrome de Ganser, desordens de ajustamento, reações agudas ao estresse, transtorno obsessivo compulsivo, síndrome de Prader-Willi, transtornos do espectro autista

Adaptado de: Jaimes-Albornoz e Serra-Mestres[8].

Entre vários exames laboratoriais possíveis, alguns devem constar como fundamentais: hemograma completo, marcadores inflamatórios [velocidade de sedimentação globular (VSG), proteína C-reativa], glicose, ureia, creatinina, sódio, cálcio, potássio, ferro sérico, testes de função hepática [transaminase glutâmica oxalacética (TGO), transaminase glutâmico-pirúvica (TGP) e gamaglutamil transpeptidase (GGT)], proteínas, creatinafosfoquinase (CK), teste de função tireoidiana (hormônio estimulante da tireoide – TSH). Outros exames podem ser considerados, na dependência dos achados da avaliação clínica e/ou neurológica[8].

Exames toxicológico sérico ou de urina frequentemente são necessários. Quando há suspeita de etiologia neurológica, exames como ressonância magnética ou tomografia computadorizada podem ser indicados. Se houver suspeita de quadro de encefalite (a causa mais comum de catatonia entre as condições médicas gerais[3]) ou meningite, a punção lombar far-se-á necessária.

Diagnósticos diferenciais

Em qualquer paciente com nível de consciência rebaixado, incluindo aqueles com história atual ou passada de transtorno psiquiátrico, a primeira prioridade deve ser a consideração de uma causa médica orgânica[13]. Uma história de doença psiquiátrica não afasta a possibilidade de etiologia médica geral: um estudo norte-americano, por exemplo, mostrou que 45% dos pacientes com catatonia devida a uma condição médica geral apresentavam história pregressa positiva para transtorno psiquiátrico[3].

- <u>Transtornos psicóticos</u>: Pacientes psicóticos geralmente estão alertas e orientados; porém é possível que aqueles muito negativistas ou com sintomas cognitivos importantes possam apresentar uma aparente alteração do nível de consciência. Além disso, o paciente pode sentir-se bastante paranoide para falar e, assim, apresentar um aparente mutismo[13]. Deve-se lembrar, entretanto, que os sintomas catatônicos podem ser confundidos com comportamento psicótico bizarro e, dessa maneira, não obter o tratamento adequado[14].

- <u>Transtornos do humor</u>: Podem causar alteração do estado mental como letargia ou obnubilação devido à depressão grave ou depressão com sintomas psicóticos. Um episódio depressivo grave pode se apresentar com profunda inanição e avolia, ao ponto de o paciente parecer irresponsivo a estímulos. Alterações do nível de consciência são atípicas e devem alertar quanto à *overdose* ou toxicidade de medicamentos ou a outras condições médicas gerais.

- <u>Síndrome do cativeiro</u>: Causada por uma lesão pontina bilateral, apresenta-se com mutismo e paralisia. Nesse caso, entretanto, o paciente apresenta-se alerta e com sua função intelectual preservada.

- <u>Transtornos conversivos</u>: Os sintomas não são gerados de maneira consciente e não há presença de ganho secundário consciente. Geralmente ocorrem em um período de estresse psicossocial, aparecendo e desaparecendo de maneira abrupta.

As *crises psicogênicas não epilépticas* (pseudoconvulsões) são caracterizadas por episódios de alteração de comportamento, atividade motora e percepção semelhante a uma convulsão. Não há, contudo, alterações eletrofisiológicas comuns aos quadros convulsivos. Além disso, pacientes com pseudoconvulsão geralmente mantêm-se alertas durante as crises, raramente apresentam ferimentos devidos às crises e suas crises apresentam início gradual (convulsões "verdadeiras" possuem início abrupto)[13]. As encefalopatias, assim como o estado epiléptico não convulsivo, podem mimetizar alguns sintomas catatônicos. Nesses casos, o diagnóstico diferencial deve ser realizado por meio de eletroencefalograma e de exames de neuroimagem[4].

O *coma psicogênico* é um transtorno conversivo no qual o paciente apresenta-se comatoso sem causa médica aparente. Geralmente ocorre resposta a estímulos dolorosos e o paciente dificulta a abertura passiva de suas pálpebras[13].

- Simulação: É a produção intencional de sintomas. É importante ter precaução ao realizar diagnósticos de "síndromes conversivas" e de "falta de cooperação". A presunção de causas intencionais muitas vezes leva a um encerramento precoce da busca por um diagnóstico, sem que o paciente receba uma necessária avaliação, impossibilitando, com isso, o tratamento de outras etiologias. Na suspeita de escolha voluntária de não interagir com o examinador, deve-se prestar atenção em inconsistências que frequentemente afastam o diagnóstico de outras possíveis etiologias e aumentam o risco de produção voluntária dos sintomas em busca de ganho secundário ou de transtornos factícios[14].
- Mutismo acinético: Causado por lesões de lobo frontal nos quais o paciente é incapaz de mover-se ou falar, com exceção de certos movimentos oculares e algumas tarefas como comer[13].
- Doença de Parkinson: Pode se apresentar com mutismo e rigidez na forma de posturas peculiares e anormais, confundindo-se com sintomas catatônicos. Entretanto, geralmente apresentam também rigidez de roda denteada e tremor (sinais não observados na síndrome catatônica). O alívio dos sintomas com o uso de um anticolinérgico pode ajudar no diagnóstico de Parkinson[13]. Deve-se lembrar, ainda, que alguns sintomas da síndrome catatônica podem ser vistos em outras síndromes de desregulação motora como compulsões, tiques e convulsões[15].
- Reações adversas ao uso de medicações psiquiátricas:
  - *Distonia aguda:* Contração muscular sustentada e involuntária, muitas vezes dolorosa. O envolvimento laríngeo pode resultar em dificuldades respiratórias. Geralmente associada ao início do uso de neurolépticos (dose-dependente), ocorre mais frequentemente em homens jovens. Responde rapidamente ao uso intramuscular de anticolinérgicos[13];
  - *Síndrome serotoninérgica:* Caracterizada por hiperatividade neuromuscular e autonômica (febre, tremor, taquicardia e mioclonia) e alteração do estado mental (agitação e confusão). Pode progredir para coma e morte. O tratamento inicial é feito com diazepam e outras medidas de suporte.

Avaliação de risco

A catatonia pode se iniciar de maneira insidiosa ou aguda, podendo evoluir para situação de risco de vida. Altos níveis de CK sérica (até 60.000 UI/L), leucocitose (10.000 a 40.000 células/mm^3 com desvio à esquerda), trombocitose, aumento de enzimas hepáticas e baixos níveis de ferro, de potássio e de cálcio sérico são associados à catatonia maligna e à síndrome neuroléptica maligna, apesar de serem fatores não específicos[4,7,13,15,16]. O nível de diminuição do ferro sérico pode se correlacionar à gravidade do caso[12]. A monitoração dos níveis de CK pode auxiliar na avaliação da melhora ou da piora do quadro catatônico e pode ser um marcador para o risco de falência renal[13].

Alguns autores acreditam que pacientes com síndrome catatônica apresentam risco aumentado de desenvolver síndrome neuroléptica maligna (SNM)[7], principalmente se forem expostos a neurolépticos (antipsicóticos)[5,15]. Outros fatores de risco para o desenvolvimento de SNM incluem desidratação ou uso de contenção mecânica; uso concomitante de lítio; retirada abrupta de agonistas dopaminérgicos, anticolinérgicos ou benzodiazepínicos; deficiência de ferro; presença de síndrome cerebral orgânica ou sintomas extrapiramidais[16].

- Catatonia maligna (letal ou perniciosa): Apresenta severa rigidez motora e hipertermia (febre crescente e oscilante). Observam-se também alterações autonômicas como taquicardia com pulso filiforme, hipotensão ou hipertensão e alteração no estado mental, incluindo *delirium*[13]. É caracterizada por agitação crescente e comportamento agressivo (podendo alternar com estupor, rigidez e mutismo). O paciente pode se recusar a alimentar-se ou a beber líquidos. Em geral, esse quadro traz uma apresentação prodrômica que consiste em mudanças de comportamento e personalidade ou sintomas esquizofrênicos leves durante 15 a 60 dias[17]. A mortalidade do quadro gira entre 10% e 20%, sendo as principais causas falência renal secundária a mioglobinúria e pneumonia por aspiração[13].
- Síndrome neuroléptica maligna: É caracterizada por um período de exposição prévia a antipsicóticos, uso de outras medicações bloqueadoras de dopamina (metoclopramida e amoxapina, por exemplo) ou retirada abrupta de levodopa. Ocorre mais frequentemente nas duas primeiras semanas de uso ou após aumento rápido de dose do neuroléptico, mas pode ocorrer em qualquer período do uso da medicação. Geralmente não há fase de pródromo descrita. Ocorrem tremores, discinesias e hipertonicidade muscular associados a febre e sinais de instabilidade autonômica (taquicardia, hipertensão instável e diaforese). As manifestações sistêmicas são as principais e há elevado risco de mortalidade[17]. Geralmente é autolimitada, durando cerca de 7 a 10 dias após a suspensão do neuroléptico[16].

A Tabela 152.3 descreve as principais complicações médicas da catatonia.

Tabela 152.3. Complicações médicas da catatonia

Cardíacas e respiratórias:
Infarto miocárdico, parada cardíaca ou respiratória, aspiração, pneumonia, pneumonite, tromboembolismo pulmonar
Gastrointestinal, endócrino e hidroeletrolítico:
Hemorragia, desidratação, hipernatremia, hiponatremia, desnutrição, caquexia, dano hepático, hipoglicemia
Vascular:
Tromboflebite, trombose venosa profunda, coagulação intravascular disseminada
Neurológica e muscular:
Contraturas musculares, rabdomiólise, neuropatias secundárias a postura, convulsões
Renais e urinárias:
Falência renal, retenção urinária, incontinência urinária, bacteriúria, infecção do trato urinário
Outras:
Sepse, candidíase oral, infecções de pele, úlceras de pressão, queimaduras

Adaptado de: Jaimes-Albornoz e Serra-Mestres[8].

Manejo

Enquanto são buscados a identificação e o tratamento da causa etiológica, inicia-se o tratamento de suporte visando diminuir a morbimortalidade causada pela imobilidade e pela má nutrição[7]. Hidratação endovenosa, cateterização urinária e heparina subcutânea são exemplos de possíveis condutas necessárias para evitar complicações orgânicas do quadro. A hipertermia deve ser tratada com anti-inflamatórios não esteroidais ou paracetamol. Medidas mais agressivas como cobertores hipotérmicos ou lavagem gástrica e peritoneal com soro fisiológico gelado podem ser necessárias[13].

Apesar da inexistência de estudos clínicos controlados de larga escala ou de metanálises sobre tratamentos de catatonia, várias opções de tratamento estão disponíveis, baseados em limitada evidência[18]. Desde 1992, os benzodiazepínicos (BZDs) representam a primeira linha de tratamento da catatonia[19]. Alguns estudos mostraram que outras classes de medicações, como a amantadina, um antagonista do receptor glutamatérgico NMDA (N-metil-D-aspartato), podem desempenhar um papel na terapêutica da síndrome catatônica[20,21]. Contudo, os BZDs são as medicações mais estudadas e recomendadas na maioria dos casos.

O alívio temporário dos sintomas catatônicos que ocorre rapidamente após a aplicação de benzodiazepínicos intravenosos (1 a 2 mg de lorazepam) pode ser considerado uma verificação diagnóstica e é chamado de "teste do lorazepam"[15]. Deve-se lembrar, entretanto, que até 20% dos pacientes catatônicos não respondem a esse teste[5].

Recomenda-se a administração de lorazepam 1 a 2 mg oralmente ou intramuscular[4,19,22,23]. Se a resposta for apenas parcial ou se não for observada resposta, pode-se repetir após 3 horas e novamente após 3 horas[8] (observar que doses mais baixas devem ser usadas em pacientes idosos[4]). A dose média utilizada para formas não malignas costuma variar entre 6 e 20 mg diários de lorazepam, 10 e 50 mg de diazepam e 1 e 5 mg de clonazepam[24]. A administração da medicação cerca de 30 minutos antes das refeições pode facilitar a ingestão de líquidos e alimentos. Deve-se evitar a sedação excessiva devida ao risco de aspiração.

O lorazepam é geralmente recomendado como droga de escolha devido a suas propriedades farmacocinéticas favoráveis, porém todos os benzodiazepínicos podem ser efetivos[12]. Contudo, como sua forma injetável não é comercializada no Brasil, ele pode ser administrado oralmente, com melhora rápida dos sintomas[25].

A dosagem necessária para melhora dos sintomas catatônicos deve ser continuada até que a elucidação e o tratamento da etiologia sejam possíveis, uma vez que os pacientes tendem a apresentar novo episódio catatônico caso o benzodiazepínico não seja mantido[4].

Nas síndromes catatônicas de etiologia psiquiátrica, observa-se que os pacientes esquizofrênicos apresentam taxa de resposta aos benzodiazepínicos muito inferior àquelas apresentadas por pacientes com transtorno de humor ou esquizoafetivos (20% a 30% vs. 70% a 80%)[5,12]. Em pacientes esquizofrênicos, uma alternativa interessante é o uso de antipsicóticos atípicos, desde que sejam examinados, com cautela, os riscos de seu uso[7].

O zolpidem também pode ser utilizado por seu início de ação rápido; no entanto, devido a sua pequena duração de ação de cerca de 3 a 4 horas, essa droga não pode ser usada em manutenção[7].

A eletroconvulsoterapia (ECT) deve ser considerada quando não for observada melhora com o tratamento benzodiazepínico após cinco dias[8] e antecipadamente nos casos de SNM ou de catatonia maligna (febre alta ou instabilidade autonômica)[4,8]. A ECT pode ser utilizada inclusive em crianças, gestantes, idosos e pacientes com comprometimento clínico[26,27]. Geralmente é aplicada bitemporalmente[18], mantendo o uso de BZDs para evitar piora dos sintomas[7]. A ECT, ao contrários dos BZDs, costuma ser eficaz não só na resolução dos sinais catatônicos, mas também em relação às manifestações de base psiquiátrica como sintomas depressivos, maníacos e psicóticos[5].

Pontos-chave fundamentais

- Catatonia pode ocorrer em uma ampla gama de doenças clínicas e psiquiátricas.
- É altamente responsiva a benzodiazepínicos.
- A presença de catatonia aumenta o risco de síndrome neuroléptica maligna se os pacientes são expostos a neurolépticos.
- A patologia de base deve ser tratada após o manejo inicial da síndrome catatônica.

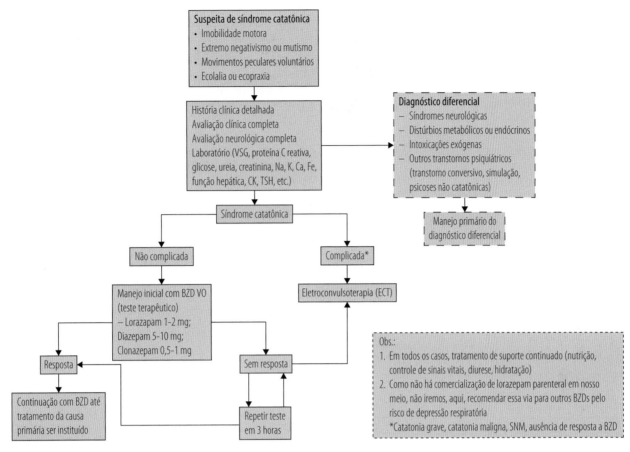

Figura 152.1. Abordagem de síndrome catatônica.

Referências bibliográficas

1. Fink M, Shorter E, Taylor MA. Catatonia is not schizophrenia: Kraepelin's error and the need to recognize catatonia as an independent syndrome in medical nomenclature. Schizophr Bull. 2010;36(2):314-20.
2. Azzam PN, Gopalan P. Prototypes of catatonia: diagnostic and therapeutic challenges in the general hospital. Psychosomatics. 2013;54(1):88-93.
3. Smith JH, Smith VD, Philbrick KL, Kumar N. Catatonic disorder due to a general medical or psychiatric condition. J Neuropsychiatry Clin Neurosci. 2012;24(2):198-207.
4. Rosebush PI, Mazurek MF. Catatonia and its treatment. Schizophr Bull. 2010;36(2):239-42.
5. Nunes ALS, Cheniaux Jr. E. Síndrome catatônica: características clínicas e status nosológico. In: Rodrigues ACT, Streb LG, Daker MV, Domont de Serpa Junior O, organizadores. Psicopatologia conceitual. 1ª ed. São Paulo: Roca; 2012. p. 1-8.
6. American Psychiatric Association. DSM Task Force. Diagnostic and Statistical Manual of Mental Disorders (DSM-5). 5th ed. Arlington, VA: American Psychiatric Publishing; 2013.
7. Daniels J. Catatonia: clinical aspects and neurobiological correlates. J Neuropsychiatry Clin Neurosci. 2009;21(4):371-80.
8. Jaimes-Albornoz W, Serra-Mestres J. Catatonia in the emergency department. Emerg Med J. 2012;29(11):863-7.
9. Sienaert P, Rooseleer J, De Fruyt J. Measuring catatonia: a systematic review of rating scales. J Affect Disord. 2011;135(1-3):1-9.
10. Moreira CN, Souza GFJ. Esquizofrenia Catatônica. Casos Clin Psiquiatria. 2000;2(2):66-70.
11. Nunes ALS, Filgueiras A, Nicolato R, Alvarenga JM, Silveira LAS, Silva RA, et al. Development and validation of the Bush-Francis Catatonia Rating Scale Brazilian version. Arq Neuropsiquiatr. 2017;75:44-9.
12. Ungvari GS, Caroff SN, Gerevich J. The catatonia conundrum: evidence of psychomotor phenomena as a symptom dimension in psychotic disorders. Schizophr Bull. 2010;36(2):231-8.
13. Young JL, Rund D. Psychiatric considerations in patients with decreased levels of consciousness. Emerg Med Clin North Am. 2010;28(3):595-609.
14. Beach SR, Stern TA. "Playing possum:" differential diagnosis, work-up, and treatment of profound interpersonal withdrawal. Psychosomatics. 2011;52(6):560-2.
15. Fink M, Taylor MA. The catatonia syndrome: forgotten but not gone. Arch Gen Psychiatry. 2009;66(11):1173-7.
16. Luchini F, Lattanzi L, Bartolommei N, Cosentino L, Litta A, Kansky C, et al. Catatonia and neuroleptic malignant syndrome: two disorders on a same spectrum? Four case reports. J Nerv Ment Dis. 2013;201(1):36-42.
17. Kaplan HIS, B.J. Catatonia (tono muscular rígido). In: Kaplan HI, Sadock, BJ, editores. Medicina psiquiátrica de emergência. Porto Alegre: Artes Médicas; 1995. p. 104-7.
18. Dessens FM, van Paassen J, van Westerloo DJ, van der Wee NJ, van Vliet IM, van Noorden MS. Electroconvulsive therapy in the intensive care unit for the treatment of catatonia: a case series and review of the literature. Gen Hosp Psychiatry. 2016;38:37-41.
19. Udangiu LN, Moldovan M, Roventa C. Therapeutic management of catatonia. Clinic Management. 2010;XIV(3):24-5.
20. Northoff G, Eckert J, Fritze J. Glutamatergic dysfunction in catatonia? Successful treatment of three acute akinetic catatonic patients with the NMDA antagonist amantadine. J Neurol Neurosurg Psychiatry. 1997;62(4):404-6.
21. de Lucena DF, Pinto JP, Hallak JE, Crippa JA, Gama CS. Short-term treatment of catatonia with amantadine in schizophrenia and schizoaffective disorder. J Clin Psychopharmacol. 2012;32(4):569-72.

22. Huang YC, Lin CC, Hung YY, Huang TL. Rapid relief of catatonia in mood disorder by Lorazepam and diazepam. Biomed J. 2013;36(1):35-9.
23. Lin CC, Hung YY, Tsai MC, Huang TL. The lorazepam and diazepam protocol for catatonia due to general medical condition and substance in liaison psychiatry. PloS One. 2017;12(1):e0170452.
24. Fornaro M. Catatonia: a narrative review. Cent Nerv Syst Agents Med Chem. 2011;11(1):73-9.
25. Pavan G, Godoy JA, Ache AL, Lugo V, Coral SC, Motta LS, et al. Administração de lorazepam via oral para alívio rápido de sintomas catatônicos em mulher idosa. In: Associação Brasileira de Psiquiatria. XXXIII Congresso Brasileiro de Psiquiatria. Florianópolis; 2015.
26. Zisselman MH, Jaffe RL. ECT in the treatment of a patient with catatonia: consent and complications. Am J Psychiatry. 2010;167(2):127-32.
27. Hauptman AJ, Benjamin S. The differential diagnosis and treatment of catatonia in children and adolescents. Harv Rev Psychiatry. 2016;24(6):379-95.

153
DEMÊNCIA

Izabela Guimarães Barbosa
Leonardo Cruz de Souza

Introdução

Com o aumento da expectativa de vida, a população geriátrica tem crescido muito nestes últimos anos. Dados do Instituto Brasileiro de Geografia e Estatística do ano de 2016 apontaram que cerca de 15% da população brasileira encontra-se na faixa etária acima de 65 anos. Com o incremento da população idosa, há, por conseguinte, um aumento no número de transtornos médicos e neuropsiquiátricos, e de procura a serviços de emergência com tais distúrbios. Dentre esses transtornos, sobressai-se a demência, que é a síndrome neuropsiquiátrica mais comumente associada ao declínio funcional progressivo em múltiplos domínios cognitivos.

É conhecido que pelo menos 40% dos adultos mais velhos que procuram atendimentos de emergência estão cognitivamente prejudicados e pelo menos metade deles tem o diagnóstico de demência sem *delirium*. É importante ter em mente que pacientes com quadros de demência em pronto atendimentos são extremamente vulneráveis. A presença de demência dificulta a obtenção de história clínica do paciente, contribuindo para imprecisões no histórico médico, assim como limita o indivíduo de compreender os procedimentos, as instruções, e até mesmo as prescrições médicas nesse contexto. Além disso, a demência diminui o limiar do indivíduo para sobrecargas sensoriais e estressoras, o que se associa a maior angústia e a comportamentos disruptivos. Por outro lado, profissionais que trabalham em setores de emergências relatam se sentir sobrecarregados por idosos com quadros de alterações cognitivas, pois tais pacientes exigem mais tempo e recursos. Logo, quadros demenciais em serviços de emergências com profissionais despreparados para o cuidado de tais pacientes podem ocasionar desfechos clínicos desfavoráveis.

Portanto, é de suma importância que os médicos identifiquem, diagnostiquem e façam a abordagem inicial de um paciente com demência no pronto atendimento e em serviços de emergência. Neste capítulo, abordaremos as principais características clínicas, formas de rastreamento diagnóstico, identificação de alterações comportamentais secundárias à demência, bem como o manejo clínico desses pacientes.

Epidemiologia e quadro clínico

Demência pode ser definida como uma síndrome de declínio cognitivo-funcional, que se manifesta pelo comprometimento de, pelo menos, duas habilidades mentais (tais como memória, linguagem, habilidade visuoespacial), de intensidade suficientemente grave para reduzir a autonomia do paciente para a realização das atividades da vida cotidiana.

Para o diagnóstico de demência, é necessário que o déficit seja adquirido, e não associado a questões neurodesenvolvimentais, como observado no retardo mental. Requer-se, ainda, a ausência de alteração do nível de consciência, distinguindo-a de *delirium*. É importante sublinhar que o diagnóstico de demência impõe uma apurada caracterização do desempenho cognitivo pré-mórbido do paciente. O déficit cognitivo e a perda de autonomia que caracterizam a demência só podem ser caracterizados como tais quando se apresentam em nítido contraste com o padrão de funcionamento prévio do indivíduo.

Assim, o termo "demência" abrange diferentes condições clínicas, com grande heterogeneidade fisiopatológica e clínica. A seguir, descrevemos brevemente as principais causas de demência.

Doença de Alzheimer

A doença de Alzheimer (DA) é a causa mais comum de demência, representando 50% a 60% dos casos. A DA é definida, do ponto de vista neuropatológico, pela presença de dois tipos de alterações. De um lado, as alterações relacionadas à proteína tau, intraneuronais, que compreendem, sobretudo, os emaranhados (ou novelos) neurofibrilares. De outro lado, as alterações associadas ao acúmulo extracelular de peptídeo β-amiloide, notadamente as placas senis.

Em geral, a doença acomete pacientes a partir dos 65 anos de idade, e a incidência e a prevalência aumentam exponencialmente a partir dessa faixa etária. A forma típica da doença tem como manifestação inicial o déficit de memória episódica anterógrada, que se relaciona com o acometimento dos hipocampos e do córtex entorrinal. Assim, testes de memória episódica, especialmente aqueles com controle atencional, são úteis na identificação de déficit amnéstico associado à DA. Com a progressão da patologia neurofibrilar para regiões neocorticais, ocorre disfunção de outros domínios cognitivos, como linguagem, habilidades visuoespaciais e visuoperceptivas, levando ao comprometimento cognitivo-funcional que define o estágio demencial da doença. Cumpre observar que há formas atípicas da doença, com apresentações não amnésticas, geralmente incidindo sobre pessoas abaixo dos 65 anos.

O diagnóstico de DA se apoia na história clínica, no exame neuropsicológico e em exames complementares (neuroimagem e, em casos selecionados, análise de biomarcadores no liquor). A exclusão de causas reversíveis de demência é uma etapa primordial no processo diagnóstico.

Demência vascular

A demência vascular (DV) é a segunda causa mais frequente de demência, correspondendo a cerca de 25% dos casos. Na maior parte das vezes, associa-se a descontrole de fatores de risco cardiovasculares (como hipertensão arterial, dislipidemia, sedentarismo, entre outros). Dado que é uma demência secundária à doença cerebrovascular, apresenta significativa heterogeneidade clínico-patológica, sendo os subtipos mais importantes a síndrome por múltiplos infartos e a síndrome por isquemia subcortical. Os achados na avaliação clínico-neuropsicológica são, portanto, variáveis e se relacionam à localização da lesão isquêmica. As alterações neuropsiquiátricas, notadamente a depressão, são muito comuns nas demências vasculares.

Na demência por múltiplos infartos, observa-se comumente a progressão em degraus e/ou o início abrupto relacionado a um acidente vascular cerebral. Esses pacientes apresentam sinais motores e sensoriais focais, além de sintomas cognitivos corticais e subcorticais, os quais dependem da topografia lesional.

A síndrome por isquemia subcortical é causada pela doença de pequenos vasos (geralmente a arteriolosclerose hipertensiva), determinando duas entidades clínicas: o estado lacunar e a doença de Binswanger. O estado lacunar é causado por múltiplos infartos lacunares na substância branca, nos núcleos da base ou no tálamo. Por sua vez, na doença de Binswanger há leucoaraiose difusa, ou seja, lesões confluentes na substância branca encefálica, principalmente em regiões periventriculares e no centro semioval.

Demência com corpos de Lewy

A demência com corpos de Lewy (DCL) é o segundo tipo mais comum de demência neurodegenerativa. A tríade clínica que caracteriza a DCL é composta pelos seguintes sinais e sintomas: prejuízo cognitivo de caráter flutuante, alucinações visuais e parkinsonismo. Clinicamente, há diminuição gradual da função cognitiva, com repercussão no funcionamento de vida diária, levando à perda da autonomia.

A DCL caracteriza-se por uma associação de déficits cognitivos corticais e subcorticais, com comprometimento precoce das funções atencionais e executivas, comumente mais grave do que o observado na fase inicial da DA. O déficit significativo das habilidades visuoconstrutivas é também particularmente característico da DCL, aparecendo precocemente no curso da doença. Déficits de memória episódica também estão presentes, sendo de magnitude menor do que aqueles observados na DA.

Os critérios consensuais para diagnóstico clínico de DCL propõem que haja um intervalo inferior a um ano entre o aparecimento dos sintomas parkinsonianos e o início dos déficits cognitivos. A doença é caracterizada também por flutuações cognitivas (períodos de *delirium*), que podem variar de intensidade e de duração. Outros sintomas iniciais da doença são distúrbios de sono, alucinações visuais e sensibilidade a antipsicóticos. Estudos têm mostrado que a presença de alucinações visuais em até cinco anos de curso de declínio cognitivo é um forte preditor de DCL, aumentando a probabilidade desse diagnóstico em até cinco vezes. A síndrome de Capgras, caracterizada pela crença de que o cônjuge é um impostor, também pode ocorrer ao longo do curso da doença, inclusive em estágios iniciais.

Demência frontotemporal

A demência frontotemporal (DFT) corresponde a um conjunto de doenças neurodegenerativas que têm em comum o acometimento preferencial dos lobos frontais e temporais, com diferentes substratos anatomopatológicos. Nesse conjunto estão incluídas a variante comportamental (vcDFT), a demência semântica e a afasia progressiva não fluente. A forma comportamental (vcDFT) é o subtipo mais comum.

A vcDFT acomete pacientes principalmente entre 50 e 65 anos de idade. Embora incida preferencialmente sobre a faixa etária pré-senil, apresentações senis são cada vez mais frequentemente diagnosticadas.

As manifestações clínicas envolvem sintomas neuropsiquiátricos, alterações da personalidade e transtorno de conduta social. Os sintomas mais frequentes são: desinibição, apatia, impulsividade, indiferença afetiva, hiperoralidade e comportamentos estereotipados e compulsivos.

O diagnóstico é feito com base na história clínica e no exame neuropsicológico, preferencialmente por profissional especializado na avaliação desses pacientes. A neuroimagem estrutural e/ou funcional tem papel importante na propedêutica evidenciando comprometimento de estruturas pré-frontais e temporais anteriores.

Doença de Parkinson

A doença de Parkinson (DP) é uma doença neurodegenerativa causada pela deficiência progressiva de dopamina no sistema nervoso central, secundária à degeneração da substância negra. As manifestações clínicas clássicas são bradicinesia, tremor de repouso, rigidez e instabilidade postural.

Além dos sintomas motores, os pacientes apresentam sintomas cognitivos desde as fases iniciais da doença, e pelo menos 30% dos pacientes desenvolvem quadro demencial secundário à DP. O quadro cognitivo é dominado por uma síndrome disexecutiva, relacionada à disfunção frontoestriatal, com implicação tanto de déficits dopaminérgicos quanto colinérgicos. As manifestações neuropsiquiátricas (depressão, apatia, alucinações) são bastante comuns no curso da doença e requerem particular atenção do médico assistente, devido à elevada morbidade a elas associadas.

Além das supracitadas, outras causas de demências podem ser mencionadas, como a neurossífilis, a demência associada ao vírus da imunodeficiência adquirida, bem como as doenças priônicas, das quais a doença de Creutzfeldt-Jakob é a principal representante.

Diagnóstico diferencial

A demência pode se sobrepor a diversas outras síndromes, que podem mascarar ou amplificar os sintomas demenciais, particularmente as manifestações neuropsiquiátricas. É importante ressaltar que diversas condições clínicas e neuropsiquiátricas (incluindo *delirium*, depressão, doenças da tireoide, deficiências vitamínicas, doenças infecciosas do sistema nervoso central), efeitos colaterais de medicamentos e consumo de álcool podem mimetizar quadros de demência, sendo potencialmente reversíveis com o tratamento adequado.

Delirium

Delirium e demência são as causas mais comuns de comprometimento cognitivo em ambientes clínicos, são usualmente não reconhecidos e têm seu diagnóstico confundido um com o outro. O *delirium* pode ser definido como um comprometimento agudo e transitório da atividade cerebral, marcado por um quadro de alteração aguda da cognição, podendo ocorrer déficit de atenção, pensamento desorganizado, prejuízo de memória, desorientação no tempo e no espaço, alucinações visuais e alterações do ciclo sono-vigília, muitas vezes com flutuações dos sintomas.

Assim como nos quadros de demências, o *delirium* é uma síndrome clínica comum entre idosos. Estima-se que a incidência de *delirium* em idosos que procuram serviços de emergência seja de 10% a 30%, e 6% a 56% de pacientes de hospitais gerais cursam com *delirium*. A prevalência do *delirium* é mais elevada no pós-operatório (entre 15% e 53%) e em idosos em unidades de terapia intensiva (87%). O *delirium* é uma síndrome que frequentemente anuncia a presença de condições de risco de morte. As taxas de mortalidade entre pacientes hospitalizados com *delirium* variam entre 22% e 76%, principalmente em pacientes com infarto agudo do miocárdio e septicemia.

Demência e *delirium* são conceituados como condições distintas e mutuamente excludentes. A quinta edição do *Manual Diagnóstico e Estatístico de Transtornos Mentais* (DSM-5) afirma que a demência não deve ser diagnosticada diante de *delirium* e que este não deve ser diagnosticado quando os sintomas podem ser "melhor explicados" por uma condição preexistente. Logo, a diferenciação entre os dois diagnósticos no contexto clínico e, particularmente, em serviços de emergência pode ser difícil, mas é de suma importância, dado que o manejo e a condução clínica são distintos.

O início do *delirium* é tipicamente abrupto, ao longo de horas a dias, enquanto o início da demência é geralmente insidioso e progressivo, ao longo dos meses a anos. No *delirium*, a atenção é reduzida e o nível de consciência flutuante. Na demência, esses domínios cognitivos tendem a permanecer intactos até os estágios mais avançados. Em última análise, a diferenciação pode depender da identificação de uma mudança aguda no estado mental ou no comportamento, observada por um cuidador, considerando o padrão habitual de funcionamento do paciente. Na Tabela 153.1, apresentamos as características clínicas que podem auxiliar na diferenciação entre *delirium* e demência.

O *delirium* é usualmente uma condição multifatorial e possui condições predisponentes e precipitantes, como descrito na Tabela 153.2.

Tabela 153.1. Características clínicas para diferenciação de *delirium* e demência

Características	Delirium	Demência
Sintoma principal	Redução do nível de consciência e desatenção	Perda de memória
Início	Agudo	Insidioso e progressivo
Duração	Horas a dias	Meses a anos
Curso	Flutuante, pode piorar à noite	Crônico e progressivo
Consciência	Alterada	Normal
Orientação	Flutuante	Deficitária
Atenção	Redução na habilidade de focar, sustentar ou focar a atenção	Normal, exceto em casos graves de demência
Discurso	Incoerente	Erros discretos
Pensamento	Desorganizado	Empobrecido
Ilusões e alucinações	Visuais	Raro
Alterações psicomotoras	Pode ocorrer agitação ou inibição	Não
Reversibilidade	Usualmente	Raro

Tabela 153.2. Fatores predisponentes e precipitantes para quadros de *delirium*

Fatores predisponentes
- Idade avançada
- Demência ou comprometimento cognitivo preexistente
- História de *delirium*
- Comprometimento funcional
- Comprometimento sensorial (por exemplo, deficiência visual e deficiência auditiva)
- Comorbidade ou gravidade da comorbidade
- Depressão
- História de isquemia transitória ou acidente vascular cerebral
- Abuso de álcool

Fatores precipitantes
- Polifarmácia, uso de drogas psicoativas ou hipnótico-sedativas
- Uso de contenções físicas
- Utilização de cateter vesical
- Anormalidades fisiológicas, iônicas ou metabólicas
- Infecção
- Qualquer evento iatrogênico
- Cirurgias
- Trauma ou admissão urgente ao hospital
- Coma

É importante lembrar que, se o diagnóstico é incerto, principalmente em locais de emergência, o quadro deverá ser sempre tratado como *delirium* até o momento do correto diagnóstico.

Depressão

A depressão é o distúrbio psiquiátrico mais comum no idoso, porém muitas vezes é subdiagnosticado e tratado inadequadamente.

Shah et al. (2011) demonstraram que cerca de 15% dos pacientes idosos que chegam a serviços de emergência médica possuem sintomas depressivos moderados a grave, independentemente do motivo de procura. Portanto, é reconhecido que sintomas de depressão podem sobrepor-se a várias condições clínicas.

A depressão em idosos é um quadro comumente confundido com demência. Tanto os pacientes com depressão quanto aqueles com demência, cursam com lentificação psíquica, apatia, irritabilidade, descuido pessoal, dificuldades com concentração e memória e mudanças no comportamento, sendo difícil realizar o diagnóstico diferencial. Raramente, os idosos queixam-se de tristeza ou humor deprimido. Os sintomas comuns de pacientes idosos com quadros depressivos são queixas somáticas de dor, alteração não intencional de peso/apetite, constipação crônica, irritabilidade, agitação, fadiga, dor de cabeça, insônia, hipersonia e fraqueza.

Por outro lado, é reconhecido que a ocorrência de episódios depressivos em idosos aumenta em cerca de duas a cinco vezes o risco de quadros demenciais. O número de sintomas depressivos aumenta o risco de desenvolvimento de demência. Wilson et al. (2002), em um estudo prospectivo de sete anos, demonstraram que, a cada sintoma depressivo, somava-se um risco de 20% de diagnóstico de DA. Entre os sintomas depressivos, a presença de perda de interesse é o principal preditor de demência, com até 97,8% de especificidade.

Na Tabela 153.3, apontamos as características clínicas que podem auxiliar no diagnóstico diferencial entre depressão e demência.

Tabela 153.3. Características clínicas para diferenciação de demência com sintomas depressivos e depressão com sintomas cognitivos

Demência com sintomas depressivos	Depressão com sintomas cognitivos
Curso clínico e história	
– Geralmente há precisão na data de início dos sintomas	– A data de início dos sintomas não tem características precisas
– Geralmente há histórico prévio de transtorno depressivo	– A progressão dos sintomas é lenta
	– Não há histórico psiquiátrico prévio
Queixas e comportamento clínico	
– Não há acentuação dos sintomas no período noturno	– Acentuação dos sintomas no período noturno
Características clínicas relacionadas a alterações de memória e de cognição	
– Há manutenção de atenção, de concentração e orientação.	– Há alteração de atenção, concentração e orientação
– Resposta típica às perguntas: "Não sei"	– O paciente tenta responder às perguntas, geralmente, com pequenos erros
– Há grande variabilidade no desempenho de tarefas de dificuldades similares	– Há uma consistência no desempenho de tarefas de dificuldades similares

Demais diagnósticos diferenciais

Cerca de 7% das causas de demência não são ocasionadas por doenças neurodegenerativas e são potencialmente reversíveis. Usualmente, ocorrem antes dos 65 anos de idade e são causadas por doenças clínicas. As principais causas potencialmente reversíveis são uso crônico e abusivo de álcool, hipotireoidismo, deficiência de vitamina B12 e hidrocefalia de pressão normal. Outras causas de quadros demenciais são infecções, como a demência associada ao vírus da imunodeficiência humana e neurossífilis.

O uso crônico do álcool pode associar-se a atrofia dos lobos frontais e temporais, além da síndrome de Wernicke-Korsakoff, um quadro agudo associado a deficiência de tiamina. A síndrome de Wernicke é caracterizada por ataxia, *delirium* e disfunções oculomotoras. Se não tratada adequadamente, pode evoluir para uma síndrome amnéstica crônica, conhecida com síndrome de Korsakoff, na qual os aspectos essenciais são o prejuízo grave de memória recente e aprendizado (amnésia anterógrada) e confabulações, com pobre resposta ao tratamento. Em casos de pacientes com histórico de abuso/dependência etílica, é importante pesquisar, ainda, a presença de traumatismo cranioencefálico, devido ao risco de hematomas subdurais.

Avaliação inicial na sala de urgência

Exame neurológico

O exame neurológico deve ser precedido por um exame clínico geral, com especial atenção aos dados vitais e ao exame cardiovascular. É importante que se proceda à ausculta cardíaca cuidadosa, observando-se o ritmo cardíaco e buscando-se sopros cardíacos.

O exame neurológico propriamente dito é habitualmente feito em etapas sucessivas: 1) exame do estado mental; 2) exame das funções dos nervos cranianos; 3) exame da função motora; 4) exame da função sensitiva; 5) provas cerebelares e 6) equilíbrio e marcha.

A descrição detalhada do exame neurológico foge ao escopo deste capítulo. Sucintamente, recomenda-se que, no contexto de atendimento emergencial do idoso, deve-se proceder a um exame sumário que contemple, pelo menos, a avaliação do nível e do conteúdo de consciência, o exame das pupilas (que pode indicar intoxicações medicamentosas, por exemplo) e a investigação da força muscular (identificar paresias e paralisias) e dos reflexos miotáticos. Em pacientes com quadros confusionais, a realização de provas de meningismo é mandatória.

Exames laboratoriais

Nenhum exame laboratorial, isoladamente, estabelece o diagnóstico de demência. Os exames laboratoriais possibilitarão a avaliação de possíveis doenças clínicas subjacentes e até mesmo diagnósticos diferenciais, particularmente condições como *delirium*, que podem causar alterações cognitivas. Outra justificativa importante para a solicitação de exames laboratoriais é para se estabelecerem os valores referenciais das funções orgânicas basais do indivíduo, que devem ser monitoradas ao longo do tratamento e da sua evolução.

É de extrema importância a identificação de condições clínicas que, não raramente, requerem tratamento clínico emergencial em relação ao quadro demencial. Infecções em ambientes clínicos ou hospitalares, assim como distúrbios hidroeletrolíticos, podem cursar com alterações comportamentais, que, por vezes, mimetizam quadros demenciais. Na Tabela 153.4 apontamos os testes de rastreamento em serviços de emergência que devem ser incluídos na avaliação de pacientes com suspeita de quadro demencial ou de piora cognitiva e/ou alteração comportamental abrupta em um quadro demencial já estabelecido.

Tabela 153.4. Exames laboratoriais e de imagem sugeridos em avaliação de pacientes com suspeita de quadros demenciais ou piora cognitiva e/ou alteração comportamental abrupta em um quadro demencial já estabelecido

– Hemograma completo	
– Glicemia de jejum	
– Hormônio tireoestimulante (TSH) – Vitamina B12 – Ácido fólico	
– Sorologia para sífilis (VDRL)	
– Sorologia para síndrome de imunodeficiência adquirida (SIDA) (anti-HIV)	
– Marcadores cardíacos (se suspeita de infarto agudo do miocárdio)	
– Gasometria arterial (se suspeita de desequilíbrio ácido-base)	
– Punção lombar	
– Urinálise	
– Função renal	– Ureia
	– Creatinina
– Enzimas hepáticas	– Alanina transaminase (ALT)
	– Aspartato transaminase (AST)
	– Gamaglutamil transpeptidase ou gama-GT (GGT)
– Função hepática	– Tempo de protrombina (TP) – Tempo de tromboplastina parcial
– Eletrólitos	– Sódio
	– Potássio
	– Magnésio
	– Cálcio
– Eletrofisiologia	– Eletrocardiograma (ECG)
– Exames Radiológicos	– Radiografia de tórax (em casos selecionados)
	– Neuroimagem estrutural (tomografia computadorizada ou ressonância nuclear magnética)

O exame de punção lombar para análise do liquor deve ser indicado na investigação de demência pré-senil (antes dos 65 anos de idade), em casos com apresentação clínica ou curso atípico, demência rapidamente progressiva, sorologia positiva para sífilis, e na presença de qualquer evidência e/ou suspeita de câncer, pacientes com imunossupressão, doença inflamatória ou infecciosa do sistema nervoso central.

Mais recentemente, têm sido usados biomarcadores liquóricos para o diagnóstico de DA. Há evidências consistentes de que níveis baixos de peptídeo beta-amiloide Aβ42, juntamente com elevações de proteínas tau total e tau hiperfosforilada, podem ser considerados como marcadores de alta probabilidade de DA, mesmo em estágios precoces ou prodromais da doença, sendo também úteis no diagnóstico diferencial com outras demências corticais. No entanto, dificuldades metodológicas (como a dificuldade de se estabelecerem valores de corte) limitam sua ampla utilização. Esses marcadores não têm indicação no ambiente de pronto atendimento.

Exames de imagem

A investigação por neuroimagem é uma etapa essencial na avaliação do paciente com demência. Tradicionalmente, um exame de imagem deve ser solicitado para que se exclua uma causa reversível de demência. Pode ser revelado, dessa forma, um hematoma subdural como causa do quadro de lentificação cognitiva e sonolência de um paciente idoso; hidrocefalia de pressão normal e tumores também podem ser identificados pelo exame de imagem, possibilitando o encaminhamento do paciente para tratamento adequado.

Além dessas indicações tradicionais, os avanços recentes na neuroimagem permitiram a identificação de marcadores topográficos que corroboram o diagnóstico de algumas doenças neurodegenerativas, como a DA. A atrofia de estruturas temporais internas, notadamente dos hipocampos, é característica da doença, mesmo nos estágios pré-demenciais. A atrofia hipocampal correlaciona-se com a carga lesional de patologia tau, podendo ser considerada um marcador de gravidade da doença. Porém, a atrofia hipocampal também pode estar presente em outras doenças degenerativas, como a DFT, de modo que outros indicadores radiológicos devam ser também considerados. Na DA, além da atrofia temporal interna, observa-se atrofia parietal, que pode estar presente em estágios iniciais da doença. Com a progressão da doença, outras regiões cerebrais são afetadas, levando à redução volumétrica global.

Na DFT, observa-se um padrão de atrofia focal, com predomínio em regiões anteriores do cérebro. Assim, observa-se atrofia pré-frontal e de regiões temporais anteriores. Nas DVs, os achados de imagem são variáveis, podendo-se observar desde lesões estratégicas no tálamo ou giro angular (demência por infarto estratégico) até múltiplas lesões isquêmicas (demência por múltiplos infartos). A imagem também pode desvelar múltiplas lacunas na substância branca (*état criblé* ou estado lacunar), bem como leucoaraiose difusa com lesões confluentes na substância branca encefálica, principalmente em regiões periventriculares e no centro semioval.

Exames neuropsicológicos

A avaliação neuropsicológica adequada pressupõe ambiente e instrumentos apropriados, bem como um paciente apto e disposto a colaborar. Essas condições dificilmente são observadas no pronto atendimento. Assim, e considerando também a necessidade de um diagnóstico mais ágil, a avaliação cognitiva do paciente idoso no pronto-socorro é sumária, objetivando identificar déficits nos domínios cognitivos essenciais para formulação diagnóstica.

Como, na maior parte das vezes, não há, no serviço de emergência, o instrumental requerido para a boa avaliação cognitiva, o médico deve se valer de uma abordagem que dispense tal apoio, priorizando perguntas simples e se valendo dos recursos de que dispuser no momento do atendimento. Assim, deve-se inquirir ao paciente sobre o seu próprio nome e sobre sua orientação no tempo e no espaço. Deve-se pedir ao paciente para nomear o acompanhante e dizer qual o grau de parentesco. A memória episódica pode ser testada perguntando-se sobre eventos pessoais recentes ("O que o Sr. jantou ontem à noite? Com quem a Sra. almoçou ontem?"), que devem ser checados com um informante. A habilidade de nomeação pode ser testada com instrumentos do próprio local de atendimento. As habilidades de linguagem (expressão e compreensão oral) podem ser percebidas ao longo do atendimento.

Caso seja possível, o Miniexame do Estado Mental (Minimental) pode ser utilizado na avaliação cognitiva do paciente, pois é de fácil e breve aplicação. O Minimental permite a investigação de várias funções cognitivas, como orientação (temporal e espacial), memória (registro e evocação), cálculo, linguagem (compreensão, nomeação e repetição) e habilidade visuoespacial. Mesmo não possibilitando a discriminação entre as diferentes demências, o Minimental estabelece objetivamente o nível de funcionamento cognitivo do paciente, por meio de uma pontuação simples, sendo útil não apenas para a identificação de déficits, mas também para o seguimento longitudinal do paciente. Há baterias neuropsicológicas mais específicas e aprofundadas para avaliação de pacientes com demência, como o *Consortium to Establish a Registry for Alzheimer's Disease* (CERAD), a *Alzheimer's Disease Assessment Scale-Cognitive Subscale* (ADAS-Cog) e a *Addenbrooke Cognitive Examination*, mas que não são apropriadas ao uso em ambiente de pronto-socorro.

Condutas na sala de emergência

A apresentação atípica das condições médicas em idosos é a regra, ocorrendo em cerca de 30% dos atendimentos de emergência. As demências estão entre os principais fatores de risco independentes para que pacientes idosos que compareçam a serviços de emergência com as chamadas "grandes síndromes geriátricas" não sejam corretamente diagnosticados. Portanto, é essencial que os médicos dos serviços de emergência identifiquem quadros de demência, uma vez que os pacientes podem apresentar problemas de comunicação, cooperação e conformidade com instruções de alta, ocasionando em aumento da morbidade e da mortalidade, além da elevação do número de novos atendimentos aos serviços de emergência.

Protocolos e recomendações de atendimento a pacientes com quadros de demência em serviços de emergência são bem estabelecidos no Reino Unido. Clevenger *et al.* (2012) fizeram uma revisão das principais recomendações estabelecidas para tratamento dos pacientes com demência, que estão apontadas abaixo.

Avaliação

O reconhecimento de alterações cognitivas agudas ou crônicas é de crucial importância para qualquer diagnóstico de demência e para que médicos que atendam em serviços de emergência possam instituir cuidados específicos melhorando o desfecho clínico dos pacientes. Entretanto, poucos médicos que trabalham em serviços de emergência conhecem instrumentos de rastreamento cognitivo. A aplicação de um protocolo que inclua um instrumento de rastreamento cognitivo é mandatória, principalmente em pacientes que não apresentem quaisquer declínios cognitivos em seus registros médicos anteriores. A hipótese de demência pode auxiliar no diagnóstico clínico, definir o plano de tratamento, assim como orientar sobre o local em que serão realizados os cuidados de atendimento ao paciente.

Comunicação

As estratégias de comunicação para pacientes com demência são de grande preocupação, dada a vulnerabilidade de um serviço cheio e eventualmente caótico como os pronto atendimentos. Estratégias de comunicação ineficazes ou contraproducentes por parte da equipe dos médicos emergencistas podem aumentar a ansiedade e os déficits cognitivos do paciente. As dificuldades de comunicação resultantes podem minar os processos de diagnóstico e tratamento, levando a potenciais decisões clínicas incorretas. A maioria das recomendações baseia-se principalmente em cuidados residenciais e asilares, por exemplo, comandos de um único passo, posicionamento do alto-falante e toque. A comunicação clara e concisa produz maior cooperação de pacientes com demência, quando comparada a comandos ambíguos e interrompidos. O envolvimento e a comunicação com cuidadores que acompanham pacientes com demência no departamento de emergência é primordial para a coleta precisa da história médica e para a execução adequada do exame físico, assim como para a implementação de tratamento e a gestão do plano de alta.

Eventos adversos

Delirium, distúrbios comportamentais e psiquiátricos em pacientes com demência podem surgir em uma visita ao serviço de emergência motivada por um quadro clínico de base, dor, desidratação até mesmo por uma mudança do ambiente. Nesse contexto, é importante a instituição de medidas não farmacológicas, tais como redução do estresse dos pacientes, estratégias analgésicas eficientes, hidratação adequada e medidas na tentativa de suprir eventuais déficits sensoriais (como placas luminosas). A contenção física deve ser o último recurso a ser adotado.

Ambiente físico

Pacientes com demência em serviços de emergência devem permanecer em espaços protegidos, com ampla iluminação e redução de estímulos sonoros, longe da área de circulação de pessoas e próximos a banheiros e ao posto de enfermagem, contemplando também espaços para acomodar cuidadores.

Treinamento da equipe

A equipe que atende pacientes com demência (incluindo profissionais da área da enfermagem) deve ser continuamente educada e treinada em relação aos cuidados a esses indivíduos nos serviços de emergência, principalmente nos itens de estratégias de comunicação, gestão de comportamentos perturbadores, envolvimento do cuidador e manutenção da segurança.

Monitorização, tratamento e prescrição

Apesar de os sintomas cognitivos serem os marcadores clínicos das demências, manifestações neuropsiquiátricas, tais como transtornos de humor, agitação, sintomas psicóticos e alteração do ciclo sono-vigília vão ocorrer em mais de 90% dos pacientes em algum momento do curso da doença. Como já descrevemos, raramente os pacientes com demência procurarão serviços de emergência médica primariamente devido a queixas de alterações cognitivas. Abaixo descrevemos as principais alterações neuropsiquiátricas dos pacientes com quadro de demência, assim como seu manejo no pronto atendimento.

Depressão e ansiedade

Os principais distúrbios de humor apresentados em pacientes com demência são depressão, apatia, ansiedade e euforia.

A prevalência de sintomas depressivos em idosos varia entre 14% e 82%, com prevalência média estimada de cerca de 30%. O transtorno depressivo maior em idosos, diagnosticado de acordo com critérios diagnósticos estabelecidos (DSM-5), apresenta a prevalência estimada de 10%, variando entre 5% e 25%. Além desses dados, há uma importante associação entre depressão e demência. Um estudo de metanálise recente demonstrou que idosos com demência apresentam risco 1,82 maior de desenvolverem transtorno depressivo maior, quando comparados a pacientes idosos sem demência.

Além do mais, a intensidade dos sintomas depressivos está diretamente associada ao agravamento dos sintomas cognitivos. Os mecanismos sobre o possível papel do transtorno depressivo maior e dos sintomas depressivos na demência e na sua progressão ainda são desconhecidos e permanecem sob investigação. Uma possibilidade é que haja fatores de risco compartilhados entre essas condições clínicas, como idade mais avançada, baixo nível educacional, precariedade no estado de saúde, limitações nas atividades diárias, além de fatores genéticos, ambientais ou a combinação de todos esses fatores, contribuindo para a fisiopatologia da demência e da depressão. Pacientes em estágios finais de DA e com transtorno depressivo podem apresentar inversão do ciclo sono-vigília, agitação e agressividade. Os sintomas de ansiedade geralmente acompanham quadros de depressão, apesar de serem ainda pouco numerosos os estudos avaliando sintomas ansiosos. Em estudo de caso-controle de base populacional, demonstrou-se que os sintomas depressivos associados a demência ocorrem principalmente no sexo masculino.

Manejo da depressão e ansiedade

Um recente estudo de metanálise demonstrou que estratégias de intervenção psicoterápicas têm papel importante na redução dos sintomas depressivos, apesar de os resultados serem modestos em relação à presença de sintomas ansiosos. Deve-se ponderar que as estratégias de intervenção psicoterápicas incluídas na metanálise são diversas, não padronizadas e com tempo, duração e intensidade de intervenção variáveis. O emprego de farmacoterápicos para o tratamento de sintomas e quadros depressivos em pacientes com demência, apesar de ser utilizado na prática clínica, ainda apresenta evidência limitada. De forma geral, a terapia com fármacos antidepressivos é recomendada, porém há pouca evidência para recomendar um agente específico.

Apatia

A apatia pode ser conceituada como síndrome em que há falta de motivação, evidenciada pela diminuição do comportamento motor, cognição e/ou resposta emocional dirigida a um objetivo. É diagnosticada pela falta de interesse, redução do afeto em relações pessoais, perda de motivação e retraimento social. É a principal alteração neuropsiquiátrica em pacientes com DA, podendo ocorrer em todas as suas fases. Sua prevalência é estimada em mais de 80%. A apatia está associada à pior qualidade de vida, má resposta ao tratamento, aumento da incapacidade, da mortalidade, independência reduzida nas atividades da vida diária e maior sofrimento do cuidador. Apesar de frequente, é pouco diagnosticada e usualmente negligenciada, possivelmente porque a apatia é menos perturbadora e onerosa em comparação com a agitação ou agressão.

Manejo da apatia

Estratégias de tratamento devem ser individualizadas, com estímulos focados tanto em atividades verbais quanto físicas com significado emocional positivo para o paciente e baseadas em experiências relacionadas ao papel ocupado por ele na família, no trabalho e no lazer. O emprego dessas intervenções é importante para mitigar a progressão da apatia em pacientes com demência.

O emprego de fármacos inibidores de acetilcolinesterase para o tratamento de apatia em pacientes com DA ainda tem evidência limitada. O emprego de psicoestimulantes é uma opção para casos de apatia graves, mas a recomendação é que sejam utilizadas doses iniciais baixas, com titulação de dose lenta e cuidadosa, principalmente devido aos efeitos adversos como taquiarritmias, hipertensão, inquietude, discinesia, agitação, distúrbios do sono, psicose, confusão e diminuição do apetite.

Distúrbios do ritmo circadiano

Distúrbios noturnos do sono ocorrem em até 44% dos pacientes com DA. A maior frequência de distúrbios do sono ocorre em indivíduos com DCL e DP, com quase 90% dos indivíduos afetados. Comportamentos disruptivos, como despertar e vagar noturnos, confusão associada ao pôr do sol, sair da cama repetidamente e falar durante o sono são os comportamentos mais perturbadores e que podem levar à institucionalização.

Os pacientes com DA sofrem de diferentes alterações do sono, incluindo insônia, despertares noturnos frequentes, diminuição do sono noturno total, aumento do sono diurno e agitação noturna. Distúrbios do sono com interrupções noturnas do sono são comuns em DCL e, de fato, são mais comuns do que em pacientes com DA. Pacientes com DP apresentam incapacidade de adormecer e permanecer dormindo, têm necessidade de mover as pernas durante a noite (síndrome das pernas inquietas), associada a perturbações anormais e disruptivas nas pernas, além de poderem ter sonolência diurna excessiva.

Manejo das alterações do ciclo circadiano

Terapias não farmacológicas, incluindo as estratégias cognitivo-comportamentais e psicoeducativas, devem ser utilizadas em primeiro lugar e consistem em intervenções como a atividade física diurna combinada, a higiene do sono e um ambiente noturno melhorado. São propostos ao paciente: atividade física regular (pelo menos 30 minutos diariamente); permanecer o maior tempo possível exposto à luz natural; minimizar o tempo gasto acordado na cama, mantendo o quarto reservado para o sono; o quarto deve ter um ambiente silencioso, sem luz ou aparelhos eletrônicos; minimizar o uso de fármacos inibidores da colinesterase e drogas estimulantes no período noturno.

Tratamentos farmacoterápicos devem ser postergados ao máximo, dado que as evidências são limitadas e podem induzir efeitos colaterais de sonolência diurna, interromper a arquitetura do sono e precipitar outros distúrbios do sono. As opções incluem a prescrição de antipsicóticos (com efeitos adversos de sedação, aumento do risco de queda e efeitos secundários cardíacos graves), hipnóticos (podem promover sedação à custa da alteração da arquitetura do sono), antidepressivos (podem promover sonolência, sedação, efeitos anticolinérgicos e tonturas), anti-histamínicos (os efeitos adversos incluem sedação, efeitos anticolinérgicos, tonturas e sonolência) e inibidores da acetilcolinesterase (podem aumentar parassonias).

Agitação e agressividade

A agitação é um termo genérico que inclui a presença de alterações comportamentais físicas não agressivas (por exemplo: errância) e agressão física (por exemplo: bater, morder, arranhar, chutar, empurrar) e, até mesmo, comportamentos verbais não agressivos (por exemplo: vocalização repetitiva, pedidos de ajuda) e agressivos (por exemplo: xingamentos, ameaças, explosões verbais). Uma definição consensual de agitação aplicável no contexto de demências facilitaria um amplo espectro de pesquisas, incluindo estudos de intervenção farmacológica e não farmacológica, investigações epidemiológicas de agitação, estudos clínicos e pesquisas sobre a neurobiologia desse comportamento. Em 2015, Cummings et al. propuseram um consenso, ainda provisório, para a definição de agitação em pacientes com quadros demenciais como exposto na Tabela 153.5.

De forma geral, a agitação ocorre entre em até 80% dos pacientes com demência, e a agressão física ocorre entre 10% e 45% dos casos. Os principais fatores associados à agitação são o sexo masculino e a presença de sintomas depressivos. É importante ressaltar que a agitação em quadros de demência tende a aumentar com o agravamento do quadro.

Tabela 153.5. Proposta de definição para agitação em quadros de demência (Cummings et al., 2015)

A.	O paciente satisfaz critérios para uma deficiência cognitiva ou uma síndrome de demência.
B.	O paciente apresenta pelo menos um dos seguintes comportamentos que estão associados com evidências observadas ou inferidas de sofrimento emocional (por exemplo, mudanças rápidas no humor, irritabilidade, explosões). O comportamento tem sido persistente ou frequentemente recorrente por um mínimo de duas semanas e representa uma mudança do comportamento usual do paciente, caracterizado por: i. Atividade motora excessiva (exemplos: estimulação, balanço, gestos, apontando dedos, inquietação, realização de maneirismos repetitivos); ii. Agressão verbal (por exemplo, gritando, falando em voz alta, usando palavrões, gritos); iii. Agressão física (por exemplo, agarrar, empurrar, resistir, bater em outros, chutar objetos ou pessoas, coçar, morder, atirar objetos, bater em si mesmo, bater portas, rasgar coisas e destruir propriedades).
C.	Comportamentos são suficientemente graves para produzir excesso de deficiência, o que, na opinião do clínico, é além da secundária à deficiência cognitiva, incluindo, pelo menos, um dos seguintes itens: i. Deficiência significativa nas relações interpessoais; ii. Deficiência significativa em outros aspectos do funcionamento social; iii. Deficiência significativa na capacidade de realizar ou participar de atividades de vida diária.
D.	Embora as condições comórbidas possam estar presentes, a agitação não é atribuível unicamente a outro transtorno psiquiátrico, a condições de assistência subóptimas, condição médica ou efeitos fisiológicos de uma substância.

A agitação é um comportamento extremamente angustiante, tanto para o paciente quanto para o cuidador. É de suma relevância que o médico do serviço de emergência diferencie corretamente a agitação causada por quadros demenciais de agitação secundária a *delirium*, ou de uma doença psiquiátrica crônica (por exemplo: esquizofrenia ou transtorno bipolar) ou da acatisia por uso de antipsicóticos.

Sintomas psicóticos

Os sintomas psicóticos em indivíduos com quadros demenciais são usualmente complexos, angustiantes, associados a piora da percepção global do paciente, trazendo sofrimento ao cuidador e aumentando a probabilidade de institucionalização do paciente. Uma vez realizado o diagnóstico de sintomas psicóticos, faz-se necessário descartar causas secundárias para as alucinações, como *delirium* e a presença de agentes dopaminérgicos.

As alucinações visuais são o tipo mais comum de sintomas psicóticos em pacientes com DA, seguidas de alucinações auditivas. Usualmente, as alucinações envolvem pessoas do passado (por exemplo, parentes falecidos), intrusos, animais e objetos. Os tipos mais frequentes de delírios no curso da DA são falsas crenças de roubo, infidelidade do cônjuge, crenças de perseguição ou de abandono acreditando que sua casa não é a sua. Alguns sintomas, embora parecendo delírios ou alucinações, podem ser identificações errôneas devido a déficits cognitivos, como a crença de que as pessoas na televisão ou em revistas estão presentes e são reais. A prevalência dos sintomas psicóticos na DA varia entre 4% e 70% e são mais comuns em estágios intermediários da doença.

A DCL tem três classes principais de sintomas psicóticos: alucinações visuais (em até 80% dos pacientes), delírios (em até 75% dos pacientes) e síndrome de identificação errônea (em até 50% dos pacientes). Aproximadamente 45% dos pacientes com DCL têm alucinações visuais nas primeiras fases da doença, sendo o principal diagnóstico a ser investigado em idosos com quadros psicóticos iniciados após os 60 anos de idade, independentemente da presença de declínio cognitivo.

A presença de sintomas psicóticos em pacientes com DP pode ocorrer em até 25% dos pacientes. Caso o paciente desenvolva quadro de demência secundária à DP, a presença de sintomas psicóticos pode ocorrer em até 60% desses pacientes.

Manejo da agitação, agressividade e sintomas psicóticos

Tratamento não farmacológico

O tratamento se inicia com abordagens não farmacológicas, e a intervenção farmacológica pode ser adicionada se necessário. Não há aprovação do uso de fármacos psicotrópicos para tais comportamentos na demência; o emprego de tais fármacos está usualmente associado a gerenciamento de sintomas, apesar dos efeitos adversos. As abordagens não farmacológicas, são eficazes, com efeitos adversos mínimos, embora seu emprego seja dificultado por desafios práticos, incluindo a necessidade de treinamento, supervisão e apoio aos cuidadores para uma implementação bem-sucedida. É sempre importante sublinhar que a abordagem requer um tratamento multidimensional adaptado ao indivíduo e ao seu ambiente. Os médicos devem ter ciência de que os comportamentos desafiadores podem diminuir ou remitir espontaneamente ao longo do tempo.

Há evidências convincentes de que a implementação de intervenções não farmacológicas supervisionadas pode levar à diminuição de 30% na agitação, com sustentação da redução por até cerca de seis meses. As intervenções visam a uma maior comunicação com as pessoas com demência, ajudando cuidadores a entender e a cumprir os desejos dos pacientes. Os pacientes devem ser abordados com tranquilidade, realizando-se manobras distratoras. Musicoterapia tem eficácia importante em lares e asilos. Sempre é importante manter o paciente nas suas rotinas e ativo em tarefas simples.

Em casos de explosões verbais, o cuidador deve referir-se ao paciente com tom de voz baixo, amigável, suave e descontraído, evitando possíveis embates verbais. Em caso de comportamento de errância, sugere-se que as portas, janelas e carros sejam trancados de forma segura, com a remoção das chaves. Pode ser necessária a instalação de alarmes e restrições físicas.

Tratamento farmacológico

O emprego de medicamentos tem fraca evidência na literatura, mas seu uso na clínica é justificado em circunstâncias específicas, como quando o paciente apresenta risco agudo de lesão para o si ou para o cuidador. A regra geral para se realizar o manejo farmacoterápico das alterações comportamentais em pacientes com demência é "comece devagar e vá devagar".

A primeira classe de fármacos a ser utilizada para a redução desses sintomas na demência associada à DA são os inibidores da acetilcolinesterase e a memantina, particularmente se não forem episódios de agitação aguda. Esses medicamentos demonstraram reduzir os sintomas comportamentais, diminuindo a necessidade de polifarmácia, além dos seus benefícios modestos para os sintomas cognitivos.

O emprego de fármacos antipsicóticos, apesar de ser amplamente utilizado na prática clínica, deve ser cuidadosamente avaliado para a sua prescrição, a qual deve ser mantida por período de tempo o mais breve possível. As principais recomendações para o emprego de antipsicóticos são apontadas na Tabela 153.6.

Tabela 153.6. Recomendações para o emprego de antipsicóticos em pacientes com quadro de demência associado a comportamentos de agitação, agressividade ou psicose

- Deve haver uma discussão com a pessoa com demência e/ou seus cuidadores sobre os possíveis benefícios e riscos do tratamento com antipsicóticos. Alertar sobre os fatores de risco cerebrovasculares e o possível aumento do risco de acidente vascular cerebral, ataque isquêmico transitório e efeitos sobre a cognição.
- Identificar, quantificar e documentar sintomas-alvo.
- Avaliar e registrar regularmente alterações nos sintomas-alvo.
- Avaliar e registrar regularmente alterações na cognição, uma vez iniciada a prescrição de antipsicóticos.
- A escolha do antipsicótico deve ser feita depois que uma análise individual do risco-benefício.
- A dose deve ser inicialmente baixa e depois aumentada, caso necessário.
- O tratamento deve ser limitado e regularmente reavaliado (por exemplo, a cada 2 meses ou de acordo com a necessidade clínica).
- Pacientes com doença por corpúsculos de Lewy devem ser rigorosamente avaliados quanto à possibilidade de reações adversas graves como sensibilidade neuroléptica.

Até o momento, não há um protocolo ou algoritmo estabelecido de quais antipsicóticos podem ser utilizados nos sintomas de agitação, agressividade e psicose em pacientes com demência. O emprego de antipsicóticos está associado a aumento da mortalidade, principalmente devido a causas cardiovasculares, doenças cerebrovasculares e infecção. Sugestões de doses de medicações são risperidona (0,25 a 1,5 mg/d), olanzapina (2,5 a 10 mg/d), quetiapina (12,5 a 200 mg/d) e aripiprazol (2,5 a 12,5 mg/d).

Não há comprovação de que outras medicações possam ter efeitos em casos de agitação, agressividade e pacientes com demência. O emprego de benzodiazepínicos, estabilizadores de humor, antidepressivos, anticolinérgicos e beta-adrenérgicos tem sido utilizado em casos refratários de forma particularizada, com resultados ainda desanimadores.

Conclusão

A abordagem e a assistência ao idoso com manifestações neuropsiquiátricas no pronto atendimento é um desafio clínico. A caracterização objetiva dos déficits cognitivos e comportamentais por meio de uma avaliação cuidadosa é uma etapa essencial na investigação de um paciente com quadro demencial. Além disso, o médico assistente deve sempre considerar a ocorrência de causas clínicas para a apresentação sintomatológica do paciente, excluindo, por exemplo, distúrbios hidroeletrolíticos e infecções. Como regra geral, o manejo deve sempre incluir medidas não farmacológicas e, caso necessário, o uso de terapia farmacológica.

Bibliografia consultada

Barreto OCO, Cordeiro Q. Exames complementares em psiquiatria. In: Louzã Neto, MR, Elkis H. Psiquiatria básica. Porto Alegre: Artmed; 2007. p. 107-21.

Bertolucci PH, Okamoto IH, Brucki SM, Siviero MO, Toniolo Neto J, Ramos LR. Applicability of the CERAD neuropsychological battery to Brazilian elderly. Arq Neuropsiquiatr. 2001;59:532-6.

Blennow K, Dubois B, Fagan AM, Lewczuk P, de Leon MJ, Hampel H. Clinical utility of cerebrospinal fluid biomarkers in the diagnosis of early Alzheimer's disease. Alzheimers Dement. 2015;11(1):58-69.

Brucki SM, Nitrini R, Caramelli P, Bertolucci PH, Okamoto IH. [Suggestions for utilization of the mini-mental state examination in Brazil]. Arq Neuropsiquiatr. 2003;61:777-81.

Byers AL, Yaffe K. Depression and risk of developing dementia. Nat Rev Neurol. 2011;7(6):323-31.

Caramelli P, Teixeira AL, Buchpiguel CA, Lee HW, Livramento JA, Fernandez LL, et al. Diagnosis of Alzheimers disease in Brazil: supplementary exams. Dement Neuropsychol. 2011;5(3):167-77.

Carvalho VA, Barbosa MT, Caramelli P. Brazilian version of the Addenbrooke Cognitive Examination-revised in the diagnosis of mild Alzheimer disease. Cogn Behav Neurol. 2010;23:8-13.

Cerejeira J, Lagarto L, Mukaetova-Ladinska EB. Behavioral and psychological symptoms of dementia. Front Neurol. 2012;3:73.

Clevenger CK, Chu TA, Yang Z, Hepburn KW. Clinical care of persons with dementia in the emergency department: a review of the literature and agenda for research. J Am Geriatr Soc. 2012;60(9):1742-8.

Cummings J, Mintzer J, Brodaty H, Sano M, Banerjee S, Devanand DP, et al. Agitation in cognitive disorders: International Psychogeriatric Association provisional consensus clinical and research definition. Int Psychogeriatr. 2015;27(1):7-17.

Dementia: A NICE-SCIE Guideline on Supporting People with Dementia and Their Carers in Health and Social Care. Editors National Collaborating Centre for Mental Health (UK). Source Leicester (UK): British Psychological Society; 2007.

Desai AK, Schwartz L, Grossberg GT. Behavioral disturbance in dementia. Curr Psychiatry Rep. 2012;14(4):298-309.

Dolder CR, Davis LN, McKinsey J. Use of psychostimulants in patients with dementia. Ann Pharmacother. 2010;44(10):1624-32.

Downing LJ, Caprio TV, Lyness JM. Geriatric psychiatry review: differential diagnosis and treatment of the 3 D's – delirium, dementia, and depression. Curr Psychiatry Rep. 2013;15(6):365.

Dubois B, Burn D, Goetz C, Aarsland D, Brown RG, Broe GA, et al. Diagnostic procedures for Parkinson's disease dementia: recommendations from the movement disorder society task force. Mov Disord. 2007;22:2314-24.

Dubois B, Feldman HH, Jacova C, Hampel H, Molinuevo JL, Blennow K, et al. Advancing research diagnostic criteria for Alzheimer's disease: the IWG-2 criteria. Lancet Neurol. 2014;13:614-29.

Duyckaerts C, Delatour B, Potier MC. Classification and basic pathology of Alzheimer disease. Acta Neuropathol. 2009;118:5-36.

Fong TG, Davis D, Growdon ME, Albuquerque A, Inouye SK. The interface between delirium and dementia in elderly adults. Lancet Neurol. 2015;14(8):823-32.

Fong TG, Tulebaev SR, Inouye SK. Delirium in elderly adults: diagnosis, prevention and treatment. Nat Rev Neurol. 2009;5(4):210-20.

Goodarzi Z, Mele B, Guo S, Hanson H, Jette N, Patten S, et al. Guidelines for dementia or Parkinson's disease with depression or anxiety: a systematic review. BMC Neurol. 2016;16(1):244.

Gregory RJ, Nihalani ND, Rodriguez E. Medical screening in the emergency department for psychiatric admissions: a procedural analysis. Gen Hosp Psychiatry. 2004;26(5):405-10.

Hendriks SA, Smalbrugge M, Galindo-Garre F, Hertogh CM, van der Steen JT. From admission to death: prevalence and course of pain, agitation, and shortness of breath, and treatment of these symptoms in nursing home residents with dementia. J Am Med Dir Assoc. 2015;16(6):475-81.

Huang CQ, Wang ZR, Li YH, Xie YZ, Liu QX. Cognitive function and risk for depression in old age: a meta-analysis of published literature. Int Psychogeriatr. 2011;23(4):516-25.

Inouye SK. Delirium in older persons. N Engl J Med. 2006;354(11):1157-65.

Kalaria RN, Maestre GE, Arizaga R, Friedland RP, Galasko D, Hall K, et al. Alzheimer's disease and vascular dementia in developing countries: prevalence, management, and risk factors. Lancet Neurol. 2008;7:812-26.

Klein JC, Eggers C, Kalbe E, Weisenbach S, Hohmann C, Vollmar S, et al. Neurotransmitter changes in dementia with Lewy bodies and Parkinson disease dementia in vivo. Neurology. 2010;74:885-92.

Koenig AM, Arnold SE, Streim JE. Agitation and Irritability in Alzheimer's Disease: Evidenced-Based Treatments and the Black-Box Warning. Curr Psychiatry Rep. 2016;18(1):3.

Limpawattana P, Phungoen P, Mitsungnern T, Laosuangkoon W, Tansangworn N. Atypical presentations of older adults at the emergency department and associated factors. Arch Gerontol Geriatr. 2016;62:97-102.

Livingston G, Kelly L, Lewis-Holmes E, Baio G, Morris S, Patel N, et al. A systematic review of the clinical effectiveness and cost-effectiveness of sensory, psychological and behavioural interventions for managing agitation in older adults with dementia. Health Technol Assess. 2014;18(39):1-226.

McKeon A, Frye MA, Delanty N. The alcohol withdrawal syndrome. J Neurol Neurosurg Psychiatry. 2008;79(8):854-62.

Mossaheb N, Zehetmayer S, Jungwirth S, Weissgram S, Rainer M, Tragl KH, et al. Are specific symptoms of depression predictive of Alzheimer's dementia? J Clin Psychiatry. 2012;73(7):1009-15.

Muangpaisan W, Petcharat C, Srinonprasert V. Prevalence of potentially reversible conditions in dementia and mild cognitive impairment in a geriatric clinic. Geriatr Gerontol Int. 2012;12(1):59-64.

Murray ME, Graff-Radford NR, Ross OA, Petersen RC, Duara R, Dickson DW. Neuropathologically defined subtypes of Alzheimer's disease with distinct clinical characteristics: a retrospective study. Lancet Neurol. 2011;10:785-96.

Orgeta V, Qazi A, Spector A, Orrell M. Psychological treatments for depression and anxiety in dementia and mild cognitive impairment: systematic review and meta-analysis. Br J Psychiatry. 2015;207(4):293-8.

Panza F, Frisardi V, Capurso C, D'Introno A, Colacicco AM, Imbimbo BP, et al. Late-life depression, mild cognitive impairment, and dementia: possible continuum? Am J Geriatr Psychiatry. 2010;18(2):98-116.

Panza F, Solfrizzi V, Seripa D, Imbimbo BP, Santamato A, Lozupone M, et al. Progresses in treating agitation: a major clinical challenge in Alzheimer's disease. Expert Opin Pharmacother. 2015;16(17):2581-8.

Pedroso VSP, de Souza LC, Brunoni A, Teixeira AL. Post stroke depression: clinics, etiopathogenesis and therapeutics. Arch Clin Psychiatry. 2015;42:18-24.

Poblador-Plou B, Calderón-Larrañaga A, Marta-Moreno J, Hancco-Saavedra J, Sicras-Mainar A, Soljak M, et al. Comorbidity of dementia: a cross-sectional study of primary care older patients. BMC Psychiatry. 2014;14:84.

Porter VR, Buxton WG, Avidan AY. Sleep, cognition and dementia. Curr Psychiatry Rep. 2015;17(12):97.

Pressman PS, Miller BL. Diagnosis and management of behavioral variant frontotemporal dementia. Biol Psychiatry. 2014;75:574-81.

Reinhardt MM, Cohen CI. Late-life psychosis: diagnosis and treatment. Curr Psychiatry Rep. 2015;17(2):1.

Rodda J, Morgan S, Walker Z. Are cholinesterase inhibitors effective in the management of the behavioral and psychological symptoms of dementia in Alzheimer's disease? A systematic review of randomized, placebo-controlled trials of donepezil, rivastigmine and galantamine. Int Psychogeriatr. 2009;21(5):813-24.

Sarazin M, de Souza LC, Lehericy S, Dubois B. Clinical and research diagnostic criteria for Alzheimer's disease. Neuroimaging Clin N Am. 2012;22:23-32,viii.

Scheltens P, Blennow K, Breteler MM, de Strooper B, Frisoni GB, Salloway S, et al. Alzheimer's disease. Lancet. 2016;388:505-17.

Schultz RR, Siviero MO, Bertolucci PH. The cognitive subscale of the "Alzheimer's Disease Assessment Scale" in a Brazilian sample. Braz J Med Biol Res. 2001;34(10):1295-302.

Seitz D, Purandare N, Conn D. Prevalence of psychiatric disorders among older adults in long-term care homes: a systematic review. Int Psychogeriatr. 2010;22(7):1025-39.

Shah MN, Jones CM, Richardson TM, Conwell Y, Katz P, Schneider SM. Prevalence of depression and cognitive impairment in older adult emergency medical services patients. Prehosp Emerg Care. 2011;15(1):4-11.

Souza LC, Chupin M, Bertoux M, Lehericy S, Dubois B, Lamari F, et al. Is hippocampal volume a good marker to differentiate Alzheimer's disease from frontotemporal dementia? J Alzheimers Dis. 2013;36:57-66.

Souza LC, Chupin M, Lamari F, Jardel C, Leclercq D, Colliot O, et al. CSF tau markers are correlated with hippocampal volume in Alzheimer's disease. Neurobiol Aging. 2012;33:1253-7.

Souza LC, Lamari F, Belliard S, Jardel C, Houillier C, De Paz R, et al. Cerebrospinal fluid biomarkers in the differential diagnosis of Alzheimer's disease from other cortical dementias. J Neurol Neurosurg Psychiatry. 2011;82:240-6.

Treusch Y, Majic T, Page J, Gutzmann H, Heinz A, Rapp MA. Apathy in nursing home residents with dementia: results from a cluster-randomized controlled trial. Eur Psychiatry. 2015;30(2):251-7.

van de Glind EM, van Enst WA, van Munster BC, Olde Rikkert MG, Scheltens P, Scholten RJ, et al. Pharmacological treatment of dementia: a scoping review of systematic reviews. Dement Geriatr Cogn Disord. 2013;36(3-4):211-28.

Warren JD, Fletcher PD, Golden HL. The paradox of syndromic diversity in Alzheimer disease. Nat Rev Neurol. 2012;8:451-64.

Wilson RS, Barnes LL, Mendes de Leon CF, Aggarwal NT, Schneider JS, Bach J, et al. Depressive symptoms, cognitive decline, and risk of AD in older persons. Neurology. 2002;59(3):364-70.

Zuidema S, Koopmans R, Verhey F. Prevalence and predictors of neuropsychiatric symptoms in cognitively impaired nursing home patients. J Geriatr Psychiatry Neurol. 2007;20(1):41-9.

154
DELIRIUM

Rômulo Luiz de Castro Meira

Introdução

Delirium é um estado de confusão mental de instalação súbita, caracterizado por alterações da consciência, funções cognitivas, atenção, sensopercepção, ciclo sono-vigília e atividade psicomotora. Ocorre em qualquer idade, entretanto é mais comum entre crianças e idosos[1]. É uma síndrome complexa, quase sempre secundária a doença clínica grave, diagnosticada ou não, que deve ser urgentemente identificada e tratada. *Delirium* é o desfecho de uma sequência de insultos e lesões que levam a uma manifestação comum e mensurável de lesão cerebral, que não se deve a etiologia única, muito pelo contrário, é devida a múltiplas, diferentes e interagentes etiologias[2]. Sua evolução é muito variável, podendo resolver-se espontaneamente ou durar por tempo indefinido. Estima-se que 20% a 51% dos casos de *delirium* se resolvem nas primeiras 24 horas[2]. Por muito tempo considerada uma condição transitória, avolumam-se evidências nas últimas décadas, sugerindo associação com efeitos tardios, particularmente declínio cognitivo e demência[3,4]. O *delirium* relaciona-se fortemente com elevação dos índices de morbimortalidade, prolongamento do internamento hospitalar, elevação dos custos e progressão para demência[2,3].

O curso do *delirium*, num período de 24 horas de observação, é marcado por múltiplas e intensas variações do comportamento psicomotor, variando desde a aparência comatosa até a agitação psicomotora. O paciente com *delirium* é incapaz de sustentar a atenção durante a entrevista e de mantê-la durante sua avaliação. Ele foge do tema central do diálogo, tangencia as perguntas do entrevistador como se não as ouvisse e divaga para assuntos pertinentes aos seus delírios e alucinações. Seu olhar é vago, como se olhasse através do seu interlocutor, como se ele não estivesse à sua frente, ou seguindo algum objeto imaginário à sua volta. É comum o paciente exibir movimentos com as mãos, sem qualquer propósito, como se manuseasse objetos imaginários, se tricotasse ou dobrasse uma peça de roupa. O *delirium* é frequente em hospitais gerais, onde afeta aproximadamente 30% dos pacientes e, frequentemente, é muito mal diagnosticado. Nos leitos hospitalares em geral, 32% a 66% dos pacientes com *delirium* não são identificados[4]. Nas emergências e nas unidades de terapia intensiva (UTIs), a incapacidade diagnóstica é ainda maior, e 57% a 83% dos pacientes com *delirium* não são reconhecidos nem diagnosticados, pois os protocolos de avaliação e seguimento em muitas dessas unidades não incluem instrumentos diagnósticos para *delirium*, a exemplo do CAM (*Confusion Assessment Method*) e CAM-ICU (*Confusion assessment Method – Intensive Care Unit*)[5-7]. Entretanto, usando-se instrumentos adequados e técnicas simples, o *delirium* pode ser prevenido em 66% dos pacientes dementados de alto risco[4].

Epidemiologia

O *delirium* é uma condição de elevada prevalência, que varia intensamente dependendo da população estudada. Na comunidade, as taxas são baixas, em torno de 0,4% a 2,0%, e em pacientes hospitalizados em enfermarias de clínica médica elevam-se para 11% a 25%. No curso da hospitalização, essas taxas variam entre 6% e 56%, no pós-operatório, entre 15 e 62%, e nas UTIs, entre 70% e 87%[6]. Em qualquer desses ambientes, o *delirium* é mais prevalente entre crianças e idosos do que entre adultos; nas crianças, pela imaturidade das redes neuronais, e nos idosos, pelo acúmulo gradual de dano neuronal[1].

Nas emergências médicas e UTIs, as taxas de prevalência e incidência de *delirium* atingem cifras máximas, atribuídas ao uso de drogas psicoativas, tais como opioides e benzodiazepínicos, e à gravidade do quadro clínico dos pacientes nessas unidades[2]. Não se pode esquecer de que eventos iatrogênicos podem precipitar *delirium*, sobretudo procedimentos habituais em emergências e UTIs, como contenção física, cateterismo vesical, privação do sono, polifarmácia, reconhecidamente associados com precipitação de *delirium*, mas plenamente evitáveis se medidas preventivas adequadas forem adotadas[2].

Outro aspecto importante refere-se à ocorrência de *delirium* em pacientes com história de distúrbio cognitivo. Nesses, as taxas de prevalência de *delirium* são mais elevadas, bem como maior mortalidade, morbidade, maior duração e recuperação parcial. Nesses, as taxas de prevalência de *delirium* são mais elevadas e o prognóstico pior, com evolução mais arrastada, menos recuperações completas, maior morbidade e maior mortalidade. Qualquer forma de distúrbio cognitivo prévio deve ser considerada como importante fator preditor de maior gravidade do *delirium*[4]. Por outro lado, o desenvolvimento de *delirium* prenuncia declínio cognitivo em 36 meses comparável ao comprometimento cognitivo leve (CCL)[2]. Estima-se que 13% a 19% dos pacientes que recebem alta das unidades de emergência e UTIs, ainda sejam portadores de *delirium*, com taxas de mortalidade em seis meses mais elevadas do que entre aqueles que não apresentam *delirium* no momento da alta[1].

Fisiopatologia

A identificação de fatores predisponentes de *delirium* – indicadores da vulnerabilidade do paciente – e de fatores precipitantes – potencialmente modificáveis – é factível em diferentes situações clínicas. São fatores predisponentes em indivíduos hospitalizados: idade avançada, fragilidade, distúrbio cognitivo prévio, elevada carga de comorbidade, depressão, precariedade do estado funcional, uso de psicotrópicos, distúrbios metabólicos, abuso de álcool, problemas auditivos, problemas visuais, mudança de ambiente e privação do sono. Incluem-se entre os fatores precipitantes: infecções (sobretudo urinária e respiratória), desidratação, desequilíbrio hidroeletrolítico, lesão renal (ou hepática aguda), abstinência ao álcool ou benzodiazepínicos, insultos ao sistema nervoso central (SNC), convulsões, insuficiência cardíaca congestiva e infarto agudo do miocárdio[2].

A instalação e a gravidade do *delirium* são o resultado da interação de diversos fatores. Nos pacientes idosos hígidos, são necessários vários fatores precipitantes para o desencadeamento de um episódio de *delirium*; nos pacientes portadores de distúrbio cognitivo, nos pacientes frágeis e nos portadores de múltiplas comorbidades ou de doença grave, até mesmo um leve distúrbio metabólico pode reduzir sua integridade mental e precipitar um episódio de *delirium*[1].

Subjacente a todos esses processos, observa-se intensa queda do metabolismo oxidativo cerebral reduzindo a disponibilidade e funções de diversos neurotransmissores: redução da acetilcolina, aumento da dopamina, noradrenalina e/ou ácido glutâmico; aumento ou redução da serotonina, histamina ou gaba. Para maiores detalhes sobre cada um desses neurotransmissores e suas respectivas vias, recomendamos duas excelentes revisões[8,9].

Delirium e demência estabelecem entre si relação de alta reciprocidade. *Delirium* é ao mesmo tempo um fator de risco para e uma consequência de demência ou distúrbio cognitivo ainda não diagnosticado. Muitos dos fatores de risco humorais para *delirium* são também marcadores de distúrbios neurodegenerativos e demência[10]. Há indícios de que a barreira hematoencefálica apresente disfunção em certos subgrupos de pacientes com *delirium*. A prevalência de disfunção da barreira hematoencefálica aumenta com a idade e nos processos neurodegenerativos, particularmente demência, somando-se à disfunção da barreira os demais fatores patológicos anteriormente descritos, aumentando as chances para a instalação de *delirium*. Essa disfunção tem, entretanto, baixa prevalência (16%), o que indica que esse fator não é indispensável para a ocorrência de *delirium*[11]. Processos neuroinflamatórios crônicos, como demências, parecem fragilizar mecanismos compensatórios cerebrais, favorecendo o desenvolvimento de *delirium*. De fato, a relação entre *delirium* e inflamação é bastante citada e universalmente aceita. Fatores comumente capazes de precipitar *delirium*, como cirurgia, infecção ou trauma, são também reconhecidos por sua capacidade de elevar as concentrações séricas e teciduais de mediadores pró-inflamatórios, e essa resposta inflamatória sistêmica induz ativação da micróglia cerebral. Micróglia previamente exposta à patologia neurodegenerativa responde de maneira desproporcional a estímulos inflamatórios sistêmicos, fenômeno esse denominado **microgliose reativa**[9,12]. Essa resposta neuroinflamatória aberrante é considerada de grande importância no desenvolvimento do *delirium* e também da doença de Alzheimer. Estudos com animais de laboratório mostram que a interleucina (IL)-6, bem como várias outras citocinas inflamatórias, são produzidas pela microgliose reativa. Proteína C-reativa (PCR) e fração solúvel dos receptores de interleucina 6 (sIL-6R) encontram-se elevados no líquido cefalorraquidiano (LCR) de pacientes com *delirium*, ainda que inalterados no sangue periférico, lembrando que a inexistência de alterações no sangue periférico não reflete com segurança o ambiente do SNC[12]. Ativação crônica das células gliais conduz à liberação exagerada de citocinas pró-inflamatórias e outras moléculas, que, por sua vez, produzem lesão neuronal, explicando, assim, o mecanismo pelo qual a neuroinflamação contribui para a progressão de doenças neurodegenerativas como a doença de Parkinson, doença de Alzheimer, esclerose múltipla, doença de Huntington e esclerose lateral amiotrófica[13,14].

Quadro clínico

O *delirium* é um diagnóstico clínico frequentemente ignorado ou minimizado como aspecto trivial do comportamento de pacientes idosos hospitalizados. Emergencistas e intensivistas deixam de diagnosticar *delirium* em 76% dos casos, porque não avaliam a possibilidade dessa síndrome de forma sistemática, isto é, seus protocolos de avaliação clínica não incluem testes diagnósticos para essa condição[5]. O instrumento mais utilizado para a identificação de *delirium* é o CAM, validado e adotado universalmente, com sensibilidade de 94% e especificidade de 89%, de alta confiabilidade entre diferentes usuários e que pode ser aplicado em menos de 10 minutos.

Há uma versão adaptada para UTIs e emergências – CAM-ICU – cuja aplicação por profissional treinado dura menos de 2 minutos, sendo, portanto, ideal nesses ambientes para pacientes intubados ou não[5]. O CAM-ICU foi traduzido, adaptado e validado para uso no Brasil (Tabela 154.1)[15]. Consta de quatro itens, e o diagnóstico de *delirium* é confirmado quando os itens 1, 2 e 3 ou 4 estão presentes. O seguimento do paciente com *delirium* pode ser feito com o CAM-ICU ou com a *Intensive Care Delirium Screening Checklist* (ICDSC)[16].

Tabela 154.1. Confusion Assessment Method for the ICU CAM-ICU7

Características e descrições	Sim	Não
1. Início agudo e curso flutuante		
A. Há evidência de alteração aguda do estado mental em relação ao estado basal? ou B. Esse comportamento (anormal) flutuou nas últimas 24 horas, isto é, teve tendência a surgir e desaparecer, ou aumentar e diminuir na sua gravidade, tendo sido evidenciado por flutuações na escala de sedação (p. ex., RASS ou SAS), Glasgow, ou avaliação de *delirium* prévia?		
2. Falta de atenção A. O doente teve dificuldades em focar a atenção, tal como evidenciado por índices inferiores a 8, quer no componente visual, quer no componente auditivo do teste de atenção – Attention Screening Examination (ASE)?		
3. Pensamento desorganizado A. Existem sinais de pensamento desorganizado ou incoerente tal como evidenciado por respostas incorretas a duas ou mais das 4 questões e/ou incapacidade de obedecer aos seguintes comandos: Questões (alternar conjunto A e conjunto B) Conjunto A Conjunto B 1. Uma pedra pode flutuar na água? 1. Uma folha pode flutuar na água? 2. Existem peixes no mar? 2. Existem elefantes no mar? 3. Um quilo pesa mais que dois quilos? 3. Dois quilos pesam mais que um quilo? 4. Pode-se usar um martelo para pesar uma agulha? 4. Pode-se usar um martelo para cortar madeira?		
4. Nível de consciência alterado A. O nível de consciência do doente é outro que não o alerta*, tal como o vigil**, letárgico***, estuporoso**** ou comatoso*****? (p. ex., RASS diferente de "0" na altura da avaliação) * Alerta: completamente consciente do ambiente e interage apropriadamente de forma espontânea. ** Vigilante: hiperalerta. *** Letárgico: sonolento, mas facilmente despertável, não está consciente de alguns elementos do ambiente ou não interage de forma espontânea com o entrevistador; torna-se completamente consciente do ambiente e interage apropriadamente quando estimulado minimamente. **** Estuporoso: completamente alheado mesmo quando estimulado vigorosamente; só despertável com estímulos vigorosos e repetidos; assim que o estímulo cessa, o indivíduo estuporoso volta para o estado anterior de não despertável. ***** Comatoso: não despertável, não consciente dos elementos do ambiente e sem interação espontânea com o entrevistador, mesmo após estímulos muito vigorosos.		
O diagnóstico de *delirium* se confirma se as respostas 1 e 2 forem ambas positivas, acrescidas de 3 ou 4.		

Considera-se a ICDSC a mais bem estudada entre as escalas de estratificação do *delirium* e a que melhor avalia pacientes com *delirium* hipoativo, além de identificar *delirium* subsindrômico. É uma escala de estratificação, composta de oito itens, e tem sido utilizada como escala diagnóstica, de fácil e rápida aplicação. Foi traduzida e adaptada para uso no Brasil, sendo considerada boa para avaliação e acompanhamento do *delirium* (Tabela 154.2)[17].

Os critérios diagnósticos de *delirium* mais aceitos são os do *Manual Diagnóstico e Estatístico dos Transtornos Mentais*, 5ª edição (DSM-5), da Associação Psiquiátrica Americana[18] (Tabela 154.3) e da Classificação Internacional de Doenças da Organização Mundial da Saúde, 10ª revisão[19].

Diante de um paciente idoso com suspeita de *delirium*, é imprescindível a aplicação de teste simples de avaliação cognitiva como o Miniexame do Estado Mental modificado (3MS), *Informant Questionnaire on Cognitive Decline in the Elderly* (IQCODE) ou similares[20,21]. Todo paciente com mais de 65 anos deve ser avaliado com testes clínicos do estado mental na admissão à unidade de emergência e regularmente durante o internamento, pois as informações obtidas serão de extrema utilidade no seguimento durante a hospitalização, transferência para outra unidade hospitalar como UTI, cirurgia e, mesmo após a alta, para sua residência ou casa de repouso[1,22].

O quadro clínico clássico de *delirium* é representado por **súbita mudança de comportamento** num paciente idoso, frequentemente do sexo masculino, que chama a atenção dos familiares durante a noite, por não reconhecer o ambiente e as pessoas. Agitado, agressivo, com delírio de roubo, traição ou envenenamento; seu comportamento oscila entre agitação e sonolência profunda com aparência comatosa. Pode apresentar **alteração da sensopercepção**, alucinações ou ilusões, visões bizarras de animais, insetos ou figuras ameaçadoras. Essa história é descrita com precisão quanto ao horário de instalação e detalhes de sua apresentação, pelos familiares ou cuidadores, que, acreditando tratar-se de demência de instalação súbita, buscam de imediato os serviços de emergência. O examinador atento perceberá que o paciente com *delirium* não articula bem as palavras, fala como se estivesse sonhando ou embriagado, alterna períodos de intensa agitação psicomotora com sonolência profunda, dando a aparência de estar comatoso. Esse **curso flutuante** constitui uma das características fundamentais do *delirium*. O paciente com *delirium* apresenta também **distúrbio da atenção**, distrai-se com facilidade e tem dificuldade para acompanhar o interrogatório do examinador, ou um diálogo com um familiar ou membros da equipe hospitalar. Seu **pensamento** é **desorganizado e incoerente**; ele muda de assunto e fala de outros temas sem se dar conta. Seu **nível de consciência** encontra-se **alterado,** variando entre alerta (normal), vigilante (hiperalerta), letárgico (sonolento, fácil de despertar), estupor (difícil de despertar) ou comatoso (impossível de despertar), podendo, com certa frequência, apresentar **labilidade emocional**.

Tabela 154.2. Intensive Care Delirium Screening Checklist (ICDSC)[8]

	Sim	Não
1. Alteração do nível de consciência		
A. Nenhuma resposta ou B. Necessidade de estimulação vigorosa de modo a obter qualquer resposta significa uma alteração grave no nível de consciência impedindo a avaliação. Se houver coma (A) ou estupor (B) a maior parte do período de tempo, então um traço (-) é introduzido, e não há qualquer avaliação adicional durante esse período. C. Sonolência ou exigência de leve a moderada estimulação para uma resposta implica alteração do nível de consciência e pontua 1. D. Estado de vigília ou dormindo, que poderia ser facilmente despertado, é considerado normal e pontua 0. E. Hipervigilância é classificada como um nível de consciência anormal e pontua 1.		
2. Desatenção		
Dificuldade em acompanhar uma conversa ou instruções. Facilmente distraído por estímulos externos. Dificuldade em mudar o foco. Qualquer um desses estados pontua 1.		
3. Desorientação		
Qualquer erro evidente no tempo, lugar ou pessoa pontua 1.		
4. Alucinação, ilusão ou psicose		
A inequívoca manifestação clínica de alucinação ou de comportamento provavelmente devido a alucinação (p. ex., tentar pegar um objeto não existente) ou ilusão. Qualquer um desses pontua 1.		
5. Agitação ou retardo psicomotor		
Hiperatividade exigindo o uso adicional de medicamentos sedativos ou contenção física a fim de controlar o perigo potencial para si próprio ou para os outros (p. ex., retirando acessos venosos, agressão à equipe); hipoatividade ou lentidão psicomotora clinicamente perceptível. Qualquer um desses pontua 1.		
6. Fala ou humor inadequados		
Fala inapropriada, desorganizada ou incoerente; apresentação imprópria de emoções relacionadas a eventos ou situação. Qualquer um desses pontua 1.		
7. Alteração do ciclo sono-vigília		
Dormir menos de 4 horas ou acordar com frequência durante a noite (não considerar despertar iniciado pelo pessoal médico ou ambiente barulhento); dormir durante a maior parte do dia. Qualquer um desses pontua 1.		
8. Flutuação dos sintomas		
Flutuação nas manifestações de qualquer item ou sintoma durante 24 horas (p. ex., a partir de um turno para outro) pontua 1.		
Escore total: 0: Normal 1-3: *Delirium* subsindrômico ≥ 4: *Delirium*		

Tabela 154.3. Critérios diagnósticos para *delirium* do DSM-5

I	Ocorrem alterações na atenção (redução na capacidade para direcionar, focar, manter ou desviar a atenção) e orientação para o ambiente.
II	O distúrbio surge de forma aguda em relação ao quadro clínico basal, em um curto espaço de tempo (horas a dias), tende a flutuar ao longo do dia e não pode ser atribuído a outra doença neurocognitiva.
III	A confusão mental deve estar associada a alteração em outros domínios cognitivos como déficit de memória, distúrbio da linguagem, distúrbio na percepção e desorientação, sem relação com doenças neurocognitivas prévias.
IV	As alterações relatadas nos itens 1 e 3 não são melhor explicadas por outro transtorno neurocognitivo preexistente, estabelecido ou em desenvolvimento, e não ocorrem no contexto de um nível gravemente diminuído de estimulação, como no coma.
V	Há evidências a partir da história, do exame físico ou de achados laboratoriais de que a perturbação é uma consequência fisiológica direta de outra condição médica, intoxicação ou abstinência de substância (i.e., devido a uma droga de abuso ou a um medicamento), de exposição a uma toxina ou de que ela se deva a múltiplas etiologias.

Com base na atividade motora, o *delirium* pode ser classificado em três subtipos: *delirium* hiperativo, *delirium* hipoativo e *delirium* misto. Pacientes com *delirium* hiperativo apresentam-se inquietos, agitados, hipervigilantes, com alucinações e/ou delírios e apresentam maiores chances de queda. São os pacientes mais prontamente identificados e tratados, pois chamam a atenção de toda a equipe médica da unidade. *Delirium* hiperativo é raramente descrito em pacientes idosos hospitalizados, exceto por abstinência ao álcool ou benzodiazepínicos[1,22]. O subtipo hipoativo apresenta letargia, sedação, resposta motora retardada e mau humor. É usualmente confundido com depressão, demência ou exaustão, razão pela qual 78,3% a 92,5% não são diagnosticados. Paradoxalmente, é a apresentação mais comum de *delirium* nas emergências médicas e UTIs, totalizando 92% a 99% dos pacientes idosos com *delirium*[5]. Portadores de *delirium* hipoativo são mais idosos, apresentam-se com enfermidades mais graves no momento da admissão, permanecem por mais tempo internados, são mantidos em ventilação mecânica por tempo mais prolongado, têm pior prognóstico e desenvolvem escaras de decúbito com maior frequência do que portadores de *delirium* misto ou hiperativo[22-24]. Um terço dos pacientes que desenvolvem *delirium* hipoativo no pós-operatório evolui para óbito seis meses após a alta[23]. O paciente com *delirium* misto alterna períodos de hipoatividade com hiperatividade várias vezes num mesmo dia, ao longo do seu internamento. O diagnóstico da forma mista requer múltiplas visitas no curso do dia, de preferência abrangendo os três períodos, e atenta leitura das anotações da enfermagem para confirmar a característica alternância da atividade psicomotora.

A avaliação do paciente com *delirium* requer minuciosa entrevista e exame físico seguidos de atenta observação à beira do leito. Nos pacientes sem possibilidade de comunicação verbal, graves, comatosos ou intubados nas UTIs, aplicam-se o CAM-ICU ou o ICDSC, dois instrumentos validados para tais condições. Quando possível, o examinador deve inquirir familiares e cuidadores e observar o paciente quanto ao comportamento, linguagem, ideias, movimentos, gesticulação e maneios. Idosos com *delirium* costumam realizar movimentos aparentemente propositais com as mãos como se manuseassem suas vestes ou o lençol, como se propositadamente dobrassem ou retirassem fios, atitude denominada **carfologia**, ou gesticulando como se pegasse algo imaginário no ar, o que se chama **crocidismo**. Somente uma avaliação clínica completa e cuidadosa consolidará o diagnóstico de *delirium* e permitirá a busca imediata da causa subjacente que, nos pacientes da comunidade, costuma ser de origem infecciosa com maior prevalência para infecção urinária e pneumonia. No paciente muito idoso e frágil, tais insultos não precisam ser graves para que o *delirium* se instale. No pós-operatório imediato, de cirurgia de grande porte, cardíaca, neurológica ou ortopédica, o *delirium* tem elevada incidência. Pacientes mais idosos, com múltiplas patologias, e, particularmente, os portadores de distúrbio cognitivo no momento da internação devem ser vistos como pacientes de elevado risco para o desenvolvimento de *delirium* durante o internamento, habitualmente por volta do segundo e terceiro dia após a admissão. Os sintomas mais persistentes, no curso do episódio de *delirium*, independentemente do subtipo, são desatenção, desorientação e distúrbios da memória, indiferentemente se o paciente é ou não portador de demência[25].

Importante parcela de pacientes idosos nas emergências e UTIs pode apresentar um ou mais sintomas de *delirium* e, mesmo assim, não preencher os critérios diagnósticos para episódio de *delirium*. Isso pode ser observado na instalação do *delirium*, na sua resolução ou num paciente até então assintomático, cursando por período indefinido, evoluindo para resolução ou óbito. Esses pacientes oligossintomáticos que não completam critérios diagnósticos para *delirium* nem podem ser classificados como tal, tampouco como normais, constituem a nova classe diagnóstica denominada **delirium subsindrômico**, cuja prevalência estimada situa-se entre 21% e 76% da população idosa hospitalizada[26]. Essa denominação foi proposta pelo DSM-IV, mas esse quadro clínico já era conhecido há longo tempo. A partir de então, a comunidade científica adotou a denominação e muitos estudos foram realizados, demonstrando que esses pacientes requerem avaliação, diagnóstico e tratamento especializados, já que desenvolvem todos os desfechos experimentados pelos pacientes com *delirium*, ainda que com menor gravidade. Não há consenso na literatura quanto aos critérios diagnósticos para *delirium* subsindrômico, entretanto muitos concordam quanto à incompletude para o diagnóstico de episódio de *delirium*. Os sintomas que distinguem *delirium* subsindrômico de pacientes sem *delirium* são: início agudo, psicose e alterações da cognição, ciclo sono-vigília, retardo motor e labilidade do afeto. Desses, a psicose é o menos comum, mas, quando ocorre, relaciona-se com *delirium* subsindrômico[27].

Diagnóstico diferencial

Demência, depressão e psicose são os três principais diagnósticos diferenciais a serem considerados no paciente com suspeita de *delirium*[22,26] (Tabela 154.4).

O *delirium* é um mero epifenômeno de problemas subjacentes; portanto, uma vez que o *delirium* tenha sido diagnosticado, a principal tarefa é identificar sua causa – geralmente mais de uma. Clinicamente, elas se dividem em dois grupos: as que representam ameaça imediata à vida (Tabela 154.5) e as que abrangem diversos diagnósticos diferenciais potenciais[28] (Tabela 154.6). Muitas causas de *delirium* produzirão

Tabela 154.4. Diagnóstico diferencial de *delirium*

Características clínicas	Delirium	Demência	Depressão	Psicose
Início	Agudo	Insidioso	Agudo ou insidioso	Agudo ou insidioso
Duração	Horas a semanas	Meses a anos	Semanas a meses	Semanas a meses
Curso	Flutuante	Crônico e progressivo	Pode ser crônico	Pode ser crônico
Reversibilidade	Usualmente reversível	Irreversível	Usualmente reversível	Usualmente reversível
Nível de consciência	Alterado	Usualmente claro	Claro	Claro
Orientação	Variável	Desorientado	Orientado	Orientado
Atenção e concentração	Pobre	Normal, exceto nos estágios avançados	Pode estar prejudicada	Pode estar prejudicada
Fala	Incoerente	Coerente exceto nos estágios avançados	Usualmente normal	Pode ser tensa
Raciocínio	Desorganizado	Pobre e vago	Usualmente organizado	Pode ser desorganizado
Alucinações	Usualmente visuais ou visuais e auditivas	Frequentemente ausentes	Frequentemente ausentes	Predominantemente auditivas
Atividade psicomotora	Aumentada, reduzida ou variável	Normal	Normal ou reduzida	Variável

Adaptada de: Inouye *et al.*[6]; Organização Mundial da Saúde[20].

sinais físicos, e o exame físico torna-se um importante componente da avaliação desses pacientes. Fatores etiológicos que podem produzir sinais físicos incluem encefalopatia de Wernicke, abstinência ao álcool, encefalopatia hipertensiva, hipoglicemia, choque, sangramento intracraniano, hipoxemia, meningite, insuficiência hepática, lesões focais do SNC, deficiência de vitamina B12 e hidrocefalia de pressão normal. Em muitos desses casos, a pronta detecção desses fatores pelo exame físico, ao contrário de se aguardarem resultados de exames laboratoriais e radiológicos, pode reduzir a mortalidade e a probabilidade de dano neurológico permanente[29].

O *delirium* hipoativo pode mimetizar demência subcortical ou depressão apática com retardo psicomotor, distúrbio do sono e irritabilidade. Entretanto, a apresentação no *delirium* tende a ser mais aguda, enquanto na depressão os sintomas de humor predominam e são mais comuns e persistentes. Na demência com corpúsculos de Lewy, assim como no *delirium*, o nível de consciência flutua e as alucinações visuais se destacam, porém a história é mais longa (meses ou anos) e pode apresentar sintomas parkinsonianos[22].

Avaliação inicial na sala de emergência

O maior desafio nas emergências médicas e UTIs, diante do paciente com suspeita de *delirium*, é a realização de uma avaliação abrangente e cuidadosa. Deve-se ter em mente que demência e distúrbio cognitivo leve são comuns nos pacientes geriátricos que chegam a essas unidades e que esses distúrbios frequentemente não são detectados[5]. O emprego de instrumentos diagnósticos e sua obrigatória documentação, tanto pela enfermagem quanto pela equipe médica, são indispensáveis para futuras avaliações comparativas na evolução desses pacientes. Quando bem-feitas, essas avaliações conduzem a intervenções dirigidas, que podem afetar positivamente a duração da hospitalização e a qualidade de vida desses pacientes. A preexistência de demência, hipertensão arterial e alcoolismo (definido como a ingestão de dois a três drinques diários), associados com doença de alta gravidade na admissão, é um fator considerado de grande importância na identificação de pacientes com *delirium*, na emergência ou UTI. A idade não parece ser um fator importante nesses ambientes, ainda que seu valor na comunidade seja reconhecido. Também é falsa a concepção de que o paciente tenha que apresentar, obrigatoriamente, alucinação ou delírio, pois esses dois sintomas não são obrigatórios para o diagnóstico de *delirium*[30]. Médicos e enfermeiros que atuam em emergências ou UTIs devem demonstrar aptidão, habilidade e agilidade no emprego do CAM-ICU e ICDSC, consideradas as escalas mais adequadas, rápidas e seguras para pacientes graves, intubados ou não[27,30]. Devem-se lembrar de que coma é um fator de risco independente para o desenvolvimento de *delirium* na UTI, que a ventilação mecânica se associa a elevada prevalência (80%), que a sedação desses pacientes com dexmedetomidina pode reduzir esse risco e que benzodiazepínicos podem aumentá-lo[30]. Por último, mas não de menor importância, o que mais conta, para o idoso com *delirium* num serviço de emergência ou UTI, é a presença de uma equipe treinada, motivada e atenta para a ocorrência de *delirium*, isenta de preconceitos contra idosos, capaz de vê-los como pacientes recuperáveis, dignos do empenho de toda a equipe hospitalar e de uma avaliação médica pronta, objetiva, imediata e eficaz.

Tabela 154.5. Causas de *delirium* que ameaçam a vida de forma direta WHHHIMP

Encefalopatia de Wernicke
Hipóxia
Hipoglicemia
Encefalopatia Hipertensiva
Hemorragia Intracerebral
Meningite/encefalite
Envenenamento (do inglês *Poisoning*)

Fonte: Cassem NH, Murray GB, Lafayette JM, A Stern T. Delirious patients. In: Stern TA, Fricchione GI, Cassem NH, Jellinek MS, Rosenbaum JF, editors. The MGH handbook of general hospital psychiatry. 5th ed. Philadelphia: Mosby; 2004. p. 119-34.

Tabela 154.6. Diagnóstico diferencial de *delirium* – *I watch death*

I	Infectious	Infecções [encefalite, meningite, vírus da imunodeficiência humana (HIV), infecções do trato urinário (ITU), pneumonia, sepse]
W	Withdrawal	Abstinência (álcool, barbitúricos, benzodiazepínicos)
A	Acute	Distúrbio metabólico agudo (desequilíbrio eletrolítico, insuficiência hepática ou renal)
T	Trauma	Trauma (traumatismo craniano, pós-operatório)
C	CNS	Patologia do SNC [acidente vascular cerebral (AVC), hemorragia, tumor, convulsão, Parkinson]
H	Hypoxia	Hipóxia [anemia, envenenamento por monóxido de carbono, insuficiência cardíaca congestiva (ICC), embolia pulmonar]
D	Deficiencies	Deficiências (vitamina B12, ácido fólico, tiamina)
E	Endocrinopathies	Endocrinopatias (tireoide, hiper ou hipoglicemia, paratireoide, suprarrenal)
A	Acute	Vasculopatia aguda (choque, vasculite, encefalopatia hipertensiva)
T	Toxins	Toxinas, uso de drogas ou medicamentos (álcool, anestésicos, anticolinérgicos, opioides)
H	Heavy	Metais pesados (arsênico, chumbo, manganês, mercúrio)

CNS: central *nervous system*.

Adaptado de: Wise MG. Delirium. In: Hales RE, Yudofsky SC, editors. American Psychiatric Press Textbook of Neuropsychiatry. Washington, DC: American Psychiatric Press Inc.; 1986. p. 89-103.

Conduta na sala de emergência

Uma vez firmado o diagnóstico de *delirium*, a primeira abordagem deve ser não farmacológica. O acesso de familiares deve ser permitido sempre que possível, assim como o uso de óculos, próteses auditivas e dentárias, essenciais para prevenção de *delirium*. Manter o ambiente calmo e silencioso (coisa difícil numa UTI geral) e bem iluminado ajuda a minimizar a incidência e a prevalência de *delirium* nessas unidades. Deve-se evitar ao máximo a adoção de procedimentos comuns nesses ambientes, como intubação, cateterismo vesical, sonda retal e a famigerada contenção física, uma vez que todos esses são importantes fatores precipitantes de *delirium*. A decisão de optar por tais medidas requer julgamento aprofundado dos seus riscos, na população geriátrica.

Ao falar com o paciente, deve-se buscar o contato direto, olho no olho, aproximar-se dele e falar pausadamente, evitando ao máximo falar apressadamente e usar termos técnicos. As perguntas e explicações médicas devem ser feitas de forma clara e pausada, assegurando-se que o paciente, em caso de surdez, esteja com sua prótese auditiva bem instalada, com baterias novas; caso use óculos, que eles estejam bem limpos e bem posicionados; se fizer uso de dentadura, que ela esteja bem fixada, de modo a facilitar a comunicação com o examinador. A mobilização precoce de pacientes idosos em UTI, sempre que possível, deve ser implementada para reduzir a incidência e a duração do *delirium* (nível de evidência +1B). Essa conduta resulta também em encurtamento do tempo de internamento na UTI, da duração da hospitalização, melhora do estado funcional, tempo fora do ventilador, profundidade da sedação e custos hospitalares, além de não apresentar risco para os pacientes[30].

Monitorização, tratamentos, prescrição

O *delirium* tem curso flutuante, elevada prevalência e incidência nos serviços de emergência e UTIs e não é percebido pela equipe hospitalar na quase totalidade dos casos. Por essas razões, a monitorização dos pacientes deve ser diária e não deve ser atribuição exclusiva do médico, e sim uma atitude da equipe multidisciplinar que atua nessas unidades. Todos os membros da equipe devem ser capazes de reconhecer, avaliar e monitorizar os sintomas apresentados pelos pacientes com *delirium* ou *delirium* subsindrômico, além de vigiar atentamente aqueles que não apresentam sintomas de *delirium*. Os instrumentos CAM-ICU e ICDSC são os mais aceitos pela elevada sensibilidade e especificidade. Sem atitude proativa e vigilante, muitos casos de *delirium* serão ignorados, acrescentando desfechos desfavoráveis e tratamentos desnecessários. O diagnóstico precoce de *delirium* reduz as perdas cognitivas e de qualidade de vida dos pacientes após a alta hospitalar. Evidências comprovam que, quando o rastreio do *delirium* está integrado num protocolo bem definido, com estratégias de atuação, observam-se benefícios clínicos e econômicos significativos[31].

O tratamento inicial deve ser sempre não farmacológico, particularmente com medidas de orientação para a realidade, preservação do sono, hidratação adequada, ambiente tão calmo quanto possível e a busca por um fator etiológico como septicemia, hipóxia, hiponatremia, infecção urinária ou respiratória, apenas para citar os mais comuns, sobre os quais medidas corretivas mostram-se eficazes na reversão do *delirium*. O tratamento farmacológico para os sintomas de *delirium* é controverso e não deve ser instituído sem a busca da causa básica ou em prejuízo dela. O uso de haloperidol venoso ou antipsicóticos atípicos não foi suficientemente estudado em pacientes graves de emergências ou UTIs e não foi recomendado no último consenso do Colégio Americano de Medicina Intensiva[30]. No *delirium* não relacionado com abstinência de benzodiazepínicos ou álcool, a sedação com dexmedetomidina em lugar de benzodiazepínicos, reduz a duração do *delirium*. A dose média recomendada de dexmedetomidina para sedação de pacientes idosos com *delirium* em UTI varia entre 0,1 e 0,7 mcg/kg/hora, sem dose de ataque. O nível de sedação deve ser supervisionado para ficar entre -2 e +1 na escala RASS (*Richmond Agitation-Sedation Scale*), vigiando-se atentamente a ocorrência de bradicardia e hipotensão[32]. A dexmedetomidina em dose baixa (0,1 mcg/kg/hora) mostrou-se segura e eficaz na prevenção de *delirium* no pós-operatório em idosos submetidos a cirurgia não cardíaca, até o sétimo dia pós-operatório, em pacientes intubados ou não, com benefícios na redução da incidência de *delirium*, duração da ventilação mecânica, taquicardia, hipertensão, hipoxemia, duração da internação na UTI, qualidade do sono e maior percentagem de alta hospitalar precoce, sem aumento de efeitos adversos em comparação ao placebo[33]. O uso de haloperidol venoso ou antipsicóticos atípicos não foi suficientemente estudado em pacientes graves de emergências ou UTIs e não foi recomendado no último consenso do Colégio Americano de Medicina Intensiva. Pacientes em uso de dexmedetomidina por até sete dias podem desenvolver síndrome de abstinência, 24 a 48 horas após a interrupção do tratamento, com náusea, vômitos e agitação em até 4,9% dos casos, enquanto essa taxa se eleva para 8,2% com midazolam[30]. Por sua vez, não se deve esquecer de que a abstinência do álcool é um fenômeno de importância epidemiológica crescente nas emergências e UTIs e nesses casos a agitação e o *delirium* são tratados preferencialmente com benzodiazepínicos. A evidência científica, nessa área, é limitada, sobretudo por se tratar de estudos com amostras pequenas. Portanto, são necessários mais ensaios clínicos, bem desenhados e com menores limitações para definir melhor qual o tratamento de primeira linha para o *delirium*[30,31].

Conclusão

O *delirium* é uma síndrome de elevada prevalência que está presente em mais da metade dos pacientes idosos nas emergências médicas e UTIs. A maioria dos casos é do tipo hipoativo, os quais não são diagnosticados em cerca de 90%, evoluindo silenciosamente com grave prejuízo para a qualidade de vida, aumento da permanência na UTI e hospital, demanda de recursos médicos e laboratoriais, maior morbidade e mortalidade e aumento considerável dos custos hospitalares. Há imperiosa necessidade de treinamento e qualificação dos profissionais médicos e paramédicos que atuam nessas unidades para que minimizem e mudem, de forma consistente, essa triste realidade. Sobram evidências científicas que comprovam os benefícios de que o diagnóstico precoce reverte de forma consistente e positiva o cortejo de consequências nefastas acarretadas por *delirium* não diagnosticado na população idosa, tão prevalente nessas unidades médicas. Finalizo lembrando Carl Jung: *"Conheça todas as teorias, domine todas as técnicas, mas, ao tocar uma alma humana, seja apenas outra alma humana"*.

Referências bibliográficas

1. Inouye SK, Westendorp RGJ, Saczynski JS. Delirium in elderly people. Lancet. 2014;383:911-22.
2. Vasilevskis EE, Han JH, Hughes CG, Ely EW. Epidemiology and risk factors for delirium across hospital settings. Best Pract Res Clin Anaesthesiol. 2012;26:277-87.

3. Inouye SK, Marcantonio ER, Kosar CM, Tommet D, Schmitt EM, Travison TG, et al. The short-term and long-term relationship between delirium and cognitive trajectory in older surgical patients. Alzheimers Dement. 2016;12(7):766-75.
4. Ford AH. Preventing delirium in dementia: managing risk factors. Maturitas. 2016;92:35-40.
5. Han, JH, Zimmerman, EE, Cutler, N, Schnelle, J, Morandi, A, Dittus, R, et al. Delirium in older emergency department patients: recognition, risk factors, and psychomotor subtypes. Acad Emerg Med. 2009;16(3):193-200.
6. Inouye SK, van Dyck CH, Alessi CA, Balkin S, Siegal AP, Horwitz RI. Clarifying confusion: the confusion assessment method. A new method for detection of delirium. Ann Intern Med. 1990;113:941-8.
7. Ely EW, Margolin R, Francis J, May L, Truman B, Dittus R, et al. Evaluation of delirium in critically ill patients: validation of the Confusion Assessment Method for the Intensive Care Unit (CAM-ICU). Crit Care Med. 2001;29:1370-9.
8. van der Mast RC. Pathophysiology of delirium. J Geriatr Psychiatry Neurol. 1998;11:138-45.
9. Maldonado JR. Neuropathogenesis of delirium: review of current etiologic theories and common pathways. Am J Geriatr Psychiatry. 2013;21:1190-222.
10. Maclullich AMJ, Anand A, Davis DHJ, Jackson T, Barugh AJ, Hall RJ, et al. New horizons in the pathogenesis, assessment and management of delirium. Age Ageing. 2013;42:667-74.
11. Hov KR, Berg JP, Frihagen F, Ræder J, Hall R, Wyller TB, et al. Blood-cerebrospinal fluid barrier integrity in delirium determined by Q-albumin. Dement Geriatr Cogn Disord. 2016;41(3-4):192-8.
12. Neerland BE, Hall RJ, Seljeflot I, Frihagen F, MacLullich AMJ, Raeder J, et al. Associations between delirium and preoperative cerebrospinal fluid C-reactive protein, interleukin-6, and interleukin-6 receptor in individuals with acute hip fracture. J Am Geriatr Soc. 2016;64:1456-63.
13. Doorn KJ, Lucassen PJ, Boddeke HW, Prins M, Berendse HW, Drukarch B, et al. Emerging roles of microglial activation and non-motor symptoms in Parkinson's disease. Prog Neurobiol. 2012;98:222-38.
14. Amor S, Puentes F, Baker D, van der Valk P. Inflammation in neurodegenerative diseases. Immunology. 2010;129:154-69.
15. Fabbri RMA, Moreira MA, Garrido R, Almeida OP. Validity and Reliability of the Portuguese version of the Confusion Assessment Method (CAM) for the detection of delirium in the elderly. Arq Neuropsiquiatr. 2001;59(2-A):175-9.
16. Bergeron N, Dubois MJ, Dumont M, Dial S, Skrobik Y. Intensive care delirium screening checklist: evaluation of a new screening tool. Intensive Care Med. 2001;27:859-64.
17. Carvalho JPLM, Almeida ARP, Gusmão-Flores D. Escalas de avaliação de delirium em pacientes graves: revisão sistemática da literatura. Rev Bras Ter Intensiva. 2013;25(2):148-54.
18. American Psychiatric Association. Neurocognitive disorders. DSM-5. Washington, DC/London: American Psychiatric Publishing; 2013.
19. Organização Mundial da Saúde. CID-10: Classificação Estatística Internacional de Doenças com disquete. São Paulo: Edusp; 1994. v. 1.
20. Teng EL, Chui HC. The modified mini-mental state (3MS) examination. J Clin Psychiatry. 1987;48:314-8.
21. Jorm AF, Scott R, Cullen JS, MacKinnon AJ. Performance of the Informant Questionnaire on Cognitive Decline in the Elderly (IQCODE) as a screening test for dementia. Psychol Med. 1991;21:785-90.
22. Saxena S, Lawley D. Delirium in the elderly: a clinical review. Postgrad Med J. 2009;85:405-13.
23. Robinson TN, Raeburn CD, Tran ZV, Brenner LA, Moss M. Motor subtypes of postoperative delirium in older adults. Arch Surg. 2011;146(3):295-300.
24. O'Keeffe ST, Lavan JN. Clinical significance of delirium subtypes in older people. Age Ageing. 1999;28:115-9.
25. McCusker J, Cole M, Dendukuri N, Han L, Belzile E. The course of delirium in older medical inpatients: a prospective Study. J Gen Intern Med. 2003;18:696-704.
26. Mittal V, Muralee S, Williamson D, McEnerney N, Thomas J, Cash M, et al. Delirium in the elderly: a comprehensive review. Am J Alzheimer's Dis Other Demen. 2011;26(2):97-109.
27. Trzepacz PT, Franco JG, Meagher DJ, Lee Y, Kim JL, Kishi Y, et al. Phenotype of subsyndromal delirium using pooled multicultural delirium rating scale – revised-98 data. J Psychosom Res. 2012;73(1):10-7.
28. Querques J, Fernandez-Robles C, Quinn D, Brennan MM, Fricchione G. Evaluation and management of delirium. In: Amos JJ, Robinson RG, editors. Psychosomatic medicine – an introduction to consultation-liaison psychiatry. Cambridge: Cambridge University Press; 2010. chapter 7, p. 64-72.
29. Scott P. The Physical Examination in Psychiatry. Jefferson Journal of Psychiatry. 1988;6(2): Article 4. Disponível em: http://jdc.jefferson.edu/jeffjpsychiatry/vol6/iss2/4. Acesso em: 2 set. 2016.
30. Barr J, Fraser GL, Puntillo K, Ely EW, Gélinas C, Dasta JF, et al. Clinical practice guidelines for the management of pain, agitation, and delirium in adult patients in the intensive care unit. Crit Care Med. 2013;41(1):263-306.
31. Faria RSB, Moreno RP. Delirium na unidade de cuidados intensivos: uma realidade subdiagnosticada. Rev Bras Ter Intensiva. 2013;25(2):137-47.
32. Riker RR, Shehabi Y, Bokesch PM, Ceraso D, Wisemandle W, Koura F, et al. Dexmedetomidine vs Midazolam for sedation of critically ill patients: a randomized trial. JAMA. 2009;301(5):489-99.
33. Su X, Meng ZT, Wu XH, Cui F, Li HL, Wang DX, et al. Dexmedetomidine for prevention of delirium in elderly patients after nan-cardiac surgery: a randomised, double-blind, placebo-controlled trial. Lancet. 2016;388(10054):1893-902.

PRINCÍPIOS GERAIS DA ABORDAGEM NO ATENDIMENTO DE CRIANÇAS E ADOLESCENTES

Maria Livia Ribeiro Duncan
Sheila Cavalcante Caetano
Sandra Scivoletto

Um estudo epidemiológico realizado no sudeste do Brasil descreve que 10% a 15% de crianças e adolescentes são acometidos de algum transtorno psiquiátrico[1]. Não há dados sobre o atendimento emergencial dessa população no nosso país, mas pesquisas realizadas nos Estados Unidos mostram aumento na proporção de atendimentos a crianças e adolescentes com queixas psiquiátricas em serviços de emergência[2,3], confirmando a importância desse tema.

É nesse contexto que a capacitação de pediatras para a melhor abordagem das queixas psiquiátricas no atendimento emergencial torna-se imprescindível. O capítulo presente tem como objetivo principal ser um facilitador dessa questão.

Definição

No Brasil, o Estatuto da Criança e do Adolescente (ECA) define como criança a pessoa até 12 anos de idade incompletos e como adolescente a pessoa de 12 a 18 anos de idade. Crianças e adolescentes que apresentem alterações comportamentais e emocionais graves e agudas/reagudizações podem necessitar de atendimento médico de urgência.

As queixas psiquiátricas mais frequentes em atendimentos emergenciais de países ocidentais são: abuso de substâncias, *overdose*, transtornos de humor, transtornos de ansiedade e transtornos de comportamento[4,5].

Crianças e adolescentes trazidas para atendimento emergencial com queixas relacionadas à saúde mental precisam ser abordadas com o objetivo de esclarecer a queixa trazida, mas também de avaliar risco para si e terceiros.

A avaliação do risco é o primeiro cuidado do atendimento e, muitas vezes, a intervenção nesse momento já se torna necessária. É importante ressaltar que a avaliação também terá como objetivo esclarecer se o sujeito está vivenciando uma crise desencadeada por um transtorno psiquiátrico ou secundária a outros problemas relacionados à saúde mental ou, ainda, a ambos[6]. Tal diferenciação implica diretamente outro objetivo da avaliação – orientar sobre a continuidade do tratamento e se há necessidade de observação e hospitalização.

Raramente a situação trazida à emergência ocorre de forma abrupta. O mais comum é a queixa ser um agravamento de uma patologia preexistente (muitas vezes desestabilizada por mudanças ambientais) ou que aconteça secundariamente a um evento ambiental, ou que se configure como uma resposta a situações de dificuldades na dinâmica familiar ou situações de vida daquela criança[7].

Apresentação clínica

A seguir discutiremos as principais apresentações clínicas de crianças e adolescentes avaliados em serviços de emergência.

Comportamento agressivo

A agressividade é um sintoma pouco específico na prática psiquiátrica, mas altamente sensível para a detecção de transtornos psiquiátricos, principalmente transtornos de conduta (TC), transtorno de desafio e oposição (TOD), transtorno de déficit de atenção e hiperatividade (TDAH), transtorno disruptivo de desregulação do humor, transtornos do espectro autista (TEA), deficiência intelectual (DI), psicoses, transtornos de humor (TH), abuso ou intoxicação por drogas e transtornos conversivos/dissociativos[8].

O comportamento agressivo é muito frequente em atendimentos emergenciais e é importante caracterizar a situação em que esse comportamento ocorre, sua frequência, intensidade e duração. Essa investigação ajuda no diagnóstico diferencial e manejo adequado dele. Quadros isolados com desencadeadores explícitos tendem a ocorrer sem a presença de transtorno mental, sendo secundários a fatores sociais e emocionais vivenciados pela criança. Nesses casos, o comportamento ocorre num contexto específico e, geralmente, com intensidade mais leve[9].

Intoxicações e quadros confusionais

A adolescência caracteriza-se por um período de descobertas, formação de identidade, desenvolvimento marcante de habilidades sociais (interação com o grupo) e busca de novas sensações. Por isso, é um período de maior vulnerabilidade para a experimentação de novos comportamentos, como uso de drogas e álcool, tatuagens, *piercings*, autolesão, início da vida sexual. O uso de drogas e álcool nesse período da vida merece especial atenção, por poder interferir num cérebro ainda em formação. No Brasil, esse número vem crescendo cada vez mais, chegando a níveis de preocupação de saúde pública[10].

A situação clínica relacionada ao tema que mais preocupa no atendimento emergencial é a intoxicação aguda, pois a síndrome de abstinência grave não é tão comum nessa população[8].

Quadros de ansiedade, com sintomas similares a crises de pânico (com sintomatologia autonômica importante), também podem ocorrer secundariamente ao uso de substâncias, e ele deve ser investigado objetivamente como possível etiologia do quadro.

A intoxicação aguda pode manifestar-se com agressividade, agitação psicomotora, sintomas psicóticos e até estados confusionais que são mais preocupantes. Alguns sintomas físicos podem estar mais relacionados com o uso de uma substância específica, conforme mostrado na Tabela 155.1.

Quanto às intoxicações exógenas em crianças e adolescentes, costumam ocorrer em menor frequência e, geralmente, por acidentes domésticos; enquanto em adolescentes estão relacionadas à tentativa de suicídio[11].

Comportamento suicida

Dados do mapa de violência do Brasil de 2012 apontam para um baixo índice de suicídio entre crianças e adolescentes comparado a outros países, ocupando a 60ª posição. Porém, o aumento dessa taxa em 26% nos últimos 10 anos e a prevalência na faixa etária entre 18 e 19 anos trazem preocupação[10]. Tal crescimento pode estar relacionado ao aumento do uso de substâncias por essa população, mas também pode ser consequência de maior cobrança de desempenho num contexto competitivo que se estabelece em muitas culturas.

O comportamento suicida pode estar relacionado com diversos transtornos mentais, como transtornos de humor, transtornos psicóticos, abuso de substâncias, entre outros[8], mas também pode ocorrer secundariamente a problemas emocionais e de desajuste familiar ou ainda relacionado a doenças clínicas crônicas[12-14].

Durante a avaliação emergencial, é importante que se tenha em foco não só a investigação diagnóstica do paciente, mas a avaliação de risco de suicídio ou de nova tentativa. Após a avaliação de risco, deve-se fazer a investigação ativa de presença de transtornos psiquiátricos, visto que crianças e adolescentes portadores de transtorno psiquiátrico apresentam maior risco de cometer suicídio, principalmente relacionados aos diagnósticos de transtorno de humor, transtorno de conduta e abuso de substâncias[15,16].

Por se tratar de uma investigação delicada, deveria ser realizada em ambiente tranquilo, sem pressa e procurando sempre ser empático com o paciente. O conceito de morte se modifica ao longo do desenvolvimento, podendo ainda não estar claro em crianças menores de 7 anos. Assim, uma abordagem de forma mais lúdica usando brinquedos e jogos pode ser mais indicada nessa faixa etária.

Visando manter uma boa aliança terapêutica, deve-se enfatizar que o conteúdo verbalizado pelo paciente é sigiloso, a não ser que ele apresente no discurso conteúdos de autoextermínio ou ideias homicidas. Tal esclarecimento deve ser enfatizado como uma preocupação de ajudá-lo, e não de denunciá-lo.

Tabela 155.1. Sintomas clínicos e níveis de gravidade de intoxicação pós-substâncias psicoativas

Substâncias	Quadro clínico	Gravidade da intoxicação aguda
Álcool	Fala pastosa, descoordenação motora, podendo apresentar marcha atáxica e reflexos lentificados. Hálito etílico e rebaixamento do nível de consciência, prejudicando funções cognitivas como memória e atenção	Moderada, podendo ser grave se usada com outras substâncias
Cocaína	Agitação, euforia, dificuldade na concentração, sintomas psicóticos, ansiedade, crises de pânico, taquicardia, arritmias e convulsões	Grave
Maconha	Raros sintomas de intoxicação aguda, podendo apresentar "efeitos desagradáveis": ansiedade, "reações depressivas" e sintomas psicóticos frustros	Leve
Opiáceo	Analgesia, sedação, tontura, supressão do reflexo da tosse, depressão respiratória, pupilas contraídas	Grave
Barbitúrico	Sonolência, ataxia, confusão mental, fala incompreensível, pupilas mióticas ou midriáticas	Grave
Antidepressivos tricíclicos	Síndrome anticolinérgica, hipertermia, mioclonia, distonia, arritmias	Moderada
Inibidores da receptação de serotonina	Tremores, mioclonia, rigidez, confusão mental	Leve
Benzodiazepínicos	Sonolência, letargia, sedação, ataxia, alteração na fala, hiporreflexia e amnésia	Moderada
Solventes	Euforia, desinibição, ataxia, zumbido, risos imotivados, fala pastosa e convulsões	Grave
Alucinógenos	Distorções perceptivas, ilusões visuais e auditivas, ideias deliroides, pensamento acelerado, sintomas ansiosos	Moderada

Durante a entrevista, é importante acessar o grau de planejamento da tentativa, conteúdo de desesperança, ausência de perspectiva de futuro, suporte familiar e perdas emocionais/sociais recentes como rompimento de relacionamento, reprovações, entre outras. Esses são fatores relacionados com gravidade e possíveis tentativas futuras.

História de tentativa ou suicídio na família também caracteriza fator de risco tanto do ponto de vista genético como ambiental[17].

Resumidamente, a Tabela 155.2[18,19] apresenta os parâmetros empregados para avaliação de risco para comportamento suicida.

Psicose

Os transtornos psicóticos ocorrem fundamentalmente com alterações de pensamento e percepção do meio, sendo delírios e alucinações os elementos mais característicos. Em crianças, tais elementos podem não estar tão claros como no adulto.

É comum crianças pequenas terem um "amigo imaginário" ou "fantasiarem" sobre situações pouco compreensíveis para adultos, porém raramente tais comportamentos causam prejuízo na funcionalidade desses pacientes.

Sintomas comuns nessa faixa etária são, além das alucinações e delírios, pensamento desorganizado, isolamento e difícil contato com a realidade. Prejuízo no controle das emoções pode estar presente, sob a forma de labilidade ou incongruência afetiva, além de agressividade e "comportamentos bizarros".

Durante o atendimento emergencial, os pacientes podem apresentar-se amedrontados e apreensivos, bem como agitados e irritadiços[7].

Nessa faixa etária, é importante que seja realizada avaliação clínica e neurológica mais detalhada, com o objetivo de diagnóstico diferencial com patologias orgânicas, principalmente em quadros de início abrupto e de sintomatologia mais exuberante. Nesses casos, a exclusão de intoxicações por drogas, inclusive por exames laboratoriais, também se faz necessária[8].

Transtornos ansiosos

Existem várias subclassificações de transtornos ansiosos, estando a reação aguda ao estresse, o transtorno do estresse pós-traumático, o transtorno de pânico e a fobia social mais relacionados com situações de emergência[7].

Em crianças, os sintomas ansiosos se apresentam muitas vezes como queixas somáticas, como cefaleia e dor abdominal. A investigação clínica desses sintomas é importante para o diagnóstico diferencial com patologias orgânicas.

O mais importante em situações de emergência é fazer uma investigação clínica mais completa e também entender o funcionamento da criança, buscando outras informações que possam contribuir para um diagnóstico de transtorno ansioso.

Na entrevista e exame psíquico, é necessário entender o funcionamento global da criança observando ativamente outros sintomas que podem estar associados a quadros ansiosos. Crianças mais evitativas, com dificuldades em se expor, podem apresentar mais queixas ansiosas. Eventos traumáticos também podem ser relacionados com o sintoma, e história de ansiedade de separação atual ou anterior pode também contribuir para queixas ansiosas. Crises de pânico manifestam-se com palpitações, sudorese, tremor, falta de ar e tontura, e podem estar relacionadas a situações estressoras, não obrigatoriamente sugerindo um diagnóstico de transtorno de pânico. É a recorrência e o impacto desses eventos que caracterizará o diagnóstico. Crianças e adolescentes que apresentam elevada autocobrança, principalmente com desempenho escolar ou em avaliações, podem apresentar quadros agudos de ansiedade, geralmente relacionados aos períodos de maior cobrança (provas na escola, competições, por exemplo). Essas questões também devem ser investigadas para que a família e o paciente sejam orientados para tratamento posterior.

Tabela 155.2. Parâmetros para avaliação do comportamento suicida[19,20]

Parâmetros	Alto risco	Baixo risco
Transtorno psiquiátrico	– Transtornos psicóticos (alucinações e delírios relacionados à morte) – Transtorno depressivo grave com ideias niilistas e desesperança em relação ao futuro	– Ausência de transtornos mentais – Planos para o futuro
Intenção de morrer	– Pensamentos claros de morte	– Ideias vagas, pouco claras
Histórico de suicídio	– Presença de tentativas prévias graves	– Ausência de tentativas prévias
Uso de substâncias	– Dependência ou uso abusivo de drogas	– Sem histórico ou uso pouco frequente de drogas
Métodos	– Enforcamento, envenenamento, pular de uma grande altura	– Cortes superficiais, queimaduras leves
Comunicação	– Comportamento hostil, com difícil contato, dados conflitantes, recusa a ajuda, isolamento – Histórico de *bullying* ou *cyberbullying*	– Consegue estabelecer aliança terapêutica, aceita ajuda, traz informações claras sobre suas dificuldades
Família	– Baixa continência familiar – Relação conflitante com os pais – História de violência doméstica – Pais portadores de transtorno mental	– Família continente e disponível – Boa relação com os pais

Transtornos alimentares

Os transtornos alimentares ocorrem mais frequentemente em adolescentes do sexo feminino entre 15 e 19 anos, sendo os diagnósticos de bulimia e anorexia nervosa os mais frequentes[7,20].

De forma geral, a anorexia nervosa caracteriza-se pela restrição alimentar e medo de ganhar peso, enquanto a bulimia é marcada por episódios de *binge* (ingesta de grande quantidade de alimento em pouco tempo) em caráter egodistônico (causam desconforto ao indivíduo) associados a comportamentos compensatórios que evitariam o ganho de peso, como provocar vômitos e uso de laxantes.

A busca por atendimento emergencial se faz mais frequentemente por uma demanda clínica, mas também podem ocorrer por quadros depressivos graves, abuso de substâncias, automutilação e até tentativa de suicídio, que ocorrem devido ao sentimento contínuo de insatisfação com o próprio corpo.

Maus-tratos na infância e adolescência

Os maus-tratos são definidos como ações prejudiciais à criança com a ocorrência de danos oriundos dessa prática, por omissão, supressão ou transgressão dos direitos da criança ou adolescente. Os maus-tratos podem ser físicos, sexuais, psicológicos ou por negligência.

No Brasil, os maus-tratos na infância podem ser considerados um problema social e de saúde pública[21]. Estima-se que 18 mil crianças e adolescentes sejam espancados diariamente e que somente um caso seja denunciado para cada 20 casos de violência. Por volta de 10% das crianças vítimas de maus-tratos que chegam aos serviços de emergência, 5% delas morrem na convivência com os agressores e 35% são maltratadas de novo[22]. Apenas 10% das crianças vítimas de maus-tratos chegam aos serviços de emergência. Dessas crianças, 5% morrem na convivência com os agressores e 35% são maltratadas novamente.

A vivência de experiências negativas em idade precoce tem grande impacto no desenvolvimento cognitivo e emocional de crianças e adolescentes, com consequências a longo prazo, incluindo mudanças em estruturas cerebrais e aumentando o risco para o desenvolvimento de transtornos mentais[23].

No Brasil, desde 2009, é obrigatória a notificação de violência doméstica, sexual e/ou outras violências pelo Sinan (Sistema de Notificação de Agravos de Notificação). Tal notificação é realizada por meio do preenchimento de uma ficha de notificação específica por um gestor de saúde do Sistema Único de Saúde (SUS) em vigência de suspeita de situação de violência. Segundo o Sinan, no ano de 2011, os registros correspondentes à população de 0 a 19 anos corresponderam a 40% do total, sendo a faixa etária menor que 1 ano a que detinha o maior índice, seguida pela faixa etária de 15 a 19 anos[10].

Vários trabalhos apontam que profissionais de saúde e educação ainda não reportam suas suspeitas de crianças que sofrem maus-tratos adequadamente[24-26]. Para melhorar esse registro, vários departamentos de emergência passaram a utilizar protocolos específicos para melhor avaliar essa situação, porém autores de uma revisão sistemática concluíram que a avaliação de um clínico experiente é mais efetiva que testes de triagem[26]. Dessa forma, a capacitação de clínicos que lidam com essa população rotineiramente seria um importante avanço.

Como em praticamente toda avaliação com a criança, um bom contato é prioritário, tentando sempre transmitir segurança e cuidado. A observação dos familiares, assim como a reação da criança diante de alguns familiares ou adultos, também é fundamental, visto que muitas vezes os maus-tratos acontecem dentro da própria casa. No Brasil, em 2015, a maioria das vítimas era do sexo feminino, entre 8 e 11 anos, e o perfil dos agressores: mãe (37,18%); pai (17,64%); não informado (13,69); desconhecido (5,90%); padrasto (4,91%); avô (3,36%); tio(a) (3,33%); vizinho(a) (2,09%); irmão(ã) (1,62%); diretor(a) da escola (1,51%) e outras relações menos recorrentes (8,77%)[27].

Alguns sinais e sintomas observados durante a avaliação podem estar mais relacionados a possíveis maus-tratos[28] (Tabela 155.3):

- Exame físico: diferentes tipos de lesão, como hematomas, fratura, em variadas etapas de cicatrização;
- Achados laboratoriais: consolidações diferentes de fraturas. Exame de urina, doenças sexualmente transmissíveis;
- Entrevista/exame mental: história inconsistente dos pais, falta de informações objetivas, recusa em deixar o paciente ser avaliado sozinho; reações de medo da criança diante de algum adulto; postura defensiva da criança, hipervigilância.

A criança que sofre maus-tratos pode apresentar-se à emergência com quadros diversos, desde muito arredias, ansiosas e inseguras até com comportamentos mais desorganizados, agitadas e agressivas.

Resumidamente, o clínico que está avaliando a criança tem de priorizar a investigação objetiva do quadro e o registro

Tabela 155.3. Dados sobre família e criança atendidas na emergência que podem estar mais relacionados a maus-tratos[27,28]

Criança	Família
– Fraturas ou queimaduras diversas em fases diferentes de cicatrização	– Demora a procurar serviços de saúde em vigência de lesões óbvias
– Repetidas visitas à emergência	– Dados inconsistentes sobre o motivo do atendimento, por vezes sendo contraditórios com a lesão ou com a história relatada pela criança
– Alteração de comportamento, podendo apresentar-se desde comportamento tímido e evitativo até agressividade	– Prejuízo de informações sobre a criança e seu desenvolvimento
– Dificuldade em manter-se longe dos pais durante a entrevista ou demonstra alteração de comportamento perto do agressor	– Dificuldade em deixar a criança ser atendida sozinha
– Dificuldade ou recusa em explicar o que aconteceu	– Famílias desestruturadas; histórico de agressões a outras pessoas da família; pais usuários de álcool ou drogas

preciso de informações, evitando abreviações e resumos. A avaliação da criança sozinha e com familiares diferentes também pode ser esclarecedora: é importante observar eventuais mudanças de comportamento – especialmente retraimento – na presença de diferentes familiares. Não é infrequente a criança não estabelecer contato ou até negar a ocorrência de conflitos familiares, especialmente quando se sente ameaçada. Daí a importância de estabelecer bom vínculo e conversar com a criança sozinha e em ambiente reservado, garantindo o sigilo e salientando que o principal objetivo é garantir seu bem-estar e sua proteção. Também é importante enfatizar que, como dito anteriormente, basta a existência de suspeita clínica para a obrigatoriedade legal de notificação do caso. Nos casos graves, em que há forte suspeita e identifica-se o risco de revitimização, pode ser necessária a internação no serviço de emergência mesmo para garantir a segurança da criança enquanto se procede à avaliação mais detalhada.

Avaliação

A avaliação psiquiátrica de crianças e adolescentes difere da avaliação em adultos em muitos aspectos. Primariamente, a queixa geralmente é trazida pelos pais, sendo pouco frequente a demanda espontânea, mesmo em adolescentes. Além disso, informações necessárias à avaliação, como dados específicos sobre o desenvolvimento, tratamentos anteriores ou patologias associadas, raramente podem ser esclarecidas pelo paciente, sendo necessário o contato com familiares. Desse modo, um ponto crítico da entrevista/avaliação nesse público é como será conduzido o primeiro contato com ele e como serão tratadas outras questões como o sigilo, por exemplo. Apesar de se estar numa emergência, o atendimento tem de buscar uma visão mais ampla possível, não só explorando a queixa relatada, mas também tentando identificar a funcionalidade do paciente nos vários contextos de vida como escola, família e comunidade onde vive. Tais aspectos são fundamentais para o diagnóstico diferencial entre a presença de um transtorno psiquiátrico ou uma resposta "disfuncional" a outros problemas que podem resultar em prejuízo da saúde mental.

De forma geral, é interessante que a avaliação contemple, em momentos distintos, uma entrevista com a criança sozinha e junto aos pais, e também um momento com os pais sozinhos. Porém, sabe-se que nem sempre isso será possível dependendo do grau de agitação e dinâmica identificados. Assim, cabe ao avaliador discernir sobre como conduzirá a entrevista, sempre tendo em foco a queixa trazida à emergência, como veremos em cada situação adiante.

Crianças menores de 12 anos, geralmente, têm mais dificuldade em falar sobre seu humor, bem como de desencadeadores de sintomas, início e duração deles, além de não conseguirem se comparar adequadamente a seus pares e responder a outras perguntas que precisem de um juízo crítico melhor estabelecido[29]. Dessa forma, a entrevista da criança com os pais pode facilitar essas questões, bem como levantar possíveis tópicos a serem abordados com a criança sozinha num segundo momento.

Alguns pacientes, mesmo de menor faixa etária, conseguem expressar seus sentimentos e ter percepção crítica do que pode estar acontecendo; assim a entrevista com a criança sozinha poderá trazer informações não contempladas anteriormente. Não é infrequente a criança evitar relatar na frente dos pais ou cuidadores algumas situações que podem estar relacionadas aos sintomas apresentados (por exemplo, vergonha por dificuldades na escola, estar sofrendo *bullying* e não querer expor aos pais ou mesmo situações envolvendo relacionamentos mais íntimos). Por outro lado, situações constrangedoras para a criança (por exemplo: *bullying* escolar) podem ser evitadas de falar na frente delas, ou ainda questões que sejam puramente de esclarecimento diagnóstico para os pais e orientações em como lidar com possíveis comportamentos inadequados de seus filhos não necessitam ser tratados na presença da criança.

A entrevista com os pais tem quatro objetivos, principalmente. O primeiro é esclarecer o motivo pelo qual a criança está sendo trazida à emergência e o impacto que esses sintomas têm causado não só na criança, mas nos pais individualmente, como casal, na família como um todo e em outros ambientes como o escolar. O segundo é colher uma história objetiva do passado da criança, como tratamentos anteriores, medicações previamente utilizadas, bem como obter uma visão ampla do desenvolvimento cognitivo e psicológico do paciente, com possíveis esclarecimentos sobre principais dificuldades encontradas ao longo de seu desenvolvimento, assim como de possíveis "pontos fortes" da criança, como, por exemplo, as etapas que foram facilmente cumpridas ou em que ela possa se destacar. O terceiro objetivo visa obter uma visão clara do funcionamento dos pais e da família, incluindo a comunidade onde vivem e aspectos culturais deles, que são também outro objetivo e são informações importantes para o planejamento das intervenções necessárias. E, por fim, o quarto objetivo é revisar a história médica e psiquiátrica da família, com o objetivo de esclarecer possíveis etiologias genéticas ou identificar questões que possam comprometer resposta e adesão ao tratamento[30].

Em todas as situações, é fundamental que se estabeleça uma boa aliança terapêutica com a criança e a família, sendo importante utilizar uma linguagem compreensível para ambos e possibilitar que os momentos das entrevistas individuais (pais e crianças separados) ocorram sem causar situações desconfortáveis.

No atendimento do adolescente, é preferível que se faça um primeiro atendimento com ele sozinho, no qual são destacadas questões sobre o sigilo das informações relatadas por ele facilitando o vínculo. Porém, deve-se esclarecer, logo no início da consulta, que informações que revelem risco para ele próprio ou terceiros (por exemplo: ameaça de suicídio ou homicídio) deverão ser comunicadas a seus pais ou responsáveis.

Podemos resumir como objetivos da avaliação emergencial:

- Determinar o risco do paciente contra ele mesmo e terceiros;
- Avaliar a presença de transtorno psiquiátrico e comorbidades;
- Obter uma história focada no desenvolvimento das dificuldades atuais da criança e funcionamento da criança e família;

- Desenvolver diagnóstico diferencial;
- Identificar possíveis desencadeadores do quadro, bem como fatores que podem contribuir para a persistência do problema (fatores genéticos, de desenvolvimento, dados sobre a família e outros fatores sociais);
- Identificar pontos positivos e pontos de suporte dentro da família e no ambiente como um todo;
- Objetivar os sintomas-alvo a serem primariamente abordados;
- Orientar sobre a necessidade de observação/internação psiquiátrica e seguimento terapêutico.

De forma geral, pode-se reduzir os objetivos da avaliação ao modelo triangular: determinação rápida do perigo iminente, contenção e encaminhamento.

Diagnósticos diferenciais

Durante o atendimento emergencial de crianças e adolescentes com queixas psiquiátricas, devemos estar atentos principalmente à exclusão de diagnóstico clínico/neurológico que possa explicar a sintomatologia apresentada.

Quadros clínicos caracterizados por mudança brusca de comportamento e sintomas de curso flutuantes devem ser minuciosamente avaliados para descartar quadros de *delirium*. Tais quadros podem ser desencadeados por infecções, lesões cerebrais agudas, síndromes metabólicas, febre e intoxicações exógenas. Os sintomas clínicos em crianças tendem a ser mais desorganizados, com agitação, labilidade afetiva, comportamento opositor, isolamento social e alterações de sono. Quadros de alucinação e apatia, comuns em adultos, também podem estar presente[31].

Queixas de perdas de recursos cognitivos de forma progressiva, como linguagem e habilidades motoras, são raras, mas podem estar relacionadas com quadros neurológicos, como epilepsia de difícil controle, síndrome de Rett, síndrome de Landau-Kleffner, entre outros[31].

Avaliação de risco

A avaliação de risco é um dos principais objetivos do atendimento emergencial, como já exposto anteriormente. Essa avaliação não engloba somente avaliar o risco para a criança, mas para sua família e terceiros[7].

Quadros de agitação, agressividade e intoxicação requerem manejo prioritário, pois caracterizam risco iminente para a criança ou adolescente e outros. O quadro de intoxicação aguda também requer manejo clínico e monitorização adequada.

Em vigência de comportamento agressivo e ameaçador, é importante que o clínico tenha uma abordagem rápida e efetiva, com objetivo de diminuição do risco. Nesses casos, é comum que a família também se apresente à emergência de forma desorganizada, num nível de emoção expressa além do habitual. Nessas situações, a entrevista deve ser direcionada para o esclarecimento da conduta médica naquele momento, para posteriormente esclarecer dados sobre a história clínica e sintomas. Por vezes, o distanciamento entre pacientes e familiares torna-se obrigatório, bem como a contenção física. Tal situação pode gerar mais desconforto, por isso é necessário que o avaliador se mantenha tranquilo e seguro da intervenção e esclareça aos familiares e ao paciente (quando possível) que tal conduta está sendo tomada com o objetivo prioritário de proteger o paciente e não o machucar. O paciente deverá ser reavaliado sempre que possível e esclarecimentos sobre a sintomatologia apresentada (por exemplo: uso de drogas, sintomas psicóticos etc.) serão investigados com o objetivo de avaliar desencadeantes e reincidência do comportamento agressivo. O paciente deverá ser mantido em observação constante até que o potencial de risco seja reduzido a um risco mínimo e que a família esteja orientada sobre o quadro e seguimento adequado.

Pacientes com histórico ou comportamentos atuais de tentativa de suicídio devem ser entrevistados sozinhos, em ambiente que lhe transmita segurança para que se possa avaliar tal pensamento de forma efetiva, como exposto anteriormente. Pacientes que manifestem ideação suicida clara ou baixa crítica sobre sintomatologia, ou ainda com suporte familiar prejudicado, devem ser mantidos em observação com vigilância constante. Nesses casos, a internação psiquiátrica pode ser uma possibilidade[15-18].

Diante de quadros depressivos graves, o entrevistador deve abordar diretamente o pensamento suicida, mesmo que o paciente não traga tal questão ativamente. Nos transtornos alimentares, tal comportamento também deve ser ativamente investigado[13,30].

Ao abordar pacientes com sintomas psicóticos, também se deve investigar ativamente pensamentos de homicídio, vingança etc. Muito frequentemente, delírios persecutórios podem resultar nesses comportamentos com o intuito de defender-se de algo ou alguém.

Nos transtornos alimentares também se deve realizar investigação clínica e laboratorial adequada com o intuito de excluir distúrbios hidroeletrolíticos e metabólicos, que com frequência estão associados[8].

Manejo e tratamento

Os problemas psiquiátricos na infância são complexos, englobando bem mais que a psicopatologia isolada da criança. Nesse cenário, família, criança, educação e ambiente sociocultural estão interligados e devem ser contemplados tanto para avaliar o diagnóstico como para a proposta de uma intervenção mais eficaz. Nesse sentido, o manejo psiquiátrico emergencial de crianças e adolescentes, apesar de precisar ser mais objetivo, não pode deixar de abordar essas dimensões.

Resumidamente, podemos enumerar três objetivos principais que devem ser atendidos pelas condutas emergenciais a serem tomadas no atendimento psiquiátrico de crianças e adolescentes:

- Aliviar os sintomas que trouxeram a criança/adolescente à emergência;
- Elaborar hipóteses diagnósticas e, baseado nelas, excluir ou indicar a necessidade de hospitalização, observação ou internação breve. Caso seja excluída a necessidade de internação, orientar quanto ao segui-

mento terapêutico (necessidade de acompanhamento ambulatorial ou não) e iniciar possível intervenção farmacológica;

- Orientar os pais sobre possíveis desencadeadores do quadro e as formas mais adequadas de lidar com a situação apresentada com objetivo de evitar repetidas visitas à emergência. Nesse contexto, também se deve pontuar pontos positivos do paciente, assim como de sua família, facilitando a apropriação do tratamento também por parte dos pais.

O uso de medicações emergenciais visa principalmente ao alcance do primeiro objetivo. É importante saber que muitas medicações podem ser utilizadas na infância e adolescência, porém poucas têm implicação no atendimento emergencial, pois seu mecanismo de atuação depende de tempo e dose de tratamento, por exemplo, no caso de inibidores seletivos de recaptação de serotonina, que levam de duas a seis semanas (dependendo do diagnóstico) para atingir sua ação.

A Tabela 155.4[8,32,33] mostra resumidamente as principais medicações utilizadas em psiquiatria da infância e adolescência de acordo com diagnóstico/sintomatologia, faixa etária e aprovação pelo órgão regulador americano – Food and Drugs Administration (FDA).

O quadro clínico que mais necessita de uma intervenção farmacológica emergencial é o de agitação psicomotora e agressividade.

É de extrema importância que em um primeiro momento sejam identificadas questões quanto à segurança da criança ou de terceiros. Em situações em que a criança esteja, além de agitada, agressiva, podendo colocar sua integridade física e de terceiros em risco, medidas urgentes que visem proteger a criança devem ser adotadas, podendo inclusive ser necessária a realização de contenção física ou química.

Um manejo adequado durante a entrevista é fundamental para evitar a piora do quadro e a necessidade de intervenção mais incisiva. É sugerido que se converse de forma diretiva, empática, falando devagar e com calma. A porta do consultório deve permanecer aberta (com exceção das situações em que é preciso garantir a privacidade para melhor contato com o paciente) e não se deve confrontar o paciente, mas colocar

Tabela 155.4. Principais medicações usadas em psiquiatria infantil, doses diárias e aprovação do FDA de acordo com diagnóstico e faixa etária[9,29,30]

Medicação	Indicação clínica	Dose (mg/dia)	FDA – Indicação de uso e idade em que é aprovado
Haloperidol	ESQ, TAB, Agitação psicomotora	0,5 a 8 (pré-púberes) 1 a 16 (púberes)	A partir de 3 anos
Clorpromazina	ESQ, TAB, Agitação psicomotora	25 a 400	A partir dos 6 meses
Periciazina	ESQ, TAB, Agitação psicomotora	12,5 a 75	A partir dos 2 anos
Risperidona	ESQ, TAB, Agitação psicomotora	0,25 a 6	A partir de 5 anos em autismo e 10-13 anos em TAB e ESQ
Quetiapina	ESQ, TAB, Agitação psicomotora	25 a 600	A partir de 10 anos para TAB e 13 para ESQ
Olanzapina	ESQ, TAB, Agitação psicomotora	2,5 a 20	A partir dos 13 anos para ESQ e 10 para TAB
Aripiprazol	ESQ, TAB, Agitação psicomotora	5 a 30	A partir dos 10 anos para TAB, dos 13 anos para ESQ e dos 5 anos para autismo
Ácido valproico	TAB, agressividade, agitação psicomotora, transtorno do controle de impulso e epilepsia	500 a 1500 (nível sérico entre 50 -100 mg/L)	A partir dos 2 anos aprovado para o tratamento da epilepsia
Lítio	TAB e agressividade	10-30 mg/kg (nível sérico entre 0,6 e 1,2 mEq/L)	A partir dos 12 anos para TAB
Carbamazepina	TAB e epilepsia	200-1000 (nível sérico entre 5 e 10 mg/L)	Em qualquer idade para epilepsia
Fluoxetina	Depressão, TOC, TAG, fobia social	2,5 a 40	A partir dos 7 anos para TOC e 8 para depressão
Sertralina	Depressão, TOC, TAG, fobia social	25 a 200	A partir dos 6 anos
Escitalopram	Depressão	10 a 20	A partir dos 12 anos
Fluvoxamina	TOC, TAG, fobia social	50 a 300	A partir dos 7 anos para TOC
Clomipramina	TOC	10 a 200	A partir dos 10 anos

os limites da sua atuação ("Estou aqui para ajudar, mas, se você não for cooperativo, não conseguirei fazer meu trabalho", por exemplo)[7].

Em algumas situações, a entrevista torna-se impossível, como em quadros de surto psicótico e mania, assim o uso de medicações torna-se imprescindível.

De forma geral, as medicações usadas em quadros de agitação e agressividade são antipsicóticos típicos e atípicos, e a escolha da medicação dependerá da hipótese diagnóstica[34]. O uso de antipsicóticos de alta potência típicos (como haloperidol) deve ser cauteloso, visto o maior risco de distonia aguda e discinesia[7,35]. Quando houver suspeita de intoxicação por drogas ou álcool, evita-se o uso de benzodiazepínicos, pelo risco de interação medicamentosa e depressão respiratória[10]. Benzodiazepínicos devem ser evitados na população discutida pelo risco de efeito paradoxal, que pode resultar em piora da agitação e agressividade. Apesar de não haver consenso ou revisões sistemáticas que justifiquem essa escolha, muitos clínicos optam pelo uso de antipsicóticos atípicos, talvez pela maior segurança, a curto prazo, com o uso dessas medicações[7].

Quadros de intoxicação e transtornos alimentares necessitam de maior suporte clínico, com monitorização do paciente, hidratação adequada e reposição hidroeletrolítica. As complicações clínicas secundárias aos transtornos alimentares (expostas na Tabela 155.5[36]) também são indicadoras de internação clínica. Durante essa internação, além das medidas clínicas necessárias, suportes psicológico e nutricional são fundamentais para a eficácia tratamento.

Tabela 155.5. Critérios de internação dos transtornos alimentares[33]

− IMC < 75% do peso esperado e ausência de ganho de peso
− Purgações contínuas após as refeições, necessitando de supervisão
− Complicações clínicas: bradicardia, hipopotassemia, hipotermia, hipotensão
− Risco de suicídio importante, com intenção e plano
− Pouca colaboração com o tratamento ambulatorial

Quanto ao manejo dos transtornos ansiosos e depressivos, é de suma importância avaliar o funcionamento da criança e o impacto dos sintomas. São esses parâmetros que vão indicar a necessidade de seguimento psiquiátrico ou se a criança pode manter acompanhamento em serviços de atenção primária. Um artigo canadense mostra que numa população de 174 pacientes, provenientes de um serviço de emergência pediátrica, encaminhados a uma clínica especializada onde foram realizados atendimentos psiquiátricos urgentes, 57,5% não necessitaram manter acompanhamento psiquiátrico, continuando seu acompanhamento em serviços básicos de saúde[37]. Assim, uma avaliação adequada na emergência é fundamental para a orientação no seguimento desses pacientes.

Pontos-chave fundamentais:

- Os transtornos psiquiátricos acometem 10% a 15% de crianças e adolescentes brasileiros;
- As apresentações clínicas mais frequentes no atendimento psiquiátrico de urgência de crianças e adolescentes são: comportamento agressivo, intoxicações e quadros confusionais, comportamento suicida, psicose, transtornos ansiosos, transtornos alimentares e maus-tratos e abuso contra criança e adolescente;
- Crianças e adolescentes trazidos para atendimento psiquiátrico emergencial devem ser avaliados quanto a queixa trazida e risco para si e terceiros;
- A entrevista com os pais deve esclarecer o motivo do atendimento; colher uma história objetiva do passado da criança e do funcionamento dos pais e da família, e esclarecer a história médica da família;
- As condutas emergenciais no atendimento psiquiátrico de crianças e adolescentes devem aliviar os sintomas da queixa, elaborar hipóteses diagnósticas e avaliar a necessidade de hospitalização ou observação, e orientar os pais;
- As medicações usadas em quadros de agitação e agressividade são antipsicóticos típicos e atípicos, com o risco de distonia aguda e discinesia;
- No Brasil, os serviços de emergência constituem, com frequência, a "porta de entrada"[o] para o sistema de atendimento em saúde mental nessa faixa etária. A avaliação emergencial e intervenções adequadas são fundamentais para minimizar a morbimortalidade de quadros psiquiátricos que acometem crianças e adolescentes.
- Fundamentalmente, podemos estabelecer a Figura 155.1.

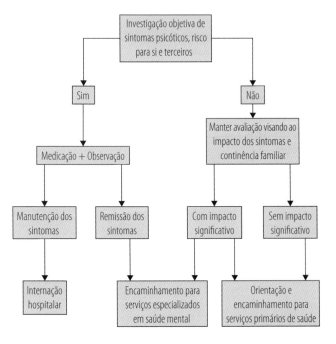

Figura 155.1. Avaliação emergencial.

Conclusão

O atendimento emergencial de crianças e adolescentes com quadros psiquiátricos, especialmente agitação psicomotora, agressividade, tentativas de suicídio e intoxicação por drogas, tem aumentado nos últimos anos. Geralmente, esses pacientes são encaminhados para serviços de emergência pediátrica, e a presença de psiquiatra da infância e adolescência nem sempre é possível. A avaliação diagnóstica deve ter como principal objetivo determinar a gravidade dos sintomas apresentados, os fatores desencadeantes e perpetuantes, assim como conhecer a dinâmica familiar e suporte de cuidados disponível. O manejo deve priorizar a garantia de segurança adequada para a criança/adolescente. Na avaliação emergencial, nem sempre é possível esclarecer a etiologia do quadro, e o emprego de tratamento medicamentoso visa abordar os sintomas apresentados, e não o tratamento do quadro de base. O encaminhamento para internação ou a manutenção do paciente na observação está indicado enquanto não houver certeza de que o paciente pode contar com suporte adequado para garantir sua segurança após a alta. Por fim, são fundamentais a orientação adequada dos pais ou responsáveis e o encaminhamento do paciente e da família para avaliação posterior em serviço adequado.

É importante frisar que, no Brasil, pela carência de serviços específicos para atendimento psiquiátrico de crianças e adolescentes, muitas crianças são atendidas pela primeira vez em serviços de emergência e estes constituem, com frequência, a "porta de entrada" para o sistema de atendimento em saúde mental nessa faixa etária. A avaliação emergencial e intervenções adequadas são fundamentais para minimizar a morbimortalidade de quadros psiquiátricos que acometem crianças e adolescentes.

Referências bibliográficas

1. Fleitlich-Bilyk B, Goodman R. Prevalence of child and adolescent psychiatric disorders in southeast Brazil. J Am Acad Child Adolesc Psychiatry. 2004;43(6):727-34.
2. American Psychiatric Association. Manual Diagnóstico e Estatístico de Transtornos Mentais, 5ª ed. (DSM-5). Porto Alegre: Artmed; 2014.
3. Breslow R, Erikson B, Cavanaugh K. The psychiatric emergency service: where we've been and where we're going. Psychiatr Q. 2000;71(2):101-21.
4. Newton AS, Ali S, Johnson DW, Haines C, Rosychuk RJ, Keaschuk RA, et al. A 4-year review of pediatric mental health emergencies in Alberta. CJEM. 2009;11(5):447-54.
5. Holder SM, Rogers K, Peterson E, Ochonma C. Mental health visits: examining socio-demographic and diagnosis trends in the emergency department by pediatric population. Child Psychiatry Hum Dev. 2017.
6. Carandang C, Gray C, Marval-Ospino H, MacPhee S. Child and adolescent psychiatric emergencies. In Rey JM, editor. IACAPAP e-Textbook of Child and Adolescent Mental Health. Geneva: International Association for Child and Adolescent Psychiatry and Allied Professions; 2012.
7. Schmitt R, Tramontina S. Emergências psiquiátricas em crianças e adolescentes. In: Quevedo J, Schmitt R, Kapczinski F. Emergências psiquiátricas. 2ª ed. Porto Alegre: Artmed; 2008. p. 265-78.
8. Scivoletto S, Boarati M, Turkiewicz G. Psychiatric emergencies in childhood and adolescence. Rev Bras Psiquiatr. 2010;32:112-20.
9. Dolan MA, Mace SE. Pediatric mental health emergencies in the emergency medical services system. American College of Emergency Physicians. Ann Emerg Med. 2006; 48(4):484-6.
10. Mapa da violência 2012 – Crianças e adolescentes do Brasil. In: http://mapadaviolencia.org.br/mapa2012_crianca.php. Acesso em: 5 jun. 2017.
11. Bochner R. Profile of poisonings among Brazilian adolescents from 1999 to 2001. Cad Saúde Pública. 2006;22(3):587-95.
12. Barnes A J, Eisenberg ME, Resnick MD. Suicide and self-injury among children and youth with chronic health conditions. Pediatrics. 2010;125(5):889-95.
13. Fennig S, Hadas H. Suicidal behavior and depression in adolescents with eating disorders. Nord J Psychiatry. 2010;64(1):32-9.
14. Goldstein TR, Birmaher B, Axelson D, Goldstein BI, Gill MK, Esposito-Smythers C, et al. Family environment and suicidal ideation among bipolar youth. Arch Suicide Res. 2009;13(4):378-88.
15. Brent DA, Perper JA, Moritz G, Allman C, Friend A, Roth C, et al. Psychiatric risk factors for adolescent suicide: a case-control study. J Am Acad Child Adolesc Psychiatry. 1993;32(3):521-9.
16. Shaffer D, Pfeffer CR. Practice parameter for the assessment and treatment of children and adolescents with suicidal behavior. J Am Acad Child Adolesc Psychiatry. 2001;40:24S-51S.
17. Gould MS, Greenberg T, Velting DM, Shaffer D. Youth suicide risk and preventive interventions: a review of the past 10 years. J Am Acad Child Adolesc Psychiatry. 2003;42(4):386-405.
18. Pfeffer CR. Tentativa de suicídio em crianças e adolescentes: causas e manejo. In: Tratado de psiquiatria da infância e adolescência. Porto Alegre: Artes Médicas; 2005. p. 677-85.
19. Jans T, Taneli Y, Warnke A. Suicide and self-harming behaviour. In: Rey JM, editor. IACAPAP e-Textbook of Child and Adolescent Mental Health. Geneva: International Association for Child and Adolescent Psychiatry and Allied Professions; 2012.
20. Lucas AR, Beard CM, O'Fallon WM, Kurland LT. 50-year trends in the incidence of anorexia nervosa in Rochester, Minn.: a population-based study. Am J Psychiatry. 1991;148(7):917-22.
21. Matos KF, Martins CBG. Mortalidade por causas externas em crianças, adolescentes e jovens: uma revisão bibliográfica. Rev Espaço Saúde. 2013;14(1):82-93.
22. Oliveira VLA, Ribeiro CR, Albuquerque C. Notificação obrigatória da violência ou suspeita de violência contra crianças e adolescentes: construindo uma rede de proteção. Divulg Saúde Debate. 2003;26(4):66-72.
23. National Scientific Council on the Developing Child. Young Children Develop in an Environment of Relationships. Working Paper n. 10. 2004.
24. Cerezo MA, Pons-Salvador G. Improving child maltreatment detection systems: a large-scale case study involving health, social services, and school professionals. Child Abuse Negl. 2004;28:1153-69.
25. Finkelhor D. Childhood victimization – Violence, crime and abuse in the lives of young people. Oxford: Oxford University Press; 2008.
26. Kerker BD, Horwitz SM, Leventhal JM, Plichta S, Leaf PJ. Identification of violence in the home: pediatric and parental reports. Arch Pediatr Adolesc Med. 2000;154(5):457-62.
27. Secretaria dos Direitos Humanos. 2015. Campanha Nacional pelo Fim da Violência contra Crianças e Adolescentes. Disponível em: http://www.sdh.gov.br/noticias/2015/fevereiro/ministra-ideli-salvatti-incentiva-populacao-a-denunciar-casos-de-violacoes-de-direitos-humanos-pelo-disque100. Acesso em: 6. mar. 2017.
28. Woodman J, Pitt M, Wentz R, Taylor B, Hodes D, Gilbert RE. Performance of screening tests for child physical abuse in accident and emergency departments. Health Technol Assess. 2008;12(33):iii, xi-xiii 1-95.
29. Granero Pérez R, Ezpeleta Ascaso L, Doménech Massons JM, de la Osa Chaparro N. Characteristics of the subject and interview influencing the test-retest reliability of the Diagnostic Interview for Children and Adolescents-Revised. J Child Psychol Psychiatry. 1998;39(7):963-72.
30. King R. Practice parameters for the psychiatric assessment of children and adolescents. American Academy of Child and Adolescent Psychiatry. J Am Acad Child Adolesc Psychiatry. 1997;36(10 Suppl):4S-20S.

31. James H. Brain disorders and their effect on psychopathology. In: Rutter M, editor. Rutter's Child and Adolescent Psychiatry. 5a ed. Oxford: Blackwell; 2008. p. 459-70.
32. Vitiello B. Principles in using psychotropic medication in children and adolescents. In: Rey JM, editor. IACAPAP e-Textbook of Child and Adolescent Mental Health. Geneva: International Association for Child and Adolescent Psychiatry and Allied Professions; 2012.
33. Assumpção FB, Kuczynski E. Psicofarmacoterapia da infância e adolescência. São Paulo: Atheneu; 2008. p. 235-330.
34. Stewart JT, Myers WC, Burket RC, Lyles WB. A review of the pharmacotherapy of aggression in children and adolescents. J Am Acad Child Adolesc Psychiatry. 1990;29(2):269-77.
35. Rosenberg R. Psicofarmacoterapia. In: Assumpção Jr. F, editor. Psiquiatria da infância e adolescência. São Paulo: Maltese; 1994. p. 509-24.
36. Pinhas L, Steinegger MC, Katzman D. Clinical assessment and physical complications. In: Lask B, Bryant-Waugh R, editors. Eating disorders in childhood and adolescence. London: Routledge; 2007. p. 99-124.
37. Lee J, Korczak D. Emergency physician referrals to the pediatric crisis clinic: reasons for referral, diagnosis and disposition. J Can Child Adolesc Psychiatry. 201019(4):297-302.

156
PRINCÍPIOS GERAIS DA ABORDAGEM DA GRÁVIDA

Joel Rennó Jr.
Renan Boeira Rocha

Introdução

Durante a menacme, o período de vida reprodutiva da mulher entre a menarca e a menopausa, o médico deve estar sempre muito atento à possibilidade de gravidez presente. Estima-se que cerca de 50% das gestações sejam não desejadas ou não planejadas, o que reduz a percepção da própria mulher a respeito de uma gravidez em curso[1].

A grávida pode apresentar manifestações psiquiátricas agudas e, assim, procurar atendimento nos serviços médicos de urgência e emergência. No entanto, até este momento não existem estudos que avaliem epidemiologicamente os atendimentos às pacientes grávidas nesses serviços. Não obstante, a gestante que apresenta sintomas e sinais psiquiátricos graves eventualmente buscará os cuidados do médico de urgência, que, em relação a ela, deverá proceder criteriosamente, fundamentado nas melhores evidências científicas disponíveis. Nesse sentido, este capítulo pretende auxiliar o médico em tal tarefa tão importante e peculiar.

A ponderação relativa aos riscos da exposição às medicações *versus* o impacto de uma doença não tratada nos resultados obstétricos e no desenvolvimento infantil torna-se um grande dilema para o clínico e para a paciente. O que ambos precisam saber é que não há escolha livre de risco.

A diferença entre gêneros atualmente tem sido amplamente estudada. Observa-se que transtornos psiquiátricos se apresentam de maneira diferente entre os sexos masculino e feminino. A influência hormonal no humor e comportamento do sexo feminino é relevante, não pela dosagem hormonal em si, mas pela vulnerabilidade de um subgrupo de mulheres às oscilações hormonais em períodos críticos do ciclo reprodutivo como o pré-menstrual, gestacional, pós-parto e perimenopausa[2].

Alterações fisiológicas da gravidez, como aumento da volemia, do metabolismo hepático e de excreção renal, podem fazer mulheres tratadas com psicofármacos terem recaídas no terceiro trimestre por redução dos níveis plasmáticos dessas substâncias[3].

Em decorrência das rápidas mudanças físicas e psicossociais, a gestação e o puerpério podem complicar o curso de doenças preexistentes, além de poderem surgir diversas condições médicas. A procura por profissionais da saúde é maior nessa fase, tornando-a uma oportunidade para a detecção e o tratamento de transtornos psiquiátricos[4].

Epidemiologia e quadros clínicos

Depressão na gestação

Lamentavelmente, sintomas e sinais francamente depressivos durante a gravidez muitas vezes não são adequadamente percebidos e avaliados. Essa desvalorização de manifestações clínicas depressivas por parte das próprias gestantes, familiares e médicos tem relação com o mito de que a gestação deva ser necessariamente um período de bem-estar mental e, portanto, protetor de doenças psiquiátricas. Nesse contexto cultural, muitas gestantes sentem-se culpadas por não estar felizes, o que infelizmente as afasta ainda mais da busca por ajuda profissional médica e psicológica.

A prevalência de depressão maior durante a gravidez é de cerca de 12%, com maior prevalência no segundo e terceiro trimestres (7,4% no primeiro, 12,8% no segundo e 12% no terceiro trimestre). Entre os fatores de risco mais relevantes para a depressão na gestação, estão o episódio depressivo prévio, estresse, suporte social ou familiar inadequados e violência doméstica[5].

De acordo com a Federação Brasileira das Associações de Ginecologia e Obstetrícia (Febrasgo), a paciente com depressão na gestação apresenta gravidez de alto risco. No entanto, somente cerca de 14% das grávidas com depressão realizam algum tipo de tratamento. É comum a suspensão de antidepressivos após a descoberta da gravidez, o que predispõe a exacerbações e recorrência de episódios depressivos[6].

A depressão da gestação está associada a maior risco de: crescimento intrauterino restrito; pré-eclâmpsia; *diabetes mellitus* gestacional; prematuridade; baixo peso ao nascer; escores de Apgar mais baixos; prejuízos no desenvolvimento infantil (cognitivos, sociais, afetivos); dificuldades na amamentação; vínculo inseguro entre mãe e criança; depressão pós-natal; uso materno de álcool, tabaco e outras drogas; abortamento; suicídio materno[7].

Em virtude da sobreposição de algumas queixas típicas da gravidez com certos sintomas depressivos (por exemplo: distúrbios do sono e do apetite, fadiga), o médico deve estar atento a outras manifestações depressivas importantes, tais como humor depressivo, anedonia e isolamento social. Nesse sentido, a Escala de Depressão Pós-Parto de Edimburgo pode ser utilizada para auxiliar na anamnese na suspeita ou seguimento de depressão também durante a gravidez[8].

Ansiedade generalizada na gestação

É compreensível que a mulher apresente leve ansiedade em relação à gravidez em curso, à saúde do feto e aos cuidados puerperais. Entretanto, preocupações intensas e intrusivas sobre esses mesmos temas podem se estabelecer no dia a dia da gestante.

A prevalência do transtorno de ansiedade generalizada é em torno de 2% a 6% na população geral e de 8,5% em gestantes. Fatores de risco importantes são gravidez não planejada, suporte social ineficiente e conflitos com o parceiro. Estudos mostram que a ansiedade durante a gestação é fator de risco independente para trabalho de parto prematuro e depressão pós-parto. Outras consequências são baixo peso ao nascer, maior necessidade de analgésicos durante o parto e dificuldade de amamentar[9,10].

Transtorno do pânico e transtorno obsessivo-compulsivo na gestação e transtorno de estresse pós-traumático pós-parto

Na população geral, a prevalência do transtorno do pânico é de 2,7% e na gestação é de 1% a 2%. Algumas pacientes conseguem ter alguma melhora dos sintomas durante a gestação, mas ainda não está provado que a gestação seja um fator protetor. Durante a gravidez, o transtorno do pânico está associado a prematuridade, bebês pequenos para a idade gestacional, polidrâmnio, anemia e descolamento de placenta[10].

O transtorno obsessivo-compulsivo está presente em 2% a 5% das gestantes, e a gravidez está associada à exacerbação de seus sintomas e sinais em 33% das grávidas. A piora das manifestações associadas à primeira gestação indica um risco substancial para exacerbações em futuras gestações. Em pacientes com quadro clínico severo, os pensamentos obsessivos graves podem parecer semelhantes a delírios psicóticos[11].

Algumas gestantes podem apresentar medo intenso do parto, denominado tocofobia. Especificamente, uma recente metanálise identificou uma prevalência na comunidade de 3% para o transtorno de estresse pós-traumático pós-parto. Assim, o parto cesáreo pode ser visto por certas pacientes como um recurso para atenuar o sofrimento oriundo de sintomas ansiosos ou depressivos associados a expectativas negativas sobre o parto vaginal. De fato, estudos indicam que mulheres submetidas à cesariana a pedido apresentam maior frequência de manifestações psicopatológicas e doenças psiquiátricas. São fatores associados à cesariana a pedido materno: gravidez complicada anterior; experiência adversa no trabalho de parto ou parto; traços de personalidade ansiosa ou evitativa; história de abuso sexual[12].

Psicose na gestação

A ocorrência de um primeiro episódio de psicose durante a gestação é evento raro, sendo muito mais comuns manifestações psicóticas associadas a exacerbações de um transtorno já existente[13].

Metade das pacientes com esquizofrenia que engravida não planejou ou não desejava a gestação. A maioria possui baixo suporte social, com altos índices de uso de álcool, tabaco e substâncias ilícitas, alimentação deficiente em nutrientes, e não realiza o pré-natal de forma adequada. Em comparação com gestantes não psicóticas, as esquizofrênicas apresentam mais ansiedade em relação ao parto e falta de confiança na sua capacidade de cuidar da criança. Além disso, demoram mais para reconhecer a gestação e interpretam mal os sinais que indicam a proximidade do parto. Um sintoma raro, porém grave, é a negação da gestação mesmo com exames comprobatórios. Nesses casos, as pacientes se recusam a fazer o pré-natal, têm maior chance de um parto sem assistência, e o risco de infanticídio é alto, principalmente em mulheres que já perderam a custódia de algum filho[14,15].

Gestantes psicóticas apresentam maior chance de parto prematuro, baixo peso ao nascer, fetos pequenos para a idade gestacional, baixo Apgar, anormalidades placentárias, aumento do risco de malformações e de morte pós-natal[15].

Assim como acontece nas outras doenças, a descontinuação da medicação aumenta o risco de recaídas de duas a três vezes, quando comparado com pacientes que mantêm o tratamento. A retirada abrupta da medicação também causa maior risco de recaída do que a retirada gradual[14].

Transtorno bipolar na gestação

A prevalência do transtorno bipolar tipo 1 é de cerca de 1% na população geral, e na população feminina manifestações de hipomania são mais frequentes do que nos homens. O início geralmente ocorre na adolescência e começo da vida adulta, o que corresponde à fase reprodutiva da mulher[16].

A gestação é um período de maior vulnerabilidade para a recorrência de episódios do transtorno bipolar, particularmente em mulheres que apresentam história de tratamento psiquiátrico hospitalar, comorbidades psiquiátricas em curso ou suspensão da medicação pertinente durante a gravidez. As gestantes que realizam suspensão abrupta dos medicamentos demonstram maior morbidade do transtorno. É muito comum a interrupção da medicação quando a mulher descobre que está grávida, devido ao medo de possíveis efeitos teratogênicos[17].

São fatores de risco para a recorrência de episódios de transtorno bipolar na gravidez: gestação não planejada; idade jovem no início da doença; maior número de episódios por ano; episódio recente; uso de antidepressivos; uso de anticonvulsivantes como alternativa ao lítio. A comorbidade com transtornos ansiosos e de uso de substâncias é particularmente frequente[17,18].

Durante a gestação, os episódios mais comuns do transtorno bipolar são os depressivos e também os mistos (que apresentam componente maníaco). Ocasionalmente, uma mulher com transtorno depressivo pode apresentar o primeiro episódio de mania ou hipomania durante a gravidez, geralmente próximo ao parto[18].

Independentemente da terapia medicamentosa, o transtorno bipolar na gestação está associado a maiores riscos de: uso de álcool, tabaco e outras drogas; malformações congênitas (por exemplo: microcefalia); prematuridade; baixo peso ao nascer; placenta prévia; hemorragias; prejuízos no desenvolvimento infantil (cognitivos, sociais, afetivos)[16].

Uso de substâncias lícitas e ilícitas na gestação

Os transtornos por uso de substâncias permanecem os mais subdiagnosticados e subtratados em mulheres grávidas, bem como estão associados à menor participação das gestantes em rotinas obstétricas no pré-natal. São consideradas imprecisas as prevalências e as incidências de mulheres que fazem uso de álcool, tabaco e outras drogas, em razão do estigma sobre o uso de drogas durante a gestação, temores das gestantes de perder a guarda dos filhos, falta de programas mais específicos para gestantes e fragilidade do suporte social. De acordo com um relatório canadense de 2008, 11% das gestantes consumiam álcool, 13% fumavam tabaco e 5% usavam drogas ilícitas[19].

A exposição ao álcool, tabaco e outras drogas está associada com malformações congênitas, abortamentos, prematuridade, baixo peso ao nascer, implantação anômala da placenta, mortalidade infantil, síndrome de abstinência no recém-nascido e alterações cognitivas e comportamentais[20].

As gestantes que sofrem violência de companheiros tendem a usar mais substâncias, sofrem mais abuso que as demais – principalmente psicológico – e mostram maiores taxas de transtorno de estresse pós-traumático, depressão, dores crônicas, sintomas gastrointestinais e ginecológicos. É muito comum que usuárias de drogas apresentem comorbidades psiquiátricas e também transtornos de personalidade, o que acarreta sintomas ainda mais graves, com menor resposta terapêutica e maior risco de recaídas[21].

Os principais fatores de risco para o consumo de álcool durante a gestação são o hábito do consumir prévio à concepção e o fato de ser mãe solteira e tabagista. Os efeitos do álcool no feto já são observáveis com o consumo materno de sete *drinks* por semana, em média, ou com um episódio de consumo excessivo de álcool por semana, o que corresponde a cinco ou mais *drinks* em uma única ocasião. O álcool atravessa rapidamente a barreira placentária e também passa para o leite materno. A consequência teratogênica mais conhecida é a síndrome alcoólica fetal, expressa em alterações morfológicas características, dificuldades de aprendizado e coeficientes de inteligência inferiores à média. A prevalência da síndrome alcoólica fetal é de 0,5 a 2 entre 1.000 nascimentos[21,22].

A maconha pode causar ansiedade, alterações comportamentais, taquicardia, redução da perfusão placentária, atraso do desenvolvimento fetal e retardo no amadurecimento do sistema nervoso central[19].

A cocaína atravessa facilmente a placenta e a barreira hematoencefálica e, durante a gestação, interfere no papel dos neurotransmissores monoaminérgicos durante o desenvolvimento cerebral, afetando o desenvolvimento cortical e causando anormalidades em diferentes áreas cerebrais. Comparadas com não usuárias, as usuárias iniciam o pré-natal mais tarde e têm maior consumo de álcool, tabaco e maconha[21].

Durante a gravidez, a cocaína é metabolizada mais lentamente. As manifestações da intoxicação podem ser confundidas com as da doença hipertensiva gestacional. Pode acontecer deslocamento de placenta, ruptura prévia de membranas e parto prematuro. Devido ao efeito vasoconstritor da cocaína, podem ocorrer insuficiência placentária, hipoxemia, acidose fetal, hipertensão arterial, taquicardia e acidente vascular cerebral[19].

Diagnóstico diferencial

Deve-se ter muito cuidado com o diagnóstico diferencial quanto à origem de manifestações psiquiátricas, pois as causas são múltiplas e podem envolver, por exemplo, medicamentos utilizados, questões familiares ou uma doença subjacente.

Causas psico-orgânicas podem ter localização central (trauma, acidentes vasculares, tumores, infecções, hidrocefalia e doenças degenerativas) ou extracraniana (infecções sistêmicas, endocrinopatias e doenças tóxico-metabólicas). É importante saber detectar as principais alterações mentais tipicamente associadas à etiologia orgânica, como a presença de alterações da consciência, memória, atenção, alucinações visuais, crises epilépticas e sintomas ou sinal focal lateralizatório[23].

No processo diagnóstico, os seguintes momentos são decisivos[24]:

- Obter anamnese objetiva e detalhada por meio de parente ou responsável que conheça o paciente. Questionar sobre sintomas atuais, história prévia e evolução deles;
- Buscar sinais de doenças sistêmicas (hipotireoidismo, doença de Addison, insuficiência hepática, hipovitaminoses, entre outras);
- Examinar motricidade reflexa e voluntária, sensibilidade e campos visuais, comparando um lado com o outro, em busca de sinais de lateralização;
- Observar comportamento verbal e não verbal da paciente, orientação temporal e espacial e memória imediata;
- Se as informações obtidas nos itens anteriores não esclarecem a etiologia, deve-se buscar causas sistêmicas por meio de exames laboratoriais: hemograma completo, velocidade de hemossedimentação, eletrólitos, glicemia, enzimas hepáticas, hormônios tireoidianos, vitamina B12, ácido fólico, eletrocardiograma, exame de urina e outros, conforme suspeita clínica;
- Caso a etiologia permaneça não identificada, deve-se pensar em causa intracraniana, podendo se tratar de meningoencefalite, doença degenerativa, encefalopatias difusas, entre outras causas.

Avaliação e condutas iniciais na sala de emergência

Primeiramente, deve-se considerar que, diante de uma mulher em idade reprodutiva, o médico precisa estar sempre muito atento à possibilidade de gravidez presente. As condições psiquiátricas que envolvem risco a uma gestante são semelhantes às de outros pacientes, tais como intenção suicida, agitação psicomotora, auto/heteroagressividade e exposição social. Porém, em grávidas, deve-se avaliar também a presença de ideação abortiva, sintomas e sinais psiquiátricos relacionados à gestação – por exemplo: medo intenso do parto –, pensamentos ou atitudes hostis com o feto ou referentes à rotina obstétrica pré-natal e ideias delirantes em relação à gravidez[25].

Destacam-se as seguintes abordagens na avaliação[24,25]:

- Perguntar ativamente sobre ideação abortiva. Por exemplo: "Você tem vontade de perder a bebê?"; Se sim, avaliar planos associados à ideia. Por exemplo: "Você provocaria um aborto?/Quais métodos usaria?/Quais seriam as consequências do ato?/Já tentou no passado?/Arrependeu-se?/Quais são suas crenças religiosas e o que elas dizem em relação ao aborto?/O pai do bebê está ciente?";
- Investigar delírios em relação à gestação e ao feto, incluindo negação da gestação e risco de infanticídio;
- Avaliar se a gestante coloca em risco sua própria vida ou a do feto com o uso de álcool e drogas, nutrição inadequada, comportamento sexual de risco (por exemplo: ausência de uso de preservativos ou uso incorreto);
- Avaliar as presenças de agitação psicomotora, alterações de humor, distúrbios do sono;
- Avaliar a agressividade.

Para casos de menor risco, intervenções verbais objetivas e empáticas são efetivas para que a paciente se contenha, acalme-se gradualmente e aceite a terapia indicada.

Para a própria proteção da paciente, pode ser necessário que ela permaneça por certo tempo em um espaço mais seguro, com menos estímulos sensoriais e sem objetos periculosos.

Caso a paciente seja violenta, agrida outros ou a si própria, principalmente na região abdominal, deverá ser encaminhada para avaliação psiquiátrica de modo célere.

Em casos de hostilidade e muita agitação associadas à recusa do tratamento proposto, é obrigatória a intervenção médica por meio de orientações simples e claras, contenção espacial, uso de medicações e, em último caso, contenção física. Portanto, pode ser necessária as contenções medicamentosa e física. Para essas pacientes, tais condutas também são importantes para permitir uma avaliação mais minuciosa da paciente pelo médico.

No caso específico de gestantes, evita-se restringi-las em decúbito dorsal se estiverem no segundo ou terceiro trimestre, pois há risco de redução do retorno venoso. Se deitada, a gestante deve permanecer em decúbito lateral, preferencialmente esquerdo, ou deve ser colocado um apoio para elevar o quadril do lado esquerdo. É importante mudar frequentemente a gestante de posição para diminuir a possível obstrução da veia cava inferior[24].

Tratamentos e prescrição

A cada ano, novos medicamentos são introduzidos no mercado farmacêutico, e muitas bulas trazem somente informações incipientes sobre a segurança das substâncias durante a gestação ou amamentação. No entanto, gestantes e lactantes apresentam doenças para as quais o tratamento farmacológico é essencial, de modo que médico e paciente necessitam ponderar sobre o risco de uma terapia insuficiente para a mãe, o risco da toxicidade para seu filho e outras importantes questões relacionadas ao uso de medicamentos no período perinatal[26].

Ao longo dos últimos 30 anos, houve um incremento de 60% na prescrição de fármacos no primeiro trimestre de gravidez; atualmente, cerca de 80% das mulheres utilizam ao menos um medicamento durante a gravidez. Concomitantemente, as graves consequências teratogênicas do uso da talidomida durante a gestação aumentaram significativamente a percepção de risco geral, de modo que alguns médicos e pacientes buscam evitar a utilização de quaisquer medicamentos no período perinatal, mesmo em condições médicas graves[27].

Quanto a questões relativas à segurança embrionária, fetal e pós-natal da criança, a decisão de manter ou iniciar terapia psicofarmacológica durante a gravidez ou durante a amamentação deve considerar a relação entre os potenciais ganhos e os possíveis danos para mãe e filho. Deve-se considerar que episódios psiquiátricos não tratados estão associados a maior probabilidade de importantes intercorrências obstétricas, maternas, neonatais e puerperais, com implicações negativas no desenvolvimento da criança e nas relações familiares. Portanto, na ausência de uma alternativa terapêutica apropriada, evitar o uso pertinente de medicamento psiquiátrico como meio de garantir gravidez ou amamentação livre de riscos é uma estratégia contestável[28,29].

Infelizmente, cerca de 3% entre todos os neonatos apresentam malformação congênita maior. Estimativas indicam que, ao longo da vida, um indivíduo está em contato com cerca de 5 milhões de substâncias. Aproximadamente 1.500 foram pesquisadas em animais. Para o ser humano, cerca de 30 substâncias são comprovadamente teratogênicas[30].

Embora não exista decisão terapêutica sem risco, as escolhas mais adequadas podem ser identificadas. Assim, a respeito de determinado medicamento psiquiátrico, é fundamental avaliar com a paciente a relevância dos seus benefícios atuais ou prováveis, em curto e em longo prazo, principalmente quando as demais opções terapêuticas são insatisfatórias, indisponíveis ou inexistentes. Nesse processo de tomada de decisão, são critérios importantes as respostas individuais a tratamentos específicos e a intensidade das manifestações clínicas prévias e atuais[28,29].

Até este momento, nenhum psicofármaco foi classificado na categoria A – a mais segura – da *Food and Drug Administration* (FDA). As categorias de risco farmacológico na gravidez da FDA frequentemente expressam de modo insatisfatório o conhecimento médico disponível a respeito de certa substância, de modo que a própria agência manifestou a necessidade e a intenção de elaborar um novo modelo de classificação[31].

Em dezembro de 2014, a FDA apresentou novas normas para o uso de medicamentos na gravidez e na lactação, cujo valor legal teve início em 30 de junho de 2015. As novas normas substituirão gradualmente a classificação por categorias – atualmente presente na maioria das bulas – estabelecida em

1979 (A, B, C, D, X). Tais categorias serão progressivamente substituídas por um conjunto de novas informações, um resumo dos riscos perinatais do medicamento, discussão das evidências pertinentes e uma síntese dos dados mais relevantes para a tomada de decisões na prescrição. Também estarão presentes orientações essenciais sobre a identificação de gravidez, contracepção e infertilidade. O objetivo final das novas normas é facilitar o processo de prescrição por meio do oferecimento de um conjunto de informações consistentes e bem estruturadas a respeito do uso de medicamentos nos períodos da gravidez e lactação[32].

Na classificação vigente a partir de 1979, certos medicamentos colocados em uma mesma categoria de risco possuem, na verdade, características de segurança reprodutiva bastante distintas de acordo com a literatura científica. Além disso, importantes particularidades clínicas permanecem ausentes nas bulas e, lamentavelmente, informações farmacológicas questionáveis e frágeis muitas vezes não são substituídas pelas melhores evidências disponíveis[27].

Embora as pesquisas na área progridam, ainda não há respostas definitivas a diversas questões para as quais os estudos ainda são insuficientes ou inconclusivos. De fato, é muito difícil sustentar cientificamente a perfeita segurança de qualquer substância durante a gestação ou a amamentação. Consequentemente, complexos dilemas clínicos, éticos e legais se apresentam e exigem do médico uma conduta. Médicos especialistas não psiquiatras costumam superestimar o risco reprodutivo relacionado a medicamentos neuropsiquiátricos, enquanto médicos psiquiatras demonstram uma percepção de risco reprodutivo em maior conformidade com o conhecimento médico concernente. Ambos, usualmente, deparam-se com as seguintes situações, entre outras, a respeito do uso de medicamentos psiquiátricos na gestação e na amamentação[31,33,34]:

- Presença de informações e recomendações divergentes na literatura médica especializada;
- O viés de pesquisa contra a hipótese nula, ou seja, distorções favoráveis à hipótese da existência de associação entre medicamentos (por exemplo: antidepressivos) e desfechos adversos;
- A dificuldade de alguns médicos em interpretar de modo correto importantes aspectos epidemiológicos, bioestatísticos e metodológicos das pesquisas e estudos perinatais;
- As categorias de risco farmacológico na gravidez da FDA, presente nas bulas norte-americanas, que – de acordo com a própria FDA – frequentemente expressam de modo insatisfatório ou inadequado o conhecimento médico a respeito da segurança reprodutiva de determinada substância;
- Informações incompletas ou incorretas nos meios de comunicação;
- Psicofobia perinatal;
- Ansiedade antecipatória da paciente;
- Conceitos ou condutas tecnicamente equivocados de médicos ou outros profissionais.

A pertinência do conhecimento profissional do médico sobre os possíveis riscos do uso materno de quaisquer medicamentos durante a gravidez ou lactação demanda, necessariamente, constante dedicação à atualização. Os resultados de estudos de associação devem ser recebidos com particular cautela, principalmente por causa de potenciais vieses e fatores de confusão, entre outros elementos metodológicos de validade interna. Para melhor compreensão das possíveis implicações clínicas, deve-se avaliar os prováveis riscos também a partir dos números absolutos dos sujeitos de pesquisa e da magnitude dos efeitos observados. O significado médico dos achados de pesquisa somente pode ser identificado no trabalho com a realidade singular de cada paciente[28,30].

Antipsicóticos

Em emergências psiquiátricas, antipsicóticos são particularmente indicados para agitação psicomotora vinculada a episódio psicótico e a exacerbações agudas de transtorno afetivo bipolar, esquizofrenia ou depressão maior[35].

Para sintomas e sinais maníacos, são considerados particularmente efetivos e eficazes haloperidol, olanzapina, risperidona e quetiapina. Estudos sobre a segurança reprodutiva de tais medicamentos não têm identificado associação significativa com malformações congênitas maiores. Durante a gravidez, determinados antipsicóticos podem ser considerados opções estratégicas para episódios de transtorno bipolar, por suas propriedades estabilizadoras do humor e risco teratogênico inferior ao do lítio, do ácido valproico e da carbamazepina. Entre os antipsicóticos referidos, haloperidol, olanzapina e risperidona estão disponíveis para administração intramuscular, no Brasil[36-38].

Em casos de manifestações psicóticas associadas a depressão maior, a quetiapina apresenta algumas características favoráveis: propriedades antidepressivas significativas; medicamento adjunto de escolha em depressão refratária; menores níveis de passagem placentária que haloperidol, olanzapina e risperidona[17,39,40].

Entre os antipsicóticos típicos ou de primeira geração de baixa potência mais disponíveis, a clorpromazina apresenta segurança reprodutiva favorável, sem associação significativa com malformações maiores. Uma outra fenotiazina disponível, a prometazina, recomendada em alguns protocolos de emergência psiquiátrica, é considerada de uso seguro durante a gestação[41-44].

Benzodiazepínicos

Em emergências psiquiátricas, os benzodiazepínicos são especialmente indicados para manifestações ansiosas agudas, intoleradas pela paciente. São exacerbações de diferentes transtornos, tais como o transtorno do pânico, o transtorno de ansiedade generalizada ou um episódio de intoxicação ou abstinência de substâncias[45].

As pesquisas sobre a segurança reprodutiva dos benzodiazepínicos têm produzido alguns resultados divergentes e controversos. Os estudos mais recentes e a maioria das pesquisas indicam a ausência de maior risco de malformações congênitas associadas a benzodiazepínicos. Em relação à fissura orofacial, estudos recentes prospectivos e retrospectivos não identificaram associação de benzodiazepínicos com essa malformação específica. Particularmente quanto ao lorazepam, embora ele apresente certas características farmacocinéticas e farmacodinâmicas relativamente favoráveis à segurança reprodutiva, duas pesquisas concluíram que haveria associação entre o seu uso na gravidez e atresia anal. Como regra geral a todos os benzodiazepínicos, recomenda-se que, caso exista indicação para o uso na gestante, seja utilizada a menor dosagem terapêutica pelo período mais breve possível, respeitando-se as peculiaridades médicas de cada caso[19,46-50].

Lítio

Alguns estudos indicam que o uso do lítio durante a gravidez está associado a maior risco de malformações congênitas. Dentre as alterações anatômicas associadas ao lítio, destaca-se a anomalia de Ebstein, um defeito congênito da valva tricúspide e do ventrículo direito em que os anexos dos folhetos da válvula septal e posterior apresentam deslocamento apical. Embora o risco absoluto para a anomalia de Ebstein seja considerado pequeno por alguns experts, recomenda-se cautela no emprego do lítio para a gestante, principalmente no primeiro trimestre. De modo mais prudente, outros pesquisadores e especialistas avaliam que, ao menos momentaneamente, o lítio deveria ser considerado um teratógeno relevante. Assim, perante uma paciente com episódio de transtorno bipolar de intensidade leve a moderada, pondera-se a suspensão gradual do lítio e seu possível uso depois do período embrionário ou posteriormente ao primeiro trimestre, pois, a partir do início do segundo trimestre, malformações cardíacas não poderiam ser causadas. Por outro lado, a manutenção do lítio no primeiro trimestre é particularmente indicada em gestante que apresenta transtorno bipolar com manifestações atuais ou passadas moderadas a graves e com impactos funcionais intensos[51-53].

Ácido valproico, carbamazepina e lamotrigina

Ácido valproico e carbamazepina são considerados substâncias teratógenas. Ambos estão associados a importante risco de anomalias congênitas, notadamente os defeitos do tubo neural. O uso do ácido valproico na gravidez somente deve ser considerado em mulheres com transtorno bipolar francamente grave cuja única resposta terapêutica satisfatória ocorra apenas com esse fármaco. A carbamazepina deve ser evitada no primeiro trimestre, sempre que possível[54-56].

A lamotrigina não está associada a risco superior de malformações congênitas maiores. Em comparação com os principais estabilizadores do humor, demonstra um perfil de segurança na gestação mais favorável. Devido à alteração em seu metabolismo, ao longo da gravidez, os níveis séricos da lamotrigina usualmente diminuem e podem exigir incrementos de dosagem[57,58].

Conclusão

Durante o período gestacional, cada mulher responde de maneira própria às mudanças fisiológicas, afetivas e sociais desse momento. O estresse materno e as exacerbações agudas de manifestações médicas psiquiátricas podem ocorrer associadas a diversos fatores: poucos recursos materiais; alta demanda ocupacional; responsabilidades domésticas intensas; relações familiares conflituosas e complicações obstétricas[59].

As reações da gestante estão vinculadas a alterações metabólicas, principalmente no eixo hipotálamo-hipófise-adrenal (HHA), que, de modo peculiar, podem influenciar o feto. Sua exposição a um ambiente uterino desfavorável tem sido associada a aumento significativo de doenças na idade infantil e adulta, fenômeno denominado programação fetal. A programação fetal envolve alterações epigenéticas associadas ao *imprinting* gênico, à metilação do DNA e a modificações na cromatina. Pesquisas recentes sugerem que a programação perinatal tem consequências crônicas, possivelmente vinculadas a manifestações comportamentais e psiquiátricas ao longo da vida[60,61].

Portanto, nesse contexto, as abordagens e condutas médicas de emergência psiquiátrica em gestantes, apresentadas neste capítulo, assumem progressiva importância para o indivíduo e a família. Concomitantemente, apresentam-se também como oportunidades estratégicas para a sociedade, que busca, finalmente, uma melhor qualidade de vida.

Referências bibliográficas

1. Prietsch SOM, González-Chica DA, Cesar JA, Mendoza-Sassi RA. Unplanned pregnancy in Southern Brazil: prevalence and associated factors. Cad Saude Publica. 2011;27(10):1906-16.
2. Rennó Jr. J, Ribeiro HL. Aspectos gerais da saúde mental da mulher. In: Rennó Jr. J, Ribeiro HL. Tratado de saúde mental da mulher. São Paulo: Atheneu; 2012. p. 1-7.
3. Cohen LS, Wang B, Nonacs R, Viguera AC, Lemon EL, Freeman MP. Treatment of mood disorders during pregnancy and postpartum. Psychiatr Clin North Am. 2010;33(2):273-93.
4. Cantilino A, Sougey EB. Psicofarmacologia durante a gravidez e lactacão. In: Oliveira IR, Sena EP. Manual de psicofarmacologia clínica. Rio de Janeiro: Guanabara Koogan; 2006. p. 276-82.
5. Chaudon LH. Complex challenges in treating depression in pregnancy. Am J Psychiatry. 2013;170:12-20.
6. O'Hara MW, Wisner KL. Perinatal mental illness: definition, description and aetiology. Best Pract Res Clin Obstet Gynaecol. 2014;28(1):3-12.
7. Chan J, Natekar A, Einarson A, Koren G. Risks of untreated depression in pregnancy. Can Fam Physician. 2014;60(3):242-3.
8. Hübner-Liebermann B, Hausner H, Wittmann M. Recognizing and treating peripartum depression. Dtsch Arztebl Int. 2012;109(24):419-24.
9. Gold KJ, Marcus SM. Effect of maternal mental illness on pregnancy outcomes. Expert Rev of Obstet Gynecol. 2008;2(3):391-401.
10. Zambaldi CF, Cantilino A. Transtorno de ansiedade na gestação e pós-parto. In: Rennó Jr J, Ribeiro HL. Tratado de saúde mental da mulher. São Paulo: Atheneu; 2012. p. 183-92.
11. Guglielmi V, Vulink NC, Denys D, Wang Y, Samuels JF, Nestadt G. Obsessive-compulsive disorder and female reproductive cycle events: results from the OCD and reproduction collaborative study. Depress Anxiety. 2014;31(12):979-87.
12. Sydsjö G, Möller L, Lilliecreutz C, Bladh M, Andolf E, Josefsson A. Psychiatric illness in women requesting caesarean section. BJOG. 2015;122(3):351-8.
13. Robinson GE. Treament of schizophrenia in pregnancy and postpartum. J Popul Ther Clin Pharmacol. 2012;19(3);380-6.
14. Solari H, Dickson KE, Miller L. Understanding and treating women with schizophrenia during pregnancy and postpartum – Motherisk update 2008. Can J Clin Pharmacol. 2009;16:23-32.
15. Noto MVN, Noto CS, Bressan RA. Psicose na gestação e pós-parto. In Rennó Jr. J, Ribeiro HL. Tratado de saúde mental da mulher. São Paulo: Atheneu; 2012. p. 145-52.

16. Sharma V, Pope CJ. Pregnancy and bipolar disorder: a systematic review. J Clin Psychiatry. 2012;73(11):1447-55.
17. Khan SJ, Fersh ME, Ernst C, Klipstein K, Albertini ES, Lusskin SI. Bipolar disorder in pregnancy and postpartum: principles of management. Curr Psychiatry Rep. 2016;18(2):13.
18. Di Florio A, Forty L, Gordon-Smith K, Heron J, Jones L, Craddock N, et al. Perinatal episodes across the mood disorder spectrum. JAMA Psychiatry. 2013;70(2):168-75.
19. McLafferty LP, Becker M, Dresner N, Meltzer-Brody S, Gopalan P, Glance J, et al. Guidelines for the management of pregnant women with substance use disorders. Psychosomatics. 2016;57(2):115-30.
20. Ordean A, Kahan M. Comprehensive treatment program for pregnant substance users in a family medicine clinic. Can Fam Physician. 2011;57(11):430-5.
21. Gyarmathy VA, Giraudon I, Hedrich D, Montanari L, Guarita B, Wiessing L. Drug use and pregnancy – challenges for public health. Euro Surveill. 2009;14(9):33-6.
22. Muckle G, Laflamme D, Gagnon J, Boucher O, Jacobson JL, Jacobson SW. Alcohol, smoking, and drug use among Inuit women of childbearing age during pregnancy and the risk to children. Alcohol Clin Exp Res. 2011;35(6):1081-91.
23. Damasceno BP. Avaliação neurológica básica nas síndromes psicorgânicas. In: Botega NJ, organizador. Prática psiquiátrica no hospital geral: interconsulta e emergência. 2ª ed. Porto Alegre: Artmed; 2006. p. 183-91.
24. Wilson MP, Nordstrom K, Shah AA, Vilke GM. Psychiatric emergencies in pregnant women. Emerg Med Clin North Am. 2015;33(4):841-51.
25. Ladavac AS, Dubin WR, Ning A, Stuckeman PA. Emergency management of agitation in pregnancy. Gen Hosp Psychiatry. 2007;29(1):39-41.
26. Koren G, Gadot Y. Medication use in pregnancy; treating the mother: protecting the unborn. In: Harrison-Wollrich M. Medicines for women. New York: Springer; 2015.
27. Ramoz LL, Patel-Shori NM. Recent changes in pregnancy and lactation labeling: retirement of risk categories. Pharmacotherapy. 2014;34:389-95.
28. Kalfoglou AL. Ethical and clinical dilemmas in using psychotropic medications during pregnancy. AMA J Ethics. 2016;18(6):614-23.
29. Pearlstein T. Use of psychotropic medication during pregnancy and the postpartum period. Womens Health (Lond Engl). 2013;9:605-15.
30. Freeman MP. Pregnancy and psychiatric disorders: inherent risks and treatment decisions. J Clin Psychiatry. 2013;74:373-4.
31. Koren G, Madjunkova S, Maltepe C. Bias against the null hypothesis: scaring pregnant women about drugs in pregnancy. Can Fam Physician. 2014;60:441-2.
32. Whyte J. FDA implements new labeling for medications used during pregnancy and lactation. Am Fam Physician. 2016;94(1):12-5.
33. Cantilino A, Lorenzo L, Paula JA, Einarson A. Use of psychotropic medications during pregnancy: per- ception of teratogenic risk among physicians in two Latin American countries. Rev Bras Psiquiatr. 2014;36(2):106-10.
34. Einarson A, Davis W. Barriers to the pharmacological treatment of women with psychiatric disorders during pregnancy and breastfeeding: results of a survey. J Obstet Gynaecol Can. 2013;35(6):504-5.
35. Zeller SL, Citrome L. Managing agitation associated with schizophrenia and bipolar disorder in the emergency setting. West J Emerg Med. 2016;17(2):165-72.
36. Goodwin GM, Haddad PM, Ferrier IN, Aronson JK, Barnes T, Cipriani A, et al. Evidence-based guidelines for treating bipolar disorder: Revised third edition recommendations from the British Association for Psychopharmacology. J Psychopharmacol. 2016;30(6):495-553.
37. Ennis ZN, Damkier P. Pregnancy exposure to olanzapine, quetiapine, risperidone, aripiprazole and risk of congenital malformations. A systematic review. Basic Clin Pharmacol Toxicol. 2015;116(4):315-20.
38. Hogan CS, Freeman MP. Adverse effects in the pharmacologic management of bipolar disorder during pregnancy. Psychiatr Clin North Am. 2016;39(3):465-75.
39. Kennedy SH, Lam RW, McIntyre RS, Tourjman SV, Bhat V, Blier P, et al.; CANMAT Depression Work Group. Canadian Network for Mood and Anxiety Treatments (CANMAT) 2016 Clinical Guidelines for the Management of Adults with Major Depressive Disorder: Section 3. Pharmacological Treatments. Can J Psychiatry. 2016;61(9):540-60.
40. Zhou X, Ravindran AV, Qin B, Del Giovane C, Li Q, Bauer M, et al. Comparative efficacy, acceptability, and tolerability of augmentation agents in treatment-resistant depression: systematic review and network meta-analysis. J Clin Psychiatry. 2015;76(4):e487-98.
41. Poo SX, Agius M. Atypical antipsychotics for schizophrenia and/or bipolar disorder in pregnancy: current recommendations and updates in the NICE guidelines. Psychiatr Danub. 2015;27:255-60.
42. The Royal College of Obstetricians and Gynaecologists. The management of nausea and vomiting of pregnancy and hyperemesis gravidarum. RCOG Green-top Guideline n. 69. 2016.
43. Einarson A, Boskovic R. Use and safety of antipsychotic drugs during pregnancy. J Psychiatr Pract. 2009;15(3):183-92.
44. Galbally M, Snellen M, Power J. Antipsychotic drugs in pregnancy: a review of their maternal and fetal effects. Ther Adv Drug Saf. 2014;5(2):100-9.
45. Mavrogiorgou P, Brüne M, Juckel G. The management of psychiatric emergencies. Dtsch Arztebl Int. 2011;108(13):222-30.
46. Chisolm MS, Payne JL. Management of psychotropic drugs during pregnancy. BMJ. 2016;352:h5918.
47. Pearlstein T. Mood disorders. In: Rosene-Montella K. Medical management of the pregnant patient – a clinician's handbook. New York: Springer; 2015. p. 35-58.
48. Iqbal MM, Sobhan T, Ryals T. Effects of commonly used benzodiazepines on the fetus, the neonate, and the nursing infant. Psychiatr Serv. 2002;53(1):39-49.
49. Bonnot O, Vollset SE, Godet PF, D'Amato T, Robert E. Maternal exposure to lorazepam and anal atresia in newborns: results from a hypothesis-generating study of benzodiazepines and malformations. J Clin Psychopharmacol. 2001;21(4):456-8.
50. Godet PF, Damato T, Dalery J, Robert E. Benzodiazepines in pregnancy: analysis of 187 exposed infants drawn from a population based birth defects registry. Reprod Toxicol. 1995;9:585.
51. Meltzer-Brody S, Jones I. Optimizing the treatment of mood disorders in the perinatal period. Dialogues Clin Neurosci. 2015;17(2):207-18.
52. Larsen ER, Saric K. Pregnancy and bipolar disorder: the risk of recurrence when discontinuing treatment with mood stabilisers: a systematic review. Acta Neuropsychiatr. 2016;17:1-8.
53. Boyle B, Garne E, Loane M. The changing epidemiology of Ebstein's anomaly and its relationship with maternal mental health conditions: a European registry-based study. Cardiol Young. 2016;30:1-9.
54. Davanzo R, Dal Bo S, Bua J, Copertino M, Zanelli E, Matarazzo L. Antiepileptic drugs and breastfeeding. Ital J Pediatr. 2013;39:50.
55. Gentile S. Risks of neurobehavioral teratogenicity associated with prenatal exposure to valproate monotherapy: a systematic review with regulatory repercussions. CNS Spectr. 2014;19(4):305-15.
56. Matlow J, Koren G. Is carbamazepine safe to take during pregnancy? Can Fam Physician. 2012;58(2):163-4.
57. Einarson A. Antidepressant use during pregnancy: navigating the sea of information. Can Fam Physician. 2013;59(9):941, 943-4.
58. Madadi P, Ito S. Perinatal exposure to maternal lamotrigine: clinical considerations for the mother and child. Can Fam Physician. 2010;56(11):1132-4.
59. Dunkel Schetter C, Tanner L. Anxiety, depression and stress in pregnancy: implications for mothers, children, research, and practice. Curr Opin Psychiatry. 2012;25(2):141-8.
60. Capra L, Tezza G, Mazzei F, Boner AL. The origins of health and disease: the influence of maternal dis- eases and lifestyle during gestation. Ital J Pediatr. 2013;39:7.
61. Meltzer-Brody S, Stuebe A. The long-term psychiatric and medical prognosis of perinatal mental illness. Best Pract Res Clin Obstet Gynaecol. 2014;28(1):49-60.

157
SEGURANÇA DO PACIENTE E DA EQUIPE

Rodrigo Barreto Hughet
Fábio Lopes Rocha

Introdução

Apesar da crença popular de que pacientes psiquiátricos são agressivos, eles apresentam maiores taxas de vitimização que de perpetração de atos violentos, sendo mais vítimas que algozes[1]. Eles podem apresentar alterações cognitivas, tais como prejuízo na capacidade de planejamento e de resolução de problemas, impulsividade, pensamento desorganizado e teste de realidade comprometido, tornando-os mais suscetíveis ao abuso e à violência.

Em algumas situações de urgência/emergência psiquiátricas, o paciente pode estar ansioso, inquieto, agressivo ou violento. Mesmo nessas situações, em que pode colocar em risco a equipe ou a si próprio, deve-se considerar que é uma pessoa doente e vulnerável. As medidas de segurança devem sempre ser proporcionais aos riscos, devem preservar ao máximo a sua liberdade e seus direitos fundamentais e devem ser conduzidas com cuidado e respeito.

É preocupante constatar que, mesmo em países desenvolvidos, a abordagem dos pacientes agressivos é frequentemente feita de forma intuitiva e sem embasamento técnico e que muitos membros da equipe não tiveram uma formação adequada nesse quesito[2].

Neste capítulo, serão discutidos os aspectos gerais do serviço, incluindo o cenário adequado, aspectos psicológicos do médico e da equipe, a abordagem verbal, o emprego de psicofármacos e o uso de contenção mecânica, tendo em vista a segurança do paciente e da equipe.

Aspectos gerais

As medidas de segurança direcionadas ao paciente e à equipe, em um serviço de urgência, devem começar já na recepção. A equipe, incluindo recepcionista e porteiros, devem ter recebido treinamento sobre protocolos de atendimento de pacientes agitados e agressivos. Todo serviço de urgência deve ter um segurança na recepção, o que por si só já inibe comportamentos disruptivos. A presença de câmeras de segurança deixa claro ao paciente que seu comportamento está sendo monitorado. Cartazes informando que comportamento violento não será tolerado também podem ser úteis[3].

Embora agressões com armas não sejam frequentes em serviços de urgência, idealmente deve haver detector de metais na porta de entrada, com o intuito de avisar da presença de armas com sua subsequente entrega na portaria ou administração. No caso de serviços que não possuem detector de metais, pacientes agitados deveriam ser revistados antes do atendimento. Alguns serviços pedem ao paciente para vestir a roupa do hospital ao serem admitidos para avaliação, tornando a revista informalmente automática[4]. Caso isso não seja possível, uma medida paliativa e sem custo seria ao menos perguntar ao acompanhante, ou mesmo ao paciente, se ele está armado. Frequentemente a família vai dizer que já escondeu a arma de fogo do paciente ou, eventualmente, vai confirmar que ele está armado, seja com arma branca ou de fogo. Nesse caso, o paciente deve ser solicitado a entregá-la antes do atendimento.

Quando o recepcionista faz a ficha de atendimento de um paciente que está agitado, ou que veio trazido pela polícia ou ambulância devido a heteroagressividade, deve informar ao médico imediatamente sobre o paciente. O atendimento deve ser feito o mais rápido possível, pois a agitação pode piorar com a demora no atendimento e provocar tumultos e brigas em uma sala de espera frequentemente lotada. Familiares que deixam o paciente mais agitado, devido a conflitos ou ideação delirante, devem ser afastados. No caso de pacientes que chegam algemados pela polícia, pode ser preferível avaliar, medicar e aguardar a tranquilização deles antes da retirada das algemas. O médico deve fazer o atendimento acompanhado de profissional da enfermagem. Se necessário, deve poder contar com outros membros da equipe rapidamente. Deve haver facilidade e rapidez no preparo e aplicação de medicação ou contenção mecânica, quando indicada. A sala de atendimento deve preferencialmente ser ampla e com ambiente tranquilo e reservado, sem materiais que possam ser usados como armas e com o mínimo possível de coisas quebráveis. O médico deve sentar-se perto da porta, para não correr o risco de ficar preso na sala com um paciente agitado e/ou agressivo, ou então médico e paciente devem ficar à mesma distância da porta, para que o paciente não se sinta encurralado. Deve-se convidar o paciente a ficar sentado durante a entrevista. Caso julgue mais prudente, o médico pode fazer o atendimento com a porta aberta. Alguns serviços têm um botão de alarme no consultório, que o médico pode acionar caso se sinta ameaçado.

Caso haja tempo, é útil ao médico consultar o histórico do paciente no serviço antes do atendimento, a fim de investigar episódios prévios de agressividade e outras informações. O comportamento agressivo é mais frequente em pacientes do sexo masculino, com abuso de substâncias e sintomas psicóticos, e o fator preditivo de violência mais importante é a história de comportamento agressivo anterior[5].

Aspectos psicológicos do médico e da equipe

É natural que haja reações emocionais na interação com os pacientes, fruto da situação e de aspectos psicológicos do próprio médico. Duas emoções são mais comuns em relação a pacientes agressivos: medo e raiva. Essas emoções podem ser usadas como ferramentas diagnósticas, como um sinal de alerta para situações de perigo. O medo não deve ser negado, ou transformado em imprevidência, devido a crenças tais como "homem não tem medo". A emoção deve ser reconhecida e seu fundamento, verificado, investigando se há realmente razão para medo ou raiva nessa situação.

O profissional de saúde pode ainda sentir raiva, frequentemente disfuncional, no atendimento a pacientes com alguns transtornos ou sintomas específicos, particularmente pacientes com crises conversivas ou de somatização, histriônicos, que tentaram autoextermínio ou dependentes químicos. Segundo Aaron T. Beck, o principal teórico da terapia cognitivo-comportamental, nós reagimos emocionalmente não aos eventos, mas à nossa interpretação desses eventos. Podemos não nos dar conta dessas interpretações e aceitá-las como verdades sem questioná-las. Se temos pensamentos como "fui agredido", seja física ou psicologicamente, ou "fui prejudicado", então provavelmente sentiremos raiva[6]. Pensamentos provocadores de raiva seriam "estou aqui trabalhando e esse sujeito vem me ameaçar" ou "tanta gente doente precisando de ajuda e esses aí inventando doença e dando trabalho", no caso dos conversivos, suicidas ou dependentes químicos. Tais interpretações podem levar a agressões ao paciente, como medicação excessiva, contenções mal indicadas e procedimentos dolorosos ou desnecessários, ou mesmo tratamento displicente, irônico ou acusatório.

É preciso sempre lembrar que são pessoas doentes precisando de ajuda e que seus comportamentos disruptivos são sintomas. Suas atitudes não são pessoais para com os profissionais da equipe, mas manifestações de sua patologia ou do seu desequilíbrio emocional naquele momento. Se a equipe julgar que o paciente ou acompanhante está agindo de forma desrespeitosa ou hostil por má-fé, deve colocar limites com advertência, sanções administrativas ou mesmo queixa criminal, e não os agredir de volta.

Abordagem

Uma abordagem empática e acolhedora, com respeito e disposição para escutar e dar atenção ao paciente, além de ser parte do processo de avaliação é também terapêutica[3].

Todos os membros da equipe em contato com o paciente devem apresentar-se ou ser apresentados a ele, incluindo as suas funções. Em geral, é melhor um tratamento formal, chamando-o de senhor ou senhora, instaurando-se um ambiente de respeito e responsabilidade. O profissional deve manter contato visual e estar atento ao paciente, e não dar as costas a ele. Deve respeitar o espaço do doente e ficar a uma distância tal que não possa ser alcançado por chute ou soco. É preferível evitar tocá-lo desnecessariamente, pois ele pode interpretar como agressão. Deve dirigir-se ao paciente com um tom de voz calmo, pausado, claro e firme. Cuidado com comentários bem-humorados, que podem ser interpretados como sarcasmo. Deve-se evitar também um tratamento excessivamente amigável ou paternalista. Sempre que possível, deve-se dar opções ao paciente, porém colocando-se limites claros. Se o paciente usar um tom de voz alto ou ameaçador, ou fizer ofensas, deve-se lembrá-lo de que ele está sendo tratado com respeito e de que você gostaria de receber o mesmo tratamento. Evitar o confronto. Estimular o paciente a expressar o que está sentindo[4]. Em alguns casos, pode ser útil o médico dizer ao paciente que sua conduta está deixando as pessoas assustadas e dificultando o atendimento.

A entrevista deve começar com questões mais abertas e menos intrusivas; à medida que o paciente ficar mais à vontade, o médico pode se aprofundar no problema atual. Quando há agitação aguda, as perguntas devem ser mais diretas e a entrevista, mais estruturada. Não se deve ficar questionando logicamente ou contradizendo pacientes delirantes. No caso de pacientes que não querem ou não conseguem fornecer as informações necessárias, deve-se contatar um familiar ou amigo próximo[3].

A agressividade física geralmente não é inesperada. Há um período anterior de tensão e ansiedade, seguido de agressões verbais e inquietação motora[7]. É melhor intervir no início da hostilidade evitando que se agrave. *De-escalation* (desescalada) é o nome dado às abordagens para prevenir a evolução de um comportamento hostil para franca agressividade. Seus pilares são a não confrontação e a abordagem calma, dando opções e mantendo a dignidade do paciente[8]. O paciente também sente raiva ao achar que está sendo prejudicado ou menosprezado. Se ele perceber que é tratado com respeito e que temos a intenção de ajudá-lo, há mais chance de que se acalme.

Emprego de medicamentos

O uso adequado dos psicofármacos é parte importante da estratégia para a segurança do paciente e da equipe, junto com técnicas não medicamentosas, como intervenção verbal e redução do estímulo ambiental. Quando os métodos verbais falham em acalmar o paciente, o uso de medicações pode ser necessário. Nesse caso, o primeiro passo é estabelecer uma hipótese diagnóstica. Frequentemente, em situações de agitação e agressividade, não é possível a realização de um diagnóstico definitivo. Entretanto, um diagnóstico provisório é importante para a escolha adequada da medicação a ser utilizada. Além disso, a escolha do momento mais adequado para a administração da medicação é muito importante. A administração muito precoce do psicofármaco, ou o emprego de dose excessiva, pode dificultar a avaliação psiquiátrica. A administração tardia pode acarretar aumento do risco para o paciente e a equipe e necessidade de emprego de doses maiores e mais frequentes[9,10].

A meta principal da medicação em situações de agitação e agressividade é tranquilizar o paciente, reduzindo o seu sofrimento e a possibilidade de agressões e permitindo que ele possa ser adequadamente avaliado. O ideal é que o paciente permaneça acordado para possibilitar a realização da entrevista psiquiátrica e para assegurar sua participação em seu próprio cuidado. A ausência de sedação pode ainda reduzir o tempo necessário para a alta[8].

Há dois tipos principais de medicação que podem ser utilizadas para reduzir a agitação e a agressividade do paciente, contribuindo para a sua segurança e da equipe: os benzodiazepínicos e os antipsicóticos. Os antipsicóticos podem ser divididos em antipsicóticos de primeira e de segunda geração[10]. As principais vias de administração são a oral, a intramuscular e a intravenosa. A via intravenosa deve ser o último recurso, e o seu emprego deve ser alvo de maior cautela em virtude dos riscos de depressão respiratória e arritmias. Sempre que possível, o paciente deve participar da escolha da medicação e da via de administração. O controle da agitação e da agressividade com esses psicofármacos não implica que eles estejam atuando no problema subjacente. Geralmente a atuação é apenas sintomática, enquanto não se pode fazer a abordagem etiológica.

Os benzodiazepínicos são muito eficazes na redução da ansiedade e agitação. São muito empregados em situações de abstinência de álcool, intoxicação por estimulantes, em casos de agitação de origem indeterminada e quando não existe tratamento específico, como em transtornos de personalidade[10,11]. Também podem ser empregados em associação com antipsicóticos, com aumento da potência tranquilizadora e redução do risco de parkinsonismo[12]. Em casos de psicose, o uso isolado de benzodiazepínicos não contempla a atividade delirante-alucinatória, apenas contribui para a sedação do paciente. Os principais riscos dos benzodiazepínicos são depressão respiratória e hipotensão, quando empregados por via parenteral, particularmente em pacientes com problemas respiratórios ou que fizeram uso de substância sedativa como o álcool. Em nosso meio, apenas o midazolam tem apresentação para emprego intramuscular com absorção consistente.

Os antipsicóticos são indicados nos casos de excitação, agitação ou agressividade, especialmente nos casos de origem psicótica. Entre os antipsicóticos de primeira geração, o mais empregado é o haloperidol[13]. Além dos casos de psicose, o haloperidol é a medicação de escolha para pacientes agitados devido à intoxicação etílica. Os fenotiazínicos, como a clorpromazina e a tioridazina, não devem ser empregados em situações de urgência, em virtude de seu perfil de efeitos adversos que inclui sedação excessiva, hipotensão ortostática e efeitos anticolinérgicos. O haloperidol tem pouco efeito nos sinais vitais, pouca atividade anticolinérgica e mínima interação com outros fármacos. Entretanto, pode acarretar efeitos adversos significativos. Em termos cardiovasculares, o haloperidol pode acarretar prolongamento do intervalo QTc, com risco de desenvolvimento de arritmia tipo *torsades de pointes*, principalmente quando utilizado por via endovenosa. Especialmente em pacientes utilizando medicamentos que também prolongam o intervalo QTc ou que sofrem de condições médicas que predispõem ao seu prolongamento, o uso intravenoso do haloperidol deve ser evitado. Em relação a efeitos neurológicos, o emprego do haloperidol pode causar efeitos extrapiramidais como distonia, síndrome neuroléptica maligna e reações catatônicas. Os efeitos extrapiramidais podem ser reduzidos com a administração concomitante de prometazina ou benzodiazepínicos[13]. A associação com benzodiazepínicos é muito frequente, exceto em pacientes comprometidos clinicamente[11]. Essa combinação também acarreta redução mais rápida da agitação. Entretanto, o risco de sedação excessiva e interações medicamentosas da combinação é maior que com o uso isolado de haloperidol. Outro antipsicótico utilizado na emergência é o zuclopentixol, do grupo dos tioxantênicos[14]. O acetato de zuclopentixol é eficaz por dois a três dias e é recomendável quando se deseja um efeito tranquilizador mais prolongado[15]. O decanoato de zuclopentixol, apresentação de depósito, deve ser empregado apenas em regime de manutenção.

Os antipsicóticos de segunda geração constituem um grupo heterogêneo em relação ao perfil de efeitos colaterais. O que apresentam em comum é o menor risco de efeitos adversos extrapiramidais, em comparação com os antipsicóticos de primeira geração[12]. Ainda assim, o potencial para causar efeitos extrapiramidais não é homogêneo. A risperidona apresenta o maior risco, enquanto clozapina e quetiapina são os mais seguros nesse quesito. Entre os diversos antipsicóticos de segunda geração avaliados em situações de emergência, o aripiprazol parece ser o de menor eficácia, e a quetiapina parece causar hipotensão ortostática mais frequentemente. Em virtude do risco de agranulocitose, a clozapina é indicada apenas para pacientes com esquizofrenia refratária, não sendo indicada em serviços de urgência. A associação de antipsicóticos de segunda geração com benzodiazepínicos pode ser realizada com os menos sedativos, como a risperidona, mas é contraindicada com os mais sedativos, como a olanzapina[10,11]. Olanzapina e ziprasidona têm apresentações oral e intramuscular de liberação imediata; a olanzapina também vem em comprimidos dissolvíveis de liberação rápida.

Em síntese, o emprego de medicamentos deve ser feito com base em um diagnóstico, mesmo que provisório, e quando os métodos não farmacológicos falharam ou não são os mais indicados. Sempre que possível, é recomendável que o paciente participe na escolha da medicação, na via de administração e nos próprios cuidados. Em geral, é preferível que o paciente permaneça acordado para viabilizar a entrevista psiquiátrica e a participação nos cuidados. Sempre que o paciente esteja cooperativo, a via oral é preferível à via intramuscular. A via endovenosa deve ser evitada em virtude do risco de arritmias e depressão respiratória.

Contenção mecânica

A publicação nos anos 1990 de estudo relatando a ocorrência de mortes associadas à contenção mecânica levou a maior regulação e vigilância sobre essa prática[16]. Seu uso indiscriminado e sem monitoramento adequado pode levar a complicações como redução da perfusão, fraturas, desidratação, depressão respiratória e morte súbita[4]. Entretanto, a prática ainda é frequente em enfermarias psiquiátricas, com 6% a 17% dos pacientes internados sendo eventualmente submetidos à contenção mecânica. Ocorre, porém, uma diferença de até 10 a 20 vezes entre diferentes instituições, sugerindo participação de outros fatores além das indicações específicas de contenção, mesmo considerando variações no perfil dos pacientes. Foram mais frequentemente submetidos à contenção os indivíduos do sexo masculino, jovens, estrangeiros, portadores de esquizofrenia, submetidos a internação involuntária e que apresentaram comportamento agressivo. A presença de homens na equipe também contribui para contenções mais frequentes[17].

Contenção física é a imobilização do paciente por várias pessoas. A contenção mecânica é feita com tiras de pano ou couro, geralmente se atando os membros e restringindo os movimentos do paciente no leito. Alguns serviços têm leitos próprios para a contenção, com tiras de couro já afixadas. O isolamento é a manutenção do paciente em um quarto trancado. Em alguns países, como o Reino Unido e a Holanda, a contenção mecânica não é permitida por lei, sendo utilizado apenas o isolamento[4].

A contenção mecânica deve ser utilizada como último recurso, quando o manejo verbal e medicamentoso não tiver sido bem-sucedido. Uma abordagem precoce dos pacientes agitados com medidas comportamentais pode levar à redução da necessidade da contenção[18]. Está indicada quando houver risco iminente de agitação grave, risco de hetero ou autoagressividade ou risco de queda em pacientes com rebaixamento de nível de consciência. Com esses últimos, é preciso vigilância e monitoramento mais constante, pois são pacientes frequentemente muito confusos para pedir ajuda. Deve ser realizada com a presença do médico e por vários membros da equipe, de preferência cinco pessoas, um segurando cada membro e o outro fazendo a contenção. O paciente deve ficar contido o mínimo de tempo possível. Deve ser explicitado a ele que o procedimento é para sua proteção e dos outros, não uma punição. Deve-se verificar a perfusão dos membros e se há hiperextensão dos membros e compressão do tórax ou do plexo braquial. O paciente deve ser observado pela enfermagem durante o tempo em que estiver contido, e seus sinais vitais devem ser monitorados. A cada 30 minutos o médico deve reavaliar o paciente e a necessidade de manter a contenção[4].

Considerações finais

No atendimento de urgências psiquiátricas, a segurança do paciente e da equipe é um aspecto que não pode ser negligenciado. O ambiente deve ser adequadamente estruturado visando à prevenção de problemas e à possibilidade de intervenções rápidas e eficazes. A equipe deve ser muito bem treinada para atuar harmonicamente. A atitude deve ser respeitosa e firme, com o objetivo de tranquilizar o paciente. Intervenções verbais devem privilegiar a redução da tensão e da agressividade. Quando se fizer necessária a abordagem medicamentosa, deve-se instituí-la no momento adequado, sempre que possível com a participação do paciente nas decisões. Excepcionalmente, a contenção mecânica é uma medida necessária. Nesse caso, deve ser realizada com respeito e segurança, pelo menor tempo possível e com vigilância para a prevenção de acidentes. Deve ficar claro para o paciente que eventuais medidas de segurança foram tomadas para protegê-lo e à equipe, que as intervenções foram instituídas com o objetivo de melhorar sua saúde e que ele foi tratado com respeito e dignidade.

Referências bibliográficas

1. Choe JY, Teplin L, Abram KM. Perpetration of violence, violent victimization and severe mental illness: balancing public health concerns. Psychiatr Serv, 2008;59:153-64.
2. Cowman S, Bjorkdhal A, Clarke E, Gethin G, Maguire J. A descriptive survey study of violence management and priorities among psychiatric staff in mental health services, across seventeen European countries. BMC Health Serv Res. 2017;17:59.
3. Sadock BJ, Sadock VA, Ruiz P. Kaplan & Sadock's Comprehensive Textbook of Psychiatry. 9ª ed. Philadelphia: Lippincott Williams & Wilkins; 2009. p. 2732-46.
4. Mantovani C, Migon MN, Alheira FV, Del-Bem CM. Manejo de paciente agitado ou agressivo. Rev Bras Psiquiatr. 2010;32:S96-103.
5. Amore M, Menchetti M, Tonti C, Scarlatti F, Lundgren E, Esposito W, et al. Predictors of violent behavior among acute psychiatric patients: clinical study. Psychiatry Clin Neurosci. 2008;62(3):247-55.
6. Beck AT. Prisoners of hate: the cognitive basis of anger, hostility and violence. 1ª ed. New York: HarperCollins Publishers; 1999. p. 3-40.
7. Dubin WR, Jagarlamudi K. Safety in the evaluation of potentially violent patients. Psychiatric Times. 2010;15-7.
8. National Institute for Health and Clinical Excellence: Guidance. National Collaborating Centre for Nursing and Supportive Care (UK). Violence: The Short-Term Management of Disturbed/Violent Behaviour in In-Patient Psychiatric Settings and Emergency Departments. London: Royal College of Nursing (UK); 2005. p. 24-5.
9. Wilson MP, Pepper D, Currier GW, Holloman GH Jr, Feifel D. The psychopharmacology of agitation: consensus statement of the American association for emergency psychiatry project Beta psychopharmacology workgroup. West J Emerg Med. 2012;13(1):26-34.
10. Marder SR. A review of agitation in mental illness: treatment guidelines and current therapies. J Clin Psychiatry, 2006;67 Suppl 10:13-21.
11. Allen MH, Currier GW, Carpenter D, Ross RW, Docherty JP; Expert Consensus Panel for Behavioral Emergencies 2005. The expert consensus guideline series. Treatment of behavioral emergencies 2005. J Psychiatr Pract. 2005;11 Suppl 1:5-108.
12. Rund DA, Ewing JD, Mitzel K, Votolato N. The use of intramuscular benzodiazepines and antipsychotic agents in the treatment of acute agitation or violence in the emergency department. J Emerg Med. 2006;31(3):317-24.
13. Powney MJ, Adams CE, Jones H. Haloperidol for psychosis-induced aggression or agitation (rapid tranquilisation). Cochrane Database Syst Rev. 2012;(11):CD009377.
14. Lepping P. The use of emergency psychiatric medication: a survey from 21 countries. J Clin Psychopharmacol. 2013;33(2):240-2.
15. Jayakody K, Gibson RC, Kumar A, Gunadasa S. Zuclopenthixol acetate for acute schizophrenia and similar serious mental illnesses. Cochrane Database Syst Rev. 2012;(4):CD000525.
16. Weiss EM, Altimari D, Blint EF, et al. Deadly restraint: a nationwide pattern of death. The Hartford Courant. 1998.
17. Beghi M, Peroni F, Gabola P, Rossetti A, Cornaggia CM. Prevalence and risk factors for the use of restraint in psychiatry: a systematic review. Riv Psichiatr. 2013;48(1):10-22.
18. Jayaram G, Samuels J, Konrad SS. Prediction and prevention of aggression and seclusion by early screening and comprehensive seclusion documentation. Innov Clin Neurosci. 2012;9(7-8):30-8.

158
ASPECTOS LEGAIS E ÉTICOS

Helena Dias de Castro Bins

Introdução

O alicerce do presente capítulo foi inicialmente publicado na obra "Atendimento às Urgências e Emergências Psiquiátricas no Pronto-Socorro – Uma Abordagem para o Clínico", em coautoria com o Dr. José Geraldo Vernet Taborda, hoje falecido, tendo sido revisto, atualizado e ampliado, com enfoque na Medicina de Urgência e Emergência da Graduação a Pós-graduação para a presente obra[1]. A prática médica está profundamente vinculada a implicações éticas e morais, bem como a normas legais, que disciplinam a formação do profissional, as condições para o exercício legítimo do trabalho, os deveres que assume diante do paciente e da sociedade e a responsabilização por danos praticados no exercício de sua atividade[2]. A Ética é um ramo da filosofia que se dedica ao estudo da moral; a Moral é um conjunto de normas não escritas em vigor em determinado momento histórico em determinada sociedade; a Lei é a norma escrita e cogente que vigora em determinado território[3,4]. Nesse sentido, a Ética, abordagem sistemática para entender o certo e o errado, refere-se a conflito, e as pessoas se voltam a ela para os resolverem quando seus valores estão em discordância. Envolve aspectos políticos, sociais, psicológicos, biológicos e espirituais do ser humano. A Lei se atém à distinção do certo e do errado, mas a fiscalização não é interna, e sim externa. Na área médica, frequentemente, na atividade diária com os pacientes, o profissional enfrenta situações que suscitam dúvidas quanto a que atitude tomar. Assim, o cultivo e a compreensão da ética são vitais para prover cuidado psiquiátrico com competência e compaixão e para atender aos vários e complexos papéis do psiquiatra. A capacidade de identificar questões éticas exige alguma familiaridade com conceitos básicos desse âmbito[5]. As leis e os princípios éticos aplicáveis ao exercício da psiquiatria não diferem dos referentes à medicina em geral. No entanto, o diagnóstico e as intervenções em psiquiatria e, especialmente, em psiquiatria de emergência ensejam questões clínicas e morais peculiares, bem como considerações legais específicas[6], e têm sido alvo de pesquisas e questionamentos amplos e de longa data[7-11], mas ainda não suficientemente esclarecidos, até porque, com o passar dos anos e o evoluir da tecnologia, novos conflitos vão surgindo.

O campo da psiquiatria, em seus aspectos emergenciais, tornou-se uma subespecialidade da psiquiatria. Assim, manejar situações em que intervenções imediatas são prementes requer habilidades específicas. A variedade de situações humanas que podem constituir uma emergência psiquiátrica é virtualmente infinita[12]. As principais emergências psiquiátricas com que o clínico se depara englobam pacientes violentos (incluindo homicidas, muitas vezes em agitação psicomotora) e suicidas, predominantemente por transtornos do humor, esquizofrenia e dependência de álcool. Outras possíveis causas importantes são o uso de drogas ilícitas, abuso sexual, violência doméstica, *delirium*, síndrome neuroléptica maligna, expressão emocional epidêmica (por exemplo, em resposta a múltiplas mortes – estresse agudo), intoxicação e efeitos adversos graves dos psicofármacos, psicose aguda, ataques de pânico, transtornos dissociativos, transtornos somatoformes, luto e transtornos de ajustamento[12-14]. Em alguns países, especialmente nos Estados Unidos, alguns outros pontos peculiares são importantes, tais como participação em negociação de crise (em casos de sequestros, agindo juntamente com a polícia, por exemplo)[15], casos de terrorismo ou desastres envolvendo saúde pública que possam desencadear emergências em massa ou necessidade de avaliação de suspeitos com urgência[16-18], bem como algumas preocupações tais como a dificuldade de atuar em emergências devido à diversidade das legislações em cada estado[19]. Jelineck et al. (2011) ressaltam que é fator de preocupação entre médicos que atuam em urgências e emergências a falta de conhecimento e treinamento na legislação em saúde mental, bem como salientam a importância de uma legislação nacional uniforme com relação aos atendimentos psiquiátricos de emergências[19]. O domínio do manejo de casos de emergências psiquiátricas ganha ainda mais importância dado o fato de que a quantidade de pacientes nessa situação está aumentando, por diversas razões, tais como os crescentes índices de violência, o reconhecimento do papel da doença médica na alteração do estado mental e a epidemia de transtornos por uso de álcool e outras substâncias[13].

O médico, em geral, mais especialmente no campo da emergência, tem múltiplas lealdades: aos pacientes, à profissão, à sociedade E à justiça. Essa característica proporciona o aparecimento de diversos possíveis conflitos ético-legais com que tem de lidar em seu trabalho, o que pode se tornar mais crucial nas emergências psiquiátricas, visto que se tratam de situações em que a pessoa, em virtude de sua condição clínica e transtorno mental, representa um risco no momento para si ou para terceiros. O estudo desses dilemas e das possibilidades de ação do médico em face deles é o cerne deste capítulo. Objetiva-se também salientar a atenção que tais temas merecem receber durante toda a formação do profissional médico, desde a graduação até a pós-graduação, a fim de possibilitar familiarização com os conceitos éticos e legais, bem como com o desenvolvimento de um pensamento crítico perante as mais diversas situações com as quais irá se deparar ao longo de toda a sua carreira médica.

Princípios fundamentais

Quatro princípios básicos

Toda situação que enseja dúvidas deve ser analisada à luz dos quatro princípios bioéticos fundamentais: *autonomia* (o paciente faz a escolha do que julga ser o melhor para si mesmo), *não maleficência* (evitar infligir dano físico e emocional ao paciente – *primum non nocere*), *beneficência* (prevenir ou remover o dano e promover o bem-estar) e *justiça* (como alocar recursos escassos entre os pacientes). Eles devem servir como norte para analisar todas as situações de conflitos que possam vir a surgir nos atendimentos de emergências psiquiátricas ou em qualquer atendimento médico, tentando pensar como esses quatro princípios podem ser mais bem respeitados em cada caso. Não se pode esquecer de que, na medicina, a maioria das intervenções tem chance de causar repercussões não desejadas (por exemplo, uso de um fármaco causando efeitos colaterais). Deve-se analisar se o risco de dano está justificado eticamente pelo fato de o benefício esperado compensar ou ser maior que os efeitos negativos.

Sigilo e confidencialidade

Do ponto de vista legal, o segredo profissional é obrigação. Há situações, no entanto, em que a quebra do sigilo pode ser necessária a fim de proteger o próprio paciente ou mesmo terceiros em risco[20,21], o que pode ensejar um dilema ético. Exemplo disso ocorre quando o paciente em ambiente emergencial não aceita o tratamento necessário e o médico tem que recorrer à ajuda de familiares. A confidencialidade é um dos princípios fundamentais da ética e diz respeito ao direito que um paciente tem de que suas comunicações não sejam reveladas para outras pessoas sem autorização. No Brasil, o princípio fundamental XI e o artigo 73, ambos do Código de Ética Médica[22], vedam ao profissional a revelação de fatos dos quais tenha tomado conhecimento no exercício de sua atividade. As exceções ocorrem por "*motivo justo, dever legal ou consentimento, por escrito, do paciente*". Têm-se como exemplos a ocorrência de doença de informação compulsória, as lesões por agressão ou violência, a suspeita de maus-tratos em crianças, adolescentes e idosos[6,23-25], ou quando a revelação for o único meio de conjurar perigo atual ou iminente e injusto para si ou para terceiros[20]. Além disso, na legislação brasileira atual, não é considerado motivo justo para a quebra de confidencialidade o testemunho em corte judicial, no qual o médico deve comparecer para testemunhar, mas declara-se impedido de falar. Permanece a proibição mesmo quando o fato seja de conhecimento público ou se o paciente tiver falecido. Outras normas da legislação brasileira também corroboram essa ideia de que é vedado revelar segredo profissional, tais como o Código Penal[26] (que em seu artigo 154 tipifica o crime de violação do segredo profissional), o Código de Processo Penal[27] (que em seu artigo 207 dispõe sobre a proibição de depor como testemunha de pessoa que, em razão da profissão, deva guardar segredo, exceto se, desobrigada pela parte interessada, quiser dar seu testemunho), o Código de Processo Civil[28] (que no artigo 388, inciso II, trata da dispensa da parte de depor sobre fatos a cujo respeito, por conta da profissão, deva guardar sigilo, e no artigo 448, inciso II, dispõe o mesmo para o caso de testemunha) e a Lei das Contravenções Penais[29] (que em seu artigo 66, inciso II, versa sobre a notificação compulsória de possível crime de ação penal pública incondicionada à autoridade competente, desde que a comunicação não exponha o paciente a processo-crime).

Nos casos de dúvida ética quanto à quebra de confidencialidade/sigilo médico, deve-se observar se os quatro critérios abaixo estão preenchidos – se sim, a quebra está justificada[30]:

- Houver alta probabilidade de ocorrer sério dano físico a pessoa identificável e específica (seja o paciente, sejam terceiros);
- Resultar em benefício real, impedindo que o dano se consume;
- For o último recurso, após esgotadas as tentativas de persuasão do paciente (nas emergências psiquiátricas, em função da rapidez com que os acontecimentos ocorrem, a questão de último recurso deve ser observada de forma mais estrita);
- Esse procedimento puder ser utilizado em outras situações independentemente das pessoas envolvidas e suas condições pessoais e sociais (generalização).

Consentimento esclarecido

Para a realização de qualquer procedimento médico, deve-se, idealmente, buscar o consentimento esclarecido do paciente, mesmo que verbal, sendo o direito a consentir considerado um atributo da autonomia do paciente e fundamental na ética médica[31-33]. Nesse sentido, o artigo 14 da Resolução do Conselho Federal de Medicina (CFM) nº 2.057/13[34] cita que "Nenhum tratamento será administrado à pessoa com doença mental sem consentimento esclarecido, salvo quando as condições clínicas não permitirem sua obtenção ou em situações de emergência, caracterizadas e justificadas em prontuário, para evitar danos imediatos ou iminentes ao paciente ou a terceiro", texto com o qual se coadunam os ditames da Resolução CFM nº 2.056/13[35]. Nessa perspectiva, os princípios do artigo 5 da Declaração do Havaí[21] pontuam que nenhum tratamento deve ser imposto ao paciente contra a sua vontade, a não ser quando ele não puder formar um julgamento do que é o melhor para si em razão de doença mental, e da ausência do procedimento possa resultar sério prejuízo para si ou para terceiros. Para que o consentimento seja válido, quatro elementos devem estar presentes[20]: capacidade para consentir, informação adequada e suficiente, entendimento e voluntariedade. A dificuldade é definir em quais casos o paciente está com sua capacidade de consentir comprometida pela doença mental, especialmente nas emergências. No caso de incapacidade, como, por exemplo, para crianças e adolescentes ou pacientes psiquiátricos ou neurológicos graves, busca-se o consentimento de um responsável. Em alguns casos de emergência, no entanto, não há tempo hábil para isso, e o médico pode agir imediatamente, pelo *estado de necessidade* (princípio de que o tratamento causará um mal menor para o paciente do que ocorreria sem a intervenção)[20]. A emergência, portanto, é considerada como uma das exceções básicas à obtenção de consentimento[6,36], mas somente quando for grave e iminente, e quando for determinada pela condição do paciente, e não por características do ambiente[6,37], sendo a intervenção determinante para a preservação da vida ou prevenção de dano corporal grave ao paciente ou a terceiros. Ainda, é importante lembrar que a capacidade decisional de um paciente pode mudar com o tempo e em função do tratamento, devendo, portanto, ser reavaliada com a evolução do quadro[36].

Erro médico

No Brasil, sempre que houver culpa do médico, os danos decorrentes do ato médico em questão obrigam à responsabilização civil e penal, sendo a responsabilidade médica o dever jurídico do médico de responder por atos praticados durante o exercício da profissão quando ilicitamente causar danos a seu paciente ou a terceiros[38]. Na legislação brasileira, o erro médico só é caracterizado se os quatro elementos a seguir estiverem presentes: prática de um ato médico (comissivo ou omissivo); ocorrência de dano ou prejuízo ao paciente; causalidade entre o ato médico praticado e a lesão sofrida; presença de culpa, identificada pela presença de imperícia, imprudência ou negligência[38]. A seara da psiquiatria de emergência, assim como as demais áreas da medicina, pode ser fonte de erro médico ou má prática na forma de imperícia, imprudência ou negligência. Imperícia é o agir sem o conhecimento científico e a capacidade técnica que a ação exige. Imprudência é o não seguir as regras técnicas prescritas para determinada situação. Negligência é o deixar de tomar os cuidados essenciais para determinada situação médica[2]. Um exemplo de ato médico que torna o psiquiatra vulnerável a ser processado por erro médico e que é muito comum nas emergências é a prática da internação psiquiátrica involuntária, quer ela se dê em hospitais psiquiátricos, quer em hospitais gerais[38].

Cabe, aqui, um parêntese, para rápida investigação na área jurídica no Brasil.

Os delitos praticados por médicos, no exercício da profissão, em regra, são a lesão corporal culposa (que só existe na forma simples, não havendo qualificadoras) e o homicídio culposo, previstos nos artigos 129, § 6º, e 121, § 3º, do Código Penal, podendo haver aumento de pena em um terço se o crime resultar de inobservância de regra técnica da profissão (artigos 121, § 4º, e 129, § 7º, do Código Penal)[26].

Habitualmente, os médicos não são denunciados e condenados na forma dolosa, com dolo direto, em que há intenção de produzir o resultado danoso. A modalidade culposa, mais comum, exige a presença de negligência, imprudência ou imperícia, definidas anteriormente. Pode haver culpa consciente, quando o agente assume o risco do resultado, mas não o quer, nem com ele anui, e culpa inconsciente, quando o agente não assume o risco nem quer o resultado. Ainda, o ato médico pode ocorrer com dolo eventual, quando o agente assume o risco e anui com o resultado que já havia previsto, embora não o deseje diretamente. As excludentes aplicáveis aos médicos são o caso fortuito, a força maior ou a culpa exclusiva da vítima[39].

O médico pode dar causa aos delitos acima mencionados de diversas maneiras; por exemplo, ao prescrever uma medicação inadequada ao caso concreto, ao não conter um paciente ou ao fazer uso de algum material não esterilizado devidamente. Sua responsabilização pode ocorrer, também, por força de uma ação negativa como é a omissão, deixando de acompanhar o estado de um paciente internado ou contido. Aqui, surge a necessidade de que haja relação (nexo de causalidade) entre a ação/omissão e o resultado. Se o agir médico, positivo ou omissivo, der condições ao resultado, é considerado como causa deste.

Além da responsabilidade civil e penal, o médico ainda se defronta com as disposições do Código de Ética Médica e poderá responder a Processo Ético-Profissional perante o Conselho Regional de Medicina no qual estiver inscrito

Recomenda-se que os médicos adotem rotineiramente práticas defensivas apropriadas, como o desenvolvimento de uma boa relação médico-paciente e a manutenção de registros completos, claros e atualizados no prontuário, pois é evidente o volume crescente de processos por erro médico contra os profissionais, tanto no plano internacional quanto no nacional[38]. Não há dados em nosso país sobre o número real de processo contra médicos nos tribunais criminais e cíveis, nem sua distribuição por especialidades, mas é notório o aumento significativo das ações judiciais e dos processos ético-profissionais por erro médico. Alarmantes são os dados, por exemplo, de levantamento realizado pelo Conselho Regional de Medicina do Estado de São Paulo (Cremesp)[40], que demonstra que houve crescimento de 302% em 10 anos (de 2001 a 2011) de processos ético-profissionais relacionados a má prática, erro médico ou outras infrações ao Código de Ética Médica, ao mesmo tempo em que o crescimento do número de médicos em atividade foi de somente 32%, demonstrando tendência a aumento da litigiosidade na relação médico-paciente. Ainda assim, os psiquiatras não estão entre os médicos acusados com mais frequência perante os Conselhos Regionais de Medicina, sendo as maiores acusações para médicos que praticam clínica geral, cirurgia geral, cirurgia plástica, ortopedia e traumatologia e ginecologia e obstetrícia, o que provavelmente reflete a realidade judiciária[38].

Dilemas mais comuns envolvendo emergências psiquiátricas

A subespecialidade da psiquiatria e emergência pode colocar o profissional em situações de conflito entre normas legais diversas ou entre princípios éticos antagônicos.

Analisar-se-ão, a seguir, as principais situações que envolvem aspectos éticos e legais em situações de crise.

Internação hospitalar

Na clínica psiquiátrica, especialmente nas emergências, onde os pacientes são inevitavelmente mais graves e com mais necessidade de recursos extremos, tais como a internação, mesmo contra a vontade do doente, é comum o conflito entre os princípios da autonomia e o da beneficência. Quando há indicação de internação hospitalar, deve-se sempre tentar que ela seja feita voluntariamente, após serem fornecidas as explicações necessárias para a sua decisão, visto que isso transmite ao paciente um senso de controle sobre sua vida e de participação nas decisões de tratamento, o que é benéfico. Se, mesmo assim, o doente não concordar, ou se não estiver em condições de entender, o que tira o aspecto de voluntariedade da decisão, a internação chama-se involuntária. Em psiquiatria de emergência, portanto, dentro de uma hierarquia de valores em que a preservação da vida é mais importante que a autonomia, muitas vezes o tratamento é realizado contra a vontade do paciente, como nas internações involuntárias e compulsórias, visando ao melhor interesse do doente, da sua família e da sociedade. Entende-se que, nesses casos, há como que uma incapacidade psíquica, mesmo que temporária, na qual a pessoa não está com a habilidade de entender, comunicar e raciocinar relativamente às informações recebidas de maneira lógica, bem como sopesar as consequências de sua decisão para sua vida – o quadro psiquiátrico está impedindo uma avaliação adequada da situação e a tomada de decisão de maneira verdadeiramente voluntária, com grave prejuízo na capacidade de autodeterminação.

A maioria dos países criou leis específicas para tratamentos involuntários, mas nenhuma dessas orientações contempla sem contestações os temas referentes a esses procedimentos, critérios e patologias[41]. As bases legais para o confinamento involuntário estão no princípio de que o governo pode agir como "pai da pátria" (*parens patriae*)[42] para proteger aqueles que são incapazes de cuidar de si próprios – lembrando que defender direitos humanos não é defender a inércia estatal, mas sim um Poder Público atuante, que busque a dignidade humana –, além do poder de polícia do Estado (que se refere à autoridade do governo para proteger a sociedade de pessoas perigosas)[43,44]. Dois critérios devem ser preenchidos na internação involuntária[30]: a presença de doença mental e a presença de riscos significativos, como se vê na Tabela 158.1. Deve-se avaliar se a doença o incapacita a decidir sobre a internação a ponto de colocar a si mesmo ou a terceiros em perigo[20,30]. Se a resposta a essas perguntas for positiva, a não internação seria um erro médico. As situações mais comuns que geram esse tipo de internação relacionam-se a quadros psicóticos ou confusionais, risco de suicídio, retardo mental e transtornos decorrentes do abuso de álcool e drogas[20].

Deve-se tentar envolver o paciente (geralmente gravemente doente, incapaz para decidir) e a família (perdida em sentimentos ambivalentes de ter que forçar um familiar a ficar na instituição contra a sua vontade e "liberdade") na decisão e, somente se todas as tentativas já foram feitas e não houve boa resposta, buscam-se, então, no Poder Judiciário, medidas que possam proteger os melhores interesses envolvidos. Nos casos de tanto o paciente quanto os familiares não aceitarem a internação, a conduta mais frequente é que todos assinem um termo de responsabilidade, anexado ao prontuário, que contenha informações do exame, dos riscos e dos motivos pelos quais a internação foi indicada. Mesmo assim, porém, o médico poderá ser responsabilizado pelo que o paciente venha a cometer se liberado, bem como, por outro lado, pode ser processado por cárcere privado se retiver o paciente contra a vontade. Dessa forma, nesses casos, orienta-se contatar imediatamente o Ministério Público, bem como registrar as orientações recebidas no prontuário[30]. Não conseguindo contato com aquele órgão e estando o paciente em "iminente risco de morte", o médico deve internar o paciente, estando protegido pelo artigo 31 do Código de Ética Médica[22], que diz o seguinte: "É vedado ao médico desrespeitar o direito do paciente ou de seu representante legal de decidir livremente sobre a execução de práticas diagnósticas ou terapêuticas, salvo em caso de iminente risco de morte". Da mesma forma, a internação deve ser realizada mesmo contra a vontade se houver risco significativo e o paciente estiver desacompanhado, contatando-se o Ministério Público, como no caso anterior. Deve-se, ainda, nesse caso, buscar contato com familiares.

Tabela 158.1. Critérios para internação involuntária. Fonte: Taborda *et al.*[30].

Devem ser preenchidos os critérios A e B
CRITÉRIO A: Doença mental, exceto transtorno de personalidade antissocial
CRITÉRIO B: No mínimo, um dos seguintes:
Risco de autoagressão
Risco de heteroagressão
Risco de agressão à ordem pública
Risco de exposição social
Incapacidade grave de autocuidados

Dependendo da localização geográfica, pode haver leis ou cláusulas especiais para a definição dos critérios que estão sendo aqui discutidos. As normas legais que, no Brasil, regem a internação involuntária são a Lei nº 10.216/2001[45] e a Portaria do Ministério da Saúde nº 2.048/2009[46]. A primeira se dispõe a proteger os direitos das pessoas portadoras de transtornos mentais e redirecionar o modelo assistencial em saúde mental. As normas legais vigentes, no entanto, não especificam que riscos devem ser analisados pelo médico para determinar a internação involuntária. Orienta-se recorrer ao antigo Decreto nº 24.559, de 1934, para essa definição[30]. Pode-se deduzir dessa norma que os seguintes riscos devem ser considerados:

- Risco de autoagressão (por exemplo, suicídio, acidentes, expor-se a vir a ser ferido por terceiros);
- Risco de heteroagressão (difusa ou a uma pessoa específica);
- Risco de agressão à ordem pública (atos que signifiquem motivo de alarde social);
- Risco de exposição social (de natureza moral, financeira e sexual);
- Incapacidade grave de autocuidados (com probabilidade alta de graves prejuízos à saúde física e/ou mental do doente).

Mais recentemente, a Resolução CFM nº 2.057/2013[34], considerada norma de natureza infralegal, dispôs expressamente a respeito dos requisitos para tal tipo de internação (o que veio ao encontro dos riscos inferidos a partir do decreto citado anteriormente):

"Art. 31: O paciente com doença mental somente poderá ser internado involuntariamente se, em função de sua doença, apresentar uma das seguintes condições, inclusive para aquelas situações definidas como emergência médica:

I – Incapacidade grave de autocuidados;

II – Risco de vida ou de prejuízos graves à saúde;

III – Risco de autoagressão ou de heteroagressão;

IV – Risco de prejuízo moral ou patrimonial;

V – Risco de agressão à ordem pública.

§ 1º O risco à vida ou à saúde compreende incapacidade grave de autocuidados, grave síndrome de abstinência a substância psicoativa, intoxicação intensa por substância psicoativa e/ou grave quadro de dependência química.

§ 2º A internação psiquiátrica involuntária deverá, no prazo de 72 horas, ser comunicada ao Ministério Público Estadual pelo diretor técnico médico do estabelecimento no qual tenha ocorrido, devendo tal procedimento ser adotado quando da respectiva alta."

Os ditames acima também constam na Resolução CFM nº 2.056/2013[35], em seus artigos 41 e 42.

A Lei nº 10.216/2001[45], referida anteriormente, prevê três tipos de internação: voluntária (IPV), involuntária (IPI) e compulsória (IPC). O regulamento do Sistema Único de Saúde (SUS), por meio da Portaria MS nº 2.048/2009[46], prevê, ainda, uma quarta modalidade, a internação voluntária que se torna involuntária em sua evolução (IPVI), hipótese também contemplada no artigo 30 da Resolução CFM nº 2.057/2013[34] e no artigo 40 da Resolução CFM nº 2.056/2013[35].

– A *internação voluntária* ocorre com a plena concordância do paciente, com o consentimento expresso e por escrito do paciente, devendo ele assinar, no momento da admissão, uma declaração que diga que escolheu tal opção terapêutica, após ter sido esclarecido e ter compreendido o que isso significa, e desde que esteja em condições psíquicas de manifestação válida de vontade. O término se dará por solicitação escrita do paciente ou por determinação do médico assistente.

– A *internação involuntária* é "aquela que se dá sem o consentimento do usuário e a pedido de terceiro" (artigo 6º, parágrafo único, inciso II, da Lei nº 10.216/2001[45]). Pela Portaria MS nº 2.048/2009[46], a definição é a seguinte: "aquela realizada sem o consentimento expresso do paciente". A definição da Resolução CFM nº 2.057/2013, por sua vez, é a seguinte: "é a que se dá contrariamente à vontade do paciente, sem o seu consentimento expresso ou com consentimento inválido" (artigo 29, § 2º)[34]. Para que ocorra, é necessária a concordância de representante legal, exceto nas situações de emergência médica. O término dar-se-á por solicitação escrita de familiar ou responsável legal do paciente, ou quando estabelecido pelo especialista responsável pelo tratamento.

– A *internação compulsória* é a determinada por autoridade judicial; pode ser criminal (nos casos de medida de segurança em hospitais psiquiátrico-forenses) ou cível. Nas internações compulsórias, quem determina a natureza e o tipo de tratamento a ser ministrado ao paciente é o médico assistente, que poderá prescrever alta hospitalar no momento em que entender que aquele se encontra em condições para tal, cabendo ao diretor técnico médico comunicar o fato ao juiz[34,35]. Taborda et al.[30] afirmam que essa a modalidade compulsória de internação demonstra o descaso com que a saúde pública é tratada no Brasil, pois em geral são internações decorrentes do pedido de familiares que não conseguiram internar o doente pelos meios esperados. Dessa determinação jurídica, podem decorrer, ainda, três problemas[30]:

• O paciente não ter indicação médica para internação (então os motivos da não internação devem ser cuidadosamente registrados e o paciente deve receber a terapêutica mais indicada);

• O paciente ter indicação médica, mas não haver vagas (esse fato, segundo o artigo 32 da Resolução CFM nº 2.057/2013[34], configura impossibilidade ética de cumprimento da ordem judicial, devendo o paciente, então, ser recusado e reencaminhado, devendo o diretor técnico do estabelecimento demandado encaminhar a determinação ao gestor municipal de saúde, para que providencie vaga na rede disponível na localidade, comunicando tal fato à autoridade judicial e solicitando, se for o caso, auxílio da assessoria jurídica da instituição, visto que o médico pode ser preso pelo não cumprimento de uma ordem judicial);

• O paciente ter indicação médica para a internação, mas só existirem vagas privadas (deverá ser, então, realizada a internação, e o ressarcimento deverá ser providenciado pela administração do hospital, com o gestor do SUS ou com o Poder Judiciário).

Nas internações involuntárias, o fato deve ser comunicado ao Ministério Público Estadual em até 72 horas, bem como na situação em que era voluntária e tornou-se involuntária (por exemplo, se o paciente que havia se internado voluntariamente pediu a alta, que não foi concedida pelo médico). Finda a internação involuntária, esse fato também deve ser comunicado ao Ministério Público. A Portaria MS nº 2.048/2009[46] também institui que a comunicação da internação involuntária seja feita a uma Comissão Revisora das IPIs, a ser constituída pelo gestor do SUS.

Não é raro que médico de plantão em uma emergência psiquiátrica acumule função de plantonista da unidade de internação. Nesse caso, pode deparar-se com a alta a pedido de um paciente já internado. Deve, então, avaliar as condições do paciente em termos de poder tomar tal decisão, observando se ele foi suficientemente informado sobre sua condição e possibilidades de tratamento, se ele tem a capacidade de fazer uma apreciação da gravidade da situação, do prognóstico e dos riscos de não se tratar, e investigar o que motivou o paciente a tomar a decisão de pedir a alta e se o seu transtorno mental reduz sua capacidade de decidir[20]. Se consentida, o paciente e um familiar devem assinar um documento após os esclarecimentos. A alta a pedido deve ser negada, no entanto, se houver risco de auto ou heteroagressão. Nesses casos, deve-se acionar a Justiça, com imediato contato com o Ministério Público. Outras situações que devem ser informadas à autoridade sanitária e aos familiares, estas no prazo de até 24 horas, são: evasão (fuga), transferência, intercorrência clínica grave, acidente, falecimento.

Muitas das condutas tomadas em casos psiquiátricos emergenciais que limitam a autonomia do paciente, na verdade, estão de acordo com os valores do direito à vida, à liberdade e à segurança pessoal, exatamente aqueles constantes do artigo 3º da Declaração Universal dos Direitos Humanos (Organização das Nações Unidas – ONU) de 1948[47] e presentes no artigo 5º da Constituição Brasileira de 1988 (sobre "direitos e deveres individuais e coletivos", compreendidos no Título dos "direitos e garantias fundamentais")[48], analogamente ao caso das pessoas interditadas. Nas hipóteses de risco de vida, obviamente a internação e os medicamentos involuntários vêm a favor da vida e da segurança pessoal, mas também o cerceamento da liberdade pessoal, na verdade significa "detê-lo para libertá-lo", "apoderar-se da liberdade de alguém para restituir-lhe a ele próprio, mais à frente, essa mesma liberdade". O médico e o familiar passam a ser depositários fiéis da liberdade de outrem, visto que, quando o paciente adoece, já perdeu a eficiência em discriminar e fazer opções que, em seu estado normal, teria a possibilidade de fazer. Quando da alta, então, é-lhe restituída uma liberdade mais plena[44].

Nos casos citados acima, o surgimento dos dilemas éticos se dá visto que o princípio da proteção do paciente e da sociedade entra em choque com o da liberdade e privacidade pessoais, devendo-se considerar, em cada caso, o *melhor interesse* e os riscos envolvidos.

As internações psiquiátricas também estão previstas na Resolução CFM nº 1.952/2010[49], que propõe diretrizes para um modelo de assistência integral em saúde mental no Brasil. Enquadram-se em um nível terciário de assistência, que propõe internações psiquiátricas em hospital geral, em hospital psiquiátrico especializado e também unidades de emergência psiquiátrica, estas últimas tanto em hospitais psiquiátricos quanto em hospitais gerais.

As internações psiquiátricas, como regra, demandam laudo médico que caracterize os seus motivos. Quando voluntária, necessita de assinatura de Termo de Consentimento Esclarecido válido por parte do paciente, após receber as adequadas informações, desde que tenha condições emocionais e cognitivas para entender. Do contrário, deve ser considerada involuntária e comunicado ao Ministério Público conforme explicitado anteriormente. Nesse sentido, no Rio Grande do Sul, a Lei Estadual nº 9.716/1992[50] requer que o paciente esteja em condições de formar opinião, manifestar vontade e compreender a natureza da sua decisão, e tal exigência deve ser considerada em todo o país[30]. Também em harmonia com essa ideia, o recente Estatuto do Deficiente manifesta que o consentimento prévio, livre e esclarecido da pessoa com deficiência é indispensável para a realização de hospitalização, considerando vulneráveis tais pessoas em situações de emergência, mas em seu artigo 13 abarca a exceção aqui discutida, nos seguintes termos: "A pessoa com deficiência somente será atendida sem seu consentimento prévio, livre e esclarecido em casos de risco de morte e de emergência em saúde, resguardando seu superior interesse e adotadas as salvaguardas legais cabíveis"[51].

Ainda, as decisões com relação às internações voluntárias e involuntárias são procedimentos que consistem em ato privativo do médico[38,45,52], tanto no tocante à admissão quanto à alta de pacientes sob sua responsabilidade, sendo terminantemente vetada a admissão ou alta multiprofissional[35]. É importante salientar, nesse sentido, que situações de emergências médicas clínicas são corriqueiras nos serviços psiquiátricos, tanto na admissão para internação quanto na assistência durante a internação[53], o que se constitui em substrato para o veto acima referido.

A Figura 158.1 resume os aspectos mais importantes para a tomada de decisão com relação às internações voluntárias e involuntárias[30,38,54].

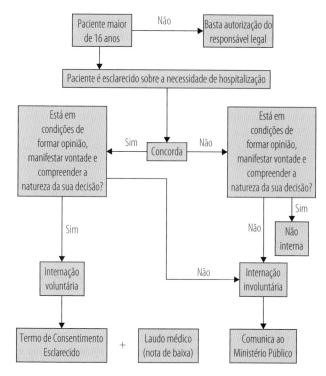

Figura 158.1. Algoritmo de decisão para internação psiquiátrica. Fonte: Taborda *et al.*[30], Taborda *et al.*[38], Taborda[54].

Recusa em receber medicação

Da mesma forma que se encara a internação involuntária, deve-se lidar com a recusa, por exemplo, em receber medicações, o que pode ser bastante frequente na emergência. O uso de medicações forçadas é uma das estratégias mais utilizadas nesses ambientes[55]. O paciente deve ser avaliado quanto à sua capacidade de decisão, que, muitas vezes, está prejudicada pela doença e, sendo assim, da mesma forma que ele não tem condições de decidir sobre a internação, também não o tem para decisões quanto à ingestão de medicação. O direito do paciente a recusar tratamento, seja internação seja medicação, é uma questão legal e clínica importante há décadas[56].

Com relação ao uso de medicação, tem-se, ainda, a questão da administração disfarçada/escondida. O fornecimento de medicamentos a pacientes sem o seu conhecimento é prática cercada de dilemas clínicos, legais, éticos e culturais, pois se cria um choque entre autonomia, beneficência, não maleficência e dever de proteger o paciente, sendo muito arriscado. A maneira como o sistema judiciário lida com esses casos vai ao encontro de como lida com o consentimento esclarecido e o direito de recusar tratamento, pois são assuntos assemelhados.

Contenção mecânica e isolamento

Não há possibilidade de gerir um serviço de internação psiquiátrica em segurança sem procedimentos de contenção física e/ou isolamento, especialmente nas emergências. Por outro lado, há riscos envolvidos nesses procedimentos, inclusive de morte relacionada, se forem realizados inadequadamente, o que faz com que o tema seja dos mais controversos em tratamento de doentes mentais em ambientes não forenses[55,57]. Procedimentos de restrição física devem ser realizados por pessoas treinadas para tanto. Além disso, deve-se observar com rigor o paciente contido, realizar verificação de seus sinais vitais e hidratação. Alguns autores sugerem uso de oximetria de pulso durante todo o período de contenção; por outro lado, pacientes suicidas podem utilizar os equipamentos e fios como método para o seu intento. Deve-se observar com cuidado extremo, por exemplo, as grávidas, as pessoas com patologias respiratórias e cardíacas – especialmente nos casos de contenção –, bem como as que tendem a causar danos a si mesmas – especialmente nos casos de isolamento. Deve-se cuidar do risco de asfixia, de aspiração e de síndrome neuroléptica maligna. Esses exemplos mostram como essas questões podem ser ambíguas e gerar conflitos e contradições, com possíveis repercussões legais. Com relação ao isolamento e à contenção de paciente hospitalizado, surgem questões legais psiquiátricas complexas. Existem indicações bem precisas, que devem ser seguidas, bem como cuidados durante todo o procedimento, além de contraindicações para ele[6]. Se forem seguidas as normas, utiliza-se a intervenção a favor do paciente, como um ato terapêutico. Além disso, deve-se analisar caso a caso, com as especificidades de cada paciente, e treinar a equipe tanto para identificar os sintomas de piora quanto de melhora dos pacientes.

No Brasil, a contenção mecânica definida nas Resoluções CFM nºs 2.056[35] e 2.057/2013[34] é tratada como uma prescrição médica, nas instituições onde haja ambiente seguro para tal, com a imprescindível presença do médico. O artigo 16, §§ 3º e 4º, do Anexo I da Resolução CFM nº 2.057/2013[34] normatiza que "É admissível a contenção física de paciente, à semelhança da contenção efetuada em leitos de UTI, nos serviços que prestem assistência psiquiátrica, desde que prescrita por médico, registrada em prontuário e quando for o meio mais adequado para prevenir dano imediato ou iminente ao próprio paciente ou a terceiro", e "O paciente que estiver contido deve permanecer sob cuidado e supervisão imediata e regular de membro da equipe, não devendo a contenção se prolongar além do período necessário a seu propósito". Essa determinação está de acordo com as diretrizes da ONU ("Princípios para a Proteção de Pessoas Acometidas de Transtorno Mental e para a Melhoria da Assistência à Saúde Mental"), que, em tradução livre, diz o seguinte em seu Princípio 11-11[58]: "Não se deverá empregar restrição física ou isolamento involuntário de um usuário exceto de acordo com os procedimentos oficialmente aprovados pelo estabelecimento de saúde mental, e apenas quando for o único meio disponível de prevenir dano imediato ou iminente ao paciente ou a outros. Mesmo assim, não deverá se prolongar além do período estritamente necessário a esse propósito. Todos os casos de restrição física ou isolamento involuntário, as razões para eles e a sua natureza e extensão deverão ser registrados no prontuário médico do usuário. O paciente que sofrer restrição ou isolamento deverá ser mantido em condições humanas e estar sob cuidados e supervisão direta e regular de membros qualificados da equipe. O representante pessoal, se houver e se for relevante, deverá ser prontamente notificado de qualquer restrição física ou isolamento involuntário do paciente". Quanto a esse último aspecto, a resolução brasileira citada anteriormente[34] é mais rígida no sentido de que rege, em seu § 5º, que, "quando da contenção física, o representante legal ou a família do paciente devem ser informados tão logo possível".

Risco de auto e heteroagressão

As principais situações que envolvem os tratamentos involuntários descritos acima referem-se ao paciente que apresenta riscos para si ou para terceiros (paciente suicida e violento). Ele deve ser internado ou medicado mesmo contra a sua vontade ou de familiares. Os militantes radicais de direitos civis se esquecem que o motivo dessas medidas é a proteção da vida do próprio paciente e de terceiros.

Suicídio

A ação legal mais comum contra psiquiatras diz respeito ao suicídio[6], que pode ser considerado como a principal emergência na área, por ser ato letal se consumado e em que a avaliação e a decisão médicas podem definir a vida ou a morte do paciente[59], mobilizando ansiedades e questionamentos fortes. Entre os casos de suicídio que ocorrem dentro de hospital psiquiátrico nos Estados Unidos, para usar como exemplo, cerca de metade resulta em ação judicial[13]. No Brasil, por sua vez, os processos contra médicos crescem a cada ano[38]. Os tribunais não exigem taxas de suicídio zero[13], mas sim que haja avaliação periódica, plano de tratamento e redução das potenciais situações de risco ao máximo. Sadock et al.[60] apontam que não se pode prever com precisão quando ou se um paciente cometerá suicídio, sendo a avaliação do risco de suicídio uma das tarefas mais complexas e difíceis da psiquiatria[6], mas o médico tem o dever de realizar tal avaliação, bem como de implementar um plano de precaução adequado quando necessário. A falta dessas medidas pode tornar o profissional legalmente responsável, visto que a lei tende a supor que o suicídio é evitável se for "previsível". Um processo típico traria que o paciente com potencial para cometer suicídio não foi adequadamente diagnosticado e/ou tratado, resultando em sua morte. O médico não pode garantir resultado favorável com o paciente potencialmente suicida, mas deve garantir que o processo de avaliação do risco de suicídio seja conduzido corretamente[6]. Além disso, é essencial o registro minucioso dos dados e procedimentos no prontuário médico, que é considerado meio de prova[38].

Paciente violento

O paciente violento é aquele que age, podendo causar dano ao ambiente e às pessoas ao seu redor. Diversas ações podem ser implementadas para esse tipo de comportamento, entre as quais se incluem (não sendo excludentes) internação voluntária, hospitalização involuntária, notificação à futura vítima da ameaça, cientificação da polícia, ajuste da medicação, sessões mais frequentes com o paciente etc.[60], sempre contrabalançando o equilíbrio entre segurança pública e privacidade. Profissionais que atenderem ou tratarem pessoas potencialmente ou efetivamente violentas estão em risco de ser processados por falha em controlar esses pacientes se eles cometerem atos agressivos contra a sociedade e se for claro que o profissional tinha conhecimento do risco de violência e poderia ter feito algo para impedi-la. Nesse sentido, tem-se como referência histórica o caso *Tarasoff* vs. *Membros do Conselho da Universidade da Califórnia*[61], sobre o qual a Suprema Corte desse estado decidiu que profissionais de saúde mental têm o dever de proteger terceiras pessoas em perigo identificável de ameaças iminentes de dano sério feitas por seus pacientes, inclusive com a obrigação de avisar a vítima (no Brasil, a legislação não é clara, mas acredita-se que possam ser usados os mesmos princípios adotados nos Estados Unidos na avaliação da quebra do sigilo médico). O caso citado ocorreu após um paciente chamado Prosenjit Poddar, estudante da graduação da universidade, ter relatado ao seu terapeuta da clínica de saúde mental da mesma instituição que pretendia matar outra aluna, Tatiana Tarasoff, por sentir rejeição amorosa por parte dela. O psicólogo informou a polícia, porém não alertou a vítima, que foi efetivamente assassinada por Poddar dois meses depois (ano de 1969), visto que ele ficou em liberdade, prometendo manter-se afastado da garota e abandonando a terapia.

Desde o caso *Tarasoff*, a lei e os tribunais têm exigido avaliação de risco e ação de médicos, em especial de psiquiatras, para evitar violência por parte de seus pacientes. No entanto, as pesquisas têm demonstrado que aqueles não podem prever violência futura com precisão[60], somente graduar o risco em baixo, moderado e alto[62,63]. É muito mais fácil prever as características de grupos de risco do que especificar o risco que um sujeito em particular apresenta. De qualquer forma, o profissional deve identificar se uma vítima específica está em perigo iminente e provável de dano grave pela ameaça de paciente seu, doente mental.

Pontos específicos

Desconsideração de doenças físicas

Um grande erro nas emergências psiquiátricas, e que pode acarretar sérios danos ao paciente, com consequentes repercussões legais, inclusive criminais, para o médico, é a desconsideração de doenças físicas como causa da alteração emocional. Devem-se investigar e descartar, por exemplo, quadros como traumatismos cranioencefálicos, doenças cerebrovasculares, anormalidades metabólicas, abstinência alcoólica, *overdose* por drogas ou medicamentos ou outras doenças médicas. Algumas das características que indicam causa médica de um transtorno mental são início agudo (horas ou minutos), primeiro episódio, idade avançada, doença médica atual, abuso significativo de substância, presença de alucinações não auditivas, sintomas neurológicos, diminuição no estado de alerta, desorientação, prejuízo da concentração e da atenção, transtornos no movimento ou da marcha, apraxia de construção[13].

Psiquiatria de consultoria-ligação

O psiquiatra pode ser chamado como consultor, geralmente em casos não diagnosticados de *delirium*, psicoses e transtornos de humor complicando quadros clínicos ou em risco de suicídio ou de pacientes agressivos com a equipe. Essas situações podem vir a se tornar emergências e, como tal, proporcionar, também, dilemas morais. Ganham a tonalidade de emergência, pois, em geral, o médico tem que atuar em situações de crise, em curto espaço de tempo, baseando suas decisões em poucas informações e fora de um ambiente psiquiátrico, raciocinando com base na interação entre fatores orgânicos e psicodinâmicos[20]. Também nos casos em que os pacientes estão internados em hospital geral, os psiquiatras de consultoria e ligação podem ser chamados para avaliar um paciente que necessite realizar cirurgia ou procedimento de urgência e que esteja se negando a isso, a fim de se verificar a capacidade decisória do paciente para recusar tratamento. Irvin[64] traz um exemplo em que paciente psicótico esteja se recusando a se submeter a um procedimento de alto risco de morbidade e mortalidade, o que pode gerar conflitos consideráveis ao médico sobre que atitude tomar.

Documentação médico-legal

Um ponto essencial a que se deve ater com cuidado na medicina de emergência é a documentação médico-legal[13,42,61]. Como o médico de plantão é substituído a cada 12 ou 24 horas, é essencial a descrição correta e pormenorizada de todos os aspectos envolvidos no caso. Os registros também vão guiar a equipe que vai se responsabilizar pelo paciente na unidade de internação. Além disso, em muitas situações, os relatos podem vir a se tornar meios ou instrumentos de prova em casos que forem submetidas à justiça, como em processos de erro médico ou de abuso sexual, por exemplo. Nos suicídios, o registro cuidadoso da avaliação e das estratégias utilizadas serão considerados evidências de cuidado adequado. A principal fonte de informações em casos de litígio é o prontuário do paciente, e a ele deve ser dado, portanto, a devida importância. Os registros médicos devem, ainda, ser detalhados e atualizados, sendo ferramenta que ganha particular relevância em pela possibilidade de inversão do ônus probatório nas ações de responsabilidade civil, em que o juiz pode atribuir ao médico a incumbência da prova por considerar que ele possua melhores condições de produzi-la, conforme dispõe o artigo 373, § 1º, do Código de Processo Civil[28,38]. A questão do prazo com que os prontuários tenham que ser guardados ganha relevo com o aumento de processos contra médicos, visto que sua ausência ou preenchimento inadequado poderá depor contra o profissional, enquanto registros adequados podem embasar a defesa do médico seja na esfera administrativa, cível ou criminal[38]. Nesse sentido, a Resolução CFM nº 1.821/2007[65] estabelece prazo de 20 anos para prontuários em suporte de papel, a partir do último registro, bem como dispõe que, nos casos de prontuários arquivados eletronicamente em meio óptico, microfilmado ou digitalizado, a conservação deve ser permanente.

Planos de saúde

Possível problema ético relaciona-se ao uso dos planos de saúde envolvendo confidencialidade e leitos disponíveis[60]. A confidencialidade, princípio essencial da ética, já citada no juramento de Hipócrates, é um dos princípios mais frágeis da atualidade, visto que o número de pessoas que se envolvem no tratamento médico aumentou com os planos de saúde, companhias de seguro, tribunais e mesmo a família, todos reivindicando o direito de saber o que acontece no tratamento dos pacientes. Há uma mudança no paradigma da relação médico-paciente: o médico sendo transformado em provedor, o paciente, em consumidor e a saúde, em mercadoria, o que é especialmente estimulado pelos planos de saúde. Isso torna a relação médico-paciente ainda mais difícil, o que ganha colorido especial nas emergências, em que o profissional, na maioria das vezes, não conhece o paciente que vai atender. Outra dificuldade ocorre quando os pacientes necessitam de leito, mas não há vagas pelo convênio de que dispõem, apenas vagas privadas, e o plantonista tem que decidir entre "fechar as portas" para um paciente que precisaria de internação ou internar um paciente no leito privado. O SUS, sistema de saúde com recursos limitados, também pode favorecer esse problema. Ademais, o médico que trabalha no SUS deve conseguir manter um foco ético no benefício do paciente dentro do sistema econômico existente, com os objetivos da saúde pública e da população mais ampla em foco, mas não perdendo de vista o cuidado específico com cada doente. As chamadas "escolhas de Sofia" constituem exemplo clássico gerador desses dilemas, quando o médico, diante de uma situação de falta de recursos para atender à demanda integral, deverá escolher quem os receberá e a quem serão negados. Há vários critérios para a resolução desse tipo de dilema: cronológico, merecimento, gravidade do caso, utilidade/efetividade, idade do paciente; no entanto, o fato de que a alguém foi negado um cuidado necessário e de direito restará, com os consequentes questionamentos éticos e, muitas vezes, legais.

Crianças e adolescentes

O suicídio e o homicídio estão entre as causas mais comuns de morte em adolescentes, havendo chance de o médico se deparar com esse tipo de emergência tanto nos plantões em hospitais como em seu consultório ou nos ambientes periciais, e a dificuldade para prever violência heterodirigida é ainda mais difícil em crianças e adolescentes do que o é em adultos[66]. A violência contra crianças e adolescentes, por sua vez, é considerada um problema de saúde pública, em que o manejo engloba tanto medidas legais e judiciais quanto de tratamento. Casos de maus-tratos físicos, sexuais e emocionais contra crianças podem, por suas consequências, chegar à emergência, e o plantonista deve ser capacitado para lidar com isso e estar atento a essa possibilidade, bem como ciente da necessidade de notificação compulsória mesmo da simples suspeita, conforme ditames legais[23,67,68]. No Brasil, ainda, o Estatuto da Juventude[69] exige que os profissionais de saúde estejam capacitados para identificar problemas relacionados ao abuso de drogas, álcool e cigarro nessas populações, bem como encaminhar aos serviços necessários. Essas são situações que, como visto, podem surgir nos atendimentos de emergência.

Consentimento, confidencialidade e responsabilidade médica devem ser avaliados no contexto dos direitos sobrepostos e potencialmente conflitantes de menores, pais e sociedade[70]. Na psiquiatria de emergência, ou em situações de consultório que podem vir a representar uma emergência, a confidencialidade muitas vezes será quebrada em virtude da segurança do menor, mas deve-se buscar sempre sua concordância ou, na falta dela, a comunicação ao paciente das razões pelas quais a quebra da confidencialidade está sendo efetuada naquele momento. Além disso, apesar de os pais serem responsáveis por dar o consentimento para tratamento médico de crianças, em uma emergência, pode haver situações em que o médico precise tratar um menor sem o consentimento dos pais.

Idosos

Com relação aos idosos, deve-se ter o cuidado de avaliar se apresentam capacidade para as decisões referentes ao tratamento proposto, visto que, nessa população, quadros demenciais prejudicam o discernimento, podendo favorecer que erros sejam cometidos. Se estiver em pleno gozo de suas faculdades mentais, pode optar pelo tratamento que desejar. Do contrário, a decisão será feita pelo curador (se for interditado), pelos familiares (quando não tiver curador ou este não puder ser contatado em tempo hábil) ou pelo médico (quando ocorrer iminente risco de vida e não houver tempo hábil para consultar curador ou familiar, ou quando não houver curador ou familiar conhecido – caso este último em que deverá comunicar ao Ministério Público)[24].

É importante salientar também que abusos praticados contra idosos são comuns, podem aparecer nos serviços de emergência e aumentam a morbimortalidade desse segmento populacional, podendo o profissional da saúde ser punido por deixar de denunciar alguma situação de violência contra essa população[71]. Os casos de suspeita ou confirmação de violência devem ser objeto de notificação compulsória pelos serviços de saúde, públicos e privados, à autoridade sanitária, bem como a qualquer dos seguintes órgãos: autoridade policial, Ministério Público, Conselho Municipal do Idoso, Conselho Estadual do Idoso ou Conselho Nacional do Idoso[24,25].

Estatuto dos deficientes

Considera-se pessoa com deficiência aquela que tem impedimento de longo prazo de natureza física, mental, intelectual ou sensorial, o qual, em interação com uma ou mais barreiras, pode obstruir sua participação plena e efetiva na sociedade em igualdade de condições com as demais pessoas[51], de onde se depreende que aqui se enquadra uma parte dos doentes mentais.

Além dos pontos já discutidos anteriormente no tocante à necessidade de consentimento para qualquer tratamento, com exceção de algumas situações de emergência, na população abarcada por essa lei, deve-se se notar que esse estatuto exige que os casos de suspeita ou de confirmação de violência praticada contra esses pacientes, que podem aparecer em serviços de emergência, devem ser objeto de notificação compulsória pelos serviços de saúde tanto públicos quanto privados, à autoridade policial e ao Ministério Público, além dos Conselhos dos Direitos a Pessoa com Deficiência. A título de esclarecimento, tal estatuto considera como violência qualquer ação ou omissão que cause morte ou dano ou sofrimento físico ou psicológico.

É importante salientar ainda que essa lei prevê que é crime punível de reclusão de dois a cinco anos e multa recusar, retardar ou dificultar internação à pessoa com deficiência, bem como que a referida pena é agravada em 1/3 se o ato for cometido contra pessoa com deficiência menor que 18 anos, sendo também agravada em 1/3 se praticada em atendimento de urgência ou emergência.

Considerações finais

De forma semelhante aos demais campos da área médica, situações psiquiátricas súbitas e inesperadas acontecem e podem ser potencialmente fatais. As características da psiquiatria de emergência ensejam que o trabalho do médico que lida com esse foco seja mais suscetível de riscos diante de vários dilemas morais e de situações com repercussões jurídicas, o que pode ser outro complicador nas suas tarefas já bastante difíceis. O profissional deve balancear a tensão entre a prática clínica nas emergências psiquiátricas e os princípios legais, por exemplo, de consentimento esclarecido e de direito a recusar tratamento.

Como visto, nas emergências psiquiátricas, o médico pode ser obrigado a agir de maneira diferente da desejada pelo paciente e seus familiares, a serviço da proteção da vida e da segurança daquele e de terceiros. Nos países onde vige o estado de direito, essa possibilidade é reconhecida, sendo prevista legislação específica para tais circunstâncias. Em todo caso, o médico que se depara com isso deve permitir a máxima autonomia do paciente, em seus limites possíveis, pois mesmo pequenas escolhas que poderiam parecer de menor importância ajudam a restaurar um pouco da sensação de controle sobre si e sobre o futuro, fornecendo uma sensação simbólica de progresso, com efeito tranquilizador e melhores resultados no tratamento[55].

Cabe lembrar que o risco de ações judiciais é maior quando há conflitos na relação médico-paciente ou, como nos estabelecimentos com emergências, quando essa relação é muito superficial ou nem chega a existir – visto que, muitas vezes, o paciente chega durante um plantão e nunca antes encontrou o médico que o atenderá e fará prescrições. E não se pode esquecer do fator complicador que as doenças mentais graves várias vezes apresentam, como alterações no exame do estado mental, mudança dos valores dos pacientes, alteração de seu comportamento e distorção de sua conduta social e moral[2]. Isso aumenta a área de intersecção entre a medicina e o direito, com os desdobramentos daí decorrentes, o que reveste de importância o fato de o profissional que atua nessa área esteja familiarizado com os aspectos éticos e legais a serem observados em suas condutas. Julga-se de essencial relevância que o profissional possa entrar em contato com esses conceitos desde o início da formação, ainda enquanto estudante durante a faculdade de Medicina, e por toda a sua trajetória de qualificação profissional.

Por fim, o médico, em situação de emergência, pode, em casos de dúvida e ambiguidade, obter consultoria especializada quanto à melhor atitude a tomar. Deve, também, atentar para as novidades legislativas e para as normas éticas e resoluções do Conselho Federal de Medicina e dos Conselhos Regionais de Medicina.

Referências bibliográficas

1. Taborda JGV, Bins HDC. Aspectos legais e éticos nas emergências psiquiátricas. In: Rocha FL, Coelho OFL, Hara C. Atendimento às urgências e emergências psiquiátricas no pronto-socorro – uma abordagem para o clínico. 1ª ed. Rio de Janeiro: Atheneu; 2014. p. 251-64.
2. Chalub M. Medicina forense, psiquiatria forense e lei. In: Abdalla-Filho E, Chalub M, Telles LEB. Psiquiatria Forense de Taborda. 3ª ed. Porto Alegre: Artmed; 2016. p. 3-12.
3. Taborda JG, Arboleda-Florez J. Forensic medicine in the next century: some ethical challenges. Int J Offender Ther Comp Criminol. 1999;43(2):188-201.
4. Taborda JGV, Bins HDC. Ética em psiquiatria forense: antigos dilemas, novos desafios. Rev Bioética. 2009;17(2):191-202.
5. Roberts LW, Hoop JG, Dunn LB. Ética em psiquiatria. In: Hales RE, Yudofsky SC, Gabbard GO. Tratado de psiquiatria clínica. 5ª ed. Porto Alegre: Artmed; 2012. 1652-86.
6. Simon R, Shuman DW. Leis e psiquiatria. In: Hales RE, Yudofsky SC, Gabbard GO. Tratado de psiquiatria clínica. 5ª ed. Porto Alegre: Artmed; 2012. p. 1603-51.
7. Kreismann E, Gang M, Goldfrank LR. The interface: ethical decision making, medical toxicology, and emergency medicine. Emerg Med Clin North Am. 2006;24(3):769-84.
8. Monson MS. Psychiatric crises and emergency admissions. Nurs Manage. 2001;32(12):26-7.
9. Saks SJ. Call 911: psychiatry and the new Emergency Medical Treatment and Active Labor Act (Emtala) regulations. J Psychiatry Law. 2004;32(4):483-512.
10. Swartz MS. What constitutes a psychiatric emergency: clinical and legal dimensions. Bull Am Acad Psychiatry Law. 1987;15(1):57-68.
11. Pichené C. Rules for psychiatric emergency hospitalization. Rev Pract. 2003;53(11):1214-9.
12. Bolian GC, Prakash R. Psiquiatria de emergência. In: Ebert MH, Loosen PT, Nurcombe B. Psiquiatria: diagnóstico e tratamento – Current. Porto Alegre: Artmed; 2002. p. 159-66.
13. Sadock BJ, Sadock VA, Ruiz P. Medicina psiquiátrica de emergência. In: Sadock BJ, Sadock VA, Ruiz P. Kaplan e Sadock – Compêndio de Psiquiatria: ciência do comportamento e psiquiatria clínica. 11ª ed. Porto Alegre: Artmed; 2017. p. 763-90.
14. Quevedo J, Carvalho AF. Emergências psiquiátricas. 3ª ed. Porto Alegre: Artmed; 2014. p. 15-6.
15. Pinals DA, Price M. Forensic psychiatry and law enforcement. In: Simon RI, Gold LH. The American Psychiatric Publishing Textbook of Forensic Psychiatry. 2nd ed. Arlinton: American Psychiatric Publishing, Inc; 2010. p. 13-450.
16. Vernick SJ, Gakh M, Rutkow L. Emergency detention of persons with certain mental disorders during public health disasters: legal and policy issues. Am J Disaster Med. 2012;7(4):295-302.
17. Arboleda-Florez J. Mass violence and mental health – a view from forensic psychiatry. Int Rev Psychiatry. 2007;19(3):211-20.
18. Taborda JGV, Bins HDC. Terrorismo. In: Abdalla-Filho E, Chalub M, Telles LEB. Psiquiatria Forense de Taborda. 3ª ed. Porto Alegre: Artmed; 2016. p. 615-38.
19. Jelineck G, Mackinlay C, Weiland T, Hill N, Gerdtz M. Barriers to the operation of mental health legislation in Australian emergency departments: a qualitative analysis. J Law Med. 2011;18(4):716-23.

20. Botega NJ. Aspectos éticos e legais. In: Botega NJ. Prática psiquiátrica no hospital geral: interconsulta e emergência. 3ª ed. Porto Alegre: Artmed; 2012. p. 69-684.
21. World Psychiatric Association. General Assembly. Declaration of Hawaii/II. 1983. Disponível em: http://www.wpanet.org/detail.php?section_id=5&content_id=27. Acesso em: 16 dez. 2016.
22. Conselho Federal de Medicina. Resolução nº 1.931, de 17 de setembro de 2009 (Código de Ética Médica). Disponível em: https://portal.cfm.org.br/index.php?option=com_content&view=category&id=9&Itemid=122. Acesso em: 12 dez. 2016.
23. Brasil. Lei Federal nº 8.069, de 13 de julho de 1990. Dispõe sobre o Estatuto da Criança e do Adolescente e dá outras providências. Disponível em: http://www.planalto.gov.br/ccivil_03/leis/L8069.htm. Acesso em: 23 dez. 2016.
24. Brasil. Lei Federal nº 10.741, de 1º de outubro de 2003. Dispõe sobre o Estatuto do Idoso e dá outras providências. Disponível em: http://www.planalto.gov.br/ccivil_03/leis/2003/l10.741.htm. Acesso em: 12 dez. 2016.
25. Brasil. Lei Federal nº 12.461, de 26 de julho de 2011. Altera a Lei nº 10.741, de 1º de outubro de 2003, para estabelecer a notificação compulsória dos atos de violência praticados contra o idoso atendido em serviço de saúde. Disponível em: http://www.planalto.gov.br/ccivil_03/_Ato2011-2014/2011/Lei/L12461.htm. Acesso em: 23 dez. 2016.
26. Brasil. Decreto-Lei nº 2.848, de 7 de dezembro de 1940 (Código Penal). Diário Oficial da União, seção 1, p. 3 e ss. Disponível em: http://www.planalto.gov.br/ccivil_03/decreto-lei/Del2848compilado.htm. Acesso em: 16 dez. 2016.
27. Brasil. Decreto-Lei nº 3.689, de 3 de outubro de 1941 (Código de Processo Penal). Rio de Janeiro, RJ, Diário Oficial da União, seção 1, p. 5 e ss., 13 out. 1941.
28. Brasil. Lei Federal nº 13.105, de 16 de março de 2015 (Código de Processo Civil). Brasília, DF, Diário Oficial da União, seção 1, p. 1 e ss., 17 mar. 2015. Disponível em: http://www2.senado.leg.br/bdsf/item/id/507525. Acesso em: 22 dez. 2016.
29. Brasil. Decreto-Lei nº 3.688, de 3 de outubro de 1941 (Lei das Contravenções Penais). Rio de Janeiro, RJ, Diário Oficial da União, seção 1, p. 1 e ss., 13 out. 1941.
30. Taborda JGV, Baron ALD, Neto LP. Aspectos ético-legais nas emergências psiquiátricas. In: Quevedo J, Carvalho AF. Emergências psiquiátricas. 3ª ed. Porto Alegre: Artmed; 2014. p. 69-86.
31. Knoll JL. Ethics in forensic psychiatry. In: Simon RI, Gold LH. The American Psychiatric Publishing Textbook of Forensic Psychiatry. 2nd ed. Arlinton: American Psychiatric Publishing, Inc; 2010. p. 111-49.
32. Weinstock R, Darby WC, Candilis PJ, Leong GB, Piel JL. Forensic psychiatric ethics. In: Rosner R, Scott CL. Principles and practice of forensic psychiatry. 3rd ed. New York: Taylor & Francis Group; 2017. p. 65-78.
33. Hansson MO. Balancing the quality of consent. J Med Ethics. 1998;24(3):182-7.
34. Conselho Federal de Medicina. Resolução nº 2.057, de 20 de setembro de 2013. Disponível em: http://www.portalmedico.org.br/resolucoes/CFM/2013/2057_2013.pdf. Acesso em: 16 dez. 2016.
35. Conselho Federal de Medicina. Resolução nº 2.056, de 20 de setembro de 2013. Disponível em: http://www.portalmedico.org.br/resolucoes/CFM/2013/2056_2013.pdf. Acesso em: 16 dez. 2016.
36. Kambam PR. Informed consent and competence. In: Rosner R, Scott CL. Principles and practice of forensic psychiatry. 3th ed. New York: Taylor & Francis Group; 2017. p. 115-24.
37. Hung EK, McNiel DE, Binder RL. Covert medication in psychiatric emergencies: is it ever ethically permissible? J Am Acad Psychiatry Law. 2012;40(2):239-45.
38. Taborda JGV, Bins HDC, Almeida FR. Responsabilidade civil do psiquiatra. In: Abdalla-Filho E, Chalub M, Telles LEB. Psiquiatria Forense de Taborda. 3ª ed. Porto Alegre: Artmed; 2016. p. 275-98.
39. Sílvia Regina Oliveira. Direito Penal Médico. Disponível em: http://www.ambito-juridico.com.br/site/index.php?n_link=revista_artigos_leitura&artigo_id=6269. Acesso em: 16 dez. 2016.
40. Conselho Regional de Medicina do Estado de São Paulo. Ética Médica: má prática e infrações éticas lideram o crescimento expressivo de processos. São Paulo: CREMESP; 2012. Disponível em: https://www.cremesp.org.br/?siteAcao=NoticiasC&id=2574. Acesso em: 16 dez. 2016.
41. Barros DM, Serafim AP. Parâmetros legais para a internação involuntária no Brasil. Rev Psiq Clín. 2009;36(4):175-7.
42. Simpson JR, Carannante V. Hospitalization: voluntary and involuntary. In: Rosner R, Scott CL. Principles and practice of forensic psychiatry. 3th ed. New York: Taylor & Francis Group; 2017. p. 125-30.
43. Bernet W. Psiquiatria e a lei. In: Ebert MH, Loosen PT, Nurcombe B. Psiquiatria: diagnóstico e tratamento. Porto Alegre: Artmed; 2002. p. 183-90.
44. Lima MA. Internação involuntária em psiquiatria: legislação e legitimidade, contexto e ação. In: Alves LCA, coordenador. Ética e psiquiatria. 2ª ed. São Paulo: Cremesp; 2007. p. 115-26.
45. Brasil. Lei Federal nº 10.216, de 6 de abril de 2001. Dispõe sobre a proteção e os direitos das pessoas portadoras de transtornos mentais e redireciona o modelo assistencial em saúde mental. Brasília, DF, Diário Oficial da União, seção 1, p. 1 e ss., 9 abr. 2001. Disponível em: http://www.planalto.gov.br/ccivil_03/leis/leis_2001/l10216.htm. Acesso em: 12 dez. 2016.
46. Brasil. Ministério da Saúde. Portaria nº 2.048, de 3 de setembro de 2009. Aprova o regulamento do Sistema Único de Saúde. Diário Oficial da União, seção 1, p. 61, Brasília, DF, 4 set. 2009. Disponível em: http://bvsms.saude.gov.br/bvs/saudelegis/gm/2009/prt2048_03_09_2009.html. Acesso em: 16 dez. 2016.
47. United Nations. General Assembly. Declaração Universal dos Direitos Humanos, de 10 dezembro de 1948. Disponível em: http://www.ohchr.org/EN/UDHR/Documents/UDHR_Translations/por.pdf. Acesso em: 16 dez. 2016.
48. Brasil. Constituição da República Federativa do Brasil de 1988. Disponível em: http://www.planalto.gov.br/ccivil_03/constituicao/constituicaocompilado.htm. Acesso em: 16 dez. 2016.
49. Conselho Federal de Medicina. Resolução nº 1.952, de 7 de julho de 2010. Disponível em: https://portal.cfm.org.br/index.php?option=com_normas&buscaEfetuada=true&tipoNormaR=R&normasUf=&normasNumero=1952&normasAno=2010&normasAssunto=&normasTexto=#buscaNormas. Acesso em: 23 dez. 2016.
50. Rio Grande do Sul. Lei Estadual nº 9.716, de 7 de agosto de 1992. Porto Alegre, RS, MPRS, 7 ago. 1992.
51. Brasil. Lei Federal nº 13.146, de 6 de julho de 2015. Institui a Lei Brasileira de Inclusão da Pessoa com Deficiência (Estatuto da Pessoa com Deficiência). Disponível em: http://www.planalto.gov.br/ccivil_03/_ato2015-2018/2015/lei/L13146.htm. Acesso em: 12 dez. 2016.
52. Brasil. Lei Federal nº 12.842, de 10 de julho de 2013. Dispõe sobre o exercício da Medicina. Disponível em: http://www.planalto.gov.br/ccivil_03/_ato2011-2014/2013/lei/L12842.htm. Acesso em: 12 dez. 2016.
53. Conselho Federal de Medicina. Parecer nº 9/15, de 26 de fevereiro de 2015. Disponível em: https://sistemas.cfm.org.br/normas/visualizar/pareceres/BR/2015/9#search="involuntária". Acesso em: 23 dez. 2016.
54. Taborda JGV. Psiquiatria legal. In: Taborda JGV, Prado-Lima P, Busnello ED. Rotinas em psiquiatria. Porto Alegre: Artes Médicas; 1996. p. 280-96.
55. Georgieva I, Mulder CL, Wierdsma A. Patients' preference and experiences of forced medication and seclusion. Psychiatr Q. 2012;83(1):1-13.
56. Wettstein RM. The right to refuse psychiatric treatment. Psychiatr Clin North Am. 1999;22(1):173-82, viii.
57. Recupero PR, Price M, Garvey KA, Daly B, Xavier SL. Restraint and seclusion in psychiatric treatment settings: regulation,

case law, and risk management. J Am Acad Psychiatry Law. 2011;39(4):465-76.
58. Organização das Nações Unidas. Resolução nº 46/119, de 17 de dezembro de 1991. Disponível em: http://www.un.org/documents/ga/res/46/a46r119.htm. Acesso em: 16 dez. 2016.
59. Ciulla L, Serrano AI, Tres GL, Neto AC. Suicídio: avaliação e manejo. In: Neto AC, Gauer GJC, Furtado NR. Psiquiatria para estudantes de medicina. 2ª ed. Porto Alegre: ediPUCRS; 2013. p. 236-46.
60. Sadock BJ, Sadock VA, Ruiz P. Psiquiatria forense e ética em psiquiatria. In: Sadock BJ, Sadock VA, Ruiz P. Kaplan e Sadock – Compêndio de Psiquiatria: ciência do comportamento e psiquiatria clínica. 11ª ed. Porto Alegre: Artmed; 2017. p. 1381-99.
61. Felthous AR. Personal violence. In: Simon RI, Gold LH. The American Psychiatric Publishing Textbook of Forensic Psychiatry. 2nd ed. Arlinton: American Psychiatric Publishing, Inc; 2010. p. 529-61.
62. Taborda JGV, Bins HDC, Dohler C. Da Avaliação de periculosidade à avaliação de risco. Multijuris. 2007;4(II):44-8.
63. Telles LE, Day VP, Folino JO, Taborda JGV. Reliability of the Brazilian version of HCR-20 Assessing Risk for Violence. Rev Bras Psiquiatr. 2009;31(3):253-6.
64. Irvin TL. Legal, ethical and clinical implications of prescribing involuntary, life-threatening treatment: the case of the Sunshine Kid. J Forensic Sci. 2003;48(4):856-60.
65. Conselho Federal de Medicina. Resolução nº 1.821/2007, de 11 de julho de 2007. Disponível em: http://www.portalmedico.org.br/resolucoes/cfm/2007/1821_2007.htm. Acesso em: 22 dez. 2016.
66. Ash P. Forensic aspects of suicide and homicide in children and adolescents. In: Rosner R. Principles and practice of forensic psychiatry. 3th ed. New York: Taylor & Francis Group; 2017. p. 429-40.
67. Brasil. Lei Federal nº 13.010, de 26 de junho de 2014. Disponível em: http://www.planalto.gov.br/ccivil_03/_Ato2011-2014/2014/Lei/L13010.htm#art1. Acesso em: 23 dez. 2016.
68. Bins HDC, Panichi RMD, Grassi-Oliveira R. Violência infantil. In: Abdalla-Filho E, Chalub M, Telles LEB. Psiquiatria Forense de Taborda. 3ª ed. Porto Alegre: Artmed; 2016. p. 331-55.
69. Brasil. Lei Federal nº 12.852, de 5 de agosto de 2013. Disponível em: http://www.planalto.gov.br/ccivil_03/_ato2011-2014/2013/lei/L12852.htm. Acesso em: 12 dez. 2016.
70. Sadock BJ, Sadock VA, Ruiz P. Psiquiatria infantil. In: Sadock BJ, Sadock VA, Ruiz P. Kaplan e Sadock – Compêndio de Psiquiatria: ciência do comportamento e psiquiatria clínica. 11ª ed. Porto Alegre: Artmed; 2017. p. 1082-324.
71. Telles LEB, Costa GM. Violência contra o idoso. In: Abdalla-Filho E, Chalub M, Telles LEB. Psiquiatria Forense de Taborda. 3ª ed. Porto Alegre: Artmed; 2016. p. 372-83.

159
RISCO DE SUICÍDIO

Neury Botega

A avaliação do risco de suicídio distancia-se da noção de *previsão* de quem irá ou não tirar a própria vida. Quando falamos em graus de risco – baixo, moderado ou alto –, estamos nos referindo a probabilidades, de menor ou maior monta, de que um suicídio venha a ocorrer num futuro próximo. Não há fórmula simples e nem escalas que possam fazer essa estimativa com precisão.

A avaliação de que se ocupa este capítulo focaliza os riscos agudo e subagudo de suicídio, nos quais o potencial suicida é consideravelmente alto (Tabela 159.1).

Tabela 159.1. Tipos de risco, segundo a possibilidade de ocorrência de suicídio ao longo do tempo e os aspectos clínicos mais relevantes.

Tipo de risco	Possibilidade de ocorrência	Aspectos clínicos mais relevantes	
Agudo	Iminente	Crise suicida (*psychache*)	Colapso existencial: dor desesperadora
Subagudo	Curto prazo	Fatores de risco clássicos	Transtorno mental, períodos de estresse
Crônico	Longo prazo	Impulsividade/agressividade	Transtorno de personalidade, instabilidade

Baseado em: Botega, 2015.

O risco de suicídio não é estático. Em certas circunstâncias, um risco crônico transforma-se em agudo, e avaliações sequenciais são geralmente necessárias. Um adolescente que sofre de transtorno bipolar passa a ter um risco subagudo, ou mesmo agudo, numa mudança de fase da doença ou se sobrevier uma reprovação escolar. Já um paciente com história de impulsividade e abuso de substâncias psicoativas pode ter um risco crônico de suicídio, mais durável e sem um caráter iminente. Essa condição pode mudar rapidamente se, em dado momento, houver uma ruptura amorosa. Esse acontecimento, entre outros estressores, aumenta sobremaneira, durante um intervalo de tempo, o risco de suicídio.

Sistematizando a avaliação

A postura do profissional, desde o modo de se dirigir ao paciente, sua maneira de conduzir a entrevista, suas expressões verbais e não verbais, tudo isso faz parte do que ficou conhecido sob a denominação de *rapport*: um relacionamento cordial, de entendimento, de aceitação e empatia mútua, capaz de facilitar e aprofundar a experiência terapêutica. O estabelecimento do *rapport* é pré-requisito para uma boa entrevista. No caso da avaliação de risco de suicídio, é o que permite ao paciente confiar em nós e afirmar que *sim*, que tem pensado em se matar.

Avaliação do risco de suicídio é um processo que reúne e pondera várias informações, tanto as singulares e íntimas, vindas do paciente (histórico, circunstâncias de vida, significados dos últimos acontecimentos), quanto as oriundas de estudos populacionais (fatores de risco e de proteção) e as fortuitas (ter sido exposto a um caso de suicídio) e ambientais (disponibilidade de meios letais). O anexo, ao final do capítulo, poderá ser utilizado como um roteiro de avaliação.

A fim de auxiliar na sistematização da coleta de um grande volume de informações, a Figura 159.1 contém as dimensões que devem orientar a avaliação do risco de suicídio.

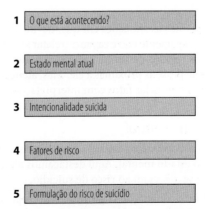

Figura 159.1. Principais dimensões da avaliação do risco de suicídio.

O que está acontecendo?

A entrevista inicial tem dois objetivos: um é semiológico, com coleta de várias informações; outro é relacional, com provimento de apoio emocional e vinculação. A regra é não se apressar em encontrar comentários apaziguadores, nem uma *explicação* rápida para o ocorrido. Procure, sempre, compreender segundo o ponto de vista do paciente, levando em conta o contexto social, cultural e familiar em que ele se encontra inserido.

O primeiro contato pode ocorrer em condições pouco favoráveis, muitas vezes no pronto-socorro, estando o paciente reticente, sonolento ou ainda recebendo cuidados médicos intensivos (Bertolote *et al.*, 2010). O paciente pode mesmo negar a autoagressão, embora familiares e equipe médica façam referência a uma tentativa de suicídio. Após se apresentar, você pode simplesmente perguntar: "Eu gostaria de saber o que está se passando com você... Poderia me contar o que aconteceu?".

É importante tomar como foco o conteúdo expressado pela pessoa, que pode ser uma frustração, um conflito, uma necessidade. O atendimento de crise exige isso: ouvir atentamente o que a pessoa precisa (consegue) nos dizer, identificar qual é sua urgência. Se for preciso começar com perguntas, faça-as de modo abrangente, não diretivo, incentivando o paciente a falar livremente, sobretudo sobre os problemas atuais, seus sentimentos e motivações.

Em um segundo momento, o entrevistador passará a conduzir a entrevista por meio de questões diretivas. É útil irmos pelas áreas listadas a seguir, formulando questões introdutórias gerais. Para evitar respostas do tipo sim ou não, procure introduzir a palavra "como" ("Poderia me dizer *como* é sua família?", "*Como* estão as coisas em seu casamento... na escola... no trabalho...?") e a expressão "Eu gostaria de compreender melhor como você tem se sentido..." (em casa, com o parceiro, na escola ou no trabalho).

- Dificuldades e perdas (reais ou imaginadas) nos relacionamentos afetivos.
- Mudança da situação socioeconômica (principalmente dificuldades financeiras).
- Discórdia e violência no ambiente familiar.
- Abuso ou negligência (física, sexual, emocional).
- Fracasso e humilhação (relacionamentos, profissão, escola).

São frequentes as situações em que, devido a más condições clínicas, o paciente não é capaz de relatar seus problemas. Necessitamos, então, de fontes secundárias de informação, geralmente de pessoas próximas a ele. Mas, atenção, esses relatos costumam mesclar fatos com interpretações.

Estado mental atual

Foge do escopo deste capítulo abordar a sistematização do exame do estado mental. Aqui destacamos alguns estados mentais que se associam ao risco de suicídio.

Psychache e constrição cognitiva. O neologismo *psychache* foi idealizado para denominar uma dor intolerável, vivenciada como turbulência emocional interminável, sensação angustiante de estar preso em si mesmo, sem encontrar uma solução. O suicídio passa a ser visto como única saída, uma forma de cessação da consciência para interromper a dor psíquica (Shneidman, 1993).

Ansiedade, inquietude e insônia. De modo geral, a inquietude motora, as preocupações excessivas e os sintomas corporais que acompanham a ansiedade levam ao desespero e à ideação suicida. Também devemos dar atenção à insônia, um fator de risco igualmente modificável pelo tratamento O controle da ansiedade e da insônia é sempre um objetivo terapêutico essencial no tratamento de pessoas em risco de suicídio.

Impulsividade e agressividade. Atos impensados e explosões de raiva podem levar a uma tentativa de suicídio, geralmente movidas por frustração raivosa. Se esses traços se encontram em pessoas que têm personalidade emocionalmente instável ou que abusam de drogas psicoativas, o risco de suicídio é maior.

Desesperança. Alguns estudos mostraram que sentimentos de desesperança, bem como a falta ou enfraquecimento de razões para viver, associam-se mais fortemente ao suicídio do que o próprio humor deprimido (Beck *et al.*, 1974).

Vergonha e vingança. É aconselhável não menosprezar o sentido de expiação de culpa ou de ataque vingador que um suicídio pode representar. Pode levar ao suicídio a vergonha que se abate em quem teve um segredo descoberto ou em quem falhou e frustrou a expectativa própria ou de outrem. Atenção ao atender uma pessoa que, devido a uma ruptura amorosa, se sente tão injustiçada e humilhada, tão vazia e impotente, que apenas uma ideia poderosa lhe vem em mente: retaliação pelo suicídio.

Regra dos Ds. É importante lembrar que, na vigência de confusão mental e rebaixamento da consciência (*delirium*), os pacientes ficam mais propensos a atos impulsivos e descontrolados. Como auxílio mnemônico, temos sugerido a *Regra dos Ds* (Figura 159.2), que inclui transtornos mentais e estados afetivos frequentemente associados ao suicídio.

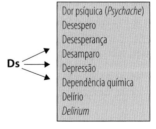

Figura 159.2. Estados afetivos que se associam a maior risco de suicídio.

Intencionalidade suicida

A intencionalidade suicida diz respeito ao desejo e à determinação de pôr fim à vida, contrabalanceada pelo desejo conflitante de continuar a viver. Essa dualidade estará na mente do avaliador e contribuirá para a formulação do risco de suicídio.

De modo geral, consideramos que a intencionalidade suicida cresce a partir de ideias vagas sobre morrer, geralmente de forma passiva, chegando a planos detalhados de como se matar, incluindo providências tomadas antes da morte e cuidados para evitar eventual salvamento logo após a tentativa de suicídio (Figura 159.3).

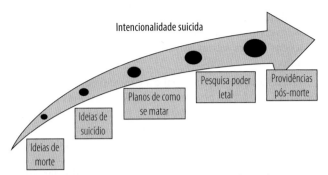

Figura 159.3. Características que se acompanham de aumento da intencionalidade suicida.

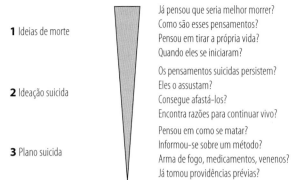

Figura 159.4. Sequência de perguntas que investigam o grau de intencionalidade suicida.

Se a temática do suicídio não aparecer espontaneamente no relato do paciente, você poderá introduzi-la, dando a entender que é um cuidado a mais que se deve ter na avaliação clínica, que certos pensamentos podem surgir em tempos de sofrimento angustiante. Geralmente isso é feito quando fazemos as perguntas usuais que avaliam o humor e os sintomas depressivos.

A melhor maneira de saber se uma pessoa tem pensado em suicídio é perguntar para ela. Ao contrário de uma crença comum, falar a respeito de suicídio não inocula essa ideia na mente de uma pessoa. Os pacientes costumam ficar agradecidos e aliviados ao perceberem que fazemos, com interesse, a pergunta. O profissional que não investiga a presença de ideação suicida pode contribuir para o aumento da angústia do paciente potencialmente suicida.

De início, pode ser feita uma pergunta geral sobre o valor dado à vida, ou sobre ideias passivas de morte. A seguir, o questionamento sobre comportamento suicida deve ser feito utilizando linguagem clara e direta. Alguns exemplos:

- Diante das dificuldades que você veio enfrentando, algumas pessoas poderiam pensar que a vida ficou difícil demais... Você chegou a pensar que não vale mais à pena viver?
- Você pensa muito sobre morte, sobre pessoas que já morreram, ou sobre sua própria morte?
- Quando você diz que preferiria estar morto, isso é um desejo de morrer devido a uma doença, por exemplo, ou chega a pensar em suicídio?
- Você pensou em suicídio durante esta última semana?

Várias perguntas devem ser feitas sobre ideação suicida, pelo menos três; uma questão só não basta. Frequentemente, quando o paciente responde afirmativamente à primeira questão sobre ideação suicida, o profissional de saúde passa a apaziguá-lo e a tentar dissuadi-lo, chegando a mudar de assunto. Nada mais equivocado, pois deve seguir um encadeamento de perguntas que parte do mais geral e vai se afunilando em detalhes sobre eventual plano suicida (Figura 159.4).

Ideias passivas de morte. O paciente responde que pensa, sim, que seria melhor morrer devido a uma doença, por exemplo, mas que não quer, ou não teria coragem de se matar. Em pacientes de câncer, pode haver ideias fugazes ou persistentes de morrer logo, sem intenção claramente suicida e sem um plano letal.

É importante lembrar que na depressão frequentemente se observa um autoabandono decorrente da hipobulia (ausência de motivação) e da anedonia (ausência de prazer). Não se trata, propriamente, de uma ideia ativa de se matar, mas de um deixar-se morrer, quando não mais se encontram motivação e satisfação para viver.

Ideação suicida egodistônica. De início, a ideação suicida costuma trazer desconforto. A ideia de pôr fim à vida, quando passa pela cabeça, parece perigosa e alheia ao indivíduo, provoca ansiedade. Caso persista na consciência, o paciente lutará contra ela. Dizemos, por isso, que a ideação suicida é *egodistônica*.

Ideação suicida egossintônica. A intensidade e a continuidade de uma crise, sentida como intolerável e interminável, fazem com que o suicídio passe a ser visto como uma possibilidade de alívio, uma saída. A ideação suicida torna-se *egossintônica* e abre as portas para o início de um planejamento de como conseguir morrer. É por isso que sugerimos o detalhamento a respeito dos graus de incômodo e de controle em relação à ideação suicida.

Ocultação da intenção suicida. Alguns pacientes respondem evasivamente às nossas perguntas. Outros ocultam deliberadamente a intenção suicida. Nessas condições, um clínico experiente tem boas razões para não se fiar nas respostas do paciente (se ele intui que algo está errado, provavelmente algo está errado). Detalhes da anamnese, a existência de um transtorno mental grave, a dramática condição de vida ou o estado mental sugerem o contrário do que lhe afirma o paciente. Alguns sinais:

- Evidência de quadro psicótico;
- Paciente evita contato visual durante a entrevista;
- Incapacidade de se estabelecer contato empático;
- Paciente aparenta raiva ou distanciamento emocional;
- Relutância em responder a questões sobre ideação suicida;
- Respostas do tipo "eu não sei...", "sei lá...".

É importante lembrar que:

- Pacientes psicóticos não costumam verbalizar suas ideias de suicídio. Essas se articulam com outras fantasias e objetos confusionais, dificilmente são discriminadas. O paciente psicótico vive dentro de uma indiscriminação que lhe causa intenso sofrimento, mas geralmente não consegue expressá-la;
- Pacientes intoxicados por álcool ou outra substância psicoativa, avaliados em unidades de emergência, podem verbalizar ideação suicida quando suas defesas psicológicas estão enfraquecidas, porém negá-la quando sóbrios.

Intenção suicida inconsciente. Ocasionalmente, observamos que pessoas melancólicas passam a adotar comportamentos impulsivos, com risco de morte, que não lhe eram habituais, por exemplo, dirigir em alta velocidade, notadamente em autoestradas. É como se, secretamente, depositassem a continuidade da existência nas mãos do destino: se morrer, melhor. Geralmente isso não é relatado espontaneamente pelo paciente, pois ele não se dá conta do *componente suicida* que impregnou suas ações.

Plano suicida. Perguntar sobre os detalhes de um plano suicida (como, onde e quando) não é curiosidade mórbida, é conduta clínica imprescindível. Nunca se esqueça de questionar sobre a existência e a facilidade de acesso a meios letais, incluindo armas de fogo, venenos, pesticidas agrícolas, medicamentos estocados para uma *overdose*.

A existência de um plano suicida já coloca o paciente num grau moderado ou alto de risco de suicídio.

Poder letal. A crença de que um método escolhido para o suicídio levará a um desfecho fatal costuma ser mais relevante em termos de intencionalidade do que a letalidade potencial e objetiva. Outro forte indicador de risco é o fato de o paciente ter se informado sobre o poder letal de um método (em livros, na internet), bem como o pensamento de adotar o mesmo recurso empregado por uma pessoa próxima que se matou.

Quanto mais detalhado o plano, maior o risco de suicídio, assim como a escolha de métodos violentos, altamente letais e irreversíveis, acesso ao meio letal e capacidade para colocá-lo em marcha, providências tomadas em preparação para a morte, exclusão da chance de socorro médico, proposta de pacto suicida a outrem, plano de homicídio seguido de suicídio.

Fatores de risco e de proteção

Esse componente da avaliação procura coletar e ponderar informações sobre fatores que aumentam, ou diminuem, o risco de suicídio. Aqui os abordamos sinteticamente, no sentido mais prático exigido por uma avaliação clínica.

Os fatores de risco são estabelecidos após tratamento estatístico de dados compilados a partir de grande número de casos de suicídio. Isso implica cuidados quando, no raciocínio clínico, se faz a transposição desse referencial para um caso individual.

A presença de um forte fator de risco (Tabela 159.2), ou a combinação de vários fatores, é sempre um alerta: uma avaliação cuidadosa do risco de suicídio não pode deixar de ser feita!

Embora haja escassez de estudos que evidenciem a real proteção que certas circunstâncias possam dar em relação ao suicídio, costumamos considerá-los quando da avaliação clínica. Muitos dos chamados *fatores de proteção* influenciam o desenvolvimento psíquico desde a mais tenra idade e nos protegem contra várias adversidades, não apenas contra o suicídio.

Em relação ao apoio social e à conexão com outrem, importantes fatores de proteção, aconselhamos duas perguntas simples e sintéticas que costumam funcionar bem: "Há alguém com quem você possa contar?" e "Você se sente importante na vida de alguém?". Podem ser acrescentadas outras perguntas, como, por exemplo, se tem recebido apoio das pessoas mencionadas e também se tem podido dar apoio a pessoas a quem se encontra afetivamente ligado (Billhe-Brahe *et al.*, 1999; Gaspari e Botega, 2002).

Tabela 159.2. Alguns dos principais fatores de risco de suicídio

Presisponentes	Precipitantes
Tentativa de suicídio	Desilusão amorosa
Transtornos psiquiátricos	Separação conjugal
Suicídio na família	Conflitos relacionais
Abuso físico ou sexual na infância	Derrocada financeira
Impulsividade/agressividade	Perda de emprego
Isolamento social	Desonra, humilhação
Doenças inapacitantes/incuráveis	Embriaguez
Desespero e inquietude	Acesso a um meio letal
Alta recente de internação psiquiátrica	

Transtornos mentais

Os transtornos mentais, juntamente com tentativa de suicídio pregressa, são os principais fatores de risco para o suicídio. A depressão, o transtorno do humor bipolar, a dependência de álcool e de outras drogas psicoativas, bem como a esquizofrenia e certos transtornos de personalidade (impulsividade, agressividade, labilidade), são os que mais predispõem ao suicídio.

Algumas circunstâncias, listadas na Tabela 159.3, aumentam o risco de suicídio em indivíduos que sofrem de transtornos mentais. O risco aumenta quando mais do que um transtorno ou condições se combinam.

Tentativa de suicídio pregressa

Uma única tentativa de suicídio, independentemente da intenção suicida, já aumenta o risco de novas tentativas. Lembremos, também, que em aproximadamente metade dos casos de suicídio houve anteriormente uma tentativa de pôr fim à vida. Por isso, perguntar sobre tentativas de suicídio faz parte da avaliação sistemática do risco de suicídio. Tais eventos não devem simplesmente figurar como um item a mais, e pouco explorado, entre os antecedentes pessoais.

Tabela 159.3. Condições que aumentam o risco de suicídio em pessoas que sofrem de transtornos mentais

Sexo masculino
Idade inferior a 45 anos
Isolamento, com pouco ou nenhum apoio social
Pouca capacidade de adaptação social
Perda da posição familiar, social, profissional, acadêmica
Perda de habilidades e competências prévias
Perda interpessoal recente ou iminente
Com a melhora do juízo crítico, abatimento perante percepção das perdas ocasionadas pela doença
Primeiras semanas de uma internação psiquiátrica
Passeios no pátio, fugas do hospital
Períodos de licença hospitalar
Alta hospitalar recente
Sintomas depressivos, desesperança
Insônia grave
Agitação psicomotora e acatisia (podem ser ocasionadas pelos medicamentos)
Abuso de bebidas alcoólicas ou de outras drogas
Períodos de ansiedade grave
Baixa adesão ao tratamento psiquiátrico

Quando questionar sobre tentativas de suicídio, aproveite para perguntar sobre atos de autoagressão (como, por exemplo, cortes superficiais, ou queimaduras com cigarro). Eles também aumentam o risco de tentativas de suicídio e de suicídio.

Lembretes

Comportamento suicida em adolescentes. Adolescentes são mais propensos ao imediatismo e à impulsividade, ainda não têm plena maturidade emocional e, dessa forma, encontram maior dificuldade para lidar com estresses agudos, que podem funcionar como desencadeantes de tentativas de suicídio, assim como de suicídio.

Pensamentos suicidas são frequentes na adolescência, principalmente em épocas de dificuldades em relação a um estressor importante. Na maioria das vezes, são passageiros; por si só não indicam psicopatologia ou necessidade de intervenção. No entanto, quando os pensamentos suicidas são intensos e prolongados, o risco de levar a um comportamento suicida aumenta.

A Tabela 159.4 reúne alguns sinais que alertam sobre a provável existência de risco de suicídio. Muitos desses sinais são inespecíficos, pois também aparecem quando do surgimento de transtornos mentais graves (esquizofrenia, depressão, drogadição e transtorno afetivo bipolar). Esses transtornos, por sua vez, frequentemente têm início na adolescência ou nos primeiros anos da vida adulta.

O risco em quadros instáveis. Quadros clínicos em que a instabilidade é marcante (notadamente *delirium*, abuso de substâncias psicoativas – tanto a intoxicação quanto a abstinência –, transtornos de personalidade, estados mistos do transtorno bipolar e depressão ansiosa) podem lançar para o suicídio um paciente que em vários momentos, incluindo o da avaliação realizada durante a consulta, parecia tranquilo. Isso implica cautela na formulação do risco de suicídio e no manejo de certas condições clínicas, mesmo quando o paciente nega ideação suicida.

Tabela 159.4. Sinais de alerta em relação a risco de suicídio em adolescentes

Mudanças marcantes na personalidade ou nos hábitos
Comportamento ansioso, agitado ou deprimido
Piora do desempenho na escola, no trabalho, em outras atividades que costumava manter
Afastamento da família e de amigos
Perda de interesse em atividades de que gostava
Descuido com a aparência
Perda ou ganho inusitados de peso
Mudança no padrão usual de sono
Comentários autodepreciativos persistentes
Comentários negativos em relação ao futuro, desesperança
Disforia marcante (combinação de tristeza, irritabilidade, acessos de raiva)
Comentários sobre morte, sobre pessoas que morreram, interesse por essa temática
Doação de pertences que valorizava
Expressão clara ou velada de querer morrer ou de pôr fim à vida

Baseado em: Hawton *et al.*, 2012.

Internação psiquiátrica. Os primeiros dias de internação, bem como o período de um mês após a alta hospitalar, exigem redobrada atenção; também quando da autorização de licença hospitalar, passeio no pátio do hospital ou quando houver mudança no esquema de tratamento (saída de uma enfermaria de emergência para outra unidade de internação, por exemplo).

Falsas melhoras. Dois lembretes finais sobre falsas melhoras:

1. **Início de recuperação da depressão.** Os períodos de início de recuperação de quadros depressivos graves, quando o paciente volta a ter iniciativa e aumento de energia, também são críticos. Ficamos aliviados ao ver o início da melhora e nos esquecemos de repetir a avaliação de risco de suicídio. É importante lembrar também que no início do tratamento com antidepressivos, principalmente em adolescentes, podem surgir pensamentos suicidas ou comportamento autoagressivo;

2. **A crise perdura e o paciente transmite calma repentina.** Deve-se desconfiar das falsas melhoras, especialmente quando situações de crise ainda continuam sem solução, ou foram temporariamente apaziguadas pela internação hospitalar. Alguns pacientes experimentam, e transmitem a um olhar atento, um sentimento de alívio e prazer a partir do momento em que, íntima e secretamente, tomam a decisão de se matar. É prudente observar melhor e ficar intrigado com a súbita *melhora* de uma pessoa que, até há pouco, nos deixava tão preocupados.

Formulação do risco de suicídio

Um conjunto de informações relevantes e articuladas permite um parecer final, embasado cientificamente, que chamamos de formulação do risco de suicídio. Não custa relembrar que uma formulação de risco não é uma predição sobre quem poderá ou não se matar. Ela é um julgamento clínico que permite priorizar as ações dirigidas ao paciente.

Um risco moderado, por exemplo, faz da prevenção do suicídio um dos objetivos mais importantes do tratamento. Já um risco muito alto, iminente, de o paciente se matar exige que a prevenção do suicídio seja prioritária em relação a outros objetivos terapêuticos. A formulação de um baixo risco de suicídio, por sua vez, não significa que o potencial suicida seja insignificante; tão somente não há evidência de intenção letal ou de um plano suicida.

O esquema didático da Figura 159.5 aparece em vários manuais de prevenção do suicídio destinados a profissionais de saúde. Alguns parâmetros são combinados, de forma ilustrativa, em três configurações de risco de suicídio.

Esses exercícios classificatórios, ao oferecerem modelos, ajudam a pensar, mas também suscitam críticas e desacordos. Deve-se lembrar que o risco é mutável. Fatores de risco e de proteção mudam e interagem ao longo da vida de uma pessoa. Num modelo dinâmico e transacional, a formulação de risco é uma configuração única, para uma pessoa e em dado momento do tempo.

A formulação do risco de suicídio, juntamente com as principais medidas e recomendações realizadas, deve ser documentada no prontuário do paciente, da forma mais completa possível. Registrar a formulação de risco traz algumas vantagens, entre as quais: permite ao profissional pensar na avaliação que conduziu e, eventualmente, dar-se conta de algo que ficou faltando; auxilia outros profissionais que futuramente tenham acesso às anotações; sob um ponto de vista legal, não há qualquer evidência de que o profissional concluiu a avaliação de risco se ele não a escrever no prontuário.

Bibliografia consultada

Beck AT, Resnik HLP, Lettieri DJ, editor. The prediction of suicide. Bowie: Charles Press; 1974.
Bertolote JM, Mello-Santos C, Botega NJ. Detecção do risco de suicídio nos serviços de emergência psiquiátrica. Rev Bras Psiquiatr. 2010;32 Suppl 2:S87-95.
Billhe-Brahe U, Egebo UH, Crepet P, De Leo D, Hjelmeland A, Kerkhof A, et al. Social support among European suicide attempters. Arch Suicide Res. 1999;5:215-31.
Botega NJ. Crise suicida: avaliação e manejo. Porto Alegre: Artmed; 2015.
Gaspari VPP, Botega NJ. Rede de apoio social e tentativas de suicídio. J Bras Psiquiatr. 2002;51(4):233-40.
Hawton K, Saunders KEA, O'Connor RC. Self-harm and suicide in adolescents. Lancet 2012;379:2373-82.
Shneidman ES. Suicide as psychache: a clinical approach to self-destructive behavior. Northvale: Jason Aronson Inc.; 1993.

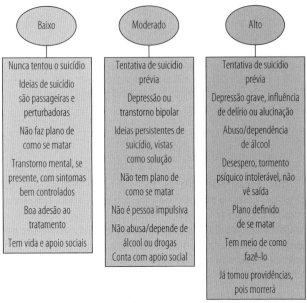

Figura 159.5. Esquema didático com três gradações de risco de suicídio.

SEÇÃO XV

URGÊNCIAS E EMERGÊNCIAS EM HEMATOLOGIA

Coordenadora
Lígia Niero-Melo

160

DISTÚRBIOS DA HEMOSTASIA PRIMÁRIA E SECUNDÁRIA

Carlos Sitta Sabaini
Paulo Eduardo Arbex

Introdução e epidemiologia

São três os mais frequentes perfis de quem é avaliado sob o olhar da hemostasia, em se tratando de sangramento:

- Há o indivíduo que, sangrando, é levado à assistência médica (do qual este capítulo se ocupa);
- Há, também, o que não está sangrando, mas já sangrou (em condições em que a hemorragia não é esperada ou em desproporção ao esperado), necessitando de investigação e elucidação diagnóstica;
- Há, ainda, o que não sangrou, não está sangrando, mas vai se submeter a procedimento invasivo (como cirurgias, biópsias, escopias), sendo importante que se conheça o risco hemorrágico.

A base para o entendimento das complicações hemorrágicas (e tromboembólicas) é o conhecimento profundo da fisiologia e fisiopatologia da hemostasia, clássica e didaticamente dividida em hemostasia primária (vasos e plaquetas), hemostasia secundária (coagulação), fibrinólise e anticoagulantes naturais, havendo íntimas inter-relações entre seus componentes (Figura 160.1).

Na prática clínica, distúrbios primários da fibrinólise (podendo condicionar tanto eventos hemorrágicos quanto tromboembólicos) são muito raros; distúrbios envolvendo anticoagulantes naturais se expressam clinicamente como manifestações tromboembólicas, portanto, não serão abordados neste capítulo.

A hemostasia é composta por um complexo sistema funcional com participação da fisiologia global do organismo, tendo como função primária garantir a fluidez sanguínea, impedindo a sua coagulação, mas a promovendo quando houver lesão endotelial, circunscrevendo-a ao local da lesão e, depois, promovendo a regeneração ou cicatrização da ferida, com ou sem recanalização vascular.

Ao abordarmos o paciente hemorrágico, devemos ter o cuidado de explorar cinco aspectos[1]:

1. Existe tendência hemorrágica?
2. Essa condição é genética ou adquirida?
3. Há comorbidades que possam ser a causa e/ou possam exacerbar a tendência hemorrágica?
4. Há hábitos alimentares e/ou uso de medicamentos/drogas e/ou exposição profissional/ambiental que exacerbem a tendência hemorrágica?
5. Qual etapa da hemostasia está comprometida? ("ONDE está o defeito?")

Pacientes com sangramentos espontâneos, excessivos ou tardios (após trauma ou intervenções cirúrgicas) são frequentemente admitidos em pronto atendimento. A etiologia do sangramento pode ser devida a processos localizados ou distúrbios no sistema hemostático. Este capítulo trata da avaliação global para a tomada de decisão em relação a sangramentos disfuncionais em emergências, decorrentes de falhas no sistema hemostático.

Na hemostasia primária, há a formação do "tampão plaquetário" no local do trauma vascular, que deve ocorrer em segundos após a lesão. A hemostasia secundária envolve o sistema de coagulação, resultando na formação de fibrina, cujos filamentos fortalecem o tampão plaquetário, processo que requer vários minutos até a sua conclusão. O processo secundário é principalmente importante na resolução de sangramentos originários de vasos de maior calibre e previne a recorrência de sangramentos horas ou dias após a lesão inicial.

Na emergência, sangramentos ameaçadores à vida, independentemente de etiologia, terão de ser prontamente valorizados, sendo rapidamente instituído tratamento objetivando o seu controle. Também é no ambiente da emergência que

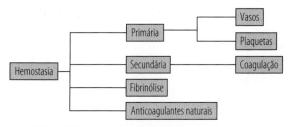

Figura 160.1. Hemostasia e seus componentes.

alterações clínicas e laboratoriais podem ser tratadas mesmo antes de se definir a etiologia de alguns achados; porém, algumas armadilhas diagnósticas devem ser reconhecidas precocemente para se evitar iatrogenia ou tratamento inadequado (por exemplo: ineficácia transfusional na plaquetopenia imune ou complicação de trombose na trombocitopenia induzida por heparina – TIH).

Alguns sinais clínicos de alerta, como alterações hemodinâmicas (perda volêmica perceptível, sangramentos para cavidades) e/ou alteração de nível de consciência devido a trauma ou hipóxia em sistema nervoso central devem ser imediatamente reconhecidos para precisa e rápida abordagem terapêutica. Durante a avaliação inicial, história e aferições hemodinâmicas nortearão tais condutas, antes mesmo de resultados laboratoriais precisos, que posteriormente trarão subsídios para condutas mais específicas.

Para melhor abordagem de vítimas emergenciais com sangramento volumoso, protocolos de transfusões maciças devem ser criados pela instituição, sempre em conjunto com a agência transfusional de referência, com intuito de evitar plaquetopenia e/ou disfunção hemostática secundárias de origem dilucional, perigosa complicação de paciente politransfundido.

Anamnese

Durante a avaliação de urgência, condutas devem ser definidas com base na fisiopatologia do sangramento apresentado pelo paciente, correlacionando-se exames específicos necessários, mas jamais deixando de lado história pessoal e familiar para sangramentos pregressos. Faz-se necessária objetividade na interpretação individual de gravidade da hemorragia prévia, muitas vezes de difícil quantificação pelo paciente, que terá percepção subjetiva.

Um diálogo cuidadoso entre médico e paciente e/ou familiar é essencial na consideração de distúrbios hemorrágicos, provendo pistas importantes de onde o processo hemostático se encontra alterado e se o defeito seria hereditário ou adquirido, sugerindo abordagens laboratoriais e terapêuticas racionais. Um dado importante, que auxilia na identificação de distúrbios hereditários, é o histórico de resposta individual a traumas prévios, já que procedimentos cirúrgicos e extrações dentárias no passado sem qualquer sangramento anormal contribuem para afastar a presença de distúrbios hemorrágicos hereditários graves[2].

Pacientes sob suspeita de distúrbio hemorrágico devem ser questionados sobre histórico pessoal de anemia responsiva à reposição de ferro, características da menstruação, histórico transfusional, hemorragia após exodontia, hábitos alimentares, ingestão alcoólica ou uso de medicações que interajam com a hemostasia ou a modifiquem. As disfunções orgânicas também devem ser questionadas, por possíveis distúrbios hemorrágicos secundários a doença hepática, renal ou tireoidiana. As queixas de hematúria, melena ou menorragia são comumente associadas a distúrbios estruturais ou funcionais, além de poderem demonstrar distúrbios hemostáticos subjacentes.

Uso de medicações

Diversos medicamentos ou drogas interagem com o sistema hemostático. Sua ingestão associa-se a distúrbios hemorrágicos por mecanismos variáveis, principalmente na hemostasia primária, induzindo plaquetopenia ou disfunção plaquetária. Raros casos de aplasia de medula óssea também são descritos por uso de drogas. O uso crônico de aspirina (ácido acetilsalicílico – AAS) é o mais comum causador de disfunção plaquetária, efeito também associado ao uso de tienopiridínicos [bloqueadores do receptor de difosfato de adenosina (ADP) plaquetário; por exemplo: clopidogrel], anti-inflamatórios e antibióticos. Pacientes oligossintomáticos com doença de von Willebrand (DvW) podem apresentar-se com manifestações hemorrágicas se utilizarem AAS, pela exacerbação na disfunção plaquetária subjacente.

História familiar de coagulopatias hereditárias

Um distúrbio hereditário geralmente caracteriza-se por sangramentos recorrentes desde a infância, além de história familiar compatível e consistente com padrão de herança genética. Apesar de reconhecido o padrão de hereditariedade das hemofilias A (deficiência de fator VIII – FVIII) e B (deficiência de fator IX – FIX) – ligadas ao cromossomo X –, a resposta negativa para história familiar não exclui completamente o distúrbio de coagulação, por mutações novas ("*de novo*") ocorrerem em até 30% dos pacientes com hemofilia A. Hemofilias correspondem à disfunção na hemostasia secundária com manifestações hemorrágicas típicas (Tabela 160.1), geralmente bem reconhecidas por seus portadores, usuários frequentes de serviços de urgência, quando não adeptos de protocolos de profilaxia.

Com menor representatividade sintomática entre as coagulopatias hereditárias, a DvW – composta por diversas apresentações clínico-laboratoriais, decorrentes de redução quantitativa ou disfunção qualitativa do fator de von Willebrand (FvW), na maioria dos casos transmitida com padrão autossômico dominante – é a de maior prevalência populacional (cerca de 1%), mas raramente associada a sangramentos importantes. Pelo principal papel do FvW estar relacionado à adesividade plaquetária, a manifestação hemorrágica da DvW normalmente apresenta-se clinicamente como

Tabela 160.1. Manifestações hemorrágicas relacionadas a distúrbios da hemostasia primária e secundária

Manifestação	Distúrbio hemorrágico	
	Defeito vaso-plaquetário	Deficiência de fator de coagulação
Local do sangramento	Pele, membranas mucosas (gengivas, narinas, trato geniturinário)	Profunda em tecidos moles (articulações, músculos)
Petéquias	Presentes	Ausentes
Equimoses	Pequena, superficial	Ampla, extensa
Hemartroses, hematomas musculares	Raras	Comuns
Sangramento após cortes mínimos	Comum	Raro
Sangramento após cirurgia	Imediato, leve	Tardio, grave

distúrbio da hemostasia primária. Também é papel do FvW ser carreador e estabilizador do FVIII na corrente sanguínea, sendo o tipo 2N da DvW – naquele em que há disfunção do sítio de ligação do FvW ao fator VIII – marcado por manifestação clínica como coagulopatia, semelhante à hemofilia A[3,4].

Fisiopatologia das manifestações hemorrágicas

As manifestações hemorrágicas patológicas geralmente dão pistas de onde o distúrbio hemostático se encontra, sugerindo o diagnóstico clínico-laboratorial das hemorragias em emergência.

Falhas na hemostasia primária

São distúrbios de vasos e plaquetas (quantitativas ou funcionais, incluindo tipos da DvW), sendo característicos em quadros "purpúricos", associados a sangramentos cutâneos e mucosos:

- **Sangramentos cutâneos:** Nesses distúrbios, manifestam-se como petéquias (máculas de natureza hemorrágica de até 5 mm de diâmetro) – geralmente em locais de pressão intravascular aumentada, como as extremidades dos membros) ou equimoses (máculas de natureza hemorrágica maiores que 5 mm) superficiais, que não desaparecem à digitopressão. Há uma comum associação temporal com sangramento imediatamente após pequeno trauma, diferentemente de sangramentos tardios e mais duradouros, mais comuns em distúrbios da hemostasia secundária;
- **Sangramentos mucosos:** Epistaxe ou sangramento gengival – algumas vezes com bolhas hemorrágicas (distúrbios de vasos no tecido submucoso) – são as manifestações mais comuns. Quando presente de forma abundante na plaquetopenia imune (púrpura trombocitopênica imunomediada – PTI), também é chamada de púrpura úmida, associada a plaquetopenia severa e maior risco de sangramentos graves, como em sistema nervoso central e trato digestório (hematêmese, melena ou enterorragia);
- **Sangramento menstrual:** Menorragia (menstruação volumosa ou de duração prolongada) e metrorragia (sangramento entre ciclos) são manifestações comuns em mulheres com distúrbios plaquetários (PTI e disfunção plaquetária) e DvW. Devem, porém, ser avaliadas inicialmente como distúrbio anatômico e/ou funcional, como causas mais comuns, restando 15% a 20% com reais distúrbios hemostáticos de base[5,6].

Falhas na hemostasia secundária

São deficiências de fator de coagulação, normalmente caracterizadas por sangramentos profusos, hematomas extensos, espontâneos ou pós-traumáticos, desde subcutâneos até profundos, em partes moles (intramusculares, intracavitários – articulações – e em espaços virtuais – retroperitônio, peritônio, pericárdio e pleura):

- **Hemartroses:** Sangramentos internos em articulações sinoviais são as manifestações mais comuns de distúrbios de coagulação hereditários (hemofilias), geralmente se repetindo na mesma articulação-alvo e levando a sequelas importantes – a artropatia hemofílica –, podendo evoluir até anquilose;
- **Sangramentos pós-trauma:** Costumam manifestar-se como sangramentos tardios, após algumas horas de hemostasia inicialmente efetiva (como na exodontia), sem presença de petéquias, fato devido às funções vascular e plaquetária preservadas, apenas sem estabilização efetiva pelo coágulo com rede de fibrina. Também são pouco comuns sangramentos por mínimos cortes superficiais, devido à hemostasia primária preservada.

Para melhor abordagem racional de pacientes com distúrbios hemostáticos, é de suma importância direcionar o olhar clínico para as bases do distúrbio subjacente à manifestação hemorrágica. A Tabela 160.1 compara, de forma geral, as manifestações mais comuns de cada disfunção.

Clinicamente, pode-se resumir a avaliação clínica ao exposto nas Figuras 160.2 a 160.4.

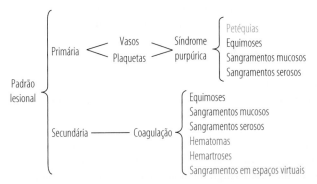

Figura 160.2. Avaliação clínica quanto ao padrão lesional.

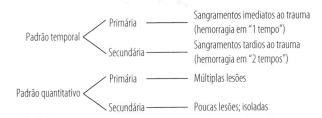

Figura 160.3. Avaliação clínica quanto aos padrões temporal e quantitativo.

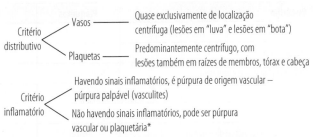

* Toda púrpura inflamatória é vascular; nenhuma púrpura plaquetária é inflamatória; púrpuras vasculares podem não ser inflamatórias.
A púrpura inflamatória (vasculite) pode ter qualquer localização, não obedecendo ao critério distributivo característico.

Figura 160.4. Avaliação clínica diferencial entre distúrbios vasculares e plaquetários.

Bem como a precisa avaliação das manifestações clínicas, a avaliação laboratorial inicial deve gerar um raciocínio direcionado às possíveis causas do distúrbio, independentemente da manifestação hemorrágica, predizendo complicações tratáveis precocemente (Tabela 160.2).

Sangramentos durante uso de anticoagulantes

O uso de anticoagulantes durante terapia ou profilaxia antitrombótica torna o paciente portador de disfunção hemostática. Os mecanismos farmacológicos das drogas utilizadas na anticoagulação são chave para o adequado manejo de sangramentos disfuncionais em tais pacientes, merecendo rápido raciocínio na conduta de reversão da coagulopatia, sem deixar de considerar as indicações do tratamento antitrombótico, que pode exigir rápido retorno à anticoagulação terapêutica, após a resolução da intercorrência hemorrágica.

Varfarina

A varfarina, anticoagulante oral amplamente utilizado no tratamento e prevenção de eventos tromboembólicos, tem efeito inibitório na atividade da vitamina K e deve ter seu uso monitorizado regularmente pelo tempo de protrombina (TP) com razão normatizada internacional (RNI) para eventuais ajustes posológicos. Atenção especial deve ser dada a interações medicamentosas que possam aumentar ou reduzir seu efeito anticoagulante. Esses pormenores associam riscos a pacientes que não conseguem obedecer a rotinas ou que não realizam exames de monitorização regularmente, com possíveis hemorragias devidas a anticoagulação excessiva. Pacientes com sangramentos decorrentes de anticoagulação inadequada por varfarina devem ser prontamente avaliados na emergência, para rápida e adequada reversão do distúrbio hemostático, de acordo com a gravidade do sangramento apresentado e nível de anticoagulação atingido (Tabela 160.3).

Heparina

A heparina não fracionada intravenosa deve ser suspensa imediatamente se houver sangramento, tendo seu efeito anticoagulante persistindo por até 3 horas. Em casos menos graves, apenas observação e ajuste por níveis de tempo de tromboplastina parcial ativado (TTPa) podem ser suficientes para determinar o retorno a terapia anticoagulante. Protamina, na emergência, pode reverter o efeito anticoagulante da heparina no caso de complicações hemorrágicas graves, sendo 1 mg intravenoso de protamina utilizado para neutralizar cada 100 unidades de heparina administradas nas últimas 4 horas. Há risco de reação adversa grave à protamina, como anafilaxia, com incidência de 0,2% e mortalidade

Tabela 160.3. Intervenções conforme alteração de RNI ou sangramento em pacientes utilizando varfarina[7]

Condição	Intervenção
RNI > alvo, mas < 5 Sem sangramento ou sem risco de sangramento	Omitir próxima dose e reduzir dose semanal
RNI ≥ 5 e < 9 E Sem sangramento significativo ou risco de sangramento	Preferível: omitir próximas 1-2 doses Alternativa: omitir 1-2 doses e administrar vitamina K1 (1 a 2,5 mg VO) Alternativa para pacientes sob alto risco de trombose (por exemplo: prótese valvar metálica), omitir 1-2 doses e usar PFC 2 unidades IV – NÃO utilizar vitamina K
RNI ≥ 9 Sem sangramento significativo E/OU baixo a moderado risco de sangramento	Suspender varfarina Administrar PFC 2 unidades IV Administrar Vitamina K (2,5 a 5 mg VO) Em paciente com prótese valvar metálica, administrar PFC 2 unidades IV e reduzir dose OU Vitamina K (1 a 2,5 mg VO)
Sangramento significativo com qualquer elevação do RNI E/OU alto risco de sangramento	Suspender varfarina Administrar PFC 4 UI IV Vitamina K 10 mg IV lento Pode-se repetir PFC e vitamina K o quanto necessário Em paciente com prótese valvar metálica, PFC é preferível à vitamina K; utilizar apenas baixas doses de vitamina K (1 mg IV lento)
Sangramento grave, ameaçador a vida	Suspender varfarina Administrar PFC 4 unidades IV Vitamina K 10 mg IV lento Considerar CCP ou fator VII ativado recombinante para tratar coagulopatia não resolvida Repetir PFC e vitamina K o quanto necessário

RNI: relação normatizada internacional; PFC: plasma fresco congelado; CCP: concentrado de complexo protrombínico; VO: via oral; IV: intravenoso.

Tabela 160.2. Diagnósticos diferenciais de distúrbios hemorrágicos por exames laboratoriais

Distúrbio	Plaquetas	TP	TTPa	TT	Fibrinogênio
Vasculites, doenças do tecido conjuntivo e colágeno	Normal	Normal	Normal	Normal	Normal ou aumentado*
Plaquetopenia	Baixo	Normal	Normal	Normal	Normal
Distúrbio plaquetário qualitativo	Normal ou baixo	Normal	Normal	Normal	Normal
Hemofilias	Normal	Normal	Prolongado	Normal	Normal
Doença de von Willebrand	Normal Δ	Normal	Prolongado ‡	Normal	Normal
Coagulação intravascular disseminada	Baixo	Prolongado	Prolongado	Prolongado	Baixo

TP: tempo de protrombina; TTPa: tempo de tromboplastina parcial ativado; TT: tempo de trombina.

* Fibrinogênio pode estar elevado como reagente de fase aguda em distúrbios inflamatórios.

A plaquetometria pode ser alta em doenças mieloproliferativas (por exemplo: trombocitemia essencial) e as plaquetas podem ser qualitativamente anormais, predispondo a hemorragias e tromboses.

Δ A contagem de plaquetas pode ser baixa em alguns pacientes com doença de von Willebrand tipo 2B.

‡ O TTPa pode ser normal naqueles com atividade do fator VIII > 40%.

de 30%, podendo ser reduzido pela administração lenta desse agente.

Heparina de baixo peso molecular (por exemplo: enoxaparina e dalteparina tem efeito anticoagulante diferente da não fracionada, podendo ainda ser parcialmente inibido pela protamina no caso de sangramento clinicamente significativo. Cada 1 mg de protamina neutraliza 1 mg de enoxaparina ou 100 unidades de dalteparina administrados dentro das últimas 8 horas. Uma segunda dose de 0,5 mg de protamina por 1 mg de enoxaparina deve ser administrada se o sangramento persistir. Menores doses de protamina podem ser consideradas se o tempo desde a última dose da heparina de baixo peso molecular for maior que 8 horas[8].

Aspirina

O AAS causa inibição da agregação plaquetária ao bloquear irreversivelmente as ciclo-oxigenases, sendo a ciclo-oxigenase 1 (COX-1) uma enzima plaquetária chave na bioconversão de ácido araquidônico em tromboxano A2. O efeito antiplaquetário da aspirina perdura durante a sobrevida das plaquetas, cerca de 10 dias. Desconforto por irritação gástrica é o efeito colateral mais comum do uso de aspirina, enquanto sangramentos gastrointestinais graves são incomuns. O manejo da hemorragia aguda induzida por aspirina requer transfusão de quantidade normal de plaquetas suficiente para incrementar a plaquetometria em 50.000/mm³. Devido ao efeito irreversível da aspirina nas plaquetas, a coagulopatia pode persistir por quatro a cinco dias após a descontinuação da terapia, com possível necessidade de transfusões repetidas diariamente[9].

Anticoagulantes orais diretos

Os anticoagulantes orais diretos (abreviados como DOACs, do inglês *direct oral anticoagulants*; ou NOACs, *novel oral anticoagulants*), como rivaroxabana, apixabana, edoxabana (inibidores do fator X ativado – Xa) e dabigatrana (inibidor direto da trombina), vêm sendo progressivamente mais utilizados no tratamento e profilaxia antitrombótica. Seu principal atrativo é a comodidade posológica, não necessitando de ajuste de dose guiado por exame periódico, além de não requerer estabilidade na ingestão de vitamina K na dieta. Porém, seu uso confere insegurança no momento em que um sangramento disfuncional ou acidental ocorre, sem antídoto específico de fácil acesso (alguns apenas em estudos e início de comercialização) e sem monitorização laboratorial precisa quanto ao real estado da hemostasia[10]. É no ambiente de urgência e emergência que tais medicações ainda são desafiadoras, com possíveis complicações hemorrágicas de difícil reversão. A Tabela 160.4 demonstra as opções farmacológicas e suas devidas indicações no manejo de sangramentos em anticoagulados por DOACs.

Plaquetopenias na emergência

A plaquetopenia é definida como uma contagem plaquetária menor que 150.000/mm³. É de suma importância a confirmação da plaquetopenia por exame microscópico em lâmina de esfregaço de sangue periférico, no qual se excluem falsos resultados decorrentes de erros na amostra e/ou processamento laboratorial (pseudoplaquetopenia ou plaquetopenia espúria). Desde que a função plaquetária seja normal, a plaquetopenia raramente é a causa de sangramento disfuncional enquanto a plaquetometria for superior a 50.000/mm³.

Causas de plaquetopenia: produção reduzida, destruição de plaquetas aumentada (incluindo sequestro), ou uma combinação dessas causas.

Tabela 160.4. Guia prático para manejo de complicações hemorrágicas em pacientes utilizando anticoagulantes diretos orais[11]

Inibidor oral da trombina (dabigatrana)	Inibidor oral de fator Xa (rivaroxabana, apixabana, edoxabana)
Sangramentos não ameaçadores	
Checar última tomada; espera-se restauração da coagulação normal em 12-24 horas (se *clearance* de creatinina > 80 mL/min) ou 24-36 horas (se *clearance* de creatinina entre 50-80 mL/min)	
Intervenções hemostáticas localizadas, reposição de fluidos, transfusão	
Considerar ácido tranexâmico (1.000 mg 8/8 horas IV) ou DDAVP (0,3 mcg/kg IV)	
Sangramentos ameaçadores à vida	
Todas as acima	Todas as acima
Idarucizumabe	Andexanet alfa
	Ciraparantag (sob investigação)
CCP (sem evidência)	CCP (dados de voluntários saudáveis)
CCP ativado (sem evidência)	CCP ativado (sem evidências em humanos)
Fator VIIa recombinante (sem evidência)	Fator VIIa recombinante (dados de voluntários saudáveis)

Estratégia de manejo sugerido em caso de complicações hemorrágicas em pacientes utilizando anticoagulantes orais diretos. PFC: plasma fresco congelado; DDAVP: deamino-D-arginina vasopressina – ou desmopressina.

Produção reduzida

Pode ser decorrente de infecções (como HIV), drogas (quimioterápicos, álcool e outros medicamentos), radioterapia, deficiência vitamínica (por exemplo: folato e/ou vitamina B12), infiltração de medula óssea por tumor (hematológico ou outros), doenças de depósito (por exemplo: Gaucher), síndromes de falência medulares (por exemplo: anemia aplásica, hemoglobinúria paroxística noturna), além de síndrome mielodisplásica (principalmente em idosos).

Tratamento na emergência

O suporte transfusional, se necessário, é o único manejo cabível na emergência capaz de suprir o déficit de produção de plaquetas (a Tabela 160.5 sugere plaquetometria-alvo para ocasiões específicas). Na ausência de sangramento ativo, reserva-se transfusão de plaquetas quando a plaquetometria for menor que 10.000 a 20.000/mm³; já com sangramento ativo, objetiva-se transfusão se o nível de plaquetas for menor que 50.000/mm³. O manejo definitivo deve ser direcionado a resolver a condição de base.

Tabela 160.5. Alvo transfusional desejado de plaquetometria na emergência

Cenário clínico	Plaquetometria (/mm³)
Prevenção de sangramento cutaneomucoso espontâneo	> 10.000-20.000
Inserção de cateter venoso central	> 20.000-50.000
Administração de anticoagulação terapêutica	> 30.000-50.000
Pequenas cirurgias e alguns procedimentos endoscópicos	> 50.000-80.000
Cirurgias maiores e sangramento ameaçador	> 80.000-100.000

Sequestro plaquetário-hiperesplenismo

Hiperesplenismo de várias causas, associado a doença hepática ou neoplasias, pode resultar em destruição plaquetária (Tabela 160.6). Essa suspeita diagnóstica geralmente é levantada quando há plaquetopenia leve a moderada, associada também à redução discreta nos níveis de hemoglobina e neutrófilos, com mínimo prejuízo à hematopoese na avaliação da medula óssea. A ausência de esplenomegalia ao exame físico sugere a realização de ultrassonografia ou outro exame radiológico para documentar a esplenometria.

Tabela 160.6. Causas de esplenomegalia/hiperesplenismo

Cirrose hepática
Insuficiência cardíaca
Trombose venosa abdominal (veias hepáticas ou porta)
Neoplasias malignas e distúrbios hematológicos (linfomas e leucemias agudas e crônicas, doenças mieloproliferativas, metástases de tumores sólidos e anemias hemolíticas)
Doenças infecciosas (incluindo infecção por vírus Epstein-Barr, citomegalovírus, *Salmonella*, *Brucella*, tuberculose, malária, *Toxoplasma* e leishmaniose)
Doenças infiltrativas ou de depósito (Gaucher, amiloidose e glicogenoses)
Miscelânea – sarcoidose, lúpus eritematoso sistêmico e síndrome de Felty

Tratamento na emergência

O manejo deve incluir o tratamento da condição de base e suporte transfusional, conforme necessário, lembrando-se que a ineficiência transfusional será esperada, pelo fato de o mecanismo de sequestro plaquetário persistir. Citopenias secundárias ao hiperesplenismo normalmente não são graves o suficiente para exigir esplenectomia, embolização esplênica ou derivação portossistêmica transjugular intra-hepática (TIPS) devido a esplenomegalia congestiva, sendo reservadas para casos específicos.

Aumento na destruição de plaquetas

Independentemente da etiologia, tem como característica marcante o aumento reacional do número de megacariócitos na medula óssea. A destruição plaquetária resulta de várias condições patológicas envolvendo endotélio, anticorpos e fatores de coagulação, incluindo: PTI, microangiopatias trombóticas (abordadas em outro capítulo), púrpura pós-transfusional, TIH e coagulação intravascular disseminada (CIVD – abordada em outro capítulo).

Púrpura trombocitopênica idiopática – PTI (imunomediada)

- **Incidência:** Cerca de 100 casos para cada 1.000.000 habitantes-ano; metade ocorrendo em população pediátrica. A incidência em adultos geralmente é crônica e insidiosa. Em adultos, a PTI é mais comum no sexo feminino (1,7:1), enquanto na infância a distribuição em gêneros é equivalente.

- **Classificação temporal:** Há subdivisão de PTI como crônica ou aguda, sendo a última referida a quadros com duração igual ou inferior a seis meses.

- **Classificação etiológica:** A PTI pode ser primária, quando não associada a outras doenças, ou secundária. Como causas secundárias de PTI, as mais comuns seriam lúpus eritematoso sistêmico, síndrome do anticorpo antifosfolípide, deficiência de IgA, hipogamaglobulinemia comum variável, doenças linfoproliferativas (por exemplo: leucemia linfocítica crônica ou linfomas) e viroses (por exemplo: HIV e hepatite C).

- **Fisiopatologia da PTI:** Envolve a formação de anticorpos antiplaquetários, frequentemente direcionados a glicoproteínas plaquetárias (IIb/IIIA, Ib/IX/V, Ia/IIa e V) ou a outros antígenos plaquetários.

- **PTI induzida por drogas:** Muitas drogas são associadas à plaquetopenia imunomediada. Pacientes com PTI induzida por drogas normalmente apresentam-se com petéquias e plaquetopenia menor de 20.000/mm³ dentro de uma a duas semanas do início da medicação. Recuperação de plaquetometria normalmente acontece entre cinco e sete dias após a suspensão da droga causadora, mas pode eventualmente ser tardia[12].

- **Manifestações clínicas:** Sangramento típico de disfunção da hemostasia primária (cutaneomucoso) deve levantar PTI como principal suspeita em paciente previamente hígido, além da ausência de esplenomegalia corroborar com o diagnóstico. A PTI, porém, deve ser sempre um diagnóstico de exclusão, principalmente na emergência, quando outras citopenias ou distúrbios hemorrágicos graves devem levantar suspeita para emergências hematológicas, como leucemias agudas, microangiopatias trombóticas e CIVD. A ausência de sintomas sistêmicos pela história e exame físico auxilia na eliminação de causas secundárias. É notável que os sangramentos são normalmente menos importantes do que em casos de plaquetopenia por produção reduzida quando com plaquetometria semelhante, devido provavelmente à circulação de plaquetas jovens e macroplaquetas (resultado de uma medula óssea regenerativa), mais eficazes em cumprir seu efeito hemostático.

- **Diagnóstico de PTI:** O hemograma completo deve apresentar apenas a plaquetopenia como alteração (ou apenas discreta anemia associada, se houver sangramento). O esfregaço de sangue periférico deve confirmar a plaquetopenia, além de apresentar, caracteristicamente, plaquetas gigantes imaturas (macroplaquetas ou plaquetas regenerativas). As indicações de biópsia de medula óssea (aspirativa ou por trepanação) existem apenas em algumas circunstâncias: pacientes com mais de 60 anos, presença de manifestações atípicas (por exemplo: astenia, febre, dor articular, macrocitose ou neutropenia) ou antes de esplenectomia, em pacientes cujo diagnóstico não foi definitivo. A detecção de anticorpos antiplaquetários geralmente não é recomendada, devido à baixa sensibilidade da maioria dos testes, com valor preditivo negativo baixo.

- **Tratamento da PTI na emergência:** Sinais de gravidade associados a PTI, como déficits neurológicos, hemorragias internas, sangramento mucoso grave, bem como indicação cirúrgica de urgência, demandam tratamento emergencial. Indica-se o uso inicial de metilprednisolona – 30 mg/kg/dia, por dois a três dias (até 1g/dia) –, e/ou imunoglobulina humana intravenosa (IGIV) – 1g/kg/dia, por dois a três dias –, combinadas com transfusão de plaquetas (após IGIV) apenas no caso de sangramento ativo.

- **Tratamento na refratariedade ou recaída:** É indicado para pacientes com plaquetopenia menor que 30.000/mm³; considerar esplenectomia (resposta em ~66% dos casos), reservada para pacientes que recaíram e não respondem à corticoterapia ou são dependentes de altas doses de prednisona. O uso de IGIV pré-operatório, seguido de transfusão de plaquetas, pode garantir plaquetometria satisfatória para hemostasia trans e pós-operatória. Outros tratamentos alternativos a serem considerados nesse cenário, com resultados variáveis, seriam rituximabe (375 mg/m² IV semanal) ou imunoglobulina anti-D (75 mcg/kg IV – em pacientes Rh+). Agentes trombopoéticos (romiplostim e eltrombopague) têm importante potencial de recuperar plaquetometria na PTI refratária, porém seu papel na emergência é limitado, já que o efeito não é imediato, com pico de resposta apenas em 10 a 12 dias.

Microangiopatias trombóticas e CIVD – são abordadas em outro capítulo

Púrpura pós-transfusional

- **Diagnóstico:** A púrpura pós-transfusional é uma rara, porém, grave reação transfusional caracterizada por plaquetopenia, durante dias a semanas após transfusão de hemocomponentes contendo plaquetas. Anticorpos contra antígeno 1a plaquetário – HPA-1a – são responsáveis pela maioria dos casos[13].

- **Fisiopatologia:** Os pacientes tornam-se sensibilizados a antígenos plaquetários, principalmente HPA-1a, após transfusão prévia de hemocomponentes contendo plaquetas ou em período pós-gestacional, o que explica a incidência muito maior em mulheres. O mesmo antígeno também é comumente envolvido na fisiopatologia da púrpura aloimune neonatal, plaquetopenia que ocorre no período neonatal em prole de pacientes com púrpura pós-transfusional[14].

- **Tratamento:** O tratamento de escolha é IGIV, 400 mg/kg/dia, por dois a cinco dias, ou 1g/kg/dia, por dois dias, se plaquetopenia grave, que tende a resolver-se dentro de poucos dias. Futuras transfusões necessárias devem ser realizadas com hemocomponentes lavados ou HPA-1a negativas[13].

Trombocitopenia (plaquetopenia) induzida por heparina – TIH

- **Definição e epidemiologia:** A trombocitopenia induzida por heparina, antigamente chamada de TIH tipo II, tem incidência de 0,3% a 5% em pacientes que já receberam heparina há mais de cinco dias, mais comumente associada a heparina não fracionada (5 a 10 vezes menos comumente associada a heparina de baixo peso molecular, apesar desta vir sendo cada vez mais utilizada), sem relação com a dose de heparina utilizada diariamente ou sua via de administração. Raramente ocorre após duas semanas de exposição à heparina.

- A entidade TIH tipo I é mais frequente, porém clinicamente irrelevante. Ocorre devido a fenômeno não imunológico, com plaquetometria normalmente maior que 100.000/mm³ e atingindo até 10% dos pacientes que recebem heparina, geralmente dentro dos dois primeiros dias, com plaquetometria retornando à normalidade apesar da exposição continuada à heparina.

- **Fisiopatologia:** Envolve a formação de anticorpos contra os complexos multimoleculares de heparina-fator 4 plaquetário (PF4), que resulta em trombose e consumo de plaquetas. Geralmente a trombose é venosa, na forma de trombose venosa profunda de extremidades ou embolia pulmonar, mas pode ocorrer em leito arterial, na forma de infarto miocárdico ou acidente vascular encefálico.

- **Apresentação clínica:** A TIH raramente manifesta-se com nadir de plaquetas menor que 20.000/mm³; plaquetometrias em torno de 60.000/mm³ são mais comuns. Dessa forma, petéquias e hemorragias costumam ser evidências contrárias ao diagnóstico de TIH, sugerindo investigação de diagnósticos secundários antes do início de anticoagulante alternativo. Trombose venosa é a manifestação mais comum, apesar de ser geralmente assintomática, devendo ser investigada. Fenômeno trombótico pode também ocorrer precedendo a plaquetopenia em alguns casos. A recorrência de TIH pode manifestar-se precocemente com reexposição do paciente à heparina nos 100 primeiros dias após seu uso prévio. Devido à difusão de protocolos para garantir tromboprofilaxia em pacientes internados, deve-se manter elevado nível de suspeita do diagnóstico em pacientes que apresentem plaquetopenia após início de heparina.

- **Diagnóstico:** O diagnóstico é primariamente clínico (Tabela 160.7), auxiliado por testes laboratoriais. Exames laboratoriais incluem testes funcionais, como o de liberação de serotonina, que é caro e não disponível globalmente, mas tem alta sensibilidade e especificidade, ainda se mantendo como padrão-ouro. Exames imunológicos detectam anticorpos circulantes (anti-PF4/heparina), independentemente da capacidade de eles ativarem plaquetas, tornando o teste sensível, mas pouco específico.

- **Prevenção:** Por ser menos comumente associado a TIH, o uso de heparina de baixo peso molecular resulta em menor incidência do fenômeno. É fundamental lembrar-se de jamais repetir exposição à heparina em paciente que já apresentou TIH.
- **Tratamento:** Após rápida avaliação clínico-laboratorial que sugira fortemente o diagnóstico, o tratamento envolve descontinuação de qualquer tipo de heparina, incluindo heparinização de acessos venosos.
- O anticoagulante alternativo de escolha pode ser a argatrobana, um inibidor direto da trombina, que deve ser iniciado imediatamente após o diagnóstico em infusão contínua intravenosa, a 2 mcg/kg/minuto (reduzida para 0,5 a 1,2 mcg/kg/min no caso de disfunção hepática, falência cardíaca, anasarca ou cirurgia cardíaca recente), com ajuste periódico baseado na relação paciente/normal do TTPa (objetivando 1,5 a 3,0)[15]. Alternativas à argatrobana seriam lepirudina, também inibidor direto da trombina, ou inibidores indiretos do fator X ativado, como danaparoide e fondaparinux (este último não oficialmente aprovado para tratamento de TIH por ter incidência semelhante na formação de anti-PF4-heparina, porém sem comprovação de HIT associada a medicação). Conveniência posológica e via de administração (subcutânea, uma vez ao dia, ajustado por peso e de acordo com função renal) do fondaparinux o torna uma alternativa amplamente utilizada em paciente estáveis[15].

Tabela 160.7. Características clínicas que favorecem o diagnóstico de TIH

Característica	Comentário
Redução da plaquetometria ≥ 50%	Redução de 30%-50% em 10% dos casos
Redução da plaquetometria inicia-se 5-14 dias após exposição à heparina	Redução pode ocorrer imediatamente após reexposição à heparina em pacientes com exposição prévia recente (até 30 dias)
Nadir da plaquetometria ≥ 20.000/mm³	Pode ser menor em casos associados a CIVD
Trombose	Pode ser venosa ou arterial
Manifestações incomuns	Necrose cutânea no sítio de injeção de heparina; reações anafilactoides após heparina intravenosa; amnésia global transitória
Ausência de petéquias e sangramento significativo	
Ausência de outras causas de trombocitopenia	Como infecção, outras drogas e circulação extracorpórea

- A conversão da anticoagulação parenteral para oral (varfarina) deve ser feita apenas quando a plaquetometria encontrar-se estabilizada, com níveis seguros (normalmente > 100.000/mm³). A manutenção da anticoagulação deverá ser feita pelo tempo de acordo com a indicação do diagnóstico que suscitou o início da heparinização ou presença de evento tromboembólico secundário a TIH[15].
- Novos anticoagulantes orais diretos, como dabigatrana (inibidor da trombina), rivaroxabana e apixabana (ambos inibidores do fator X ativado), têm demonstrado efetividade e segurança para tratamento de TIH em relatos de casos. Porém, estudos e ensaios clínicos randomizados ainda são necessários para tornarem-se alternativas definitivas no manejo de TIH[16-18].

Distúrbios plaquetários qualitativos

Distúrbios plaquetários qualitativos são sugeridos por tempo de sangramento prolongado ou evidência clínica de sangramento, na situação de plaquetometria e exames coagulométricos normais. Eles são mais comumente adquiridos, mas podem ser hereditários. Um novo teste de função plaquetária – PFA-100 – tem sensibilidade de 96% em detectar DvW e disfunção plaquetária induzida por aspirina[19]. Porém, é pouco disponível, especialmente em ambiente de emergência.

Disfunção plaquetária induzida por drogas

A droga mais comumente relacionada à disfunção plaquetária é o AAS, que inibe irreversivelmente as ciclo-oxigenases, comprometendo sua função durante todo o período de sobrevida plaquetária. Outras drogas comuns incluem os tienopiridínicos e inibidores da glicoproteína IIb/IIIa. Anti-inflamatórios não hormonais (AINHs) inibem as ciclo-oxigenases reversivelmente. Uso de etanol e AAS pode ter efeito sinérgico. A Tabela 160.8 exemplifica drogas associadas com disfunção plaquetária e sua farmacodinâmica. O tratamento inclui a descontinuação da droga associada e transfusão de plaquetas em caso de sangramento clinicamente significativo.

Uremia

Pacientes com disfunção renal aguda ou crônica que se encontram urêmicos podem manifestar-se com sangramentos anormais em situações emergenciais. O sangramento decorre de disfunção plaquetária (redução na agregação e adesividade), bem como de interação anormal entre plaqueta e endotélio, devido a toxinas urêmicas e à anemia associada. Manifestações comuns são equimoses ou sangramento mucoso oral e nasal, podendo ocorrer também hemorragia gastrointestinal e geniturinária[20].

Diagnóstico

Sangramento em paciente urêmico com plaquetometria geralmente normal e sem alteração do TP ou TTPa, sendo excluídas demais coagulopatias[20].

Tabela 160.8. Drogas comumente causadoras de disfunção plaquetária e seu mecanismo

Interfere na membrana plaquetária	Inibe vias das prostaglandinas	Inibição da fosfodiesterase plaquetária	Mecanismo de ação desconhecido
Amitriptilina	Aspirina	Cafeína	Acetazolamida
Imipramina	Anti-inflamatórios não hormonais	Dipiridamol	Ácido etacrínico
Clorpromazina	Furosemida	Aminofilina	Hidroxicloroquina
Cocaína	Verapamil	Teofilina	Nitroprussiato
Lidocaína	Hidralazina	Vimblastina	Ciproeptadina
Isoproterenol	Ciclosporina	Vincristina	Nitroglicerina
Propranolol	Hidrocortisona	Colchicina	Famotidina
Penicillin		Papaverina	Cimetidina
Ampicilina			
Cefalotina			
Prometazina			
Difenidramina			

Tratamento

Reservado para pacientes com sangramento ativo ou que serão submetidos a procedimento cirúrgico. A melhora da disfunção plaquetária na uremia pode ser alcançada com correção da anemia, desmopressina (DDAVP), diálise e/ou crioprecipitado. Transfusões objetivando hemoglobina de pelo menos 10g/dL pode reduzir o tempo de sangramento de forma efetiva[21]. A desmopressina (DDAVP) propicia rápido tratamento para disfunção plaquetária da uremia na dose de 0,3 mcg/kg diluída em 50 mL de solução salina, infundida em 15 a 30 minutos por via intravenosa ou subcutânea; a via intranasal pode ser utilizada com dose de 3 mcg/kg; o efeito na correção do tempo de sangramento inicia-se dentro de 1 hora e tem duração de 4 a 8 horas, havendo taquifilaxia (redução da resposta nas doses subsequentes). Hemodiálise ou diálise peritoneal pode corrigir parcialmente o tempo de sangramento em dois terços dos pacientes urêmicos, devendo ser realizada sem anticoagulante sistêmico nessas ocasiões[22,23]. A transfusão de crioprecipitado (10 unidades IV a cada 12 a 24 horas) pode reduzir o tempo de sangramento em pacientes urêmicos[22,24], porém é estratégia reservada para sangramentos ameaçadores à vida e resistentes a tratamento com DDAVP e transfusões de hemácias.

Disfunções plaquetárias hereditárias

As causas hereditárias de disfunção plaquetária são muito menos comuns que as causas adquiridas, mas tendem a manifestar-se com variável gravidade de sangramento, frequentemente iniciando-se na infância.

Síndrome de Bernard-Soulier

É um distúrbio hemorrágico raro, de herança autossômica recessiva, causado por expressão reduzida ou anormal de glicoproteína Ib/IX/V (receptor do FvW) na membrana plaquetária. Apresenta-se com plaquetas gigantes e anormais, trombocitopenia moderada e tempo de sangramento prolongado. Estudos de agregometria plaquetária demonstram defeito na resposta à ristocetina, enquanto são normais quanto aos demais agonistas de agregação, sendo o diagnóstico confirmado por citometria de fluxo plaquetária.

Trombastenia de Glanzmann

Doença caracterizada por anormalidade qualitativa ou quantitativa no receptor glicoproteína IIb/IIIa da membrana plaquetária, sítio de ligação do fibrinogênio e FvW, com consequente prejuízo na agregação plaquetária a agonistas, tanto *in vitro* quanto *in vivo*, mostrando normalidade apenas a agregação induzida por ristocetina, num padrão oposto ao da síndrome de Bernard-Soulier. Tem padrão de herança genético autossômico recessivo e manifesta-se com diferentes graus de hemorragia desde a infância.

Doença do *pool* plaquetário

Raros distúrbios causados por defeitos no armazenamento e/ou na liberação de grânulos plaquetários – alfa, delta ou ambos – durante a ativação de plaquetas, manifesta-se por sangramentos variáveis, desde leves, relacionados a traumas, até espontâneos.

Tratamento

O manejo dessas doenças baseia-se em transfusão de plaquetas, tanto no sangramento emergencial quanto na profilaxia pré-procedimentos. Agentes antifibrinolíticos, DDAVP e fator VII ativado recombinante podem trazer resultados em sangramentos menos significantes.

Distúrbios da hemostasia secundária na emergência

Com o objetivo de formar uma trama de fibrina estável sobre o botão plaquetário originado inicialmente no local de lesão vascular, a hemostasia secundária tem sua complexidade na "cascata" de fatores pró-coagulantes que se amplificam e se retroalimentam, regulados por anticoagulantes naturais como meios de controle antitrombóticos. A Figura 160.5 ilustra as vias intrínseca e extrínseca da coagulação, que são grosseiramente avaliadas pelos TP e TTPa.

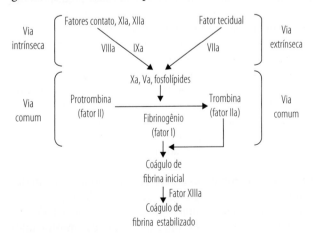

Figura 160.5. Vias da coagulação intrínseca, extrínseca e comum.

Ao ser identificado sangramento sugestivo de distúrbio da hemostasia secundária, a abordagem laboratorial passa a ser decisiva na precisa caracterização da disfunção a ser corrigida. Os exames mandatórios na abordagem inicial serão o TP e o TTPa. O TT, menos lembrado no momento inicial, pode ser reservado para casos em que há achados sugestivos de disfunção do fibrinogênio (hipofibrinogenemia ou disfibrinogenemia), quando há prolongamento em ambos os testes iniciais – TP e TTPa.

Avaliação laboratorial da hemostasia secundária

Sempre após a avaliação do hemograma, que trará suspeitas diagnósticas no caso de distúrbio quantitativo de plaquetas, ou outras citopenias, os testes de coagulação devem nortear as condutas de emergência em pacientes com sangramentos ainda não diagnosticados.

O TTPa representa o tempo de formação do coágulo após adição de cálcio, fosfolípides e um ativador da coagulação (por exemplo: caulim, celite, ácido elágico) a uma amostra de plasma com citrato. Ele é prolongado por heparina, inibidores diretos da trombina, deficiência ou inibidor de fatores da via intrínseca e comum (por exemplo: fibrinogênio, fatores II, V, VIII, IX, X, XI e XII, cininogênio de alto peso molecular e pré-calicreína), bem como prolonga-se na presença de anticoagulantes lúpicos, deficiência de vitamina K ou doença hepática grave. É importante ressaltar que os anticoagulantes lúpicos interferem na atividade dos fosfolípides utilizados para ativar a coagulação no laboratório, não representando verdadeiro efeito anticoagulante *in vivo*.

O TP representa o tempo para a formação do coágulo após a adição de tromboplastina (fator tecidual) e cálcio à amostra de plasma com citrato. Ele é prolongado na deficiência dos fatores II, V, VII, X e/ou fibrinogênio, doença hepática, deficiência de vitamina K ou uso de varfarina. Atualmente, seu resultado é expresso em uma relação normalizada internacional, que compara o resultado com o tempo de trombina basal referente à tromboplastina utilizada pelo laboratório. A Tabela 160.9 ilustra causas de prolongamento do TP, TTPa ou ambos.

O prolongamento de algum dos exames (TP ou TTPa) em paciente sem diagnóstico prévio ou causa predisponente que justifique tal alteração deve ser sempre questionado de início como possível erro laboratorial, com repetição do teste a partir de nova amostra que provenha de coleta adequada e seja prontamente processada. Confirmada a alteração, o exame deve ser complementado com o teste da mistura: uma mistura 1:1 entre plasma do paciente e plasma do *pool* normal do laboratório é utilizada para repetição do exame. Se a mistura corrigir a alteração, normalizando ou reduzindo em mais de 50% seu prolongamento, sugere-se que há deficiência de fator de coagulação avaliado por tal exame. Caso não haja correção, levanta-se a suspeita da presença de um inibidor. A distinção entre inibidores específicos, direcionados a um determinado fator de coagulação, ou inespecíficos, geralmente um anticoagulante lúpico direcionado a fosfolípides de membrana, pode ser feita com a incubação da amostra antes do processamento do teste, sensibilizando alguns inibidores.

Um teste da mistura realizado após 1 ou 2 horas de incubação pode sugerir um anticorpo específico, quando o prolongamento do teste se torna ainda mais evidente, ou inespecífico, no caso de prolongamento inalterado[25].

Hemofilias A e B

Incidência e padrão de herança

As hemofilias são doenças recessivas ligadas ao cromossomo X caracterizadas por deficiência de fator VIII (hemofilia A) ou fator IX (hemofilia B). A incidência é de 1 para 5.000 nascimentos masculinos na hemofilia A e de 1 para 30.000 na hemofilia B. Em 30% dos pacientes, a hemofilia A é o resultado de uma mutação *de novo*, sem história familiar. Homens são mais comumente afetados pelo padrão de herança, sendo raros casos de mulheres documentados, seja por homozigose, efeito de inativação (lyonização) ou deleção do cromossomo X de uma portadora do gene em heterozigose (carreadora).

Manifestações clínicas

A gravidade das manifestações relaciona-se com os níveis de atividade residual do fator de coagulação, classificadas como leve (maior que 5% e menor que 25% de atividade), moderada (15% a 5% de atividade) e grave (menor que 1% de atividade). Os locais mais comuns de sangramentos são as articulações (80% dos eventos), músculos e mucosa gastrointestinal. Na forma mais grave, os sangramentos ocorrem desde menos de 2 anos de idade, diferentemente das formas leves, quando a hemofilia pode não ser diagnosticada por anos, até desafios hemostáticos surgirem. Complicações tardias incluem a artropatia hemofílica e o desenvolvimento de inibidores contra os fatores deficientes (até 30% dos pacientes com hemofilia A grave e aproximadamente 5% dos com hemofilia B grave). Protocolos de profilaxia primária atualmente, com infusões de fator duas a três vezes por semana, podem garantir qualidade de vida e prevenção de sequelas em portadores de hemofilia.

Diagnóstico

Sugerido pelo prolongamento do TTPa em um paciente masculino, com história familiar positiva ou não. O teste da mistura com plasma normal 1:1 leva à típica correção do exame, na ausência de inibidor. Na hemofilia B leve, o TTPa pode permanecer normal. A confirmação diagnóstica dá-se pela dosagem sérica específica dos fatores VIII e IX.

Tratamento na emergência

Reposição do fator deficitário, que pode ser recombinante ou plasmático (humano), é o manejo inicial e muitas vezes suficiente, além de medidas locais cabíveis. O objetivo da terapia de reposição do fator intravenoso é elevar sua atividade plasmática. Sangramento espontâneo, em geral, pode ser controlado com níveis de 30% a 50% do normal, havendo diretrizes para níveis mais elevados quando para tratamento de sangramentos perigosos, intracavitários, pós-traumáticos graves ou quando há necessidade de abordagem cirúrgica ou invasiva.

Tabela 160.9. Causas de prolongamento do TP e TTPa

Resultado		Causas para padrão do resultado
TP	TTPa	
Prolongado	Normal	**Hereditária**
		Deficiência de fator VII
		Adquirida
		Deficiência de vitamina K
		Doença hepática
		Uso de varfarina ou outro AVK
		Inibidor de fator VII
		Anticoagulante lúpico (mais comumente causa prolongamento isolado do TTPa)
		Coagulopatia de consumo
Normal	Prolongado	**Hereditário**
		Deficiência de fatores VIII, IX ou XI
		Deficiência de fator XII, pré-calicreína ou cininogênio de alto peso molecular (não associadas a distúrbios hemorrágicos)
		Doença de von Willebrand (variável, conforme subtipo)
		Adquirido
		Uso de heparina não fracionada
		Inibidores de fatores VIII, IX, XI ou XII
		Doença de von Willebrand adquirida
		Anticoagulante lúpico (associado a trombose, em vez de sangramento)
		Coagulopatia de consumo
Prolongado	Prolongado	**Hereditário**
		Deficiência de protrombina, fibrinogênio, ou fatores V ou X
		Deficiência combinada de fatores
		Adquirido
		Doença hepática
		Coagulação intravascular disseminada (CIVD)
		Doses supraterapêuticas de anticoagulantes
		Deficiência de vitamina K
		Combinação do uso de heparina e varfarina
		Uso de inibidores diretos da trombina
		Uso de inibidores do fator Xa
		Uso de fondaparinux (discreto prolongamento)
		Inibidor de trombina, fibrinogênio ou fatores V e X
		Amiloidose primária associada a deficiência de fator X
		Envenenamento com anticoagulante

TP: tempo de protrombina; TTPa: tempo de tromboplastina parcial ativado; AVK: antagonista de vitamina K.

Tratamento da hemofilia A

Infusão de 1 UI de fator VIII por kg de peso produz aumento da atividade plasmática em 2 UI/dL (ou 2% de atividade). Assim: dose a infundir (em unidades de FVIII) = [peso (em kg) × aumento desejado (%)]/2. Com meia-vida sérica de 8 a 12 horas, a posologia de reposição deve ser ajustada para de 12 em 12 horas ou de 8 em 8 horas nas primeiras 24 horas, conforme a gravidade do sangramento e até seu controle, devendo ser mantida terapia de reposição com menor alvo de atividade (mínimo de 30% uma vez ao dia) por três a quatro dias ou mais, até que a resolução do quadro tenha ocorrido.

Tratamento da hemofilia A com inibidor: A terapêutica é determinada pelo título dos inibidores presentes no soro do paciente em questão. Baixos títulos [menores que 5 unidades Bethesda (UB)/mL] podem permitir resposta a doses elevadas do FVIII, com necessidade de rigorosa monitorização de resposta. Títulos maiores tornam a terapia de reposição de fator ineficiente, sendo necessário tratamento com agentes de *bypass* ao inibidor do FVIII, como FEIBA (concentrado de complexo protrombínico ativado), 50 a 100U/kg a cada 8 a 12 horas até controle hemostático, ou fator VII recombinante ativado (rfVIIa), 90 a 120 mcg/kg a cada 2 a 3 horas, monitorizando resposta[26]. É importante lembrar que cada 1 UB inibe 0,5U da atividade do fator em questão. Assim, portadores de títulos, por exemplo, de 5 UB/mL têm inibidos cerca de 250% da atividade do fator, inviabilizando reposições eficazes.

Tratamento da hemofilia B

Cada UI do fator IX infundido produz aumento de 1 UI/dL (ou 1% de atividade), possuindo meia-vida de 18 a 24 horas, podendo ser infundido uma vez ao dia e ter dose diária reduzida após a obtenção de eficácia inicial.

Tratamento da hemofilia B com inibidor

Se o título do inibidor for baixo, doses elevadas de FIX podem suplantar o efeito inibitório. No caso de títulos elevados, opções seriam fator VII ativado recombinante ou concentrado de complexo protrombínico ativado.

O uso de antifibrinolíticos como terapia adjunta no sangramento mucoso das hemofilias pode trazer bons resultados, como após extrações dentárias.

Hematúria espontânea em hemofilia merece abordagem mais delicada que a maioria dos sangramentos, por haver necessidade de investigação radiológica que identifique o sítio de sangramento no trato urinário antes da reposição do fator de coagulação. Isso porque, no caso de sangramento ureteral, a hemostasia local pode levar à formação de coágulos que obstruam a via urinária alta, levando à necessária intervenção cirúrgica. Hidratação vigorosa é mandatória para a manutenção de fluxo urinário antes da primeira dose de fator de coagulação, com o intuito de evitar a formação de coágulo obstrutivo, considerando-se associar irrigação vesical no caso de lesão em trato urinário baixo.

Doença de von Willebrand

A DvW, como já descrito no início do capítulo, é o distúrbio hemostático hereditário mais comum, afetando cerca de 1% da população, mas tendo apenas uma fração deles com diagnóstico e seguimento médico especializado, devido a pobreza de sintomas ou ausência de desafios hemostáticos significativos durante a vida de seus portadores.

Fisiopatologia e quadro clínico

Por representar uma gama de disfunções quantitativas e qualitativas na molécula do FvW, cada subtipo da doença manifesta-se de forma diferente, tanto clínica quanto laboratorialmente:

- DvW tipo 1: Corresponde a aproximadamente 70% dos pacientes, possui herança autossômica dominante e representa deficiência quantitativa do FvW, com manifestação hemorrágica desde leve a grave;
- DvW tipo 2: Ainda subdividida nos seguintes subtipos:
  - DvW tipo 2A: Corresponde a cerca de 15% dos pacientes. Tem padrão autossômico dominante de transmissão, envolve a deficiência de multímeros de alto peso molecular do FvW e os pacientes apresentam-se com sangramento moderado a grave;
  - DvW tipo 2B: Representa cerca de 5% dos pacientes. Tem padrão autossômico dominante de transmissão, envolve mutação com ganho de função que resulta em aumento na ligação do FvW à glicoproteína Ib plaquetária, resultando em decréscimo do FvW circulante. A característica laboratorial marcante é o aumento da agregação plaquetária na presença de ristocetina. Geralmente a manifestação hemorrágica é moderada a grave;
  - DvW tipo 2M: Distúrbio raro, autossômico dominante, caracterizado por capacidade reduzida na ligação do FvW à glicoproteína Ib plaquetária. Manifesta-se como disfunção plaquetária, leve a moderada;
  - DvW tipo 2N: Mutação rara, autossômica geralmente recessiva, caracterizada por redução na capacidade de ligação do FvW ao fator VIII, resultando em baixos níveis de FVIII circulantes e manifestações hemorrágicas de padrão semelhante ao visto nas hemofilias;
- DvW tipo 3: subtipo raro, decorrente de mutação autossômica recessiva, caracterizada por redução importante no FvW e, consequentemente, diminuição dos níveis de FVIII circulante, com clínica de síndrome purpúricas (disfunção plaquetária) e coagulopatia. Tende, por isso, a resultar em fenótipos mais graves, com hemorragias profundas e hemartroses.

Tratamento da doença de von Willebrand

- **Desmopressina (DDAVP):** Ao promover liberação do FvW de células endoteliais, a desmopressina é efetiva para pacientes com DvW tipo 1, mas tem efeito variável em pacientes com tipo 2A. É relativamente contraindicada em pacientes com tipo 2B, por poder exacerbar a plaquetopenia. Pode ter efeito variável em pacientes com subtipo 2M ou 2N, mas não funciona em pacientes com tipo 3. A DDAVP pode ser administrada IV ou subcutâneo, na dose de 0,2 a 0,3 mcg/kg (máximo 20 mcg), com resposta em 30 minutos, com duração de 6 a 12 horas. A dose pode ser repetida em 12 horas e então diariamente ou em dias alternados. A preparação intranasal tem dose recomendada de 150 mcg para pacientes pesando até 50 kg e 300 mcg para aqueles pesando mais de 50 kg;

- **Concentrados de FvW ou de FVIII com pureza intermediária:** As formulações de FVIII com pureza intermediária contêm FvW, que é a glicoproteína carreadora do FVIII na circulação, podendo ser utilizadas como opção ao concentrado de FvW na terapia de reposição, no caso de pacientes que não respondem à DDAVP, naqueles com sangramentos graves ou antes de cirurgias de grande porte. Em geral, utiliza-se dosagem de 20 a 30 UI/kg duas vezes ao dia inicialmente, podendo ser reduzida para uma vez ao dia após controle adequado da hemorragia, por 3 a 10 dias;
- **Antifibrinolíticos:** Ácido epsilonaminocaproico – EACA – (50 mg/kg – quatro vezes ao dia) e ácido tranexâmico (25 mg/kg – três vezes ao dia) podem ser utilizados para sangramentos discretos e pequenos procedimentos dentários. Cuidado no uso prolongado e em pacientes idosos deve ser tomado, por aumento no risco de eventos trombóticos;
- **Fator VII recombinante ativado:** Tem sido usado com sucesso em portadores de DvW tipo 3 com inibidores. Também pode ter seu uso considerado em pacientes com sangramentos ameaçadores à vida, nos quais outras medidas tenham falhado.

Referências bibliográficas

1. Greaves M, Preston FE. Approach to the bleeding patient. In: Colman RW, Hirsh J, Marder VJ, Clowes AW, George JN, editors. Hemostasis and thrombosis basic principles and clinical practice. 4th ed. Philadelphia, PA: Lippincott Williams & Wilkins; 2001. p. 783-93.
2. Koreth R, Weinert C, Weisdorf DJ, Key NS. Measurement of bleeding severity: a critical review. Transfusion. 2004;44(4):605-17.
3. Rodeghiero F, Castaman G, Tosetto A. How I treat von Willebrand disease. Blood. 2009;114(6).
4. Blanchette VS, Sparling C, Turner C. Inherited bleeding disorders. Baillieres Clin Haematol. 1991;4(2):291-332.
5. Kadir RA, Economides DL, Sabin CA, Owens D, Lee CA. Frequency of inherited bleeding disorders in women with menorrhagia. Lancet. 1998;351(9101):485-9.
6. Kouides PA, Byams VR, Philipp CS, Stein SF, Heit JA, Lukes AS, et al. Multisite management study of menorrhagia with abnormal laboratory haemostasis: a prospective crossover study of intranasal desmopressin and oral tranexamic acid. Br J Haematol. 2009;145(2):212-20.
7. Ansell J, Hirsh J, Hylek E, Jacobson A, Crowther M, Palareti G. Pharmacology and management of the vitamin K antagonists. Chest J. 2008;133(6 Suppl):160S.
8. Hirsh J, Bauer KA, Donati MB, Gould M, Samama MM, Weitz JI, et al. Parenteral Anticoagulants. Chest J. 2008;133(6 Suppl):141S.
9. Weber JE, Jaggi FM, Pollack C. Anticoagulants, antiplatelet agents, and fibrinolytics. In: Tintinalli JE, Kelen GD, Stapczynski JS, editors. Emergengy medicine: a comprehensive study guide. 6th ed. New York: McGraw-Hill; 2004. p. 1354-60.
10. Garcia DA, Crowther M. Management of bleeding in patients receiving direct oral anticoagulants. Crit Care. 2015;20(1):249.
11. Heidbuchel H, Verhamme P, Alings M, Antz M, Diener HC, Hacke W, et al. Updated European Heart Rhythm Association practical guide on the use of non-vitamin-K antagonist anticoagulants in patients with non-valvular atrial fibrillation: Executive summary. Eur Heart J. 2016;ehw058.
12. George JN, Woolf SH, Raskob GE, Wasser JS, Aledort LM, Ballem PJ, et al. Idiopathic thrombocytopenic purpura: a practice guideline developed by explicit methods for the American Society of Hematology. Blood. 1996;88(1):3-40.
13. Conti FM, Yokoyama APH, Dezan MR, Costa TH, Aravechia MG, Mota MA, et al. Diagnosis and Management Of POST-Transfusion Purpura - Case Report. Blood. 2013;122:4834.
14. Gonzalez CE, Pengetze YM. Post-transfusion purpura. Curr Hematol Rep. 2005;4(2):154-9.
15. Cuker A, Cines DB. How I treat heparin-induced thrombocytopenia. Blood. 2012;119(10).
16. Sharifi M, Bay C, Vajo Z, Freeman W, Sharifi M, Schwartz F. New oral anticoagulants in the treatment of heparin – induced thrombocytopenia. Thromb Res. 2015;135(4):607-9.
17. Dhakal P, Pathak R, Giri S, Murthy GSG, Bhatt VR. New oral anticoagulants for the management of heparin induced thrombocytopenia: a focused literature review. Cardiovasc Hematol Agents Med Chem. 2015;13(2):87-91.
18. Ho PJ, Siordia JA. Dabigatran approaching the realm of heparin-induced thrombocytopenia. Blood Res. 2016;51(2):77.
19. Mammen E, Comp P, Gosselin R, Greenberg C, Hoots W, Kessler C, et al. PFA-100TM system: a new method for assessment of platelet dysfunction. Semin Thromb Hemost. 1998 6;24(2):195-202.
20. Weigert AL, Schafer AI. Uremic bleeding: pathogenesis and therapy. Am J Med Sci. 1998;316(2):94-104.
21. Livio M, Gotti E, Marchesi D, Mecca G, Remuzzi G, de Gaetano G. Uraemic bleeding: role of anaemia and beneficial effect of red cell transfusions. Lancet. 1982;2(8306):1013-5.
22. Hedges SJ, Dehoney SB, Hooper JS, Amanzadeh J, Busti AJ. Evidence-based treatment recommendations for uremic bleeding. Nat Clin Pract Nephrol. 2007;3(3):138-53.
23. Zeigler ZR, Megaludis A, Fraley DS. Desmopressin (d-DAVP) effects on platelet rheology and von Willebrand factor activities in uremia. Am J Hematol. 1992;39(2):90-5.
24. Janson PA, Jubelirer SJ, Weinstein MJ, Deykin D. Treatment of the bleeding tendency in uremia with cryoprecipitate. N Engl J Med. 1980;303(23):1318-22.
25. Kershaw G, Orellana D. Mixing tests: diagnostic aides in the investigation of prolonged prothrombin times and activated partial thromboplastin times. Semin Thromb Hemost. 2013;39(3):283-90.
26. Kempton CL, White GC. How we treat a hemophilia A patient with a factor VIII inhibitor. Blood. 2009;113(1):11-7.

161
SÍNDROME DE FRAGMENTAÇÃO DA HEMÁCIA

Lucas Oliveira Cantadori
André Fernando Gemente Larrubia

A púrpura trombocitopênica trombótica (PTT) e a síndrome hemolítico-urêmica atípica (SHUa) são parte de um amplo espectro de manifestações clínico-laboratoriais denominadas microangiopatias trombóticas (MATs)(Tabela 161.1), caracterizadas clinicamente por anemia hemolítica microangiopática, plaquetopenia e lesão de órgãos-alvo[1,2]. Acreditou-se, por muito tempo, tratar-se de uma única entidade, com diferentes manifestações entre os pacientes. Atualmente, sabe-se que as duas doenças apresentam mecanismos fisiopatológicos distintos, bem como tratamento e prognóstico particulares[3].

Tabela 161.1. Microangiopatias trombótica – conceitos importantes

• Anemia hemolítica microangiopática: hemólise intravascular não imune (teste de Coombs direto é negativo) causada pela fragmentação de hemácias
• Microangiopatia trombótica: obstrução microvascular por trombos de plaquetas ou fibrina, associada a anemia hemolítica microangiopática e plaquetopenia

Púrpura trombocitopênica trombótica

Epidemiologia

Trata-se de doença rara, com incidência estimada de 4 a 10 casos por milhão de habitantes, cuja mortalidade chega a 90% quando não tratada adequadamente[4]. Metade das mortes ocorre nas primeiras 24 horas de manifestação, portanto deve ser interpretada como situação de extrema gravidade e o tratamento deve ser iniciado prontamente.

Fisiopatologia

Na grande maioria dos casos, a doença é adquirida, com a presença de autoanticorpos IgG contra ADAMTS13, a proteína responsável pela clivagem dos multímeros do fator de von Willebrand (FvW). A deficiência congênita de ADAMTS13 contempla um número pequeno de casos. A presença de formas longas, não clivadas, do FvW desencadeia um processo irreversível de adesão e agregação das plaquetas, com a formação de trombos na microcirculação, que serão os responsáveis pela fragmentação das hemácias que percorrerão esse trajeto. Assim, ocorrerá a queda da contagem plaquetária, a anemia hemolítica com a presença de esquizócitos (hemácia fragmentada) e as manifestações sistêmicas da trombose de microcirculação, tais como alterações neurológicas e renais[5].

A causa do estímulo imune responsável pela produção de anticorpos anti-ADAMTS13 nem sempre é reconhecida. Porém, existe associação entre o desenvolvimento da PTT com a presença de doenças autoimunes, gestação, infecção pelo HIV, associada a transplante de medula óssea, manifestação paraneoplásica, bem como o uso de medicações, principalmente ticlopidina, clopidogrel, tacrolimo, quinino e gencitabina.

No passado, considerava-se que, para o diagnóstico, deveria haver a presença de cinco critérios: plaquetopenia, anemia hemolítica microangiopática, sinais neurológicos, acometimento renal e febre. Na prática atual, necessita-se apenas da presença de plaquetopenia e anemia microangiopática para que ocorra o diagnóstico presuntivo da doença e o tratamento seja prontamente iniciado[6].

Deve-se tomar especial cuidado com gestantes apresentando quadro de microangiopatia trombótica. Estima-se que até 25% dos casos de PTT estejam associados à gestação. A quase totalidade deles ocorre no terceiro trimestre, período em que há a possibilidade de outras doenças acometerem a paciente, tais como pré-eclâmpsia, síndrome HELLP e SHUa, podendo dificultar o diagnóstico correto. Acredita-se que alterações fisiológicas da gestação, como o aumento de fibrinogênio, fator VIII e FvW, com consequente consumo de ADAMTS13, podem levar à perda da homeostasia no microambiente placentário e desencadear a doença[7].

Quadro clínico e diagnóstico diferencial

O diagnóstico de PTT depende da adequada interpretação do quadro clínico, bem como de exames laboratoriais. Habitualmente os pacientes apresentam-se com sintomas de anemia, manifestações purpúricas geradas pela plaquetopenia, podendo ou não apresentar alterações renais, neurológicas ou de outros órgãos ou sistemas. Os principais exames para avaliação laboratorial são hemograma, provas de hemólise, avaliação da função renal e sorologias para hepatites virais e HIV (Tabela 161.2).

Também é de grande valia a dosagem da atividade de ADAMTS13, cujo resultado auxiliará no diagnóstico diferencial com SHUa. Caso não seja disponível no momento, é possível efetuar a coleta e o congelamento da amostra para posterior análise, sem, sob hipótese alguma, retardar o início do tratamento.

Tabela 161.2. Púrpura trombocitopênica trombótica – Investigação laboratorial[7]

• Hemograma, contagem de reticulócitos, haptoglobina, desidrogenase láctea, bilirrubinas, ureia, creatinina, transaminases hepáticas, teste de Coombs direto, sorologias de hepatites A/B/C e HIV
• Atividade de ADAMTS13 e anticorpos anti-ADAMTS13, se disponível
• Se aplicável, troponina, perfil reumatológico, coprocultura
• Tomografia/ressonância de sistema nervoso central para determinar envolvimento neurológico
• Se aplicável, exames de imagem de tórax, abdome e pelve na suspeita de neoplasia associada

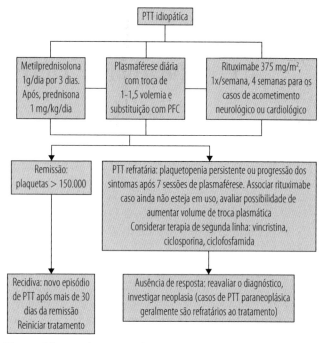

Figura 161.1. Púrpura trombocitopênica trombótica – Tratamento

Tratamento

Uma vez realizado o diagnóstico presuntivo de PTT, deve-se iniciar plasmaférese prontamente, utilizando plasma fresco congelado como fluido de reposição. A utilização de plasma isento de crioprecipitado não mostrou benefícios maiores que o plasma fresco. Admite-se a infusão de plasma nos casos em que a plasmaférese não pode ser iniciada imediatamente, devendo ser descontinuada assim que o procedimento estiver disponível. A plasmaférese visa à remoção dos anticorpos anti-ADAMTS13, bem como à reposição da enzima que se encontra em quantidade insuficiente. As sessões deverão ser diárias, com troca de uma volemia plasmática, até a normalização da contagem plaquetária (remissão completa).

Recomenda-se pulsoterapia com metilprednisolona ao diagnóstico, seguida de prednisona na dose de 1 mg/kg/dia. O uso concomitante de rituximabe (anticorpo monoclonal anti-CD20) deve ser considerado nos casos em que ocorrem acometimento neurológico e/ou cardiológico, que determina maior gravidade. Terapia antirretroviral altamente ativa (HAART) deve ser iniciada nos pacientes com diagnóstico de infecção pelo HIV e que não estejam em tratamento. Pacientes com diagnóstico de hepatite B e que necessitarem de rituximabe deverão receber lamivudina 100 mg por dia por seis meses[7,8].

O aumento da contagem de plaquetas é o principal marcador de melhora e deverá ocorrer em até sete dias. Casos com plaquetopenia persistente e/ou progressão dos sintomas após esse período são denominados refratários, e a conduta deverá ser revista. Pode-se aumentar a frequência de sessões para duas vezes ao dia ou processar 1,5 a 2 volemias plasmáticas, além de associar rituximabe caso o paciente ainda não esteja em uso. A conduta de associar outras drogas deve ser individualizada. Casos com melhora após o uso de vincristina e ciclosporina são descritos na literatura[5].

De acordo com as orientações mais recentes da Sociedade Americana de Aférese (ASFA), as sessões de plasmaférese podem ser descontinuadas dois dias após a normalização da contagem plaquetária, associada a melhora das provas de hemólise e melhora dos sintomas neurológicos, caso estejam presentes. É considerado como recidiva o episódio que ocorre após mais de 30 dias da remissão, podendo representar 20% a 50% dos casos. Nessas situações, o tratamento deverá ser reiniciado[8,9].

Considerações finais

A PTT é uma doença potencialmente fatal. O diagnóstico é baseado no quadro clínico e exames laboratoriais majoritariamente simples. Quando disponível, a avaliação da atividade de ADAMTS13 deve ser realizada, porém sem que isso represente atraso na instituição da terapêutica.

A plasmaférese deve ser prontamente iniciada, e o uso de corticosteroides tem papel fundamental nas taxas de resposta. Outras drogas podem ser necessárias, a depender da evolução. Na ausência de resposta, deve-se buscar diagnósticos diferenciais da doença.

Embora seja assunto controverso, o suporte transfusional desses pacientes, principalmente em relação à transfusão de plaquetas, deve ser realizado quando há risco de sangramento ou na necessidade de se obter acesso venoso central em paciente com plaquetopenia importante.

Síndrome hemolítico-urêmica atípica

Epidemiologia

A síndrome hemolítico-urêmica é caracterizada por anemia hemolítica microangiopática, plaquetopenia e insuficiência renal como lesão de órgão-alvo predominante. Em 90% dos casos, está associada à infecção bacteriana por *Escherichia coli*, produtora de toxina *Shiga* em crianças com menos de 5 anos de idade, com incidência anual de 6 casos por 100 mil habitantes e comumente associada a pródromo diarreico[10].

A SHUa perfaz os 10% restantes dos casos e assim é chamada por não estar associada à infecção por bactérias produtoras de toxina *Shiga*, apresentando prognóstico reservado, com mortalidade de 25% e evolução para insuficiência renal crônica terminal em até 50% dos pacientes[11].

Fisiopatologia

Embora guarde muitas semelhanças com a PTT e também faça parte do espectro das MAT, a SHUa é decorrente da atividade crônica e descontrolada do sistema complemento, associada a mutações de ganho ou perda de função, levando à amplificação descontrolada da via alternativa do complemento e consequente lesão endotelial sistêmica e falência de múltiplos órgãos. É possível identificar história familiar em cerca de 30% dos pacientes, com manifestações clínicas desmascaradas pelas mais diversas condições amplificadoras, tais como infecções, gestação, transplantes, drogas, doenças autoimunes e neoplasias[11].

Atualmente, entende-se como condição amplificadora do complemento qualquer estímulo que desperte a desregulação preexistente e determine o acometimento sistêmico. Pacientes portadores de anemia hemolítica microangiopática associada a plaquetopenia e pelo menos um sintoma de lesão de órgão alvo, como insuficiência renal, sintomas neurológicos, complicações cardiovasculares ou pulmonares, bem como comprometimento oftalmológico ou de trato digestivo, podem ser candidatos ao diagnóstico de SHUa[7].

Quadro clínico e diagnóstico diferencial

O diagnóstico de SHUa, como outras MATs, é feito na presença de plaquetopenia e anemia hemolítica microangiopática associadas a sintomas sistêmicos (lesão de órgão-alvo, principalmente insuficiência renal), com ou sem a presença evidente de condições amplificadoras do complemento, e ausência de deficiência grave (menor ou igual a 5%) de ADAMTS13, afastando, assim, a hipótese de PTT.

Demonstrou-se que, na presença de contagem de plaquetas maior que 30.000 e nível de creatinina acima de 1,7 a 2,3 mg/dL, é pouco provável a existência de deficiência grave de ADAMTS13, corroborando o diagnóstico de SHUa mesmo na ausência de resultado imediato da atividade de ADAMTS13[12].

A história familiar de doença renal crônica ou cardiovascular de causa desconhecida pode auxiliar no diagnóstico, assim como quadros prévios de microangiopatia trombótica ou achados histopatológicos de microangiopatia trombótica[11].

Tratamento

Na ausência de evidências que impossibilitem o diagnóstico diferencial com PTT, a plasmaférese deve ser prontamente instituída, visto que a taxa de mortalidade chega a 90% quando não tratada. Medidas de proteção renal devem ser tomadas, bem como o manejo das condições amplificadoras do complemento, quando estas forem evidentes.

Pacientes com SHUa e que recebem apenas tratamento com plasmaférese apresentam taxa de mortalidade prematura estimada de 25%, principalmente por causas cardiovasculares, sepse e falência de múltiplos órgãos. Esse mesmo grupo de pacientes apresentará taxa estimada de 65% de lesão renal permanente ou óbito no primeiro ano[7,10,11].

Dessa forma, o tratamento específico para SHUa deve ser buscado o mais brevemente possível, a fim de se prevenirem a morte prematura e as consequências crônicas da doença. Atualmente, o único tratamento disponível é utilizando anticorpo monoclonal anti-C5 humanizado, denominado eculizumab. A droga tem a função de inibir da formação da C5 convertase e do complexo de ataque à membrana, impedindo que haja hemólise intravascular[7,11,13].

Considerações finais

A SHUa é uma doença rara, crônica, que cursa com lesão contínua do endotélio e tecidos. Grande parte dos pacientes apresenta o surgimento das manifestações clínicas após o contato com alguma condição amplificadora do complemento. Embora guarde muitas semelhanças com a PTT, os cursos das doenças são distintos, bem como os tratamentos. Pacientes sem tratamento específico apresentam alta taxa de morte precoce, além de elevado índice de lesões sistêmicas permanentes.

A plasmaférese deve ser instituída sempre que o diagnóstico diferencial com PTT não puder ser realizado imediatamente, porém deverá ser substituída pelo tratamento específico assim que o diagnóstico adequado for obtido.

Coagulação intravascular disseminada (CIVD)

Introdução e epidemiologia

A CIVD é um diagnóstico clinicopatológico definido como uma síndrome caracterizada por ativação intravascular da coagulação de forma não localizada e resultante de diversas causas[14].

Sepse é o fator desencadeante mais comum, evoluindo com CIVD em até 35% dos casos, com prevalência semelhante entre infecções por germes Gram-negativos e Gram-positivos, e até mesmo infecções virais e fúngicas[15].

Outras condições clínicas frequentemente associadas à CIVD estão listadas na Tabela 161.3.

O prognóstico da CIVD depende da causa de base, porém sua associação com choque séptico pode levar à mortalidade de 50%. Em caso de politrauma, a presença de CIVD aproximadamente dobra a taxa de mortalidade[14].

Fisiopatologia

Sabe-se que o desbalanço da hemostasia que ocorre na CIVD é orquestrado primariamente pelas citocinas pró-infla-

Tabela 161.3. Coagulação intravascular disseminada – Condições associadas

• Sepse/infecções graves (qualquer microrganismo)
• Malignidade (tumores sólidos ou hematológicos)
• Trauma (politrauma, traumatismo craniano, embolia gordurosa)
• Complicações obstétricas
• Pancreatite grave
• Insuficiência hepática grave
• Intoxicações ou reações imunes graves (drogas ilícitas, picada de cobra, reações transfusionais, rejeição de órgão transplantado)

matórias liberadas por meio da ativação de receptores transmenbranas de leucócitos (por exemplo, contato de antígenos de patógenos com os receptores do sistema complemento).

As citocinas desencadeiam exposição aumentada de fator tecidual, além de falha dos mecanismos dos anticoagulantes naturais (principalmente redução dos níveis de antitrombina) e da fibrinólise, o que leva à ativação da coagulação, extensa deposição de fibrina, hemólise microangiopática, tromboses microvasculares e falência orgânica.

Durante esse processo, ocorre o consumo em larga escala dos fatores de coagulação de das plaquetas[14,16].

Quadro clínico e diagnóstico diferencial

O consumo de fatores de coagulação e de plaquetas resulta em forte tendência ao sangramento, e o fenótipo hemorrágico ocorre mais frequentemente. Além de anemia microangiopática, o paciente apresentará plaquetopenia, tempo de protrombina (TP) e tempo de tromboplastina parcial ativada (TTPa) aumentados, hipofibrinogenemia e níveis aumentados de produtos de degradação de fibrina (por exemplo, D-dímero)[17].

Não há um teste único para diagnóstico, sendo então proposto um escore pela Sociedade Internacional de Hemostasia e Trombose[18].

Tratamento

O ponto principal no tratamento da CIVD é a resolução da causa de base, porém o manejo das anormalidades da coagulação é frequentemente necessário, pois a plaquetopenia e os baixos níveis de fatores de coagulação colocam o paciente em risco de sangramento[16].

Tabela 161.4. Coagulação intravascular disseminada – Fisiopatologia

Aumento da expressão de fator tecidual	Interação de citocinas pró-inflamatórias com monócitos, causando sua ativação e subsequente liberação de micropartículas ricas em fator tecidual
Falha de anticoagulantes naturais e da fibrinólise	Interação de citocinas pró-inflamatórias com células endoteliais inibindo os mecanismos anticoagulantes e levando à liberação do inibidor do ativador de plasminogênio 1, prejudicando a fibrinólise

Inicialmente, o paciente deverá ter seus sinais vitais monitorizados e ser avaliado quanto à extensão de componente hemorrágico ou trombótico.

Acreditava-se previamente que a reposição de fatores de coagulação poderia piorar o quadro de CIVD. Embora nenhum estudo clínico tenha comprovado essa afirmação, a transfusão de hemocomponentes jamais deverá ser realizada tendo como base apenas resultados de exames laboratoriais, mas sim em casos de sangramento ativo ou para a realização de procedimentos invasivos[19].

Tabela 161.5. Coagulação intravascular disseminada – Escore diagnóstico

Avaliação de risco: o paciente tem uma doença de base sabidamente associada com CIVD?
• Sim: seguir o algoritmo.
• Não: não usar o algoritmo.
• Solicitar testes de coagulação (TP, plaquetometria, fibrinogênio, D-dímero).
• Pontuar os resultados:
• Plaquetometria: 50.000 a 100.000 por mm³, 1 ponto; < 50.000 por mm³, 2 pontos
• D-dímero: normal, 0 ponto; aumento moderado, 2 pontos; aumento intenso, 3 pontos
• TP elevado: < 3 s, 0 ponto; entre 3 e 6 s, 1 ponto; ≥ 6 s, 2 pontos
• Fibrinogênio: ≥ 100 mg/dL, 0 ponto; < 100 mg/dL, 1 ponto
Calculo do escore:
• ≥ 5 pontos: compatível com CIVD; repetir escore diariamente.
• < 5 pontos: não compatível com CIVD; repetir escore dentro de 1 a 2 dias.

Tabela 161.6. Coagulação intravascular disseminada – Tratamento[16]

Transfusão de plaquetas	1. Pacientes com plaquetometria menor do que 50.000 e com sangramento ativo ou risco elevado de sangramento (pós-operatório imediato ou procedimento invasivo) 2. Plaquetometria < 20.000
Transfusão de fatores de coagulação	1. Plasma fresco congelado: pacientes com INR > 2,0 ou TTPa prolongado e com sangramento ativo ou risco elevado de sangramento (pós-operatório imediato ou procedimento invasivo) 2. Crioprecipitado: pacientes com hipofibrinogenemia e sangramento ativo ou risco elevado de sangramento

Anticoagulação com heparina deverá ser realizada apenas em pacientes com evidência clara de trombose (por exemplo, *purpura fulminans*), pois seu uso de rotina pode aumentar o risco de sangramento, além de sua eficácia ser questionável devido aos baixos níveis de antitrombina encontrados em pacientes com CIVD[20].

O uso de concentrado de antitrombina mostrou melhora de parâmetros laboratoriais em pacientes com choque séptico, porém nenhum estudo evidenciou ganho de sobrevida, por isso seu uso ainda não foi devidamente estabelecido no manejo da CIVD[21].

Considerações finais

A CIVD é uma síndrome com alta morbimortalidade desencadeada por grande número de doenças, sendo o choque séptico a causa principal. O diagnóstico é realizado por meio de escore que leva em conta o consumo de plaquetas e de fatores de coagulação.

O tratamento da causa de base é fundamental, porém o manejo da coagulopatia deve ser considerado tão logo o diagnóstico seja feito.

Referências bibliográficas

1. George JN, Charania RS. Evaluation of patients with microangiopathic hemolytic anemia and thrombocytopenia importance of diagnosing microangiopathic hemolytic anemia for decisions on therapy. Semin Thromb Hemost. 2013;39(212):153-60.
2. George JN, Nester CM. Syndromes of thrombotic microangiopathy. N Engl J Med. 2014;371(7):654-66.
3. Mannucci PM, Cugno M. The complex differential diagnosis between thrombotic thrombocytopenic purpura and the atypical hemolytic uremic syndrome: laboratory weapons and their impact on treatment choice and monitoring. Thromb Res. 2015;136(5):851-4.
4. Shenkman B, Einav Y. Thrombotic thrombocytopenic purpura and other thrombotic microangiopathic hemolytic anemias: diagnosis and classification. Autoimmun Rev. 2014;13(4-5):584-6.
5. Scully M, Hunt BJ, Benjamin S, Liesner R, Rose P, Peyvandi F, et al.; British Committee for Standards in Haematology. Guidelines on the diagnosis and management of thrombotic thrombocytopenic purpura and other thrombotic microangiopathies. Br J Haematol. 2012;158(3):323-35.
6. Sarode R, Bandarenko N, Brecher ME, Kiss JE, Marques MB, Szczepiorkowski ZM, et al. Thrombotic thrombocytopenic purpura: 2012 American Society for Apheresis (ASFA) consensus conference on classification, diagnosis, management, and future research. J Clin Apher. 2014;29(3):148-67.
7. Scully M, Goodship T. How I treat thrombotic thrombocytopenic purpura and atypical haemolytic uraemic syndrome. Br J Haematol. 2014;164(6):759-766. doi:10.1111/bjh.12718.
8. Raval JS, Mazepa MA, Brecher ME, Park YA. HOW DO I ...? How we approach an acquired thrombotic thrombocytopenic purpura patient. 2014;54:2375-82.
9. Schwartz J, Padmanabhan A, Aqui N, Balogun RA, Connelly-Smith L, Delaney M, et al. Guidelines on the Use of Therapeutic Apheresis in Clinical Practice-Evidence-Based Approach from the Writing Committee of the American Society for Apheresis: The Seventh Special Issue. J Clin Apher. 2016;31(3):149-62.
10. Noris M, Remuzzi G. Atypical hemolytic-uremic syndrome. N Engl J Med. 2009;361(17):1676-87.
11. Cataland SR, Wu HM. Diagnosis and management of complement mediated thrombotic microangiopathies. Blood Rev. 2014;28(2):67-74.
12. Cataland SR, Wu HM. How I treat: the clinical differentiation and initial treatment of adult patients with atypical hemolytic uremic syndrome. Blood. 2014;123(16):2478-84.
13. Palma LMP, Langman CB. Critical appraisal of eculizumab for atypical hemolytic uremic syndrome. J Blood Med. 2016;7:39-72.
14. Levi M. Disseminated intravascular coagulation. 2007;35(9).
15. Levi M, van der Poll T. Coagulation in sepsis: all bugs bite equally. Crit Care. 2004;8(2):99-100.
16. Levi M, Toh CH, Thachil J, Watson HG. Guidelines for the diagnosis and management of disseminated intravascular coagulation. Br J Haematol. 2009;145(1):24-33.
17. Wada H, Matsumoto T, Yamashita Y. Diagnosis and treatment of disseminated intravascular coagulation (DIC) according to four DIC guidelines. J intensive care. 2014;2(1):15.
18. Bakhtiari K, Meijers JC, de Jonge E, Levi M. Prospective validation of the International Society of Thrombosis and Haemostasis scoring system for disseminated intravascular coagulation. Crit Care Med. 2004;32(12):2416-21.
19. Hunt BJ. Bleeding and Coagulopathies. Critical Care. 2014.
20. Feinstein DI. Diagnosis and management of disseminated intravascular coagulation: the role of heparin therapy. Blood. 1982;60(2).
21. Gando S, Saitoh D, Ishikura H, Ueyama M, Otomo Y, Oda S, et al.; Japanese Association for Acute Medicine Disseminated Intravascular Coagulation (JAAM DIC) Study Group for the JAAM DIC Antithrombin Trial (JAAMDICAT). A randomized, controlled, multicenter trial of the effects of antithrombin on disseminated intravascular coagulation in patients with sepsis. Crit Care. 2013;17(6):R297.

HEMOCOMPONENTES: INDICAÇÕES E COMPLICAÇÕES

Lucilene Ruiz e Resende
Patrícia Carvalho Garcia

Introdução

Hemocomponentes são produtos gerados nos serviços de hemoterapia a partir do sangue total doado, por meio de processos físicos como centrifugação refrigerada e congelamento. Os hemocomponentes extraídos do sangue total mais frequentemente prescritos são: concentrado de hemácias, concentrado de plaquetas, plasma fresco congelado e crioprecipitado. Menos comumente, podem-se coletar hemocomponentes sanguíneos únicos, por meio de aféreses[1]. No Brasil, a regulamentação das práticas hemoterápicas é realizada pela Agência Nacional de Vigilância Sanitária (Anvisa), por meio da Resolução da Diretoria Colegiada (RDC) nº 34, de 11 junho de 2014[2], e da Portaria Ministerial nº 154, de 4 de fevereiro de 2016[3], que normatizaram os procedimentos da coleta à utilização, visando garantir a qualidade dos hemocomponentes e a segurança do processo transfusional.

Transfusões de hemocomponentes são práticas comuns em hospitais, particularmente em unidades de emergência, centros cirúrgicos/obstétricos, unidades de terapia intensiva e em pacientes hematológicos, sobretudo nos onco-hematológicos[4]. Muitas vezes, tais transfusões ocorrem em situações de urgências ou emergências, sendo determinantes para o salvamento de vidas. Entretanto, como veremos adiante, não são procedimentos isentos de riscos para os pacientes, devendo ser criteriosamente indicados e prescritos por médicos.

O presente capítulo refere-se às transfusões de hemocomponentes e suas complicações em pacientes adultos.

Transfusão de hemácias

O concentrado de hemácias é o hemocomponente mais transfundido no mundo, com o objetivo de prevenir hipóxia tecidual relacionada à anemia.

A anemia é uma condição que afeta 25% da população mundial, sendo a deficiência de ferro a principal causa[5]. Sempre que possível, a anemia deve ser investigada quanto a sua origem, sendo adequadamente tratada. A transfusão de hemácias deve ser a *ultima ratio* para o tratamento de anemias[6].

As causas e a velocidade de instalação das anemias são muito variáveis, sendo o quadro clínico também bastante inespecífico. Sendo assim, não se deve basear somente no valor da hemoglobina (Hb) ou do hematócrito (Ht) para a indicação de uma transfusão de hemácias. Juntamente com tais valores laboratoriais, faz-se necessária a avaliação médica de parâmetros clínicos do paciente e de indicadores fisiológicos de sofrimento hipoxêmico[6].

Os indicadores clínicos para orientação da transfusão de hemácias compreendem o estado geral do paciente, a idade, a gravidade de sua doença de base, seu *status* volêmico, a causa, a duração e a intensidade da anemia, a presença de comorbidades críticas, a vigência de perdas sanguíneas e a ponderação dos riscos inerentes à transfusão em si[5-7].

Os indicadores fisiológicos de hipóxia correspondem aos seguintes achados clínico-laboratoriais, recém-constatados, na ausência de outra etiologia que não a anemia para justificá-los: taquicardia, palpitação, extrassístoles ou outras arritmias cardíacas, dor torácica, dispneia, hipotensão, tonturas, vertigens ou tinidos na posição ortostática, cefaleia ou outros sintomas neurológicos, eventos cardiopulmonares, eventos cerebrovasculares, perda de memória, redução da função cognitiva, cansaço, fadiga ou exaustão, anormalidades eletrocardiográficas/ecocardiográficas sugestivas de hipóxia miocárdica, índices inadequados de suprimento tecidual de O_2[4,5].

Combinando-se a concentração da hemoglobina com indicadores clínicos e indicadores fisiológicos de hipóxia, tem sido possível a adoção de estratégias mais restritivas para transfusão de hemácias (indicação transfusional somente com níveis de Hb menor ou igual a 8 g/dL), com tolerância para níveis maiores de anemia nos pacientes em geral, sem prejuízos clínicos para eles, quando comparadas com estratégias mais liberais de transfusão (indicação transfusional com níveis de Hb entre 8 e 10g/dL). Isso não se aplica, entretanto, para pacientes com doença coronariana sintomática ou em pós-operatórios de cirurgias cardíacas, nos quais a estratégia liberal de transfusão parece reduzir a mortalidade precoce (até 30 dias) pós-cirúrgica[4,6]. Com base nisso, Müller *et al.*

sugeriram a orientação apresentada na Tabela 162.1, para se indicar transfusão de hemácias[6].

Tabela 162.1. Indicação para a transfusão de concentrado de hemácias segundo concentração de hemoglobina, história clínica e indicadores de hipóxia[6]

Hemoglobina (g/dL)	Avaliação clínica e indicadores de hipóxia por anemia	Indicação transfusional de hemácias
≤ 6	Independentemente de fatores de risco cardiovascular e/ou de sinais de hipóxia	Sim
> 6 e ≤ 8	Ausência de fatores de risco cardiovascular e/ou de sinais de hipóxia	Não
> 6 e ≤ 8	Presença de fatores de risco cardiovascular e/ou de sinais de hipóxia	Sim
> 8 e ≤ 10	Presença de sinais de hipóxia	Sim*
> 10	Independentemente de fatores de risco cardiovascular e/ou de sinais de hipóxia	Não

* Baixo nível de evidência.

Em pacientes cirúrgicos anêmicos assintomáticos, *otiming* da transfusão de hemácias no período perioperatório também não é bem definido na literatura[4]. Sabe-se que a anemia aumenta a morbidade e mortalidade pós-operatória, aumenta o risco de infecções e tempo de hospitalização, e carrega consigo todos os riscos inerentes às transfusões alogênicas[5]. Para minimizar a necessidade de transfusões perioperatórias, sugere-se que haja maior aceitação de níveis discretos ou moderados de anemia, otimizando-se medidas de tolerância fisiológica a ela, que se investiguem e tratem tais anemias sempre que possível, que se reduzam as perdas sanguíneas cirúrgicas, bem como os riscos de eventuais coagulopatias[5,8]. Em revisão que compreendeu 10 anos recentes, Chan e Gara concluíram que se deve ser mais liberal nas transfusões de pacientes, clínicos ou cirúrgicos, desde que apresentem fatores de risco cardiovasculares[4]. Ressalte-se que a autotransfusão é opção viável para cirurgias eletivas.

Pacientes com doenças hematológicas, benignas ou malignas, podem apresentar graus de anemia muito variáveis. A doença de base e seu tratamento, a ocorrência de insuficiência de medula óssea, a causa e a velocidade de instalação da anemia, o valor basal da hemoglobina do indivíduo (em determinadas anemias crônicas), o grau de adaptação à hipóxia, bem como as comorbidades, são fatores a serem considerados quanto às necessidades transfusionais de cada paciente. Às vezes, dificuldades transfusionais adicionais são impostas por existência de aloimunização ou autoanticorpos. Não existe um regime transfusional de hemácias predefinido para pacientes hematológicos, e a necessidade de tal procedimento deve ser avaliada segundo as características de cada indivíduo e do seu contexto clínico[9].

É importante salientar que a OMS (Organização Mundial da Saúde) tem implementado medidas que visam promover adequada provisão de sangue, hemocomponentes e hemoderivados, bem como estratégias para evitar/reduzir a necessidade de transfusões em pacientes clínicos ou cirúrgicos, prática designada como Manejo do Sangue (*Patient Blood Management*), com orientação transfusional claramente restritiva, objetivando a redução de transfusões desnecessárias[5,7].

Avaliação inicial na sala de emergência para transfusão de hemácias

A história e o exame físico devem investigar:

- A idade e o estado geral do paciente;
- A doença (ou agravo à saúde) de base e a existência de comorbidades críticas (especialmente doença arterial coronariana ou outras doenças cardiovasculares);
- A vigência de perdas sanguíneas e sua magnitude;
- O *status* volêmico do paciente;
- A possibilidade de existência de hemólise (icterícia, colúria e eventual esplenomegalia associadas a palidez e outros achados de anemia);
- O tamanho do baço (possibilidade de ocorrência de sequestro sanguíneo esplênico em doenças específicas);
- Os indicadores clínicos e indicadores fisiológicos de hipóxia atribuída à anemia: atentar para a presença de sinais de sofrimento hipoxêmico de órgãos vitais como coração e encéfalo, revelados na forma de taquicardia, arritmias cardíacas, dor torácica (mesmo atípica), hipotensão (principalmente na posição ortostática), dispneia, tonturas, sonolência, confusão mental ou convulsões; valorizar a fadiga extrema; medir a saturação de O_2 arterial (oximetria).

Conduta na sala de emergência para transfusão de hemácias

- Se necessário, manter o paciente em decúbito horizontal para melhor oxigenação cerebral; se a dispneia for limitante, elevar o decúbito a 30° ou 45°.
- Orientar necessidade de repouso relativo ou absoluto no leito, segundo a avaliação clínica inicial.
- Quando clinicamente indicado, orientar o paciente a levantar-se apenas quando acompanhado/amparado por terceiros.
- Obter um acesso venoso.
- Coletar hemograma (hematócrito/hemoglobina), tipagem ABO e RhD, PAI (pesquisa de anticorpos irregulares), prova cruzada e sorologias pré-transfusionais (HIV, HVB, HVC, HTLV-I e II, sífilis, doença de Chagas).
- Solicitar outros exames, desde que pertinentes ao caso.
- Manter o acesso venoso com soro fisiológico (SF) a 0,9%; a menos que se constate hipovolemia, sugere-se cautela ao hidratar pacientes anêmicos, sob o ris-

co de desenvolverem congestão pulmonar de grau variado (principalmente se idosos, ou com associação de albumina sérica baixa, insuficiência hepática, cardíaca ou renal).

- Se houver sintomas/sinais de sofrimento miocárdico isquêmico, solicitar eletrocardiograma e manter o paciente sob monitorização cardíaca.
- Se necessário (baixa saturação de O_2 arterial pela oximetria), instituir oxigenoterapia (cateter intranasal de O_2).
- Com a avaliação clínica inicial do paciente e o valor da sua hemoglobina, decidir ou não pela transfusão de hemácias, orientando-se pela Tabela 162.1 proposta por Müller et al.

Prescrição da transfusão de hemácias e monitorização do procedimento[1,6]

- A requisição do produto hemoterápico deve ser adequadamente preenchida e assinada por médico.
- A prescrição da transfusão deve ser feita exclusivamente por médico, baseada principalmente em critérios clínicos associados ao valor da hemoglobina.
- Solicitar, no máximo, dois concentrados de hemácias cada vez.
- Solicitar hemácias lavadas, irradiadas ou desleucocitadas/filtradas nas condições explicitadas nas Tabelas 162.2 a 162.4, respectivamente.

Tabela 162.2. Indicações para a transfusão de concentrado de hemácias lavado[1]

Indicações para transfusão de concentrado de hemácias lavado*
• Antecedentes de, pelo menos, 2 reações alérgicas leves associadas a transfusões
• Antecedentes de reações alérgicas graves associadas a transfusões, não evitadas com o uso de medicamentos
• Pacientes deficientes em IgA, haptoglobina ou transferrina séricas, com história de reação anafilática durante transfusões anteriores

* Lavagem com SF a 0,9% estéril para eliminar a maior quantidade possível de plasma presente no concentrado de hemácias, evitando-se reações alérgicas a proteínas plasmáticas do doador.

Tabela 162.3. Indicações para a transfusão de concentrado de hemácias irradiado[1]

Indicações para a transfusão de concentrado de hemácias irradiado*
• Portadores de imunodeficiências congênitas graves
• Portadores de linfomas, leucemias mieloides agudas ou anemia aplástica que tenha usado quimioterápicos ou imunossupressores nos últimos 6 meses
• Pacientes tratados com medicamentos análogos das purinas
• Receptores de transplantes de medula óssea autólogos ou alogênicos
• Receptores de transplantes de órgãos sólidos em uso de imunossupressores
• Quando o doador e o receptor do concentrado de hemácias tiverem algum grau de parentesco

* Irradiação gama na dose mínima de 2.500 cGy para inativação de linfócitos no concentrado de hemácias do doador, que poderiam causar a doença do enxerto versus hospedeiro em receptores suscetíveis.

Tabela 162.4. Indicações para a transfusão de concentrado de hemácias desleucocitado/filtrado[1]

Indicações para transfusão de concentrado de hemácias desleucocitado/filtrado*
• Portadores de imunodeficiências congênitas graves
• Portadores de leucemias mieloides agudas ou anemia aplástica, bem como em qualquer outro candidato a transplante de medula óssea alogênico
• Portadores de anemias hemolíticas hereditárias
• Portadores de doenças onco-hematológicas até o esclarecimento diagnóstico
• Antecedente de 2 ou mais reações febris não hemolíticas
• Paciente HIV positivo com sorologia negativa para citomegalovírus
• Gestantes não reagentes ou com sorologia desconhecida para citomegalovírus
• Candidato a qualquer tipo de transplante, não reagente para citomegalovírus, se doador também não reagente

* Remoção, através de filtro específico, de 99% dos leucócitos do concentrado de hemácias original, para diminuição da exposição do receptor aos leucócitos do doador, evitando-se complicações relacionadas à transfusão de hemocomponentes alogênicos.

- As hemácias transfundidas devem, preferencialmente, ser ABO e RhD-idênticas às do paciente; se não forem ABO e RhD-idênticas, deverão ser ABO e RhD-compatíveis (somente em exceções emergenciais ou na indisponibilidade em estoque).
- Mesmo nas emergências, amostras para as provas pré-transfusionais (tipagem ABO e RhD, PAI e prova cruzada) devem ser coletadas e enviadas à respectiva agência transfusional.
- Transfusão de hemácias sem realização da prova cruzada pode ser solicitada a critério médico, obrigatoriamente com justificativa, assinatura e CRM do prescritor, que é o responsável último pelo ato; em tais circunstâncias, deve-se obedecer apenas às tipagens ABO e RhD do paciente (se previamente conhecidas), ou transfundir sangue tipo O e RhD negativo (se tipagens forem desconhecidas); uma vez concluídos os testes pré-transfusionais, deve-se prosseguir com transfusões ABO-idênticas e RhD-idênticas ao paciente.
- Deve-se transfundir uma quantidade de hemácias suficiente para corrigir os sintomas/sinais de hipóxia ou para que a hemoglobina atinja níveis aceitáveis; o estimado é que um concentrado de hemácias (270 a 320 mL) eleve o hematócrito em 3% e a hemoglobina em 1 a 1,5 g/dL, num indivíduo adulto de estatura média e peso estimado de 70 kg.
- Nenhuma transfusão de hemácias deve exceder o período de 4 horas; se tal tempo for atingido, a transfusão deve ser interrompida e a unidade, descartada; em adultos, o habitual é que a transfusão de um concentrado de hemácias ocorra em 1 ou 2 horas, salvo em contraindicação médica, quando deverá ocorrer mais lentamente.
- A febre não consiste em contraindicação absoluta para a transfusão de hemácias: sugere-se abaixar a temperatura do paciente, quando febril, pois a vigência de febre pode mascarar a ocorrência de eventual reação transfusional febril, hemolítica ou não.

- É desnecessário diluir o concentrado de hemácias antes da transfusão.
- É desnecessário aquecer o concentrado de hemácias antes da transfusão (excepcionalmente, quando o aquecimento for indicado, deverá ser realizado com equipamento e monitoramento adequados, sob orientação de médico hemoterapeuta).
- Nenhum fluido ou droga poderá ser adicionado ao concentrado de hemácias para infusão conjunta; o sistema de transfusão poderá ser compartilhado unicamente com cloreto de sódio a 0,9%.
- A instalação do concentrado de hemácias e o monitoramento da infusão são responsabilidades da equipe de enfermagem.
- A transfusão de hemácias pode ser realizada em acessos venosos periféricos ou centrais.
- Todo e qualquer tipo de reação transfusional deve ser imediatamente seguida de interrupção da transfusão; o médico deve ser comunicado para assistência clínica adequada ao paciente (veja o tópico "Hemocomponentes: complicações"; a bolsa de hemácias contendo o sangue ainda não transfundido deverá ser rapidamente devolvida à agência transfusional com a devida justificativa médica, e o episódio deve ser documentado com clareza no prontuário do paciente;
- Reavaliar clinicamente o paciente depois de cada unidade de glóbulos vermelhos transfundida.
- Solicitar Ht e Hb 1 hora após o término da transfusão de hemácias.

Transfusão de plaquetas

Plaquetas podem ser extraídas de uma doação de sangue total ou coletadas por aférese. Cada doação de sangue total produz 1 unidade de plaquetas com cerca de $5,5 \times 10^{10}$ plaquetas diluídas em 50 a 60 mL de plasma. Cada coleta por aférese gera 1 unidade de maior volume, com cerca de 30×10^{10} plaquetas diluídas em 250 a 300 mL de plasma. Admite-se que 1 unidade de plaquetas coletadas por aférese corresponde a 6 a 8 unidades de plaquetas obtidas a partir de sangue total[1].

As principais indicações de transfusão de plaquetas são as trombocitopenias decorrentes de falência medular por doenças hematológicas, principalmente quando tratadas com quimioterapia mieloablativa, radioterapia e/ou transplante de medula óssea[1,10,11].

Na estratégia terapêutica de transfusão de plaquetas, tal procedimento costuma controlar quase todos os tipos de sangramentos no grupo de pacientes acima citados, com rara evolução para hemorragias incapacitantes ou fatais (1% a 2%). Sugere-se que o gatilho clínico para início de transfusões terapêuticas deva ser presença de sangramento cutâneo maior (petéquias ou equimoses em grande número ou disseminadas) e/ou sangramento mucoso (sobretudo de mucosa oral), bem como ocorrência de sangramentos decorrentes de traumas ou procedimentos invasivos[12,13]. Entretanto, pacientes com leucemia mieloide aguda (LMA), em tratamento ou não, parecem apresentar risco maior de evolução para hemorragias graves (~7%), a despeito do recebimento de transfusões terapêuticas para sangramentos menos significativos[12,13].

Com relação à estratégia de transfusão profilática de plaquetas, a literatura aborda alguns pontos críticos, a saber[10-13]:

I – Deve ser realizada?
II – Qual seria a contagem plaquetária indicadora de transfusão profilática?

É bem estabelecido que existe risco potencial de hemorragias espontâneas, inclusive fatais, quando a contagem plaquetária se situar abaixo de 20.000/mm³. O Ministério da Saúde preconiza transfusões profiláticas sempre que plaquetas forem iguais a 10.000/mm³ ou inferiores, ou em contagens inferiores ou iguais a 20.000/mm³, na: presença de febre, vigência de drogas/condições clínicas que interfiram na função/sobrevida plaquetária, ocorrência de outros distúrbios da hemostasia, constatação de esplenomegalia ou presença de síndrome purpúrica. Indica, também, nas quedas abruptas da contagem plaquetária abaixo de 20.000/mm³[1].

Estudos recentes, entretanto, salientam vários efeitos indesejáveis das transfusões plaquetárias, incluindo diferentes reações adversas à infusão, ação antiapoptótica e pró-angiogênica, promoção do crescimento de neoplasias e de ocorrência de metástases, e indução de trombose venosa profunda[12,13]. O consumo das plaquetas transfundidas, a refratariedade às transfusões e custos hospitalares relacionados ao procedimento também são mencionados[1].

Assim, tem-se sugerido que é possível assumir estratégia mais restritiva para a transfusão profilática de plaquetas, a despeito de contagem matinal menor ou igual a 10.000/mm³, desde que o paciente esteja clinicamente estável e sem sangramentos[12,13]. A decisão de se transfundir plaquetas profilaticamente seria, então, mais baseada na condição clínica do doente do que num dado valor numérico de plaquetas[12,13]. A exceção corresponderia aos pacientes com LMA, em tratamento ou não, que, por apresentarem maior risco de sangramentos, deveriam ser transfundidos profilaticamente quando a contagem plaquetária fosse menor ou igual a 10.000/mm³, mesmo na ausência de sangramentos[12]. O Ministério da Saúde (2015) também salienta que doentes com plaquetopenias por falência medular de caráter crônico, como aplasias de medula óssea e síndromes mielodisplásicas, toleram relativamente bem as baixas contagens de plaquetas, devendo ser transfundidos quando apresentarem manifestações hemorrágicas ou contagem plaquetária menor ou igual a 5.000/mm³[1]. Mais raramente, plaquetas são transfundidas em doenças plaquetárias hereditárias ou em plaquetopenias decorrentes de destruição periférica de plaquetas[1].

Rotineiramente, plaquetas não devem ser transfundidas em plaquetopenias imunomediadas (púrpura trombocitopênica imunomediada – PTI), exceto na vigência de sangramentos com risco de óbito ou em condição pré-operatória para cirurgia potencialmente hemorrágica, sempre acompanhada de infusão de imunoglobulina intravenosa (IGIV) – dose total de 2 g/kg, dividida em dois dias (1 g/kg/dia), e corticosteroides (metilprednisolona intravenosa – 15 a 20 mg/kg/dia ou 1g/dia, por três dias)[1,14].

Avaliação inicial na sala de emergência para transfusão de plaquetas

A história e o exame físico devem investigar:

- Idade e estado geral do paciente;
- História pessoal e/ou familiar de diáteses hemorrágicas e eventuais diagnósticos previamente estabelecidos (incluindo problemas em vasos sanguíneos, nas plaquetas – número/função, na cascata de coagulação, na fibrinólise);
- Doença (ou agravo à saúde) de base, com risco para insuficiência medular (pancitopenia, incluindo plaquetopenia);
- Eventual diagnóstico de LMA (ao diagnóstico ou sob tratamento);
- Tratamentos prévios/uso de medicamentos capazes de induzir plaquetopenia ou comprometer a função plaquetária (por exemplo, ácido acetilsalicílico);
- Condições clínicas capazes de interferir na função plaquetária (por exemplo, uremia);
- Vigência, magnitude e velocidade de instalação de perdas sanguíneas, bem como sua apresentação: petéquias e/ou equimoses (púrpura seca) e/ou sangramento mucoso (púrpura úmida);
- *Status* volêmico do paciente;
- Ocorrência de sangramentos que impõem risco de óbito [particularmente, no sistema nervoso central (SNC) e/ou trato digestório];
- Valor da pressão arterial (picos hipertensivos potencializam o risco de sangramentos em indivíduos plaquetopênicos);
- Alteração recente na acuidade visual (risco de hemorragias retinianas ou nos humores oculares em indivíduos plaquetopênicos);
- Vigência de febre (efeito vasodilatador potencializa o risco de sangramentos em indivíduos plaquetopênicos);
- Vigência de esplenomegalia (hiperesplenismo causa sequestro de plaquetas, agravando a plaquetopenia);
- História recente de traumas
- Cirurgias e/ou procedimentos invasivos realizados ou previstos;
- Ocorrência recente de infecções ou vacinação que possam sugerir origem imunomediada para a plaquetopenia (na PTI, geralmente, o hemograma evidencia plaquetopenia exclusiva, com preservação das demais linhagens celulares);
- Contagem plaquetária: se inferior ou igual a 10.000/mm^3, se entre 10.000 e 20.000/mm^3, se superior ou igual a 20.000/mm^3.

Conduta na sala de emergência para transfusão de plaquetas

- Orientar necessidade de repouso relativo ou absoluto no leito, segundo a avaliação clínica inicial (por exemplo, hipotensão, risco de quedas e traumatismo craniano com hemorragia no SNC etc.).
- Quando clinicamente indicado, orientar o paciente a levantar-se apenas quando acompanhado/amparado por terceiros.
- Obter um acesso venoso: veia periférica ou veia jugular externa (nesse caso, preferencialmente por meio de punção guiada por ultrassom); implantação de cateteres em veia jugular interna pode ser extremamente perigosa, pelo risco de acidente em artéria carótida (possibilidade de hemorragia incoercível em indivíduo plaquetopênico); dissecção venosa, se indicada.
- Coletar hemograma (com contagem de plaquetas), tipagem ABO e RhD, PAI, prova cruzada e sorologias pré-transfusionais (HIV, HVB, HVC, HTLV-I e II, sífilis, doença de Chagas): a depender da gravidade do sangramento vigente, transfusão de hemácias poderá ser necessária.
- Manter o acesso venoso com SF a 0,9%.
- Solicitar outros exames, desde que pertinentes ao caso (fundoscopia ocular, exames de imagem etc.).

Prescrição da transfusão de plaquetas e monitorização do procedimento

- A requisição do produto hemoterápico deve ser adequadamente preenchida e assinada por médico.
- As plaquetas transfundidas devem, preferencialmente, ser ABO-idênticas às do paciente; se não forem ABO-idênticas, deverão ser ABO-compatíveis (ainda assim, somente em exceções emergenciais); a transfusão de plaquetas ABO incompatíveis reduz o incremento da contagem pós-transfusional, podendo ser efetuada, em casos de urgência, em pacientes que não necessitarão de suporte transfusional plaquetário crônico.
- As plaquetas transfundidas devem ser, preferencialmente, RhD-idênticas às do paciente, pois pode ocorrer aloimunização em pacientes RhD negativos que receberem plaquetas de doador RhD positivo (por contaminação do concentrado de plaquetas doado com hemácias RhD positivas do próprio doador).
- Mesmo nas emergências, amostras para as provas pré-transfusionais (tipagem ABO e RhD, PAI e prova cruzada) devem ser coletadas e enviadas à respectiva agência transfusional.
- A prescrição da transfusão deve ser feita exclusivamente por médico, baseada em critérios clínicos associados à contagem de plaquetas.
- Solicitar 1 unidade de plaquetas para cada 7 a 10 kg de peso do paciente; alternativamente, solicitar 1 unidade de aférese de plaquetas para indivíduos com peso maior ou igual a 55 kg.
- As indicações de transfusão profilática e terapêutica de plaquetas estão dispostas nas Tabelas 162.5 a 162.6, respectivamente.

Tabela 162.5. Indicações para a transfusão profilática de plaquetas (na ausência de sangramentos) nas plaquetopenias decorrentes de falência medular[1,12,13]

Indicações para transfusão profilática de plaquetas nas plaquetopenias decorrentes de falência medular*
• Plaquetas ≤ 5.000/mm³, nos casos de falência medular de caráter crônico (p. ex., aplasia de medula óssea e síndromes mielodisplásicas)
• Plaquetas ≤ 10.000/mm³, nos casos de falência medular de caráter agudo (sobretudo nos pacientes com LMA, em tratamento ou não, por apresentarem maior risco de sangramentos)
• Plaquetas entre 10.000/mm³ e 20.000/mm³ na vigência de febre, drogas/condições clínicas que interfiram na função/sobrevida plaquetária, outros distúrbios da hemostasia, esplenomegalia
• Quedas abruptas da contagem plaquetária abaixo de 20.000/mm³
• Procedimentos invasivos como punções em cavidades fechadas, implantação de cateteres venosos, punção liquórica, biópsia hepática, biópsia de medula óssea, endoscopia digestiva com biópsia, broncoscopia com biópsia, extrações dentárias, cirurgias de médio e grande porte**
• Cirurgias oftalmológicas e neurológicas***

* Estratégia restritiva para a transfusão profilática de plaquetas sugere que o procedimento se baseie mais na condição clínica do doente do que na contagem de plaquetas, a despeito de valores ≤ 10.000/mm³.

** Não há *trials* randomizados avaliando a necessidade de transfusões profiláticas e qual a contagem mínima de plaquetas para cada procedimento invasivo; sugere-se elevar a contagem plaquetária para valor ≥ 50.000/mm³; se houver apenas plaquetopenia, sem história clínica sugestiva de comprometimento da função plaquetária/alteração de outras fases da hemostasia, há relatos de procedimentos invasivos mesmo em contagens plaquetárias menores – sugere-se considerar cada caso.

*** Contagens plaquetárias ≥ 100.000/mm³.

Tabela 162.6. Indicações para a transfusão terapêutica de plaquetas (na vigência de sangramentos) nas plaquetopenias decorrentes de falência medular[1,12,13]

Indicações para transfusão terapêutica de plaquetas nas plaquetopenias decorrentes de falência medular*
• Presença de sangramento cutâneo maior (petéquias ou equimoses em grande número ou disseminadas – púrpura seca)
• Presença de sangramento mucoso (sobretudo de mucosa oral – púrpura úmida)
• Presença de outras hemorragias atribuídas à plaquetopenia
• Sangramentos decorrentes de traumas ou procedimentos invasivos

* Costuma controlar quase todos os sangramentos, raramente evoluindo para hemorragias incapacitantes ou fatais (1% a 2%).

- Define-se uma transfusão de plaquetas como eficaz quando houver resultados superiores a 30% em contagem efetuada após 1 hora e superiores a 20% em contagem efetuada cerca de 24 horas após a transfusão.
- A transfusão de plaquetas deve ocorrer com o equipo aberto, procedendo-se à instalação contínua de unidade após unidade, até o término delas; igualmente, uma unidade de aférese de plaquetas deve correr com o equipo aberto.
- A febre não consiste em contraindicação absoluta para a transfusão de plaquetas: sugere-se abaixar a temperatura do paciente, quando febril, pois a vigência de febre pode mascarar a ocorrência de eventual reação transfusional febril.
- É desnecessário diluir o concentrado de plaquetas antes da transfusão.
- É desnecessário aquecer o concentrado de plaquetas antes da transfusão.
- Nenhum fluido ou droga poderá ser adicionado ao concentrado de plaquetas para infusão conjunta; o equipo de transfusão poderá ser compartilhado unicamente com cloreto de sódio a 0,9%.
- A instalação do concentrado de plaquetas e o monitoramento da infusão são responsabilidades da equipe de enfermagem.
- A transfusão de plaquetas pode ser realizada em acessos venosos periféricos ou centrais.
- Todo e qualquer tipo de reação transfusional deve ser imediatamente seguida de interrupção da transfusão; o médico deve ser comunicado para assistência clínica adequada ao paciente (veja o tópico "Hemocomponentes: complicações"); a bolsa de plaquetas contendo o hemocomponente ainda não transfundido deverá ser rapidamente devolvida à agência transfusional com a devida justificativa médica, e o episódio deve ser documentado com clareza no prontuário do paciente.
- Reavaliar clinicamente o paciente depois da transfusão de plaquetas.
- Solicitar contagem de plaquetas 1 hora após o término da transfusão.

Transfusão de plasma fresco congelado

O plasma fresco congelado (PFC) é obtido quando se retiram hemácias e plaquetas de uma unidade de sangue total doado. É constituído de água, proteínas (albumina, globulinas, fatores de coagulação, proteínas do complemento, proteínas anticoagulantes, entre outras), carboidratos, lipídios e sais minerais. O PFC é rico em fatores V, VII, IX e fibrinogênio, tendo um volume médio de cerca de 180 mL. Também contém 70 UI ou mais de fator VIII por 100 mL[1].

A transfusão de PFC deve ser feita na deficiência de múltiplos fatores de coagulação, quando não houver disponíveis concentrados estáveis dos respectivos fatores[1].

Avaliação inicial na sala de emergência para transfusão de PFC

A história e o exame físico devem investigar:

- Idade e estado geral do paciente;
- História pessoal e/ou familiar de diáteses hemorrágicas, incluindo eventuais diagnósticos previamente estabelecidos/atuais (envolvendo a cascata de coagulação e fibrinólise);
- Hepatopatia de qualquer natureza;
- Presença de sepse;
- Vigência, magnitude e velocidade de instalação de perdas sanguíneas: equimoses, hematomas, sangramentos intra-parenquimatosos (órgãos) e/ou sangramento em cavidades virtuais (hemotórax, hemoperitônio, hemartrose);

- Uso de anticoagulantes orais;
- Ocorrência de sangramentos que impõem risco de óbito (particularmente, no SNC e/ou trato digestório);
- Valor da pressão arterial (picos hipertensivos potencializam o risco de sangramentos);
- Vigência de febre (efeito vasodilatador potencializa o risco de sangramentos);
- Vigência de esplenomegalia (hiperesplenismo causa sequestro de plaquetas, potencializando o risco hemorrágico);
- História recente de traumas;
- Cirurgias e/ou procedimentos invasivos realizados ou previstos;
- *Status* volêmico do paciente.

Conduta na sala de emergência para transfusão de PFC

- Orientar necessidade de repouso relativo ou absoluto no leito, segundo a avaliação clínica inicial (por exemplo, hipotensão, encefalopatia, risco de quedas e traumatismo craniano com hemorragia no SNC etc.).
- Quando clinicamente indicado, orientar o paciente a levantar-se apenas quando acompanhado/amparado por terceiros.
- Obter um acesso venoso: veia periférica ou veia jugular externa (nesse caso, preferencialmente por meio de punção guiada por ultrassom); a implantação de cateteres em veia jugular interna pode ser extremamente perigosa, pelo risco de acidente em artéria carótida (possibilidade de hemorragia incoercível em indivíduo com distúrbio de coagulação); dissecção venosa, se indicada.
- Coletar coagulograma, hemograma (com contagem de plaquetas), tipagem ABO e RhD, PAI, prova cruzada e sorologias pré-transfusionais (HIV, HVB, HVC, HTLV-I e II, sífilis, doença de Chagas): a depender da gravidade do sangramento vigente, transfusão de hemácias poderá ser necessária.
- Manter o acesso venoso com SF a 0,9%.
- Solicitar outros exames, desde que pertinentes ao caso (exames de imagem etc.).

Prescrição da transfusão de PFC e monitorização do procedimento[1]

- A requisição do produto hemoterápico deve ser adequadamente preenchida e assinada por médico.
- O PFC deve ser preferencialmente ABO-compatível, mas não necessariamente ABO-idêntico; não é necessário considerar o sistema Rh para a transfusão de PFC.
- Mesmo nas emergências, amostras para as provas pré-transfusionais (tipagem ABO e RhD, PAI e prova cruzada) devem ser coletadas e enviadas à respectiva agência transfusional.
- A prescrição da transfusão deve ser feita exclusivamente por médico, baseada em critérios clínicos e laboratoriais.
- Solicitar 10 a 20 mL de PFC/kg de peso do paciente (esse volume potencialmente aumenta em 20% a 30% os níveis dos fatores de coagulação).
- As indicações de transfusão profilática e terapêutica de PFC estão dispostas na Tabela 162.7.
- As contraindicações para o uso de PFC estão dispostas na Tabela 162.8.
- Para definir os intervalos entre as doses de PFC, considerar a meia-vida do(s) fator(es) de coagulação que se deseja repor; basear-se no fator de menor meia-vida.
- O controle do sangramento e a normalização dos testes de coagulação são parâmetros usados para a parada de reposição de PFC.
- A transfusão do PFC deve ocorrer num tempo máximo de 1 hora.

Tabela 162.7. Indicações para a transfusão profilática (risco potencial de sangramentos) e terapêutica (na vigência de sangramentos) de PFC[1]

Indicações para transfusão profilática e terapêutica de PFC
Hepatopatias (redução da síntese de fatores da coagulação) com sangramento ativo ou que serão submetidos a procedimentos invasivos*
Coagulação intravascular disseminada (CID) na vigência de sangramento
Ação excessiva de varfarina (droga com efeito antivitamina K) evidenciada pelo alargamento do TP padronizado pelo INR (*International Normalized Ratio*)**
Transfusão maciça desencadeante de coagulopatia, com sangramento ativo (principalmente em traumas graves, com grandes perdas sanguíneas repostas com cristaloides)
Em deficiências isoladas de fatores de coagulação (principalmente fator V e fator XI), quando não houver o concentrado do fator isolado disponível
Como fluido de reposição na plasmaférese terapêutica para PTT (púrpura trombocitopênica trombótica), por ser fonte da metaloprotease ADAMTS 13, que metaboliza os multímeros de alto peso molecular do fator de von Willebrand***

* Não é consenso, pois costuma corrigir incompletamente o distúrbio de coagulação; o complexo protrombínico é o hemoderivado mais eficaz para a correção, entretanto se associa com ocorrência de eventos trombóticos, além de ser rotineiramente liberado apenas para hemofílicos.

** Também suspender a varfarina e administrar vitamina K via oral ou parenteral; monitorar laboratorialmente até correção do INR.

*** Pode-se também usar o plasma isento de crioprecipitado (PIC) para essa finalidade.

Tabela 162.8. Contraindicações para a transfusão de PFC[1]

Contraindicações para a transfusão de PFC
Como expansor volêmico ou em hipovolemias agudas (mesmo quando houver hipoalbuminemia)
Em sangramentos na ausência de coagulopatia
Para correção de coagulograma alterado na ausência de sangramentos e na ausência de previsão de procedimentos invasivos
Em estados de perda proteica
Em estados de imunodeficiência

- Nenhum fluido ou droga poderá ser adicionado ao PFC para infusão conjunta; o equipo de transfusão poderá ser compartilhado unicamente com cloreto de sódio a 0,9%.
- A instalação do PFC e o monitoramento da infusão são responsabilidades da equipe de enfermagem.
- A transfusão de PFC pode ser realizada em acessos venosos periféricos ou centrais.
- Todo e qualquer tipo de reação transfusional deve ser imediatamente seguida de interrupção da transfusão; o médico deve ser comunicado para assistência clínica adequada ao paciente o volume de PFC não transfundido deverá ser rapidamente devolvido à agência transfusional com a devida justificativa médica, e o episódio deve ser documentado com clareza no prontuário do paciente.
- Reavaliar clinicamente o paciente depois da transfusão.

Transfusão de crioprecipitado

O crioprecipitado (CRIO) é obtido pelo descongelamento de uma unidade de PFC e retirada do sobrenadante. A proteína precipitada nos 10 a 15 mL de plasma restantes na bolsa é recongelada, constituindo o crioprecipitado. Esse volume contém pelo menos 80 a 150U de fator VIII, 100 a 150U de fator de von Willebrand, 150 a 250 mg de fibrinogênio, 50 a 75U de fator XIII, e fibronectina.

Sempre que possível, utilizar CRIO ABO-compatível. A dose a ser utilizada pode ser assim calculada: 1,0 a 1,5 bolsa de CRIO para cada 10 kg de peso do paciente (projetando-se fibrinogênio esperado de 100 mg/dL, nível esse com atividade hemostática). Fazer reavaliação diariamente.

As indicações e contraindicações para a transfusão de CRIO estão dispostas nas Tabelas 162.9 e 162.10, respectivamente.

Para mais detalhes, sugere-se a leitura do *Guia para uso de hemocomponentes*, do Ministério da Saúde (2015)[1].

Tabela 162.9. Indicações para a transfusão de crioprecipitado[1]

Indicações para transfusão de crioprecipitado
• Pacientes com deficiência congênita ou adquirida de fibrinogênio, na vigência de hemorragias
• Pacientes com CID apresentando hipofibrinogenemia (níveis inferiores a 70 a 100 mg/dL)
• Pacientes com hemorragias por deficiência de fator XIII, quando não se dispuser do concentrado de fator XIII purificado
• Pacientes com hemorragias por deficiência do fator de von Willebrand, quando não responderem ao uso de DDAVP, quando não houver concentrado de fator de von Willebrand ou concentrado de fator VIII rico em multímeros de von Willebrand

Tabela 162.10. Contraindicações para a transfusão de crioprecipitado[1]

Contraindicações para transfusão de crioprecipitado
• Não deve ser utilizado em condições diferentes das deficiências de fibrinogênio ou de fator XIII
• Na doença de von Willebrand (ver Tabela 162.9)

Hemocomponentes: complicações

Introdução

As transfusões devem ser indicadas somente quando os benefícios esperados sobrepõem os riscos potenciais. Esses riscos são chamados de reações transfusionais (RTs) e podem ocorrer apesar da correta indicação e administração do hemocomponente. Estima-se que 1% a 3% das transfusões sanguíneas desencadeiem RTs, resultante de algum incidente no ciclo do sangue ou na interação entre o receptor e o hemocomponente (produto biológico ativo/doador)[15]. No Brasil, existe subnotificação significativa das RTs, registrando-se uma incidência menor que 1%[16]. Desse modo, torna-se importante a pronta identificação das possíveis RTs, assim como o tratamento e a prevenção de novos episódios. A gravidade das RTs é variável, sendo fatais ou causando desconforto para o paciente, além de custos adicionais para o sistema de saúde (diagnóstico, tratamento e aumento do tempo de hospitalização)[1].

Na prática, as RTs são divididas em imediatas ou tardias, por sua vez, subdivididas em imunes e não imunes. As imediatas são aquelas que ocorrem durante ou até 24 horas após a transfusão, e as tardias são as que ocorrem depois de 24 horas do início da transfusão (Tabela 162.11).

Tabela 162.11. Classificação das reações transfusionais em imediatas ou tardias e em imunes e não imunes*

Reações transfusionais	IMUNES	NÃO IMUNES
Imediatas	Reação febril não hemolítica – RFNH	Contaminação bacteriana – CB
	Reação hemolítica aguda imune – RHAI	Reação hipotensiva relacionada à transfusão – HIPOT
	Reação alérgica: leve, moderada, grave (anafilática) – RALG	Sobrecarga circulatória associada à transfusão – SC/TACO
	Lesão pulmonar aguda relacionada à transfusão (TRALI – *Transfusion Related Lung Injury*)	Reação hemolítica aguda não imune – RHANI
		Embolia aérea
		Hipotermia
		Distúrbios metabólicos – DM
		Dispneia associada à transfusão – DAT
		Dor aguda relacionada à transfusão – DA
Tardias	Reação hemolítica tardia – RHT	Hemossiderose – HEMOS
	Aloimunização eritrocitária ou aparecimento de anticorpos irregulares – ALO/PAI	Transmissão de doenças infecciosas – DT
	Aloimunização HLA	
	Doença do enxerto contra o hospedeiro pós-transfusional – DECH	
	Púrpura pós transfusional – PPT	
	Imunomodulação	

* Adaptado de: Ministério da Saúde[1].

Por se tratar de livro sobre "Medicina de Urgência e Emergência", serão discutidas aqui apenas as RTs imediatas imunes e não imunes, que apresentam maior potencial para ocorrer em situações emergenciais, em ambientes hospitalares. O resumo delas será apresentado no Tabela 162.12.

As RTs tardias terão apenas suas características principais sumariamente descritas no Tabela 162.13, ao final deste capítulo.

Reações transfusionais imediatas

Imunes

Reação febril não hemolítica – RFNH

A RFNH é definida como aumento de temperatura corporal acima de 1 °C durante ou após a transfusão de sangue, na ausência de outra causa subjacente. A fisiopatologia ocorre por dois mecanismos distintos. O primeiro, por interação entre anticorpo no plasma do receptor e antígeno leucocitário ou plaquetário presente no hemocomponente transfundido, levando à ativação do complemento e liberação de pirógenos endógenos. O segundo, pela liberação de interleucinas pró-inflamatórias derivadas dos leucócitos, presentes e acumuladas na bolsa durante sua estocagem[17].

Os sinais e sintomas mais comuns são de calafrios, tremores e febre, durante ou após a transfusão. Outros sintomas como cefaleia, náuseas, vômitos, hipertensão, hipotensão e dor abdominal. em conjunto com o aparecimento de febre, devem ser considerados. O diagnóstico é de exclusão, devendo-se eliminar outras causas de febre como reação febril hemolítica imune, contaminação bacteriana (CB), TRALI e outras causas de febre relacionada à doença de base ou infecção. Assim, deve-se descontinuar a transfusão e colher amostras da bolsa e do paciente para a realização das respectivas hemoculturas e repetição dos testes pré-transfusionais de compatibilidade. A febre costuma ser autolimitada. Nos casos graves, com calafrios persistentes, pode-se utilizar meperidina intravenosa – 25 a 50 mg. Medidas profiláticas podem ser tomadas após o segundo episódio leve, ou após o primeiro grave, utilizando-se antitérmico 1 hora antes da transfusão e/ou desleucocitação/filtragem prévia dos hemocomponentes[18].

Reação hemolítica aguda imune – RHAI

A reação hemolítica aguda (RHA) ocorre por hemólise intravascular de hemácias incompatíveis transfundidas devido à presença de anticorpos pré-formados no plasma do receptor. Geralmente, ocorre à infusão de concentrado de hemácias ABO incompatíveis, devido a erros de identificação de amostras e de pacientes. A fisiopatologia deve-se à presença de anticorpos ativadores de complemento presentes no plasma do receptor contra determinado antígeno eritrocitário presente nas hemácias do doador, desencadeando hemólise intravascular[18].

Caracteriza-se por dor no local da infusão, no tórax, abdome e/ou flancos, hipotensão grave, febre, calafrios, hemoglobinúria, ansiedade, inquietação e sensação de morte iminente. Pode evoluir com insuficiência renal por necrose tubular aguda e coagulação intravascular disseminada (CID). Esta última pode consistir no único indício de reação hemolítica aguda (RHA) em pacientes anestesiados. O diagnóstico, além de clínico, baseia-se nos achados laboratoriais, como teste de antiglobulina direto – TAD (Coombs direto) positivo, queda da hemoglobina/hematócrito, hemoglobinúria e elevação dos níveis de bilirrubina indireta e desidrogenase láctica (DHL), e diminuição da haptoglobina. O diagnóstico diferencial é com reação transfusional por CB, devendo-se colher amostras de sangue da bolsa e do paciente para a realização de hemocultura e repetição dos testes pré-transfusionais de compatibilidade[19].

Sempre que houver suspeita de RHA, a transfusão deverá ser imediatamente suspensa, sendo realizada a checagem da identificação da bolsa e do paciente (nome, registro, tipagem ABO do paciente e da bolsa e identificação da bolsa) para evidenciar provável troca de amostra/paciente. Essa RT é considerada uma reação extremamente grave, podendo evoluir para óbito, estando sua gravidade diretamente relacionada ao volume de hemácias infundidas e à prontidão ou não das medidas clínicas[19].

O tratamento consiste em hidratação com SF a 0,9%; diurético pode ser necessário (furosemida 40 a 80 mg), assim como dopamina em baixas doses (menores que 5 μg/kg/min), com o objetivo de aumentar o débito cardíaco e aumentar o fluxo plasmático renal. PFC, na dose de 10 a 20 mL/kg, e crioprecipitado (quando fibrinogênio for menor que 100 mg/dL) poderão ser usados se CID[18].

A prevenção da RHA consiste na checagem de todas as etapas relacionadas à transfusão, desde a identificação correta da amostra pré-transfusional até a conferência da identificação da bolsa e do paciente, no momento da instalação do hemocomponente[17].

Reação alérgica – RALG

A RALG é definida como o aparecimento de reação de hipersensibilidade em decorrência da transfusão de sangue. Resulta da reação antígeno-anticorpo, sendo os antígenos substâncias solúveis no plasma da unidade doadora contra os quais o receptor tenha sido previamente sensibilizado, incluindo medicamentos, substâncias químicas utilizadas na produção e esterilização das bolsas/equipos e, mais raramente, nos alimentos ingeridos pelo doador. O rápido início de sintomas gastrointestinais e choque, na ausência de febre, frequentemente, distingue esse tipo de reação das reações hemolíticas agudas, CB e/ou reação febril não hemolítica (RFNH)[17].

Pode ser dividida em três tipos, conforme a gravidade das manifestações clínicas:

- Leve: máculas ou pápulas eritematosas e pruriginosas (urticariformes);
- Moderada: associam-se rouquidão, tosse, dispneia, sibilos, náuseas e vômitos aos sintomas anteriores;
- Grave: choque anafilático.

Diante de uma RALG, a transfusão deve ser interrompida e o paciente, medicado com anti-histamínico (difenidramina intravenosa ou intramuscular profunda) e hidrocortisona/metilprednisolona intravenosos. Nos quadros mais graves, tratar o broncoespasmo e/ou choque, conforme protocolos médicos, além de proceder às medidas anteriores[17].

O diagnóstico diferencial deve incluir outras reações alérgicas (a medicamentos), asma brônquica, embolia pulmonar, lesão pulmonar aguda relacionada à transfusão (TRALI) e sobrecarga circulatória associada à transfusão (SC/TACO)[20].

A prevenção pode ser feita após o segundo episódio leve, ou após o primeiro grave, utilizando anti-histamínico 1 hora antes da transfusão. Nesses casos é imperativo o acompanhamento rigoroso do ato transfusional. Caso a medicação não evite a ocorrência de reações semelhantes, deve-se optar pela lavagem do concentrado de hemácias[18].

Lesão pulmonar aguda relacionada à transfusão – TRALI

TRALI é caracterizada como dispneia aguda com hipóxia e infiltrado pulmonar bilateral, que ocorre após a transfusão, não decorrente de sobrecarga circulatória ou de outras prováveis causas de insuficiência respiratória. Dois mecanismos são relacionados à fisiopatologia: a primeira é de origem imunológica e se deve à infusão de anticorpos anti-HLA (antígenos leucoplaquetários) ou anti-HNA (antígenos neutrofílicos) presentes no plasma do doador, que ativam neutrófilos do receptor liberando citocinas e levando a uma lesão endotelial e extravasamento capilar; a segunda, de origem não imunológica, propõe que mediadores biológicos ativariam neutrófilos já estimulados devido a fatores predisponentes no receptor[21].

Os pacientes apresentam dispneia ou desconforto respiratório de instalação súbita. Podem aparecer simultaneamente: febre, hipóxia, cianose, taquicardia e hipotensão não responsiva à administração de fluidos. Os sintomas ocorrem durante a transfusão ou até 6 horas após. A imagem pulmonar característica é o infiltrado pulmonar bilateral sem evidências de sobrecarga circulatória (sem hipertensão atrial esquerda). O diagnóstico diferencial deverá ser realizado principalmente com SC/TACO, reação alérgica grave anafilaxia (RALG) e CB[22].

O tratamento baseia-se em reversão da hipoxemia com oxigenoterapia e ventilação mecânica, se necessária. A maioria dos pacientes recupera a função pulmonar em 48 a 96 horas. Na prevenção de novos episódios, devem-se eliminar os plasmas de doadores que foram implicados no quadro de TRALI em transfusão anterior e não utilizar plasma de doadoras multíparas[23].

Não imunes

Contaminação bacteriana – CB

A reação por CB é caracterizada pela presença de bactéria na bolsa do hemocomponente transfundido. As principais causas de contaminação de hemocomponentes são: antissepsia inadequada durante o processo de flebotomia, com contaminação da bolsa por bactérias procedentes da pele do doador; ocorrência de bacteremia no doador, sintomática ou assintomática, não detectada na triagem clínica; estocagem inadequada e transporte, principalmente dos concentrados de plaquetas; manipulação inadequada da bolsa de sangue para infusão[18].

Os sintomas são: febre alta (superior a 39 °C ou aumento de 2 °C em relação à temperatura pré-transfusional), calafrios, tremores, náusea, vômitos, hipotensão e choque. Podem ocorrer ruborização, pele seca, dispneia, dores no corpo, diarreia, hemoglobinúria, insuficiência renal e CID[17].

A transfusão deve ser interrompida com coleta de amostras da bolsa do hemocomponente e do paciente, para coloração pelo Gram e cultura. A identificação do mesmo organismo na bolsa infundida e na amostra de sangue do receptor estabelecem o diagnóstico[17].

Amostras devem ser enviadas também para o Banco de Sangue/Agência Transfusional. Como o quadro clínico pode ser semelhante ao da RHA, RFNH e TRALI, deve-se proceder à investigação a fim de descartá-las.

O tratamento desse tipo de reação consiste na utilização de antibióticos de largo espectro, combinados com terapia para o choque séptico, falência renal e CID, que podem acompanhar o quadro. A antibioticoterapia deve ser revista após o resultado da cultura/antibiograma[18].

Reação hipotensiva relacionada à transfusão – HIPOT

A HIPOT é caracterizada por hipotensão ocorrida durante ou após o término da transfusão, na ausência de sinais e sintomas de outras reações. Apesar de sua etiologia não estar bem estabelecida, parece haver envolvimento de liberação de histamina[17].

Geralmente, há queda de pelo menos 10 mmHg na pressão arterial sistólica e na diastólica, associada a quadro de ansiedade, mal-estar e sudorese. Não há febre, calafrios ou tremores. Deve haver adequada vigilância para detectar precocemente uma reação hipotensiva[17].

Entre as medidas adotadas, está a aferição dos sinais vitais do paciente antes do início da transfusão, após 15 minutos e ao término da transfusão. Se ocorrer reação hipotensiva durante a transfusão, ela deve ser interrompida imediatamente e o paciente deve ser tratado com expansores volêmicos e outras medidas de suporte necessárias. Há melhora do quadro após os primeiros cuidados[17].

Sobrecarga circulatória relacionada à transfusão – SC/TACO

A SC/TACO caracteriza-se por edema pulmonar dentro de 6 horas da transfusão, caracterizado por evidências clínicas, ecocardiográficas e laboratoriais de hipertensão de câmaras cardíacas esquerdas. A infusão rápida de hemocomponentes, ou transfusões maciças, costumam ser os fatores desencadeantes da sobrecarga. Ela ocorre do aumento da pressão venosa central (PVC), aumento no volume sanguíneo pulmonar e diminuição da capacidade pulmonar – insuficiência cardíaca congestiva e edema pulmonar[24].

Os sintomas são de insuficiência cardíaca congestiva clássica, incluindo: dispneia, tosse, ortopneia, cianose, estase jugular, taquicardia, hipertensão, edema periférico. A ausculta usualmente revela estertoração. No diagnóstico clínico, deve-

-se lembrar de SC/TACO sempre que um paciente recebendo hemocomponente apresentar sintomas respiratórios e estertoração à ausculta pulmonar[25,26].

O tratamento é similar ao de outras sobrecargas hídricas. Recomenda-se suspender a infusão da transfusão e de outros fluidos. Deve-se disponibilizar O_2 e reduzir o volume intravascular com diuréticos intravenosos (furosemida). Alguns casos podem necessitar de suporte ventilatório mecânico. Como prevenção, em pacientes suscetíveis, a transfusão deve ser realizada lentamente (3 a 4 horas de infusão)[20].

Reação hemolítica aguda não imune – RHANI

Na RHANI ocorre hemólise por causas não imunológicas, incluindo: hemácias congeladas ou superaquecidas; infusão concomitante de medicações e/ou hidratação (soro glicosado) no mesmo acesso da transfusão; sangue administrado sob pressão (circulação extracorpórea), manipulação inadequada da bolsa de sangue etc.[17].

O diagnóstico é baseado na exclusão de hemólise por causas imunológicas. Deve-se repetir exames pré-transfusionais e realizar testes de hemólise. O tratamento é semelhante à RHAI citada anteriormente[19].

Embolia aérea

Embolia aérea é rara, mas pode ocorrer se o sangue for infundido em sistema aberto, sob pressão, ou durante a troca de hemocomponentes/manuseio das conexões. Os sintomas incluem: tosse, dispneia, cianose súbita, hipotensão, arritmia cardíaca, dor torácica e choque[17].

Se há suspeita de embolia aérea, o paciente deve ser colocado em decúbito lateral esquerdo, com a cabeça baixa, para deslocar a bolha de ar da valva pulmonar. O uso adequado de bombas de infusão e equipamento de recuperação intraoperatório (extracorpórea) é essencial para prevenir essa complicação[17].

Hipotermia

A hipotermia pode ocorrer em pacientes que recebem o componente sanguíneo refrigerado, em infusão rápida, principalmente em cateter central. Também pode ocorrer em casos de transfusão maciça. Ao se diagnosticar esse tipo de RT, deve-se aquecer o paciente e reduzir a velocidade de infusão dos hemocomponentes[17].

Distúrbios metabólicos – DMs

DMs são alterações bioquímicas relacionadas à transfusão que podem provocar diminuição da função ventricular esquerda no receptor. Ocorrem principalmente em transfusões maciças, em sangue estocado há mais de 10 dias, em pacientes com insuficiência hepática e em recém-nascidos. A toxicidade pelo citrato (anticoagulante da bolsa de coleta) ocorre quando o ácido cítrico se liga a cátions divalentes, como o cálcio e o magnésio. Habitualmente, o fígado metaboliza rapidamente esse citrato. Entretanto, em situações de transfusão maciça, em que o volume de citrato infundido excede a capacidade hepática de metabolização, pode ocorrer hipocalcemia e/ou hipomagnesemia. A hipocalcemia manifesta-se como hiperexcitabilidade neuromuscular (parestesias, tetanias), arritmias, prolongamento do intervalo QT ao eletrocardiograma e depressão da função ventricular esquerda e hipotensão. Essas manifestações habitualmente são vistas somente em pacientes submetidos a transfusões maciças e com insuficiência hepática. Pacientes na fase anepática de transplantes hepáticos são particularmente suscetíveis a essa complicação. Deve-se proceder à reposição de cálcio. A hipomagnesemia somente ocorre em casos extremos de toxicidade pelo citrato, com depressão miocárdica e arritmia ventricular[27].

Quando as hemácias são armazenadas entre 2 e 6 °C, o nível do potássio aumenta no plasma sobrenadante (hemólise parcial por lesão de estocagem). Raramente, isso pode determinar hipercalcemia no receptor[18].

Geralmente nenhuma estratégia específica é necessária se o paciente é adequadamente manejado (mantido normotérmico e normovolêmico), em qualquer situação que necessite de transfusão maciça. Para transfusões de grande volume em crianças, muitos autores preferem hemácias de até cinco a sete dias de estocagem[18,20].

Dispneia associada à transfusão – DAT

O diagnóstico dessa RT se dá por exclusão das outras reações que manifestem dispneia, como a reação por embolia aérea, a SCTACO, a reação alérgica moderada ou grave (RALG) e a CB. Se não se estabelecer o diagnóstico de nenhuma das reações acima citadas, sendo a dispneia o único achado, classifica-se a reação como DAT. O mecanismo fisiológico que leva ao quadro respiratório ainda é desconhecido[17].

Dor aguda relacionada à transfusão – DA

A dor de instalação aguda, inespecífica e intensa, em várias regiões do corpo, pode ocorrer durante ou após a instalação da transfusão. A etiologia é desconhecida até o momento, mas parece relacionar-se com a utilização de filtros para remoção de leucócitos à beira do leito ou com a transfusão de anticorpos anti-HLA da classe II. Ocorre mais comumente ao término da infusão de concentrado de hemácias, concentrado de plaquetas por aférese e *pool* de plaquetas randômicas. A sintomatologia inclui: inquietação, vermelhidão na pele, calafrios, taquipneia, dispneia, taquicardia e hipertensão[17].

Procedimentos médicos perante uma RT:
- Avaliar ocorrência de RT e classificá-la, para adequar a conduta clínica específica;
- Avaliar a possibilidade de RHAI, TRALI, RALG moderada/grave e sepse (CB) relacionada à transfusão, situações nas quais são necessárias condutas de urgência; incluir coleta de amostras pós-transfusionais do paciente para ser enviada à Agência Transfusional ou Banco de Sangue e ao laboratório clínico (Gram e cultura); bolsa e equipo devem igualmente ser encaminhados à Agência Transfusional ou Banco de Sangue (evitar contaminação no manuseio deles);
- Em casos de RALG leve (urticária) ou de SC/TACO, não são necessárias coletas de amostras pós-transfusionais;

Tabela 162.12. Resumo das reações transfusionais imediatas imunes e não imunes, com os principais achados clínicos, causas, tratamentos e prevenções

Reações transfusionais				
Tipo de reação	**Achados clínicos frequentes**	**Causas**	**Tratamentos**	**Prevenções**
Reação febril não hemolítica (RFNH)	Calafrios, tremores, febre	Anticorpos anti leucoplaquetários do receptor ou citocinas derivadas de leucócitos do doador	Interromper a transfusão, antitérmico, meperidina	Antitérmicos pré-transfusionais, hemocomponentes desleucocitados/filtrados
Hemolítica aguda imune (RHAI)	Mal-estar, calafrios, febre, angústia respiratória, cianose, ansiedade, dor torácica/abdominal/flancos, hipotensão, hemoglobinúria, insuficiência renal choque, CID	Incompatibilidade ABO ou anticorpo fixador de complemento do receptor contra outro antígeno eritrocitário do doador	Interromper a transfusão, manter sinas vitais, hidratar, repor fluidos, induzir diurese, tratar choque e CID	Assegurar correta identificação da amostra do paciente, checar rótulos da bolsa transfundida, checar o receptor
Alérgica (leve, moderada e grave – anafilática) (RALG)	Máculas e pápulas eritematosas e pruriginosas (urticária), edema de glote, broncoespasmo, choque anafilático	Anticorpos do receptor contra proteínas plasmáticas do doador (principalmente anti-IgA em receptores com deficiência de IgA)	Interromper a transfusão Leves e moderadas: anti-histamínicos, tentar prosseguir a transfusão Graves: anti-histamínicos, corticosteroides, adrenalina, não prosseguir a transfusão	Leves e moderadas: anti-histamínicos pré-transfusionais, monitorizar as transfusões Graves: hemocomponentes lavados (remoção de proteínas do plasma do doador)
Lesão pulmonar aguda relacionada à transfusão (TRALI)	Dispneia ou desconforto respiratório súbitos, cianose, taquicardia, hipotensão, febre	Anticorpos anti-HLA ou anti-HNA do doador ativam leucócitos do receptor; citocinas do doador ativam leucócitos do receptor	Interromper a transfusão, corticosteroides, suporte ventilatório e hemodinâmico	Hemácias lavadas (remoção de substâncias reativas do plasma do doador)
Contaminação bacteriana (CB)	Calafrios, tremores, febre alta, dores no corpo, dispneia, hipotensão, insuficiência renal, choque e CID	Contaminação bacteriana do hemocomponente	Interromper a transfusão, tratar a insuficiência renal e o choque, iniciar antibiótico	Cuidados na coleta, estocagem e manipulação dos hemocomponentes. Suspeitar se houver grumos ou bolhas visíveis na bolsa
Sobrecarga circulatória relacionada à transfusão (SC/TACO)	Taquidispneia, ortopneia, tosse, cianose, estase jugular, edema pulmonar, estertorações, taquicardia, hipertensão	Infusão rápida ou em excesso, transfusões maciças	Interromper a transfusão e outros fluidos, diuréticos, suplementação de O_2, suporte ventilatório	Evitar infusões rápidas e transfusões desnecessárias (em excesso)
Hemolítica aguda não imune (RHANI)	Mal-estar, calafrios, febre, angústia respiratória, cianose, ansiedade, dor torácica/abdominal/flancos, hipotensão, hemoglobinúria, insuficiência renal choque, CID	Hemácias mecânica ou quimicamente hemolisadas	Interromper a transfusão, manter sinas vitais, hidratar, repor fluidos, induzir diurese, tratar choque e CID	Inspecionar cuidadosamente a bolsa antes da transfusão, não infundir medicamentos ou soluções osmóticas concomitantemente à transfusão sanguínea (mesmo acesso), evitar infusões sob pressão
Embolia aérea	Insuficiência respiratória, tosse, dispneia, cianose	Infusões sob pressão ou inadequação na troca de bolsas de hemocomponentes ou no manuseio das conexões do acesso venoso	Interromper a transfusão	Evitar infundir hemocomponentes sob pressão, cuidado no manuseio das conexões do acesso venoso e na troca de bolsas
Hipotermia	Calafrios, tremores, hipotermia	Infusão rápida de grande volume de hemocomponente refrigerado, transfusão maciça	Reduzir a velocidade de infusão e aquecimento do paciente	Evitar infusões rápidas e transfusões em excesso
Distúrbio metabólico (DM)	Hipocalcemia, hipomagnesemia, hiperpotassemia	Toxicidade pelo citrato (mais comum em hepatopatas e em transfusões maciças)	Correção da alteração eletrolítica	Uso de hemocomponentes recentemente coletados (5 a 7 dias de coleta)
Hipotensiva relacionada à transfusão (HIPOT)	Hipotensão durante ou após a transfusão, ansiedade, mal-estar e sudorese	Liberação de histamina (principalmente em pacientes que usam inibidores ECA ou durante utilização de filtros para remoção de leucócitos à beira do leito)	Interromper a transfusão, utilização de soluções expansoras	Aferição dos sinais vitais pré-transfusão, 15 minutos após seu início e ao seu término
Dispneia associada à transfusão (DAT)	Dispneia	Desconhecida	Interromper a transfusão, sintomáticos	Evitar transfusões desnecessárias
Dor aguda relacionada à transfusão (DA)	Dor aguda inespecífica de instalação abrupta, hipertensão, taquicardia, taquipneia, dispneia e inquietação	Pode estar relacionada com utilização de filtros para remoção de leucócitos à beira do leito ou com anticorpos anti-HLA da classe II	Sintomáticos	Evitar transfusões desnecessárias

Adaptado de: Brasil[17]; Garcia e Bonequini-Júnior[28].

Tabela 162.13. Resumo das reações transfusionais tardias imunes e não imunes, com os principais achados clínicos, causas, tratamentos e prevenções

Reações transfusionais				
Tipo de reação	**Achados clínicos frequentes**	**Causa**	**Tratamento**	**Prevenção**
Reação hemolítica tardia (RHT) – aloimunização eritrocitária ou aparecimento de anticorpos irregulares (ALO/PAI)	Redução progressiva do hematócrito, icterícia, hemoglobinúria – surge de 24h a semanas após a transfusão	Resposta anamnéstica à transfusão, comumente surgem anticorpos contra os antígenos Rh, Kell, Kidd, Duffy	Sintomáticos	Identificar o anticorpo, utilizar hemácias fenotipadas e negativas para o antígeno em transfusões futuras
Doença do enxerto contra o hospedeiro pós-transfusional (DECH)	Destruição de tecidos do receptor	Reação dos linfócitos T presentes na bolsa do hemocomponente do doador contra os tecidos do receptor	Imunossupressão do receptor	Irradiação de hemocomponentes
Púrpura pós-transfusional (PPT)	Púrpura de instalação súbita 5 a 10 dias após uma transfusão	Formação de anticorpos antiplaquetários no receptor (surgem entre 5 e 10 dias após a transfusão)	Imunoglobulina intravenosa	Selecionar bolsas negativas para o antígeno plaquetário HPA-1
Imunomodulação	Tolerância imunológica	Transfusões sanguíneas	Controvérsias quanto ao benefício da regulação imune	Evitar transfusões desnecessárias
Hemossiderose (HEMOS)	Impregnação de tecidos e órgãos por ferro decorrente de transfusões de hemácias, com inúmeras alterações morfológicas e funcionais	Acúmulo de ferro em pacientes politransfundidos	Quelantes do ferro (deferoxamina/ deferiprona)	Usar quelantes do ferro, evitar transfusões desnecessárias
Doenças infecciosas (DT)	Manifestação clínica própria de cada doença	Vírus, bactérias ou protozoários	Tratar a doença específica	Exames sorológicos de maior especificidade e sensibilidade nos doadores

Adaptado de: Brasil[17]; Garcia e Bonequini-Júnior[28].

- Em alguns casos, uma amostra de urina pós-transfusão pode ser necessária (pesquisa de hemoglobinúria);
- Interromper a transfusão imediatamente e comunicar o médico do paciente, a Agência Transfusional ou Banco de sangue: todas as RTs obrigatoriamente devem ser notificadas;
- Manter acesso venoso com SF a 0,9%;
- Verificar os sinais vitais;
- Verificar todos os registros, formulários e identificação do receptor;
- Evitar iniciar uma transfusão com paciente febril ou com temperatura em ascensão; tratar a febre com antipiréticos antes de iniciar a transfusão; não dar antitérmicos para todos os pacientes (incluindo afebris) que venham a receber hemocomponentes, sob o risco de mascarar uma RT;
- Anotar todas as informações relativas à RT no prontuário do paciente.

As transfusões sanguíneas são mundialmente utilizadas como parte do tratamento de inúmeras doenças. Entretanto, existem riscos inerentes ao procedimento, muitas vezes inevitáveis. Objetivando minimizar o risco de RT, deve-se proceder à indicação criteriosa de transfusões, inclusive seguindo as diretrizes da OMS, que sugerem condutas transfusionais mais restritivas.

Referências bibliográficas

1. Brasil. Ministério da Saúde. Guia para uso de hemocomponentes. 2ª ed. Brasília: Ministério da Saúde; 2015.
2. Brasil. Ministério da Saúde. Resolução RDC n° 34/2014, de 11 junho de 2014. Dispõe sobre as Boas Práticas no Ciclo do Sangue. Brasília: Agência Nacional de Vigilância Sanitária; 2014.
3. Brasil. Mistério da Saúde. Portaria Ministerial n° 158/2016, de 4 de fevereiro de 2016. Redefine o regulamento técnico de procedimentos hemoterápicos. Brasília: Agência Nacional de Vigilância Sanitária; 2016.
4. Chan AW, de Gara CJ. An evidence-based approach to red blood cell transfusions in asymptomatically anaemic patients. Ann R Coll Surg Engl. 2015;97:556-62.
5. Shander A, Van Aken H, Colomina MJ, Gombotz H, Hofmann A, Krauspe R, et al. Patient blood management in Europe. Br J Anaesth. 2012;109(1):55-68.
6. Müller MM, Geisen C, Zacharowski K, Tonn T, Seifried E. Transfusion of packed red cells. Indications, triggers and adverse events. Dtsch Arztebl Int. 2015;112:507-18.
7. Spahn DR, Shander A, Hofmann A. The chiasm: Transfusion practice versus patient blood management. Best Pract Res Clin Anaesthesiol. 2013;27:37-42.
8. Ibister JP. The three-pillar matrix of patient blood management – An overview. Best Pract Res Clin Anaesthesiol. 2013;27:69-84.
9. Liu C, Grossman BJ. Red blood cell transfusion for hematological disorders. Hematology Am Soc Hematol Educ Program. 2015;2015:454-61.
10. Crighton GL, Estcourt LJ, Wood EM, Trivella M, Doree C, Stanworth S. A therapeutic-only versus prophylactic platelet transfusion strategy for preventing bleeding in patients with haematological disorders after myelosuppressive chemotherapy or stem cell transplantation. Cochrane Database Syst Rev. 2015;(9):CD010981.
11. Estcourt LJ, Stanworth S, Doree C, Trivella M, Hopewell S, Blanco P, et al. Different doses of prophylactic platelet transfusion for preventing bleeding in people with haematological disorders after myelosuppressive chemotherapy or stem cell transplantation. Cochrane Database Syst Rev. 2015;(10):CD010984.
12. Wandt H, Schaefer-Eckart K, Wendelin K, Pilz B, Wilhelm M, Thalheimer M, et al. Therapeutic platelet transfusion versus routine prophylactic transfusion in patients with haematological

malignancies: an open-label, multicentre, randomised study. Lancet. 2012;380:1309-16.
13. Blumberg N, Heal JM, Phillips GL, Phipps RP. Platelets – to transfuse or not to transfuse. Lancet. 2012;380:1287-9.
14. Cines DB, Bussel JB. How I treat idiopathic thrombocytopenic purpura (ITP). Blood. 2005;106:2244-51.
15. Bolton-Maggs PHB, Cohen H. Serious Hazard of transfusion (SHOT) haemovigilance and progress is improving transfusion safety. Br J Haematol. 2013;163(3):303-14,.
16. Brasil. Ministério da Saúde. Agência Nacional de Vigilância Sanitária – Anvisa. Boletim de Hemovigilância nº 7. Brasília, DF: Ministério da Saúde, 2015. Disponível em: http://portal.anvisa.gov.br/documents/33868/405222/Boletim+de+Hemovigil%C3%A2ncia+n%C2%BA+7/6e7fecae-919c-4b5b-9723-b3552ea0295f. Acesso em: 4 nov. 2016.
17. Brasil. Ministério da Saúde. Agência Nacional de Vigilância Sanitária – Anvisa. Hemovigilância – Manual Técnico de Hemovigilância: investigação das reações transfusionais imediatas e tardias não infecciosas. Brasília, DF: Ministério da Saúde; 2007.
18. Oliveira LCO, Cozac APCNC. Reações transfusionais: diagnóstico e tratamento. Medicina (Ribeirão Preto). 2003;36:431-8.
19. Capon SM, Goldfinger D. Acute hemolytic transfusion reaction, a paradigm of the systemic inflammatory response: new insights into pathophysiology and treatment. Transfusion. 1995;35(6):513-20.
20. Covas DT, Junior DML, Bordin JO. Hemoterapia: fundamentos e práticas. São Paulo: Atheneu; 2007.
21. Rana R, Fernández-Pérez ER, Khan SA, Rana S, Winters JL, Lesnick TG, et al. Transfusion-related acute lung injury and pulmonary edema in critically ill patients: a retrospective study. Transfusion. 2006;46:1478-83.
22. Vande-Vusse LK, Caldwell E, Tran E, Hogl L, Dinwiddie S, López JA, et al. The epidemiology of transfusion-related acute lung injury varies according to the applied definition of lung injury onset time. Ann Am Thorac Soc. 2015;12(9):1328-35.
23. Toy P, Gajic O, Bacchetti P, Looney MR, Gropper MA, Hubmayr R, et al. Transfusion related acute lung injury: incidence and risk factors. Blood. 2012;119:1757-67.
24. Li G, Rachmale S, Kojicic M, Shahjehan K, Malinchoc M, Daryl J, et al. Incidence and transfusion risk factors for transfusion-associated circulatory overload among medical intensive care unit patients. Transfusion. 2011;51:338-43.
25. Piccin A, Cronin M, Brady R, Sweeney J, Marcheselli L, Lawlor E. Transfusion-associated circulatory overload in Ireland: a review of cases reported to the National Haemovigilance Office 2000 to 2010. Transfusion. 2015;55:1223-30.
26. Vlaar APJ, Juffermans NP. Transfusion-related acute lung injury: a clinical review. Lancet. 2013;382:984-94.
27. Bolton-Maggs PHB. Bullet points from SHOT: key messages and recommendations from the Annual SHOT Report 2013. Transfus Med. 2014;24:197-203.
28. Garcia PC, Bonequini-Júnior P. Manual de transfusão para enfermagem. Botucatu, SP: Hospital das Clínicas da Faculdade de Medicina de Botucatu, 2015. Disponível em: http://www.hcfmb.unesp.br/wp-content/uploads/2015/01/MANUAL-TRANSFUSÃO-PARA-ENFERMAGEM-2015-EBOOK.pdf. Acesso em: 7 nov. 2016.

DOENÇA FALCIFORME

Newton Key Hokama
Leandro Lustri Almeida
Tamiris Dias da Silveira Lustri

Introdução

Doenças falciformes[1] incluem um grupo de condições patológicas herdadas geneticamente, decorrentes da presença intraeritrocitária da hemoglobina S, em apresentação homozigótica, ou em associação com outras alterações genéticas da hemoglobina (dupla heterozigose). Os principais genótipos encontrados no Brasil[2] são a anemia falciforme ($\beta^s\beta^s$), sua condição homozigótica, e as condições duplamente heterozigóticas, que incluem a hemoglobinopatia SC ($\beta^s\beta^c$) e a associação com a β-talassemia (variantes $\beta^s\beta^{th0}$ e $\beta^s\beta^{th+}$). O traço falciforme ($\beta\beta^s$), a forma heterozigótica, é uma condição assintomática, exceto em situações extremas de hipóxia[3].

O primeiro relato reconhecido na literatura médica como de um paciente com doença falciforme foi realizado em 1910 por James B. Herrick, o qual descreveu os principais achados clínicos e laboratoriais no título do artigo, intitulado como "Um peculiar alongamento em forma de foice nos glóbulos vermelhos, em um caso de anemia severa". A típica alteração morfológica, a hemácia falciforme, é consequência da polimerização da hemoglobina S desoxigenada, com consequente alteração da função da membrana e citoplasma, levando à perda da elasticidade e deformabilidade, que, por sua vez, induzem a alterações na microcirculação, notadamente a hiperviscosidade, ativação endotelial e isquemia tecidual[5]. Essa alteração na microcirculação é a responsável cardinal pelas alterações agudas e crônicas da doença, cuja consequência relevante é a menor expectativa de vida[6]. As alterações agudas, principalmente as crises dolorosas, são fenômenos episódicos e, certamente, as complicações mais significativas para os pacientes[7,8].

Este capítulo tem por objetivo apresentar as situações clínicas dos doentes falciformes mais frequentemente encontradas nas salas de urgência/emergência, pois todos os médicos que trabalham nesses locais devem estar capacitados para o manejo adequado, para minimizar o sofrimento, acelerar o processo de resolução e para diminuir a significativa mortalidade associada a esses eventos.

Epidemiologia

A distribuição do gene da hemoglobina S difere ao redor do globo[9]. No Brasil, a distribuição do gene varia de região para região, sendo mais prevalente em regiões com maior presença de afrodescendentes, como nas regiões Norte e Nordeste (6% a 10%), em comparação com as regiões Sul e Sudeste (2% a 3%)[10]. Baseado nessa prevalência, estima-se a existência de 7 milhões de portadores do gene Hb S no Brasil e de 25.000 a 30.000 indivíduos com a forma homozigótica da doença (Hb SS). Assim, as doenças falciformes caracterizam-se como um problema de saúde pública no Brasil, considerando-se a estimativa de casos anuais da doença no país[11].

Fisiopatologia

Embora o elemento principal responsável pelas repercussões patológicas seja atribuído à presença da hemoglobina S, as manifestações clínicas nos doentes com doença falciforme ocorrem de forma individualizada, em graus e frequência variáveis das complicações e eventos agudos, sendo uma doença extremamente heterogênea[12].

Do ponto de vista fenotípico, a gravidade das manifestações clínicas está associada principalmente com a concentração da hemoglobina S intraeritrocitária e o grau de hemólise, sendo atenuada pela maior presença de hemoglobina F ou pelo uso do medicamento hidroxiureia[5,13].

A vaso-oclusão é o fenômeno principal da doença[1,5,14,15]. Ocorre na microcirculação e nas vênulas pós-capilares, e é um misto de oclusão, pela menor elasticidade e deformabilidade das hemácias provocado pelo aumento da viscosidade citoplasmática e rigidez da membrana e pelo aumento da aderência do eritrócito na interação com o endotélio vascular. Essas alterações celulares decorrem da polimerização da hemoglobina S após sua desoxigenação nos capilares, gelificando o citoplasma e alterando o metabolismo do cálcio intraeritrocitário. Além disso, a auto-oxidação da hemoglobina S leva à sua precipitação e lesão oxidativa da membrana. A interação entre o endotélio e a membrana eritrocitária ocorre por meio de interações diretas entre moléculas dessas células, como a interação VCAM-1 endotelial e a (4®1 eritrocitária. Outros ligantes endoteliais que aumentam a adesão eritrocitária como ICAM-1, E-selectina e a própria VCAM-1 são produtos de um aumento da transcrição provocado pela produção de espécies reativas do metabolismo do oxigênio decorrentes da interação eritrócito-endotélio. Além de proteínas que interagem com os ligantes eritrocitários e endotélio, como a laminina e o fator de von Willebrand, leucócitos, principalmente os neutrófilos[15], e plaquetas também têm papel na adesão pós-capilar.

A vaso-oclusão é responsável tanto pelas crises dolorosas como pela lesão crônica e insuficiência de órgãos, seja em decorrência da injúria isquemia-reperfusão ou pelas alterações inflamatórias decorrentes e pela hemólise intravascular[1,5,14,15]. A liberação de hemoglobina livre e heme secundárias à hemólise afeta o metabolismo do óxido nítrico e contribui significativamente para a vasculopatia, mecanismo esse atribuído como essencial na gênese da hipertensão pulmonar observada na doença falciforme[16].

O encurtamento da sobrevida eritrocitária na doença falciforme também decorre da presença da hemoglobina S e do fenômeno de falcização-desfalcização, que, inicialmente reversível com a reoxigenação da hemoglobina S, levará a lesões definitivas da membrana eritrocitária, sua perpetuação morfológica (hemácias irreversivelmente falcizadas) e morte prematura[1,5,15,16]. A anemia hemolítica e a inflamação crônica contribuem para a ativação da coagulação, que, por sua vez, tem papel nos eventos vaso-oclusivos e tromboembólicos, e aumenta a injúria vascular e tecidual.

Adicional particularidade da doença falciforme é a lesão da microcirculação esplênica, que ocorre precocemente e mais gravemente nos pacientes com genótipo β^{s}β^s e β^{s}β^{th0}. Essa lesão esplênica[17], decorrente da isquemia provocada pela vaso-oclusão, leva à menor função fagocítica (asplenia funcional), com consequente suscetibilidade à infecção por bactérias encapsuladas, ao maior risco de crises de sequestro esplênico nos primeiros dois anos de vida e à autoesplenectomia, que ocorre na grande maioria dos pacientes com anemia falciforme até os 5 anos de idade.

Além do baço, órgãos como rins (hipostenúria) e coração (remodelamento e dilatação de câmaras) são comprometidos precocemente na doença falciforme, seguidos pelo sistema endócrino (atraso na maturação sexual e estirão do crescimento), alterações pulmonares (hipertensão pulmonar) e insuficiência renal crônica na quarta e quinta década de vida. Acidente vascular cerebral (AVC), priapismo, úlceras maleolares e sobrecarga de ferro são outros eventos com alta prevalência nos pacientes e refletem a lesão vascular de grandes vasos[1,5,6,12,14].

Assim, é a relação patológica entre eritrócito, iniciada a partir da viscosidade citoplasmática resultante da polimerização da desoxigenação da hemoglobina S, e a célula endotelial, que desencadeiam uma cascata de consequências hemolíticas, inflamatórias, hemostáticas, alteração do tônus vascular, que culminam na lesão tecidual aguda e crônica, causando morbidade significativa e diminuindo a expectativa de vida dos pacientes (Figura 163.1).

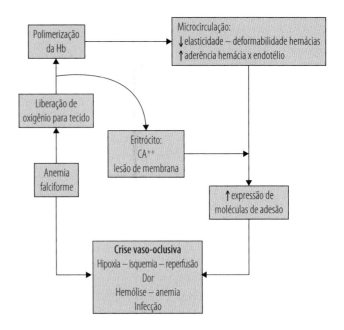

Figura 163.1. Fisiopatologia. (Fornecida por Dra. Lígia Niero-Melo.)

Quadro clínico

Os pacientes com doença falciforme começam a manifestar as alterações a partir dos primeiros 6 meses de vida, quando os níveis de hemoglobina fetal diminuem, dando lugar à hemoglobina S, a responsável primeira pelas repercussões patológicas[12]. As alterações ocorrem tanto silenciosamente como por meio de manifestações clínicas agudas, que serão abordadas neste texto, por se tratarem daquelas que levam os pacientes a procurarem auxílio médico de urgência/emergência.

As repercussões teciduais agudas e crônicas ocorrem em todos os sistemas do organismo[12], em decorrência de alterações da microcirculação provocadas pela doença, agravadas pela anemia hemolítica crônica e suas repercussões inflamatórias e vasoconstritoras, e que podem tanto favorecer ou ser acentuadas pelas infecções, principalmente pelas bactérias encapsuladas, em decorrência da disfunção esplênica. As lesões teciduais ocorrem progressivamente, e o paciente com doença falciforme, mesmo sem histórico de quadros agudos frequentes, potencialmente pode apresentar acometimento funcional de múltiplos órgãos, principalmente do coração, fígado, pulmões, ossos, rins, retina e sistema nervoso central. Assim, a abordagem no serviço de emergência deve levar em conta as repercussões orgânicas, que se tornam detectáveis clínica e laboratorialmente, principalmente a partir da terceira década de vida.

Em geral, o paciente com doença falciforme procura o serviço de emergência por conta de três demandas: 1) quadro doloroso, em decorrência de fenômeno vaso-oclusivo agudo e consequente lesão tecidual; 2) infecção/febre; 3) acentuação do quadro anêmico. Não é incomum que elas se apresentem conjuntamente, aliás é a regra; assim, a abordagem clínica deve sempre incluir a abordagem dessas três demandas.

Crises vaso-oclusivas

São quadros agudos de dor significativa, resultante da isquemia tecidual consequente à vaso-oclusão dos vasos que irrigam os ossos e a medula óssea[7,8,14]. Podem ser desencadeados e/ou agravados por hiperviscosidade, infecção, desidratação, acidose, consumo de álcool e drogas, estresse emocional, menstruação e alterações da gravidez; essas situações devem ser reconhecidas como prováveis complicadores e devidamente abordadas quando estiverem presentes.

As dores são mais comumente referidas nas costas, região torácica, extremidades e abdome, variando de intensidade leve a dor excruciante. Além da dor, são comuns edema, hiperemia, calor local e restrição de movimento, mas a ausência deles não descarta a presença da crise vaso-oclusiva.

Na maioria das vezes, os pacientes já utilizaram analgésicos nos seus domicílios, ou receberam tratamento em outras unidades de saúde, ou estão em esquema analgésico crônico. Assim, é fundamental que o clínico aborde o paciente com relação ao histórico dos medicamentos utilizados para dirigir a abordagem inicial no serviço de emergência.

Embora seja uma experiência subjetiva, uma forma de quantificar a dor percebida pelo paciente é a utilização de umas das Escalas Analógicas de Dor, quase sempre graduada de 0 a 10, associada com figuras que representam as faces de acordo com a intensidade da dor, como na Figura 163.2. O manuseio da dor deve ser guiado pela intensidade da dor relatada pelo paciente e pela resposta à analgesia utilizada. Não existem marcadores laboratoriais que possam auxiliar mais que a abordagem clínica na crise vaso-oclusiva[8]. Nesse sentido, a comunicação com o paciente deve ser a mais apropriada possível, valorizando o seu relato, que muitas vezes é lacônico e pouco esclarecedor, por conta da intensidade da dor e da dificuldade de definir o que está sentindo. A rapidez em iniciar a terapia analgésica e avaliar periodicamente a eficácia seguramente é fator amenizador do sofrimento dos pacientes nessa situação.

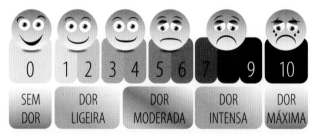

Figura 163.2. Escala de dor.
Fonte: http://www.carlosedgar.com/2014/05/avaliacao-da-dor-no-sape.html.

Além da abordagem analgésica, é importante que o clínico afaste outros quadros presentes nos pacientes com doença falciforme que se manifestam por dor[8,18], como a necrose de papila renal (dor em flanco abdominal), sequestro esplênico (dor em hipocôndrio esquerdo), AVC (cefaleia)[19], complicações hepáticas[20] (sequestro hepático, crise aguda de falcização hepática e colestase intra-hepática) e de vias biliares, colecistite aguda e pancreatite (dor em hipocôndrio direito e epigastralgia), constipação intestinal por uso crônico de opioides e quadros abdominais cirúrgicos (apendicite)[21].

Uma das complicações das crises vaso-oclusivas é a síndrome torácica aguda. Todos os pacientes internados com crise vaso-oclusiva devem ser encorajados a realizar fisioterapia respiratória como forma de prevenção da síndrome torácica aguda[22]. Na Tabela 163.1 apresentamos um resumo das principais situações clínicas agudas da doença falciforme com a vaso-oclusão como o evento fisiopatológico principal.

Febre e infecção

A febre é uma manifestação frequente nos pacientes com doença falciforme e acompanha as crises dolorosas[8,18]. Porém, em decorrência da disfunção esplênica (asplenia funcional e autoesplenectomia), é fundamental a avaliação sistemática para confirmar ou descartar infecção, o que inclui a avaliação clínica e exames laboratoriais, como hemograma completo com diferencial de leucócitos, contagem reticulocitária, radiologia de tórax, quando houver suspeita de acometimento pulmonar, cultura de sangue e cultura de urina nos casos suspeitos. Nesse sentido, pacientes e familiares com doença falciforme são orientados a procurarem assistência médica sempre que constatarem temperatura corporal superior a 38,5 °C nos doentes, devido ao risco de infecções bacterianas invasivas[18]. Em pacientes pediátricos com temperatura superior a 38,5 °C, deve-se administrar antibioticoterapia empírica parenteral, com cobertura para pneumococos e bactérias Gram-negativas entéricas[18]. Pacientes adultos com temperatura superior a 39,5 °C devem ser hospitalizados para observação e administração de antibióticos parenterais[18].

Os principais agentes infecciosos identificados em pacientes com doença falciforme em episódios de infecção bacteriana invasiva são *Streptococos pneumoniae*, *Salmonella* spp., *Haemophilus influenza b* (Hib), *Escherichia coli* e *Klebsiella* spp.[23].

A osteomielite deve ser suspeitada quando pacientes apresentam dor ou sensibilidade óssea localizada ou multifocal, principalmente se acompanhada de eritema local e edema. Os principais agentes são *Staphylococcus aureus*, *Salmonella* e outros patógenos entéricos. A *Salmonella* é um dos agentes mais frequentemente isolados nos casos de osteomielite em pacientes com doença falciforme. Embora o quadro de necrose óssea seja bem mais frequente que a osteomielite e o quadro clínico tenha muitas semelhanças, a febre alta com calafrios e a toxemia são mais indicativos de osteomielite. O diagnóstico radiológico é tardio, assim, exames como cintilografia óssea ou ressonância magnética têm maior sensibilidade para confirmar a osteomielite.

A meningite não é infrequente nos pacientes com doença falciforme e apresenta alta taxa de mortalidade, podendo precipitar AVC. O principal agente é o pneumococo.

A síndrome torácica aguda pode ser desencadeada por infecções virais ou bacterianas. Suspeita-se do quadro quando estão presentes dor torácica, dispneia, taquipneia, tosse e crepitações pulmonares. Os pacientes devem ser submetidos à radiologia do tórax e ser tratados com antibióticos, que deve incluir cobertura para *Mycoplasma pneumoniae* e *Chlamydia pneumoniae*. O vírus da Influenza pode desencadear síndrome torácica aguda, principalmente o vírus H1N1. Vacinação anual é recomendada para todos os pacientes[24]. O Ministério da Saúde considera a doença falciforme como fator de risco para complicação nos pacientes infectados e recomenda o tratamento com medicamentos antivirais nesses pacientes[25].

Tabela 163.1. Principais formas de apresentação clínica das crises vaso-oclusivas da doença falciforme

Apresentação clínica	Quadro clínico e laboratorial	Observações
Crise dolorosa	Início abrupto podendo acometer qualquer área do corpo	Recorrente, frequente relato de caráter migratório, com ou sem alterações inflamatórias, duração variável, acomete adultos e crianças
Dactilite (síndrome mão-pé)	Edema doloroso das mãos e pés Frequentemente simétrico Alterações radiológicas são tardias, acometendo metacarpo e metatarso	Frequente na infância Frequente como primeira manifestação da doença e como indicador de gravidade da doença quando surge antes dos 6 meses de idade
Síndrome torácica aguda	Dor torácica, febre, dispneia, taquipneia, hipoxemia, infiltrado pulmonar na radiologia do tórax Pode ser causada por infarto gorduroso Pode ocorrer na evolução de crise vaso-oclusiva Tem alta taxa de mortalidade em adultos Sempre avaliar e monitorar hipoxemia, suporte ventilatório e necessidade de transfusão	Antibioticoterapia é indicada (cefalosporina e macrolídeos) Na suspeita de H1N1, entrar com antivirais A instalação de anemia aguda é indicadora da gravidade do quadro
Crise de dor abdominal	Caracteristicamente a peristalse fisiológica está preservada na crise de dor abdominal Diagnóstico diferencial com situações de abdome cirúrgico e doenças pulmonares e pleurais	Avaliação clínica e laboratorial da icterícia é fundamental para o diagnóstico diferencial com colelitíase e complicações, colestase intra-hepática e crise aguda de falcização hepática
Priaprismo	Ereção dolorosa, involuntária, não acompanhada de desejo sexual O tipo isquêmico (baixo fluxo) é mais comum na doença falciforme, com a glande não intumescida Pode melhorar com micção e atividades físicas A forma intermitente (*stuttering*) caracteriza-se por episódios mais curtos e autolimitados Pode haver melhora com micção e exercícios físicos A forma aguda é caracterizada por duração superior a 3 horas Diagnóstico e intervenção tardios podem levar à impotência	Deve-se iniciar hidratação e analgesia parenteral nos episódios com duração superior a 3 horas É recomendada a avaliação com urologista para intervenção (aspiração e drenagem de corpos cavernosos e *shunts*)
Necrose avascular do fêmur ou úmero	Dor constante e prolongada Infarto ósseo Pode se manifestar como dor crônica	Analgésicos e exames de imagem Avaliação de ortopedia e fisioterapia
Dor crônica neuropática	Dor em queimação, formigamento, ardência Pode coexistir com dor nociceptiva (crise dolorosa) Pode ser contínua ou paroxística Geralmente é uma queixa de dor crônica	Resposta pobre à analgesia Pode melhorar com antidepressivos
Crise aguda de falcização hepática	Dor no quadrante superior direito Náuseas Hepatomegalia dolorosa Aumento de bilirrubina sérica em torno de 15 mg/dL Aumento de AST e ALT	Processo autolimitado, revertendo em 3 a 14 dias com analgesia e hidratação
Colestase intra-hepática	Falcização intrassinusoidal Quadro semelhante à crise aguda de falcização hepática Aumento acentuado de bilirrubina Insuficiência renal Coagulopatia Encefalopatia hepática	Transfusão de troca e transfusão de plasma fresco congelado para controle da coagulopatia
Condição ocular aguda	Investigar presença de hifema Protusão dos olhos Perda da acuidade visual	Encaminhar para oftalmologia
Acidente vascular cerebral	Etiologia isquêmica é mais comum na infância A forma hemorrágica é mais comum em adultos Além das manifestações típicas, como afasia, hemiplegia, pode apresentar-se por sinais neurológicos focais, cefaleia, convulsões, coma	Investigação com tomografia computadorizada, ressonância magnética Transfusão de troca está indicada
Insuficiência renal aguda	Aumento superior de 0,3 mg/dL da creatinina sérica em relação a exames anteriores Pode ocorrer em decorrência de necrose de papila renal, sugerido por dor em flancos e hematúria	Na suspeita de insuficiência renal aguda, monitorar função renal diariamente, controle da diurese e hidratação e evitar drogas nefrotóxicas Diálise quando necessário
Falência de múltiplos orgãos	Deterioração clínica rápida na evolução de crise vasoclusiva Falência respiratória, renal e hepática Frequentemente há piora do quadro anêmico e aparecimento de trombocitopenia	Suporte ventilatório e respiratório, oxigenoterapia, terapia de substituição renal, transfusão simples ou de troca de concentrado de glóbulos

Adaptada de: Lobo *et al.*[8].

Anemia aguda

Praticamente todos os pacientes com doença falciforme apresentam algum grau de anemia[1,2,5,12], sendo mais importantes nos pacientes com anemia falciforme e dupla heterozigose $\beta^s\beta^{th0}$, e menos acentuadas nos pacientes com hemoglobinopatias SC e dupla heterozigose $\beta^s\beta^{th+}$. Na Tabela 163.2[22] são apresentados os principais achados laboratoriais dos diversos genótipos da doença falciforme e do traço falciforme e o grau de anemia. É comum que os médicos associem os episódios vaso-oclusivos com necessidade de transfusão. Caso o paciente não tenha piora dos níveis hematimétricos anteriores ou não apresente outras complicações, a transfusão de glóbulos vermelhos não está indicada como abordagem inicial do tratamento da crise vaso-oclusiva.

Existe consenso de que um declínio igual ou superior a 2 g/dL da concentração de hemoglobina em relação aos níveis basais anteriores está associado com várias complicações da doença falciforme[18]. A realização do hemograma e da contagem de reticulócitos deve ser solicitada no início e repetidamente durante o acompanhamento do quadro agudo. Os valores obtidos devem ser sempre comparados com resultados anteriores do acompanhamento ambulatorial.

Na Tabela 163.3 são apresentadas as principais situações clínicas da doença falciforme em que a acentuação da anemia é a manifestação clínica delineadora do diagnóstico.

As seguintes situações[1,26-28], complicações das doenças falciformes, por sua complexidade diagnóstica e terapêutica, serão abordadas com mais detalhes.

Síndrome torácica aguda

Síndrome de injúria pulmonar, que pode ser uma complicação durante uma internação hospitalar por crise vaso-oclusiva ou apresentação *de novo* à admissão. Apresenta alto risco de falência respiratória (13% dos pacientes requerem ventilação mecânica), com índices de mortalidade superiores a 9%. Também associada a hospitalizações prolongadas (mais de 10 dias), diminuição da sobrevida e aumento do risco de doença crônica cardiopulmonar (hipertensão pulmonar, *cor pulmonale*, isquemia miocárdica, cardiomegalia). Em 50% dos casos, a síndrome torácica aguda ocorre após 2,5 dias da internação, em até 80% dos pacientes internados por crise vaso-oclusiva. O episódio está, geralmente, sobreposto a um quadro infeccioso, e a infecção pode ser tanto o gatilho quanto a complicação da síndrome torácica aguda. Apresentação clássica inclui febre, dispneia e hipoxemia, sendo a dor torácica particularmente comum devido a componente pleurítico secundário a infarto pulmonar maciço, além de infiltrados pulmonares, em geral, multifocais na radiologia do tórax, podendo o aparecimento de alterações radiológicas ser tardio.

A vaso-oclusão na diáfise de ossos longos pode necrosar a medula óssea, resultando na liberação e embolização de gordura ao pulmão, com subsequente isquemia do parênquima pulmonar e infarto, fato esse observado na evolução dos pacientes internados por vaso-oclusão.

Tabela 163.2. Principais achados laboratoriais dos diversos genótipos da doença falciforme e do traço falciforme e o grau de anemia

Genótipo	Hb (g/dL)	Hb S (%)	Hb A (%)	Hb A2 (%)	Hb F (%)
Doença falciforme					
βsβs	6-9	> 90	0	< 3,5	< 10
βsβth0	7-9	> 90	0	> 3,5	< 20
βsβth+	9-12	> 60	10-30	> 3,5	< 20
βsβC	9-14	50	0	-	< 1
Traço falciforme					
ββs	Normal	< 40	> 60	< 3,5	< 1

Modificada de: Yawn *et al.*[22].

Observação: A hemoglobina A₂ ocupa a mesma posição eletroforética que a Hb C na eletroforese de hemoglobina em pH alcalino. A eletroforese na hemoglobinopatia SC apresenta aproximadamente 50% da hemoglobina S e 50% da hemoglobina C.

Tabela 163.3. Principais situações clínicas da doença falciforme em que a acentuação da anemia é manifestação clínica delineadora do diagnóstico

Situação clínica	Quadro clínico e laboratorial	Tratamento
Crise aplástica	Palidez repentina e reticulocitopenia	Transfusões simples de concentrado de glóbulos vermelhos
Sequestro esplênico	Palidez repentina, hipovolemia, dor em quadrante superior esquerdo do abdome e esplenomegalia/aumento de esplenomegalia prévia Maior prevalência em lactentes com anemia falciforme e crianças com dupla heterozigose	Transfusão simples de concentrado de glóbulos vermelhos A esplenectomia é recomendada em alguns estudos científicos para evitar recorrência A hipovolemia deve ser tratada inicialmente com reposição volêmica, enquanto se aguarda transfusão
Síndrome torácica aguda	Dor torácica, febre, dispneia, taquipneia, crepitações pulmonares e infiltrado pulmonar na radiologia do tórax	Transfusões simples de concentrado de glóbulos vermelhos Exsanguineotransfusão nos casos graves
Sequestro hepático	Dor em quadrante superior direito do abdome, hepatomegalia, aumento da contagem de reticulócitos, pouca alteração das enzimas hepáticas	Transfusão de troca devida ao risco de hipervolemia
Reação transfusional hemolítica tardia e síndrome hiper-hemolítica	Exacerbação da anemia, com concentração de hemoglobina inferior ao nível pré-transfusional, e acentuação do quadro hemolítico (aumento da icterícia, DHL, bilirrubinas e hemoglobinúria), 1 a 4 semanas após receber transfusão Pode haver diminuição ou aumento dos reticulócitos Teste de Coombs direto pode ser positivo	Evitar transfusões incompatíveis Corticoesteroides e imunoglobulina intravenosa nos casos mais graves

Devido às suas particularidades anatômicas, o pulmão é especialmente suscetível à falcização: nos capilares alveolares, o fluxo sanguíneo das hemácias é turbilhonado, não laminar. A hipóxia e a falcização aumentam a resistência vascular pulmonar, porque, diferentemente da circulação sistêmica, a hipóxia no parênquima pulmonar gera vasoconstrição pela redução do óxido nítrico e aumento da endotelina-I, um potente agente vasoconstritor, circulantes.

A trombose pulmonar é um evento de grande prevalência (17% dos casos), associada à síndrome torácica aguda. A grande dúvida é se o evento trombótico constitui a causa ou a complicação da síndrome, sendo recomendada profilaxia antitrombótica o mais precocemente possível nos pacientes internados.

O tratamento deverá ter como alvo a cobertura do processo infeccioso e vaso-oclusivo, por meio de antibioticoterapia de amplo espectro (cefalosporina e macrolídeo) e suporte transfusional, além de hidratação adequada, analgesia e oxigenoterapia guiada por oximetria, bem como associação de fisioterapia respiratória.

A antibioticoterapia deverá incluir cobertura para *Streptococcus pneumoniae*, *Chlamydia pneumoniae* e *Mycoplasma pneumoniae*. Se houver presença de pródromos virais, destacamos a importância da associação de oseltamivir para cobertura de H1N1.

A transfusão visa otimizar a oxigenação tecidual e a diminuição na porcentagem de Hb S, podendo ser realizada por transfusão simples ou por meio de eritrocitaférese, caso esteja disponível.

Necrose avascular

A necrose avascular incide em 10% a 30% da população falcêmica. Sem tratamento específico, a diminuição do fluxo sanguíneo provoca degeneração na arquitetura trabecular, colapso do osso subcondral e artrose secundária em até 70% dos casos. Essas complicações tardias requerem intervenção cirúrgica como a artroplastia, procedimento invasivo com índices altos de morbimortalidade, apresentando resultados insatisfatórios em até 50% dos pacientes falciformes após 5 a 10 anos.

O quadro álgico pode ser agudo, subagudo ou crônico e vir acompanhado de febre com edema e calor na área afetada. Os ossos mais acometidos são úmero, tíbia e fêmur, entretanto o infarto ósseo pode ocorrer em qualquer local.

O paciente deverá receber tratamento com equipe multidisciplinar, devendo ser estimulada a prática de fisioterapia, que contribui para reduzir a dor e manter a função do membro acometido.

Crises neurológicas

A prevenção de eventos cerebrais isquêmicos em crianças representa uma história de sucesso no cenário da doença, visto que suas taxas de ocorrência diminuíram dramaticamente de 11% para 1% com a implementação do *screening* e esquema de transfusão profilática.

A fisiopatologia do evento isquêmico ainda não está amplamente elucidada, mas modelos demonstram que a anatomia cerebral desses pacientes apresenta hipertrofia da cama íntima média, diminuindo o diâmetro luminal, além de apresentar-se mais tortuosa em seus trajetos. Tais alterações são acompanhadas de um fluxo cerebral mais intenso com maior extração de oxigênio, a fim de suprir a demanda do cérebro em desenvolvimento. Em situações de estresse agudo, a vasculatura cerebral não tem, portanto, reserva funcional, resultando em isquemia territorial, particularmente nas zonas marginais cerebrais.

As manifestações clínicas podem variar de infartos silenciosos, detectáveis apenas nos exames de ressonância magnética, a eventos catastróficos, com sequelas neurológicas residuais. Sendo a fisiopatologia distinta, o tratamento deve consistir em esquemas emergenciais de eritrocitaférese, preferencialmente dentro das primeiras 6 horas do início dos sintomas, visando tanto à melhora do quadro anêmico quanto à diluição dos valores de Hb S menor que 30%. Caso a eritrocitaférese não esteja disponível, deve-se realizar transfusão de concentrado de hemácias fenotipados e leucorreduzidos, mantendo níveis inferiores a Hb menor que 10 g/dL, a fim de evitar hiperviscosidade. O tratamento exige também oxigenoterapia, controles de pressão arterial, desidratação, hipotermia e hiperglicemia, além de suporte ventilatório, caso seja necessário.

Fica recomendada a realização de ressonância magnética no evento agudo, para delimitar com precisão a área acometida, além de excluir diagnósticos diferenciais, como síndrome encefalopática reversível, a qual pode ter apresentação clínica semelhante, porém com melhor prognóstico, visto que está associada a edema vasogênico, o qual é frequentemente reversível.

A doença cerebrovascular oclusiva crônica (*moyamoya*) acomete as artérias do sistema nervoso central provocando tromboses, isquemias transitórias de repetição e hemorragias intraparenquimatosas. Há obstrução das artérias carótidas internas por defeito na camada íntima, levando, com o decorrer da doença, à neoformação vascular, com veias de fino calibre e ineficientes, as quais se apresentam na angiografia cerebral com aspecto típico descrito na literatura como "fumaça" (aspecto nebuloso, *moyamoya*). Trata-se de doença rara, de aspectos etiológicos insuficientemente conhecidos.

Sequestro esplênico

Complicação aguda grave, de grande morbidade e mortalidade, caracterizada pela queda de hemoglobina em 2g/dL quando comparada ao valor basal, associada ao aumento das dimensões do baço. Pode ocorrer em qualquer idade, porém apresenta incidência aumentada entre os 3 meses e 5 anos de idade, sendo mais frequente no paciente SS homozigoto. Afecção comum até os 6 meses de vida, momento em que ocorre a queda da porcentagem de hemoglobina fetal, que parece ser fator protetor.

A etiologia é desconhecida; contudo, infecções parecem preceder a maioria dos episódios (sendo relatados cerca de 20% de associação com síndrome torácica aguda). A recorrência ocorre em cerca de 50% dos sobreviventes do primeiro episódio (a mortalidade pode chegar a 12% já no primeiro episódio).

Manifesta-se clinicamente como choque hipovolêmico, súbito mal-estar com piora progressiva da palidez, dor abdominal, sudorese, taquicardia e taquipneia. O tratamento consiste em expansão volêmica associada a transfusão de glóbulos vermelhos, gerando remobilização das hemácias sequestradas, com consequente regressão da esplenomegalia, e deve ser instaurado precocemente, em caráter de emergência.

Pacientes que apresentam o primeiro evento de sequestro esplênico antes dos 2 anos, devem ser tratados com manutenção de esquema transfusional crônico, objetivando níveis de Hb S menores que 30% até os 2 anos, quando será indicada esplenectomia. Para os maiores de 2 anos, o primeiro evento já indica intervenção cirúrgica. Atentar para o fato de que o baço removido é hipofuncionante, não determinando risco aumentado para infecção por germes encapsulados.

A educação dos pais do paciente falciforme quanto à detecção de sinais e sintomas compatíveis com possível sequestro esplênico deve ser amplamente difundida, para reconhecimento precoce e rápida instituição do tratamento.

Priapismo

Priapismo é uma complicação relativamente frequente nos homens com doença falciforme. Consiste de ereção peniana prolongada e dolorosa, não acompanhada de desejo ou estímulo sexual, usualmente persistente por mais de 4 horas. A disfunção erétil é sequela comum no tratamento inadequado. A forma típica de priapismo nesses pacientes é a de baixo fluxo, ocorrendo, ainda, a forma de priapismo recorrente (*stuttering*), caracterizado por episódios durante o sono e não ocorrendo detumescência ao acordar. Em geral, dura menos de 3 horas, não cursa com dor intensa e tende a cessar espontaneamente.

A idade média de acometimento é de 20 anos, e o primeiro episódio pode ocorrer já na primeira infância. Estudos retrospectivos apontam prevalência entre 28% e 38%.

Entre as medidas a serem tomadas, estão a hidratação, estímulo para urinar, agentes adrenérgicos e analgesia. Nos serviços com a presença de urologistas, é recomendado que se solicite a avaliação dos casos não respondedores às medidas gerais após 3 horas do início do acompanhamento, para aspiração e irrigação dos corpos cavernosos. A aspiração dos corpos cavernosos, seguida pela irrigação com 10 mL de solução de epinefrina (1:1.000.000), mostrou cerca de 95% de eficácia em priapismo com mais de 4 horas de evolução. Efeitos adversos podem ocorrer, tais como taquicardia e hipertensão. A terbutalina, na dose de 5 a 10 mg, também pode ser utilizada no priapismo agudo, com índice de resposta de 36%.

Aplasia transitória da série vermelha

Pode ocorrer durante ou após um processo infeccioso febril (média de 15 dias), caracterizando piora nos níveis hematimétricos sobreposta a um quadro de hemólise crônica, sendo gerado pela supressão da eritropoese secundária a infecção pelo parvovírus humano B19, o qual apresenta tropismo para células progenitoras eritroides, dependendo de células em divisão ativa para sua replicação.

O quadro clínico consiste de febre, fraqueza e mal-estar, associado a queda nos níveis basais de hemoglobina, com reticulocitopenia importante (menor que 1%).

Ao mielograma, são visualizadas inclusões nucleares características nos pró-normoblastos. Imunofluorescência ou ensaio enzimático de IgM e IgG pode ser negativo no início da crise aplástica, devendo-se, então, realizar PCR de DNA viral.

O tratamento consiste em suporte transfusional até a resolução do quadro, que é caracteristicamente autolimitado. Em casos de gravidade extrema, pode-se associar imunoglobulina endovenosa e eritropoetina.

Anemia falciforme na gestação

O *status* gravídico leva ao aumento dos fatores de coagulação com consequente aumento da adesividade, predispondo a crises vaso-oclusivas, além de fisiologicamente diminuir proporcionalmente os níveis de hemoglobina, aumentando a frequência e a gravidade das crises. Dentre as principais complicações, destacam-se: crises dolorosas, restrição de crescimento intrauterino, abortamento espontâneo, parto prematuro, ruptura placentária e pré-eclâmpsia.

A indicação da via de parto é obstétrica, devendo ser avaliada caso a caso, assim como ocorre em gestantes não portadoras da doença. Também não há recomendações suficientes para a indicação de transfusão profilática, que devem ser realizadas em situações em que haja queda superior a 20% dos níveis basais de hemoglobina, além as situações de estresse orgânico (sepse, crises álgicas).

No tratamento medicamentoso das crises álgicas, anti-inflamatórios não esteroides devem ser evitados, pelo risco aumentado de oligo-hidrâmnio e fechamento prematuro do ducto arterioso, devendo a morfina e seus derivados ser utilizados como droga de escolha, mesmo na primeira linha.

Diagnóstico diferencial

A crise dolorosa abdominal ocorre em decorrência do infarto de pequenas veias do mesentério e vísceras abdominais. Pode simular quadro cirúrgico devido aos achados clínicos de irritação peritoneal, porém há manutenção da peristalse normal, diferentemente dos quadros que necessitam de intervenção cirúrgica[8]. Interessantemente, existe relato na literatura sobre a apendicite como um evento raro nos pacientes com doença falciforme[21]. Em crianças, é comum que as pneumonias se acompanhem de dor abdominal, sendo um diagnóstico diferencial de crise dolorosa aguda.

Avaliação inicial na sala de emergência

Quadros agudos em pacientes com doença falciforme devem ser abordados como situação de urgência/emergência, por conta das inúmeras situações potencialmente ameaçadoras à vida[18]. Nas crises vaso-oclusivas, é possível que a melhora ocorra apenas após alguns dias ou até semanas; a permanência de mais de 12 a 24 horas nos serviços de emergência deve ser seguida de internação hospitalar para melhor abordagem diagnóstica e terapêutica. Casos que respondem satisfatoriamente às medidas iniciais devem ser liberados o mais rapidamente para cuidados ambulatoriais e encaminhados para os serviços especializados de hematologia. A avaliação inicial dos pacientes com doença falciforme em situações de urgência/emergência inclui:

1) Avaliação clínica (história, incluindo uso de medicação de rotina/analgésicos e transfusões de sangue) e exame físico, bem como investigação de situações como AVC, priapismo, sequestro esplênico (principalmente em crianças) e síndrome do tórax agudo;
2) Acesso venoso para coleta de exames laboratoriais (hemograma, contagem de reticulócitos, tipagem e pesquisa de anticorpos irregulares, e exames bioquímicos, de acordo com a necessidade clínica) e hidratação de manutenção nos pacientes normovolêmicos;
3) Abordagem para analgesia (Escala de Dor e terapia), febre/infecção, anemia aguda e suporte respiratório (oximetria de pulso);
4) Solicitação de exames adicionais nos casos suspeitos – cultura de sangue, cultura de urina para os casos de infecção, exames do líquido cefaloraquidiano (LCR) na suspeita de meningite, exames de imagem de tórax para síndrome do tórax agudo e pneumonia, exames de imagem de abdome para pacientes com sintomas abdominais e exames de imagem de sistema nervoso central para pacientes com sinais e sintomas neurológicos,

Condutas na sala de emergência

1) O acesso venoso é fundamental para a coleta inicial de exames e deve ser mantido para o paciente receber a hidratação endovenosa e para a coleta de novos exames laboratoriais que se mostrarem necessários.
2) Os pacientes devem receber o mais rapidamente o tratamento analgésico, de acordo com a intensidade da dor e do tratamento prévio e devem ser monitorados tanto para a resposta analgésica como para o grau de sedação e depressão respiratória, nos casos em que se utilizam opiáceos.
3) Os pacientes com anemia aguda com indicação de transfusão devem receber os concentrados de glóbulos vermelhos, seja a transfusão simples ou de troca, na sala de emergência ou internados, para melhor monitoração da resposta clínica e da possibilidade de reação transfusional.
4) Os antibióticos podem ser indicados já nos primeiros momentos da avaliação na sala de emergência, conforme será discutido adiante.
5) O suporte ventilatório/respiratório pode ser necessário, tanto nos primeiros momentos da avaliação como na evolução dos pacientes.

Monitorização, tratamentos, prescrição

Analgesia

Alguns preceitos gerais são descritos abaixo:

1) A Organização Mundial de Saúde propõe a utilização de uma escada analgésica de três degraus para o uso sequencial de drogas no tratamento da dor do câncer, que é utilizada também no paciente com crise vaso-oclusiva. No primeiro degrau, na dor leve a moderada, recomenda-se a utilização de analgésicos não opioides (dipirona, paracetamol, anti-inflamatórios não esteroides; estes últimos utilizados com moderação devido à potencial toxicidade renal). No segundo degrau, na dor moderada, recomenda-se o uso de opiáceo fraco (codeína ou tramadol, conjuntamente com analgésicos). Dores intensas devem ser tratadas com opiáceos fortes (morfina, hidromorfona, oxicodona ou fentanil, conjuntamente com analgésicos);
2) Pacientes com doença falciforme geralmente procuram os serviços de urgência/emergência apenas se o tratamento domiciliar com analgésicos ou codeína/tramadol não aliviou o quadro doloroso. Assim, é recomendado que se trate a dor agressivamente e prontamente, utilizando opioides por via parenteral quando as medicações do primeiro e segundo degrau já foram utilizadas[8,18];
3) Ao prescrever os medicamentos para o quadro doloroso, deve-se avaliar a dor a cada 15 a 30 minutos e administrar a medicação até que haja controle satisfatório da dor[8,18,29];
4) Ao usar opioides, deve-se avaliar o grau de sedação a cada reavaliação da dor, juntamente com a saturação de oxigênio e frequência respiratória[8,18];
5) Deve-se prescrevr agentes laxantes sempre que se utilizar opioides em razão da constipação intestinal induzida por esses medicamentos[8,18];
6) Sempre que houver disponibilidade, deve-se iniciar ACP (analgesia controlada pelo paciente) caso haja histórico prévio de crises dolorosas de difícil manejo[8,18];
7) Caso não haja controle da dor em 12 a 24 horas, considera-se a necessidade de internação hospitalar;
8) O uso de opioides por via subcutânea é uma opção momentânea de uso em caso de pacientes com dificuldade para acesso venoso[8,18];
9) Não se deve usar meperidina em pacientes com doença falciforme pela possibilidade de adição e indução de convulsões[8,18];
10) Deve-se prescrever analgésicos em associação com os opioides, e, se não houver contraindicações, anti-inflamatórios como coadjuvantes[8,18];
11) Antes da alta hospitalar, deve-se fazer uma regressão progressiva do analgésicos opiáceos parenterais antes de convergir para a administração oral domiciliar[8,18];
12) Na Tabela 163.4 apresentamos as medicações analgésicas mais utilizadas no tratamento das crises dolorosas e as dosagens.

Hidratação

Pacientes com volemia normal devem ser hidratados por via oral ou com hidratação intravenosa de manutenção. Não há indicação de hiper-hidratação pelo risco de sobrecarga de volume pela possibilidade de acometimento cardiopulmonar prévio[8,18].

Tabela 163.4. Principais medicamentos e doses sugeridas a serem utilizadas na crise dolorosa (o tratamento com morfina está descrito no texto)

Medicamento	Apresentação	Dose
Dipirona comprimidos	500 mg por comprimido	1 comprimido de 6 em 6 horas
Dipirona endovenosa ou intramuscular	500 mg por mL, com 1 a 2 mL por ampola	1 ampola de 6 em 6 horas
Paracetamol comprimidos	500 ou 750 mg por comprimido	1 comprimido de 6 em 6 horas
Cetoprofeno	100 mg por comprimido	1 comprimido de 12 em 12 horas
Codeína	30 mg por comprimido	1 cp de 4 em 4 horas até 2 cp de 6 em 6 horas
Codeína + paracetamol	30 mg e 500 mg por comprimido	1 cp de 4 em 4 horas até 2 cp de 6 em 6 horas
Tramadol	Solução injetável 50 mg/mL, com 1 ou 2 mL. Também são disponíveis em cápsula, para uso oral, 50 mg por cápsula	Dose inicial: 100 mg em soro fisiológico (SF) a 0,9% ou soro glicosado (SG) a 5%, lentamente, endovenoso
		Dose de manutenção: 200 mg em 500 mL de SF ou SG, gotejamento de 10 a 20 gotas por minuto, ou em bomba de infusão 30 a 60 mL por hora

Transfusão

- A crise vaso-oclusiva não é indicação de transfusão de concentrado de glóbulos vermelhos, exceto se houver sintomatologia para anemia e/ou queda significativa (superior a 1 a 2g/dL) dos níveis de concentração de hemoglobina em relação aos valores basais do paciente em acompanhamento ambulatorial[8,18].
- Se disponíveis, as transfusões de concentrados de glóbulos devem ser deleucocitadas e fenotipadas e compatíveis nos sistemas ABO, Rh, Kell, Duffy, Kidd, MNSs.
- A transfusão simples (não transfusão de troca) é mais acessível na maioria dos serviços de urgência/emergência e pode ser utilizada em todas as situações. O maior risco de hiperviscosidade pós-transfusão simples ocorre nos pacientes com sequestro hepático agudo e no AVC, e naqueles com nível de concentração de hemoglobina superior a 9g/dL, sendo, portanto, situações em que a transfusão de troca é mais indicada.
- Há indicação de exsanguineotransfusão em pacientes com síndrome do tórax agudo com rápida progressão, conforme evidenciado por diminuição de saturação de oxigênio menor que 90% e piora dos parâmetros respiratórios clínicos e radiológicos, ou declínio dos níveis de concentração de hemoglobina mesmo após transfusão simples de concentrado de glóbulos vermelhos[18].
- A maioria dos consensos e painéis de especialistas atualmente não indica a terapia de exsanguineotransfusão no priapismo associado à doença falciforme[18].
- O alvo terapêutico pós-transfusional não deve ultrapassar níveis de concentração de hemoglobina superiores a 10g/dL, pelo risco de hiperviscosidade e piora dos sintomas.
- A transfusão de troca está indicada quando o paciente necessita diminuir rapidamente os níveis de hemoglobina S circulante, mas apresenta níveis de concentração de hemoglobina próximos a 9 a 10g/dL, o que impede a utilização de transfusão simples devido ao risco de hiperviscosidade. Na impossibilidade da eritrocitaférese automatizada (falta de suporte de hemoterapia ou ausência de acesso venoso adequado), a transfusão de troca pode ser feita na sala de emergência. O esquema mais utilizado[26,30] consiste em realizar sangria de 500 mL de sangue, seguids de infusão de 500 mL de solução fisiológica (SF) a 0,9%, seguida de nova sangria de 500 mL e transfusão de 1 a 2 unidades de concentrado de glóbulos vermelhos. O esquema pode ser repetido por uma ou duas vezes.

Antibioticoterapia

- É recomendado o uso de cefalosporina intravenosa e macrolídeos por via oral em pacientes com síndrome aguda do tórax[18]. Nos casos suspeitos de infecção por H1N1, está indicado o uso de oseltamivir.
- São indicadas hospitalização e antibioticoterapia parenteral em todos os pacientes com doença falciforme e temperatura axilar superior a 39,5 °C[18].
- São indicadas hospitalização e antibioticoterapia parenteral em todas as crianças com doença falciforme e temperatura axilar superior a 38,5 °C, com cobertura antibiótica para *Streptococcus pneumoniae* e organismos entéricos Gram-negativos[18].

Suporte ventilatório/respiratório

- Todos os pacientes internados com crise vaso-oclusiva devem ser encorajados a realizar exercícios respiratórios com fisioterapeuta com o objetivo de diminuir a síndrome torácica aguda pós-crise vaso-oclusiva[18].
- A administração de oxigênio para pacientes com doença falciforme está indicada quando a saturação de oxigênio for inferior a 95% em ar ambiente[18].

Utilização de morfina (sulfato de morfina)

As doses e medicamentos abaixo citados são os mais utilizados em nosso serviço e constam da maioria dos protocolos publicados na literatura médica. As medicações e dosagens referem-se ao tratamento para pacientes adultos com doença falciforme.

Como todos os opioides, a morfina não tem dose teto, assim a dose deve ser individualizada de acordo com a reposta à dor e tendo como limite os efeitos adversos (náuseas, vômitos, sedação e depressão respiratória)[8]. Pacientes com doença falciforme com crises dolorosas frequentes podem necessitar de doses maiores que as recomendadas. Nesse sentido, buscar as informações de prontuários e prescrições anteriores pode auxiliar a direcionar para o tratamento mais correto.

A dose inicial recomendada para uso intravenoso é de 0,1 mg/kg, a cada 20 a 30 minutos, até que haja controle da dor, sempre monitorando nível de consciência, frequência respiratória, qualidade e intensidade da movimentação respiratória e saturação de oxigênio[8,28]. Sugere-se que a dose máxima total seja de 10 mg nessa fase, porém muitos pacientes necessitam de doses maiores. Com a melhora da dor, deve-se prescrever dose de manutenção (0,05 a 0,1 mg/kg endovenoso ou subcutâneo a cada a 2 ou 4 horas). Alternativamente, pode-se prescrever morfina por via oral, 0,3 a 0,6 mg/kg a cada 4 horas, sempre em conjunto com analgésicos como terapia adjuvante. Anti-inflamatórios não esteroides podem também ser prescritos como terapia adjuvante em pacientes sem contraindicação para esses medicamentos.

Recente protocolo brasileiro de utilização de morfina foi publicado e será descrito abaixo[31]. A principal característica é o fato de a dose inicial ser via endovenosa, seguida de tratamento oral de manutenção.

Nesse protocolo, inicia-se o tratamento com morfina 0,1 mg/kg por via endovenosa. Após 2 horas, prescreve-se morfina por via oral na dose de 0,3 mg/kg, a cada 4 horas. Caso haja persistência da dor, utilizam-se doses de resgate, que são aplicações entre as doses regulares orais. Em geral, a dose de resgate da morfina por via endovenosa é de 0,05 mg/kg[8]. Juntamente, entra-se com dipirona 1.000 mg por via endovenosa ou oral, de 4 em 4 horas; pode ser utilizado, nos pacientes alérgicos ou intolerantes à dipirona, paracetamol 500 mg, via oral, de 6 em 6 horas, ou cetorolaco trometamol 30 mg, por via endovenosa ou intramuscular, de 6 em 6 horas, no primeiro dia; no segundo dia, passar cetorolaco trometamol para 30 mg de 8 em 8 horas, e para 30 mg, de 12 em 12 horas, no terceiro dia de uso[31]. As doses de morfina utilizadas no tratamento de resgate devem ser computadas juntamente com as doses prescritas na terapia de manutenção para a prescrição dos dias seguintes.

A boa resposta do paciente ao esquema analgésico é indicativo para a diminuição das doses dos opioides a partir do terceiro dia de tratamento. Se o paciente utilizar a morfina por mais de uma semana, recomenda-se retirar a droga gradualmente, de acordo com o número de dias utilizados, a fim de evitar a crise de abstinência pelo uso prolongado do opioide.

No caso da suspeita de intoxicação pela morfina, principalmente pelo aparecimento de sonolência e/ou depressão ventilatória (diminuição da frequência e da profundidade da movimentação respiratória), o antagonista da morfina[8] recomendado é a naloxona. Alguns cuidados devem ser tomados, pois a naloxona pode induzir edema agudo de pulmão (estimulação simpática) se a infusão endovenosa for rápida ou em doses elevadas. Além disso, a naloxona pode precipitar o aparecimento de síndrome da abstinência em pacientes em uso crônico de morfina (sintomas como náusea, vômito, sudorese, taquicardia, hipertensão arterial, agitação e tremores). Deve-se diluir uma ampola de naloxona (1 mL com 0,4 mg) em 19 mL de SF a 0,9%, com concentração final da solução de 0,02 mg por mL. Se o paciente estiver com frequência respiratória menor que cinco movimentos por minuto, iniciar com infusão lenta de 5 mL (0,1 mg). O início da ação ocorre em 2 a 3 minutos. Estimular o paciente a respirar fundo. Caso não aumente a frequência respiratória, infundir lentamente 1 a 2 mL da solução a cada 3 minutos, até que o paciente recupere uma ventilação adequada. Se não houver resposta após utilizar de 5 a 10 mg de naloxona, deve-se rever o diagnóstico de depressão ventilatória por opioides. A duração da ação da naloxona é de 1 a 4 horas, e a depressão respiratória pode retornar após a metabolização do antagonista. Assim, o paciente deve ser mantido em monitoração contínua, mesmo após a melhora da depressão respiratória.

Considerações finais

Pacientes com doenças crônicas como a doença falciforme devem ser tratados por centros especializados, como os hemocentros. Esses locais devem prestar assistência de saúde multiprofissional tanto para o acompanhamento de rotina como para as situações emergenciais[32]. Porém, muitos pacientes com doença falciforme procuram os serviços de emergência e urgência não vinculados aos hemocentros por vários motivos. Assim, os primeiros cuidados devem ser feitos por esses locais, e, caso tenham a devida resolução, os pacientes devem ser encaminhdos para o serviço de origem.

Constata-se, quando se abordam os pacientes nessas situações emergenciais, que a maioria deles apresenta as consequências da doença, seja no desenvolvimento corporal e mental, na psique, nos relacionamentos sociais, na sua autoestima e no comprometimento das funções orgânicas. Embora a doença falciforme seja marcada pela cronicidade dos sintomas e dos muitos necessários cuidados de saúde, os eventos agudos trazem uma certeza para esses pacientes: a noção da solidão e da incompreensão do outro, seja o familiar, o empregador ou o profissional da saúde, este último não habituado ou não consciente das dificuldades enfrentadas nos portadores das doenças falciformes. Nas situações agudas, os pacientes sentem também a incerteza do futuro, pois sentem a interrupção de um período assintomático ou pouco sintomático, carregado de imprevisibilidade e desgosto.

Dessa forma, ter consciência do sofrimento crônico do paciente com doença falciforme é um requisito importante para assisti-lo de forma humana nos eventos agudos, com o respeito e a necessidade de preservar a dignidade dele, além dos requisitos e recursos técnicos e científicos necessários.

Referências bibliográficas

1. Hebbel RP. Pathobiology of sickle cell disease. In: Hoffman R, Benz Jr. EJ, Silberstein LE, Heslop H, Weitz J, Anastasi J. Hematology basic principles and practice. 6th ed. Philadelphia: Elsevier; 2013. p. 536-47.
2. Zago MA, Costa FF, Ismael SJ, Bottura C. Enfermedades drepanocíticas en una población brasileña. Sangre. 1983;28:191-8.
3. Nelson DA, Deuster PA, Carter III R, Hill OT, Wolcott VL, Kurina LM. Sickle cell trait, rhabdomyolysis, and mortality among U.S. Army Soldiers. N Engl J Med. 2016;375(5):435-42.
4. Herrick JB. Peculiar elongated and sickle-shaped red blood corpuscles in a case of severe anemia. Arch Intern Med. 1910;6:517-21.

5. Rees DC, Williams TN, Gladwin MT. Sickle-cell disease. Lancet. 2010;376:2018-31.
6. Gladwin MT. Cardiovascular complications and risk of death in sickle-cell disease. Lancet. 2016;387:2565-74.
7. Novelli EM, Gladwin MT. Crises in sickle cell disease. Chest. 2016;149(4):1082-93.
8. Lobo C, Marra VN, Silva RMG. Crises dolorosas na doença falciforme. Rev Bras Hematol Hemoter. 2007;29(3):247-58.
9. Piel FB. The present and future global burden of the inherited disorders of hemoglobin. Hematol Oncol Clin North Am. 2016;30:327-41.
10. Cançado RD, Jesus JA. A doença falciforme no Brasil. Rev Bras Hematol Hemoter. 2007;29(3):203-6.
11. Silva RBP, Ramalho AS, Cassorla RMS. A anemia falciforme como problema de saúde pública no Brasil. Rev Saúde Pública. 1993;27(1):54-8.
12. Zago MA, Pinto ACS. Fisiopatologia das doenças falciformes: da mutação genética à insuficiência de múltiplos órgãos. Rev Bras Hematol Hemoter. 2007;29(3):207-14.
13. Charache S, Terrin ML, Moore RD, Dover GJ, Barton FB, Eckert SV, et al. Effect of hydroxyurea on the frequency of painful crises in sickle cell anemia. N Engl J Med. 1995;332:1317-22.
14. Manwani D, Frenette PS. Vaso-oclusion in sickle cell disease: pathophysiology and novel targeted therapies. Blood. 2013;122(24):3892-8.
15. Zhang D, Xu C, Manwani D, Frenette PS. Neutrophils, platelets, and inflammatory pathways at the nexus of sickle cell disease pathophysiology. Blood. 2016;127(7):801-9.
16. Kato GJ, Gladwin MT, Steinberg MH. Deconstructing sickle cell disease: reappraisal of the role of hemolysis in the development of clinical subphenotypes. Blood Rev. 2007;21:37-47.
17. Al-Salem AH. Splenic complications of sickle cell anemia and the role of splenectomy. International Scholarly Research Network. 2011;864257.
18. Evidence-Based Management of Sickle Cell Disease. Expert Panel Report, 2014. U.S. Department of Health and Human Services, National Institutes of Health. Disponível em https://www.nhlbi.nih.gov/sites/www.nhlbi.nih.gov/files/sickle-cell-disease-report.pdf. Acesso em: 23 ago. 2016.
19. Angulo IL. Acidente vascular cerebral e outras complicações do sistema nervoso central nas doenças falciformes. Rev Bras Hematol Hemoter. 2007;29(3):262-7.
20. Traina F, Saad STO. Complicações hepáticas na doença falciforme. Rev Bras Hematol Hemoter. 2007;29(3):299-303.
21. Antal P, Gauderer M, Koshy M, Berman B. Is the incidence of appendicitis reduced in patients with sickle cell disease? Pediatrics. 1998;101(1):1-2.
22. Yawn BP, Buchanan GR, Afenyi-Annan AN, Ballas SK, Hassell KL, James AH, et al. Management of sickle cell disease. JAMA. 2014;312(10):1033-48.
23. Di Nuzzo DVP, Fonseca SF. Anemia falciforme e infecções. J Pediatr (Rio J). 2004;80(5):347-54.
24. Strouse JJ, Reller ME, Bundy DG, Amoako M, Cancio M, Han RN, et al. Severe pandemic H1N1 and seasonal influenza in children and young adults with sickle cell disease. Blood. 2010;116(18):3431-4.
25. Portal da Saúde – Ministério da Saúde. Tratamento da Influenza. Disponível em: http://portalsaude.saude.gov.br/index.php/tratamento-influenza. Acesso em: 21 mar. 2017.
26. Brunetta DM, Clé DV, Haes TM, Roriz-Filho JS, Moriguti JC. Manejo das complicações agudas da doença falciforme. Medicina (Ribeirão Preto). 2010;43(3):231-7.
27. McCavit T, Desai P. Management of acute complications of sickle cell disease. Adapted from the National Heart, Lung, and Blood Institute's Evidence-Based Management of Sickle Cell Disease: Expert Panel Report, 2014. Disponível em: https://www.guideline.gov/summaries/summary/48525/managing-acute-complications-of-sickle-cell-disease-in-evidencebased-management-of-sickle-cell-disease. Acesso em: 21 mar. 2017.
28. Saunthararajah Y, Vichinsky EP. Sickle cell disease. In: Hoffman R, Benz Jr. EJ, Silberstein LE, Heslop H, Weitz J, Anastasi J. Hematology basic principles and practice. 6th ed. Philadelphia: Elsevier; 2013. p. 448-572.
29. Niscola P, Sorrentino F, Scaramucci L, de Fabritiis P, Cianciulli P. Pain syndromes in sickle cell disease: an update. Pain Med. 2009;10(3):470-80.
30. Ângulo IL. Crises falciformes. Medicina (Ribeirão Preto). 2003;36:427-30.
31. Campos J, Lobo C, Queiroz AMM, Nascimento EM, Lima CB, Cardoso G, etal. Treatment of the acute sickle cell vaso-occlusive crisis in the Emergency Department: a Brazilian method of switching from intravenous to oral morphine. Eur J Haematol. 2014;93:34-40.
32. Miranda FP, Brito MB. Assistência multidisciplinar ao paciente com anemia falciforme na internação de crises álgicas. Enfermagem Contemporânea. 2016;5(1):143-50.

164
ANEMIAS

Lígia Niero-Melo
Fernanda Rodrigues Barbieri
Paulo Villas Boas de Carvalho

Introdução

Anemia significa **perda da massa eritroide** com consequente deficiência de oxigenação tecidual. Esse quadro pode impor-se sobre o hospedeiro de forma abrupta (**anemia aguda**) ou de forma insidiosa (**anemia crônica**), na dependência de variáveis, tais como:

- Tempo de instalação (cronologia);
- Causa(s) que impôs (impuseram) a perda da massa eritroide;
- Condições de resposta da medula óssea (MO);
- Grau de adaptação do paciente à hipóxia;
- Somatório de fatores que podem contribuir para o agravamento ou amenização do quadro anêmico.

A anemia não é uma doença em si, é manifestação de uma doença de base, ou seja, é uma síndrome cujos sinais/sintomas podem pertencer a várias e diversas etiologias, sejam elas de causas hematológicas ou não hematológicas.

O "**pensar anemia**" demanda que sempre se estabeleça raciocínio com o **éritron**, que representa o somatório de todo o tecido eritroide distribuído pelo corpo, quer seja o de hemácias (ou eritrócitos) circulantes em sangue periférico (SP) e nos tecidos, quer seja todo o setor eritroide (eritroblastos em maturação) presente na MO, que, embora esteja distribuído por diferentes partes do corpo, funciona como órgão único e com respostas sincronizadas, regidas pelas mesmas leis de produção/maturação/liberação/destruição.

Epidemiologia

A anemia é uma manifestação clínica frequente, com variações na dependência da faixa etária, sendo de ocorrência global, pela Organização Mundial da Saúde (OMS)[1], em **24,8% da população mundial global**, variando de **47,4% em pré-escolares, 41,8% em gestantes, 30,2% em mulheres não gestantes e 12,7% em homens adultos**, ou seja, é um quadro prevalente e que deve ser considerado em avaliação de estados de urgência/emergência. Nesse contexto, merece ser considerado se o estado anêmico ocorreu:

i) **Previamente** ao quadro de urgência/emergência;
ii) **Pertinente/concomitantemente** ao quadro de urgência/emergência;
iii) **Durante o tratamento**/abordagem hospitalar ao quadro de urgência/emergência (de caráter iatrogênico ou não).

Isso impõe à equipe médica a necessidade de SEMPRE abordar a anemia como uma síndrome.

Embora a OMS conceitue a anemia como níveis de hemoglobina (Hb g/dL) menores que 13 g/dL (para homens) e 12 g/dL (para mulheres), sendo considerados níveis graves abaixo de 8 g/dL, segundo Beutler e Waalen[2], considera-se anemia quando **níveis mínimos de Hb (g/dL)** estão abaixo, segundo o quadro a seguir:

homem branco de 20-59 anos:	13,7 g/dL	≥ 60 anos:	13,2 g/dL
mulher branca de 20-49 anos:	12,2 g/dL	≥ 50 anos:	12,2 g/dL
homem negro de 20-59 anos:	12,9 g/dL	≥ 60 anos:	12,7 g/dL
mulher negra de 20-49 anos:	11,5 g/dL	≥ 50 anos:	11,5 g/dL

Em unidades de terapia intensiva (UTIs), dados revelam que, após sete dias de internação, 80% dos pacientes apresentarão níveis de Hb menores que 9g/dL, podendo, com isso, piorar a recuperação e sobrevida[3,4].

Fisiopatologia

A anemia, por ser hipóxia por perda de massa eritroide[5], com consequente queda de oxigenação tecidual, depende da interação entre a **causa-base** × **capacidade de oxigenação** × **adaptação hemodinâmica à hipóxia**. Ou seja, para cada paciente, deve-se se considerar:

i) "Reserva orgânica" do paciente (por exemplo: estado geral para aquela faixa etária + aquela doença +

naquele momento clínico + comorbidades, medicações, dieta afetando a atividade eritropoética);
ii) Causa(s) da anemia em curso, se: aguda, crônica ou crônica com componente agudo (por exemplo: alcoolista crônico com cirrose hepática e desnutrição proteico-energética, deficiência de folato e vitaminas B_{12} e B_6, com ruptura de varizes esofágicas com hemorragia aguda);
iii) Capacidade de oxigenação tecidual (demandas aumentadas em paciente com doença pulmonar obstrutiva crônica (DPOC) + poliglobulia apresentado níveis "quase normais" de Hb g/dL, mas que para ele representam déficit de oxigenação). Por exemplo: paciente na oitava década, ex-tabagista com DPOC, com neoplasia prostática metastática pós-quimioterapia, apresentando insuficiência pós-renal, internado por tromboembolia pulmonar pós TVP (trombose venosa profunda) + uso de ácido acetilsalicílico (AAS) como antiagregante por doença coronariana, com hematúria. As causas da anemização, neste exemplo comum, são múltiplas, e os fatores etiológicos da anemia multifatorial devem ser discriminados um a um, para correta abordagem e tratamento.

Pacientes com anemia é ocorrência frequente em salas de emergência[6,7], com dados que referem que 95% dos pacientes apresentam anemia após três dias de internação em UTIs[8,9]. Entretanto, deve-se basear o diagnóstico da síndrome anêmica em:
a) Manifestações clínicas de hipoxemia atribuível à menor massa eritroide;
b) Baixos níveis de glóbulos vermelhos (GV/mm³), hematócrito (Ht %), hemoglobina (Hb g/dL);
c) Índices hematimétricos (VCM fl – volume corpuscular médio; HCM picogramas, fentolitros – hemoglobina corpuscular média; CHCM g/dL – concentração de hemoglobina corpuscular média);
d) Esfregaço em lâmina de SP.

Assim, a anemia – como síndrome que é – deve sempre ser analisada e avaliada nos seus múltiplos aspectos, aferindo-se também se a aquisição (ou agravamento) do quadro anêmico se deu após a internação atual emergencial.

Propomos que a avaliação inicial leve em conta os critérios segundo o quadro abaixo, que serão pormenorizados a seguir. Essa etapa contempla (Primeiro Passo):

Manifestações clínicas: i) **cronologia** = aguda, crônica, crônica agudizada; ii) **condição hemodinâmica** (paciente estável, instável);

Mecanismos fisiopatológicos fundamentais: i) eritropoese capaz de resposta (sim, não); ii) os quatro compartimentos potencialmente responsáveis por anemia; iii) fatores contributivos; iv) comorbidades e medicações com potencial responsabilidade no quadro de anemia;

Primeiro Passo: Critérios básicos na consideração fisiopatológica de síndrome anêmica.

Essa proposta leva em consideração as possibilidades fisiopatológicas envolvidas num quadro geral de anemia, segundo os princípios fundamentais para o raciocínio clínico, a saber:

Cronologia	Aguda	Crônica	Crônica agudizada
Condição hemodinâmica	Paciente estável		Paciente instável
Eritropoese capaz de resposta efetiva	Sim		Não
Fatores etiológicos	Pensar nos "4 compartimentos"		
Fatores contributivos	Hemopatia primária		Outros órgãos e sistemas
Comorbidades e medicações	Interferem na eritropoese		Não interferem na eritropoese

- A anemia não é doença em si, é **manifestação de doença de base**;
- A anemia, independentemente da doença de base, manifesta-se de forma similar irrespectivamente à etiologia; ou seja, sinais e sintomas de anemia dependem da menor taxa de oxigenação tecidual;
- Éritron: total de massa eritroide, sendo o somatório das hemácias (ou eritrócitos) circulantes em SP e em tecidos, e eritroblastos em formação na MO. A esse somatório, damos o nome de éritron, que, embora esteja distribuído por diferentes partes do corpo, funciona como órgão único e com respostas sincronizadas;
- Deve-se buscar a(s) etiologia(s) do quadro anêmico segundo os quatro compartimentos funcionais e que implicam o conceito de éritron (Figura 164.1).

A(s) etiologia(s) da síndrome anêmica pode(m) ter origem como:
- **Doença primária da MO**, tais como: aplasia/hipoplasias, infiltração leucêmica ou por linfomas/mieloma, mielodisplasias, mielopatias infiltrativas por infecção ou tumores sólidos etc.;
- **Lesão na hemácia em si**, tais como: microangiopatias, hemoglobinopatias, auto/aloanticorpos, hemoglobinúria, enzimopatias e reações hemolíticas a drogas etc.;

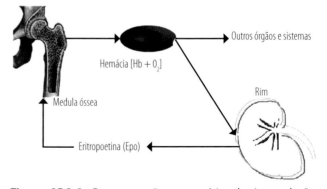

Figura 164.1. Representação esquemática das inter-relações fisiopatológicas entre MO, sangue periférico, rins, outros órgãos/sistemas, na produção e manutenção eritropoéticas. Sempre que se "pensar anemia", deve-se pensar nos quatro compartimentos acima[5].

- **Perda de função renal** de quaisquer etiologias; já há diminuição da função eritropoética se *clearance* de creatinina for menor ou igual a 60 mL/min/1,73 m², ou seja, se a creatinina plasmática for maior ou igual a 1,6 mg/dL[10,11];
- Patologias de **outros órgãos/sistemas** que influenciam a eritropoese, principalmente quando há atividade inflamatória (com ou sem infecção), com secreção de citocinas que diminuem a resposta eritropoética;
- Capacidade de a MO responder à hipóxia, com **resposta reticulocitária** adequada, ou seja, quando há condições (matéria-prima e hematínicos) que permitam atender à demanda;
- **Quadros sindrômicos** expressivos e que sabidamente podem alterar a função eritropoética, tais como insuficiência renal crônica (IRC), insuficiência/lesão hepáticas, endocrinopatias, infecções crônicas, neoplasias de quaisquer sítios[12]. A anemia, sendo uma síndrome, é **indicativa de doença de base**, ou seja, é a "ponta do *iceberg*", cuja causa deve SEMPRE ser buscada, mesmo em situações emergenciais. Assim, avaliar se a MO tem condições de responder à demanda hipóxica, sendo capaz (ou não) de resposta se devidamente corrigidos os problemas, prepara a atitude médica para a correção *versus* reposição transfusional de hemocomponentes (Segundo Passo) (Figura 164.2):

Os **fatores contributivos**, **comorbidades**, **drogas e medicações** podem agravar ou mascarar os achados clínico-laboratoriais. Um exemplo comum na prática ambulatorial é o de um paciente com anemia ferropriva por gastrite crônica por *Helicobacter pylori*, em tratamento com inibidor da bomba de prótons e recebendo sulfato ferroso via oral para reposição de estoque de ferro; ou seja, espera-se absorção de sal de ferro em paciente tomando inibidor de absorção e, muitas vezes, encaminhado como com "anemia não responsiva por doença da medula óssea", o que é uma insensatez. Esses fatores devem ser sistematicamente listados e pensados segundo o desenho fisiopatológico global, como sugerido a seguir. (Terceiro Passo):

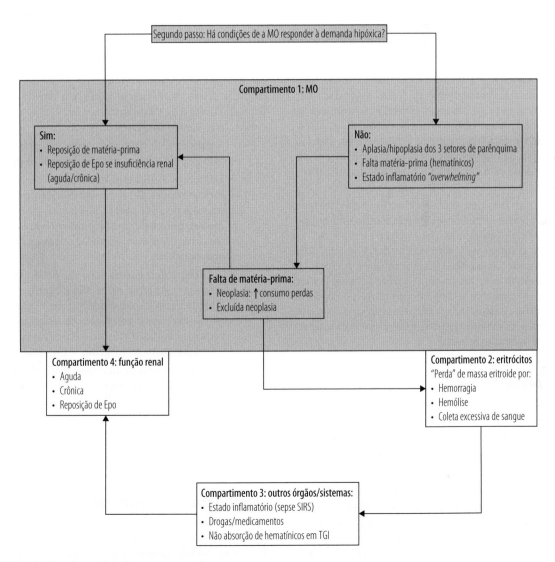

Figura 164.2. Análise de medula óssea nas anemias.

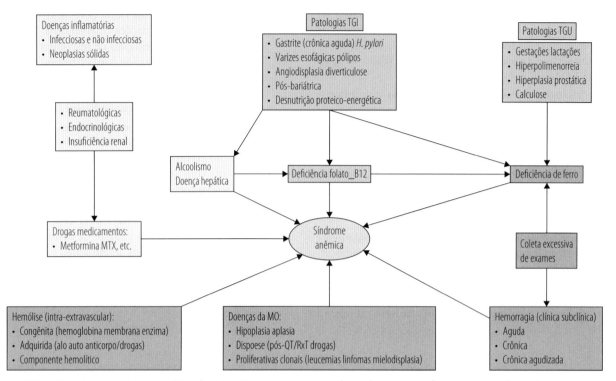

Figura 164.3. Representação esquemática de mecanismos com potencial envolvimento na fisiopatogenia da síndrome anêmica.

Terceiro Passo: Representação esquemática de mecanismos com potencial envolvimento na fisiopatogenia da síndrome anêmica, em que: doenças de trato gastrointestinal (**TGI**) e geniturinário (**TGU**), doenças nutricionais, alcoolismo, uso de medicações, hemólise e hemorragia, além de coleta excessiva de exames laboratoriais, compõem um panorama multifatorial a ser explorado em estados anêmicos, emergenciais ou não.

Esse Terceiro Passo possibilita a discriminação entre os fatores etiológicos que podem se sobrepor num estado anêmico emergencial, facilitando a abordagem terapêutica de cada envolvimento; ou seja, deve-se abordar a anemia além de apenas proceder à reposição transfusional e à correção de parâmetros hematimétricos (eventualmente necessária, mas não suficiente), mas com a devida correção e obtenção de resposta medular. Assim, independentemente da(s) causa(s) e comorbidades, as manifestações clínicas de anemia revelam inadequada oxigenação tecidual.

Quadro clínico

As manifestações clínicas das anemias dependem da interação entre:

- Os fatores etiológicos envolvidos (causa de base);
- A capacidade de oxigenação do paciente na circunstância atual;
- Sua capacidade de adaptação hemodinâmica à hipóxia.

Dentre elas, destacam-se: cansaço aos esforços, menor tolerância ao exercício, palpitações, taquicardia, tontura, fadiga, palidez cutaneomucosa (com ou sem icterícia, se houver componente hemolítico), menores índices pressóricos (↓ pressão arterial), dispneia em repouso, angina, claudicação intermitente, câimbra muscular noturna, cefaleia e escotomas. Essas manifestações ocorrem devido à adaptação hemodinâmica à hipóxia, buscando "aliviar" o sofrimento tecidual, com as seguintes características[5,13]:

- **A palidez** se deve à vasoconstrição periférica (pele, tecido celular subcutâneo, tecidos menos prioritários);
- Tendência à **hipotensão arterial**, com valores pressóricos resultantes da vasoconstrição periférica contraposta pela vasodilatação visceral (sistema nervoso central, pulmões, coração, mesentéricas e ilíacas) em condições que não sejam de anemia com hipovolemia associada;
  - **Frequência cardíaca** de alto débito, por compensação, mas que exige maior aporte de O_2 para o miocárdio, traduzindo-se em menor tolerância ao exercício, aos mínimos esforços etc. Essa é uma condição que busca compensação, mas traz maior gasto de oxigênio[13,14];
  - A ocorrência de hemólise depende: do tempo de sobrevida da hemácia naquele paciente, da oferta de pigmento biliar para conjugação hepática, da capacidade de conjugação hepática, da capacidade de excreção de bilirrubina, da manifestação conjunta da doença de base, que, muito frequentemente, aponta a origem da anemia.

Diagnóstico diferencial

Se tomarmos as síndromes usualmente tratadas em unidades intensivas [por exemplo: síndrome da angústia respiratória no adulto (SARA), síndrome da resposta inflamatória sistêmica (SIRS), falência de múltiplos órgãos, sepse, traumas etc.], a determinação do diagnóstico diferencial da síndrome anêmica pode trazer, como consequência fundamental, a conduta correta em relação ao ao quadro, ou seja, determinando-se a causa, a anemia pode ser prontamente enfrentada e corrigida.

É sabido que o paciente que requer tratamento intensivo pode dar entrada na UTI já com anemia; se assim não for, certamente tornar-se-á anêmico (Hb menor que 13g/dL para homens e Hb menor que 12g/dL para mulheres) em prazos variáveis, passíveis de serem estratificados em: estado anêmico pré-admissão na UTI; estado anêmico em fase aguda (primeiros sete dias pós-admissão); estado anêmico em fase crônica (após os primeiros sete dias de admissão)[15].

A despeito da(s) causa(s) de anemia, uma proporção expressiva de pacientes já apresenta anemia à admissão, como demonstrado na Europa[16] e América do Norte[17], chegando até a 86% de pacientes anêmicos[18].

Antes de tomada de decisão, deve-se tomar em conta as seguintes possibilidades de erro/engano:

a) Paciente hemodiluído: seja por doença-base (insuficiência cardíaca congestiva, insuficiência renal/anúrica, pós-operatório com grande volume infundido, hiperidratação, gestação, esplenomegalia volumosa (baço de hiperfluxo) etc., cujos índices eritrométricos poderiam indicar níveis baixos, mas cuja massa eritroide estaria mascarada (aparentemente diminuída) pela hipervolemia;

b) Paciente hemoconcentrado: em oposição ao item acima, o paciente revelaria níveis eritrométricos menos graves, mas poderia estar em hipóxia mais grave do que revelado numericamente;

c) Paciente poliglobúlico (policitemia vera primária ou poliglobulia secundária): bastante frequente em tabagistas de grande carga tabágica, que deveriam revelar poliglobulia secundária à DPOC, mas que apresentam níveis eritrométricos "normais", ou seja, são hipóxicos, apesar de massa eritroide aparentemente normal;

d) Dados hematimétricos colhidos com técnica passível de erro (erro de coleta).

O diagnóstico diferencial apoia-se nos critérios já apresentados acima (vide Terceiro Passo), somados aos achados de hemograma e índices hematimétricos a seguir (Figura 164.4)[5,6]:

Nesse contexto, microcitose significa menor síntese de hemoglobina por hemácia, para a existência de 640 milhões de moléculas de hemoglobina dentro de uma hemácia normal[19], ou seja, microcitose ocorre como um "escape" do eritroblasto para se manter viável, com concentração crítica mínima de hemoglobina. Caso contrário, torna-se alvo de macrófago e é fagocitado. Microcitose pode ocorrer por menos síntese de globina nos ribossomos (por exemplo: talassemia) ou menor síntese de hemena mitocôndria (por exemplo: ferrodeficiência, anemia das doenças crônicas)[20] – Figura 164.5.

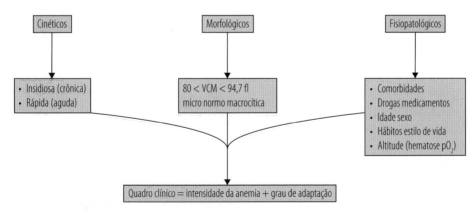

Figura 164.4. Critérios cinéticos, morfológicos e fisiopatológicos a serem considerados em conjunto para o diagnóstico diferencial de anemias[5,6].

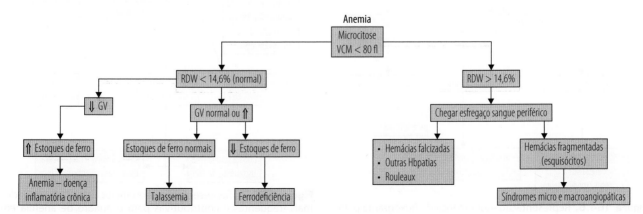

Figura 164.5. Representação esquemática do fluxograma para microcitose[6].

Para os parâmetros que definem macrocitose[20], propomos na Figura 164.6.

Anemia no paciente idoso

Consideram-se idosos os pacientes com 65 anos ou mais, nos quais a anemia está associada ao agravamento de doenças e sobrevida, mesmo com discreta diminuição na concentração de Hb (g/dL), por aumento de morbimortalidade, independentemente da(s) doença(s) de base[22].

Estudos evidenciam que a ocorrência de anemia em idosos é claro fator de risco para resultados adversos, tais como: eventos cardiovasculares, atividade física e *performance* individual limitadas, com maior frequência de quedas da própria altura, consequentes internações hospitalares e aumento de mortalidade[23].

Segundo Beutler e Waalen[2], atualmente se considera anemia quando **níveis <u>mínimos</u> de Hb (g/dL)** estão abaixo segundo o quadro a seguir:

homem branco de 20-59 anos	13,7g/dL	≥ 60 anos:	13,2g/dL
mulher branca de 20-49 anos	12,2g/dL	≥ 50 anos:	12,2g/dL
homem negro de 20-59 anos	12,9g/dL	≥ 60 anos:	12,7g/dL
mulher negra de 20-49 anos	11,5g/dL	≥ 50 anos:	11,5g/dL

Guralnik *et al.*[24] avaliaram a prevalência de quadro anêmico, variando segundo a população avaliada, sendo maior que 10% em comunidades de idosos, excedendo 20% em longevos. Esses níveis apresentados estão na dependência das doenças de base, comorbidades, medicações, estilo de vida e oferta alimentar na dieta (Figura 164.7).

Embora a anemia seja um achado comum em idosos, e algumas vezes seja dada como "inexplicável"[25], nesses pacientes impõe-se avaliação minuciosa de quadro anêmico pela possibilidade de ocorrência de hemopatias clonais primárias. Nesse contexto, para o hematologista sempre há que se excluir (além de sangramentos ocultos, deficiências nutricionais, estados inflamatórios, deficiência de síntese de eritropoietina, hemólise, mielopatia tóxica ou por drogas), as doenças clonais frequentes em idosos, notadamente a síndrome mielodisplásica (SMD)[26]. Essa hemopatia manifesta-se inicialmente como anemia em mais de 90% dos pacientes, ou seja, é quase um evento universal em SMD, o que torna obrigatória a exclusão dessa doença.

Nosso entendimento é de que a atitude mais importante perante o quadro de anemia no idoso é estabelecer a(s) causa(s) de base e comorbidades, considerando-se, em conjunto, as questões que se seguem:

a) Há sofrimento tecidual por hipóxia? Há limitação funcional de órgãos/sistemas pela hipóxia?

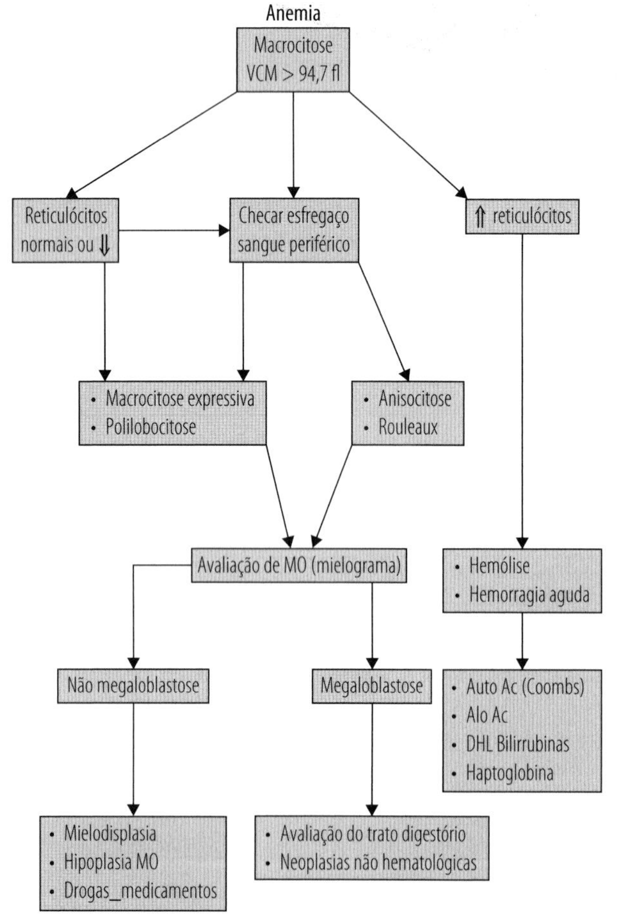

Figura 164.6. Representação esquemática do fluxograma para macrocitose[6].

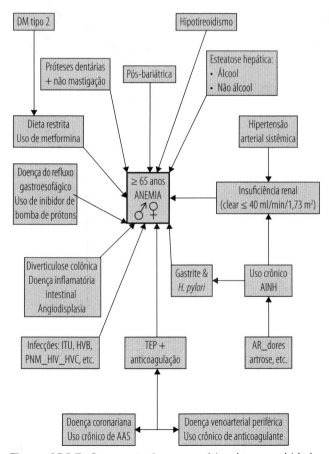

Figura 164.7. Representação esquemática das comorbidades mais frequentes e contributivas para o quadro de anemia em idosos.

b) Há concomitância de fatores potencialmente controláveis? Há possibilidade de intervenção em cada um desses fatores acima?
c) Há possibilidade de recuperação da atividade eritropoética?

Epidemiologia

A prevalência de anemia em idosos não institucionalizados que vivem na comunidade apresenta variabilidade de 8% a 25%. No NHANES III (*The Third National Health and Nutrition Examination Survey*), a prevalência foi de mais de 10% dos idosos com idade igual ou superior a 65 anos (11% em homens e 10,2% nas mulheres), atingindo 20% naqueles com mais de 85 anos (26% nos homens e 20% nas mulheres)[24]. O Estudo SABE (Saúde, Bem-estar e Envelhecimento) mostrou prevalência de 7,7% na população idosa da comunidade de São Paulo[27]. Em idosos de instituições de longa permanência (ILPs), a prevalência variou de 48% a 53%[28,29] e no ambiente hospitalar, de 40% a 72%[30]. Estudo de coorte hospitalar detectou prevalência de anemia, segundo critério da OMS, de 21% em todos idosos, de 30,7% nos com mais de 80 anos de idade e de 37% nos com mais de 90 anos[31].

Anemia grave (Hb menor que 10g/dL) foi registrada em menos de 10% dos idosos que vivem na comunidade. Quando institucionalizados, esse percentual variou de 15% a 19%[24].

Importância clínica da anemia no idoso – Desfechos associados

Os achados de estudos observacionais documentaram que a anemia é um fator de risco para importantes desfechos clínicos de saúde pública em idosos, incluindo mortalidade, fragilidade, declínio da função física, incapacidade e comprometimento cognitivo. Adicionalmente, estudos têm demonstrado que a presença de anemia e de comorbidades prevalentes estão associados a um risco sinérgico aumentado de resultados adversos. Esses achados foram consistentes em estudos populacionais com pacientes portadores de doenças específicas [por exemplo, doença renal crônica (DRC), doença cardiovascular (DCV) e diabetes], bem como sujeitos representativos da população idosa que vive na comunidade[28].

Síndrome da fragilidade (SF)

A fragilidade tem sido conceituada como uma síndrome clínica cuja característica é a maior vulnerabilidade clínica aos estressores causados pela perda de reserva fisiológica. A relação entre fragilidade e anemia foi descrita por uma curva em forma de J invertida (menores níveis de Hb, maior prevalência de fragilidade), que foi consistente com os achados de mortalidade e incapacidade física. Em comparação com níveis normais de Hb (13,5g/dL), a probabilidade de indivíduos considerados como frágeis foi significativamente maior para a Hb mais baixa. Esses dados se devem a achados comuns às duas afecções, como a expressão genética de citocinas inflamatórias, por exemplo, a elevação da interleucina (IL)-6[32]. A presença de DCV concomitante à anemia aumentou esse risco.

Declínio funcional

O resultado de InChianti, com idosos não institucionalizados, mostrou que portadores de anemia tinham maior dependência para a realização das atividades básicas da vida diária (ABVD) e atividades instrumentais da vida diária (AIVD), menor força em membros superiores e inferiores e velocidade de marcha[8]. Esses dados foram confirmados após ajustes para idade, sexo, peso, testes cognitivos e comorbidades[33].

O estudo *Established Populations for Epidemiologic Study of the Elderly* (EPESE) mostrou que a anemia está associada ao declínio funcional como fator independente, com padrão linear de piora da condição física com níveis mais baixos de hemoglobina[34].

Função cognitiva

Em idosos não institucionalizados, há evidências de que a anemia seja um fator de risco independente para o declínio cognitivo e sintomas depressivos.

A anemia leve foi relacionada com declínio cognitivo e anemia moderada ou grave, com diminuição do estado de alerta, déficit de memória, atenção e concentração, com consequente comprometimento da função executiva. A causa provável seria redução crônica da oxigenação, secundária à diminuição da capacidade de transporte da hemácia[35].

A anemia pode levar à depressão pela deficiência de vitamina B12 e folato/ácido fólico, os quais diminuem a produção de S-adenosilmetionina, cofator da síntese de neurotransmissores, como a serotonina. Mas pode ser consequência, pois estados depressivos levam à fadiga e ao desinteresse pelas atividades cotidianas e qualidade da alimentação[27].

Outros desfechos

Estudos relataram associações de anemia com desfechos como capacidade aeróbica reduzida, presença de sintomas de tolerância ao exercício (fadiga e diminuição da força muscular), dificuldade e dependência para ABVD e incapacidade física para mobilidade[34].

Comorbidades e hospitalização

A presença de anemia em quaisquer níveis está associada a resultados adversos na DRC em estágio moderado a grave, isquemia miocárdica e disfunção diastólica[36]. Pacientes anêmicos com insuficiência cardíaca classe funcional mais grave (*New York Heart Association* – NYHA, III-IV) apresentam pior fração de ejeção, maior hospitalização e mortalidade[37]. Nesses pacientes, observa-se associação a sintomas mais intensos e maior comprometimento do estado funcional.

Mortalidade

A associação da anemia como fator de risco isolado para mortalidade foi demonstrada em estudos epidemiológicos com idosos independentes não institucionalizados, em que níveis de Hb considerados "inferiores ao normal" na presença de anemia estão associados ao aumento do risco de mortalidade entre idosos[38,39].

Evidências mostraram resultados de curva em forma de J, caracterizada pelo maior risco de mortalidade com níveis de Hb mais baixa e menor risco de mortalidade com níveis de Hb de 13,9g/dL. O maior risco de mortalidade associado à anemia persistente se mantém, mesmo após ajuste abrangente para fatores de confusão, como dados demográficos, comorbidade e indicadores de gravidade da doença.

Estudo mostrou que Hb de 12g/dL, nível considerado normal pela OMS, é associado independentemente com risco de mortalidade significativamente maior[39].

Coletivamente, os dados publicados recentemente demonstraram que, em idosos moradores de comunidade:

(a) A anemia definida pela OMS, que corresponde principalmente a anemia leve, é um fator de risco independente por cinco anos de mortalidade por todas as causas;

(b) Existe uma dose-resposta no risco de mortalidade associado ao aumento da gravidade da anemia;

(c) Existe um gradiente de risco de mortalidade significativo mesmo dentro da faixa de Hb atualmente aceita como normal;

(d) Observam-se interações de anemia com outras comorbidades com DRC, hipertrofia ventricular esquerda e DCV.

Tipos de anemia

A anemia no idoso pode ser classificada em maneiras diferentes. Uma prática utilizada na literatura geriátrica envolve a classificação de anemia nas seguintes categorias principais[24]:

(a) Anemia nutricional ou deficiência de nutrientes;
(b) Anemia de DRC;
(c) Anemia da inflamação crônica (AIC – anteriormente referida como anemia de doença crônica);
(d) Não classificada (também chamada anemia "inexplicada").

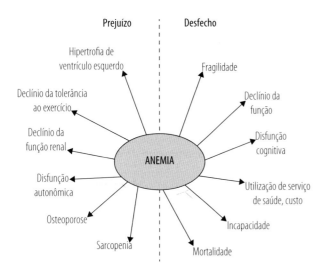

Figura 164.8. Anemia, prejuízos fisiológicos e desfechos clínicos em idosos da comunidade.

Essas categorias não devem ser vistas como exclusivas, já que mais de um tipo de anemia pode estar presente. Por exemplo, em pacientes com anemia de DRC, a deficiência nutricional absoluta ou funcional de nutrientes e/ou inflamação crônica pode também contribuir para eritropoiese e anemia prejudicada.

As causas da anemia no idoso são muitas vezes concomitantes: a deficiência nutricional é a etiologia em 1/3 dos casos; a DRC e a inflamação crônica em 1/3; e causas inexplicadas também em 1/3[1].

As causas etiológicas de anemia são apresentadas no quadro a seguir:

a) Deficiências nutricionais:	34%
Ferro	48,3%
Folatos	18,8%
Vitamina B12	12,2%
Folatos + vitamina B12	5,8%
Ferro + folatos ou vitamina B12	9,9%
b) Anemias da doença crônica e da doença renal crônica:	32%
doença renal crônica:	8% (25,4%)
doença crônica:	20% (61,3%)
doença crônica e doença renal crônica:	4% (13,3%)
c) Anemias inexplicadas:	34%

Cuidados com o idoso com anemia na unidade de emergência[40] – Sinais e sintomas

Como a anemia em adultos idosos é predominante leve quanto à gravidade, os pacientes geralmente serão assintomáticos. Quando sintomática, a apresentação clínica da anemia nesse paciente é semelhante à de populações adultas mais jovens. É importante observar que o idoso, devido à redução da capacidade funcional, não é submetido a situações de sobrecarga física. Assim, em situação de repouso pode não apresentar manifestações decorrentes do quadro anêmico.

Com o aumento da presença de comorbidades, muitas vezes é difícil determinar se as queixas sintomáticas estão diretamente relacionadas com a anemia, a causa subjacente da anemia ou a presença de comorbidades. Além disso, a presença e comorbidades torna os idosos mais suscetíveis à anemia multifatorial.

História de sangramentos digestivos, urinários, genitais ou alterações desses sistemas que possam estar associadas a sangramentos podem explicar as anemias por perda crônica de ferro. Alterações de fâneros, das mucosas e distúrbios neurológicos podem ser associados à carência de vitamina B12. O uso crônico de álcool pode levar à carência de ácido fólico, assim como à doença hepática com sangramentos e, ainda, eventual hiperesplenismo decorrente de hipertensão portal. Medicamentos podem levar à menor produção da MO, ou seja, da eritropoiese, causando anemia.

Os sintomas clínicos da anemia dependem da gravidade da anemia, da velocidade com que a anemia se desenvolve e da demanda de oxigênio do paciente. Em idosos, a anemia sintomática normalmente reflete o fornecimento de oxigênio prejudicado aos tecidos como consequência da diminuição das concentrações de Hb, o que pode levar ao aumento de débito cardíaco e da hipóxia tecidual e ao declínio progressivo na função orgânica.

Em geral, a anemia que se desenvolve lentamente, ao longo do tempo, tende a apresentar menos sintomas do que a anemia de início rápido, independentemente da etiologia subjacente. Como em adultos mais jovens, a anemia em rápido desenvolvimento pode causar sintomas adicionais devidos aos efeitos da hipovolemia. Essa doença sintomática pode ser mais profunda e menos bem tolerada por idosos devido ao aumento da fragilidade e à diminuição da reserva funcional, muitas vezes relacionadas com a presença de múltiplas comorbidades crônicas.

Os sintomas primários da anemia podem incluir qualquer ou todos os seguintes:
1. Variados graus de fadiga;
2. Dispneia ao esforço ou dispneia em repouso;
3. Alguma combinação de taquicardia e palpitações, que reflete um estado cardíaco hiperdinâmico.

A anemia mais grave também pode apresentar:
1. Letargia;
2. Confusão;
3. Sintomas cardíacos graves, incluindo insuficiência cardíaca congestiva, arritmias, angina ou infarto do miocárdio.

A anemia como resultado de perda sanguínea aguda ou hemólise aguda grave pode inicialmente apresentar os seguintes sintomas, que refletem hipovolemia fisiológica:
1. Sensação de desfalecimento;
2. Hipotensão ortostática;
3. Síncope;
4. Sintomas associados a choque hipovolêmico, incluindo coma e morte.

A avaliação inicial da unidade de emergência do paciente idoso com sinais e sintomas de anemia deve ser iniciada com a avaliação da via aérea, respiração e circulação. A correção da hipoventilação, hipóxia e hipovolemia desse paciente pode estabilizá-lo quando inicialmente estava crítico.

Uma vez que o paciente tenha sido estabilizado, o inquérito secundário pode ser iniciado. Nesse ponto, podem ser obtidos dados laboratoriais, e um exame físico detalhado deve ser conduzido para investigar outras causas menos óbvias de hemorragia.

Os pacientes que se apresentam à unidade de emergência com anemia crônica requerem avaliação completa. Os estudos laboratoriais devem incluir um hemograma completo, contagem de reticulócitos, esfregaços periféricos e estudos de coagulação, se necessário. A discussão com o médico responsável pelo paciente, se possível, é importante para determinar a avaliação. Qualquer paciente com anemia sintomática que necessite de transfusão deve ser admitido para observação e posterior avaliação. Pacientes com múltiplas comorbidades que são exacerbadas pela anemia também necessitam de internação.

Pacientes com anemia crônica ou anemia recentemente diagnosticada não relacionada à perda de sangue podem não necessitar de admissão, se um acompanhamento próximo puder ser realizado.

O acompanhamento, em última análise, é uma decisão clínica baseada na idade, gravidade da anemia, tratamento realizado na unidade de emergência, condições médicas e comorbidades associadas e quadro clínico global.

Referências bibliográficas

1. World Health Organization. Worldwide Prevalence of Anaemia 1993-2005: WHO Global Database on Anaemia. Disponível em: http://apps.who.int/iris/bitstream/10665/43894/1/9789241596657_eng.pdf. Acesso em: 13 maio 2017.
2. Beutler E, Waalen J. The definition of anemia: what is the lower limit of normal of the blood hemoglobin concentration? Blood. 2006;107:1747-50.
3. World Health Organization (WHO). Anaemia. Disponível em: http://www.who.int/topics/anaemia/en/. Acesso em: 13 maio 2017.
4. Hébert PC, Van der Linden P, Biro G, Hu LQ. Physiologic aspects of anemia. Crit Care Clin. 2004 20):187-212.
5. Niero-Melo L, Resende LSR. Eritropoese – Mecanismos de Produção e Distribuição da Hemácia. In: Lopes AC. Tratado de clínica médica. 2ª ed. São Paulo: Rocca; 2007. v. 147, p. 1886-9.
6. Niero-Melo L, Resende LR, Gaiolla RD, Fadel AV. Anemias. In: Guimarães HP, Borges LAA, Assunção MSC, Reis HJL, editores. Manual de medicina de emergência. 1ª ed. Rio de Janeiro: Atheneu; 2016. p. 693-9.
7. Rocco JR, Soares M, Espinoza RA. Transfusão de sangue em terapia intensiva: um estudo epidemiológico observacional. Rev Bras Ter Intensiva. 2006;18(3):242-50.
8. Napolitano LM. Scope of the problem: epidemiology of anemia and use of blood transfusions in critical care. Crit Care. 2004;8:(Suppl 2):S1-S8.
9. Cane RD. Hemoglobin: how much is enough? Crit Care Med. 1990;18:1046-7.
10. Corwin HL, Parsonnet KC, Gettinger A. RBC transfusion in the ICU. Is there a reason? Chest. 1995;108:767-71.
11. Macdougall IC. Anaemia and chronic renal failure. Medicine. 2015.
12. National Institute for Health and Clinical Excellence. Anaemia management in chronic kidney disease. Clinical guideline 39. London: NICE; 2006. Disponível em: http://www.nice.org.uk/guidance/ng8. Acesso em: 13 maio 2017.
13. Rosenblum D. Consultation in hematology. In: Handin RI, Lux SE, Stossel TP, editors. Blood. Principles and practice of hematology. 2nd ed. Philadelphia: Lippincott Williams & Wilkins; 2003. p. 1-14.
14. Means Jr RT, Glader B. Anemia: general considerations. In: Greer JP, Arber DA, Glader B, List AF, Means Jr RT, Paraskevas F, et al., editors. Wintrobe's Clinical Hematology. 13th ed. Philadelphia: Lippincott Williams & Wilkins, Wolters Kluwer; 2014. p. 587-616.
15. Prchal JT. Clinical manifestations and classification of erythrocyte disorders. In: Kaushansky K, Lichtman MA, Beutler E, Kipps TJ, Seligsohn U, Prchal JT, editors. Williams Hematology. 8th ed. New York: The McGraw-Hill Companies, Inc.; 2010. p. 455-62.
16. Astin R, Puthucheary Z. Anaemia secondary to critical illness: an unexplained phenomenon. Extrem Physiol Med. 2014;3:4.
17. Vincent JL, Baron JF, Reinhart K, Gattinoni L, Thijs L, Webb A, et al.; ABC (Anemia and Blood Transfusion in Critical Care) Investigators. Anemia and blood transfusion in critically ill patients. JAMA. 2002;288(12):1499-507.
18. Corwin HL, Gettinger A, Pearl RG, Fink MP, Levy MM, Abraham E, et al. The CRIT Study: Anemia and blood transfusion in the critically ill – current clinical practice in the United States. Crit Care Med. 2004;32(1):39-52.

19. Thomas J, Jensen L, Nahirniak S, Gibney RT. Anemia and blood transfusion practices in the critically ill: a prospective cohort review. Heart Lung. 2010;39(3):217-25.
20. Jandl JH. Physiology of red cells. In: Jandl JH, editor. Blood: textbook of hematology. 2nd ed. Boston: Little Brown; 1996. p. 135-200.
21. Perkins S. Hypochromic, microcytic anemias. In: Kjeldsberg CR, editor. Practical diagnosis of hematologic disorders. v. 1. Benign disorders. 4th ed. Singapore: ASCP Press; 2006. p. 17-29.
22. Patel KV, Longo DL, Ershler WB, Yu B, Semba RD, Ferrucci L, et al. Haemoglobin concentration and the risk of death in older adults: differences by race/ethnicity in the NHANES III follow-up. Br J Haematol. 2009;145(4):514-23.
23. Chaves PH, Xue QL, Guralnik JM, Ferrucci L, Volpato S, Fried LP. What constitutes normal hemoglobin concentration in community-dwelling disabled older women? J Am Geriatr Soc. 2004;52(11):1811-6.
24. Guralnik JM, Eisenstaedt RS, Ferrucci L, Klein HG, Woodman RC. Prevalence of anemia in persons 65 years and older in the United States: evidence for a high rate of unexplained anemia. Blood. 2004;104(8):2263-8.
25. Artz AS, Thirman MJ. Unexplained anemia predominates despite an intensive evaluation in a racially diverse cohort of older adults from a referral anemia clinic. J Gerontol A Biol Sci Med Sci. 2011;66(8):925-32.
26. Malcovati L, Hellström-Lindberg E, Bowen D, Adès L, Cermak J, Del Cañizo C, et al.; European Leukemia Net. Diagnosis and treatment of primary myelodysplastic syndromes in adults: recommendations from the European LeukemiaNet. Blood. 2013;122(17):2943-64.
27. Corona LP, Duarte YAO, Lebrão ML. Prevalence of anemia and associated factors in older adults: evidence from the SABE Study. Rev Saúde Pública. 2014;48:723-31.
28. Artz AS, Fergusson D, Drinka PJ, Gerald M, Gravenstein S, Lechich A, et al. Prevalence of anemia in skilled-nursing home residents. Arch Gerontol Geriatr. 2004;39(3):201-6.
29. Robinson B, Artz AS, Culleton B, Critchlow C, Sciarra A, Audhya P. Prevalence of anemia in the nursing home: contribution of chronic kidney disease. J Am Geriatr Soc. 2007;55(10):1566-70.
30. Joosten E, Pelemans W, Hiele M, Noyen J, Verhaeghe R, Boogaerts MA. Prevalence and causes of anaemia in a geriatric hospitalized population. Gerontology. 1992;38(1-2):111-7.
31. Bach V, Schruckmayer G, Sam I, Kemmler G, Stauder R. Prevalence and possible causes of anemia in the elderly: a cross-sectional analysis of a large European university hospital cohort. Clin Interv Aging. 2014;9:1187-96.
32. Vanasse GJ, Berliner N. Anemia in elderly patients: an emerging problem for the 21st century. Hematol Am Soc Hematol Educ Program. 2010;2010:271-5.
33. Cesari M, Penninx BW, Lauretani F, Russo CR, Carter C, Bandinelli S, et al. Hemoglobin levels and skeletal muscle: results from the InCHIANTI study. J Gerontol A Biol Sci Med Sci. 2004;59(3):249-54.
34. Penninx BW, Pahor M, Cesari M, Corsi AM, Woodman RC, Bandinelli S, et al. Anemia is associated with disability and decreased physical performance and muscle strength in the elderly. J Am Geriatr Soc. 2004;52(5):719-24.
35. Chaves PH, Carlson MC, Ferrucci L, Guralnik JM, Semba R, Fried LP. Association between mild anemia and executive function impairment in community-dwelling older women: The Women's Health and Aging Study II. J Am Geriatr Soc. 2006;54(9):1429-35.
36. Astor BC, Muntner P, Levin A, Eustace JA, Coresh J. Association of kidney function with anemia: the Third National Health and Nutrition Examination Survey (1988-1994). Arch Intern Med. 2002;162(12):1401-8.
37. He SW, Wang LX. The impact of anemia on the prognosis of chronic heart failure: a meta-analysis and systemic review. Congest Heart Fail. 2009;15(3):123-30.
38. den Elzen WP, Gussekloo J, Willems JM, de Craen AJ, Blauw GJ, Blauw GJ, et al. Predictive value of low ferritin in older persons with anemia with and without inflammation: the Leiden 85-plus Study. J Am Geriatr Soc. 2010;58(8):1601-3.
39. Silva CLÁ, Lima-Costa MF, Firmo JOA, Peixoto SV. [Anemia and hemoglobin level as prognostic factors of mortality in community-dwelling elderly: evidence from the Bambuí Cohort Study on Aging, Minas Gerais State, Brazil]. Cad Saude Publica. 2013;29:2241-50.
40. Davis R, Garza A. Anemia. In: Meldon S, Ma OJ, Woolard R, editors. Geriatric emergency medicine. 1st ed New York: McGraw-Hill; 2004. p. 502-5.

ENIGMAS DA HEMATOLOGIA: ALTERAÇÕES CLÍNICO-LABORATORIAIS EM HEMATOLOGIA COM URGÊNCIA POTENCIAL

Rafael Dezen Gaiolla
Lígia Niero-Melo

Síndrome de lise tumoral

Introdução

A síndrome de lise tumoral (SLT) é a principal e mais frequentemente observada emergência oncológica. Caracteriza-se por um conjunto de alterações metabólicas como hiperuricemia, hiperfosfatemia, hipercalemia e hipocalcemia, secundárias à morte de grande quantidade de células neoplásicas[1]. Tais alterações podem levar a manifestações clínicas como arritmias, alterações neurológicas, insuficiência renal e, em casos mais graves, morte. Dessa forma, é muito importante identificar os pacientes com risco elevado de desenvolvimento de SLT pois a abordagem profilática pode evitar as complicações graves associadas ao quadro. Por outro lado, em paciente com SLT instalada, a identificação dessa condição e a pronta instituição de suporte clínico e tratamento adequados são fundamentais para minimizar o risco de desfecho fatal.

Epidemiologia

A SLT está associada às neoplasias com alta fração de crescimento e alto *turnover* celular, sendo, portanto, mais frequentemente observada em neoplasias hematológicas de alto grau como linfomas de Burkitt, linfomas linfoblásticos, linfomas difusos de grandes células e nas leucemias agudas (mieloides e linfoides). Em neoplasias não hematológicas, a SLT é menos frequente, mas um número crescente de casos tem sido relatado nos últimos anos, o que pode ser explicado pelo surgimento de terapias mais eficazes, principalmente no contexto de doença metastática ou com alta carga tumoral. Atenção especial deve ser dada a casos de tumores mais quimiossensíveis como neuroblastoma, tumores de células germinativas e carcinoma pulmonar de pequenas células[2].

Com o avanço no entendimento do câncer e o desenvolvimento de novas e potentes drogas para o seu tratamento, como os anticorpos monoclonais, tem sido possível observar a SLT mesmo em pacientes com neoplasias hematológicas indolentes e com baixo índice de replicação celular, como sequência de lise celular mais eficiente[3].

A incidência de SLT é variável, na medida em que depende não só do tipo de neoplasia envolvida, mas também de fatores relacionados ao hospedeiro e ao tipo de tratamento empregado. Não há predileção por sexo, raça ou idade, embora pacientes idosos possam apresentar maior predisposição e risco de complicações, pois são menos tolerantes a abordagens terapêuticas mais agressivas, apresentam deterioração clínica mais rapidamente e geralmente apresentam alterações basais de função renal[4].

A mortalidade na SLT está diretamente associada à presença de lesão renal aguda. Em estudo com 63 pacientes com neoplasias hematológicas e SLT, Darmon *et al.* verificaram mortalidade de 66% aos seis meses para aqueles com lesão renal aguda em comparação a 21% para aqueles com função renal normal[5].

Fisiopatologia

A fisiopatogenia da SLT é complexa e está relacionada à rápida destruição de grande quantidade de células tumorais, com consequente liberação de metabólitos e íons intracelulares na circulação. O excesso de metabólitos ultrapassa a capacidade de excreção renal e de compensação normal das alterações eletrolíticas, levando a graves alterações metabólicas e insuficiência renal (Figura 165.1).

A SLT pode ocorrer de maneira espontânea, como consequência da morte natural das células neoplásicas, principalmente em casos com grandes massas tumorais. Porém, é mais comumente desencadeada durante ou nos dias subsequentes ao tratamento quimioterápico, já que as neoplasias com altas taxas de crescimento são extremamente sensíveis às medicações citotóxicas.

As alterações metabólicas clássicas da SLT são detalhadas a seguir:

- **Hipercalemia:** é a alteração mais comumente encontrada na SLT e também a mais preocupante. Decorre da lise tumoral direta com liberação do potássio intracelular (local de maior concentração fisiológica desse íon) para a circulação. Condições coexistentes como insuficiência renal e acidose metabólica podem contribuir para a piora da hipercalemia;

- **Hiperuricemia**: é caracterizada pelo aumento das concentrações de ácido úrico no plasma, podendo estar presente já ao diagnóstico da neoplasia. O tecido neoplásico apresenta metabolização ativa de purinas e alta concentração de ácidos nucleicos. Após a morte celular, as purinas (adenosina e guanina) são metabolizadas a xantinas e hipoxantinas e posteriormente em ácido úrico pela enzima xantina oxidase, produzida pelo fígado[6]. O ácido úrico é o metabólito final das purinas nos seres humanos. Como a concentração fisiológica desse metabólito já é próxima da saturação limítrofe, a liberação de grande quantidade de purinas após a morte das células tumorais gera quantidade excessiva de ácido úrico, que acaba por cristalizar nos túbulos renais (principalmente) e em vasos das regiões cortical profunda e medular renal;

- A deposição de cristais de ácido úrico com obstrução mecânica dos túbulos renais é a principal causa de insuficiência renal na SLT. Embora não completamente elucidados, os mecanismos presentes na nefropatia pelo ácido úrico envolvem redução dos níveis de ácido nítrico com consequente vasoconstrição e isquemia renal, liberação local de citocinas pró-inflamatórias que estimulam a quimiotaxia de leucócitos e promovem lesão tecidual secundária e, finalmente, inibição direta da proliferação celular de túbulos proximais, prolongando a injúria renal já instalada[7]. Em conjunto, essas alterações promovem redução do pH renal, favorecendo a maior cristalização de ácido úrico.

- **Hiperfosfatemia e hipocalcemia**: decorre da lise tumoral direta com liberação de grande quantidade de fósforo na circulação, excedendo a capacidade de excreção renal. É observada principalmente nas neoplasias linfoides de alto grau, uma vez que a quantidade estimada de fósforo intracelular em linfoblastos leucêmicos pode corresponder a três a quatro vezes a quantidade presente em um linfócito normal. Quando em excesso, o fósforo livre se liga ao cálcio, levando à formação do fosfato de cálcio e hipocalcemia secundária. O produto fósforo-cálcio pode se depositar em diversos tecidos, incluindo o rim (nefrocalcinose). Por mecanismos semelhantes àqueles observados no depósito renal de cristais de urato, a nefrocalcinose contribui para as alterações de função renal na SLT[1].

É importante salientar que outros fatores podem contribuir para a lesão renal aguda na SLT. Pacientes com câncer apresentam-se frequentemente debilitados, muitas vezes inapetentes e com ingesta hídrica inadequada. Adicionalmente, podem desenvolver vômitos e diarreia secundários à quimioterapia. Em conjunto, esses fatores levam à depleção do volume plasmático e consequente redução de filtração glomerular.

A insuficiência renal, somada à liberação de grande quantidade de metabólitos ácidos provenientes do catabolismo celular, predispõe ao desenvolvimento de acidose metabólica, que pode agravar as alterações eletrolíticas já presentes.

No momento do diagnóstico da neoplasia, é fundamental que os pacientes sejam estratificados de acordo com o risco de desenvolvimento de SLT, pois as medidas preventivas são geralmente eficazes em evitar complicações graves (Tabela 165.1).

Quadro clínico

As manifestações clínicas da SLT são consequências diretas das diversas alterações metabólicas definidoras do quadro. A Tabela 165.2 mostra as alterações clínicas relacionadas aos respectivos distúrbios metabólicos. Normalmente, os sintomas ocorrem entre 12 e 72 horas após o início do tratamento quimioterápico e mais raramente estão presentes no momento do diagnóstico da neoplasia[4].

Os critérios diagnósticos mais amplamente utilizados são aqueles definidos por Cairo e Bishop, em 2004[8], que definem SLT laboratorial e SLT clínica, conforme detalhado nas Tabelas 165.3 e 165.4. SLT laboratorial é definida como a presença de pelo menos duas alterações laboratoriais entre os três dias que antecedem o tratamento quimioterápico até sete dias após o início do tratamento. Já a SLT clínica é definida como a presença de pelo menos uma manifestação clínica, desde que não seja atribuída a efeito dos agentes quimioterápicos.

Tabela 165.1. Fatores de risco para SLT[2]

Variável	Fatores de risco
Tipo histológico da neoplasia	Linfoma de Burkitt Linfoma linfoblástico Leucemias agudas Linfoma difuso de grandes células Tumores sólidos como neuroblastoma, tumores de células germinativas e carcinoma pulmonar de pequenas células com alta carga tumoral
Volume tumoral	Massas > 10 cm DHL ≥ 2 vezes o LSN Leucemia aguda com leucócitos ≥ 25.000/mm³
Função renal	Insuficiência renal crônica, oligúria
Eletrólitos basais	Ácido úrico, fósforo e potássio acima do LSN
Outros aspectos relacionados ao paciente	Idade avançada, insuficiência cardíaca, medicações de uso concomitante, condição social

DHL: desidrogenase lática; LSN: limite superior da normalidade.

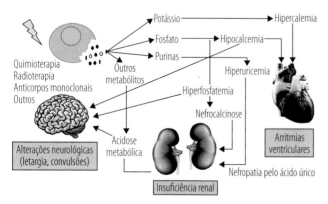

Figura 165.1. Fisiopatologia da síndrome de lise tumoral.

Tabela 165.2. Manifestações clínicas na síndrome de lise tumoral

Alteração metabólica	Manifestação clínica
Hipercalemia	Náuseas e vômitos Fadiga, parestesias, espasmos musculares Alterações eletrocardiográficas* Arritmias ventriculares e parada cardiorrespiratória
Hiperfosfatemia	Náuseas, vômitos, diarreia Nefrocalcinose com lesão renal aguda Hipocalcemia Letargia, convulsões
Hipocalcemia	Confusão mental, convulsões Fadiga, parestesia, tetania e câimbras Arritmias ventriculares
Hiperuricemia	Insuficiência renal aguda
Insuficiência renal	Oligúria/anúria, sintomas relacionados à uremia como letargia e confusão mental Retenção hídrica com sobrecarga de volume
Acidose metabólica	Alterações circulatórias, neurológicas, renais e respiratórias

* Prolongamento do intervalo QRS, onda T apiculada, onda P achatada ou ausente.

Tabela 165.3. Definição laboratorial de Cairo-Bishop para SLT em adultos[8]

Variável	Valores
Ácido úrico	≥ 8 mg/dL ou aumento de 25% do valor basal
Potássio	≥ 6 mEq/L (ou 6 mmol/L) ou aumento de 25% do valor basal
Fósforo	≥ 4,5 mg/dL (ou 1,45 mmol/L) ou aumento de 25% do valor basal
Cálcio	≤ 7 mg/dL (1,75 mmol/L) ou aumento de 25% do valor basal

É importante ressaltar, no entanto, que a SLT pode ter apresentações heterogêneas e muitas vezes sutis, dependendo do momento da avaliação do paciente. Assim, para o diagnóstico de SLT deve prevalecer o bom senso aliado a anamnese rigorosa e adequada avaliação laboratorial e clínica. O início precoce de medidas e a adequada monitorização dos pacientes são fundamentais para reduzir a morbidade e a mortalidade associadas ao quadro.

Diagnóstico diferencial

Pacientes com neoplasia podem se apresentar muitas vezes desnutridos, com redução de mobilidade, imunossuprimidos e com sintomas compressivos/obstrutivos locais causados diretamente pelo tumor, incluindo dor de difícil controle. Dessa maneira, diversos sinais e sintomas podem mimetizar alterações clássicas da SLT, principalmente alterações neurológicas e renais. O emergencista deve obrigatoriamente considerar as seguintes situações:

- Sepse;
- Uso de medicações nefrotóxicas (incluindo aqui a quimioterapia);
- Uso abusivo de opioides;
- Uso de contraste iodado em exames de imagem;
- Obstrução extrínseca de vias urinárias.

Pacientes com neoplasias de comportamento indolente ou aqueles com baixo volume tumoral têm chances muito pequenas de desenvolvimento de SLT. Nesses casos, atentar para outras causas que justifiquem possíveis alterações metabólicas e renais.

Avaliação inicial na sala de emergência

A avaliação inicial na sala de emergência vai definir aspectos importantes para o diagnóstico e tomada de decisões críticas no paciente com SLT:

- Anamnese com detalhamento do tipo de neoplasia, tipo de tratamento, data da última quimioterapia. Os pacientes são geralmente bem orientados a respeito dessas informações e muitos possuem uma "agenda" com detalhes sobre seu tratamento e o esquema de quimioterapia utilizado;
- Histórico de todas as medicações de uso rotineiro e/ou recente, principalmente anti-inflamatórios e anti-hipertensivos como inibidores da enzima de conversão da angiotensina e bloqueadores do receptor de angiotensina;
- Histórico de outras comorbidades, principalmente cardíacas e renais
- Exame físico com atenção para os sinais de SLT clínica: *status* neurológico, condição hemodinâmica e estado de hidratação.

Condutas na sala de emergência:

- Garantir permeabilidade de vias aéreas. Ventilação não invasiva/intubação orotraqueal, se indicada.

Tabela 165.4. Graduação clínica de Cairo-Bishop para SLT em adultos[8]

Variável	Grau 0	Grau I	Grau II	Grau III	Grau IV	Grau V
Creatinina	Sem alterações	1,5x o LSN*	1,5 a 3x o LSN*	3 a 6x o LSN*	> 6x o LSN*	Morte
Arritmia cardíaca	Não	Sem necessidade de intervenção*	Intervenção médica urgente não indicada*	Sintomática, não completamente controlada com medicação ou controlada com desfibrilação*	Com ameaça à vida (p. ex., arritmia associada a insuficiência cardíaca, hipotensão, síncope ou choque)*	Morte
Convulsões	Não	Não	Uma convulsão breve e generalizada, mas controlada com anticonvulsivantes; convulsões focais motoras esporádicas que não interfiram com as atividades do dia a dia	Convulsões com alteração do nível de consciência; de difícil controle ou com escapes a despeito das medicações anticonvulsivantes	Convulsão de qualquer tipo desde que prolongada, repetitiva ou de difícil controle (p. ex., *status* epiléptico, epilepsia intratável)	Morte

* Não atribuída aos agentes quimioterápicos. LSN: limite superior de normalidade.

- Garantir bom acesso venoso periférico.
- Monitorização cardíaca contínua e saturometria de pulso.
- Eletrocardiograma (ECG) de base.
- Gasometria venosa.
- Hemograma e perfil bioquímico: sódio, potássio, cálcio, magnésio, fósforo, ureia, creatinina, ácido úrico, desidrogenase lática (DHL), albumina, PCR, lactato.
- Controle rigoroso de diurese (sondagem vesical de demora, se necessário).

Tratamento

O objetivo do tratamento da SLT é reestabelecer a função renal e evitar/tratar as alterações cardíacas e neurológicas potencialmente fatais. A abordagem sistematizada é detalhada a seguir e está resumida na Tabela 165.5.

Tabela 165.5. Tratamento das alterações metabólicas da SLT

Hiperuricemia
– Hidratação endovenosa vigorosa
– Rasburicase 0,15 mg/kg/dia, diluídas em 50 mL de solução fisiológica e administradas em 30 minutos. Dose única de 6 mg pode ser opção razoável.
– Alopurinol 300 mg/m² via oral (máximo de 800 mg ao dia) se não houver disponibilidade de rasburicase
Hipercalemia
Leve (5-6 mEq/L)
– Furosemida 1 mg/kg até 4/4 horas (atenção para estado de hidratação)
– Resina de troca iônica (poliestireno sulfonato de cálcio) 15 a 30g diluídos em 100 mL de manitol 10% via oral ou retal, a cada 4 ou 8 horas
– Inalação com beta-2-agonista a cada 4 horas
Moderada (6,1-7 mEq/L) e assintomática
– Furosemida 1 mg/kg até 4/4 horas (atenção para estado de hidratação)
– Resina de troca iônica (poliestireno sulfonato de cálcio) 15 a 30g diluídos em 100 mL de manitol 10% via oral ou retal, a cada 4 ou 8 horas
– Inalação com beta-2-agonista a cada 4 horas
– Solução polarizante: SG 50% 100 mL + insulina regular 10U IV, podendo repetir a cada 4 horas
Severa (> 7 mEq/L) ou sintomática
– Furosemida 1 mg/kg até 4/4 horas (atenção para estado de hidratação)
– Resina de troca iônica (poliestireno sulfonato de cálcio) 15 a 30g diluídos em 100 mL de manitol 10% via oral (preferencial) ou retal, a cada 4 ou 8 horas
– Inalação com beta-2-agonista a cada 4 horas
– Solução polarizante: SG a 50% 100 mL + insulina regular 10U IV, podendo repetir a cada 4 horas
– Gluconato de cálcio 100 a 200 mg/kg IV em infusão de 20 minutos em casos sintomáticos ou com alterações ao ECG
– Hemodiálise em casos refratários
Hiperfosfatemia
– Hidratação endovenosa vigorosa
– Soluções quelantes (hidróxido de alumínio, carbonato de cálcio) podem ser utilizadas, mas estão associadas a muitos efeitos colaterais
– Hemodiálise em casos sintomáticos (produto cálcio/fósforo ≥ 70) ou refratários
Hipocalcemia
Assintomática
– Sem tratamento
Sintomática
– Gluconato de cálcio 50 a 100 mg/kg IV para alívio dos sintomas
– Controle adequado da hiperfosfatemia

Hidratação

Hidratação vigorosa é a base da terapia para SLT. Tem como objetivo reestabelecer a concentração normal de solutos extracelulares e estimular a filtração glomerular, aumentando e excreção renal de potássio, fósforo e ácido úrico e diminuindo a precipitação renal de fosfato de cálcio.

Deve-se usar solução fisiológica (SF) isotônica a 0,9%, 2 a 3L/m²/dia, com o intuito de obter diurese entre 100 e 200 mL/hora. Para pacientes com contraindicação para grandes quantidades de volume (por exemplo, cardiopatas), a abordagem deve ser individualizada. Diuréticos de alça podem ser considerados com o objetivo de manter fluxo renal adequado, principalmente naqueles pacientes que mantêm diurese baixa apesar de euvolêmicos.

Tratamento da hiperuricemia

O alopurinol é um análogo da hipoxantina e age inibindo a enzima xantina oxidase, responsável pela conversão da hipoxantina em xantina e da xantina em ácido úrico. Embora o alopurinol reduza a velocidade de formação do ácido úrico ele não aumenta sua excreção, não atuando, portanto, na hiperuricemia já existente[2]. Adicionalmente, pode levar a aumento das concentrações de xantinas que são menos solúveis, podem formar cristais de depósito e aumentar ainda mais o dano renal. Assim, o alopurinol é bem indicado na **profilaxia** para pacientes com alto risco de SLT, sendo menos efetivo no tratamento da SLT já instalada.

Nesse contexto, a melhor indicação é a rasburicase, uma enzima urato oxidase recombinante que catalisa a conversão de ácido úrico em alantoína, mais solúvel e, portanto, de fácil excreção renal. A dose geralmente recomendada é de 0,15 mg/kg/dia, diluída em 50 mL de SF e administrada em 30 minutos. Em recente metanálise, a dose de 6 mg mostrou eficácia equivalente associada a menor custo[9]. Geralmente, uma a duas doses são suficientes para a normalização dos níveis de ácido úrico, mas a terapia pode ser estendida por até sete dias se necessário. A rasburicase é contraindicada em pacientes com deficiência de G6PD, pois pode causar hemólise.

É importante considerar que a rasburicase tem alto custo e não está disponível em todos os serviços. Nessa situação, o tratamento da hiperuricemia deve ser realizado com alopurinol na dose de 300 mg/m² em doses fracionadas (máximo de 800 mg ao dia), associado à hidratação vigorosa.

Alcalinização da urina

Atualmente, não há evidências científicas que justifiquem a alcalinização da urina no tratamento da hiperuricemia. Apesar de o meio alcalino aumentar consideravelmente a solubilidade do ácido úrico e teoricamente facilitar sua excreção, por outro lado aumenta a chance de precipitação de cristais de fosfato de cálcio, potencializando o dano renal[10]. Adicionalmente, a alcalose metabólica pode reduzir o nível sérico de cálcio livre por aumentar a avidez de sua ligação com a albumina, podendo piorar a hipocalcemia já existente[1].

Tratamento da hipercalemia

A hipercalemia deve ser rapidamente tratada pelo potencial risco de arritmias. Como medidas principais, estão indicadas hidratação vigorosa, uso de resinas de troca iônica e adequada monitorização cardíaca. Adicionalmente, soluções polarizantes (glicose e insulina), diuréticos de alça e uso de beta-agonistas são terapias de controle temporário que devem ser associadas. O uso de gluconato de cálcio está indicado na prevenção de arritmias graves ou se alterações eletrocardiográficas estiverem presentes. A hipercalemia refratária às medidas deve ser tratada com hemodiálise.

Tratamento da hiperfosfatemia

O tratamento-padrão para a hiperfosfatemia é a hidratação vigorosa, que aumenta a excreção renal de fósforo. Tratamento específico com quelantes orais tais como hidróxido de alumínio na dose de 15 mL (50 a 150 mg/kg/dia) a cada 6 horas está indicado em casos mais graves acompanhados de manifestações clínicas. Entretanto, nesse cenário, a hemodiálise é mais efetiva na redução rápida dos níveis de fosfato e deve ser prontamente considerada[8].

Tratamento da hipocalcemia

Deve ser tratada quando sintomática (arritmias ou irritabilidade neuromuscular). A correção é realizada com gluconato de cálcio intravenoso (IV) 50 a 100 mg/kg/dose, na dose suficiente para o alívio dos sintomas. Deve-se evitar administração de doses excessivas para não aumentar o risco de formação de fosfato de cálcio. A redução dos níveis de fósforo é fundamental para o auxílio na estabilização dos níveis séricos de cálcio.

Terapia renal substitutiva

Indicada para os pacientes com SLT e lesão renal aguda nas seguintes condições:

- Hipercalemia, hiperfosfatemia e hiperuricemia graves e sem resposta ao tratamento clínico adequado;
- Pacientes com baixa diurese, mesmo após hidratação;
- Pacientes que por algum motivo não tolerem a hidratação vigorosa e necessitem de rápida correção dos distúrbios metabólicos.

Hemodiálise de filtração contínua é preferida à intermitente para o tratamento da hiperfosfatemia, à medida que possibilita *clearance* prolongado dos níveis de fósforo e evita hiperfosfatemia rebote. Da mesma forma, para o tratamento da hipercalemia grave, o uso inicial e precoce de hemodiálise convencional é mais efetivo para o *clearance* rápido de potássio, devendo a terapia de filtração contínua ser instituída imediatamente após para o controle prolongado nos níveis séricos desse íon[11,12].

Os pacientes com SLT devem ser monitorizados continuamente a fim de controlar a evolução das alterações metabólicas e principalmente o débito urinário. Nas primeiras 48 horas do tratamento, sugere-se o controle de eletrólitos e função renal a cada 6 horas para que mudanças em relação à estratégia empregada possam ser realizadas em tempo hábil (por exemplo: aumento de hidratação, administração de diuréticos, indicação de diálise etc.). À medida que os exames mostrarem controle adequado das alterações e a, no julgamento do médico, os riscos de complicações agudas diminuírem, a monitorização pode ser realizada de maneira menos frequente. Sugere-se que os pacientes em tratamento de SLT sejam monitorizados em ambiente de UTI até que haja controle das alterações metabólicas e melhora da função renal[1].

Leucostase

Introdução

Leucostase é uma condição clinicopatológica e uma das principais alterações associadas a quadros de hiperleucocitose[13]. Morfologicamente é caracterizada pelo acúmulo intravascular excessivo de blastos leucêmicos levando a obstrução vascular e consequente isquemia tecidual, podendo manifestar alterações respiratórias, neurológicas e renais[14].

Epidemiologia

A hiperleucocitose é definida como contagem de leucócitos superior a 100.000/mm^3. Entretanto, essa definição é arbitrária, e a leucostase pode perfeitamente ser observada em casos com número menor de leucócitos, já que está mais diretamente associada ao subtipo morfológico e citogenético da leucemia[13]. A leucostase é mais comumente observada em leucemia mieloide aguda (LMA), principalmente aquelas com componente monocítico[15]. Na leucemia linfoide aguda (LLA) a leucostase sintomática é rara e necessita de contagens de leucócitos muito maiores em comparação à LMA, o mesmo sendo observado para as leucemias mieloide e linfoide crônicas. Não há associação de aumento da incidência de leucostase de acordo com a faixa etária reportada na literatura.

Fisiopatologia

Há dois mecanismos principais envolvidos na fisiopatogenia da leucostase (Figura 165.2). O primeiro envolve aspectos da viscosidade sanguínea que depende das propriedades de deformabilidade das células e do volume ocupado por uma determinada fração de células em relação ao volume sanguíneo total[16]. Os blastos leucêmicos têm menor capacidade de deformabilidade quando comparados a leucócitos maduros e, portanto, quando em grande quantidade na circulação (aumento do leucócrito), levam a aumento da viscosidade sanguínea. Como consequência, os blastos ocluem veias de pequeno e médio calibres, resultando em isquemia tecidual. O segundo mecanismo envolve a interação entre célula blástica e endotélio vascular. Blastos, especialmente os mieloides, têm a capacidade de ativar o endotélio vascular por meio da liberação de citocinas e expressão de moléculas de adesão, favorecendo sua própria adesão ao vaso e migração para tecidos adjacentes, contribuindo, assim, para o aumento da viscosidade sanguínea e dano vascular local[17]. Diferenças entre tamanho de célula e, possivelmente, padrão de expressão de moléculas de adesão explicam por que na LLA a quantidade de leucócitos necessária para provocar a leucostase (> 400.000/mm^3) é muito maior quando comparada à LMA[18].

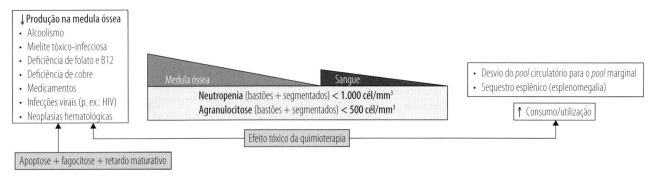

Figura 165.2. Fisiopatologia e causas mais comuns de neutropenia.

Quadro clínico

A apresentação clínica da leucostase está diretamente relacionada à isquemia tecidual causada pela hiperleucocitose (Tabela 165.6). Os principais sintomas estão relacionados ao sistema nervoso central e ao trato respiratório. Não há número mínimo de leucócitos para se estabelecer o diagnóstico.

Alterações laboratoriais incluem hipocalemia, pseudo-hipercalemia secundária à lise celular *in vitro* e alterações eletrolíticas associadas à SLT (hipercalemia, hiperuricemia, hiperfosfatemia e hipocalcemia).

Diagnóstico diferencial

O diagnóstico de leucostase dificilmente é feito com exata precisão, já que as alterações clínicas características são comuns a outras complicações associadas à leucemia[19]:

- Infecção (pneumonia, meningite, encefalites);
- Síndrome de lise tumoral;
- Hemorragias associadas à plaquetopenia ou outros distúrbios de coagulação no contexto da leucemia aguda.

Avaliação inicial na sala de emergência

- Buscar informações a respeito da evolução clínica nos dias/semanas anteriores, com especial foco em sintomas clínicos que sugiram diagnóstico de leucemia aguda/crônica: febre, perda ponderal, sangramentos, sintomas relacionados à anemia.

Tabela 165.6. Apresentação clínica da leucostase[15]

Órgão	Sinais e sintomas
Cérebro	Dor de cabeça, tontura, confusão mental, sonolência, *delirium* Ataxia, déficits motores focais Alterações visuais, amaurose, hemorragia retiniana, papiledema Surdez súbita
Pulmões	Tosse seca, dispneia, taquipneia, dor torácica Hipoxemia Infiltrado pulmonar (alveolar/intersticial)
Outras	Trombose venosa profunda, isquemias arteriais periféricas Isquemia renal com lesão renal aguda Isquemia miocárdica Priapismo Febre

- Avaliação clínica completa para estabelecer a probabilidade de leucostase, com foco em sintomas neurológicos e respiratórios, e especial atenção para outras manifestações isquêmicas. Lembrar que em pacientes idosos a isquemia cerebral pode se manifestar com alterações de comportamento.
- Atenção para sintomas como surdez súbita ou perdas visuais (completas ou parciais).
- Hemograma: atenção especial deve ser dada para a confirmação manual da contagem de plaquetas. Debris celulares de leucócitos podem ser contados como plaquetas pelos aparelhos automatizados e superestimar a real plaquetometria. A confirmação de plaquetopenia é importante, pois a leucostase está também associada a maior risco de sangramentos.
- Função renal, eletrólitos, ácido úrico, DHL.
- Coagulograma e fibrinogênio.
- Hemoculturas.
- Radiografia de tórax (tomografia computadorizada nos casos de radiografia normal e persistência de sintomas). Leucostase geralmente se manifesta como infiltrado pulmonar intersticial.
- Tomografia computadorizada ou ressonância magnética de crânio se sintomas neurológicos.
- Exame de fundo de olho (de muito auxílio nesses casos e muitas vezes negligenciado).
- ECG.
- Avaliação da hematologia para iniciar *workup* diagnóstico da leucemia.

Condutas na sala de emergência

- Suporte ventilatório e hemodinâmico.
- Acesso venoso periférico adequado.
- Monitorização cardíaca e oximetria contínuas.
- Início de antibioticoterapia de amplo espectro, que poderá ser suspensa posteriormente caso seja definitivamente afastada a presença de infecção como causa dos sintomas.
- Hiper-hidratação endovenosa com SF a 0,9%, para redução da hiperviscosidade. Recomendam-se, como regra geral, 2 a 3L/m^2/dia, mas esse volume

deve ser adequado de acordo com idade e comorbidades preexistentes.
- Monitorizar diurese. Objetivo de 100 a 200 mL/hora.
- Correção de hipocalcemia.
- Instituição de profilaxia para SLT e tratamento em caso de alterações metabólicas presentes. Cautela para correção de hipocalemia, já que os níveis de potássio tendem a aumentar com a lise celular.
- Evitar diuréticos para não piorar a hemoconcentração já presente.
- Correção de anemia e plaquetopenia:
  - Transfusão de plaquetas se estiverem inferiores ou iguais a 20.000/mm³;
  - Evitar transfusões de concentrados de hemácias, que podem aumentar a viscosidade e precipitar o aparecimento de novos sintomas. Em casos de anemia severa e sintomática (Hb menor que 6,0) ou com comprometimento hemodinâmico, realizar transfusão lenta e fracionada (por exemplo, 1 concentrado de hemácias ao dia em velocidade de infusão não inferior a 2 horas).

Tratamento

A abordagem inicial da leucostase deve-se apoiar em dois pilares: em primeiro lugar a redução rápida do número de leucócitos circulantes com a finalidade de reduzir a hiperviscosidade sanguínea, resolver a obstrução vascular e reverter (ou pelo menos limitar) as áreas de lesão isquêmica. Em segundo lugar, bloquear a produção de células leucêmicas na medula óssea objetivando a redução progressiva e sustentada da leucometria.

Quimioterapia citorredutora: É a única estratégia capaz de reduzir e eliminar a produção de blastos na medula óssea, levando à rápida redução da leucometria. Deve ser prontamente iniciada após a coleta dos exames diagnósticos. Para pacientes com LMA que toleram tratamento mais intensivo, a combinação-padrão de antraciclina e citarabina é o tratamento de escolha[20].

Uma estratégia interessante é a citorredução com hidroxiureia na dose de 50 a 100 mg/kg, associada ou não à quimioterapia em baixa dose, que pode ser usada como "ponte" antes do tratamento quimioterápico definitivo[19]. A hidroxiureia promove uma citorredução mais gradual e pode minimizar o risco de SLT. Além disso, pode ser utilizada em pacientes mais velhos ou com comorbidades que não toleram tratamento mais intenso ou ainda nos casos em que a definição morfológica não é inicialmente clara e demanda mais tempo para o diagnóstico final (leucemia mieloide *versus* linfoide, por exemplo). Entretanto, essa estratégia não tem impacto na mortalidade precoce e não se mostrou superior ao tratamento quimioterápico padrão.

Leucaférese: Trata-se de procedimento de aférese que proporciona a remoção mecânica de grande quantidade de leucócitos da circulação e está indicada para os pacientes que apresentem sintomas de leucostase. Uma única sessão de leucaférese é capaz de reduzir a contagem de glóbulos brancos entre 25% e 50% e normalmente é suficiente para a resolução dos sintomas, tendo em vista o início imediato da terapia citorredutora concomitante. Entretanto, sessões adicionais podem ser consideradas de forma individualizada[13]. A leucaférese, no entanto, não tem qualquer impacto na redução de mortalidade precoce ou associação com a qualidade da resposta ao tratamento quimioterápico[18,21].

O procedimento é seguro de maneira geral, mas alguns aspectos devem ser observados para reduzir o risco de complicações[22]:
- Há necessidade de acesso venoso central, preferencialmente com cateter rígido de duplo lúmen para suportar o fluxo da máquina de aférese e garantir a eficácia do procedimento;
- É importante corrigir hipocalcemia, se presente, antes do procedimento. Grandes volumes de aférese podem levar à toxicidade pelo anticoagulante citrato, que induz hipocalcemia sintomática;
- Avaliar sinais de instabilidade hemodinâmica, comorbidades cardiovasculares e distúrbio de coagulação, que são contraindicações relativas para a leucaférese;
- Uma sessão de leucaférese pode reduzir em até 50% a contagem de plaquetas, aumentando o risco de sangramento. Confirmar a contagem de plaquetas manualmente e proceder à transfusão de plaquetas no caso de contagens inferiores ou iguais a 20.000/mm³ antes do procedimento;
- Em pacientes com leucemia promielocítica aguda, por características inerentes às células blásticas, os níveis de leucócitos que definem hiperleucocitose são menores (superiores a 10.000/mm³). Entretanto, a leucaférese não é indicada para esse subtipo específico de LMA, pois há risco de aumento de complicações hemorrágicas graves[13,19].
- **Corticosteroides:** postula-se que a dexametasona iniba a expressão de moléculas de adesão pelas células blásticas e pelo endotélio vascular, reduzindo, assim, o risco de manifestações isquêmicas na leucostase[18]. Embora não existam evidências clínicas consistentes que embasem essa conduta, alguns autores sugerem a adição da dexametasona ao tratamento da leucostase.

Leucopenias: neutropenia e linfocitopenia

Introdução

"Leucopenia" é o termo utilizado para descrever a diminuição do número total de leucócitos de acordo com os parâmetros considerados normais para cada faixa etária relativamente a uma determinada população. No presente capítulo, serão abordadas as condições que levam à diminuição do número de neutrófilos segmentados (**neutropenia**) e aquelas associadas à diminuição do número de linfócitos (**linfocitopenia**) em pacientes adultos.

Leucopenia é um achado frequente na prática médica e cujo significado clínico é muito variado: pode ser um achado sem significado clínico relevante, estar associada a doenças sistêmicas não hematológicas e, ainda, ser a primeira manifestação de algumas doenças mais sérias, incluindo doenças hematológicas primárias, para as quais a suspeita diagnóstica oportuna e a correta abordagem são de extrema relevância.

Leucopenias devem, obrigatoriamente, ser interpretadas dentro de um contexto clínico para que valores laboratoriais se transformem em informação útil e contribuam para a construção do raciocínio fisiopatológico. Para tanto, conhecer a função do tipo celular em questão (neutrófilos e linfócitos), assim como questionar a causa de base da leucopenia (diminuição da produção *versus* aumento de consumo), são os pilares fundamentais para o início da investigação etiológica e a adequada abordagem terapêutica.

Epidemiologia

Os valores normais de leucócitos para a população adulta em geral, assim como a definição de neutropenia e linfocitopenia, são descritos na Tabela 165.7.

A avaliação das contagens de leucócitos deve sempre ser baseada em valores absolutos (células/mm^3) e não apenas na proporção (%). É importante lembrar que todas as variações normais geralmente permanecem a ± 2 desvios-padrão (SD) de grandes amostras populacionais.

Fisiopatologia

Os leucócitos (neutrófilos, eosinófilos, basófilos, monócitos e linfócitos) têm origem comum na medula óssea a partir e uma única célula, a célula-tronco hematopoiética (*stem cell*). A formação e a maturação dos leucócitos obedecem a uma rigorosa hierarquia definida por estímulos equilibrados que envolvem mudanças na expressão gênica e ação de citocinas e fatores de crescimento[25]. Todo esse processo ocorre no microambiente medular indutivo (microambiente da medula óssea), assim denominado por proporcionar proliferação e maturação ordenadas e harmonizadas, preservando os sítios preferenciais (denominados nichos hematopoéticos) de cada um dos setores que compõem o parênquima e o estroma da medula óssea[26].

Quando maduros, cada um dos diferentes tipos de leucócitos apresenta características de cinética celular, distribuição e comportamento biológico peculiares, mas mantém estreita ligação entre si, a fim de proporcionar pronta resposta às diversas ameaças e agressões às quais nosso organismo está em constante exposição.

Tabela 165.7. Valores normais de leucócitos e definição de neutropenia e linfocitopenia[23,24]

Tipo de leucócito	Valor normal (cél/mm³)	Citopenia (cél/mm³)
Neutrófilos segmentados	1.500-7.000	< 1.500
Neutrófilos bastões	0-250	
Eosinófilos	0-450	
Basófilos	0-120	
Monócitos	80-800	
Linfócitos	1.000-4.000	< 1.000

Neutropenia

Os granulócitos neutrófilos compõem, com macrófagos e células NK (*natural killer*), a chamada imunidade inata, ou natural. Sua função é responder rapidamente às infecções constituindo a linha de defesa inicial contra microrganismos[27]. A medula óssea é capaz de produzir aproximadamente 1 bilhão de neutrófilos/kg de peso/dia, demorando aproximadamente 19 dias para sua produção e maturação completas. Após migrarem para o sangue periférico e aí permanecerem por 6 a 10 horas, os neutrófilos transmigram para os tecidos, via diapedese, onde sobrevivem por um ou dois dias, morrendo depois por apoptose. Esse processo ocorre de maneira contínua e equilibrada, permitindo ao organismo manter-se sempre pronto a responder a eventuais estímulos inflamatórios (infecciosos ou não infecciosos)[28].

São alterações nessa homeostase, interferindo no *pool* proliferativo dos precursores neutrofílicos ou no *pool* de reserva dos neutrófilos maduros que determinam a redução progressiva do número de neutrófilos e o aparecimento de neutropenia no sangue periférico. De acordo com a profundidade da neutropenia, ela é dividida em:

- Neutropenia leve: neutrófilos 1.000 a 1.500 cél/mm^3;
- Neutropenia moderada: neutrófilos entre 500 e 1.000/mm^3;
- Neutropenia severa (agranulocitose): neutrófilos inferiores a 500 cél/mm^3.

As situações clínicas que contribuem para a neutropenia são extremamente variadas. De maneira geral, mas por mecanismos diversos, interferem na produção de neutrófilos, que pode ser totalmente suprimida em algumas situações, ou induzem alterações no *pool* circulatório, por exemplo, aumento de consumo ou redistribuição (Figura 165.2).

Uma causa comum de neutropenia diagnosticada na sala de emergência é a neutropenia induzida pela quimioterapia, mais observada no tratamento das neoplasias hematológicas[29]. Nesse caso, a neutropenia é resultado do efeito direto do agente citotóxico nos precursores granulocíticos da medula óssea, induzindo apoptose. Geralmente se estabelece entre 7 e 10 dias após a quimioterapia e tem duração variável, dependendo do tipo de medicação e da dose utilizada. Particularmente, esse é o único contexto no qual a chance de aparecimento de neutropenia é previsível à medida que conhecemos os efeitos tóxicos do tratamento, e isso permite que pacientes e equipe médica estejam orientados para eventuais complicações infecciosas.

Muito frequentemente, a neutropenia pode estar associada ao uso de medicações (neutropenia induzida por droga)[30]. Geralmente o quadro tem evolução aguda (duas a quatro semanas), mostra relação causal com o início da medicação e pode induzir graus variados de neutropenia, incluindo agranulocitose. Os principais mecanismos envolvidos na fisiopatologia são ação tóxica direta nos precursores da medula óssea ou ação idiossincrática imunomediada[30,31]. A Tabela 165.8 mostra as drogas com potencial de indução de neutropenia, com destaque para antibióticos e agentes antitireoidianos.

Uma outra condição que tem sido observada com frequência crescente em nosso meio são as neutropenias transitórias associadas à ingesta deficiente de folatos e vitamina

B12, com reserva marginal desses nutrientes, em situações de infecção ou necessidade de aumento de produção de neutrófilos de forma aguda. Esses casos geralmente respondem rapidamente à reposição de ácido fólico e/ou vitamina B12, muitas vezes com neutrofilia expressiva[26]. Ainda nesse contexto, é importante destacar neutropenia associada ao alcoolismo, que decorre não somente da mielotoxicidade direta pelo álcool, mas também de múltiplos fatores concomitantes como cirrose hepática com hiperesplenismo, desnutrição, deficiência de vitamina B12 e ácido fólico, entre outras[32].

Igualmente relevante na emergência clínica é a neutropenia associada ao estresse inflamatório, principalmente infeccioso (de qualquer etiologia). Em muitos casos, em vez da esperada neutrofilia reacional, podemos observar redução progressiva do número de neutrófilos circulantes, de profundidade variável. As infecções virais comuns são as mais frequentemente associadas à neutropenia, mas agentes conhecidos como o HIV, os vírus das hepatites A e B, citomegalovírus, vírus Epstein-Barr, sarampo, rubéola e catapora são também causas frequentes[33].

Outras causas de neutropenia que devem ser consideradas[33,34]:

- Neutropenia constitucional (raça negra);
- Neutropenia autoimune, geralmente associada a condições como artrite reumatoide e lúpus eritematoso sistêmico;
- Neutropenia secundária a condições neoplásicas na medula óssea (síndrome meilodisplásica, doenças linfoproliferativas), embora a neutropenia isolada nessas situações seja um achado pouco frequente.

Linfocitopenia

À semelhança das células fagocíticas (neutrófilos e macrófagos) e células NK, os linfócitos também integram o sistema de defesa do organismo, mas como parte da imunidade adaptativa (ou adquirida), cujas principais características são a alta especificidade para reconhecer uma grande diversidade de antígenos e a capacidade de memória para poder reconhecer e desencadear resposta a uma infecção subsequente pelo mesmo organismo. Linfócitos exercem a sua função de reconhecimento imunitário por meio de moléculas especializadas (imunoglobulinas) ou por meio de interação e estímulo mediado pelos linfócitos T e células NK[35].

Os linfócitos se movem continuamente pelo organismo por um processo de recirculação, passando frequentemente por locais de estimulação antigênica na tentativa de identificação de potenciais antígenos. Em situações de estímulo antigênico expressivo, os linfócitos específicos tendem a se redistribuir aos seus sítios de origem (*homing*) de forma a modular o estímulo e iniciar a proliferação, com posterior retorno ao sítio de ação. As linfocitopenias adquiridas, portanto, compreendem as situações nas quais há depleção circulatória de linfócitos, embora o *pool* corporal total possa estar normal ou muitas vezes até aumentado[35].

As causas mais comuns de linfocitopenia estão exemplificadas na Figura 165.3. Pela sua importância epidemiológica, é importante ressaltar o papel da infecção pelo HIV como importante causa de linfocitopenia. O vírus infecta células T-CD4 em expansão e induz lise celular direta. Linfocitopenia em pacientes idosos deve obrigatoriamente direcionar o raciocínio clínico para a possibilidade de doença linfoproliferativa indolente, muitas vezes restrita à medula óssea e mesmo que na ausência de outras citopenias.

Quadro clínico

Sempre que estivermos diante de quadros de neutropenia ou linfocitopenias, devemos levantar dois questionamentos: qual é a função da linhagem celular que se encontra diminuída? Há causas identificáveis que possam justificar essas citopenias?

Esse raciocínio é importante, pois neutropenia e linfocitopenia são condições que não trazem sintomas primários específicos. O quadro clínico será composto pelas manifestações da doença ou condição associada que causou a cito-

Tabela 165.8. Drogas comumente associadas à neutropenia

Classe de droga	Medicações
Antibióticos	Vancomicina, betalactâmicos, linezolida, sulfa, cloranfenicol
Antivirais	Aciclovir, ganciclovir, abacavir
Antifúngicos	Anfotericina B
Antitireoidianos	Metimazol, propiltiouracil
Cardiovasculares	Ticlopidina, clopidogrel, procainamida, amiodarona, captopril, espironolactona, diuréticos tiazídicos
Anticonvulsivantes	Fenitoína, carbamazepina, ácido valproico
Anti-inflamatórios	Indometacina, sulfassalazina, fenilbutazona, acetaminofeno, ácido acetilsalicílico, diclofenaco
Antipsicóticos	Clozapina, olanzapina, clorpromazina
Bloqueadores H2	Cimetidina, ranitidina
Analgésico	Dipirona
Anti-helmínticos	Levamizole
Antineoplásicos	Agentes citotóxicos em geral incluindo antimetabólitos
Anticorpos monoclonais	Rituximabe
Outros	Infliximabe, deferiprona

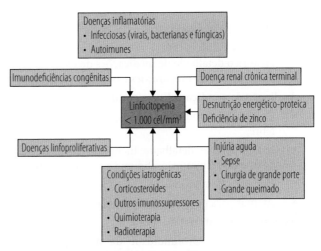

Figura 165.3. Causas de linfocitopenia.

penia ou pela consequência direta dessas citopenias, que é a imunossupressão (manifesta geralmente com febre ou infecção identificada). Há ainda que se considerar que, em muitos casos, a neutropenia ou linfocitopenia serão apenas achados de exames em paciente assintomático.

Especialmente em pacientes com neutropenia severa, secundária ou não à quimioterapia, a única manifestação clínica geralmente é febre, já que o número reduzido de leucócitos não permite o desenvolvimento de reposta fagocitária efetiva, reduzindo, assim, as manifestações localizadas no foco primário de infecção (por exemplo, pneumonia, celulite)[36].

Avaliação inicial na sala de emergência

A principal conduta na sala de emergência é definir se a neutropenia (principalmente) ou a linfocitopenia são parte de um quadro clínico sintomático (com manifestações agudas de doença) ou são um achado de exame acidental. Adicionalmente, é de suma importância a avaliação do risco de complicações graves do paciente neutropênico: neutropenias leves a moderadas tendem a ter evolução favorável, mas neutropenias severas (agranulocitoses), principalmente quando já associadas à febre, devem ser conduzidas como urgência[37]. A avaliação inicial pode ser sistematizada como a seguir.

Buscar dados relevantes e detalhados da história clínica:
- AVALIAR O CONTEXTO CLÍNICO. Buscar sinais e sintomas que deem dicas de doenças concomitantes, como doenças autoimunes, malignidade, entre outras. Por exemplo, perda de peso, sudorese, febre, *rash* cutâneo, artrite e linfonodomegalias;
- Tentar obter hemogramas anteriores do paciente para verificar se a neutropenia ou linfocitopenia são achados já anteriormente presentes, o que pode orientar para conduta mais conservadora;
- Questionar a respeito de familiares que apresentem as mesmas alterações laboratoriais;
- Questionar alcoolismo e padrão de ingesta alimentar;
- Questionar sobre outras comorbidades e respectivos tratamentos;
- Questionar comportamento de risco para HIV e hepatite B;
- Histórico detalhado de infecções recentes (últimos 30 dias);
- Histórico detalhado de medicações de uso concomitante, incluindo preparações caseiras e medicinais.

Avaliação da condição clínica geral:
- Condição hemodinâmica e respiratória, presença de febre;
- Exame clínico detalhado incluindo cavidade oral, pele, trato respiratório, abdome a região perianal;
- Hepatoesplenomegalia;
- Atentar para possíveis alterações congênitas.

Avaliação laboratorial de apoio:
- Definição da profundidade da neutropenia/linfocitopenia (hemograma) e se há outras citopenias associadas (anemia, plaquetopenia) que possam direcionar o diagnóstico para causas hematológicas primárias;
- Em pacientes submetidos a tratamento quimioterápico, lembrar que muitas vezes a neutropenia pode piorar até por volta de 15 dias da aplicação das drogas (neutropenia com perspectiva de queda);
- Avaliação de lâmina de sangue periférico deve sempre ser realizada por hematologista, pois pode trazer dicas de possíveis causas de neutropenia, como alterações dispoéticas[32] em pacientes com mielodisplasia, linfócitos ativados em quadros infecciosos ou mesmo atipias linfocitárias suspeitas para doença linfoproliferativa;
- A avaliação de medula óssea geralmente não é indicada na investigação inicial de neutropenias (salvo quando houver outras citopenias concomitantes), mas deve ser considerada nas linfocitopenias quando houver suspeita de doença linfoproliferativa.

Condutas na sala de emergência e tratamento

- Suspender imediatamente as medicações potencialmente indutoras de neutropenia ou linfocitopenia.
- Para pacientes com quadro agudo sintomático: hemoculturas e urocultura, além de outros sítios, a depender de manifestação clínica.
- Neutropenia febril secundária à quimioterapia, neutropenia severa associada a febre sem etiologia definida ou qualquer grau de neutropenia com instabilidade hemodinâmica deve ser conduzida com a administração precoce de antibioticoterapia empírica de amplo espectro e adequado suporte hemodinâmico e ventilatório. Recomenda-se tratamento inicial com cefalosporina de quarta geração (cefepima) ou piperacilina-tazobactam, reservando a adição de vancomicina para situações de hipotensão, pneumonia documentada, mucosite, infecção cutânea ou infecção associada a cateter central[36,38].
- O uso de fatores de crescimento de granulócitos (G-CSF, filgrastim) é recomendado para pacientes com neutropenia severa e febre, no intuito de abreviar o período de neutropenia e reduzir os riscos de complicações. Recomenda-se muita cautela para uso em pacientes com leucemia mieloide aguda ou mielodisplasia em transformação leucêmica[39].
- Para casos de neutropenia leve ou moderada com febre, não associada a tratamento quimioterápico e em pacientes em bom estado geral, o tratamento deve ser direcionado de acordo com a causa etiológica (viral/bacteriana).
- Para casos de neutropenia secundária a agressão tóxico-infecciosa ou quadros carenciais, sugere-se a reposição concomitante de ácido fólico 5 µg ao dia via oral e vitamina B12 5.000 mg preferencialmente por via intramuscular (uma ampola duas vezes na semana durante três semanas).

- Exames adicionais são indicados de acordo com a suspeita causal das citopenias e geralmente são realizados fora do contexto da urgência. Recomenda-se um painel que inclua sorologias para hepatites B, C e HIV, sorologias para vírus Epstein-Barr e citomegalovírus, funções renal, hepática e tireoidiana, com seguimento apropriado para monitorização do comportamento da leucopenia.

Referências bibliográficas

1. Howard SC, Jones DP, Pui CH. The tumor lysis syndrome. N Engl J Med. 2011;364(19):1844-54.
2. Cairo MS, Coiffier B, Reiter A, Younes A; TLS Expert Panel. Recommendations for the evaluation of risk and prophylaxis of tumour lysis syndrome (TLS) in adults and children with malignant diseases: an expert TLS panel consensus. Br J Haematol. 2010;149(4):578-86.
3. Howard SC, Trifilio S, Gregory TK, Baxter N, McBride A. Tumor lysis syndrome in the era of novel and targeted agents in patients with hematologic malignancies: a systematic review. Ann Hematol. 2016;95(4):563-73.
4. Criscuolo M, Fianchi L, Dragonetti G, Pagano L. Tumor lysis syndrome: review of pathogenesis, risk factors and management of a medical emergency. Expert Rev Hematol. 2016;9(2):197-208.
5. Darmon M, Guichard I, Vincent F, Schlemmer B, Azoulay E. Prognostic significance of acute renal injury in acute tumor lysis syndrome. Leuk Lymphoma. 2010;51(2):221-7.
6. Ñamendys-Silva SA, Arredondo-Armenta JM, Plata-Menchaca EP, Guevara-García H, García-Guillén FJ, Rivero-Sigarroa E, et al. Tumor lysis syndrome in the emergency department: challenges and solutions. Emerg Med. 2015;39.
7. Wilson FP, Berns JS. Tumor lysis syndrome: new challenges and recent advances. Adv Chronic Kidney Dis. 2014;21(1):18-26.
8. Cairo MS, Bishop M. Tumour lysis syndrome: new therapeutic strategies and classification. Br J Haematol. 2004;127(1):3-11.
9. Yu X, Liu L, Nie X, Li J, Zhang J, Zhao L, et al. The optimal single-dose regimen of rasburicase for management of tumour lysis syndrome in children and adults: a systematic review and meta-analysis. J Clin Pharm Ther. 2017;42(1):18-26.
10. Mughal TI, Ejaz AA, Foringer JR, Coiffier B. An integrated clinical approach for the identification, prevention, and treatment of tumor lysis syndrome. Cancer Treat Rev. 2010;36(2):164-76.
11. Agha-Razii M, Amyot SL, Pichette V, Cardinal J, Ouimet D, Leblanc M. Continuous veno-venous hemodiafiltration for the treatment of spontaneous tumor lysis syndrome complicated by acute renal failure and severe hyperuricemia. Clin Nephrol. 2000;54(1):59-63.
12. Choi KA, Lee JE, Kim YG, Kim DJ, Kim K, Ko YH, et al. Efficacy of continuous venovenous hemofiltration with chemotherapy in patients with Burkitt lymphoma and leukemia at high risk of tumor lysis syndrome. Ann Hematol. 2009;88(7):639-45.
13. Ganzel C, Becker J, Mintz PD, Lazarus HM, Rowe JM. Hyperleukocytosis, leukostasis and leukapheresis: practice management. Blood Rev. 2012;26(3):117-22.
14. McKee LCJ, Collins RD. Intravascular leukocyte thrombi and aggregates as a cause of morbidity and mortality in leukemia. Medicine (Baltimore). 1974;53(6):463-78.
15. Ali AM, Mirrakhimov AE, Abboud CN, Cashen AF. Leukostasis in adult acute hyperleukocytic leukemia: a clinician's digest: leukostasis: a clinician's digest. Hematol Oncol. 2016;34(2):69-78.
16. Lichtman MA, Rowe JM. Hyperleukocytic leukemias: rheological, clinical, and therapeutic considerations. Blood. 1982;60(2):279-83.
17. Stucki A, Rivier A-S, Gikic M, Monai N, Schapira M, Spertini O. Endothelial cell activation by myeloblasts: molecular mechanisms of leukostasis and leukemic cell dissemination. Blood. 2001;97(7):2121-9.
18. Porcu P, Cripe LD, Ng EW, Bhatia S, Danielson CM, Orazi A, et al. Hyperleukocytic leukemias and leukostasis: a review of pathophysiology, clinical presentation and management. Leuk Lymphoma. 2000;39(1-2):1-18.
19. Röllig C, Ehninger G. How I treat hyperleukocytosis in acute myeloid leukemia. Blood. 2015;125(21):3246-52.
20. Tamamyan G, Kadia T, Ravandi F, Borthakur G, Cortes J, Jabbour E, et al. Frontline treatment of acute myeloid leukemia in adults. Crit Rev Oncol Hematol. 2017;110:20-34.
21. Chang MC, Chen TY, Tang JL, Lan YJ, Chao TY, Chiu CF, et al. Leukapheresis and cranial irradiation in patients with hyperleukocytic acute myeloid leukemia: no impact on early mortality and intracranial hemorrhage. Am J Hematol. 2007;82(11):976-80.
22. Blum W, Porcu P. Therapeutic apheresis in hyperleukocytosis and hyperviscosity syndrome. Semin Thromb Hemost. 2007;33(4):350-4.
23. Newburger PE, Dale DC. Evaluation and management of patients with isolated neutropenia. Semin Hematol. 2013;50(3):198-206.
24. Orfanakis NG, Ostlund RE, Bishop CR, Athens JW. Normal blood leukocyte concentration values. Am J Clin Pathol. 2016;53(5):647-51.
25. Foucar K. Bone marrow pathology. 2nd ed. Chicago: ASCP Press; 2001.
26. Niéro-Melo L, Resende LS, Gaiolla RD. Leucocitoses e leucopenias – Alterações sanguíneas em doenças não hematológicas. In: Zago MA, Falcão RP, Pasquini R. Tratado de hematologia. São Paulo: Atheneu; 2013. p. 841-8.
27. Abbas A, Lichtman A, Pillai S. Cells and tissues of the immune system. In: Abbas A, Lichtman A, Pillai S. Cellular and molecular immunology. Philadelphia: Elsevier; 2015. p. 13-34.
28. Lichtman MA. Neutropenia and neutrophilia. In: Kaushansky K, Lichtman MA, Beutler EA, Kipps TJ, Seligsohn U, Prchal JT. Williams Hematology. New York: McGraw Hill; 2010. p. 939-50.
29. Neuburger S, Maschmeyer G. Update on management of infections in cancer and stem cell transplant patients. Ann Hematol. 2006;85(6):345-56.
30. Pick AM, Nystrom KK. Nonchemotherapy drug-induced neutropenia and agranulocytosis: could medications be the culprit? J Pharm Pract. 2014;27(5):447-52.
31. Johnston A, Uetrecht J. Current understanding of the mechanisms of idiosyncratic drug-induced agranulocytosis. Expert Opin Drug Metab Toxicol. 2015;11(2):243-57.
32. Niero-Melo L, Resende LS, Gaiolla RD, Oliveira CT, Domingues MA, Moraes Neto FA, et al. Diretrizes para diagnóstico morfológico em síndromes mielodisplásicas. Rev Bras Hematol Hemoter. 2006;28(3):167-74.
33. Boxer LA. How to approach neutropenia. Hematol Am Soc Hematol Educ Program. 2012;2012:174-82.
34. Merayo-Chalico J, Rajme-López S, Barrera-Vargas A, Alcocer-Varela J, Díaz-Zamudio M, Gómez-Martín D. Lymphopenia and autoimmunity: A double-edged sword. Hum Immunol. 2016;77(10):921-9.
35. Abbas A, Lichtman M, Pillai S. Cells and tissues of the adaptive immune system. In: Abbas A, Lichtman A, Pillai S. Cellular and molecular immunology. Philadelphia: Elsevier: 2010. p. 4771.
36. Freifeld AG, Bow EJ, Sepkowitz KA, Boeckh MJ, Ito JI, Mullen CA, et al. Clinical practice guideline for the use of antimicrobial agents in neutropenic patients with cancer: 2010 Update by the Infectious Diseases Society of America. Clin Infect Dis. 2011;52(4):e56-93.
37. Dale DC. How I diagnose and treat neutropenia. Curr Opin Hematol. 2016;23(1):1-4.
38. Averbuch D, Orasch C, Cordonnier C, Livermore DM, Mikulska M, Viscoli C, et al. European guidelines for empirical antibacterial therapy for febrile neutropenic patients in the era of growing resistance: summary of the 2011 4th European Conference on Infections in Leukemia. Haematologica. 2013;98(12):1826-35.
39. Smith TJ, Bohlke K, Lyman GH, Carson KR, Crawford J, Cross SJ, et al. Recommendations for the Use of WBC Growth Factors: American Society of Clinical Oncology Clinical Practice Guideline Update. J Clin Oncol. 2015;33(28):3199-212.

SEÇÃO XVI

CIRURGIA VASCULAR

Coordenador
Marcelo Rodrigo de Souza Moraes

166

ABDOME AGUDO VASCULAR

Marcelo Rodrigo de Souza Moraes
Daniel Guimarães Cacione

Introdução

A isquemia mesentérica decorre do aporte insuficiente de sangue para manter o metabolismo normal das vísceras envolvidas. A isquemia crônica, que evolui ao longo de semanas ou meses, é rara, e sua discussão está além do escopo deste capítulo. A isquemia aguda evolui ao longo de algumas horas a poucos dias e constitui um desafio em termos de diagnóstico e tratamento para a equipe que atende casos de urgência e emergência. Apesar de todos os avanços tecnológicos, a mortalidade permanece alta de forma geral (de 60% a 80%)[1-3], e mais casos têm ocorrido à medida que a média de idade da população se eleva. Apesar da complexidade da doença e da dificuldade no manejo da isquemia aguda visceral (IAV), existem alguns pontos cruciais que determinam melhores chances de sobrevida aos doentes. Esses pontos serão discutidos a seguir, mas podem ser destacados um rápido diagnóstico e medidas de suporte e tratamento agressivas.

Etiologia

A maioria dos casos (90%) de IAV decorre de oclusão arterial aguda, que pode ser embólica (40% a 50% dos casos) ou trombótica (20% a 35% dos casos)[4]. Outras modalidades incluem as secundárias à trombose venosa mesentérica extensa, com aumento da resistência vascular suficiente para represar o sangue na extremidade arterial do capilar, gerando, assim, a isquemia. Pode ainda ser devida à deficiência de perfusão sem obstrução, como em casos de hipotensão severa [choque de qualquer origem, insuficiência cardíaca congestiva (ICC) etc.] ou espasmo arterial induzido por drogas: cocaína, derivados do *ergot* e noradrelanina.

Fatores de risco

A IAV por trombose ocorre normalmente pela progressão de uma placa aterosclerótica da aorta que compromete o óstio dos ramos mesentéricos. Os doentes são idosos, geralmente acima de 65 anos, mulheres em 70% dos casos[5] e portadores de doença aterosclerótica, que pode ser identificada em outros territórios – coronárias, carótidas e extremidades. Raramente a isquemia mesentérica se manifesta como primeiro sinal da aterosclerose sistêmica. Pela mesma razão, normalmente os doentes são portadores de hipertensão arterial sistêmica, diabetes, dislipidemia e, eventualmente, são tabagistas. Por envolverem grandes áreas intestinais, geralmente são esses os casos mais graves de IAV. A embolia ocorre com mais frequência em ramos intermediários (após a emergência da artéria cólica média) e distais da artéria mesentérica superior (AMS). Os doentes tendem a ser mais jovens, com menos comorbidades e claramente apresentam alguma fonte emboligênica como fibrilação atrial, aneurisma de ventrículo, valvulopatia ou outras arritmias cardíacas. Como envolvem segmentos intestinais menores, esses casos geralmente têm melhor prognóstico. Podemos esperar trombose mesentérica venosa em portadores de trombofilias (deficiência de antitrombina III, fator V de Leiden, mutação do gene da protrombina, deficiência de proteína C e S...), adenocarcinomas e na hipertensão portal de qualquer etiologia. A isquemia não oclusiva frequentemente acomete pacientes críticos, em choque, ICC e em uso de drogas vasoativas.

Apresentação clínica

Dor abdominal, náuseas e vômitos são sintomas frequentes, mas também comuns a uma infinidade de outras patologias abdominais. Envolvimentos extensos geram quadros de dor difusa e ausência de ruídos abdominais, enquanto comprometimentos segmentares podem ter dor localizada e, como o segmento funciona como uma obstrução, ruídos aumentados. O achado de "dor desproporcional ao exame físico" aparentemente benigno é considerado clássico. Em síntese, o conjunto de queixas e exame físico são vagos e pouco característicos, não se prestando ao diagnóstico precoce da doença. Como a primeira parte das vísceras a sofrer é a mucosa e a submucosa intestinal, um aspecto de geleia de morango ao toque retal é um sinal bastante fidedigno de isquemia, apesar de estar presente em apenas 5% dos casos.

Exames complementares

Os exames laboratoriais que fazem parte da rotina na investigação do abdome agudo são inespecíficos e suas alterações são tardias na IAV. Leucograma, amilase e lactato aumentados, assim como acidose metabólica aferida na gasometria, são achados comuns nas fases em que existe necrose intestinal extensa ou perfuração. Em geral, os exames de rotina não trazem informações que auxiliem de forma relevante no diagnóstico precoce da IAV. Radiografias de abdome são inconclusivas na maioria dos casos, e o ultrassom abdominal pode ter a interferência de gás intraluminal prejudicando o exame, não representando também exames de relevância. A tomografia computadorizada identifica a aterosclerose da aorta e seus ramos, a ausência de contrastação visceral, edema e pneumatose intestinal; entretanto, em um protocolo de injeção convencional, quando não há preocupação específica para o tempo de injeção do contraste, e podendo ser realizado triplo contraste, sua acurácia para IAV gira em torno de 50% a 70%. A angiografia mesentérica por cateterismo arterial foi, por muitos anos, o método de escolha para o diagnóstico, porém apresenta uma série de problemas como o atraso do tratamento definitivo por várias horas (1 a 4 horas para sua execução) e está contraindicada em uma série de situações extremamente comuns à isquemia intestinal como peritonite, acidose, coagulopatia e insuficiência renal. Por esse motivo, atualmente não é indicada como instrumento diagnóstico, mas mantém um importante papel no tratamento de casos selecionados, o que será discutido mais à frente. O exame mais relevante diante da suspeita de isquemia visceral é a angiotomografia abdominal, realizada com protocolo para isquemia visceral, que permite a visualização com riqueza de detalhes da anatomia dos vasos mesentéricos e seus ramos, bem como reconstruções que facilitam o entendimento da origem da isquemia[6]. A não utilização de contraste oral ou retal, rápida velocidade de aquisição de imagens e um protocolo de injeção que determine o tempo de enchimento mesentérico ideal levam à sensibilidade e à especificidade maiores que 95%. A possibilidade de diagnóstico de trombose mesentérica venosa, espasmo arterial, alterações na morfologia das alças intestinais (espessamento, perfusão, pneumatose, dilatações) e a visualização de outras patologias intra-abdominais concomitantes são alguns outros benefícios desse exame.

Diagnóstico

O diagnóstico da IAV é difícil, muitas vezes por exclusão, e, por tal motivo, invariavelmente tardio. Isso tem impacto direto na mortalidade desses pacientes. Desde a década de 1950, quando as primeiras tentativas de revascularização intestinal no abdome agudo vascular (AAV) foram tentadas, houve, de forma geral, pouco ganho em termos de mortalidade. Entretanto, mais recentemente há relatos de determinados centros onde a mortalidade observada diminuiu de esperados 60% a 80% dos casos para significativos 30% a 50%. Uma constante pode ser identificada nesses relatos: a rapidez no diagnóstico. Uma demora entre a entrada no hospital e o tratamento definitivo de um AAV acima de 24 horas determina um risco relativo de morte na ordem de 4,62 vezes maior. Está desenhado o paradoxo: o diagnóstico é difícil e geralmente tardio, mas o rápido diagnóstico parece ser um dos principais fatores prognósticos. E esse é um ponto-chave para se iniciar uma discussão importante sobre a IAV. Perante um caso de dor abdominal atípica em um doente com fonte emboligênica conhecida ou idoso (acima de 50 anos) com fatores de risco e manifestação de aterosclerose em outros territórios, é preciso pensar em AAV.

Medidas iniciais

Como o tempo é precioso, após cerca de 4 a 6 horas, as alterações viscerais em relação à isquemia se tornam irreversíveis e o tecido intestinal morre, sendo preconizado o início das medidas de suporte inicial mesmo antes do diagnóstico definitivo. Existe grande sequestro de líquido acompanhado de desidratação, comprometimento da filtração glomerular renal e alterações metabólicas nas alças intestinais. Como o impacto inicial ocorre no tecido mais irrigado (60% a 70% do fluxo é direcionado para a mucosa e submucosa), ele é o primeiro a sofrer alterações, incorrendo na perda da barreira mucosa, na translocação bacteriana da luz intestinal para a corrente sanguínea e na liberação de inúmeras endotoxinas que promovem a resposta inflamatória sistêmica. No intuito de desacelerar essa cascata de eventos e minimizar o impacto sistêmico, devem ser adotadas medidas precoces de forma agressiva e mesmo antes do diagnóstico de certeza. Tais medidas incluem a monitoração invasiva dos pacientes com cateter de pressão venosa central e eventualmente a tomada da pressão venosa pulmonar, visto que será imprescindível hiper-hidratação em doente idoso, geralmente com comorbidades e possivelmente em choque séptico. Dados como a saturação mista de oxigênio e um perfil de gasometria arterial e venosa podem ser úteis para verificar a evolução do tratamento. Acidose metabólica e insuficiência renal têm impacto direto na mortalidade. Uma linha para a pressão arterial contínua ou pressão arterial média (PAM) ajuda a monitorar o efeito das drogas vasoativas empregadas no controle do choque. Nesse caso, se o doente tiver uma reserva cardíaca razoável, deve-se dar preferência à dopamina em doses baixas em relação à noradrenalina, pelo efeito dessa última causando vasoconstrição mesentérica e podendo agravar o quadro. Empiricamente, são introduzidos antibióticos de amplo espectro, mas focados na flora intestinal mista, composta principalmente por bactérias Gram-negativas e anaeróbios. Cefalosporinas de terceira geração (ceftriaxona) e metronidazol parecem ser uma boa opção nessa fase inicial.

Sequência de tratamento

Após a fase de compensação inicial, com o doente mais estabilizado, pode-se pensar em estabelecer o diagnóstico definitivo por meio de exames assertivos que determinem o diagnóstico de certeza e a conduta e que sejam de rápida execução. Não há justificativa para uma longa demora à espera de exames pouco específicos e que não determinem a conduta, visto que mais de 95% dos casos de AAV terão indicação de exploração cirúrgica. O exame que se enquadra nessa descrição é a angiotomografia previamente comentada, e esse momento na sequência de tratamento parece ser o adequado para a sua realização, com demora de cerca de 10 a 15 minutos. Exames básicos como função renal, hemograma e eletrólitos devem ser colhidos para futuras comparações.

Tratamento

O tratamento definitivo em mais de 95% dos casos inclui laparotomia exploradora e ressecção intestinal. Sempre que possível, deve ser realizada a tentativa de revascularização mesentérica. A evolução das alças pode ser surpreendente, mesmo quando a impressão inicial for ruim (Figuras 166.1 e 166.2). Como a área intestinal ressecada e a necessidade de múltiplas ressecções têm impacto no prognóstico, é justificável os esforços nesse sentido.

Nos casos de trombose mesentérica venosa, geralmente o tratamento conservador baseado em anticoagulação plena com heparina convencional (13 a 18 U/kg/hora em bomba de infusão) ou heparina de baixo peso molecular (por exemplo: enoxaparina 1 mg/kg/dose administrada duas vezes ao dia) parece ser benéfico à maioria dos pacientes. Se na evolução houver sinas clínicos ou radiológicos de sofrimento intestinal com repercussão, outras medidas como a ressecção intestinal podem ser necessárias.

As causas não oclusivas são difíceis de ser manejadas. Normalmente são doentes críticos por outras causas (arritmias, ICC, choque de diversas etiologias, pós-operatório de cirurgia cardíaca) que estão em uso de medicações vasoativas para manter níveis pressóricos adequados. Muitas vezes a interrupção desses vasoconstritores não é factível. Uma tentativa com resultados factíveis, porém inconsistentes, consiste na cateterização seletiva dos vasos mesentéricos e na instilação neles de substâncias vasodilatadoras, como a papaverina. Tal opção deve ser de exceção, reservada a casos extremos em que não seja possível a compensação clínica do quadro.

Abordagem endovascular

Nos últimos anos, tem ganhado destaque a abordagem endovascular da isquemia mesentérica aguda. Ela pode ser feita de maneira única ou associada ao tratamento cirúrgico (procedimento híbrido), dependendo do quadro inicial do paciente[7]. A princípio, a abordagem endovascular exclusiva está reservada aos casos iniciais de isquemia mesentérica em que não há sinais de peritonite ou naqueles pacientes de altíssimo risco cirúrgico. Basicamente, o tratamento tem como princípio restaurar o fluxo sanguíneo na artéria ocluída por meio de trombectomia mecânica seguida por angioplastia e colocação de *stent* nos casos de oclusão por complicação de placa aterosclerótica; nos casos de embolia, a trombólise por cateter no interior do trombo com uso de fibrinolíticos, tais como o rtPA (alteplase), é realizada por infusão contínua, num período que varia de 6 a 12 horas. Se a opção pelo tratamento endovascular exclusivo é realizada, deve-se manter o paciente sob vigilância contínua, com o intuito de detecção precoce de sinais de deterioração clínica ou sinais de peritonite, que indicarão a realização de laparotomia de urgência. De fato, em torno de 28% a 59% desses pacientes vão necessitar de ressecção de alças intestinais isquêmicas[8,9].

A utilização de técnicas endovasculares na laparotomia exploradora como auxílio na restauração do fluxo sanguíneo é chamada de abordagem híbrida. O procedimento envolve a abordagem cirúrgica aberta do vaso ocluído seguida de tromboendarterectomia, angioplastia e colocação de *stent* na região da placa aterosclerótica (geralmente localizada no óstio da artéria), guiada por fluoroscopia. Essa abordagem tem como vantagem a visualização direta da viabilidade das alças isquêmicas e, consequentemente, a necessidade de ressecção das alças inviáveis.

Suporte pós-tratamento

O pós-operatório ideal inclui internação em regime de terapia intensiva, correção de acidose e coagulopatia, administração de antibióticos e rigoroso controle hemodinâmico. Tais esforços devem se concentrar nas primeiras 12 a 24 horas, período no qual o doente será submetido a nova laparotomia (*second look*) para reavaliar a viabilidade intestinal e se houve progressão da isquemia, checar o sucesso da revascularização mesentérica e eventualmente ampliar a área intestinal ressecada. Segmentos remanescentes de intestino delgado acima de 2 metros de forma geral evoluem sem uma síndrome disabsortiva debilitante, porém segmentos menores frequentemente indicam a necessidade de complementação parenteral, visto que o transplante intestinal atualmente se encontra mais na fase de pesquisa do que na prática médica.

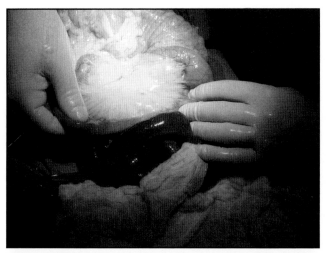

Figura 166.1. Aspecto inicial de alça de intestino delgado com isquemia severa.

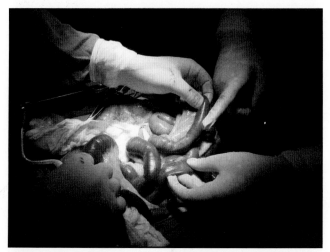

Figura 166.2. O mesmo segmento intestinal mostrado na Figura 166.1 após a revascularização dos vasos mesentéricos.

Referências bibliográficas

1. Kassahun WT, Schulz T, Richter O, Hauss J. Unchanged high mortality rates from acute occlusive intestinal ischemia: six year review. Langenbecks Arch Surg. 2008;393(2):163-71.
2. Schoots IG, Koffeman GI, Legemate DA, Levi M, van Gulik TM. Systematic review of survival after acute mesenteric ischaemia according to disease aetiology. Br J Surg. 2004;91(1):17-27.
3. Park WM, Gloviczki P, Cherry KJ Jr, Hallett JW Jr, Bower TC, Panneton JM, et al. Contemporary management of acute mesenteric ischemia: Factors associated with survival. J Vasc Surg. 2002;35(3):445-52.
4. Oldenburg WA, Lau LL, Rodenberg TJ, Edmonds HJ, Burger CD. Acute mesenteric ischemia: a clinical review. Arch Intern Med. 2004;164(10):1054-62.
5. White CJ. Chronic mesenteric ischemia: diagnosis and management. Prog Cardiovasc Dis. 2011;54(1):36-40.
6. Cudnik MT, Darbha S, Jones J, Macedo J, Stockton SW, Hiestand BC. The diagnosis of acute mesenteric ischemia: a systematic review and meta-analysis. Acad Emerg Med. 2013;20(11):1087-100.
7. Clair DG, Beach JM. Mesenteric ischemia. N Engl J Med. 2016;374(10):959-68.
8. Arthurs ZM, Titus J, Bannazadeh M, Eagleton MJ, Srivastava S, Sarac TP, et al. A comparison of endovascular revascularization with traditional therapy for the treatment of acute mesenteric ischemia. J Vasc Surg. 2011;53(3):698-704.
9. Schermerhorn ML, Giles KA, Hamdan AD, Wyers MC, Pomposelli FB. Mesenteric revascularization: management and outcomes in the United States, 1988-2006. J Vasc Surg. 2009;50(2):341-8.

TROMBOSE VENOSA PROFUNDA

Adilson Ferraz Paschoa

Introdução

A trombose venosa profunda (TVP) é uma doença frequente, especialmente na população de doentes hospitalizados, como complicação de diversas patologias. Todavia, também pode ser de natureza espontânea, particularmente em pacientes portadores alguma trombofilia genética ou adquirida ou naqueles que, no momento da ocorrência da trombose, são portadores de uma neoplasia insuspeita. Não há dúvida de que esses doentes, quando ambulatoriais, deverão procurar um serviço de urgência. Portanto, o médico que atende no pronto atendimento deve conhecer os aspectos principais relacionados à doença, desde a etiopatogenia, passando pela confirmação diagnóstica e as possibilidades de tratamento.

O equilíbrio entre a trombose e a fibrinólise depende da atuação conjunta de elementos vivos, entre eles o endotélio, as plaquetas e as proteínas pró e anticoagulantes. Várias situações podem levar à formação de trombos no sistema venoso, dentre elas se destacam as doenças agudas de interesse clínico como as doenças infecciosas, as cardiopatias, os traumas de diversas naturezas e os doentes que se encontram em período pós-operatório. A maior parte desses pacientes tem estase, ou seja, a redução da velocidade do fluxo venoso como denominador comum. Para esse grande grupo de pacientes citados, costuma ser simples identificar um ou mais fatores de risco que pareçam responsáveis pelo desencadeamento da trombose, criando o conceito de doença multicausal[1].

No entanto, outros pacientes apresentam trombose venosa espontaneamente. Para esses pacientes, a interpretação do fenômeno é mais desafiadora. Veremos que algumas condições inerentes ao próprio indivíduo, como são as trombofilias e enfermidades nem sempre expressas naquele momento, como alguns tipos de câncer, podem ser responsabilizadas pelo processo.

A denominação tromboembolismo venoso (TEV) incorpora em conjunto tanto a TVP quanto a embolia pulmonar (EP), levando em conta que a segunda é, na maioria das vezes, consequência da primeira, portanto elas devem ser compreendidas no mesmo contexto. A tromboflebite superficial é a denominação dada à formação de trombos em veias acima da fáscia muscular, ou seja, veias que têm o seu trajeto na derme ou no subcutâneo. Esse tipo de trombose apresenta algumas particularidades, que serão descritas separadamente neste capítulo.

Epidemiologia

A frequência da TVP na população geral varia de 0,6 a 3 casos por mil habitantes por ano[2,3]. Essas diferenças podem ser explicadas, pois os estudos anteriores à popularização do ultrassom vascular certamente subestimaram a quantidade de casos diagnosticados e, como será visto mais adiante, a sensibilidade do exame clínico para o diagnóstico da trombose é relativamente baixa[4,5].

Muito embora a cifra possa parecer baixa, o exercício de extrapolar os dados epidemiológicos para o tamanho da população brasileira oferece uma noção mais interessante do problema. Espera-se cerca de 120.000 a 200.000 novos casos de trombose venosa anualmente. A incidência de cerca de 200.000 novos casos por ano justifica a necessidade de conhecimento por parte dos médicos generalistas, que são aqueles que farão o diagnóstico e serão responsáveis pela conduta inicial. Deve-se lembrar de que a maior parte desses doentes deverá ser encontrada durante a internação hospitalar, pelos resultados das complicações já citadas, ou nos serviços de pronto atendimento, por conta dos sintomas agudos.

É importante destacar que o TEV é muitas vezes assintomático. Estudos flebográficos comprovaram, ao longo do tempo, que a prevalência da TVP após as cirurgias ortopédicas de prótese de quadril e joelho pode ocorrer entre 50% e 80% dos casos, e cerca de 5% a 10% das vezes haverá desenvolvimento de quadro clínico[5]. Do mesmo modo, estudos de autópsia confirmam que a ocorrência de EP é costumeiramente ignorada, mas revela-se como importante causa de óbito, tanto associada a outras morbidades quanto de modo isolado[6,7].

A TVP também produz impacto social significativo. Estima-se que cerca de 30% dos indivíduos com TVP desenvolverão as complicações crônicas decorrentes da destruição do aparelho valvar[8]. Assim sendo, 0,3% a 1% da população é portadora de úlcera de perna, sendo a maioria delas relacionada à hipertensão venosa crônica desencadeada por uma trombose pregressa[9]. Muito embora não tenhamos uma avaliação do custo desse problema de saúde no nosso meio, o valor anual estimado para o tratamento das complicações decorrentes da TVP é de cerca de 1 bilhão de dólares na Europa Ocidental e de 3 bilhões de dólares nos Estados Unidos da América[10,11].

Etiopatogenia e fisiopatologia

Em 1856, o patologista alemão Rudolph Virchow (1821-1902) propôs, pela primeira vez, que a trombose venosa era resultante da ocorrência isolada ou combinada de três situações distintas: o dano endotelial, a estase do sangue e o estado de hipercoagulabilidade. Essa visão pioneira e intuitiva foi confirmada ao longo do último século, a ponto de se considerar que todos os fatores de risco relacionados ao aparecimento do TEV têm a sua interferência modificando pelo menos um dos três elementos da tríade.

A lesão do endotélio por si só é suficiente para gerar trombose. No entanto, isso é pouco frequente se os fatores de coagulação não estiverem disponíveis para deflagrar o processo em "cascata". A lesão endotelial pode ser produzida por trauma mecânico, pela ação de substâncias irritantes e toxinas, pela deposição de imunocomplexos e por mediadores liberados por células tumorais[12-15].

Na estase venosa, os elementos figurados do sangue circulam com menos velocidade, aumentando a probabilidade de as plaquetas entrarem em contato com o colágeno subendotelial caso haja qualquer agressão ao endotélio. O fluxo lentificado favorece a turbulência, especialmente nos recessos das valvas venosas, estimulando a adesão das plaquetas. Considera-se que a agregação plaquetária é essencial para deflagrar o processo de coagulação intravascular[16].

O estado de hipercoagulabilidade dá-se, na grande maioria dos casos, devido ao aumento dos níveis plasmáticos de tromboplastinas teciduais. As trombofilias, de origem genética ou adquirida, caracterizam-se por alterações de fatores de coagulação que quebram os mecanismos de bloqueio ou retroalimentação da formação de trombina, criando condições de desequilíbrio a favor do potencial trombótico. Nesse contexto, destacam-se a deficiência dos inibidores naturais da coagulação, representados pela antitrombina, proteínas C e S ou o chamado "ganho de função", característica do fator V Leiden, a principal causa genética de resistência à proteína C ativada, e a mutação G20210A do gene da protrombina[17-21].

É importante ressaltar que a trombofilia não é "sinônimo" de trombose, uma vez que a maior parte dos indivíduos trombofílicos não terá trombose ao longo da vida. O mais importante é pensar que frequentemente há ocorrência de causas associadas. Vários fatores de risco estão ligados à trombose venosa. A importância desses fatores não é uniforme; alguns determinam maior risco, como as cirurgias de prótese de quadril e joelho, enquanto outros são mais fracos, como o tabagismo. Destacam-se a idade e a história pessoal e familiar de TEV.

A chance de um indivíduo na oitava década de vida ter uma TVP em relação a um indivíduo de 20 anos é quase 30 vezes maior[22]. Tal fato sugere que o envelhecimento natural deve contribuir para o TEV, tanto do ponto de vista intrínseco quanto da maior ocorrência de comorbidades. A história pessoal ou familiar de TEV, por sua vez, sugere a participação de fatores genéticos, como já foi citado.

Outra correlação importante diz respeito à associação entre TEV e câncer. A presença de um câncer insuspeito deve ser considerada, especialmente nos doentes que apresentam TEV de aparecimento espontâneo. Sørensen et al. acompanharam 15.348 pacientes com TVP e 11.305 com EP e encontraram 1.737 casos de câncer. Eles concluíram que, diante de um episódio de TEV, o risco do aparecimento de câncer aumentava três vezes, especialmente nos primeiros seis meses após o diagnóstico[23]. O estudo de Prandoni et al. demonstrou que a ocorrência do câncer é quatro vezes maior nos doentes que tiveram TEV idiopático[24]. A Tabela 167.1 descreve quais são os principais fatores de risco associados ao TEV.

Tabela 167.1. Principais fatores de risco associados ao TEV

• Idade
• Imobilização
• Politraumatismo
• Restrição ao leito
• Trauma raquimedular
• Gravidez
• Sepse
• Anticoncepção
• Terapia de reposição

A trombose aguda da veia é um fenômeno comum, haja vista a alta prevalência observada nas cirurgias ortopédicas de grande porte[25]. Na maioria das vezes, a trombose inicial sofre a ação do sistema fibrinolítico e o trombo é dissolvido, não havendo manifestação clínica. No entanto, o trombo formado inicialmente no recesso da cúspide valvar pode aumentar de tamanho, ocupando a luz do vaso e provocando a obstrução mecânica responsável pelos sinais e sintomas de TVP aguda. As TVPs chamadas distais são aquelas que acometem as veias da perna, incluindo as veias gastrocnêmias e o plexo solear. Essas veias de menor calibre costumam determinar um quadro clínico de menor intensidade.

Kakkar et al., utilizando fibrinogênio marcado com I_{125}, demonstraram que as veias musculares da panturrilha são a origem mais comum dos trombos e que esses trombos podem se estender para as veias proximais, como a poplítea, femoral e ilíaca. Os trombos formados nas veias de maior diâmetro são acompanhados de mais sintomas e sinais clínicos e determinam a ocorrência de EP com maior frequência[26]. Evidentemente, os trombos fragmentados a partir de veias proximais tendem a produzir embolias pulmonares de maior impacto.

A hipertensão venosa causada pelo comprometimento da drenagem do sangue é a expressão fisiopatológica da TVP.

O aumento agudo da pressão venosa provoca ingurgitamento do membro, especialmente dos grandes músculos. Assim, um trombo localizado na veia femoral determinará o aumento da musculatura da perna. Nas tromboses das veias ilíacas, espera-se um aumento de volume de todo o membro. Existe uma correlação muito nítida entre a localização da trombose e a intensidade e a localização das queixas e sinais, pois, quanto mais expressivo for o comprometimento do retorno venoso, maior serão as evidências clínicas.

Diagnóstico clínico

O diagnóstico clínico da TVP se caracteriza pela presença de dor e edema no membro comprometido. Paralelamente, outros sinais podem estar presentes como cianose, aumento da circulação venosa superficial, elevação da temperatura do membro e até febre[27]. As manifestações mais intensas são mais comuns nas obstruções proximais e naquelas que o trombo se estende por mais de um segmento. O empastamento da panturrilha nada mais é do que a expressão do ingurgitamento muscular determinado pela estase venosa aguda. Verifica-se o empastamento com o pé apoiado na maca e o joelho discretamente flexionado; a massa muscular enrijecida não se desloca lateralmente e medialmente com facilidade. O sinal de Homans, caracterizado pela dor provocada pela dorsiflexão ativa do pé, pode estar presente na TVP, bem como em qualquer situação que comprometa a musculatura da panturrilha, como um hematoma, a rotura de um cisto de Baker e mesmo um trauma. Desse modo, a relação desse sinal clínico com a TVP deve ser considerada com cautela.

A falta de sintomas e sinais clínicos específicos pode confundir o diagnóstico da TVP. Dores articulares irradiadas, mialgias, situações pós-traumáticas de natureza ortopédica, entre outras, podem sugerir um diagnóstico de TVP. Cerca de 20% a 40% dos pacientes com suspeita clínica de TVP não têm seu diagnóstico confirmado quando submetidos a exames complementares[27].

As tromboses venosas proximais são mais fáceis de ser diagnosticadas. No entanto, as tromboses de veias abaixo do joelho podem criar dificuldades para o diagnóstico. Nesses casos, que são frequentes, a intensidade da dor é muito variável e o edema costuma ser mais modesto. Para melhor desembaraço diante dessas situações, o médico do pronto atendimento pode se valer do escore de Wells. Wells *et al.* criaram um modelo para ser utilizado em pacientes ambulatoriais que procuram o pronto atendimento com queixas sugestivas de TVP. A avaliação da história e dos sinais clínicos confere uma pontuação cuja finalidade é estratificar o risco do TEV[28] (Tabela 167.2).

Utilizar esse escore pode ser útil para selecionar os doentes para exames complementares decisivos na confirmação da doença ou para iniciar o tratamento, a despeito da confirmação complementar, nos doentes com maior probabilidade. No entanto, o escore de Wells, bem como outras estratégias de diagnóstico clínico, tem limitações, uma vez que são ainda observadas várias falhas diagnósticas[29].

Há duas condições clínicas especiais que, embora sejam raras, merecem ser citadas. A primeira é a *phlegmasia alba dolens,* caracterizada pela palidez do membro, decorrente do espasmo arterial provocado reacionalmente pela magnitude do trombo; a outra reflete o agravamento da primeira: a *phlegmasia cerulea dolens* reflete o comprometimento tão grave do retorno venoso a ponto de impedir o fluxo arterial. Do ponto de vista prático, o conhecimento dessas modalidades de trombose é importante, pois elas poderão se confundir com quadro de obstrução arterial aguda. A gravidade da *phlegmasia cerulea dolens* pode afetar cerca de 50% desses doentes, provocando amputação do membro ou morte.

Tabela 167.2. Modelo clínico modificado para determinação da probabilidade de apresentar trombose venosa profunda proposto por Wells *et al.* (baixo risco: < 0 ponto – 5%; risco intermediário: 1-2 pontos – 33%; alto risco: 3 ou mais pontos – 85%)[28]

Características clínicas	Pontuação
Câncer em atividade	1
Paresia, paralisia, ou imobilização com gesso dos membros inferiores	1
Imobilização (> 3 dias), ou cirurgia maior (até 4 semanas)	1
Aumento da sensibilidade ao longo das veias do sistema venoso profundo	1
Edema em todo o membro	1
Edema em panturrilha (> 3 cm) em relação à perna normal	1
Edema depressível (cacifo) maior na perna afetada	1
Veias colaterais superficiais	1
Diagnóstico diferencial mais provável	-2

Diagnóstico laboratorial

O diagnóstico laboratorial da TVP é costumeiramente pobre. Exames inespecíficos, como leucograma, velocidade de hemossedimentação e desidrogenase láctica, podem estar alterados, como numa série de outras condições.

O dímero-D é um produto de degradação da fibrina que está elevado na fase aguda da TVP. Não obstante, outras situações não trombóticas podem elevá-lo, como idade avançada, câncer, infecção, agressão cirúrgica, processos inflamatórios, entre outras. Portanto, é um método impreciso para a confirmação diagnóstica[30]. No entanto, diante de um valor normal, é possível excluir o diagnóstico de TEV. Isso pode ser útil em serviços de urgência para estabelecer o diagnóstico diferencial, desde que a logística permita resultados rápidos, que não retardem o tratamento. Existe uma grande variedade de ensaios para a dosagem do dímero D. Os ensaios pelo método ELISA e o método enzimático por imunofluorescência podem ser considerados de alta sensibilidade diagnóstica, atingindo a marca de 95%[31].

Diagnóstico complementar

Diante da suspeita de TVP, há necessidade de confirmação por exame complementar. O Doppler ultrassom de onda contínua é um método simples e barato que pode confirmar a TVP proximal, especialmente do paciente com suspeita clínica. Baseia-se na fasicidade do fluxo venoso com os movimentos respiratórios e com o aumento da velocidade de fluxo com a compressão da musculatura distal ao ponto de investigação.

O Doppler ultrassom de ondas contínuas é um bom exame para ser realizado à beira do leito. No entanto, tem limitações claras: é inconsistente para o diagnóstico de trombose nas veias distais e nas veias femorais duplicadas[32].

O *duplex scan* ou *ecocolor* Doppler é o método mais utilizado para a confirmação da TVP na urgência. Esse método baseia-se na compressibilidade da veia produzida pela pressão do transdutor utilizando-se o modo B[33]. Na presença do trombo agudo, a veia não se colaba durante a compressão e apresenta aumento do diâmetro. A presença de hiperecogenicidade dentro da luz do vaso facilita o diagnóstico. A detecção do fluxo a cores é uma ferramenta adicional do método que melhora a sua acurácia[34]. Para a trombose de veias poplítea e femoral, o método tem sensibilidade de 86% a 100% e especificidade de 86% a 100%, quando comparado com a flebografia, sendo menos preciso para o diagnóstico em veias distais. De modo geral, a compressibilidade venosa é avaliada em conjunto com o mapeamento de fluxo a cores como protocolo ultrassonográfico para o diagnóstico de TVP[35].

O exame ultrassonográfico vascular pode ser dificultado pelo edema, em casos de trombose não oclusiva, por alterações etc. O diagnóstico de trombose em veias de perna também pode acarretar mais dificuldade, pois são veias pareadas e de menor calibre. Vale a pena ressaltar que o *ecocolor* Doppler é o método mais utilizado para a confirmação do diagnóstico de TVP. No entanto, como qualquer exame ultrassonográfico, exige experiência do examinador. Uma vantagem inquestionável é a possibilidade de repetir o exame quantas vezes forem necessárias, sem prejuízo para o paciente. Tal situação pode ocorrer quando os achados clínicos não combinam com a verificação do exame, criando, assim, dificuldade para a confirmação do diagnóstico.

Tratamento da TVP

O tratamento da TVP é efetivo e visa impedir a progressão da trombose e a recorrência. Nesse contexto, as medicações anticoagulantes são a base do tratamento do TEV na fase aguda. Apenas o tratamento fibrinolítico ou a remoção mecânica do trombo tem condições de restabelecer a patência do vaso. Mesmo quando ocorre a recanalização do segmento venoso tratado com medicações anticoagulantes, costuma-se identificar, pela ultrassonografia vascular, irregularidades da parede venosa que caracterizam uma trombose antiga.

A proposta inicial de tratamento da TVP na fase aguda varia de acordo com a medicação, a via de administração e a necessidade ou não de controle laboratorial. Existem oito opções para tratar a TVP na fase aguda, que podem ser observadas na Tabela 167.3.

Diante da confirmação da TVP, três exames laboratoriais são importantes para definir o tratamento. Um hemograma completo apontará para hematócrito, hemoglobina e contagem de plaquetas. O perfil da coagulação também é importante para definir se existe alguma alteração antes do tratamento anticoagulante. Por fim, a taxa de creatinina permitirá o cálculo de sua depuração. Estimar a função renal é fundamental, já que quase todas as medicações anticoagulantes têm excreção renal e poderão ser contraindicadas ou administradas com cautela.

Tabela 167.3. Opções para tratamento da trombose venosa profunda na fase aguda[36]

1. HNF via endovenosa com controle do TTPA
2. HNF via subcutânea com controle do TTPA
3. HNF via subcutânea baseada no peso corporal sem controle laboratorial
4. HBPM via subcutânea sem monitorização laboratorial
5. Fondaparinux via subcutânea sem controle laboratorial
6. Rivaroxabana via oral sem controle laboratorial
7. Apixabana via oral sem controle laboratorial
E outras três complementares:
1. Fibrinólise sistêmica
2. Fibrinólise percutânea por cateter, associada ou não com dispositivo mecânico de remoção do trombo
3. Trombectomia cirúrgica

HNF: heparina não fracionada; TTPA: tempo de tromboplastina parcial ativado; HBPM: heparina de baixo peso molecular.

O tratamento "clássico" baseia-se na administração de heparina[37]. A recomendação de uso da heparina não fracionada (HNF) é na dose 80 UI/kg, em forma de *bolus*, seguida por 18 UI/kg/h, distribuídas ao longo do dia, com controle do tempo de tromboplastina parcial ativado (TTPA), que deve ficar entre 1,5 e 2,5 o tempo basal. Esse tipo de abordagem nem sempre é fácil, seja pelas diferenças individuais, pela disponibilidade da bomba de infusão ou pela própria logística para o controle laboratorial adequado. Os esquemas de HNF em doses intermitentes via endovenosa ou de infusão por microgotas foram praticamente abandonados pela maior disponibilidade das bombas de infusão[38]. Isso também se aplica ao esquema de HNF por via subcutânea, pois, a despeito da maior facilidade de aplicação, exige o controle pelo TTPA.

A década de 1990 inaugurou uma nova época no tratamento do TEV, com o surgimento e a utilização da heparina de baixo peso molecular (HBPM)[39-41]. A dose preconizada para tratamento da TVP com HBPM varia de acordo com a medicação. A mais utilizada em nosso meio é a enoxaparina, que é administrada na dose de 1 mg/kg de 12 em 12 horas ou de 1,5 mg/kg por dia. É importante ressaltar que a excreção preferencialmente renal e a falta habitual de controle laboratorial limitam o uso em doentes com alteração da função renal. Os chamados "acertos de dose", nessas circunstâncias, valem-se de experiência clínica, mas não podem ser suportados por evidências científicas. Sabe-se que na disfunção renal há acúmulo da droga, aumentando o risco de sangramento. Do mesmo modo que a HNF, a HBPM é mantida no esquema de "ponte" até o acerto da dose do AVK.

Uma metanálise comprovou que a HBPM tem perfil de eficácia e segurança superior ao da HNF[42]. Muito embora o custo individual da HBPM seja mais elevado, a facilidade de administração e a não necessidade de controle laboratorial contribuem para a diluição do custo agregado. Recomenda-se associar o AVK no primeiro dia de tratamento. Não há dúvida de que o início precoce do AVK em associação com a HNF ou a HBPM reduz o tempo de hospitalização[43-45].

O controle do tempo de protrombina (TP) pela relação normatizada internacional (RNI) costuma ser iniciado a partir do terceiro ou quarto dia. A dose preconizada de AVK é de 5 mg por dia, ajustando-se a dose de acordo com o controle laboratorial. A dose inicial de 10 mg pode ser utilizada nos primeiros dois dias com o objetivo de encurtar o tempo de ajuste do RNI. No entanto, é importante ter cautela, especialmente nos indivíduos mais idosos. A heparina deve ser utilizada por 5 a 10 dias. Consegue-se a ponte definitiva quando a RNI se encontra por dois dias consecutivos entre 2 e 3. O tempo médio de acerto da dose é de seis a sete dias.

A heparina é um derivado biológico que atua além da cascata da coagulação, assumindo importante papel no tratamento clínico[46]. Destaca-se a atividade anti-inflamatória, à qual se atribui a melhora de sintomas e sinais clínicos, costumeiramente vista nos doentes que recebem a medicação nas primeiras 24 a 48 horas[47].

O fondaparinux é uma medicação de uso parenteral eficaz no tratamento do TEV na fase aguda. Tal eficácia foi observada nos estudos Matisse TVP e Matisse EP, ambos para o tratamento do TEV na fase aguda, utilizando-se como comparador a enoxaparina. Um diferencial do fondaparinux é a não associação com trombocitopenia heparina-induzida. Essa medicação é apontada nas últimas diretrizes como alternativa eficiente para o tratamento do TEV[48,49]. Usa-se a dose de 7,5 mg por via subcutânea para pacientes até 100 kg e de 10 mg para doentes acima desse peso. O fondaparinux não exige controle laboratorial e não produz trombocitopenia heparina-induzida. Por questões comerciais, a medicação não é muito utilizada em nosso meio.

Os últimos anos têm trazido muitas novidades para o tratamento do TEV. A rivaroxabana e a apixabana são medicações anticoagulantes de ação direta (DOACs), pois agem exclusivamente sobre o fator Xa[50]. Essas medicações são de uso oral e não exigem a realização de "ponte" com as heparinas, diferentemente dos AVKs[45]. As duas drogas tiveram aprovação inicial para profilaxia do TEV em cirurgias ortopédicas de prótese total de quadril e joelho em vários países e na prevenção de complicações vasculares decorrentes da fibrilação atrial. A rivaroxabana está liberada para o tratamento do TEV há cinco anos e a apixabana foi lançada com essa indicação há cerca de um ano. Ambas as medicações não exigem controle laboratorial e apresentam interações medicamentosas bem mais restritas, quando comparadas à varfarina[51,52].

A dabigatrana, um inibidor direto da trombina, não está sendo considerada nesse contexto, porque exige no mínimo cinco dias de heparina para a sua administração, fugindo, desse modo, da indicação no pronto atendimento[53].

Tanto a rivaroxabana quanto a apixabana podem ser administradas sem um curso inicial de heparina, o que facilita a desospitalização precoce ou a não internação. A rivaroxabana é administrada na dose de 15 mg duas vezes ao dia nos primeiros 21 dias e continuada com 20 mg uma vez ao dia. É necessário que a medicação seja ingerida com alimentos para a sua plena absorção. A apixabana é administrada na dose de 10 mg duas vezes ao dia na primeira semana e depois por 5 mg duas vezes por dia. O tempo mínimo de anticoagulação recomendado após um episódio de TEV é de três meses[49].

Algumas questões devem ser levadas em conta para a decisão da melhor conduta. Nas tromboses com manifestação clínica mais exuberante ou naqueles doentes com perfil psicoemocional mais delicado, a internação pode ser preferida para a administração de heparina. Isso confere ao doente e seus familiares uma possibilidade de segurança, muitas vezes desejável. Um curso inicial de heparina por 24 ou 72 horas não interfere na administração consecutiva de um DOAC, se for desejável. Por outro lado, cerca de 30% dos doentes que anteriormente eram internados são liberados com os DOACs no pronto atendimento[54].

Outros dois fatores que devem interferir na decisão são o custo e a função renal. O tratamento mensal com DOAC é significativamente mais caro que o tratamento com AVK, muito embora se deva levar em conta a não necessidade de controle laboratorial, o que implica gastos muitas vezes desconsiderados. É essencial que no atendimento de urgência o doente seja informado desse custo. A impossibilidade de aderir a um tratamento mais custoso implica a necessidade de internação, mesmo nos casos de sintomas e sinais clínicos mais frustros. Ambas as drogas têm eliminação renal, nesse quesito favorecendo a apixabana, que tem a excreção renal mais restrita. Elas devem ser utilizadas com cautela nos doentes renais crônicos, especialmente naqueles com depuração de creatinina abaixo de 30 mL por minuto. Outro aspecto de relevante importância é que os DOACs são contraindicados durante a gravidez e a amamentação, por cruzarem a barreira placentária e se apresentarem no leite materno.

Vale a pena ressaltar que os estudos Einstein (rivaroxabana) e Amplify (apixabana) tiveram como objetivo demonstrar a não inferioridade em relação ao chamado tratamento *standard*, representado pela associação entre a enoxaparina e a varfarina[51,52]. Não há dúvida de que as drogas orais de ação direta representam uma mudança de paradigma, pois possibilitam o tratamento do TEV em situações especiais sem o uso de um anticoagulante parenteral. Essa conduta reduz o custo da internação e satisfaz o paciente com frequência.

O tratamento ambulatorial da tromboembolismo venoso profundo com drogas parenterais também é possível e demonstrou em poucos estudos ser eficiente e efetivo do ponto de vista econômico[55-58]. No entanto, essa modalidade de tratamento exige uma logística mais complexa, que no momento atual perdeu espaço com a disponibilidade dos DOACs.

Nas tromboses muito extensas, chamadas de flegmasias, e nas tromboses proximais em indivíduos jovens, o tratamento fibrinolítico, associado ou não à trombectomia mecânica, pode ser considerado. Nesses casos, o tratamento invasivo bem-sucedido atenua as manifestações agudas de modo mais rápido e pode reduzir o prognóstico de síndrome pós-trombótica[59]. No entanto, esse tipo de tratamento envolve custo bem maior e demanda tempo, especialmente quando a fibrinólise é utilizada isoladamente. Ainda se aguardam estudos mais consistentes que comprovem as vantagens desse tratamento sobre a anticoagulação.

O implante de filtro de veia cava (FVC) também está recomendado em situações especiais[60]. Está indicado em doentes com TEV e contraindicação formal para anticoagulação e naqueles que apresentam tromboembolismo pulmonar (TEP) recorrente, a despeito da anticoagulação adequada[61]. Outras indicações, ditas relativas, incluem alto risco de sangramento em doentes cirúrgicos de alto risco e como proteção adicional nos doentes submetidos à trombectomia mecânica. Deve-se ressaltar que o FVC não trata o fenômeno trombótico, apenas procura proteger o paciente do risco de EP.

Resumindo, o paciente que chega ao pronto atendimento com queixa de dor e edema no membro deverá despertar no socorrista a suspeita de TVP. A aplicação mentalmente automática do escore de Wells estratifica o risco e conduz o paciente para a confirmação diagnóstica obtida pelo ultrassom vascular. A partir daí, opta-se pela internação e tratamento com uma droga parenteral em esquema de ponte com um AVK, ou o paciente é liberado com um DOAC. A não recomendação rotineira do dímero D já foi comentada anteriormente.

A despeito da reconhecida eficácia do tratamento dito "clássico", baseado na associação de heparina com varfarina, modalidade consagrada por mais de 50 anos, o aparecimento das drogas anticoagulantes diretas de administração oral abriu novos horizontes para o tratamento anticoagulante do TEV, especialmente no que diz respeito a reduzir ou evitar a permanência hospitalar. O conhecimento dessas alternativas e a escolha do tratamento mais apropriado para cada situação é um fator decisivo de qualidade na assistência a esses doentes.

Tromboflebite superficial

A tromboflebite superficial ou trombose venosa superficial (TVS) é uma condição que aparece com certa frequência no pronto atendimento. Embora faltem dados epidemiológicos específicos, a maior parte desses casos se deve à infusão de medicações ou à formação de coágulos em segmentos de veias varicosas. No entanto, a flebite superficial de aparecimento espontâneo pode ser a primeira manifestação de uma condição mais grave, como alguns tipos de câncer[62].

Estima-se uma incidência em torno de 0,6 caso por mil habitantes ao ano, um pouco abaixo da TVP[63]. É mais comum nos membros inferiores, e a veia safena interna está envolvida em diferentes extensões, em 50% a 60% das vezes, muito embora o acometimento de veias varicosas representem 80% a 90% dos casos[63].

Deixando-se de lado as situações de agressão química ou mecânica às veias superficiais dos membros superiores, a etiopatogenia e a fisiopatologia da TVS se assemelham às do TEV. Fatores de risco como cirurgia recente, uso de estrogênios, doenças imunológicas, neoplasias, entre outros, podem colaborar para o aparecimento da doença.

O diagnóstico da TVS é clínico. Pelo fato de habitar o tecido subcutâneo, a formação de trombo na veia superficial costuma produzir um processo inflamatório que se exterioriza na pele. Percebem-se um cordão indurado, doloroso à palpação, e eritema ao longo do trajeto de uma veia superficial. Quando o acometimento for de veias varicosas, o diagnóstico ainda fica mais evidente. As veias dilatadas e tortuosas ficam preenchidas por trombos, provocando uma reação inflamatória muito intensa e dolorosa. A despeito disso, a ultrassonografia vascular pode confirmar o diagnóstico pela avaliação da compressibilidade do vaso. A confirmação é importante para o diagnóstico diferencial e para afastar a concomitância de TVP. É importante ressaltar que a ocorrência de TVP está presente em mais de 20% dos casos, inclusive no membro contralateral[64]. A extensão do trombo nas veias safenas interna e externa no sentido proximal aumenta o risco de TEP.

O diagnóstico diferencial da TVS ocorre com outras doenças inflamatórias superficiais, como linfangites, erisipela, eritema nodoso, entre outras. A avaliação clínica cuidadosa e o ultrassom vascular devem esclarecer o diagnóstico na grande maioria dos casos.

O tratamento da TVS depende da extensão do trombo e da localização em relação ao sistema venoso profundo (SVP)[65]. Nas "flebites" com extensão menor de 5 cm e mais de 3 cm distantes do SVP, recomenda-se apenas o tratamento com anti-inflamatório não esteroide tópico ou sistêmico por período de 8 a 12 dias. Do ponto de vista prático, o calor úmido sobre a área afetada, associado a um creme heparinoide, costuma reduzir a dor.

Nas TVSs mais extensas e a menos de 3 cm do SVP, o potencial de embolização é maior e, por uma questão de cautela, é preferível optar pela anticoagulação[66]. Existem poucos estudos disponíveis, mas tanto o fondaparinux na dose de 2,5 mg uma vez por dia por 45 dias quanto a enoxaparina em dose intermediária por 30 dias parecem efetivas para o tratamento e a redução de complicações[67-69]. Embora não tenham sido testados nesse contexto, o tratamento com os novos anticoagulantes de ação direta é uma possibilidade e já existem *trials* em andamento.

A cirurgia de urgência para tratamento do TVS ascendente foi muito utilizada anteriormente. O objetivo da cirurgia era a remoção do trombo das proximidades da junção safeno-femoral, reduzindo, assim, o comprometimento do SVP, e o alívio dos sintomas decorrente da extração da veia trombosada. No entanto, a inconsistência dos estudos é flagrante, a ponto de não se recomendar a cirurgia, prevalecendo a indicação do tratamento medicamentoso com as medicações anticoagulantes.

Os últimos tempos serviram para demonstrar que a TVS nem sempre é uma entidade benigna. Ela pode esconder uma doença de base e ser mais extensa do que parece numa análise clínica sumária. A aplicação rotineira da ultrassonografia vascular demonstrou que a extensão da trombose nem sempre é precisa pelo exame clínico e a proximidade do SVP pode determinar complicações embólicas. Sendo assim, o tratamento anti-inflamatório fica reservado para os casos mais simples. Nas tromboses mais complexas, opta-se pelo tratamento anticoagulante, que deve ser a primeira opção em relação ao tratamento cirúrgico.

Referências bibliográficas

1. Rosendaal FR. Thrombosis in the young: epidemiology and risk factors. A focus on venous thrombosis. Thromb Haemost. 1977;78(1):1-6.
2. Maffei FHA. Epidemiologia do tromboembolismo venoso no Brasil. In: Anais do XXXII Congresso Brasileiro de Angiologia e Cirurgia Vascular. Curitiba; 1987; p. 283.
3. Nordström M, Lindblad B, Bergqvist D, Kjellström T. A prospective study of the incidence of deep-vein thrombosis within a defined urban population. J Intern Med. 1992;232(2):155-60.
4. Criado E, Burnham CB. Predictive value of clinical criteria for the diagnosis of deep vein thrombosis. Surgery. 1997;122(3):578-83.

5. Hoog K, Wells PS, Gandara E. The diagnosis of venous thromboembolism. Semin Thromb Hemost. 2012;38(7):691-701.
6. Maffei FHA, Falleiros ATS, Venezian LA, Franco MF. Contribuição ao estudo da incidência e anatomia patológica do tromboembolismo venoso em autopsias. Rev Ass Med Bras. 1980;26:7-10.
7. Lindblad B, Stemby NH, Bergqvist D. Incidence of venous thromboembolism verified by necropsy over 30 years. BMJ. 1991;302(6778):709-11.
8. Brandjes DP, Büller HR, Heijboer H, Huisman MV, de Rijk M, Jagt H, et al. Randomised trial of effect of compression stockings in patients with symptomatic proximal-vein thrombosis. Lancet. 1997;349(9054):759-62.
9. Abenhaim L, Clement D, Norgren L. The management of chronic venous disorders of the leg: an evidence-based report of an international Task Force. Phlebology 1999;14:1-126.
10. Ruckley CV. Socioeconomic impact of chronic venous insufficiency and leg ulcers. Angiology .1997;48(1):67-9.
11. Jantet G. The socioeconomic impact of venous pathology in Great Britain. Phlebologie. 1992;45(4):433-7.
12. Thomas DP, Merton RE, Hockley DJ. The effect of stasis on venous endothelium: an ultrastructural study. Br J Haematol. 1983;55(1):113-22.
13. Thomas DP, Merton RE, Wood RD, Hockley DJ. The relationship between vessel wall injury and venous thrombosis: an experimental study. Br J Haematol. 1985;59(3):449-57.
14. Thomas D. Venous thrombogenesis. Br Med Bull. 1994;50(4):803-12.
15. Aronson DL, Thomas DP. Experimental studies on venous thrombosis: effect of coagulants, procoagulants and vessel contusion. Thromb Haemost. 1985;54(4) 866-70.
16. Franco RF. Fisiologia da coagulação, anticoagulação e fibrinólise. Medicina (Ribeirão Preto). 2001;34:229-37.
17. Egeberg O. Inherited antithrombin deficiency causing thrombophilia. Thromb Diath Haemorrh. 1965;13:516-30.
18. Griffin JH, Evatt B, Zimmerman TS. Deficiency of protein C in congenital thrombotic disease. J Clin Invest. 1981;68:1370-3.
19. Broekmans AW. Hereditary protein S deficiency and venous thromboembolism. Thromb Haemost 1985; 53 273-7.
20. Dahlbäck B, Carlsson M, Svensson P. Familial thrombophilia due to a previously unrecognized mechanism characterized by poor anticoagulant response to activated protein C: Prediction of a cofactor to activated protein C. Proc Natl Acad Sci U S A. 1993;90(3):1004-8.
21. Poort SR, Rosendaal FR, Reitsma PH, Bertina RM. A common genetic variation in the 3'-untranslated region of the prothrombin gene is associated with elevated plasma prothrombin levels and an increase in venous thrombosis. Blood. 1996;88(10):3698-703.
22. Engbers MJ, van Hylckama Vlieg A, Rosendaal FR. Venous thrombosis in the elderly: incidence, risk factors and risk groups. J Thromb Haemost. 2010;8(10):2105-12.
23. Sørensen HT, Mellemkjaer L, Steffensen FH, Olsen JH, Nielsen GL. The risk of a diagnosis of cancer after primary deep venous thrombosis or pulmonary embolism. N Engl J Med. 1998;338(17):1169-73.
24. Prandoni P, Lensing AW, Büller HR, Cogo A, Prins MH, Cattelan AM, et al. Deep-vein thrombosis and the incidence of subsequent symptomatic cancer. N Engl J Med. 1992;327(16):1128-33.
25. Warwick D. Prevention of venous thromboembolism in total knee and hip replacement. Circulation. 2012;125(17):2151-5.
26. Kakkar VV, Howe CT, Flanc C, Clarke MB. Natural history of postoperative deep-vein thrombosis. Lancet. 1969;2(7614):230-2.
27. Kahn SR. The clinical diagnosis of deep venous thrombosis: integrating incidence, risk factors, and symptoms and signs. Arch Intern Med. 1998;158(21):2315-23.
28. Wells PS, Anderson DR, Bormanis J, Guy F, Mitchell M, Gray L, et al. Value of assessment of pretest probability of deep-vein thrombosis in clinical management. Lancet. 1997;350(9094):1795-8.
29. Delluc A, Le Pape F, Le Bras A, Gagne P, Taton G, Jaffrelot M, et al. [Validation of a clinical prediction rule for the diagnosis of deep vein thrombosis of the lower limbs in primary care]. Rev Med Interne. 2012;33(5):244-9.
30. Brotman DJ, Segal JB, Jani JT, Petty BG, Kickler TS. Limitations of D-dimer testing in unselected inpatients with suspected venous thromboembolism. Am J Med. 2003;114(4):276-82.
31. Bates SM. D-dimer assays in diagnosis and management of thrombotic and bleeding disorders. Semin Thromb Hemost. 2012;38(7):673-82.
32. Johnston KW, Maruzzo BC, Kassam M, Cobbold RES. Methods for obtaining, processing and quantifying Doppler blood velocity waveforms. In: Nicolaides N, Yao JST, editors. Investigation of vascular disorders. New York: Churchill Livingstone; 1981. p. 291.
33. Zierler BK. Screening for acute DVT: optimal utilization of the vascular diagnostic laboratory. Semin Vasc Surg. 2001;14(3):206-14.
34. Puls R, Hosten N, Böck JS, Oellinger JH, Lemke AJ, Gutberlet M, et al. Signal-enhanced color Doppler sonography of deep venous thrombosis in the lower limbs and pelvis. J Ultrasound Med. 1999;18(3):185-90.
35. Molnár LJ. Imagem ultrassonográfica no diagnóstico das doenças venosas. In: Maffei FHA Doenças vasculares periféricas, 2ª ed. São Paulo: Medsi; 1995. p. 795-906.
36. Holbrook A, Schulman S, Witt DM, Vandvik PO, Fish J, Kovacs MJ, et al. Evidence-based management of anticoagulant therapy: Antithrombotic Therapy and Prevention of Thrombosis, 9th ed: American College of Chest Physicians Evidence-Based Clinical Practice Guidelines. Chest. 2012;141(2 Suppl):e152S-84S.
37. Barritt DW, Jordan SC. Anticoagulant drugs in the treatment of pulmonary embolism. A controlled trial. Lancet. 1960;1(7138):1309-12.
38. Hull RD, Raskob GE, Hirsh J, Jay RM, Leclerc JR, Geerts WH, et al. Continuous intravenous heparin compared with intermittent subcutaneous heparin in the initial treatment of proximal-vein thrombosis. N Engl J Med. 1986;315(18):1109-14.
39. Simonneau G, Charbonnier B, Decousus H, Planchon B, Ninet J, Sie P, et al. Subcutaneous low-molecular-weight heparin compared with continuous intravenous unfractionated heparin in the treatment of proximal deep vein thrombosis. Arch Intern Med. 1993;153(13):1541-6.
40. Hirsh J, Siragusa S, Cosmi B, Ginsberg JS. Low molecular weight heparins (LMWH) in the treatment of patients with acute venous thromboembolism. Thromb Haemost. 1995;74(1):360-3.
41. Simonneau G, Sors H, Charbonnier B, Page Y, Laaban JP, Azarian R, et al. A comparison of low-molecular-weight heparin with unfractionated heparin for acute pulmonary embolism. The THESEE Study Group. Tinzaparine ou Heparine Standard: Evaluations dans l'Embolie Pulmonaire. N Engl J Med. 1997;337(10):663-9.
42. Erkens PM, Prins MH. Fixed dose subcutaneous low molecular weight heparins versus adjusted dose unfractionated heparin for venous thromboembolism. Cochrane Database Syst Rev. 2010;(9):CD 001100.
43. Hull RD, Raskob GE, Rosenbloom D, Panju AA, Brill-Edwards P, Ginsberg JS, et al. Heparin for 5 days as compared with 10 days in the initial treatment of proximal venous thrombosis. N Engl J Med. 1990;322(18):1260-4.
44. Gallus AS, Jackaman J, Tillett J, Mills W, Wycherley A. Safety and efficacy of warfarin started early after submassive venous thrombosis or pulmonary embolism. Lancet. 1986;2(8519):1293-6.
45. Leroyer C, Bressollette L, Oger E, Mansourati J, Chèze-Le Rest C, Nonent M, et al. Early versus delayed introduction of oral vitamin K antagonists in combination with low-molecular-weight heparin in the treatment of deep vein thrombosis. a randomized clinical trial. The ANTENOX Study Group. Haemostasis. 1998;28(2):70-7.
46. Paschoa AF. Heparin: 100 years of pleiotropic effects. J Thromb Thrombolysis. 2016;41(4):636-43.
47. Elsayed E, Becker RC. The impact of heparin compounds on cellular inflammatory responses: a construct for future investigation and pharmaceutical development. J Thromb Thrombolysis. 2003;15(1):11-8.

48. Garcia DA, Baglin TP, Weitz JI, Samama MM. Parenteral anticoagulants: Antithrombotic Therapy and Prevention of Thrombosis, 9th ed: American College of Chest Physicians Evidence-Based Clinical Practice Guidelines. Chest. 2012;141(2 Suppl):e24S-e43S.
49. Kearon C, Akl EA, Comerota AJ, Prandoni P, Bounameaux H, Goldhaber SZ, et al. Antithrombotic therapy for VTE disease: Antithrombotic Therapy and Prevention of Thrombosis, 9th ed: American College of Chest Physicians Evidence-Based Clinical Practice Guidelines. Chest. 2012;141(2 Suppl):e419S-96S.
50. Harneberg J, Wehling M. Current and future prospects for anticoagulant therapy: inhibitors of factor Xa and factor IIa. Semin Thromb Hemost. 2008;34(1):39-57.
51. EINSTEIN Investigators, Bauersachs R, Berkowitz SD, Brenner B, Buller HR, Decousus H, Gallus AS, et al. Oral rivaroxaban for symptomatic venous thromboembolism. N Engl J Med. 2010;363(26):2499-510.
52. Agnelli G, Buller HR, Cohen A, Curto M, Gallus AS, Johnson M, et al.; AMPLIFY Investigators. Oral apixaban for the treatment of acute venous thromboembolism. N Engl J Med. 2013;369(9):799-808.
53. Schulman S, Kearon C, Kakkar AK, Mismetti P, Schellong S, Eriksson H, et al.; RE-COVER Study Group. Dabigatran versus warfarin in the treatment of acute venous thromboembolism. N Engl J Med. 2009;361(24):2342-52.
54. La Falce T, Paschoa AF, van Bellen B. Análise de fatores que influenciam a tomada de decisão na escolha do regime anticoagulante da fase aguda e intermediária do tromboembolismo venoso. J Vasc Bras. 2017. [Submetido à publicação].
55. Koopman MM, Prandoni P, Piovella F, Ockelford PA, Brandjes DP, van der Meer J, et al. Treatment of venous thrombosis with intravenous unfractionated heparin administered in the hospital as compared with subcutaneous low-molecular-weight heparin administered at home. The Tasman Study Group. N Engl J Med. 1996;334(11):682-7.
56. Levine M, Gent M, Hirsh J, Leclerc J, Anderson D, Weitz J, et al. A comparison of low-molecular-weight heparin administered primarily at home with unfractionated heparin administered in the hospital for proximal deep-vein thrombosis. N Engl J Med. 1996;334(11):677-81.
57. Boccalon H, Elias A, Chalé JJ, Cadène A, Gabriel S. Clinical outcome and cost of hospital vs home treatment of proximal deep vein thrombosis with a low-molecular-weight heparin: the Vascular Midi-Pyrenees study. Arch Intern Med. 2000;160(12):1769-73.
58. Chong BH, Brighton TA, Baker RI, Thurlow P, Lee CH; ASTH DVT Study Group. Once-daily enoxaparin in the outpatient setting versus unfractionated heparin in hospital for the treatment of symptomatic deep-vein thrombosis. J Thromb Thrombolysis. 2005;19(3):173-81.
59. Enden T, Haig Y, Kløw NE, Slagsvold CE, Sandvik L, Ghanima W, et al.; CaVenT Study Group. Long-term outcome after additional catheter-directed thrombolysis versus standard treatment for acute iliofemoral deep vein thrombosis (the CaVenT study): a randomised controlled trial. Lancet. 2012;379(9810):31-8.
60. Kearon C, Akl EA, Ornelas J, Blaivas A, Jimenez D, Bounameaux H, et al. Antithrombotic Therapy for VTE Disease: CHEST Guideline and Expert Panel Report. Chest. 2016;149(2):315-52.
61. PREPIC Study Group. Eight-year follow-up of patients with permanent vena cava filters in the prevention of pulmonary embolism: the PREPIC (Prevention du Risque d'Embolie Pulmonaire par Interruption Cave) randomized study. Circulation. 2005;112(3):416-22.
62. Cosmi B. Superficial vein thrombosis: new perspectives and observations from recent clinical trials. Clin Adv Hematol Oncol. 2017;15(1):32-35.
63. Frappé P, Buchmuller-Cordier A, Bertoletti L, Bonithon-Kopp C, Couzan S, Lafond P, et al.; STEPH Study Group. Annual diagnosis rate of superficial vein thrombosis of the lower limbs: the STEPH community-based study. J Thromb Haemost. 2014;12(6):831-8.
64. Galanaud JP, Bosson JL, Genty C, Presles E, Cucherat M, Sevestre MA, et al. Superficial vein thrombosis and recurrent venous thromboembolism: a pooled analysis of two observational studies. J Thromb Haemost. 2012;10(6):1004-11.
65. Di Nisio M, Middeldorp S. Treatment of lower extremity superficial thrombophlebitis. JAMA. 2014;311(7):729-30.
66. Superficial Thrombophlebitis Treated By Enoxaparin Study Group. A pilot randomized double-blind comparison of a low-molecular-weight heparin, a nonsteroidal anti-inflammatory agent, and placebo in the treatment of superficial vein thrombosis. Arch Intern Med. 2003;163(14):1657-63.
67. Decousus H, Prandoni P, Mismetti P, Bauersachs RM, Boda Z, Brenner B, et al.; CALISTO Study Group. Fondaparinux for the treatment of superficial-vein thrombosis in the legs. N Engl J Med. 2010;363(13):1222-32.
68. Cosmi B, Filippini M, Tonti D, Avruscio G, Ghirarduzzi A, Bucherini E, et al.; STEFLUX Investigators. A randomized double-blind study of low-molecular-weight heparin (parnaparin) for superficial vein thrombosis: STEFLUX (Superficial ThromboEmbolism and Fluxum). J Thromb Haemost. 2012;10(6):1026-35.
69. Décousus H, Bertoletti L, Frappé P. Spontaneous acute superficial vein thrombosis of the legs: do we really need to treat? J Thromb Haemost. 2015;13(Suppl 1):S230-7.

168
OCLUSÃO ARTERIAL AGUDA

Roberto Sacilotto
Rafael de Athayde Soares

Introdução

A oclusão arterial aguda dos membros é uma condição clínica frequente e grave, com alta morbimortalidade, mesmo se diagnosticada e tratada precocemente, daí a necessidade de um pronto reconhecimento da doença, a fim de que sejam tomadas as condutas mais adequadas para evitar o agravamento do quadro clínico e sua evolução para complicações irreversíveis, como perda de um membro ou de parte dele por gangrena e mesmo, não raramente, o óbito, em decorrência de alterações isquêmicas e metabólicas. Sua incidência tem sido cada vez mais alta, devido ao envelhecimento da população e ao aumento da prevalência de doenças cardiovasculares de natureza aterosclerótica, estando em torno de 17 casos por 100.000 habitantes por ano[1].

Existe uma gama grande de doenças e comorbidades que podem ocasionar a obstrução aguda de uma artéria, sendo sua sintomatologia dependente do órgão e tecido acometido pelo quadro isquêmico.

Etiopatogenia

A oclusão arterial aguda leva à súbita interrupção do suprimento sanguíneo da área irrigada por determinada artéria, comprometendo à viabilidade dos tecidos, à diminuição súbita ou piora da perfusão tecidual, tornando-se uma ameaça à viabilidade do órgão ou sistema comprometido.

As embolias, as tromboses e os traumas são as causas mais frequentes de oclusão arterial aguda. A dissecção de aorta é uma causa incomum, mas deve ser considerada, particularmente em pacientes mais jovens com hipertensão arterial não controlada.

Neste capítulo vamos nos restringir ao estudo das duas causas mais frequentes de oclusões arteriais agudas dos membros superiores e inferiores: as embolias e as tromboses.

Embolia arterial

A embolia arterial pode ser definida como a progressão, na circulação arterial, de trombos, células tumorais, fragmentos de placas ateroscleróticas, gases ou quaisquer corpos estranhos introduzidos na corrente sanguínea, seja por meio de procedimentos ou outras intervenções que acarretam a oclusão parcial ou total de determinada artéria, distalmente ao ponto de origem.

Na maioria dos casos, a embolia é a manifestação distal de uma doença proximal existente no coração ou em uma artéria e, mais raramente, resulta de complicações relativas a procedimentos médicos ou radiológicos de diagnóstico ou de tratamento.

As embolias arteriais são classificadas da seguinte maneira, do ponto de vista etiológico:
- Cardíacas:
  - Fibrilação atrial – arritmias;
  - Lesões orovalvares;
  - Infarto do miocárdio;
  - Insuficiência cardíaca congestiva;
  - Aneurisma ventricular;
  - Miocardiopatias;
  - Cardioversão;
  - Endocardites;
  - Material protético;
  - Mixoma atrial;
- Arteriais:
  - Aneurismas;
  - Aterosclerose;
  - Arterites;
  - Injeção intra-arterial;
  - Trauma;
  - Corpo estranho;
- Venosa:
  - Embolia paradoxal.

A incidência de embolia nos membros inferiores é muito maior do que nos membros superiores. Nos membros inferiores, o ponto preferencial de localização do êmbolo é a bifurcação da artéria femoral comum, que é responsável por 35% a 50% desses casos[2]. As artérias poplíteas, ilíacas e aorta também são afetadas, mas em menor número de casos.

Nos membros superiores, a artéria mais frequentemente atingida é a braquial, seguindo-se, em ordem decrescente, das artérias axilar, radial, ulnar e subclávia[3].

A causa mais comum de formação e de desprendimento desses trombos, que se originam no coração esquerdo, é a fibrilação atrial, que acompanha várias doenças cardíacas, como estenose mitral de origem reumática, infarto do miocárdio, miocardioesclerose, insuficiência cardíaca e endocardite. Alguns estudos demonstram incidência variável de 10% a 40% de embolia sistêmica em vigência de hipertireoidismo com fibrilação atrial[4]. Houve diminuição da prevalência da febre reumática como causadora da lesão valvular mitral e atualmente a embolização ocorre por fibrilação atrial ou devido ao infarto do miocárdio, que acarreta a formação de trombos murais com possibilidade de embolização.

A embolização pode ocorrer também em doentes submetidos a próteses valvulares cardíacas e manobras de cardioversão e, mais raramente, no mixoma atrial.

Grandes embolizações a partir de lesões ateroscleróticas ou aneurismas arteriais de qualquer localização, tais como da aorta e das artérias ilíacas, poplíteas ou subclávias, são pouco frequentes. Mais comumente, essas lesões são responsáveis por microembolizações; esses pequenos êmbolos vão se alojar em artérias de pequeno calibre das mãos e dos pés, originando o quadro clínico conhecido como "síndrome do dedo azul", devido à coloração azul arroxeada característica da isquemia provocada por essas obstruções, associado à presença de pulsos palpáveis, haja vista que o comprometimento se dá no âmbito da microcirculação[5-7].

Os aneurismas de artéria poplítea apresentam maior predisposição a embolizações distais, ao passo que aneurismas de artérias ilíacas e femorais cursam com maior incidência de oclusões trombóticas agudas.

Em raras situações, um êmbolo venoso pode atingir a circulação arterial e causar uma oclusão arterial aguda, definindo a embolia paradoxal. Nessa situação, trombos na circulação venosa, periférica ou profunda podem atravessar para a circulação arterial por meio de *shunts* intracardíacos ou pela persistência de um forame oval patente. O estudo de Elliot *et al.* demonstrou a incidência de embolia paradoxal em 0,4% dos 225 pacientes com embolia arterial[6,7].

Em aproximadamente 5% a 10% dos casos de embolia arterial, não é possível definir a origem do êmbolo. Entretanto, essa incidência tem diminuído com os avanços dos exames diagnósticos, como arteriografias, angiorressonâncias e ecocardiograma transesofágico[6,7].

Trombose arterial

A trombose arterial ocasiona uma obstrução total ou parcial de uma artéria, geralmente em sítio arterial doente devido à doença aterosclerótica (Tabela 168.1). Um dos pontos anatômicos mais frequentes de acometimento do evento trombótico em membros inferiores é a artéria femoral, ao nível do canal de Hunter (canal dos adutores), por se tratar de uma área mais propensa ao desenvolvimento de estresse de cisalhamento arterial, dadas as forças exercidas sobre a artéria, como torção, compressão, extensão e flexão. Também são causas de trombose arterial as doenças inflamatórias, como a tromboangeíte obliterante, e outras arterites, que levam geralmente a trombose de artérias mais distais. Devido à circulação colateral compensatória que se forma nas oclusões crônicas em consequência da doença aterosclerótica prévia, a isquemia pode ser mais branda quando comparada aos quadros embólicos.

Os aneurismas de origem aterosclerótica são causas importantes de oclusão arterial aguda, podendo causar tanto embolia para leito distal, a partir de trombos intra-aneurismáticos, quanto trombose arterial. Os aneurismas da artéria poplítea são os mais comuns nos membros inferiores.

Outra causa de trombose aguda que vem se tornando muito comum é a trombose das derivações arteriais, os enxertos, seja por progressão da doença aterosclerótica, seja por hiperplasia miointimal, sendo essa a causa mais frequente de trombose de enxerto arterial no primeiro ano.

Nos membros superiores, são causas frequentes de trombose arterial os procedimentos endovasculares, como os cateterismos cardíacos, com punções frequentes em artérias radiais e braquiais, sendo a causa iatrogênica mais comum de isquemia de membros superiores, com incidência variando de 0,3% a 28%[8]. Também procedimentos invasivos, como punção arterial para coleta sanguínea, e medidas invasivas de pressão arterial cursam com isquemia de membros superiores, mas em proporção bem menor[8]. Medidas preventivas como um cuidadoso exame físico, com palpação de pulsos

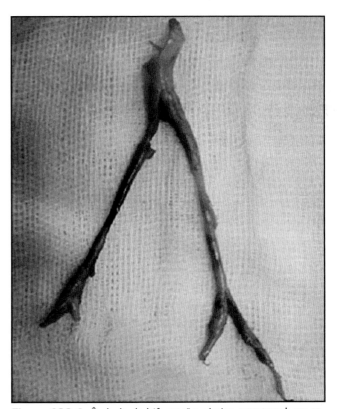

Figura 168.1. Êmbolo de bifurcação aórtica com trombose secundária estendendo-se para artérias ilíacas.

radial e ulnar, e avaliação da perviedade do arco palmar, por meio do teste de Allen, antes da realização desses procedimentos, podem evitar eventos catastróficos em membros superiores.

Outras causas menos frequentes de trombose arterial aguda são os estados de hipercoagulabilidade, tais quais trombofilias, policitemia vera, trombocitoses, entre outras. Embora esteja geralmente associada a eventos venosos tromboembólicos, a trombose arterial pode ocorrer nas neoplasias malignas, síndrome antifosfolípide, deficiência de antitrombina e vasculites.

Fisiopatologia

A oclusão arterial aguda por embolia ou trombose pode desencadear uma série de fenômenos fisiopatológicos que interferem na evolução e no prognóstico do quadro clínico[9].

A gravidade da oclusão está relacionada diretamente ao calibre da artéria ocluída e da área por ela irrigada. Quanto mais calibrosa a artéria, mais grave é a isquemia e maiores são as complicações decorrentes de alterações isquêmicas e metabólicas. A oclusão da aorta infrarrenal é mais grave que a oclusão de uma artéria braquial, haja vista a maior massa muscular presente nos membros inferiores, quando comparado ao membro superior.

A circulação colateral é um dos fatores mais importantes na manutenção da vitalidade dos tecidos. Se ela é bem desenvolvida, como nas tromboses arteriais, permite manter por mais tempo um pouco de circulação para a extremidade e são menos graves as alterações isquêmicas e metabólicas. Dessa forma, uma oclusão arterial aguda secundária a uma causa embólica costuma levar a um quadro clínico mais grave e dramático.

Se a oclusão arterial é acompanhada de trombose secundária proximal e distal ao ponto ocluído, a circulação colateral fica muito prejudicada e há agravamento da isquemia e dos riscos dela decorrentes.

O espasmo arterial pode ser observado e geralmente atinge a porção distal ao local ocluído, reduzindo o fluxo sanguíneo para a área isquêmica, agravando o prognóstico.

A redução do fluxo sanguíneo para a extremidade e a diminuição da pressão arterial no leito capilar cursam com retardo maior da circulação de retorno, podendo precipitar o aparecimento de trombose venosa profunda, secundária a uma isquemia arterial grave.

Choque, hipovolemia, hipotensão e insuficiência cardíaca são fatores de ordem geral que devem ser cuidadosamente tratados, a fim de evitar piora do quadro clínico e da evolução.

As primeiras estruturas a sentirem os efeitos da isquemia são os nervos periféricos, podendo sofrer danos irreversíveis em poucas horas de evolução. A segunda estrutura afetada pela isquemia é a musculatura esquelética, com danos irreversíveis, como necrose e isquemia grave em 4 a 6 horas. Pele, tecido subcutâneo, cartilagem e ossos apresentam grande resistência à isquemia, devido ao seu baixo metabolismo, podendo ser recuperados mesmo após 48 horas de evolução. Por isso, é importante saber que quanto mais rapidamente o doente for tratado, menores serão as complicações decorrentes da isquemia e menos graves serão as sequelas.

Diagnóstico

O diagnóstico da isquemia aguda é clínico. O paciente se queixa de adormecimento e dor na extremidade e, em casos severos, de perda da função motora e rigidez muscular. O início dos sintomas é de forma abrupta, e não insidiosa. O sintoma mais frequente é a presença de dor, de instalação súbita, de forte intensidade, podendo variar conforme o grau de obstrução do vaso comprometido. Em situações de embolia, a dor pode ser referida no ponto de instalação do trombo como uma distensão arterial. Palidez e cianose em graus variáveis também podem ser referidas pelo paciente.

A história do paciente é importante no diagnóstico diferencial. Paciente com história de infarto do miocárdio ou arritmia pode sugerir uma causa embólica. O início do sintoma é abrupto e de forte intensidade, fazendo com que o paciente procure o setor de emergência. História de claudicação intermitente prévia, diabetes, hipertensão arterial e tabagismo já sugere uma causa trombótica para a oclusão arterial aguda. O quadro clínico em pacientes com trombose arterial costuma

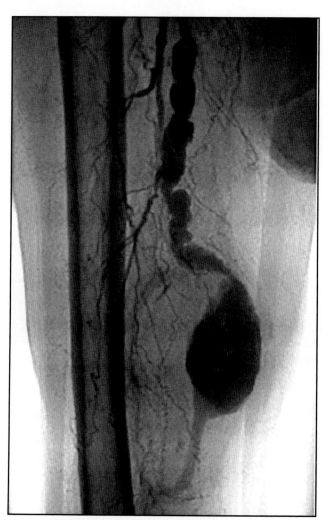

Figura 168.2. Arteriografia de membro inferior evidenciando aneurisma de artéria poplítea.

ser menos dramático, com sintomas menos exuberantes que o quadro embólico, haja vista a quantidade prévia de colaterais vicariantes que suprem uma área previamente estenosada ou ocluída.

A Tabela 168.1 mostra os sinais e sintomas que ajudam no diagnóstico diferencial entre embolia e trombose.

Ao exame físico, verifica-se a ausência de pulsos no membro acometido, e o local da ausência de pulso permite diagnosticar o segmento da oclusão. Por exemplo, a ausência de pulso femoral infere que a oclusão se localiza no setor aortoilíaco; na ausência de pulso poplíteo e na presença do femoral, conclui-se que a oclusão é no segmento femoropoplíteo. Pacientes com êmbolo na artéria poplítea apresentam pulso no cavo poplíteo e ausência dos distais (pediosa e tibial posterior). No aneurisma de artéria poplítea trombosado, pode-se palpar abaulamento no cavo poplíteo e ausência dos pulsos distais. Em alguns casos, o paciente apresenta áreas de cianose na face plantar e pododáctilos, o que evidencia uma microembolização a partir do aneurisma, que normalmente está pérvio e à palpação se evidencia um pulso hiperpulsátil nessa localização.

Os sinais e sintomas clássicos são: paresia, dor, palidez, ausência de pulso e paralisia. Na língua inglesa, a forma mnemônica dos cinco P (*paresthesia*, *pain*, *pallor*, *pulseless* e *paralysis*).

Ocasionalmente, os sintomas referidos pelo paciente melhoram com a perna pendente, o que faz com o membro inferior acometido passe a apresentar edema, o que pode induzir a um diagnóstico errôneo de trombose venosa profunda.

Em esforço para padronizar a extensão da isquemia aguda e os resultados do tratamento, a Sociedade Americana de Cirurgia Vascular publicou os critérios que ficaram conhecidos como critérios de Rutherford[9]:

- Classe 1 – O membro é viável e permanece assim mesmo sem tratamento intervencionista;
- Classe 2 – Há risco de perda do membro e necessidade de revascularização;
- Classe 2A – O risco de perda não é imediato e a revascularização é recomendada, porém sem urgência;
- Classe 2B – O risco de perda do membro é imediata e necessita de revascularização urgente para salvamento dele;
- Classe 3 – O membro acometido apresenta isquemia irreversível e inviável para revascularização.

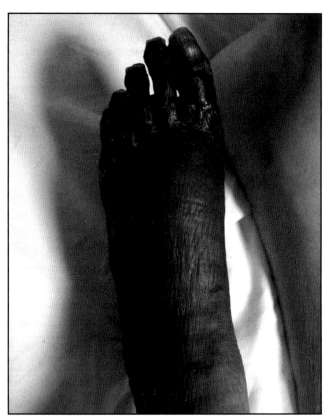

Figura 168.3. Exemplo de um membro inviável, classificado como Rutherford[3].

Tabela 168.1. Diferenciação entre trombose e embolia

Característica	Embolia	Trombose
Dor	Aguda/intensa	Moderada/gradual
Claudicação prévia	Ausente	Presente
Cardiopatia	Frequente	Ocasional/rara
Cor do membro	Pálido	Cianose não fixa
Pulso no membro contralateral	Normalmente presente e sem alterações	Frequentemente ausente
Sopros arteriais no membro contralateral	Pouco frequentes	Frequentes
Fonte emboligênica	Frequente (arritmia, fibrilação atrial)	Doença aterosclerótica difusa
Arteriografia	Artérias lisas e sem doença; sinal da taça invertida; pouca ou nenhuma circulação contralateral	Artérias com sinais de estenoses, irregularidades em todo o trajeto; circulação colateral exuberante

Tabela 168.2. Classificação de Rutherford[9]

Classe	Descrição	Enchimento capilar	Empastamento muscular	Perda de sensibilidade	Doppler arterial	Doppler venoso
1	Viável	Normal	Ausente	Ausente	Audível (pressão > 30 mmHg)	Audível
2	Em risco					
2a	Sem urgência	Normal a lento	Ausente	Ausente ou discreto	Audível	Audível
2b	Urgência	Lento	Discreto	Presente (pododáctilos)	Geralmente inaudível	Audível
3	Irreversível	Ausente	Maciço, paralisia	Total, anestesia	Inaudível	Inaudível

A classificação de Rutherford é imprescindível na avaliação inicial dos pacientes com oclusão arterial aguda, haja vista que, além de definir o diagnóstico, também é definidora do prognóstico do paciente, orientando sobre a necessidade ou não de uma intervenção urgente, bem como sobre a viabilidade do membro.

Exames complementares

Ultrassom com Doppler linear

O uso do ultrassom com Doppler linear é de grande importância. A característica do som permite quantificar a gravidade da obstrução. Sons trifásicos e bifásicos indicam graus de normalidade arterial, ao passo que sons monofásicos ou mesmo ausculta inaudível indicam maior gravidade da oclusão arterial aguda. O ultrassom com Doppler linear é muitas vezes apelidado como o "estetoscópio do cirurgião vascular". Além disso, realiza-se o índice tornozelo-braço (ITB), que é a medida da pressão arterial com o esfigmomanômetro ao nível do tornozelo, dividida pela pressão arterial medida no braço. Normalmente esse índice é maior que 1 em pessoas sem doença. Para os pacientes com claudicação intermitente, o índice varia de 0,40 a 0,80. Por sua vez, em pacientes com isquemia aguda grave, o índice muitas vezes é menor que 0,40 ou mesmo menor que 0,20[10].

Pacientes com diabetes ou insuficiência renal crônica podem apresentar calcificações arteriais intensas, o que torna as artérias incompressíveis e leva a um falso ITB; nesses casos, pode-se realizar o índice hálux-braço, necessitando de um manguito pequeno próprio para pododáctilos, e esse índice é preditivo e confiável para avaliação do grau de isquemia.

Duplex-scan

O *duplex-scan* tem sido usado em alguns centros e pode definir a extensão da oclusão, bem como visibilizar a parede arterial quanto à presença de placa aterosclerótica e calcificações. Diagnostica com precisão a presença de aneurisma trombosado de artéria poplítea e também o reenchimento das artérias distais, orientando uma possível derivação com substituto venoso. Além disso, em mãos experientes, o *duplex-scan* pode, inclusive, definir imagem de embolia ou de trombose, orientando a terapêutica mais adequada, principalmente em pacientes com disfunção renal aguda, ou crônica agudizada, poupando o uso de contrastes iodados nesses pacientes.

Angiografia por subtração digital

A angiografia por subtração digital ainda é considerada o padrão-ouro no diagnóstico diferencial da isquemia aguda e no planejamento cirúrgico. Nos quadros embólicos, as artérias proximais à lesão possuem paredes regulares, lisas ou com poucas irregularidades. Além disso, ocorre a obstrução abrupta da artéria com imagem de trombo "em taça invertida"; distalmente, o mais comum é a não visibilização do reenchimento distal. Há uma pobre rede de colaterais, ou mesmo ausência. Na trombose arterial, se evidenciam artérias com irregularidades de parede (placas ateroscleróticas), circulação colateral e muitas vezes reenchimento de artérias distais à oclusão. É comum notar vários pontos de estenoses variadas ao longo das artérias, além de intensa colateralização. Apesar de ser o exame padrão-ouro, trata-se de um exame invasivo que envolve a punção arterial e injeção de contraste iodado. Deve ser realizada numa sala de hemodinâmica, ou até mesmo no centro cirúrgico, já visando a uma intervenção. No Hospital do Servidor Público Estadual de São Paulo, costumamos indicar arteriografia por punção contralateral no membro sadio, mesmo na vigência de pulsos amplos no membro acometido, de modo a permitir uma intervenção endovascular, como uma fibrinólise por cateter multiperfurado, em casos de trombose arteriais. Esse tema será abordado neste mesmo capítulo, um pouco mais adiante, no tópico do tratamento.

Angiorressonância e angiotomografia

A angiorressonância e a angiotomografia multicanal com reconstrução têm sido usadas por alguns centros. Com a evolução dos *softwares* observada nos últimos anos, as imagens têm melhorado de qualidade e podem mostrar definição semelhante à da arteriografia. As principais limitações de ambos os métodos diagnósticos são a visibilização das artérias infrapoplíteas; as artérias muito calcificadas tornam difícil a distinção dos segmentos arteriais obstruídos.

Tratamento

O tratamento é baseado na gravidade da isquemia do membro, segundo a classificação de Rutherford mencionada

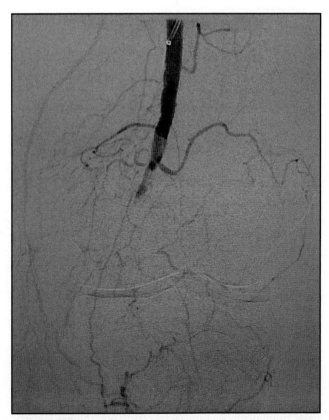

Figura 168.4. Arteriografia de membro inferior demonstrando trombose arterial. Notam-se imagem "em ponta de lápis" na artéria poplítea e intensa rede de colaterais.

acima. É importante se lembrar de que o grau de isquemia está relacionado não só à perda do membro, mas também ao alto risco de óbito desses pacientes devido à síndrome de reperfusão pós-revascularização.

Se o grau de isquemia é classificado como classe 1 ou 2A, portanto sem ameaça iminente de perda do membro, a conduta pode ser menos agressiva, até se estabelecer a causa do quadro isquêmico. O estudo angiográfico ou com *duplex scan* pode ser realizado após avaliação clínica e das comorbidades.

Deve-se instituir de imediato a anticoagulação com heparina endovenosa não fracionada, administrada na dose de ataque de 80 UI/kg em *bolus*, seguida da infusão contínua de uma solução de soro fisiológico de 250 mL e 18 UI/kg/hora de heparina não fracionada, controlando-se a anticoagulação com as medidas de TTPA (tempo de tromboplastina parcial ativada) a cada 6 horas, mantendo o nível de anticoagulação de duas a três vezes o normal. O objetivo da anticoagulação é evitar a propagação do trombo proximal e distal, e ao mesmo tempo de prevenir novos episódios embólicos.

Deve-se também evitar o esfriamento do membro acometido realizando enfaixamento com algodão e faixa crepe (sem nunca apertar) e manter o paciente em repouso na posição em proclive.

É importante também realizar a coleta de exames laboratoriais básicos, como hemograma, coagulograma, ureia, creatinina, eletrólitos e enzimas como creatina fosfoquinase (CPK) total, CK-MB e troponina I. Essas enzimas são de fundamental importância para avaliar o grau de dano muscular, bem como monitorizar a necessidade de uma pronta intervenção, e avaliar o prognóstico dos pacientes no pós-operatório, principalmente em relação à síndrome de isquemia-reperfusão.

O controle da dor é fundamental, porém sem sedar o paciente. Além de analgesia adequada, deve-se instituir a infusão de solução fisiológica endovenosa, com vias de proteção renal, tanto para uso de contrastes em uma eventual angiografia como para prevenção da síndrome de reperfusão, que será discutida adiante. O uso de vasodilatadores deve ser indicado para casos de obstrução arterial aguda secundária a síndromes vasoespáticas, como o ergotismo, ou em situações de vasculites e trombofilias.

Nos pacientes com isquemia grave (Rutherford classe 2B), há a necessidade da imediata realização de um procedimento cirúrgico para salvamento do membro. Esse paciente deve ser submetido a angiografia para se definir a causa da oclusão arterial e indicar a melhor forma de tratamento. Nos centros em que há a possibilidade do uso de fibrinolíticos, a melhor conduta seria a realização da angiografia por punção arterial contralateral ao membro isquêmico instalação posterior de bainha, evitando-se nova punção, que seria ponto de sangramento em eventual uso do trombolítico.

Uma vez definida a causa da isquemia como sendo embólica, uma das formas de tratamento mais indicada é a realização da retirada do êmbolo e trombos secundários utilizando o cateter com balão de Fogarty. Esse procedimento denomina-se tromboembolectomia e foi criado por Thomas Fogarty, que desenvolveu o cateter de embolectomia quando ainda era residente em cirurgia vascular[11]. A técnica cirúrgica é definida conforme a topografia da obstrução. No caso de embolias aortoilíacas e femorais, a via de acesso é feita na região inguinal, por meio de inguinotomia, com subsequente incisão realizada na artéria femoral comum. Usa-se o cateter de Fogarty via intra-arterial, inicialmente em sentido proximal para remover o trombo proximal e liberar a circulação arterial troncular e as colaterais e, só posteriormente, em sentido distal, procurando remover todos os trombos secundários e mesmo alguns fragmentos desprendidos desse local e que tenham se alojado distalmente.

Quando o coágulo está localizado somente na artéria femoral comum, sua remoção é muito simples, mas deve-se sempre introduzir o cateter em sentido distal para ter certeza de que a árvore distal está completamente livre de qualquer embolização secundária.

Nas embolias da artéria poplítea, é preferível usar o acesso clássico a essa artéria, no terço superior e interno da perna, o que pode facilitar a passagem do cateter de Fogarty em sentido distal, procurando livrar a artéria tibial anterior, tibial posterior e fibular de coágulos que tenham migrado distalmente ou em que tenha ocorrido trombose secundária distal.

Quando a história clínica e as imagens angiográficas indicarem tratar-se de trombose arterial aguda com escasso reenchimento arterial distal, ou seja, leito distal com extensa trombose secundária, inicia-se o tratamento fibrinolítico inicial e, se necessário, posterior derivação em ponte com substituto autógeno (veia safena magna) é considerada o tratamento de primeira escolha. Na última década, o tratamento endovascular por meio de angioplastias com balões e a colocação de *stents* tem sido indicado como forma de reduzir a morbimortalidade.

Importantes *trials* como o Rochester *Trial*[12] analisaram comparativamente o tratamento endovascular *versus* o tratamento cirúrgico convencional para as oclusões arteriais agudas, demonstrando estimativas de salvamento de membro semelhantes, em torno de 82%, em 12 meses. Porém, a sobrevida em 12 meses foi maior no grupo endovascular, em torno de 84%, contra 58% no grupo de cirurgia aberta.

O uso de trombolíticos como os ativadores do plasminogênio (alteplase e reteplase) tem sido demonstrado como de baixa morbidade e mortalidade, se instituído por infusão no local do trombo por meio da utilização de cateteres multiperfurados instalados por técnica endovascular com punção arterial contralateral à oclusão. A indicação para tratamento endovascular com fibrinólise intra-arterial só deve ser realizada em pacientes com 14 dias ou menos de história de oclusão arterial aguda. Pacientes com história de oclusão arterial aguda em tempo superior a esse estimado na literatura apresentam piores resultados, com menor taxa de recanalização, menor estimativa de salvamento de membro e maiores complicações, como hemorragias, hematomas e até mesmo óbito[13].

É importante observar as contraindicações para uso de fibrinolíticos intra-arteriais, como forma de evitar complicações maiores com o tratamento endovascular. Na Tabela 168.3, as contraindicações estão divididas em absolutas e relativas.

A droga mais utilizada para realização de fibrinólise intra-arterial é a alteplase (Actilyse®). A dose preconizada varia de 0,05 a 0,1 mg/kg/h e de 0,25 a 10 mg/kg/h, dependendo do quadro clínico. A dose máxima de infusão é de 100 mg. Com relação à farmacocinética, a droga é rapidamente eliminada (meia-vida de 4 a 5 minutos), sendo metabolizada principalmente pelo fígado[15]. Geralmente a fibrinólise intra-arterial pode durar de 24 a 48 horas, sendo o cateter inicialmente instalado no centro cirúrgico ou hemodinâmica; se, após uma dose inicial de 15 a 20 mg de alteplase, em 30 minutos, a dissolução total dos trombos não for eficiente, o paciente é encaminhado para a unidade de terapia intensiva, onde permanece com a instilação de alteplase pelo cateter na dose 1 a 2 mg/h. Concomitantemente, o paciente é submetido à heparinização endovenosa na dose de 18 UI/kg/h. O controle deve ser feito com TTPA de 6 em 6 horas, mantendo a relação 2 a 2,5 vezes o valor normal e, principalmente, o nível de fibrinogênio. Caso o fibrinogênio caia para menos de 100 mg, a fibrinólise deve ser suspensa imediatamente. Além disso, a pressão arterial deve ser estabilizada. Os controles arteriográficos devem ser feitos entre 6 e 12 horas no centro cirúrgico ou na hemodinâmica. O limite máximo para fibrinólise intra-arterial deve ser de 48 horas. A fibrinólise é interrompida assim que houver o restabelecimento da circulação arterial.

O *Trial* STILE demonstrou resultados semelhantes em relação à sobrevida e estimativa de salvamento de membro em relação às técnicas endovasculares e cirúrgicas convencionais, respectivamente de 85,1% e 90% em 12 meses[16]. A fibrinólise intra-arterial e o tratamento endovascular demonstraram ser tão seguros e efetivos quanto a intervenção cirúrgica convencional, sendo minimamente invasivos.

Tabela 168.3. Contraindicações para fibrinólise arterial[14]

Contraindicações absolutas
Sangramento ativo clinicamente significativo
Hemorragia intracraniana
Presença ou desenvolvimento de síndrome compartimental
Contraindicações relativas
Ressuscitação cardiopulmonar recente (< 10 dias)
Cirurgia de grande porte ou trauma recente (< 10 dias)
Hipertensão grave não controlada (PAS > 180 mmHg ou PAD > 110 mmHg)
Punção em vaso não compressível
Tumor intracraniano
Cirurgia oftalmológica recente
Neurocirurgia intracraniana ou medular recente (< 3 meses)
Traumatismo intracraniano recente (< 3 meses)
Hemorragia digestiva recente (< 10 dias)
Acidente vascular encefálico estabelecido recente (< 2 meses)
Hemorragia interna recente
Insuficiência hepática (associada a coagulopatias)
Endocardite bacteriana
Gravidez e pós-parto imediato
Retinopatia diabética hemorrágica
Expectativa de vida menor que 1 ano

PAS: pressão arterial sistólica; PAD: pressão arterial diastólica.

Também existem no arsenal terapêutico endovascular os dispositivos de trombectomia mecânica, mas ainda faltam estudos e *trials* prospectivos sobre a superioridade desses dispositivos em relação ao tratamento já estabelecido na literatura. Esses dispositivos acabam sendo complementares ao tratamento endovascular, e as fibrinólises arteriais já elucidadas previamente.

Pacientes diagnosticados e classificados como Rutherford 3 apresentam inviabilidade do membro. Nesses casos, a amputação primária é a melhor opção terapêutica. A decisão em relação ao nível de amputação deve ser tomada conforme o segmento arterial que se apresenta ocluído. Geralmente em oclusões infrapoplíteas, pacientes mantêm o pulso poplíteo, e o nível de amputação indicado é o transtibial. Em pacientes com pulsos femorais e oclusão femoropoplítea, a indicação de amputação passa a ser transfemoral. Nos casos mais graves, como oclusões aortoilíacas, a indicação de desarticulação de quadril é a mais viável.

Complicações pós-operatórias

Edema de grau variável pode ser observado nos membros revascularizados após o tratamento da oclusão arterial aguda. O edema pode estar relacionado a quadro de trombose venosa pós-operatória ou a lesão de vasos linfáticos, inadvertidamente lesados durante a operação.

A causa principal do edema, no entanto, é o aumento de permeabilidade no território capilar, devido à isquemia prolongada e à própria revascularização do território que sofreu com a isquemia.

Se o edema é discreto, medidas de proteção ao escoamento venoso pela ação da gravidade são suficientes para reverter, aos poucos, essa situação.

Se, no entanto, o edema é muito pronunciado e endurecido na região da panturrilha ou do antebraço, deve-se suspeitar de aumento de pressão em compartimentos musculares envolvidos normalmente por fáscias, e o quadro clínico pode evoluir para síndrome compartimental, caracterizada por in-

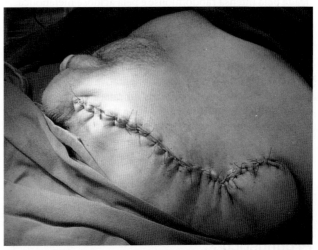

Figura 168.5. Pós-operatório de desarticulação de quadril em paciente com oclusão arterial aguda Rutherford 3 no nível aortoilíaco.

tensa dor local, compressão de estruturas musculares e nervosas e que não respondem a qualquer tratamento clínico. É necessário optar por cirurgia de descompressão desses compartimentos, por meio de fasciotomias realizadas com incisões amplas longitudinais ou escalonadas da pele e do subcutâneo dos setores atingidos pela síndrome e que são fechadas somente após desaparecer o edema. A síndrome compartimental é uma manifestação local da síndrome de isquemia e reperfusão. A realização de fasciotomias previne complicações mais graves da rabdomiólise, como necrose muscular, lesões neurológicas graves e até mesmo isquemia arterial, por trombose do leito arterial.

A indicação da operação deve ser feita em regime de urgência, no momento certo, e isso é muito importante para evitar complicações isquêmicas graves da musculatura e de nervos periféricos e que não são mais reversíveis.

Síndrome de isquemia e reperfusão

A síndrome de isquemia e reperfusão, também denominada síndrome de Haimovici, é a complicação mais temida da revascularização em situações de oclusão arterial aguda.

Sua incidência é mais comum em casos de isquemia prolongada, que gera alterações metabólicas muito importantes. Haimovici foi o maior estudioso dessa síndrome, conhecida como mionefropática[17]. Sua incidência não é elevada, mas ela é muito grave. Seu aparecimento agrava as lesões celulares provocadas pela isquemia, e na reperfusão há formação de radicais livres e liberação de ácido láctico, potássio e toxinas que provocam acidose metabólica, hipoxemia, hiperpotassemia, mioglobinemia e elevação de CPK, desidrogenase láctica (LDH) e transaminase glutâmico oxalacética (TGO). Do ponto de vista sistêmico, ocorrem acidose metabólica, hipercalemia, depressão miocárdica, insuficiência respiratória e insuficiência renal aguda. A gravidade dessas manifestações desencoraja muitos cirurgiões a realizarem as revascularizações em situações de isquemia muito grave, principalmente nos pacientes classificados como Rutherford 3, tornando a indicação de amputação primária do membro o melhor tratamento[18].

Do ponto de vista fisiopatológico, a síndrome é desencadeada pela intensa rabdomiólise e pela acidose metabólica. A rabdomiólise causa hipercalemia e mioglobinúria. A mioglobina, ao precipitar-se nos túbulos renais, provoca necrose tubular aguda e, consequentemente, insuficiência renal aguda.

É fundamental que tanto o anestesiologista quanto o cirurgião atuem precocemente na tentativa de prevenir essa catastrófica síndrome. A vigorosa hidratação no perioperatório, a infusão de solução de bicarbonato de sódio e o uso da bomba de insulina (solução de glicoinsulina) podem amenizar os fatores desencadeadores da síndrome mionefropática.

Essas manifestações clínicas e metabólicas podem aparecer durante a revascularização do membro ou logo após, com oligúria, anúria, mioglobinúria e, não raras vezes, levam o doente a óbito.

Prognóstico

Depende de muitos fatores. Nos doentes idosos com grande comprometimento cardiovascular e atendidos tardiamente, os resultados são piores quanto à preservação do membro e a mortalidade é elevada. A classificação de Rutherford, quando da admissão do paciente, é o principal indicador de prognóstico nas situações de oclusão arterial aguda. Kempe et al.[19], em estudo recente, demonstrou mortalidade em 30 dias de 0% no Rutherford 1, de 5% no Rutherford 2a, de 19% no Rutherford 2b e de 32% no Rutherford 3. A principal causa de morte é a cardiopatia, principalmente o infarto do miocárdio.

Sequelas neurológicas podem ocorrer. A mais grave e de difícil tratamento é a neurite isquêmica. Sequelas musculares em virtude da isquemia ou de lesões neurológicas também são identificadas. Amputações em casos de gangrena podem ser a única maneira de salvar a vida de alguns doentes.

As taxas de amputação variam de 13% a 14% em 30 dias, sendo muito maior nos pacientes classificados como Rutherford 3[20]. É importante notar que, em grandes séries, a sobrevida desses pacientes em cinco anos gira em torno de 41%, ao passo que a estimativa de salvamento de membro é de 80%[18], o que confirma a gravidade da maior parte dos pacientes admitidos com oclusão arterial aguda, tanto a curto prazo quanto a longo prazo.

Referências bibliográficas

1. Davies B, Braithwaite BD, Birch PA, Poskitt KR, Heather BP, Earnshaw JJ. Acute leg ischaemia in Gloucestershire. Br J Surg. 1997;84(4):504-8.
2. Dale WA. Differential management of acute peripheral arterial ischemia. J Vasc Surg. 1984;1(2):269-78.
3. Blaisdell FW, Steele M, Allen RE. Management of acute lower extremity arterial ischemia due to embolism and thrombosis. Surgery. 1978;84(6):822-34.
4. Bar-Sela S, Ehrenfeld M, Eliakim M. Arterial embolism in thyrotoxicosis with atrial fibrillation. Arch Intern Med. 1981;141(9):1191-2.
5. Wolosker M, Puech Leão LE, Albers MTV. Oclusões arteriais agudas. In: Zerbini EJ, editor. Clínica Cirúrgica Alípio Correa Netto. 3ª ed. São Paulo: Sarvier; 1974. p. 333.
6. Elliott JP Jr, Hageman JH, Szilagyi E, Ramakrishnan V, Bravo JJ, Smith RF. Arterial embolization: problems of source, multiplicity, recurrence, and delayed treatment. Surgery. 1980;88(6):833-45.
7. Karmody AM, Powers SR, Monaco VJ, Leather RP. "Blue toe" syndrome. An indication for limb salvage surgery. Arch Surg. 1976;111(11):1263-8.
8. Menzoian JO, Corson JD, Bush HL Jr, LoGerfo FW. Management of the upper extremity with absent pulses after cardiac catheterization. Am J Surg. 1978;135(4):484-7.
9. Rutherford RB, Baker JD, Ernst C, Johnston KW, Porter JM, Ahn S, et al. Recommended standards for reports dealing with lower extremity ischemia: revised version. J Vasc Surg. 1997;26(3):517-38.
10. Norgren L, Hiatt WR, Dormandy JA, Nehler MR, Harris KA, Fowkes FGR. Intersociety consensus for the management of peripheral arterial disease (TAS II). J Vasc Surg. 2007;45:55-567.
11. Fogarty TJ, Cranley JJ, Krause RJ, Strasser ES, Hafner CD. A method of extraction of arterial emboli and thrombi. Surg Gynecol Obstet. 1963;116:241-4.
12. Palfreyman SJ, Booth A, Michaels JA. A systematic review of intra-arterial thrombolytic therapy for lower-limb ischaemia. Eur J Vasc Endovasc Surg. 2000;19(2):143-57.
13. van den Berg JC. Thrombolysis for acute arterial occlusion. J Vasc Surg. 2010;52(2):512-5.
14. Greenberg, R, Ouriel K. The role thrombolytic therapy in the management of acute and chronic lower extremity ischemia. J Endovasc Ther. 2000;7(1):72-7.

15. U.S. Food and Drug Administration, Center for Drug Evaluation and Research. Acesso em: 14 nov. 2015.
16. Berridge DC, Kessel D, Robertson I. Surgery versus thrombolysis for acute limb ischaemia: initial management. Cochrane Database Syst Rev. 2002;(3):CD002784.
17. Haimovici H. Arterial embolism with acute massive ischemic myopathy and myoglobinuria: evaluation of a hitherto unreported syndrome with report of two cases. Surgery. 1960;47:739-47.
18. Ljungman C, Adami HO, Bergqvist D, Sparen P, Bergström R. Risk factors for early lower limb loss after embolectomy for acute arterial occlusion: a population-based case-control study. Br J Surg. 1991;78(12):1482-5.
19. Kempe K, Starr B, Stafford JM, Islam A, Mooney A, Lagergren E, et al. Results of surgical management of acute thromboembolic lower extremity ischemia. J Vasc Surg. 2014;60(3):702-7.
20. Eliason JL, Wainess RM, Proctor MC, Dimick JB, Cowan JA Jr, Upchurch GR Jr, et al. A national and single institutional experience in the contemporary treatment of acute lower extremity ischemia. Ann Surg. 2003;238(3):382-9

169
ANEURISMAS ARTERIAIS

Alexandre Maierá Anacleto
Marcia Maria Morales

Introdução

O aneurisma, como a palavra grega *aneurysma* já define, é uma dilatação localizada e irreversível com aumento de, no mínimo, 50% do diâmetro, quando comparado com o diâmetro normal esperado para uma artéria. A aorta abdominal é o local mais comum de ocorrência de aneurismas verdadeiros, sendo a aorta infrarrenal o segmento mais acometido[1]. Como de todos os aneurismas arteriais, excluindo-se os intracranianos, ele é o mais prevalente, o aneurisma da aorta abdominal sintomático (AAAS) será o mais relevante a ser tratado nas unidades de emergência. Nos Estados Unidos, há 15.000 aneurismas de aorta abdominal rotos (AAARs) por ano, sendo a 15ª causa de morte em americanos adultos acima de 55 anos[2]. A importância da rotura nas unidades de emergência é que, apesar de todos os progressos em técnica cirúrgica, anestésica, terapia intensiva, materiais e transfusão sanguínea, o AAAR continua com taxa de mortalidade para os pacientes que chegam vivos ao hospital, entre 40% e 70%[3]. Um dos fatores de maior impacto na evolução e sobrevida desses pacientes é a agilidade em diagnosticar e tratar de forma definitiva. Quando se consideram pacientes que morreram antes de serem atendidos no hospital, a taxa de mortalidade global é de 90%. Da mesma forma desfavorável, o custo do tratamento dos AAARs é no mínimo quatro vezes maior que o custo para tratar um AAA de forma eletiva[4].

O emprego da técnica endovascular nas últimas duas décadas promoveu maior número de pacientes tratados por AAA eletivo, especialmente nos idosos e inadequados para a cirurgia convencional. Esse fato poderia justificar a redução da prevalência de AAAR na população, conforme se tem registro. No entanto, a influência dessas mudanças no declínio da taxa de rotura dos AAAs é questionável[5].

Na cidade de São Paulo, estima-se que 1,8% a 3% das pessoas com 50 anos ou mais tenham aneurisma da aorta abdominal. No subgrupo de homens com 60 anos ou mais, a prevalência está entre 4,3% e 8%[6].

Neste capítulo, daremos ênfase às condutas imprescindíveis para a condução adequada de um paciente portador de um AAAR a ser tratado em uma unidade de emergência. Faremos algumas considerações sobre outros aneurismas mais raramente atendidos, como os aneurismas de aorta torácicos e toracoabdominais rotos e os aneurismas de artéria poplítea (AAPs) e de artérias viscerais, que, embora sejam menos prevalentes, podem suscitar pronto atendimento.

Aneurisma de aorta abdominal

Para a maioria dos pacientes adultos, a aorta abdominal com diâmetro acima de 3 centímetros é considerada aneurismática[7]. Da mesma forma, na maioria das vezes, os AAAs são assintomáticos e frequentemente detectados durante a investigação diagnóstica de outras patologias.

Embora a aterosclerose ocorra na maior parte dos pacientes portadores de AAA, esse tipo de alteração não é capaz de explicar completamente a formação dos aneurismas de aorta. Há mecanismos mais complexos envolvidos na etiologia dos aneurismas. Dessa forma, o termo "aneurisma aterosclerótico" foi substituído por "aneurisma degenerativo". Há algumas explicações plausíveis para a dilatação aórtica:

- A elastina é o principal elemento de sustentação da aorta conferindo resistência da parede à pressão arterial. A análise histológica da aorta abdominal identifica redução progressiva das camadas de elastina e colágeno na túnica média quando comparada com a aorta torácica, fator esse que pode justificar a prevalência significativamente maior dos aneurismas na aorta abdominal infrarrenal. Essa proteína não é sintetizada pela aorta de adultos e tem meia-vida de 40 a 70 anos, o que explicaria a maior prevalência de AAA em pacientes idosos. Já o colágeno atuaria na contenção da parede para evitar rotura quando a aorta já se apresenta dilatada;
- Fatores hemodinâmicos também estão envolvidos: a contrapulsatilidade exercida pela bifurcação aórtica aumenta a tensão mural na aorta abdominal distal, em geral aterosclerótica e menos complacente;

- Desequilíbrio entre as enzimas proteolíticas e seus inibidores na matriz celular da parede aórtica levando à degeneração da parede e consequente dilatação;
- Presença de infiltrado inflamatório crônico na média e na adventícia, diferente do observado na doença obstrutiva, parece ter papel fundamental na formação dos AAAs de causas ainda não esclarecidas;
- Diversas anormalidades genéticas foram detectadas em portadores de AAA. A combinação multifatorial de fatores genéticos e ambientais parece contribuir na gênese dos aneurismas e é provável que futuramente se possa triar geneticamente a suscetibilidade desses pacientes.

O AAA predomina em homens brancos e idosos. A incidência de AAA está em torno de 6,5/1.000 habitantes por ano em homens acima de 60 anos[8]. A prevalência dos AAAs em determinada população depende dos fatores de risco associados a eles, como idade avançada, sexo masculino, raça branca, história familiar, tabagismo, hipertensão, hipercolesterolemia, doença obstrutiva vascular periférica e doença obstrutiva coronariana. Esses fatores não são causais, e sim marcadores da doença, importantes na suspeição clínica e no diagnóstico dos AAAs. Os fatores de risco de maior impacto na prevalência são idade, sexo e tabagismo. O risco de um tabagista desenvolver um AAA é sete vezes maior que o de um não fumante e aumenta com o tempo de exposição mais do que com o número de cigarros consumidos. A história familiar em parentes de primeiro grau aumenta a chance de se ter um AAA em 12% a 19%[9].

A taxa de crescimento estimado de um AAA varia de 1 a 6 mm por ano. Essa velocidade de crescimento depende de fatores ambientais, especialmente o cigarro. Quanto maior o diâmetro de um AAA, maior a sua taxa de crescimento e, por consequência, a chance de rotura. Os AAAs em mulheres rompem com diâmetros, em média, 10 mm menores que nos homens.

O risco anual de rotura para um AAA com diâmetro inicial de 5,5 a 5,9 cm é de 9,4%; para um AAA de 6 a 6,9 cm é de 10,2% e para os maiores que 7 cm o risco de rotura chega a 32% ao ano[10]. Por esse motivo, o diâmetro do aneurisma é o principal critério utilizado para indicar tratamento quando ele for assintomático. A *American Association for Vascular Surgery* e a *Society for Vascular Surgery* recomendam o tratamento cirúrgico do AAA assintomático quando o seu diâmetro atingir 5,5 cm, sua taxa de expansão for de 0,5 cm em seis meses ou 1 cm ao ano ou se tornarem sintomáticos.

Aneurisma de aorta abdominal sintomático

Os AAAS são os que apresentam quaisquer sintomas que possam ser atribuídos ao aneurisma, desde dor abdominal ou lombar, hipotensão, choque, isquemia de membro e febre. Os AAASs são classificados em dois tipos: os aneurismas em expansão rápida e os aneurismas rotos, cuja rotura pode estar tamponada pelo retroperitônio e estruturas adjacentes ou ser livre para a cavidade peritoneal.

Em algumas publicações de séries cirúrgicas de AAAs, encontram-se 2% a 22% de AAASs[11]. A presença de sintomas abdominais em pacientes sabidamente portadores de AAA exige que se descartem outras causas de abdome agudo como diverticulite, pancreatite e úlcera duodenal.

Diante de um paciente com dor abdominal na unidade de emergência, o diagnóstico presuntivo de AAAS é essencial. E em se suspeitando de AAAS, a distinção entre AAAS sem rotura e AAAR deve ser feita durante o primeiro atendimento, para que não se retarde o tratamento definitivo.

AAAS sem rotura

Os aneurismas sintomáticos sem rotura são aqueles que provocam dor abdominal ou lombar, dor à palpação profunda da aorta sem que haja hipotensão, em que a tomografia confirma a ausência de rotura.

Os sintomas relacionados a um AAAS sem rotura, frequentemente, são decorrentes da expansão rápida da aorta e da iminência de rotura. A dor abdominal, no flanco e nas costas, que é a apresentação mais frequente, parece estar relacionada com a expansão rápida da parede, com hemorragia intramural e degeneração da parede aórtica ou sangramento no interior do trombo. Presença de dor confere aumento do risco de rotura, embora ela possa ocorrer sem nenhum sinal de alerta prévio[12].

O prognóstico dos AAAS sem rotura é muito melhor que o dos AAAS rotos, pois não sofrerão as consequências do choque. No entanto, os resultados são piores quando comparados aos da correção cirúrgica de um AAA eletivo.

A dor originária de um AAAS sem rotura pode mimetizar outras condições presentes na sala de emergência, como cólica renal, isquemia coronariana, diverticulite, pancreatite, isquemia mesentérica, doença do trato biliar e muitas outras que são mais frequentes que um AAAS. No entanto, pela rapidez exigida no tratamento de um AAAS, deve-se colocar essa hipótese diagnóstica diferencial como prioridade.

A tomografia abdominal é o melhor exame para diagnosticar a presença de um AAAS e descartar rotura[13]. Ela tem vantagens relevantes: é melhor que o ultrassom para descartar rotura e avaliar aneurismas suprarrenais; identifica prontamente outras patologias que possam ser a causa da dor; é capaz de definir a extensão do AAAS, informação essencial para planejar o tratamento; define se a anatomia do AAAS é favorável para a correção endovascular. O uso de contraste iodado é uma desvantagem, e nem sempre ele é necessário.

Caso a tomografia não mostre dilatação da aorta, a investigação diagnóstica deve prosseguir em busca de outras causas para a dor, citadas anteriormente. Quando a tomografia identificar um AAA, imediatamente deve-se fazer a distinção entre um AAA com rotura tamponada e um AAA sem rotura. Na ausência de rotura, o paciente deve ser encaminhado à unidade de terapia intensiva para descartar outras patologias como causa da dor. Serão realizados monitoração, hidratação endovenosa, exames laboratoriais, avaliação cardiológica, preparo de hemoderivados, de materiais, da equipe de anestesia e de cirurgia vascular (Figura 169.1). Essa breve estada na unidade de terapia intensiva otimiza as condições do paciente e das equipes médicas, interferindo de forma significativa nas mortalidades trans e pós-operatórias. Várias publicações comparando o tratamento programado (em até 12 horas) com o tratamento imediato mostram taxas significativamente mais elevadas (18% a 26% *vs.* 4% a 5%) para os pacientes operados sem preparo[11,14,15].

Na presença de rotura tamponada, o paciente deve ser encaminhado imediatamente ao centro cirúrgico para cirurgia de emergência, como se verá a seguir.

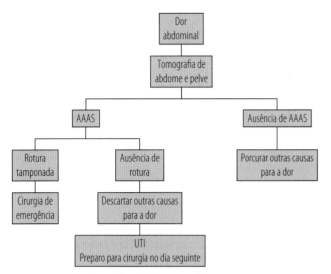

Figura 169.1. Algoritmo para o atendimento do AAAS.

Para os pacientes com AAAS sem rotura, a programação cirúrgica segue os mesmos protocolos adotados para uma cirurgia eletiva para correção de um AAA, que não serão abordados neste capítulo.

AAAS roto

A rotura de AAA é definida como perda de integridade da parede aórtica, dilatada, com extravasamento do sangue, que pode ser para o peritônio livre ou contido pelo retroperitônio e outros órgãos adjacentes. A apresentação clássica do aneurisma roto está presente em 50% dos casos e corresponde à presença de dor e massa abdominal pulsátil acompanhadas por hipotensão.

A rotura de um AAA, quando não tratada em tempo hábil, é fatal. A maioria dos óbitos ocorre em decorrência de complicações pós-operatórias motivadas pelo choque hemorrágico e sua consequente resposta inflamatória sistêmica.

História e epidemiologia da rotura

O primeiro AAAR tratado com sucesso teve tratamento por meio de ressecção do aneurisma e reconstrução da aorta com homoenxerto, realizado por Bahnson, em 1953[16]. Antes disso, a única opção de tratamento era a ligadura da aorta e das artérias ilíacas. A primeira ligadura de que se tem notícia foi realizada por Cooper, em 1817[17]. Avanços tecnológicos ocorreram desde a cirurgia de Bahnson, com a introdução das próteses de Dacron® na cirurgia convencional e, mais recentemente, a partir de 1994, o emprego da técnica endovascular para correção de AAAR[18]. Apesar desses grandes avanços, a morbidade e a mortalidade do AAAR reduziram apenas 3,5% por década nos últimos 60 anos e continuam elevadas[19].

A incidência de AAAR na população geral americana é de 6,3/100.000, mas na faixa etária acima de 65 anos, a incidência se eleva para 35,5/100.000. Esses números têm flutuado nas últimas seis décadas. Recentemente, os relatos demonstram redução de incidência dos AAAs e dos AAARs na população ocidental. Além da incidência menor de AAAs íntegros na população, outra causa discutível para explicar a redução na incidência de AAAR foi a difusão do tratamento endovascular (reparo endovascular de aneurisma, do inglês *endovascular abdominal aortic aneurysm repair* – EVAR) em mais centros, em especial em pacientes mais velhos, considerados inadequados para a cirurgia aberta, o que poderia ter reduzido a população de risco para rotura.

Fatores que aumentam o risco de rotura

Diâmetro e tensão aórticos

Até recentemente, o diâmetro da aorta era o mais importante fator preditor de rotura de um AAA. A equação de Laplace prevê que, para paredes simétricas, a tensão exercida sobre uma parede é diretamente proporcional ao seu raio e pressão intraluminal e inversamente proporcional à espessura dela. No entanto, os AAAs são, na maioria das vezes, fusiformes, assimétricos, tortuosos e contêm trombos intramurais. Suas paredes possuem espessura e resistência variáveis, o que torna a tensão na parede aórtica não linear e errática. Quando a parede aórtica perde a capacidade de suportar essa carga, ela se rompe. Melhor critério que medir o diâmetro seria a análise do pico de tensão sobre a parede aórtica. Esse estudo é feito por meio de tomografia tridimensional e análise por *software*, desde 2002[20,21]. Quando forem obtidos valores normatizados, é provável que a medida de tensão sobre a parede se torne uma ferramenta importante na prática clínica. Maiores estudos são necessários nessa área. Esses métodos ainda não estão disponíveis na prática clínica generalizada. Atualmente, o diâmetro ainda é o critério mais relevante. Quanto maior o diâmetro da aorta, maior é a tensão exercida sobre a parede e, consequentemente, maior a chance de rotura, conforme a Tabela 169.1[22].

Tabela 169.1. Relação entre o diâmetro do AAA e o risco anual de rotura[22]

Diâmetro (cm)	Risco de rotura (%)	Referência
< 5	12,8	Brewster *et al.*[10]
> 5	40	
< 4	0	Paraskevas *et al.*[23]
4-4,9	0,5-5	
5-5,9	3-15	
6-6,9	10-20	
7-7,9	20-40	
> 8	30-50	
3-4,4	0,7	Florescu *et al.*[24]
4,5-5,9	1,7	
< 4	0	Chaikof *et al.*[9]
4-4,9	1	
5-5,9	11	
6-6,9	26	

Expansão rápida

A expansão rápida é definida para os aneurismas que crescem mais de 5 mm em seis meses ou mais de 10 mm em 12 meses[9]. Esse critério é aceito como indicador de intervenção para aneurismas pequenos e assintomáticos que apresentaram taxa de expansão mais acelerada que o esperado e é sinal de alerta para iminência de rotura.

Tabagismo

O tabagismo é um fator de risco não somente para o desenvolvimento

de um AAA, mas também para sua expansão e rotura[22]. Provavelmente, a taxa de crescimento de um AAA em fumantes é maior[13] devido aos níveis elevados de proteases que degradam a elastina presente naturalmente na parede aórtica. O tabagismo também contribui de forma indireta para a rotura na medida em que altera fatores de riscos independentes como a elevação da pressão arterial e a redução do volume expiratório final (VEF1). Cessar o tabagismo representa a ação não cirúrgica mais efetiva para reduzir o risco de complicações e/ou óbito relacionados ao AAA, independentemente do seu diâmetro. Uma metanálise recente mostrou que o tabagismo aumenta a taxa de crescimento de um AAA em 0,35 mm ao ano e que ela se associa a um aumento de duas vezes no risco de rotura[25].

Hipertensão arterial

O papel da hipertensão arterial sistêmica (HAS) na taxa de crescimento dos AAAs não está bastante claro. Embora não se tenha demonstrado associação da HAS com o crescimento da aorta, ficou demonstrada a associação entre HAS e o aumento do risco de rotura[26].

Sexo feminino

A prevalência de AAA é mais baixa no sexo feminino, muito provavelmente pelo papel protetor do estrógeno, diminuindo a destruição do colágeno e a remodelação estrutural da parede aórtica. No entanto, o sexo feminino é um dos preditores mais fortes de risco de rotura de um AAA. Quando um AAA se desenvolve no sexo feminino, tende a ser em idade mais avançada e a se comportar de forma mais agressiva, com taxas de crescimento mais aceleradas e maior chance de rotura. No tratamento do AAAR, as mulheres apresentam maiores taxas de complicação e de mortalidade que o sexo masculino, tanto na cirurgia convencional quanto no emprego da técnica endovascular. A chance de óbito devido à rotura de um AAA é quatro vezes maior em mulheres quando comparadas aos homens portadores de AAA com diâmetro similar[27]. Se uma mulher deve ou não ter indicação cirúrgica para o seu aneurisma baseada em diâmetros menores, ainda é controverso.

Outros fatores

A presença de aneurisma sacular (dilatação excêntrica da aorta), tortuosidades, "bolhas" e trombos na parede aórtica está relacionada com aumento de risco de rotura.

A Tabela 169.2 resume a relevância dos fatores de risco implicados na rotura de um AAA.

Tabela 169.2. Relevância dos fatores de risco de rotura de AAA[28]

Fator de risco	Baixo	Médio	Alto
Diâmetro	< 5 cm	5-6 cm	> 6 cm
Sexo	—	Homem	Mulher
Tensão na parede	Baixa (< 30 N/cm²)	Média (30-40 N/cm²)	Alta (> 40 N/cm²)
Tabagismo	—	Nunca, ex	Fumando
DPOC	Nenhum, leve	Moderada	Grave, corticoides
Taxa de expansão	< 0,3 cm/ano	0,3-0,6 cm/ano	> 0,6 cm/ano
História familiar	Nenhum	Presente 1 caso	Vários casos
HAS	Nenhum	Controlada	Não controlada
Uso de estatina	Com estatina	Sem estatina	

DPOC: doença pulmonar obstrutiva crônica; HAS: hipertensão arterial sistêmica.

Quadro clínico

A suspeita clínica de aneurisma com rotura exige anamnese e exame físico rápidos e precisos, especialmente nos pacientes acima de 50 anos, com dor abdominal e hipotensão. O quadro clínico é variável no que se refere aos sintomas e ao tempo de instalação deles. A massa abdominal pulsátil, em conjunto com a hipotensão e a dor abdominal, constitui o sinal clássico do AAA roto e está presentes somente em 50% dos pacientes[29]. A obesidade ou a distensão abdominal podem dificultar o exame físico. Apresentações clínicas menos frequentes como dor no flanco ou na virilha e hematúria também podem ser relatadas em decorrência da rotura para o retroperitônio, tornando o diagnóstico menos óbvio e simulando cólica nefrética, perfuração de víscera, diverticulite, hemorragia intestinal e isquemia intestinal em até 30% dos casos.

Ao exame físico, o paciente pode apresentar desde hipotensão leve e consequentes palidez e sudorese até choque hemorrágico franco, com perda de consciência. A equimose em flanco devida à presença de sangue no retroperitônio pode ocorrer raramente. Em apenas 20% a 30% das vezes o paciente já era sabidamente portador de um AAA[30].

O atendimento inicial em outro serviço com reposição volêmica pode mascarar tanto o diagnóstico presuntivo do AAAR quanto a sua gravidade.

Nos atendimentos de emergência para AAAR, o erro no diagnóstico inicial ocorre em até 32% das vezes, gerando atraso na instalação do tratamento definitivo[31]. É crucial que, a partir da suspeita clínica, o diagnóstico seja confirmado imediatamente, pois a redução das taxas de mortalidade depende da rapidez do tratamento.

Exames complementares

Se o paciente se apresentar hipotenso, pálido, sudoreico, com sinais francos de choque hemorrágico, ele será encaminhado diretamente ao centro cirúrgico para se iniciarem a reanimação e a cirurgia imediata. A ultrassonografia abdominal somente deve ser realizada se for imediata, no setor de emergência, à beira do leito, ou na sala cirúrgica, pela equipe de emergência, para confirmar a presença do AAA. O uso rotineiro do *Focused Assessment with Sonography in Trauma*

(FAST) em vários departamentos de emergência permite que os médicos estejam familiarizados com o ultrassom abdominal e capacitados para identificar rapidamente a presença de um AAA. A remoção do paciente para o setor de ultrassonografia não é recomendável e acarreta aumento de riscos indesejáveis. A ultrassonografia é sensível à detecção da dilatação, mas não é suficiente para demonstrar rotura.

Se o paciente apresentar estabilidade hemodinâmica, a tomografia computadorizada (TC) de tórax e abdome em caráter de urgência, em substituição à ultrassonografia, é recomendada. Ela é o método mais preciso para diferenciar AAAR de AAA não roto, avaliar os aneurismas suprarrenais, fornecer informações importantes para a programação do tratamento definitivo e reconhecer outras causas da dor abdominal. Hoje, esse exame é feito de forma rápida e muitas vezes na sala de emergência, podendo prescindir do uso de contraste iodado para o diagnóstco de AAA. Em pacientes instáveis, os atrasos para sua execução são responsabilizados por maior mortalidade. A Figura 169.2 descreve a conduta diagnóstica nos AAAR.

Alguns sinais presentes na TC comprovam rotura:
- Hematoma retroperitoneal;
- Perda da continuidade da parede aórtica;
- Borramento retroperitoneal;
- Perda do plano entre a aorta e o músculo psoas;
- Extravasamento de contraste iodado para o retroperitônio, para veia cava, veia renal esquerda ou veia ilíaca ou para o duodeno;
- *Draped aorta* com a formação de hematoma retroperitoneal organizado e em contiguidade com o corpo vertebral.

Algumas vezes, na TC não existem sinais francos de rotura, mas sim de iminência de rotura, como:
- Sinal do crescente: hematoma na espessura da parede aórtica;
- Bolhas;
- Sinal da fratura do cálcio;
- Áreas localizadas de maior atenuação do trombo mural (presença de contraste intratrombo).

Condutas na sala de emergência

Feito o diagnóstico de AAA com confirmação de rotura na tomografia, a prioridade, nesse momento, é não retardar o tratamento definitivo. A equipe de cirurgia vascular deve ser acionada imediatamente e, se não houver, a transferência do paciente para um serviço de referência deve ser providenciada com a mesma agilidade. O preparo na sala de emergência, tanto para o paciente ser encaminhado ao centro cirúrgico quanto para ele ser transferido, deve ser breve e respeitar alguns protocolos, que veremos a seguir.

Existem escores de classificação de risco e prognóstico para os portadores de AAAR fundamentados no quadro clínico apresentado pelo paciente no primeiro atendimento. O objetivo dessa esterificação é estimar o prognóstico para identificar pacientes que não sobreviveriam ao tratamento. Eles utilizam critérios como idade, perda de consciência, pressão arterial sistólica menor que 90 mmHg e parada cardíaca pré-operatória. Alguns protocolos incluem comorbidades específicas e até mesmo exames laboratoriais. A limitação é que essas informações não estão prontamente disponíveis na sala de emergência, o que restringe o uso prático desses escores (*The Glasgow Aneurysm Score* – GAS, 1994; *Vancouver Score*; *Edinburgh Ruptured Aneurysm Score*; *Hardman Index*)[32].

O erro mais frequente das equipes de emergencistas no atendimento dos pacientes com suspeita de AAAR é realizar a reanimação volêmica na sala de primeiro atendimento. O restabelecimento da pressão arterial nesses pacientes possibilita rompimento da contenção aórtica temporária e ressangramento muitas vezes fatal. A estratégia é fazer hipotensão permissiva, ou seja, administrar o mínimo de volume necessário de cristaloides para se manter a consciência, com pressão sistólica entre 70 e 80 mmHg[33]. Assim que possível, deve-se inicar a reposição de hemoderivados. Durante o período de hipotensão permissiva, devem ser priorizar na sala de emergência as seguintes ações:

- Decidir se será ou não realizada a tomografia de abdome e tórax, de acordo com o *status* hemodinâmico;
- Obter a tipagem sanguínea, fazer solicitação de hemoderivados (seis unidades de concentrado de hemácias, seis unidades de plasma fresco congelado e 10 unidades de plaquetas randômicas, conforme protocolo do nosso serviço), coletar sangue para análise laboratorial (eletrólitos, hemograma completo, coagulograma completo, provas de função hepática);
- Obter acesso venoso periférico calibroso (14G);
- Comunicar ao centro cirúrgico para se realizar o rápido preparo da sala, preferencialmente híbrida, e da equipe de anestesia; a mesa de instrumentação cirúrgica deve estar preparada e todos os materiais a serem utilizados devem estar disponíveis na sala assim que o paciente for admitido no centro cirúgico;

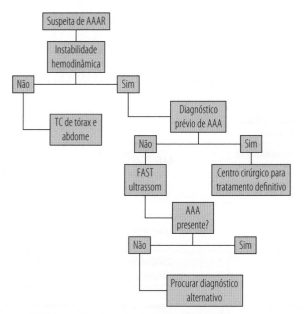

Figura 169.2. Algoritmo diagnóstico do AAAR.

- Esclarecer aos familiares do paciente sobre a morbidade e a mortalidade inerentes ao procedimento e obter consentimento livre e esclarecido;
- Não administrar cristaloide de forma excessiva ou rápida, sempre objetivando a hipotensão permissiva;
- Não desperdiçar tempo com exames pouco relevantes nesse momento;
- Encaminhar o paciente ao centro cirúrgico.

A passagem de balão de oclusão aórtico em pacientes hemodinamicamente instáveis deve ser preferencialmente em ambiente cirúrgico, com o uso de radioscopia e ultrassonografia para minimizar os eventuais danos causados pelo procedimento.

Condutas na sala de cirurgia

Cirurgia aberta vs. cirurgia endovascular

A possibilidade de utilizar o EVAR para tratar AAAR é bastante atraente, já que todos os progressos na cirurgia aberta não contribuíram conforme o esperado para a redução de mortalidade decorrente dessa patologia. O EVAR parece promissor, mas realizá-lo em caráter emergencial não é tão simples, nem tão prático. Nem todas as instituições estão equipadas para tratar um AAAR com tecnologia minimamente invasiva. Sujeitar os pacientes aos riscos de transferência para uma unidade equipada pode estar associado à elevação de até 20% de mortalidade durante o transporte[34]. Não é prudente nem recomendável que se retarde o tratamento de um AAAR por indisponibilidade de endopróteses adequadas. Ademais, diferenças significativas entre a mortalidade para a cirurgia aberta e para o EVAR não foram definitivamente demonstradas por estudos randomizados. O IMPROVE, trial que comparou resultados da cirurgia aberta e endovascular em AAAR, mostrou que não houve redução significativa nem da mortalidade em 30 dias, nem dos custos. Os desfechos foram favoráveis ao EVAR, em relação ao menor número de dias de internação e ao restabelecimento mais rápido da rotina de vida normal dos pacientes[35]. Alguns estudos observacionais mostraram melhores taxas de mortalidade para o EVAR, no entanto eles frequentemente apresentavam vieses de seleção. Os pacientes com boa anatomia e estáveis hemodinamicamente tendiam a ser selecionados para o EVAR, enquanto os pacientes instáveis e com necessidade de pinçamento suprarrenal eram selecionados para a cirurgia aberta[36].

Em casos desfavoráveis para a cirurgia aberta, com prognóstico pós-operatório reservado, se a anatomia for favorável para o EVAR e se a equipe estiver habilitada e com materiais disponíveis imediatamente, a técnica pode ser utilizada com bons resultados.

Correção endovascular (EVAR) para AAAR

Mais de 50% dos pacientes com AAAR não têm anatomia favorável para a correção endovascular. Constituem contraindicações para o EVAR no AAAR:
- Diâmetro do colo aórtico proximal maior que 32 mm, pois as endopróteses disponíveis não são capazes de se acomodar ao colo com segurança;
- Comprimento do colo aneurismático menor que 15 mm;
- Presença de trombo mural em mais de 40% do colo;
- Calcificação circunferencial no colo;.
- Angulação aórtica maior que 60°;
- Artérias ilíacas com diâmetros maiores que 6,5 cm bilateralmente.

Feita a escolha pela técnica endovascular, o paciente terminará seu preparo operatório na sala cirúrgica híbrida:
- Acesso venoso central para infusão rápida de volume;
- Cateterização de artéria radial para medida de pressão arterial invasiva;
- Passagem de sonda vesical de demora;
- Tricotomia e antissepsia da região compreendida entre os mamilos e os joelhos;
- Antibioticoprofilaxia de amplo espectro;
- A anestesia local, com sedação consciente para manter o "tônus simpático", geralmente é utilizada nos pacientes hemodinamicamente instáveis; os bloqueios neuroaxiais não são recomendáveis pelos efeitos sobre a pressão arterial e o posicionamento para realizar a punção com risco de destamponar o sangramento;
- A equipe deve estar preparada para a conversão para a cirurgia aberta no caso de falha do EVAR.

Nos pacientes hemodinamicamente instáveis, em que se optou por EVAR, a dissecção da artéria femoral é feita para a passagem do balão oclusor da aorta sob visão direta, posicionado por meio de uma bainha longa acima da rotura e insuflado para controle do sangramento. Nesse momento, a equipe de anestesia inicia a ressuscitação volêmica, priorizando o uso de hemoderivados. A aortografia é realizada abaixo do balão oclusor para determinar se a anatomia é favorável para o EVAR. Se for factível, procede-se à liberação da endoprótese. Um estudo angiográfico final da aorta é realizado para descartar a presença de endoleak (Tabela 169.3). Os endoleaks tipo I e III devem ser reparados prontamente, assim como se procede nos EVAR eletivos. Se for identificado um endoleak tipo II, recomenda-se que se faça ligadura cirúrgica, pois, ao contrário do que ocorre nos EVAR eletivos, o tamponamento espontâneo não ocorrerá devido à presença da rotura.

Tabela 169.3. Classificação dos tipos de vazamento (endoleak) após EVAR

Tipo de endoleak	Definição
Ia	Vazamento no colo proximal
Ib	Vazamento no colo distal
II	Reenchimento do saco aneurismático por refluxo de um ou múltiplos ramos (lombares, artéria mesentérica inferior, polares, sacral média)
III	Defeitos mecânicos do dispositivo, vazamento nas junções, separação dos módulos, perfurações na malha
IV	Vazamento devido à porosidade do tecido
V	Expansão do saco aneurismático sem vazamento detectado

A conversão para a cirurgia aberta, que incomumente ocorre no EVAR eletivo, pode ser necessária com maior frequência pela falha em controlar o sangramento, impossibilidade de liberar a endoprótese ou mesmo a presença de grandes *endoleaks*.

Correção cirúrgica aberta (OSR – open surgery repair) para AAAR

A técnica de correção cirúrgica descrita por Dubost *et al.*, em 1950, para a correção de AAA, com substituição da aorta dilatada por uma aorta de cadáver, foi modificada ao longo dos anos com a utilização de um substituto sintético (Dacron®) que revolucionou a história da cirurgia vascular. Creech, em 1966, modificou a técnica interpondo a prótese de Dacron® sem ressecção do saco aneurismático, ao que deu o nome de endoaneurismorrafia. O reparo aberto do AAAR é bastante similar ao reparo eletivo, mas com algumas modificações em decorrência da urgência do ato. A cirurgia aberta ainda é a opção terapêutica mais acessível a um maior número de centros referenciados para o tratamento do AAAR; os protocolos exigidos para o EVAR com imagem apropriada, acesso a endoprótese de várias medidas e experiência e disponibilidade da equipe tornam a técnica proibitiva. Dessa forma, devemos nos atentar nas emergências para oferecer o tratamento convencional, cujas exigências são atendidas pela maioria dos hospitais terciários.

Um levantamento recente dos registros do *American College of Surgeons National Surgical Quality Improvement Program* sobre a cirurgia convencional para o AAAR analisou pacientes tratados de 2011 a 2014 e mostrou que a maioria dos AAARs tratados eram infrarrenais e que a mortalidade em 30 dias foi de 35,69%, bem melhor que as taxas reportadas em estudos anteriores, que ficavam em torno de 50%[37]. Os preditores de mortalidade foram idade avançada e hipotensão aferida no primeiro atendimento. As complicações mais frequentes foram as pulmonares, seguidas por infarto do miocárdio, parada cardíaca e insuficiência renal (IR). A melhora da mortalidade em 30 dias muito provavelmente se deveu ao progresso na terapia intensiva pela rapidez em instalar tratamento definitivo[38].

No Brasil ou em qualquer outro centro com melhores recursos, é fundamental entender que a aplicação de protocolos já estabelecidos priorizando a rapidez no atendimento e na instalação do tratamento definitivo, seja ele EVAR ou cirurgia aberta, é a única maneira que dispomos para melhorar a mortalidade ocasionada pelos AAARs.

Tratando-se do procedimento cirúrgico propriamente dito, o paciente candidato à OSR, após o breve atendimento na sala de emergência, terminará o seu preparo na sala de cirurgia. Da mesma forma que para o EVAR, a sala já deve estar preparada com todos os materiais a serem utilizados, mesa de instrumentação cirúrgica montada, equipe de anestesista e cirurgiões à disposição para iniciar o procedimento. Todos os atos para monitoração (passagens de cateter central para infusão de volume, sondagem vesical, cateterismo e artéria radial para a medida de pressão arterial contínua), tricotomia na região compreendida entre mamilos e joelhos, antissepsia e assepsia são realizados com o paciente ainda acordado. Somente depois de tudo preparado é que o anestesia inicia a sua sequência para a indução anestésica. Nesse momento, o cirurgião deve estar preparado para incisar a pele. A antibioticoprofilaxia de amplo espectro e feita na indução anestésica. A anestesia adotada é a geral, sem bloqueio do neuroeixo, que pode ser realizado ao final da cirurgia, para analgesia, a depender da estabilidade hemodinâmica e normalidade dos exames de coagulação. A técnica cirúrgica prevê:

- Laparotomia mediana xifopúbica com abordagem transperitoneal: esse acesso é o preconizado para a OSR, por promover segurança, rapidez e controle aórtico proximal eficaz e melhor acesso às artérias ilíacas;
- Controle da aorta: a primeira medida após abrir o abdome é controlar o sangramento por meio de compressão manual e pinçamento aórtico. O clampe aórtico pode ser posicionado na aorta supracelíaca quando o hematoma se estende para a região pararrenal e o controle do sangramento por pinçamento aórtico infrarrenal estiver dificultado por sangramento descontrolado. Se o hematoma localizar-se na aorta medial ou distal e o acesso à aorta infrarrenal for possível, dar-se-á preferência para locar o clampe abaixo das artérias renais, diminuindo a isquemia renal e visceral;
- Para fazer o pinçamento aórtico supracelíaco, deve-se retrair o lobo esquerdo do fígado para a direita, seccionando o ligamento triangular esquerdo. A retrocavidade é aberta com a secção do ligamento gastro-hepático. Localiza-se por palpação o esôfago, contendo a sonda nasogástrica, afastando-o para a esquerda. A aorta está palpável entre os pilares diafragmáticos, que são incisados com bisturi elétrico permitindo posicionar o clampe na aorta. Assim que se adquirir controle aórtico infrarrenal ou se finalizar a anastomose proximal, deve-se reposicionar a pinça abaixo das artérias renais. O controle supracelíaco tem a vantagem de evitar lesões venosas durante a dissecção do colo aórtico infrarrenal envolvido por hematoma, mas tem a grande desvantagem de, quando se estende, especialmente acima de 30 minutos, promover e agravar isquemia em rins, fígado e intestino, contribuindo para a instalação de falência de múltiplos órgãos[39];
- Sempre que possível, que haja estabilidade hemodinâmica, damos preferência para o pinçamento infrarrenal;
- Após o pinçamento aórtico e o controle do sangramento, a equipe de anestesia fará a ressuscitação volêmica do paciente. O uso de recuperação de hemácias com sistema de autotransfusão intraoperatória é vital para reduzir a necessidade de transfusão, morbidade e mortalidade[40];
- O controle distal das artérias ilíacas pode ser feito de forma mais segura por insuflação de cateter de Fogarty® ou com sonda de Foley® para evitar a dissecção das artérias ilíacas e possíveis lesões venosas inadvertidas;
- A partir de então, a cirurgia segue as mesmas etapas do reparo eletivo do AAA, com interposição de uma prótese de Dacron® reta ou bifurcada, de acordo com a necessidade;

- A heparinização sistêmica é realizada imediatamente após se obter o controle proximal da aorta. Em pacientes com coagulopatia e/ou pinçamento supracelíaco prolongado, não heparinizar é uma possibilidade;
- O reimplante da artéria mesentérica inferior, quando ela estiver patente, deve sempre ser realizado, a menos que o paciente esteja instável. A isquemia de cólon pode ocorrer em até 35% dos AAARs que sofreram algum grau de isquemia[41]. O reimplante pode ser ostial;
- Deve-se realizar prevenção da hipotermia com o uso de soluções endovenosas aquecidas, mantas térmicas e lavagem da cavidade abdominal com soro fisiológico aquecido;
- Na unidade de terapia intensiva, o controle periódico do hematócrito, da coagulação e da função hepática deve ser estabelecido.

Complicações pós-operatórias

Complicações relacionadas à técnica

As complicações atribuídas ao EVAR geralmente estão associadas a aspectos técnicos da colocação da endoprótese. O acesso para o implante da endoprótese acarreta a maioria das complicações locais. O sangramento como complicação local varia de 7% a 10%[28]. No entanto, os problemas estruturais de integridade e estabilidade da prótese como *endoleak*, migração e abertura incompleta também não são raros e muito preocupantes. A conversão de EVAR para OSR está associada com elevação da taxa de mortalidade quando comparamos à OSR primariamente no tratamento dos AAAs eletivos (12,4% vs. 3%)[42]. Para o EVAR em AAAR, não há estudos comparativos.

A síndrome compartimental abdominal (SCA) decorre do aumento da pressão intraperitoneal que pode ocorrer em ambas as técnicas e está relacionado com o volume de fluido administrado para a ressuscitação, a reperfusão intestinal, causando edema, e a presença do hematoma retroperitoneal. Como no EVAR o hematoma não é drenado, a SCA pode ocorrer em até 14,3% dos casos *versus* 2% para OSR[43]. A SCA causa hipoventilação, diminuição do retorno venoso, hipóxia e IR. A redução da perfusão visceral pode predispor à falência de múltiplos órgãos. O diagnóstico é confirmado pela pressão medida dentro da bexiga urinária maior que 50 cmH$_2$O ou 25 mmHg. Esses casos são tratados com laparostomia com fechamento abdominal após dois a cinco dias.

A isquemia de cólon é uma complicação catastrófica que pode ocorrer no pós-operatório do AAAR, com mortalidade próxima de 60%. Fatores como tempo operatório e hipotensão prolongados, sangramento e elevada infusão de fluidos no intraoperatório para tratar o choque são preditivos de ocorrência de isquemia intestinal. O EVAR apresenta 8,9% contra 21,6% de isquemia de cólon na OSR[43].

Na OSR, as complicações pós-operatórias mais frequentes são sangramento pós-operatório (12% a 14% dos casos) em decorrência de discrasias sanguíneas pela ausência de reposição dos fatores de coagulação e hipotermia.

Em linhas gerais, quando se analisam as complicações maiores em 30 dias para as duas técnicas, as incidências são semelhastes (EVAR 44,6% vs. OSR 54,9%)[43] (Tabela 169.4).

Tabela 169.4. Complicações pós-operatórias EVAR *vs.* OSR

Variável	EVAR (%)	OSR (%)	P
Mortalidade em 30 dias	19,6	24	0,239
Mortalidade hospitalar	23,2	35	.176
Mortalidade em 1 ano	30,3	35	0,296
Complicações graves	44,6	54,9	0,291
Infarto miocárdio	3,6	2	
Insuficiência cardíaca	0	4	
Diálise/insuficiência renal	10,7	3,9	0,345
Isquemia de cólon	8,9	21,6	0,071
Síndrome compartimental abdominal	14,3	2	0,052
Complicações pulmonares	15,3	41,4	0,012
Hemorragia pós-operatória	0	2	
Embolia/trombose em membro inferior	3,6	0	
Falência de múltiplos órgãos	5,4	9,8	0,791
Sepse	10,7	5,9	0,638
Tempo de intubação orotraqueal (horas)	59,3	180,3	0,007
Transfusão de sangue (unidades)	6,8	10,9	0,024
Dias de UTI (dias)	7	11,9	0,012
Dias de hospitalização	14,3	17,1	0,208

Modificada de: Desgranges *et al.*[43].

Complicações sistêmicas e mortalidade

As complicações sistêmicas mais frequentes são as cardíacas (infarto do miocárdio, parada cardíaca, arritmias, insuficiência cardíaca), insuficiência respiratória e renal, septicemia e falência de múltplos órgãos.

A maioria dos pacientes tratados por AAAR é portadora de patologias cardíacas preexistentes. O fato de serem operados em caráter de emergência e de não haver tempo hábil para uma boa avaliação e preparos pré-operatórios aumenta a incidência e a gravidade das complicações cardíacas. O infarto do miocárdio decorre do aumento da demanda do trabalho cardíaco para compensar o choque, a reposição volêmica e as alteraçoes de pós-carga com o pinçamento e despinçamento aórticos. Ele ocorre em 10% a 25% dos pacientes, com mortalidade de 17% a 66%. Arritmias desenvolvem-se em 20% dos casos, associadas à mortalidade em torno de 40%. Curiosamente, o EVAR de AAAR não reduziu as complicações cardíacas[44].

A administração de grandes volumes de cristaloide e hemoderivados, aassociada à doença pulmonar obstrutiva crônica (DPOC) crônica preexistente e ao tempo de pinçamento prolongado, promove falência respiratória em 26% a 47% dos pacientes tratados por AAAR e associa-se ao aumento de mortalidade por complicações respiratórias, que chega a 34% a 68%[44].

Ao contrário do que ocorre no AAA eletivo, em que a taxa de IR é baixa, no AAAR pela necessidade de pinçamento aórtico suprarrenal prolongado, seja na OSR ou no EVAR, uso de contraste iodado para o tratamento no EVAR e pela diminuição de perfusão durante o choque, a IR pode ocorrer em 26% a 42% dos pacientes Também são critérios preditivos de

IR a idade avançada e IR preexistente. Nos pacientes que evoluem para hemodiálise, a mortalidade atinge 76% a 89%[44,45]. Quando se analisam os *trials* que comparam um grupo de pacientes mais homogêneos, sem grande discrepância entre necessidade de pinçamento suprarrenal, e o tempo e a gravidade do choque, verifica-se que não há diferença estatística na IR e hemodiálise entre OSR e EVAR[43]. Isso vale para os outros desfechos da correção do AAAR dependentes do choque e do tempo de isquemia visceral. Nos levantamentos de registros em que os pacientes selecionados para EVAR tendem a ser os hemodinamicamente estáveis, com anatomia favorável, sem necessidade de oclusão aórtica suprarrenal por balão, os resultados podem ser mal interpretados e favorecer a EVAR[46].

A falência de múltiplos órgãos está diretamente relacionada com a gravidade do choque, a duração do pinçamento aórtico e a ocorrência de SCA. A mortalidade nesse grupo de pacientes se eleva de 64% a 93%[47].

A mortalidade por AAAR, uma das emergências vasculares mais frequentes, decresceu ao longo das últimas décadas, mas não na mesma proporção que esperaríamos se considerarmos o progresso em tecnologia e ciência. Mantém-se de 20% a 30% para ambas as técnicas (EVAR e OSR), sem diferença estatística entre elas. Na realidade, a queda da mortalidade, que ultrapassava 50% em décadas anteriores, deve-se em grande parte à aplicação de protocolos de atendimento do AAAR que primam por rapidez no diagnóstico e no tratamento definitivo, independentemente da técnica a ser utilizada.

Dada a dificuldade de se realizar um *trial* em pacientes com AAAR, poucos estudos estão disponíveis para análise (IMPROVE[35], AJAX[48], ECAR[43]), e seus resultados mostraram não haver diferença estatística em mortalidade em 30 dias e em um ano, quando comparamos OSR e EVAR. Os estudos observacionais comparando OSR e EVAR sofrem influências dos vieses de seleção quando reservam o EVAR para os pacientes estáveis e com boa anatomia. Esses dados devem ser analisados com muita cautela para que não se adote uma política de EVAR como primeira escolha para o tratamento do AAAR, desconsiderando os ciritérios essenciais para se indicar o EVAR e obter bons resultados. Dessa forma, indicar EVAR para AAAR em pacientes que não seriam bons candidatos em uma situação eletiva somente pode acarretar elevação de morbidade e mortalidade a curto e longo prazo. Pacientes com anatomia desfavorável são mai bem tratados com OSR imediatamente. Em pacientes apropriados, o EVAR é uma técnica adequada e pode ser utilizada com bons resultados.

Outros aneurismas na emergência

Aneurisma de artéria poplítea (AAP)

Epidemiologia

Os AAPs são os aneurismas verdadeiros mais frequentes entre os aneurismas periféricos. Correspondem à dilatação degenerativa do vaso com a mesma patogenia e fatores de risco dos aneurismas de aorta abdominal. Do ponto de vista prático, a maioria dos cirurgiões considera 2 cm como diâmetro limítrofe para se considerar um aneurisma de poplítea. Sua incidência, em alguns estudos de *screening* populacional, atinge 1% na população geral, ou mais quando consideramos a população do sexo masculino com idade acima de 65 anos[49]. A assossição com aneurisma de aorta abdominal chega a 40% e, em 50% dos casos, são bilaterais. Na maioria das vezes, são assintomáticos e detectados incidentalmente. No entanto, quando se tornam sintomáticos, podem causar isquemia de membros inferiores de forma aguda por embolização distal, trombose, rotura ou efeito de massa e suscitar tratamento de urgência por risco de perda do membro[50].

Apresentação clínica e tratamento

Os aneurismas de poplítea têm grande probabilidade de manifestar sintomas ao longo do tempo. Tromboembolismo, rotura ou efeito de massa ocorrem em 60% a 74% dos portadores de AAP ao longo da vida[51], e em 14% das vezes tem-se trombose de veia poplítea associada. A rotura é uma complicação muito incomum, sendo as manifestações isquêmicas agudas as mais relevantes e sobre as quais falaremos neste tópico.

Dos pacientes portadores de AAP sem diagnóstico prévio, 30% procuram a emergência por sintomas isquêmicos agudos, com altas taxas de amputação de membro. Em um terço dos pacientes que decidem fazer tratamento conservador, por razões próprias, ocorrerá isquemia crítica com risco de perda do membro.

No atendimento inicial, o paciente se apresenta com quadro clínico clássico de obstrução arterial aguda do membro inferior, com dor, palidez, frialdade, ausência de pulso, parestesias e comprometimento motor. Esses sintomas podem ter intensidade variada. As manifestações isquêmicas podem decorrer de embolização distal ou da trombose do aneurisma.

A embolização distal repetida acaba por diminuir progressivamente o deságue da artéria poplítea aneurismática, lentificando o fluxo sanguíneo no saco aneurismático e levando a posterior trombose do aneurisma. A "síndrome do dedo azul", que corresponde à cianose de artelho devida à embolização de trombos da parede aneurismática pode ocorrer. No exame físico, a presença de massa pulsátil no cavo poplíteo ocorre em 60% das vezes.

Os quadros de isquemia mais dramáticos estão relacionados à trombose do aneurisma, pois a rede colateral desses pacientes foi comprometida pelas sucessivas embolias.

A suspeita clínica de AAP deve ser confirmada de forma rápida e prática por um ecodoppler, que fará o diagnóstico, medirá o diâmetro do AAP, fornecerá informações sobre se a artéria poplítea está pérvia ou não e sobre o seu deságue, assim como avaliará a presença e a natureza do trombo e a coexistência de outros aneurismas. A angiografia deve ser utilizada nos casos de isquemia aguda para planejamento terapêutico e para avaliar o deságue e possibilitar fibrinólise, caso seja necessária.

A administração de heparina endovenosa, inicialmente em *bolus* e mantida sob infusão contínua, deve ser feita assim que se confirmar a presença do AAP em vigência de isquemia aguda[52]. Os pacientes com isquemia aguda grave, com déficits neurossensoriais ou motores, devem ser encaminhados diretamente para a sala cirúrgica, de preferência híbrida, para que se faça a angiografia diagnóstica e se instale o tratamento.

Em paciente com membro viável, sem sintomas motores ou sensoriais pode-se estabilizar o quadro com a administração de heparina endovenosa e, com mais tempo, realizar a angiografia e o preparo pré-operatório.

Se o aneurisma estiver totalmente trombosado e a angiografia evidenciar uma artéria de perna, realiza-se uma ponte de safena para revascularizar o membro.

Quando a angiografia não identifica uma das três artérias de perna como receptoras de enxerto venoso e o membro apresenta sinais de isquemia crítica, pode-se optar por trombectomia com cateter de Fogarty® por abordagem da artéria poplítea infragenicular, ou ainda realizar trombólise intraoperatória para obter uma artéria receptora e leito distal mais adequado.

Outra opção terapêutica é a trombólise utilizando a punção femoral contralateral já adquirida para a angiografia diagnóstica. Espera-se que um vaso alvo apareça após a trombólise. A cirurgia de revascularização será postergada por 24 a 48 horas, de acordo com a viabilidade do membro[52].

O salvamento de membro em pacientes cuja apresentação inicial era isquemia crítica ficou em 59% em cinco anos[53].

Os AAPs são raros, porém potencialmente danosos para o membro inferior, colocando sua viabilidade em risco quando sintomáticos. Dessa forma, deve-se atentar para a sua presença no diagnóstico diferencial das isquemias agudas de membros inferiores tratadas nas unidades de emergência.

Aneurismas de artérias viscerais

Os aneurismas viscerais são dilatações raras que afetam tronco celíaco, mesentérica superior ou inferior e seus ramos. As artérias esplênica e hepática são as mais acometidas[53]. Esses aneurismas apresentam elevadas taxas de rotura e passam a ser importantes no atendimento emergencial por causarem sangramento abdominal maciço. Frequentemente, o diagnóstico do aneurisma visceral roto é retardado, dada a sua raridade. É recomendável que se faça o tratamento eletivo dos aneurismas viscerais, e não que se aguarde a instalação de quadros dramáticos com a ocorrência de rotura. As taxas de mortalidade nos casos de rotura variam de 20% a 70%.

Atenção especial deve ser dada aos aneurismas de esplênica em gestantes. Embora raros, 0,1% de prevalência em mulheres em idade fértil, metade deles rompe durante a gestação, geralmente no terceiro trimestre, com taxa de mortalidade materna de 75% e fetal de 95%.

Em situações eletivas, os aneurismas viscerais são mais bem tratados pela técnica endovascular com embolizações com mola, cola, partículas ou espuma, *stents* recobertos e *stents* de redirecionamento de fluxo. No entanto, em situações de emergência, laparotomia é necessária na maioria das vezes para o controle do sangramento.

Referências bibliográficas

1. Johnston KW, Rutherford RB, Tilson MD, Shah DM, Hollier L, Stanley JC. Suggested standards for reporting on arterial aneurysms. Subcommittee on Reporting Standards for Arterial Aneurysms, Ad Hoc Committee on Reporting Standards, Society for Vascular Surgery and North American Chapter, International Society for Cardiovascular Surgery. J Vasc Surg. 1991;13(3):452-8.
2. Deaths, percent of total deaths, and death rates for the 15 leading causes of death in 5-year age groups, by race and sex: United States, 2013. Disponível em: <www.cdc.gov/nchs/data/dvs/lcwk1_2013.pdf>. Acesso em: 20 out. 2017.
3. Lawrence PF, Gazak C, Bhirangi L, Jones B, Bhirangi K, Oderich G, et al. The epidemiology of surgically repaired aneurysms in the United States. J Vasc Surg. 1999;30(4):632-40.
4. Tang T, Lindop M, Munday I, Quick CR, Gaunt ME, Varty K. A cost analysis of surgery for ruptured abdominal aortic aneurysm. Eur J Vasc Endovasc Surg. 2003;26(3):299-302.
5. Dillavou ED, Muluk SC, Makaroun MS. A decade of change in abdominal aortic aneurysm repair in the United States: Have we improved outcomes equally between men and women? J Vasc Surg. 2006;43(2):230-8.
6. Puech-Leão P, Molnar LJ, Oliveira IR, Cerri GG. Prevalence of abdominal aortic aneurysms – a screening program in São Paulo, Brazil. Sao Paulo Med J. 2004;122(4):58-60.
7. Pearce WH, Slaughter MS, LeMaire S, Salyapongse AN, Feinglass J, McCarthy WJ, et al. Aortic diameter as a function of age, gender, and body surface area. Surgery. 1993;114(4):691-7.
8. Lederle FA, Johnson GR, Wilson SE, Littooy FN, Krupski WC, Bandyk D, et al. Yield of repeated screening for abdominal aortic aneurysm after a 4-year interval. Aneurysm Detection and Management Veterans Affairs Cooperative Study Investigators. Arch Intern Med. 2000;160(8):1117-21.
9. Chaikof EL, Brewster DC, Dalman RL, Makaroun MS, Illig KA, Sicard GA, et al. SVS practice guidelines for the care of patients with an abdominal aortic aneurysm: executive summary. J Vasc Surg. 2009;50(4):880-96.
10. Brewster DC, Cronenwett JL, Hallett JW Jr, Johnston KW, Krupski WC, Matsumura JS; Joint Council of the American Association for Vascular Surgery and Society for Vascular Surgery. Guidelines for the treatment of abdominal aortic aneurysms. Report of a subcommittee of the Joint Council of the American Association for Vascular Surgery and Society for Vascular Surgery. J Vasc Surg. 2003;37(5):1106-17.
11. Sullivan CA, Rohrer MJ, Cutler BS. Clinical management of the symptomatic but unruptured abdominal aortic aneurysm. J Vasc Surg. 1990;11(6):799-803.
12. Antonello M, Lepidi S, Kechagias A, Frigatti P, Tripepi A, Biancari F, et al. Glasgow aneurysm score predicts the outcome after emergency open repair of symptomatic, unruptured abdominal aortic aneurysms. Eur J Vasc Endovasc Surg. 2007;33(3):272-6.
13. Biancari F, Paone R, Venermo M, D'Andrea V, Perälä J. Diagnostic accuracy of computed tomography in patients with suspected abdominal aortic aneurysm rupture. Eur J Vasc Endovasc Surg. 2013;45(3):227-30.
14. Haug ES, Romundstad P, Aadahl P, Myhre HO. Emergency non-ruptured abdominal aortic aneurysm. Eur J Vasc Endovasc Surg. 2004;28(6):612-8.
15. Tambyraja AL, Raza Z, Stuart WP, Murie JA, Chalmers RT. Does immediate operation for symptomatic non-ruptured abdominal aortic aneurysm compromise outcome? Eur J Vasc Endovasc Surg. 2004;28(5):543-6.
16. Bahnson HT. Treatment of abdominal aortic aneurysm by excision and replacement by homograft. Circulation. 1954;9:494-503.
17. Brock RC. The life and work of Sir Astley Cooper. Ann R Coll Surg Engl. 1969;44(1):1-18.
18. Yusuf SW, Whitaker SC, Chuter TA, Wenham PW, Hopkinson BR. Emergency endovascular repair of leaking aortic aneurysm. Lancet. 1994;344(8937):1645.
19. Bown MJ, Sutton AJ, Bell PR, Sayers RD. A meta-analysis of 50 years of ruptured abdominal aortic aneurysm repair. Br J Surg. 2002;89(6):714-30.
20. Fillinger MF, Marra SP, Raghavan ML, Kennedy FE. Prediction of rupture risk in abdominal aortic aneurysm during observation: wall stress versus diameter. J Vasc Surg. 2003;37(4):724-32.

21. Fillinger MF, Raghavan ML, Marra SP, Cronenwett JL, Kennedy FE. In vivo analysis of mechanical wall stress and abdominal aortic aneurysm rupture risk. J Vasc Surg. 2002;36(3):589-97.
22. Khan S, Verma V, Verma S, Polzer S, Jha S. Assessing the potential risk of rupture of abdominal aortic aneurysms. Clin Radiol. 2015;70(1):11-20.
23. Paraskevas KI, Mikhailidis DP, Veith FJ. The rationale for lowering the size threshold in elective endovascular repair of abdominal aortic aneurysm. J Endovasc Ther. 2011;18(3):308-13.
24. Florescu A, Ferrence R, Einarson T, Selby P, Soldin O, Koren G. Methods for quantification of exposure to cigarette smoking and environmental tobacco smoke: focus on developmental toxicology. Ther Drug Monit. 2009;31(1):14-30.
25. Sweeting MJ, Thompson SG, Brown LC, Powell JT; RESCAN collaborators. Meta-analysis of individual patient data to examine factors affecting growth and rupture of small abdominal aortic aneurysms. Br J Surg. 2012;99(5):655-65.
26. Brady AR, Thompson SG, Fowkes FG, Greenhalgh RM, Powell JT; UK Small Aneurysm Trial Participants. Abdominal aortic aneurysm expansion: risk factors and time intervals for surveillance. Circulation. 2004;110(1):16-21.
27. Lo RC, Schermerhorn ML. Abdominal aortic aneurysms in women. J Vasc Surg. 2016;63(3):839-44.
28. Cronenwett JL, Johnston KW, editors. Rutherford's vascular surgery. 8th ed. Philadelphia: Elsevier; 2014. v. 2.
29. Rinckenbach S, Albertini JN, Thaveau F, Steinmetz E, Camin A, Ohanessian L, et al. Prehospital treatment of infrarenal ruptured abdominal aortic aneurysms: a multicentric analysis. Ann Vasc Surg. 2010;24(3):308-14.
30. Akkersdijk GJ, van Bockel JH. Ruptured abdominal aortic aneurysm: initial misdiagnosis and the effect on treatment. Eur J Surg. 1998;164(1):29-34.
31. Azhar B, Patel SR, Holt PJ, Hinchliffe RJ, Thompson MM, Karthikesalingam A. Misdiagnosis of ruptured abdominal aortic aneurysm: systematic review and meta-analysis. J Endovasc Ther. 2014;21(4):568-75.
32. Weingarten TN, Thompson LT, Licatino LK, Bailey CH, Schroeder DR, Sprung J. Ruptured Abdominal Aortic Aneurysm: Prediction of Mortality From Clinical Presentation and Glasgow Aneurysm Score. J Cardiothorac Vasc Anesth. 2016;30(2):323-9.
33. Reimerink JJ, Hoornweg LL, Vahl AC, Wisselink W, Balm R. Controlled hypotension in patients suspected of a ruptured abdominal aortic aneurysm: feasibility during transport by ambulance services and possible harm. Eur J Vasc Endovasc Surg. 2010;40(1):54-9.
34. Mell MW, Wang NE, Morrison DE, Hernandez-Boussard T. Interfacility transfer and mortality for patients with ruptured abdominal aortic aneurysm. J Vasc Surg. 2014;60(3):553-7.
35. Powell JT, Sweeting M J. Endovascular or Open Repair Strategy for Ruptured Abdominal Aortic Aneurysm: Thirty-Day Outcomes from IMPROVE Randomised Trial. BMJ 2014;348:f7661.
36. van Beek SC, Conijn AP, Koelemay MJ, Balm R. Editor's Choice - Endovascular aneurysm repair versus open repair for patients with a ruptured abdominal aortic aneurysm: a systematic review and meta-analysis of short-term survival. Eur J Vasc Endovasc Surg. 2014;47(6):593-602.
37. Brahmbhatt R, Gander J, Duwayri Y, Rajani RR, Veeraswamy R, Salam A, et al. Improved trends in patient survival and decreased major complications after emergency ruptured abdominal aortic aneurysm repair. J Vasc Surg. 2016;63(1):39-47.
38. Siracuse JJ, Krafcik BM, Farber A, Kalish JA, McChesney A, Rybin D, et al. Contemporary open repair of ruptured abdominal aortic aneurysms. J Vasc Surg. 2017;65(4):1023-8.
39. Brito CJ, Murilo R. Cirurgia Vascular – Cirurgia Endovascular: Angiologia. 3ª ed. Rio de Janeiro: Revinter; 2014. v. 1.
40. Maffei FHA, Lastória S, Yoshida WB, Rollo HA, Giannini M, Moura R. Doenças Vasculares Periféricas. 5ª ed. Rio de Janeiro: Guanabara; 2015. v. 1.
41. Eliason JL, Wainess RM, Dimick JB, Cowan JA Jr, Henke PK, Stanley JC, et al. The effect of secondary operations on mortality following abdominal aortic aneurysm repair in the United States: 1988-2001. Vasc Endovascular Surg. 2005;39(6):465-72.
42. Moulakakis KG, Dalainas I, Mylonas S, Giannakopoulos TG, Avgerinos ED, Liapis CD. Conversion to open repair after endografting for abdominal aortic aneurysm: a review of causes, incidence, results, and surgical techniques of reconstruction. J Endovasc Ther. 2010;17(6):694-702.
43. Desgranges P, Kobeiter H, Katsahian S, Bouffi M, Gouny P, Favre JP, et al.; ECAR Investigators. Editor's Choice – ECAR (Endovasculaire ou Chirurgie dans les Anévrysmes aorto-iliaques Rompus): A French Randomized Controlled Trial of Endovascular Versus Open Surgical Repair of Ruptured Aorto-iliac Aneurysms. Eur J Vasc Endovasc Surg. 2015;50(3):303-10.
44. Greco G, Egorova N, Anderson PL, Gelijns A, Moskowitz A, Nowygrod R, et al. Outcomes of endovascular treatment of ruptured abdominal aortic aneurysms. J Vasc Surg. 2006;43(3):453-9.
45. Harris LM, Faggioli GL, Fiedler R, Curl GR, Ricotta JJ. Ruptured abdominal aortic aneurysms: factors affecting mortality rates. J Vasc Surg. 1991;14(6):812-8.
46. Robinson WP, Schanzer A, Aiello FA, Flahive J, Simons JP, Doucet DR, et al. Endovascular repair of ruptured abdominal aortic aneurysms does not reduce later mortality compared with open repair. J Vasc Surg. 2016;63(3):617-24.
47. Bown MJ, Nicholson ML, Bell PR, Sayers RD. The systemic inflammatory response syndrome, organ failure, and mortality after abdominal aortic aneurysm repair. J Vasc Surg. 2003;37(3):600-6.
48. Reimerink JJ, Hoornweg LL, Vahl AC, Wisselink W, van den Broek TA, Legemate DA, et al.; Amsterdam Acute Aneurysm Trial Collaborators. Endovascular repair versus open repair of ruptured abdominal aortic aneurysms: a multicenter randomized controlled trial. Ann Surg. 2013;258(2):248-56.
49. Trickett JP, Scott RA, Tilney HS. Screening and management of asymptomatic popliteal aneurysms. J Med Screen. 2002;9(2):92-3.
50. Dawson I, Sie RB, van Bockel JH. Atherosclerotic popliteal aneurysm. Br J Surg. 1997;84(3):293-9.
51. Martelli E, Ippoliti A, Ventoruzzo G, De Vivo G, Ascoli Marchetti A, Pistolese GR. Popliteal artery aneurysms. Factors associated with thromboembolism and graft failure. Int Angiol. 2004;23(1):54-65.
52. Alonso-Coello P, Bellmunt S, McGorrian C, Anand SS, Guzman R, Criqui MH, et al. Antithrombotic therapy in peripheral artery disease: Antithrombotic Therapy and Prevention of Thrombosis, 9th ed: American College of Chest Physicians Evidence-Based Clinical Practice Guidelines. Chest. 2012;141(2 Suppl):e669S-90S.
53. Pulli R, Dorigo W, Troisi N, Innocenti AA, Pratesi G, Azas L, et al. Surgical management of popliteal artery aneurysms: which factors affect outcomes? J Vasc Surg. 2006;43(3):481-7.

170
PÉ DIABÉTICO COMPLICADO

Adnan Neser
Marcelo Calil Burihan

Introdução

Segundo a Organização Mundial de Saúde (OMS), o pé diabético é a situação de infecção, ulceração e/ou também a destruição de tecidos profundos dos pés com anormalidades neurológicas (pan-neuropatia) e vários graus da doença vascular periférica no membro inferior[1].

O termo "pé diabético" desperta preocupação intensa tanto ao paciente quanto ao médico que o assiste. O primeiro pensamento do paciente é o de amputação. A recuperação do pé do paciente diabético é uma missão nobre, embora ainda negligenciada por falha na prevenção da complicação.

O século XXI está testemunhando uma epidemia mundial de diabetes, acompanhado pela mais temida das sequelas, a amputação. A amputação parcial ou total do membro inferior, frequentemente, é precedida por uma úlcera do pé.

Durante seu tempo de vida, aproximadamente uma em cada quatro pessoas portadoras de diabetes desenvolverá uma úlcera de pé, precursora da amputação, como já se afirmou.

Pode-se relatar que uma amputação relacionada ao diabetes é realizada a cada 30 segundos no mundo, excedendo todas as outras causas de perda de membro inferior, incluindo as provocadas por minas terrestres.

Estratégias que incluam prevenção, educação do paciente e da equipe de saúde, tratamento multidisciplinar das lesões ulceradas e monitoramento próximo podem reduzir as taxas de amputação de 49% a 85%[2]. Por tal razão, diversos países e organizações, como a OMS e a Federação Internacional de Diabetes, objetivam reduzir as taxas de amputações em cerca de 50%[2,3].

O *diabetes mellitus* afeta mais de 285 milhões de pessoas no mundo. A expectativa de prevalência deve subir para 439 milhões em 2030[3], sendo importante enfatizar que a úlcera do pé diabético é a maior e mais devastadora complicação global do *diabetes mellitus*[4], principalmente no aspecto econômico, causando grande dispêndio a todos os países, mormente os menos desenvolvidos[5].

As úlceras em pés diabéticos precedem 84% das amputações não traumáticas em diabéticos. Um membro inferior é perdido a cada 30 segundos ao redor do mundo devido à ulceração de pé diabético. Há ênfase muito limitada em relação ao cuidado do pé em diabéticos.

Geralmente, pacientes de países subdesenvolvidos não têm conhecimento adequado sobre o cuidado com os pés[3].

As patologias subjacentes são a neuropatia diabética periférica e a doença arterial periférica associada com deformidades da anatomia do pé, devida à neuropatia motora.

Trauma, geralmente secundário a sapatos mal ajustados, precipitam lesões da pele, onde a doença arterial periférica determina o prognóstico de cura. A úlcera neuropática vai curar, enquanto uma ulceração comprometida por menor grau de perfusão arterial tem pequena chance de cura sem revascularização.

A população atual com úlceras em pés diabéticos tem mostrado uma clara mudança das úlceras neuropáticas para úlceras neuroisquêmicas nas duas últimas décadas, acentuando-se a necessidade de adaptação das estratégias de tratamento nessa condição.

Estudo de coorte realizado pelo *Eurodiale Study Group* demonstrou que os problemas subjacentes são a ausência de avaliação da doença arterial periférica, subutilização da imagem e encaminhamento tardio para revascularização. Ressalte-se a necessidade do envolvimento da equipe multidisciplinar com adoção de diretrizes com práticas bem estabelecidas, na essência, baseadas no *International Consensus on the Diabetic Foot*[2].

A probabilidade estimada de amputação de membro inferior é de 10 a 30 vezes mais elevada em pacientes com diabetes comparados àqueles sem diabetes.

Ulcerações em pés associadas com diabetes são causadas por interação de vários fatores, mais frequentemente neuropatia diabética periférica, doença arterial periférica e alterações na estrutura do pé.

Esses fatores têm sido associados a hiperglicemia crônica e estados metabólicos alterados no diabético.

O controle da hiperglicemia é importante na cura da úlcera[4,6].

Fisiopatologia – Quadro clínico

Lesões em pé diabético, com frequência, resultam de dois ou mais fatores de risco em conjunto, como já exposto. Na maioria dos pacientes, a neuropatia diabética periférica assume papel central: acima de 50% das pessoas com diabetes tipo 2 têm neuropatia e os pés em risco.

A neuropatia leva a insensibilidade e deformidades dos pés, alterando o padrão normal da marcha[2].

Em pessoas com neuropatia, pequenos traumas causados, por exemplo, por sapatos mal ajustados, andar descalço ou por um ferimento agudo, podem precipitar uma úlcera crônica. Perda de sensibilidade, deformidades do pé e mobilidade articular limitada podem resultar numa carga biomecânica anormal do pé. Disso resulta pele espessa e formação de calosidade, que, com sobrecarga, favorece hemorragia subcutânea.

Classificação da neuropatia diabética[7]			
Estágios anormais	Descrição	Sinais ou sintomas	Testes quantitativos
0	Ausência	Não	Não
1	Subclínica	Não	Sim
2	Clínica evidente	Sim	Sim
3	Debilitante	Sim	Sim

Independentemente da causa, o paciente continua a andar com o pé insensível piorando a cicatrização (Figura 170.1).

A doença vascular periférica, usualmente associada a trauma menor, pode ocasionar uma úlcera do pé puramente isquêmica e dolorosa.

No entanto, em pacientes com neuropatia e isquemia (úlcera neuroisquêmica), apesar da isquemia, os sintomas estão ausentes e a microangiopatia não deve ser aceita como causa primária da úlcera.

Ambos os componentes – neuropático e angiopático – advêm fundamentalmente da hiperglicemia crônica.

Pode-se denominar a síndrome do pé diabético como consequência da coexistência de:

- Neuropatias periféricas somática (sensitiva e motora) e autonômica;
- Insuficiência vascular por aterosclerose de vasos de calibres grande e médio e por microangiopatia.

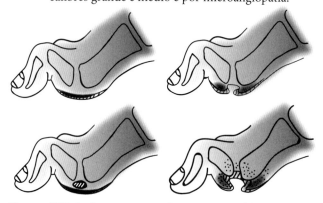

Figura 170.1. Lesão em articulação metatarsofalangeana pós--desabamento articular por neuropatia diabética.

A hiperglicemia crônica causa alterações metabólicas degenerativas e obstrutivas da microcirculação dos nervos.

Constituem distúrbios metabólicos do nervo:

- Atividade aumentada da aldose redutase com acúmulo de sorbitol, que, aumentando a osmolaridade do nervo, causa entrada de água e edema da fibra;
- Diminuição da síntese do mioinositol;
- Diminuição da atividade ATPase Na^+/K^+, com desequilíbrio eletrolítico do nervo;
- Glicação não enzimática da mielina, que pode contribuir para a alteração da condução nervosa;
- Alteração do fluxo axonal;
- Redução do ácido γ-linoleico;
- Alterações de transporte e de concentração do fator de crescimento neural.

O comprometimento obstrutivo do *vasa nervorum* é a causa da neuropatia, fato conhecido há mais de um século. Vários estudos em homens e animais têm demonstrado a importância do déficit do fluxo sanguíneo dos vasos neurais.

O espessamento da membrana basal capilar, a tendência à coagulação sanguínea na microcirculação dos nervos e a presença de *shunts* arteriovenosos ativos causam hipóxia endoneural e contribuem para a neuropatia.

As duas primeiras alterações ocorrem pela glicação não enzimática de proteínas, conhecidas como produtos finais de glicação avançada, que modifica as características originais dessas proteínas com relação a:

- Suas propriedades físico-químicas, como as hemácias com parede glicada, que perdem sua capacidade de deformação e a hemoglobina glicosilada cede O_2 aos tecidos com maior dificuldade;
- Seu metabolismo, como depósito de colágeno e de proteoglicano, que causam espessamento e alterações da membrana basal;
- Suas funções, como a maior agregação plaquetária, que ocasiona a liberação de mediadores potentes da microcirculação, como a serotonina e fatores de crescimento, fibrina menos suscetível à digestão pela plasmina, síntese aumentada do fator VIII da coagulação, produção aumentada de radicais livres oxidantes.

O *shunt* arteriovenoso é originário da denervação simpática, que desvia o sangue arterial para o território venoso de vários tecidos, inclusive o nervoso, que ficam carentes de nutrientes e oxigênio.

Por tais mecanismos, têm-se as neuropatias diabéticas somáticas. O componente motor da neuropatia somática causa alterações de postura do pé e de distribuição de carga ou pressão pela área plantar quando o indivíduo caminha e, devido ao componente sensitivo, aquelas não se opõem as medidas corretivas defensivas e, então, há a formação de calos e, finalmente de úlceras. Com o comprometimento da inervação simpática, há diminuição ou ausência de sudorese, tornando-se a pele do pé mais seca, propiciando a formação de calos e fissuras. Os calos acarretam mais pressão e isquemia dos tecidos subjacentes; daí, a formação de úlceras e as fissuras são porta de entrada para micro-organismos, que causam infecção secundária dessa úlcera e, devido ao edema inflamatório, agravam a isquemia local.

Os *shunts* arteriovenosos causam desvio do sangue arterial para o território venoso nos nervos, músculos, ossos e pele. A pele se manterá com temperatura até um pouco mais alta que o normal e os vasos superficiais túrgidos em posição supina, desde que não haja maiores estenoses ou obstrução arterial pela evolução da aterosclerose. A situação descrita favorece a rarefação óssea.

A neuropatia periférica pode-se manifestar por parestesia, hiperestesia e dor, muitas vezes lancinante, predominante durante o sono noturno, obrigando o paciente a caminhar pelo quarto para obter algum alívio. A progressão da neuropatia atenua a sintomatologia. A ação da neuropatia causa dificuldade para deambular.

O início da neuropatia sensitivo-motora crônica é insidioso, e os sintomas menores iniciais podem passar despercebidos pelo paciente. A disfunção neurológica se inicia nas porções mais distais do pé e se estende proximalmente em ambas as extremidades inferiores e superiores. Os sinais e sintomas variam conforme o espectro das fibras nervosas envolvidas. O dano às fibras sensoriais grossas produz sensação diminuída ao toque leve e posicional, enquanto o dano às fibras finas produz sensação de redução da dor e temperatura. O processo neuropático no diabetes envolve fibras grossas e finas. A fraqueza motora, geralmente, é de grau leve e ocorre mais tardiamente, envolvendo primeiramente os músculos intrínsecos mais distais das mãos e pés.

O comprometimento de fibras grossas sensoriais causará aos pacientes diminuição da propriocepção e senso de posição, associado à ausência ou redução da sensibilidade vibratória.

A complicação neuropática pode se apresentar tardiamente com úlcera neuropática ou articulação de Charcot. O comprometimento das fibras grossas que leva à perda de sensibilidade e de posição pode causar uma ataxia sensorial chamada de forma pseudotabética da neuropatia diabética.

Se o comprometimento for das fibras finas, o paciente pode apresentar traumas não detectados das extremidades (queimaduras dos dedos por cigarro ou dos pés por água quente, lesões ulceradas por objetos nos sapatos e não percebido pela anestesia).

A sensibilidade vibratória pode ser testada por meio de diapasão. Enquanto, se possível, pode ser utilizado o monofilamento de *nylon* de Semmes-Weinstein para avaliação exercendo pressão de 10 gramas. Os músculos intrínsecos (interósseos) dos pés são hipotróficos e os dedos assumem posições viciosas em gatilho.

É importante frisar que a neuropatia diabética, além das alterações sensitivo-motoras (somática), apresenta-se também na forma autonômica.

O componente motor da neuropatia somática causa alteração da postura do pé e de distribuição de carga ou pressão pela área plantar quando o indivíduo caminha e, devido ao componente sensitivo, há formação de calos e microtraumatismos repetidos, que causam hemorragias subdérmicas e ulceração ou mal perfurante plantar. No atendimento de emergência, o paciente, frequentemente, apresenta um quadro infeccioso grave, com temperatura sistêmica elevada, edema do pé, com elevação térmica local, hiperemia, forte odor e até gangrena dos pododáctilos ou antepé. A hiperglicemia é constante e presente. Pode haver toxemia, dependendo da extensão e do comprometimento do pé ou perna. Nessa situação, impõe-se decisão rápida por parte da equipe médica: melhora rápida das condições clínicas e intervenção cirúrgica – desbridamento e/ou amputação.

Na situação crônica, avalia-se o grau de acometimento neuropático e a avaliação do componente angiopático. As alterações vasculares podem comprometer a micro e a macrocirculação pela aceleração da doença aterosclerótica influenciada pela hiperglicemia, além de outros fatores habitualmente presentes no paciente diabético, como o tabagismo, sedentarismo, obesidade, dislipidemia, hipertensão arterial, retinopatia e nefropatia. Na atualidade, não se deve subestimar o fator genético.

Além dos sintomas da neuropatia caracterizados por parestesias, dor em queimação e hiperestesia, associam-se alterações vasculares. Quando há disfunção microcirculatória não oclusiva, que envolve capilares e arteríolas dos rins, retina e nervos periféricos e as da macrocirculação com comprometimento de coronárias e circulação arterial periférica pela arteriosclerose, que não se distingue morfologicamente daquela do não diabético. Há, no entanto, algumas diferenças nos membros inferiores dos diabéticos. Nesses, mais frequentemente, observam-se a presença do pulso poplíteo e acometimento estenótico mais acentuado ou oclusivo das artérias distais das pernas, tibiais e fibulares. Também é frequente a presença de pulso pedioso.

O paciente, além das manifestações da neuropatia, pode apresentar sintomas vasculares como a claudicação intermitente, alteração de coloração da pele, diminuição da pilificação, alterações do trofismo da pele e músculos. Alterações das unhas, com espessamentos, e tortuosidades.

Há significativa diminuição da pressão do dedo do pé (fotopletismografia) em um paciente com índice tornozelo-braquial (ITB) normal. É comum também no diabético haver pressão aumentada no tornozelo (ITB aberrante). Isso ocorre em torno de 15% dos pacientes diabéticos, devido à calcificação, nas artérias tornando-as inelásticas.

Os fatores de risco para a instalação da doença arterial periférica incluem predisposição genética, idade, duração do diabetes, fumo, hipertensão, dislipidemia, obesidade, hiperinsulinemia, proteinúria e diálise.

Mediante o comprometimento vascular com úlceras ou lesões do antepé, impõe-se o tratamento para restaurar a circulação, que pode ser por cirurgia aberta ou endovascular. As cirurgias abertas de revascularização distais habituais são os enxertos femorodistais com anastomoses em uma das artérias de perna ou mesmo no pé, utilizando a veia safena magna, *in situ* (mantida no leito) ou *ex vivo* (na bancada). Podem ser utilizados outros segmentos venosos compostos ou isolados.

Atualmente, com o desenvolvimento tecnológico, tem se aprimorado o emprego de técnicas endovasculares distais com resultados crescentes em termos de perviedade de vasos recanalizados.

A prática tem demonstrado que, mesmo que o tempo de restauração vascular tenha sido relativamente curto, as lesões têm cicatrizado e se mantido por um tempo maior do que o tempo de perviedade obtido.

Esses tratamentos têm sido fundamentais na preservação dos membros inferiores e, consequentemente, na redução das taxas de amputações maiores, responsáveis pela incapacidade física resultante e pelo aumento da mortalidade.

Pacientes diabéticos mais jovens do que a população não diabética são mais acometidos por insuficiência arterial, com igualdade entre os sexos, dada a classificação difusa com múltiplos estreitamentos e obstrução pelo depósito e acúmulo de gordura nos vasos em vários segmentos corporais.

Tipos de neuropatia diabética[8]:

I – Neuropatia focais;

A – Isquêmicas:
1. Início súbito;
2. Assimétrica;
3. Etiologia isquêmica;
4. Autolimitada;

Exemplos: mononeuropatia, neuropatias funcionais, radiculopatias, plexopatias, neuropatias clínicas.

B – Por encarceramento:
1. Início gradativo;
2. Assimétrica, porém pode ser bilateral;
3. Etiologia compressiva;
4. Curso progressivo de melhora e piora sem recuperação espontânea;

Exemplos: síndrome do túnel do carpo, encarceramento cubital, encarceramento do nevo cutâneo femoral lateral e síndrome do túnel do tarso.

II – Neuropatias difusas:

A – Início insidioso;

B – Simétricas;

C – Anormalidades secundárias a aberrações vasculares, metabólicas, estruturais e autoimunes;

D – Progressiva, sem recuperação espontânea.

Exemplos: polineuropatia distal simétrica e neuropatias autônomas.

(International Consensus on the Diabetic Foot – 2007. Preparado pelo International working Group on the Diabetic Foot. A Pelquis PJ, Bakker K, Schaper Ne – 2008).

Princípios do manuseio do pé:
1. Inspeção regular e exame do pé de risco;
2. Identificação do pé de risco;
3. Educação do paciente, família, cuidadores de saúde;
4. Calçado apropriado;
5. Tratamento da doença não ulcerativa.

Inspeção regular e exames

Todo paciente diabético deve ser examinado uma vez por ano, no mínimo, para prevenir problemas nos pés. Se tiver fatores demonstrados, deve aumentar a frequência de um a seis meses.

A ausência de sintomas não deve ser compreendida como pé sadio, pois o paciente pode ter neuropatia, doença arterial periférica ou mesmo úlcera sem qualquer sintoma. Os pés devem ser examinados com o paciente deitado e em pé, observando dedos e meias.

Identificação do pé de risco

Na sequência do exame do pé, deve-se estabelecer a categoria de risco que servirá de guia para o tratamento (Figura 170.4).

Progressão da categoria de risco:
- Neuropatia sensitiva e/ou deformidade do pé ou proeminências ósseas e/ou sinais de isquemia periférica e/ou úlcera prévia ou amputação;
- Neuropatia sensitiva;
- Neuropatia não sensitiva.

Educação dos pacientes, família e cuidadores da saúde

A educação, de forma estruturada e organizada, tem papel fundamental na prevenção de problemas do pé. O alvo é realçar a motivação e as habilidades. Os diabéticos devem aprender como reconhecer potenciais problemas do pé e estar cientes dos passos necessários para os cuidados.

O educador deve demonstrar habilidades, como cortar as unhas adequadamente.

A educação deve ser administrada em várias sessões ao longo do tempo e preferencialmente usando-se uma mescla de métodos. É essencial avaliar se a pessoa entendeu bem a mensagem, se está motivada para agir e se tem suficiente capacidade para se cuidar.

Médicos e membros da equipe de saúde também devem se reciclar com educação periódica para melhorar os cuidados para indivíduos de alto risco.

Ficha de Avaliação de Rastreamento de Risco para Exame Clínico	
Deformidade ou proeminência óssea	Sim/Não
Pele com úlcera ou fissura	Sim/Não
Neuropatia	
Monofilamento indetectável	Sim/Não
Diapasão indetectável	Sim/Não
Algodão indetectável	Sim/Não
Pressão anormal/calos	Sim/Não
Perda de mobilidade articular	Sim/Não
Pulsos dos pés	
Artéria tibial posterior ausente	Sim/Não
Artéria dorsal do pé ausente	Sim/Não
Descoloração em razão de outra causa	
Úlcera prévia	Sim/Não
Amputação	Sim/Não
Calçado inadequado	Sim/Não

O pé será de risco na presença de qualquer apontamento acima

História e exame clínico	
História	Amputação/úlceras prévias, educação para o pé previamente, isolamento social, difícil acesso a cuidado de saúde, andar descalço
Neuropatia	Sintomas como formigamento ou dores nas pernas, principalmente à noite
Vascular	Claudicação, dor em repouso, pulsos nos pés
Pele	Cor, temperatura, edema
Ossos/articulações	Deformidades (por exemplo: dedos em garra, em martelo) ou proeminências ósseas
Calçados/meias	Avaliação por dentro e por fora

Perda de sensibilidade

Técnicas para Avaliar a Sensibilidade Perdida pela Polineuropatia

Percepção de pressão	Monofilamento de Semmes-Weinstein (10 g). O risco de úlcera futura pode ser determinado com filamento 10g
Percepção de vibração	Diapasão de 128 Hz
Discriminação	Picadas de alfinetes ou agulhas no dorso do pé sem penetrar a pele
Sensação tátil	Algodão no dorso do pé
Reflexos	Reflexo do tendão de Aquiles

Itens para instrução de paciente de alto risco:
- Inspecionar diariamente os pés, incluindo espaços interdigitais;
- Há necessidade de outra pessoa capaz de inspecionar os pés quando o diabético se encontrar impossibilitado pela visão reduzida pelo diabetes ou por qualquer outra causa;
- Realizar lavagem regular dos pés com secagem cuidadosa, principalmente entre os dedos;
- A temperatura da água deve estar sempre abaixo de 37 °C;
- Não usar aquecedor ou bolsa de água quente para aquecer os pés;
- Evitar andar descalço dentro ou fora de casa e calçar sapatos sem meias;
- Produtos químicos ou emplastos para remover calos não devem ser usados;
- Inspecionar e palpar diariamente os calçados;
- Não usar sapatos apertados ou com bordas ásperas e costuras irregulares;
- Usar óleos ou cremes para pele seca, mas não entre os dedos;
- Trocar de meias diariamente;
- Calçar meias com costura interna, sendo preferível sem costura;
- Nunca calçar meias apertadas ou acima dos joelhos;
- Cortar unhas retas;
- Calos e esporões devem ser cortados por membros da equipe de saúde;
- O paciente deve se conscientizar de que os pés devem ser examinados regularmente pela equipe de saúde;
- Notificar imediatamente a equipe de saúde se surgir bolha, mesmo rota (Figura 170.2).

Os testes quantitativos utilizados para avaliação, principalmente das fibras longas, são a eletrofisiologia (velocidade de condução do nervo) e o limiar de percepção vibratória. Já com relação às fibras curtas, responsáveis pelas sensações térmicas e de dor, podem ser utilizados os testes de limiar do calor-dor, o limiar de percepção térmica do calor, o limiar de percepção térmica do frio e os testes autônomos, como o da função sudomotora.

Fatores de risco não modificáveis para a neuropatia diabética incluem idade avançada, diabetes de longa duração, genótipo HLA-DR[3,5] e alta estatura. Já os de fatores de risco modificáveis incluem hiperglicemia, hipertensão, elevação dos níveis de colesterol, fumo e etilismo[8-10].

Três tipos de dor têm sido descritas nos pacientes com neuropatia diabética dolorosa, incluindo disestesia, parestesia e dor muscular. É possível que as últimas consequências da neuropatia diabética sejam dor, úlcera ou amputação.

Para evitar ulceração e consequente amputação, é importante a avaliação de rotina, por parte de profissionais da assistência básica à saúde do uso de calçados adequados e da educação do paciente. Em contrapartida, o paciente deve inspecionar o pé diariamente e procurar obter instrução para autoassistência.

A neuropatia motora pode levar a deformidades dos pés, em decorrência da atrofia muscular e desequilíbrio consequente. Uma deformidade comum é o dedo em garra. A perda da força do flexor do pé permite que os extensores se contraiam relativamente sem oposição; mesmo em repouso, os dedos são tracionados para a posição de garra.

Progressivamente, o coxim gorduroso plantar é tracionado para fora da cabeça dos metatarsianos, levando a pontos de pressão sobre essas cabeças, sobre as extremidades dos dedos e na articulação do hálux.

Outras deformidades encontradas são os dedos em martelo, joanetes, artropatia de Charcot, calosidades, amputações parciais, entre outras (Figura 170.3).

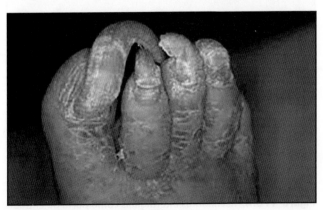

Figura 170.2. Alterações de fâneros e pele.

O pé de Charcot é uma destruição progressiva dos ossos do pé. O arco plantar geralmente desaparece. A deformidade e as protrusões ósseas levam a pontos de pressão em lugares incomuns, propagando o estresse para proeminências ósseas, colocando o pé sob risco de lesões.

A neuropatia sensorial pode ser avaliada pelo teste do monofilamento, o qual, associado ao teste do diapasão, deve ser anual.

Como consequência da neuropatia autônoma, há a disfunção sudomotora e as alterações do fluxo vascular da pele.

A pele seca, com rachaduras ou fissuras, é um problema comum devido à falta de hidratação da pele e ao redirecionamento do fluxo sanguíneo nos vasos microscópicos da pele. Há atrofia das glândulas sudoríparas e dilatação inapropriada e constante das comunicações arteriovenosas plantares (Figura 170.4).

O "pé de Charcot" (neuro-osteoartropatia) é uma entidade clínica relacionada à polineuropatia periférica do diabético. A neuropatia autonômica provoca a perda da regulação das comunicações arteriovenosas com o aumento do fluxo sanguíneo, levando à reabsorção óssea, com decorrente osteopenia e fragilidade do tecido ósseo, que, associadas à perda da sensação dolorosa e ao próprio "trauma" repetitivo da deambulação, pode levar a múltiplas fraturas e deslocamentos (subluxações ou luxações).

Ocorrem deformidades importantes como desabamento do arco plantar, que podem evoluir também para calosidade, ulceração e amputação. O início do processo caracteriza a fase aguda e o final, a fase crônica, mas a amputação pode ocorrer em qualquer período (Figura 170.5).

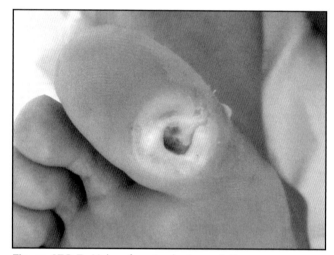

Figura 170.5. Mal perfurante plantar em hálux.

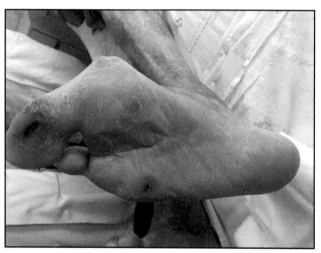

Figura 170.3. Pós-operatório de amputação de segundo, terceiro e quarto pododáctilos do pé direito, evoluindo com desabamento lateral do hálux, joanete e mal perfurante.

O pé de Charcot agudo é caracterizado pela presença dos sinais de inflamação (edema, hiperemia e dor) sem infecção, sendo muito importante esse diagnóstico diferencial. A dor pode não estar presente se houver, concomitantemente, a diminuição acentuada da sensibilidade.

O pé de Charcot crônico é fase avançada da complicação, caracterizada por deformidades osteoarticulares importantes, principalmente do médio pé, com desenvolvimento de calos e úlceras plantares[8].

Os problemas dos pés são frequentes na população como um todo, mas nos diabéticos há grande vulnerabilidade devida às complicações da neuropatia periférica, da doença ar-

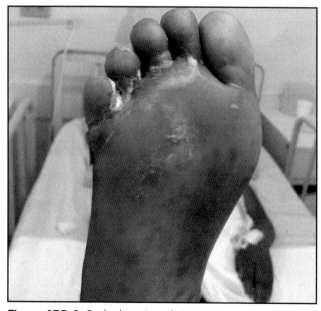

Figura 170.4. Rachaduras interdigitais como porta de entrada de infecção.

Vários esquemas de classificação para estratificação do risco para o pé diabético têm sido propostas[11]

Categoria	Manifestação
0	Ausência ou presença de mínima patologia
1	Pé insensível
2	Pé insensível com deformidade
3	Neuropatia com deformidade associada à úlcera pregressa
4	Insensível ao trauma
5	Infectado
6	Alteração vascular

terial obstrutiva periférica e da infecção. A associação dessa tríade leva a eventos catastróficos finais como gangrena e amputação, senão ao óbito.

Após 20 anos de duração do diabetes, 42% apresentam evidências clínicas de neuropatia periférica. A doença arterial está presente, por ocasião do diagnóstico do diabetes em 8% dos pacientes, evoluindo para 15% após 10 anos e 42% após 20 anos da doença, a morbidade pós-operatória nesses pacientes é alta.

Os índices de complicações locais giram em torno de 18% e os sistêmicos em 36%. A principal preocupação pós-operatória não está no local da cirurgia, mas no controle glicêmico e no tratamento dos problemas clínicos como complicações cardíacas e renais[12,13].

Diversos sistemas de classificação têm sido propostos para o acometimento dos pés em pacientes diabéticos.

O mais utilizado até hoje é a classificação de Wagner, de 1979. Ele classificou as lesões em grau zero, em que a pele está integra, apesar de poder existirem calosidades de lesões cicatrizadas ou deformidades ósseas variadas. No grau 1, há lesão superficial de pele. No grau 2, há ulceração profunda que pode acometer tendão, ligamentos, osso ou articulação.

No grau 3, há lesão mais grave, com abscesso ou osteomielite. Já no grau 4, há uma área com gangrena em parte do pé, com gangrena instalada e com necessidade de amputação maior[14].

Segundo o professor De Luccia, do Grupo Vascular do Hospital das Clínicas da Faculdade de Medicina da Universidade de São Paulo, pode-se dividir os pés diabéticos em dois grupos de acordo com as condições associadas:

Grupo 1: Pacientes sem úlceras ativas mas com as seguintes características:

A – Sem isquemia e sem neuropatia;

B – Sem isquemia, mas com neuropatia;

C – Sem isquemia, mas com neuropatia e com deformidade;

Grupo 2: Pacientes com úlceras ativas ou isquemia ou Charcot instável:

A – Sem infecção;

B – Com infecção;

C – Com osteoartropatia de Charcot, podendo esta ser aguda (C1), crônica com ulceração (C2) ou crônica com instabilidade articular (C3);

D – Com isquemia crítica, sendo com dor ao repouso (D1) ou lesão trófica (D2); nesses casos a lesão pode ser em dedos ou antepé (D2a), calcanhar (D2b) ou em associação de lesões em antepé e calcâneo (D2c) ou todo o pé (D2d)[15].

Infecção

A infecção nos pés é isoladamente a principal causa de internação de pacientes diabéticos, constituindo um sério fator causal de amputação e ameaça à vida deles.

Para seu controle adequado, é necessária a avaliação do paciente (estado geral), da lesão (características) e da infecção (microbiologia).

O paciente diabético pode não valorizar aspectos importantes como dor, rubor, tumor plantar ou dorsal e febre, devido à intensidade diminuída desses sintomas em decorrência da neuropatia periférica.

Sede, aumento da ingestão de líquidos e aumento da necessidade de medicamentos hipoglicemiantes podem sugerir infecção presente, em desenvolvimento ou potencialmente severa. O tempo de aparecimento e o mecanismo causal da lesão são aspectos importantes, pois as lesões agudas tendem a ser superficiais, com a flora patogênica sensível aos antibióticos de usos oral e de caráter benigno.

Fenômeno agudo puntiforme profundo na planta do pé pode causar infecção devastadora, pois ela pode se estabelecer e se desenvolver em compartimentos profundos do pé.

Além da queixa, o exame físico sistêmico e local, independentemente da queixa, é essencial, e a apalpação dos pulsos e a inspeção da lesão plantar crônica com instrumento estéril para a detecção de exposição óssea e o diagnóstico de osteomielite são extremamente necessários.

Com relação ao diagnóstico complementar, a leucocitose e os níveis de glicemia elevados em pacientes previamente bem controlados sugerem infecção. Exames gerais voltados ao estado nutricional e imunológico e à função renal são importantes para orientar a antibioticoterapia.

A radiografia simples detecta infecção de partes moles, quando existe produção de gás, e osteomielite, ressaltando-se que na infecção aguda podem não existir imagens sugestivas da infecção óssea.

A radiografia tem papel importante no diferencial entre osteomielite e osteoartropatia e deve ser o primeiro exame a ser solicitado quando as características levam à suspeita de osteomielite.

A ressonância magnética é hoje um importante instrumento para a detecção de infecção profunda na fase inicial e para o diagnóstico de osteomielite.

A cintilografia óssea tem baixa especificidade devido à captação prejudicada quando existe artropatia. A cintilografia com leucócitos marcados com índio-111 pode diferenciar osteomielite de artropatia.

Devido ao custo, tanto a ressonância quanto a cintilografia devem ser utilizados apenas nos casos de dúvidas nos exames físico e radiográfico.

Os exames de cultura têm valor quando o tecido profundo ou de curetagem da base da lesão é encaminhado para exame sem a contaminação superficial por bactérias que são as mesmas causadoras das infecções profundas. A adequação da antibioticoterapia se faz por meio da cultura, associada ao estabelecimento do perfil dos germes[16].

	Classificação de Wagner
0	Lesão fechada; pode ter deformação ou celulite
1	Úlcera superficial
2	Úlcera profunda, atingindo tendão ou a cápsula articular
3	Úlcera profunda com abscesso, osteomielite e sepse articular
4	Gangrena localizada
5	Gangrena de todo o pé

Classificação da universidade do TEXAS

Estágio	Grau			
	0	1	2	3
A	Lesões completamente epitelizadas pré ou pós-ulcerativas	Ferida não superficial, não envolvendo tendão, cápsula ou osso	Ferida profunda envolvendo tendão ou cápsula	Ferida envolvendo osso ou articulação
B	Infectada	Infectada	Infectada	Infectada
C	Isquêmica	Isquêmica	Isquêmica	Isquêmica
D	Infectada e isquêmica	Infectada e isquêmica	Infectada e isquêmica	Infectada e isquêmica

Classificação P.E.D.I.S.
Perfusão/extensão/*DEPTH* (profundidade) infecção/sensibilidade

Grau/ Classificação	1	2	3
Perfusão	Sem doença arterial	Com doença arterial sem isquemia crítica	Isquemia crítica
	Pulsos palpáveis ITB = 0,9-1,1	ITB < 0,9 OS TA > 50 mmHg	PSTA < 50 mmHg

Métodos de imagem para avaliação do pé diabético

Radiografia simples

O exame do pé por meio de radiografia simples constitui o esteio do diagnóstico após identificação clínica de uma anormalidade do pé, particularmente quando existe uma infecção. A radiografia simples é um exame de baixo custo com informações de extrema importância. Devem-se obter incidências do pé nas três posições padronizadas, incluindo incidência anteroposterior, oblíquas e laterais. Essas podem revelar alterações osteoarticulares do pé de Charcot agudo ou crônico, tais como: rarefação óssea, reabsorção óssea (falange em "taça invertida" ou lápis), fratura, deslocamento, destruição, sequestros ósseos, destruição articular, reação periosteal, neoformação óssea, esclerose e colapso longitudinal do arco médio (pé em "mata borrão").

A tumefação dos tecidos moles, que constitui o sinal mais precoce de infecção, manifesta-se clinicamente, assim como radiologicamente, e não costuma produzir alterações no osso subjacente evidenciada pela radiografia. Entretanto, quando ocorre uma ulceração, com demasiada frequência, há dificuldade na decisão se o osso subjacente foi afetado.

Quando existe osteomielite, as alterações radiológicas consistem em:

- Erosão cortical precoce;
- Lesões invasivas com acometimento do osso esponjoso que estão associadas habitualmente à desmineralização difusa;
- Destruição maciça do osso com acometimento da cortical e da medular;
- Destruição da cápsula articular, resultando em alterações típicas da artrite séptica.

Essas alterações podem ser acompanhadas pela presença de gás nos tecidos moles.

O gás é visualizado como um acúmulo de áreas radiotransparentes muito pequenas que dissecam com frequência ao longo dos planos dos tecidos moles, assim como no subcutâneo e periósteo[8] (Figuras 170.6 e 170.7).

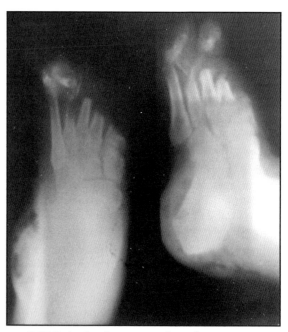

Figura 170.6. Lesões ósseas na radiografia.

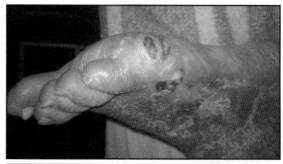

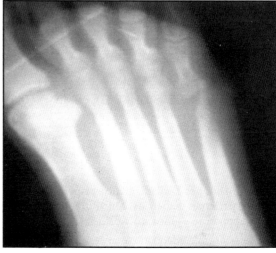

Figura 170.7. Lesão ulcerada em topografia de cabeça de quinto metatarso, com lesão confirmada na radiografia.

Ressonância magnética

A ressonância magnética é, hoje, um importante instrumento para a detecção de imagem de infecção profunda na fase inicial (pequenas coleções sem alteração do sinal ósseo) e para o diagnóstico de osteomielite (medula óssea com hipossinal em T1, hipersinal em T2, realce com contraste: áreas hipodensas de permeio na medula correspondem a pequenas coleções). Na ressonância, as alterações secundárias à artropatia estão presentes nas regiões periarticulares e em geral poupam a medula ao longo do osso.

Cintilografia óssea

As modalidades de cintilografia óssea com gálio ou tecnécio têm baixa especificidade devido à captação prejudicada quando existe artropatia. A cintilografia com leucócitos marcados com índio-111 pode diferenciar osteomielite de artropatia. Esses exames são trabalhosos, caros e demorados, razão da sua utilização limitada.

Exames complementares para o diagnóstico da polineuropatia diabética

O instrumento de avaliação da sensibilidade mais consagrado na detecção da polineuropatia em pacientes diabéticos são os monofilamentos de Semmes-Weinstein de 5.07 ou 10 gramas. A pressão do fio de *nylon* é aplicada perpendicularmente à pele por cerca de 1 segundo, com força suficiente para curvá-lo, e o paciente deve reportar se o sentiu ou não. A não percepção desse monofilamento na região plantar está associada a risco relativo de desenvolvimento de úlceras de duas a dez vezes. A sensibilidade do teste para polineuropatia usando-se como padrão-ouro o estudo da condução nervosa (eletroneuromiografia) é de 57% a 93%, e a especificidade é de 75% a 100%. Não há consenso sobre quais e quantos pontos devem ser testados nem do número de erros de resposta do paciente necessário para definir a presença de neuropatia.

Microbiologia

A maioria dos pés diabéticos é de flora polimicrobiana com envolvimento de cinco a sete espécies diferentes:

- Infecções superficiais (sem uso prévio de antimicrobiano): coccos Gram + aeróbicos (*Staphylococcus aureus*, *Staphylococcus agalactiae*, *Streptococcus pyogenes* e *Staphyloccocus* coagulase negativo);
- Úlceras profundas, cronicamente infectadas e/ou com uso prévio de antimicrobiano: Enterococcus, Enterobacteriaceae, *Pseudomonas aeruginosa* e Anaeróbios;
- Feridas com extensa inflamação local, necrose, purulência ou gangrena + toxicidade sistêmica: Anaeróbios, Estreptococos, Bacteroides spp, Clostridium spp.

Micro-organismos resistentes

O MRSA (*Staphylococcus aureus* resistente à meticilina) é um patógeno comum em pacientes com pé diabético infectado, principalmente naqueles que tiveram infecção prévia por MRSA ou colonização desconhecida, uso prévio de antibioticoterapia ou hospitalização prévia.

Pseudomonas aeruginosa é o principal organismo prevalente em pé diabético infectado em regiões de clima quente. As úlceras maceradas e pés em exposição a ambientes úmidos aumentam o risco de infecção por esse patógeno.

Bacilos Gram-negativos resistentes são mais comuns em pacientes com internação hospitalar prolongada, cateterização prolongada e uso prévio de antibióticos.

Classificações do pé diabético quanto à infecção

Leve (grau 2): infecção local limitada a pele e tecido superficial subcutâneo, com dois ou mais sinais inflamatórios (purulência, eritema, dor, calor ou enduração); essas características de celulite/eritema devem ser menores ou iguais a 2 cm ao redor da úlcera, sem outras complicações locais ou repercussões sistêmicas.

Moderada (grau 3): infecção local com uma ou mais características: celulite maior que 2 cm, extensão para fáscia superficial, abscesso de tecido profundo, gangrena, linfangite, envolvimento de músculo, tendão, articulação ou osso, sem repercussões sistêmicas.

Severa (grau 4): infecção local com repercussão sistêmica.

Princípios do tratamento das úlceras:

- Alívio da pressão e proteção da úlcera;
- Alívio da sobrecarga mecânica – pedra angular nas úlceras com estresse biomecânico aumentado;
- Contato total ou outras técnicas com isolamento da lesão em úlcera plantar;
- Calçado temporário;
- Palmilhas moldadas individualmente e calçados ajustados;
- Rodízio ou rolamento sem peso;
- Limitação para andar e ficar de pé;
- Muletas;
- Restauração da perfusão da pele;
- Procedimentos de revascularização arterial: resultados não diferem da não diabética, mas necessitam, mais frequentemente de procedimentos de revascularização distal (angioplastias ou *bypass* cirúrgicos).

Não há consolidação de que um tratamento farmacológico possa beneficiar adequadamente pacientes.

Deve-se enfatizar a redução de risco cardiovascular (cessar o fumo, tratar hipertensão e dislipidemia, usar ácido acetilsalicílico).

Tratamento da infecção:

- Úlcera superficial com infecção da pele;
- Desbridamento com remoção de todo o tecido necrótico e antibioticoterapia para *Staphylococcus aureus* e *Streptococci*;
- Infecção profunda (perna ameaçada);

- Drenagem cirúrgica imediata (encaminhado à emergência);
- Com remoção de tecidos precariamente vascularizado e necrótico, incluindo ossos infectados;
- Revascularização, se necessário;
- Antibióticos de largo espectro endovenosamente, específicos para micro-organismos aeróbios Gram-positivos e negativos e anaeróbios.

Controle metabólico e tratamento de comorbidades:
- Controle do diabetes otimizado, se necessário com insulina;
- Glicemia menor que 140 mg/dL ou inferior a 8 mmol/L;
- Tratamento do edema e desnutrição.

Em estudo para avaliar o controle glicêmico na prevenção da síndrome do pé diabético, nove *trials* randomizados e controlados envolvendo 10.897 pacientes com diabetes tipo 2 foram incluídos e considerados com o risco moderado de viés.

Comparado com um controle glicêmico intensivo menor, o controle intensivo (hemoglobina glicada A1c6-7,5%) foi associado com um significativo decréscimo no risco de amputação [risco relativo de 0,65; intervalo de confiança de 95%, 0,45-0,94; I(2) = 0%].

O controle intensivo estava associado significativamente com um declínio mais lento do limiar de vibração sensorial (diferença média, -8,27; IC 95%, -9,75 TO-6,79). Não houve diferença em outras neuropatias ou isquemia[6].

Cuidados locais da ferida:
- Inspeção frequente com bisturi;
- Controle do exsudato e manutenção do ambiente úmido;
- Terapia a vácuo em feridas pós-operatórias.

Tratamentos possíveis além dos rotineiros:
- Produtos biológicos ativos (colágeno, fatores de crescimento, tecidos obtidos por bioengenharia) em úlceras neuropáticas;
- Oxigenoterapia hiperbárica;
- Curativos contendo prata ou outros antimicrobianos.

Educação de pacientes:
- Devem ser dadas instruções para cuidados próprios e como reconhecer sinais e sintomas de piora da infecção, febre, mudanças no local da ferida e hiperglicemia.

Calçados adequados

Calçados inadequados são as grandes causas das ulcerações. Deve-se usar calçados adequados dentro e fora de casa e devem ser adaptados ou alterados biomecanicamente para a postura ou deformidade presente, essencial para a prevenção. Pacientes sem perda da sensibilidade protetora podem optar por calçados por escolha própria.

Os calçados não devem ser apertados nem muito largos. Internamente devem ter 1 a 2 cm além dos dedos. A largura interna deve ser igual à largura do pé no local das articulações metatarsofalangeanas e a altura deve ter espaço suficiente para os dedos. O ajuste deve ser feito com o paciente em pé, de preferência no fim do dia. Se o ajuste for muito apertado devido à deformidade do pé ou se houver algum sinal de carga anormal do pé (por exemplo, hiperemia, calos, ulceração), os pacientes devem ser encaminhados para calçado especial (aconselhamento e/ou confecção), incluindo palmilhas ou órteses.

Tratamento da doença

Num paciente de alto risco, pele, calos e unhas devem receber atenção e tratamento regular por especialistas treinados em cuidados dos pés. Se possível, deformidades devem ser tratadas, por exemplo, por órteses, sem cirurgia.

Úlceras do pé

Tratamento ótimo das feridas não compensa se o trauma continua ou se houver isquemia ou infecção. Pacientes com lesões profundas devem ser tratados intensivamente e, dependendo dos recursos do local e da infraestrutura, deve ser hospitalizado.

Manejo do pé diabético infectado

Manejo das feridas:
- Debridamento químico ou cirúrgico do tecido necrótico, limpeza da ferida e alívio de pressão sobre a úlcera;
- Debridamento cirúrgico é requerido para cura de infecções complicadas com abscesso, acometimento extenso de ossos e articulações, crepitações, necrose;
- Uso de câmara hiperbárica, se disponível no serviço.

Manejo mediante culturas – Quando indicar cultura de feridas?
- Em pacientes com baixa evidência clínica de infecção em ferida e infecção leve com baixa evidência de organismo resistente, **não é necessária a coleta** de cultura;
- Indicado em casos moderados a graves de infecção e quando há preocupação com organismos multirresistentes;
- As culturas devem ser realizadas da seguinte forma: aspirado de secreção, curetagem da base da úlcera seguida de desbridamento de tecido necrótico;
- Coleta de tecido profundo: realizar limpeza da ferida com soro fisiológico (SF) 0,9%, coletar material do fundo da úlcera e armazenar em recipiente estéril contendo BHI (*brain heart infusion*);
- Aspirado de secreção: realizar limpeza com SF 0,9% e aspirar com agulha, colocar o material em tubo com meio líquido de cultura (BHI);
- Organismos com culturas coletadas mediante *swab* não são confiáveis para avaliação do patógeno responsável pela infecção de ferida profunda, o exame, portanto, é contraindicado;
- Em casos de osteomielite, a biópsia óssea é indicada.

Recomendações de Antibioticoterapia em Pé Diabético segundo a Comissão de Controle de Infecção Hospitalar do Hospital Santa Marcelina – 2017:

- Preferencialmente realizar coleta de culturas antes da introdução da antibioticoterapia
- Úlcera profunda: acometimento de ossos, articulações, abscessos profundos, fáscia e tendões[17-20] (Figuras 170.8 a 170.10).

Classificação da ferida	Origem do paciente	Terapia antimicrobiana empírica sugerida para função renal normal	Tempo mínimo de tratamento (a critério clínico)
Leve (úlcera superficial e recente < 4 sem)	Ambulatorial	1ª opção: clindamicina 600 mg 6/6h 2ª opção: cefalexina 1g 6/6h Alternativas: – Levofloxacino 500 mg/dia – Amoxicilina-clavulanato 500 mg 8/8h	1 a 2 semanas
Moderada (úlcera profunda ou crônica, sem sepse)	Comunitária	1ª opção: 1g 12/12h + clindamicina 600 mg 6/6h 2ª opção: amoxicilina-sulbactam	2 a 3 semanas
	Relacionada ao serviço de saúde (diálise, institucionalizado, home care, quimioterapia, internação recente nos últimos 3 meses)	1ª opção: piperacilina +tazobactam 4,5 mg 6/6h + vancomicina 1g 12/12h 2ª opção: cefepima 2g 8/8h + vancomicina 1g 12/12h + metronidazol 500 mg 6/6h	2 a 3 semanas
Moderada (com sepse ou pé isquêmico)	Comunitária – uso de antibiótico prévio nos últimos 3 meses	Piperacilina + tazobactam 4,5 mg 6/6h	2 a 3 semanas
	Relacionada ao serviço de saúde	Piperacilina + tazobactam 4,5 mg 6/6h + vancomicina 1g 12/12h	
Classificação da ferida	Origem do paciente	Terapia antimicrobiana empírica sugerida para função renal normal	Tempo mínimo de tratamento (a critério clínico)
Grave com instabilidade hemodinâmica, choque séptico	Comunitária – com uso de antibiótico prévio nos últimos 3 meses	Vancomicina 1g 12/12h + meropenem 1g 8/8h	2-3 semanas
	Relacionada ao serviço de saúde	Vancomicina 1g 12/12h + meropenem 1g 8/8h ± amicacina 7,5 mg/kg 1x ao dia	2-3 semanas

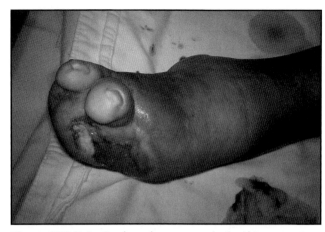

Figura 170.8. Lesão ulcerada com granulação e hiperqueratose em borda lateral.

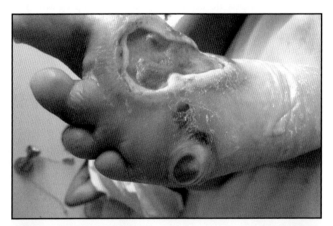

Figura 170.9. Mal perfurante plantar em raio medial e raio lateral com granulação central, mas com espessa hiperqueratose em bordas.

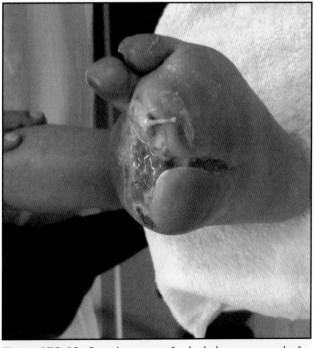

Figura 170.10. Coto de amputação de dedos com granulação, mas com saída de secreção purulenta.

A diferença no custo dos cuidados e mortalidade entre pacientes no protocolo de salvamento de membro associado à oxigenoterapia hiperbárica *versus* amputação primária de membro é assombrosa. Eggert *et al.* concluíram que um programa agressivo de salvamento de membro que inclui oxigenoterapia hiperbárica é custo-efetivo.

Em 106 pacientes selecionados para o protocolo de salvamento de membro para Wagner 3 ou 2, com úlcera em pé diabético com tratamento coadjuvante com oxigenoterapia hiperbárica, 96 completaram o tratamento e tiveram um custo de US$ 33.100,88 dos 96 (91,7%) pacientes mantiveram o membro intacto em um ano. Trinta e quatro dos 96 pacientes (35%) morreram durante o acompanhamento.

Um segundo grupo com 53 pacientes teve amputação primária do membro e custo de US$ 66.300 a 73.000; 25 dos 53 pacientes (47,2%) morreram[21].

Diversos tipos de curativos podem se empregados nas úlceras de pés diabéticos, incluindo somente biofilme até a utilização de larvas. Atualmente o curativo a vácuo é uma alternativa (Figuras 170.11 e 170.12).

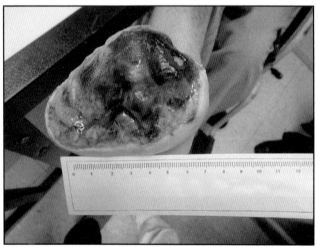

Figura 170.11. Amputação transmetatársica de pé direito por infecção e gangrena.

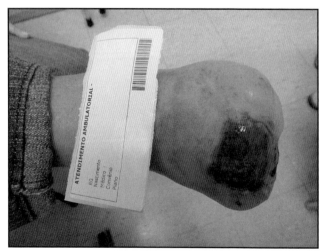

Figura 170.12. Evolução após amputação.

Prevenção do pé diabético: recomendações e evidências:

1. Pacientes com diabetes devem ser submetidos a inspeções anuais por médicos especializados em pé, ou prestadores de prática avançada com formação em cuidados com os pés (grau 1C);
2. O exame dos pés deve incluir o teste de neuropatia periférica usando o teste de Semmes-Weinstein (grau 1B);
3. Deve haver educação dos pacientes e de suas famílias sobre cuidados com os pés preventivo (grau 1C);
4. Deve ser usado de calçado personalizado por pacientes diabéticos de alto risco, incluindo aqueles com significativa neuropatia, deformidades nos pés ou amputação prévia (grau 1B);
5. Deve-se realizar controle adequado da glicemia (hemoglobina A1c)[22].

Uma classificação recente foi realizada em 2014 comparando o estudo das categorias de pé diabético com a característica da úlcera, isquemia e infecção do pé (Classificação WIFI).

A SVS (*Society for Vascular Surgery*) WIFI foi baseada em três fatores de risco: extensão da úlcera, grau de isquemia e extensão da infecção do pé. Todos os três fatores são graduados individualmente em escala de 0 a 3. Após o paciente ter sido graduado em cada uma das três categorias, os graus são combinados para criar um escore WIFI específico. Cada WIFI prediz o risco de amputação de membro em um ano e em análise separa os que irão se beneficiar com a revascularização.

Referências bibliográficas

1. International Consensus on the Diabetic Foot by the International Working Group on the Diabetic Foot. May 1999 Amsterdam; Netherrlands.
2. Peter-Riesch B. The Diabetic Foot: The Never-Ending Challenge. Endocr Dev. 2016;31:108-34.
3. Ali R, Farooq U, Jalal-ud-din M, Jadoon RJ, Alam MA, Qureshi A, et al. Are we telling the diabetic patients adequately about foot care? J Ayub Med Coll Abbottabad. 2016;28(1):161-3.
4. Fernando ME, Seneviratne RM, Tan YM, Lazzarini PA, Sangla KS, Cunningham M, et al. Intensive versus conventional glycaemic control for treating diabetic foot ulcers. Cochrane Database Syst Rev. 2016;(1):CD010764.
5. El-Tawdy AH, Ibrahim EA, Abdallah ES, Al Sakhawy EM, Morsy TA. Maggot Debridement Therapy (MDT): it is safe and economic for treating a diabetic foot ulcer. J Egypt Soc Parasitol. 2016;46(1):223-34.
6. Hasan R, Firwana B, Elraiyah T, Domecq JP, Prutsky G, Nabhan M, et al. A systematic review and meta-analysis of glycemic control for the prevention of diabetic foot syndrome. J Vasc Surg. 2016;63(2 Suppl):22S-28S.e1-2.
7. Dyck PJ. Detection, characterization, and staging of polyneuropathy: assessed in diabetics. Muscle Nerve. 1988;11(1):21-32.
8. Bowker JH, Pfeifer MA, editors. Levin and O'Neal's – The Diabetic Foot. 6th ed. St Louis: Mosby; 2002.
9. Robinson LR, Stolov WC, Rubner DE, Wahl PW, Leonetti DL, Fujimoto WY. Height is an independent risk factor for neuropathy in diabetic men. Diabetes Res Clin Pract. 1992;16(2):97-102.
10. Sosenko JM, Gadia MT, Fournier AM, O'Connell MT, Aguiar MC, Skyler JS. Body stature as a risk factor for diabetic sensory neuropathy. Am J Med. 1986;80(6):1031-4.
11. Armstrong DG, Lavery LA, Harkless LB. Treatment-based classification system for assessment and care of diabetic feet. J Am Podiatr Med Assoc. 1996;86(7):311-6.

12. O'Brian IAD, Corrall RJM. Epidemiology of diabetes and its complications. N Engl J Med. 1988;318:1619-20.
13. Palumbo PJ, Melton LJ III: Peripheral Vascular Disease and Diabetes, In Diabetes in América. Diabetes Data Compiled In 1984. National Institutes of Heakth Publ 85: 1468 Washington DC 1985
14. Wagner FW. A Classification and Treatment Program for Diabetic, Neuropathic, and Dysvascular Foot Problems. A Instructional Course Lecture 1979; V XXVIII.
15. De Luccia N. Classificação das lesões diabéticas e acomodação do pé diabético. In De Luccia N. Amputação e reconstrução na doença vascular e no pé diabético. Rio de Janeiro: Revinter; 2006. p. 83-96.
16. Caiafa JS, Castro AA, Fidelis C, Santos VP, Silva ES, Sitrângulo Jr. CJ. Atenção integral ao portador de pé diabético. J Vasc Bras. 2011;10(4 Supl 2).
17. ISDA Guideline 2012 para Diagnóstico e Tratamento de Pé Diabético.
18. Lipsky BA, Berendt AR, Deery HG, Embil JM, Joseph WS, Karchmer AW, et al.; Infectious Diseases Society of America. Diagnosis and treatment of diabetic foot infections. Clin Infect Dis. 2004;39(7):885-910.
19. Karchmer AW, Gibbons GW. Foot infections in diabetes: evaluation and management. Curr Clin Top Infect Dis. 1994;14:1-22.
20. Wheat LJ, Allen SD, Henry M, Kernek CB, Siders JA, Kuebler T, et al. Diabetic foot infections. Bacteriologic analysis. Arch Intern Med. 1986;146(10):1935-40.
21. Eggert JV, Worth ER, Van Gils CC. Cost and mortality data of a regional limb salvage and hyperbaric medicine program for Wagner Grade 3 or 4 diabetic foot ulcers. Undersea Hyperb Med. 2016;43(1):1-8.
22. Journal of Vascular Surgery 4S Hingorani et al February Supplment 2016

SEÇÃO XVII

URGÊNCIAS E EMERGÊNCIAS EM TOXICOLOGIA

Coordenadores
Sérgio Graff
Lília Ribeiro Guerra

AVALIAÇÃO INICIAL DO PACIENTE VÍTIMA DE INTOXICAÇÃO EXÓGENA

Sérgio Graff

Introdução

Intoxicação, por definição, é a ocorrência de efeitos nocivos, resultantes da exposição a uma substância química ou a um agente físico ou biológico.

Os efeitos tóxicos das substâncias químicas, de plantas e de animais peçonhentos, são conhecidos do homem há muitos anos. Papiros e escritas nas tumbas de faraós do antigo Egito tratavam dos efeitos causados pela exposição a essas substâncias. Cleópatra, rainha do Egito entre os anos 69 e 30 a.C, utilizou, segundo esses papiros, estricnina para envenenar prisioneiros e teria se suicidado utilizando para isso uma cobra venenosa. Muito antes, Homero, em seus clássicos *A Ilíada* e *A Odisseia* (850 a.C.) citava o uso de flechas envenenadas, denominadas *toxikon*, e o filósofo Sócrates (470 a 399 a.C.) foi condenado à morte com a ingestão da planta *hemlock* (cicuta), cujo princípio ativo é um alcaloide similar à nicotina, denominado conina.

Os efeitos tóxicos das substâncias sempre estiveram ligados em toda a história da humanidade ao desenvolvimento de armas químicas para matar os inimigos.

A partir do século XV, a toxicologia avança no estudo desses efeitos, primeiramente com Paracelsus (Philippus Aureolus Theophrastus Bombastus von Hohenheim, 1493 a 1541). Paracelsus identificou que substâncias químicas específicas eram realmente responsáveis pela toxicidade das plantas e animais. Relatou ainda que a resposta dos organismos a essas substâncias dependia da dose recebida e acabou sendo o responsável pela célebre frase: "Todas as substâncias são venenos e não existe nenhuma que não seja. O que diferencia o medicamento de um veneno é a dose".

Mais tarde, nos anos de 1800, um médico legista espanhol, naturalizado francês (Mathieu Joseph Bonaventure Orfila – 1787-1853), foi o primeiro a demonstrar os efeitos dos toxicantes sobre órgãos específicos por meio de autópsias e a criar a "teoria do órgão-alvo"; por isso, é considerado até os dias atuais como o fundador da Toxicologia Moderna.

A partir dessa época, a toxicologia não parou mais de evoluir. Se por um lado o homem criava substâncias tóxicas para serem utilizadas como armas de guerra ou mesmo para melhorar a produtividade agrícola ou ainda para curar doenças, por outro lado o conhecimento de seu mecanismo de ação tóxica e possíveis intervenções em casos de superdosagens também evoluía com o passar dos anos.

O desenvolvimento de análises toxicológicas capazes de detectar pequenas doses ou metabólitos, aliadas ao laboratório de análises clínicas e patologia capazes de perceber alterações enzimáticas e hormonais ou lesões em órgãos, fez com que o diagnóstico fosse cada vez mais precoce e o sucesso no tratamento cada vez maior.

A constante necessidade em capacitar profissionais para o atendimento a pacientes intoxicados fez com que recentemente, em 21 de dezembro de 2012, fosse publicada, no *Diário Oficial da União*, a Resolução nº 2.005, de 9 de novembro de 2012, que reconhece a Toxicologia Médica como Área de Atuação Médica para especialistas em Clínica Médica, Pediatria e Terapia Intensiva.

As exposições a substâncias potencialmente tóxicas são extremamente frequentes tanto em adultos quanto em crianças em todo o mundo. A maior parte dessas exposições, entretanto, resulta em nenhum sintoma ou apenas em sinais e sintomas leves, geralmente autolimitados e que requerem apenas um tratamento domiciliar ou ambulatorial.

O diagnóstico de uma intoxicação aguda pode ser uma tarefa bastante fácil, quando o paciente chega ao serviço após a ingestão de uma superdosagem de um medicamento conhecido ou de um produto químico também conhecido, ou extremamente difícil, quando não existem indícios de exposição tóxica.

Mesmo nos casos em que não haja histórico de exposição a substâncias químicas, deverá se suspeitar de intoxicação quando paciente estiver apresentando sinais ou sintomas de:

- Depressão do sistema nervoso central (SNC) com ou sem coma;
- Arritmias cardíacas ou outros distúrbios em paciente jovem que nunca apresentou qualquer antecedente cardíaco;

- Edema pulmonar;
- Crises convulsivas;
- Hipotensão severa ou choque;
- Acidose metabólica;
- Hipoglicemia severa;
- Alterações comportamentais, agitação, alucinações em paciente sem antecedentes psiquiátricos.

A anamnese detalhada com o paciente, seus familiares e acompanhantes é fundamental para o diagnóstico adequado.

Algumas premissas, entretanto, devem ser levadas em conta para evitar um diagnóstico apressado e errôneo. A primeira é que "sem exposição não há intoxicação" e a segunda é que "exposições a baixas doses podem não resultar em intoxicação".

Um exemplo clássico é um pintor que apresente um quadro de "cefaleia, vômitos e diarreia". Embora a inalação de solventes possa produzir esse quadro, não podemos nos esquecer de que inúmeras patologias também podem e que, portanto, todas as possibilidades devem ser investigadas, e o fato de o paciente ser pintor não confirma ou dá um nexo causal aos sintomas apresentados.

As intoxicações agudas em nosso meio dão-se principalmente devido a tentativas de suicídio e acidentes circunstanciais (ocupacionais ou no lar). Envolvem, sobretudo, medicamentos, pesticidas e produtos químicos de uso domiciliar.

As possibilidades de exposição às substâncias químicas, incluindo medicamentos e drogas de abuso são inúmeras, e os quadros clínicos são bastante diferentes, entretanto algumas exposições produzem sintomas comuns.

Se realmente pela história clínica não pudermos obter alguma "pista", o exame clínico poderá nos permitir tecer hipóteses diagnósticas baseadas em "síndromes toxicológicas ou síndromes tóxicas".

Síndromes tóxicas

Algumas intoxicações por substâncias químicas apresentam sinais e sintomas comuns, o que permite que sejam agrupadas didaticamente em "síndromes", facilitando a identificação de possíveis agentes causais. Mokhlesi descreve 13 grupos de sinais e sintomas, caracterizados como síndromes tóxicas que estão listadas abaixo:

1) **Síndrome anticolinérgica:** Compreende sinais como midríase, visão turva, febre, pele seca, diminuição do peristaltismo intestinal (íleo), retenção urinária, taquicardia, hipertensão, agitação psicomotora, psicose, coma, convulsões e mioclonias. Pode ocorrer nas intoxicações por anti-histamínicos, atropina, baclofeno, benzotropina, antidepressivos tricíclicos, fenotiazínicos, propantelina, escopolamina e triexifenidil (Artane);

2) **Síndrome colinérgica:** O paciente pode apresentar sialorreia, lacrimejamento, incontinência urinária, diarreia, cólicas, vômitos, fraqueza muscular, aumento da secreção brônquica, bradicardia e miose. Comum nas intoxicações por pesticidas inibidores das colinesterases, como carbamatos e organofosforados, e nas superdosagens por fisostigmina e pilocarpina;

3) **Síndrome beta-adrenérgica:** Caracteriza-se pela presença de taquicardia, hipertensão e tremores, presentes nas superdosagens de albuterol, cafeína, terbutalina e teofilina;

4) **Síndrome alfa-adrenérgica:** O paciente pode apresentar sinais como hipertensão, bradicardia e midríase, e pode ocorrer nas exposições a doses elevadas de fenilpropanolamina e fenilefrina;

5) **Síndrome beta e alfa-adrenérgica:** Algumas substâncias podem atuar nos dois receptores, produzindo uma miscelânea dos sinais descritos em 3 e 4, tais como hipertensão, taquicardia, midríase e ressecamento de mucosas. As principais substâncias incluem as anfetaminas, cocaína, efedrina, fenciclidina e pseudoefedrina;

6) **Síndrome sedativo-hipnótica:** Inclui sinais como sonolência variável e coma, confusão mental, fala "pastosa", distúrbios respiratórios com apneia. Vários agentes depressores do SNC como anticonvulsivantes, antipsicóticos, barbitúricos, benzodiazepínicos, etanol e opiáceos podem ser os responsáveis;

7) **Síndrome alucinógena:** Apresenta alucinações, psicoses, pânico, febre, midríase, hipertermia e sinestesias que podem ser causados por intoxicações por anfetaminas, maconha, cocaína, ácido lisérgico (LSD) e fenciclidina (pode apresentar miose);

8) **Síndrome extrapiramidal:** Paciente apresentando rigidez generalizada e tremores, opistótono, trismo, hiper-reflexia e coreoatetose. Geralmente causada por haloperidol, fenotiazínicos, risperidona, metoclopramida;

9) **Síndrome narcótica:** Inclui alteração mental, respiração lenta, miose, bradicardia, hipotensão, hipotermia, diminuição do peristaltismo intestinal e é mais frequente nas intoxicações por opiáceos e opioides, dextrometorfano e propoxifeno;

10) **Síndrome da serotonina:** Caracterizada por irritabilidade, hiper-reflexia, diarreia, sudorese, hiperemia, febre, trismo, tremores e mioclonias. Os principais agentes envolvidos incluem fluoxetina, meperidina, paroxetina, sertralina, trazodona e clomipramina;

11) **Síndrome epileptogênica:** O paciente pode apresentar hipertermia, hiper-reflexia, tremores, convulsões. Geralmente associada a intoxicações por estricnina, nicotina, organoclorados, lidocaína, cocaína, xantinas, isoniazida, hidrocarbonetos clorados, anticolinérgicos, cânfora, fenciclidina;

12) **Síndrome por solventes:** Caracteriza-se por letargia, confusão, cefaleia, inquietação, incoordenação e despersonalização. Os agentes envolvidos são principalmente hidrocarbonetos, acetona, tolueno, naftaleno, tricloroetano, hidrocarbonetos clorados;

13) **Síndrome da desacoplação da fosforilação oxidativa:** Apresenta sinais como hipertermia, taquicardia e acidose metabólica. Mais frequente nas intoxicações por fosfeto de alumínio (fosfina), salicilatos, 2,4-di-

clorofenol, dinitrofenol, glifosato, fósforo, pentaclorofenol, fosfato de zinco.

Abordagem inicial do paciente intoxicado

A abordagem inicial do paciente intoxicado não é muito diferente daquela feita em um paciente grave com qualquer outra patologia.

A obtenção de dados da história clínica pode ser mais difícil nos casos de tentativa de suicídio ou naqueles em que o paciente foi encontrado desacordado e levado ao hospital.

O tratamento do paciente gravemente intoxicado inclui as seguintes etapas:

- Realizar avaliação inicial (ABCD da reanimação);
- Diminuir a absorção do toxicante;
- Administrar antagonistas e antídotos;
- Realizar medidas de suporte e correção de distúrbios associados;
- Aumentar a excreção do toxicante.

Prevenção da absorção do toxicante

A descontaminação gastrointestinal é uma das etapas do tratamento das intoxicações agudas causadas por exposição oral. Tem por objetivo evitar ou diminuir a absorção do agente tóxico ingerido, diminuir sua concentração no sangue e reduzir a gravidade da intoxicação.

Vários procedimentos são propostos, incluindo lavagem gástrica, êmese induzida por xarope de ipeca, administração de carvão ativado, catárticos e irrigação intestinal.

Em 1997, a Associação Americana de Centros de Toxicologia (AAPCT) e a Associação Europeia dos Centros de Toxicologia (EAPCCT) publicaram recomendações para a indicação dos métodos de descontaminação gastrointestinal, estabelecendo que não devem ser utilizados rotineiramente no tratamento, uma vez que não há evidências comprovando que sua utilização melhore a evolução clínica nas intoxicações. Os critérios são baseados na gravidade da intoxicação, tempo decorrido da ingestão e nos riscos dos métodos utilizados na descontaminação, entre eles:

- Risco potencial causado pela ingestão do agente tóxico;
- Possibilidade de remoção significativa do agente tóxico;
- Avaliação dos riscos inerentes aos procedimentos em relação ao possível benefício determinado pela remoção do agente tóxico.

Lavagem gástrica

A lavagem gástrica somente deve ser considerada em pacientes que tenham ingerido quantidade significativa de um agente tóxico, que determine importante toxicidade sistêmica ou risco de vida e quando o procedimento possa ser iniciada até 1 hora após a ingestão.

A técnica consiste na passagem de uma sonda orogástrica de grande calibre, seguida de administração e aspiração sequencial de pequeno volume de soro fisiológico (SF), com o objetivo de remover a substância tóxica presente no estômago.

A entubação endotraqueal, quando necessária, deve ser estabelecida para proteção de vias aéreas em pacientes com depressão neurológica. O paciente deve ser mantido em decúbito lateral esquerdo e a infusão deve respeitar a capacidade gástrica do paciente. Em adultos, administram-se 250 mL por vez e, em crianças, de 5 a 10 mL por quilograma de peso, utilizando-se um volume total apropriado conforme a idade, ou seja:

- Recém-nascidos: 500 mL;
- Lactentes: 2 a 3 litros;
- Escolares: 4 a 5 litros;
- Adultos: 6 a 8 litros.

As complicações mais frequentes são a broncoaspiração, entubação endotraqueal inadvertida, laringoespasmo, efeitos cardiorrespiratórios, trauma de mucosa esofagogástrica e alterações hidroeletrolíticas.

Êmese

O xarope de ipeca a 7% foi utilizado para a indução de vômitos. Em estudos experimentais, a quantidade de marcadores removidos pela utilização do xarope de ipeca foi muito variável e diminuiu conforme o tempo. Não há evidências em estudos clínicos de que a indução de êmese por meio da ipeca melhore a evolução de pacientes intoxicados. A utilização de ipeca pode retardar a administração de carvão ativado e diminuir a eficácia de antídotos orais. A sua utilização rotineira não deve ser recomendada como tratamento das intoxicações e atualmente está praticamente em desuso. O uso de xarope de ipeca pode ser considerado apenas em pacientes conscientes e alertas, que ingeriram quantidade potencialmente tóxica de uma substância, que não irá promover depressão neurológica rapidamente e quando sua administração puder ser realizada até 1 hora após a ingestão do agente tóxico. As complicações mais frequentes são: diarreia, letargia, sonolência e persistência dos vômitos por um período maior que 1 hora. Complicações mais graves são muito raras e incluem: pneumonia aspirativa, síndrome de Mallory-Weiss e pneumomediastino.

Carvão ativado

O carvão ativado adsorve substâncias presentes no trato gastrointestinal por contato direto, formando um complexo e diminuindo a absorção do agente tóxico, reduzindo ou prevenindo sua toxicidade sistêmica. A administração de carvão ativado deve ser considerada em pacientes que ingeriram quantidade potencialmente tóxica de uma substância, que seja bem adsorvida pelo carvão ativado e preferencialmente, até 1 hora após a exposição. Estudos em voluntários demonstraram que a eficácia do carvão ativado diminui conforme o tempo decorrido da ingestão e o maior benefício para o tratamento do paciente intoxicado ocorre com sua utilização na primeira hora após a exposição. O uso de carvão ativado em dose múltipla para diálise intestinal consiste em medida de eliminação e poderá ser utilizado nas intoxicações por agentes que apresentem circulação entero-hepática e por medicamentos de liberação prolongada, por exemplo, fenobarbital e teofilina em apresentação "Retard". A dose ótima de carvão ativado é desconhecida, porque é muito variável conforme o agente tóxico ingerido. A dose geralmente recomendada é de 1 grama por quilograma de peso em crianças e doses variando de 50 a 100 gramas para adolescentes e adultos, administrada pela via oral ou através de sonda nasogástrica. Administrar em suspensão líquida na proporção de 1:4 ou 1:8, em água, SF ou soro glicosado para crianças. Na indicação de múltiplas doses de carvão ativado, a mesma dose pode ser repetida a cada 4 horas nas primeiras 12 horas após a exposição, ou até 48 horas, conforme as manifestações clínicas e características do agente tóxico. As contraindicações para o uso de carvão ativado incluem substâncias com alto risco de aspiração brônquica como os derivados de petróleo, agentes corrosivos e pacientes com risco de sangramento ou perfuração devido a lesões de mucosa ou cirurgia recente. Algumas substâncias não são adsorvidas pelo carvão ativado, tais como ácidos, álcalis, álcoois e metais, incluindo lítio e ferro. Os efeitos adversos mais comuns são vômitos e constipação intestinal. As complicações mais frequentemente descritas são: a aspiração brônquica de carvão ativado em pacientes sem proteção de vias aéreas e a obstrução intestinal.

Catárticos (laxantes)

A administração de laxantes não representa nenhum papel específico no tratamento das intoxicações ou na descontaminação gastrointestinal e somente é recomendada no intuito de diminuir possíveis efeitos adversos provocados pelo carvão ativado. Quando o carvão ativado é mantido por mais de 12 horas, recomenda-se a associação de laxantes para evitar constipação intestinal (sulfato de sódio ou magnésio 250 mg/kg de peso em crianças ou 15 a 20g em adultos, uma ou duas vezes por dia, conforme o trânsito intestinal).

Indicação de terapia intensiva

De forma geral, poderíamos dizer que nem toda exposição a substâncias químicas necessitará de tratamento intensivo, mas aquelas que necessitarem somente terão um desfecho favorável se medidas adequadas forem instituídas de forma rápida e criteriosa. Os critérios para indicação de internação em terapia intensiva têm sido bastante discutidos, sobretudo para exposições a substâncias tóxicas. Em um trabalho retrospectivo (Brett *apud* Mokhlesi, 2003), foram identificados oito fatores de risco clínico que podem predizer se há necessidade de intervenção em terapia intensiva. São eles:

1) PaCO maior que 45 mmHg;
2) Necessidade de entubação endotraqueal;
3) Convulsões induzidas por toxicante;
4) Arritmias cardíacas;
5) Intervalo QRS com duração igual 0,12s;
6) Pressão sistólica menor que 80 mmHg;
7) Bloqueio atrioventricular de segundo e terceiro grau; e
8) Falta de resposta ao estímulo verbal.

As conclusões desse estudo sugerem que, se um paciente intoxicado não apresentar nenhuma das oito características, nenhuma intervenção em terapia intensiva como entubação orotraqueal, vasopressores ou antiarrítmicos, diálise ou hemoperfusão é necessária. Além dessas, outras indicações para admissão em unidade de terapia intensiva (UTI) incluem (Kulling *apud* Mokhlesi, 2003):

- Glasgow menor que 12;
- Necessidade de diálise ou hemoperfusão;
- Acidose metabólica progressiva;
- Superdosagem de antidepressivo tricíclico ou fenotiazina com sinais de toxicidade cardíaca;
- Hiperpotassemia severa;
- Alteração na temperatura corpórea; e
- Necessidade de infusão contínua de naloxona são também motivos para admitir um paciente na unidade de terapia intensiva (UTI).

Principais toxicantes e seus antídotos

Existem poucos antídotos disponíveis e, para a maioria das exposições tóxicas a substâncias, o tratamento será baseado apenas nas medidas gerais e tratamento de manutenção.

A Tabela 171.1 lista os antídotos, suas indicações e mecanismos de ação para as intoxicações que mais frequentemente podem necessitar de UTI em nosso meio.

Tabela 171.1. Principais antitoxicantes

Droga/Fármaco	Antídoto
Acetaminofeno/Paracetamol	N-acetilcisteína (Fluimucil)
Ácido fluorídrico (HF)	Gluconato de cálcio, cloreto de cálcio
Agonistas alfa (por exemplo, clonidina), opioides (por exemplo, codeína, difenoxilato, fentanila, heroína, meperidina, propoxifeno e morfina)	Naloxona
Anticolinérgicos, difenidramina, dimenidrinato	Fisostigmina
Anticolinesterásicos (inibidores das colinesterases)	Atropina e pralidoxima (exceto para carbamatos → somente atropina)
Anticongelantes (etilenoglicol)	Fomepizole (difícil de encontrar no Brasil), etanol
Antidepressivos tricíclicos, salicilatos	Bicarbonato de sódio
Arsênio, cobre, chumbo, mercúrio	D-penicilamina (Cuprimine)
Benzodiazepínicos	Flumazenil
Betabloqueadores, hipoglicemiantes	Epinefrina glucagon
Bloqueadores de canal de cálcio	Cloreto de cálcio, glucagon
Chumbo	EDTA, dimercaprol, succimer
Cianeto	Nitrito de amila, nitrito de sódio, tiossulfato de sódio
Digoxina	Digibind ou Digoxina Imune Fab
Etilenoglicol	Tiamina
Ferro	Deferoxamina
Heparina	Sulfato de protamina
Heroína e outros opiáceos e opioides	Naloxona (Narcan)
Metanol	Etanol
Potássio	Insulina glucose + kayexalate
Raticidas cumarínicos	Vitamina K 1

Lembre-se de que, antes de administrar um antídoto, se deve ter certeza de que:

- A toxicologia da substância química é conhecida;
- Há evidências suficientes de que se trata de uma intoxicação e que o agente é conhecido;
- A introdução do antídoto com certeza será favorável à evolução do paciente.

Dart et al. recomenda que serviços que atendam emergências devam ter em estoque, pelo menos, os seguintes antídotos: N-acetilcisteína, atropina, soro antiofídico, gluconato e cloreto de cálcio, kit para cianeto, deferoxamine, fragmento FAB – antidigoxina, dimercaprol, etanol, glucagon, azul de metileno, naloxona, pralidoxima, fisostigmina e bicarbonato de sódio.

Aumento da eliminação do toxicante já absorvido

Diurese forçada (com diuréticos)

Técnica adotada no passado para forçar a eliminação de substâncias excretadas através dos rins, como o fenobarbital. Tal técnica tem sido abandonada, devido à falta de estudos científicos que suportem sua eficácia e segurança aos riscos de produzir alterações hidroeletrolíticas graves.

Manipulação do pH urinário

A manipulação do pH urinário pode ser utilizada terapeuticamente para aumentar a eliminação renal de algumas substâncias. A característica ácida das substâncias é dada pelo logaritmo da constante de dissociação ácida (pKa). Assim, substâncias que apresentem pKa ácido tendem a ser melhor excretadas em meio alcalino, e aquelas com pKa mais alcalino são melhor excretadas quando a urina tem pH mais ácido. Os limites do pH urinários para essa condição são estabelecidos entre 4,5 e 7,5.

A alcalinização urinária é mais frequentemente utilizada para a eliminação de salicilatos, fenobarbital e dapsona. Para tanto, utiliza-se a infusão endovenosa de bicarbonato de sódio (1 a 2 mEq/kg por 3 ou 4 horas, até atingir pH urinário entre 7 e 8, repetindo se necessário).

A acidificação urinária (pH menor que 5,5) permite aumentar a excreção renal de algumas bases fracas não polares com valores de pKa entre 6 e 12. Pode ser útil para aumentar a excreção de anfetaminas, por exemplo. Utilizam-se para acidificar a urina cloreto de amônia ou hidrocloreto de arginina, ou ainda ácido ascórbico (vitamina C).

Entretanto, pelo fato de a acidificação urinária aumentar os danos tubulares renais causados pela mioglobinúria, essa técnica quase não é utilizada.

Doses múltiplas de carvão ativado

A administração de carvão ativado em doses múltiplas (como visto anteriormente) pode ser também uma medida na ampliação da eliminação de substâncias, pois interrompe a circulação entero-hepática; a isso se denominada de diálise gastrointestinal. É útil para medicamentos com circulação entero-hepática, como o fenobarbital.

Remoção extracorpórea de toxicantes

Hemodiálise

A hemodiálise é o principal método de remoção extracorpórea de substâncias. Para que seja eficaz, entretanto, o toxicante deve apresentar algumas características como ter baixo peso molecular (menor que 500d), ser hidrossolúvel, ter baixa ligação à proteína plasmática (menor que 70% a 80%) e ter baixo volume de distribuição (menor que 1L/kg). Intoxicações graves em que a hemodiálise pode ser muito útil incluem metanol, etilenoglicol, ácido bórico, salicilatos e lítio (Mokleshi, 2003).

Hemoperfusão

A principal diferença entre esse processo e o anteriormente citado está relacionada ao tipo de filtro, no qual o sangue entra em contato direto com um sistema adsorvente (cartucho de carvão ativado). Suas vantagens incluem a eficácia na retirada de substâncias pouco hidrossolúveis, com alto peso molecular e fortemente ligadas a proteína plasmática, pois depende muito mais da capacidade de o adsorvente ligar-se ao toxicante do que das características da substância.

Bibliografia recomendada

Dart RC, Goldfrank LR, Chyka PA. Combined. Evidence-Based Literature Analysis and Consensus Guidelines for Stocking of Emergency Antidote in the United States. Ann Emerg Med. 2000;36(2):126-32.

Flomenbaum NE. Goldfrank's toxicologic emergencies. 8th ed. New York: Mc Graw-Hill; 2006.

Graff S. Intoxicações exógenas. In: Programa de Atualização em Medicina de Urgência (PROURGEN). Sociedade Brasileira de Clínica Médica (Org.). Sistema de Educação Médica Continuada a Distância. Porto Alegre: Artmed/Panamericana; 2008. p. 89-135.

Graff S. Intoxicações exógenas. In: Programa de Atualização em Medicina de Urgência (PROURGEN). Sociedade Brasileira de Clínica Médica (Org.). Sistema de Educação Médica Continuada à Distância. Porto Alegre: Artmed/Panamericana; 2008. p. 89-135.

Graff S. Noções de toxicologia clínica. In: Prado C, Ramos J, Valle R, editores. Atualização terapêutica 2007. São Paulo: Artes Médicas; 2007. p. 355-60.

Lopes AC, Graff S. Fundamentos da toxicologia clínica. São Paulo: Atheneu; 2006.

Mokhlesi B, Leiken JB, Murray P, Corbridge TC. Adult toxicology in critical care: part I: general approach to the intoxicated patient. Chest. 2003;123(2):577-92.

Mokhlesi B, Leikin JB, Murray P, Corbridge TC. Adult toxicology in critical care: Part II: specific poisonings. Chest. 2003;123(3):897-922.

SINITOX – Sistema Nacional de Informações Tóxico-Farmacológicas. Brasil: Fiocruz; 1980. Disponível em: http://sinitox.icict.fiocruz.br/dados-nacionais. Acesso em: 14 fev. 2017.

Watson WA, Litovitz TL, Klein-Schwartz W, Rodgers GC Jr, Youniss J, Reid N, et al. 2003 annual report of the American Association of Poison Control Centers Toxic Expo-sure Surveillance System. Am J Emerg Med. 2004;22(5):335-404.

172
INTOXICAÇÕES AGUDAS MAIS FREQUENTES EM NOSSO MEIO

Juliana Mayoral Barbosa Lima
Sérgio Graff

Dentre as intoxicações agudas mais frequentes, destacamos 20 toxicantes que estão descritos abaixo em ordem alfabética, e não em ordem de frequência ou gravidade.

Ácido acetilsalicílico (AAS)

O ácido acetilsalicílico continua sendo um medicamento extremamente disponível em todos os lares, seja em sua forma simples (100 e 500 mg), seja associado a outros ativos como a cafeína ou apresentado como analgésico e antigripal para venda livre. Esses fatos facilitam uma possível superdosagem intencional ou acidental, com consequente intoxicação.

Manifestações clínicas

Os sintomas mais comuns incluem: náuseas, vômitos, dor abdominal, hemorragia digestiva, alterações do equilíbrio acidobásico como alcalose respiratória e acidose metabólica e do equilíbrio hidroeletrolítico como desidratação, hipopotassemia e hipertermia.

Os pacientes também podem apresentar quadros de hiperglicemia ou hipoglicemia, irritabilidade, desorientação, sonolência, hiperpneia, convulsões, coma e edema cerebral. Também podem surgir alterações da coagulação como sangramentos e equimoses.

Tratamento específico (antídotos)

Não há antídoto específico.

Tratamento geral

Sugere-se a conduta de lavagem gástrica e uso de carvão ativado em dose única por via oral ou sonda nasogástrica.

O tratamento é basicamente sintomático e de suporte, devendo-se corrigir os distúrbios acidobásicos, distúrbios hidroeletrolíticos e metabólicos. Para casos de hipertermia, devem ser adotadas medidas físicas (banhos ou compressas).

Em casos de intoxicações graves, deve-se realizar hemodiálise.

Laboratório

Solicitar: dosagem de salicilemia – nível terapêutico menor que 33 mg/dL (Kaye) –, gasometria, ionograma, glicemia e coagulograma.

Aminofilina/teofilina

Os medicamentos desse grupo (xantinas) são utilizados para o tratamento agudo e crônico de uma série de patologias brônquicas com broncoespasmo.

Manifestações clínicas

O paciente inicialmente pode apresentar distúrbios gastrointestinais como: náuseas, vômitos e dor abdominal. Dentre os distúrbios cardiovasculares, destacam-se: taquicardia sinusal, hipotensão e arritmias.

Há possibilidade de surgirem distúrbios neurológicos como: agitação, tremores, convulsões, ataxia, alucinações, entre outros. Podem surgir distúrbios hidroeletrolíticos.

Tratamento específico (antídotos)

Não há antídoto específico.

Tratamento geral

A lavagem gástrica, desde que em tempo hábil após a ingestão, está indicada associada à administração de carvão ativado em doses múltiplas. Também devem ser corrigidas as concentrações de eletrólitos, sobretudo o K+.

Administrar anticonvulsivantes e antiarrítmicos se necessário.

Nos casos mais graves, indicar hemodiálise ou hemoperfusão.

Laboratório

Dosagem do nível sérico de teofilina:

Intoxicação leve, maior que 20 mcg/mL;

Intoxicação grave, maior que 100 mcg/mL.

Anfetaminas

As anfetaminas são atualmente os medicamentos mais receitados e utilizados no mundo todo como auxiliar no tratamento de perda de peso. Em virtude do grande número de receitas e também da venda sem receita médica, esses fármacos estão altamente disponíveis nas residências fazendo com que as superdosagens principalmente por tentativa de suicídio ou por acidente com crianças seja muito frequente.

Manifestações clínicas

Tremores, ansiedade, agitação e irritabilidade são sintomas iniciais muito frequentes. Também podem ocorrer midríase, taquicardia, isquemia do miocárdio, hipertensão, insuficiência renal e hepatotoxicidade.

Tratamento específico (antídotos)

Não há tratamento específico.

Tratamento geral

O tratamento é sintomático e de suporte. Controlar e tratar sinais como hipertensão, taquicardias, agitação e tremores. A acidificação da urina com ácido ascórbico (vitamina C) pode ser útil para ampliar a excreção renal das anfetaminas.

Laboratório

Pode ser solicitada a pesquisa qualitativa de anfetaminas na urina por imunofluorescência polarizada ou por cromatografia em camada delgada.

Antidepressivos tricíclicos

Embora mais antigos que os inibidores da recaptação da serotonina, os tricíclicos continuam sendo fármacos extremamente utilizados para o tratamento das depressões leves e moderadas.

Manifestações clínicas

Esses medicamentos apresentam características toxicológicas como cardiotoxicidade, relatada como a principal causa da letalidade nas intoxicações, provocando o prolongamento no intervalo PR e QT, taquicardia sinusal, bloqueio atrioventricular, fibrilação e parada cardiorrespiratória. Quadros de hipotensão ou hipertensão podem estar presentes. Outros efeitos observados incluem efeitos sobre o sistema nervoso central (SNC), como coma e convulsões, além de efeitos anticolinérgicos, presentes principalmente nas primeiras horas da intoxicação.

Entre as complicações que podem estar presentes, a rabdomiólise e a síndrome neuroléptica maligna, apesar de infrequentes, devem ser pensadas.

Tratamento específico (antídotos)

Não há antídoto específico.

Tratamento geral

Descontaminação do trato gastrointestinal.

Carvão ativado em doses repetidas, a cada 4 horas, por 12 horas.

Monitorização cardíaca ou eletrocardiograma (ECG) durante 24 a 72 horas da ingestão. **Atenção: as arritmias podem ser tardias.**

Alcalinização, se houver sinais de cardiotoxicidade.

Tratamento das arritmias.

Flumazenil é **contraindicado**.

Laboratório

Não há exame específico.

Benzodiazepínicos

Os benzodiazepínicos atualmente são os medicamentos mais receitados e utilizados no mundo todo, seja como calmantes, sedativos ou indutores do sono. Em virtude do grande número de receitas e também da venda sem receita médica, esses fármacos estão altamente disponíveis.

Manifestações clínicas

Incluem manifestações do SNC como sonolência, torpor, miose, coma superficial ou profundo, depressão respiratória e apneia. Paradoxalmente, algumas vezes pode ocorrer agitação intensa. Além disso, manifestações cardiovasculares como bradicardia e hipotensão podem estar presentes. É muito comum nas ingestões intencionais a associação com outros agentes como o etanol, antidepressivos e outros que podem causar alterações nos sintomas apresentados.

Tratamento específico (antídotos)

Flumazenil (Lanexat®).

Tratamento geral

É importante realizar a descontaminação do trato gastrointestinal com administração precoce de carvão ativado em dose única. Como tratamento de suporte, devem-se monitorar possíveis complicações respiratórias, hidroeletrolíticas e metabólicas.

Laboratório

Identificação qualitativa de benzodiazepínicos na urina (imunofluorescência polarizada).

Betabloqueadores

Os betabloqueadores são medicamentos ainda muito utilizados no tratamento da hipertensão, mas principalmente de outras doenças como cefaleias, hipertireoidismo, glaucoma, ansiedade etc.

Manifestações clínicas

Os principais sintomas da intoxicação aguda incluem hipotensão, bradicardia, bloqueio atrioventricular em diferentes níveis, infarto agudo do miocárdio e edema pulmonar. Broncoespasmo, hipoglicemia, hipercalemia, letargia e convulsões podem estar presentes nas intoxicações graves.

Tratamento específico (antídotos)

Não há antídoto específico.

Tratamento geral

Realizar a descontaminação do trato gastrointestinal com administração precoce de carvão ativado em dose única. Como tratamento de suporte, devem-se monitorar possíveis complicações respiratórias, hidroeletrolíticas e metabólicas. Manter o paciente com monitorização cardíaca.

Laboratório

A dosagem específica é muito difícil. Recomenda-se realização de ECG, enzimas cardíacas (para afastar infarto agudo do miocárdio), além de eletrólitos e glicemia.

Cianeto e vegetais cianogênicos (mandioca-brava)

A intoxicação por cianeto (cianureto de potássio, ácido cianúrico) é relativamente rara em nosso meio e, ao contrário do que ocorre em países da Europa, nos quais o suicídio com esses produtos químicos, é frequente, no Brasil os casos são principalmente ocupacionais. Entretanto, o consumo mandioca crua ou malcozida (contendo precursores do cianeto) pode provocar a ingestão de quantidades de cianeto suficientes para provocar intoxicação aguda.

Manifestações clínicas

As intoxicações são caracterizadas por cianose generalizada, palidez cutânea, dor abdominal, dispneia, crises convulsivas e choque.

Tratamento específico (antídotos)

É uma das poucas intoxicações em que a administração de antídotos deve ser precoce.

Hidroxicobalamina – Apesar de não ser excelente, inicia a conversão do cianeto em cianocobalamina, que é excretada na urina, e auxilia enquanto se obtém os nitritos para serem administrados. Pode ser suficiente nos casos leves.

Cascata de nitritos: nitrito de sódio, seguido de hipossulfito (tiossulfato) de sódio

Tratamento geral

Realiza-se a descontaminação gástrica nos casos de ingestão seguida de carvão ativado. Realizar manutenção da permeabilidade das vias aéreas e administrar oxigênio. Corrigir os distúrbios hidroeletrolíticos e metabólicos. Sobrevida de 6 horas, geralmente seguida de recuperação do paciente.

Laboratório

Dosagem de tiocianatos na saliva e urina (dificilmente realizada na urgência).

Cocaína

A cocaína é um alcaloide natural, utilizado antigamente como anestésico local, mas, devido aos seus efeitos psicotrópicos, teve sua utilização proibida, sendo atualmente droga ilícita disponível sob várias formas, principalmente cloridrato (inalada como pó) e *crack* obtido da pasta base (fumada).

Manifestações clínicas

Destacam-se as manifestações relacionadas ao sistema cardiovascular, tais como taquicardia sinusal persistente e outras arritmias. Efeitos sobre o SNC são caracterizados por convulsões de difícil controle (*overdose, body packers*), sangramento em SNC e acidente vascular cerebral.

Tratamento específico (antídotos)

Não há antídoto específico.

Tratamento geral

Deve-se fazer o monitoramento cardíaco e adotar medidas de suporte e administração de anticonvulsivantes se necessário. É importante estar atento ao aparecimento de complicações metabólicas, cardiovasculares e neurológicas.

Laboratório

Identificação qualitativa na urina (imunofluorescência polarizada).

Detecção por cromatografia gasosa massa ou cromatografia líquida de alta eficiência (HPLC).

Digitálicos (incluindo plantas como *N. oleander*)

Manifestações clínicas

Inicialmente as manifestações são gastrointestinais, com náuseas, vômitos e dor abdominal. As manifestações sobre o SNC incluem cefaleia, letargia, confusão, alucinações, alterações na visão (principalmente aberrações na visão colorida), além de manifestações cardiovasculares como bradicardia, hipotensão, bloqueio atrioventricular. Hiperpotassemia piora o prognóstico do paciente.

Tratamento específico (antídotos)
Fragmento FAB antidigoxina.

Tratamento geral
Adota-se a conduta de descontaminação gastrointestinal, assim como uso de carvão ativado em doses múltiplas. Também é importante a realização do ECG e monitorização cardíaca. Fenitoína é o antiarrítmico de escolha e a lidocaína é uma alternativa.

A utilização de antídoto nos casos mais graves é essencial, assim como a hemodiálise.

Laboratório
Determinação do nível sérico de digoxina.

Fenobarbital
Os barbitúricos são derivados do ácido barbitúrico, com propriedades depressoras no SNC. Observam-se efeitos relacionados com sua absorção, redistribuição e presença ou não de metabólitos ativos, por essa razão seus efeitos não estão diretamente relacionados com seu tempo de meia-vida.

Manifestações clínicas
Coma de grau variável com ou sem depressão respiratória e alterações cardiovasculares e hemodinâmicas. Muitas vezes associado com pneumonia aspirativa.

Tratamento específico (antídotos)
Não há antídoto específico.

Tratamento geral
Entubação e ventilação mecânica se necessário, lavagem gástrica, carvão ativado em doses múltiplas. Devem-se corrigir os distúrbios hidroeletrolíticos e metabólicos. Indicar hemoperfusão ou hemodiálise nos casos graves.

Laboratório
Dosagem do nível sérico de fenobarbital:
- 10 a 40 mg/L – nível terapêutico;
- 40 a 70 mg/L – coma moderado;
- 70 a 100 mg/L – coma profundo;
- 120 mg/L – intoxicação grave.

Inseticidas inibidores das colinesterases (organofosforados e carbamatos)
Incluem uma série de produtos inseticidas, tanto de uso doméstico como de uso agrícola. As intoxicações ocorrem por tentativa de suicídio, acidentes com crianças e acidentes ocupacionais em agricultores, em funcionários de empresas dedetizadoras e mesmo em moradores de lares onde os produtos foram aplicados.

Manifestações clínicas
As intoxicações podem ser divididas em dois níveis: a intoxicação leve, com sintomas como mal-estar, cefaleia, náuseas, vômitos e diarreia; e as intoxicações graves, que desencadeiam manifestações como a síndrome colinérgica (miose, bradicardia, hipersecreção pulmonar, sialorreia, sudorese), convulsões e coma.

Tratamento específico (antídotos)
Sulfato de atropina. Oxima (Contrathion®).

Tratamento geral
Manter atropinização adequada (não intoxicar o paciente com atropina) até o desaparecimento de hipersecreção pulmonar. Manter monitorização cardíaca e suporte ventilatório com oxigenação adequada. As oximas devem ser administradas somente nos casos mais graves e após atropinização.

Correção de distúrbios hidroeletrolíticos e da acidose metabólica.

Laboratório
Avaliação da atividade das colinesterases plasmática e eritrocitária (sangue total e plasma).

Metanol e etilenoglicol
As intoxicações por metanol foram bastante frequentes há alguns anos após a ingestão de bebidas alcoólicas contendo metanol como contaminante, em São Paulo e na Bahia.

Já o etilenoglicol está presente em líquidos para radiadores e freios de automóveis. A intoxicação deve ser pensada sempre que houver suspeita de ingestão ou intoxicação por bebida alcoólica com evolução desfavorável (por exemplo, acidose severa).

Manifestações clínicas
Caracteriza-se inicialmente por manifestações clínicas similares à intoxicação por etanol (bebidas alcoólicas). A evolução com acidose metabólica severa sugere fortemente intoxicação por metanol. A cegueira causada pela lesão do nervo óptico pelo ácido fórmico é uma manifestação mais tardia e não se deve esperar seu aparecimento para confirmação diagnóstica e início de tratamento específico.

Tratamento específico (antídotos)
Etanol absoluto formulado especificamente para uso endovenoso. Na sua falta, pode-se utilizar etanol via oral.

Tratamento geral
Diagnóstico laboratorial ou pela história clínica o mais rapidamente possível.

Na confirmação ou suspeita, introduzir etanol via endovenosa ou via oral. Devem-se tratar os distúrbios hidroeletrolíticos e metabólicos e indicar hemodiálise e/ou hemoperfusão nos casos graves.

Laboratório
Alcoolemia e dosagem de metanol urinário.

Nafazolina

Descongestionantes nasais tópicos e colírios contêm aminas simpatomiméticas, principalmente a nafazolina e oximetazolina.

Essas substâncias vasoconstritoras, quando absorvidas em quantidades suficientes provocam um quadro agudo que necessita de cuidados de emergência.

As intoxicações são mais frequentes na infância e ocorrem principalmente por ingestão acidental dos medicamentos que contêm o fármaco ou por erro de administração, mas podem ocorrer em adultos por ingestão intencional.

Manifestações clínicas
Devido à sua ação vasoconstritora, o quadro inicia-se após alguns minutos da administração, com hipotermia principalmente de extremidades, sudorese e sonolência. O paciente apresenta-se inicialmente com taquicardia e posteriormente revela bradicardia reflexa. Nesse momento já estará provavelmente hipertenso. O quadro que mais chama a atenção é o ritmo respiratório irregular com períodos de apneia.

Exames complementares
Embora o princípio ativo possa ser pesquisado em urina, esse exame raramente é necessário devido à velocidade da metabolização e reversão do quadro clínico (cerca de 6 horas), quando se tem certeza razoável do agente causal. Outros exames como gasometria arterial e eletrólitos devem ser solicitados.

Diagnósticos diferenciais
Intoxicações por *depressores do SNC*, como opioides e opiáceos.

Tratamento
A descontaminação intestinal somente está indicada até no máximo 1 hora após a exposição oral. Via de regra, o paciente só procura o serviço de saúde quando se torna sintomático, ou seja, após 1 ou 2 horas da exposição.

O tratamento a ser instituído é sintomático e de sustentação.

A utilização de drogas hipotensoras deve ser cuidadosamente avaliada, uma vez que a elevação da pressão arterial é causada por vasoconstrição e cessará após a metabolização da nafazolina, podendo, dessa forma, ocorrer hipotensão após cessarem os efeitos farmacológicos.

A respiração irregular e a apneia poderão ser revertidas na maioria dos casos apenas com estimulação mecânica do paciente, entretanto em alguns casos graves pode ser necessária ventilação mecânica.

Opioides e opiáceos

Manifestações clínicas
São caracterizadas tipicamente pela tríade clássica: coma, miose e depressão respiratória.

Tratamento específico (antídotos)
Naloxona (Narca®).

Tratamento geral
Adota-se a conduta de esvaziamento gástrico e uso de carvão ativado em dose única, assim como o tratamento dos sintomas. A correção de distúrbios acidobásicos, hidroeletrolíticos e metabólicos deve ser feita, se necessário.

Laboratório
Detecção na urina por imunofluorescência polarizada.

Paracetamol

Provavelmente é o antitérmico e analgésico mais receitado e comercializado em todo o mundo. Representa a primeira causa de suicídio no Reino Unido.

Manifestações clínicas
As manifestações são divididas em fases. A fase 1 compreende o intervalo de até 24 horas após a ingestão, podendo ser assintomático ou sintomático. Os sintomas podem incluir anorexia, náusea e vômitos.

Na fase 2, com intervalo de 24 a 72 horas após a ingestão da dose tóxica, tem-se um período assintomático com alterações das provas de função hepática: TGO (transaminase glutâmico-oxalacética), TGP (transaminase glutâmico-pirúvica), bilirrubinas totais e frações e tempo de protrombina (TP).

Na fase 3, após 72 a 96 horas, podem ocorrer necrose hepática, icterícia, náuseas, vômitos, distúrbios de coagulação, insuficiência renal aguda, miocardiopatia, encefalopatia, confusão mental, coma e óbito.

Na fase 4, com intervalo entre quatro dias e duas semanas, os pacientes que sobrevivem necessitam de tratamento para a recuperação hepática, que apresenta fibrose residual.

Tratamento específico (antídotos)
N-acetilcisteína (Fluimucil®). Preferencialmente de *início precoce*, até 8 horas após a ingestão.

Tratamento geral
Recomendam-se esvaziamento gástrico e administração de carvão ativado em dose única.

Tratamento sintomático e de suporte com correção de distúrbios acidobásicos, hidroeletrolíticos e metabólicos.

Laboratório

Dosagem sérica de paracetamol (4 horas após a ingestão).

Provas de função hepática e renal.

Paraquat (herbicida)

Embora não mais utilizado com a mesma intensidade que anos atrás, continua sendo muito utilizado para o controle de ervas daninhas em culturas como banana e chá.

Merece destaque por sua toxicidade extrema quando ingerido mesmo em quantidades tão baixas quanto 5 mL, que podem ser fatais.

Manifestações clínicas

Evolução em fases:

- Primeira fase: de 1 a 24 horas – manifestações gastrointestinais, com ulceração de mucosa oral, dor esofágica e gástrica, náuseas e vômitos (pode estar assintomático em ingestões de pequenas doses);
- Segunda fase: de 3 horas a três dias – início da insuficiência hepática e renal com elevação de enzimas hepáticas, icterícia, oligúria ou anúria, elevação de ureia e creatinina e pode ocorrer também cardiotoxicidade;
- Terceira fase: de um dia a três semanas – insuficiência respiratória, fibrose pulmonar progressiva (pulmão de choque).

Tratamento específico (antídotos)

Não há antídoto específico. Várias medidas já foram tentadas incluindo medidas antifibrose pulmonar, sem sucesso (corticoides, imunossupressores etc.).

Tratamento geral

Recomenda-se lavagem gástrica com carvão ativado ou terra de Füller (via oral ou por sonda nasogástrica). Indicação de hemodiálise e hemoperfusão precoce. Se o paciente estiver assintomático, solicitar o teste qualitativo na urina; se positivo, indicar a remoção extracorpórea.

Cuidados de suporte.

Laboratório

Teste qualitativo para Paraquat em urina.

Nível sérico de Paraquat.

Provas de função hepática e renal.

Radiografia de tórax.

Rodenticidas (raticidas)

As exposições a produtos raticidas ou rodenticidas são extremamente frequentes em crianças e adultos em virtude de alguns fatores, particularmente o tipo de aplicação e apresentação das formulações, que são geralmente coloridas e à base de alimentos atrativos aos roedores e são dispostas no chão ou em locais de fácil acesso.

No Brasil, são apenas permitidas as apresentações na forma de iscas prontas para o uso e à base de derivados da cumarina (anticoagulantes).

O maior número, entretanto, de intoxicações graves são resultantes da ingestão de raticidas clandestinos, onde se destaca o denominado popularmente "chumbinho".

Assim, dividiremos esta seção em duas partes: a primeira dos raticidas permitidos e a segunda dos clandestinos.

Raticidas permitidos no Brasil

São permitidos no Brasil apenas os raticidas à base de anticoagulantes (cumarínicos), apresentados na forma de iscas (granuladas, em *pellets* ou em blocos parafinados) e que contenham em sua composição um agente amargante (Bitrex®). Os principais ativos incluem cumatetralil, brodifacoum e outros, sendo os nomes comerciais mais conhecidos Racumin, Ri-do-Rato etc.

Pelo fato de esses raticidas conterem um amargante, as exposições não intencionais em crianças são, via de regra, de doses pequenas e de baixa gravidade.

O mecanismo de ação tóxica dos cumarínicos dá-se pela inibição dos fatores de coagulação dependentes da vitamina K (II, VII, IX, X), resultando em manifestações hemorrágicas.

Manifestações clínicas

Pelo fato de o mecanismo de ação tóxica ser a anticoagulação sanguínea, essas exposições são quase sempre assintomáticas e, raramente, nos casos graves pode haver sinais de sangramento gengival ou digestivo.

Exames complementares

A confirmação diagnóstica será dada pela dosagem do TP, que, se for maior que 18 segundos (atividade da protrombina menor que 60%), indica a necessidade de introdução de vitamina K1.

Diagnósticos diferenciais

Outras patologias hemorrágicas, alterações da função hepática.

Tratamento

Descontaminação gástrica e carvão ativado.

Administrar vitamina K1 (Kanakio®) – dose: adultos 10 a 25 mg intramuscular (IM); crianças: 1 a 5 mg IM.

Repetir o TP após 6 horas e se necessário repetir a vitamina K até normalização do TP.

Medidas de suporte.

Raticidas clandestinos

Vários produtos são utilizados como raticidas, incluindo derivados arsenicais, estricnina, fluoroacetato e compostos organofosforados e carbamatos. Seu uso e comercialização são proibidos, mas lamentavelmente extremamente frequentes.

A intoxicação mais grave e também mais frequentemente atendida em nosso meio é causada por um produto comercializado clandestinamente com o nome de "chumbinho", utilizado no combate a roedores.

Inicialmente esse "produto" era um inseticida de uso exclusivamente agrícola, à base de aldicarbe (carbamato inibidor da colinesterase), mas atualmente a análise de várias amostras apreendidas demonstrou a presença de outros ingredientes, seja carbamato (carbofuran) ou mesmo organofosforados.

Manifestações clínicas

As manifestações clínicas mais clássicas incluem os sinais e sintomas de uma síndrome colinérgica aguda (miose, bradicardia, secreção pulmonar, sialorreia, sudorese, fasciculações e crises convulsivas) que se iniciam entre 1 e 6 horas após a exposição. O início do quadro pode ser mais leve, apenas com náuseas, vômitos, cefaleia e diarreia, antes de se iniciarem os sintomas mais específicos da inibição da acetilcolinesterase.

Exames complementares

O diagnóstico é confirmado pela inibição da atividade das colinesterases. Solicitar dosagem de colinesterase plasmática e, se possível, também eritrocitária. Nos casos agudos graves, a inibição nas primeiras horas é muito importante, com redução de mais de 50% da atividade, podendo chegar a 90% ou 100%.

Diagnósticos diferenciais

Intoxicações por depressores do SNC como opiáceos e opioides e outros quadros neurológicos.

Tratamento

Descontaminação gástrica e carvão ativado.

O antagonista é o sulfato de atropina. Iniciar apenas na vigência de sintomatologia colinérgica. Em crianças, iniciar com a dose de 0,01 mg/kg (dose mínima de 0,1) endovenosa (EV) em bolo. Evitar a infusão contínua. A dose deverá ser repetida a cada 15 minutos, até a reversão da sintomatologia (bradicardia, hipersecreção pulmonar). Notar que a miose pode não se reverter inicialmente e não é um bom indicador para a suspensão ou continuidade da atropina. Após a reversão, espaçar a dose a cada 30 minutos, depois a cada hora e finalmente diminuir a dose até que o paciente permaneça assintomático.

Devido ao aumento de secreção pulmonar, normalmente o paciente apresenta acidose respiratória, que evolui para acidose metabólica. Colher gasometria arterial, corrigir bicarbonato e eletrólitos. Manter o paciente hidratado.

Uma das principais causas de insucesso no tratamento é representada por doses insuficientes de sulfato de atropina (a dose necessária para a reversão, em alguns casos, pode ser muito superior àquela utilizada para outros tratamentos), além da não correção de distúrbios hidroeletrolíticos e metabólicos.

Intoxicações por medicamentos que produzem liberação extrapiramidal

Alguns medicamentos, particularmente antieméticos, como a metoclopramida (Plasil®) e a bromoprida (Digesan®), antipsicóticos como as butirofenonas (Haloperidol®) e antivertiginosos como a cinarizina (Stugeron®) e flunarizina (Vertix®), podem produzir intoxicações ou, em pacientes sensíveis, quadros de distonias e reações extrapiramidais.

Manifestações clínicas

Os sintomas característicos apresentados são: hipertonia, opistótono, trismo, protusão da língua e desvio conjugado do olhar, podendo apresentar sinal da "roda dentada" em membros.

Exames complementares

Pesquisa do fármaco no sangue ou urina por cromatografia. Exame de difícil execução e demorado.

Diagnósticos diferenciais

Principalmente meningite, encefalite e traumatismo cranioencefálico.

Tratamento

Lavagem gástrica até 1 hora após a ingestão.

Carvão ativado 1 g/kg via sonda nasogástrica em dose única.

Assistência respiratória e correção de distúrbios hidroeletrolíticos se presentes.

Antídoto da liberação extrapiramidal: Biperideno (Akineton) – dose de 0,04 a 0,06 mg/kg EV. Pode-se repetir após 6 horas, se necessário.

Intoxicações por substâncias meta-hemoglobinizantes

Algumas substâncias químicas, particularmente o naftaleno e o paradiclorobenzeno, as anilinas e alguns medicamentos como a dapsona (sulfonada) e a fenazopiridina (Pipurol) podem transformar a hemoglobina em meta-hemoglobina. Essa transformação se dá à custa da oxidação da hemoglobina, convertendo o Fe^{+2} do heme da hemoglobina em seu estado férrico (Fe^{+3}). A meta-hemoglobina é incapaz de ligar-se ao oxigênio e, portanto, transportá-lo.

Manifestações clínicas

Palidez cutânea e cianose são os principais sintomas presentes. Porém, a maioria dos sintomas depende da concentração de meta-hemoglobina presente. A concentração normal de meta-hemoglobina varia de 0% a 3% (normalmente 1%) em indivíduos normais.

Em níveis entre 3% e 15%, uma leve descoloração da pele pode ser observada (pele pálida, acinzentada ou cianótica).

Em concentrações entre 15% e 25% de hemoglobina, o paciente pode ainda estar assintomático, mas a cianose está comumente presente.

Com níveis de meta-hemoglobinemia entre 25% e 50%, sintomas como cefaleia, dispneia, fraqueza, confusão mental, palpitações e precordialgia podem estar presentes e não são incomuns.

Concentrações acima de 50% e até 70% apresentam alteração do estado emocional (agitação, nervosismo) e delírio. E acima de 70%, acidose, convulsões e óbito.

Exames complementares

O principal exame é a dosagem de meta-hemoglobinemia, e o valor de referência varia de 0% a 3%.

Outros exames como hemograma, gasometria arterial e metabólitos são importantes para avaliação do prognóstico do paciente.

Diagnósticos diferenciais

Outras causas de cianose são particularmente intoxicação por cianeto, quadros pulmonares e traumatismo cranioencefálico.

Tratamento

O tratamento consiste nas medidas de emergência, além do antídoto, que é o azul de metileno. Especial atenção para que a solução de azul de metileno seja estéril e apropriada para infusão endovenosa. O azul de metileno acelera a redução enzimática da meta-hemoglobina pela NADPH-meta-hemoglobina redutase. A dose inicial é de 1 a 2 mg/kg, administrada EV em 5 minutos (observar a concentração da solução e calcular a dose; solução a 1% – 1 mL = 1 mg). O efeito pode ser observado entre 20 minutos e 1 hora. Pode ser necessário repetir mais uma dose após cerca de 6 horas, lembrando que doses elevadas de azul de metileno podem induzir uma meta-hemoglobinemia paradoxal.

Intoxicações por produtos de uso doméstico à base de derivados de petróleo

Uma série de produtos de limpeza e de uso doméstico geral contém em sua composição derivados de petróleo como hidrocarbonetos alifáticos e aromáticos. Os principais representantes desse grupo são os removedores, aguarrás, querosene, tíner e outros.

A intoxicação aguda por ingestão desses produtos é bastante frequente, sobretudo em crianças pequenas (1 a 4 anos de idade), mas adultos também podem ingerir propositalmente como nas tentativas de suicídio ou aborto.

Manifestações clínicas

A inalação desses solventes provoca um quadro de sonolência, torpor e depressão do SNC, que pode estar presente também nos casos de ingestão.

Uma das primeiras manifestações após a ingestão é a ocorrência de vômitos, pela ação irritante sobre a mucosa esofágica e gástrica.

A aspiração pulmonar, seja dos vapores do solvente, seja do conteúdo gástrico quando da ocorrência de vômitos, poderá levar a um quadro de pneumonite química de ocorrência bastante frequente.

Dispneia, cianose labial e tosse sugerem a instalação de processo pneumônico e devem sempre ser investigadas. Esses sintomas podem ocorrer tardiamente, mesmo após 72 horas, de tal sorte que deverá ser recomendado o retorno do paciente para reavaliação após dois ou três dias.

Exames complementares

Radiografia de tórax, gasometria arterial e eletrólitos deverão ser solicitados.

Diagnósticos diferenciais

Pneumonias por outras causas, Intoxicações por outros agentes depressores do SNC.

Tratamento

Não se recomenda o vômito, pelo risco de aspiração. Os casos assintomáticos de ingestão deverão ser observados por pelo menos 6 horas após a exposição.

Na ocorrência de quadro respiratório, deve-se administrar O_2 e, se necessário, realizar entubação e ventilação mecânica.

A utilização de corticoides parece não trazer benefícios e deverá ser analisada caso a caso. A utilização de antibióticos deve ser iniciada apenas se houver complicações bacterianas.

A utilização dos novos agentes surfactantes pode ser pensada devido à semelhança da lesão da pneumonite com a síndrome da membrana hialina, embora estudos em animais não tenham demonstrado melhora substancial da evolução.

Bibliografia consultada

Allen HY, Everitt ZM, Judd AT. Haloperidol, Monograph for UK National Poisons Information Service. 1986. Disponível em: http://www.intox.org/databank/documents/pharm/haloperi/ukpid24.htm. Acesso em: 16 mar. 2016.

Brasil. Sistema Nacional de Informações Tóxico-Farmacológicas (SINITOX). Casos Registrados de Intoxicação Humana e Envenenamento. Brasil, 2003. Disponível em: http://www.fiocruz.br/sinitox/sinitox_principal_2003.htm. Acesso em: 6 maio 2008.

Dart RC, Goldfrank LR, Chyka PA. Combined evidence-based literature analysis and consensus guidelines for stocking of emergency antidote in the United States. Ann Emerg Med. 2000;36(2):126-32.

Goldfrank LR. Goldfrank's toxicologic emergencies. 8th ed. New York: Mc Graw-Hill; 2006.

Graff S. Intoxicações exógenas. In: Programa de Atualização em Medicina de Urgência (PROURGEN). Sociedade Brasileira de Clínica Médica (org.). Sistema de Educação Médica Continuada à Distância. Porto Alegre: Artmed/Panamericana; 2008. p. 89-135.

Graff S. Noções de toxicologia clínica. In: Prado C, Ramos J, Valle R, editores. Atualização terapêutica. São Paulo: Artes Médicas; 2007.

Lopes AC, Graff S. Fundamentos da toxicologia clínica. São Paulo: Atheneu: 2006.

Mokleshi B, Leiken JB, Murray P. Adult toxicology in critical care – Part I: General approach to the intoxicated patient. Chest. 2003;123:577-92.

Mokleshi B, Leiken JB, Murray P. Adult toxicology in critical care – Part II: Specific poisonings. Chest. 2003;123:897-922.

Watson W, Litovitz T, Klein-Schwartz W, Rodgers G, Youniss J, Reid N, et al. 2003 Annual Report of the American Association of Poison Control Centers Toxic Exposure Surveillance System. Am J Emerg Med. 2004;22(5):335-404.

173

METANOL E ETILENOGLICOL

Juliana Mayoral Barbosa Lima
Sérgio Graff

Introdução

O envenenamento por álcoois como etanol, metanol e etilenoglicol podem provocar acidose metabólica grave com elevado intervalo aniônico e/ou o intervalo osmolar, alterações neurológicas desde confusão a coma profundo, amaurose e morte[1].

O metanol e o etilenoglicol são depressores do sistema nervoso central (SNC) e são substâncias rapidamente absorvidas pelo trato gastrointestinal e, por esse motivo, geralmente são ingeridos por alcoólatras em busca de um substituto para o etanol, em casos de ingestão acidental ou ainda em tentativas de suicídio. Já as intoxicações por etanol geralmente ocorrem por abuso próprio, associado ou não com drogas ilícitas[1,2].

O abuso do etanol está aumentando em todas as faixas etárias e gêneros, e seu uso crônico pode causar danos neurológicos, tanto pelo etanol quanto por seus metabólitos (acetaldeído, ésteres de ácidos graxos), convulsões, demência irreversível, comprometimento motor, diminuição da espessura do córtex cerebral e degeneração do cerebelo. Além disso, também pode ser relacionado com cardiomiopatia, hipertensão, insuficiência cardíaca crônica, aumento de citocinas pró-inflamatórias, lesões nos rins e nos pulmões, lesão hepática e, no estágio final, cirrose[3].

O etilenoglicol vem sendo utilizado em diversos produtos desde os anos 1930, disponível prontamente a pessoas de todas as idades no local do trabalho ou mesmo em casa. Atualmente é utilizado principalmente em anticongelantes e pode ser encontrado em muitos produtos, incluindo solventes, tintas, entre outros[1,2,4,5].

Epidemiologia

Apesar do tratamento intensivo, a mortalidade e a morbidade das intoxicações por álcoois são muito altas. Esse fato se deve ao intervalo entre o diagnóstico e o início do tratamento[1,4,5].

Em alguns estudos, a morbidade referente à intoxicação por metanol foi alta e a mortalidade ocorreu em 44% a 48% dos casos[1].

De acordo com Silva *et al.*, o gênero predominante do abuso de etanol foi o masculino, com maior prevalência entre 20 e 34 anos de idade, e 8,6% dos casos com associação de outros produtos[3].

A taxa de mortalidade por intoxicação por etilenoglicol é variável de 1% a 22%. A maior mortalidade ocorre em pacientes com maior acidose metabólica e maior demora no início do tratamento[1].

Fisiopatologia

O metanol é uma molécula pequena que não está vinculado a proteína. O volume de sua distribuição é relativamente pequeno (0,6 a 0,7L/kg). Sua toxicidade está relacionada com os níveis plasmáticos do metanol e de seus metabólitos. Sua dose letal é de 50 a 100 mL, no entanto existem relatos de pacientes sobreviventes e sem danos orgânicos com doses extremamente altas de metanol. Entre os que apresentaram mal súbito ou coma, a mortalidade foi maior do que 80%. Em contraste, quando não houve esses achados clínicos, a taxa de mortalidade foi menor que 6%. O metanol é metabolizado pela enzima álcool desidrogenase (ADH) para produzir ácido fórmico, responsável pela acidose metabólica[1].

O etanol possui baixo peso molecular, é hidrossolúvel e tem distribuição de volume de 0,5L/kg. Tem rápida absorção e distribuição pelos tecidos e ultrapassa as barreiras placentária e hematoencefálica. Esse álcool age por diversos mecanismos; um deles está relacionado a sua ação no receptor ácido gama-aminobutírico (GABA) do SNC e provoca efeitos sedativos similares aos dos benzodiazepínicos. Sua absorção começa na mucosa oral e continua no estômago e no intestino, atingindo seu pico de concentração após 30 a 60 minutos da ingestão. O etanol é eliminado 90% pelo fígado e os 10% restantes, pelos rins e pulmões. No fígado, o etanol é convertido pela ação da enzima ADH em acetaldeído, que então é metabolizado em ácido acético pela acetaldeído desidrogenase. O ácido acético entra no ciclo de Krebs e é finalmente convertido em dióxido de carbono e água[1,3].

O etilenoglicol é uma molécula pequena, não ligada a proteína, cujo volume de distribuição é em torno de 0,5 a

0,8L/kg, sua dose letal é em torno de 100 mL e a dose tóxica, de acordo com estudos, varia de 10 a 30 mL. O pico de concentração sanguínea de 20 mg/dL ou mais é citado como potencialmente tóxico e o tratamento é recomendado nesse limiar. No entanto, em alguns pacientes, podem ocorrer sintomas com concentrações sanguíneas menores, de acordo com relatos do "Clinical Toxicology", de Cavalcanti et al., mas, no geral, concentrações menores que essa parecem ser relativamente seguras baseado no limite dos casos reportados. O etilenoglicol é metabolizado pela enzima ADH, sendo transformada em uma variedade de compostos tóxicos, incluindo ácido glicólico (que pode ser tóxico para os tubos renais) e ácido oxálico (que pode precipitar nos tubos renais), e este pode se combinar com o cálcio para formar cristais de oxalato de cálcio e causar hipocalemia. Ele é rapidamente absorvido pelo trato gastrointestinal, seu pico plasmático ocorre logo após a ingestão (30 a 60 minutos) e, na maior parte dos casos, os efeitos clínicos de sua ingestão podem começar com 30 a 60 horas após a ingestão. São eliminados inalterados na urina 20% do composto; os outros 80% são metabolizados no fígado pela enzima ADH em diversos metabólitos ácidos (ácido glicólico, ácido glioxílico, ácido oxálico); e eles são responsáveis pelo intervalo aniônico, acidose metabólica, formação de cristais de oxalato de cálcio e pelos problemas renais causadas pela ingestão do etilenoglicol[1,5].

Quadro clínico

As intoxicações por metanol, etanol e etilenoglicol podem provocar distúrbios visuais como visão embaçada ou borrada, distúrbios neurológicos como comprometimento da memória, atenção e coordenação motora, confusão mental, sedação, dormência e formigamento, falência renal aguda, vômito, disfunção pulmonar e cardíaca, acidose metabólica e morte. Na ingestão de metanol, também foram reportados mal súbito e coma nas intoxicações mais severas, além de acidose metabólica, provocada pelo metabólito gerado a partir do metanol, o ácido fórmico. Na intoxicação aguda por etanol, também podem ocorrer mal-estar geral, cefaleia, indisposição, dor epigástrica, hipoglicemia grave, instabilidade cardíaca e respiratória, broncoaspiração, hipovitaminose; em casos mais graves, podem até mesmo ocorrer coma e morte por conta da depressão do SNC. Nos casos reportados de intoxicação por etilenoglicol, também foram citados sintomas como dificuldade para urinar, cristalúria por oxalato de cálcio, comprometimento renal e desconforto respiratório. A metabolização do etilenoglicol tem como produto o ácido glicólico, que é convertido em ácido glioxílico, que é tóxico para as células tubulares do rim. Por sua vez, este é metabolizado em ácido oxálico, que pode se combinar com o cálcio para formar cristais de oxalato de cálcio e causar hipocalcemia subsequente[1-3,5,6].

Na maioria dos pacientes intoxicados por metanol, etanol e etilenoglicol, existe correlação entre um intervalo osmolar e a quantidade de álcool presente no plasma. Dependendo do tempo da exposição, o intervalo osmolar e o intervalo aniônico podem ocorrer em maior ou menor extensão. Na fase mais recente da exposição, o intervalo osmolar é maior e o intervalo aniônico é menor; enquanto o álcool é metabolizado, os níveis dessas alterações bioquímicas se aproximam (ambas sendo elevadas), e na última fase o intervalo osmolar tende a normalizar e o intervalo aniônico continua aumentando[1].

Diagnóstico diferencial

O diagnóstico precoce é importante, porque a iniciação de tratamento apropriado pode reduzir drasticamente a mortalidade e a morbidade dessas intoxicações, mas, se o paciente não tem histórico de alcoolismo, o diagnóstico inicial é dificultado. O diagnóstico geralmente é baseado no contexto epidemiológico óbvio, na observação dos achados clínicos citados, uma vez que no momento da ingestão dos álcoois a intoxicação aparente é muitas vezes o único sinal aparente, e também é principalmente baseado na acidose metabólica com elevado intervalo aniônico e/ou intervalo osmolar. A acidose metabólica reflete os ácidos orgânicos produzidos pelo metabolismo do álcool, já o aumento na osmolaridade plasmática é devido à acumulação do álcool. No entanto, nem o exame clínico nem o laboratorial são específicos para ingestões tóxicas de álcool[1,2,6].

A presença e o decréscimo da hiperosmolaridade e da acidose metabólica pode depender do tempo após a ingestão e a coleta do sangue. Pouco depois da ingestão, a osmolaridade plasmática pode ser elevada com pouca evidência de acidose metabólica. Consequentemente, enquanto o álcool é metabolizado em ácidos orgânicos, a osmolaridade plasmática pode cair consideravelmente, enquanto a acidose começa a se tornar mais profunda. A combinação característica de hiperosmolaridade e acidose metabólica pode não estar presente em alguns casos. Além disso, a aferição da osmolaridade sérica não é feita sobre uma base de rotina em laboratórios clínicos, o que faz o diagnóstico dessas intoxicações ser problemática[6].

Ainda assim, o diagnóstico definitivo das intoxicações por álcool é normalmente baseado na detecção do álcool ou de seus metabólitos no sangue. Em estudos, geralmente são utilizadas técnicas sofisticadas de laboratório como cromatografia gasosa, que requer especialistas em laboratório e são relativamente caras, tornando-se indisponíveis em muitos hospitais. Por isso, mesmo quando há suspeita de intoxicação por um dos álcoois, a confirmação do diagnóstico pode levar até 48 horas, colocando o paciente em risco de muitas complicações, incluindo a morte[2,6].

O estudo de Shin et al. apresenta o uso de álcool oxidase e peroxidase para detectar etanol em saliva. É rápido e simples de usar, entretanto, apesar de detectar etanol e metanol no sangue e na saliva, não pode detectar etilenoglicol em determinadas concentrações. Além disso, pode ser possível estimar a concentração dessas substâncias no sangue com base em sua concentração na saliva e, a partir de então, o tratamento pode ser iniciado, enquanto resultados de testes mais sofisticados determinam precisamente a concentração desses álcoois[6].

Na intoxicação por etilenoglicol, o metabólito ácido glicólico é o único metabólito que se percebe acumulado no sangue e parece ser primariamente responsável pela acidose metabólica, e encontrá-lo pode facilitar o diagnóstico[5].

Avaliação inicial na sala de emergência

Determinação dos níveis séricos tóxicos de álcool é útil, mas nem sempre está prontamente disponível no momento da admissão no hospital[1].

O intervalo entre a ingestão do metanol e a manifestação da toxicidade dele é de 12 a 24 horas, e os pacientes podem apresentar distúrbios visuais como visão embaçada ou borrada, além dos sintomas já descritos[2].

Na intoxicação por etanol, achados clínicos com diferentes concentrações de etanol podem ser classificadas dessa forma: intoxicação (100 a 150 mg/dL), perda de coordenação muscular (150 a 200 mg/dL), diminuição do nível de consciência (200 a 300 mg/dL) e morte (300 a 500 mg/dL). Síndrome de cetoacidose alcoólica é incomum e normalmente ocorre em pacientes com ingestão crônica de etanol e doenças hepáticas. A síndrome ocorre durante períodos de grande ingesta de etanol e pouca ingestão de comida[1].

No estudo apresentado por Cavalcanti *et al.*, a maior parte dos relatos de intoxicação por etilenoglicol foram nas tentativas de suicídio, e os sintomas surgiram entre 3 e 30 horas. O etilenoglicol é rapidamente absorvido pelo trato gastrointestinal e seu pico plasmático ocorre logo após a ingestão (30 a 60 minutos). As manifestações clínicas do envenenamento por etilenoglicol podem ser inicialmente assintomática e evoluir para mal súbito, coma, falência renal e colapso cardiovascular. A etiologia do SNC, metabólico, cardiopulmonar e renal toxicidade é primariamente devido a formação e acumulação de metabólitos tóxicos intermediários, especialmente metabólitos de aldeído, ácido glicólico e, em menor extensão, a produção e excreção de oxalato. Acredita-se que o etilenoglicol inalterado é responsável pelos sinais e sintomas iniciais da intoxicação, que incluem alteração do estado mental, fala arrastada e ataxia. Sintomas gastrointestinais como náusea, vômito e dor abdominal estão geralmente presentes logo após a ingestão. Algumas pessoas podem apresentar irritabilidade, letargia, vômitos, palor, hipotonia e dificuldade para se alimentar[5].

Monitorização, tratamento e prescrição

O tratamento específico da intoxicação por metanol e etilenoglicol envolve o uso de antídotos fomepizol ou etanol, que boqueiam a ADH e a geração de ácidos orgânicos, evitando a falência renal e sequelas neurológicas que são mediadas pelos metabólitos tóxicos formados na via ADH, podendo ou não utilizar também técnicas de eliminação extracorporal como a diálise para remover o álcool prejudicial. Nenhuma diferença no resultado foi detectada entre os pacientes tratados com etanol e fomepizol, mas o etanol foi associado com maior frequência de reações adversas. O tratamento é recomendado quando a concentração sanguínea é de 20 mg e a diálise tem sido recomendada com valores de 50 mg/dL ou mais [1,4,6,7].

O etanol e o fomepizol não podem ser administrados juntos, pois podem alterar o perfil farmacocinético um do outro e exacerbar os efeitos adversos do etanol. Por outro lado, o fomepizol deve ser administrado com cautela em pacientes que possuem alergia a pirazolonas (por exemplo, dipirona), pois as estruturas são semelhantes. O fomepizol e o etanol são removidos por hemodiálise, por isso suas doses devem ser aumentadas durante o procedimento de diálise. O problema no uso do fomepizol é a indisponibilidade em muitos países e seu preço alto (aproximadamente 7.800 euros por tratamento). Independentemente da forma em que o etanol é administrado, o nível plasmático do etanol deve ser monitorado sempre que possível, pois muitos pacientes precisaram de ajuste de dose[1,7].

Quando o envenenamento por esses álcoois tóxicos é clinicamente suspeito, mesmo antes de obter a confirmação farmacológica, o tratamento com o etanol e hemodiálise deve ser iniciado assim que possível. A hemodiálise convencional pode rapidamente diminuir os níveis plasmáticos desses álcoois e também de seus metabólitos tóxicos, simultaneamente corrigindo desordens metabólicas e acidobásicas[1].

Alguns estudos publicados demonstraram que o início precoce da técnica de hemodiálise usando banho de bicarbonato de sódio enriquecido com fósforo e potássio e diálises de alta eficiência alcançou uma excelente remoção do metanol, etanol e etilenoglicol, assim como de seus metabólitos tóxicos, produzindo ao mesmo tempo uma rápida correção dos distúrbios de água, eletrólitos e acidobásicos[1].

Na intoxicação por metanol, entre 1 e 2 horas após a ingestão, é recomentada a lavagem gástrica. Geralmente, as indicações de hemodiálise incluem altos níveis de metanol no plasma (maior que 50 mg/dL), acidose metabólica e alterações visuais e mentais. Além disso, o ácido fólico é efetivo para acelerar o metabolismo de transformação do metanol em dióxido de carbono e água[1,2].

A absorção do etanol pelo trato gastrointestinal e rápida, dessa forma a lavagem gástrica e carvão ativado só são indicados em até 30 a 60 minutos após a ingestão. Em alguns casos relatados, além do tratamento já citado, foram utilizados medicamentos antieméticos, antiulcerosos, anti-inflamatórios, analgésicos, antipsicóticos e tratamento não medicamentoso como soroterapia, glicose, vitaminas, entre outros, para alívio dos sintomas. A hemodiálise é apta para limpeza de etanol no sangue, mas não deve ser usada rotineiramente, pois é um procedimento invasivo[1,3].

A tiamina e a piridoxina facilitam a conversão dos metabólitos prejudiciais do etilenoglicol em substâncias menos tóxicas, e a eliminação meia-vida desses componentes é de 3 a 8,5 horas. Alguns protocolos mencionam o uso de carvão ativado lavagem gástrica e aspiração gástrica, mas não há evidências suficientes que afirmem que a descontaminação gastrointestinal oferece benefícios. Geralmente as indicações para hemodiálise incluem altos níveis de etilenoglicol no plasma sanguíneo (acima de 20 mg/dL), acidose metabólica grave e/ou intervalo osmolar também elevado. Além disso, durante a intoxicação por etilenoglicol, a diurese forçada pode preservar as funções renais, por minimizar o bloqueio tubular pelos cristais de oxalato[1,5].

Referências bibliográficas

1. Peces R, González E, Selgas R, Peces C. Treatment of severe alcohol poisoning. Nefrologia. 2008;28(4):369-72.
2. Nishiyama LK. Tratamento intensivo na intoxicação [tese]. Sobrapi/Ibrati. Disponível em: www.ibrati.org/sei/docs/tese_478.doc. Acesso em: 12 fev. 2017.

3. Silva ALV, Brito ELB, Toledo OR, Suchara EA. Intoxicações por etanol: registros de um hospital público. Rev Med Saúde Brasília. 2015;4(3):263-79.
4. Thanacoody RH, Gilfillan C, Bradberry SM, Davies J, Jackson G, Vale AJ, et al. Management of poisoning with ethylene glycol and methanol in the UK: a prospective study conducted by the National Poisons Information Service (NPIS). Clin Toxicol (Phila). 2016;54(2):134-40.
5. Caravati EM, Erdman AR, Christianson G. Ethylene Glycol Exposure: an Evidence-Based Consensus Guideline for Out-of-Hospital Management. Clin Toxicol (Phila). 2005;43(5):327-45.
6. Shin JM, Sachs G, Kraut JA. Simple diagnostic tests to detect toxic alcohol intoxications. Transl Res. 2008;152(4):194-201.
7. Rehman H. Fomepizole for toxic alcohol poisoning. N Engl J Med. 2009;361(12):1213.

174
INTOXICAÇÃO POR COCAÍNA

Sérgio Graff

Introdução

O consumo de cocaína é um problema de saúde pública em diversos países. Nos Estados Unidos, por exemplo, a Pesquisa Nacional sobre Uso de Drogas e Saúde (NSDUH) indica que, em 2015, 968 mil pessoas a partir de 12 anos iniciaram o consumo de cocaína (0,4% da população), números crescentes entre 2008 e 2014. A estimativa de 2015 representou aumento de 26% em relação a 2014, com 766 mil novos usuários de cocaína (0,3% da população), e aumento de 61% em relação a 2013, com 601 mil novos usuários de cocaína (0,2% da população). O órgão de Política Nacional de Controle de Drogas estima que a produção potencial de cocaína da Colômbia foi de 420 toneladas em 2015, um aumento de mais de 100% em relação a 2013. Além disso, as mortes por *overdose* de cocaína têm aumentado continuamente entre 2012 e 2015 (4.400 em 2012, 4.900 em 2013, 5.400 em 2014 e 6.800 em 2015). O número de mortes por uso de cocaína em 2015 foi o segundo maior desde 1999, com apenas 2006 sendo maior, quando houve 7.400 mortes[1].

Farmacologia

A cocaína (benzoilmetilecgonina) é extraída da planta *Erythroxylon coca*, por imersão das folhas em solventes orgânicos para formar um sedimento de pasta espessa.

O tempo necessário para os efeitos fisiológicos da cocaína varia de acordo com a via de uso, a forma de cocaína utilizada e o uso concomitante de outras drogas. O aparecimento dos efeitos ocorre mais rapidamente com a cocaína inalada (3 a 5 segundos), seguida de injeção intravenosa (10 a 60 segundos). O início dos efeitos é retardado com o uso intranasal (dentro de 5 minutos) devido à vasoconstrição tópica. A duração dos efeitos é mais longa com o uso intranasal de cocaína (60 a 90 minutos) e menor com a inalação de crack (5 a 15 minutos). A curta duração do efeito com a inalação pode levar à utilização de dosagem repetitiva para manter os efeitos desejados[2].

A cocaína tem meia-vida curta, de 0,7 a 1,5 hora, e é rapidamente metabolizada por colinesterases plasmáticas e hepáticas aos principais metabólitos de benzoilecgonina e ecgonina. Esses metabólitos são excretados na urina[3].

Fisiopatologia

A cocaína produz efeitos anestésicos locais, vasoconstritores e simpaticomiméticos[4]. Os efeitos anestésicos locais resultam do bloqueio de canais de sódio voltagem-voltados na membrana neuronal, resultando na inibição da condução neural. O efeito vasoconstritor da cocaína é principalmente devido à estimulação de receptores alfa-adrenérgicos em células de músculo liso arterial. Os principais metabólitos da cocaína – benzoilecgonina e éster metílico de ecgonina – podem persistir no organismo por mais de 24 horas e contribuir para a recidiva ou recorrência de doenças coronarianas ou cerebrais por vasoconstrição[5]. As principais toxicidades do uso de cocaína resultam dos efeitos simpaticomiméticos. A cocaína inibe a recaptação pré-sináptica de aminas, como norepinefrina, dopamina e serotonina, em todo o corpo, incluindo o sistema nervoso central (SNC). Os efeitos sistêmicos incluem aumento da frequência cardíaca e da pressão sanguínea com vasoconstrição difusa. Os efeitos do SNC são mais prováveis devido ao excesso de atividade dopaminérgica, que produz euforia profunda e autoconfiança em doses mais baixas e agitação e delírio em doses mais elevadas. Os efeitos trombogênicos da cocaína têm sido atribuídos a aumentos na atividade inibitória do plasminogênio ativador, contagem de plaquetas, ativação plaquetária e agregação plaquetária. Um estado inflamatório caracterizado por proteína C-reativa elevada, fator von Willebrand e concentrações de fibrinogênio também pode se relacionar com eventos trombóticos[4].

Manifestações clínicas

Cardiovasculares

O aumento da resistência vascular sistêmica devido ao aumento da atividade simpática tanto diretamente no coração quanto indiretamente através do SNC induz taquicardia e hipertensão[6]. Esse processo aumenta o consumo de oxigênio cardíaco e diminui a oferta por vasoconstrição e possível isquemia. A ativação plaquetária é outro fenômeno associado que pode contribuir na formação de trombos. As complicações cardíacas mais frequentes da cocaína são angina, infarto do miocárdio e morte cardíaca aguda, hipertensão, miocardite, cardiomiopatia, ruptura ou dissecção aórtica e hipertrofia ventricular esquerda. O bloqueio dos canais de sódio dos miócitos resulta em diminuição da condução elétrica e arritmias. O paciente típico com infarto do miocárdio relacionado à cocaína é um homem jovem, sem fatores de risco cardiovascular além do tabagismo. O risco relativo de infarto do miocárdio é de 23,7 vezes (intervalo de confiança de 95%, 8,5 a 66,3) dentro de 60 minutos após o uso de cocaína e não parece estar relacionado com a quantidade, via de administração ou frequência de uso[7]. No pronto-socorro, a maioria dos usuários de cocaína se queixa de dor torácica. Infarto do miocárdio ocorre em cerca de 6% nesses pacientes. Isso sugere que esses sintomas geralmente não estão relacionados à necrose miocárdica[8].

Sistema nervoso central

Agitação aguda é a apresentação mais comum da intoxicação por cocaína em hospitais. A intervenção imediata é muitas vezes necessária para prevenir autolesão ou agravamento das complicações relacionadas à cocaína. Inicialmente a abordagem é realizada com benzodiazepínicos. O lorazepam é muito utilizado em outros países por via intramuscular ou intravenosa, em doses de 2 mg, e repetido até a agitação ser controlada. Podem ser necessárias doses elevadas, mas depressão respiratória é incomum. Para o controle rápido de um paciente em agitação por uso de cocaína, o midazolam (5 mg) administrado por via intramuscular é eficaz. O haloperidol não é utilizado como droga de primeira linha devido ao seu potencial para diminuir o limiar convulsivo, o que pode aumentar o risco de convulsão[9].

As convulsões dos pacientes com intoxicação por cocaína são geralmente autolimitadas e devem ser tratadas com benzodiazepínicos intravenosos. O *status* epiléptico pode ocorrer e o tratamento deve seguir protocolos-padrão. O *status* epiléptico refratário sugere complicações de SNC graves ou alterações metabólicas[10].

Os efeitos imediatos em função da estimulação do sistema dopaminérgico e simpático podem ser imediatos, durando entre 30 e 40 minutos. Os efeitos psicológicos são euforia, sensação de poder, ausência de medo, agressividade, ansiedade, excitação física, mental e sexual, anorexia, insônia e delírios. Em altas doses: convulsão, depressão neural, paranoia, alucinações parestesias e depressão do centro respiratório.

Abordagem do emergencista

Na maioria das vezes, a abordagem inicial é de suporte clínico. O desafio para o médico no pronto-socorro é identificar pacientes em risco que se beneficiariam de uma intervenção específica. Todos os pacientes com síndrome coronariana aguda, mas especialmente o homem jovem, sem outros fatores de risco além do tabagismo, deve ser questionado sobre o uso de cocaína. O tratamento de primeira linha de um paciente com dor torácica relacionada à cocaína compatível com isquemia miocárdica e elevação do segmento ST consiste na administração de oxigênio e nitroglicerina. Se não houver resposta, deve ser considerada a angiografia coronariana. Tanto a nitroglicerina quanto o verapamil têm demonstrado reverter a hipertensão induzida pela cocaína, a vasoconstrição arterial coronariana e a taquicardia[11]. Os betabloqueadores (especialmente os betabloqueadores não seletivos) são relativamente contraindicados na síndrome coronariana aguda associada à cocaína. O bloqueio de receptores beta provoca a estimulação sem resposta de um receptor alfa, o que pode levar ao agravamento da vasoconstrição arterial coronariana e da hipertensão arterial sistêmica. Alguns autores recomendam labetalol, um bloqueador alfa e beta combinado. No entanto, o labetalol é um betabloqueador não seletivo com apenas modestas propriedades de bloqueio alfa. Naloxona e flumazenil não estão indicados. A abordagem na suspeita de síndrome coronária aguda associada a cocaína é semelhante às demais. A aspirina deve ser administrada o mais cedo possível. A nitroglicerina também pode ser utilizada em vigência da dor torácica[7]. Os bloqueadores dos canais de cálcio podem ser considerados em pacientes com dor torácica que não responde à nitroglicerina e benzodiazepínicos[12]. O uso de heparina é recomendado para angina instável e infarto agudo do miocárdio, na ausência de contraindicações, e a intervenção coronária percutânea é preferida para a reperfusão coronária no infarto agudo do miocárdio com elevação do segmento ST. A evidência de necrose miocárdica tem sido associada a alta incidência de doença coronariana significativa em usuários de cocaína e deve levar a maior estratificação e avaliação de risco[13].

A possibilidade de dissecção aórtica também deve ser considerada em pacientes com dor torácica associada à cocaína. A incidência de dissecção aórtica associada à cocaína é baixa e caracteriza-se pela ocorrência em pacientes com idade mais jovem, hipertensos previamente e de raça negra. Dissecções descendentes (tipo B) são mais comuns em usuários de cocaína do que em pacientes semelhantes sem uso de cocaína[14].

Referências bibliográficas

1. Hughes A, Williams MR, Lipari RN, Van Horn S. State Estimates of Past Year Cocaine Use among Young Adults: 2014 and 2015. The CBHSQ Report. Rockville (MD): Substance Abuse and Mental Health Services Administration (US); 2013-2016.
2. Goldstein RA, DesLauriers C, Burda AM. Cocaine: history, social implications, and toxicity – a review. Dis Mon. 2009;55:6-38.
3. Wilson LD, Jeromin J, Garvey L, Dorbandt A. Cocaine, ethanol, and cocaethylene cardiotoxicity in an animal model of cocaine and ethanol abuse. Acad Emerg Med. 2001;8(3):211-22.
4. Zimmerman JL. Cocaine intoxication. Crit Care Clin. 2012;28:517-626.
5. Jadhav P, Tariq H, Niazi M, Franchin G. Recurrent thrombotic vasculopathy in a former cocaine user. Case Rep Dermatol Med. 2015;2015:763613.
6. Vroegop MP, Franssen EJ, van der Voort PH, van den Berg TN, Langeweg RJ, Kramers C. The emergency care of cocaine intoxications. Neth J Med. 2009;67(4):122-6.
7. Mittleman MA, Mintzer D, Maclure M, Tofler GH, Sherwood JB, Muller JE. Triggering of myocardial infarction by cocaine. Circulation. 1999;99:2737-41.

8. Kontos MC, Schmidt KL, Nicholson CS, Ornato JP, Jesse RL, Tatum JL. Myocardial perfusion imaging with technetium-99m sestamibi in patients with cocaine-associated chest pain. Ann Emerg Med. 1999;33:639-45.
9. Nobay F, Simon BC, Levitt MA, Dresden GM. A prospective, double-blind, randomized trial of midazolam versus haloperidol versus lorazepam in the chemical restraint of violent and severely agitated patients. Acad Emerg Med. 2004;11(7):744-9.
10. Meierkord H, Boon P, Engelsen B, Göcke K, Shorvon S, Tinuper P, et al. EFNS guideline on the management of status epilepticus. Eur J Neurol. 2006;13(5):445-50.
11. Honderick T, Williams D, Seaberg D, Wears R. A prospective, randomized, controlled trial of benzodiazepines and nitroglycerine or nitroglycerine alone in the treatment of cocaine-associated acute coronary syndromes. Am J Emerg Med. 2003;21(1):39-42.
12. McCord J, Jneid H, Hollander JE, de Lemos JA, Cercek B, Hsue P, et al. Management of cocaine-associated chest pain and myocardial infarction: a scientific statement from the American Heart Association Acute Cardiac Care Committee of the Council on Clinical Cardiology. Circulation. 2008;117(14):1897-907.
13. Kontos MC, Jesse RL, Tatum JL, Ornato JP. Coronary angiographic findings in patients with cocaine-associated chest pain. J Emerg Med. 2003;24(1):9-13.
14. Hsue PY, Salinas CL, Bolger AF, Benowitz NL, Waters DD. Acute aortic dissection related to crack cocaine. Circulation. 2002;105(13):1592-5.

INTOXICAÇÃO AOS ANALGÉSICOS – ACETAMINOFENO

Fernando Sabia Tallo

Overdose por acetaminofeno

A lesão hepática induzida por fármacos (LHIF) mais comum nos EUA é a causada por *overdose* de acetaminofeno (AO)[1,2].

O *Food and Drug Administration* (FDA) dos Estados Unidos afirma claramente que "podem ocorrer danos graves ao fígado se você tomar mais de 4.000 mg de acetaminofeno em 24 horas".

Epidemiologia

A cada ano, cerca de 30.000 americanos são admitidos nos hospitais americanos para tratamento de hepatotoxidade por OA. A maioria dos pacientes tem reações leves como hepatite, colestase ou elevação de enzimas hepáticas assintomáticas.

Os estudos demonstraram que em quase 30% dos pacientes com insuficiência hepática aguda secundária a toxicidade por OA toxicidade está indicado o transplante hepático, e nesses casos a mortalidade é de cerca de 28%. Aproximadamente 63% dos casos de toxicidade por OA acontece com pacientes que utilizam prescrições de associação entre opioides e acetaminofeno, com 17% sofrendo alguma lesão hepática[2].

Em outro estudo, observou-se que até 6% das prescrições utilizando acetaminofeno isoladamente ou associada a opioide estariam excedendo a dose considerada segura de 4g em 24 horas[2].

A OA é um problema de saúde pública, por isso é importante atuar em educação com os pacientes, que, não raro, confundem anti-inflamatórios não hormonais (AINHs) com acetaminofeno, e no esclarecimento aos médicos em relação aos riscos de *overdose*.

Fisiopatologia

O fator determinante para o desenvolvimento e a gravidade da hepatotoxicidade associada a OA é a dose do fármaco que foi ingerido. Outro fator muito importante é o tempo entre a ingestão do fármaco e o início da terapia com N-acetilcisteína (NAC)[3].

O acetaminofeno é um ácido fraco e é rapidamente absorvido no duodeno. A alimentação concomitante ao fármaco pode retardar sua absorção[4].

O paciente com doença hepática crônica prolonga a meia-vida sanguínea do fármaco (em média 2,0 a 2,5 horas e até mais de 4 horas), especialmente nos acetaminofenos de absorção prolongada. A sobredosagem de APAP encontra-se em concentrações séricas máximas (10 a 20 mg/mL) em 4 horas. O paciente que toma a medicação com segurança alcançará pico de concentrações em 1,5 hora, com meia-vida de 1,5 a 3 horas[5].

A hepatotoxicidade APAP ocorre por meio da formação do metabólico da *N-acetyl-para-benzo-quinone imine* (NAPQI), presente em quantidades excessivas, incrementada pelas características da depleção de glutationa (GSH), estresse e disfunção mitocondrial, levando ao esgotamento dos depósitos de adenosina trifosfato (ATP)[6].

Manifestações clínicas

A identificação da sobredosagem de APAP é muito importante, uma vez que a mortalidade pode ser prevenida com terapia precoce. Muitos pacientes têm apenas sintomas mínimos e não específicos, que são comparáveis a pródromos de infecção viral, Esses sintomas podem incluir mal-estar, náusea, com ou sem vômito, e dor abdominal.

Porém, na prática clínica, os sinais de toxicidade a OA apresentam-se tardiamente, em geral já com a presença de complicações graves.

Existem quatro etapas sequenciais estabelecidas:
1) Fase 1: Ocorre dentro de 24 horas da ingesta e é caracterizada por sintomas não específicos como mal-estar, letargia, vômito e diaforese. As enzimas hepáticas aspartato aminotransferase (AST) e alanina aminotransferase (ALT) são normais no início e podem ser detectadas nas primeiras 8 a 12 horas[7];

2) Fase 2: Ocorre dentro de 24 a 72 horas e se caracteriza pela resolução dos sintomas da fase 1. Começa a ocorrer elevação de AST e ALT. Os casos mais graves podem evoluir com dor no quadrante superior direito, hepatomegalia, icterícia e coagulopatia[8];

3) Fase 3: Ocorre entre 72 e 96 horas e é marcada pelo retorno dos sintomas da fase 1 e marcante elevação de enzimas hepáticas AST e ALT (maior que 3.000 UI/L) juntamente com icterícia, coagulopatia encefalopatia e acidose láctica. A lesão hepática é máxima nessa fase, na qual ocorre o maior índice de mortalidade por disfunção de múltiplos órgãos[9]. Alguns dados objetivos podem ser utilizados como fatores prognósticos. O tempo de protrombina superior a 180 segundos e aquele que continua a aumentar além de 4 segundos após a OA estão relacionados com 90% de mortalidade[10];

4) Fase 4: Ocorre após 96 horas. A sua duração é de uma a duas semanas, a depender do nível de ingesta e da formulação do acetaminofeno que foi ingerida.

Vale a pena dizer que, caso tenha havido a realização de uma biópsia durante o quadro clínico, a recuperação histológica do fígado é bem posterior à recuperação clínica e a hepatite crônica não ocorre como complicação a OA.

Há vários sinais de prognóstico sombrio como a disfunção de múltiplos órgãos, edema cerebral, injúria renal, hipoglicemia profunda e acidose láctica. Essas situações devem levar à avaliação imediata da possibilidade de transplante[11].

A hepatotoxicidade ao acetaminofeno pode elevar as aminotransferases séricas a mais de 10.000 UI/L. O momento mais preocupante para a lesão orgânica ocorre entre três e cinco dias após a ingestão; dessa forma, a identificação precoce da ingestão tóxica e o início da intervenção terapêutica tornam-se importantes para prevenir a insuficiência hepática.

Abordagem genérica

A anamnese deve identificar o tempo, a quantidade e a formulação ingerida. Medidas de níveis sanguíneos de acetaminofeno podem fazer parte da investigação de pacientes com tentativa de suicídio ou com ingestão de substância desconhecida e que se apresentam com alteração do estado mental. O ideal seria uma medida de níveis sanguíneos ao redor dos quatro anos da ingesta, pois esse valor orienta a terapia e impacta na evolução do paciente. Outros exames são necessários: gasometria arterial (para investigar distúrbio acidobásico), coagulograma, ionograma, testes de função hepática e urina I, e um exame toxicológico para surpreender outras substâncias. Uma leitura negativa de acetaminofeno não exclui lesão hepática relacionada, porque os níveis podem ser indetectáveis no momento do exame com lesões hepáticas presentes[11]. Bilirrubinas diretas muito elevadas podem causar falsa elevação dos níveis detectáveis de acetaminofeno[12].

Nos pacientes com *overdose* de paracetamol conhecida nas últimas 24 horas, é possível a utilização do nomograma de Rumack-Matthew (Figura 175.1).

Os valores importantes da plotagem de nomogramas são os pontos de "linha de toxicidade provável", que incluem níveis de acetaminofeno de 200 mg/mL às 4 horas e 25 mg/mL às 16 horas após ingestão aguda[13]. Os pacientes acima dos níveis críticos no tempo determinado no nomograma apresentam risco de hepatotoxicidade grave (como AST superior a 1.000 UI/L)[14].

Para esses pacientes, está indicado o início do tratamento com NAC. Esses pacientes têm 60% de probabilidade de desenvolver hepatoxicidade grave e 5% de mortalidade[15].

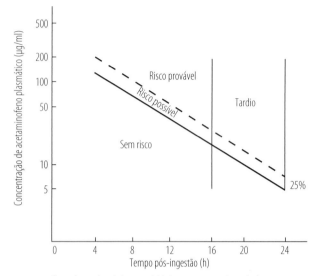

Determinar o risco de hepatotoxicidade por paracetamol em relação ao nível plasmático e tempo transcorrido desde a ingesta

Figura 175.1. Nomograma de Rumack-Matthew.

N-acetilcisteína

A NAC é um pró-fármaco que fornece cisteína biodisponível para a formação de glutationa. Deve ser imediatamente prescrito para pacientes com hepatoxidade causada por OA, ou pacientes com alto risco de desenvolver essa condição. Essa substância repõe e estoca glutationa por meio da oferta de cisteína e age na desintoxicação dos metabólitos ativos do acetaminofeno[16].

Além disso, pode reduzir os níveis de NAPQI, melhorando a via de sulfonação do metabolismo do acetaminofeno. Administrar NAC para pacientes com sobredosagem de acetaminofeno pode reduzir a mortalidade de 5% para 0,7% dos pacientes, portanto a administração precoce é essencial. Indicações do tratamento com NAC no contexto de OA[17] (Tabela 175.1).

No regime intravenoso, administra-se uma dose de ataque de NAC de 150 mg/kg diluídos em 200 mL, durante 15 minutos, em seguida uma infusão de 50 mg/kg em 500 mL por 4 horas e depois 100 mg/kg em 1.000 mL por 16 horas. No regime via oral, administra-se uma dose de carga de 140 mg/kg, seguida de 70 mg/kg a cada 4 horas, para um total de 18 doses.

Transplante hepático

A *overdose* por acetaminofeno pode responder por até 20% dos transplantes hepáticos em alguns centros de transplante.

O transplante de fígado pode ser a única alternativa quando a OA evoluiu para insuficiência hepática irreversível.

A determinação do prognóstico inclui diversos escores como *Model For End-Stage Liver Disease* (MELD), *King's College Criteria* (KCH) e *Acute Physiologic and Chronic Health Evaluation* (APACHE II). Todas as pontuações foram investigadas como possíveis indicadores para selecionar candidatos ao transplante de fígado[18].

No caso do KCH, ele identifica dois grupos de pacientes com prognóstico desfavorável entre aqueles com insuficiência hepática induzida por acetaminofeno:

- pH menor que 7,3 (gasometria);
- RNI maior que 6,5, creatinina maior que 3,4 mg/dL, encefalopatia (grau III ou IV). Marcadores de coagulopatia, função renal e estado mental.

Tabela 175.1. Indicações de N-acetilcisteína no tratamento da *overdose* de acetaminofeno

Toxicidade grave ao acetaminofeno AST: ALT > 1.000
< 24h de ingesta do acetaminofeno
Níveis séricos a partir de 140 mg/L em 4 horas até 50 mg/L em 10 horas
Envenenamento recente (< 1 hora) sem ingesta de outros produtos com acetaminofeno nas últimas 24 horas
Envenenamento recente sem ingesta de formulações com liberação prolongada
ALT/AST/RNI previamente normais
Ideal nas primeiras 8-10 horas, com risco de hepatotoxicidade < 5%, principalmente se o nível de acetaminofeno estiver acima da linha de indicação de tratamento no nomograma Rumack-Matthew
Uso empírico quando os níveis de acetaminofeno não puderem ser obtidos nas primeiras 8 horas após a ingesta

Conclusão

O emergencista deve estar atento para a possibilidade de uma *overdose* por acetaminofeno. Ele representa metade dos casos de insuficiência hepática aguda nos EUA e a primeira causa de transplante hepático. A conscientização, a educação e a pesquisa são essenciais no assunto. A atuação rápida e perspicaz do médico da emergência nessa situação clínica pode salvar vidas[19].

Referências bibliográficas

1. Bunchorntavakul C, Reddy KR. Acetaminophen-related hepatotoxicity. Clin Liver Dis. 2013;17:587-607.
2. Michna E, Duh MS, Korves C, Dahl JL. Removal of opioid/acetaminophen combination prescription pain medications: assessing the evidence for hepatotoxicity and consequences of removal of these medications. Pain Med. 2010;11:369-78.
3. Schmidt LE, Dalhoff K, Poulsen HE. Acute versus chronic alcohol consumption in acetaminophen-induced hepatotoxicity. Hepatology. 2002;35:876-82.
4. McGill MR, Jaeschke H. Metabolism and disposition of acetaminophen: recent advances in relation to hepatotoxicity and diagnosis. Pharm Res. 2013;30:2174-187.
5. Jaeschke H, McGill MR. Cytochrome P450-derived versus mitochondrial oxidant stress in acetaminophen hepatotoxicity. Toxicol Lett. 2015;235:216-7.
6. Jaeschke H, McGill MR, Ramachandran A. Oxidant stress, mitochondria, and cell death mechanisms in drug-induced liver injury: lessons learned from acetaminophen hepatotoxicity. Drug Metab Rev. 2012;44:88-106.
7. Thornton SL, Minns AB. Unintentional chronic acetaminophen poisoning during pregnancy resulting in liver transplantation. J Med Toxicol. 2012;8:176-8.
8. Mazer M, Perrone J. Acetaminophen-inducted nephrotoxicity: pathophysiology, clinical manifestations, and management. J Med Toxicol. 2008;4:2-6.
9. Caldarola V, Hassett JM, Hall AH, Bronstein AB, Kulig KW, Rumack BH. Hemorrhagic pancreatitis associated with acetaminophen overdose. Am J Gastroenterol. 1986;81:579-82.
10. Harrison PM, O'Grady JG, Keays RT, Alexander GJ, Williams R. Serial prothrombin time as prognostic indicator in paracetamol induced fulminant hepatic failure. BMJ. 1990;301:964-6.
11. Craig DG, Ford AC, Hayes PC, Simpson KJ. Systematic review: prognostic tests of paracetamol-induced acute liver failure. Aliment Pharmacol Ther. 2010;31:1064-76.
12. Heard KJ. Acetylcysteine for acetaminophen poisoning. N Engl J Med. 2008;359:285-92.
13. Rumack BH. Acetaminophen hepatotoxicity: the first 35 years. J Toxicol Clin Toxicol. 2002;40:3-20.
14. Kerr F, Dawson A, Whyte IM, Buckley N, Murray L, Graudins A, et al. The Australasian Clinical Toxicology Investigators Collaboration randomized trial of different loading infusion rates of N-acetylcysteine. Ann Emerg Med. 2005;45:402-8.
15. Prescott LF, Illingworth RN, Critchley JA, Stewart MJ, Adam RD, Proudfoot AT. Intravenous N-acetylcysteine: the treatment of choice for paracetamol poisoning. Br Med J 1979;2:1097-100.
16. Noh JR, Kim YH, Hwang JH, Choi DH, Kim KS, Oh WK, et al. Sulforaphane protects against acetaminophen-induced hepatotoxicity. Food Chem Toxicol. 2015;80:193-200.
17. Chun LJ, Tong MJ, Busuttil RW, Hiatt JR. Acetaminophen hepatotoxicity and acute liver failure. J Clin Gastroenterol. 2009;43:342-9.
18. Reddy KR, Schilsky ML, Stravitz R, Ellerbe C, Durkalski V, Fontana RJ, et al. Liver transplantation for acute liver failure: results from the NIH Acute Liver Failure Study Group. Hepatology. 2012;56:246A-7A.
19. Yoon E, Babar A, Choudhary M, Kutner M, Pyrsopoulos N. Acetaminophen-Induced Hepatotoxicity: a Comprehensive Update. J Clin Transl Hepatol. 2016;4(2):131-42.

INSETICIDAS ORGANOFOSFORADOS E CARBAMATOS

Michelle Fleury Mejias
Sérgio Graff

Introdução

Os inseticidas organofosforados e carbamatos, também conhecidos como inibidores da colinesterase, incluem uma série de produtos inseticidas, tanto de uso doméstico como de uso agrícola. Esses agentes, que compreendem milhares de substâncias estruturalmente relacionadas, podem causar intoxicações por tentativa de suicídio, acidentes com crianças, acidentes ocupacionais em agricultores e funcionários de empresas dedetizadoras, e mesmo em moradores de lares onde os produtos foram aplicados[1-3].

Colinesterases são enzimas responsáveis pela hidrólise da acetilcolina, presente em sinapses, mediando a transmissão de impulsos nervosos em fibras pré-ganglionares parassimpáticas e pós-ganglionares simpáticas. Agentes anticolinesterásicos são substâncias capazes de inibir a ação da enzima acetilcolinesterase (AChE), com variado grau de toxicidade para os seres humanos[4-5].

Os inseticidas organofosforados inibem o centro esterásico da acetilcolinesterase incapacitando-a de exercer sua função, ou seja, desdobrar a acetilcolina em colina e ácido acético. À semelhança dos compostos organofosforados, os inseticidas carbamatos agem inibindo a acetilcolinesterase, diferenciando-se pelo fato de a combinação se processar de maneira mais reversível, resultando, todavia, sempre em acúmulo de acetilcolina onde é normalmente liberada. O efeito anticolinesterásico dos inseticidas carbamatos é explicado pela sua configuração química semelhante à da acetilcolina, apresentando regiões de alta e baixa densidade eletrônica praticamente iguais[6].

Os compostos organofosforados apresentam, em geral, a seguinte estrutura[7]:

Fonte: Costa[7].

"X" é o grupo que se separa do composto quando os organofosforados fosforilam a AChE e é o local mais sensível à hidrólise; "R_1 e R_2 são comumente grupos alcóxi (por exemplo, OCH3 ou OC2H5), embora possam existir outros grupos substituintes; nessa estrutura química, podem estar ligados por dupla ligação ao fósforo tanto um átomo de oxigênio (O) quanto um de enxofre (S) – nesse caso, o composto pode ser identificado como fosforotioato. A partir de diferenças químicas, os organofosforados podem ser divididos em diversas subclasses, que incluem os fosfatos, os fosforotioatos, os fosforamidatos, os fosfonatos, entre outros[7].

Os inseticidas carbamatos são derivados do ácido carbâmico e, em sua maioria, são N-metilcarbamatos. A toxicidade oral aguda varia de moderada a baixa, como no caso do carbaril, a extremamente tóxica, como no caso da intoxicação por aldicarb. A absorção dérmica dos carbamatos tende a aumentar com solventes orgânicos e emulsificantes presentes na maioria das formulações. Esses compostos são suscetíveis a uma variedade de reações de biotransformação catalisadas enzimaticamente, nas quais as principais vias de biotransformação envolvem a hidrólise e a oxidação. O mecanismo de ação dos carbamatos é a inibição da AChE, rapidamente reversível[7].

Epidemiologia

Os inseticidas, segundo a Organização para Agricultura e Alimentação das Nações Unidas (FAO), são produtos químicos ou quaisquer substâncias ou mistura de substâncias destinados à prevenção, à destruição ou ao controle de qualquer praga, incluindo os vetores de doenças humanas ou de animais, que causam prejuízo ou interferem de qualquer forma na produção, elaboração, armazenagem, transporte ou comercialização de alimentos, produtos agrícolas, madeira e produtos da madeira. Existem diferentes classes de inseticidas, baseadas nos padrões de uso e no tipo de praga a ser controlada[8].

A história dos organofosforados se inicia em 1938, com sua descoberta por químicos alemães. Porém, sua inserção no mercado é datada das décadas de 1960 e 1980. A química dos compostos organofosforados foi estudada, em 1949, por G. M. Kosolapoff, e trabalhos mais recentes de revisão podem ser encontrados na literatura de Coffey. Essa história se encontra diretamente relacionada à de outro grupo, os organoclorados. Nas décadas de 1950 a 1970 houve grande uso de organoclorados, porém, por serem altamente poluentes, deram lugar a outros defensivos agrícolas, especialmente os organofosforados. No ano de 1999, os organofosforados já respondiam por 40% do mercado mundial de pesticidas. Esse grande sucesso comercial se explica pela alta efetividade contra pragas e baixa instabilidade no meio ambiente (meia-vida nas plantas de 2 até 10 dias)[9-12].

Os inseticidas são amplamente utilizados no Brasil e no mundo e são responsáveis por alguns casos de intoxicação, por esse motivo têm papel importante na toxicologia. No Brasil, as intoxicações agudas por inseticidas ocupam a terceira posição entre os agentes causais, sendo a maioria dos casos por inseticidas (73%, organofosforados, piretroides, carbamatos e organoclorados), raticidas (15,3%) e herbicidas (9,7%), e apresentam como principais circunstâncias as tentativas de suicídio, acidentes e ocupacionais. De acordo com um levantamento feito, em todo o mundo, cerca de 3.000.000 de pessoas se expõem a agentes organofosforados ou carbamatos por ano; nos Estados Unidos, houve mais de 8.000 exposições relatadas a esses agentes em 2008, resultando em menos de 15 mortes. Essas exposições, em geral, foram ingestões acidentais e intencionais. A taxa de mortalidade pode ser alta, porém o diagnóstico precoce e o tratamento adequado muitas vezes salvam vidas[8,13-14].

A principal via de absorção é a via oral, que ocorre nas intoxicações agudas acidentais, nas tentativas de suicídio e intoxicações por contaminação alimentar e ocupacional, tendo relevância também em trabalhadores que fumam durante o trabalho. A principal via implicada nos casos atendidos nos serviços de emergência, dessa forma, é a via oral (tentativas de suicídio e acidentes). A via dérmica, contudo, é a via mais comum de intoxicações ocupacionais, seguida da via respiratória[15].

Atualmente tem ocorrido diminuição nas intoxicações ocupacionais em virtude das largas campanhas para uso correto dos inseticidas e conscientização da importância da utilização de equipamentos de proteção individual (EPIs).

Fisiopatologia

Os anticolinesterásicos são compostos lipossolúveis, absorvíveis pelo organismo por via cutânea, respiratória e digestiva. A absorção por via respiratória é a mais eficaz, seguida pela digestiva e a cutânea[5].

Os compostos organofosforados inibem duas enzimas: a acetilcolinesterase (AChE), encontrada nas junções sinápticas e nas hemácias, e a butirilcolinesterase, também conhecida como pseudocolinesterase (PChE) ou colinesterase plasmática, encontrada no sangue. Cada uma dessas enzimas quebra a acetilcolina. O bloqueio da AChE é o efeito clinicamente mais significativo dos organofosforados e dos carbamatos, pois leva ao acúmulo de quantidades excessivas de acetilcolina nos receptores muscarínicos (encontrados em diversas células secretoras colinérgicas), nos receptores nicotínicos (localizados sobre as junções neuromusculares esqueléticas e nos gânglios autonômicos) e no sistema nervoso central (SNC)[2,14].

A inibição permanente da AChE (envelhecimento) poderá ser observada quando a ligação estabelecida entre o organofosforado e a enzima for covalente. A taxa de envelhecimento é altamente variável, de alguns minutos a dias, dependendo da via de exposição e do organofosforado específico. Os compostos organofosforados dimetílicos em geral envelhecem mais rapidamente do que os agentes dietílicos, e os compostos organofosforados lipofílicos podem ser liberados na circulação sistêmica a partir dos reservatórios de gordura por vários dias a semanas após a exposição, prolongando tanto a duração da toxicidade clínica quanto a janela de envelhecimento. O tratamento com antídoto do tipo oxima é considerado benéfico apenas quando administrado antes da ocorrência do envelhecimento[2].

Os carbamatos também inibem as AChES e levam ao acúmulo de acetilcolina, com efeitos clínicos agudos semelhantes. Os efeitos dos carbamatos sobre o SNC em geral são menos pronunciados, porque apresentam maior dificuldade em atravessar a barreira hematoencefálica e os carbamatos não "envelhecem" a enzima AChE, e a toxicidade é, portanto, mais breve e autolimitada do que a observada a partir dos compostos organofosforados[2].

É importante ressaltar que esses compostos são frequentemente incluídos em solventes de hidrocarbonetos, e os efeitos desses solventes deverão ser considerados na avaliação da toxicidade clínica.

Quadro clínico

O quadro sintomatológico pode variar quanto a gravidade, rapidez de instalação e/ou duração, na dependência da via de absorção e da magnitude da exposição. O quadro clínico é constituído por efeitos muscarínicos, nicotínicos e do SNC. Esses efeitos são o resultado do acúmulo de acetilcolina nas terminações nervosas, decorrente do bloqueio da acetilcolinesterase[6,8].

Os sinais e sintomas de intoxicação aguda por organofosforados podem ser imediatos ou tardios, dependendo do agente, da via de administração, da ingestão simultânea de toxinas e do grau de exposição. A maioria dos organofosforados e dos carbamatos pode ser adsorvida por qualquer via: inalação, ingestão e absorção cutânea e por membranas mucosas. Organofosforados altamente lipofílicos são armazenados no tecido adiposo, com potencial para causar toxicidade prolongada. A gravidade e o período da intoxicação também são afetados pela taxa de exposição (aguda e crônica), pela degradação metabólica e pela eliminação em curso do agente e, no caso de alguns compostos organofosforados, pela taxa de metabolismo de seus derivados oxônicos clinicamente ativos[2,6,8,16].

Manifestações clínicas agudas podem ser classificadas em efeitos muscarínicos, nicotínicos e do SNC. Manifestações muscarínicas incluem broncoespasmo, bradicardia, vômito, diarreia, miose e sudorese excessiva. As perdas de fluido poderão levar ao choque. A inibição da colinesterase pode produzir bradicardia ou taquicardia, miose ou midríase, por meio de efeitos competidores devidos ao estímulo gangliônico das vias parassimpática e simpática. Os efeitos nicotínicos são principalmente devidos ao excesso de acetilcolina nos músculos esqueléticos e incluem fraqueza muscular, tremores e fasciculações. A fraqueza muscular respiratória, complicada por broncorreia e broncoespasmo devidos aos efeitos muscarínicos, poderá ser fatal, a menos que seja aplicado tratamento agressivo e imediato. Esses efeitos lembram a toxicidade da nicotina e de alcaloides relacionados. Manifestações do SNC incluem agitação, convulsão e coma[2,8].

Alguns inibidores da colinesterase podem causar neuropatia periférica tardia, em geral permanente, que afeta os axônios motores longos das pernas (neuropatia tardia induzida por organofosforado). O mecanismo parece ser resultado da inibição da esterase-alvo das neuropatias (NTE, do inglês *neuropathy target esterase*), uma enzima dos tecidos nervosos distinta das outras AChEs. Um segundo efeito distinto dos organofosforados é a chamada síndrome intermediária, observada em 20% a 50% dos casos de intoxicação aguda por organofosforados. Pacientes podem desenvolver fraqueza motora proximal em um ou vários dias após a exposição, chamada de síndrome intermediária, por coincidir com a resolução da crise colinérgica aguda, porém ocorre antes do período durante o qual a neuropatia periférica tardia se manifesta. A fraqueza na flexão do pescoço poderá progredir para fraqueza bulbar e do membro proximal. É importante que a síndrome seja reconhecida precocemente, porque a fraqueza muscular respiratória fatal poderá ocorrer abruptamente. Embora a fisiopatologia dessa doença não esteja clara, a síndrome intermediária é teorizada como sequela da redistribuição de toxina da terapia inadequada com oxima ou de uma complicação da miopatia colinérgica. Os sintomas poderão durar de uma a três semanas e, em geral, não respondem ao tratamento adicional com oximas ou atropina[2,7].

Em casos mais raros, efeitos tóxicos variados dos compostos organofosforados têm sido observados com mecanismos fisiopatológicos desconhecidos, que incluem síndrome de Guillain-Barré, mononeurite, distúrbios do movimento coreiforme, doença de Parkinson, pancreatite e síndrome do desconforto respiratório agudo (SDRA)[2].

A Tabela 176.1 demonstra os principais sinais e sintomas da intoxicação aguda por compostos anticolinérgicos.

Diagnóstico diferencial

É de extrema importância a obtenção de informações que facilitem o diagnóstico das intoxicações, como a verificação do local de envenenamento e história do paciente com a caracterização de vestígios de produto, realizando um exame cuidadosamente direcionado, enfatizando os principais achados físicos que podem revelar uma das síndromes autonômicas comuns e determinando sinais e sintomas que permitem esclarecer o diagnóstico, sendo a miose e fasciculações sinais importantes para a caracterização de uma intoxicação grave ou severa, embora em alguns casos esses sinais possam não estar presentes. De maneira geral, a intoxicação resulta em sintomatologia severa, com sinais clínicos iniciando-se dentro de 15 a 30 minutos, de forma que o rápido reconhecimento da intoxicação e seu tratamento adequado são essenciais para um prognóstico favorável[6,17].

Tabela 176.1. Principais sinais e sintomas da intoxicação aguda por compostos anticolinérgicos

Sítios e receptores afetados	Manifestações
Glândulas exócrinas (M)	Aumento da salivação, lacrimejamento, sudorese
Olhos (M)	Miose, visão turva
Sistema digestório (M)	Cólicas abdominais, vômitos, diarreia
Sistema respiratório (M)	Aumento da secreção bronquial, broncoconstrição
Bexiga (M)	Frequência urinária, incontinência
Sistema cardiovascular (M)	Bradicardia, hipotensão
Sistema cardiovascular (N)	Taquicardia, hipertensão passageira
Musculatura esquelética (N)	Fasciculações musculares, espasmos, cólicas, fraqueza generalizada, paralisia flácida
Sistema nervoso central (M, N)	Tontura, letargia, fadiga, cefaleia, confusão mental, depressão dos centros respiratórios, convulsão, coma

M: receptores muscarínicos; N: receptores nicotínicos. Adaptada de: Costa[7].

Os sinais e sintomas são característicos: inicialmente há estimulação da transmissão colinérgica, seguida da depressão da transmissão, e finaliza com a paralisia das sinapses nervosas nas terminações nervosas. É comum encontrar miose (pupila puntiforme ou cabeça de alfinete), sinal muscarínico que é típico e ajuda no diagnóstico. Todavia, nem sempre ela está presente, e as pupilas podem estar normais, dilatadas ou anisocóricas. A midríase (pupilas dilatadas) pode ser encontrada em pacientes com intoxicação severa e/ou de longa duração. Também ocorrem lacrimejamento, visão turva e fotobia, e essas duas últimas podem persistir por vários meses[8].

O diagnóstico diferencial é obtido com base na história de exposição e na presença de manifestações características muscarínicas, nicotínicas e do SNC, devidas ao excesso de acetilcolina. Um código mnemônico útil para a toxicidade muscarínica são as iniciais DUMBBELSS: diarreia, incontinência urinária, miose, broncoespasmo, broncorreia, êmese, lacrimejamento, salivação e sudorese. Variáveis importantes no exame autônomo também devem ser levadas em consideração, como pressão arterial, pulsação, tamanho da pupila, sudorese e atividade peristáltica[2].

Os praguicidas anticolinesterásicos estão associados também à ocorrência de neuropatia periférica tardia (dores musculares, fraqueza muscular progressiva e diminuição dos reflexos tendinosos, que ocorrem após duas a três semanas ou até meses após a exposição) e à síndrome intermediária (paralisia da musculatura proximal dos membros, da musculatura flexora do pescoço e da musculatura respiratória, que pode ocorrer um ou vários dias após a crise colinérgica aguda), alterações bastante descritas para organofosforados e menos frequentemente para carbamatos[17].

A meia-vida dos anticolinesterásicos geralmente é curta, porém pode variar dependendo do composto e da quantidade a que foi exposto o paciente, desde minutos até várias horas. A eliminação da maioria dos compostos se dá pela urina e pelas fezes, com excreção de 70% a 80% da dose absorvida em 48 horas[5,17].

Quando a suspeita é de intoxicação por carbamatos e organofosforados, além dos exames físicos, podem ser realizados exames laboratoriais; amostras de sangue (heparinizado) e de cérebro, caso o paciente tenha ido a óbito, podem ser colhidas o mais rápido possível e mantidas em refrigeração (sangue) ou congeladas (cérebro) para a determinação da atividade da acetilcolinesterase. As atividades da acetilcolinesterase eritrocitária e da pseudocolinesterase plasmática são os marcadores biológicos geralmente utilizados nos casos de intoxicação por anticolinesterásicos. De maneira geral, a redução em mais de 50% da atividade dessas enzimas em amostras de sangue e cérebro é altamente sugestiva da exposição a anticolinesterásicos[1,17].

Avaliação inicial na sala de emergência

A via de exposição determinará os procedimentos a serem utilizados na descontaminação e/ou diminuição da absorção. Nos casos de exposição dérmica, as roupas contaminadas devem ser retiradas, e a pele, lavada com sabão alcalino. Nos casos de ingestão, não são muito eficazes os procedimentos usados na tentativa de minimizar a absorção pelo sistema digestório. Nos casos de exposição ocular, respiratória e cutânea, depois das medidas de urgência e da descontaminação, e segundo o quadro clínico, devem-se efetivar os procedimentos específicos[7,8].

A insuficiência respiratória é a principal causa de mortalidade em pacientes com toxicidade aguda causada por inibidor de colinesterase, e o fator mais comum que contribui para a morte por intoxicação é a perda dos reflexos de proteção da via aérea, com sua subsequente obstrução causada por língua flácida, aspiração pulmonar do conteúdo gástrico ou parada respiratória. Em todos os pacientes intoxicados, deve-se suspeitar de via aérea potencialmente comprometida[2].

A avaliação do paciente difere quando o paciente está consciente e inconsciente. Pacientes que estão conscientes, acordados e falando são suscetíveis de ter os reflexos da via aérea íntegros, mas devem ser rigorosamente monitorados, porque a piora da intoxicação pode resultar em rápida perda de controle da via aérea. Em um paciente letárgico ou obtundido, a resposta à estimulação da nasofaringe ou a presença de um reflexo de tosse espontânea pode proporcionar uma indicação indireta da capacidade do paciente de proteger a via aérea. Se houver qualquer dúvida, é melhor realizar entubação endotraqueal[2].

As intoxicações podem ser divididas em dois níveis: intoxicação leve, com sintomas discretos, como mal-estar, cefaleia, náuseas, vômitos e diarreia; e intoxicações graves, que desencadeiam manifestações como síndrome colinérgica aguda, com miose, bradicardia, hipersecreção pulmonar, sialorreia, sudorese, convulsões e coma[1].

Condutas na sala de emergência

A abordagem inicial deverá estar voltada para a manutenção da vida e estabilização do paciente[5].

Manter via aérea aberta e fornecer ventilação, quando necessário. Administrar oxigênio suplementar. Prestar muita atenção à fraqueza muscular respiratória e à presença de secreções brônquicas. A parada respiratória é geralmente precedida por crescente fraqueza dos músculos de flexão do pescoço. Caso seja necessária a entubação, deverá ser usado um agente não despolarizante, porque o efeito da succinilcolina será fortemente prolongado como resultado da inibição da PChE. Antecipar e tratar arritmias, hipotensão, convulsão e coma, caso ocorram. A convulsão deverá ser tratada com benzodiazepínicos. Observar os pacientes assintomáticos por pelo menos 8 a 12 horas para descartar sintomas de aparecimento tardio, especialmente após exposição extensa da pele ou ingestão de um agente altamente lipossolúvel[2].

Nos casos de intoxicação aguda oral por anticolinesterásicos, as medidas emergenciais mais importantes são a interrupção da absorção do agente tóxico, obtida por meio da lavagem gástrica (até 2 horas após a exposição). O tratamento específico incluía administração do agente antimuscarínico (atropina) em doses suficientes para o controle dos sinais muscarínicos e o reativador enzimático oxima[1-2,17].

A diálise e a hemoperfusão geralmente não são indicadas devido ao amplo volume de distribuição dos organofosforados[2].

Monitorização, tratamentos e prescrição

O tratamento das intoxicações agudas por organofosforados e carbamatos pode ser dividido em medidas de ordem geral e medidas específicas, que, segundo a gravidade do caso, deverão ser realizadas ao mesmo tempo[8].

O tratamento específico é realizado com sulfato de atropina e oxima (Contrathion®). Manter atropinização adequada, iniciar com 2 a 5 mg intravenoso e dobrar a dose administrada a cada 5 minutos, até que seja observado o desaparecimento da hipersecreção pulmonar. tomar cuidado para não intoxicar o paciente com atropina. A atropina reverterá os efeitos muscarínicos, porém não os nicotínicos. O uso da atropina, um antagonista do receptor muscarínico, previne o efeito acumulativo da acetilcolina nesses receptores. A atropina preferivelmente administrada por via intravenosa visa prevenir os sinais do excesso da estimulação colinérgica[1,2,7,18-19].

Reavaliar as secreções, a saturação de oxigênio e a taxa respiratória dos pacientes a cada 5 ou 10 minutos. A indicação mais importante para a reaplicação da atropina é dificuldade respiratória ou broncorreia persistente. A taquicardia não representa necessariamente uma contraindicação para o uso adicional de atropina no contexto de secreções respiratórias abundantes. Uma vez que as secreções respiratórias tenham sido inicialmente controladas, infusões continuadas de atropina poderão ser úteis em casos específicos, porém será necessária a vigilância clínica para prevenir a superdosagem. Poderá ser necessário o uso de doses maciças de atropina (até 100 mg ou mais) nos casos graves. Manter monitorização cardíaca e suporte ventilatório com oxigenação adequada. Corrigir distúrbios hidroeletrolíticos e da acidose metabólica[1,2,15,17].

As oximas devem ser administradas somente nos casos mais graves e após atropinização. O uso das oximas no tratamento da intoxicação por organofosforados é amplamente aceito, mas seu papel na intoxicação por carbamatos é ainda bastante controverso, já que formam um complexo enzima-praguicida reversível espontaneamente, além de ligarem-se em ambos os centros ativos da enzima, impedindo sua reativação pela oxima[1,17].

Embora tenham relatos de que a minimização da absorção pelo sistema digestório não seja muito eficaz, como adsorvente, pode ser utilizado o carvão ativado (1 a 2g kg-1, via oral), juntamente com um catártico (caso o paciente não esteja apresentando diarreia), como o sulfato de sódio (0,25g kg-1, via oral, diluído em 5 a 10 volumes de água), durante pelo menos 12 horas. O uso do catártico tem como finalidade a promoção da passagem do carvão ativado pelo trato gastrointestinal e a eliminação da toxina adsorvida nas fezes. Catárticos contendo magnésio devem ser evitados caso os sinais neurológicos estejam presentes. É possível a ocorrência de convulsões nesse tipo de toxicose, sendo necessária administração cautelosa de benzodiazepínicos, como o diazepam, na dose de 0,5 a 1,0 mg kg-1, intravenoso. Além disso, é importante o tratamento da acidose, caso seja apontada na gasometria, por meio da fluidoterapia e da administração de bicarbonato de sódio[7,17,19].

Podem ser feitos exames laboratoriais como avaliação da atividade das colinesterases plasmáticas e eritrocitária (sangue total e plasma). Para os compostos organofosforados, poderão ser observadas reduções nas atividades da pseudocolinesterase plasmática (PChE) e da acetilcolinesterase (AChE) das hemácias. A intoxicação por carbamato produz inibição reversível da colinesterase e poderá ocorrer recuperação espontânea da atividade enzimática em algumas horas. Exames de sangue, urina, fluido de lavagem gástrica e excrementos para agentes específicos e seus metabólitos também poderão fornecer evidências de exposição; porém, esses testes não são amplamente utilizados[1-2].

O prognóstico do paciente geralmente é bom, porém podem ocorrer sequelas. É fundamental que o diagnóstico seja precoce e o tratamento seja rápido e efetivo. O tratamento intensivo é bastante importante na definição do prognóstico desses pacientes. No caso de evolução para síndrome intermediária, há necessidade de maior número de dias de internação em unidade de tratamento intensivo. A recuperação pode demorar de 5 a 20 dias. A polineuropatia periférica tem evolução mais lenta, podendo haver recuperação total ou parcial. O acompanhamento por fisioterapeuta tem importância fundamental para diminuir possíveis sequelas[5,15,18].

Referências bibliográficas

1. Graff S. Envenenamentos especiais. In: Lopes AC. Clínica médica: diagnóstico e tratamento. São Paulo: Atheneu; 2013. v. 6, p. 5405.
2. Mecanismo de Toxicidade. In: Olson KR, Anderson IB, Benowitz NL et al. Manual de Toxicologia Clínica. 6ª ed. Porto Alegre: AMGH; 2014. p. 285-91.
3. Anthony DC, Montine TJ, Valentine WM, Graham DG. Toxic response of the nervous system. In: Klaassen CD, Watkins JB. Essentials of toxicology. New York: MCGraw Hill; 2013. p. 245.
4. Silva ES. Inseticidas organofosforados e carbamatos determinação da atividade de colinesterases sanguíneas por colorimetria, potenciometria e espectrofotometria. In: Moreau RLM, Siqueira MEPB. Toxicologia analítica: ciências farmacêuticas. 2ª ed. Rio de Janeiro: Guanabara Koogan; 2016. cap. 42.
5. Andrade Filho A, Romano C. Anticolinesterásicos. In: Andrade Filho A, Campolina D, Dias MB. Toxicologia na prática clínica. Belo Horizonte: Folium; 2001. p. 53-7.
6. Larini L. Inseticidas. In: Larini L. Toxicologia. 2ª ed. São Paulo: Manole; 1987. p. 136-83.
7. Costa LG. Inseticidas. In: Cassarett CD, Watkins JB. Fundamentos em toxicologia. 2ª ed. São Paulo: AMGH; 2012. p. 314-6.
8. Alonzo HGA, Corrêa CL. Praguicidas. In: Oga S, Camargo MMA, Batistuzzo JAO. Fundamentos em Toxicologia. 3ª ed. São Paulo: Atheneu; 2008. p. 623-42.
9. Dall1Acqua EL, Rossi BG, Couto TBM. Diagnóstico de intoxicação por organofosforados baseado em quadro clínico. Rev Bras Med. 2015;68(5):169-75.
10. A história dos agrotóxicos. Disponível em: https://pt.slideshare.net/ticsagudo/a-histria-dos-agrotxicos. Acesso em: 14 jun. 2017.
11. Santos VMR, DonniciI CL, DaCosta JBN. Compostos organofosforados pentavalentes: histórico, métodos sintéticos de preparação e aplicações como inseticidas e agentes antitumorais. Química Nova. 2007;30(1):159-70.
12. Organofosforados: un poco de historia. Disponível em: https://organofosforados.jimdo.com/historia/. Acesso em: 14 jun. 2017.
13. Bird S. Organophosphate and carbamate poisoning. UptoDate. 2017. Disponível em: http://www.uptodate.com/contents/organophosphate-and-carbamate-poisoning. Acesso em: 14 jun. 2017.
14. Sungur M, Güven M. Intensive care management of organophosphate insecticide poisoning. Crit Care. 2001;5(4):211-5.
15. Moraes ACL. Contribuição para o estudo das intoxicações por carbamatos: o caso do chumbinho no Rio de Janeiro [dissertação]. Fundação Oswaldo Cruz, Escola Nacional de Saúde Pública; 1999. 111p.
16. Pucci N. Ambulatório Medicina do Trabalho Unisul Tubarão. Tubarão: Unisul. 2011 -. Disponível em: http://ambinternatomedtrabtub.blogspot.com.br/2011/09/intoxicacao-por-organofosforados-e.html. Acesso em: 16 mar. 2017.
17. Xavier FG, Righi DA, Spinosa HS. Toxicologia do praguicida aldicarb (.chumbinhoc): aspectos gerais, clínicos e terapêuticos em cães e gatos. Ciência Rural. 2007;37(4):1206-11.
18. Munhoz GC. Intoxicação por organofosforados e carbamatos. Faculdade de Medicina de Marilia; 2014. Disponível em: https://pt.slideshare.net/gcmunhoz/intoxicao-por-organofosforados-e-carbamatos. Acesso em: 16 mar. 2017.
19. Rusyniak DE, Nañagas KA. Organophosphate poisoning. Semin Neurol. 2004;24(2):197-204.

177
BLOQUEADORES DOS CANAIS DE CÁLCIO

Flavia Saraiva Chibebe
Sérgio Graff

Introdução

Os fármacos classificados como antagonistas do cálcio, também conhecidos como bloqueadores de canais de cálcio (BCC), foram introduzidos na terapêutica na década de 1960 e são, presentemente, uma das classes de medicamentos mais prescritas para o tratamento de doenças cardiovasculares[1].

O cálcio desempenha várias e importantes funções no organismo: é mediador da ação intracelular de muitos hormônios, é indispensável para a coagulação do sangue, é essencial para a manutenção da integridade das membranas mucosas, entre outras. No entanto, as funções que fundamentam o seu grande interesse do ponto de vista terapêutico são aquelas ligadas ao desencadeamento da contração cardíaca e do músculo liso e ao acoplamento da excitação/secreção nos nervos e nos tecidos secretores[1].

Os BCCs são compostos de estrutura heterogênea, divididos em três classes, sendo elas:

1. Diidropiridinas (anlodipino, felodipino, isradipino, nicardipino, nifedipino e nisoldipino): atuam predominantemente nos músculos vasculares periféricos, reduzindo a pós-carga e, portanto, a pressão arterial sistêmica[6];
2. Fenilalquilaminas (verapamil); e
3. Benzotiazepinas (diltiazem): ambas menos seletivas e causam efeitos inotrópicos e cronotrópicos negativos sobre o músculo cardíaco, além da atividade vascular periférica[6].

Esses agentes atuam por meio da inibição da entrada de cálcio na célula, ligando-se aos canais lentos voltagem-dependentes na membrana celular. Nesses canais existem dois sítios de ligação específicos, onde se ligam aos fármacos bloqueadores de cálcio. Os bloqueadores de cálcio reduzem a pressão arterial pela redução da resistência periférica vascular resultante do relaxamento da musculatura lisa periférica[15].

Além de altamente eficazes na ação anti-hipertensiva, os antagonistas do cálcio têm sido utilizados também no tratamento da insuficiência coronária, de certas arritmias cardíacas e, ainda, em doentes com disfunção diastólica ventricular esquerda, na doença de Raynaud, na enxaqueca, no parto prematuro, nos espasmos esofágicos e na doença bipolar[1].

As principais reações adversas relacionadas aos BCCs são cefaleia, tontura, rubor facial – mais frequente com diidropiridínicos de curta ação – e edema de extremidades, sobretudo maleolar. Esses efeitos adversos são, em geral, dose-dependentes. Mais raramente, podem induzir a hipertrofia gengival. Os diidropiridínicos de ação curta provocam importante estimulação simpática reflexa, sabidamente deletéria para o sistema cardiovascular. Verapamil e diltiazem podem provocar depressão miocárdica e bloqueio atrioventricular. Obstipação intestinal é observada, particularmente, com verapamil[3].

A toxicidade causada por antagonistas do cálcio pode ocorrer com o uso terapêutico, sendo, nesse caso, geralmente devida a doenças básicas de condução cardíaca ou a interações medicamentosas, ou como resultado de superdosagem acidental ou intencional. As superdosagens por antagonistas do cálcio são frequentemente fatais e importantes fontes de mortalidade induzida por fármaco. Uma dose de apenas um comprimido pode ser potencialmente fatal em uma criança pequena[4].

A proporção toxicoterapêutica é relativamente pequena e poderá ocorrer toxicidade grave com doses terapêuticas. Qualquer dose superior à faixa terapêutica usual deverá ser considerada como potencialmente fatal. É importante observar que muitos dos agentes comuns estão disponíveis em fórmulas de liberação contínua, o que poderá levar ao atraso do aparecimento ou à toxicidade sustentada[4].

Bloqueadores adrenérgicos

Os antagonistas dos receptores β-adrenérgicos constituem um grupo importante de fármacos. Foram descobertos em 1958, 10 anos após Ahlquist ter postulado a existência dos receptores β-adrenérgicos. Avanços nessa área conduziram ao propranolol, que é um antagonista potente e bloqueia igualmente os receptores β1 e β2. Betabloqueadores (BBs) são drogas que intervêm na transmissão simpática, e a maioria dos antagonistas de receptores adrenérgicos é seletiva para os receptores α ou β, e muitos também são seletivos para seus subtipos[2,9].

Os mecanismos de ação dessa classe de drogas são múltiplos. Envolve diminuição inicial do débito cardíaco, redução da secreção de renina, readaptação dos barorreceptores e diminuição das catecolaminas nas sinapses nervosas. Os BBs de geração mais recente (terceira geração) como o carvedilol e o nebivolol, diferentemente dos BBs de primeira e segunda gerações também proporcionam vasodilatação, que no caso do carvedilol decorre em grande parte do efeito de bloqueio concomitante do receptor alfa-1-adrenérgico e, no caso do nebivolol, de aumento da síntese e liberação endotelial de óxido nítrico[3].

Os BBs são eficazes no tratamento da hipertensão arterial e, como efeito adicional, é importante ressaltar suas propriedades antiarrítmicas e antianginosas, frequentemente úteis em pacientes hipertensos com comorbidades[2,10]. Podemos citar como exemplos o atenolol, a doxazosina e o propranolol[2,9].

Estudos de desfecho com carvedilol, metoprolol, bisoprolol e, recentemente, nebivolol têm demonstrado que esses fármacos são úteis na redução de mortalidade e morbidade cardiovasculares de pacientes com insuficiência cardíaca, hipertensos ou não, independentemente da faixa etária. O propranolol se mostra também útil em pacientes com tremor essencial, síndromes hipercinéticas, cefaleia de origem vascular e naqueles com hipertensão portal[3].

Principais reações adversas associadas à classe incluem broncoespasmo, bradicardia, distúrbios da condução atrioventricular, vasoconstrição periférica, insônia, pesadelos, depressão psíquica, astenia e disfunção sexual. Os BBs de primeira e segunda geração podem acarretar também intolerância à glicose, induzir ao aparecimento de novos casos de diabetes, hipertrigliceridemia com elevação do LDL-colesterol e redução da fração HDL-colesterol. O impacto sobre o metabolismo da glicose é potencializado quando os BBs são utilizados em combinação com diuréticos[3].

O efeito sobre o metabolismo lipídico parece estar relacionado à dose e à seletividade, sendo de pequena monta com o uso de baixas doses de BBs cardiosseletivos. Diferentemente, BBs de terceira geração, como o carvedilol e o nebivolol, têm impacto neutro ou até podem melhorar o metabolismo da glicose e lipídico, possivelmente em decorrência do efeito de vasodilatação com diminuição da resistência à insulina e melhora da captação de glicose pelos tecidos periféricos[3].

A suspensão brusca dos BBs pode provocar hiperatividade simpática, com hipertensão de rebote e/ou manifestações de isquemia miocárdica, sobretudo em hipertensos com pressão arterial prévia muito elevada. Devem ser utilizados com cautela em pacientes com doença vascular de extremidade. Os BBs de primeira e segunda geração são formalmente contraindicados a pacientes com asma brônquica, doença pulmonar obstrutiva crônica (DPOC) e bloqueio atrioventricular de segundo e terceiro graus[3].

O bloqueio β-adrenérgico excessivo é comum na superdosagem causada por todos os fármacos dessa categoria[4].

Muitos pacientes com superdosagem por β-bloqueadores apresentarão doenças cardiovasculares básicas ou receberão outros medicamentos cardioativos, e ambas as situações poderão agravar a superdosagem pelos β-bloqueadores. De particular interesse são as ingestões combinadas com os bloqueadores de cálcio[4].

Embora os β-bloqueadores tenham uma relativa seletividade para diferentes subreceptores, numa situação de sobredosagem, a seletividade do receptor pode ser perdida, conduzindo a efeitos que normalmente não se observam em doses terapêuticas[6].

Abaixo constam alguns dos sintomas relacionados ao uso de determinados β-bloqueadores:

A. Propranolol, acebutolol e outros agentes com efeitos depressores de membrana (semelhantes à quinidina) reduzem em seguida a contratilidade e a condução miocárdica e podem estar associados a taquiarritmias ventriculares. O propranolol também é lipossolúvel, o que aumenta a penetração no cérebro, podendo levar ao choque e ao coma[4];

B. Pindolol, acebutolol e pembutolol, agentes com atividade β-agonista parcial, podem causar taquicardia e hipertensão[4];

C. Sotalol, que também possui atividade antiarrítmica do tipo III, prolonga o intervalo QT de forma dose-dependente e poderá causar *torsades de pointes* e fibrilação ventricular[4];

D. Labetalol e carvedilol apresentam atividades bloqueadoras α e β-adrenérgicas não seletivas combinadas. E o nebivolol é um antagonista seletivo β$_1$ com propriedades vasodilatadoras não mediadas pelo bloqueio α. Com esses fármacos, a vasodilatação direta poderá contribuir para a hipotensão em caso de superdosagem[4].

A resposta à superdosagem por BBs é altamente variável, dependendo da doença médica de base ou de outras medicações. Pacientes suscetíveis poderão apresentar reações graves ou até fatais quando submetidos a doses terapêuticas. Não existem normas claras, porém a ingestão de apenas duas a três vezes a dose terapêutica pode ser considerada potencialmente fatal para todos os pacientes[4].

Epidemiologia

Os BCCs e os BBs representam aproximadamente 40% das exposições a fármacos cardiovasculares notificadas à *American Association of Poison Centers*. No entanto, essas drogas representam mais de 65% das mortes por medicamentos cardiovasculares; e cuidar de pacientes envenenados com esses medicamentos pode ser extremamente difícil.

Não foram encontrados dados epidemiológicos referentes à intoxicação por BCC ou BB no Brasil, no entanto há publicações internacionais contendo relatos de casos integrados, sendo o trabalho de Shah *et al.*[8] um dos mais recentes sobre o assunto.

Fisiopatologia

Somente uma pequena porcentagem das intoxicações com BCC e BB é grave. Não obstante, esses casos constituem quadros de elevada morbimortalidade[7].

As principais manifestações fisiológicas da intoxicação tanto por BCC como por BB constituem uma resposta exagerada dos efeitos terapêuticos. Em casos graves, isso se traduz em hipotensão arterial e choque, devido à disfunção cardíaca, e diminuição da resistência vascular cardíaca sistêmica[7].

Sintomas iniciais leves podem progredir rapidamente até deterioração hemodinâmica e coma. Algumas manifestações podem tornar-se aparentes entre 20 e 60 minutos após a ingestão de comprimidos de libertação imediata, podendo retardar-se até 6 a 12 horas, em caso de comprimidos de liberação controlada[7].

Os BCCs são absorvidos rapidamente e quase em sua totalidade por via oral, porém sofrem importante metabolismo hepático de primeira passagem o que reduz significativamente sua bidisponibilidade[7].

Eses medicamentos apresentam elevada união às proteínas plasmáticas com grandes volumes de distribuição, o que torna muito difícil sua eliminação por métodos extracorpóreos[7].

Enquanto a meia-vida dos agentes é inferior a 12 horas, no contexto de uma *overdose*, as enzimas hepáticas responsáveis pelo metabolismo se saturam, prolongando a meia-vida média do fármaco. Cada classe de BCC possui afinidade particular pelos canais de cálcio dos cardiomiócitos, tecido de condução e músculo liso vascular, o que pode determinar diferenças na apresentação clínica. Essa seletividade, entretanto, poderá não ser evidente[7].

A farmacocinética dos β-bloqueadores varia consideravelmente, e a duração da intoxicação poderá oscilar entre minutos e dias, e a perda da seletividade pelos canais também pode ser observada[4].

A fisiopatologia do choque nas intoxicações graves é complexa e multifatorial. Há queda nítida do componente cardiogênico do débito cardíaco devido à depressão contrátil e bradicardia, com bloqueios de condução de graus variados. Outros achados eletrocardiográficos podem incluir bradicardia ou taquicardia sinusal, bloqueio de ramo, prolongamento do intervalo QT ou ritmo juncional[7].

A hipotensão pode ser causada por vasodilatação periférica, contratilidade cardíaca reduzida, taxa cardíaca diminuída ou uma combinação das três condições[4].

O quadro de bradicardia poderá advir de bradicardia sinusal, bloqueio atrioventricular de segundo ou de terceiro grau ou de parada sinusal com ritmo juncional[4].

A maioria dos antagonistas do cálcio não afeta a condução intraventricular, de modo que a duração de QRS em geral não é afetada. O intervalo PR poderá ser prolongado mesmo com doses terapêuticas de verapamil. Bepridil e mibefradil prolongam o intervalo QT e podem causar arritmias ventriculares, incluindo *torsades de pointes*, tendo sido, por isso, removidos do mercado nos EUA[4].

A hiperpotassemia e as convulsões, que às vezes são observadas em casos de intoxicação por BBs, não são proeminentes na intoxicação por BCC[14].

Quadro clínico

Distúrbios cardíacos, incluindo bloqueio cardíaco de primeiro grau, hipotensão e bradicardia, são as manifestações mais comuns da intoxicação. O bloqueio atrioventricular de alto grau, distúrbios de condução intraventricular, choque cardiogênico e assístole podem ocorrer por superdosagem grave, especialmente com fármacos depressores de membrana, como o propranolol[4].

O eletrocardiograma (ECG) geralmente mostra duração normal de QRS com intervalos PR aumentados; o alargamento de QRS ocorre no caso de intoxicação intensa. O prolongamento de QT e o *torsades de pointes* podem ocorrer com o uso do sotalol[4].

Manifestações não cardíacas de intoxicação incluem náuseas e vômito, estado mental anormal (estupor e confusão), acidose metabólica (provavelmente resultante da hipotensão) e hiperglicemia (devido ao bloqueio da liberação de insulina). A hipoinsulinemia prejudica a captação de glicose pelo miocárdio, reduzindo, portanto, a contratilidade e contribuindo para a hipotensão. Em um estudo, o grau de hiperglicemia foi correlacionado com a gravidade da superdosagem[4].

A toxicidade do sistema nervoso, incluindo convulsões, coma e parada respiratória, é comumente observada com o uso de propranolol e outros fármacos depressores de membrana e lipossolúveis[4].

O broncoespasmo é mais comum em pacientes com asma preexistente ou doença broncoespástica crônica[4].

Quadros de hipoglicemia e hiperpotassemia também podem ocorrer[4].

Diagnóstico diferencial

O diagnóstico é clínico, uma vez que os níveis séricos ou sanguíneos do fármaco, embora possam ser verificados por métodos cromatográficos, não se encontram amplamente disponíveis[7].

Os achados de hipotensão e bradicardia, particularmente com parada sinusal ou bloqueio atrioventricular, na ausência de prolongamento do intervalo QRS, devem sugerir intoxicação por antagonista do cálcio[4].

Dentre os diagnósticos diferenciais, destaca-se a intoxicação por BBs e outros fármacos simpatolíticos, cuja apresentação clínica e manejo terapêutico é similar[4].

A presença de hiperglicemia deverá, em seguida, estreitar o diferencial para sugerir toxicidade por antagonista do cálcio[4].

Uma vez que os níveis séricos ou sanguíneos do fármaco não se encontram amplamente disponíveis, diltiazem e verapamil podem ser detectados no teste toxicológico abrangente da urina[4].

Outras análises laboratoriais úteis incluem eletrólitos, glicose, ureia, creatinina, gasometria arterial ou oximetria e monitoramento cardíaco e do ECG[4].

Da mesma forma, o diagnóstico de intoxicação por BBs é obtido com base na história de ingestão, acompanhada por bradicardia e hipotensão. Outros fármacos que podem causar apresentação semelhante após superdosagem incluem fármacos simpatolíticos e anti-hipertensivos, digitais e BCC[4].

Metoprolol, labetalol e propranolol podem ser detectados nos testes toxicológicos abrangentes da urina[4].

Outras análises laboratoriais úteis incluem eletrólitos, glicose, ureia, creatinina, gasometria arterial, ECG de 12 derivações e monitoramento do ECG[4].

Avaliação inicial na sala de emergência

O exame físico em paciente intoxicado geralmente é inespecífico para elucidação da substância envolvida. Nível de consciência, sinais vitais e avaliação pupilar são os parâmetros mais úteis para classificação da gravidade do paciente[5].

Nos casos em que o exame físico é incongruente com a história, deve-se considerar que a história não foi completa ou o intervalo da exposição e da avaliação é grande. A avaliação contínua dos sinais vitais e do nível de consciência é de extrema importância, pois irá ditar a necessidade de possíveis intervenções[5].

Condutas na sala de emergência

A comunicação com o Centro de Assistência Toxicológicas (CEATOX) deve ser feita imediatamente e em paralelo com o início do tratamento. Qualquer paciente com sinais ou sintomas de intoxicação deve ser encaminhado à unidade de terapia intensiva (UTI). As medidas iniciais de suporte as funções vitais são típicas de estado de choque.

Assim, orienta-se:

1. Manter uma via aérea aberta e fornecer ventilação quando necessário[4];
2. Avaliar e tratar coma, choque, hipotensão, hiperpotassemia e hipoglicemia caso ocorram[4];
3. Tratar a bradicardia com glucagon, conforme discutido a seguir e, se necessário, com atropina, 0,01 a 0,03 mg/kg, intravenosa (IV); isoproterenol (iniciar com 4g/min e aumentar a infusão quando necessário); ou marca-passo cardíaco[4];
4. Tratar broncoespasmo com broncodilatadores nebulizados[4];
5. Monitorar continuamente os sinais vitais e o ECG por pelo menos 6 horas após a ingestão. Os produtos de liberação contínua, especialmente verapamil, requererão um período mais longo de observação (24 horas para varapamil, 18 horas para os demais)[4].

Pode ser necessário realizar intubação orotraqueal e acesso venoso central devido à depressão da consciência causada pelo choque[7].

Uma vez que a deterioração pode ser extremamente rápida, a intubação orotraqueal deve ser precoce em pacientes com ingestão significativa que apresentem sinais ou sintomas de envenenamento. Um cateter venoso central e sonda vesical também devem ser colocados[7].

A reposição de volume circulante efetivo com cristaloide é uma das primeiras ações terapêuticas para implementar contra o comprometimento hemodinâmico. No entanto, ela deve ser feita com cuidado devido à tendência desses pacientes desenvolverem edema pulmonar. A utilização de agonistas adrenérgicos, tais como a dopamina, a epinefrina ou norepinefrina é geralmente necessária, e frequentemente em doses muito elevadas. Não há nenhuma evidência para apoiar a utilização de um agente por outro, de modo que a escolha dele depende do perfil do choque hemodinâmico. A colocação de um cateter de Swan-Ganz ou ecocardiografia pode ser útil, a fim de estabelecer a característica hemodinâmica do quadro e otimizar o tratamento. A atropina pode ser utilizada como um primeiro passo para o tratamento de bradicardia, mas geralmente não são eficazes no intoxicações graves[7].

Monitorização, tratamentos e prescrição

As recomendações de tratamento são baseadas em estudos em animais, relatos de casos e séries isoladas, uma vez que não existem ensaios clínicos controlados em referência ao tratamento desse tipo de intoxicação.

O melhor resultado para o manejo da intoxicação depende do agente específico, da gravidade do quadro e do tempo entre a exposição e o início do tratamento. O tratamento inclui terapia de suporte, descontaminação, antídoto e técnicas para aumento da eliminação[5].

Após a estabilização inicial, a descontaminação é a prioridade. A descontaminação precoce reduz a absorção do agente tóxico. Hidratação com água ou soluções salinas associada ao uso de carvão ativado é o método preferido para as ingestões[5].

Os antídotos devem ser usados quando a gravidade da intoxicação, o risco-benefício da terapêutica e avaliação das contraindicações mostram-se benéficas para o paciente. O uso de antídotos reduz drasticamente a morbimortalidade nas intoxicações específicas[5].

De forma geral, os antídotos tratam as intoxicações de várias maneiras, desde impedindo a absorção, neutralizando o agente, antagonizando o seu efeito e inibindo a sua conversão em metais tóxicos[5].

Cálcio: reverte a depressão da contratilidade cardíaca em alguns pacientes, porém não afeta a depressão do nódulo sinusal ou a vasodilatação periférica e apresenta efeitos diversos sobre a condução nodal atrioventricular. Administrar cloreto de cálcio a 10%, 10 mL (0,1 a 0,2 mL/kg), IV, ou gluconato de cálcio a 10%, 20 a 30 mL (0,3 a 0,4 mL/kg), IV. Repetir a cada 5 a 10 minutos, quando necessário[4].

Em registros de casos, foram administradas doses altas de 10 a 15 g, por 1 a 2 horas, e de 30g, por 12 horas, sem toxicidade aparente pelo cálcio. O cloreto de cálcio deverá ser administrado apenas por meio de uma via central ou de uma via IV periférica segura devido ao seu potencial para necrose cutânea[4].

Hiperinsulinemia/euglicemia (HIE): é eficaz em modelos animais de intoxicação grave e tem tido sucesso em múltiplos registros de casos humanos. O possível mecanismo é a correção da hipoinsulinemia induzida pelo antagonista do cálcio, levando à melhora do metabolismo celular dos carboidratos, que, por sua vez, eleva a contratilidade do miocárdio. Como o cálcio, o tratamento HIE provavelmente não reverterá a vasodilatação induzida pelo antagonista do cálcio, o bloqueio da condução ou a bradicardia[4].

1. Um *bolus* de insulina, 0,5 a 1 U/kg, é seguido por uma infusão de 0,5 a 1 U/kg/h. Para evitar hipogli-

cemia, o paciente recebe um *bolus* inicial de glicose (25g ou 50 mL de $D_{50}W$; crianças: 0,5 g/kg na forma de $D_{25}W$), seguido por *bolus* adicionais e infusões para manter a glicose sérica entre 100 e 200 mg/dL[4].

2. Os níveis de açúcar sanguíneo deverão ser checados a cada 30 a 60 minutos, e a hipopotassemia poderá necessitar de correção[4].

3. A terapia com emulsão lipídica intravenosa (ELI) mostrou-se promissora em recentes estudos animais e em alguns registros de casos de intoxicação grave por verapamil. A dose usual é um *bolus* IV de 100 mL (1,5 mL/kg) de Intralipid 20% (preparação normalmente usada para hiperalimentação), que pode ser repetida a cada 5 a 10 minutos, por pelo menos três doses. O *bolus* poderá ser acompanhado por uma infusão contínua do fármaco a 0,25 a 0,5 mL/kg/min durante 1 hora[4].

4. Epinefrina: possui tanto efeitos α-adrenérgicos quanto β-adrenérgicos e poderá aliviar a hipotensão e a bradicardia. Poderá ser iniciada a 0,5 mg/h, IV, em adultos[4].

5. Glucagon: sabidamente eleva a pressão sanguínea em pacientes com hipotensão refratária e também poderá ajudar nos casos com bradiarritmias. Poderá ser iniciado como um *bolus* de 5 mg em adultos (0,05 mg/kg), repetido em 10 minutos caso não haja resposta, observando-se o vômito, que poderá ocorrer[4].

Devido à extensa ligação à proteína e aos amplos volumes de distribuição, a diálise e a hemoperfusão não são eficazes para aumentar a eliminação do agente tóxico, quando se trata de um BCC. Dessa forma, um procedimento a ser considerado inclui doses de carvão ativado[4].

A maioria dos β-bloqueadores, especialmente os fármacos mais tóxicos, como o propranolol, são altamente lipofílicos e possuem amplo volume de distribuição. No caso daqueles com um volume de distribuição relativamente pequeno associado a meia-vida longa ou baixo *clearance* intrínseco (por exemplo, acebutolol, atenolol, nadolol e sotalol), a hemoperfusão, a hemodiálise ou doses repetidas de carvão poderão ser eficazes[4].

Recomenda-se a administração de carbono ativado idealmente nas primeiras horas após a ingesta pelo prazo que se puder estender. Em intoxicação com drogas de liberação controlada, deve-se considerar o uso de doses repetidas de carvão ativado (0,25 a 0,5 g/kg – a cada 4 horas) e a irrigação intestinal com polietilenoglicol (1 a 2 L/h). A irrigação com polietilenoglicol é desaconselhada em caso de pacientes instáveis, que podem acumular grandes quantidades de líquido no trato digestivo[2].

Referências bibliográficas

1. Instituto de Farmacologia e Terapêutica – Farmacologia. Farmacologia dos canais iónicos: antagonistas dos canais de cálcio. Faculdade de Medicina da Universidade do Porto. 2003. Disponível em: http://medicina.med.up.pt/farmacologia/pdf/Canais_ionicos_BEC.pdf. Acesso em: 16 mar. 2017.

2. Martelli A, Longo MAT, Seriani C. Aspectos clínicos e mecanismo de ação das principais classes farmacológicas usadas no tratamento da hipertensão arterial sistêmica. Estud Biol. 2008;30(70/72):149-56. Disponível em: http://www2.pucpr.br/reol/index.php/BS?dd1=4622&dd99=view. Acesso em: 16 mar. 2017.

3. Kohlmann Jr. O. Tratamento medicamentoso. J Bras Nefrol. 2010;32 Supl 1:S29-S43.

4. Olson KR, Anderson IB, Benowitz NL, Blanc PD, Clark RF, Kearney TE, et al. Manual de Toxicologia Clínica. 6ª ed. Porto Alegre: Artmed; 2014.

5. Mansur CG, Gouvêa FS, Borelli D, Castellana GB, Bernik V. Envenamentos por psicofármacos. Rev Bras Med. 2008:320-5. Disponível em: http://www.moreirajr.com.br/revistas.asp?id_materia=3920&fase=imprime. Acesso em: 16 mar. 2017.

6. Thakrar R, Shulman R, Bellingan G, Singer M. Management of a mixed overdose of calcium channel blockers, β-blockers and statins. BMJ Case Rep. 2014. Disponível em: https://www.ncbi.nlm.nih.gov/pmc/articles/PMC4054325/. Acesso em: 16 mar. 2017.

7. Angulo M, Grille P, Albornoz H, Álvez JI, Bagnulo H. Intoxicación grave por bloqueadores de los canales de calcio. Rev Méd Urug. 2012;28(3):225-31. Disponível em: http://www.scielo.edu.uy/pdf/rmu/v28n3/v28n3a11.pdf. Acesso em: 16 mar. 2017.

8. Shah SK, Goswami SK, Babu RV, Sharma G, Duarte AG. Management of calcium channel antagonist overdose with hyperinsulinemia-euglycemia therapy: case series and review of the literature. Case Rep Crit Care. 2012;2012:927040.

9. Rang HP, Dale MM, Ritter JM, Flower, RJ. Rang & Dale Farmacologia. 6ª ed. Rio de Janeiro: Elsevier; 2007.

10. Rodrigues CIS. Tratamento das emergências hipertensivas. Rev Bras Hipertens. 2002;9:353-8.

11. Nigro D, Fortes ZB. Efeitos farmacológicos dos diuréticos e dos bloqueadores dos canais de cálcio. Rev Bras Hipertens. 2005;12(2):103-7.

12. Gualtieri J. Beta-adrenergic blocker poisoning. 2004. Disponível em: http://www.courses.ahc.umn.edu/pharmacy/6124/handouts/Beta%20blockers.pdf. Acesso em: 16 mar. 2017.

13. 13 Kerns W, Kline J, Ford MD. Beta-blocker and calcium channel blocker toxicity. Emerg Med Clin North Am. 1994;12(2):365-90.

14. Stone K, Humphries RL. Current: diagnóstico e tratamento medicina de emergência. 7ª ed. São Paulo: AMGH; 2013.

15. DeLucia R, Oliveira-Filho RM, Planeta CS. Farmacologia integrada. 3ª ed. Rio de Janeiro: Revinter; 2007.

178
GLICOSÍDEOS CARDÍACOS

Ana Júlia Xavier
Sérgio Graff

Introdução

Os digitálicos ou glicosídeos cardíacos são compostos que apresentam em comum um núcleo esteroidal ligado a uma lactona insaturada pelo carbono 17 e a um conjunto de uma a quatro moléculas de açúcar pelo carbono 3. São encontrados na natureza em espécies de plantas, no veneno de sapos (espécie Bufo) e podem ser feitos sinteticamente. Entre as principais fontes de digitálicos, podemos citar: *Digitalis purpurea, Digitalis lanata, Stronphantus kombé, Strophantus gratus* e *Thevia neribaína*. Esses fármacos apresentam alta eficácia no tratamento da insuficiência cardíaca (IC) e remodelagem cardíaca devida à disfunção sistólica, principalmente quando acompanhada de fibrilação atrial, em razão do efeito bradicárdico desses agentes, sendo utilizada para esse fim desde o século XIX. Alguns exemplos de glicosídeos digitálicos são a digoxina e a digitoxina, sendo a digoxina a mais utilizada terapeuticamente, por possuir uma hidroxila na posição C12, o que proporciona a essa molécula maior hidrossolubilidade e maior potência quando comparada com a digitoxina. A digoxina é composta da digoxigenina mais três moléculas de açúcar ligadas ao carbono 3[1,2].

O termo "digital" é empregado para designar os glicosídeos esteroides derivados do gênero *Digitalis*. Os digitálicos eram conhecidos pelos antigos egípcios e foram amplamente utilizados pelos romanos como diuréticos, raticidas e eméticos, e os chineses usaram a pele dessecada do sapo em odontalgias e gengivorragias. Em 1785, houve a primeira descrição dos glicosídeos na utilização terapêutica, quando William Withering, professor de medicina e botânica em Birmingham, Inglaterra, publicou seu famoso livro "Comunicações a Respeito da Dedaleira e Alguns de Seus Usos Medicinais", no qual descrevia os efeitos terapêuticos e tóxicos das folhas secas da *Digitalis purpuria* em pacientes que sofriam de hidropisia. Porém, só em 1799, John Ferrior foi o primeiro pesquisador a atribuir ao fármaco uma ação primária sobre o coração, sendo dado ao efeito diurético papel secundário. A partir de então, o digitálico começou a ser utilizado, muitas vezes indiscriminadamente, causando inúmeras enfermidades por ser utilizado em doses tóxicas.

Os glicosídeos cardíacos possuem a propriedade de aumentar a contratilidade das fibras musculares cardíacas. Os efeitos benéficos ocorrem pelo fato de o fármaco promover efeito inotrópico positivo e diminuir a atividade simpática reforçada pelo mecanismo compensatório na IC. Esse efeito inotrópico positivo leva ao deslocamento da curva da "função cardíaca" para uma posição que reflete uma melhor hemodinâmica. A melhoria geral do estado homedinâmico resulta em maior perfusão renal e, assim, leva à desativação do sistema renina-angiotensina-aldosterona, com diminuição da volemia, maior diurese e, consequentemente, alívio dos edemas[1,2].

Durante as décadas seguintes após a sua primeira menção como medicamentos, os glicosídeos foram utilizados em casos de IC, porém, devido à falta de estudos e pesquisas, era duvidoso se os seus efeitos benéficos eram maiores do que os eventos adversos. Apenas em 1998 a digoxina foi aprovada para IC pela *Food and Drug Administration* (FDA) com base nos estudos *Prospective Randomized Study of Ventricular Function and Efficacy of Digoxin* (PROVED) e *Randomized Assessment of Digoxin on Inhibitors of the Angiotensin Converting Enzyme* (RADIANCE), assim como no estudo clínico *Digitalis Investigators Group* (DIG)[1,2].

O mecanismo de ação dos digitálicos consiste na inibição da bomba da Na^+/K^+ ATPase na membrana do miócito cardíaco, resultando em aumento da concentração intracelular de Ca^+, que se acumula no citoplasma e fica disponível para a contração cardíaca. Os glicosídeos ligam-se a um sítio específico na face citoplasmática da subunidade alfa da enzima Na^+, K^+ ATPase preferivelmente fosforilada, estabilizando essa conformação e impedindo seu movimento de translocação. Normalmente, o K^+ extracelular promove a desfosforilação da enzima ao glicosídeo. Assim, o aumento de K^+ extracelular diminui a ação dos glicosídeos cardíacos, enquanto a diminuição do K^+ extracelular aumenta o efeito desses compostos[1,2].

Epidemiologia

A IC é hoje uma condição pandêmica e uma das prioridades entre as doenças da Organização Mundial de Saúde

(OMS). Estima-se que quase 2,5 milhões de brasileiros, 5 milhões de americanos e 15 milhões em todo mundo sejam portadores de IC. Apesar de os avanços na prevenção e tratamento das doenças cardíacas terem reduzido a mortalidade cardiovascular em muitos países ocidentais, a IC vem aumentando sua incidência e prevalência. A sobrevida após o diagnóstico permanece pequena, sendo de 1,7 a 3,2 anos para homens e mulheres, respectivamente[2-4].

Apesar de sua aprovação relativamente recente pela FDA e as recomendações de utilização, o uso de digoxina está diminuindo em pacientes com IC. No programa organizado para iniciar o tratamento em pacientes hospitalizados com IC (OPTIMIZE-HF), apenas 30% dos pacientes com disfunção sistólica do ventrículo esquerdo estavam sendo tratados com digoxina antes da admissão. A digoxina foi adicionada em apenas 8% dos pacientes antes da alta, apesar de apresentarem sinais e sintomas de IC enquanto recebiam diuréticos, inibidores da enzima conversora da angiotensina (IECAs) ou bloqueadores dos receptores da angiotensina (ARAs) e betabloqueadores[2-4].

A dose terapêutica e a dose tóxica dos glicosídeos cardiotônicos são muito próximas, e casos de intoxicação por digitálicos acaba sendo um evento não raro. Cerca de 20% dos pacientes acabam manifestando sintomas de intoxicação resultando do uso do fármaco e esse risco pode ser acentuado devido a alguns fatores, como: hipopotassemia, isquemia miocárdica, hipotireoidismo, uso de antiarrítmico etc. Nos idosos, acaba sendo ainda mais frequente devido ao fato de a digoxina ter meia-vida maior, de quatro a seis dias[2-4].

Fisiopatologia

A IC é definida como uma síndrome clínica complexa decorrente da disfunção ventricular (aguda ou crônica), na qual o coração é incapaz de suprir a demanda das necessidades metabólicas dos tecidos, quando a diástole e a sístole ocorrem em condições normais de pressão[1].

Esse quadro clínico pode envolver um ou ambos os ventrículos. Na IC, o organismo tenta compensar de diversas maneiras a insuficiência do suprimento sanguíneo para os órgãos. Assim, o menor débito cardíaco é percebido pelos barorreceptores (terminações nervosas livres, densamente ramificadas, que se distribuem na camada adventícia), que reduzem a inibição exercida nos centros cardiomotor e vasomotor, no bulbo. A desinibição desses centros leva ao aumento da atividade simpática no coração e nos vasos. Inicialmente, esse aumento da frequência cardíaca auxilia a manter a pressão sanguínea, o débito cardíaco e a resistência periférica em níveis aceitáveis; porém, mantida por longos períodos, essa atividade simpática aumentada contribui para a progressão da doença subjacente do miocárdio e a evolução da fisiopatologia da IC[1].

Considerando-se o esforço compensatório que o organismo exerce a fim de complementar o débito cardíaco, podemos citar como consequências o aumento da contratilidade cardíaca, da frequência cardíaca e da resistência periférica e da pressão arterial. O aumento da pressão arterial resulta no aumento da resistência ao esvaziamento ventricular durante a sístole, agravando, assim, a IC[1].

Em pacientes com IC, a maior quantidade de sangue que chega aos ventrículos faz com que o coração dilate e hipertrofie. Em um primeiro momento, essa condição é efetiva para um débito cardíaco que satisfaça as necessidades do organismo, porém, a longo prazo, a pressão diastólica final aumentada não é mais acompanhada pelo esvaziamento adequado dos ventrículos e o débito cardíaco diminui[1].

Quadro clínico

Os sintomas de IC podem começar gradualmente ou de maneira súbita. O paciente pode apresentar falta de ar, tosse, inchaço dos pés e tornozelos, palpitação, dificuldade para dormir, fadiga, fraqueza, náuseas e vômitos. Os pacientes também podem apresentar arritmias, anemia e hipertireoidismo[5].

A intoxicação por glicosídeos cardíacos pode ocorrer após a ingestão aguda acidental, com a terapia crônica ou por uma tentativa de suicídio. Quando a superdosagem ocorre de maneira aguda (superdosagem acidental ou tentativa de suicídio), normalmente se observam vômito, hiperpotassemia e arritmias cardíacas. As bradiarritmias incluem bradicardia sinusal, parada sinoatrial, bloqueio atrioventricular (AV) de segundo ou terceiro grau e assistolia. As taquiarritmias incluem taquicardia atrial paroxística com bloqueio AV, taquicardia juncional acelerada, bigeminia ventricular, taquicardia ventricular, taquicardia ventricular bidirecional e fibrilação ventricular. Na intoxicação crônica, são comuns náuseas, anorexia, dor abdominal, distúrbios visuais (luzes piscantes, halos, comprometimento da percepção do verde e do amarelo), fraqueza, bradicardia sinusal, fibrilação atrial com redução da taxa de resposta ventricular ou ritmo de escape juncional e arritmias ventriculares (bigeminia ou trigeminia ventricular, taquicardia ventricular, taquicardia bidirecional e fibrilação ventricular). A taquicardia juncional acelerada e a taquicardia atrial paroxística com bloqueio são frequentemente observadas. A hipopotassemia e a hipomagnesemia, a partir do uso crônico de diuréticos, poderão ser evidentes e parecem piorar as taquiarritmias. As alterações do estado mental são comuns em pessoas mais velhas e incluem confusão, depressão e alucinações[6].

Diagnóstico diferencial

Para diagnosticar a IC, deve-se levar em consideração o histórico clínico do paciente, nos sintomas que apresenta e também nos exames laboratoriais. Os exames são complementares no diagnóstico e ajudarão no tratamento que será necessário nesses pacientes. Um ecocardiograma de 12 derivações, possibilita a identificação de alterações de sobrecarga ou dilatação do músculo cardíaco e a presença de arritmias. A radiografia de tórax avalia o tamanho do coração, se há presença de líquido nos pulmões e/ou presença de infecções associadas. Um ecocardiograma bidimensional avalia o músculo cardíaco, a função do coração e as válvulas cardíacas. A angiotomografia coronariana é necessária para identificar a presença de placas de gordura e variações anatômicas. Uma ressonância cardíaca calcula a função do coração, o tamanho das câmaras cardíacas, a presença de infartos e fibrose no músculo e ajuda no diagnóstico das causas da patologia.

Por fim, a cineangiocoronariografia identifica a presença de placas de gordura e possibilita que o tratamento seja de valvulopatias ou obstruções coronarianas[5].

Já para intoxicação por glicosídeos cardíacos, o diagnóstico é obtido com base em uma história de superdosagem recente ou de arritmias características (por exemplo, taquicardia bidirecional e ritmo juncional acelerado) em um paciente que esteja recebendo o tratamento com o fármaco de maneira crônica. A hiperpotassemia sugere ingestão aguda, mas também poderá ser observada no caso de intoxicação crônica grave. Níveis séricos de potássio superiores a 5,5 mEq/L estão associados à intoxicação grave[6].

Os níveis terapêuticos de digoxina são de 0,5 a 1 ng/mL, e os da digitoxina, de 10 a 30 ng/mL. É recomendada a estatística dos níveis séricos de digoxina e/ou digitoxina, embora possam não se correlacionar precisamente com a gravidade da intoxicação. Esse fato é especialmente verdadeiro após a ingestão aguda, quando o nível sérico fica elevado por 6 a 12 horas antes que termine a distribuição pelos tecidos. Após o uso de anticorpos específicos contra digitálicos, o nível de digitoxina no imunoensaio estará falso e marcantemente elevado. A presença de anticorpos humanos anticamundongo poderá elevar falsamente os níveis de digoxina em alguns pacientes, caso sejam usados imunoensaios mais velhos. Foram registrados níveis de até 45,9 ng/mL. Mesmo na ausência do uso de digoxina, também poderá ser observada a presença falso-positiva de digoxina em alguns imunoensaios para populações selecionadas de pacientes (uremia, hipertensão, doença hepática e pré-eclâmpsia), devido à presença do fator imunorreativo semelhante à digoxina (DLIF, do inglês *digoxin-like immunoreactive factor*). Podem ser realizadas outras análises laboratoriais como eletrólitos, ureia, creatinina, magnésio sérico, eletrocardiograma (ECG) e monitoramento do ECG[6].

Avaliação inicial na sala de emergência

Quando um paciente chega ao hospital com sinais de intoxicação por glicosídeos cardíacos, os passos a serem feitos devem ser[7]:

- Avaliação da gravidade da toxicidade e da sua etiologia (por exemplo, ingestão acidental, superdosagem não intencional ou deliberada, alteração do metabolismo da digoxina devido à diminuição da depuração renal ou interação com outras drogas);
- Consideração de fatores que influenciam o tratamento, incluindo idade, histórico médico, cronicidade da intoxicação (o tempo que o paciente estava fazendo o tratamento com o digitálico), doença cardíaca existente e/ou insuficiência renal e alterações no ECG;
- Avaliação hemodinâmica contínua, incluindo eletrocardiograma de 12 derivações (ECG) e monitorização cardíaca;
- Medição imediata de níveis de eletrólitos, incluindo potássio e cálcio, e níveis séricos de creatinina e digoxina;
- Admissão em unidade de terapia intensiva.

Quando um paciente chega em um pronto atendimento, o profissional de saúde deve perceber os batimentos cardíacos acelerados e irregulares ao escutar o coração com um estetoscópio. O ritmo cardíaco normal é de 60 a 100 bpm, mas com a fibrilação atrial esse ritmo pode subir para 100 até 175 bpm. Em alguns casos, ele também pode apresentar frequência cardíaca demasiadamente baixa. Os exames citados no tópico anterior são os indicados para confirmar o diagnóstico de IC, sendo o eletrocardiograma o exame mais utilizado para indicar a atividade elétrica do coração, capaz, portanto, de notar fibrilação atrial. Talvez seja necessário utilizar um monitor especial que marque seu ritmo cardíaco se o ritmo cardíaco anormal é intermitente, existindo o Holter (24 horas), o Holter de sete dias e o Looep Recorder (no qual o paciente ativa para registrar o ritmo na hora do sintoma)[8].

Condutas na sala de emergência

As manifestações clínicas de toxicidade da digoxina são as mesmas em recém-nascidos, crianças e adultos, e o tratamento é o mesmo em todas essas faixas etárias. O tratamento da toxicidade da digoxina deve se basear nos sinais e sintomas do doente e pelos efeitos tóxicos específicos, e não necessariamente pelos níveis de digoxina isoladamente. As opções terapêuticas vão desde a simples interrupção do tratamento com a digoxina para pacientes estáveis com toxicidade crônica até administração de anticorpos de digoxina, estimulação cardíaca, drogas antiarrítmicas, magnésio e hemodiálise para toxicidade aguda grave[9].

Para o atendimento pré-hospitalar, a administração de oxigênio, o monitoramento cardíaco, o estabelecimento de acesso intravenoso (IV) e o transporte são geralmente os únicos requisitos. A atropina está indicada para doentes bradiarrítmicos hemodinamicamente instáveis. Lidocaína é indicada para taquicardia ventricular[9].

O tratamento básico da intoxicação com digitálicos inclui hidratação com fluidos IV, oxigenação e suporte da função ventilatória, descontinuação do fármaco e, por vezes, correção de desequilíbrios eletrolíticos. O suporte se torna mais eficaz com um diagnóstico correto da intoxicação pelo fármaco para que as medidas médicas ocorram mais rapidamente[9].

O carvão ativado está indicado para superdosagem aguda ou ingestão acidental. As resinas de ligação (por exemplo, colestiramina) podem ligar digoxina e digitoxina entero-hepática reciclada, embora não tenham sido realizados estudos de resultado. As resinas de ligação podem ser mais apropriadamente utilizadas para o tratamento de toxicidade crônica em pacientes com insuficiência renal. O anticorpo para a digoxina é extremamente eficaz no tratamento da toxicidade severa e aguda por digitálicos[9].

Monitorização, tratamentos e prescrição

A digoxina é indicada para o tratamento da IC sintomática e para o controle da resposta ventricular em pacientes com fibrilação atrial. Em pacientes com IC e função sistólica reduzida, a combinação de digoxina e um betabloqueador reduz os sintomas, melhora a função ventricular e leva a um melhor resultado do que qualquer dos agentes sozinho. A melhor estratégia para alcançar esse resultado é uma combinação de dois fármacos, geralmente a combinação de digoxina e um betabloqueador. A utilização de um betabloqueador e digoxina em combinação permite a utilização de doses mais baixas, melhorando, assim, a tolerabilidade e diminuindo o risco de toxicidade. Diltiazem e verapamil também são opções, mas esses agentes não devem ser utilizados em pacientes com disfunção sistólica. Deve ter-se precaução quando a terapêutica combinada com digoxina e amiodarona for escolhida para o controle da frequência, porque a amiodarona pode aumentar significativamente a concentração sérica de digoxina[10-12].

Quando a digoxina era considerada principalmente como uma droga inotrópica, utilizavam-se geralmente altas doses (maiores que 0,25 mg por dia) e a incidência de eventos adversos era muito maior. Nos estudos PROVED e RADIANCE, a dose média de digoxina foi de 0,375 mg por dia. De acordo com a bula da digoxina, a dose máxima de ataque em adultos e crianças com mais de 10 anos chega a ser de 1,5 mg (dose única), enquanto a dose de manutenção se mantém em torno de 0,15 mg (doses diárias). Já em neonatais e crianças menores de 10 anos a dose recomendada é alterada. Ainda de acordo com a bula da digoxina, caso algum glicosídeo cardíaco tenha sido administrado num período de até duas semanas antes do início da terapia com digoxina, deduz-se que a dose de ataque ótima de digoxina será inferior à recomendada. Em recém-nascidos, particularmente em crianças prematuras, o *clearance* renal de digoxina é menor, logo deverão ser consideradas reduções nas doses recomendadas. Por outro lado, no período imediato após o nascimento, o bebê geralmente requer doses proporcionalmente mais altas que as calculadas para adultos, baseando-se na área de superfície corporal, como indicado na Tabela 176.1. A dose de ataque deve ter o seu valor total dividido, sendo a metade do recomendado administrada de uma vez e o restante da dose dividida em quantidades que deverão ser administradas em períodos de 4 a 8 horas. A dose de ataque oral deve ser administrada de acordo com a Tabela 178.1[10-12].

A dose de manutenção em recém-nascidos e crianças menores de 10 anos deve ser calculada com extrema cautela. Deve ser administrada em neonatos prematuros uma dose diária de até 20% da dose de ataque total recomendada, e em neonatos a termo e crianças até 10 anos a dose de manutenção deve ser de 25% da dose de ataque recomendada[10-12].

Tabela 178.1. Dose de ataque indicada para crianças menores de 10 anos

Neonatos prematuros	< 1,5 kg 25 µg/kg em 24 horas
Neonatos prematuros	1,5 kg a 2,5 kg 30 µg/kg em 24 horas
Neonatos termos até 2 anos	45 µg/kg em 24 horas
2 a 5 anos	35 µg/kg em 24 horas
5 a 10 anos	25 µg/kg em 24 horas

Fonte: Digoxina [bula][10].

Referências bibliográficas

1. DeLucia R, Oliveira-Filho RM, Planeta CS. Farmacologia integrada. 3ª ed. Rio de Janeiro: Revinter; 2007.
2. Gheorghiade M, van Veldhuisen DJ, Colucci WS. Contemporary use of digoxin in the management of cardiovascular disorders. Circulation. 2006;113:2556.
3. Mesquita ET, Socrates J, Rassi S, Villacorta H, Mady C. Insuficiência cardíaca com função sistólica preservada. Arq Bras Cardiol. 2004;82(4):494-500.
4. Brophy JM. Rehabilitating digoxin. Eur Heart J. 2006;27:127-9.
5. Minha Vida. Insuficiência cardíaca: sintomas, tratamentos e causas. 2004. Disponível em: http://www.minhavida.com.br/saude/temas/insuficiencia-cardiaca. Acesso em: 2 maio 2017.
6. Olson KR, Anderson IB, Benowitz NL, Blanc PD, Clark RF, Kearney TE, et al. Manual de Toxicologia Clínica. 6ª ed. Porto Alegre: Artmed; 2014.
7. Patel V, editor. Digitalis Toxicity Treatment & Management. The Heart Org Medscape. 2017. Disponível em: http://emedicine.medscape.com/article/154336-treatment. Acesso em: 2 maio 2017.
8. Minha Vida. Fibrilação atrial: sintomas, tratamentos e causas. 2004. Disponível em: http://www.minhavida.com.br/saude/temas/fibrilacao-atrial. Acesso em: 2 maio 2017.
9. Camanho LE. Abordagem da fibrilação atrial na sala de emergência: uma visão prática e racional. 2013. Disponível em: http://socerj.org.br/abordagem-fibrilacao-atrial-sala-emergencia-visao-pratica-racional/. Acesso em: 2 maio 2017.
10. Digoxina [bula]. Responsável técnico Giovana Bettoni. Anápolis: Vitamedic; 2016.
11. Barretto ACP, Melo DSB. Como diagnosticar e tratar insuficiência cardíaca. Rev Bras Med. 2009;66(12):90-9.
12. Rocha RM, Ferreira AGM, Gouvea EP. Revigorando os digitálicos. Rev Bras Cardiol. 2006;19(3):247-55.

179

FERRO E CHUMBO

Alexandre Dias Zucoloto
Ligia Veras Gimenez Fruchtengarten

Ferro

Os sais de ferro têm sido utilizados terapeuticamente para tratamento de deficiências do ferro em pacientes adultos e pediátricos. Apesar de incomuns, intoxicações por esse agente, devido à sua grande disponibilidade e o pouco conhecimento sobre sua toxicidade, ainda representam risco elevado, pois seus efeitos podem levar a lesões irreversíveis ou até a morte[1].

Epidemiologia

Os primeiros relatos de intoxicação por ferro surgiram a partir da metade do século XX, aumentando desde então, até se tornar nos anos de 1990 a principal causa de morte por intoxicação em crianças menores de 6 anos segundo o relatório da *American Association Poison Control Centres* (AAPCC). No ano de 1991, a AAPCC relatou 5.144 exposições a suplementos à base de sais de ferro e 18.457 a polivitamínicos e associações contendo sais de ferro, sendo 69,6% e 87% respectivamente dessas exposições em crianças menores de 6 anos. Nesse período, foram relatadas 11 mortes devidas à intoxicação por ferro[2]. Em outro relatório publicado no ano de 1992, a AAPCC mostrou que 30,2% das mortes causadas devido a exposições acidentais a medicamentos em crianças foram causadas por sais de ferro[3].

Estudos realizados na época mostraram que medidas preventivas e educativas poderiam ser úteis para a diminuição da incidência desse agravo, como mudanças nas apresentações dos produtos (doses menores) e a educação de pais com relação ao armazenamento adequado de medicamentos[4].

Já no ano de 2014, a AAPCC relatou 4.024 casos de exposição a suplementos à base de ferro e 11.161 exposições a polivitamínicos e associações contendo sais de ferro, sendo 52,1% e 82% respectivamente dessas exposições em crianças menores de 6 anos, tendo apenas um caso de morte relatado nesse ano. Isso sugere que as medidas tomadas durante o aumento dos casos de intoxicação por ferro contribuíram para a redução do número total de casos de intoxicação e de óbitos nos dias de hoje[5].

Fisiopatologia

O ferro é obtido principalmente por meio da dieta em seu estado férrico (Fe^{+3}), necessitando ser convertido ao seu estado ferroso (Fe^{+2}) para absorção e armazenamento. Essa reação é catalisada pela enzima redutase férrica[6].

Em meio aquoso, o ferro ferroso é oxidado a ferro férrico, que é capaz de formar complexos insolúveis em PH fisiológico. As proteínas quelantes do ferro como a transferrina, formam complexos solúveis com ferro férrico, facilitando o controle dos estoques de ferro no corpo[7].

É considerado um metal de transição; isso significa que ele está envolvido em uma série de reações de oxidação e redução em nosso organismo. Sua intoxicação acontece principalmente pela geração do estresse oxidativo e pela inibição de enzimas essenciais em nosso organismo[1].

Para a correta interpretação da dose de ferro ingerida, é necessário calcular a quantidade de ferro elementar presente na apresentação do sal de ferro envolvido (Tabela 179.1). Sintomas de intoxicação leve são observados em doses baixas entre 10 e 20 mg/kg de ferro elementar, e entre 20 e 60 mg/kg são esperados sintomas de intoxicação moderada. Intoxicação grave é esperada após a ingestão de doses acima de 60 mg/kg de ferro elementar. É importante ressaltar

Tabela 179.1. Sais de ferro e seus percentuais de ferro elementar

Sal de ferro	% Ferro elementar
Sulfato ferroso	20%
Hidróxido de ferro polimaltosado	30%
Gluconato ferroso	11%
Fumarato ferroso	33%
Lactato ferroso	19%
Cloreto ferroso	28%
Ferrocolinato ferroso	13%
Citrato de ferro amoniacal	14%-24%

que essa estimativa pode variar dependendo de fatores individuais de cada indivíduo exposto[8-11].

Em contato com o epitélio gastrointestinal, o ferro causa lesão local por dano oxidativo inicial, facilitando a entrada dos íons ferro para a circulação sistêmica; o ferro liga-se rapidamente a proteínas transportadoras, principalmente a transferrina. Quando a transferrina é saturada, ocorre o acúmulo de ferro livre e ele é amplamente distribuído aos órgãos-alvo, promovendo processos oxidativos (lesão tecidual)[1,12].

O efeito tóxico do ferro intracelular acontece na mitocôndria, interferindo em processos celulares fundamentais como a fosforilação oxidativa. Subsequente a isso, ocorre o acúmulo de íons H^+, sendo eles liberados na circulação novamente, levando ao quadro de acidose metabólica[1,4].

Em casos graves, a intoxicação por ferro pode levar ao choque hemodinâmico, e estudos em modelo animal sugerem que esse efeito pode ser justificado pelo efeito inotrópico negativo que o ferro exerce sobre o miocárdio[13].

Quadro clínico

O quadro clínico de intoxicação por ferro geralmente acontece em quatro estágios, porém as manifestações clínicas de cada um podem se sobrepor.

Estágio 1 – Gastrointestinal: Tem início pouco tempo após a ingestão. É caracterizado pelo efeito cáustico que o ferro exerce na mucosa gastrointestinal que leva a quadro de vômitos, diarreia com ou sem presença de sangue. Nesse estágio pode ocorrer perda importante de líquidos e sangue, podendo resultar em choque, insuficiência renal e morte[14,15].

O conhecimento dessa fase é fundamental para a tomada de decisão, pois a ausência de vômitos nas primeiras 6 horas de exposição exclui provavelmente intoxicação grave[1].

Estágio 2 – Latência: Quando o paciente sobrevive à primeira fase, ele apresenta aparente melhora, que pode durar cerca de 12 horas. Esse estágio compreende o intervalo entre a remissão dos sintomas gastrointestinais e o início da toxicidade sistêmica. É importante ressaltar que, na maioria dos casos, a remissão dos sintomas do estágio 1 indicam que o paciente está se recuperando e não que ele entrou na fase de latência. Portanto, todo paciente que se apresenta em bom estado geral, estável hemodinamicamente, sem alteração de estado mental e sem acidose, deverá ter evolução benigna[1,14,15].

Estágio 3 – Choque: Ocorre entre 12 e 24 horas após a exposição; no caso de ingestão de grandes quantidades pode acontecer em algumas horas. Essa fase é caracterizada por rápida deterioração clínica com a presença de coma, convulsões, choque, coagulopatias, insuficiência hepática, acidose metabólica e morte. O choque é multifatorial e pode estar relacionado ao efeito vasodilatador que o ferro exerce, à diminuição da pré-carga cardíaca e à hipovolemia. A insuficiência hepática pode ser agravada na presença de outras drogas hepatotóxicas como o paracetamol, podendo o paciente evoluir para insuficiência hepática fulminante em pouco tempo[1,13,15].

Estágio 4 – Falência hepática e cicatrização gástrica: Se o paciente sobreviver ao terceiro estágio, entre o segundo e terceiro dia após a exposição, a insuficiência hepática pode reverter ou evoluir para falência hepática, que é atribuída diretamente ao dano oxidativo causado pelo ferro livre captado pelo fígado. Nessa fase também podem ocorrer processos de cicatrização da mucosa gastrointestinal lesada no estágio inicial da intoxicação, levando a estenose e obstrução gastrointestinal. Alguns autores definem esse processo de cicatrização como estágio 5, porém ele raramente se manifesta[1,4,16].

Diagnóstico diferencial

Outras agentes irritantes do trato gastrointestinal, como ácidos e álcalis, devem ser considerados como diagnóstico diferencial para intoxicação por sais de ferro. Gastrite, úlceras e quadros sépticos devem ser considerados como condições clínicas que apresentam sintomas semelhantes à intoxicação por ferro[12].

Avaliação inicial na sala de emergência

É importante avaliar a clínica do paciente em busca de sintomas específicos e calcular a dose estimada ingerida de ferro elementar, antes de se instituir qualquer tratamento específico para intoxicação por ferro[17]. É primordial observar os sinais de gravidade da intoxicação por ferro. Quando os sintomas gastrointestinais são acompanhados de instabilidade hemodinâmica, distúrbio ácido-base, alterações de estado mental, leucocitose ou hiperglicemia, são indicativos de intoxicação grave[1,14].

Pacientes admitidos assintomáticos, ou que tenham apresentado episódio de vômito antes da admissão, mas que se encontram assintomáticos no momento do exame físico, sem a presença de leucocitose no hemograma e sem hiperglicemia, provavelmente não evoluirão para intoxicação grave e podem não exigir tratamento específico[14,17].

Condutas na sala de emergência

Como em qualquer situação de emergência, o tratamento de suporte deverá ser instituído. Avaliar a necessidade de intubação orotraqueal para proteção de via aérea e de administração de oxigênio suplementar, monitorizar sinais vitais e manter acesso venoso calibroso para hidratação adequada devido a risco de choque; se necessário corrigir as perdas com concentrado de hemácias ou plasma fresco congelado, assim como realizar tratamento sintomático incluindo antieméticos, anticonvulsivantes e analgésicos[14,17].

A realização de lavagem gástrica pode ser útil se houver a ingestão de apresentações líquidas de sais de ferro, porém na ingestão de drágeas considerar que a retirada pela sonda nasogástrica pode ser ineficaz. O carvão ativado não adsorve os sais de ferro e sua utilização nessa condição não está indicado. A realização de radiografia simples de abdome auxilia na verificação da presença dos comprimidos, porém existem algumas apresentações de sais de ferro que não são radiopacas como comprimidos mastigáveis para crianças. Portanto, a ausência de comprimidos na radiografia não descarta a possibilidade de intoxicação por ferro[17].

Nos casos em que a lavagem gástrica não for efetiva, devido à apresentação do sal de ferro ou pela passagem dele para o intestino verificado por meio de radiografia, é recomendada a realização de irrigação intestinal com solução de polietilenoglicol (PEG). A dose habitual de PEG em crianças é de 500 mL/h e em adultos é de 2 L/h[1,18].

Monitorização, tratamentos e prescrição

O paciente deverá ser submetido a monitorização de sinais vitais e coleta de exames laboratoriais, priorizando-se hemograma, eletrólitos, glicose, função renal, função hepática e coagulograma. A gasometria arterial e a dosagem do lactato são úteis em pacientes que apresentam intoxicação moderada à grave para a detecção precoce de distúrbios ácido-base. O nível sérico de ferro deve ser coletado entre 4 e 6 horas após a exposição, pois nesse momento é possível estabelecer correlação entre nível sérico e gravidade clínica, porém esse resultado deve ser interpretado com cautela[1,17].

Pacientes com nível sérico menor que 300 µg/dL geralmente são assintomáticos ou apresentam sintomas gástricos leves; entre 300 e 500 µg/dL, sintomas gástricos importantes e potencial toxicidade sistêmica; acima de 500 µg/dL, toxicidade sistêmica de moderada a grave; e acima de 1.000 µg/dL é potencialmente fatal[17].

Após a realização do primeiro nível sérico, ele deve ser repetido a cada 8 a 12 horas para excluir a absorção retardada do ferro e para avaliar a eficácia da terapia com quelante[14].

A deferoxamina é o quelante específico para o ferro; ela se liga ao ferro livre, formando um composto hidrossolúvel, que é facilmente excretado pelos rins, causando uma coloração marrom-avermelhada na urina. Cada 100 mg de deferoxamina liga-se a aproximadamente 8,5 mg de ferro elementar[19].

A indicação do tratamento com o quelante se baseia em dois parâmetros. O primeiro é a clínica, pacientes com sinais de toxicidade sistêmica manifestada por coma, choque ou acidose metabólica refratária devem receber tratamento com a deferoxamina. O segundo é laboratorial, pacientes com nível sérico de ferro colhido entre 4 e 6 horas da exposição maior que 500 µg/dL devem receber a terapia com quelante[1,20].

A dose recomendada é de 15 mg/kg/h por via endovenosa em infusão contínua, geralmente por poucas horas, não ultrapassando a dose máxima de 6g/24 horas. Infusões mais rápidas têm sido descritas como toleradas, porém, devido aos potenciais efeitos adversos relatados após o uso prolongado de deferoxamina, essa prática deve ser evitada, respeitando os regimes de infusão descritos na literatura, aumentando a eficiência e diminuindo os riscos de seu uso[21]. A via intramuscular foi descontinuada devido a absorção errática e os grandes volumes necessários para injeção, causando dor ao paciente[14,20].

A maior parte dos efeitos adversos da deferoxamina foi descrita a partir de pacientes que fazem uso de infusões prolongadas (superiores a 24 horas) como no tratamento de hemocromatose. Porém, ela tem sido associada a quadros de síndrome do desconforto respiratório do adulto (SDRA) no tratamento de intoxicação aguda por ferro; por esse motivo, pacientes que recebem deferoxamina devem ser internados em unidades de terapia intensiva para monitorização[1,22].

Portanto, o uso do quelante na intoxicação aguda por ferro deve preferencialmente visar aos altos níveis iniciais de ferro, que podem ser facilmente quelados com doses adequadas de deferoxamina, evitando o seu uso prolongado desnecessariamente[23].

O ferro sérico deve ser repetido aproximadamente 4 horas após o início da infusão para avaliar a eficácia da quelação. O tratamento com o quelante deve ser interrompido quando o paciente estiver melhor clinicamente, com ausência de acidose metabólica e coloração da urina próxima do normal. Nos casos em que o tratamento com deferoxamina se estende por mais de 24 horas, ele deve ser feito com cautela, se possível reduzindo a taxa de infusão, devido ao risco de complicações pelo uso prolongado da deferoxamina[1].

Existem também os quelantes para administração oral como o deferasirox, porém eles devem ser administrados em no máximo até 1 hora após a exposição ao ferro e não existe evidência do benefício de seu uso na intoxicação, além de não substituírem a administração da deferoxamina. Alguns autores defendem a hipótese de que o uso de deferasirox em pacientes com acidose pode exacerbar a intoxicação por ferro, pela dissociação do ferro férrico do quelante em ambiente ácido[24].

Chumbo

O chumbo é um elemento de ocorrência natural, encontrado em abundância na crosta terrestre, geralmente encontrado na forma de outros minerais. É um metal tóxico amplamente utilizado no meio industrial, doméstico, farmacêutico, em construção civil, em mineração e como manta protetora para as ondas eletromagnéticas de radiografia. O chumbo não é considerado um elemento fisiológico para o nosso organismo, portanto qualquer concentração presente em tecido humano é considerada contaminação tóxica[25].

Epidemiologia

Devido às suas características físicas, o chumbo é utilizado por seres humanos há cerca de 7.000 anos e foi o primeiro metal a ser fundido, sendo matéria-prima para a confecção de utensílios domésticos, tintas, entre outros objetos. Nos anos de 1980, os Estados Unidos proibiram a utilização de tintas à base de chumbo e retiram esse metal da gasolina, porém a persistência do chumbo em tintas de casas antigas ainda representa importante problema ambiental[25,26].

Atualmente existem várias fontes de exposição ao chumbo que podem ser classificadas como ambientais, ocupacionais e "adicionais". Exposições ambientais causam maior impacto na população, especialmente na infantil. As principais fontes de exposição ambiental ao chumbo são comida, água e, em alguns lugares do mundo, tintas contendo chumbo em sua composição[25,26].

De acordo com o relatório da *American Association Poison Control Centers* (AAPCC), no ano de 2014, foram notificados 2.241 casos de exposição ao chumbo, sendo aproximadamente 50% desses casos exposições em crianças menores de 6 anos[5]. Outro grande grupo de risco são os adultos expostos ocupacionalmente, porém essa fonte de exposição vem diminuindo gradualmente[26].

Fisiopatologia

O chumbo ingerido por via oral é pouco absorvido por adultos (entre 5% e 15%), e a retenção é ainda menor. Crianças absorvem cerca de 42% do chumbo ingerido e retêm cerca de

32%. A absorção de chumbo pela via inalatória depende de uma série de fatores, como apresentação (vapor ou material particulado), tamanho da partícula e concentração. Sua meia-vida no sangue gira em torno de 30 dias, mas no osso, seu principal tecido de depósito, pode durar até 20 anos[26, 27]. O chumbo é capaz de atravessar a barreira transplacentária ao longo da gestação, acumulando-se no feto até o seu nascimento[25].

Em termos biomoleculares, o chumbo pode agir por três vias principais: primeiro, por meio de ligação a diversas proteínas estruturais, enzimáticas e receptoras; segundo, interferindo em diversas vias metabólicas, principalmente mitocondriais e de segundo-mensageiros que regulam o metabolismo de energia celular, devido à sua capacidade de substituir o cálcio. O chumbo bloqueia o influxo de cálcio através dos canais, interferindo diretamente no processo de liberação dos neurotransmissores. Estudos em modelo animal apontam que as lesões mitocondriais causadas pelo chumbo podem levar à apoptose da célula[28]. A terceira via são efeitos mutagênicos *in vitro* e carcinogênicos em ratos, que estão bem evidenciados em literatura. Estudos em seres humanos são sugestivos, mas ainda controversos devido a diversos fatores como a exposição concomitante a outros agentes carcinogênicos[29].

No sangue, o chumbo pode ser tóxico por diversas vias, por exemplo, inibindo enzimas essenciais para a síntese do heme ou induzindo defeitos nas funções da eritropoietina[30,31].

Outro órgão afetado pela exposição ao chumbo são os rins, devido a interferências na respiração mitocondrial. Porém, quadros de insuficiência renal aguda podem ser revertidos se o paciente for afastado da exposição ou tratado. O chumbo também exerce efeitos cardiovasculares, causando alterações na contratilidade cardíaca relacionadas ao cálcio, podendo levar pacientes expostos a quadros de hipertensão[25,32].

O chumbo interfere também no sistema reprodutor masculino e feminino, sistema endócrino, sistema gastrointestinal, devido a contrações espasmódicas, e músculo esquelético. Esse último, além de ser o maior depósito de chumbo, também sofre interferências em seu metabolismo como a diminuição de vitamina D[25,26].

Quadro clínico

Varia conforme a via de exposição, duração do contato e concentração do chumbo no ambiente. São na maioria das vezes inespecíficas, não podendo ser consideradas características da intoxicação por chumbo inorgânico – isoladamente ou associadas; a exceção são as linhas de Burton, sinal específico do plumbismo caracterizado por linhas de coloração azul-acinzentada ao longo das gengivas, no colo dos incisivos e dos caninos, por deposição local de sulfeto de chumbo. O cérebro é considerado o principal órgão-alvo da intoxicação, portanto os sintomas são mais evidentes no sistema nervoso central e periférico (encefalopatias e neuropatias), mas afeta também os sistemas hematopoiético, renal e ósseo[33].

Efeitos inespecíficos da intoxicação por chumbo incluem fadiga, mal-estar, irritabilidade, anorexia, insônia, perda de peso, redução da libido, artralgias e mialgias[34].

A encefalopatia pode ocorrer em crianças e adultos, tanto para exposições agudas como crônicas, porém as crianças são mais suscetíveis do que os adultos aos efeitos da encefalopatia sobre o sistema nervoso central. O curso clínico da encefalopatia aguda pelo chumbo varia dependendo da idade e da condição geral do paciente, da quantidade absorvida, do tempo de exposição e de certos fatores concomitantes, como o alcoolismo crônico. Desenvolve-se somente após doses maciças e é rara quando os níveis de chumbo no sangue estão abaixo de 100 μg/dL, porém estão descritos quadros com níveis abaixo de 70 μg/dL. Pode haver vômitos, apatia, ataxia, incoordenação, confusão mental, cefaleia, alucinações, vertigens, tremores, convulsões, paralisias, delírio e coma. Em casos graves, podem ocorrer edema cerebral e aumento da pressão intracraniana. Pode resultar em morte um a dois dias após o início dos sintomas. A encefalopatia crônica pode ser residual ou resultante da exposição prolongada ao chumbo. Podem ser afetadas as funções da memória e do aprendizado em todos os ciclos da vida. Quadros de intoxicação leve a moderada podem cursar com comprometimento cognitivo leve, cefaleia, fadiga, perda de memória, perda da concentração e atenção, alterações de humor, irritabilidade, depressão, insônia ou sonolência excessiva. Em crianças pequenas, ocorrem deficiências neurocomportamentais e no quociente de inteligência. Quadros de intoxicação grave podem cursar com distúrbios de comportamento evidentes (paranoia, delírios e alucinações), alterações da marcha, equilíbrio e agitação psicomotora. A neuropatia periférica é tardia, sendo mais comum em membros superiores, e os nervos sensoriais são menos afetados que os motores, e mais comumente nos adultos[25,26,34,35].

A exposição aguda ou crônica pode levar à progressiva insuficiência renal devido ao dano reversível no túbulo proximal. Com contínua exposição ao chumbo, a nefropatia aguda (reversível) pode evoluir para uma nefrite crônica[25,26].

A cólica é um efeito inicial no quadro de intoxicação por chumbo em exposição ocupacional ou aguda em níveis elevados, sendo geralmente acompanhada de náuseas, vômitos e constipação[26,34].

Em adultos, pode afetar o metabolismo no período da menopausa, contribuindo para o desenvolvimento da osteoporose, além de retardar o processo natural de reparo das fraturas. Em crianças, pode ocorrer deficiência no crescimento ósseo e de estatura. Esses efeitos estão relacionados à substituição do cálcio pelo chumbo nos ossos e sua interferência nos diversos processos metabólicos e homeostáticos do sistema musculoesquelético[36,37].

Pode ocorrer anemia normocrômica ou microcítica mesmo não associada à deficiência de ferro, podendo ser leve a moderada em adultos e possivelmente grave em crianças; evidencia-se tardiamente e quando o nível de chumbo no sangue perdura com aumento significativo. Ao hemograma, pode-se observar a presença de ponteado basófilo nas hemácias[33,34].

Existem estudos que estabelecem uma relação causal entre hipertensão e exposição crônica ao chumbo, geralmente realizados em populações expostas ocupacionalmente[26].

Diagnóstico diferencial

O diagnóstico diferencial para intoxicação por chumbo é amplo. Considerar intoxicação por outros metais como mercúrio e arsênico, e descartar outras causas para dor abdominal, anemia, neuropatia periférica e encefalopatia, incluindo etiologias infecciosas, nutricionais, pancitopenia e displasias de medula óssea[38].

Avaliação inicial na sala de emergência

Em toda suspeita de intoxicação por chumbo, o médico deverá realizar histórico abrangente sobre os antecedentes do paciente em busca de possíveis fontes de exposição. Em adultos, por exemplo, concentrar o histórico em atividades ocupacionais, recreacionais e ferimentos por bala de fogo com alojamento dela[25].

Considerar intoxicação por chumbo em qualquer paciente com achados multissistêmicos como dor abdominal, cefaleia, anemia e, algumas vezes, neuropatia motora e insuficiência renal. A suspeita de encefalopatia pode ser realizada quando há *delirium* ou convulsões na presença de anemia. Sempre considerar os dados epidemiológicos[34].

Pacientes que chegam ao pronto-socorro com quadro sugestivo de encefalopatia secundária ao plumbismo necessitam de diagnóstico rápido, porém dosagens séricas de chumbo não são disponíveis de imediato. Outros exames laboratoriais de urgência podem auxiliar no diagnóstico associado aos antecedentes do paciente. Achados como anemia, pontilografia basófila e alterações no exame de urina 1 podem auxiliar no diagnóstico. É importante ressaltar que a hipótese de intoxicação por chumbo não deve impedir a busca de outros possíveis diagnósticos[25].

Condutas na sala de emergência

Após instituir as medidas de suporte, considerar a realização de irrigação intestinal caso o paciente tenha ingerido algum objeto pequeno contendo chumbo, ou realizar sua retirada por via endoscópica ou cirúrgica. Nos casos de exposição cutânea, realizar descontaminação com água e sabão, retirando roupas e objetos contaminados[25]. Tratar convulsões com benzodiazepínicos e atentar para sinais de hipertensão intracraniana[34].

Monitorização, tratamentos e prescrição

O paciente deverá ser submetido à monitorização de sinais vitais e coleta de exames laboratoriais. A dosagem de chumbo em sangue total é a principal medida de exposição, é capaz de refletir exposições recentes ou tardias e deve sempre ser realizada antes de se iniciar a quelação, salvo em casos em que o paciente apresenta sintomatologia grave específica de intoxicação por chumbo. Concentração de chumbo urinário tem pouca utilidade na prática clínica. As amostras de sangue devem ser coletadas em tubos livres de chumbo[25,33].

A terapia com quelante reduz as concentrações sanguíneas de chumbo e aumenta sua excreção urinária. Sua indicação depende da idade do paciente, dos exames laboratoriais e da sintomatologia, embora a redução da exposição seja a primeira providência a ser tomada[32].

É importante ressaltar que a quelação é um processo capaz de reduzir em pequenas quantidades o conteúdo total de metal pesado corporal, e existe pouca evidência de que o efeito da retirada do chumbo do sangue é capaz de trazer benefícios ao principal órgão-alvo afetado: o cérebro. Portanto, a terapia com o quelante não deve ser feita de rotina, e sim após avaliação clínica e/ou laboratorial[39-41].

Pacientes adultos com encefalopatia confirmada ou suspeita, ou com nível sérico de chumbo acima de 100 μg/dL, deverão ser quelados com o seguinte regime[42,43]:

- Administrar dimercaprol (BAL) na dose de 4 mg/kg intramuscular (IM) a cada 4 horas, por cinco dias; após a segunda dose do BAL, administrar EDTA cálcico dissódico concomitante, na dose de 50 a 75 mg/kg/dia endovenoso (EV), em infusão contínua ou divididos em duas a quatro doses.

Pacientes adultos com sintomas leves ou nível sanguíneo de 70 a 100 μg/dL deverão usar o seguinte regime[44]:

- Administrar DMSA succimer 10 mg/kg via oral (VO) três vezes ao dia, por cinco dias e, após, duas vezes ao dia por 14 dias.

Pacientes adultos assintomáticos e com nível sanguíneo inferior a 70 μg/dL não deverão ser quelados de rotina[25].

Crianças com encefalopatia confirmada ou suspeita, ou com nível sérico de chumbo acima de 69 μg/dL deverão ser queladas com o seguinte regime[42,43]:

- Administrar dimercaprol (BAL) na dose de 4 mg/kg IM, a cada 4 horas, por cinco dias; após a segunda dose do BAL, administrar EDTA cálcico dissódico concomitante, na dose de 50 a 75 mg/kg/dia EV, em infusão contínua ou divididos em duas a quatro doses.

Crianças assintomáticas e com nível sanguíneo de 45 a 69 μg/dL deverão usar o seguinte regime[44]:

Administrar DMSA succimer 10 mg/kg VO três vezes ao dia, por cinco dias e, após, duas vezes ao dia, por 14 dias.

Crianças assintomáticas e com nível sanguíneo inferior a 44 μg/dL não deverão ser queladas de rotina[25].

A administração do BAL antes do EDTA cálcico dissódico é necessária para impedir a redistribuição do chumbo pelo cérebro. Esse efeito é bem evidenciado em estudos em modelo animal e em alguns relatos de caso em seres humanos que descrevem piora da encefalopatia após o tratamento individual com o EDTA cálcico dissódico[45].

Uma outra opção para tratamento VO é a D-penicilamina (substitui o succimer) na dose de 250 mg, a cada 6 horas, por 3 a 10 dias para adultos, e de 20 a 40 mg/kg/dia (máximo 1g/dia), por 3 a 10 dias para crianças. Porém, esse quelante não tem sido utilizado para o tratamento de intoxicação por chumbo devido à alta incidência de efeitos adversos hematológicos e dérmicos que são dose-dependentes[45].

Referências bibliográficas

1. Perrone J. Iron. In: Nelson L, Lewin N, Howland MA, Hoffman R, Goldfrank L, Flomenbaum N. Goldfrank's Toxicologic Emergencies. 9th ed. New York: McGraw-Hill; 2011. p. 596-603.
2. Weiss B, Alkon E, Weindlar F, Kelter A, Delacruz P. Toddler deaths resulting from ingestion of iron supplements – Los Angeles, 1992-1993. Disponível em: https://www.cdc.gov/mmwr/preview/mmwrhtml/00019593.htm. Acesso em: 13 out. 2016.

3. Sankar J, Shukla A, Khurana R, Dubey N. Near fatal iron intoxication managed conservatively. BMJ Case Rep. 2013;2013.
4. Audimoolam VK, Wendon J, Bernal W, Heaton N, O'Grady J, Auzinger G. Iron and acetaminophen a fatal combination? Transpl Int. 2011;24:e85-8.
5. Mowry JB, Spyker DA, Brooks DE, McMillan N, Schauben JL. 2014 Annual Report of the American Association of Poison Control Centers' National Poison Data System (NPDS): 32nd Annual Report. Clin Toxicol. 2015;53(10):962-1147.
6. Grotto HZW. Fisiologia e metabolismo do ferro. Rev Bras Hematol Hemoter. 2010;32 (2):8-17.
7. Fine JS. Iron poisoning. Curr Probl Pediatr. 2000;30:71-90.
8. Ling LJ, Hornfeldt CS, Winter JP. Absorption of iron after experimental overdose of chewable vitamins. Am J Emerg Med. 1991;9(1):24-6.
9. Anderson BD, Turchen SG, Manoguerra AS, Clark RF. Retrospective analysis of ingestions of iron containing products in the United States: are there differences between chewable vitamins and adult preparations? J Emerg Med. 2000;19(3):255-8.
10. Burkhart KK, Kulig KW, Hammond KB, Pearson JR, Ambruso D, Rumack B. The rise in the total iron-binding capacity after iron overdose. Ann Emerg Med. 1991;20(5):532-5.
11. Baranwal AK, Singhi SC. Acute iron poisoning: management guidelines. Indian Pediatr. 2003;40(6):534-40.
12. Heard K. Iron. In: Dart RC, editor. The 5 minute toxicology consult. 1st ed. Philadelphia: Lippincott Williams & Wilkins; 2000. p. 446-7.
13. Vernon DD, Banner W, Dean JM. Hemodynamic effects of experimental iron poisoning. Ann Emerg Med. 1989;18(8):863-6.
14. Manoguerra AS. Iron. In: Olson KR, editor. Poisoning & Drug Overdose. 6th ed. San Francisco: McGraw-Hill, 2012. Disponível em: http://accessmedicine.mhmedical.com/content.aspx?bookid=391&sectionid=42069900. Acesso em: 15 out. 2016.
15. Proudfoot AT, Simpson D, Dyson EH. Management of acute iron poisoning. Med Toxicol. 1986;1(2):83-100.
16. Tenenbein M. Toxicokinetics and toxicodynamics of iron poisoning. Toxicol Lett. 1998;102:653-6.
17. Hernandez SH, Nelson LS. Iron. In: Tintinalli JE, Stapczynski JS, Ma OJ, Yealy DM, Meckler GD, Cline DM. Tintinalli's emergency medicine: a comprehensive study guide. 8th ed. Carolina do Norte: McGraw-Hill; 2016. Disponível em: http://accessmedicine.mhmedical.com/content.aspx?bookid=1658&sectionid=109381281. Acesso em: 15 out. 2016.
18. Everson GW, Bertaccini EJ, O'Leary J. Use of whole bowel irrigation in an infant following iron overdose. Am J Emerg Med. 1991;9(4):366-9.
19. Fernández S, Castro P, Nogué S, Nicolás JM. Acute iron intoxication: change in urine color during chelation therapy with deferoxamine. Intensive Care Med. 2014;4:104.
20. Howland MA. Deferoxamine. In: Nelson L, Lewin N, Howland MA, Hoffman R, Goldfrank L, Flomenbaum N. Goldfrank's Toxicologic Emergencies. 9th ed. New York: McGraw-Hill; 2011. p. 604-8.
21. Howland MA. Risks of parenteral deferoxamine for acute iron poisoning. Journal of toxicology. J Toxicol Clin Toxicol. 1996;34(5):491-7.
22. Tenenbein M, Kowalski S, Sienko A, Bowden DH, Adamson IYR. Pulmonary toxic effects of continuous desferrioxamine administration in acute iron poisoning. Lancet. 1992;339:699-701.
23. Ioannides AS, Panisello JM. Acute respiratory distress syndrome in children with acute iron poisoning: the role in intravenous desferrioxamine. Eur J Pediatr. 2000;159(3):158-9.
24. Parikh A, Jang DH, Howland MA. Response to effect of deferasirox on iron absorption in a randomized, placebo-controlled, crossover study in a human model of acute supratherapeutic iron ingestion. Ann Emerg Med. 2011;58(2):219-20.
25. Henretig FM. Lead. In: Nelson L, Lewin N, Howland MA, Hoffman R, Goldfrank L, Flomenbaum N. Goldfrank's Toxicologic Emergencies. 9th ed. New York: McGraw-Hill; 2011. p. 1266-83.
26. Liu J, Goyer RA, Waalkes MP. Toxic effects of metals. In: Cassarett & Doull's Toxicology: the basic sciense of poisons. 7th ed. New York: McGraw-Hill; 2008. p. 931-79.
27. Ziegler EE, Edwards BB, Jensen RL, Mahaffey KR, Fomon SJ. Absorption and retention of lead by infants. Pediatr Res. 1978;12:29-34.
28. Lidsky TI, Schneider JS. Lead neurotoxicity in children: basic mechanisms and clinical correlates. Brain. 2003;126(Pt 1):5-19.
29. Environmental Protection Agency. Evaluation of the Potential Carcinogenicity of Lead and Lead Compounds: in Support of Reportable Quantity Adjustments Pursuant to Cercla Section 102. U.S. Environmental Protection Agency, Office of Health and Environmental Assessment Washington, D.C., EPA/600/8-89/045A; 1989.
30. Graziano JH, Slavkovic V, Factor-Litvak P, Popovac D, Ahmedi X, Mehmeti A. Depressed serum erythropoietin in pregnant women with elevated blood lead. Arch Environ Health. 1991;46(6):347-50.
31. Romeo R, Aprea C, Boccalon P, Orsi D, Porcelli B, Sartorelli P. Serum erythropoietin and blood lead concentrations. Int Arch Occup Environ Health. 1996;69(1):73-5.
32. Kosnett MJ, Wedeen RP, Rothenberg SJ, Hipkins KL, Materna BL, Schwartz BS, et al. Recommendations for medical management of adult lead exposure. Environ Health Perspect. 2007;115(3):463-71.
33. De Capitani, EM. Diagnóstico e tratamento da intoxicação por chumbo em crianças e adultos. Medicina (Ribeirão Preto). 2009;42(3):319-29.
34. Kosnett MJ. Lead. In: Olson KR, editor. Poisoning & Drug Overdose. 6th ed. San Francisco: McGraw-Hill, 2012. Disponível em: http://accessmedicine.mhmedical.com/content.aspx?bookid=391&sectionid=42069905. Acesso em: 15 out. 2016.
35. Bellinger DC. Lead. Pediatrics. 2004;113(4):1016-22.
36. Pounds JG, Long GJ, Rosen JF. Cellular and molecular toxicity of lead in bone. Environ Health Perspect. 1991;91:17-32.
37. Carmouche JJ, Puzas JE, Zhang X, Tiyapatanaputi P, Cory-Slechta DA, Gelein R, et al. Lead exposure inhibits fracture healing and is associated with increased chondrogenesis, delay in cartilage mineralization, and decrease in osteoprogenitor frequency. Environ Health Perspect. 2005;113(6):749-55.
38. Phillips SD. Lead poisoning – Adult. In: Heard K. Iron. In: Dart RC, editor. The 5 minute toxicology consult. 1st ed. Philadelphia: Lippincott Williams & Wilkins; 2000. p. 458-9.
39. Cremin Jr. JD, Luck ML, Laughlin NK, Smith DR. Efficacy of succimer chelation for reducing brain lead in a primate model of human lead exposure. Toxicol Appl Pharmacol. 1999;161:283-93.
40. Dietrich KN, Ware JH, Salganik M, Radcliffe J, Rogan WJ, Rhoads GG, et al. Effect of chelation therapy on the neuropsychological and behavioral development of lead-exposed children after school entry. Pediatrics. 2004;114(1):19-26.
41. Rogan WJ, Dietrich KN, Ware JH, Dockery DW, Salganik M, Radcliffe J, et al. The effect of chelation therapy with succimer on neuropsychological development in children exposed to lead. N Engl Med J. 2001;344(19):1421-6.
42. Howland MA. Edetate calcium disodium (CaNa2EDTA). In: Nelson L, Lewin N, Howland MA, Hoffman R, Goldfrank L, Flomenbaum N. Goldfrank's Toxicologic Emergencies. 9th ed. New York: McGraw-Hill; 2011. p. 1290-3.
43. Howland MA. Dimercaprol (British Anti-Lewisite or BAL). In: Nelson L, Lewin N, Howland MA, Hoffman R, Goldfrank L, Flomenbaum N. Goldfrank's Toxicologic Emergencies. 9th ed. New York: McGraw-Hill; 2011. p. 1229-32.
44. Howland MA. Succimer (2,3 - Dimercaptosuccinic acid). In: Nelson L, Lewin N, Howland MA, Hoffman R, Goldfrank L, Flomenbaum N. Goldfrank's Toxicologic Emergencies. 9th ed. New York: McGraw-Hill; 2011. p. 1284-9.
45. Committee on Drugs. Treatment guidelines for lead exposure in children. Pediatrics. 1995;96(1):155-9.

INTOXICAÇÕES POR MONÓXIDO DE CARBONO

Natalia Barbosa da Silva
Sérgio Graff

Introdução

O monóxido de carbono, também descrito pela sigla CO, é um gás incolor, inodoro, sem sabor e não irritante. Membro da família de asfixiantes químicos, é um gás perigoso quando inalado e pode deixar uma pessoa inconsciente ou mesmo matar em poucos minutos.

Pode ter origem da combustão incompleta de matérias carbonáceas orgânicas (carbono, madeira, papel, óleo, gás e gasolina). Altamente utilizado na indústria, o CO é usado pela indústria química por duas razões: pode ser obtido a partir de reservas carbonadas (que contêm carbono) básicas, tais como carvão ou gás natural, e constitui-se em uma estrutura básica a partir da qual moléculas orgânicas mais complexas podem ser formadas.

O CO é produzido, pois a quantidade de oxigênio presente no combustível não é suficiente para que a combustão completa ocorra, portanto, em vez da formação de dióxido de carbono (CO_2), existe oxigênio suficiente somente para a geração de moléculas de CO. Esse processo é conhecido como combustão incompleta.

Em torno de 60% do composto que está presente na troposfera terrestre são originários de atividades como processos de combustão incompleta de materiais carbonáceos. As vias de exposição mais comuns ao CO são a poluição atmosférica, fumo passivo, exposição ocupacional, tabagismo ativo, além da produção endógena pelo organismo. Dados mostram que o gás proveniente de escapamento de veículos é a fonte mais frequente de exposição a altas concentrações de CO.

A intoxicação por CO pode ser apontada como uma das principais causas do aumento de mortalidade e morbidade em todo o mundo, sendo difícil de atribuir a incidência desses casos devido à inespecificidade dos sintomas apresentados, que podem ser normalmente atribuídos a outras etiologias.

Epidemiologia

A maior parte das intoxicações por CO ocorre em ambientes residenciais, porém a exposição ocupacional relacionada a clorofórmio e a diclorometano também pode ser associada à intoxicação. Na maioria dos casos, a intoxicação ocorre acidentalmente, porém há casos em que ocorre tentativa de suicídio. A intoxicação ocorre após a inalação de grandes quantidades de CO em curto espaço de tempo ou pode ser resultado de exposição prolongada

Estudos mostram que, em 2006, as intoxicações por CO constituíam a primeira causa de morte por intoxicações acidentais na Europa. Nos Estados Unidos, o CO está entre os cinco principais compostos associados a intoxicações. Concluiu-se, a partir da base dados *Injury Database*, que a maior parte das intoxicações acidentais por gases e vapores se deve ao CO. Nos Estados Unidos, a exposição ao gás, que não está relacionada a incêndios, é a causa principal de inalação desse gás, resultando em cerca de 450 mortes, 2.000 hospitalizações e acima de 2.000 atendimentos emergenciais por ano.

Nos países ocidentais, é considerada a maior causa de intoxicação acidental, tendo incidência de 23,2 por milhão de habitantes por ano. Um estudo conduzido pela Organização Mundial de Saúde mostrou que ocorreram cerca de 140.490 mortes em 28 países da Europa, entre 1980 e 2008, resultando em uma média de 346,9 mortes por ano. Apesar de indicar que há variabilidade na mortalidade entre esses países, esse estudo também mostra que as taxas de mortalidade vêm estagnando ou diminuindo ao longo dos anos.

A probabilidade de ocorrer uma intoxicação por CO pode variar de acordo com o gênero e a idade. Estudos mostram que a probabilidade de ocorrer intoxicação, é maior em homens (1,9% em mulheres e 4,4% em homens) e que a faixa etária com maior número de mortes é entre 25 e 64 anos (0,6% em idades inferiores a 4 anos e 11% em idades superiores a 65 anos); 87% das intoxicações ocorrem em ambientes residenciais.

Observa-se que as intoxicações dependem de fatores regionais e sazonais e verifica-se que 50% dos casos são registrados no inverno. Diversos casos são registrados no outono e primavera, pois se utilizam aparelhos a gás depois de um determinado tempo sem uso do aparelho e sem que seja feita a devida manutenção e em dias que não ventam, pois há redução ou inversão das correntes de circulação do gás.

Fisiopatologia

Caso seja inalado, o CO pode chegar aos pulmões e se combinar com as moléculas de hemoglobina. A principal função da hemoglobina é se ligar ao oxigênio presente no sangue e transportá-lo pelo corpo, porém o CO possui em torno de 300 vezes mais afinidade pela hemoglobina quando comparado ao oxigênio. O CO se liga reversivelmente à hemoglobina, formando a carboxiemoglobina (COHb); assim, a capacidade do transporte de oxigênio do sangue é diminuída, pois há certo número de sítios de ligação para oxigênio ocupados. Essa ligação aumenta a afinidade dos sítios remanescentes para o oxigênio, prejudicando a capacidade da hemoglobina nos eritrócitos de fornecer oxigênio aos tecidos.

Dessa forma, a presença do CO impede que as células vermelhas do sangue transportem o oxigênio pelo corpo, impedindo a chegada do oxigênio nos órgãos e tecidos. Quando a maior parte da hemoglobina é bloqueada pelo CO, o paciente pode ir a óbito. Níveis baixos de CO ligados a hemoglobina podem causar, principalmente, sintomas cardíacos. Além dos sintomas associados à formação de COHb, o CO tem toxicidade celular direta por meio da ligação ao grupo heme das proteínas e a consequente inibição das enzimas do citocromo P450, ao complexo IV da cadeia respiratória e à mioglobina. O CO diminui os níveis de glutatião e ativa os leucócitos polimorfonucleares. Essas ações causam hipóxia celular, acidose láctica, peroxidação lipídica, estresse oxidativo e apoptose.

O limite tolerado no ambiente é de 40 ppm de CO. Porém, alguns autores descrevem que uma concentração de 10 ppm pode determinar alguns efeitos tóxicos após 1 hora de exposição ao gás, e a concentração de 40 ppm pode ser fatal nesse mesmo intervalo de tempo. O limite de tolerância biológico pode ser avaliado por meio da determinação da COHb sanguínea. Para indivíduos adultos e não fumantes, não deve ultrapassar o valor de 5%.

Os sintomas normalmente apresentados são cefaleia leve a moderada, vertigens, tendência ao colapso, aceleração da respiração e do pulso, síncope, depressão da respiração, coma e morte. Os sintomas variam de acordo com a quantidade inalada, que caracteriza diferentes quadros clínicos.

Quadro clínico

A absorção do CO e os sintomas resultantes dependem da concentração dele no ar expirado, do tempo de exposição no ambiente contaminado e da atividade do indivíduo exposto, ou melhor, do ritmo respiratório. Os sintomas de intoxicação podem ser divididos em sintomas de intoxicação sobreaguda, aguda e crônica.

No caso de intoxicação sobreaguda, não existe nesse quadro de intoxicação uma sintomatologia evidenciável, porém sabe-se que a inalação de grandes quantidades de CO produz a morte por síncope respiratória ou circulatória, devido à inibição do centro bulbar correspondente. É importante ressaltar que o CO é um gás inodoro e insípido e, portanto, a vítima geralmente não percebe o perigo a que está exposta.

Em casos de intoxicação aguda, pode-se apresentar três períodos distintos. No primeiro período, os sintomas caracterizam-se por transtornos nervosos, dores de cabeça, vertigens, zumbidos e desfalque muscular. Em casos de absorção contínua, os sintomas podem evoluir para paralisação dos membros inferiores, que pode se propagar para o corpo todo. Nesse caso, o organismo busca esforços desesperados em busca de um ambiente apropriado, aumentando a atividade muscular e, consequentemente, aumentando o fluxo respiratório, o que leva a maior quantidade de CO aspirado. Nesses casos, o indivíduo pode rapidamente evoluir para o segundo período de intoxicação, após um curto período de tempo.

O segundo período caracteriza-se por um sintoma geral de coma, em que a respiração é reduzida ao mínimo e consequentemente reduzindo a quantidade de CO absorvida. Nesse caso, se não houver auxílio rápido, poderá ocorrer uma intoxicação, lenta que conduz o paciente ao estado de coma profundo e ele poderá ir a óbito. Esse estado pode durar vários dias e, em geral, quando há um estado de coma superior a 36 horas, é considerado prognóstico fatal. Bradicardia, arritmia, convulsões, vômitos e diarreia podem ser apresentados nesse período. A rapidez da instalação desse quadro depende, portanto, da proporção de CO do ambiente.

Por fim, o terceiro período corresponde ao período de recuperação, quando o paciente sobrevive ao segundo período. Nesse caso, o paciente pode recobrar a consciência e apresentar sintomas como estados de confusão, amnésia, transtornos da sensibilidade cutânea, nevralgia do ciático e trigêmeo e perturbações pulmonares. O estado de confusão mental persiste em torno de 24 a 48 horas e a amnésia pode durar vários dias.

Nos casos de intoxicações crônicas, não se deve pensar em um acúmulo do CO no organismo, logo a exposição constante ao gás não resulta em maior suscetibilidade do paciente, a não ser por casos de lesões cerebrais. Nesse caso, o contato contínuo com o CO pode produzir anemia, que é ocasionada pela ação lenta e progressiva do gás sobre os glóbulos vermelhos; cefalgias intensas; mudança de caráter, associada à exposição contínua ao CO. Há transtornos psíquicos caracterizados por irritabilidade, emotividade exagerada, melancolia e manifestações histéricas.

Diagnóstico diferencial

Os sintomas da intoxicação por CO podem ser bastante inespecíficos, pois podem ser confundidos com outras condições como gripe, gastroenterite, crise hipertensiva ou enxaqueca. Para que o diagnóstico seja possível e feito da forma correta, é necessário haver suspeita a partir de um histórico clínico detalhado associado aos sintomas, além de exames auxiliares de diagnóstico.

Acredita-se que os sintomas se relacionam mais com a quantidade de CO inalado e com a gravidade da intoxicação do com que os valores de COHb apresentados na hora da admissão do paciente, uma vez que o tempo decorrido até a chegada aos serviços de saúde pode variar, e o paciente poderá já ter sido submetido a tratamento com oxigênio previamente.

Os sintomas mais frequentes são cefaleia, tontura, fadiga, náuseas, vômitos e sonolência. Sintomas menos frequentes são palpitações, dispneia, taquipneia, confusão mental, síncope, convulsões e coma. Há predominância de sintomas cardiovasculares e neurológicos. Os sintomas neurológicos são de dois tipos e podem ocorrer tanto na fase aguda como na fase tardia da intoxicação e são dependentes do tempo e rapidez da intoxicação.

O diagnóstico pode ser confirmado por meio da concentração elevada de COHb, mas os seus valores podem não ser utilizados como referência caso o paciente já tenha sido submetido a oxigenoterapia ou se a COHb já tenha sido metabolizada pelo organismo. A COHb atinge o pico plasmático após 1 hora de exposição e tem semivida de 4 a 5 horas.

Os principais métodos para determinar a quantidade de COHb sanguínea são: CO-oximetria de pulso não invasiva com espectrofotometria, que é um método colorimétrico que consegue distinguir diferentes comprimentos de onda de diferentes hemoglobinas, diferentemente da oximetria de pulso *standard*, porém esse equipamento não está disponível em todos os departamentos de emergência médica; a gasometria arterial ou venosa pode também ser útil para identificar a acidose lática ou a retenção de CO_2 por depressão respiratória. A cromatografia gasosa é um método sensível que pode permitir identificar baixos níveis de COHb em casos de menor exposição.

Avaliação inicial e condutas na sala de emergência

Diante da suspeita de intoxicação, é importante esclarecer se houve contato com fontes de CO, como lugares que possuem sistemas de aquecimento e são e pouco ventilados, ou contato com automóveis. É importante também entender se outras pessoas apresentaram sintomas semelhantes. Caso haja suspeita de intoxicação por CO, na ausência de diagnóstico definitivo, é importante submeter o paciente a oxigenoterapia.

A primeira conduta é remover o paciente da exposição à fonte de CO. Realizar verificação da permeabilidade das vias áreas para, então, realizar a administração de oxigênio 100% normobárico, que pode ser realizada através de máscara de alto débito ou por intubação endotraqueal. É indicado o tratamento precoce com oxigênio, mesmo sem a confirmação da presença de hipoxemia.

Cuidados de suporte gerais e de estabilização hemodinâmica devem ainda ser garantidos, se possível, mesmo antes da admissão hospitalar. O tratamento da intoxicação por CO faz-se com a administração de oxigênio a 100% normobárico (NBO) ou hiperbárico (HBO). A justificação atual para a oxigenoterapia deve-se à necessidade de reverter a hipoxemia e a hipóxia tecidual, promovendo a dissociação do CO da hemoglobina.

Monitorização, tratamentos e prescrição

A função cardíaca do paciente deve ser monitorada utilizando eletrocardiograma (ECG). No caso de intoxicação, pode haver achatamento ou inversão das ondas T, supra ou infradesnivelamento do segmento ST, prolongamento do intervalo QT, elevação das ondas P, aumento do intervalo QRS, depressão da onda R, taquicardia sinusal, fibrilação auricular etc. Estas alterações podem persistir até três a sete dias após intoxicação.

Há grande variabilidade que pode estar presente nos exames de ECG, o que pode dificultar a interpretação do exame. Nesse caso, pode-se utilizar a ecografia. Sempre que houver alterações no ECG, deve-se pesquisar por marcadores de lesão miocárdica, ou caso o paciente apresente anomalias sugestivas de isquemia ou enfarte, história de doença coronária prévia e idade superior a 65 anos. Exames de imagem como a ressonância magnética (RM) e a tomografia computorizada (TC) são úteis no diagnóstico de possíveis lesões centrais. Lesões isquêmicas podem ser identificadas em torno de 6 horas ou mais após casos de intoxicação aguda. Os achados mais comuns são a ocorrência de áreas hiperintensas dos gânglios da base e atrofia do hipocampo. O edema cerebral é também um achado comum. Também pode-se ser utilizado o eletroencefalograma quando houver alterações graves do estado de consciência ou convulsões. Os níveis de creatinina fosfoquinase (CPK) muscular e cerebral e de troponina I escontram-se elevados em cerca de 35% dos pacientes com intoxicação moderada ou grave, sendo, assim, importante o doseamento desses biomarcadores para o tratamento e o prognóstico. Considera-se a troponina I como o biomarcador de lesão cardíaca mais utilizado atualmente.

Ainda, pode-se utilizar a proteína de fixação aos ácidos gordos do tipo cardíaco (H-FABP – *heart-type fatty acid-binding protein*), que é uma proteína citosólica abundante no miocárdio (15 Kd). Durante um quadro de infarte ou isquemia, pode ser liberada muito precocemente, sendo rapidamente libertada para a circulação pelas células lesadas, pois está também presente nos corpos celulares neuronais. Apresentam níveis plasmáticos com um pico 6 horas após exposição e mantêm-se elevados até 18 horas, enquanto os valores de troponina I e CPK apenas começam a elevar-se a partir de 6 horas após exposição.

A S100β e a proteína básica da mielina (MBP) são outros biomarcadores da gravidade da intoxicação por CO. A S100β é uma proteína astroglial de ligação ao Ca^{2+}, encontrando-se muito elevada em doentes que morreram por intoxicação com CO, elevada em doentes em que ocorreu perda de consciência e normal em doentes que não demonstraram alterações do estado mental. Essa proteína pode ser um bom biomarcador do estado clínico e do prognóstico de sequelas neurológicas persistentes e tardias. A MBP abunda na mielina, sendo libertada para o LCR e plasma em situações de lesão da substância branca, permanecendo os seus níveis elevados durante duas semanas. A S100β e a MBP apresentam valores preditivos positivos de desenvolvimento de sequelas neurológicas tardias.

O tratamento com NBO mais aceito consiste na administração de O_2 a 100% a 1 ATA (atmosfera absoluta) durante cerca de 6 horas. Deve-se garantir que a sintomatologia aguda seja revertida e que os níveis de COHb voltem para valores menores ou iguais a 3%. O aumento da FiO_2 diminui os níveis de COHb plasmáticos por aceleração da sua dissociação e redução da sua semivida para cerca de 74 a 80 minutos (em comparação com 320 minutos em ar ambiente). A oxigenoterapia pode ter efeitos adversos. A hiperóxia causa hiperventilação, originando diminuição dos níveis de CO_2. Tanto hiperóxia como hipocapnia causam vasoconstrição do endotélio vascular sistêmico normal e diminuição da frequência cardíaca em 10%. A moderada elevação da concentração de O_2 resultante do tratamento pode não ser suficiente para contrabalançar os efeitos da diminuição do fluxo sanguíneo, podendo o resultado final exacerbar a hipóxia. O oxigênio puro é um gás seco que, quando inalado normalmente, é umidificado e aquecido ao longo das vias aéreas. A respiração de quantidades adicionais de O_2 durante várias horas pode interferir nessa capacidade, originando desconforto, desidratação das mucosas e subsequente lesão dos cílios e inflamação das mucosas. A irritação traqueobrônquica pode manifestar-se sob a forma de dor pleurítica ou subesternal, tosse e dispneia. Pode ainda ocorrer pneumonite.

O tratamento com HBO consiste em respirar O_2 a 100% enquanto exposto a pressão atmosférica elevada, geralmente 2 ou 3 ATA (1 atmosfera mais 1 ou 2 atmosferas equivalentes adicionais resultantes da pressão hidrostática). É necessária uma câmara hiperbárica, que pode ser monolugar, preenchida com O_2 a 100%, ou multilugar, onde os doentes respiram O_2 a 100% através de máscara facial, tenda cefálica ou tubo endotraqueal. Cada ciclo de tratamento dura entre 1,5 e 2 horas, e podem ser feitos um a três ciclos por dia. O HBO a 2,5 ATA reduz para 20 minutos o tempo de semivida da COHb. A exposição a pressões de O_2 de cerca de 3 ATA permite que o O_2 dissolvido no plasma seja suficiente para a oxigenação dos tecidos por difusão num indivíduo em repouso, independentemente do transporte de O_2 pela hemoglobina. Outros benefícios dessa terapêutica são o estímulo da síntese de enzimas antioxidantes, a inibição da adesão dos leucócitos ao endotélio microvascular cerebral isquêmico, prevenindo a peroxidação lipídica, a redução da extensão de necrose e apoptose e a regeneração da oxidase do citocromo inativa. Durante o tratamento com HBO, a PaO_2 arterial e tecidular sobe para 2.000 e 400 mmHg, respetivamente. Ao nível do mar, a concentração de O_2 arterial é de 0,3 mL/dL. Com NBO, o O_2 dissolvido sobe para 1,5 mL/dL. Com HBO a 3 ATA, o O_2 dissolvido aumenta para 6 mL/dL. O HBO acelera a eliminação da COHb mais eficazmente do que o NBO, mas até que ponto previne sequelas neurológicas tardias e o benefício é superior aos riscos ainda permanece por esclarecer. Apesar da controvérsia, o HBO é o tratamento mais aceito atualmente. Contudo, esse equipamento é caro e não está disponível em todos os hospitais, podendo haver situações de risco agravado resultantes da necessidade de transporte de doentes para outras instalações.

Bibliografia recomendada

Abdulaziz S, Dabbagh O, Arabi Y, Kojan S, Hassan I. Status epilepticus and cardiopulmonar arrest in a patient with carbon monoxide poisoning with full recovery after using a neuroprotective strategy: a case report. J Med Case Rep. 2012;6:421.

Barbosa MM. Tratamento das intoxicações pelo monóxido de carbono [tese]. Porto: Faculdade de Medicina da Universidade do Porto; 2015.

Braga A, Böhm GM, Pereira LAA, Saldiva P. Poluição atmosférica e saúde humana. Rev USP. 2001;51:58-71.

Braubach M, Algoet A, Beaton M, Lauriou S, Héroux ME, Krzyzanowski M. Mortality associated with exposure to carbon monoxide in WHO European Member States. Indoor Air. 2013;23(2):115-25.

Burette P, Vanmeerbeek M, Boüüaert C, Giet D. [Family practitioner and carbon monoxide poisoning]. Rev Med Liege. 2006;61(5-6):285-90.

Centers for Disease Control and Prevention (CDC). Anderson AR. Top Five Chemicals Resulting in Injuries from Acute Chemical Incidents — Hazardous Substances Emergency Events Surveillance, Nine States, 1999-2008. MMWR. 2015;64(SS02):39-46. Disponível em: http://www.cdc.gov/mmwr/preview/mmwrhtml/ss6402a6.htm?s_cid=ss6402a6_e. Acesso em: 12 maio 2017.

Evans J. Monóxido de carbono: mais do que somente um gás letal. Química Nova na Escola. 1999;9:3-5. Disponível em: http://qnesc.sbq.org.br/online/qnesc09/atual.pdf. Acesso em: 12 maio 2017.

Garrabou G, Inoriza JM, Morén C, Oliu G, Miró Ò, Martí MJ, et al. Mitochondrial injury in human acute carbon monoxide poisoning: the effect of oxygen treatment. J Environ Sci Health C Environ Carcinog Ecotoxicol Rev. 2011;29(1):32-51.

Gorman D, Drewry A, Huang YL, Sames C. The clinical toxicology of carbon monoxide. Toxicology. 2003;187(1):25-38.

Hampson NB, Piantadosi CA, Thom SR, Weaver LK. Practice recommendations in the diagnosis, management, and prevention of carbon monoxide poisoning. Am J Respir Crit Care Med. 2012;186(11):1095-101.

HO – Higiene Ocupacional. Gases tóxicos: monóxido de carbono. Disponível em: http://www.higieneocupacional.com.br/download/gases-toxicos.pdf. Acesso em: 12 maio 2017.

Iqbal S, Clower JH, King M, Bell J, Yip FY. National carbon monoxide poisoning surveillance framework and recent estimates. Public Health Rep. 2012;127(5):486-96.

Kealey GP. Carbon monoxide toxicity. J Burn Care Res. 2009;30(1):146-7.

Lacerda A, Leroux T, Morata T. Efeitos ototóxicos da exposição ao monóxido de carbono: uma revisão. Pró-Fono. 2005;17(3):403-12.

Lang E, Qadri SM, Jilani K, Zelenak C, Lupescu A, Schleicher E, et al. Carbon monoxide-sensitive apoptotic death of erythrocytes. Basic Clin Pharmacol Toxicol. 2012;111(5):348-55.

Lippi G1, Rastelli G, Meschi T, Borghi L, Cervellin G. Pathophysiology, clinics, diagnosis and treatment of heart involvement in carbon monoxide poisoning. Clin Biochem. 2012;45(16-17):1278-85.

Nikkanen H, Skolnik A. Diagnosis and management of carbon monoxide poisoning in the emergency department. Emerg Med Pract. 2011;13(2):1-14.

Prockop L, Chichkova R. Carbon monoxide intoxication: an updated review. J Neurol Sci. 2007;262(1-2):122-30.

181

INALAÇÃO DE FUMAÇA

Gisele Marques de Resende Dias Leite
Ligia Veras Gimenez Fruchtengarten

Introdução

A fumaça é gerada pela combustão de substâncias, liberando material particulado, vapores, gases e fumos[1]. A composição da fumaça varia conforme o material que sofre a queima, a temperatura, o nível de oxigênio do local, entre outros fatores.

As matérias-primas utilizadas para processos construtivos sofreram alterações ao longo dos anos e, onde décadas atrás se aplicavam recursos naturais, hoje são utilizados compostos petroquímicos, sintéticos, com ignição, queima e liberação de gás ou fumaça duas a três vezes mais rápido que anteriormente[2]. As vítimas podem se intoxicar mais rapidamente, assim como as equipes de socorro, além de haver maior dificuldade para o controle de um incêndio estrutural. Os gases que geram maior morbidade e mortalidade à inalação de fumaça são o monóxido de carbono e o cianeto.

Epidemiologia

A intoxicação por fumaça é um evento comum. O Brasil registra anualmente significativo número de incêndios. Entre os mais graves e de maior repercussão, houve, em dezembro de 1961, um incêndio em um circo que matou mais de 503 pessoas no Rio de Janeiro. Em fevereiro de 1972, 16 pessoas morreram no incêndio de um escritório no Edifício Andraus, em São Paulo. Dois anos depois, 187 pessoas morreram no incêndio do Edifício Joelma, prédio comercial também em São Paulo. Em abril de 1976, a tragédia foi em Porto Alegre, na qual 41 pessoas morreram em um edifício comercial e, 10 anos depois, no mês de fevereiro, foram 21 óbitos novamente no Rio de Janeiro. Em 1984 houve um vazamento de gasolina com posterior incêndio em Cubatão (São Paulo), com mais de 90 óbitos. No ano 2000, houve novo desastre no Rio Grande do Sul, com o incêndio em uma creche em Uruguaiana matando 12 crianças, mesmo estado em que, em janeiro de 2013, 239 pessoas morreram no incêndio de uma boate no município de Santa Maria[3].

No Brasil, de 2008 a 2015, houver aproximadamente 63.170 internações hospitalares do Sistema Único de Saúde (SUS) devido à exposição à fumaça, ao fogo e às chamas, com 2.810 óbitos contabilizados pelo Sistema de informações hospitalares do SUS. Somente em 2015 foram 6.383 internações e 269 óbitos[4].

Contabilizando os óbitos à exposição à fumaça, ao fogo e às chamas (sem internação hospitalar), foram 7.023 mortes registradas pelo Departamento de Informática do SUS (Datasus) nos anos de 2008 a 2014[4]. No Datasus não há dados disponíveis específicos das intoxicações, possivelmente pela dificuldade no diagnóstico diferencial de inalação de fumaça.

Em 2015, houve 94.663 casos de intoxicação por fumos, gases e vapores reportados à Associação Americana de Centros de Controle de Intoxicações em 2015[5].

Fisiopatologia

A fumaça é formada por material particulado e gases (irritantes, asfixiantes e toxinas[2]), cuja lesão por inalação pode ocorrer por dano térmico, irritação química e toxicidade aos gases, podendo agredir o trato respiratório superior, o sistema traqueobrônquico e o parênquima pulmonar com efeitos locais ou sistêmicos[6]. A sequência de reações resulta em hipóxia tecidual.

Durante um incêndio, muitas vítimas respiram pela boca, aumentando a inspiração de material particulado, que, na respiração nasal, não seriam inalados por conta de seu tamanho[6]. O material particulado, carbonáceo, suspenso com os gases, pode ser composto por diversos agentes, incluindo metais pesados, ácidos orgânicos e reagentes químicos. Podem aderir à mucosa e progredir até aos alvéolos, conforme o tamanho dessas partículas, exercendo efeito tóxico local.

Partículas aderidas no trato superior geram resposta inflamatória, edema e pode ocorrer obstrução da via aérea. Tanto o material particulado quanto os gases no sistema traqueobrônquico também geram resposta inflamatória e levam a edema da mucosa, broncoconstrição, acúmulo de resíduos e secreções, aumentando a resistência à passagem do ar[1,6].

Gases irritantes causam efeitos por reações locais no trato respiratório, sofrendo transformação ao contato com água e produção de ácidos, álcalis e espécies reativas de oxigênio[1]. É o caso, entre outros, da amônia (altamente solúvel, lesiona o trato superior), do cloro (média solubilidade, lesiona o trato superior e o sistema traqueobrônquico) e dos óxidos de nitrogênio (pouco solúveis, lesionam o parênquima pulmonar)[1]. Poeiras, fumos e fumaça contendo ácidos, formaldeído e fosgênio também são agentes irritantes[7].

No parênquima pulmonar, as reações ocorridas e os subprodutos formados irão agravar a lesão tecidual, diminuindo a complacência pulmonar, resultando em colapso alveolar e atelectasia. Além disso, a presença de agentes estranhos pode ocasionar infecções e sepse.

Os gases asfixiantes podem ser simples (como o dióxido de carbono, que leva ao deslocamento da molécula de oxigênio do ar ambiente, diminuindo sua fração inspirada e sua fração alveolar, levando à hipóxia) ou químicos (como o monóxido de carbono e o cianeto, que serão vistos adiante, nitratos e nitritos, que impedem o transporte ou o uso do oxigênio)[1,7].

Quadro clínico

Inicialmente os pacientes apresentarão quadro de irritação ocular, lacrimejamento, irritação faríngea; pode haver fuligem no trato superior e em secreção (escarro carbonáceo), além do edema progressivo. O edema pode progredir ao longo de horas até comprometer significativamente a via aérea[6].

Havendo edema em via aérea, haverá alteração de voz, tosse, dispneia, aumento do trabalho respiratório e estridores, evoluindo com broncoespasmo, taquipneia, taquicardia e possivelmente hipotensão. O paciente pode apresentar agitação, confusão e coma e o quadro pode resultar em parada respiratória.

Diagnóstico diferencial

Deve ser rapidamente considerada a possibilidade de intoxicação por monóxido de carbono e cianeto. Em ocorrências de incêndio com explosão, estimar lesões resultantes de trauma.

Considerar comorbidades e outras causas para pacientes comatosos, como intoxicação por drogas lícitas, ilícitas ou patologias neurológicas.

Avaliação inicial na sala de emergência

As condições de oxigenação e ventilação devem ser avaliadas e iniciado o tratamento de suporte. A via aérea deve estar pérvia e, havendo sinais de comprometimento respiratório e lesão de mucosa (eritema de oro e nasofaringe, queimadura, presença de fuligem, estridores, edema), ela deverá ser permeabilizada com intubação orotraqueal, mesmo que não haja obstrução nesse momento. Considerar a presença de queimaduras na face, lesões circunferenciais no pescoço e a possibilidade de lesões não visualizáveis do trato respiratório inferior para a decisão e proteção da via aérea.

Avaliar estado circulatório e estado neurológico – que também pode indicar a necessidade de patência de via aérea.

Havendo lesões por queimadura e trauma associado, instituir medidas de tratamento simultâneas.

Condutas na sala de emergência

Realizar descontaminação do paciente com remoção de vestes, lentes de contato e principalmente da fuligem, que pode agravar a contaminação do paciente durante o período de contato com ela. Pele e mucosas devem ser descontaminadas com água, porém sem interferir nas medidas de suporte de vida. Instituir tratamento sintomático e suportivo.

Avaliar a patência da via aérea e o padrão respiratório, buscar sinais e sintomas indicativos de comprometimento. Administrar oxigênio a 100% por máscara não reinalante ou por ventilação assistida, conforme necessário[1,8].

Instalar monitorização digital, considerar que a oximetria de pulso medirá saturações normais de oxigênio na presença de carboxi-hemoglobina ou metemoglobina. Se disponível, a cooximetria fornecerá a medida da oxiemoglobina (SpO_2, medida falha), carboxi-hemoglobina e metemoglobina (MetHb).

Estabelecer acesso intravenoso para reposição volêmica e controle da hipotensão (fluidos e vasopressores)[1]. Devem ser instituídos suporte cardiopulmonar e medidas de reanimação conforme necessário. Antídotos devem ser administrados ao estabelecimento de diagnóstico diferencial.

Tratar broncoespasmo com agonista beta-2-adrenérgico inalatório e corticosteroide sistêmico.

Monitorização, tratamento e prescrição

A avaliação laboratorial deve incluir a análise da gasometria arterial, carboxi-hemoglobina e metemoglobina, eletrólitos, ureia, creatinina, glicemia e dosagem de lactato sérico.

Deve ser realizada radiografia de tórax para avaliação de lesão pulmonar, edema pulmonar e pneumonite, sendo frequentemente identificado infiltrado alveolar e intersticial difuso. O exame deve ser repetido diariamente considerando a possibilidade de progressão da lesão. Alternativamente, pode ser realizada tomografia computadorizada do tórax. Outros exames incluem a broncoscopia, a cintilografia de inalação-perfusão e testes de função pulmonar.

A evolução do quadro de lesão pulmonar por inalação de fumaça ocorre ao longo de dias, devendo o paciente ser mantido sob ventilação mecânica sob pressão positiva e PEEP, além de medidas preventivas de barotrauma (volume corrente baixo, PEEP e hipercapnia permissiva)[1]. Pode ser necessária, além dos cuidados de aspiração traqueal e fisioterapia, broncoscopia com lavado broncoalveolar.

Monóxido de carbono

Introdução

O monóxido de carbono (CO) é um gás, inodoro, insípido e incolor, de difícil percepção no ambiente. É produzido pela combustão incompleta de qualquer substância que contenha carbono[8]. Suas manifestações clínicas dependem da quantidade e tempo de exposição[9], sendo rapidamente absorvido após a inalação.

A fonte mais comum do monóxido de carbono inalado é a combustão incompleta de combustíveis fósseis, que pode ocorrer em incêndios, com o uso de fornos domésticos, fogões, aquecedores residenciais e de água, além do escape dos veículos. Na inalação de fumaça, pode haver associação inalatória do CO com o sulfeto de hidrogênio (gás sulfídrico) e cianeto.

As fontes naturais do monóxido de carbono incluem a oxidação do metano atmosférico, liberação de vulcões e gases de pântanos.

Epidemiologia

A intoxicação por fumos, gases e vapores de monóxido de carbono foi responsável por 14.249 de 94.663 casos reportados à Associação Americana de Centros de Controle de Intoxicações em 2015, sendo registrados 52 casos fatais (embora haja 3.357 casos sem determinação de gravidade/desfecho)[5].

Fisiopatologia

Mecanismo de ação/tóxico

A molécula da hemoglobina é composta de quatro cadeias polipeptídicas e cada uma delas contém um grupo heme com um átomo de Fe^{++} (íon ferro no estado ferroso). Uma molécula de oxigênio liga-se ao átomo de ferro ferroso, nos pulmões, onde o oxigênio é abundante, sendo liberada mais tarde nos tecidos que necessitam do oxigênio para a respiração celular. O monóxido de carbono tem grande afinidade pelo íon ferroso, se liga à hemoglobina e inibe sua atuação no transporte sanguíneo de O_2 após formar a carboxi-hemoglobina, causando intoxicação e possivelmente a morte.

A afinidade do CO com a hemoglobina é até 300 vezes superior à afinidade por oxigênio. A afinidade de CO para a mioglobina é ainda maior do que para a hemoglobina, levando ao prejuízo da perfusão tissular, à hipotensão induzida por hipóxia e à depressão miocárdica, com subsequente lesão hipóxica isquêmica cerebral.

Toxicocinética

O CO é rapidamente absorvido através dos pulmões e atinge nível sanguíneo em um tempo variável, relacionado com a concentração de CO no ambiente e à taxa de ventilação alveolar[10]. O tratamento com oxigenoterapia a 100% reduz a meia-vida do CO e a utilização de câmara hiperbárica aumenta a concentração de oxigênio dissolvido no plasma e desloca o CO da hemoglobina.

Sua meia-vida sanguínea é de 4 a 6 horas na ventilação ambiente, sob pressão atmosférica normal, podendo ser reduzida para 60 a 75 minutos sob oferta de 100% de oxigênio[11]. A administração de oxigênio hiperbárico a 2,5 atm reduz essa meia-vida para 20 minutos e aumenta a quantidade de oxigênio dissolvido no sangue[10].

Quadro clínico

As manifestações clínicas variam conforme o tempo de exposição e a concentração do CO, como será visto adiante, consideradas ainda as comorbidades do indivíduo exposto[12]. Na intoxicação leve a moderada, são identificados cefaleia, tonturas, náuseas, vômitos, fraqueza, confusão e letargia[11].

Na intoxicação grave, pode haver síncope, convulsões, alteração do estado neurológico, ataxia, arritmias cardíacas, isquemia miocárdica, acidose metabólica, coma e óbito. Efeitos neurocognitivos podem ocorrer entre 2 e 40 dias da exposição, podendo ocorrer demência, síndromes amnésicas, psicose, parkinsonismo, coreia, apraxia, neuropatias, dificuldade de concentração e alterações de personalidade[10-12]. Não há marcadores preditivos para o desenvolvimento de sequelas neurocognitivas tardias.

Laboratorialmente, é relacionável, com a concentração sanguínea de carboxi-hemoglobina (COHb) a níveis de 0% a 10%, à manifestação de cefaleia leve ou nenhum sintoma. Em níveis de 10% a 20%, cefaleia, náuseas e fadiga podem estar presentes. De 20% a 30%, pode haver cefaleia grave, náuseas e vômitos, tonturas, fraqueza, síncope e alterações visuais. De 30% a 40%, podem ocorrer, além dos sintomas anteriores, inconsciência e taquicardia; e de 40% a 60%, convulsões, coma e colapso cardiopulmonar. Acima de 60%, provavelmente ocorrerá óbito[13].

A toxicidade depende tanto da concentração de CO inalado quanto da duração da exposição. Além disso, as manifestações em relação à inalação sofrem influência de fatores como idade do paciente, taxa metabólica, atividade física, função pulmonar e a presença de doença pulmonar ou cardiovascular[12].

Diagnóstico diferencial

O diagnóstico de intoxicação por CO deve ser considerado em pacientes com náuseas, vômitos ou dor de cabeça, especialmente se ocorrem em grupos familiares ou no início do tempo frio.

Se o paciente estiver em coma, após ocorrência de incêndio e na falência do tratamento com oxigênio em alto fluxo, deve ser suspeitada a intoxicação por cianeto[11], e a possibilidade de terapia concomitante deve ser cuidadosamente avaliada.

Outras condições a serem diferenciadas incluem influenza, infecções virais, cefaleia e intoxicação alimentar[11].

Avaliação inicial na sala de emergência

Todo paciente deve ter investigada a natureza da exposição, sua duração e se o ambiente era confinado. Avaliar o paciente clinicamente considerando principalmente doenças preexistentes e as manifestações desde a exposição.

Pacientes assintomáticos e não gestantes podem ser observados na residência, desde que confirmado que a fonte de exposição foi eliminada e o paciente foi transferido para um ambiente livre de CO. Pacientes com sintomas leves a moderados devem permanecer no serviço de saúde para avaliação e tratamento até o desaparecimento dos sintomas.

Pacientes que permanecem sintomáticos embora com tratamento adequado, pacientes com exame neurológico alterado ou lesão miocárdica, assim como gestantes com sofrimento fetal, devem permanecer sob internação hospitalar.

Condutas na sala de emergência

Para eliminação do monóxido de carbono, é feita a administração de oxigênio a 100% através de máscara não reinalante, até que o paciente esteja assintomático e com níveis de carboxi-hemoglobina inferiores a 5%[11]. Considerar intubação orotraqueal e ventilação mecânica aos pacientes em coma ou com lesão pulmonar por inalação de fumaça. Monitorar os sinais vitais e considerar que a oximetria de pulso medirá saturações normais de oxigênio mesmo na presença de níveis de carboxi-hemoglobina significativos, visto que o equipamento não diferencia a oxiemoglobina da carboxi-hemoglobina[6,14].

Manter tratamento sintomático e suportivo, tratar hipotensão e arritmias cardíacas com protocolo padronizado, realizar eletrocardiograma de 12 derivações em pacientes adultos e dosar enzimas cardíacas em pacientes com suspeita de lesão cardíaca[14]. Monitorar o estado neurológico e realizar tomografia computadorizada de crânio se houver sinais ou sintomas de edema cerebral, coma, ou exame neurológico anormal persistente.

Dosar carboxi-hemoglobina em sangue venoso ou arterial o quanto antes – parâmetro comumente indisponível. Não fumantes geralmente possuem níveis de carboxi-hemoglobina inferiores a 2%, enquanto fumantes crônicos têm níveis entre 6% e 10%. Níveis superiores a 10% a 15% são considerados tóxicos[12].

Nas intoxicações moderadas a graves, obter gasometria arterial ou venosa para avaliar a adequação da oxigenação, ventilação e o equilíbrio acidobásico, assim como dosar lactato (pode elevar-se na intoxicação grave).

Monitorar eletrólitos, ureia, creatinina, lactato desidrogenase (LDH), creatina fosfoquinase (CPK), aspartato aminotransferase (AST) e alanina aminotransferase (ALT) em todos os pacientes graves e em pacientes assintomáticos com um nível de carboxi-hemoglobina superior a 20%.

Monitorar biomarcadores cardíacos (troponina I, CK-MB) nos pacientes com indicação de hospitalização, avaliar e monitorar função renal. Realizar teste de gravidez em mulheres em idade fértil.

Monitorização, tratamento e prescrição

Outra medida de eliminação do monóxido de carbono é a utilização de câmara hiperbárica, onde oxigênio a 100% é administrado a 2 a 3 atm de pressão[8,15]. A indicação pode ocorrer para pacientes que, em algum momento durante a exposição, apresentaram inconsciência ou carboxi-hemoglobina maior que 40%, pacientes com quadro neurológico (estado mental alterado ou déficits neurológicos) ou psiquiátrico sugerindo intoxicação, em gestantes (especialmente com sofrimento fetal), havendo síncope, evidência de lesão cardíaca e acidose metabólica persistente ou grave[10]. Os riscos de tratamento são baixos e há controvérsias quanto à prevenção de sequelas cognitivas e neurológicas tardias com esse tratamento[10,11].

Manter monitoramento fetal em gestantes, considerando que feto é mais vulnerável ao envenenamento por CO do que a mãe. Gestantes precisam ser tratadas por períodos maiores de tempo, em virtude de a carboxi-hemoglobina fetal geralmente ser mais elevada (eleva-se mais lentamente e geralmente em até 10% a mais) e de eliminação mais lenta comparada à carboxi-hemoglobina materna[10] (meia-vida de eliminação aproximadamente cinco vezes maior, no feto). A exposição ao CO durante a gravidez é teratogênico dependendo do estágio gestacional.

Intoxicação por cianeto

Introdução

Vítimas de inalação de fumaça são reconhecidas pela presença de fuligem nas vias aéreas superiores e nível de consciência alterado, além de cefaleia, náusea, vômitos, dispneia, convulsões e coma – manifestações comuns à intoxicação por monóxido de carbono e ao cianeto. Ambos os agentes contribuem para a hipóxia tecidual e somam seus efeitos. Entretanto, na inalação de fumaça em espaço confinado, associando-se essas manifestações com a presença de hipotensão, aumenta significativamente o indício de intoxicação pelo cianeto.

O cianeto é uma substância química formada por um átomo de carbono e um átomo de nitrogênio, constituindo a molécula ionizada CN-. É prontamente absorvido a partir de todas as vias, seja por inalação, ingestão, através de mucosas e da pele intacta, todas com possíveis efeitos sistêmicos.

Possui aplicações no controle de pragas e outras, principalmente industriais, como na extração e refino de metais preciosos, em metalurgia e em galvanoplastia, no processamento de revestimentos metálicos, tratamentos térmicos de aço, síntese de produtos químicos inorgânicos e orgânicos, de aditivos e na fabricação de plásticos, com ampla utilização estrutural em construções. Por meio de resíduos desses processos, também pode haver contaminação da água e do solo por cianeto.

Também possui uso militar, sendo desde a Primeira Guerra Mundial utilizados compostos de cianeto em armas químicas, seguindo sua aplicação no terrorismo e em conflitos recentes, em homicídios e suicídios em massa[16-19]. O gás cianídrico é utilizado desde 1924 em execuções judiciais nos Estados Unidos, nas câmaras de gás[16]. Para o terrorismo, o cianeto é um item de distribuição abundante e de fácil obtenção, desprezado por indústrias e laboratórios e transportado em condições de roubo; não necessita de grande conhecimento para uso, não é imediatamente localizado nem facilmente combatido durante um ataque e, além de causar pânico, tem poder incapacitante em massa[20].

A meia-vida do gás cianídrico na atmosfera é de um a três anos, sendo desconhecida a meia-vida do cianeto na água. A maioria do cianeto na água e do solo vai formar gás cianídrico e evaporar, sendo essas quantidades formadas no ambiente geralmente insuficientes para causar dano aos seres humanos. O gás é menos denso que o ar, dispersando-se rapidamente em locais abertos.

Os tiocianatos são compostos encontrados em vários alimentos e em plantas, e são produzidos a partir da reação de cianeto livre com enxofre, carbono e hidrogênio. Essas reações podem ocorrer no ambiente e no corpo humano, após absorção ou ingestão de cianeto.

O cianeto é encontrado na forma de sais (como cianeto de potássio – KCN – e cianeto de sódio – NaCN), gás (gás ou ácido cianídrico – HCN – em forma líquida e volátil; cloreto de cianogênio – CNCl), em alimentos (mandioca-brava, caroço de frutas) e medicações precursoras de cianeto. Os sais liberam gás cianídrico quando expostos ao calor ou a ácidos[21].

O cianeto pode apresentar um odor amargo de amêndoas, porém ele não é reconhecido por aproximadamente 50% da população[17,21-23]. Além disso, o reconhecimento desse odor na respiração de vítimas pode ser mascarado pelo odor de fumaça em incêndios[23].

Em incêndios domésticos e estruturais, o cianeto pode ser liberado como gás, como produto da combustão de substâncias contendo nitrogênio e carbono como lã, seda, papel, plásticos, fibras e borracha sintética – poliuretano e polímeros[2] –, sendo muito volátil e inflamável. Sua liberação como HCN ocorre quando a temperatura atinge 315 °C, mesmo sem a presença de chamas[24]. Nessas ocorrências o risco de intoxicação por inalação ocorre pelo gás cianídrico e pelo monóxido de carbono.

Epidemiologia

A intoxicação por cianeto (excluindo rodenticidas) foi responsável por 205 de 7.344 casos envolvendo agentes químicos reportados à Associação Americana de Centros de Controle de Intoxicações em 2015[5]. Houve três casos fatais, porém outros 29 casos não possuem especificação de gravidade/desfecho.

Fisiopatologia

Mecanismo de ação/tóxico

O gás e os sais de cianeto são rapidamente absorvidos após inalação (sintomas após menos de 1 minuto) ou exposição em mucosa e são mais lentamente absorvidos por exposição cutânea e gastrointestinal (sintomas em poucos minutos).

Os processos que envolvem liberação e conservação de energia de células aeróbicas acontecem nas mitocôndrias, que são formadas por duas membranas – membrana externa e interna – com diferentes propriedades e funções biológicas. A membrana interna é composta de 75% de proteínas e contém as enzimas envolvidas em transporte de elétrons e fosforilação. Na fosforilação oxidativa, moléculas como de glicose e aminoácidos são metabolizadas em reações de oxidação, produzindo dióxido de carbono e água. Nesse processo, ocorre a síntese do ATP (adenosina trifosfato) a partir do ADP (adenosina difosfato) e do fosfato inorgânico (Pi), decorrente da transferência de elétrons do NADH (nicotinamida adenina dinucleotídeo) e do FADH2 (coenzima reduzida de dinucleotídeo de flavina-adenina) para o oxigênio molecular.

A transferência de elétrons do NADH para o oxigênio ocorre em processos catalisados por diferentes enzimas, nos complexos I, I, II e IV, liberando pequena quantidade de energia por vez. No complexo IV, a citocromo c oxidase catalisa a reação final da cadeia de transporte de elétrons, oxidando o citocromo c, transferindo elétrons para o oxigênio, bombeando prótons através da membrana e, então, reduzindo o oxigênio em água.

Um citocromo é um tipo de proteína transportadora que contém pelo menos um grupo heme (grupo composto que acomoda em seu centro um átomo de ferro ligado a quatro átomos de nitrogênio). Os íons de ferro dos grupos heme do complexo I alternam entre o estado ferroso (reduzido, Fe2+) e férrico (oxidado, Fe3+), à medida que os elétrons são transferidos por meio da proteína. O cianeto tem afinidade pelo Fe3+, ligando-se ao íon férrico da citocromo c oxidase e impedindo que ele retorne ao estado ferroso, bloqueando a cadeia respiratória e a síntese de ATP.

A molécula da hemoglobina é composta de quatro cadeias polipeptídicas e cada uma delas contém um grupo heme com um átomo de Fe2+. Uma molécula de oxigênio liga-se ao átomo de ferro ferroso, nos pulmões, onde o oxigênio é abundante, sendo liberada mais tarde nos tecidos que necessitam do oxigênio para a respiração celular. O cianeto não se liga à hemoglobina normal, porque nela há Fe2+. Já o monóxido de carbono tem grande afinidade pelo íon ferroso e, portanto, se liga à hemoglobina e inibe sua atuação no transporte sanguíneo de O_2 após formar a carboxi-hemoglobina, também causando intoxicação e possivelmente a morte.

Pela impossibilidade de uso do oxigênio para a produção de energia, o metabolismo torna-se anaeróbico e, dessa forma, aumenta a produção de ácido lático, cujo acúmulo resulta em acidose metabólica.

Toxicocinética

Após a inalação, o cianeto é distribuído no organismo em questão de segundos e a morte pode ocorrer dentro de minutos. Após a exposição oral, os níveis mais elevados foram detectados nos pulmões e no sangue. Conforme aumenta o nível de cianeto no sangue, diminui o tempo para as manifestações clínicas e a morte ocorrerem[25].

O cianeto é transformado em tiocianato no fígado, por meio da rodanase, com meia-vida no plasma de 20 minutos a 1 hora em exposições não letais[11,26]. O tiocianato é praticamente atóxico, tem 1% da toxicidade do cianeto e eliminação renal, mas pode causar zumbido leve, miose e hiper-reflexia em níveis séricos de 60 mcg/L e ser fatal em níveis séricos de 200 mcg/L. Também pode interferir na absorção de iodo pela tireoide. Os metabólitos de cianeto são excretados principalmente na urina, com pequenas quantidades excretadas através dos pulmões (uma pequena quantidade de cianeto é transformada em dióxido de carbono e eliminada na respiração). A meia-vida curta do cianeto dificulta sua análise sanguínea[17].

Em outros países, há diversos antídotos utilizados para tratamento da intoxicação por cianeto. No Brasil, estão atualmente disponíveis a hidroxocobalamina e os nitritos, que serão esclarecidos adiante.

A hidroxocobalamina se liga ao CN e forma cianocobalamina, um metabólito atóxico, solúvel em água, que é eliminado pela urina. Em geral, é mais seguro e mais fácil de usar do que outros antídotos (como nitrito e kits de tiossulfato), realizando ligação direta ao CN sem formar metemoglobina.

O uso de nitrito de amila ou nitrito de sódio formará metemoglobina e cianometemoglobina, reduzindo ainda mais a capacidade de transporte de oxigênio. O nitrito oxida o Fe^{2+} de uma parte da hemoglobina a Fe^{3+}. Essa hemoglobina oxidada (metemoglobina) não é funcional no transporte de O_2 e compete pelo CN-, deslocando-o da citocromo c oxidase, desbloqueando a cadeia respiratória. O nitrito de amila e o nitrito de sódio causam vasodilatação severa e, associada a síncope, hipotensão, taquicardia, entre outros, devendo ser monitorados os níveis pressóricos do paciente durante sua administração, além de não serem considerados seguros para administração em gestantes[27].

Seguindo com a administração do tiossulfato de sódio, será aumentada a conversão do cianeto (cianometemoglobina) em tiocianato (sob catálise da rodanase), eliminado na urina e na saliva.

Devido à administração dos nitritos, deve ser realizado o controle da metemoglobina e considerada a administração de azul de metileno. Pacientes com insuficiência renal podem necessitar de diálise para eliminar tiocianato[21].

Quadro clínico

As manifestações clínicas (Tabela 181.1) da intoxicação por cianeto estão relacionadas a via de contato, concentração, duração e tipo de composto[17,22,23,28] ao qual houve exposição. No contato inalatório a altas concentrações do gás, a evolução clínica inclui taquipneia, inconsciência, falência cardíaca entre 5 e 8 minutos e morte. Já no contato por ingestão, em dose letal, a morte pode ocorrer após 15 a 30 minutos, fato que pode se justificar, entre outros, pela solubilidade dos sais ingeridos e a presença de alimentos no estômago[23].

Na intoxicação leve a moderada, as manifestações incluem náuseas, vômitos, cefaleia, fraqueza, confusão, tonturas, dispneia e taquipneia. Na intoxicação grave, há hipotensão, inconsciência, convulsões, midríase fixa, acidose metabólica, aumento progressivo da concentração plasmática de lactato, arritmias, apneia e coma[11].

Vítimas que sobrevivem após intoxicações leves podem apresentar comprometimento neurológico permanente, incluindo parkinsonismo, síndromes extrapiramidais e estados vegetativos[24].

A concentração normal do lactato plasmático é de 0,5 a 2,2 mmol/L e, embora não seja um marcador específico da intoxicação por cianeto, seu aumento é mais significativo na intoxicação por cianeto do que na intoxicação isolada por monóxido de carbono[23]. Dessa forma, apresentação de lactato plasmático maior ou igual a 8 mmol/L é um indício para a intoxicação por cianeto[23,24], juntamente com os demais fatores associados.

Os níveis sanguíneos de cianeto podem ser dosados para confirmar o diagnóstico, entretanto não estão disponíveis no Brasil, dificilmente são realizados em tempo útil para diagnóstico e tratamento do paciente (meia-vida curta), além de não serem realizados no cenário da intoxicação – requerendo ainda condições ideais de armazenamento da amostra para obtenção de resultado fidedigno[14,17,23,25,29]. A análise deve ser realizada preferencialmente em sangue total (possui a maior concentração de cianeto), sendo o nível sérico tóxico maior que 0,5 mg/L e o nível letal maior ou igual a 3,0 mg/L (Tabela 181.2)[8,14,23]. Após a administração de hidroxocobalamina, pode ser identificada elevação dos níveis séricos pela detecção da cianocobalamina como cianeto, na análise plasmática.

Outro indicador da intoxicação aguda por cianeto, resultante da incapacidade de utilização do oxigênio pelos tecidos, é a tensão elevada de O_2 no sangue venoso[14,17], reconhecida pela redução da diferença de saturação arteriovenosa de oxigênio menor que 10 mmHg[12,23,27]. Esse fator pode ocasionar ausência da manifestação de cianose mesmo na depressão respiratória[12,23].

Através da via inalatória, o HCN (também denominado ácido prússico), em fins ocupacionais, tem como limite permitido de exposição 10 partes por milhão (ppm) para 8 horas[21]. A inalação de concentrações no ar de 0,2 a 0,3 mg/m³ (200 a 300 ppm) é rapidamente fatal. A Tabela 181.3 relaciona as concentrações de HCN e efeitos esperados no paciente em intervalos de tempo de exposição.

A ingestão dos sais de cianeto na dose de 3 mg/kg ou de 200 a 300 mg provavelmente é letal para o adulto[21,31,32]. Da mesma forma, a ingestão de ácido cianídrico (na forma líquida, encontrado nas folhas da mandioca e liberado quando as folhas são expostas ao sol), na dose de 50 a 100 mg, provavelmente também é letal para o adulto.

Tabela 181.1. Manifestações clínicas iniciais e tardias à intoxicação por cianeto.

Sistema	Manifestações clínicas gerais
Sistema nervoso central	Precoces (devido à hipóxia): ansiedade, cefaleia, vertigem, tontura, confusão, midríase Tardias: rebaixamento da consciência, convulsões, paralisia, coma
Respiratório*	Precoces: respirações rápidas e profundas Tardias: ausência de cianose, hipoventilação, apneia * A saturação arterial de oxigênio pode ser normal.
Cardiovascular	Precoces: taquicardia, palpitações; aumento do débito cardíaco e da pressão arterial Tardias: vasodilatação, hipotensão, taquicardia supraventricular, instabilidade hemodinâmica, bloqueio atrioventricular, bradicardia, fibrilação ventricular, depressão do nó sinoatrial, aumento de arritmias e diminuição da contratilidade cardíaca, assistolia, óbito
Outros	Pele: aparência normal ou ligeiramente pálida, diaforese, rubor

Modificada de: Hamel[27].

Tabela 181.2. Manifestações clínicas associadas à dosagem de cianeto em sangue total

µg/mL	µgmol/L	Manifestações
0-0,5	8-20	Ausentes
0,5-1,0	20-38	Rubor, taquicardia, taquipneia, cefaleia, tontura
1,0-2,5	48-95	Rebaixamento do nível de consciência, vertigem, náusea, confusão, taquipneia
2,5-3,0	95-114	Depressão respiratória, apneia, cianose, convulsão, coma, colapso circulatório, midríase fixa
≥ 3,0	114	Óbito

Modificado de: Baskin[17] e Bhattacharya e Flora[30].

Tabela 181.3. Toxicidade do gás cianídrico através de inalação

Efeito	Concentração (ppm)
Imediatamente fatal	270
Fatal após 10 minutos	181
Fatal após 30 minutos	135
Fatal após 30 a 60 minutos mais tarde, ou perigoso para a vida	110-135
Tolerado por 20 minutos a 1h, sem efeitos imediatos ou com sintomas tardios	45-54
Sintomas leves após várias horas	18-36

Modificado de: Bhattacharya e Flora[30].

Nos vegetais contendo glicosídeos cianogênicos, como a mandioca, amêndoas amargas, caroços como de pêssego, cereja, maçã e ameixa, não é possível estimar a exposição no consumo, considerando ainda que a concentração dos glicosídeos cianogênicos é influenciada por fatores como espécie e idade da planta, clima, teor de nitrogênio no solo, adubação, entre outros[33].

A intoxicação também pode ocorrer por meio da administração intravenosa de nitroprussiato de sódio em infusões rápidas (em taxas superiores a 2 mcg/kg/min), em pacientes sob uso prolongado com doses elevadas[14], pacientes com insuficiência renal ou pacientes graves, podendo haver acúmulo de cianeto em concentrações tóxicas, visto que o metabolismo do nitroprussiato gera cianeto e cianometemoglobina. O papel cianogênico por esse mecanismo tem sido questionado.

Diagnóstico diferencial Para intoxicação por via oral, considerar a possibilidade de ingestão de substâncias metemoglobinizantes, salicilatos, ferro, antagonistas beta-adrenérgicos, cocaína, isoniazida e metanol. Para intoxicação por via inalatória, considerar outros agentes como o sulfeto de hidrogênio, o monóxido de carbono e asfixiantes simples.

Considerar também, em eventos com múltiplas vítimas, as manifestações clínicas coincidentes por ansiedade e histeria local (tontura, fraqueza, taquipneia, diaforese)[23].

Avaliação inicial na sala de emergência

Avaliar padrão respiratório, circulatório e nível de consciência e obter o histórico da ocorrência. O tratamento é baseado nessas informações com os índices de suspeição citados anteriormente[28].

Condutas na sala de emergência

O paciente deve ser descontaminado e deve receber tratamento específico e de suporte conforme sua gravidade, entretanto a descontaminação não deve retardar o tratamento de suporte. Embora a dispersão do gás ocorra de forma rápida, deve ser efetuada a remoção de suas vestes mesmo na exposição inalatória[27].

Pele e mucosas devem ser descontaminados com água (nos olhos, remover lentes de contato e irrigar por 15 minutos com água ou solução salina)[17]. Prevenir a contaminação dos socorristas utilizando equipamento de proteção individual na manipulação do doente e das vestes[34].

A realização de lavagem gástrica e a administração de carvão ativado geralmente são inviáveis nos casos de ingestão, pela rápida evolução clínica[8]. Podem não ser efetivas as descontaminações cutânea e gástrica[35].

Deve ser monitorado o padrão respiratório do paciente e administrado oxigênio a 100% por máscara não reinalante ou por ventilação assistida, conforme necessário[8]. Tratar broncoespasmo com agonista beta-2-adrenérgico inalatório/corticosteroide sistêmico. Considerar que a oximetria de pulso medirá saturações normais de oxigênio na presença carboxi-hemoglobina ou metemoglobina.

Estabelecer acesso intravenoso para controlar a hipotensão (fluidos e vasopressores) e convulsões (benzodiazepínicos), e tratar a acidose metabólica (bicarbonato de sódio) e arritmias (epinefrina, no colapso cardiovascular)[17]. Devem ser instituídos suporte cardiopulmonar e medidas de reanimação se necessário[17,27,28].

Administrar antídoto aos pacientes sintomáticos, mesmo empiricamente. No Brasil estão disponíveis a hidroxocobalamina (Cianokit), o nitrito de sódio e o tiossulfato de sódio. Se a intoxicação por cianeto se desenvolve em simultâneo com a intoxicação por monóxido de carbono (por exemplo, fogo em espaço fechado), a hidroxocobalamina é o antídoto preferencial. Se indisponível, o tiossulfato de sódio pode ser utilizado sozinho, porém tem início de ação lento[14,21].

Monitorização, tratamento e prescrição

Administração de antídotos

Hidroxocobalamina

É a forma ativa da vitamina B12. Não possui contraindicações e requer cautela na administração em indivíduos sabidamente sensíveis a ela ou à cianocobalamina. Foi avaliada e recomendada em agosto de 2015 pela Comissão Nacional de Incorporação de Tecnologias (Conitec), órgão que assessora o Ministério da Saúde, para incorporação no Sistema Único de Saúde (SUS) no tratamento das intoxicações por cianeto[36] e protocolo de uso aprovado na Portaria nº 1.115 do Ministério da Saúde no mesmo ano[26], sendo a importação, distribuição e uso já instituídos.

Sua administração deve ser imediata após exposição ao cianeto ou determinação clínica. Tem um rápido início de ação, atingindo níveis terapêuticos no líquido cefalorraquidiano em aproximadamente 30 minutos[24]. É seguro para administração a pacientes que inalaram fumaça, e efeitos adversos menores foram relatados, incluindo hipertensão arterial (transitória – pode beneficiar os pacientes em choque[27]), bradicardia reflexa e erupções cutâneas urticariformes, bem como pele e urina avermelhada[27,29,37] (efeito transitório; pode ser prejudicial à realização de testes colorimétricos[27]). Altas doses podem ocasionar, também, eritema, *rash* cutâneo, cefaleia, náusea, desconforto torácico e abdominal, disfagia e diminuição na porcentagem de linfócitos[29]. O uso preventivo de hidroxocobalamina, com a possibilidade de repetir a mesma ou meia dose nos casos de coma ou de instabilidade hemodinâmica persistente, aumenta a sobrevivência dos pacientes com intoxicação por inalação de fumaça.

A apresentação do Cianokit é de 5g de hidroxocobalamina para injeção, a ser reconstituídos com 200 mL de solução de cloreto de sódio a 0,9% (preferencialmente) e infundidos durante 15 minutos. Pode ser alternativamente utilizada solução de ringer lactato na reconstituição. Havendo administração concomitante de outro antídoto, ambos não podem ser infundidos na mesma via[29,37].

Administração:
- ADULTOS: dose de 70 mg/kg intravenosa (IV), aproximadamente 5 g IV por 15 minutos (15 mL/min). Uma segunda dose pode ser administrada (durante 15 minutos a 2 horas) em pacientes graves ou conforme a resposta clínica, com mesma ou meia dose inicial[26,29,37]. Dose máxima total: 10g;
- PEDIÁTRICOS: dose de 70 mg/kg IV[26,29,37] nos mesmos intervalos do adulto.

Cascata de nitritos

- **Nitrito de amila:** indisponível no Brasil, depende de importação[38]; é utilizado por inalação do medicamento com a quebra e fricção da ampola sob as narinas do paciente ou na ventilação mecânica, de forma que realize a inalação em intervalos de 15 segundos (inalados e não inalados) até início da administração do nitrito de sódio[27,39]. Promove apenas e aproximadamente de 2% a 5% de metemoglobina[18];
- *Kit* de nitrito de sódio/tiossulfato de sódio:
  - **Nitrito de sódio 3%:** disponível por manipulação em farmácias magistrais no Brasil[38]. Requer administração intravenosa lenta, ao longo de 3 a 5 minutos (2,5 a 5 mL/min)[27,39], com monitoramento da pressão arterial e uso cauteloso na suspeita de intoxicação associada a monóxido de carbono. Na ocorrência de hipotensão, tratar com fluidos intravenosos e vasopressores. A velocidade de infusão pode ser reduzida se o paciente estiver gravemente anêmico (a administração não deve ser adiada até os resultados laboratoriais). Uma *segunda dose* (metade da inicial) pode ser administrada após 30 minutos se houver resposta clínica inadequada.

    A dose inicial para o paciente adulto é de 10 mL de solução (300 mg)[27,14]. Para pacientes pediátricos, utilizar com cautela pelo risco, na administração em altas doses, de causar óbito pela metemoglobinemia (formação excessiva de MetHb e hemólise[18]) – Tabela 181.4. Para pacientes com concentração normal de hemoglobina, administrar a dose inicial de 6 mg/kg ou 0,2 mL/kg – não exceder 10 mL (300 mg)[27,39].

    O nitrito de sódio (300 mg) promove aproximadamente de 10% a 18% de metemoglobina em pacientes adultos[39]. Seus níveis sanguíneos devem ser monitorados por 30 a 60 minutos após a infusão e, havendo metemoglobina maior do que 30%, deve ser considerada a administração de azul de metileno – antídoto de escolha para metemoglobinemia, indicado para pacientes sintomáticos (geralmente aqueles com concentrações de metemoglobina superiores a 30%, embora os sintomas se manifestem em concentrações inferiores a 30% em pacientes com anemia ou doenças pulmonares ou cardiovasculares subjacentes)[34]. A dose inicial de azul de metileno é de 1 a 2 mg/kg/dose (0,1 a 0,2 mL/kg/dose) para paciente adulto ou pediátrico, administrada por via intravenosa ao longo de 5 minutos. Se a concentração da metemoglobina permanecer elevada após 30 minutos e o paciente continuar sintomático, pode ser administrada outra dose de 0,5 a 1 mg/kg por via intravenosa[34].

  - **Tiossulfato de sódio (hipossulfito de sódio) 25%:** disponível por manipulação em farmácias magistrais no Brasil[38]. Tem meia-vida curta e início de ação lento, deve ter administração intravenosa iniciada seguinte à infusão do nitrito de sódio, inclusive na mesma via (agulha e veia). Uma segunda dose (metade da dose inicial) pode ser administrada se os sinais de toxicidade reaparecerem (em até 2 horas quando usado isoladamente ou na repetição do nitrito de sódio)[39].

- ADULTOS: Administrar 50 mL (12,5g) IV em 30 minutos[27,40].
- PEDIÁTRICOS: 1 mL/kg ou 250 mg/kg IV, até 50 mL (12,5 g)[11] da dose total, na velocidade de 0,62 a 1,25g/minuto (por 3 a 5 minutos ou 2,5 a 5 mL/min)[41]. A dose ajustada conforme variação do valor da hemoglobina, para a criança, é apresentada na Tabela 181.4.

Tabela 181.4. Dose ajustada de nitrito de sódio a 3% e tiossulfato de sódio a 25% para paciente pediátrico, conforme níveis de hemoglobina

Hemoglobina	Nitrito de sódio a 3% (dose inicial)	Tiossulfato de sódio a 25% (dose inicial)
8 g	6,6 mg/kg (0,22 mL/kg)	1,10 mL/kg
10 g	8,7 mg/kg (0,27 mL/kg)	1,35 mL/kg
12 g	10 mg/kg (0,33 mL/kg)	1,65 mL/kg
14 g	11,6 mg/kg (0,39 mL/kg)	1,95 mL/kg

Modificado de: Howland[39] e SBCM[42].

Considerar a realização de tomografia de crânio para pacientes comatosos e manter cuidados intensivos, instituindo contínua monitorização cardíaca, de sinais vitais e monitorar efeitos adversos dos antídotos.

Dosar e corrigir as concentrações de lactato e bioquímica (dosar eletrólitos, gasometria arterial/venosa, SaO_2 e glicemia)[27]. A concentração plasmática de lactato maior ou igual a 10 mmol/L (90 mg/dL) é um marcador sensitivo para a intoxicação por cianeto na inalação de fumaça[12,14,23-26]. Monitorar o nível de metemoglobina com frequência em pacientes que receberam nitrito de sódio intravenoso.

Referências bibliográficas

1. Charlton NP, Kirk AM. Smoke inhalation. In: Nelson L, Lewin N, Howland MA, Hoffman R, Goldfrank L, Flomenbaum N. Goldfrank's Toxicologic Emergencies. 9th ed. New York: McGrawHill; 2011. p. 1711-20.
2. Alcorta RL. Smoke inhalation & acute cyanide poisoning. In: Alcorta RL. Smoke inhalation & acute cyanide poisoning: the danger posed to firefighters & victims in structure fires. USA: Elsevier; 2004. p. 4-13.
3. Previdelli A. Os maiores incêndios do Brasil antes de Santa Maria]. 2013 [atualizado em 29 de janeiro de 2013]. Disponível em: http://exame.abril.com.br/brasil/os-maiores-incendios-no-brasil/. Acesso em: 4 abr. 2017.
4. Ministério da Saúde (Brasil). Datasus. Morbidade Hospitalar do SUS por Causas Externas – por local de internação – Brasil. 2016. Disponível em: http://tabnet.datasus.gov.br/cgi/tabcgi.exe?sih/cnv/fiuf.def. Acesso em: 28 set. 2016.
5. Mowry JB, Spyker DA, Brooks DE, Zimmerman A, Shauben JL. 2015 Annual Report of the American Association of Poison Control Center's National Poison Data System (NPDS): 33rd annual report. USA: American Association of Poison Control Center's; 2016. Disponível em: https://aapcc.s3.amazonaws.com/pdfs/annual_reports/2015_AAPCC_NPDS_Annual_Report_33rd_PDF.pdf. Acesso em: 3 out. 2016.
6. Rehberg S, Maybauer MO, Enkhbaatar P, Maybauer DM, Yamamoto Y, Traber DL. Pathophysiology, management and treatment of smoke inhalation injury. Expert Rev Respir Med. 2009;3(3):283-97.
7. Bender P. Smoke inhalation. In: Dart RC, editor. The 5 minute toxicology consult. 1st ed. Philadelphia: Lippincott Williams & Wilkins; 2000. p. 634-5.
8. Olson KR. Monóxido de carbono. In: Olson KR. Manual de Toxicologia Clínica. 6ª ed. Porto Alegre: Artmed; 2014. p. 326-8.
9. Wallace KL. Monóxido de carbono. In: Ling LJ, Clark RF, Erickson TB, Trestail JH. Segredos em Toxicologia: perguntas e respostas necessárias ao dia a dia em rounds, no Serviço de Emergência, em exames orais e escritos. Porto Alegre: Artmed; 2005. p. 269-75.
10. Tomaszewski, C. Chapter 125 – Carbon Monoxide. In: Nelson L, Lewin N, Howland MA, Hoffman R, Goldfrank L, Flomenbaum N. Goldfrank's Toxicologic Emergencies. 9. ed. New York: McGrawHill Medical; 2011. p. 1658-70.
11. Micromedex (Healthcare Series). EUA: Thomson Micromedex. Disponível em: http://www.micromedexsolutions.com. Search: Carbon Monoxide; Cyanide. Acesso em: 10 set. 2016.
12. Antonio ACP, Castro PS, Freire LO. Smoke inhalation injury during enclosed-space fires: an update. J Bras Pneumol. 2013;39(3):373-81.
13. McGraw MS, McGee K, Taylor I. 44: Thermal Injury & Smoke Inhalation. In: Stone CK, Humphries RL, Drigalla D, Stephan M. LANGE Current Diagnosis and Treatment Pediatric Emergency Medicine. Disponível em: http://accessemergencymedicine.mhmedical.com/book.aspx?bookID=1175#65105393. Acesso em: 3 out. 2016.
14. Reade MC, Davies SR, Morley PT, Dennett J, Jacobs IC. Review article: management of cyanide poisoning. Emerg Med Australas. 2012;24(3):225-38.
15. Thom SR. Antidotes in Depth (A37) – Hyperbaric oxygen. In: Nelson L, Lewin N, Howland MA, Hoffman R, Goldfrank L, Flomenbaum N. Goldfrank's Toxicologic Emergencies. 9th ed. New York: McGrawHill; 2011. p. 1671-7.
16. Olugbenga AE. Modern methods of executing condemned prisoners: elixir to painful killings? International Journal of Business and Social Science. 2012;3(8):141-8. Disponível em: http://www.ijbssnet.com/journal/index/1194. Acesso em: 11 out. 2016.
17. Baskin SI, Brewer TG. Chapter 10: Cyanide Poisoning. In: Baskin SI, Brewer TG. Medical Aspects of Chemical and Biological Warfare. Textbook of Military Medicine. Part 1, Warfare, Weaponry, and the Casualty, V. 3. 1st ed. United States: United States Government Printing; 1997. Disponível em: www.au.af.mil/au/awc/awcgate/medaspec/ch-10electrv699.pdf. Acesso em: 19 set. 2016.
18. Shepherd G, Velez LI. Role of hydroxocobalamin in acute cyanide poisoning. Ann Pharmacother. 2008;42:661-9. Disponível em: http://portal.mah.harvard.edu/templatesnew/departments/BID/PTcommittee/uploaded_documents/RoleofhydroxycobalamininCyanidepoisoning.pdf. Acesso em: 11 out. 2016.
19. Curry SC. Cyanide: hydrogen cyanide, inorganic cyanide salts, and nitriles. In: Brent J, Phillips SD, Wallace KL, Donovan JW, Burkhart KK. Critical care toxicology: diagnosis and management of the critically poisoned patient. Philadelphia: Elsevier Mosby; 2005. p. 987-97.
20. Eckstein M. Cyanide as a chemical terrorism weapon. In: Alcorta RL. Smoke inhalation & acute cyanide poisoning: the danger posed to firefighters & victims in structure fires. USA: Elsevier; 2004. p. 18-27.
21. Blanc PD. Cianeto. In: Olson KR. Manual de toxicologia clínica. 6ª ed. Porto Alegre: Artmed; 2014. p. 184-6.
22. Centers for Disease Control and Prevention. Facts About Cyanide [Internet]. United States: Centers for Disease Control and Prevention; 2013. Disponível em: https://emergency.cdc.gov/agent/cyanide/basics/facts.asp. Acesso em: 11 out. 2016.
23. Borron SW. Recognition and treatment of acute cyanide poisoning. J Emerg Nurs. 2006;32(4S):S12-8. Disponível em: http://surgery.uthscsa.edu/faculty/pubs/acutecyanide.pdf. Acesso em: 11 out. 2016.
24. Lawson-Smith P, Jansen EC, Hyldegaard O. Cyanide intoxication as part of smoke inhalation: a review on diagnosis and treatment from the emergency perspective. Scand J Trauma Resusc Emerg Med. 2011;19:14.
25. European Medicines Agency (EMEA), The European Agency for the Evaluation of Medicinal Products, European Public Assessment Report (EPAR) for Authorized Medicinal Products for Human Use; Cyanokit, Scientific Discussion. EMEA; 2007. Disponível em: http://www.ema.europa.eu/docs/en_GB/document_library/EPAR_-_Scientific_Discussion/human/000806/WC500036364.pdf. Acesso em: 11 out. 2016.
26. Brasil. Ministério da Saúde. Portaria nº 1.115, de 19 de outubro de 2015. Aprova o Protocolo de uso da hidroxocobalamina na intoxicação aguda por cianeto. 2015. Disponível em: http://conitec.gov.br/images/Protocolos/Protocolo_Uso/ProtocoloUso_Hidroxocobalamina_2015.pdf. Acesso em: 3 out. 2016.
27. Hamel J. A review of acute cyanide poisoning with a treatment update. Crit Care Nurse. 2011;31(1):72-81.
28. Holstege CP, Isom GE, Kirk MA. Chapter 126 – Cyanide and hydrogen sulfide. In: Nelson L, Lewin N, Howland MA, Hoffman R, Goldfrank L, Flomenbaum N. Goldfrank's Toxicologic Emergencies. 9th ed. New York: McGrawHill; 2011. p. 1678-88.
29. Cyanokit®/Hydroxocabalamin: Cyanokit® (hydroxocobalamin for injection) 5 g for intravenous infusion. France: Merck Santé s.a.s.; 1975. Package Insert. Disponível em: http://www.cyanokit.com/files/Single_5-g_Vial_PI.pdf. Acesso em: 11 out. 2016.
30. Bhattacharya R, Flora JSJ. Cyanide toxicity and its treatment. In: Gupta RC, editor. Handbook of toxicology of chemical warfare agents. Burlington: Elsevier; 2015. p. 301-14.
31. Benevides CMJ, Souza MV, Souza RDB, Lopes MVL. Fatores antinutricionais em alimentos: revisão. Segur Aliment Nutr. 2011;18(2):67-79. Disponível em: http://www.unicamp.br/nepa/arquivo_san/volume_18_2_2011/nepa_cap6.pdf. Acesso em: 3 out. 2016.
32. International Programme on Chemical Safety. Hydrogen cyanide and cyanides: human health aspects. Concise International Chemical Assessment Document 61. Geneva, 2004. Disponível em: http://www.inchem.org/documents/cicads/cicads/cicad61.htm. Acesso em: 3 out. 2016.
33. Chisté RC, Cohen KO, Mathias EA, Oliveira SS. Quantificação de cianeto total nas etapas de processamento das farinhas de mandioca dos grupos seca e d'água. Acta Amaz. 2010;40(1):221-6.

34. Micromedex (Healthcare Series). EUA: Thomson Micromedex. Disponível em: http://www.micromedexsolutions.com. Search: Sodium Nitrite/Sodium Thiosulfate. Acesso em: 10 out. 2016.
35. Phillips SD. Cyanide. In: Dart RC, editor. The 5 minute toxicology consult. 1st ed. Philadelphia: Lippincott Williams & Wilkins; 2000. p. 342-3.
36. Brasil. Ministério da Saúde. Relatório de recomendação: hidroxocobalamina no tratamento de intoxicações por cianeto. Brasília: Conitec; 2015. 30p.
37. Howland MA. Antidotes in Depth (A40) – Hidroxocobalamin. In: Nelson L, Lewin N, Howland MA, Hoffman R, Goldfrank L, Flomenbaum N. Goldfrank's Toxicologic Emergencies. 9th ed. New York: McGrawHill; 2011. p. 1695-7.
38. Galvão TF, Bucaretchi F, Capitani EM, Pereira MG, Silva MT. Antídotos e medicamentos utilizados para tratar intoxicações no Brasil: necessidades, disponibilidade e oportunidades. Cad Saúde Pública. 2013;29:S167-77. Disponível em: http://www.scielo.br/scielo.php?script=sci_arttext&pid=S0102-311X2013001300015&lng=en&nrm=iso&tlng=pt. Acesso em: 28 out. 2016.
39. Howland MA. Antidotes in Depth (A38) – Sodium and amyl nitrite. In: Nelson L, Lewin N, Howland MA, Hoffman R, Goldfrank L, Flomenbaum N. . Goldfrank's Toxicologic Emergencies. 9th ed. New York: McGrawHill; 2011. p. 1689-91.
40. Howland MA. Antidotes in Depth (A39) – Sodium thiosulfate. In: Nelson L, Lewin N, Howland MA, Hoffman R, Goldfrank L, Flomenbaum N. Goldfrank's Toxicologic Emergencies. 9th ed. New York: McGrawHill; 2011. p. 1692-4.
41. U.S. Department of Health and Human Services. Toxycological profile for cyanide. 2006. Disponível em: http://www.atsdr.cdc.gov/toxprofiles/tp8.pdf. Acesso em: 3 out. 2016.
42. Sociedade Brasileira de Clínica Médica (SBCM). Lista de antídotos/antagonistas e outros produtos usados na toxicologia clínica. In: Lopes AC, editor. Diagnóstico e tratamento. Barueri, SP: Manole; 2007. v. 3, p. 834-40.

182
METEMOGLOBINEMIA

Sérgio Graff

Epidemiologia

A metemoglobinemia é um transtorno da oxigenação das hemácias. Exposição a vários xenobióticos pode causar efeitos adversos na membrana celular, no metabolismo intracelular e na função da hemoglobina[1]. Foi descrita pela primeira vez por Felix Hoppe-Seyler, em 1864. Posteriormente, em 1891, um caso de metemoglobinemia induzida por medicamento foi relatado[6]. No final dos anos de 1930, foi descoberto como efeito adverso do uso de sulfonilamida, e o azul de metileno foi indicado para o tratamento da cianose. Alguns autores da época indicavam o tratamento profilático com azul de metileno quando sulfonamidas eram utilizadas, em alguns casos era também utilizado durante cirurgias gerais, quando o paciente apresentava metemoglobinemia congênita. Em 1948, a deficiência de uma enzima, identificada como coenzima 1, foi relatada em seis pacientes de duas famílias que tinham metemoglobinemia sem causa aparente. A deficiência de coenzima 1 pode causar cianose sem causas cardiovasculares e apresentar boa resposta à administração de ácido ascórbico[1,2].

A metemoglobinemia (MHb) pode ser hereditária ou adquirida – a hereditária é rara, com apenas cerca de 100 casos relatados[1]. É um evento relativamente comum e geralmente não apresenta sinais clínicos. Além disso, um grande número de xenobióticos pode induzir a hemácia à metemoglobinemia, desde medicamentos, agrotóxicos a produtos industriais, como anilinas, por exemplo. Entre os medicamentos, o *spray* anestésico de benzocaína é o agente responsável pelos casos mais graves de metemoglobinemia, com média de 43,8% de metemoglobinemia em pacientes que apresentaram sintomas[1].

A dapsona é responsável pelo maior número de casos, devido ao seu largo uso nas mais variadas patologias. Em análises dos casos de metemoglobinemia causados pela dapsona, a dosagem é de 7,6%. De todos os pacientes que apresentam algum grau de metemoglobinemia, apenas 8% são sintomáticos e, desses, um terço recebe antídoto[3].

Entre os agrotóxicos, o sulfato de cobre e o propanil são os agentes causadores de metemoglobinemia mais comuns, principalmente entre os trabalhadores de lavouras. Nessa população há ainda, além de exposição ocupacional, as tentativas de autoextermínio com os produtos disponíveis. A contaminação de água de poços artesianos por nitritos e nitratos é causa frequente de MHb, principalmente em lactentes[6]. As crianças até 1 ano de idade são mais suscetíveis à toxicidade dos nitratos devido à imaturidade do sistema metemoglobina redutase, mas também causada pelo pH elevado no trato gastrointestinal, que permite a permanência ali de bactérias que realizam a conversão de nitratos em nitritos[6]. Na indústria de carnes e embutidos, os nitritos/nitratos também são utilizados como fixadores da cor das carnes, mantendo-as próximas à cor natural e tornando-as, assim, mais atrativas ao consumo[6].

Alguns medicamentos em sua metabolização podem produzir óxido nítrico, tais como nitritos e ácidos nítricos e nitrosos, e são usados terapeuticamente como drogas vasoativas, produzindo hipotensão, taquicardia, vasodilatação e outras alterações cardiocirculatórias[6,7].

Fisiopatologia

Fisiologia da hemoglobina

A hemoglobina é o principal componente da hemácia. É formada no interior dos eritroblastos na medula óssea, é o pigmento responsável pelo transporte do oxigênio para os tecidos e confere à hemácia a sua coloração avermelhada[2]. Ela é formada pela união de radicais heme com uma proteína chamada globina. Cada molécula de hemoglobina contém quatro moléculas do radical heme e dois pares de cadeias de polipeptídeos, estruturalmente formadas por diversos aminoácidos. A hemoglobina A, do adulto, é formada por um par de cadeias de polipeptídeos chamados cadeias alfa (a) e um par de polipeptídeos chamados cadeias beta (b)[1]. O pigmento ou radical heme contém moléculas de ferro no estado ferroso e é o responsável pela cor vermelha da hemoglobina.

A metemoglobinemia é uma síndrome clínica causada pela conversão excessiva da de hemoglobina em metemoglobina, esta última incapaz de ligar-se ao O_2. A cadeia de hemoglobina (Hb) corresponde a um tetrâmero formado por cadeias alfa, beta, gama e delta. Em adultos, a forma mais comum de hemoglobina é formada por duas cadeias alfa e duas cadeias beta[1,9].

A metemoglobinemia ocorre devido a auto-oxidação da hemoglobina usando oxigênio em pressões parciais fisiológicas, cujo heme se apresenta na forma ferrosa (Fe^{2+}). Na metemoglobinemia o átomo de ferro toma a forma ferrosa (F^{3+}), incapaz de se ligar ao oxigênio, impedindo, dessa forma, a hematose. Isso aumenta a sua afinidade pela molécula de oxigênio ligado e desvia a curva de dissociação da Hb oxidada para a esquerda, o que impede a liberação de O_2 para os tecidos[5,9].

Uma vez formada, o acúmulo de metemoglobinemia é controlado por mecanismos que reduzem a metemoglobina à hemoglobina, por transferência de elétrons. O mecanismo mais importante para essa redução é por meio do citocromo b5 redutase, por diaforese, numa reação dependente de NADH (dinucleotídeo de nicotinamida adenina)[2,4]. O citocromo b5 redutase está ligada de forma não covalente a um dinucleotídeo de flavina e adenina (FAD), que é o receptor de elétrons. Dessa forma, o NADH reduz o FAD, que, por sua vez, reduz o citocromo b5 redutase[7,10]. O citocromo b5 redutase transfere elétrons para a metemoglobina, que, ao reduzir o ferro ao estado ferroso, se transforma em hemoglobina. Uma via alternativa para a redução da metemoglobinemia é mediada pela redutase de metemoglobinemia. Nessa reação, é utilizado o NADH (gerado pela desidrogenase fosfato de glicose 6 na via das pentoses) como fonte de elétrons, e ela depende de aceptadores endógenos, como o azul de metileno. Em indivíduos com déficit de G6PD, o azul de metileno é ineficaz, pois eles apresentam capacidade reduzida de formar NADH[1,2,9].

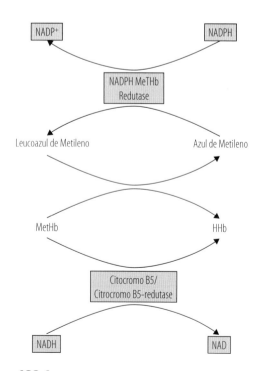

Figura 182.1.

Normalmente, 1% a 2% dos eritrócitos contêm uma taxa normal de metemoglobinemia, mantida por mecanismos fisiológicos resultantes da oxidação espontânea. Porém, em quantidades maiores, torna-se patológica, por impedir as trocas gasosas normais[3]. Os pacientes podem tornar-se sintomáticos com níveis de MHb entre 8% e 15%[6]. Entretanto, esse mecanismo de redução endógeno tem capacidade limitada, e exposição a substâncias antioxidantes pode induzir à metemoglobinemia patológica. Como consequência, há piora da oxigenação tecidual causando hipóxia e lesão potencial de tecidos.

Metemoglobinemia induzida por xenobióticos

Grande parte das metemoglobinemias é causada por xenobióticos, sejam eles agentes químicos de uso industrial ou mesmo medicamentos[1]. Nitritos e nitratos são agentes antioxidantes potentes e estão entre os dois maiores causadores desse distúrbio. Nitratos e nitritos podem ser encontrados em produtos industriais, farmacêuticos, alimentos e água potável, principalmente de poços artesanais[6]. Fertilizantes à base de nitrogênio e excrementos de animais e seres humanos podem conter elementos nitrogenados e contaminar a água de poços em áreas rurais sem saneamento básico. Intoxicações causadas por salitre (nitrato de sódio) são potencialmente causas de MHb e utilizadas em algumas regiões em tentativas de autoextermínio, com grande gravidade e letalidade[12]. Os mecanismos de ação dos nitritos e nitratos ainda não são totalmente explicados – os nitratos se convertem em nitritos no trato gastrointestinal, especialmente em lactentes[1,12], e são absorvidos, levando à metemoglobinemia. Porém, essa conversão não é essencial, pois os próprios nitratos podem causar oxidação e metemoglobinemia[1].

Nitroglicerina e outros nitratos orgânicos são melhor absorvidos em contato com mucosas e a pele íntegra do que com o próprio trato gastrointestinal. Dessa forma, quando há essa via de contato, as manifestações clínicas são mais rápidas[4].

Inalação de fumaça de cigarros em ambientes fechados, como em carros, por exemplo, podem levar à metemoglobina e carboxiemoglobina. Alterações de hemoglobina em pacientes expostos à fumaça de incêndio e inalação de óxidos de nitrogênio também podem causar metemoglobinemia.

Tabela 182.1. Alguns xenobióticos causadores de metemoglobinemia

Medicamentos	Antimaláricos	Clorquina, primaquina
	Anestésicos	Benzocaína e lidocaína
	Vasodilatadores	Nitrito de amila e nitroglicerina
	Outros	Ácido p-aminosalicílico, sulfanomida, dapsona resorcinol, sulfas, azul de metileno
Alimentos conservadores		Nitrato e nitrito de sódio
Tintas e corantes		Anilina, nitrobenzeno, tintas para marcar roupas
Alimentos *in natura*		Nitrito
Poluição		Gases de escapamentos
Industriais		Dinitrobenzeno, dinitrotolueno, nitrotolueno, Naftaleno, toluidinas, tetranitrometano e outros

Anestésicos tópicos como a benzocaína, utilizada como *spray* anestésico em procedimentos de broncoscopia e exames transesofágicos, por exemplo, estão entre os agentes com casos mais graves de metemoglobinemia, provavelmente pela ótima absorção cutaneomucosa, e podem causar altas concentrações de metemoglobinemia[3,9].

A dapsona é um importante agente causador de metemoglobinemia, principalmente em pacientes infectados pelo vírus HIV. A dapsona que é uma sulfona com ação bacteriostática sobre vários microrganismos, incluindo o *Pneumocystis carinii*, causador de pneumopatias infecciosas oportunistas em soropositivos. Há casos relatados de metemoglobinemia causada pela dapsona prolongada devido à meia-vida da droga, de cerca de 30 horas[6]. Por tratar-se de droga de circulação entero-hepática, nas medidas de descontaminação gástrica e administração de antídotos podem ser necessárias doses repetidas.

Quadro clínico

Manifestações clínicas

As manifestações clínicas de metemoglobinemia estão correlacionadas à incapacidade da hemácia de se ligar e transportar oxigênio, e distribuí-lo aos tecidos. Cianose central e periférica refratária à oxigenoterapia pode manter ou não a normalidade cardiorrespiratória[3]. A cianose geralmente é acompanhada de valores normais na pressão de O_2 na gasometria arterial. O oxímetro de pulso, porém, é ineficaz para aferir a hemoglobina em sua forma oxidada. A melhor avaliação é com o CO-oxímetro, que indicará os níveis de metemoglobinemia, o que determinará as próximas condutas[8,9].

Tabela 182.2. Concentração da metemoglobina e relação com sintomas clínicos

Concentração de MHb (g/dL)	% MHb	Sintomas
< 1,5	< 10	Nenhum
1,5 - 3,0	10 a 20	Cianose perceptível na pele
3,0 - 4,5	20 a 30	Ansiedade, tontura, cefaleia, tarquicardia
4,5 - 7,5	30 a 50	Fadiga, confusão, vertigem, taquipneia, taquicardia elevada
7,5 - 10,5	50 a 70	Coma, convulções, arritmias, acidose
> 10,5	> 70	Morte

Os sinais clínicos acentuam-se à medida do percentual de metemoglobina do sangue. Em geral, concentrações de até 10% não produzem sintomas característicos[6], podendo o paciente relatar apenas discreto mal-estar e cianose discreta. É importante ressaltar que a hipóxia pela metemoglobinemia é mais acentuada do que aquela causada pela perda de hemácias, como num sangramento, por exemplo[6].

Entre concentrações de metemoglobina de 10% a 20%, nota-se cianose mais perceptível na pele e coloração do sangue marrom chocolate[9,6]. Em casos em que exista dificuldade em avaliar melhor a coloração sanguínea, deve-se pingar uma gota do sangue em papel-filtro branco, no qual essa característica ficará mais evidente[9]. Em adultos normais, a taxa de conversão de metemoglobinemia é de 15% a cada hora e em casos em que não há produção contínua de MHb. Dessa forma, em pacientes com 20% de MHb, espera-se um declínio para 17% em 1 hora[4,6].

Sinais e sintomas progridem à medida da concentração de MHb, e entre 20% e 30% sinais e sintomas cardiovasculares e neurológicos tornam-se mais evidentes, como tonturas, náuseas, cefaleia, ansiedade, sinais de baixo débito cardíaco, arritmias, acidose metabólica, sonolência e crise convulsiva, levando ao óbito se o tratamento adequado não for instituído rapidamente.

Diagnóstico diferencial

A cianose geralmente é acompanhada de valores normais na pressão de O_2 na gasometria arterial. O oxímetro de pulso também é ineficaz para aferir a hemoglobina em sua forma oxidada[6]. A dosagem de metemoglobinemia é necessária em casos em que há o exame disponível para administração do antídoto azul de metileno.

O diagnóstico clínico da metemoglobinemia depende de quatro elementos principais: história clínica e circunstâncias da intoxicação, características físicas de metemoglobinemia, como coloração azulada/acinzentada ou cianose, dificuldades respiratórias e cansaço/fadiga; dosagem de metemoglobinemia sanguínea e ausência de resposta de oxigenoterapia sob pressão por máscara facial[5]. Na coleta de sangue para análises, nota-se a coloração marrom. A melhor avaliação é o CO-oxímetro, que indicará os níveis de metemoglobinemia, o que determinará nas próximas condutas.

Exposições a substâncias químicas, como o sulfeto de hidrogênio, cianetos, monóxido de carbono e gases asfixiantes, são fatores que podem ser importantes no diagnóstico diferencial e determinar o tratamento adequado de acordo com o agente. Anemias hemolíticas causadas por produtos químicos, fármacos e outras substâncias, e disfunções cardiopulmonares também devem ser descartadas antes de se instituírem a terapêutica com o antídoto e o tratamento correto.

Avaliação inicial na sala de emergência

A história da exposição do paciente é essencial. Deve-se suspeitar de metemoglobinemia quando há cianose central e saturação de O_2 baixa ao oxímetro de pulso, após excluídas as disfunções cardiopulmonares[9,12]. A gasometria arterial, embora essencial para aferir o pH sanguíneo e avaliar a acidose metabólica encontrada em níveis mais elevados de MHb, mostra-se com a pressão parcial de O_2 (PaO_2) muito acima dos valores encontrados no oxímetro de pulso[5,8,9]. Na suspeita de agente metemoglobinizante, deve-se investigar o uso de medicamentos terapêuticos e superdosagem acidental ou intencional de quaisquer substâncias químicas. Em casos de exposições ocupacionais ou acidentais a pigmentos, tintas e praguicidas/herbicidas e outros produtos químicos, deve-se considerar em primeiro lugar a descontaminação cutaneomucosa para retirar resíduos e evitar a reabsorção[6]. Ela pode ser feita em chuveiro com alto fluxo e escoamento adequado da água contaminada. Retirar roupas e calçados contaminados e, se possível, descartá-los. A descontaminação da região ocular deve ser realizada delicadamente, com água corrente ou SF a 0,9% o quanto baste, por cerca de 15 minutos.

Durante o exame físico, observar sinais de desconforto respiratório, cianose, alteração de sinais vitais e estado clínico geral, com maior atenção a alterações neurológicas, gastrointestinais e cardiovasculares – tonturas, queixas de mal-estar, náuseas, cefaleia e arritmias. A saturação de O_2 pode ser normal à oximetria de pulso simples.

Em casos de ingesta de grande quantidade de medicamentos conhecidamente causadores de MHb, como cloroquina e primaquina, deve-se proceder à lavagem gástrica com sonda calibrosa, principalmente se o tempo de exposição for menor que 1 hora, e a administração de carvão ativado deve ser em dose única de 50g, diluídos em SF a 0,9% 200 mL, assim que o retorno do soro da lavagem se torne sem resíduos[1,5,12]. Em casos de medicamentos com ciclo entero-hepático, como no caso da dapsona, está indicada a administração de carvão ativado em dose seriada, de 4 em 4 horas, até que os níveis de metemoglobinemia atinjam parâmetros abaixo de 20% ou melhora da sintomatologia.

Oxigênio suplementar deve ser oferecido, sob máscara ou cateter, em casos em que a ventilação mecânica não se fizer necessária, aumentando, assim, a FiO_2 e a perfusão dos tecidos[11].

Condutas na sala de emergência

A primeira medida a ser tomada é manter vias aéreas pérvias e oferecer O_2 suplementar. A avaliação com CO-oxímetro deve ser considerada como triagem e, se necessário, deve-se realizar dosagem de metemoglobinemia no sangue[12].

Remover o paciente para local não contaminado, remover roupas e calçados. Descontaminar olhos, pele e mucosa com água corrente e abundante. Uso de EPI (Equipamento de Proteção Individual) dos profissionais de saúde no momento da descontaminação é primordial para evitar novas vítimas[6].

Monitorar sinais de desconforto respiratório e O_2 suplementar. Estabelecer acesso venoso calibroso e coleta de sangue para exames laboratoriais – bilirrubinas, hemograma, função renal e gasometria arterial. Em caso de paciente com cianose extrema e agente conhecido, pode-se administrar azul de metileno. Em caso de ingesta de grande quantidade de medicamentos causadores de metemoglobinemia, a LG e a CA podem ser necessárias, principalmente se em tempo menor que 1 hora. No caso de superdosagem de dapsona, proceder ao uso de carvão ativado em doses múltiplas de 50g de 4 em 4 horas, devido ao ciclo entero-hepático[3,4].

Monitorização, tratamento e prescrição

Métodos diagnósticos e monitorização

O CO-oxímetro é o padrão-ouro para diagnosticar MHb[9]. Na oximetria de pulso normal, notam-se valores normais de saturação de O_2 em pacientes cianóticos, sendo esse um dos parâmetros para triagem do paciente com MHb na sala de emergência. O CO-oxímetro é um aparelho capaz de medir a concentração de diferentes tipos de hemoglobina pela técnica de espectrofotometria, utilizando vários comprimentos de onda[6,9]. O azul de metileno pode induzir a medidas elevadas de MHb no CO-oxímetro após sua administração, pois possui características de absorvência luminosa semelhante à MHb[9].

Em serviços nos quais há recursos de dosagem de metemoglobina sanguínea, ela deve ser realizada para melhor estadiamento dos níveis da MHb e acompanhamento da necessidade de administração de azul de metileno[6].

Manter via aérea pérvia e ventilação mecânica, caso necessário. Oferecer oxigênio suplementar caso não seja necessária entubação orotraqueal[1,4].

Monitorização cardíaca e de demais sinais vitais é primordial. Exames laboratoriais devem incluir bilirrubinas, função renal e hepática e gasometria arterial – esta última para avaliar o pH sanguíneo e a ocorrência de acidose metabólica, pois não é eficaz para avaliar a saturação de O_2 na metemoglobinemia. Radiografia tórax é de grande importância como diagnóstico diferencial para pneumonias e obstruções de vias aéreas superiores e inferiores. Eletrocardiograma também deve ser realizado para avaliar outras causas de cianose[12], arritmias – um dos sinais de metemoglobinemia em níveis elevados (acima de 50%)[6] e também consequência da administração de altas doses de azul de metileno[3].

A descontaminação dependerá do agente causador de metemoglobinemia e da via de exposição. Em casos de exposição cutânea e ocular e de mucosas, proceder à descontaminação com água corrente e abundante, removendo roupas e calçados. O uso de EPI dos profissionais de saúde no momento da descontaminação é essencial para evitar mais vítimas[12].

Antídoto

Geralmente, a metemoglobina leve (menor que 15% a 20%) se resolverá espontaneamente com medidas de suporte e sem nenhum antídoto. O azul de metileno é indicado em pacientes sintomáticos com níveis de metemoglobinemia superiores a 20% ou em outros casos em que exista comprometimento da capacidade carreadora de oxigênio, como anemia prévia, insuficiência cardíaca congestiva, pneumonias e *angina pectoris*. Deve ser administrado mandatoriamente em pacientes com dispneia e quando a dosagem de metemoglobinemia ultrapassa 30%[4].

Administração do azul de metileno: 1 a 2 mg/kg (0,1 a 0,2 mL/kg de uma solução a 1%), diluídos em água destilada, por via endovenosa (EV), lentamente, durante 5 minutos. A dose pode ser repetida depois de 1 hora, após reavaliação criteriosa e dependendo da concentração de metemoglobinemia e resposta clínica ao antídoto. Doses maiores que 7 mg/kg EV em tempo abaixo de 5 minutos podem causar náuseas, vômitos, dor abdominal e torácica, tonturas, sudorese, confusão mental, hemólise e persistência da cianose[3].

Gasometria arterial e dosagens de metemoglobinemia devem ser monitorizadas regularmente. A administração não deve ser subcutânea ou intramuscular, com risco de necrose tecidual. O azul de metileno deve ser administrado somente em caso em que a metemoglobinemia estiver instalada, pelo fato de ele mesmo induzir metemoglobinemia. A droga é largamente eliminada pela excreção renal e deve ser usada criteriosamente em pacientes com alterações renais prévias. A eliminação da droga por via renal inicia-se após 30 minutos da administração e pode durar até três a cinco dias[3,5,12]. Pode também causar hemólise em pacientes com deficiência de G6PD e, nesses casos, o mais indicado é administrar altas doses de vitamina C como antioxidante, ou terapia de exanguineotransfusão[1,9,12].

Ácido ascórbico

Pode ser usado em pacientes com deficiência de G6PD (glicose-6-fosfato-desidrogenase). A dose é de 1g intravenosa ou 200 mg via oral três vezes ao dia[3].

Em pacientes com deficiência de G6PD, o azul de metileno não deve ser administrado, sob o risco de agravar a metemoglobinemia e provocar hemólise. Em casos de contraindicação ao uso de azul de metileno e em casos graves, pode ser necessária a transfusão sanguínea de reposição. O oxigênio hiperbárico pode fornecer oxigênio suficiente, independentemente da hemoglobina, e deverá ser usado em casos graves, nos quais o antídoto não for eficaz[1,3,12].

Referências bibliográficas

1. Goldfrank LR, Hoffman RS, Howland MA, Neal LA, Nelson LS. Toxicologic emergencies. 10º Edition. NewYork, Mc Graw Hill Education, 2015.
2. Guyton AC, Hall JE. Fundamentos de Fisiologia. 12ª Edição. Editora Elsevier, Rio de Janeiro, 2011.
3. Flanagan RJ, Jones AL. Clinical Pharmacology and Antidotes. 1º Edition. Taylor & Francis, London, 2009.
4. Klaassen CD. CA sarett and Doull's Toxicology. 7º Edition. New York, Mc Graw Hill Education, 2007.
5. Olson KR. Manual de Toxicologia Clínica. 6ª edição. Porto Alegre, Artmed, 2014.
6. Seizi O. Fundamentos de Toxicologia. 4ª edição. São Paulo, Atheneu, 2012.
7. Ling LJ, Clark RF, Erickson TB, Trestail III JH. Segredos em Toxicologia. 1ª edição. Porto Alegre: Artmed, 2005.
8. Stela SM, Ferreira RMA, Lima AAR, et al. Associação de metemoglobinemia e deficiência de glicose-6-fosfato desidrogenase em pacientes com malária tratados com primaquina. Rev Soc Bras Med Trop. 2007;40(5):533-6.
9. Carvalho, C, Ribeiro, N, Lima, CA, Gomes, H, Antonio, S. Metemoglobinemia: Revisão a propósito de um caso. Arq Med 2011. 25(3): 100-106.
10. Rodrigues DF, Vieira FC, Rodrigues MEF. Metahemoglobinemia: etipatogenia e quadro clínico. Revista de Pediatria SOPERJ. 2011;12(1):8-11.
11. Bouziri A, Khaldi A, Menif K, et al. Unusual cause of severe toxic methemoglobinemia in an infant: a case report. Int J Emerg Med. 2010; 27;(3):57-9.
12. Filho AA, Campolina D, Dias MB. Toxicologia na prática clínica. 2ª edição. Belo Horizonte: Ed. Folium, 2013.

O SISTEMA NERVOSO E AS INTOXICAÇÕES

Marcelo Annes
Acary de Souza Bulle Oliveira

No decorrer da história, diversas exposições a agentes neurotóxicos foram descritas, muitos deles com efeitos bem determinados e, outros, ainda, com difícil estabelecimento da relação causa-efeito. O interesse crescente pelo estudo da neurotoxicologia ocorre pela existência de neuropatias periféricas inexplicáveis, alterações do desenvolvimento neurológico, acometimentos psiquiátricos, além de relações duvidosas entre algumas doenças e toxinas, por exemplo, esclerose lateral amiotrófica e doença de Parkinson.

A lista de agentes potencialmente neurotóxicos está continuamente aumentando, incluindo não só agentes farmacológicos, lícitos e ilícitos, mas também agentes ambientais (metais pesados, pesticidas, radiação ionizante), poluição industrial e, mais recentemente, toxinas produzidas por vírus e bactérias, medicamentos de origem natural, além das armas de destruição em massa.

Apesar da proteção determinada pela barreira hematoencefálica contra agentes ambientais e infecciosos, o sistema nervoso central (SNC) e o sistema nervoso periférico (SNP) são suscetíveis a determinadas toxinas em virtude de alguns fatores como o fato de neurônios e células nervosas serem compostos por dendritos longos, o que confere grande área de absorção para agentes químicos e grande composição de lipídeo na sua estrutura resultando em vulnerabilidade para toxinas solúveis em gordura, além de capacidade limitada de regeneração.

O acometimento neurológico pode ocorrer de modo agudo ou crônico e qualquer nível do sistema nervoso pode ser afetado. Tal acometimento pode ser dividido em SNC e SNP, este último englobando o corno anterior da medula, as raízes, os nervos periféricos, a junção neuromuscular e os músculos. Desse modo, dividiremos, didaticamente, os acometimentos neurológicos segundo a topografia lesional e a manifestação clínica em: encefalopatias, miopatias, acometimento da junção neuromuscular, neuropatias e, por fim, as desordens do movimento.

Encefalopatias

Intoxicações agudas geralmente se manifestam com confusão, déficits de atenção, crises epiléticas e coma, enquanto nas intoxicações crônicas os sintomas iniciais podem passar despercebidos, por exemplo, distúrbios do humor, fadiga e queixas cognitivas. A duração e o grau de acometimento dependerão do tempo e da intensidade da exposição.

Tais sinais e sintomas são inespecíficos e podem ocorrer em outras situações clínicas, por isso a importância da anamnese e do conhecimento de síndromes induzidas por toxinas, que podem apresentar padrões essenciais para o diagnóstico.

Metais pesados

Chumbo

Apesar de retirado de várias substâncias industrializadas, como gasolina e tintas domésticas, outras situações ocupacionais como trabalhadores de minas, soldadores, de manufatura e reciclagem de baterias, entre outras, ainda são fontes potenciais de contaminação.

As intoxicações agudas são mais frequentes em crianças, apresentando-se com irritabilidade, confusão, ataxia e comprometimento motor. Adultos submetidos a exposição profissional também podem apresentar quadros agudos. Intoxicações por exposição prolongada por níveis baixos de exposição podem desencadear sintomas e sinais à exposição aguda. Diversos trabalhos demonstram redução intelectual em crianças precocemente expostas ao metal, mesmo com níveis séricos baixos de contaminação. Os adultos toleram níveis mais elevados, podendo evoluir até coma e morte, passando por artralgias, mialgias, cefaleias e parestesias.

O tratamento exige a retirada da exposição, além de terapia quelante. Com níveis sanguíneos de chumbo abaixo de 45 μg/dL, utilizam-se ácido 2,3-dimercaptossuccínico e penicilamina. Em níveis acima de 70 μg/dL, pode-se usar, juntos, Ca-EDTA e dimercaprol.

Mercúrio

As intoxicações agudas por mercúrio apresentam-se inicialmente com acometimentos sistêmicos, tais como pulmões, rins e trato gastrointestinal, enquanto as crônicas afetam diretamente o SNC. As manifestações neurológicas incluem parestesias, tremores, ataxia, espasticidade, perdas auditivas e visuais, além de déficits de memória. Os sais de mercúrio, por serem pouco solúveis em lipídeos, causam menos encefalopatia, enquanto o fenilmercúrio penetra a barreira hematoencefálica com facilidade. Quadros classicamente conhecidos pela intoxicação por mercúrio são o da Baía de Minamata, pela contaminação industrial das águas, e a síndrome do chapeleiro louco, que ocorreu em trabalhadores de indústria de chapéu por inalação crônica do mercúrio, e são caracterizados por tremores intensos, labilidade emocional e disfunção cognitiva e de memória.

O tratamento visa facilitar a eliminação do metal, com o uso de dimercaprol, ácido 2,3-dimercaptossuccínico e, talvez, N-acetilcisteína.

Arsênico

A maioria dos casos ocorre por ingestão de inseticidas e pesticidas ou por inalação ocupacional. A encefalopatia é uma manifestação comum da exposição aguda. Pode ser acompanhada de náuseas, vômitos, diarreia sanguinolenta, zumbido, fraqueza muscular, parestesias, hipotensão, arritmias cardíacas, mioglobinúria, insuficiência renal aguda, crises epilépticas, coma e até óbito.

Característica marcante, porém não patognomônica da intoxicação por arsênico, é o aparecimento de estricções transversas nas unhas, conhecidas como linhas de Mees. Encefalopatia crônica também pode ocorrer e se manifesta por confusão, irritabilidade e alucinações. O tratamento engloba o uso de dimercaprol ou D-penicilamina.

Manganês

A clássica apresentação da intoxicação pelo manganês é uma síndrome parkinsoniana, já que possui alta afinidade pelo globo pálido e o núcleo subtalâmico, porém as intoxicações agudas e subagudas podem se apresentar com psicose aguda, incluindo alucinações, euforia, distúrbios da memória, fadiga, cefaleia, insônia e irritabilidade, e nas intoxicações crônicas pode ocorrer encefalopatia.

O tratamento consiste em retirar a fonte de contaminação, quelação com Ca-EDTA e diálise nos casos agudos e com grande exposição.

Alumínio

Manifesta-se principalmente por encefalopatia. São descritas duas síndromes relacionadas a tal intoxicação: síndrome da paralisia da cerâmica, caracterizada por incoordenação motora, alteração da memória e depressão nos trabalhadores de fundição do alumínio; e síndrome da diálise, decorrente dos efeitos tóxicos do alumínio existente na água da diálise e nos fixadores de fosfato usados para diminuir os níveis sanguíneos de fósforo e pela retenção de alumínio causada pela própria uremia, e caracterizada por ocorrer nos pacientes com três a sete de diálise e manifestada por alterações da fala, demência progressiva, mioclonias, crises epilépticas e morte.

A prevenção consiste na deionização do dialisado e na evitação dos ligadores de fosfato que contenham alumínio.

Tálio

Ocorre, geralmente, por ingestão de veneno para rato. Manifesta-se principalmente por polineuropatia, mas encefalopatia também pode ocorrer, incluindo comprometimento cognitivo, coreoatetose, mioclonia, paranoia e alucinações. A indicação típica do diagnóstico é a presença de alopecia após duas a três semanas da exposição e, tardiamente, também pode ocorrer a presença de linhas de Mess.

O tratamento engloba eliminação fecal do tálio com uso de laxantes ou azul da prússia e a eliminação urinária pelo uso de cloreto de potássio, além de hemodiálise.

Solventes e vapores

Tolueno

Existe em colas, tintas e gasolina, e a sua intoxicação aguda causa confusão, vertigem, incoordenação, alterações cognitivas e da memória, evoluindo até para coma e morte nas grandes intoxicações. O tratamento limita-se à retirada da exposição.

Quadro semelhante ocorre nas intoxicações por xileno e estireno.

Tricloroetileno

A intoxicação ocorre por inalação ocupacional da produção de soluções de limpeza, inseticidas, entre outras. Os quadros agudos produzem náuseas, cefaleia, zumbido, estupor e, eventualmente, coma. Nos casos crônicos, ocorrem alterações do humor e fadiga, evoluindo para encefalopatia.

O tratamento engloba oxigenoterapia, lavagem gástrica e, se necessário, hemodiálise, pela potencial ocorrência de arritmias e insuficiência renal aguda.

Percloroetileno

Usado em indústrias de limpeza a seco, pode ser exposto por inalação ocupacional.

Após exposição aguda, pode ocorrer encefalopatia com cefaleia, confusão e alterações do humor; e nas exposições crônicas, alterações de memória, zumbido e torpor.

O tratamento é igual ao da intoxicação pelo tricloroetileno.

Hexacarbono

A toxicidade decorre da exposição pelo n-hexano e metil-n-butil cetona. A encefalopatia aguda pode ser totalmente reversível e apresenta-se com euforia, ataxia e alucinações. Exposição crônica ou repetida geralmente resulta em polineuropatia sensitivo-motora.

Monóxido de carbono

A intoxicação ocorre mais comumente por ação deliberada – tentativa de suicídio – do que acidentalmente.

O monóxido de carbono compete com o oxigênio pela ligação à hemoglobina, determinando hipóxia, além de interromper a oxidação fosforilativa mitocondrial, responsáveis pelo dano neuronal.

Os sintomas podem ser leves e incluem cefaleia, confusão, tontura e dispneia.

Tardiamente, após dias a meses, pode ocorrer síndrome neuropsiquiátrica caracterizada por declínio cognitivo, alterações de personalidade, parkinsonismo e psicose, com recuperação entre 50% e 75% dos casos.

O marcador mais sensível para diagnóstico é a dosagem elevada de carboxi-hemoglobina sérica.

O tratamento é feito com oxigênio. Outra opção é o uso de oxigênio hiperbárico, principalmente para os pacientes em coma.

Pesticidas

Organofosforados e carbamatos

Ambos agem por inibir a acetilcolinesterase, causando aumento de acetilcolina e os efeitos colinérgicos decorrentes de tal alteração, tais como aumento da salivação, lacrimejamento, fraqueza, fasciculação e miose. O acometimento do SNC inclui ataxia, convulsão, alteração da consciência e, por vezes, coma.

Atropina deve ser utilizada para redução dos efeitos muscarínicos.

Neurotoxinas naturais

Cogumelos venenosos

Os cogumelos tóxicos para o SNC englobam *Amanita muscaria* e *Amanita panthirina*, e o gênero *Psilocybe*. Os primeiros atuam por meio do ácido ibotínico, que mimetiza a ação excitatória do ácido gama-aminobutírico (GABA) e promove alteração do estado mental, alterações visuais, alucinações e ataxia. O gênero *Psilocybe* produz psicocibina, estruturalmente semelhante à serotonina, produzindo quadro semelhante ao do ácido lisérgico, com alucinações visuais, euforia, comportamento audacioso, ansiedade, hipertermia e taquicardia.

O quadro geralmente se resolve sem sequelas.

Intoxicações por frutos do mar

A mais comum é a síndrome neurotóxica marinha ou ciguatera, que ocorre por contaminação de peixes por várias toxinas originadas de dinoflagelados (*Gambierdiscus toxicus*). Ocorrem sintomas gastrointestinais, distúrbios sensitivos, mialgia, fasciculação, arreflexia, trismo e espasmo carpopedal. O tratamento é sintomático.

Álcool

As manifestações da intoxicação alcoólica incluem encefalopatia, síndrome de Wernicke-Korsakoff, degeneração cerebelar, ambliopia alcoólica, além de neuropatia e miopatia.

Dependendo da concentração sanguínea de etanol (definidas em mg/dL), a encefalopatia aguda pode manifestar-se por euforia ou disforia (níveis de 50 a 150 mg/dL); desequilíbrio, comprometimento cognitivo, diplopia, lentificação psicomotora (150 a 250 mg/dL); torpor (300 mg/dL); coma (400 mg/dL) e paralisia respiratória (500 mg/dL).

Age em muitos níveis do sistema nervoso, afetando diversos neurotransmissores, em especial o GABA e o glutamato.

A expressão "embriaguez patológica" refere-se a uma excitação extrema e súbita, com comportamento agressivo, mesmo com ingesta de pequena quantidade de álcool. Blecaute alcoólico refere-se à amnésia para os períodos de intoxicação, por vezes com duração de horas, mesmo que a consciência na ocasião não pareça estar alterada.

Os estados agudos devem ser tratados com cuidado para que não se produza depressão respiratória. Realizar hidratação, correção eletrolítica, reposição de glicose e tiamina e suporte respiratório, e evitar broncoaspiração e traumas são as metas do tratamento.

Ainda como manifestação aguda do uso de etanol pode ocorrer as síndromes de Wernicke e de Korsakoff, clinicamente separadas, mas semelhantes do ponto de vista anatomopatológico. Ambas são consequentes à deficiência de tiamina.

Encefalopatia de Wernicke é uma encefalopatia aguda que ocorre no transcorrer do uso crônico do etanol, caracterizada por oftalmoparesia, comprometimento da memória, distúrbios perceptuais e ataxia da marcha, que podem evoluir em dias ou semanas. Se tratados, os sintomas podem remitir ou evoluir para a síndrome de Korsakoff. Nessa situação, ocorre alteração anterógrada e retrógrada da memória, com lucidez e atenção relativamente conservadas, podendo haver confabulação no início do quadro. As alterações patológicas atingem tálamo, hipotálamo, mesencéfalo, ponte, bulbo, além do vermis cerebelar.

Se não tratada, a síndrome de Wernicke-Korsakoff pode ser fatal e a mortalidade é de 10%. Tiamina teve resposta, intramuscular ou endovenosa, na dose de 50 a 100 mg ao dia.

Degeneração cerebelar pode ocorrer na ausência da síndrome de Wernicke-Korsakoff. Ocorrem principalmente instabilidade do tronco e ataxia das pernas, com menor acometimento dos braços. A degeneração cerebelar parece ser de origem nutricional.

Uso crônico do etanol pode conduzir a quadro de progressiva deterioração mental, sem causa aparente de desnutrição, caracterizando a demência alcoólica.

Outra manifestação relacionada ao uso crônico do álcool é a doença de Marchiafava-Bignami, descrita em 1903, em tomadores crônicos de vinho tinto. Trata-se de uma degeneração primária do corpo caloso, sem inflamação, mas com necrose, e clinicamente composta de alteração do estado mental, convulsões e sinais neurológicos focais, como afasia e apraxia. Hoje, sabe-se que não é restrita ao consumo de vinho tinto, mas a verdadeira causa não foi identificada, pois em muitos casos não há relato de consumo de álcool. Tomografia computadorizada e ressonância do encéfalo demonstram as lesões no corpo caloso, além das lesões desmielinizantes simétricas em outras áreas, características da doença. A evolução é lenta, conduzindo para o óbito em três a seis anos.

Por fim, a ambliopia alcoólica é um distúrbio visual decorrente da desmielinização dos nervos e vias ópticos, e clinicamente se expressa por escotomas centrais ou cecocentrais e palidez de papila. Melhora incompleta ocorre após reposição nutricional.

Miopatias

Diversas drogas e toxinas podem causar miopatias, principalmente naqueles pacientes que apresentam dificuldade para metabolizá-las ou excretá-las, como é o caso das crianças, idosos, pacientes com insuficiência renal e hepática.

A suscetibilidade do tecido muscular decorre da sua alta atividade metabólica e das diversas possibilidades de lesão de vias produtoras de energia.

A principal chave clínica para o diagnóstico é a ocorrência de sintomas após exposição a uma medicação ou toxina. As apresentações clínicas são: miopatia focal; fraqueza dolorosa aguda; fraqueza sem dor; fraqueza dolorosa crônica; fraqueza crônica sem dor; mialgia isolada ou creatinoquinase (CK) elevada isoladamente.

As miopatias serão divididas de acordo com seus mecanismos patogênicos, em: miopatias necrotizantes, por drogas anfifílicas, miopatias antimicrotubular, miopatias mitocondriais, inflamatórias e outras de mecanismo desconhecido.

Miopatias necrotizantes

Fibratos e estatinas

Pacientes em uso destas drogas podem desenvolver fraqueza generalizada, câimbras, e eventualmente mioglobinúria. Eletroneuromiografia evidencia fibrilação, ondas positivas e padrão miopático de recrutamento. Creatinofosfoquinase encontra-se elevada, e a biópsia de músculo demonstra necrose, fagocitose e fibras em regeneração.

Ciclosporina e tacrolimo

Produzem mialgia e fraqueza de predomínio proximal, com eventual rabdomiólise, mais frequente com tacrolimo. A interrupção do tratamento melhora a condição muscular.

Propofol

Agente anestésico que pode induzir rabdomiólise, acidose metabólica, mioglobinúria com elevados níveis de CK. A destruição muscular pode ocasionar insuficiência renal.

Tratamento engloba retirada da droga, tratamento da insuficiência renal, hiperpotassemia e acidose.

Miopatia vacuolar

Cloroquina, hidroxicloroquina e amiodarona

Estruturalmente semelhantes produzem quadro miopático também parecidos, porém mais leve na hidroxicloroquina. Amiodarona pode, também, determinar ataxia, tremor, além de hipotireoidismo.

Acomete os músculos mais proximais, mais intensamente nas pernas, com pouca dor e com atrofia. CK está aumentada e biópsia vacúolos fosfatase ácida positiva exceto nas intoxicações por hidroxicloroquina.

Ocorre também neuropatia periférica sensitivo-motora de predomínio axonal.

Colchicina

Sua ação terapêutica e tóxica é secundária à inibição de polimerização da tubulina dentro de estruturas microtubulares. Pode produzir miopatia e neuropatia periférica secundárias ao longo uso ou à intoxicação aguda da droga. Caracteriza-se por acometimento muscular proximal, além de neuropatia axonal sensitivo-motora.

A miopatia caracteriza-se histopatologicamente por acúmulo de lisossomos e vacúolos com fosfatase ácida positiva, sem necrose.

A fraqueza melhora em quatro a seis meses após a retirada da droga.

Vincristina

De mecanismo patogênico semelhante aos da colchicina, diferencia-se dela pelo mais intenso acometimento neuropático que muscular.

Miopatia mitocondrial induzida por droga

Miopatias relacionadas ao AZT (zidovudina)

Costumam ocorrer com o uso crônico da droga e doses mais elevadas, porém podem ocorrer com baixas doses (500 mg/kg/dia). Caracterizam-se por fraqueza proximal, mialgia e aumento da CK. A zidovudina induz a miopatia em decorrência da inibição da gama-DNA polimerase, enzima responsável pela replicação do DNA mitocondrial, o qual codifica 13 polipeptídeos, assim como RNA ribossômico e transportador. O DNA mitocondrial codifica 3 das 13 subunidades da citocromo oxidase, complexo IV da cadeia de transferência de elétrons, responsável pela estabilização da membrana mitocondrial para a síntese de adenosina trifosfato (ATP). Além disso, a droga parece atuar também na betapolimerase nuclear e, em decorrência da disfunção mitocondrial, altera a betaoxidação dos ácidos graxos, causando acúmulo de lípides dentro da fibra muscular e redução dos níveis de carnitina, além de depleção de energia. Dessa forma, os achados histopatológicos englobam miopatia mitocondrial com *ragged-red fibers* e acúmulo subsarcolemal de mitocôndrias (Figura 183.1), alterações nucleares, fibras atróficas angulares, fibras em regeneração e necróticas com fagocitose, além de agregados tubulares e deficiência da citocromo c oxidase.

Essa última alteração pode ser um ponto importante no diagnóstico diferencial da miopatia inflamatória. A ocorrência de hiperlactatemia e acidose lática, decorrente da lesão mitocondrial, aumentou na era HAART, principalmente relacionadas ao uso de d4T e ddI. A rapidez e a eficácia da recuperação dependem da gravidade do acometimento, sendo a mialgia o primeiro sintoma a desaparecer. A recuperação completa só ocorrerá com a retirada total da droga. Porém, alguns pacientes podem não apresentar melhora mesmo com a descontinuação da droga. Postula-se o uso de L-carnitina para a prevenção e a melhora da miopatia. Os pacientes que não melhoram após a interrupção da droga podem-se beneficiar com terapia com corticosteroide. Ressalta-se também que mialgia ou elevação da creatina cinase não são suficientes para o diagnóstico da miopatia nos pacientes com AIDS inicial e, consequentemente, as decisões sobre mudança da droga ou uso do corticosteroide não podem basear-se nesses sintomas. Não há descrição de miopatia pelo uso de zalcitabina ou didanosina. Mais recentemente, foi relatado um caso de insuficiência renal aguda, hepatite e rabdomiólise em paciente tratado sucessivamente com ritonavir e indinavir.

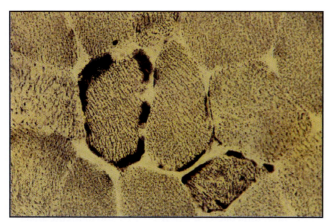

Figura 183.1. Acúmulo subsarcolemal de mitocôndrias (coloração NADH).

Miopatia inflamatória induzida por droga

L-triptofano

Também conhecida como síndrome eosinofilia-mialgia, ocorreu no final dos anos 1980, relacionada ao consumo de L-triptofano. Os pacientes desenvolveram quadro subagudo de fraqueza, alterações de pele, acentuada esosinofilia no sangue periférico e níveis de CK normais ou aumentados, além de parestesias, artralgias, linfadenopatia, dispneia, dor abdominal e úlceras mucosas.

Na biópsia de músculo evidencia-se inflamação fascial e perimisial, assim como na biópsia de nervo.

O tratamento deve ser feito por descontinuação do medicamento e introdução de corticosteroides.

Outras drogas como D-penicilamina, fenitoína, procainamida e alfainterferona, entre outras, podem causar miopatia inflamatória.

Outras miopatias tóxicas

Miopatias hipocalêmicas

São causadas por medicações que levam à hipocalemia como diuréticos, laxantes, mineralocorticoides, anfotericina, entre outras.

Miopatia por esteroide

O excesso de corticosteroides, endógeno (síndrome de Cushing) ou exógeno, pode conduzir à fraqueza com atrofia simétrica, de predomínio proximal, indolor, que afeta predominantemente os membros inferiores e geralmente é associada a características clínicas do excesso de corticoide. Ocorre em torno de 80% dos casos de Cushing, e nos casos iatrogênicos a maior incidência ocorre com o uso dos compostos fluorinados (triancinolona, betametasona e dexametasona).

Laboratorialmente, evidenciamos CK normal, eletroneuromiografia com padrões miopáticos, e a biópsia muscular evidencia atrofia de fibras tipo 2 (Figura 183.2).

Sob ponto de vista da patogênese, o excesso de corticoide deprime a glicólise e, em menor grau, a fosforilação oxidativa. As fibras tipo 2B são mais dependentes da glicólise que que as fibras tipos 1 e 2ª, o que explica a vulnerabilidade seletiva para atrofia. Há também diminuição da síntese proteica, o que aumenta com concomitante sepse, denervação e falta de exercício.

Dessa forma, nas condições clínicas caracterizadas por pacientes em unidades de terapia intensiva, em uso de corticosteroides, associadas a sepse, neuropatia ou bloqueio neuromuscular, os pacientes estão mais propensos a desenvolver quadro de fraqueza aguda ou subaguda, generalizada, de predomínio proximal e, nos casos mais graves, acometimento do pescoço, face e musculatura ocular.

Há presença de mioglobinúria e níveis elevados de CK. A eletroneuromiografia pode evidenciar padrão miopático ou neuropatia de paciente crítico associada. Tal quadro clínico é conhecido como miopatia do paciente crítico ou miopatia quadriplégica aguda.

O tratamento baseia-se na redução gradual até a retirada do medicamento. Pode-se diminuir a chance de atrofia por meio de regime de dose em dias alternados, dieta rica em proteína, uso de compostos não fluorinados, além de, quando possível, manter alguma atividade física.

Hipertermia maligna

Condição caracterizada por rigidez muscular acentuada, mioglobinúria, febre, cianose, arritmia cardíaca, acidose lática, hiperventilação e hipertensão arterial, desencadeada pela exposição a relaxantes musculares despolarizantes e anestésicos inalatórios. A lesão da célula muscular inicia uma alteração eletrolítica com aumento do potássio e cálcio e elevação mais tardia da CK e mioglobina. Se não tratada, pode evoluir para óbito em poucos minutos por fibrilação ventricular, em horas por edema agudo de pulmão ou coagulopatia, ou dentro de alguns dias por lesão neurológica anóxica, edema cerebral e insuficiência renal. Com herança autossômica dominante, apresenta incidência de 1 para 15.000 anestesias em crianças e de 1 para 50.000 a 1 para 100.000 anestesias em adultos, ambas predominando no sexo masculino.

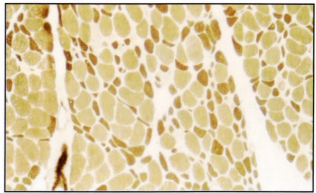

Figura 183.2. Atrofia de fibras tipo 2 (coloração ATPase).

Suscetibilidade individual é testada pelo teste de contratura muscular de músculo obtido por biópsia.

Relaciona-se a mutações dos genes RYR1 (relacionado também com miopatia central *core*), gene CACNAIS (canais de cálcio sensíveis à dihidropiridina) e gene SCN4.

O tratamento deve ser iniciado com hiperventilação de oxigênio a 100%, dantroleno na dose de 2 a 3 mg/kg a cada 5 minutos, em um total de 10 mg/kg, sondagem gastrointestinal e vesical para lavagem com solução salina gelada, aplicação de cobertores gelados, correção de acidose e hipercalemia, além de hidratação, diurético e manitol.

Miopatia alcoólica

Mais rara que a neuropatia induzida pelo álcool, a miopatia pode se apresentar de cinco formas: (1) miopatia aguda necrotizante, (2) miopatia hipocalêmica aguda, (3) miopatia alcoólica crônica, (4) miopatia alcoólica assintomática e (5) cardiomiopatia alcoólica.

A miopatia aguda necrotizante ocorre no consumo excessivo de álcool, com fraqueza, aumento da CK, câimbras e mioglobinúria. Biópsia muscular revela necrose disseminada (Figuras 183.3 e 183.4).

A miopatia hipocalêmica aguda manifesta-se de forma muito semelhante às outras paralisias periódicas, com CK elevada e níveis de potássio em torno de 1,4 e 2,1 mEq/L.

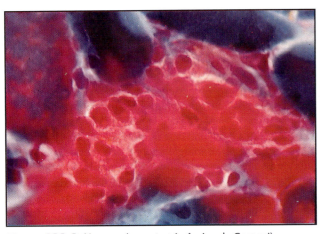

Figura 183.3. Necrose (corante tricrômico de Gomori).

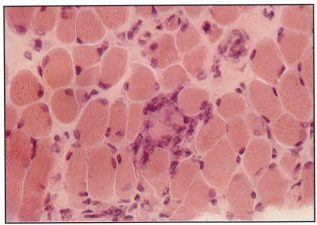

Figura 183.4. Necrose (coloração hematoxilina-eosina).

A miopatia alcoólica crônica inicia-se insidiosamente com fraqueza dos membros inferiores de predomínio proximal. A biópsia demonstra fibras atróficas, necrose e regeneração.

A miopatia alcoólica assintomática tem sido sugerida para os casos de CK elevada em pacientes com consumo elevado de álcool.

Os mecanismos de ação propostos para a lesão muscular pelo álcool são: acúmulo de metabólitos tóxicos (acetaldeído, por exemplo), aumento de radicais livres, toxicidade aos canais iônicos, além do comprometimento da glicólise e glicogenólise.

Acometimento da junção neuromuscular

Botulismo

O botulismo é uma doença grave da junção neuromuscular causada por uma neurotoxina produzida pelo *Clostridium botulinum*, uma bactéria Gram-positiva estritamente anaeróbia formadora de esporos, amplamente encontrada no solo e na água. O botulismo pode ser alimentar (adulto ou infantil) ou relacionado a feridas.

As toxinas botulínicas são compostas por cadeias leves e pesadas. As cadeias pesadas reconhecem um receptor e se ligam seletivamente à membrana pré-sináptica; as cadeias leves são endopeptidases dependentes de zinco que digerem a vesícula sináptica ou as proteínas de membrana relacionadas à exocitose vesicular, bloqueando a transmissão neuromuscular.

O botulismo é caracterizado por oftalmoplegia, paralisia flácida descendente, simétrica e progressiva, culminando em insuficiência respiratória. Os sintomas iniciam-se geralmente entre 18 e 36 horas após a exposição, podendo variar de 6 horas a oito dias. Há grande variabilidade na gravidade da apresentação clínica, presumidamente atribuída à exposição a quantidades diferentes de toxina. Os pacientes mais gravemente afetados, entretanto, geralmente necessitam de cuidados intensivos prolongados, inclusive ventilação assistida.

O tratamento consiste em suporte clínico e ventilatório, além da administração endovenosa da antitoxina, que neutraliza a toxina botulínica livre (ainda não ligada ao terminal nervoso). A antitoxina é o único tratamento específico disponível e é mais eficaz quando administrada em fases precoces da doença.

Neuropatias periféricas

Neuropatia alcoólica

É caracterizada por polineuropatia primariamente sensitiva, distal e simétrica. Geralmente se associa a comprometimento autonômico, ataxia da marcha por acometimento cerebelar e outras complicações, incluindo doença hepática, alterações de memória e má nutrição.

Laboratorialmente, além de alterações de exames sistêmicos, como elevação de transaminases e anemia, apresenta, ao exame eletroneuromiográfico, redução da amplitude dos potenciais de ação sensitivos e motores, caracterizando comprometimento axonal.

Na patogênese, discute-se associação de mecanismo tóxico direto do álcool com déficits vitamínicos, especialmente tiamina e outras vitaminas do complexo B.

O tratamento visa à retirada do álcool, reposição vitamínica e dieta adequada.

Neuropatias causadas por metais pesados e químicos orgânicos

Arsênico

Ocorre, geralmente, por exposição ao arsênico liberado como subproduto na indústria de fundição de cobre e pesticidas. É a mais prevalente das neuropatias por metais pesados. A intoxicação pode ser aguda ou crônica, mas mesmo na aguda os sintomas começam após quatro a oito semanas da exposição. O acometimento sensitivo é mais intenso no início, para posteriormente evoluir com fraqueza predominantemente nas pernas, caracterizando polineuropatia sensitivo-motora axonal. Podem ocorrer manifestações gastrointestinais, alopecia e alterações ungueais (linhas de Mess).

Os tratamentos são os mesmos descritos nas encefalopatias por metais pesados.

Chumbo

Pode ocorrer sob a forma de neuropatia motora pura, com predomínio nos membros superiores, simétrica ou não, comprometendo, principalmente, a extensão do punho. Pé caído também pode ocorrer, além de uma forma polineuropática de predomínio sensitivo.

Tálio

Neuropatia muito semelhante à que ocorre com arsênico, ou seja, axonopatia de predomínio sensitivo, acompanhada de alopecia.

Mercúrio

A forma orgânica do mercúrio é mais tóxica para o SNC, mas pode acometer os gânglios da raiz dorsal. Já a forma inorgânica determina neuropatia de predomínio motor e axonal.

Acrilamida

Ocorre por inalação crônica ou exposição de pele em indústrias de adesivos e floculadores. Caracteriza-se por uma axonopatia sensitivo-motora acompanhada por ataxia, decorrente da neuropatia e por disfunção cerebelar.

Podem ocorrer, também, disfunção autonômica com hiperidrose e alterações da temperatura da pele.

Diversos tratamentos são descritos, incluindo o imunossupressor FK-506 e o fator neurotrófico NT-3.

Dissulfito de carbono

Ocorre por inalação crônica na produção de *rayon* e celofane. Determina uma axonopatia sensitivo-motora distal. Apesar da remoção da droga, as queixas podem persistir por anos.

Dioxina ou agente laranja

O agente laranja é um herbicida que foi muito usado na Guerra do Vietnã e possui um subproduto chamado dioxina. É provável que cause o desenvolvimento de polineuropatia distal de predomínio sensitivo.

Hexano/hexacarbono

O padrão típico de acometimento é uma polineuropatia distal, sensitivo-motora ascendente axonal, porém pode se manifestar com comprometimento motor multifocal com bloqueio de condução.

O tratamento baseia-se na retirada da exposição.

Metilbromido

Componente existente nos fumigantes, causa polineuropatia axonal sensitivo-motora. Pode durar anos, mesmo após remoção da exposição.

Neuropatias secundárias ao uso de medicamentos

A maior parte das drogas causa polineuropatia axonal de predomínio sensitivo e algumas delas possuem características marcantes que auxiliam no diagnóstico específico. Nesse grupo, podemos incluir a almitrina (associada a acentuada perda de peso), cisplatina (com ototoxicidade), dideoxinucleosídeos, dissulfiram (neuropatia óptica), metronidazol, misonidazol, fenitoína, piridoxina e talidomida (degeneração dos gânglios da raiz dorsal).

Um outro grupo de drogas manifesta-se por polineuropatia sensitivo-motora, incluindo amiodarona (neuropatia óptica), dapsona (variante puramente motora descrita), isoniazida (resposta ao uso de piridoxina), perehixileno, taxol e alcaloides da vinca (sintomas autonômicos precoces).

Neuropatia secundária a toxinas marinhas

Ciguatera

Já descrita nas encefalopatias tóxicas, pode causar, também, parestesias e disestesias periorais, com uma característica bem marcante, que é a inversão paradoxal da temperatura, ou seja, quando exposto ao frio, o paciente apresenta sensação da calor e queimação. O tratamento é sintomático, e talvez infusão de manitol (10 mL/kg de manitol a 20%) possa aliviar a dor.

Tetrodoxina

Existente em alguns tipos de peixe, como o fugu, no Japão. Causa polineuropatia sensitivo-motora rapidamente progressiva, com comprometimento bulbar e respiratório, além de parestesias periorais, fraqueza dos membros e disautonomia.

O tratamento é de suporte, e a recuperação pode ser dramática.

Intoxicação paralítica por mariscos

Causada pela saxitoxina, também derivada de dinoflagelados. Fraqueza, parestesias distais e periorais, além de pressão respiratória por bloqueio diafragmático, marcam o quadro clínico. O tratamento é de suporte, e a 3,4-diaminopiridina pode ser uma expectativa para o tratamento.

Neuropatias secundárias a toxinas de répteis e insetos

Serpentes

O veneno de algumas serpentes causa alteração pré (α-bungarotoxina) e pós-sináptica (β-bungarotoxina), causando ptose, fraqueza e comprometimento bulbar e respiratório.

Carrapato

Algumas variedades de carrapatos podem causar uma síndrome puramente motora de fraqueza, rapidamente progressiva, associada a fraqueza da musculatura bulbar, ocular e respiratória, que ocorre por bloqueio da liberação de acetilcolina na membrana pré-sináptica (toxina do *Erodes holoclyclus*)

O tratamento é sintomático, mas existe antitoxina para o *I. hoocyclus*.

Neuropatias secundárias a toxinas de plantas

Neurolatirismo

Ingestão da planta *Lathyrus sativus*, encontrada na Europa e Ásia central. Envolve principalmente o neurônio motor superior e, em 15% dos casos, o inferior, caracterizando-se por polineuropatia desmielinizante de predomínio sensitivo. O tratamento é a suspensão da ingestão.

Ergotismo

No passado ocorria por ingestão de centeio contaminado pelo fungo *Claviceps purpurea*. Atualmente há poucos casos de uso abusivo de derivados de *ergot* para tratamento de enxaqueca, caracterizados por mononeuropatias, talvez por isquemia pela vasoconstrição.

Distúrbios do movimento induzidos por toxinas e drogas

Várias toxinas e drogas podem causar diversas formas de desordem de movimentos, mas sua incidência é rara. As lesões são comuns no pálido e estriado, talvez por haver maior vulnerabilidade a lesões isquêmicas e metabólicas dessas estruturas.

Os distúrbios do movimento podem ser divididos em hipercinéticos e hipocinéticos. Os primeiros caracterizam-se por movimentos involuntários, espontâneos e incluem distonia, coreia, mioclonia, tique e tremor, enquanto os hipocinéticos são caracterizados por atraso no início do movimento e quando ele ocorre é lento e com pequena amplitude (rigidez e bradicinesia).

Os distúrbios do movimento serão classificados em: parkinsonismo, distonia, coreia, coreoatetose, balismo, mioclonia e tique.

Parkinsonismo

Condição em que o paciente apresenta bradicinesia, rigidez, tremor e instabilidade postural, não necessariamente todos presentes ao mesmo tempo.

Drogas indutoras de parkinsonismo incluem os neurolépticos, reserpina, bloqueadores de canais de cálcio; e as toxinas incluem manganês, monóxido de carbono, cianido, solventes (dissulfito de carbono, hexano, metanol), álcool, metilfeniltetrahidropiridina (usuários de drogas endovenosas) e uma condição especial de intoxicação por cicad, planta existente no Pacífico Sul, na Ilha de Guam.

Nas intoxicações por manganês, podem ocorrer, também, alterações comportamentais e distonia com distúrbios da marcha, entre outros sintomas descritos nos quadros de encefalopatia.

Entre os solventes, o metanol pode, ainda, causar cegueira por atrofia óptica, alterações comportamentais e alterações da fala; enquanto o dissulfito de carbono se associa com comportamentos maníacos, hipersexualidade, alterações do humor, pesadelos e paranoia.

Nas intoxicações agudas pelo cianido, podem ocorrer vertigem, agitação, crises e coma, enquanto nas crônicas, além do parkinsonismo, distonia também pode aparecer.

Distonia

É uma síndrome em que ocorre contração muscular prolongada, que com frequência causa torção e movimentos repetitivos ou posturais anormais.

Distonia pode ser desencadeada por cianeto, dissulfiram, metanol e ácido 3-nitropropiônico, dioxina e manganês.

O ácido 3-nitropropiônico é uma toxina fúngica que inibe a succinato desidrogenase, causando inibição do metabolismo energético e podendo, clinicamente, produzir encefalopatia, crises epilépticas com posturas em opistótono e coma.

Podem, também, desencadear quadros distônicos as drogas levodopa, anticonvulsivantes e *ergot*.

Coreia e atetose

Coreia é um movimento rápido que se estende de um grupo muscular para outro. Pode se associar a movimentos lentos, contínuos, principalmente dos membros, chamados de atetose, e o quadro denomina-se coreoatetose.

Podem ser desencadeadas por anfetamina, cocaína e álcool, além dos medicamentos levodopa, anticonvulsivantes, anticolinérgicos e antipsicóticos.

Mioclonias

O termo "mioclonia" refere-se a breves espasmos musculares, rápidos como raio, suficientes em amplitude para mover a articulação. Podem ser focais, segmentares ou generalizadas. Os espasmos podem ser únicos ou repetitivos e originados do córtex, tronco cerebral ou medula espinhal.

Diversas toxinas produzem encefalopatias, nas quais a mioclonia pode ser um padrão marcante. Entre elas estão o bismuto, alumínio, mercúrio, manganês, metilbrometo, tolueno e toxina tetânica.

A toxina tetânica afeta o SNC e o SNP, deprimindo sinapses inibitórias e bloqueando a inibição de motoneurônios. Clinicamente, se manifesta por rigidez, espasmos dolorosos, disfagia e insuficiência respiratória.

Os movimentos anormais melhoram com o uso de baclofeno e benzodiazepínico.

Tiques

São sequências padronizadas de movimentos coordenados que surgem de forma súbita e intermitente. Podem ser motores ou vocais, com imensa variedade na forma de apresentação. Frequentemente são precedidos por uma sensação desagradável, que é aliviada pelo movimento. Podem fazer parte da síndrome de Gilles de la Tourette ou, mais raramente, ser secundários a condições neurodegenerativas, trauma, medicamentos ou intoxicações. Em relação a esta última, podemos citar como causa a exposição a cocaína e monóxido de carbono.

Bibliografia consultada

Amino MJ. Effects of occupational toxins on the nervous system. In: Bradley WF, Daro RB, Fenichel GM, Marsden CD, editors. Neurology in clinical practice. 3rd ed. Boston: Butterworth-Heinemann; 2000. p. 1511-9.

Argov Z, Squier W. Toxic and iatrogenic disorders. In: Karpati G. Structural and molecular basis of skeletal muscle diseases. Basel: ISN Neuropath Press; 2002. p. 245-9.

Caban-Holt A, Mattingly M, Cooper G, Schmitt FA Neurodegenerative memory disorders: a potential role of environmental toxins. Neurol Clin. 2005;23:485-521.

Cherry CL, Skolasky RL, Lal L, Creighton J, Hauer P, Raman SP, et al. Antiretroviral use and other risks for HIV-associated neuropathies in an international cohort. Neurology. 2006;66(6):867-73.

Eicher T, Avery E. Toxic encephalopathies. Neurol Clin. 2005;23:353-76.

Grogan PM, Katz JS. Toxic Neuropathies. Neurol Clin. 2005;23:377-96.

Klopstock T. Drug-induced myopathies Curr Opin Neurol. 2008;21:590-5.

Lagueny A. Drug induced neuropathies. Rev Prat. 2008;;58(17):1910-6.

Kopelman MD, Thomson AD, Guerrini I, Marshall EJ. The Korsakoff syndrome: clinical aspects, psychology and treatment. Alcohol. 2009;44(2):148-54.

Lichtenstein KA, Armon C, Baron A, Moorman AC, Wood KC, Holmberg SD. Modification of the incidence of drug-associated symmetrical peripheral neuropathy by host and disease factors in the HIV outpatient study cohort. Clin Infect Dis. 2005;40(1):148-57.

Maurice V, Sieb JP. Myopathies due to drugs, toxins, and nutricional deficience. In: Engel AG, Franzini-Armstrong C, editors. Myology. 2nd ed. New York: McGraw-Hill. 1994. v. 2, p. 1697-725,

Morgello S, Estanislao L, Simpson D, Geraci A, DiRocco A, Gerits P, et al. HIV-associated distal sensory polyneuropathy in the era of highly active antiretroviral therapy: the Manhattan HIV Brain Bank. Arch Neurol. 2004;61(4):546-51.

Newmark J. Nerve agents. Neurol Clin. 2005;23:623-41.

Pappert EJ. Toxin-induced movement disorders. Neurol Clin. 2005;23:429-59.

Peltier AC, Russel JW. Recent advances in drug-induced neuropathies. Curr Opin Neurol. 2002;15(5):633-8.

Peltier AC, Russell JW. Advances in understanding drug-induced neuropathies. Drug Saf. 2006;29(1):23-30.

Rose M, Griggs R. Endocrine disorders and myotrphic molecules. In: Karpati G. Structural and molecular basis of skeletal muscle diseases. Basel: ISN Neuropath Press; 2002. p. 245-9.

Rusyniak DE, Furbee RB, Pascuzzi R. Historical neurotoxins: what we have learned from toxins of the past about diseases of the present. Neurol Clin. 2005;23:337-52.

Scarlatoa G, Comi GP. Metabolic and drug-induced muscle disorders. Curr Opin Neurol. 2002;15:533-8.

Schmid C, Rotenberg JS. Neurodevelopmental toxicology. Neurol Clin. 2005;23:321-36.

HIV Neuromuscular Syndrome Study Group. HIV-associated neuromuscular weakness syndrome. AIDS. 2004;18(10):1403-12.

Simpson DM, Kitch D, Evans SR, McArthur JC, Asmuth DM, Cohen B, et al. HIV neuropathy natural history cohort study: assessment measures and risk factors. Neurology. 2006;66(11):1679-87.

Schuckit MA. Alcholl-use disorders. Lancet. 2009;373(9662):492-501.

Umapathi T, Vinay Chaudhry V. Toxic neuropathy. Curr Opin Neurol. 2005;18:574-80.

Wallace DR. Overview of molecular, cellular, and genetic neurotoxicology. Neurol Clin. 2005;23:307-20.

Walsh RJ, Amato AA. Toxic myopathies. Neurol Clin. 2005;23:397-428.

Wiemer LH, Sachdev N. Update on medication-induced peripheral neuropathy. Curr Neurol neurosci Rep. 2009;9(1):69-75.

184
TRANSTORNOS ASSOCIADOS AO USO DE SUBSTÂNCIAS

Marcelo Niel

Introdução

Sabe-se que, desde os primórdios da civilização, os homens fazem uso de drogas, de diferentes modos, variando conforme o contexto sociocultural e a época em que esse uso ocorre. Entretanto, numa visão panorâmica, observa-se que o uso na Antiguidade estava muito mais ligado a um contexto ritual-religioso, ao contrário dos dias de hoje, em que a droga se tornou uma mercadoria, sustentada pelo consumo cada vez mais aumentado.

De acordo com Olievenstein (1985), a dependência se estabelece a partir da interação e um "tripé" de fatores: a substância psicoativa, com suas propriedades farmacológicas específicas; o indivíduo, com suas características biológicas e de personalidade; e o contexto sociocultural, onde se realiza esse encontro entre indivíduo e droga.

Diagnóstico

Embora seja extremamente importante ater-se à etiologia e às demais questões concernentes à dependência, não se pode deixar de levar em consideração os riscos e prejuízos decorrentes do uso isolado e da intoxicação. Desse modo, serão descritos, a seguir, os principais quadros e complicações relativos ao uso de substâncias.

Uso

Também chamado de uso esporádico, uso recreacional ou uso não problemático, caracteriza-se por um padrão de uso que não acarreta problemas ao indivíduo e que, na grande maioria dos casos, não desenvolverá um padrão de dependência. Entretanto, é imprescindível considerar que, mesmo não se tornando dependente, o uso de drogas, sejam elas lícitas ou lícitas, pode acarretar algum dano no momento da intoxicação e, conforme a suscetibilidade individual, desencadear um quadro de abuso ou dependência.

Abuso (uso nocivo) e dependência

De acordo com a CID10, há uma diferenciação entre o uso abusivo e a dependência, e no caso no uso abusivo o cerne do problema está na presença de algum prejuízo e uma tendência à recorrência do fenômeno, enquanto na dependência o eixo central do transtorno é a perda de controle.

Uso nocivo

Um padrão de uso de substância psicoativa que está causando dano à saúde. O dano pode ser físico ou mental. As diretrizes diagnósticas requerem que um dano real tenha sido causado à saúde física ou mental do usuário e que ele não preencha os critérios para dependência, transtorno psicótico induzido por drogas ou outra forma de transtorno relacionado ao uso de drogas.

Síndrome de dependência

Um diagnóstico definitivo de dependência deve usualmente ser feito somente se três ou mais dos seguintes requisitos tenham sido experienciados ou exibidos em algum momento do ano anterior:

1. Forte desejo ou compulsão para consumir a substância;
2. Dificuldades em controlar o comportamento de consumir a substância em termos do seu início, término ou níveis de consumo;
3. Estado de abstinência fisiológico quando o uso da substância cessou ou foi reduzido, como evidenciado por: síndrome de abstinência (SA) característica para a substância, ou o uso da substância com a intenção de aliviar ou evitar sintomas de abstinência;
4. Evidência de tolerância, de tal forma que doses crescentes da substância psicoativa são requeridas para alcançar efeitos originalmente produzidos por doses mais baixas;
5. Abandono progressivo de prazeres ou interesses alternativos em favor do uso da substância psicoativa, aumento da quantidade de tempo necessário para obter ou tomar a substância ou para se recuperar de seus efeitos;

6. Persistência no uso da substância, a despeito de evidência clara de consequências manifestamente nocivas.

Outros dois critérios serão provavelmente incluídos no sistema de classificação dos quadros de dependência, que são:

7. Estreitamento de repertório: quando o indivíduo passa a limitar seu cotidiano a eventos/situações que tenham relação com o uso da substância, esquivando-se dos demais; e
8. Reinstalação da dependência: fenômeno no qual o indivíduo, ao recair, mesmo após longos períodos de abstinência, retoma rapidamente o padrão de uso anterior, sem necessitar de um período longo para o desenvolvimento de tolerância.

Classificação dos transtornos relacionados ao uso de substâncias

Intoxicação aguda

A intoxicação aguda é um quadro transitório caracterizado pela exuberância de efeitos decorrentes do uso de uma substância psicoativa. A gravidade desse quadro pode variar desde um padrão leve, com discretas alterações cognitivas, até quadros mais graves, com rebaixamento do nível de consciência, podendo levar à morte. É de extrema importância que o paciente ou o acompanhante informe, quando possível, a substância que foi utilizada, bem como a quantidade e o tempo decorrido entre o último uso e a chegada ao atendimento.

Síndrome de abstinência

A SA é caracterizada por uma gama de sintomas e sinais físicos e psíquicos decorrentes da diminuição ou da suspensão abrupta do uso da substância psicoativa, derivados da perda do equilíbrio homeostático do organismo. Algumas substâncias como o álcool, os benzodiazepínicos, as anfetaminas e os opioides apresentam sinais e sintomas bem característicos, enquanto a maioria das outras drogas apresenta sintomas inespecíficos, geralmente com ansiedade, insônia e disforia de gravidade variável.

Nem todos os dependentes apresentam SA e, embora se espere que quanto mais grave o padrão de dependência, pior será a SA, essa relação nem sempre se confirma na prática.

Transtorno psicótico induzido

O transtorno psicótico induzido se caracteriza por um conjunto de sintomas psicóticos (alucinações visuais, auditivas ou de outra ordem, confusão mental e delírios, mais frequentemente persecutórios e ou bizarros), com aparecimento na vigência ou na interrupção do uso de drogas, geralmente de curta duração e com evolução benigna.

Apesar do aspecto benigno desse tipo de transtorno, é fundamental que os indivíduos que apresentam esse tipo de quadro sejam acompanhados por um período longo de tempo, porque muitos desses quadros podem representar um período prodrômico de outros quadros psiquiátricos mais graves, como o transtorno bipolar e a esquizofrenia.

Transtornos neuropsiquiátricos

O uso crônico de substâncias psicoativas está frequentemente relacionado ao aparecimento de sintomas psiquiátricos com características e gravidade variáveis. Os quadros podem incluir sintomas de humor, sintomas psicóticos, sintomas ansiosos e declínio cognitivo progressivo.

Embora o diagnóstico diferencial possa ser difícil, a droga pode funcionar muitas vezes como desencadeante de uma disfunção ou transtorno psiquiátrico latente, ou seja, uma comorbidade psiquiátrica, descrita a seguir.

Comorbidades psiquiátricas

O termo "comorbidade" é utilizado para definir a presença de dois ou mais diagnósticos no mesmo indivíduo e tem sido empregado com bastante frequência no âmbito da psiquiatria, por sua alta prevalência. No campo das dependências, sabe-se que grande parte dos indivíduos apresenta ao menos algum diagnóstico psiquiátrico associado, mais frequentemente os transtornos de humor (depressão e transtorno bipolar) e os transtornos fóbico-ansiosos, o transtorno de déficit de atenção com ou sem hiperatividade (TDAH) e os transtornos de personalidade.

Diversas teorias tentam explicar a relação entre o uso de drogas e a comorbidade, tais como: (1) o uso da substância tem a finalidade de amenizar sintomas psíquicos (teoria da automedicação); (2) o efeito do uso da substância vai desencadear um transtorno psíquico "latente" (teoria do "gatilho"); (3) o uso da substância vai ocasionar distúrbios psiquiátricos (teoria da toxicidade). Seja qual for a etiopatogenia, sabe-se que, a partir da detecção de uma comorbidade psiquiátrica em paciente dependente de substâncias, se tem, em linhas gerais um fator de pior prognóstico; entretanto, a partir da identificação e do tratamento correto dela, promove-se melhor evolução do quadro.

Efeitos do uso de substâncias psicoativas

Álcool

(A) Via de utilização: ingerido.

(B) Efeitos: o álcool, como um depressor do sistema nervoso central (SNC), provoca, em pequenas quantidades, uma sensação de discreta euforia, que, à medida que aumenta a quantidade ingerida, dá lugar a sedação, diminuição dos reflexos, sonolência etc.

(C) Intoxicação: a intoxicação alcoólica cursa com fala pastosa, ataxia, hálito etílico proeminente, hiperemia conjuntival, evoluindo para incoordenação motora, diminuição dos reflexos, atenção e concentração, coma e morte por depressão respiratória. O álcool também rebaixa o limiar convulsivo e pode desencadear convulsões.

(D) Síndrome de abstinência de álcool (SAA): bem caracterizada, iniciando-se de 24 a 48 horas após a diminuição ou parada da ingestão alcoólica. Cursa com sinais de instabilidade autonômica, como tremores, taquicardia, ansiedade, agitação, hipertensão arterial e hipertermia. Pode cursar com convulsões e apresenta altas taxas de letalidade (15% a 20%). O *delirium tremens* é uma complicação da SAA, cursando com confusão mental e alucinações visuais (geralmente zoopsias – "ver bichos").

(E) Complicações clínicas: o álcool se distribui em todo o corpo humano, podendo causar danos em vários órgãos e sistemas. Os mais afetados são: sistema gastrointestinal (gastrites, esofagites, hérnias de esôfago, cirrose hepática etc.), SNC (problemas de atenção, memória, síndromes demenciais) e alterações cerebrovasculares, hematológicas, neurológicas.

A síndrome de Wernicke é uma complicação frequente do uso crônico de álcool e se caracteriza pela tríade de ataxia, confusão mental (*delirium*) e alterações oculares inespecíficas (oftalmoplegia, nistagmo, visão turva, diplopia etc.). Sua etiologia está ligada à deficiência crônica de tiamina, que pode ser precipitada pela intoxicação alcoólica ou pela administração iatrogênica de glicose parenteral.

A síndrome de Wernicke-Korsakoff é uma síndrome amnéstica irreversível decorrente do alcoolismo e da depleção crônica de tiamina, caracterizada por prejuízo importante da memória de fixação e com a presença de confabulações.

Estimulantes (cocaína, anfetaminas e drogas correlatas)

Cocaína: cocaína ("pó", "brilho", "farinha"), *crack*, pasta-base, "merla" (pasta-base diluída em substância ácida), "pitilho" (cocaína com tabaco).

(A) Via de utilização: aspirada (comumente chamada de inalada), injetada, fumada (*crack*, merla, *freebase*, mesclado).

(B) Efeitos: excitação, euforia, diminuição do cansaço, irritabilidade, insônia, perda do apetite, hipervigilância, logorreia e agitação psicomotora. Exacerbação simpatomimética (taquicardia, hipertermia, midríase, sudorese e hipertensão arterial). Maneirismo ("cacoetes"), ideação delirante persecutória ("paranoia"), alucinações e ilusões. No caso do *crack*, a agitação, os sintomas psicóticos e a fissura são bem mais intensos.

(C) Intoxicação: geralmente o indivíduo cursa com insônia e agitação psicomotora em graus variáveis. Pode cursar com crise de pânico, crise hipertensiva, convulsões do tipo grande mal, hipertermia e choque cardiovascular. Os usuários crônicos podem tolerar doses muito mais altas do que indivíduos não tolerantes, de forma que a dose letal é variável e imprevisível. As causas de morte nas intoxicações estão mais frequentemente associadas com um quadro vascular do SNC (AVC hemorrágico) e eventos cardiovasculares (arritmias e isquemias).

(D) Outros quadros associados: transtorno psicótico induzido (quadros similares a surtos esquizofrênicos), transtornos neuropsiquiátricos (em usuários crônicos é importante realizar avaliação das funções cognitivas e, se necessário, exames de neuroimagem).

(E) Problemas clínicos adicionais: quadros relacionados ao uso de agulhas contaminadas (endocardite, tétano, abscessos, hepatites virais, êmbolos, AIDS etc.); impotência sexual nos homens; destruição do septo nasal nos indivíduos que aspiram cocaína; o abuso durante a gravidez pode desencadear abortos espontâneos, trabalho de parto prematuro e placenta prévia.

(F) Síndrome de abstinência: como dito anteriormente, os sintomas são geralmente inespecíficos e com duração variando de horas a alguns dias, com ansiedade, irritação, insônia, sintomas depressivos e "fissura".

(G) Depressão pós-uso: chamada popularmente de "rebordosa", trata-se de um quadro que aparece após o uso de cocaína, no qual o indivíduo cursa, por depleção nos neurotransmissores, com sintomas depressivos de intensidade variável e geralmente com duração de um a três dias.

Anfetaminas e substâncias análogas: anorexígenos (anfetaminas), metanfetamina ("*ice*"), MDMA, "*ecstasy*", ácido gama-hidroxibutírico (GHB), ketamina ("*Special K*")

(A) Efeitos: de forma geral, esses estimulantes apresentam efeitos semelhantes ao da cocaína, como agitação, inquietação, insônia e euforia. Particularmente, desencadeiam sensação de bem-estar, alterações da sensopercepção ("perceber melhor os sons, odores etc.) e hiperrotização (sensação de "amor" pelos demais, necessidade de trocar carícias).

(B) Intoxicação: no caso das anfetaminas, os efeitos mais comuns são a agitação psicomotora, podendo desencadear agressividade, insônia, taquicardia e hipertensão arterial. Em casos mais graves, podem ocorrer câimbras e tetania até convulsões, coma e morte. Quanto aos demais estimulantes ("*ecstasy*", MDMA, GHB, metanfetamina), o indivíduo pode cursar com hipertermia maligna, que pode levar à morte, insuficiência hepática, causada por hepatite tóxica e que pode ser irreversível, e morte relacionada a problemas cardíacos como fibrilação ventricular e perda da consciência.

(C) Outros quadros associados: semelhantes aos quadros descritos para a cocaína.

(D) Problemas clínicos adicionais: emagrecimento; uso durante a gravidez: abortos espontâneos e baixo peso ao nascer.

(E) Síndrome de abstinência: sintomas inespecíficos, como irritabilidade, hipersonia e fadiga. Embora se falasse inicialmente do baixo risco de dependência do *ecstasy* e seus análogos, sabe-se que os indivíduos desenvolvem rapidamente tolerância com o uso contínuo.

Associações entre diferentes estimulantes: Atualmente, os usuários de substâncias psicoativas, sobretudo os usuários de estimulantes como *ecstasy* (as *designer drugs*), têm realizado associações entre os diversos estimulantes e outras substâncias, como alguns medicamentos, com o objetivo de potencializar os efeitos e/ou diminuir alguns efeitos colaterais. As associações mais frequentemente encontradas são:

(A) *Ecstasy* com sildenafila (Viagra®): o objetivo dessa associação é combater a impotência provocada pelo *ecstasy*. Os efeitos podem ser bastante deletérios, podendo ocorrer alterações de comportamento, como agitação, perda da consciência e ereções muito prolongadas (priapismo), podendo provocar lesões na musculatura peniana.

(B) *Ecstasy* com GHB e *ecstasy* com GHB e ketamina: o objetivo dessas associações é potencializar e prolongar o efeito euforizante dessas substâncias, além de combater a impotência causada pelo *ecstasy*, aumentando também os riscos de perda da consciência e da vulnerabilidade para o sexo sem proteção. A ketamina, um anestésico antigamente de uso veterinário e agora de uso em humanos, provoca sensações de despersonalização e importante risco de perda da consciência e frequentes amnésias lacunares.

(C) Cocaína com ketamina: apelidada pelos usuários de "Calvin Klein" (Calvin = cocaína; Klein = ketamina), essa associação tem como objetivo o efeito euforizante da cocaína associado à sensação de despersonalização da ketamina; a cocaína pode, em tese, evitar o rebaixamento da consciência da ketamina.

(D Uso de estimulantes com antirretrovirais: o uso de estimulantes, como o *ecstasy* e o GHB tem sido comumente associado aos antirretrovirais, sobretudo o ritonavir (Norvir®), com o objetivo de potencializar os efeitos dos estimulantes. Essa associação pode aumentar a disponibilidade deles de 3 a 10 vezes no organismo. Entretanto, do mesmo modo que os efeitos euforizantes são potencializados, aumentam também os riscos cardiológicos (hipertensão, arritmias, paradas cardíacas), os estados confusionais, as amnésias lacunares, além da importante sobrecarga hepática, que pode desencadear até uma hepatite tóxica, que pode ser fulminante.

Canabinoides (maconha, haxixe, *skank*)

(A) Vias de uso: fumada ("baseados") e ingerida (chás, bolos – "*special cake*", biscoitos, molhos).

(B) Efeitos: excitação seguida de relaxamento; euforia; distúrbios da orientação tempo-espacial, logorreia, hiperfagia, distorções perceptuais. Palidez, taquicardia, hiperemia conjuntival, pupilas dilatadas, boca seca.

(C) Intoxicação: pode cursar com desorientação, crises de pânico, leve grau de desconfiança ou ideação paranoide, junto com alguma perda do juízo crítico. O uso de doses altas pode desencadear alucinações francas, usualmente visuais. Também pode estar acompanhada de problemas fisiológicos como tremores finos, leve queda da temperatura corporal, redução na força e equilíbrio muscular, baixo nível de coordenação motora, boca seca e conjuntivas hiperemiadas. Embora a morte por intoxicação (overdose) seja relativamente rara, ela pode ocorrer geralmente quando a via utilizada é a ingerida, sob a forma de chás ou bolos e biscoitos ("*special cake*"), pois essa forma de utilização tem início de efeito e duração de sintomas mais demorados, e o uso em grandes quantidades pode levar ao rebaixamento no nível de consciência e morte por depressão respiratória central.

(D) Outros quadros associados: síndrome amotivacional (apatia, pensamento lento e volição diminuída), transtorno psicótico induzido. Nenhum déficit cognitivo permanente foi comprovadamente associado ao uso crônico de *cannabis* até o momento.

(E) Problemas clínicos adicionais: pode produzir sintomas respiratórios por um efeito irritante das vias respiratórias. O aumento do ritmo cardíaco e a redução da força contrátil cardíaca são complicadores entre os cardiopatas, podendo facilitar o aparecimento de *angina pectoris*. O uso pesado de maconha pode levar à redução da produção de esperma, à diminuição da próstata e testículos, e ao bloqueio da ovulação. Todas essas alterações são reversíveis com a interrupção do uso. Estudos sobre os efeitos decorrentes do uso da maconha durante a gravidez não permitem afirmar ou negar a presença de consequências deletérias ao bebê.

(F) Síndrome de abstinência: a interrupção do uso frequente de *cannabis* em geral não desencadeia sintomas de abstinência, mas, quando eles são observados, caracterizam-se pela inespecificidade (fadiga, irritabilidade, insônia e diminuição de apetite), de breve duração e pouca intensidade.

Associação de cocaína e canabinoides: "mesclado" (*crack* com maconha), "*freebase*" (cocaína com maconha).

(A) Via de uso: fumado.

(B) Efeitos: as combinações de cocaína e canabinoides geralmente produzem um "equilíbrio" entre a sensação de sedação da maconha e a agitação e a paranoia da cocaína/*crack*. Se, por um lado, pode auxiliar dependentes de cocaína/*crack* a controlar a fissura, pode contribuir para um início mais precoce e estabelecimento da dependência entre usuários de maconha.

(C) Intoxicação: o indivíduo pode apresentar uma mistura dos sintomas de ambas as substâncias ou a preponderância dos efeitos de uma ou outra, conforme a quantidade administrada.

(D) Síndrome de abstinência: os sintomas de fissura e abstinência da cocaína e *crack* são geralmente preponderantes, embora o efeito ansiolítico e sedativo da maconha possa atenuar esses efeitos.

Opioides: meperidina (Dolantina), codeína, tramadol, heroína, morfina, metadona, entre outros.

(A) Vias de uso: injetável, fumada, inalada, ingerida.

(B) Efeitos: sensação de bem-estar, discreta euforia, seguida de sintomas de depressão respiratória e morte.

(C) Intoxicação: depressão do SNC (depressão respiratória, hipotensão, sonolência e coma). Os casos de superdosagem, que podem ocorrer acidentalmente ou em tentativas de suicídio, representam situações de risco de vida.

(D) Outros quadros associados: depressão, sintomas ansiosos, transtornos psicóticos induzidos.

(E) Problemas clínicos adicionais: arritmias cardíacas, úlceras gástricas, anemias, distúrbios hidroeletrolíticos (especialmente hipercalemia), pneumonias, tuberculose, broncoespasmos e sibilância (especialmente após a inalação da fumaça de um opioide), anormalidades do funcionamento sexual (causadas pela diminuição de testosterona observada durante o uso crônico de opioides e podendo persistir por até um mês após a interrupção do uso).

Apesar de ainda ser raramente observado em nosso meio, o uso endovenoso de heroína pode levar a problemas clínicos sérios relacionados aos adulterantes encontrados nas misturas de opioides ou às práticas de higiene deficientes relacionadas ao uso de agulhas (AIDS, abscesso e outras infecções de pele e músculos; tétano, hepatites, endocardite, infecções dos ossos e articulações, alterações de fundo de olho relacionadas a êmbolos ocasionados pelos adulterantes; insuficiência renal relacionada a infecções ou adulterantes; flebites e abscessos pulmonares).

(F) Síndrome de abstinência: os opioides desencadeiam uma SA característica após a diminuição ou parada do uso. A intensidade e a gravidade da SA variam de acordo com a meia-vida da substância utilizada. Embora raramente leve à morte, a exuberância de sintomas e o desconforto psíquico e físico do quadro explicam a gravidade da crise. Os sintomas mais frequentes incluem "fissura", distúrbios gastrointestinais (diarreia intensa, dores abdominais, náuseas e vômitos), irritabilidade, insônia, anorexia, fadiga, lacrimejamento, rinorreia, fotofobia, coriza, bocejos, sudorese, midríase, piloereção, tremor, calafrios, disfunção da termorregulação, perturbações, espasmo e dores musculares, e retardo psicomotor. Sintomas residuais como insônia, bradicardia, "fissura" e disfunção da termorregulação podem persistir durante meses.

Alucinógenos: Dietalamida do ácido lisérgico ("LSD"), cogumelos (psilocibina, entre outros), ibogaína, mescalina, chá de lírio, entre outros.

(A) Efeitos: os principais sintomas dos alucinógenos são as "distorções perceptuais", nas quais ocorre principalmente uma espécie de "curto-circuito" de sentidos, no qual o indivíduo apresenta aumento da percepção dos estímulos internos e externos e cruzamento de sentidos (por exemplo: "cheirar a cor" ou "tocar o cheiro"). Também são frequentes as alucinações, principalmente visuais.

(B) Intoxicação: a intoxicação geralmente cursa com os sintomas descritos acima e seu agravamento ocorre geralmente em situações de primeiro uso ou em usuários habituais que fizeram uso de doses maiores que as habituais. Podem ocorrer francas alucinações, ansiedade, despersonalização, ideação paranoide e confusão. Os sinais vitais consistentes com o estado de ansiedade e pânico também estão presentes (palpitações, aumento da pressão arterial, hipertermia, sudorese, taquicardia, visão borrada). Os sintomas tendem a apresentar um curso flutuante (períodos alternados de piora e melhora clínica) que pode durar até 24 horas.

(C) Outros quadros associados: transtorno psicótico induzido, episódios de *flashbacks* (repetição das vivências decorrentes do uso que podem ocorrer de horas a meses após o uso).

Problemas clínicos adicionais: além da exuberância de sintomas psíquicos, raramente são observados sintomas e sinais clínicos. Entretanto, o uso na gestação aumenta o risco de anomalias congênitas e de abortos espontâneos.

(D) Síndrome de abstinência: como os alucinógenos habitualmente não provocam dependência, sendo o risco maior associado aos efeitos agudos da intoxicação, sintomas de SA não costumam ser observados.

Solventes voláteis: lança-perfume, "loló" (misturas caseiras variáveis de solventes), colas (principalmente contendo a substância tolueno), gasolina, acetona, Thinner®, Água Raz, éter, benzina, esmaltes de unha, acetona e tintas.

(A) Via de uso: inalada.

(B) Efeitos: sonolência, euforia, distorções perceptuais.

(C) Intoxicação: a intoxicação aguda por solventes em geral é breve (15 a 45 minutos) e pode estar acompanhada de uma série de sintomas que incluem irritação ocular, fotofobia, diplopia, zumbido ótico e irritação de mucosas da orofaringe levando a sintomas como tosse e coriza. Náuseas, vômitos e diarreia também são comuns. O uso de hidrocarbonetos fluorados pode levar a arritmias. Usualmente, nos quadros de intoxicação, pode-se observar lentificação de ondas cerebrais no eletroencefalograma. Os quadros de superdosagem habitualmente se iniciam de forma abrupta e caracterizam-se por depressão respiratória e arritmias cardíacas seguidas por perda da consciência e, em alguns casos, morte súbita.

(D) Outros problemas associados: transtornos mentais orgânicos, sintomas psicóticos, síndromes demenciais. A maioria dessas substâncias desencadeia diminuição da substância cinzenta.

(E) Problemas clínicos adicionais: arritmias cardíacas [principalmente com a inalação de aerossóis (hidrocarbonetos fluorados)]; hepatite tóxica, com possível evolução para insuficiência hepática; insuficiência renal (principalmente entre os que abusam de benzeno e tolueno); insuficiência pulmonar transitória (após a inalação); transtornos gastrointestinais leves e transitórios; anemia aplástica; fraqueza muscular, por destruição das fibras musculares; neuropatias periféricas, em geral induzidas por nafta e chumbo presentes na gasolina. Além disso, a facilidade da passagem placentária dos solventes está associada a anormalidades no bebê.

(F) Síndrome de abstinência: raramente se encontram sintomas de abstinência, uma vez que esse tipo de substância está mais ligado a um padrão de abuso do que propriamente a dependência. Os casos de uso contínuo geralmente são encontrados em indivíduos com problemas psíquicos graves e em situação grave de exclusão social.

Abuso de medicamentos de prescrição

Anticolinérgicos (biperideno – Akineton®, trihexafenidil – Artane®)

(A) Via de uso: ingerida ou injetável.

(B) Efeitos: distorções perceptuais, alucinações visuais, desorientação tempo-espacial e tontura (*delirium* anticolinérgico).

(C) Intoxicação: pode cursar com agitação, acompanhada de taquicardia e outros sinais anticolinérgicos, como boca seca, dificuldade de deglutição, distensão abdominal, hipertensão arterial, retenção urinária, fotofobia, além de um *rash* cobrindo a face e a parte superior do pescoço. O paciente pode apresentar sinais de um quadro confusional que, juntamente com a síndrome anticolinérgica, estabelece o diagnóstico.

Barbitúricos (fenobarbital, entre outros)

(A) Via de uso: ingerido ou injetável.

(B) Efeitos: sensação de relaxamento, sonolência, torpor.

(C) Intoxicação: sonolência, sensação de embriaguez, midríase, depressão respiratória, coma. O coma barbitúrico apresenta alta incidência de mortalidade, por se tratar de quadro grave e de difícil reversão.

(D) Síndrome de abstinência: o indivíduo pode apresentar sintomas de irritação, insônia, convulsões.

Benzodiazepínicos (diazepam, lorazepam, alprazolam, bromazepam, midazolam, entre outros)

(A) Via de uso: ingerido, injetado.

(B) Efeitos: relaxamento muscular e sedação, sensação de diminuição da ansiedade.

(C) Intoxicação: fala pastosa, incoordenação motora, marcha instável, confusão mental, bradicardia, dispneia, sonolência excessiva, podendo chegar a coma e morte por depressão respiratória.

(D) Síndrome de abstinência: caracterizada por ansiedade, insônia, taquicardia, tremores, irritabilidade, agitação psicomotora e até convulsões.

Tratamento

O tratamento preconizado para a dependência de substâncias deve ter um caráter multidisciplinar, envolvendo médicos, psicólogos, equipe de enfermagem, assistentes sociais, terapeutas ocupacionais e, se possível, educadores físicos. O "padrão-ouro" de tratamento é o regime ambulatorial, preferencialmente voluntário, com inclusão da família e projeto terapêutico individualizado.

É imprescindível que o paciente seja submetido a uma avaliação psiquiátrica com o objetivo de verificar a sua condição clínica, detectar comorbidades psiquiátricas e a necessidade de uso de medicações, seja para tratamento das comorbidades, seja para diminuir sintomaticamente a "fissura", tratar a SA e, finalmente, indicar medicações específicas que diminuam a vontade de consumir a substância.

A internação é um recurso terapêutico importante que deve ser utilizado com o objetivo de desintoxicação, preferencialmente de curta duração em hospital-geral ou centros especializados. Ao contrário do que se pensa, a internação não apresenta caráter curativo, e as internações prolongadas acabam por segregar o indivíduo da sociedade e da família, aumentando o grau de desajuste e prejuízo socioprofissional.

As internações por períodos prolongados (geralmente em comunidades terapêuticas) devem ser utilizadas como último recurso para pacientes que não conseguiram obter melhora do quadro com o modelo de tratamento ambulatorial. A internação deve ser preferencialmente de caráter voluntário e as indicações de internação voluntária e compulsória em dependência química devem seguir as mesmas indicações de internação em psiquiatria geral: risco de suicídio, risco de agravo à saúde e na presença de comorbidade psiquiátrica que promova alteração da consciência.

Do ponto de vista psicofarmacológico, ainda há resultados pouco expressivos para a maior parte das dependências. Entretanto, medicações mais modernas e estudos recentes têm apontado alguns "horizontes" nessa prática.

Álcool

De todas as substâncias causadoras de dependência, o álcool, associado aos opioides, é a droga que dispõe atualmente do maior arsenal de recursos medicamentosos em seu tratamento.

Manejo da síndrome de abstinência

O tratamento-padrão da SAA é com benzodiazepínicos, sendo mais comumente utilizado o diazepam e, em casos de insuficiência hepática, o lorazepam. A posologia utilizada geralmente é diazepam via oral (VO) 10 mg a cada 1/1/h ou lorazepam VO 2 mg a cada 2/2h até sedação leve. A partir do controle dos sintomas autonômicos, a redução é feita de forma gradual, decrescendo-se 2/3 da dose inicial a cada 24 horas. Na impossibilidade de administração da medicação VO, preconiza-se o uso intravenoso.

Entretanto, é preciso extremo cuidado ao administrar benzodiazepínicos por via intravenosa, pelo risco de sedação excessiva e depressão respiratória. O benzodiazepínico injetado não deve ser diluído, pois a adição de água provoca formação de "bolhas" do benzodiazepínico, promovendo uma entrada irregular e com efeitos imprevisíveis. A administração de diazepam por via intramuscular é proscrita, pelo mesmo risco de distribuição irregular.

Algumas medicações são utilizadas como adjuvantes no tratamento da SAA, como a carbamazepina, o propranolol e a clonidina.

As medidas gerais, como hidratação, reposição das vitaminas do complexo B e correção dos distúrbios hidroeletrolíticos, também devem ser consideradas.

Em caso de convulsões, a medicação de escolha para abortar a crise convulsiva é o diazepam. Somente no caso em que o indivíduo desenvolva um estado de mal epiléptico estão indicados o uso de fenitoína e a consequente hidantalização.

Em caso de agitação psicomotora intensa no *delirium tremens*, pode-se utilizar o haloperidol intramuscular ou intravenoso.

Medicamentos que diminuem a vontade de beber

O baclofeno e a naltrexona têm sido amplamente utilizados como adjuvantes no tratamento da dependência do álcool, diminuindo a vontade de beber e promovendo diminuição do número de recaídas e recaídas menos graves. O acamprosato, embora apresentasse resultados promissores da diminuição da vontade de beber, foi retirado do mercado pelo risco de complicações cardiológicas.

Tratamento aversivo: dissulfiram

O dissulfiram, derivado dos anti-helmínticos, promove um bloqueio da enzima aldeído desidrogenase, desencadeando um acúmulo de acetaldeído, a porção tóxica da degradação do álcool. Esse acúmulo vai originar uma reação antabuse, caracterizada por rubor facial, hipertensão severa, náuseas e vômitos, podendo evoluir para hipertensão maligna, confusão mental e morte por convulsões e complicações cerebrovasculares.

Apesar dos riscos, o dissulfiram é largamente utilizado num contexto de tratamento no qual o indivíduo aceita a medicação como forma de contenção do consumo, mediante termo de consentimento informado e orientações gerais quanto ao uso de álcool ingerido ou em produtos de limpeza, cosméticos etc.

Outras medicações

Os antidepressivos, os anticonvulsivantes e os antipsicóticos têm sido utilizados com o objetivo de controlar o impulso e diminuir a vontade de beber. Apesar dos resultados controversos, acredita-se que algum efeito positivo seja devido ao tratamento da comorbidade associada.

Os benzodiazepínicos podem ser usados para além do tratamento da SAA, pois é relativamente comum que os dependentes de álcool apresentem queixas de insônia e ansiedade. Dessa forma, essas medicações podem ser utilizadas com cautela, pelo risco de desenvolvimento de dependência e do uso concomitante com o álcool.

Cocaína/crack

1. Anticonvulsivantes: há tempos têm sido utilizados objetivando melhora no controle dos impulsos e diminuição da fissura. Entre eles, a carbamazepina tem sido a mais utilizada, com resultados controversos. Em geral, apresenta baixo risco de interação, mas pode piorar o risco de alterações cardiológicas da cocaína. O topiramato tem evidenciado melhores resultados e com menor risco de interações e perfil mais baixo de efeitos colaterais.
2. Antipsicóticos: os antipsicóticos podem atuar no bloqueio dos receptores dopaminérgicos, gerando diminuição da impulsividade e da fissura. A risperidona apresenta comprovada ação anti-craving (antifissura), mas uma interação com o álcool aumenta a sedação, os efeitos cardíacos e o risco de convulsão. Já a interação da olanzapina com álcool é um pouco mais segura, promovendo discreto aumento na absorção da olanzapina (25%), aumento da sonolência e hipotensão postural.
   Os neurolépticos de baixa potência, como a clorpromazina e a periciazina, podem ser utilizados no controle da impulsividade e da fissura, mas apresentam interação importante com o uso de álcool, com risco de sedação excessiva, além do rebaixamento do limiar convulsivo.
3. Benzodiazepínicos: embora apresentem bom efeito inicial no controle da fissura, induzem rápida tolerância e risco de abuso e dependência, devendo ser evitados.
4. Betabloqueadores: embora eficazes no manejo da ansiedade, apresentam risco de aumento das complicações cardiológicas e arritmias.
5. Antidepressivos: têm sido amplamente utilizados objetivando o manejo da impulsividade e o controle da fissura, apresentando eficácia controversa. Os mais utilizados são os inibidores seletivos da recaptação de serotonina (ISRS), como a fluoxetina e a paroxetina, mas há indícios de que os melhores resultados sejam devidos ao tratamento da comorbidade subjacente, como depressão e ansiedade, melhorando a evolução da dependência. A bupropiona, um antidepressivo de ação noradrenérgica, mostrou-se eficaz na diminuição da fissura em dependentes de cocaína, sobretudo em pacientes com sintomas depressivos mais proeminentes.
6. Naltrexona e baclofeno: a naltrexona, um antagonista opioide, e o baclofeno, um relaxante muscular de ação central, têm mostrado bons resultados da diminuição da fissura, melhorando o padrão de uso de cocaína e crack entre dependentes, por atuarem no mecanismo de recompensa cerebral, com participação de receptores opioides.
7. Dissulfiram: essa medicação tem sido utilizada há vários anos em casos em que o "gatilho" para uso da cocaína a partir do consumo de álcool fica bem evidenciado. Entretanto, pesquisas recentes têm demonstrado efeitos anti-craving em dependentes de cocaína que não consomem álcool. Contudo, o uso do dissulfiram deve ser bastante cauteloso, uma vez que a interação com o uso de álcool pode provocar diversas alterações físicas graves, podendo levar a quadros de hipertensão maligna e morte por complicações cerebrovasculares.
8. Vacina para a cocaína: criada recentemente com a associação de um fragmento de bactéria à molécula de cocaína, o indivíduo que recebe a vacina desenvolve uma reação antígeno-anticorpo, identificando a cocaína como um corpo estranho e eliminando seus efeitos. Entretanto, tem-se apontado a baixa efetividade (cerca de 38%) e a diminuição do efeito após alguns meses. Além disso, apesar da inativação dos efeitos no SNC, os riscos cardíacos são mantidos.

Maconha

Alguns indivíduos dependentes de maconha podem apresentar sintomas de abstinência inespecíficos, como insônia, irritabilidade, inapetência e agitação psicomotora. Embora não exista nenhuma medicação específica para o controle desses sintomas e por se tratar geralmente de casos menos graves se comparados à dependência de cocaína, pode-se utilizar antipsicóticos, anticonvulsivantes e ansiolíticos, visando ao controle sintomático. A naltrexona e o baclofeno também têm demonstrado resultados promissores no controle do impulso e da fissura.

Opioides

Embora o uso de heroína seja relativamente raro em nosso meio, a busca por tratamento da dependência de opioides, sobretudo os de prescrição, tem aumentado nos últimos anos, por um lado, pelo provável aumento de consumo nos últimos anos e, por outro, pelo maior acesso ao tratamento e diminuição do estigma. A maioria dos dependentes de opioides de prescrição são pacientes em tratamento para dores crônicas e profissionais da saúde (medicina, enfermagem e farmácia).

Desintoxicação

Os procedimentos de desintoxicação de opioides não são padronizados; desse modo, o que se preconiza é o manejo individualizado da desintoxicação.

Os agonistas opioides, como a buprenorfina, podem ser utilizados para diminuir os sintomas da SA. O período de desintoxicação é variável, podendo ocorrer entre uma semana e seis meses, dependendo da gravidade do uso e da resposta ao tratamento. A internação pode ser necessária nos casos em que haja instabilidade hemodinâmica ou alterações graves de comportamento.

A substituição pela metadona também pode ser utilizada na fase de desintoxicação, com manejo sintomático da dose. Na ausência dessas medicações específicas, pode-se utilizar o manejo sintomático da SA de opioides, por meio do uso de analgésicos, medidas de suporte geral e antiespasmódicos.

A clonidina, um agonista alfa-adrenérgico com ação inibitória principalmente no *locus coeruleus*, apresenta eficácia comparável à metadona, exceto pelo risco de efeitos colaterais, como letargia, insônia, tontura e hipersedação, o que limita seu uso ambulatorialmente. A associação com naltrexona impede que o indivíduo faça uso de qualquer opioide na fase de desintoxicação.

Manutenção

A terapia medicamentosa, além de eficaz na desintoxicação, é um importante elemento para evitar as recaídas. Além da naltrexona e da manutenção com metadona, o LAAM (levometadilacetato) é um agonista opioide que também tem sido usado como droga de manutenção e apresenta eficácia maior que a da metadona, com meia-vida mais longa, permitindo a administração em dias alternados.

A buprenorfina, um agonista parcial do tipo alfaopioide, também pode ser utilizada na fase de manutenção. Entretanto, têm-se verificado, em alguns paises da Europa, o abuso dessa substância, na forma ingerida ou injetável.

Bibliografia consultada

American Psychiatric Association. Diagnostic and Statistics Manual of Mental Disorders. 4th ed. Washington DC, American Psychiatric Association Press; 1994.

Baldaçara L, Cordeiro D. Emergências psiquiátricas. São Paulo: Roca; 2007.

Berglund M. A better widget? Three lessons for improving addiction treatment from a meta-analytical study. Addiction. 2005;100(6):742-50.

Brasil. Ministério da Saúde. A Política do Ministério da Saúde para Atenção Integral a Usuários de Álcool e Outras Drogas. Ministério da Saúde, Secretaria Executiva, Secretaria de Atenção à Saúde, CN-DST/AIDS. 1ª ed. Brasília; 2003.

Carlini EA, Galduróz JCF. II Levantamento Domiciliar Sobre o Uso de Drogas Psicotrópicas no Brasil. São Paulo: Cebrid – Centro Brasileiro de Informações sobre Drogas Psicotrópicas; 2005.

Cornish JW, McNicholas LF, O'Brien CP. Tratamento dos transtornos relacionados a substâncias. In: Schatzberg AF, Nemeroff CB. Fundamentos de psicofarmacologia clínica. Rio de Janeiro: Guanabara Koogan; 2002.

Julião AM, Moreira FG, Fidalgo TM, Silveira DX. Transtornos associados ao uso de drogas. In: Valle JR, Prado FC, Ramos J. Atualização terapêutica. 23ª ed. São Paulo: Artes Médicas; 2007.

Marlatt GA. Redução de danos: estratégias práticas para lidar com comportamentos de alto risco. Porto Alegre: Artes Médicas Sul; 1999.

Mattick RP, Kimber J, Breen C, Davoli M. Buprenorphine maintenance versus placebo or methadone maintenance for opioid dependence. Cochrane Database Syst Rev. 2002;(4):CD002207.

Niel M, Silveira DX. Drogas e redução de danos: uma cartilha para profissionais da saúde. São Paulo: Ministério da Saúde; 2008.

Nordstrom BR, Levin FR. Treatment of cannabis use disorders: a review of the literature. Am J Addict. 2007;16(5):331-42.

Sadock BJ, Sadock VA. Manual de Farmacologia Psiquiátrica de Kaplan e Sadock. 3ª ed. Porto Alegre: Artmed; 2002.

Silveira DX, Moreira FG. Panorama Atual de Drogas e Dependências. São Paulo: Atheneu; 2006.

Srisurapanont M, Jarusuraisin N. Naltrexone for the treatment of alcoholism: a meta-analysis of randomized controlled trials. Int J Neuropsychopharmacol. 2005;8:267-80.

Soares BGO, Lima MS, Lima Reisser A, Farrell M. Dopamine agonists for cocaine dependence. Cochrane Database Syst Rev. 2001;(4):CD003352.

SEÇÃO XVIII

URGÊNCIAS E EMERGÊNCIAS EM GINECOLOGIA

Coordenador
Alexandre Vieira Santos Moares

185
ABDOME AGUDO EM GINECOLOGIA

Alexandre Vieira Santos Moraes
Vardeli Alves de Moraes

Introdução

O abdome agudo ginecológico (AAG) é definido como uma dor abdominal intensa de início súbito ou progressivo com origem no aparelho reprodutor feminino. Pode ser cirúrgico ou clínico. Mas, por atingir mulheres principalmente na fase reprodutiva, pode provocar infertilidade e sequelas irreversíveis[1].

Seu diagnóstico é difícil e o tratamento, quanto mais precoce, tem melhores resultados. O quadro clínico, muitas vezes, está associado a náuseas, vômitos, dor referida escapular e, menos frequentemente, quadros diarreicos[2].

O diagnóstico diferencial de dor abdominal é amplo e inclui distúrbios dos sistemas gastrointestinal, urogenital, ginecológico, vascular e pulmonar. A dor abdominal pode ser causada por processos infecciosos, inflamatórios, anatômicos ou neoplásicos[3].

Para o melhor raciocínio clínico, podemos classificar o AAG de acordo com o seu quadro clínico e etiologia, em três tipos[1-3], conforme a Tabela 185.1.

Tabela 185.1. Classificação do abdome agudo ginecológico de acordo com a etiologia

Abdome agudo	Etiologia
Hemorrágico	Gravidez ectópica (GE), rotura de cistos ovarianos, rotura de corpo lúteo, endometriose, tumores pélvicos, hematocolpo, hematométria, hematossalpinge
Inflamatório	Doença inflamatória pélvica (DIP), abscesso pélvico
Isquêmico	Torção de ovário, torção de pedículo de mioma subseroso, degeneração miomatose, torção de anexos

Epidemiologia

Não existem na literatura estudos bem definidos acerca dos aspectos epidemiológicos, perfil clínico, fatores de risco e diagnósticos do AAG, mas alguns trabalhos retrospectivos de pacientes internadas com AAG demonstraram alguns dados interessantes[1].

Raposo et al.[1] analisaram 90 pacientes com AAG e encontraram que a idade média foi em torno de 33 anos e o sintoma mais prevalente foi a dor abdominal, presente em 95,5% das pacientes. O diagnóstico mais frequente foi o de gravidez ectópica (36,7%). Torções de ovário e de miomas foram diagnosticados em 24,4% e 20% das doentes, respectivamente. Já doença inflamatória pélvica (DIP), cisto hemorrágico e cisto anexial representaram somente 3,3%.

Murta et al. analisaram um total de 287 pacientes e encontraram dados muito parecidos com os de Raposo el al.[1] Desse total, 75 (26,1%) apresentavam abdome agudo do tipo hemorrágico. O diagnóstico mais frequente foi prenhez ectópica, com 68 casos (90,7%), seguido por cisto ovariano roto, com sete casos (9,3%). Das restantes 212 (73,9%) pacientes, 201 (94,8%) apresentaram abdome agudo do tipo inflamatório, e o diagnóstico mais frequente foi a DIP, com 201 (94,8%) casos, e a torção de anexo, com 11 (5,2%) casos.

Supõe-se que o diagnóstico mais provável para cada tipo de abdome agudo é gravidez ectópica para o hemorrágico, DIP para o inflamatório e torção de ovário e anexo para o isquêmico[1-4].

Fisiopatologia

Abdome agudo hemorrágico

A gravidez ectópica é qualquer gravidez que ocorre fora da cavidade uterina, mais comumente na tuba uterina (ampola, istmo ou fímbria), cavidade abdominal, ovário, colo do útero e corno uterino. Em 96% dos casos, a localização é tubária, ampolar ou ístmica, seguindo-se a intersticial (1,2%), ovariana (0,9%), intraligamentar (0,5%), abdominal (0,5%) e cervical (0,2%). Na tuba, localiza-se de preferência (74%) na porção distal (ampola ou infundíbulo) e no istmo (24%)[5,6].

A gravidez ectópica ocorre em aproximadamente 0,5% a 2% das gestações diagnosticadas e é tipicamente descoberta entre 6 e 10 semanas de gestação. O rompimento da tuba é a principal causa do hematoperitônio e com grave repercussão hemodinâmica[5-7].

Outras causas de hematoperitônio são os cistos e os corpos lúteos hemorrágicos. Os cistos ovarianos originam-se de um folículo que respondeu anormalmente aos estímulos gonadotróficos não ovulando e acumulando uma maior quantidade de líquido folicular; seu tamanho pode variar de 2,5 até 10 cm e são invariavelmente uniloculares e unilaterais. São mais comuns em mulheres em idade reprodutiva, com idade média de diagnóstico entre 27 e 30 anos. Quando rompe um vaso da parede do cisto, chamamos de cisto hemorrágico[6,7].

Os cistos de corpo lúteo aparecem na segunda fase do ciclo menstrual, são muito vascularizados e atingem em média 4 cm. Se ocorre ruptura desses vasos, provoca grandes hemorragias e volumosos hematoperitônios. A rotura ocorre normalmente entre o 20° e 26° dia do ciclo menstrual. Como fator de risco, há as causas mecânicas, atividade física ou relação sexual[8,9].

A endometriose, que representa tecido endometrial ectópico, também pode provocar dores abdominais, mais de caráter cíclico, durante a menstruação. Os endometriomas, que são a apresentação ovariana da endometriose, podem se romper e provocar hematoperitônio[6-9].

Os tumores malignos de ovário e de tuba uterina também podem se apresentar com roturas, mas essa situação é mais rara. Normalmente, os malignos são tumores grandes que ocupam toda a cavidade abdominal e com ascite, sendo mais difícil a sua rotura mecânica[10].

Pacientes adolescentes e amenorreicas que se queixam de dores cíclicas podem ter hematocolpo, hematométria, hematossalpinge e hematoperitônio, decorrente da barreira provocada por um hímen imperfurado ou septo vaginal[8].

Abdome agudo inflamatório

A principal patologia desse tipo de AAG é a DIP.

A DIP compreende um espectro de doenças inflamatórias do trato genital feminino superior, incluindo qualquer combinação de endometrite, salpingite, abscesso tubo-ovariano e peritonite pélvica. A *N. gonorrhoeae* e *C. trachomatis* são os mais comuns. Mas os microrganismos que compreendem a flora vaginal (por exemplo, anaeróbios, *G. vaginalis*, *Haemophilus influenzae*, Gram-negativos e *Streptococcus agalactiae*) têm sido associados com DIP[1,11,12].

Casos mais graves evoluem para abscessos tubo-ovarianos.

A DIP pode acontecer de três formas (Tabela 185.2).

Tabela 185.2. Via de transmissão da DIP e sua respectiva fisiopatologia

Via de transmissão da DIP	Fisiopatologia
Ascendente	Pelo colo, endométrio e tubas uterinas. É a mais frequente. O intervalo de tempo de incubação da doença é de 4 dias. Fator de risco é a introdução do DIU e mudanças físicas e hormonais do ciclo menstrual.
Hematogênica	Perfuração uterina, pós-aborto e após aplicação do DIU.
Linfática	Mais rara, associada à tuberculose.

Abdome agudo isquêmico

É decorrente de uma necrose do pedículo vascular de ovário, tuba uterina e mioma subseroso[7,8].

Os tumores sólidos e os cistos ovarianos em torno de 5 a 15 cm são os mais propensos a sofrer torções após atividades físicas e sexuais. Os tumores que mais torcem são os cistos simples funcionais, cistos dermoides (teratomas maduros) e cistoadenomas[13].

Os miomas suberosos podem provocar AAG quando torcidos ou degenerados[14].

Quadro clínico

Não há um quadro clínico bem definido, pois cada patologia cursará com anamnese e exame físico diferente. A relação dos sintomas, sinais clínicos e ciclo menstrual, o padrão de atividade sexual e o uso de métodos anticoncepcionais são importantes no estabelecimento do diagnóstico do tipo de abdome agudo[1,2].

Os principais sintomas são dor súbita, em facada, latejante, com aumento progressivo de intensidade, dor à palpação e à descompressão brusca e diminuição dos ruídos hidroaéreos. Os sinais de gravidade como confusão, obnubilação e hipotensão indicam necessidade de intervenção imediata[1-3].

Na Tabela 185.3, conta a representação das principais etiologias e seus respectivos quadros clínicos.

Tabela 185.3. Apresentação do quadro clínico para cada etiologia de abdome agudo ginecológico

Etiologia	Quadro clínico
Gravidez ectópica rota	Dor súbita, lancinante, sinal de Laffont (dor escapular), atraso menstrual, descompressão positiva, palpação dolorosa, toque vaginal doloroso, mobilização uterina dolorosa, arroxeamento de fundo de saco posterior, hipotensão e sinais de choque hemorrágico.
Corpo lúteo hemorrágico	Entre o 20º e o 26º dia do ciclo menstrual. Dor súbita e lancinante, sinal de Laffont (dor escapular), descompressão positiva, palpação dolorosa, toque vaginal doloroso, mobilização uterina dolorosa, arroxeamento de fundo de saco posterior, hipotensão e sinais de choque hemorrágico.
DIP	Sintomas de sangramento vaginal anormal de pouca quantidade (*spotting*), dispareunia, descarga vaginal, dor pélvica ou dor em abdome inferior, além de dor à mobilização do colo do útero ao toque. Febre. Palpação de tumor anexial (abscesso tubo-ovariano).
Torção do ovário, anexo e mioma subseroso	Depende do grau de torção. Se a torção é mínima e lenta, os sintomas são discretos, porém, se for completa, pode haver dor intensa, aguda e súbita, náuseas e vômitos, sinais de peritonite, íleo adinâmico ou paralítico.

Abdome agudo hemorrágico

O quadro clínico do abdome agudo hemorrágico está associado com os sintomas decorrentes do hematoperitônio. Na Tabela 185.4, consta a descrição dos sinais e sintomas das duas principais patologias: gravidez ectópica rota e cisto hemorrágico[4-6].

Tabela 185.4. Comparação do quadro clínico de gravidez ectópica rota e cisto hemorrágico

Exame físico	Gravidez ectópica rota	Cisto hemorrágico
Anamnese	• Dor lancinante • Início súbito • Atraso menstrual	• Dor lancinante • Início súbito • Segunda fase do ciclo
Exame físico	• Dor à descompressão brusca • Dor escapular (Laffont) • Abdome distendido • Toque vaginal doloroso (grito de Douglas) • Arroxeamento em fundo de saco posterior • Mobilização uterina dolorosa • Presença de coloração azulada periumbilical (sinal Cullen-Hellendel-Hoffstatter)	• Dor à descompressão brusca • Dor escapular (Laffont) • Abdome distendido • Toque vaginal doloroso (grito de Douglas) • Arroxeamento em fundo de saco posterior • Mobilização uterina dolorosa •

Abdome agudo inflamatório (quadro clínico da DIP)

O diagnóstico clínico de DIP é feito a partir de critérios maiores, critérios menores e critérios elaborados, apresentados na Tabela 185.5.

Para a confirmação clínica de DIP, é necessária a presença de:
- TRÊS critérios maiores MAIS um critério menor; OU
- UM critério elaborado.

Os critérios elaborados podem aumentar a especificidade do diagnóstico clínico de DIP[4,12,15].

Tabela 185.5. Apresentação do quadro clínico para cada etiologia de abdome agudo ginecológico

Critérios maiores
Dor no hipogástrio
Dor à palpação dos anexos
Dor à mobilização de colo uterino
Critérios menores
Temperatura axilar > 37,5 °C ou temperatura > 38,3 °C
Conteúdo vaginal ou secreção endocervical anormal
Massa pélvica (abscesso tubo-ovariano)
Mais de cinco leucócitos por campo de imersão em material de endocérvice
Leucocitose em sangue periférico
Proteína C-reativa ou velocidade de hemossedimentação (VHS) elevada
Comprovação laboratorial de infecção cervical pelo gonococo, clamídia ou micoplasmas
Critérios elaborados
Evidência histopatológica de endometrite
Presença de abscesso tubo-ovariano ou de fundo de saco de Douglas em estudo de imagem
Laparoscopia com evidência de DIP

Abdome agudo isquêmico (torção de anexo e ovário)

O quadro clínico depende do grau de torção. Se a torção é mínima e lenta, os sintomas são discretos, porém, se for completa, pode haver dor intensa, aguda e súbita, náuseas e vômitos, sinais de peritonite, íleo adinâmico ou paralítico[1,7,16].

Diagnóstico diferencial

O diagnóstico diferencial deve ser feito com doenças dos sistemas gastrointestinal, urogenital, ginecológico, vascular e pulmonar. Uma das principais doenças que devemos descartar é a apendicite[17,18].

Entre as mulheres com quadro clínico de apendicite, 10% possuem como diagnóstico intraoperatório causas ginecológicas como cistos ovarianos, miomas e endometriose[1,17,18].

A apendicite aguda é responsável por 27,5% das emergências cirúrgicas abdominais e é a causa mais comum de dor pélvica não ginecológica[18].

No diagnóstico de gravidez ectópica, devem-se descartar abortamento do primeiro trimestre e mola hidatiforme[2,3].

Avaliação inicial e condutas na sala de emergência

Como primeira conduta, é necessária a avaliação dos sinais vitais do paciente, com a intenção de descartar instabilidade hemodinâmica, sepse e choque. Em pacientes críticos, seguir protocolos de estabilização antes de abordagem cirúrgica[2,18].

Em pacientes estáveis, solicitar beta-hCG sérico, hemograma, exame de urina e ultrassonografia (USG) endovaginal. Nos casos de suspeita de DIP, os testes de amplificação de ácido nucleico (NAATs) para detectar clamídia e gonorreia são solicitados[2,18].

- Dosagem do beta-hCG: avaliar o aumento do beta-hCG em 48 horas. Nas gestações tópicas, há aumento superior a 66% do beta-hCG; já nas gestações ectópicas, ele não atinge esse valor, sendo sempre inferior a 66%. Estudos têm mostrado que 85% das gestações normais apresentam aumento de dosagem do beta-hCG de 66%[19].
- USG endovaginal: é considerada, atualmente, o padrão-ouro no diagnóstico da dor pélvica aguda. A ausência de saco gestacional intrauterino em pacientes com beta-hCG acima de 1.500 UI como tumoração anexial faz pensar em gravidez ectópica. As imagens de endometriomas e cistos hemorrágicos possuem características possíveis para serem identificadas por esse exame. A associação da ferramenta Doppler pode auxiliar no diagnóstico de torção de ovário, devido à diminuição do fluxo sanguíneo[20]. Outros diagnósticos também são exequíveis à USG, como a degeneração de mioma submucoso, hidrossalpinge e abscesso tubo-ovariano. A apendicite, a causa mais comum de dor não ginecológica, pode ser diagnosticada por USG, com sensibilidade inferior à da tomografia computadorizada da pelve[20].

- Exame de urina e urocultura, para descartar infecção urinária e nefrolitíase.
- Hemograma, importante para quantificar perda sanguínea em abdomes hemorrágicos e leucocitose em abdomes infecciosos.
- NAATs, para clamídia e gonorreia, causas importantes de DIP. E outras doenças sexualmente transmissíveis.

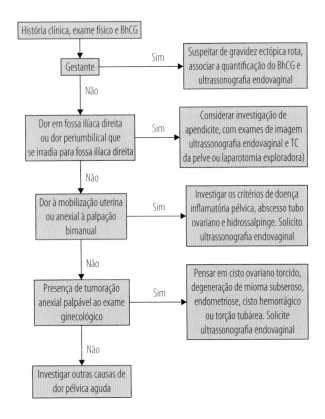

Figura 185.1. Algoritmo para abordagem da paciente com dor pélvica aguda[18]

Monitorização, tratamentos, prescrição

Na atualidade, a laparoscopia é ideal para o diagnóstico de dor pélvica aguda e o tratamento de emergências ginecológicas. É tão seguro e eficaz quanto a laparotomia para o tratamento da gravidez ectópica, cistos ovarianos, cistos dermoides e torção anexial. O tratamento com laparoscopia resulta em menor tempo de internação e recuperação mais rápida. A fertilidade futura não é comprometida e em alguns casos pode ser melhorada com o tratamento laparoscópico.

Gravidez ectópica

A abordagem terapêutica na gravidez ectópica (GE) inclui terapêutica conservadora, medicamentosa e cirúrgica dependendo do tamanho da tumoração, quantificação do beta-hCG e condições hemodinâmicas. Em pacientes hemodinamicamente estáveis, com GEs menores que 3,5 cm, beta-hCG menor que 5.000 UI e óbito embrionário, pode ser oferecido o tratamento com dose única de metotrexato, na dose de 50 mg/m² por via intramuscular e seguimento com beta-hCG[19,21].

Nos casos de gravidez ectópica rota e com repercussão hemodinâmica, o tratamento é cirúrgico por videolaparoscopia ou laparotomia. A abordagem cirúrgica depende da localização e do estado da tuba uterina, podendo-se realizar a salpingostomia com preservação da tuba uterina ou salpingectomia quando já há dano irreparável à tuba[22,23].

Cisto hemorrágico ou corpo lúteo hemorrágico

A abordagem por videolaparoscopia é a melhor opção cirúrgica. A intenção é limpar a cavidade peritoneal e fazer a hemostasia do ovário. Em casos de pacientes que não tiveram alteração hemodinâmica e hematológica, é possível realizar uma conduta conservadora com observação clínica[20,22,24].

Torção de cisto ovariano, tuba uterina ou anexos

Nessa enfermidade, o diagnóstico e o tratamento precoce evitarão a evolução para necrose ou complicações mais graves, tais como trombose pélvica e peritonite. O risco de torção é maior quando o cisto tem cerca de 10 a 12 cm, e os cistos dermoides são os mais frequentemente envolvidos. Outro fator implicado é a hiperestimulação ovariana.

A USG com Doppler é fundamental para avaliar a viabilidade vascular do cisto. A abordagem cirúrgica sempre é necessária, e a videolaparoscopia é a opção mais adequada, por permitir a preservação da estrutura afetada[21,22].

No entanto, quando há necrose, é necessária a retirada do órgão. Nessa situação, deve-se evitar reverter a torção, devido ao risco de disseminar os trombos[21,22].

Mioma subseroso degenerado ou torcido

A miomatose uterina é, também, responsável por uma percentagem importante de AAG. O tratamento, nesse caso, é cirúrgico, com a realização de miomectomia em pacientes ainda no período fértil e histerectomia nas pacientes com prole definida.

Doença inflamatória pélvica

A complicação mais comum é o abscesso tubo-ovárico, que pode evoluir para peritonite e peri-hepatite (síndrome de Fitz-Hugh-Curtis). Dessa forma, o tratamento se baseia nas condições da paciente e na presença ou não de massas anexiais.

Os princípios gerais do tratamento são[12]:

1) Realizar repouso e analgesia;
2) Retirar dispositivo intrauterino;
3) Ministrar antibióticos de amplo espectro, abrangendo gonococo, clamídia, micoplasmas, germes aeróbios (Gram-positivos e Gram-negativos), anaeróbios e facultativos;
4) Em caso de abscesso tubo-ovariano ou pélvico, drenar se necessário;
5) Realizar acompanhamento clínico e bacteriológico quatro a seis semanas depois do fim do tratamento;

6) Fazer tratamento endovenoso, que deve ser mantido por 24 a 48 horas após a melhora clínica e completado por 14 dias de antimicrobiano, podendo ser usada a terapia sequencial oral[12,15].

Os critérios de internação são baseados na presença de peritonite, abcesso, imunodeficiência, resposta inadequada à terapêutica ambulatorial ou em casos em que há dúvida diagnóstica[15].

Há vários esquemas terapêuticos para uso dos antibióticos. Na Tabela 185.6, são apresentados os esquemas mais utilizados e indicados pelo CDC[15].

Tabela 185.6. Esquemas terapêuticos

Esquemas por via parenteral A	Cefotetano, 2 g, IV, 12-12h ou cefoxitina, 2 g, IV, 6-6h + doxiciclina, 100 mg, VO ou IV, 12-12h Variante europeia: ceftriaxona, 1g/dia, IM + doxiciclina, 100 mg, VO ou IV, 12-12h
Esquema por via parenteral B	Clindamicina, 900 mg, IV, 8-8h + gentamicina, dose inicial de 2 mg/kg de peso, IV, e de manutenção, 1,5 mg/kg, IV, 8-8h Quando em dose única diária: gentamicina, 5 mg/kg de peso, IV + clindamicina, 2.700 mg
Esquemas por via parenteral alternativo 1	Levofloxacino, 500 mg, IV, dose única diária ou ofloxacino, 400 mg, IV, 12-12h, com ou sem metronidazol, 500 mg, IV, 8-8h (nível de evidência B)
Esquema por via parenteral alternativo 2	Ampicilina-sulbactam, 3 g, IV, 6-6h + doxiciclina, 100 mg, VO ou IV, 12-12h (nível de evidência B) No caso de alergia à cefalosporina, recorrer à azitromicina, em geral efetiva contra gonococos

Adaptada de: CDC[15].

Quando for necessária a abordagem cirúrgica, optamos por laparotomia exploradora, com incisão de Pfannenstiel. No entanto, é importante salientar que a laparoscopia tem seu espaço no AAG, tanto para o diagnóstico quanto para o tratamento[23].

Referências bibliográficas

1. Raposo S, Nobre C, Dias M. Acute abdomen in gynecology. Acta Obstet Ginecol Port. 2013;7(1):83-8.
2. Oliveira MAP, Melki LAH, Tavares RCS. Abdome agudo ginecológico. ver HUPE. 2009;8(1):81-8.
3. Boyd CA, Riall TS. Unexpected gynecologic findings during abdominal surgery. Curr Probl Surg. 2012;49(4):195-251.
4. Murta EFC, Tiveron FS, Barcelos ACM, Manfrin A. Análise retrospectiva de 287 casos de abdome agudo em ginecologia e obstetrícia. Rev Col Bras Cir. 2001;28(1):44-7.
5. Menegoci JC, Andréa Filho A, Lian Ie T. Condutas nas urgências em ginecologia – parte 4/Urgências relacionadas à prenhez inicial. Rev Fac Ciênc Méd Sorocaba. 2008;9(4):26-30.
6. Menegoci JC, Andréa Filho A, Lian Ie T. Condutas nas urgências em ginecologia – parte 2/Urgências por hemorragias internas. Rev Fac Ciênc Méd Sorocaba. 2008;9(4):24-5.
7. Menegoci JC, Andréa Filho A, Lian Ie T. Condutas nas urgências em ginecologia – parte 5/Urgências por torções. Rev Fac Ciênc Méd Sorocaba. 2008;10(1):26.
8. Spinelli C, Piscioneri J, Strambi S. Adnexal torsion in adolescents: update and review of the literature. Curr Opin Obstet Gynecol. 2015;27(5):320-5.
9. Haque M, Kamal F, Chowdhury S, Uzzaman M, Aziz I. Non obstetric causes and presentation of acute abdomen among the pregnant women. J Family Reprod Health. 2014;8(3):117-22.
10. Dupuis CS, Kim YH. Ultrasonography of adnexal causes of acute pelvic pain in pre-menopausal non-pregnant women. Ultrasonography. 2015;34(4):258-67.
11. Menegoci JC, Andréa Filho A, Lian Ie T. Condutas nas urgências em ginecologia – parte 3/Urgências por infecções. Rev Fac Ciênc Méd Sorocaba. 2008;9(4):24-5.
12. Halbe HW, Cunha DC. Doença inflamatória pélvica. Diagn Tratamento. 2010;15(3):106-9.
13. Ganer Herman H, Sagiv R, Raphaeli H, Kerner R, Keidar R, Bar J, et al. Surgical treatment of mature cystic teratomas: A comparison of emergent and elective surgeries. J Obstet Gynaecol Res. 2017;43(1):190-5.
14. Novais VM, David T, Santos Il, Azevedo M, Nogueira R, Ramalho G. Hemoperitoneu maciço causado por mioma uterino. Arq Med. 2010;24(1):9-11
15. CDC – Centers for Disease Control and Prevention. Sexually Transmitted Diseases Treatment Guidelines. Recommendations and Reports. 2015. Disponível em: https://www.cdc.gov/mmwr/preview/mmwrhtml/rr6403a1.htm. Acesso em: 18 dez. 2016.
16. Dodge JE, Covens AL, Lacchetti C, Elit LM, Le T, Devries-Aboud M, et al.; Gynecology Cancer Disease Site Group. Management of a suspicious adnexal mass: a clinical practice guideline. Curr Oncol. 2012;19(4):e244-57.
17. Mazzei MA, Guerrini S, Cioffi Squitieri N, Cagini L, Macarini L, Coppolino F, et al. The role of US examination in the management of acute abdomen. Crit Ultrasound J. 2013;5 Suppl 1:S6.
18. Kruszka PS, Kruszka SJ. Evaluation of acute pelvic pain in women. Am Fam Physician. 2010;82(2):141-7.
19. Elito Jr. J, Montenegro NAMM, Soares RC, Camano L. Gravidez ectópica não rota: diagnóstico e tratamento. Situação atual. Rev Bras Ginecol Obstet. 2008;30(3):149-59.
20. Auslender R, Shen O, Kaufman Y, Goldberg Y, Bardicef M, Lissak A, et al. Doppler and gray-scale sonographic classification of adnexal torsion. Ultrasound Obstet Gynecol. 2009;34:208-11.
21. Cardoso FAB, Lima YA, Guimarães BEM, Turchi MD, Carvalho NR, Alves MFC. Avaliação do uso do swab vaginal no diagnóstico molecular das infecções por Chlamydia trachomatis e Neisseria gonorrhoeae em adolescentes e jovens. In: VIII Seminário em Patologia Tropical e Saúde Pública, 2010, Goiânia. Rev Patologia Tropical. 2010;39;19.
22. Rieger MM, Santos XM, Sangi-Haghpeykar H, Bercaw JL, Dietrich JE. Laparoscopic outcomes for pelvic pathology in children and adolescents among patients presenting to the pediatric and adolescent gynecology service. J Pediatr Adolesc Gynecol. 2015;28(3):157-62.
23. Gaitán HG, Reveiz L, Farquhar C. Laparoscopy for the management of acute lower abdominal pain in women of childbearing age. Am Fam Physician. 2010;82(2):141-7.
24. Bhavsar AK, Gelner EJ, Shorma T. Common questions about the evaluation of acute pelvic pain. Am Fam Physician. 2016;93(1):41-8.

186

SANGRAMENTO UTERINO ANORMAL

Eduardo Camelo de Castro

Introdução

O sangramento uterino resultante do ciclo menstrual fisiológico ocorre com intervalos regulares de 22 a 34 dias, prolonga-se por três a sete dias e tem volume total de 20 a 80 mL[1].

Consideram-se **sangramento menstrual frequente** quando o intervalo entre as menstruações for menor que 22 dias e **sangramento menstrual infrequente** quando ocorrer um ou dois episódios de sangramento a cada 90 dias.

Sangramento menstrual prolongado ocorre quando a duração do fluxo menstrual for maior que sete dias. **Sangramento menstrual encurtado** ocorre quando a duração da menstruação for menor que três dias.

Sangramento menstrual excessivo (SME) é quando a paciente refere que tem um fluxo sanguíneo aumentado, independentemente do fato de ser frequente ou prolongado. Esse sangramento interfere na qualidade de vida nos âmbitos físico, emocional, social e material. **Sangramento menstrual leve** baseia-se na percepção da paciente e raramente está associado a patologia.

Sangramento menstrual irregular é o sangramento maior que 20 dias em um ciclo, ao longo de um período de um ano. **Amenorreia** é a ausência de sangramento num período de 90 dias.

A Federação Internacional de Ginecologia e Obstetrícia (FIGO) sugere empregar os termos sangramento uterino estrutural (sangramentos de causas orgânicas genitais e extragenitais) e não estrutural (não orgânico, antigamente disfuncional). A terminologia sangramento uterino anormal (SUA) é generalizada a todos os tipos de sangramentos uterinos.

Epidemiologia

A prevalência de SUA foi de 4% a 27%, dependendo da faixa etária e do modo como foi avaliado o sangramento, se objetivamente ou subjetivamente. Há menor prevalência nos estudos que avaliaram objetivamente[2].

Apenas 40% a 45% das pacientes que procuram tratamento por excesso de sangramento perdem mais que 80 mL. Quase a metade das mulheres que afirmam ter sangramento aumentado perde menos que 40 mL. A percepção pouco precisa das pacientes indica a necessidade de métodos mais objetivos e precisos para medir o volume do sangramento menstrual[3].

Fisiopatologia e quadro clínico

Quando algum processo fisiológico que controla a menstruação estiver alterado numa extensão em que a função normal possa ser prejudicada, ocorrerá o sangramento uterino excessivo não estrutural. Acredita-se que ele possa ocorrer por alterações dos fatores luteolíticos locais, desequilíbrios nas concentrações locais das prostaglandinas vasoconstritoras e vasodilatadoras, exacerbação do sistema fibrinolítico e maior densidade de receptores do estradiol e progesterona no endométrio.

No sangramento uterino não estrutural, anteriormente chamado de disfuncional, não há alteração nítida do eixo hipotálamo-hipófise-ovariano-uterino e os níveis basais de gonadotrofinas e estrogênios são normais.

Em ciclos ovulatórios com desenvolvimento folicular insuficiente, o retardo no processo de reepitelização dá origem ao prolongamento do sangramento menstrual.

A foliculogênese retardada resulta em ciclos mais longos (35 a 45 dias), clinicamente traduzidos por manchas no período pré-menstrual, prolongando o sangramento.

Havendo foliculogênese acelerada, o intervalo do ciclo pode ser mais curto (20 a 26 dias).

Quando há fase lútea insuficiente, podem-se observar ciclos com intervalos normais, mas com manchas antes do fluxo menstrual e prolongamento de sua duração ou ciclos com intervalos curtos.

No comprometimento mais severo do eixo hipotálamo-hipófise-ovariano, ocorrem foliculogênese incompleta, duração variável do intervalo entre sangramentos e produção insuficiente de estrogênios para promover retroalimentação hipotalâmica positiva e ovulação. Não havendo ovulação, o sangramento ocorre por ruptura da superfície endometrial em intervalos irregulares. As manifestações clínicas marcantes são a polimenorreia ou os ciclos longos, com duração variável e fluxo prolongado.

Na polimenorreia por anovulação, não há modificações nas características físicas do fluxo, e esse fato permite diferenciá-la dos ciclos ovulatórios com manchas no meio do ciclo.

Diagnóstico diferencial

O acrônimo PALM-COEIN pode auxiliar na memorização e organização dos diagnósticos diferenciais nos SUAs[4].

Pólipos endometriais (P) são proliferações epiteliais, com variações dos tecidos glandular, vascular, fibromuscular e conjuntivo. Quando provocam sangramentos uterinos anormais, eles costumam ser em quantidade menor e fora do período menstrual.

Adenomiose (A) é a presença de endométrio no miométrio e pode cursar com SME e dismenorreia. O método diagnóstico com maior acurácia é a ressonância magnética. O ultrassom transvaginal apresenta critérios bastante válidos, quando correlacionados com o quadro clínico.

Leiomiomas (L) são tumores benignos compostos por tecido fibroso e muscular. O ultrassom transvaginal pode diagnosticar a presença de miomas uterinos e verificar a localização, o tamanho e a quantidade. A ressonância magnética e a histeroscopia podem contribuir no diagnóstico em alguns casos.

Malignidade e hiperplasia (M) são as lesões hiperplásicas atípicas e as neoplasias do endométrio. O adenocarcinoma é o tumor mais comum, além dos sarcomas uterinos.

Coagulopatias (C) são causas orgânicas fisiológicas. A cascata da coagulação é importante para cessar o sangramento menstrual. As coagulopatias são mais comuns em adolescentes. As principais causas são a doença de von Willebrand e as trombocitopenias. Pacientes com trombofilias que necessitam de anticoagulantes por longos períodos podem também ter SUA.

Disfunções ovulatórias (O) são as alterações da ovulação que culminam com SUA irregular e frequentemente abundante. São mais comuns na perimenarca e na perimenopausa. Os ciclos menstruais se alargam ou se encurtam e o fluxo torna-se abundante. Na perimenarca, o hipotálamo, ainda imaturo, não coordena a produção cíclica do GnRH, e isso impede a secreção de hormônio luteinizante e, consequentemente, a ovulação. Na perimenopausa, os baixos níveis de estradiol produzidos pelos folículos ovarianos remanescentes também são desfavoráveis à secreção em pico do LH, culminando com a anovulação.

A falta de secreção da progesterona pela anovulação determina um quadro de hiperestrogenismo relativo, aumentando o risco de desenvolvimento da hiperplasia endometrial.

Menos frequentemente, os distúrbios ovulatórios são reflexos de doenças endócrinas como as hiperprolactinemias e as disfunções tireoidianas. Outra causa estrutural é a obesidade, que aumenta a aromatização dos androgênios, convertendo-os em estronas pelas células da gordura periférica, o que faz com que ocorra aumento da oferta de hormônios pró-mitóticos e consequente crescimento endometrial aumentado. Esse efeito também ocorre em pacientes com *diabetes mellitus*, devido à sua associação com obesidade e resistência insulínica, cursando com aumento dos androgênios e maior aromatização deles.

Endometrial (E): nesse grupo estão as pacientes com queixa de SME cíclico, com provável ovulação, e estão incluídas as causas moleculares locais do endométrio para o sangramento. Substâncias como prostaglandinas, metaloproteinases e citocinas têm se mostrado alteradas no SUA. Infelizmente, até o momento, não há exames clínicos que permitam a realização desses diagnósticos. Não é possível afastar a participação de agentes infecciosos nesse processo. Estudo prévio associou a queixa de SUA com a presença de *Chlamydia trachomatis*[5].

Iatrogênicas (I) são causadas pelos medicamentos que não apresentam o efeito esperado, por uso inadequado ou por características da própria mulher. O uso de esteroides como estrógenos, progestógenos e andrógenos pode levar ao SUA, assim como GnRH análogo, GnRH agonista, inibidores seletivos de aromatase, moduladores seletivos de estrógenos (SERMs) e progestógenos (SPRMs).

Não classificada (N): aqui estão incluídas todas as causas não definidas em nenhum dos grupos.

Avaliação inicial na sala de emergência

Anamnese

A idade direciona o raciocínio clínico. Adolescentes apresentam hemorragia uterina relacionada à imaturidade do eixo hipotálamo-hipofisário. A faixa etária mais comum do SUA ou SME vai dos 40 aos 50 anos. Nessa fase também há aumento na incidência das causas anatômicas como miomas, pólipos, hiperplasia e câncer endometriais.

Documentar os intervalos intermenstruais, a duração do sangramento e as alterações do fluxo ou volume menstrual. Descartar as complicações da gravidez, como gestação ectópica, ameaça de aborto ou abortamento e corpos estranhos.

Excluir o uso de anticoagulantes e hormônios que possam causar sangramento uterino.

História pessoal ou familiar de distúrbios hemorrágicos indica a realização de provas de coagulação. Principalmente em jovens, investigar coagulopatias. História pessoal de sangramento excessivo relacionado a procedimentos cirúrgicos ou extrações dentárias, sangramentos extragenitais como gengivorragia, história familiar de hemorragia uterina, desde a menarca entre irmãs ou mãe, são critérios para realizar uma investigação hematológica e a realização de provas específicas. Doença de von Willebrand pode cursar exclusivamente com SME[6].

Alterações hormonais como hipotireoidismo, hipertireoidismo e hiperprolactinemia associada a galactorreia podem provocar SUA, geralmente causando ciclos irregulares.

Investigar sobre estilo de vida, estresse excessivo, perda do peso excessivo, vômitos. Buscar também sintomas de alteração hipotalâmica como sono, sede, apetite, alteração do olfato, regulação térmica, cefaleia e convulsões. Sintomas de hipoestrogenismo ou mudanças bruscas nos níveis de estrogênios como fogachos, sudorese noturna e pele seca devem ser questionados.

Algumas comorbidades como a hipertensão arterial podem contraindicar alguns tratamentos, por exemplo, estrogênios.

Exame físico

Deve ser feita avaliação clínica geral verificando presença de anemia, desnutrição, obesidade, sinais de sangramento como petéquias, hematomas ou gengivorragia.

Alguns sinais são: pele amarelada (no hipotiroidismo e anorexia nervosa), sinais de hiperandrogenismo (acne, hirsutismo), sinais de resistência à insulina (*acanthosis nigricans*); edema, pulso lento (hipotiroidismo) ou rápido (hipertiroidismo).

Palpação da tireoide e dos órgãos abdominais, como fígado e baço, em busca de doenças sistêmicas que podem causar SUA, deve ser realizada.

O exame ginecológico é muito importante para o diagnóstico final. Fazer avaliação genital do trofismo, pilificação e tamanho do clitóris. Tumores do colo uterino ou até mesmo infecções cervicais podem causar SUA.

Exames complementares

Alguns exames são importantes para a condução do caso, e não para o diagnóstico. A dosagem da hemoglobina e do hematócrito serve para avaliar a presença de anemia secundária à perda de sangue[7]. O coagulograma e as plaquetas podem identificar distúrbios de coagulação. A dosagem do βhCG pode excluir gravidez.

A ultrassonografia transvaginal é recomendada para o diagnóstico de SUA, e pode identificar pólipos, localizar miomas e suspeitar o diagnóstico de adenomiose. A histerossonografia pode ser necessária para as doenças focais da cavidade uterina[8].

Para diagnóstico das lesões focais, a superioridade da histeroscopia é comprovada. Entretanto, para diagnóstico de hiperplasias endometriais ou de câncer endometrial, que mais comumente se apresentam com alterações difusas, a curetagem uterina, a biópsia de endométrio e a histeroscopia com biópsia apresentam alta acurácia[9].

A ressonância magnética não é recomendada como primeira linha de investigação para SUA. Pode ser necessária para avaliar o endométrio quando a cavidade uterina é inacessível ou para melhor avaliação de miomas ou adenomiose[10,11].

Condutas na sala de emergência

Corrigir hipovolemia e manter hemodinâmica normal. Podem-se prescrever protetor gástrico e antiemético.

Para parar o sangramento, há as seguintes opções farmacológicas:

- Estrogênios conjugados 2,5 mg via oral a cada 4 a 6 horas. Contraindicações: histórico de doença tromboembólica arterial ou tromboembolismo venoso, disfunção ou doença hepática ativa ou crônica, distúrbios trombofílicos conhecidos;
- Anticoncepcional oral combinado (30 a 50 ug de etinilestradiol + norderivado), prescrever um comprimido a cada 6 horas, até cessar o sangramento. A partir de então, um comprimido por dia. Contraindicações: história de trombose arterial ou venosa, migrânea com aura, *diabetes mellitus* com alterações vasculares, doença hepática grave;
- Ibuprofeno 600 mg ou diclofenaco 50 mg a cada 8 horas, por quatro dias. Contraindicações: história de úlcera péptica ativa, uso concomitante de anticoagulantes, distúrbios da coagulação, doença renal;
- Ácido tranexâmico 500 mg, de 8 em 8 horas, até cessar o sangramento; máximo de sete dias. Contraindicações: coagulação intravascular ativa, vasculopatia oclusiva aguda e em pacientes com hipersensibilidade aos componentes da fórmula.

Embora não estudado adequadamente, em alguns casos podem-se associar diferentes opções farmacológicas para o controle do sangramento uterino intenso.

A curetagem pode ser considerada em mulheres acima de 40 anos, com uso prévio prolongado ou irregular de estrogênios, ou falha do estrogênio na tentativa de parar o sangramento.

Tratamentos

Tratamentos clínicos

No arsenal terapêutico indicado, sempre escolher o que melhor se adapte à paciente.

Anti-inflamatórios não esteroidais (AINEs) durante os dias de maior fluxo menstrual podem auxiliar na redução do volume do sangramento. São efetivos, principalmente nos casos de hemorragia leve. Apresentam a vantagem de reduzir a dismenorreia. Pode-se utilizar o ácido mefenâmico 500 mg, três vezes ao dia, de três a seis dias, porém podem ser usados também o ibuprofeno e o naproxeno. Uma metanálise não encontrou evidência de que um AINE é superior a outro. Em uma revisão sobre o uso dos AINEs para tratamento de SUA, evidenciou-se menor efetividade dos AINEs quando comparados com o ácido tranexâmico, contraceptivos hormonais combinados (CHCs) ou sistema intrauterino de levonorgestrel (SIU-LNG). Cuidados devem ser tomados em mulheres com doenças renais ou do trato digestivo e hipertensão arterial sistêmica descompensada[12].

O ácido tranexâmico age como antifibrinolítico, preservando o coágulo. Tem se mostrado seguro e efetivo[13], sendo superior aos AINEs e aos CHCs[14,15]. Recomenda-se o uso de 500 mg a cada 8 horas apenas nos dias de maior sangramento, não se devendo exceder cinco dias. Os efeitos adversos mais comuns são os sintomas gastrointestinais. Em alguns estudos, o uso dessa medicação não apresentou efeitos colaterais importantes, por exemplo, fenômenos tromboembólicos[15].

Os contraceptivos hormonais combinados são boas opções quando se deseja anticoncepção. Não se esquecer das contraindicações para o uso dos estrógenos, como hipertensão arterial e câncer. Os CHCs mostraram redução do fluxo menstrual e do número de dias de sangramento em mulheres com fluxo menstrual normal, mas as evidências não são claras quando o objetivo é o tratamento do SUA[16].

O sistema intrauterino liberador de levonorgestrel tem se mostrado altamente eficaz no tratamento da hemorragia uterina, com redução do fluxo menstrual e melhora nos níveis de hemoglobina. Não há evidência conclusiva de diferença nas taxas de satisfação entre cirurgia e SIU-LNG, embora os efeitos adversos como sangramento e *spotting* sejam mais prováveis de ocorrer com SIU-LNG. O SIU-LNG é uma alternativa melhor que a cirurgia na maioria dos casos. Embora a histerectomia seja um tratamento definitivo para o sangramento menstrual intenso, pode causar sérias complicações para uma minoria de mulheres[17].

Tratamentos cirúrgicos

Pólipos endometriais ou miomas submucosos podem ser tratados com histeroscopia cirúrgica[18]. Miomectomia por via abdominal pode ser realizada quando a causa do SUA for miomatose uterina. A decisão sobre a miomectomia deve ser tomada se a paciente possui desejo de preservação do útero e se os miomas apresentarem boas condições de ressecção.

A ablação endometrial é uma forma de tratamento do SUA. O objetivo dessa técnica é promover a destruição do endométrio com lesão da sua camada basal, o que impede sua regeneração. Apresenta bons resultados quando o útero tem histerometria inferior a 10 cm. Podem ser empregadas várias técnicas para a destruição endometrial, todas com sucesso relativamente parecido. Atualmente, a ablação de endométrio pode ser histeroscópica, que consiste na ressecção transcervical e cauterização do leito adjacente, ou não histeroscópica, realizada com balões térmicos. Ambas apresentam resultados semelhantes. A ressecção ou ablação endometrial oferece uma alternativa para a histerectomia no tratamento cirúrgico do SUA severo. Ambos os procedimentos são eficazes e as taxas de satisfação são altas[19].

A embolização de artérias uterinas pode ser indicada em alguns casos de miomas ou adenomioses quando existe o desejo da preservação uterina. Pode haver complicações dessa técnica em aproximadamente 1 em cada 100 mulheres. As mais comuns são descarga vaginal persistente e síndrome pós-embolização, que se caracteriza por dor, náusea, vômito e febre. Menos comumente, há necessidade de cirurgia adicional ou formação de hematomas. Algumas mulheres podem desenvolver falência ovariana. Raramente, casos de septicemia foram descritos[20].

A histerectomia está indicada quando os outros métodos falharem ou forem contraindicados. Em alguns casos, a paciente não aceita o tratamento conservador e decide, com o médico, pela histerectomia[21].

Referências bibliográficas

1. Munro MG, Critchley HO, Fraser IS. The FIGO systems for nomenclature and classification of causes of abnormal uterine bleeding in the reproductive years: who needs them? Am J Obstet Gynecol. 2012;207(4):259-65.
2. NIHCE. Heavy menstrual bleeding guideline. Press at the Royal College of Obstetricians and Gynaecologists London, UK. 2007.
3. Warner PE, Critchley HO, Lumsden MA, Campbell-Brown M, Douglas A, Murray GD. Menorrhagia II: is the 80-mL blood loss criterion useful in management of complaint of menorrhagia? Am J Obstet Gynecol. 2004;190(5):1224-9.
4. Munro MG, Critchley HO, Broder MS, Fraser IS; FIGO Working Group on Menstrual Disorders. FIGO classification system (PALM-COEIN) for causes of abnormal uterine bleeding in nongravid women of reproductive age. Int J Gynaecol Obstet. 2011;113(1):3-13.
5. Toth M, Patton DL, Esquenazi B, Shevchuk M, Thaler H, Divon M. Association between Chlamydia trachomatis and abnormal uterine bleeding. Am J Reprod Immunol. 2007;57(5):361-6.
6. Drews CD, Dilley AB, Lally C, Beckman MG, Evatt B. Screening questions to identify women with von Willebrand disease. J Am Med Women's Assoc. 2002;57(4):217-8.
7. Marret H, Fauconnier A, Chabbert-Buffet N, Cravello L, Golfier F, Gondry J, et al. Clinical practice guidelines on menorrhagia: management of abnormal uterine bleeding before menopause. European J Obstet Gynecol Reprod Biol. 2010;152(2):133-7.
8. Pasqualotto EB, Margossian H, Price LL, Bradley LD. Accuracy of preoperative diagnostic tools and outcome of hysteroscopic management of menstrual dysfunction. J Am Assoc Gynecol Laparosc. 2000;7(2):201-9.
9. Farquhar C, Ekeroma A, Furness S, Arroll B. A systematic review of transvaginal ultrasonography, sonohysterography and hysteroscopy for the investigation of abnormal uterine bleeding in premenopausal women. Acta Obstet Gynecol Scand. 2003;82(6):493-504.
10. Dueholm M, Lundorf E, Olesen F. Imaging techniques for evaluation of the uterine cavity and endometrium in premenopausal patients before minimally invasive surgery. Obstetrical Gynecol Survey. 2002;57(6):388-403.
11. Tamai K, Koyama T, Saga T, Umeoka S, Mikami Y, Fujii S, et al. Diffusion-weighted MR imaging of uterine endometrial cancer. J Magn Reson Imaging. 2007;26(3):682-7.
12. Lethaby A, Augood C, Duckitt K, Farquhar C. Nonsteroidal anti-inflammatory drugs for heavy menstrual bleeding. Cochrane Database Syst Rev. 2007;(4):CD000400.
13. Srinil S, Jaisamrarn U. Treatment of idiopathic menorrhagia with tranexamic acid. J Med Assoc Thai. 2005;88 Suppl 2:S1-6.
14. Lukes AS, Moore KA, Muse KN, Gersten JK, Hecht BR, Edlund M, et al. Tranexamic acid treatment for heavy menstrual bleeding: a randomized controlled trial. Obstetrics and gynecology. 2010;116(4):865-75.
15. Lethaby A, Farquhar C, Cooke I. Antifibrinolytics for heavy menstrual bleeding. Cochrane Database Syst Rev. 2000;(4):CD000249.
16. Farquhar C, Brown J. Oral contraceptive pill for heavy menstrual bleeding. Cochrane Database Syst Rev. 2009;(4):CD000154.
17. Marjoribanks J, Lethaby A, Farquhar C. Surgery versus medical therapy for heavy menstrual bleeding. Cochrane Database Syst Rev. 2016;(1):CD003855.
18. Lasmar RB, Barrozo PR, Dias R, Oliveira MA. Submucous myomas: a new presurgical classification to evaluate the viability of hysteroscopic surgical treatment--preliminary report. J Minim Invasive Gynecol. 2005;12(4):308-11.
19. Fergusson RJ, Lethaby A, Shepperd S, Farquhar C. Endometrial resection and ablation versus hysterectomy for heavy menstrual bleeding. The Cochrane Database Syst Rev. 2013;(11):CD000329.
20. Bhattacharya S, Middleton LJ, Tsourapas A, Lee AJ, Champaneria R, Daniels JP, et al. Hysterectomy, endometrial ablation and Mirena(R) for heavy menstrual bleeding: a systematic review of clinical effectiveness and cost-effectiveness analysis. Health Technol Assess. 2011;15(19):iii-xvi, 1-252.
21. Mayor S. NICE says hysterectomy must be last option for heavy menstrual bleeding. BMJ. 2007;334(7586):175.

187
VULVOVAGINITES

Rosane Ribeiro Figueiredo Alves

Introdução

O corrimento vaginal apresenta frequência elevada e ocorre principalmente na idade reprodutiva. As três causas mais frequentes de secreção vaginal anormal, acompanhadas ou não de prurido, ardor e ou odor fétido são vaginose bacteriana (VB), candidíase e tricomoníase. Dessas, apenas a tricomoníase é considerada uma infecção sexualmente transmissível (IST). Nesse caso, há necessidade de rastreio de outras ISTs e de referir o parceiro sexual para diagnóstico e tratamento. Na ausência desses patógenos, a queixa de ardor, prurido e secreção vaginal anormal pode ter como causa a vaginose citolítica, irritação mecânica, química, alérgica ou outra[1,2].

O diagnóstico das vulvovaginites inclui a avaliação dos sinais e sintomas, o exame clínico da secreção vaginal e a realização de testes laboratoriais. O diagnóstico clínico isoladamente apresenta sensibilidade baixa[3].

Métodos simples e de baixo custo podem ser úteis. Entre eles, incluem-se a verificação do pH na parede lateral da vagina, por meio de fita, o teste de hidróxido de potássio (KOH) ou teste de Whiff e o exame microscópico a fresco da secreção vaginal. O teste de Whiff consiste na deposição de uma gota de KOH a 10% sobre secreção vaginal depositada em uma lâmina. O teste é considerado positivo quando as amostras liberam odor desagradável de aminas. Para o exame microscópico a fresco, dilui-se uma gota da secreção vaginal em solução salina a 0,9%, entre lâmina e lamínula[2].

Vaginose bacteriana

A etiologia da VB não é conhecida[4]. No entanto, sabe-se que envolve a perda dos *Lactobacillus* sp. e o aumento de bactérias normalmente existentes em pequenas concentrações, como *Gardnerella vaginalis*, *Bacteroides* sp., *Prevotela* sp., *Peptoestreptococcus* sp., *Mobiluncus* sp., *Ureaplasma*, *Mycoplasma* e o *Atopobium vaginae*[1,5].

Os lactobacilos são responsáveis em preservar o pH vaginal ácido com da produção do peróxido de oxigênio; a sua diminuição propicia aumento das bactérias anaeróbias[1,5].

Os sintomas incluem corrimento vaginal fétido, cujo odor se acentua durante as menstruações e durante as relações sexuais. Não há ardor, prurido ou dispareunia. Os sinais incluem a presença de secreção vaginal branco-acinzentada, de aspecto fluido ou cremoso, às vezes bolhosa. A mucosa vaginal não apresenta sinais de reação inflamatória[2]. No entanto, a maioria das mulheres portadoras da VB é assintomática[6].

Epidemiologia

A prevalência da VB apresenta grande variabilidade entre países e regiões, com taxas que vão de 6% a 61%[6-8]. Em estudo de revisão sistemática, a prevalência da VB foi mais elevada no sul e no leste da África. Na América Latina e Caribe, a prevalência foi intermediária, enquanto na Ásia, Europa Ocidental e Austrália, foi baixa. No entanto, apesar dos dados relatados, houve populações com alta e baixa prevalência de VB em todas essas regiões[7].

Os fatores associados à VB incluem a história de múltiplos parceiros sexuais, não ter parceiro fixo, elevada frequência de relações sexuais, uso regular de ducha vaginal e não uso do preservativo[1,4,8]. Por outro lado, a circuncisão do parceiro, o uso atual de contracepção hormonal e o uso de preservativo tiveram efeitos protetores[1,4,8]. Assim, os dados epidemiológicos atuais fornecem evidências que sugerem a transmissibilidade sexual da VB[4,8].

A VB é a infecção mais frequente em mulheres recentemente diagnosticadas como portadoras do HIV[9], o que denota uma sinergia epidemiológica. As evidências apoiam a hipótese de que a VB aumenta o risco de adquirir e transmitir as ISTs, incluindo o HIV[1,2,4,10]. Além disso, uma revisão sistemática sugere que a prevalência da VB varia com a prevalência regional do HIV. Assim, a África Subsaariana tem a maior prevalência de VB e HIV, enquanto a América Latina e o Caribe têm prevalência intermediária e a Europa Ocidental e a Austrália têm prevalência baixa[7].

A VB está ainda associada a risco de complicações infecciosas após cirurgia ginecológica, procedimentos invasivos no colo uterino e cavidade endometrial e complicações da gravidez, como rotura prematura de membranas e trabalho de parto prematuro[1,2,11,12].

A VB apresenta taxas elevadas de recorrências após o tratamento. A causa não é conhecida, porém aventa-se a possibilidade de resistência bacteriana, de inadequada penetração do antibiótico no biofilme bacteriano e possível papel da transmissão sexual, pelo compartilhamento do microbioma com o parceiro sexual[13-16]. Corroboram a última assertiva as evidências disponíveis sobre associação das recorrências com o fato de manter o mesmo parceiro antes e após o tratamento e o uso inconsistente do preservativo[14,16].

Diagnóstico

A VB pode ser diagnosticada pela utilização de critérios clínicos de Amsel[17] ou pela classificação da flora vaginal em esfregaço vaginal corado pelo Gram[18]. De acordo com os critérios de Amsel, o diagnóstico de VB é confirmado pela presença de três dos seguintes itens: (1) corrimento homogêneo, branco-acinzentado; (2) presença de células com membrana recoberta por cocobacilos, ou células-pista, ao exame microscópico a fresco da secreção vaginal; (3) pH vaginal acima de 4,5; (4) teste de Whiff positivo[17].

A classificação da flora vaginal em esfregaço vaginal corado pelo Gram é mais bem avaliada pelos critérios de Nugent, que utiliza um sistema de pontuação que varia de 0 a 10 pontos (Tabela 187.1). Essa pontuação é calculada avaliando a presença de bacilos Gram-positivos longos (diminuição de *Lactobacillus* pontuada como 4 a 0), bacilos Gram-variáveis pequenos (*G. vaginalis*, pontuada como 0 a 4) e bacilos Gram-variáveis curvos (*Mobiluncus* sp., pontuada de 0 a 2). A pontuação pode variar de 0 a 10. A pontuação de 7 a 10 é consistente com VB[18,19]. Os métodos de Amsel e Nugent são complementares para o diagnóstico da VB. Assim, o método de Amsel pode ser utilizado no rastreio e o método Nugent como teste confirmatório[19].

Tabela 187.1. Sistema de pontuação de acordo com os critérios de Nugent[18]

Score	Bacilos Gram-positivos longos*	Bacilos Gram-variáveis pequenos**	Bacilos Gram-variáveis curvos***
0	4	0	0
1	3	1	1
2	2	2	2
3	1	3	
4	0	4	

* Semelhantes aos lactobacilos. ** Semelhantes à *Gardnerella* e aos *Bacetroides*. *** semelhantes aos *Mobiluncus*.

O esfregaço corado pelo Gram pode também ser avaliado utilizando os critérios simplificados de Hay e Ison[20] (Tabela 187.2). Nessa versão, a flora vaginal é dividida em três categorias: normal, quando há predomínio de lactobacilos; intermediária, com quantidades equivalentes de tipos semelhantes aos lactobacilos e bacilos Gram-variáveis pequenos e curvos; e VB quando há grande predomínio de bacilos Gram-variáveis pequenos e curvos. Comparada aos critérios de Amsel, a versão simplificada de classificação da flora vaginal apresenta elevada acurácia[20].

Tabela 187.2. Sistema de classificação da flora vaginal de acordo com os critérios de Ison e Hay[20]

Classificação	Bacilos Gram-positivos longos	Bacilos Gram-variáveis pequenos
Normal	Vários	Poucos
Intermediária	Igual quantidade	Igual quantidade
Vaginose bacteriana	Poucos	Vários

* Semelhantes aos lactobacilos. ** Semelhantes à *Gardnerella* e aos *Bacetroides*.

A cultura para *G. vaginalis* não é recomendada para o diagnóstico, porque não apresenta especificidade. Da mesma forma, o estudo citológico pelo método de Papanicolaou não tem utilidade clínica para o diagnóstico de VB devido à sua baixa sensibilidade e especificidade[1].

Tratamento

O tratamento é recomendado para mulheres com sintomas[1,2]. O benefício estabelecido da terapia é o alívio dos sinais e sintomas. O benefício potencial inclui a redução do risco de adquirir IST[21].

O regime recomendado inclui metronidazol 500 mg via oral, duas vezes ao dia, durante sete dias, ou metronidazol gel vaginal 100 mg/g, via vaginal, à noite ao deitar-se, por cinco dias[1,2]; ou clindamicina creme a 2%, via vaginal, à noite ao deitar-se, por sete dias[1].

O regime alternativo inclui tinidazol 2 g via oral, uma vez ao dia, durante dois dias; ou tinidazol 1 g via oral, uma vez ao dia, durante cinco dias[1]; ou clindamicina 300 mg via oral, duas vezes ao dia, durante sete dias (Tabela 187.3)[1,2].

Tabela 187.3. Tratamento da vaginose bacteriana

Primeira opção	Segunda opção
Metronidazol 500 mg via oral, duas vezes ao dia, 7 dias **	Tinidazol 2 g via oral, uma vez ao dia, durante dois dias*
Metronidazol gel vaginal 100 mg/g, via vaginal, à noite ao deitar-se, por cinco dias **	Tinidazol 1g via oral uma vez ao dia, durante cinco dias*
Clindamicina creme a 2%, via vaginal, à noite ao deitar-se, por sete dias*	Clindamicina 300 mg via oral, duas vezes ao dia, durante sete dias**

* Recomendação pelo CDC[1]. ** Recomendação pelo MS[1] e pelo CDC[2].

Durante a gravidez, as sintomáticas podem ser tratadas com medicação oral ou vaginal, uma vez que ambas apresentam as mesmas taxas de cura. Por outro lado, as evidências sobre o tratamento de VB assintomática em grávidas de alto risco para trabalho de parto prematuro são inconsistentes[1]. Tanto o metronidazol quanto o tinidazol atravessam a placenta e são eliminados pelo leite. O metronidazol é classificado como droga classe B pelo *Food and Drug Administration* (FDA) e o tinidazol na categoria C[22]. Em vista disso, o metronidazol pode ser utilizado em qualquer fase da gravidez e o tinidazol é contraindicado. Para o tratamento no puerpério, o aleitamento materno deve ser adiado por 12 a 24 horas com o uso de metronidazol e por 72 horas, com o uso do tinidazol[1].

Embora as bactérias associadas à VB possam ser encontradas na genitália masculina, não existem ainda evidências de que o tratamento dos parceiros sexuais seja benéfico na prevenção das recorrências, portanto não é recomendado[1,23].

Recomenda-se ainda evitar o consumo de álcool por até 24 horas após completar o tratamento com metronidazol e até 72 horas após completar o tratamento com tinidazol. Recomenda-se ainda, apesar de não ser considerada uma IST, evitar atividade sexual ou usar preservativo durante o tratamento[1,2].

Atualmente, não existem evidências para o emprego de quaisquer formulações de lactobacilos disponíveis ou probióticos como terapia adjuvante ou de substituição em mulheres com VB[1].

As visitas de seguimento são desnecessárias, a não ser que os sintomas persistam, o que não é infrequente. Os dados são limitados a respeito do melhor esquema terapêutico a ser empregado nas recorrências. Após a primeira recorrência, a recomendação é utilizar um regime de tratamento entre os recomendados, porém diferente do anteriormente utilizado[1]. Já para múltiplas recorrências, da mesma forma, com base em evidências escassas, a recomendação é o emprego do metronidazol gel duas vezes por semana, durante quatro a seis meses[1]. No entanto, há sugestões de que, para evitar e tratar as recorrências, haverá necessidade de combinar o uso de antimicrobianos com agentes que permitam sua penetração no biofilme bacteriano, associados ao tratamento dos parceiros sexuais[16].

Tricomoníase

O *Trichomonas vaginalis*, um protozoário anaeróbio e flagelado, parasita a vagina, a uretra e a vulva em mulheres e a uretra em homens[22]. O único hospedeiro do protozoário é o homem, a transmissibilidade é elevada e a maioria dos infectados é assintomática[22,24].

Os sintomas, quando presentes, incluem corrimento vaginal abundante, prurido e ardor vulvar. Como a infecção é geniturinária, pode haver queixa de disúria. Ao exame especular, evidenciam-se secreção amarelada ou amarelo-esverdeada e bolhosa e mucosa vaginal hiperêmica. A mucosa cervical também aparece hiperêmica, friável e sangrante, com o clássico aspecto em framboesa[2].

Epidemiologia

De acordo com as estimativas da Organização Mundial da Saúde (OMS), publicadas em 2012, a tricomoníase permanece como a IST curável mais frequente no mundo. Essa infestação é responsável por mais da metade de todas as ISTs[25]. Nos Estados Unidos, estima-se que acomete aproximadamente 3,7 milhões de pessoas a cada ano[26]. No entanto, essa prevalência não está bem caracterizada, uma vez que não é objeto de notificação e não faz parte de exames de rotina, mesmo em países desenvolvidos. Além disso, os estudos publicados anteriormente utilizaram métodos de detecção de baixa sensibilidade, como exame a fresco e a verificação do pH vaginal. Dessa forma, a prevalência pode ser maior que o estimado[25].

Várias ISTs encontram-se associadas à tricomoníase, o que pode ser atribuído às características do comportamento sexual, fator de risco comum a essas infecções[27]. Há evidências de que a prevalência é particularmente elevada em contextos específicos, como portadoras do HIV. Nessas, a prevalência da tricomoníase alcança até 53%[1,9,22]. A coinfecção de tricomoníase e HIV está associada a maiores taxas de transmissão do HIV ao parceiro sexual[28] e maior probabilidade de adquirir a infecção pelo HIV a partir do parceiro infectado[29,30]. Além da maior incidência da tricomoníase e da maior transmissibilidade do HIV, nessas mulheres, essa coinfecção está significativamente associada ao desenvolvimento de doença inflamatória pélvica[31]. Em vista disso, nessas mulheres, a infestação deve ser rastreada e tratada com o objetivo de diminuir a doença inflamatória pélvica e suas sequelas, bem como a disseminação do HIV[1,22,28].

A prevalência também é elevada entre mulheres encarceradas e em usuárias de drogas ilícitas[22]. Outro dado que chama a atenção é sua prevalência maior na mulher, comparada ao homem[25], e também na mulher acima de 40 anos, comparada àquelas mais jovens[32,33].

A infecção durante a gravidez parece estar associada a resultados adversos como ruptura prematura de membranas, parto prematuro e baixo peso ao nascer[1,22,34]. Por outro lado, não existem ainda evidências de que o tratamento da infestação mostrou diferença significativa na morbidade perinatal[1,22].

Diagnóstico

O diagnóstico inclui a avaliação dos sinais e sintomas, o exame clínico da secreção vaginal e a realização de testes laboratoriais. O diagnóstico da tricomoníase pode ser confirmado pelo encontro de pH vaginal maior ou igual a 4,5 no teste de Whiff e pelo exame a fresco da secreção vaginal positivo[2].

O método mais utilizado para o diagnóstico da tricomoníase é o exame a fresco, pela facilidade de realização e baixo custo. Esse exame é considerado positivo quando permite visualizar o protozoário em movimentação ativa. A desvantagem do método é a baixa sensibilidade, que gira em torno de 51% a 65%[1,22,35]. Além disso, a sensibilidade diminui quando o exame não é realizado de imediato, uma vez que o tricomoníase perde a motilidade que permite sua identificação. O armazenamento da secreção vaginal em soro fisiológico pode prolongar a viabilidade da amostra[36].

O tricomoníase pode ser identificado no exame citológico de Papanicolaou. Porém, tanto pela citologia convencional quanto pela citologia em meio líquido, esse achado é acidental e resultados falso-positivos e falso-negativos podem ocorrer[1].

A cultura foi considerada o padrão-ouro para diagnóstico de infecção por *T. vaginalis* antes de os testes de amplificação de ácidos nucleicos (NAAT) se tornarem disponíveis[1]. Atualmente o APTIMA *Trichomonas vaginalis assay* (Hologic Gen-Probe, San Diego, Califórnia), aprovado pelo FDA em 2011, detecta o RNA do tricomoníase em secreção vaginal ou endocervical, com sensibilidade de 95,2% a 100% e especificidade de 95,3% a 100,0%[37].

Os testes rápidos para a tricomoníase atualmente disponíveis em países desenvolvidos incluem o *OSOM Trichomonas Rapid Test* (Sekisui Diagnostics, Framingham, Massachusetts), método de detecção de antígenos, por imunocromatografia, e o Affirm VP III (Becton Dickinson, Sparks, Maryland), um teste de hibridização de ácidos nucleicos. Tanto a sensibilidade quanto a especificidade são elevadas para ambos os testes[1,35,38].

Tratamento

O tratamento consiste na administração, por via oral, de dose única de 2g de metronidazol[1,2] ou tinidazol[1]. O regime alternativo consiste no uso do metronidazol 500 mg por via oral duas vezes ao dia, durante sete dias[1,2,22]. O tinidazol apresenta meia-vida, nível sérico e preço mais elevados que o metronidazol, enquanto a eficácia é igual ou superior[1,22].

A principal causa de recorrência após o tratamento é reinfecção a partir do parceiro sexual não tratado. A resistência microbiana também pode ocorrer ao metronidazol e varia de 4,3% a 9,6%, e ao tinidazol, que ocorre até 1,1%[1,22]. Assim, o tratamento do parceiro sexual é importante para prevenir as recorrências e a disseminação da infestação[1,2].

Tanto o metronidazol quanto o tinidazol atravessam a placenta e são eliminados pelo leite. O metronidazol é classificado como droga classe B pelo FDA e o tinidazol, na categoria C[22]. Em vista disso, o metronidazol pode ser utilizado em qualquer fase da gravidez e o tinidazol é contraindicado. Para o tratamento no puerpério, o aleitamento materno deve ser adiado por 12 a 24 horas com o uso de metronidazol e por 72 horas, com o uso do tinidazol[1].

A causa mais provável de infecção recorrente, na portadora do HIV, parece ser falha do tratamento-padrão[39]. Dessa forma, em vez da dose única, a recomendação é o tratamento com metronidazol na dosagem de 500 mg duas vezes por dia, durante sete dias[1].

Candidíase

A candidíase da vulva e vagina (CVV) tem como agente etiológico fungos comensais que habitam a mucosa vaginal e digestiva em aproximadamente 50% das mulheres assintomáticas[2]. A espécie mais frequente é a *Candida albicans*, encontrada na maioria dos casos de CVV e de CVV recorrente. As espécies não *albicans* ocorrem em 10% a 20% dos casos e apresentam virulência reduzida[1,2,40,41].

Os sintomas da CVV incluem prurido, dispareunia, disúria vulvar e corrimento vaginal anormal. Os sinais ao exame físico incluem edema vulvar, hiperemia, fissuras, escoriações e secreção vaginal espessa e aderente às paredes vaginais[1].

A CVV é classificada em não complicada e complicada[1]. A CVV não complicada é aquela que ocorre esporadicamente, apresenta sintomatologia leve a moderada, o agente etiológico provável é a *Candida albicans* e ocorre na mulher com sistema imune competente[1]. Por outro lado, a CVV complicada é recorrente; ou a sintomatologia é exuberante; ou tem como agente etiológico espécies não *albicans* da *Candida*; ou ocorre em mulheres com diabetes, imunocomprometidas ou debilitadas[1].

A CVV recorrente é definida como a ocorrência de quatro ou mais episódios de CVV em um ano e compromete severamente a qualidade de vida das mulheres acometidas[41]. Já a CVV crônica, recentemente descrita, é caracterizada por inflamação vulvovaginal contínua, que tem como agente causal a *Candida*[42,43]. A condição é distinta da CVV recorrente e é provável que seja a evolução das recorrências para o estado crônico. Da mesma forma que a CVV, apresenta elevado impacto negativo na qualidade de vida[43].

Epidemiologia

A CVV é causa frequente de corrimento vaginal. Aproximadamente 75% das mulheres terão pelo menos um episódio de CVV, e 40% terão dois ou mais episódios[41]. Aproximadamente 10% a 20% das mulheres terão CVV complicada. Dessas, a CVV recorrente afeta apenas 5% a 9% das mulheres[1,41,44]. Pesquisa recente demonstrou que a probabilidade cumulativa de CVV recorrente aos 25 anos foi de 10% e aos 50 anos, de 25%[44].

Os fatores predisponentes à CVV incluem a gravidez, o diabetes descompensado, as imunodeficiências, incluindo a infecção pelo HIV, o uso de contraceptivos orais, antibióticos, corticoides, imunossupressores, quimioterapia e radioterapia, e imunodeficiências[2,41]. Na mulher portadora do HIV, tanto as taxas de colonização de *Candida* quanto os episódios de CVV são mais frequentes e correlacionados ao grau de imunossupressão[1]. Embora a CVV esteja associada a aumento dos níveis de HIV na secreção vaginal em portadoras do vírus, não se conhece ainda o efeito do tratamento para a candidíase na aquisição e transmissão do HIV[1].

Os fatores que determinam quais mulheres apresentarão CVV recorrente não são conhecidos. Pequena proporção pode ser atribuída à persistência dos fatores predisponentes. A maioria, no entanto, ocorre em mulheres sem fatores de risco conhecidos, o que sugere uma predisposição genética[41,45].

Diagnóstico

O diagnóstico inclui a avaliação dos sinais e sintomas, o exame clínico e a realização de testes laboratoriais. O diagnóstico da CVV pode ser confirmado quando o exame a fresco ou corado pelo Gram da secreção vaginal permite visualizar leveduras, hifas ou pseudo-hifas. No exame a fresco, a utilização do KOH melhora a visualização do fungo, por ocasionar lise de células presentes na secreção. Na CVV, o pH vaginal costuma ser normal[1,2].

Quando o exame a fresco é negativo e os sinais e sintomas estão presentes, a cultura para *Candida* pode ser considerada. No entanto, o encontro do fungo na ausência de sinais e sintomas não significa candidíase, uma vez que uma proporção significativa de mulheres o abriga na vagina[1].

Aquelas com CVV complicada podem beneficiar-se da cultura, para confirmação do diagnóstico e para identificação de possíveis espécies não *albicans* da *Candida*. A *Candida glabrata* não forma pseudo-hifas ou hifas e não é facilmente reconhecida pelo exame a fresco ou corado pelo Gram[1].

Tratamento

O uso tópico de azóis, com duração de um a três dias, trata eficazmente CVV não complicada, e eles são mais eficazes que a nistatina. Eles incluem o clotrimazol, miconazol, tioconazol, butoconazol e terconazol. Da mesma maneira, o fluconazol em dose única oral de 150 mg é eficaz (Tabela 187.4)[1,2]. Para grávidas, a recomendação é a terapia tópica durante sete dias[1]. O uso tópico de azóis não causa efeitos colaterais sistêmicos. Já os azóis orais podem ocasionalmente causar náuseas, dor abdominal e cefaleia e, em raras ocasiões, elevação anormal das enzimas hepáticas[1].

Para os episódios de CVV severos ou que ocorrem em mulheres imunodeficientes ou naquelas com diabetes não controlado, a recomendação é o emprego de azóis tópicos por 7 a 14 dias, ou o fluconazol oral, na dosagem de 150 mg em duas tomadas, com intervalo de três dias (Tabela 187.4)[1,2].

A melhor opção de tratamento para CVV ocasionada por espécies não *albicans* não é conhecida. A recomendação atual inclui a terapia com azóis tópicos durante 7 a 14 dias ou regime oral com itraconazol 200 mg, duas vezes por dia, em dose única (Tabela 187.4)[1].

Para o tratamento da CVV recorrente (Tabela 187.4), a recomendação é tentar a remissão micológica e, em seguida, iniciar o esquema de manutenção. Para a remissão micológica, manter a terapia tópica por 7 a 14 dias ou iniciar o uso oral do fluconazol na dosagem de 150 mg a cada três dias, num total de três doses. O esquema de manutenção consiste no emprego do fluconazol oral, na dosagem semanal de 150 mg, durante seis meses[1,46,47]. Os azóis de uso tópico, em uso intermitente, também podem ser empregados como esquema de manutenção[1]. Após a interrupção do esquema de manutenção, até 50% das mulheres apresentarão novamente a CVV recorrente[1,46,47].

Há sugestões de que a remissão dos sintomas para a CVV crônica é obtida com a indução pelo fluconazol, seguido por regime de manutenção individualizado, de acordo com a atividade da doença. No entanto, com o acompanhamento prolongado (média de 26 meses), a maioria apresenta recidivas e necessita de doses de manutenção a longo prazo[48].

Tabela 187.4. Tratamento da candidíase da vulva e vagina (CVV)

CVV	
CVV	Azóis tópicos durante 1 a 3 dias ou Fluconazol 150 mg via oral, dose única
CVV em grávidas	Azóis tópicos durante 7 dias
CVV severa	Azóis tópicos durante 7 a 14 dias ou Fluconazol 150 mg via oral, em duas tomadas, com intervalo de três dias
CVV espécies não *albicans*	Azóis tópicos durante 7 a 14 dias ou Itraconazol 200 mg, duas vezes ao dia, durante um dia
CVV recorrente	Remissão: Azóis tópicos durante 7 a 14 dias ou Fluconazol 150 mg, em três tomadas, com intervalo de três dias
	Manutenção: Fluconazol 150 mg por semana, durante seis meses

O seguimento após o tratamento da CVV não complicada não é necessário. Porém, diante de sintomas persistentes ou recorrentes, a reavaliação clínica é imprescindível. A repetição do tratamento sem a reavaliação da paciente pode levar ao emprego desnecessário de medicamentos ou mesmo retardar o diagnóstico de outras causas de vulvovaginite[1].

O tratamento do parceiro assintomático não é necessário, uma vez que a CVV não é uma IST[1,2].

Referências bibliográficas

1. Centers for Disease Control and Prevention. Sexually Transmitted Diseases Treatment Guidelines. Recommendations and Reports. 2015. Disponível em: https://www.cdc.gov/mmwr/preview/mmwrhtml/rr6403a1.htm. Acesso em: 18 dez. 2016.
2. Brasil. Ministério da Saúde. Protocolo Clínico e Diretrizes Terapêuticas (PCDT). Atenção Integral às Pessoas com Infecções Sexualmente Transmissíveis (IST). Brasília – DF; 2015. Disponível em: http://www.aids.gov.br/sites/default/files/anexos/publicacao/2015/58357/pcdt_ist_10_2015_final_2_pdf_15143.pdf. Acesso em: 18 dez. 2016.
3. Camargo KC, Figueiredo-Alves RR, Baylão LA, Ribeiro AA, Araujo NLAS, Tavares SBN, et al. Abnormal vaginal secretion: sensitivity, specificity and concordance between clinical and cytological diagnosis. Rev Bras Ginecol Obstet. 2015;37(5):222-8.
4. Bautista CT, Wurapa E, Sateren WB, Morris S, Hollingsworth B, Sanchez JL. Bacterial vaginosis: a synthesis of the literature on etiology, prevalence, risk factors, and relationship with chlamydia and gonorrhea infections. Mil Med Res. 2016;3:4.
5. Donders GG. Definition and classification of abnormal vaginal flora. Best Pract Res Clin Obstet Gynaecol. 2007;2:355-73.
6. Koumans EH, Sternberg M, Bruce C, McQuillan G, Kendrick J, Sutton M, et al. The prevalence of bacterial vaginosis in the United States, 2001-2004: associations with symptoms, sexual behaviors, and reproductive health. Sex Transm Dis. 2007;34:864-9.
7. Kenyon C, Colebunders R, Crucitti T. The global epidemiology of bacterial vaginosis: a systematic review. Am J Obstet Gynecol. 2013;209:505-23.
8. Marconi C, Duarte MT, Silva DC, Silva MG. Prevalence of and risk factors for bacterial vaginosis among women of reproductive age attending cervical screening in southeastern Brazil. Int J Gynaecol Obstet. 2015;131:137-41.
9. Djomand G, Schlefer M, Gutreuter S, Tobias S, Patel R, DeLuca N, et al. Prevalence and correlates of genital infections among newly diagnosed human immunodeficiency virus-infected adults entering human immunodeficiency virus care in Windhoek, Namibia. Sex Transm Dis. 2016;42:698-705.
10. Cohen CR, Lingappa JR, Baeten JM, Ngayo MO, Spiegel CA, Hong T, et al. Bacterial vaginosis associated with increased risk of female-to-male HIV-1 transmission: a prospective cohort analysis among African couples. PLoS Med. 2012.
11. Nelson DB, Hanlon A, Hassan S, Britto J, Geifman-Holtzman O, Haggerty C, et al. Preterm labor and bacterial vaginosis-associated bacteria among urban women. J Perinat Med. 2009;37:130-4.
12. Laxmi U, Agrawal S, Raghunandan C, Randhawa VS, Saili A. Association of bacterial vaginosis with adverse fetomaternal outcome in women with spontaneous preterm labor: a prospective cohort study. J Matern Fetal Neonatal Med. 2012;25:64-7.
13. Bradshaw CS, Morton AN, Hocking J, Garland SM, Morris MB, Moss LM, et al. High recurrence rates of bacterial vaginosis over the course of 12 months after oral metronidazole therapy and factors associated with recurrence. J Infect Dis. 2006;193(11):1478-86.
14. Bradshaw CS, Vodstrcil LA, Law M, Hocking JS, Pirotta M, Garland SM, et al. Recurrence of bacterial vaginosis is significantly associated with posttreatment sexual activities and hormonal contraceptive use. Clin Infect Dis. 2013;56(6):777-86.
15. Wang B, Xiao BB, Shang CG, Wang K, Na RS, Nu XX, et al. Molecular analysis of the relationship between specific vaginal

bacteria and bacterial vaginosis metronidazole therapy failure. Eur J Clin Microbiol Infect Dis. 2014;33:1749.
16. Bradshaw CS, Sobel JD. Current treatment of bacterial vaginosis – Limitations and need for innovation. J Infect Dis. 2016;214(Suppl 1):S14-20.
17. Amsel R, Totten PA, Spiegel CA, Chen KCS, Eschenbach D, Holmes KK. Nonspecific vaginitis. Diagnostic criteria and microbial and epidemiologic associations. Am J Med. 1983;74:14-22.
18. Nugent RP, Krohn MA, S L Hillier SL. Reliability of diagnosing bacterial vaginosis is improved by a standardized method of gram stain interpretation. J Clin Microbiol. 1991;29(2):297-301.
19. Rodrigues FE, Peixoto S, Adami F, Alves BCA, Gehrke FS, Azzalis LA. Proposal of a new cutoff for Nugent criteria in the diagnosis of bacterial vaginosis. J Microbiol Methods. 2015;115:144-6.
20. Ison CA, Hay PE. Validation of a simplified grading of Gram stained vaginal smears for use in genitourinary medicine clinics. Sex Transm Infect. 2002;78:413-5.
21. Schwebke JR, Desmond R. A randomized trial of metronidazole in asymptomatic bacterial vaginosis to prevent the acquisition of sexually transmitted diseases. Am J Obstet Gynecol. 196:517.e1-e6.
22. Meites E, Gaydos CA, Hobbs MM, Kissinger P, Nyirjesy P, Schwebke JR et al. A review of evidence-based care of symptomatic trichomoniasis and asymptomatic Trichomonas vaginalis infections. Clin Infec Dis. 2015;61(S8):S837-48.
23. Mehta SD. Systematic review of randomized trials of treatment of male sexual partners for improved bacteria vaginosis outcomes in women. Sex Transm Dis. 2012;39:822-30.
24. Seña AC, Miller WC, Hobbs MM, Schwebke JR, Leone PA, Swygard H, et al. Trichomonas vaginalis infection in male sexual partners: implications for diagnosis, treatment, and prevention. Clin Infect Dis. 2007;44:13-22.
25. World Health Organization. Global incidence and prevalence of selected curable sexually transmitted infections – 2008. 2012. Disponível em: http://www.who.int/reproductivehealth/publications/rtis/stisestimates/en/. Acesso em: 22 dez. 2016.
26. Satterwhite CL, Torrone E, Meites E, Dunne EF, Mahajan R, Ocfemia MCB, et al. Sexually transmitted infections among US women and men: prevalence and incidence estimates, 2008. Sex Transm Dis. 2013;40:187-93.
27. Allsworth JE, Ratner JA, Peipert JF. Trichomoniasis and other sexually transmitted infections: results from the 2001-2004 National Health and Nutrition Examination Surveys. Sex Transm Dis. 2009;36:738-44.
28. Anderson BL, Firnhaber C, Liu T, Swarts A, Siminya M, Ingersoll M, et al. Effect of trichomoniasis therapy on genital HIV viral burden among African women. Sex Transm Dis. 2012;39:638-42.
29. Mavedzenge SN, Pol BV, Cheng H, Montgomery ET, Blanchard K, Bruyn, G, et al. Epidemiological synergy of Trichomonas vaginalis and HIV in Zimbabwean and South African women. Sex Transm Dis. 2010;37:460-6.
30. Quinlivan EB, Patel SN, Grodensky CA, Golin CE, Tien HC, Hobbs MM. Modeling the impact of Trichomonas vaginalis infection on HIV transmission in HIV-infected individuals in medical care. Sex Transm Dis. 2012;39:671-7.
31. Moodley P, Wilkinson D, Connolly C, Moodley J, Sturm AW. Trichomonas vaginalis is associated with pelvic inflammatory disease in women infected with human immunodeficiency virus. Clin Infect Dis. 2002;34:519-22.

32. Sutton M, Sternberg M, Koumans EH, McQuillan G, Berman S, Markowitz L. The prevalence of Trichomonas vaginalis infection among reproductive-age women in the United States, 2001-2004. Clin Infect Dis. 2007;45:1319-26.
33. Ginocchio CC, Chapin K, Smith JS, Aslanzadeh J, Snook J, Hill CS, et al. Prevalence of Trichomonas vaginalis and coinfection with Chlamydia trachomatis and Neisseria gonorrhoeae in the United States as determined by the Aptima Trichomonas vaginalis nucleic acid amplification assay. J Clin Microbiol. 2012;50:2601-8.
34. Mann JR, McDermott S, Gill T. Sexually transmitted infection is associated with increased risk of preterm birth in South Carolina women insured by Medicaid. J Matern Fetal Neonatal Med. 2010;23:563-8.
35. Nye MB, Schwebke JR, Body BA. Comparison of APTIMA Trichomonas vaginalis transcription-mediated amplification to wet mount microscopy, culture, and polymerase chain reaction for diagnosis of trichomoniasis in men and women. Am J Obstet Gynecol. 2009;200:188.e1-7.
36. Stoner KA, Rabe LK, Meyn LA, Hillier SL. Survival of Trichomonas vaginalis in wet preparation and on wet mount. Sex Transm Infect. 2013;89:485-8.
37. Schwebke JR, Hobbs MM, Taylor SN, Sena AC, Catania MG, Weinbaum BS, et al. Molecular testing for Trichomonas vaginalis in women: results from a prospective U.S. clinical trial. J Clin Microbiol. 2011;49:4106-11.
38. Huppert JS, Mortensen JE, Reed JL, Kahn JA, Rich KD, Miller WC, et al. Rapid antigen testing compares favorably with transcription-mediated amplification assay for the detection of Trichomonas vaginalis in young women. Clin Infect Dis. 2007;45:194-8.
39. Gatski M, Mena L, Levison J, Clark RA, Henderson H, Schmidt N, et al. Patient-delivered partner treatment and Trichomonas vaginalis repeat infection among human immunodeficiency virus-infected women. Sex Transm Dis. 2010;37:502-5.
40. Kennedy MA, Sobel JD. Vulvovaginal candidiasis caused by non-albicans Candida species: new insights. Curr Infect Dis Rep. 2010;12:465-70.
41. Cassone A. Vulvovaginal Candida albicans infections: pathogenesis, immunity and vaccine prospects. BJOG. 2015;122:785-94.
42. Fischer G. Chronic vulvovaginal candidiasis: what we know and what we have yet to learn. Australas J Dermatol. 2012;53:247-54.
43. Hong E, Dixit S, Fidel PL, Bradford J, Fischer Gl. Vulvovaginal candidiasis as a chronic disease: diagnostic criteria and definition. J Low Genit Tract Dis. 2014;18:31-8.
44. Foxman B, Muraglia R, Dietz JP, Sobel JD, Wagner J. Prevalence of recurrent vulvovaginal candidiasis in 5 European countries and the United States: results from an internet panel survey. J Low Genit Tract Dis. 2013;17:340-5.
45. Smeekens SP, van de Veerdonk FL, Kullberg BJ, Netea MG. Genetic susceptibility to Candida infections. EMBO Mol Med. 2013;5:805-13.
46. Sobel JD, Wiesenfield HC, Martens M, Danna P, Hooton TM, Rompalo A, et al. Maintenance therapy for recurrent vulvovaginal candidiasis. N Engl J Med. 2004;351:876-83.
47. Rosa MI, Silva BR, Pires PS, Silva FR, Silva NC, Silva RF, et al. Weekly fluconazole therapy for recurrent vulvovaginal candidiasis: a systematic review and meta-analysis. Eur J Obstet Gynecol Reprod Biol. 2013;167:132-6.
48. Nguyen Y, Lee A, Fischer G. Management of chronic vulvovaginal candidiasis: a long-term retrospective study. Australas J Dermatol. 2016;1-5.

188
BARTHOLINITE

Rosane Ribeiro Figueiredo Alves

Introdução

As glândulas de Bartholin, também denominadas glândulas vestibulares maiores, são homólogas às glândulas bulbouretrais de Cowper no homem. Foram descritas por Caspar Bartholin, em 1677[1,2]. São glândulas pequenas, com aproximadamente 1 cm de diâmetro, localizadas simetricamente de cada lado dos pequenos lábios, externamente à abertura vaginal. Produzem pequena quantidade de muco incolor que facilita o coito, por permitir a lubrificação do introito vaginal. O muco é liberado por um ducto estreito, de aproximadamente 2 cm de comprimento, nas paredes do vestíbulo, no sulco existente entre a membrana himenal e o lábio menor[2,3].

Epidemiologia

A bartholinite apresenta frequência elevada, acometendo aproximadamente 2% das mulheres[1,4]. A condição é mais frequente entre 20 e 40 anos, com diminuição após essa idade[5]. A frequência relatada também é maior em mulheres de menor nível socioeconômico, nulíparas, solteiras e diabéticas[1,5,6].

Fisiopatologia

A obstrução do ducto de drenagem da glândula acarreta o acúmulo de secreção mucoide, estéril. O acúmulo de secreção ocasiona a dilatação do ducto de drenagem, com formação do cisto de Bartholin. Essa coleção de muco possibilita a proliferação de bactérias componentes da flora vaginal, com consequente reação inflamatória aguda e formação da bartholinite[1,2].

Uma variedade de microrganismos pode estar envolvida na gênese da bartholinite aguda[1]. Acreditava-se que microrganismos de transmissão sexual como a *Neisseria gonorrhoeae* e *Chlamydia trachomatis* seriam os iniciadores do processo. No entanto alguns estudos mostraram que o papel dessas bactérias é limitado[1,7-10]. Mesmo estudos que avaliaram a presença do gonococo por meios específicos de cultura e a presença de clamídia pela reação em cadeia da polimerase (PCR) ou por pesquisa de seu antígeno, por imunofluorescência, demonstraram a baixa frequência dessas bactérias nos abscessos de Bartholin[8,11].

Por outro lado, em alguns estudos, as bactérias anaeróbicas podem não ter sido identificadas pelo não emprego de métodos apropriados para coleta, transporte e cultura[7,9]. Reforçam essa afirmativa as baixas taxas de culturas positivas nos diferentes estudos, que variaram de 54% a 73,3%. Nos casos de cultura negativa, há a possibilidade da participação de bactérias anaeróbias, que não cresceram nos meios de cultura empregados[7,9,10].

As evidências atualmente disponíveis apontam a *Escherichia coli* como o patógeno mais frequentemente encontrado, seguido pela infecção polimicrobiana, causada por bactérias aeróbias e anaeróbias provenientes da flora vaginal[6,8-10]. Além disso, aventou-se também a hipótese de que algumas práticas sexuais estariam associadas ao aumento da participação de microrganismos provenientes da flora orofaríngea, como o *E. pneumoniae*, *H. influenzae*, *N. sicca*, considerados comensais do trato respiratório superior[6,8,12]. Dessa forma, o abscesso da glândula de Bartholin é causado principalmente por bactérias oportunistas, e as evidências mostram que os microrganismos sexualmente transmissíveis raramente estão envolvidos[8,10].

Quadro clínico

A maioria das portadoras de cisto de Bartholin não apresenta sintomas ou referem leve desconforto local[1]. Ao exame físico, nota-se o abaulamento no terço inferior do introito, entre o vestíbulo e os lábios maiores, de consistência elástica, superfície regular e indolor à palpação. Por outro lado, com a formação do abcesso, os sintomas acentuam-se, tornam-se intensamente dolorosos e por vezes incapacitantes, acompanhados de náuseas, vômitos e febre[1,13]. Ao exame físico, nota-se tumoração intensamente dolorosa, unilateral, de consistência macia, com sinais flogísticos na região posterior do grande lábio. O abcesso pode ser de pequenas dimensões ou atingir até 8 cm de diâmetro[1,14].

Diagnóstico diferencial

O diagnóstico diferencial inclui outras massas vulvares, como cistos de inclusão epidérmica e cistos de ducto de Nuck e de Skene infectados. Complicações como hemorragias, septicemia, abscesso pelviperineal ou fascite necrotizante foram descritas, porém raramente ocorrem[1].

Avaliação inicial na sala de emergência

Na avaliação inicial, o profissional deve procurar na história clínica sinais de bartholinite complicada, para decidir entre o tratamento conservador ou cirúrgico.

Na história clínica, questionar se o cisto afeta a realização de atividades físicas e/ou sexuais. No exame ginecológico, observar a presença de sinais flogísticos ou de abscesso.

Tratamento

O tratamento recomendado para a bartholinite é incisão com drenagem da secreção purulenta e o uso de analgésicos. Não há unanimidade quanto ao uso de antibióticos como adjuvantes ao tratamento cirúrgico. Para alguns, o tratamento cirúrgico é suficiente, enquanto, para outros, devem-se utilizar os antibióticos como complemento à cirurgia, para evitar a propagação da infecção[8,9]. O tratamento com antibiótico também deve ser considerado na fase inicial, quando há infecção da glândula, que não evoluiu ainda para flutuação. Da mesma forma, está indicado nas fases tardias, que evoluíram para complicações, como a celulite[1,10]. Quando os antibióticos são necessários, a terapia inicial ótima não é conhecida. Como as infecções polimicrobianas são comuns, um agente de amplo espectro pode ser adequado[10].

Como opção terapêutica, podem ser escolhidos entre doxiciclina [100 mg via oral (VO) de 12 em 12 horas], ofloxacino (400 mg VO de 12 em 12 horas), levofloxacino (500 mg VO de 12 em 12 horas) ou metronidazol (400 mg VO de 12 em 12 horas)[15].

As opções de tratamento cirúrgico incluem a marsupialização, a fistulização com a utilização do cateter de Word ou do anel de Jacobi e a escleroterapia pelo nitrato de prata ou pelo álcool[14]. Embora existam múltiplos procedimentos descritos para o tratamento da bartholinite, uma revisão sistemática da literatura publicada em 2009 não identificou qual o melhor método disponível[13].

O tratamento clássico, considerado padrão-ouro, é a incisão cirúrgica com drenagem e marsupialização da glândula[1,9,14]. O procedimento, descrito por Jacobson em 1950, consiste em uma pequena incisão realizada na face medial do abscesso, distal ao anel himenal. Essa incisão na mucosa vaginal permite a drenagem da secreção purulenta e minimiza a formação de cicatrizes. A marsupialização consiste na sutura dos bordos da cápsula do cisto à mucosa, o que evita o fechamento da incisão. Esse procedimento pode ser realizado sob anestesia geral ou por bloqueio do nervo pudendo. As taxas de recidivas com a marsupialização giram em torno de 5% a 15%[1,9,14].

A incisão com drenagem do abscesso sem marsupialização é um procedimento simples e efetivo a curto prazo. No entanto, esse procedimento está associado a elevadas taxas de recorrência e, por isso, não é recomendado[1]. Também não é recomendada a excisão da glândula no momento da drenagem do abscesso, pela dificuldade técnica[1,14].

Condutas cirúrgicas conservadoras

As condutas conservadoras, alternativas à marsupialização, incluem a inserção do cateter Word ou do anel Jacobi, a escleroterapia pelo nitrato de prata ou pelo álcool a 70% e a vaporização a *laser*. Essas condutas alternativas apresentam como vantagem a possibilidade de ser realizadas sob anestesia local, sem necessidade de internação[1,14].

O cateter Word é um tubo de borracha de cerca de 6 cm contendo um pequeno balão na ponta. O cateter é introduzido em uma incisão realizada na face medial do abscesso, de aproximadamente 5 mm, após a drenagem da secreção purulenta. Em seguida, o balão é inflado com 2 a 3 mL de soro fisiológico e o cateter é deixado no local por quatro a seis semanas. A presença do cateter impede o fechamento da incisão, resultando na formação de uma fístula. Essa técnica foi descrita por Buford Word, em 1964[1,13,14,16,17].

Em ensaio clínico randomizado, a dor experimentada durante o procedimento foi considerada maior nas mulheres submetidas à colocação do cateter de Word, comparadas àquelas submetidas à marsupialização. Quanto ao escore de dor após o tratamento e às taxas de recorrência, os resultados foram semelhantes para ambos os métodos[17]. Assim, esse procedimento é considerado simples, seguro, rápido e bem tolerado. Comparado à marsupialização, apresenta custos menores[17,18] e taxas de recorrência são semelhantes[17]. Entre as desvantagens, citam-se a não disponibilidade do cateter nos hospitais e sua tendência em desalojar antes da epitelização e criação da fístula[16].

O anel de Jacobi é um cateter de borracha projetado para ser introduzido no abscesso através de duas incisões separadas. O objetivo é a formação de um anel fechado após a união das pontas do cateter[1,19]. Comparado ao cateter de Word, parece apresentar o mesmo desempenho, embora a satisfação da paciente pareça ser melhor com o anel de Jacobi. Além disso, a perda prematura do cateter foi o evento adverso mais frequente com o cateter de Word, comparado ao anel de Jacob[19].

Uma técnica alternativa simples, semelhante à colocação do anel de Jacob, que dificulta o desalojamento, porém utilizando um cateter plástico, disponível em ambiente hospitalar, foi descrita em 2009, em um relato de caso. A remoção desse anel foi realizada após três semanas, com recuperação total da paciente[16].

A escleroterapia pode ser realizada com solução de nitrato de prata ou com álcool a 70%. A aplicação do nitrato de prata é considerada uma técnica simples e eficaz, que também pode ser realizada sob anestesia local. Através de uma incisão de 0,5 cm, realiza-se a drenagem da secreção e, em seguida, a solução de nitrato de prata é colocado na cavidade, sem suturas. A solução é removida 48 horas mais tarde[18]. Em um ensaio clínico prospectivo e randomizado, a marsupialização e a aplicação de nitrato de prata foram igualmente eficazes. No entanto, o nitrato de prata favoreceu a cura completa com menos formação de cicatriz[20], achado não unânime[21].

A escleroterapia pelo álcool a 70% é realizada da mesma forma, após incisão da pele e drenagem do abcesso[21]. A escleroterapia pelo álcool ou pelo nitrato de prata são alternativas menos onerosas e mostraram eficácia semelhante à dos outros métodos cirúrgicos. Todavia, há evidências de que esses procedimentos se associaram a queimaduras químicas, edema, equimose e formação de cicatrizes[21].

Para a vaporização a *laser* de CO_2, faz-se uma incisão na mucosa vaginal, procede-se à drenagem do abcesso e, em seguida, à vaporização da parede interna do cisto. O procedimento é simples e rápido, realizado sob anestesia local, com baixas taxas de recorrência[22]. Porém, tem como inconveniente o custo elevado

Considerações finais

A bartholinite apresenta frequência elevada e sintomatologia exuberante, algumas vezes incapacitante. O abcesso é causado principalmente pela proliferação de bactérias como a *Escherichia coli*, seguida pela infecção polimicrobiana causada por bactérias aeróbias e anaeróbias provenientes da flora vaginal. Os microrganismos sexualmente transmissíveis parecem estar raramente envolvidos. O tratamento cirúrgico padrão é a drenagem do abcesso, com marsupialização da glândula. No entanto, há várias outras modalidades descritas, e a escolha depende da experiência do profissional, da disponibilidade de recursos, bem como da taxa de complicações.

Referências bibliográficas

1. Bora SA, MBBS, Condous G. Bartholin's, vulval and perineal abscesses. Best Pract Res Clin Obstet Gynaecol. 2009 (5):661-6.
2. Pundir J, Auld BJ. A review of the management of diseases of the Bartholin's gland. J Obstet Gynaecol. 2008;28(2):161-5.
3. Martins NV. Anatomia descritiva e topográfica do trato genital inferior. In: Martins NV. Patologia do trato genital inferior – diagnóstico e tratamento. 2ª ed. São Paulo: Santos; 2014. p. 23-38.
4. Lee MY, Dalpiaz A, Schwamp R, Miao Y, Waltzer W, Khan A. Clinical pathology of Bartholin's glands: a review of the literature. Curr Urol. 2015;8:22-5.
5. Yuk JS, Kim YJ, Hur JH. Incidence of Bartholin duct cysts and abscesses in the Republic of Korea. Int J Gynecol Obstet. 2013;122(1):62-4.
6. Krissi H, Shmuely A, Aviram A, From A, Edward R, Peled Y. Acute Bartholin's abscess: microbial spectrum, patient characteristics, clinical manifestation, and surgical outcomes. E J Clin Microbio Infect Diseases. 2016;35(3):443-6.
7. Bleker OP, Smalbraak DJ, Schutte MF. Bartholin's abscess: the role of Chlamydia trachomatis. Genitourin Med. 1990;66(1):24-5.
8. Tanaka K, Mikamo H, Ninomiya M, Tamaya T, Izumi K, Ito K, et al. Microbiology of Bartholin's gland abscess in Japan. J Clin Microbiol. 2005;43:4258-61.
9. Kessous R, Aricha-Tamir B, Sheizaf B, Sheizaf B, Sheizaf N, Moran-Gilad J, et al. Clinical and microbiological characteristics of Bartholin gland abscesses. Obstet Gynecol. 2013;122(4):794-9.
10. Bhide A, Nama V, Patel S, Kalu E. Microbiology of cysts/abscesses of Bartholin's gland: review of empirical antibiotic therapy against microbial culture. J Obstet Gynaecol. 2010;30:701-3.
11. Hoosen AA, Nteta C, Moodley J, Sturm AW. Sexually transmitted diseases including HIV infection in women with Bartholin's gland abscesses. Genitourin Med. 1995;71:155-7.
12. Parvathi S, Imara A, Thoduka T. Bartholinitis caused by Streptococcus pneumoniae: Case report and review of literature. Indian J Pathol Microbiol. 2009;52(2):265.
13. Wechter ME, Wu J, Marzano D, Haefner H. Management of Bartholin duct cysts and abscesses: a systematic review. Obstet Gynecol Surv. 2009;64(6);395-404.
14. Patil S, Sultan AH, Thakar R. Bartholin's cysts and abscesses. J Obstet Gynaecol. 2007;27(3):241-5.
15. Menegoci JC, Sampaio Neto LF, Lian LT, Wey JC. Condutas nas urgências em ginecologia – parte 3/Urgências por infecções. Rev Fac Ciênc Méd Sorocaba. 2007;9(4):24-5.
16. Kushnir VA, Mosquera C. Novel technique for management of Bartholin gland cysts and abscesses. J Emerg Med. 2007;36(4):388-90.
17. Kroese JA, van der Velde M, Morssink LP, Zafarmand MH, Geomini P, van Kesteren PJM, et al. Word catheter and marsupialisation in women with a cyst or abscess of the Bartholin gland (WoMan-trial): a randomised clinical trial. BJOG. 2016;124(2):243-9.
18. Haider Z, Condous G, Kirk E. The simple outpatient management of Bartholin's abscess using the Word catheter: a preliminary study. Aust N Z J Obstet Gynaecol. 2007;47(2):137-40.
19. Gennis P, Li SF, Provataris J. Randomized pilot study comparing a rubber ring catheter to the word catheter in the treatment of Bartholin abscesses. Acad Emerg Med. 2004;11(5):527.
20. Ozdegirmenci O, Kayikcioglu F, Haberal A. Prospective randomized study of marsupialization versus silver nitrate application in the management of Bartholin gland cysts and abscesses. J Minim Invasive Gynecol. 2009;16(2):149-52.
21. Kafali H, Yurtseven S, Ozardali I. Aspiration and alcohol sclerotherapy: a novel method for management of Bartholin's cyst or abscess. Eur J Obstet Gynecol Reprod Biol. 2004;112(1):98-101.
22. Di Donato V, Bellati F, Casorelli A, Giorgini M, Perniola G, Marchetti C. CO2 laser treatment for Bartholin gland abscess: ultrasound evaluation of risk recurrence. J Min Invas Gynecol. 2013:346-52.

ATENDIMENTO À MULHER VÍTIMA DE VIOLÊNCIA SEXUAL

Rosane Ribeiro Figueiredo Alves

Introdução

A violência sexual ocorre no mundo todo, em populações de diferentes níveis de desenvolvimento econômico e social. Dessa forma, atinge diferentes classes sociais, etnias, religiões e culturas[1-3]. Os dados conhecidos sobre a violência sexual representam os casos denunciados à polícia e os casos informados em clínicas de pronto atendimento, uma vez que as pesquisas sobre esse agravo são escassas[1].

Epidemiologia

Estimativas sugerem que apenas um terço das vítimas registra um boletim de ocorrência policial (BPO) e/ou procura serviços de saúde[3,4]. Além dessas estimativas, levantamentos sobre a violência sexual foram realizados em várias cidades e em vários países, com a utilização de entrevistas com uma metodologia comum que permite a comparabilidade dos dados. De acordo com esses dados, o percentual de mulheres que relataram ter sido vítimas de ataque sexual varia de menos de 0,3%, em Manila, nas Filipinas, a 8,0%, no Rio de Janeiro, Brasil[1]. Na tentativa de dimensionar o problema no Brasil, os casos de violência contra a mulher, atendidos em serviços de saúde públicos e privados, passaram a ser agravos de notificação compulsória a partir de novembro de 2013[5].

Consequências da violência sexual

A agressão resulta em consequências funestas à saúde física, reprodutiva e mental e ao bem-estar social. Há risco de traumatismos físicos, de aquisição de infecções sexualmente transmissíveis (ISTs) e de gravidez indesejada[1,2,6].

As lesões físicas apresentam diferentes proporções. Mortes podem ocorrer, com variação considerável nas diferentes regiões do mundo[1]. O estupro pode resultar em gravidez[6]. Estima-se que o índice de gravidez relacionada a estupro seja de 5% por estupro entre as vítimas na faixa etária de 12 a 45 anos[1]. As infecções pelo HIV e outras ISTs são consequências reconhecidas do estupro. Além desses, há comprometimento também da saúde mental da vítima, levando a quadros de depressão, síndrome do pânico, ansiedade e distúrbios psicossomáticos[1,2,6].

Preceitos para o atendimento à vítima de violência sexual

O atendimento da vítima de violência sexual é complexo por envolver aspectos médicos, psicológicos e legais[7]. A norma técnica do Ministério da Saúde para prevenção e tratamento dos agravos resultantes da violência sexual contra mulheres e adolescentes estabelece preceitos para o atendimento da mulher vítima de violência sexual[2]. Entre esses, citam-se: (1) a necessidade de local específico, que garanta a privacidade durante o atendimento de urgência e também durante o acompanhamento ambulatorial; (2) atendimento prestado por equipe multidisciplinar, que inclua obrigatoriamente médicos e, na dependência de recursos, inclua também psicólogos, enfermeiros e assistentes sociais; (3) disponibilidade de equipamentos e materiais permanentes necessários ao atendimento; (4) necessidade de registro em prontuário da entrevista, do exame físico e ginecológico, de resultados de exames complementares de relatórios de procedimentos eventualmente instituídos[2]. Esses preceitos visam manter elevada a qualidade da atenção à saúde, além de fornecer resposta à eventual solicitação judicial[2].

Essa norma técnica indica ainda normas gerais de atendimento, que incluem: (1) o acolhimento, que implica receber e escutar a vítima, com respeito e solidariedade e sem conceitos previamente estabelecidos; (2) a necessidade de informar o que será proposto para a situação específica de cada vítima; (3) o respeito à sua autonomia; (4) a oferta de atendimento psicológico; (5) a notificação do agravo; (6) o atendimento médico aos traumatismos físicos e (7) a atenção a princípios éticos e legais nessa modalidade de atendimento[2].

Aspectos éticos e legais

O atendimento de pessoas em situação de violência sexual exige o cumprimento dos princípios do sigilo, da ética, além dos aspectos legais. A Lei Maria da Penha cria mecanismos para coibir e prevenir a violência doméstica e familiar contra a mulher, estabelece que a assistência a esses casos de violência será prestada no Sistema Único de Saúde (SUS) e que compreenderá o acesso aos benefícios decorrentes do desenvolvimento científico e tecnológico, incluindo os serviços de contracepção de emergência, a profilaxia das ISTs e da AIDS e outros procedimentos médicos necessários e cabíveis nos casos de violência sexual[8].

A notificação da violência é realizada pelo preenchimento da Ficha de Notificação/Investigação de Violência Doméstica, Sexual e/ou outras Violências[9]. Essa ficha atende ao Decreto-Lei nº 5.099, de 3 de junho de 2004, que regulamenta a Lei nº 10.778/2003, que institui o serviço de notificação compulsória de violência contra a mulher[5]. Em casos de suspeita ou confirmação de violência contra crianças e adolescentes, a notificação deve ser obrigatória e dirigida aos Conselhos Tutelares e autoridades competentes (Delegacias de Proteção da Criança e do Adolescente e Ministério Público da localidade), de acordo Estatuto da Criança e do Adolescente[10]. Os dados coletados nessa ficha são processados no Sistema de Informação de Agravos de Notificação (Sinan).

O BPO registra a violência para o conhecimento da autoridade policial. O laudo do Instituto Médico Legal (IML) é um documento elaborado para fazer prova criminal. Porém, a exigência desses documentos para atendimento à vítima de violência sexual nos serviços de saúde é incorreta e ilegal[2]. A assistência à saúde é prioritária e a recusa de atendimento pode ser caracterizada, ética e legalmente, como omissão. Após o atendimento médico, se a mulher tiver condições, poderá ir à delegacia para lavrar o BPO. Caso o exame pericial pelo IML não tenha sido realizado, o laudo será feito com base no prontuário médico[2].

Normas específicas do atendimento médico

Há necessidade de avaliar a possibilidade de traumatismos físicos, genitais ou extragenitais e de instituir o tratamento necessário, que inclui a verificação da necessidade de imunização contra o tétano. O atendimento ao traumatismo físico pode necessitar, na dependência do tipo e da gravidade do trauma, da atenção de outras especialidades médicas. No entanto, é importante ressaltar que os traumas físicos severos não apresentam frequência elevada. Os traumatismos verificados no exame físico devem ser cuidadosamente registrados no prontuário médico[2].

Na história da violência, algumas informações são importantes para nortear condutas e devem constar no prontuário, como: (1) local, dia e hora aproximada da violência sexual; (2) tipo de violência sexual sofrida (penetração vaginal, anal, oral, com ou sem ejaculação); (3) forma de constrangimento utilizada (força física, grave ameaça ou violência presumida); (4) tipificação e número de agressores; (5) órgão que realizou o encaminhamento, se houver.

O sexo violento, por acarretar abrasões e soluções de continuidade, aumenta o risco de transmissão do vírus da imunodeficiência humana (HIV) e de outras ISTs[1,11]. As adolescentes e jovens são especialmente suscetíveis às ISTs, incluindo o HIV, devido à imaturidade biológica do colo uterino. Nessa faixa etária, o colo é recoberto em grande parte pelo frágil epitélio colunar, composto por camada única de células. Durante o coito, esse epitélio sofre, com frequência, microtraumatismos que funcionam como porta de entrada para as ISTs[12].

É importante atentar para outras medidas eventualmente instituídas, como: (1) atendimento prévio em outro serviço de saúde e medidas tomadas; (2) realização do BPO e exame pericial de Corpo de Delito e Conjunção Carnal; (3) comunicação ao Conselho Tutelar ou à Vara da Infância e da Juventude, para abuso sexual em crianças e adolescentes.

Existem evidências de que o uso de protocolos e diretrizes padrões aumenta significativamente a qualidade do tratamento e o apoio psicológico às vítimas[1]. Esses protocolos deveriam conter: (1) registro com a descrição detalhada do incidente, (2) histórico ginecológico e contraceptivo da vítima, (3) documentação do exame físico completo, (4) testes laboratoriais e medicamentos para tratamento das ISTs, incluindo o HIV, e (5) fornecimento de contraceptivo de emergência[1].

Avaliação laboratorial

A avaliação laboratorial inicial deve incluir exames que afiram a presença das ISTs, do HIV e de gravidez, eventualmente presentes antes da violência sexual[2,11]. Entretanto, o início da profilaxia após a violência sexual para as ISTs, HIV e hepatite B não deve estar condicionado à realização e ao resultado desses exames complementares[2].

Os exames necessários à avaliação da vítima incluem as sorologias para o HIV, hepatite B e C e sífilis e devem ser repetidos em seis semanas para sífilis e HIV, e em três e seis meses para sífilis, HIV e hepatites B e C[2,7,11]. Os testes de hepatite C, no entanto, segundo recomendações do *Centers for Disease Control and Prevention* (CDC), devem ser considerados com base em fatores de risco, como o uso de drogas intravenosas ou para pessoas nascidas entre 1945 e 1965[13].

Os testes de amplificação de ácidos nucleicos (NAAT) podem ser empregados para detecção do *T. vaginalis* em secreção vaginal e da *N. gonorrhoeae* e da *C. trachomatis* em secreções vaginais, faríngeas e retais[7]. Além desses, também podem ser empregados exame a fresco do conteúdo vaginal, verificação do pH e teste do odor[11]. A realização desses exames está na dependência de disponibilidade de recursos e não deve retardar o início da profilaxia pós-exposição[2].

Os exames de acompanhamento permitem detectar infecções adquiridas durante ou após a agressão, a ocorrência de eventual gravidez, bem como o monitoramento dos efeitos secundários e da adesão à medicação profilática pós-exposição, se prescritos. O acompanhamento da profilaxia antirretroviral (ARV), caso instituída, inclui a realização de hemograma e transaminases na admissão e após 15 dias[2,11].

A coleta de material com intuito de esclarecer crimes sexuais é procedimento atribuído aos peritos do IML. Porém, essa coleta pode, eventualmente, ser realizada no serviço de atendimento médico, quando requerida por autoridade competente, por meio de ofício. Com essa finalidade, o conteúdo vaginal, oral ou anal deve ser coletado por meio de *swab* estéril e acondicionado em papel-filtro e sob a forma de esfregaços em lâminas de vidro, sem o uso de fixadores. No caso de abortamento, fragmentos dos restos embrionários, do cordão ou do feto devem ser acondicionados também em recipiente sem fixador. Esse material, após devida identificação, deve ser encaminhado para congelação, com o intuito de preservar o DNA para posterior análise, caso necessária[2].

Os sistemas de referência devem assegurar a continuidade do atendimento ambulatorial, apoiar a adesão e monitorizar as reações adversas a quaisquer regimes terapêuticos ou profiláticos prescritos[2,11].

Anticoncepção de emergência

A anticoncepção de emergência (AE), por meio da utilização de progestágenos ou associação de estrógenos e progestágenos em doses única e elevada, impede ou retarda a ovulação. O método é indicado para prevenir a gravidez indesejada após relações sexuais desprotegidas. Assim, deve ser prescrita para todas as pacientes expostas à gravidez após a agressão sexual, independentemente da época do ciclo menstrual. Evidentemente, é desnecessária àquelas que já utilizam método contraceptivo regular e que não foram ou não estão expostas à gravidez. Esse método é de baixo custo e apresenta boa tolerabilidade[2,14].

Estimativas sugerem que a AE reduz o risco de gravidez após um ato sexual único de 40% a 90%[15]. O levonorgestrel (LNG) apresenta eficácia até cinco dias após exposição sexual desprotegida, embora essa eficácia seja maior quanto mais precocemente administrado[15,16]. Existem evidências de eficácia reduzida do LNG em obesas e nas usuárias de indutores de enzimas microssomais hepáticas como rifampicina, fenobarbital, carbamazepina, efavirenz e primidona. Esse progestágeno substituiu o uso de pílulas anticoncepcionais orais combinadas, que são menos eficazes e mais propensas a efeitos colaterais[14,15]. O LNG oferece como vantagem adicional o fato de não apresentar contraindicações e, caso administrado acidentalmente durante uma gravidez inicial, não causa danos ao feto ou à mulher[14,16].

Assim, o método de escolha para a AE consiste no uso do LNG, na dose única de 1,5 mg. Como segunda opção, na indisponibilidade do LNG, emprega-se 0,2 mg de etinilestradiol (EE) e de 1 mg de LNG, dividida em duas doses, com intervalo de 12 horas. Essa dosagem pode ser alcançada com quatro comprimidos de anticoncepcional hormonal com 0,05 mg de EE e 0,25 mg de LNG, ou com oito comprimidos contendo 0,03 mg de EE e 0,15 mg de LNG, também divididos em duas doses iguais a cada 12 horas[2].

O método mais eficaz de contracepção de emergência é o dispositivo intrauterino (DIU) de cobre[14,16]. O DIU de cobre pode ser inserido até por mais de cinco dias após a relação sexual, desde que a inserção não ocorra mais de cinco dias após a ovulação[14]. Porém, esse método não protege contra as ISTs, HIV e doença inflamatória pélvica. Seu uso após a agressão sexual, quando há risco elevado de ISTs, é classificado pelos métodos de elegibilidade da OMS, na categoria 3, o que indica evitar seu uso nessa situação[14].

Gravidez decorrente de violência sexual

A prevalência de gravidez resultante de violência sexual não foi bem estudada. Segundo alguns estudos, 1% a 3,7% das mulheres que são submetidas a abortamento, nos Estados Unidos e no Reino Unido, relataram ter sido vítimas dessa violência[17-19]. Além da prevalência relativamente elevada, há evidências de que as vítimas tendem a ser submetidas ao abortamento em idades gestacionais mais avançadas. Dessa forma, pesquisas que avaliem a prevalência e o retardo na tomada de decisões, referentes a esse importante problema, são necessárias[19].

A mulher grávida, em decorrência de violência sexual, deve ser informada sobre o direito ao abortamento legal[20]. O Decreto-Lei nº 2.848, em seu artigo 128, inciso II, informa que "não se pune o aborto praticado por médico se a gravidez resulta de estupro e o aborto é precedido de consentimento da gestante ou, quando incapaz, de seu representante legal"[20]. Porém, caso o desejo da mulher seja pela manutenção da gravidez, ela deverá receber informações sobre a assistência pré-natal e as alternativas após o nascimento, que inclui permanecer com a criança ou encaminhá-la para adoção[2].

A Norma Técnica sobre Prevenção e Tratamento dos Agravos Resultantes da Violência Sexual contra Mulheres e Adolescentes informa a não necessidade de a vítima apresentar BPO nem autorização judicial para submissão ao abortamento no âmbito do SUS[2]. Já a Portaria nº 1.508/GM, de 2005, "dispõe sobre o Procedimento de Justificação e Autorização da Interrupção da Gravidez nos casos previstos em lei, no âmbito do Sistema Único de Saúde – SUS". Esse procedimento compõe-se de quatro fases, registradas no formato de termos e arquivadas no prontuário médico[21].

A primeira fase é constituída pela confecção do Termo de Relato Circunstanciado do evento, realizado e assinado pela gestante e por dois profissionais de saúde do serviço. Esse termo deve informar a data, o horário aproximado, o local e a descrição detalhada do ocorrido. A segunda fase refere-se ao Parecer Técnico, assinado pelo médico, após anamnese, exame físico geral, exame ginecológico, avaliação do laudo ultrassonográfico e dos demais exames complementares que, porventura, houver. A terceira fase é a assinatura pela gestante ou seu representante legal do Termo de Responsabilidade, que contém advertência sobre a previsão dos crimes de falsidade ideológica[22] e de aborto[23], caso não tenha sido vítima de violência sexual informada. A quarta fase é encerrada com a assinatura pela gestante do Termo de Consentimento Livre e Esclarecido[21].

Outro aspecto importante no que se refere ao abortamento legal é a objeção de consciência e o direito de recusa do médico em realizar o abortamento, nos casos de gravidez resultante de violência sexual. Dessa forma, é dever do Estado e dos gestores de saúde manter nos hospitais públicos profissionais que não manifestem objeção de consciência e que realizem o abortamento previsto por lei[2].

Violência sexual e HIV/AIDS

O risco de infecção pelo HIV no sexo vaginal consensual, em ato único e sem proteção, com um parceiro infectado é relativamente baixo, estimado em 0,1% a 3%, e semelhante à exposição ocupacional com perfurocortante[1]. O risco por ato para a transmissão do HIV a partir do sexo oral é substancialmente menor. Por outro lado, o risco de infecção pelo HIV resultante de sexo anal consensual, sem proteção, é consideravelmente mais elevado. Já durante o estupro há maior possibilidade de traumatismos, o que aumenta muito a probabilidade de transmissão do HIV, já documentada em estudos anteriores[1,11,24,25].

Existem evidências de que a profilaxia ARV reduz tanto a transmissão materno-infantil do HIV quanto a transmissão após exposição ocupacional com perfurocortantes[26-28]. Além dessas evidências, estudos em animais apoiam o uso precoce dos ARVs para a prevenção da infecção pelo HIV[29,30]. Com base nessas evidências, a profilaxia pós-exposição ocupacional ao HIV foi recomendada para profissionais da saúde[31]. Esses achados foram extrapolados para a exposição sexual ao HIV, incluindo a agressão sexual[2,11]. Dessa forma, apesar da falta de evidências sobre a eficácia da profilaxia do HIV após o estupro, muitas organizações recomendam sua utilização[1,2,11].

A ocorrência de traumatismos durante a agressão, a elevada carga viral no ejaculado e a presença de outras ISTs podem aumentar o risco de transmissão do HIV em casos envolvendo penetração tanto vaginal quanto anal ou oral. As recomendações para a profilaxia da infecção pelo HIV após exposição sexual são individualizadas de acordo com a presença desses fatores de risco[11]. As vítimas devem ser informadas sobre o possível benefício da profilaxia pós-exposição não ocupacional e sobre a raridade de eventos adversos graves[11,32,33].

Profilaxia antirretroviral

A profilaxia ARV é recomendada em todos os casos de penetração vaginal e/ou anal, mesmo que o estado sorológico do agressor seja desconhecido[2,7,11]. Para os casos de sexo oral exclusivo, mesmo com ejaculação na cavidade oral, a decisão deve ser individualizada, levando em consideração o desejo da vítima e a presença de lesões na cavidade oral[2,7,11].

Para os casos de violência crônica e repetida com o mesmo agressor, não se recomenda, de modo geral, a profilaxia ARV, devido à possibilidade de a contaminação já ter ocorrido. Da mesma forma, a profilaxia ARV não está indicada nos casos de penetração oral sem ejaculação, uso de preservativo durante toda a agressão, agressor sabidamente HIV negativo, violência sofrida há mais de 72 horas[2].

Esquema de administração

Muitas atenções são dadas às diretrizes para a escolha específica dos fármacos para a profilaxia ARV, bem como em relação à sua tolerância e toxicidade, em regimes de duas ou três drogas. As diretrizes internacionais recomendam a administração dos ARVs o mais precocemente possível, dentro de 72 horas após a exposição. Consideram ainda o regime de duas drogas como aceitável e o de três drogas, como preferível, o que permite maior flexibilidade na escolha, em diferentes contextos[7,34]. Os fármacos recomendados incluem o tenofovir e a lamivudina, como suporte principal, associado ao lopinavir/ritonavir (LPV/r) ou atazanavir/ritonavir (ATV/r) como o terceiro fármaco. Recomenda também, como suporte principal e como uma alternativa mais facilmente disponível, a zidovudina, associada à lamivudina (AZT + 3TC)[35].

A profilaxia ARV para o HIV deve ser considerada uma emergência e iniciada o mais rápido possível, dentro das primeiras 72 horas após a violência, e mantida por quatro semanas[2,7,11].

Segundo a norma técnica do Ministério da Saúde do Brasil para a prevenção e tratamento dos agravos resultantes da violência sexual, o esquema recomendado como de primeira escolha inclui AZT 300 mg e 3TC 150 mg, preferentemente combinados na mesma formulação, via oral, a cada 12 horas, associados ao lopinavir-ritonavir (LPV/r) na dose de dois comprimidos a cada 12 horas[2].

A profilaxia ARV para os casos em que o agressor é portador do HIV e está em tratamento deve ser indicada por médicos experientes no manejo dos ARVs. Entretanto, a falta do infectologista não deve atrasar o início da profilaxia. Caso o agressor esteja com carga viral abaixo dos limites de detecção, o esquema ARV indicado para a vítima poderá ser o mesmo do agressor. Caso esteja em falha virológica, iniciar a profilaxia com o esquema clássico recomendado com reavaliação posterior do infectologista[2].

A adesão à profilaxia é essencial para a redução do risco de adquirir o HIV. A não adesão está diretamente relacionada ao risco de falha da profilaxia e de surgimento de cepas virais multirresistentes[2].

Interações medicamentosas e reações adversas

O efeito antabuse do metronidazol, empregado para profilaxia da tricomoníase, pode ser desencadeado pelo ritonavir, uma vez que é formulado em solução alcoólica. Há também que se considerar o aumento da metabolização hepática dos estrogênios com o ritonavir e preferir o esquema do LNG para a contracepção de emergência[11]. Além desses, drogas psicotrópicas como hipnóticos, antidepressivos e anticonvulsivantes apresentam potencial de interação com antirretrovirais[2].

As reações adversas dos ARVs incluem efeitos gastrointestinais, cefaleia e fadiga[32]. As alterações laboratoriais são usualmente discretas, transitórias e pouco frequentes. O AZT apresenta toxicidade hematológica e deve ser evitado diante de anemia e/ou leucopenia. Na presença de intolerância medicamentosa, a paciente deve ser reavaliada para adequação do esquema terapêutico[2].

Hepatites virais

A hepatite B apresenta período de incubação de seis semanas a seis meses, o que permite a profilaxia pós-exposição por meio da vacina. A carga viral do vírus da hepatite B (HBV) é mais elevada no sangue e menor em outros fluidos corporais, como sêmen, secreções vaginais e saliva[11]. O HBV é mais infeccioso e mais estável no ambiente do que outros patógenos transmitidos pelo sangue, como o vírus da hepatite C (HCV) e o HIV. Em vista disso, o HBV é eficientemente transmitido por contato com sangue ou fluidos corporais infectados. Um dos principais fatores de risco para a infecção é o sexo desprotegido com um parceiro infectado[11].

A infecção pelo HBV pode ser prevenida por meio da vacinação e do emprego da imunoglobulina (HBIG)[36,37]. Tanto as profilaxias por meio da vacina associada à HBIG quanto da vacina e da HBIG empregadas isoladamente, apresentam eficácia elevada na profilaxia pós-exposição[37]. No entanto, com a disponibilidade da vacina contra a hepatite B, a HBIG, que fornece proteção por três a seis meses, é tipicamente utilizada como adjuvante à vacinação[11].

A profilaxia pós-exposição deve ser empregada o mais precocemente possível após a exposição, preferivelmente nas primeiras 24 horas. A indicação para a profilaxia inclui a exposição ao sêmen, sangue e/ou outros fluidos corporais do agressor, quando a vítima não foi imunizada ou desconhece o seu *status* vacinal. Aquelas com esquema incompleto devem completar as doses da vacina[2,11] e aquelas com esquema completo devem receber uma dose de reforço[11]. A vacinação é bem tolerada. Dor no local da injeção e febrícula ocorre na minoria dos vacinados[2,11].

A HBIG deve ser administrada até 48 horas após a agressão, embora possa ser prescrita em até 14 dias. A dosagem é de 0,06 mL/kg, em local diferente de aplicação da vacina[2,11].

A hepatite C apresenta período de incubação médio de sete semanas e mais de 75% desses casos são assintomáticos. Dessa forma, recomenda-se o acompanhamento ambulatorial da vítima[2].

Prevenção da infecção pelo vírus do papiloma humano

A prevalência da infecção pelo vírus do papiloma humano (HPV) em crianças vítimas de agressão sexual, em estudo multicêntrico, foi de 11,8%[38].

Uma vez que as vítimas de abuso sexual também estão em risco de contrair a infecção pelo HPV[11] e a eficácia da vacina contra o HPV é elevada[39], a vacinação contra o HPV também é recomendada para as mulheres com idades entre 9 e 26 anos de idade[7,11,40]. No entanto, essa recomendação não faz parte ainda das indicações de profilaxia pós-agressão sexual do Ministério da Saúde[2]. Faz parte também das recomendações a reavaliação da vítima para verificar o desenvolvimento ou não de verrugas genitais[7].

Infecções de transmissão sexual curáveis

A triagem imediata de ISTs pode não identificar infecções adquiridas recentemente, durante a agressão. Assim, várias diretrizes recomendam a profilaxia antimicrobiana na avaliação inicial e excluem a triagem das ISTs curáveis[7]. No entanto, as recomendações para o rastreio têm respaldo em evidências que demonstram elevada proporção de infecções presentes na avaliação inicial[7,41]. Portanto, o rastreamento de ISTs durante a avaliação inicial é recomendado, porém individualizado, levando em consideração o tipo de agressão e exposição[7].

As ISTs curáveis mais frequentes após a violência sexual e que podem ser prevenidas com uso de medicamentos específicos são as mesmas que apresentam maior prevalência na população. Assim, as mais frequentes incluem a tricomoníase, a gonorreia e a infecção por clamídia[2,11].

Da mesma forma que para o HIV, não existem evidências sobre a eficácia da profilaxia após a violência sexual para ISTs curáveis e, da mesma forma, não está indicada para os casos de violência crônica e repetida pelo mesmo agressor[2,11].

Os esquemas propostos consideram a eficácia da medicação para o tratamento dessas infecções, a comodidade posológica e a presença de reações adversas e de interações medicamentosas[2,11]. Não há tempo limite para o início da profilaxia pós-exposição para essas infecções. Provavelmente não haverá comprometimento de seu desempenho caso seja postergada com objetivo de evitar intolerância gástrica, especialmente com o uso de nitroimidazólicos, devido ao uso concomitante de profilaxia ARV ou da AE[2,7,11].

A recomendação é utilizar um esquema antimicrobiano empírico para sífilis, clamídia, gonorreia e tricomonas, com base na elevada prevalência dessas infecções e na baixa taxa de retorno para as visitas de acompanhamento). Esse esquema empírico inclui a dose única de penicilina benzatina, na dosagem de 2.400.000 UI, ceftriaxona 250 mg, ambas por via intramuscular, e azitromicina 1g e metronidazol, 2g, ambos por via oral[2,7,11].

Considerações finais

A violência sexual contra mulheres constitui agravo destituído de fronteiras. Acomete todas as idades, embora seja mais frequente entre crianças, adolescente e jovem; acomete todas as classes sociais e econômicas, embora seja mais frequente em cenários com menores recursos econômicos. A prevalência não é conhecida, uma vez que a maioria das mulheres não denuncia o fato às autoridades competentes nem procura os serviços de saúde, ao quais o agravo poderia ser notificado.

O atendimento adequado necessita de atuação de uma equipe multiprofissional, que inclui médicos, enfermeiros, psicólogos e assistentes sociais, para que as necessidades da vítima sejam atendidas de maneira global e isenta de julgamentos. Atenção deve ser dada aos aspectos médicos, psicológicos e éticos/legais do atendimento. Entre esses, não se podem olvidar: o cumprimento do segredo e do sigilo profissional; a comunicação ao Conselho Tutelar ou Vara da Infância e da Juventude, para menores de idade; a notificação compulsória; a não necessidade de BPO para atendimento e o preenchimento adequado do prontuário, para que possa, se necessário, ser usado como prova pericial.

A informação sobre as medidas necessárias ao tratamento de eventuais traumatismos físicos, diagnóstico e prevenção das ISTs/HIV e gravidez deve ser fornecida de forma completa à vítima. Além disso, sua autonomia sobre a instituição de exames e de medicamentos deve ser respeitada. Ela deve ainda ser informada da necessidade de acompanhamento ambulatorial, com repetição de exames, por um período médio de seis meses. Da mesma forma, deverá ser adequadamente informada sobre o seu direito ao abortamento legal, no SUS, caso ocorra gravidez como consequência da violência sexual.

Referências bibliográficas

1. World Health Organizations (OMS). World report on violence and health. 2002. Disponível em: http://apps.who.int/iris/bitstream/10665/42495/1/9241545615_eng.pdf. Acesso em: 18 dez. 2016.
2. Brasil. Ministério da Saúde. Secretaria de Atenção à Saúde. Departamento de Ações Programáticas Estratégicas. Prevenção e tratamento dos agravos resultantes da violência sexual contra mulheres e adolescentes. Norma Técnica. Brasília – DF; 2010.
3. Centers for Disease Control and Prevention (CDC). The National Intimate Partner and Sexual Violence Survey: 2010 Summary Report. Atlanta 2011. Disponível em: https://www.cdc.gov/ViolencePrevention/pdf/NISVS_Report2010-a.pdf. Acesso em: 18 dez. 2016.
4. Truman J, Langton L. Criminal Victimization, 2013. Washington, DC: United States Department of Justice, Bureau of Justice Statistics; 2014.
5. Brasil. Presidência da República. Casa Civil. Subchefia de assuntos jurídicos. Lei nº 10.778, de 24 de novembro de 2003. Disponível em: https://www.planalto.gov.br/ccivil_03/Leis/2003/L10.778.htm. Acesso em: 18 dez. 2016.
6. Jones JS, Rossman L, Wynn BN, Dunnuck C, Schwartz N. Comparative analysis of adult versus adolescent sexual assault: epidemiology and patterns of anogenital injury. Acad Emerg Med. 200310:872-7.
7. Seña AC, Hsu KK, Kellogg N, Girardet R, Christian CW, Linden J, et al. Sexual assault and sexually transmitted infections in adults, adolescents, and children. Clin Infect Dis. 2015;61(S8):S856-64.
8. Brasil. Presidência da República. Casa Civil. Subchefia de assuntos jurídicos. Lei nº 11.340, de 7 de agosto de 2006. Disponível em: https://www.planalto.gov.br/ccivil_03/_Ato2004-2006/2006/Lei/L11340.htm. Acesso em: 18 dez. 2016.
9. Brasil. Presidência da República. Casa Civil. Subchefia de assuntos jurídicos. Ficha de notificação/investigação individual. Violência doméstica, sexual e/ou outras violências interpessoais. Disponível em: http://www.sedhast.ms.gov.br/wp-content/uploads/sites/21/2015/12/ficha_notificacao_violencia.pdf. Acesso em: 18 dez. 2016.
10. Brasil. Presidência da República. Casa Civil. Subchefia de assuntos jurídicos. Lei nº 8.069, de 13 de julho de 1990. Disponível em: http://www.planalto.gov.br/ccivil_03/Leis/L8069.htm. Acesso em: 18 dez. 2016.
11. Centers for Disease Control and Prevention. Sexually Transmitted Diseases Treatment Guidelines. Recommendations and Reports. 2015. Disponível em: https://www.cdc.gov/mmwr/preview/mmwrhtml/rr6403a1.htm. Acesso em: 18 dez. 2016.
12. Kleppa E, Holmen SD, Lillebo K, Kjetland EF, Gundersen SG, Taylor M, et al. Cervical ectopy: associations with sexually transmitted infections and HIV. A cross-sectional study of high school students in rural South Africa. Sex Transm Infect. 2015;91(2):124-9.
13. Centers for Disease Control and Prevention. Recommendations for the identification of chronic hepatitis C virus infection among persons born during 1945-1965. MMWR Recomm Rep. 2012;61(RR-4):1-32. Disponível em: https://www.cdc.gov/mmwr/preview/mmwrhtml/rr6104a1.htm?s_cid%3Drr6104a1_x. Acesso em: 18 dez. 2016.
14. World Health Organizations (WHO). Medical eligibility criteria for contraceptive use. Fifth edition. 2015. Disponível em: http://www.who.int/reproductivehealth/publications/family_planning/Ex-Summ-MEC-5/en/. Acesso em: 18 dez. 2016.
15. Cheng L, Che Y, Gülmezoglu AM. Interventions for emergency contraception. Cochrane Database Syst Rev. 2012;(8):CD001324.
16. Raymond EG, Cleland K. Emergency contraception. N Engl J Med. 2015;372:1342-8.
17. Keeling J, Birch L, Green P. Pregnancy counselling clinic: a questionnaire survey of intimate partner abuse. J Fam Plann Reprod Health. 2004;30:165-8.
18. Finer LB, Frohwirth LF, Dauphinee LA, Singh S, Moore AM. Reasons U.S. Women have abortions: quantitative and qualitative perspectives. Perspect Sex Reprod Health. 2005;37:110-8.
19. Perry R, Zimmerman L, Saden IA, Aisha Fatima A, Cowett A, Patel A. Prevalence of rape-related pregnancy as an indication for abortion at two urban family planning clinics. Contraception. 2015;91:393-7.
20. Brasil. Presidência da República. Casa Civil. Subchefia de Assuntos Jurídicos. Decreto-Lei nº 2.848, de 7 de dezembro de 1940. Artigo 128, inciso II. Disponível em: http://www.planalto.gov.br/ccivil_03/Decreto-Lei/Del2848.htm. Acesso em: 18 dez. 2016.
21. Ministério da Saúde. Portaria nº 1.508/GM, de 1º de setembro de 2005. Disponível em: http://pfdc.pgr.mpf.mp.br/atuacao-e-conteudos-de-apoio/legislacao/mulher/Portaria%201508%20aborto.pdf. Acesso em: 18 dez. 2016.
22. Art. 299 do Código Penal – Decreto Lei nº 2.848/40. Disponível em: http://www.jusbrasil.com.br/topicos/10600031/artigo-299-do-decreto-lei-n-2848-de-07-de-dezembro-de-1940. Acesso em: 18 dez. 2016.
23. Art. 124 do Código Penal – Decreto Lei nº 2.848/40. Disponível em: http://www.jusbrasil.com.br/topicos/10625007/artigo-124-do-decreto-lei-n-2848-de-07-de-dezembro-de-1940. Acesso em: 18 dez. 2016.
24. Centers for Disease Control and Prevention. Antiretroviral postexposure prophylaxis after sexual, injection drug use, or other nonoccupational exposure to HIV in the United States: recommendations from the US Department of Health and Human Services. MMWR Recomm Rep. 2005;54(RR-2):1-19. Disponível em: https://www.cdc.gov/mmwr/preview/mmwrhtml/rr5402a1.htm. Acesso em: 18 dez. 2016.
25. Roland ME. Postexposure prophylaxis after sexual exposure to HIV. Curr Opin Infect Dis. 2007;20:39-46.
26. Cardo DM, Culver DH, Ciesielski CA, Srivastava PU, Marcus R, Abiteboul D, et al. A case-control study of HIV seroconversion in health care workers after percutaneous exposure. N Engl J Med. 1997;337:1485-90.
27. Gray GE, Urban M, Chersich MF, Bolton C, van Niekerk R, Violari A, et al. PEP Study Group. A randomized trial of two postexposure prophylaxis regimens to reduce mother-to-child HIV-1 transmission in infants of untreated mothers. AIDS, 2005;19:1289-97.
28. Taha TE, Li Q, Hoover DR, Mipando L, Nkanaunena J, Thigpen MC, et al. Post exposure prophylaxis of breastfeeding HIV-exposed infants with antiretroviral drugs to age 14 weeks: updated efficacy results of the PEPI-Malawi trial. J Acquir Immune Defic Syndr. 2011;57:319-25.
29. Otten RA, Smith DK, Adams DR, Pullium JK, Jackson E, Kim CN, et al. Efficacy of postexposure prophylaxis after intravaginal exposure of pig-tailed macaques to a human-derived retrovirus (human immunodeficiency virus type 2). J Virol. 2000;74:9771-5.
30. Bourry O, Brochard P, Souquiere S, Makuwa M, Calvo J, Dereudre-Bosquet N, et al. Prevention of vaginal simian immunodeficiency virus transmission in macaques by postexposure prophylaxis with zidovudine, lamivudine and indinavir. AIDS. 2009;23:447-54.
31. Kuhar DT, Henderson DK, Struble KA, Heneine W, Thomas, V, Cheever LW, et al. For the US Public Health Service Working Group. Updated US Public Health Service guidelines for the management of occupational exposures to human immunodeficiency virus and recommendations for postexposure prophylaxis. Infect Control Hosp Epidemiol. 2013;34:875-92.
32. Du Mont J, Myhr TL, Husson H, Macdonald H, Rachlis A, Loutfy MR. HIV post exposure prophylaxis use among Ontario female. Sex Transm Infect. 2008;35(12):973-8.
33. Loutfy MR, Macdonald S, Myhr T, Husson H, Du Mont J, Balla S, et al. Prospective cohort study of HIV post-exposure prophylaxis for sexual assault survivors. Antivir Ther. 2008;13:87-95.
34. World Health Organization. Guidelines on Post Exposure Prophylaxis for HIV and the use of co-trimoxazole prophylaxis for HIV-related infections among adults, adolescents and children;

Recommendations for a public health approach–December 2014 supplement to the 2013 consolidated. ARV guidelines. World Health Organization, 2014. Disponível em: http://www.who.int/hiv/pub/guidelines/arv2013/arvs2013upplement_dec2014/en/. Acesso em: 20 dez. 2016.
35. Kaplan JE, Dominguez K, Jobarteh K, Spira TJ. Postexposure prophylaxis against human immunodeficiency virus (HIV): new guidelines from the WHO: a perspective. Clin Infect Diseases. 2015;60(S3):S196-9.
36. Centers for Disease Control and Prevention. A comprehensive immunization strategy to eliminate transmission of hepatitis B virus infection in the United States: recommendations of the Advisory Committee on Immunization Practices (ACIP) part II: immunization of adults. MMWR Recomm Rep. 2006;55(No. RR-16). Disponível em: https://www.cdc.gov/mmwr/preview/mmwrhtml/rr5516a1.htm. Acesso em: 18 dez. 2016.
37. Centers for Disease Control and Prevention. A comprehensive immunization strategy to eliminate transmission of hepatitis B virus infection in the United States: recommendations of the Advisory Committee on Immunization Practices (ACIP) part 1: immunization of infants, children, and adolescents. MMWR Recomm Rep. 2005;54(No. RR-16). Disponível em: https://www.cdc.gov/mmwr/preview/mmwrhtml/rr5416a1.htm. Acesso em: 18 dez. 2016.
38. Unger ER, Fajman NN, Maloney EM, Onyekwuluje J, Swan DC, Howard L, et al. Anogenital human papillomavirus in sexually abused and nonabused children: a multicenter study. Pediatrics. 2011;128:658-65.
39. Beachler DC, Kreimer AR, Schiffman M, Herrero R, Wacholder S, Rodriguez AC, et al. for the Costa Rica HPV Vaccine Trial (CVT) Grou. Multisite HPV16/18 vaccine efficacy against cervical, anal, and oral HPV infection. J Natl Cancer Inst. 2015;108(1).
40. Saslow D, Andrews KS, Manassaram-Baptiste D, Loomer L, Lam KE, Fisher-Borne M, et al., on behalf of the American Cancer Society Guideline Development Group. Human Papillomavirus Vaccination Guideline Update: American Cancer Society Guideline Endorsement. Cancer J Clin. 2016;66:375-85.
41. Jo S, Shin J, Song KJ, Kim JJ, Hwang KR, Bhally H. Prevalence and correlated factors of sexually transmitted diseases – chlamydia, Neisseria, cytomegalovirus – in female rape victims. J Sex Med. 2011;8:2317-26.

ANTICONCEPÇÃO DE EMERGÊNCIA

Eduardo Camelo de Castro

Introdução

A anticoncepção de emergência (AE) é um método anticonceptivo que tem o objetivo de prevenir uma gestação indesejada após uma relação sexual. Esse método, popularmente conhecido por "pílula do dia seguinte", utiliza compostos hormonais e atua por curto período de tempo nos dias seguintes à relação sexual. Diferente de outros métodos anticonceptivos que atuam na prevenção da gravidez antes ou durante a relação sexual, a AE tem indicação para situações especiais ou de exceção, com o objetivo de prevenir gravidez inoportuna ou indesejada[1].

A adesão aos métodos contraceptivos é alta, mas uma parcela significativa de indivíduos sexualmente ativos (7,4%) não usa regularmente esses métodos e está sujeita a uma gravidez indesejada[2].

Milhões de gestações acontecem de forma indesejada e não planejada. Muitas gestações indesejadas terminarão em abortamento induzido, geralmente inseguro, levando milhares de mulheres à morte[3].

Os contraceptivos utilizados em situações de emergência são efetivos e seguros para a maioria das mulheres. Os mecanismos de ação que levam aos efeitos anticoncepcionais da AE não possuem efeito abortivo.

Avaliação inicial na emergência

Anamnese

A paciente geralmente refere atividade sexual sem uso de método contraceptivo. Às vezes relata falha conhecida ou presumida do uso adequado do contraceptivo de uso regular. Há casos em que a mulher pode referir ter sido vítima de violência sexual[3,4].

Sempre questionar a data da última menstruação, porque a única contraindicação absoluta para a AE, considerada como categoria 4 pelos Critérios de Elegibilidade em Anticoncepção pela Organização Mundial da Saúde (OMS), é a gravidez confirmada[5]. Por outro lado, não há registro de efeitos teratogênicos sobre o feto decorrentes da AE habitual[6-8].

Verificar antecedentes de acidente vascular encefálico, enxaquecas severas, tromboembolismo e diabetes com complicações vasculares. Nesses casos, a AE pode ser feita com levonorgestrel isolado; evitar o método de Yuzpe[5].

Exame físico

Tem o objetivo de avaliar possíveis sequelas de um acidente vascular encefálico ou sinais decorrentes de trombose anterior ou até mesmo de complicações vasculares do diabetes.

O exame ginecológico pode levantar a hipótese de abuso ou violência sexual.

Exames complementares

Em caso de dúvida, a dosagem do βhCG ou até mesmo ultrassonografia transvaginal pode excluir gravidez.

Em situações de atraso menstrual, em que a gravidez é suspeita, mas não confirmada, a AE não está totalmente contraindicada. Nesses casos, deve-se optar pelo método do levonorgestrel. Não se recomenda que a decisão de uso da AE seja condicionada a testes laboratoriais de gravidez, exceto quando eles estiverem disponíveis e oferecerem resultado em curto intervalo de tempo[5].

Conduta na emergência

Receitar um dos regimes contraceptivos mais utilizados para a AE. Pacientes com histórico de violência sexual devem ser encaminhadas para consulta especializada ou seguir o protocolo completo desse diagnóstico.

Contraceptivo com levonorgestrel isolado

Essa AE utiliza exclusivamente o levonorgestrel, na dose total de 1,5 mg. Contando com as apresentações comerciais com 0,75 mg de levonorgestrel por comprimido, a AE pode ser feita com a administração de um comprimido de 0,75 mg a cada 12 horas ou, preferentemente, com dois comprimidos de 0,75 mg juntos, em dose única. Algumas preparações comerciais disponibilizam o levonorgestrel na dose de 1,5 mg por comprimido. Nesse caso, utiliza-se um comprimido de 1,5 mg em dose única. O levonorgestrel é um progestágeno que deve ser utilizado logo após a relação sexual, mas pode ser ingerido no máximo até cinco dias do coito desprotegido[3,9].

Método de Yuzpe

Utiliza contraceptivos hormonais orais combinados. Consiste na ingestão de duas doses de 100 mcg de etinilestradiol e 500 mcg de levonorgestrel em duas tomadas, com intervalo de 12 horas, sendo a primeira tomada a mais próxima possível da atividade sexual desprotegida e, preferencialmente, até após 72 horas dela[10]. Atualmente o tempo máximo aceitável é de cinco dias após a relação[9,11].

O levonorgestrel isolado é o método de primeira escolha para realizar a AE. O regime de Yuzpe deve ser reservado para situações excepcionais em que o levonorgestrel não estiver disponível[1,12].

Em ensaio randomizado com 1.998 mulheres, a OMS comparou a eficácia do uso do método de Yuzpe com o levonorgestrel isolado. Em ambos os métodos, o início do tratamento foi instituído dentro de 72 horas após o coito desprotegido. A taxa de gestação foi de 3,2% com o regime contraceptivo combinado contra 1,1% com o levonorgestrel isolado (RR para gestação, 0,32; IC 95%, 0,18-0,70)[13].

A eficácia dos dois métodos é inversamente proporcional ao tempo decorrido desde a atividade sexual. No quarto e no quinto dia, a taxa de falha é mais elevada. Porém, a taxa de falha do levonorgestrel, ainda que usado entre o quarto e o quinto dia, é menor que a taxa média de falha do Yuzpe[9,11]. Essa evidência fundamenta a recomendação recente de utilizar a AE com levonorgestrel isolado até o quinto dia da relação sexual sem proteção. A AE não deve ser usada de forma planejada ou previamente programada para substituir o contraceptivo de uso regular.

Os eventos adversos mais frequentes nas pacientes que usam a AE são náuseas e vômitos. Esses sintomas foram muito menos frequentes com o uso do levonorgestrel isolado comparado ao método de Yuzpe[13]. Esses efeitos podem ser minimizados com a prescrição de um antiemético 1 hora antes da tomada do contraceptivo de emergência.

Se o vômito ocorrer nas primeiras 2 horas após a administração da AE, recomenda-se que a dose seja repetida. Caso o vômito ocorra novamente e dentro do mesmo prazo, recomenda-se que a administração da AE seja feita por via vaginal. A absorção da AE pelo epitélio da vagina oferece níveis plasmáticos semelhantes aos da absorção pela via oral, tanto para o levonorgestrel como para o método de Yuzpe[14].

Outros efeitos colaterais relatados foram vertigem, cefaleia e mastalgia, porém houve remissão espontânea nas primeiras 24 horas após a ingestão do contraceptivo[1,12].

A OMS afirma que 57% das mulheres que usam a AE terão a menstruação seguinte ocorrendo dentro do período esperado, sem atrasos ou antecipações. Em 15% dos casos, a menstruação poderá atrasar até sete dias e, em outros 13%, em pouco mais de sete dias[13]. A antecipação da menstruação, menor que sete dias, ocorre em apenas 15% dos casos.

Dispositivo intrauterino de emergência

A inserção de emergência de DIU de cobre após o coito é uma opção que pode ser usada até sete dias depois da atividade sexual desprotegida. Esse DIU pode ainda ser mantido intrauterino para uma contracepção eficaz e de longo prazo.

A comparação da efetividade do DIU de cobre em relação aos métodos hormonais via oral não está ainda adequadamente avaliada[11].

Estudo com o DIU pós-coito sugere que ele seja eficaz na prevenção de gestação indesejada. Mais de 80% das mulheres que inseriram o DIU em situação de emergência o mantiveram como contraceptivo regular[15].

A inserção do dispositivo intrauterino pode causar desconforto. A triagem para a inserção de DIU como método emergencial deve ser extremamente rigorosa. Deve-se lembrar dos critérios de elegibilidade (categoria 4 da OMS – risco inaceitável) para contraindicação do DIU de cobre: gestação, neoplasia endometrial e cervical, doença inflamatória pélvica atual ou nos últimos três meses, doença trofoblástica maligna, pós-abortamento séptico, infecção puerperal e em pacientes com sangramento transvaginal não esclarecido[11].

Referências bibliográficas

1. Hsiang D, Dunn S. Emergency contraception. Can Med Assoc J. 2016.
2. Jones RK, Darroch JE, Henshaw SK. Patterns in the socioeconomic characteristics of women obtaining abortions in 2000-2001. Perspectives on sexual and reproductive health. 2002;34(5):226-35.
3. Faundes A, Brache V, Alvarez F. Emergency contraception – clinical and ethical aspects. Int J Gynaecol Obstet. 2003;82(3):297-305.
4. Kozaric-Kovacic D, Folnegovic-Smalc V, Skrinjaric J, Szajnberg NM, Marusic A. Rape, torture, and traumatization of Bosnian and Croatian women: psychological sequelae. Am J Orthopsychiatry. 1995;65(3):428-33.
5. Stanback J, Katz K. Methodological quality of WHO medical eligibility criteria for contraceptive use. Contraception. 2002;66(1):1-5.
6. Bracken MB. Oral contraception and congenital malformations in offspring: a review and meta-analysis of the prospective studies. Obstet Gynecol. 1990;76(3 Pt 2):552-7.
7. Raman-Wilms L, Tseng AL, Wighardt S, Einarson TR, Koren G. Fetal genital effects of first-trimester sex hormone exposure: a meta-analysis. Obstet Gynecol. 1995;85(1):141-9.
8. Simpson JL, Phillips OP. Spermicides, hormonal contraception and congenital malformations. Adv Contracept. 1990;6(3):141-67.
9. von Hertzen H, Piaggio G, Ding J, Chen J, Song S, Bartfai G, et al. Low dose mifepristone and two regimens of levonorgestrel for emergency contraception: a WHO multicentre randomised trial. Lancet. 2002;360(9348):1803-10
10. Yuzpe AA, Smith RP, Rademaker AW. A multicenter clinical investigation employing ethinyl estradiol combined with dl-norgestrel as postcoital contraceptive agent. Fertil Steril. 1982;37(4):508-13.
11. Cheng L, Che Y, Gülmezoglu AM. Interventions for emergency contraception. Cochrane Database Syst Rev. 2012;(8):CD001324.
12. Fok WK, Blumenthal PD. Update on emergency contraception. Curr Opin Obstet Gynecol. 2016;28(6):522-9.

13. Task Force on Postovulatory Methods of Fertility Regulation. Randomised controlled trial of levonorgestrel versus the Yuzpe regimen of combined oral contraceptives for emergency contraception. Task Force on Postovulatory Methods of Fertility Regulation. Lancet. 1998;352(9126):428-33.
14. Coutinho EM, de Souza JC, da Silva AR, de Acosta OM, Alvarez F, Brache V, et al. Comparative study on the efficacy and acceptability of two contraceptive pills administered by the vaginal route: an international multicenter clinical trial. Clin Pharmacol Ther. 1993;53(1):65-75.
15. Zhou L, Xiao B. Emergency contraception with Multiload Cu-375 SL IUD: a multicenter clinical trial. Contraception. 2001;64(2):107-12.

SEÇÃO XIX

URGÊNCIAS E EMERGÊNCIAS EM OFTALMOLOGIA

Coordenador
Rubens Belfort Jr.

BAIXA DE ACUIDADE VISUAL

Rubens Belfort Neto
André Romano
Marcela Colussi Cypel
Rubens Belfort Jr.

Introdução

A diminuição da acuidade visual como queixa no pronto-socorro é frequente. Este capítulo mostra diversas situações que devem chamar a atenção do emergencista.

Doenças que acometem a retina, nervo óptico e cérebro podem causar baixa de visão aguda.

É importante tentar diferenciar o caso de baixa recente de visão de casos de descoberta recente de baixa visual antiga. Alguns dados da história e o exame clínico podem ajudar: às vezes, o paciente refere que coçou um olho e percebeu que a visão do olho contralateral estava ruim; normalmente, essa queixa é mais frequente em caso de descoberta de visão de déficit visual antigo. Casos em que o paciente refere piora gradual da visão ou aguda são mais compatíveis com perda recente.

Durante o exame clínico também é importante testar o campo visual de cada olho individualmente, porque, algumas vezes, os pacientes têm dificuldade de diferenciar hemianopsias homônimas de baixa monocular de visão.

Normalmente, as opacidades de meio são percebidas como embaçamento visual e identificadas pela oftalmoscopia direta ou indireta. Defeito pupilar aferente relativo é quase exclusivamente encontrado em alterações do nervo óptico.

São abordadas a seguir as causas mais comuns de baixa de acuidade visual e seus diagnósticos diferenciais o oftalmológicos.

Neurite óptica

Baixa de visão em horas ou dias, geralmente unilateral e em pacientes entre 18 e 45 anos. É causada por perda da mielinização do nervo óptico, secundária à inflamação, e a causa mais comum é idiopática. Outras possíveis etiologias incluem esclerose múltipla, infecções virais (varicela, caxumba, mononucleose, herpes) e processos inflamatórios granulomatosos (sífilis, tuberculose e sarcoidose, por exemplo). O prognóstico costuma ser bom, com 95% dos pacientes recuperando visão de 20/40 em 12 meses. Uma recuperação gradual da acuidade visual é característica da neurite óptica, embora permaneça um déficit na visão de cores (discromatopsia) e de contraste[1].

Quadro clínico

Baixa de acuidade visual sem inflamação ocular ou olho vermelho. Costuma ser associada à dor com movimentação do globo. Tipicamente, apresenta-se com defeito pupilar aferente, defeito no campo visual e baixa de visão de cores. O exame de fundo de olho pode ser normal, no caso de neurite retrobulbar, ou evidenciar edema do disco óptico (papila), que pode ser associado a hemorragias superficiais.

Esses pacientes podem apresentar o fenômeno espontâneo de Pulfrich. Os objetos que se movem em linha reta parecem fazer curvas presumivelmente por um atraso uniocular de transmissão retinocortical devido à redução de luminosidade de um olho[2].

Diagnósticos diferenciais

Neuropatia óptica isquêmica (descrita a seguir), papiledema (edema de disco bilateral, sem baixa de visão de cores e sem dor à mobilização) e hipertensão sistêmica maligna (apresenta edema de disco bilateral e hipertensão arterial).

Alguns exames podem ser solicitados para excluir outras causas de neuropatia óptica além da neurite óptica.

Velocidade de hemossedimentação (VHS), exames de função da tireoide (T3, T4, TSH), anticorpo antinuclear, reagina plasmática rápida e níveis de enzima conversora de angiotensina.

A ressonância nuclear magnética (RNM) é um exame altamente sensível e específico para avaliar lesões inflamatórias no nervo óptico e lesões de substância branca. Pode também avaliar lesões estruturais em sistema nervoso central[3,4].

O exame de potencial evocado visual pode ser considerado em pacientes com neurite óptica. Eles podem estar alterados mesmo quando a RNM é normal.

Tratamento

Os pacientes devem ser submetidos à RNM, que tem valor prognóstico, e para maior sensibilidade deve ser realizada com supressão da gordura orbitária e injeção de gadolínio. Aproximadamente metade dos pacientes apresenta lesões na substância branca, e a chance de desenvolver esclerose múltipla em cinco anos é de 15% se a ressonância for normal, 37% se houver uma ou duas lesões e 51% se houver mais de três lesões.

O tratamento consiste na pulsoterapia ou observação. A pulsoterapia aumenta a velocidade de recuperação e parece diminuir pela metade a chance de novo episódio desmielinizante em um ano, mas não altera a acuidade visual. Decidindo pelo tratamento, preconiza-se 1g de metilprednisolona diário, por três dias, seguido de prednisolona 1 mg/kg/dia, durante 11 dias. Há maior benefício no tratamento precoce até sete dias após o início dos sintomas.

No caso de lesão desmielinizante sugestiva de esclerose múltipla, o uso de interferona reduz a chance de novas lesões no sistema nervoso central, mas seu benefício em longo prazo ainda não foi determinado.

Neurite óptica isquêmica

A neuropatia óptica isquêmica (NOI) é causada por insuficiência vascular e classificada de acordo com sua localização (anterior ou posterior) e etiologia – se secundária à arterite temporal ou não. É mais frequente em pacientes acima dos 50 anos.

No caso da NOI, a insuficiência vascular ocorre no território da artéria ciliar posterior e observa-se baixa de acuidade visual unilateral de início, geralmente percebida ao acordar, acompanhada de defeito pupilar relativo, baixa de visão de cores, defeito no campo visual e edema de disco óptico. No caso da NOI posterior, muito menos comum que a anterior, não é observado edema de disco, que no início se encontra normal e depois atrofia.

A forma arterítica representa uma emergência e deve ser diagnosticada e tratada assim que possível

Neuropatia óptica isquêmica anterior não arterítica[5]

Relativamente frequente, afeta pacientes de meia-idade e idosos (55 a 65 anos). Sua patogênese é considerada multifatorial e acredita-se que a hipotensão arterial tenha papel importante, especialmente em pacientes que usam hipotensores antes de dormir. Outro fator de risco são discos ópticos com pequena escavação (crowded disks). Doença carotídea ou êmbolos não costumam estar implicados na patogênese da NOI anterior não arterítica pelo ângulo de emergência das artérias ciliares posteriores (quase de 90°).

Quadro clínico[6]

Baixa de acuidade visual moderada ou defeito inferior no campo visual, indolor. Um terço dos pacientes continua a apresentar piora da acuidade visual por 10 dias. Meses após a crise, pode haver discreta melhora na acuidade visual, mas os defeitos no campo visual costumam ser permanentes. Entre os pacientes acometidos, 15% a 40% apresentam crise semelhante no olho contralateral.

Normalmente não são necessários exames subsidiários para o diagnóstico de NOI anterior não arterítica (proteínas de fase aguda como VHS e proteína C-reativa estão normais). A forma arterítica da doença é o principal diagnóstico diferencial.

Tomografia de coerência óptica (TCO)

A TCO é um exame que demonstra a rede capilar peripapilar durante a fase aguda da neurite. Essas mudanças são provavelmente relacionadas à diminuição do fluxo sanguíneo prelaminar do nervo óptico na fase aguda. A suspeita são alterações de fluxo sanguíneo da artéria ciliar posterior[7].

Tratamento

Deve-se tentar identificar possíveis fatores de risco, como uso de hipotensores e diuréticos ou mudança do horário de sua administração. A apneia obstrutiva do sono foi considerada fator de risco e deve ser investigada.

Não existe tratamento efetivo para a NOI anterior não arterítica. Existem relatos do uso tópico de tartarato de brimonidina, mas sem estudos clínicos maiores para validar seu efeito benéfico – alguns estudos reportam piora com seu uso. Fenestração cirúrgica do nervo óptico mostrou-se pior que a história natural da doença e só existem dados preliminares sobre a neurotomia óptica radial. Alguns pacientes recebem ácido acetilsalicílico na esperança de prevenir outros eventos vasculares.

Neurite óptica isquêmica anterior arterítica

Arterite de células gigantes é uma doença autoimune, com lesão da lâmina elástica interna de artérias de médio e grande calibres, levando à isquemia. A média de idade dos pacientes é de 70 anos, e eles costumam apresentar sintomas sistêmicos como perda de apetite, febre e sudorese noturna. Envolvimento ocular ocorre em 50% dos casos e pode ser precedido por episódios de amaurose fugaz, associada a edema de disco[8].

Quadro clínico

Baixa de visão importante (chegando à perda de percepção de luz), aguda, unilateral, e que, na ausência de tratamento, acomete o segundo olho duas semanas após o primeiro. O exame do nervo óptico do olho acometido revela edema e palidez. A artéria temporal superficial pode ser palpada endurecida e sem pulso.

Costuma haver elevação da VHS e da proteína C-reativa – esta última é mais sensível, enquanto a VHS pode estar normal em até 20% dos casos. Ainda, pacientes com NOI arterítica podem apresentam trombocitose, sendo útil hemograma com contagem de plaquetas.

O diagnóstico é firmado pela biópsia de artéria temporal, mas o tratamento não deve ser protelado em seu aguardo, pois as alterações histopatológicas persistem, ao contrário dos exames laboratoriais, que devem ser colhidos antes do tratamento, sendo úteis para controlar a eficácia do tratamento[9,10].

Tratamento

O tratamento de pacientes com forte suspeita clínica de arterite temporal deve ser instituído imediatamente, assim que os exames de sangue forem colhidos. Geralmente, utiliza-se pulsoterapia com 1 a 4g de metilprednisolona por dia, durante três dias, seguida de prednisona oral. Deve-se levar em consideração a necessidade de internação de pacientes mais velhos e a presença de comorbidades na escolha do tipo e da dose de corticoide administrada.

A dose de corticoide costuma ser reduzida lentamente: 80 mg por dia no primeiro mês, 60 mg por dia no segundo e 40 mg por dia no terceiro, observando os parâmetros inflamatórios laboratoriais.

Obstrução da artéria central da retina[11]

A obstrução da artéria central da retina é secundária à doença tromboembólica carotídea ou cardíaca, apesar de até 45% dos pacientes não apresentarem aterosclerose hemodinamicamente significante.

Quadro clínico

Baixa de acuidade visual unilateral, aguda e indolor. A acuidade visual nessa condição varia de contar dedos a percepção luminosa em 90% dos casos. O exame de fundo de olho revela retina pálida, manchas algodonosas (infartos da camada de fibras nervosas) e mácula em cereja (região macular avermelhada em relação à retina pálida ao redor). O êmbolo pode ser visível na emergência da artéria central da retina e ajudar a localizar a fonte de embolismo (carotídeo no caso de êmbolo de colesterol, amarelado, ou de origem cardíaca no caso de êmbolo calcificado, branco).

Tratamento

Não existe tratamento efetivo para a obstrução da artéria central da retina. Acredita-se que 24 horas após o início dos sintomas o dano neuronal será irreversível. Assim, qualquer tratamento deve ser realizado antes desse período.

Tratamentos descritos incluem massagem ocular (pressão por 15 segundos e seguida de descompressão brusca), com o objetivo de mobilizar o êmbolo, inalação de oxigênio e dióxido de carbônico (com o objetivo de aumentar a pCO_2 na superfície da retina e causar vasodilatação, respectivamente) e uso de agentes fibrinolíticos endovenosos.

Descolamento de retina

O descolamento de retina é uma causa frequente de baixa de visão unilateral e tem como principais fatores de risco alta miopia, diabetes, cirurgia ocular e trauma. Trata-se da separação de duas camadas da retina: o epitélio pigmentar e a retina neurossensorial. O tipo mais comum é chamado regmatogênico. Alguns fatores de risco podem estar associados: idade avançada, sexo masculino, miopia significativa, diabetes, doença falciforme, contusão ocular ou lesão penetrante.

Quadro clínico

O paciente costuma queixar-se de fotopsia (*flashes* de luz causados pela tração na base da retina) e moscas volantes (opacidades móveis no vítreo causadas pelo sangramento de pequenos vasos lesados no início do processo). Os pacientes podem referir sensação de cortina fechando. O médico emergencista deve atentar para o fato de que a acuidade visual pode ser normal caso a mácula não seja atingida[12,13].

Tratamento

Cirúrgico de urgência dependendo do tipo de descolamento, localização e extensão. Como opções, existem a injeção de gás, introflexão escleral, crioterapia, fotocoagulação a *laser* e vitrectomia. O paciente deve ser encaminhado a um oftalmologista e, se não for possível atendimento imediato, o olho pode ser ocluído para diminuir a movimentação ocular.

Degeneração macular relacionada à idade

A degeneração macular relacionada à idade é a causa mais comum de cegueira permanente, com incidência de 11,4 por 1.000 nos EUA. A doença pode ser dividida em degeneração macular relacionada a idade monoexsudativa (seca), caracterizada por "drusas" (depósitos subretinianos), e a forma exsudativa com hemorragia submacular, exsudatos e fluidos serosos. Os fatores de risco são idade avançada, história familiar, tabagismo, caucasianos e predomínio do sexo feminino. A etiologia é desconhecida. Os sintomas incluem borramento visual, distorção visual, escotomas e perda de visão central. Os achados de exame físico são as drusas e aglomerados de pigmentos ao longo da mácula[14].

Malignidades oculares

Alguns tumores oculares benignos podem incluir angiomas de retina ou hamartomas astrocíticos e podem cursar com diminuição de acuidade visual.

Os tumores intraoculares malignos como retinoblastoma mais associados a faixa pediátrica antes de 1 ano se apresentam com leucocoria e estrabismo e os melanomas também podem se apresentar com diminuição de acuidade visual. As metástases oculares são geralmente de coroide.

As complicações associadas aos tumores são devidas a hemorragias por vascularização do tumor, descolamento de retina, retinopatia e degeneração de retina[15].

Diagnósticos diferenciais

Muitas situações podem causar a perda visual. Observe a Tabela 191.1.

Tabela 191.1. Diagnóstico diferencial de perda visual aguda

Doença	Sintomas	Clínica	Exames
Arterites de células gigantes	Cefaleia, mialgia, perda visual indolor, súbita ou gradual	Edema de nervo óptico, arterite temporal	VHS, PCR elevado Biópsia da artéria temporal
Neurite óptica	Perda visual dolorosa, OME	DPA, elevação de disco óptico	RNM, considerar PL
Uveítes	Dor ocular, borramento visual, fotofobia	*Flare* no humor aquoso, células na câmara anterior ou posterior	
OACR	Perda visual, súbita e indolor	DPA, palidez de retina	
OVCR	Perda visual súbita e indolor	Edema de cabeça do nervo óptico, hemorragias retinianas, dilatação venosa	
Amaurose fugaz	Perda visual monocular (transitória)		Investigação de carótidas e cardiovascular
Hemorragia vítrea	*Floaters*, perda visual	Diminuição ou ausência de reflexo vermelho	
Descolamento de retina	Alteração visual monocular indolor, agudo, cortina	Área de descolamento com dobras em fundo de olho	
Degeneração macular	Perda de visão central, gradual, escotomas	Drusas, pigmentos	
Retinopatia diabética	Alterações visuais graduais, escotomas	Edema de mácula, hemorragias de retina	
Neuropatia óptica isquêmica	Diminuição de acuidade visual indolor	DPA, elevação de cabeça de nervo óptico, palidez	
Ataque isquêmico transitório	Perda visual monocular transitória	Normal	Investigação carótida, cardíaca
Cegueira cortical	Perda visual súbita ou gradual, completa, ou hemianopsia homônima	Papiledema, outros achados neurológicos	PL, TOMO, RNM
Enxaqueca	Perda visual transitória	Normal	
Glaucoma	Distúrbio visual doloroso, súbito, náuseas, vômitos	Aumento de escavação, palidez da cabeça do nervo óptico	Elevação de PIO
Retinite por citomegalovírus	Distúrbio visual gradual ou súbito	Hemorragias de retina, áreas de necrose ("*pizza* de queijo e tomate")	Ressonância, tomografia
Trombose do seio cavernoso	Cefaleia, perda visual, febre	Quemose, proptose, anormalidade de nervo craniano	RNM, TOMO
Metanol	Distúrbio visual transitório, náusea, vômito, cefaleia	Hiperemia, edema de disco	
Perda visual funcional	Sintomas variáveis	Normal	Nistagmos optocinéticos

Fonte: Wolfson[16]. OME: otite média externa; OACR: oclusão da artéria central da retina; OVCR: oclusão da veia central da retina; VHS: velocidade de hemossedimentação; PCR: proteína C-reativa; DPA: defeito pupilar aferente; RNM: ressonância nuclear magnética; PL: punção liquórica; PIO: pressão intraocular.

Referências bibliográficas

1. Jenkins TM, Toosy AT. Optic neuritis: the eye as a window to the brain. Curr Opin Neurol. 2017;30(1):61-6.
2. Burr DC, Ross J. How does binocular delay give formation about depth? Vision Res. 1979;19(5):523-32.
3. Manogaran P, Hanson JV, Olbert ED, Egger C, Wicki C, Gerth-Kahlert C, et al. Optical coherence tomography and magnetic resonance imaging in multiple sclerosis and neuromyelitis optica spectrum disorder. Int J Mol Sci. 2016;17(11).
4. Beck RW, Smith CH, Gal RL, Xing D, Bhatti MT, Brodsky MC, et al.; Optic Neuritis Study Group. Neurologic impairment 10 years after optic neuritis. Arch Neurol. 2004;61(9):1386-9.
5. Peeler C, Cestari DM. Non-arteritic anterior ischemic optic neuropathy (naion): a review and update on animal models. Semin Ophthalmol. 2016;31(1-2):99-106.
6. García BI, Lahrach I, Morillo SMJ, Kamal SR, Ríus DF, Dawid MMS, et al. Analysis of peripapillary choroidal thickness in non-arteritic anterior ischaemic optic neuropathy. Br J Ophthalmol. 2015.
7. Rougier MB, Delyfer MN, Korobelnik JF. OCT angiography of acute non-arteritic anterior ischemic optic neuropathy. J Fr Ophtalmol. 2017;40(2):102-9.
8. Patel HR, Margo CE. Pathology of ischemic optic neuropathy. Arch Pathol Lab Med. 2017;141(1):162-6.
9. Bernstein SL, Miller NR. Ischemic optic neuropathies and their models: disease comparisons, model strengths and weaknesses. Jpn J Ophthalmol. 2015;59(3):135-47.
10. Hayreh SS. Ischemic optic neuropathies – where are we now? Graefes Arch Clin Exp Ophthalmol. 2013;251(8):1873-84.
11. Dattilo M, Biousse V, Newman NJ. Update on the management of central retinal artery occlusion. Neurol Clin. 2017;35(1):83-100.
12. Bagheri N, Mehta S. Acute vision loss. Prim Care. 2015;42(3):347-61.
13. Sharma P, Sridhar J, Mehta S. Flashes and floaters. Prim Care. 2015;42(3):425-35.
14. Iroku-Malize T, Kirsch S. Eye conditions in older adults: age-related macular degeneration. FP Essent. 2016;445:24-8.
15. Hickman SJ, Dalton CM, Miller DH, Plant GT. Management of acute optic neuritis. Lancet. 2002;360(9349):1953-62.
16. Wolfson AB. Clinical practice of emergency medicine. 6th ed. Philadelphia: Wolters Kluwer; 2015. p. 350.

192
TRAUMA OCULAR

Gildasio Castello Almeida Junior

Introdução

O trauma ocular é o maior causador de morbidade ocular em crianças e adultos, principalmente em países em desenvolvimento[1,2]. Já nos países industrializados, o trauma ocular é a razão mais comum de internação em pacientes com tratamento oftalmológico. Somente nos Estados Unidos existem por volta de 2,5 milhões de casos de traumas oculares por ano. Desse total, 750 mil casos necessitarão de internação hospitalar a cada ano, perfazendo um total de 2,3 milhões de pessoas com cegueira devida ao trauma ocular. A estimativa é que em torno de 18 a 19 milhões de indivíduos apresentarão cegueira unilateral ou baixa visual[3].

A Organização Mundial da Saúde (OMS) estima que 55 milhões de pessoas apresentam alguma lesão ocular que restrinja a atividade laboral em mais de um dia por ano[3]. Além dos custos físicos e psicológicos para a pessoa, há os enormes custos diretos e indiretos para a sociedade. Os olhos representam apenas 0,1% da superfície corporal total e 0,27% da superfície corporal anterior.

Acredita-se que 90% das lesões traumáticas oculares poderiam ser evitadas[2]. O trauma ocular é o maior agente causador de cegueira unilateral nas crianças. A simples supervisão atenta dos pais e dos cuidadores de bebês e crianças poderia diminuir os casos de cegueira unilateral nesses pacientes pediátricos[4].

O conhecimento do trauma ocular é de extrema importância, pois mais de 90% dos médicos plantonistas não oftalmologistas sentem-se inseguros em atender uma urgência oftalmológica[5]. Portanto, é necessária a difusão dos conhecimentos oftalmológicos emergenciais a todas as especialidades médicas[5].

Epidemiologia

No mundo, cerca de 18 milhões de pessoas têm cegueira unilateral decorrente de alguma lesão ocular traumática[6] (Tabela 192.1). A cada ano, 250 mil crianças têm algum trauma ocular grave[6]. Somente nos Estados Unidos, o trauma ocular é responsável por 2,4 milhões de consultas por ano no serviço de emergência[7]. A prevalência de trauma ocular é estimada em 1.400 pessoas por 100 mil nos Estados Unidos, com incidência anual em torno de 8,1 por 100 mil americanos[8]. Aproximadamente 80% dos indivíduos que sofreram trauma ocular são do sexo masculino[9-11].

Em algumas regiões do Brasil, 65% a 80% dos pacientes com trauma ocular são homens e 20% a 35% são mulheres. A média de idade é de 31,5 anos[12,13], embora exista alta prevalência em indivíduos com menos de 20 anos[13]. Nessa faixa etária a atividade de lazer é o principal fator responsável pelos traumas oculares graves, enquanto na faixa acima de 60 anos o trauma ocular ocorre devido a algum ferimento por material de construção[13].

Tabela 192.1. Incidência e prevalência estimadas do trauma ocular em diferentes países do mundo

Ano de publicação e referência	Achado/característica do estudo	País/metodologia do estudo
1999[14]	12,6/100.000 3,7/100.000 com traumatismo aberto do bulbo ocular	Singapura; estudo retrospectivo
2012[15]	20,5/100.000; trauma ocular	Nova Zelândia; estudo retrospectivo de 10 anos
2014[16]	1,96/100.000; trauma ocular	Escócia; estudo prospectivo observacional
2014[17]	77,2/100.00 hospitais 208,9/100.000 centros especializados em trauma ocular; emergências oculares	Estados Unidos; estudo retrospectivo de centros especializados em trauma ocular – 3 anos
2015[18]	51.10/1.000.000 por ano; queimadura química ocular	Estados Unidos; estudo observacional baseado na população
2016[19]	3,40/100.000; adultos com traumatismo aberto do bulbo ocular	Turquia; estudo retrospectivo

As queimaduras oculares representam de 7% a 18% do total dos traumas oculares observados nas salas de emergência[20]. A grande maioria das queimaduras oculares é a química, presente em 84% dos casos. As queimaduras térmicas representam 16% dos casos das queimaduras oculares[21]. Aproximadamente de 15% a 20% dos pacientes com queimaduras faciais apresentam lesão ocular. As relações das frequências relativas entre os agentes ácidos e os álcalis nas queimaduras químicas oculares variam de 1:1 a 1:4[21].

A idade média dos pacientes com queimadura ocular é de 36 anos[21]. Existe forte associação de queimaduras oculares com grupos etários mais jovens, no ambiente ocupacional[21].

As queimaduras oculares são mais comuns nos homens do que nas mulheres. Essa diferença provavelmente reflete a predominância masculina nas ocupações industriais, com maior risco para sofrer queimadura química, como a da construção civil e a da mineração[21].

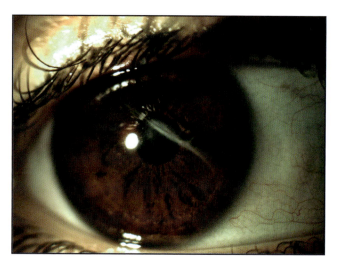

Figura 192.1. Laceração lamelar. Trauma com vidro em criança de 11 anos. Não ocorreu saída do aquoso.

Fisiopatologia

Trauma ocular

Os traumas oculares podem ser mecânicos, químicos, elétricos ou térmicos. Os traumas mecânicos se dividem em abertos e fechados, podendo ou não comprometer a espessura total do bulbo ocular[2]. Os traumas fechados são as contusões, lacerações lamelares e corpos estranhos superficiais. Os traumas abertos se dividem em lacerações e roturas. As lacerações compreendem os ferimentos penetrantes e corpos estranhos intraoculares. Contusões são traumas fechados resultantes do impacto com objetos pontiagudos. Lacerações lamelares são traumas fechados da parede do bulbo ocular ou da conjuntiva bulbar causados por objeto cortante (Figura 192.1). Rotura resulta da lesão de objeto rombo. Lesão penetrante do bulbo ocular decorre da ação de objeto cortante, que provoca ferimento de toda a espessura do bulbo (Figura 192.2). Quando o objeto provoca dois ferimentos de toda a espessura do bulbo, com a presença de um orifício de entrada e um de saída, a lesão é denominada de perfurante. A Figura 192.3 detalha a classificação de BETT[22].

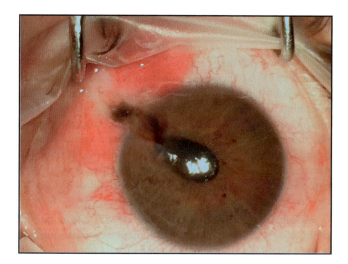

Figura 192.2. Lesão penetrante do bulbo ocular. Observam-se a herniação da íris e corectopia. Trauma por acidente automobilístico com estilhaço de vidro.

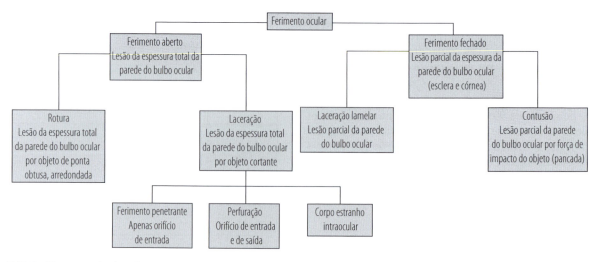

Figura 192.3. Diagrama da classificação do trauma ocular. Classificação de ferimento ocular de BETT[22] *"Birmingham eye trauma terminology (BETT): terminology and classification of mechanical eye injuries"*.

A acuidade visual (AV) mesurada inicialmente e a presença ou ausência de comorbidade associada a lesão ocular permitirão obter uma estimativa do prognóstico da AV ao final do tratamento (Tabela 192.2). Esses dados baseiam-se na escala do OTS – *Ocular Trauma Score*[23].

Tabela 192.2. Calculando o OTS – *Ocular Trauma Score*, representação das variáveis e da pontuação inicial

Variáveis	Pontuação inicial
AV inicial	
SPL	60
PL até MM	70
1/200 até 19/200	80
20/200 até 20/50	90
≥ 20/40	100
Comorbidades	
Rotura	-23
Endoftalmite	-17
Ferimento perfurante	-14
Descolamento de retina	-11
Defeito pupilar aferente	-10

AV: acuidade visual (AV é baseada na escala de Snellen – mensurada em pés); SPL: sem percepção luminosa; PL: percepção luminosa; MM: movimento de mãos.

A escala do OTS é de grande valia para o paciente, para o oftalmologista e para os serviços de saúde pública. Para o paciente, porque o auxilia no alívio da ansiedade e minimiza as incertezas. Para o oftalmologista, porque ajuda na triagem, tratamento e reabilitação. Por último, para os serviços de saúde pública, porque auxilia no planejamento de estratégias de prevenção e padronizações de conduta em diferentes regiões[23]. Quanto maior a pontuação no OTS, melhor é o prognóstico (Tabela 192.3).

Tabela 192.3. Correlação da pontuação no OTS e acuidade visual final após o tratamento[23]

Soma dos pontos iniciais	OTS	SPL	PL até MM	1/200 até 19/200	20/200 até 20/50	≥ 20/40
0-44	1	74%	15%	7%	3%	1%
45-65	2	27%	26%	18%	15%	15%
66-80	3	2%	11%	15%	31%	41%
81-91	4	1%	2%	3%	22%	73%
92-100	5	0%	1%	1%	5%	94%

AV: acuidade visual (AV é baseada na escala de Snellen – mensurada em pés); SPL: sem percepção luminosa; PL: percepção luminosa; MM: movimento de mãos.

Neuropatia óptica traumática

A neuropatia óptica traumática (NOT) refere-se a qualquer insulto no nervo óptico secundário a trauma. Pode ser classificada dependendo do local da lesão (cabeça do nervo óptico, intraorbitária, intracanalicular ou intracraniana) ou de acordo com o modo de lesão (direta ou indireta)[24].

Na NOT direta há uma rotura anatômica significativa no nervo óptico, por exemplo, a partir de um projétil que penetra na órbita em alta velocidade[25]. A NOT indireta é causada pela transmissão de forças para o nervo óptico a partir de um local distante, sem qualquer dano explícito *in loco* no canal óptico e nas estruturas de tecido circundantes. A força do impacto é transmitida para o crânio na região do canal óptico[25]. O nervo óptico intracanalicular é suscetível a essa forma de lesão, porque a bainha da dura-máter é firmemente aderida ao periósteo na região do canal óptico.

A fisiopatologia da NOT indireta é que após o trauma há uma separação imediata de uma parte dos axônios das células ganglionares da retina, sendo um processo que resulta em perda neuronal[25]. Ocorre então um edema do nervo óptico dentro do estreito canal óptico. A síndrome do compartimento resultante prejudica ainda mais o fornecimento de sangue nas células ganglionares retinianas sobreviventes já comprometidas, estabelecendo, assim, um ciclo defeituoso que causa a morte celular por apoptose[25].

Hemorragia traumática do vítreo

A hemorragia vítrea é o extravasamento de sangue na cavidade vítrea e ao redor do corpo vítreo, frequentemente seguido de um trauma ocular. Embora a maioria dos casos de hemorragia vítrea seja resultado de um processo não traumático por uma doença de base (retinopatia diabética, anemia falciforme)[26], o trauma corresponde a 12% a 31% de todos os casos[27].

Queimaduras químicas

As queimaduras químicas são frequentemente bilaterais e potencialmente graves[2]. Essas lesões são verdadeiras emergências oculares que podem resultar em cegueira permanente unilateral ou bilateral. As lesões oculares são provocadas pela produção de calor, desidratação, degeneração corneal, necrose de vasos e produção de enzimas tóxicas (colagenases)[2]. A gravidade da lesão no olho correlaciona-se com os seguintes fatores[2,21]: concentração química do agente; tempo de exposição; pH da solução; velocidade de penetração ocular.

As lesões químicas oculares mais preocupantes são as alcalinas, pois são muito prejudiciais devido à sua capacidade de danificar rapidamente as membranas celulares e penetrar profundamente nos tecidos. Os íons hidroxila resultantes da queimadura causam a saponificação do tecido, que se combina com ácidos graxos e proteínas, e levam notadamente à necrose de liquefação, em oposição à necrose de coagulação dos ácidos[28]. O cátion dissociado do agente agressor é também ativo na interação com o colágeno e com os glicosaminoglicanos do estroma, porque ocasionam perda da transparência do estroma. A decomposição do tecido dentro da córnea é significativamente prejudicial, pois facilita a penetração mais profunda do produto químico no segmento anterior[28].

Os compostos ácidos geralmente são menos prejudiciais, devido à ligação e ao tamponamento do ácido com as proteínas da córnea[29]. Além disso, o tecido coagulado funciona como uma barreira e impede a penetração mais profunda[29]. Os agentes mais comuns em produzir a queimadura química podem ser observados na Tabela 192.4.

Tabela 192.4. Agentes comumente relacionados às queimaduras químicas oculares[30,31]

Classe	Composto	pH	Fonte e uso frequente	Comentários
Álcali	Amônia	11,6	Fertilizantes; gás refrigerador de câmaras frigoríficas; agentes de limpeza (solução a 7%)	Combina com H_2O para formar NH_4OH; penetração muito rápida
	Hidróxido de sódio (soda cáustica)	14,0	Limpadores de drenos e pias; *air bag*; alisador de cabelo	Penetra quase tão rapidamente quanto a amônia; altamente corrosivo
	Hidróxido de magnésio	10,0	Refino do açúcar Indústria de celulose e papel; antiácidos	Produz danos combinados térmicos e alcalinos
	Óxido de cálcio + carbonato de cálcio + óxido de magnésio	-	Gesso; argamassa; cimento; cal	Lesões químicas frequentemente relacionadas com o trabalho; toxicidade aumentada se ocorrer retenção de partícula química
Ácido	Sulfúrico	1,2	Limpadores industriais; baterias de automóveis	Combinado com H_2O pode produzir danos térmicos; podem produzir corpo estranho na córnea/conjuntiva
	Sulfuroso	1,5	Conservantes de frutas/vegetais; refrigeradores; agentes de limpeza contendo cloro	Combina com a H_2O da córnea e forma o enxofre; penetra mais facilmente do que os outros ácidos
	Hidrofluorídrico	2,1	Vidro polimento; refino de minerais; produção de silicone; agrotóxicos; detergentes; gasolina de alta octanagem	Penetra facilmente; produz lesões graves
	Acético	2,9	Vinagre (4%-10%); essência de vinagre (80%)	Lesão leve com concentração < 10%; ferimento grave em maior concentração
	Crômico	-	Indústria de cromagem; vitrificação de cerâmicas e vidros coloridos	A exposição crônica produz descoloração conjuntival
	Hidroclorídrico (ácido muriático)	1,1	Produtos de limpeza de pisos (solução 31%-38%)	Lesões graves apenas com alta concentração e exposição prolongada

Basicamente, a severidade patofisiológica do dano tecidual ocular após uma exposição química do bulbo ocular está relacionada com[32]:

- Área de contato da superfície – tanto os agentes álcalis quanto os ácidos causam a morte das células epiteliais superficiais;
- Profundidade da penetração – a penetração dos agentes álcalis e ácidos no estroma podem resultar na morte do ceratócito com hidratação estromal e perda de transparência da córnea. A hidratação resulta num espessamento e encurtamento das fibrilas de colágeno com consequente alteração da malha trabecular e potencial aumento da PIO (pressão intraocular). A penetração na câmara anterior pode ocasionar glaucoma secundário, bem como dano irreversível no corpo ciliar com hipotonia e até *phtisis bulbi*;
- Grau de comprometimento das células precursoras germinativas do limbo – um extenso dano epitelial límbico e corneal, o epitélio conjuntival ao redor será a única fonte para a regeneração epitelial.

O tratamento das lesões químicas, após intervenção inicial de emergência, baseia-se na compreensão das interações entre:

- Regeneração da superfície ocular;
- Degradação e reparação da matriz estromal;
- Resposta inflamatória.

Regeneração da superfície ocular nas queimaduras químicas

O movimento centrípeto das células da periferia córnea, limbo ou conjuntiva é responsável pela reposição normal ou patológica do epitélio corneal[33]. A região epitelial do limbo serve como fonte de células germinativas para as células epiteliais da córnea[2,34]. A lesão extensa do limbo está associada a: atraso na reepitelização[35]; neovascularização estromal superficial e profunda; persistência de células caliciformes no epitélio corneal; erosões epiteliais recorrentes devidas a membrana basal epitelial anormal. Se a perda das células germinativas do limbo for completa e muito severa, o *pannus* superficial invariavelmente ocorre, resultando em "conjuntivalização" da superfície da córnea[35].

Degradação e reparação da matriz estromal nas queimaduras químicas

A manutenção e a regeneração do estroma corneal é função primária dos ceratócitos após a lesão química. Os ceratócitos são mobilizados de áreas adjacentes para repovoar a área da lesão. A síntese de colágeno pelos ceratócitos pode estar comprometida após a queimadura química, podendo ser resultado tanto dos níveis deficientes de ascorbato no aquoso como pelo uso indiscriminado de corticosteroides tópicos[21]. O colágeno sintetizado tem sua maior concentração entre o 7° e o 56° dia, com pico máximo no 21° dia. Deve-se prevenir a ulceração estromal devida à colagenólise[36], porque existe a liberação de colagenases produzidas pelos ceratócitos e leucócitos, principalmente a MMP-1 (metaloproteinase) e a MMP-8. Essas enzimas não estão presentes em grande quantidade antes de 14 a 21 dias após a queimadura química[36].

Resposta inflamatória nas queimaduras químicas

Após 12 a 24 horas da queimadura química, ocorre a infiltração das células inflamatórias na periferia da córnea. Se a queimadura for muito severa, uma segunda onda inflamatória ocorre, iniciando-se no sétimo dia e com pico entre o 14° e o 21° dia após a lesão[21]. A inflamação persistente pode retardar a reepitelização e perpetuar o recrutamento contínuo de células inflamatórias, iniciando, assim, um círculo vicioso destrutivo e progressivo do estroma corneal pelas células inflamatórias[36].

O curso clínico após lesão química evolui em três fases distintas[36]:

- Aguda (0 a 7 dias);
- Reparação precoce (7 a 21 dias);
- Reparação tardia (acima de 21 dias).

Hughes Jr.[37], em 1946, classificou as queimaduras químicas conforme a gravidade e prognóstico das lesões. Essa classificação foi posteriormente modificada por Ballen[38], em 1964, e por Roper-Hall[39], em 1965 (Tabela 192.5).

Tabela 192.5. Classificação da queimadura química – Roper-Hall[39]

Grau 1 – Prognóstico bom	Desepitelização parcial corneal Discreta opacificação corneal Ausência de necrose da conjuntiva e esclera
Grau 2 – Prognóstico bom	Opacificação corneal permitindo a observação de minúcias da íris Isquemia limbar menor que 1/3
Grau 3 – Prognóstico reservado	Perda epitelial total Opacificação corneal obscurecendo a observação de minúcias da íris Isquemia presente de 1/3 a ½ do limbo
Grau 4 – Prognóstico ruim	Córnea opalescente com desepitelização total Isquemia presente em mais da metade do limbo

Existe também uma classificação de queimadura da superfície ocular mais recente proposta por Dua et al.[40]. Essa subdivide o grau 4 de Roper-Hall, uma vez que podem ser tratados por transplante autólogo de limbo ou com membrana amniótica. O esquema de classificação divide, então, o limbo em 12 horas do relógio, conforme mostra Tabela 192.6.

Tabela 192.6. Classificação de Dua para queimadura ocular[40]

Classificação	Envolvimento do limbo (horas do relógio)	Envolvimento da conjuntiva	Prognóstico
Grau 1	Sem comprometimento (0 hora)	0%	Muito bom
Grau 2	≤ 3 horas	≤ 30%	Bom
Grau 3	> 3 e < 6 horas	> 30 e < 50%	Bom
Grau 4	> 6 e < 9 horas	> 50 e < 75%	Bom – reservado
Grau 5	> 9 e < 12 horas	> 75% e < 100%	Reservado – pobre
Grau 6	12 horas	100%	Muito ruim

Queimadura por energia radiante e térmica

As queimaduras térmicas podem ser tanto por hipertermia quanto por hipotermia[2]. As lesões podem ser superficiais ou profundas[2]. Embora essas queimaduras possam afetar uma grande área de superfície ocular, elas são geralmente superficiais. As superficiais atingem mais a pálpebra, cílios e supercílios. As profundas podem causar perda de tecidos por necrose, acarretando infecção secundária. As complicações mais frequentes são o entrópio, ectrópio, simbléfaro e o anquilobléfaro. As lesões muito graves podem causar infecções, ectasias, estafilomas e perfurações[2,21].

Os soldadores devem ser informados da importância de manter os óculos de segurança durante o trabalho. Pessoas que gastam uma quantidade significativa de tempo ao ar livre devem ser conscientizadas do perigo da ceratite por radiação UV, particularmente em altitudes elevadas[21].

Hifema

O hifema é descrito como a condição na qual o aquoso tem células vermelhas em seu conteúdo. A coroide e a íris contêm um rico complexo de vasos. A pupila é delimitada e controlada por estruturas complexas do músculo ciliar, esfíncteres e dilatadores. Esses músculos podem ser rompidos por trauma contuso e agudo. Portanto, são uma fonte frequente de hemorragia intraocular. Além disso, a raiz da íris e/ou o esporão escleral é um local comum de sangramento após o trauma contuso.

O hifema traumático é encontrado em crianças e adultos após um trauma fechado do olho. O hifema traumático é geralmente resultado de um trauma da porção exposta do olho desprotegida da rima orbitária óssea. Muitos objetos podem causar hifema como bola, cabos de *bungee jump*, *paint balls*, polímeros de plástico de brinquedos, bola de futebol e o próprio soco humano[41]. Os homens são acometidos em 75% dos casos[42,43]. A classificação do hifema é a seguinte:

- Grau 1 – A camada de sangue preenche menos que 1/3 do espaço total da CA;
- Grau 2 – A camada de sangue preenche entre 1/3 e 1/2 do espaço total da CA;
- Grau 3 – A camada de sangue preenche mais que 1/2 do espaço total da CA, porém sem preenchê-la totalmente;
- Grau 4 – A camada de sangue preenche o espaço total da CA, frequentemente referido como hifema bola preta ou bola 8.

A maioria dos hifemas preenche menos que 1/3 da câmara anterior, e 58% acometem menos de 1/3 da câmara anterior, 20% acometem de 1/3 a metade da câmara anterior e apenas 8% são hifemas totais. Aproximadamente 40% formam um coágulo que geralmente adere ao estroma da íris; 10% dos coágulos têm aspecto escuro em contato com o endotélio. Essa forma tem pior resultado e maior chance de impregnação corneal.

A duração usual do hifema é de cinco a seis dias. A duração média de elevação da PIO é de seis dias. O aumento da PIO pode estar acompanhado por hifemas com classificações variadas. A PIO elevada (maior que 22 mmHg) pode estar presente em 32% de todos os pacientes com hifema imediato e no decorrer do seu curso[44]. Elevações maiores e mais prolongadas estão mais comumente associadas a hifema total ou quase total.

Pacientes com predisposição a glaucoma e com glaucoma preexistente são mais propensos a desenvolver glaucoma com o hifema. Glaucoma de células fantasmas com hifema ou hemorragia vítrea pode causar PIO elevada de duas semanas a três meses após o episódio do trauma[45].

Um segundo sangramento ou ressangramento é sinal de pior prognóstico e ocorre em 25% dos pacientes[44,46]. A incidência de ressangramento é maior em hifemas graus 3 e 4[42] e geralmente ocorre entre dois e cinco dias do traumatismo[43].

As maiores complicações do hifema traumático são a sinéquia posterior, sinéquia anterior periférica, impregnação hemática da córnea e atrofia óptica[44,47].

A impregnação hemática corneal tende a ocorrer mais em hifemas totais, que permanecem por pelo menos seis dias, concomitantemente com uma PIO maior que 25 mmHg[46].

A elevação aguda transitória da PIO, bem como a elevação crônica, resultam na atrofia óptica[44,48]. A palidez óptica difusa é resultado de períodos transitórios de uma PIO muito elevada. A palidez ocorre quando a PIO fica constante em 50 mmHg ou mais por um período de cinco dias ou 35 mmHg ou mais por um período de sete dias[44,46]. Inúmeros pacientes com anemia falciforme podem desenvolver atrofia óptica com PIO relativamente mais baixa – 35 a 39 mmHg – em dois a quatro dias. Os eritrócitos falciformes obstruem a malha trabecular mais facilmente do que os eritrócitos saudáveis[44].

Os agentes hipotensores sistêmicos, tal como a acetazolamida, podem não ser eficazes em reduzir a PIO em indivíduos com anemia falciforme, porque eles contribuem com maior hemoconcentração intravascular e aumento de precipitação eritrocitária microvascular, sendo ambos danosos para o quadro da hemoglobinopatia. Portanto, são contraindicados em altas doses e com maior frequência diária. Fato adicional é que o aumento da PIO é pouco tolerado nesses pacientes, porque a anemia falciforme produz rápida deterioração da função visual por causa da redução acentuada da perfusão da artéria central da retina e artérias ciliares posteriores[49].

Geralmente no hifema associado com trauma ocular, 14% dos indivíduos têm resultado visual reservado. Portanto, em pacientes com histórico familiar de anemia falciforme deve ser realizado o teste de eletroforese de hemoglobina[44], pois a presença de hifema em pacientes com algum traço ou com a doença falciforme pode apresentar complicações mais severas[44].

Ectopia lentis

A *ectopia lentis* é o deslocamento/luxação do cristalino de sua posição normal na fossa hialoide afixada às fibras zonulares (Figura 192.4)[50]. A subluxação é quando parte do cristalino é deslocado, mas ainda permanece no espaço anatômico original. As causas mais comuns da luxação são golpes diretos no olho ou trauma contuso na cabeça ou na órbita[50].

Hematoma orbitário

Uma história de trauma fechado na órbita associado com um exame físico já é informação suficiente para o diagnóstico de hematoma orbitário. O hematoma orbitário é uma emergência ocular verdadeira, devido ao comprometimento vascular do nervo óptico causado pela compressão, e tem potencial de causar perda visual irreversível em 90 minutos.

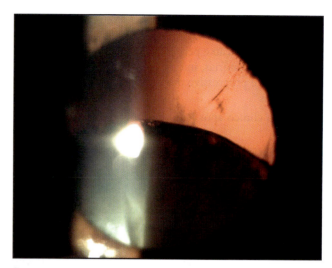

Figura 192.4. Cristalino luxado após trauma fechado com bala de espingarda de chumbinho. Observam-se as fibras zonulares.

Quadro clínico
Trauma ocular contuso
Hemorragia subconjuntival

A ocorrência de hemorragia subconjuntival alerta para a possibilidade de perfuração escleral, principalmente quando associada com hipotonia ocular, câmara anterior muito profunda ou muito rasa com presença de vítreo ou sangue ou áreas de pigmentação subconjuntival indicando a possibilidade de exposição de tecido uveal[2,43]. Em crianças menores de 2 anos, deve-se suspeitar da síndrome do bebê sacudido (*shaken baby syndrome*), principalmente se a hemorragia subconjuntival estiver associada com hemorragias retinianas[51]. A Figura 192.5 mostra um quadro de hemorragia subconjuntival sem trauma, ocorrida apenas devido à realização de esforço físico acentuado, pelo aumento da pressão intra-abdominal.

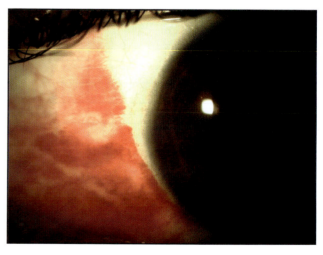

Figura 192.5. Hemorragia subconjuntival. Paciente fez força para levar filho no colo, manobra de Valsalva.

Abrasão da córnea

Em termos da história clínica, o paciente pode ou não se lembrar do evento traumático. O quadro clínico inclui dor aguda, sensação de corpo estranho, fotofobia, visão borrada no olho afetado e às vezes cefaleia[43]. Esses sintomas geralmente pioram com a exposição à luz, ao piscar e ao coçar dos olhos. O exame sob lâmpada de fenda para auxiliar no diagnóstico é importante. Uma gota de anestésico tópico, como a propacaína ou tetracaína deve ser instilada no olho para facilitar o exame, seguida de aplicação de fluoresceína. Utiliza-se um filtro de azul cobalto e toda córnea é examinada. A abrasão aparecerá na córnea com uma coloração verde-amarelada (Figura 192.6)[43].

Corpo estranho

A presença de corpo estranho ocular varia entre 10% e 41% de todas as lesões oculares envolvendo lesão com rotura do bulbo[52] (Figura 192.7). Os homens jovens são a população mais comumente afetada, com o mecanismo predominante da lesão sendo a batida de metal sobre o metal[52]. Em geral, os corpos estranhos podem ser tratados no ambulatório. Se houver penetração mais profunda do corpo estranho na câmara anterior ou mais além, é provável que cause morbidade significativa, portanto necessita de estudo completo, avaliação com estudos de imagem e consulta oftalmológica de urgência.

Se nenhum corpo estranho for encontrado, mas se o paciente persistir se queixando de uma sensação de corpo estranho, é melhor presumir que o corpo estranho ainda esteja presente. Em alguns casos, os corpos estranhos podem não causar sintomas[53] e não alterar a AV.

Uveíte traumática (iridociclite), midríase traumática e iridodiálise traumática

Uveíte traumática

Ao exame, o paciente apresenta dor, olho vermelho com lacrimejamento, fotofobia e visão borrada. A conjuntiva do olho afetado pode estar com injeção ciliar com uma pupila pequena e pouco dilatável. A luz no olho não afetado resultará em dor e fotofobia. A presença de células e *flare* na câmara anterior ao exame sob lâmpada de fenda e com a presença de miose e dor traduz o diagnóstico de uveíte anterior. O processo geralmente é autolimitado e resolve-se em 7 a 14 dias. Complicações da uveíte incluem catarata secundária e glaucoma[43].

Miose e midríase traumáticas

A midríase traumática ocorre quando há algum rasgo no músculo esfíncter da íris, resultando em alteração da forma pupilar[43]. A miose tende a estar associada à inflamação na câmara anterior[43]. O paciente queixa-se de borramento visual e dor ocular nas duas entidades acima descritas. Em casos de traumatismo craniano e alteração do estado mental, deve-se se descartar por exame de neuroimagem apropriado a possibilidade de paralisia do nervo craniano devida a aumento da pressão intracraniana[54].

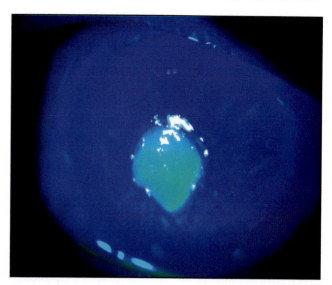

Figura 192.6. Abrasão de córnea. Paciente com corpo estranho na conjuntiva tarsal superior.

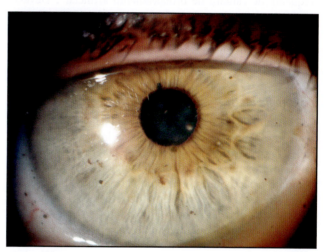

Figura 192.7. Corpo estranho. Presença de pequenos corpos estranhos na córnea e na conjuntiva bulbar, após explosão de bomba caseira.

Iridodiálise

É a separação da raiz da íris do corpo ciliar, geralmente associada com um traumatismo rombo. Frequentemente associada com hifema. Uma iridodiálise pequena não requer tratamento, enquanto uma iridodiálise grande pode causar policoria, diplopia monocular, fotofobia e visão de halos, podendo ser necessário o reparo cirúrgico[43].

Ciclodiálise

A ciclodiálise caracteriza-se pela presença de cisão (fenda) entre o corpo ciliar e o esporão escleral. Causa hipotonia ocular, tanto pelo aumento do escoamento do aquoso pela rota uveoescleral[43] quanto pela redução da produção de aquoso pelo corpo ciliar[43], e edema macular[43]. A ciclodiálise muitas vezes cursa com o retrocesso angular, podendo levar a um quadro de glaucoma mais tardiamente[51]. Se o tratamento com cicloplégico não for suficiente, considerar a oclusão da fenda com *laser* de argônio, diatermia, crioterapia ou sutura direta[43].

Queimadura por energia radiante e térmica

Os pacientes com queimaduras superficiais frequentemente se queixam de sintomas semelhantes aos da abrasão corneal[2,21]. As queixas mais comuns incluem lacrimejamento, fotofobia ou sensação de corpo estranho. Deve-se ficar muito atento no caso de queimaduras por exposição ao fogo, na medida em que as queimaduras oculares podem ser negligenciadas no cenário de queimaduras corporais maiores[21]. As queimaduras da córnea podem ocorrer mesmo sem lesão nas pálpebras, porque os indivíduos podem manter os olhos abertos quando tentam escapar de um incêndio[21].

Pacientes com queimaduras por radiação UV geralmente têm uma história óbvia, embora possa não ser facilmente percebida pelo paciente. A forma mais comum de queimadura por radiação é devida ao uso da solda elétrica sem óculos de proteção[21]. Pacientes com o chamado "ar de solda nos olhos" apresentam sintomas de dor várias horas após a exposição[21]. Também é comum uma história de exposição excessiva à luz solar, como na cegueira da neve ou pelo uso prolongado e frequente de câmara de bronzeamento artificial[21]. Deve-se atentar à queimadura corneal com cinza de cigarro. Ocorre geralmente quando um adulto vai abraçar uma criança. Parte da cinza em geral fica aderida à córnea. Como a temperatura da cinza não é alta, essas lesões quase nunca são graves[2].

Ectopia lentis

Os sintomas e sinais de uma luxação da lente variam dependendo da localização e do grau da luxação. O paciente pode apresentar um olho vermelho e doloroso, diminuição da visão próxima e/ou a distância, diplopia ou glaucoma[50]. O exame físico pode revelar olho vermelho com pupila de forma irregular. O descolamento de retina é uma das complicações mais graves de um cristalino luxado ou subluxado. Assim, um exame de fundo de olho dilatado é essencial.

Hemorragia orbitária

Pacientes tipicamente apresentam dor ocular, proptose, defeitos pupilares aferentes e diminuição da AV[55]. Os sinais clínicos de uma síndrome do compartimento orbitário agudo incluem quemose, elevação da PIO, midríase, retropulsão diminuída do bulbo afetado pela pressão manual direta, oftalmoplegia e sinais fundoscópicos de isquemia retiniana[55]. As síndromes do compartimento orbitário já foram descritas com diferentes contextos clínicos. A apresentação que os médicos da emergência provavelmente encontrarão é uma hemorragia retrobulbar pós-traumática aguda que leva a uma síndrome do compartimento da órbita.

Diagnóstico diferencial

Queimaduras oculares: Ulceração da córnea e ceratite ulcerativa; ceratite por UV; herpes-zóster oftálmico.

Hifema (além do traumático)

Herpes simples/herpes-zóster; xantogranuloma juvenil; melanoma da coroide e da íris; retinoblastoma; hifema espontâneo; cirurgia intraocular; micro-hemangiomas de íris e pupila; desordem de coagulação; após trabeculoplastia, iridotomia a *laser*; terapia anticoagulante (heparina, clopidogrel ou aspirina).

Hematoma orbitário

Neuropatia ótica direta por trauma; oftalmopatia distireoidiana (doença de Graves); neoplasia orbitária; lesão direta por dissecção cirúrgica; neuropatia óptica isquêmica anterior; endoftalmite; rotura do bulbo ocular; descompressão do nervo óptico nos casos de NOT; DR.

Ectopia lentis

As causas não traumáticas incluem doenças hereditárias: *ectopia lentis* isolada; *ectopia lentis et pupila*. As causas sistêmicas incluem síndrome de Marfan e homocistinúria.

Avaliação inicial na sala de emergência

Em muitos casos com lesões múltiplas ou politrauma, a equipe do trauma inicia o tratamento atenta a qualquer lesão potencialmente fatal. Nesse cenário, o oftalmologista costuma ser consultado após o paciente estar estabilizado e não tem papel imediato no processo de triagem. Os sinais de gravidade são acompanhados de avaliação do estado mental.

A transferência deve ser imediata para a emergência geral se o paciente com trauma ocular apresentar qualquer um dos seguintes sinais durante a avaliação primária[56]: sinais vitais instáveis; estado mental prejudicado; lesões graves não oculares.

Tabela 192.7. Período necessário para o tratamento após trauma ocular acometendo o bulbo de acordo com a gravidade da lesão[56]

Tempo de espera	Condição
Emergência absoluta	Queimadura química (álcali > ácido) Perda da visão devida a hemorragia orbitária Abcesso orbitário
Urgente ≤ 24 horas	Corpo estranho intraocular de alto risco Endoftalmite Trauma aberto do bulbo que requer sutura
Dentro de alguns dias (24 a 72 horas)	PIO não controlada na presença de hifema PIO não controlada na presença de lesão no cristalino
Dentro de 2 semanas	Corpo estranho intraocular Hemorragia submacular

PIO: pressão intraocular/corpo estranho intraocular de alto risco – corpo estranho vegetal de região agrícola.

Quando se avalia um paciente com trauma ocular, é de extrema importância mensurar a AV no momento do primeiro atendimento, bem como observar se existem concomitantemente os seguintes fatores agravantes do prognóstico[57]: rotura, endoftalmite, ferimento perfurante, descolamento de retina r defeito pupilar aferente.

O melhor resultado visual nas lesões traumáticas abertas do bulbo está associado a pacientes mais jovens, do sexo masculino, sem DR, com maiores pontuações no OTS, melhor AV inicial e sem lesão no cristalino[57]. A rotura do bulbo ocular é um potencial causador de perda permanente de visão. Portanto, a rotura do bulbo ocular é uma emergência oftalmológica. Uma consulta oftalmológica de emergência é obrigatória. O paciente queixa-se de falta de visão nítida no olho afetado, baixa de visão acentuada ou até mesmo perda completa da visão[57].

Hemorragia traumática do vítreo

A hemorragia traumática do vítreo é uma emergência oftalmológica, e uma consulta oftalmológica de emergência é obrigatória para descartar condições como rasgos retinianos, descolamento da retina e lesões do bulbo ocular. O exame oftalmoscópico e o exame sob a lâmpada de fenda são os principais métodos para a observação do sangue dentro do vítreo e nos espaços circundantes. Se essas técnicas forem inadequadas ou não tiverem êxito ao exame da hemorragia vítrea, o ultrassom (US)/ecografia B (EcoB), bem como a tomografia computadorizada (TC) e/ou a ressonância magnética (RM), podem ser úteis para determinar a presença e extensão da hemorragia e alguma lesão associada[58]. O descolamento ou rasgamento da retina está associado a 11% a 44% dos indivíduos com hemorragia vítrea[26]. A identificação rápida e o tratamento da fonte de hemorragia são fatores cruciais para a melhor evolução do quadro. Se o descolamento e a rasgadura de retina forem excluídos do diagnóstico, os pacientes poderão ser observados em regime ambulatorial[58]. O exame periódico é necessário para acompanhar a reabsorção de sangue, pois a resolução completa pode levar de semanas a meses. Quando possível, deve-se evitar os anti-inflamatórios não esteroides (AINEs), a aspirina e os pró-coagulantes para evitar a exacerbação da condição. A vitrectomia pode ser necessária para a hemorragia maciça ou persistente[58]. No caso de lesão da retina, hifema ou lesão das estruturas circundantes, é necessária uma consulta oftalmológica de emergência para cessar a fonte do sangramento.

Hematoma orbitário

A avaliação inicial deve incluir mensuração bilateral da AV, teste pupilar aferente e mensuração da PIO. O diagnóstico do hematoma orbitário é feito clinicamente e corroborado pela TC[59].

Queimadura ocular

Quando um paciente se apresenta no setor de emergência com queimadura ocular, é importante avaliar o potencial e a coexistência de lesões que ameaçam a vida[2,21,60]. Elas devem ser abordadas antes ou simultaneamente com o tratamento do olho. Em particular, as vítimas de incêndio que sofreram queimaduras térmicas oculares devem primeiro ter suas vias aéreas e respiração avaliadas. Lesões alcalinas no rosto também podem causar queimaduras traqueais ou esofágicas[21,60]. Avaliar todos os pacientes com lesões alcalinas no rosto para excluir queimaduras traqueais e esofágicas, que são potencialmente fatais. As queimaduras por ácido fluorídrico podem causar hipocalcemia significativa. Considere verificar o nível de cálcio para queimaduras que não se limitam ao olho[21].

Em qualquer queimadura térmica grave, exposição ocular a qualquer produto químico alcalino ou qualquer lesão visível no olho, é necessária uma consulta oftalmológica de emergência[21]. A transferência para cuidados oftalmológicos especializados pode ser necessária. No entanto, o médico de emergência deve avaliar a estabilidade do paciente para a transferência. Em algumas situações, as condições que ameaçam a vida (por exemplo, queimaduras nas vias aéreas) devem ser estabilizadas antes da transferência[21]. Para pacientes com queimaduras térmicas, a transferência para um centro de queimadura é indicada na presença de envolvimento facial significativo ou lesão por inalação[21].

Hifema

A consulta oftalmológica de emergência é necessária na presença de hifema[61].

Condutas na sala de emergência

Rotura do bulbo ocular

Se houver suspeita de rotura da integridade do bulbo, é mandatório evitar a manipulação do olho e das estruturas periorbitais, bem como evitar qualquer pressão sobre o bulbo ocular. Utilização de blefarostato de Desmarres pode ajudar no exame do olho, sem fazer pressão sobre ele. A história clínica e o mecanismo da lesão poderão dar indícios da presença da rotura[57]. Comorbidades comuns associadas incluem hemorragia subconjuntival bolhosa, CA rasa, hifema, pupila irregular apontado para a área da ruptura, desinserção da íris (iridodiálise), deslocamento do cristalino e hemorragia vítrea. Uma técnica comum para detecção da rotura é instilar fluoresceína no fundo de saco do olho e avaliar o olho sob a lâmpada de fenda ou oftalmoscópio direto portátil com filtro de luz de cobalto. O sinal de Seidel positivo é definido pelo fluxo de aquoso saindo de dentro do olho corado pela fluoresceína. A fluoresceína torna o aquoso mais visível em verde-amarelo, quando exposto à luz azul[57].

Devem-se avaliar ambos os olhos para verificar a AV e a extensão das lesões, pois às vezes lesões sutis podem ser devastadoras se não percebidas precocemente. Inúmeros estudos têm mostrado que os mais importantes indicadores de prognóstico após a rotura do bulbo ocular são[3]: idade, dano tecidual ocular, AV inicial e presença de defeito pupilar aferente. Também se deve avaliar mecanismo, tamanho e local da lesão ocular.

Em suma, os melhores resultados visuais nos quadros de lesão traumática aberta do bulbo ocular estão associados com paciente jovens, pontuações altas no OTS, melhor AV inicial, ausência de lesão do cristalino[62].

Endoftalmite traumática

A endoftalmite pós-traumática é uma complicação devastadora no trauma aberto do bulbo ocular com inflamação e infecção nas cavidades intraoculares, ocorrendo mais frequentemente após o trauma ocular do que após a cirurgia ocular. A incidência de endoftalmite após o trauma aberto do bulbo ocular varia de 0% a 16%[63]. O reconhecimento de uma lesão aberta do bulbo ocular é a primordial responsabilidade do médico de emergência. Ele deve proceder com o urgente encaminhamento oftalmológico, para a reparação das feridas primárias, realização de antibiótico intravítreo (24 horas) e a administração de antibióticos profiláticos sistêmicos[63]. Os antibióticos sugeridos para o tratamento são os seguintes[63]:

- Paciente de alto risco: administração endovenosa de vancomicina e ceftazidima 1 g a cada 12 horas;
- Paciente de baixo risco: administração oral de levofloxacino 500 mg uma vez ao dia, por um período de 7 a 10 dias.

Hematoma orbitário

Quando feito o diagnóstico de hematoma orbitário concomitante com a perda súbita da visão ou síndrome do compartimento orbitário[59], deve-se realizar a cantotomia lateral ou a cantólise inferior de emergência, pelo próprio médico da emergência[59]. A cantotomia lateral e a cantólise permitem a liberação do hematoma contido e a descompressão do nervo óptico.

Queimaduras químicas

Irrigação copiosa e imediata é o primeiro passo para tratar o bulbo intacto em lesões oculares químicas[29]. Realize a irrigação contínua por pelo menos 30 minutos com o objetivo de limpar a substância prejudicial e obter um pH neutro. As soluções ideais são as estéreis osmóticas, tal como a solução anfotérica (Diphoterine®, Prevor – Valmondois, França) ou soluções tamponadas (BSS Plus® – Alcon, Fort Worth, EUA)[21]. Embora a solução de irrigação ideal não esteja disponível na maioria das salas de emergência[2], utilizam-se as tipicamente disponíveis, como a solução salina normal ou a solução de ringer lactato[29]. O volume de irrigação pode atingir 20L ou mais[64]. Se elas não estiverem disponíveis, a solução salina isotônica estéril é um irrigante adequado. Soluções hipotônicas, como a água, resultam em penetração mais profunda de material corrosivo nas estruturas corneais, como resultado do gradiente osmótico maior da córnea (420 mOsm/L)[21]. A irrigação imediata do olho tem enorme impacto no prognóstico, sendo a etapa mais importante no tratamento das queimaduras químicas. A irrigação também ajuda a limpar qualquer partícula residual do olho. O tratamento tardio pode resultar em morbidade significativa[2].

O paciente deve tentar abrir as pálpebras o mais amplamente possível para obter a melhor irrigação. O anestésico tópico antes da irrigação ou a inserção de um blefarostato, como a lente de Morgan (Mor-Tan Inc., Missoula, EUA), facilita a realização da irrigação[2, 21]. Também pode ser feita com o tubo de irrigação de equipo intravenoso ou outro sistema de irrigação ocular que possa minimizar a interferência do blefaroespasmo, que muitas vezes pode ser grave[2,21]. Se eles não estiverem disponíveis, a pálpebra pode ser retraída manualmente com um blefarostato de Desmarres ou blefarostato convencional. Deve-se puxar as pálpebras inferior e superior para irrigar bem a conjuntiva embaixo delas[2]. Alguns autores recomendam gotas a cada 2 a 3 horas, porque a irrigação pode ser irritante e pode levar à ulceração da córnea. Não realize injeção subconjuntival[21].

Usar uma zaragatoa (cotonete) umedecida para remover as partículas de material ou conjuntiva necrótica que podem conter resíduos de material químico[2,21]. Mergulhar o cotonete em ácido EDTA a 1% (etilenodiaminotetracético) se o agente causador contiver óxido de cálcio[21].

A duração e a quantidade de irrigação são determinadas pelo pH ocular. Deve-se monitorar o pH ocular com tiras de papel de Litmus, 5 a 10 minutos após a irrigação, se o pH estiver muito abaixo ou muito acima de 7, continuar com a irrigação[2]. Continue irrigando até que o pH permaneça em um nível estável por 30 minutos[21]. Se o pH não puder ser monitorado, deve-se prolongar o período de irrigação[2].

O retorno deve ocorrer dentro de 24 horas após a alta do paciente. Antibióticos tópicos e, possivelmente, cicloplégicos são geralmente necessários. Os pacientes não devem ser dispensados do setor de emergência com anestésicos tópicos oftalmológicos, porque esses agentes podem causar toxicidade endotelial da córnea, ulceração da córnea e cicatrizes[2].

Queimadura por energia radiante e térmica

O tratamento das queimaduras térmicas isoladas normalmente pode ser considerado idêntico com o tratamento das abrasões corneais. O tratamento na sala de emergência inclui o seguinte[2,57]: remoção dos agentes agressores, se necessário everter a pálpebra do paciente para remover os detritos. A irrigação também auxilia na remoção de detritos, além de resfriar a superfície, e deve se tratar a inflamação intraocular. Fazer curativo oclusivo no olho para estabelecer um ambiente propício à reepitelização. Se as pálpebras estiverem queimadas, aplicar compressas salinas frias e usar lubrificantes adequados para a superfície ocular. Os cílios queimados e as escaras podem e devem ser removidos. Pacientes com pequenas queimaduras térmicas e por radiação UV podem ser dispensados do serviço de emergência para acompanhamento com um oftalmologista dentro de 24 horas[2,57].

Com lesões UV, uma ceratite puntata pode ser observada. A eversão da pálpebra é necessária para avaliar a presença de substâncias sólidas retidas[2].

Monitorização, tratamentos e prescrição

Queimaduras químicas

O tratamento das lesões químicas após intervenção inicial de emergência baseia-se na compreensão das interações complexas entre: regeneração da superfície ocular, degradação e reparação da matriz estromal, e resposta inflamatória.

Em muitos casos, já se pode notar a diminuição da AV[2]. Também é necessário um exame oftalmológico completo[2], pois podem-se observar a injeção conjuntival, injeção escleral, branqueamento escleral, defeitos da córnea, opacificação da córnea, uveíte, glaucoma ou até mesmo perfuração do bulbo[2,21]. Se a lesão for muito pequena, o paciente pode ser tratado com antibióticos tópicos de pomadas oftálmicas, cicloplégicos (evitar a fenilefrina pelo seu efeito vasoconstritor), analgésicos orais e curativo oclusivo[2,21]. Prosseguir com a lise de adesões conjuntivais com bastão de vidro (ponta do termômetro) untado com pomada oftálmica[2]. Considerar o uso de lente de contato hidrofílica terapêutica (gelatinosa), lente escleral e lente de colágeno[2]. O retorno para uma nova avaliação deve ocorrer dentro de 24 horas[21]. O epitélio necrótico deve ser desbridado para permitir a substituição desse pelo epitélio sadio[2]. No final da primeira semana, podem-se prescrever inibidores de colagenases (EDTA 0,01M, uma gota de 3 em 3 horas, ou acetilcisteína 10% a 20%, uma gota de 4 em 4 horas)[2]. O ácido cítrico também pode ser usado, uma vez que ele é um potente inibidor da atividade dos neutrófilos e diminui a resposta inflamatória[51]. A quelação do cálcio extracelular pelo citrato parece inibir a colagenase. O citrato de sódio tópico a 10% pode ser usado de 2 em 2 horas por 10 dias e via oral (VO) 2g quatro vezes por dia pelo mesmo período de tempo[51]. As tetraciclinas são inibidoras das colagenases e também inibem a atividade dos neutrófilos, reduzindo a ulceração da córnea[51]. Podem ser administradas topicamente (tetraciclina pomada quatro vezes por dia) ou pela via sistêmica (doxiciclina 100 mg de 12 em 12 horas e diminuir para uma vez por dia)[51].

O ácido ascórbico (vitamina C) promove a produção de colágeno[2,21]. Após queimaduras alcalinas, o nível de ácido ascórbico diminui. A administração tópica de ácido ascórbico a 10% pode reduzir a perfuração corneal[21].

As queimaduras mais graves, particularmente as queimaduras alcalinas, podem necessitar de internação. O paciente necessitará de antibióticos oftálmicos tópicos, medicamentos para dor, cicloplégicos. Se o glaucoma secundário se desenvolver, o paciente necessitará de medicação ocular para redução da PIO. Pode-se prescrever inibidor da anidrase carbônica sistêmica (acetazolamida 250 mg VO duas a quatro vezes por dia) e colírio betabloqueador (maleato de timolol a 0,5% uma gota de 12 em 12 horas)[2]. O tratamento hospitalar em um centro de queimadura é necessário para os pacientes com queimaduras mais graves ou queimaduras alcalinas[21].

A imunização contra o tétano é necessária para todas as queimaduras oculares. A lubrificação adequada ajuda a prevenir a formação de simbléfaro (ou seja, aderências da pálpebra ao bulbo ocular)[60].

O uso do corticosteroide tópico é controverso[21,60]. Em geral, as preparações de corticosteroides não devem ser usadas, a menos que recomendadas por um oftalmologista. Elas podem retardar a cicatrização e predispõem o olho à infecção. O uso de corticosteroides reduz a inflamação e a infiltração dos neutrófilos. Entretanto, eles inibem a cicatrização estromal pela redução da síntese de colágeno e a migração dos fibroblastos[51].

Portanto, os corticosteroides devem ser usados no início do tratamento (quatro a oito vezes por dia, dependendo da gravidade da lesão) e devem ser descontinuados entre 7 e 10 dias após o início da queimadura, período no qual mais ocorrem as ulcerações da córnea lesionada[51]. A tarsorrafia pode ser benéfica para proteger a superfície ocular[2]. As Tabelas 192.8 e 192.9 mostram as medicações que podem ser utilizadas na fase precoce e tardia respectivamente.

Tabela 192.8. Tratamento medicamentoso na fase de reparação precoce[36,51]

Drogas na fase de reparação precoce (7-21 dias)	Dosagem
* Interromper ou diminuir (com observação cuidadosa) corticosteroides tópicos	4-8x/dia nos primeiros 7-10 dias
Medroxiprogesterona tópica 1%	A cada 1 a 2 horas, enquanto acordado
Vitamina C 10% tópica	4x/dia
Vitamina C sistêmica 2g	2x/dia
Citrato de sódio tópico 10%	4x/dia
Tetraciclina tópica	4x/dia
Doxiciclina sistêmica 100 mg	2x/dia
Medicação antiglaucomatosa	Conforme necessário

Tabela 192.9. Tratamento medicamentoso na fase de reparação tardia[36,51]

Drogas na fase de reparação tardia (> 21 dias)	Dosagem
Medroxiprogesterona tópica 1%	A cada 1 a 2 horas, enquanto acordado
Vitamina C 10% tópica	4x/dia
Vitamina C sistêmica 2g	2x/dia
Citrato de sódio tópico 10%	4x/dia
Tetraciclina tópica	4x/dia
Doxiciclina sistêmica 100 mg	2x/dia
Medicação antiglaucomatosa	Conforme necessário

A intervenção cirúrgica para remover o tecido necrótico pode melhorar o resultado pela diminuição da inflamação crônica. Em casos selecionados, a membrana amniótica também pode ser considerada[65,66]. O soro do cordão umbilical também pode ser utilizado com eficácia semelhante à da membrana amniótica[65].

É essencial enfatizar a importância de usar óculos de segurança ao trabalhar com materiais perigosos ou em situações perigosas. As crianças sofrem queimaduras químicas mais frequentemente quando não são supervisionadas por um adulto. Portanto, é de fundamental importância manter todos os produtos domésticos perigosos em uma área difícil para a criança ter acesso[21].

Queimaduras térmicas

As queimaduras térmicas podem causar lesões significativas dos anexos oculares[67]. A intervenção cirúrgica precoce e agressiva, se necessária, é recomendada para proteger o bulbo ocular. Com o tratamento imediato e intervenção oftalmológica precoce, as queimaduras térmicas geralmente têm bons resultados visuais.

Hifema traumático

O tratamento habitual consiste em repouso no leito, oclusão bilateral, cicloplégicos e corticosteroides tópicos e corticosteroides sistêmicos[68]. A internação deve ser feita em casos de trauma severo. Os antiagregantes plaquetários, como a aspirina, aumentam a incidência de ressangramento e devem ser evitados[69]. No olho acometido, deve-se colocar um protetor ocular e também se deve elevar a cabeceira da cama, inclinando-a numa angulação de 30° a 45°, facilitando, assim, a sedimentação do hifema na CA inferior, que ajudará na classificação do hifema. A sedimentação do hifema na região inferior da CA também facilita a melhora da AV e permite avaliação mais precoce do polo posterior e melhor transparência do ângulo da CA.

O cicloplégico tópico é recomendando em pacientes com hifema traumático. A atropina a 1% tópica é indicada em hifemas ocupando mais de 50% da CA, pelo risco de bloqueio pupilar. Os corticosteroides tópicos e o estrogênio têm sido recomendados, mas com resultados contraditórios[70]. Existe falta de evidências das vantagens do uso corticosteroides tópicos[46,48]. O uso do corticosteroide tópico, se iniciado após o terceiro ou quarto dia do hifema retido, tem a vantagem de deter o aparecimento da iridociclite e o desenvolvimento da sinéquia anterior ou posterior.

O ácido aminocaproico (ACA) deve ser usado em hifemas ocupando 75% ou menos do volume total da CA, porque o coágulo pode persistir na CA por um período mais prolongado com a administração da droga. A dosagem sistêmica oral do ACA é de 50 a 100 mg/kg a cada 4 horas, por cinco dias[71]. A dose total do ACA não deve exceder 30g por dia. O ACA não deve ser usado em pacientes com insuficiência renal e hepática, bem como em gestantes. O ACA pode ser usado topicamente com resultados semelhantes aos do ACA administrado sistemicamente. A melhor concentração do ACA e do veículo é a droga a 30% em carboxipolimetileno a 2%[72].

Outra possibilidade é o uso do ativador do plasminogênio tecidual (rt-PA) pela via intracamerular[43]. Entretanto, ainda faltam estudos randomizados com grande número amostral. A aplicação do rt-PA deve ser considerada naqueles hifemas que não melhoram com o tratamento convencional e/ou associado com glaucoma maligno[73]. No entanto, o momento adequado para a administração do rt-PA a partir do trauma não está bem determinado na literatura.

Os antiglaucomatosos como o tartarato de brimonidina, maleato de timolol e inibidores da anidrase carbônica devem ser adicionados ao tratamento. Se mesmo com a medicação tópica, a PIO continuar elevada (maior que 22 mmHg), deve ser administrada oralmente a acetazolamida (20/mg/kg/dia), dividida em quatro doses. Lembrando que a acetazolamida pode aumentar a concentração de ascorbato na CA, diminuir o pH do plasma humano e exacerbar a falcização dos eritrócitos.

Se a PIO estiver maior que 35 mmHg, apesar de toda a medicação tópica, deve-se utilizar o manitol. O manitol é administrado pela via endovenosa 1,5g/kg (geralmente a 10%) por um período de 45 minutos. Deve ser dado a cada 2 ou 3 horas por dia, monitorando-se a PIO, para mantê-la abaixo de 35 mmHg. O volume urinário, a uremia e os eletrólitos devem ser monitorados em todos os pacientes que continuarão com a terapia por tempo prolongado.

Geralmente a terapia medicamentosa surte melhor resultado visual em pacientes que não têm hifema total.

A maioria dos hifemas deve ser tratada com medicação nos primeiros quatro dias. A resolução espontânea ocorre rapidamente durante esse período, sendo esses casos os que têm melhor prognóstico.

A intervenção cirúrgica é geralmente indicada após o quarto dia. As principais indicações cirúrgicas são[44,46]: impregnação hemática da córnea (mesmo que microscópica); hifema total com PIO maior que 50 mmHg ou mais por quatro dias; hifemas totais ou hifemas ocupando mais de 75% da CA presente por seis dias com PIO de 25 mmHg ou maior; hifemas preenchendo mais de 50% da CA retidos por um período maior que oito a nove dias (para prevenir sinéquia anterior); pacientes com traço falciforme ou anemia falciforme com hifema de qualquer tamanho associados com PIO maior que 35 mmHg por mais de 24 horas.

A cirurgia deve ser abordada cautelosamente. As complicações cirúrgicas são inúmeras, como lesão do endotélio corneal, do cristalino e da íris. Podem ocorrer ainda prolapso do conteúdo intraocular, ressangramento e aumento da formação de sinéquia. A remoção completa do hifema com instrumental para vitrectomia, iridectomia periférica e às vezes trabeculectomia. A abordagem deve ser feita incluindo: paracentese, irrigação e aspiração através de uma incisão pequena, remoção do hifema com instrumental de vitrectomia e irrigação do coágulo com trabeculectomia (não deve ser realizada em hifemas pequenos).

O US B-scan e/ou a TC pode ser necessário para excluir um tumor intraocular ou um corpo estranho, principalmente quando não é possível um exame completo. Outros testes são a retinografia fluoresceínica e a gonioscopia.

Neuropatia óptica traumática (NOT)

Um estudo mostrou que cerca de 50% dos casos que apresentavam NOT também tinham fratura do osso esfenoide[25]. Uma taxa de recuperação visual de 40% a 60% foi relatada para os casos de NOT indireta tratados de forma conservadora, sendo a AV inicial o fator preditivo mais importante do resultado ao final do tratamento[25]. A NOT direta é uma categoria distinta que resulta em perda visual grave e irreversível, com pouca probabilidade de recuperação e nenhuma intervenção tem o benefício comprovado[25]. Os exames de imagem como a radiografia, a TC e a RM podem auxiliar no diagnóstico. No caso da RM, é importante e necessário excluir a possibilidade de corpo estranho metálico intraocular ou intraorbitário.

A TC é o melhor exame de imagem para delimitar as fraturas do canal óptico.

Os corticosteroides têm sido utilizados isoladamente ou em combinação com a descompressão cirúrgica do nervo óptico pré, per ou pós-operatória[74,75]. Com base na dose diária inicial de metilprednisolona utilizada, os regimes de corticosteroides podem ser classificados como[25]: dose baixa (menor que 100 mg), dose moderada (100 e 499 mg), dose elevada (500 e 1.999 mg), dose muito elevada (2.000 e 5.399 mg) e superdose (maior que 5.400 mg).

O protocolo de corticosteroides mais comumente utilizado na NOT é metilprednisolona intravenosa na faixa de dose muito elevada até superdose. Contudo, existe uma taxa relativamente elevada de recuperação visual espontânea na NOT, além do que não há dados convincentes de que os corticosteroides proporcionem qualquer benefício visual adicional em relação à observação isolada[25]. Evidências recentes também sugerem um possível efeito prejudicial dos corticosteroides na NOT. Portanto, cada caso precisa ser avaliado individualmente, e o consentimento informado adequado é primordial[76].

As principais opções de tratamento em uso atual para a NOT são as seguintes[25]: corticosteroides sistêmicos, descompressão cirúrgica do canal óptico, combinação de corticosteroide e cirurgia e observação (tratamento conservador).

Ectopia lentis

Embora a TC ou a RM possam ser usadas para diagnosticar o cristalino luxado, a ultrassonografia é a modalidade diagnóstica de primeira linha para os clínicos de emergência devido à sua velocidade, facilidade de uso e falta de radiação (Figura 192.8). Em geral, as luxações traumáticas do cristalino necessitarão de consulta oftalmológica urgente para a reparação cirúrgica, pela presença de lesões vitreorretinianas concomitantes.

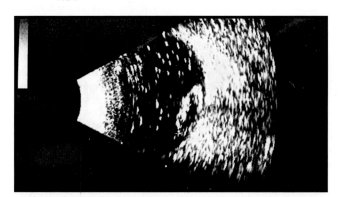

Figura 192.8. US/Ecografia B – Cristalino luxado para a cavidade vítrea – *lens natans*. Foto gentilmente cedida pelo Dr. Rogério de Almeida Tárcia.

Referências bibliográficas

1. Parver LM. Eye trauma. The neglected disorder. Arch Ophthalmol. 1986;104(10):1452-3.
2. Alves MR, Nakashima Y, Nakashima AA. Traumas químicos, térmicos, elétricos, barométricos e por radiação. In: Alves MR, Höfling-Lima AL, Nishiwaki-Dantas MC, editores. Doenças externas oculares e córnea. 3ª ed. ed. Rio de Janeiro: Cultura Médica; 2013. p. 302-10.
3. Négrel AD, Thylefors B. The global impact of eye injuries. Ophthalmic Epidemiol. 1998;5(3):143-69.
4. Cao H, Li L, Zhang M, Li H. Epidemiology of pediatric ocular trauma in the Chaoshan Region, China, 2001-2010. PLoS One. 2013;8(4):e60844.
5. Espíndola RFd, Teixeira FC, Yamakami IM, Silva HRFd, Freitas JAHd. Análise dos conhecimentos básicos sobre urgências oftalmológicas em plantonistas não oftalmologistas. Arq Bras Oftalmol. 2006;69:11-5.
6. Abbott J, Shah P. The epidemiology and etiology of pediatric ocular trauma. Surv Ophthalmol. 2013;58(5):476-85.
7. Haring RS, Canner JK, Haider AH, Schneider EB. Ocular injury in the United States: Emergency department visits from 2006-2011. Injury. 2016;47(1):104-8.
8. Klopfer J, Tielsch JM, Vitale S, See LC, Canner JK. Ocular trauma in the United States. Eye injuries resulting in hospitalization, 1984 through 1987. Arch Ophthalmol. 1992;110(6):838-42.
9. Katz J, Tielsch JM. Lifetime prevalence of ocular injuries from the Baltimore Eye Survey. Arch Ophthalmol. 1993;111(11):1564-8.
10. Liggett PE, Pince KJ, Barlow W, Ragen M, Ryan SJ. Ocular trauma in an urban population. Review of 1132 cases. Ophthalmology. 1990;97(5):581-4.
11. Glynn RJ, Seddon JM, Berlin BM. The incidence of eye injuries in New England adults. Arch Ophthalmol. 1988;106(6):785-9.
12. Pierre Filho PTP, Gomes PRP, Pierre ETL, Pinheiro Neto FB. Profile of ocular emergencies in a tertiary hospital from Northeast of Brazil. Rev Bras Oftalmol. 2010;69:12-7.
13. Aragaki GN, Inada ET, Teixeira MF, Almeida Jr. GC, Kashiwabuchi LK. Estudo epidemiológico dos traumas oculares graves em um Hospital Universitário de São José do Rio Preto – SP. Arq Bras Oftalmol. 2003;66:473-6.
14. Wong TY, Tielsch JM. A population-based study on the incidence of severe ocular trauma in Singapore. Am J Ophthalmol. 1999;128(3):345-51.
15. Pandita A, Merriman M. Ocular trauma epidemiology: 10-year retrospective study. N Z Med J. 2012;125(1348):61-9.
16. Morris DS, Willis S, Minassian D, Foot B, Desai P, MacEwen CJ. The incidence of serious eye injury in Scotland: a prospective study. Eye (Lond). 2014;28(1):34-40.
17. Cheung CA, Rogers-Martel M, Golas L, Chepurny A, Martel JB, Martel JR. Hospital-based ocular emergencies: epidemiology, treatment, and visual outcomes. Am J Emerg Med. 2014;32(3):221-4.
18. White ML, Chodosh J, Jang J, Dohlman C. Incidence of Stevens-Johnson syndrome and chemical burns to the eye. Cornea. 2015;34(12):1527-33.
19. Batur M, Seven E, Esmer O, Akaltun MN, Yasar T, Cinal A. Epidemiology of adult open globe injury. J Craniofac Surg. 2016.
20. Merle H, Gérard M, Schrage N. Ocular burns. J Fr Ophtalmol. 2008;31(7):723-34.
21. Solano J, Rosen CL. Ocular burns. Medscape Drugs & Diseases from WebMD Update April 7, 2015. Disponível em: http://emedicine.medscape.com/article/798696-overview-a5. Acesso em: 10 dez. 2016.
22. Kuhn F, Morris R, Witherspoon CD. Birmingham Eye Trauma Terminology (BETT): terminology and classification of mechanical eye injuries. Ophthalmol Clin North Am. 2002;15(2):139-43, v.
23. Kuhn F, Maisiak R, Mann L, Mester V, Morris R, Witherspoon CD. The Ocular Trauma Score (OTS). Ophthalmol Clin North Am. 2002;15(2):163-5, vi.
24. Sarkies N. Traumatic optic neuropathy. Eye (Lond). 2004;18(11):1122-5.
25. Yu-Wai-Man P. Traumatic optic neuropathy – Clinical features and management issues. Taiwan J Ophthalmol. 2015;5(1):3-8.
26. Dana MR, Werner MS, Viana MA, Shapiro MJ. Spontaneous and traumatic vitreous hemorrhage. Ophthalmology. 1993;100(9):1377-83.
27. Rabinowitz R, Yagev R, Shoham A, Lifshitz T. Comparison between clinical and ultrasound findings in patients with vitreous hemorrhage. Eye (Lond). 2004;18(3):253-6.
28. Kim T, Khosla-Gupta BA. Chemical and thermal injuries to the ocular surface. In: Holland EJ, Mannis MJ, editors. Ocular surface disease medical and surgical management. New York: Springer-Verlag; 2002. p. 100-13.
29. Mashige KP. Chemical and thermal ocular burns: a review of causes, clinical features and management protocol. S Afr Fam Pract. 2016;58(1):1-4.

30. Wagoner MD. Chemical injuries of the eye: current concepts in pathophysiology and therapy. Surv Ophthalmol. 1997;41(4):275-313.
31. Kosoko A, Vu Q, Kosoko-Lasaki O. Chemical ocular burns: a case review. Am J Clin Med. 2009;6(3):41-9.
32. Wagoner MD, Kenyon KR. Chemical injuries: emergency intervention. In: Kuhn F, Pieramici DJ, editors. Ocular trauma: principles and practice. New York: Thieme; 2002. p. 77-83.
33. Yoon JJ, Ismail S, Sherwin T. Limbal stem cells: central concepts of corneal epithelial homeostasis. World J Stem Cells. 2014;6(4):391-403.
34. Zieske JD, Bukusoglu G, Yankauckas MA. Characterization of a potential marker of corneal epithelial stem cells. Invest Ophthalmol Vis Sci. 1992;33(1):143-52.
35. Hirst LW, Fogle JA, Kenyon KR, Stark WJ. Corneal epithelial regeneration and adhesion following acid burns in the rhesus monkey. Invest Ophthalmol Vis Sci. 1982;23(6):764-73.
36. Wagoner MD, Kenyon KR. Chemical injuries: clinical course and management. In: Kuhn F, Pieramici DJ, editors. Ocular trauma: principles and practice. New York: Thieme; 2002. p. 335-49.
37. Hughes Jr WF. Alkali burns of the cornea. I. Review of the literature and summary of present knowledge. Arch Ophthalmol. 1946;35(4):423-6.
38. Ballen PH. Treatment of chemical burns of the eye. Eye Ear Nose Throat Mon. 1964;43:57-61.
39. Roper-Hall MJ. Thermal and chemical burns. Trans Ophthalmol Soc U K. 1965;85:631-53.
40. Dua HS, King AJ, Joseph A. A new classification of ocular surface burns. Br J Ophthalmol. 2001;85(11):1379-83.
41. SooHoo JR, Davies BW, Braverman RS, Enzenauer RW, McCourt EA. Pediatric traumatic hyphema: a review of 138 consecutive cases. J AAPOS. 2013;17(6):565-7.
42. Edwards WC, Layden WE. Traumatic hyphema. A report of 184 consecutive cases. Am J Ophthalmol. 1973;75(1):110-6.
43. Alves MR, Nakashima Y, Nakashima AA. Traumas mecânicos. In: Alves MR, Höffing-Lima AL, Nishiwaki-Dantas MC, editores. Doenças externas oculares e córnea. 3ª ed. Rio de Janeiro: Cultura Médica; 2013. p. 311-23.
44. Read J, Goldberg MF. Comparison of medical treatment for traumatic hyphema. Transactions of the American Academy of Ophthalmology and Otolaryngology. 5ª ed. 1974.
45. Campbell DG. Ghost cell glaucoma following trauma. Ophthalmology. 1981;88(11):1151-8.
46. Crouch ER, Frenkel M. Aminocaproic acid in the treatment of traumatic hyphema. Am J Ophthalmol. 1976;81(3):355-60.
47. Crouch ER. Traumatic hyphema. J Pediatr Ophthalmol Strabismus. 1986;23(2):95-7.
48. Read J. Traumatic hyphema: surgical vs medical management. Ann Ophthalmol. 1975;7(5):659-62, 64-6, 68-70.
49. Radius RL, Finkelstein D. Central retinal artery occlusion (reversible) in sickle trait with glaucoma. Br J Ophthalmol. 1976;60(6):428-30.
50. Bjerregaard R, Ringeisen AL. Ectopia lentis. EyeWiki, American Academy of Ophthalmology. Disponível em: http://eyewiki.aao.org/Ectopia_Lentis. Acesso em: 12 dez. 2016.
51. Kanski JJ, Bowling B. Trauma. In: Kanski JJ, Bowling B, editors. Clinical ophthalmology: a systematic approach. 7th ed. London: Elsevier Saunders; 2011. p. 871-97.
52. Mester V, Kuhn F. Intraocular foreign bodies. Ophthalmol Clin North Am. 2002;15(2):235-42.
53. Park H, Lee JH, Ra H. Intraocular foreign body in the posterior chamber. J Med Cases. 2014;5(10):519-21.
54. Manfredi SJ, Raji MR, Sprinkle PM, Weinstein GW, Minardi LM, Swanson TJ. Computerized tomographic scan findings in facial fractures associated with blindness. Plast Reconstr Surg. 1981;68(4):479-90.
55. Lima V, Burt B, Leibovitch I, Prabhakaran V, Goldberg RA, Selva D. Orbital compartment syndrome: the ophthalmic surgical emergency. Surv Ophthalmol. 2009;54(4):441-9.
56. Kuhn F. Designing the management strategy. In: Kuhn F, Pieramici DJ, editors. Ocular trauma. New York: Thieme; 2002. p. 38-51.
57. Tichauer MB. Ocular Trauma: 8 potentially devastating eye injuries. Medscape Drugs & Diseases from WebMD Updated: September 26, 2016. Disponível em: http://reference.medscape.com/features/slideshow/ocular-trauma-page=1. Acesso em: 10 dez. 2016.
58. Dahl AA. Vitreous hemorrhage in emergency medicine. Medscape Drugs & Diseases from WebMD Updated: September 16, 2015. Disponível em: http://emedicine.medscape.com/article/799242-overview. Acesso em: 12 out. 2016.
59. Scheyerer MJ, Döring R, Fuchs N, Metzler P, Sprengel K, Werner CM, et al. Maxillofacial injuries in severely injured patients. J Trauma Manag Outcomes. 2015;9:4.
60. Malhotra R, Sheikh I, Dheansa B. The management of eyelid burns. Surv Ophthalmol. 2009;54(3):356-71.
61. Nash DL, Sheppard Jr JD. Hyphema. Medscape Drugs & diseases from WebMD. 2015. Disponível em: http://emedicine.medscape.com/article/1190165-overview-a10. Acesso em: 15 nov. 2016.
62. Al-Mezaine HS, Osman EA, Kangave D, Abu El-Asrar AM. Prognostic factors after repair of open globe injuries. J Trauma. 2010;69(4):943-7.
63. Ahmed Y, Schimel AM, Pathengay A, Colyer MH, Flynn HW. Endophthalmitis following open-globe injuries. Eye (Lond). 2012;26(2):212-7.
64. Singh P, Tyagi M, Kumar Y, Gupta KK, Sharma PD. Ocular chemical injuries and their management. Oman J Ophthalmol. 2013;6(2):83-6.
65. Sharma N, Lathi SS, Sehra SV, Agarwal T, Sinha R, Titiyal JS, et al. Comparison of umbilical cord serum and amniotic membrane transplantation in acute ocular chemical burns. Br J Ophthalmol. 2015;99(5):669-73.
66. Westekemper H, Figueiredo FC, Siah WF, Wagner N, Steuhl KP, Meller D. Clinical outcomes of amniotic membrane transplantation in the management of acute ocular chemical injury. Br J Ophthalmol. 2016.
67. Stern JD, Goldfarb IW, Slater H. Ophthalmological complications as a manifestation of burn injury. Burns. 1996;22(2):135-6.
68. Milauskas AT, Fueger GF. Serious ocular complications associated with blowout fractures of the orbit. Am J Ophthalmol. 1966;62(4):670-2.
69. Crawford JS, Lewandowski RL, Chan W. The effect of aspirin on rebleeding in traumatic hyphema. Am J Ophthalmol. 1975;80(3 Pt 2):543-5.
70. Milstein BA. Traumatic hyphema. A study of 83 consecutive cases. South Med J. 1971;64(9):1081-5.
71. Palmer DJ, Goldberg MF, Frenkel M, Fiscella R, Anderson RJ. A comparison of two dose regimens of epsilon aminocaproic acid in the prevention and management of secondary traumatic hyphemas. Ophthalmology. 1986;93(1):102-8.
72. Mattox C, Williams PB, Crouch ER. Aqueous humor concentrations after use of reservoir systems for topical delivery of aminocaproic acid. Invest Ophthalmol Visual Sci. 1991(32):1923.
73. Starck T, Hopp L, Held KS, Marouf LM, Yee RW. Low-dose intraocular tissue plasminogen activator treatment for traumatic total hyphema, postcataract, and penetrating keratoplasty fibrinous membranes. J Cataract Refract Surg. 1995;21(2):219-24.
74. Yu-Wai-Man P, Griffiths PG. Steroids for traumatic optic neuropathy. Cochrane Database Syst Rev. 2007(4):CD006032.
75. Yu-Wai-Man P, Griffiths PG. Surgery for traumatic optic neuropathy. Cochrane Database Syst Rev. 2005(4):CD005024.
76. Saxena R, Singh D, Menon V. Controversies in neuro-ophthalmology: steroid therapy for traumatic optic neuropathy. Indian J Ophthalmol. 2014;62(10):1028-30.

193
OLHO VERMELHO

Rubens Belfort Neto
André Romano
Marcela Colussi Cypel
Rubens Belfort Jr.

As urgências oftalmológicas podem ser classificadas como traumáticas, infecciosas, inflamatórias e neuroftalmológicas. Algumas condições requerem avaliação oftalmológica de urgência.

São exemplos a alteração aguda da transparência da córnea, o trauma ocular e a dor intensa no olho[1]. Quadros de baixa de visão aguda e recente, defeito pupilar relativo e anisocoria podem indicar alteração neurológica ou oftalmológica e são abordados com detalhes durante este capítulo.

Por outro lado, há várias situações nas quais, apesar de haver urgência oftalmológica, o atendimento deve ser adiado pela condição clínica do paciente. Em casos de traumatismo, antes de se iniciar qualquer abordagem, deve-se certificar-se de que o trauma não colocou o paciente em risco de morte. Em traumas fechados, com frequência, as lesões são multissistêmicas e, assim, todos os órgãos e sistemas devem ser considerados comprometidos até se provar o contrário.

Cuidado deve ser tomado para não serem agravadas lesões oculares como ferimentos perfurantes, lacerações de córnea ou esclera em pacientes politraumatizados. Muitas vezes, nesses casos, a avaliação sob anestesia é necessária, para evitar compressão sobre o olho por reflexo palpebral. Da mesma maneira, deve-se proteger a córnea de pacientes inconscientes e intubados.

Deve-se lubrificar o olho com pomada, colírios lubrificantes ou até fechar as pálpebras com esparadrapo, para evitar ceratopatia por exposição.

Olho vermelho, com baixa de acuidade visual, é a principal queixa no atendimento oftalmológico ambulatorial e de urgência[2]. Um grande número de doenças e de condições pode causar olho vermelho, desde inflamações e infecções até aumento súbito da pressão intraocular. O objetivo deste capítulo foi informar sobre as causas mais comuns de urgências oftalmológicas, a necessidade ou não de avaliação oftalmológica de urgência e a conduta adequada em cada caso.

Olho vermelho

Na maioria das vezes, o olho vermelho é sinal de inflamação ocular e não representa urgência, mas seus diagnósticos diferenciais são importantes e úteis na prática médica[3].

A avaliação dos pacientes que se apresentam no ambiente de atenção primária com olho vermelho deve começar com uma história completa[4]. Os sinais e sintomas associados, tempo de início, periodicidade ou cronicidade, evolução do quadro no tempo (aguda/crônica, recorrente/constante, períodos de melhora e piora); comprometimento uni ou bilateral (bilateral: sendo mais comuns alterações da superfície ocular por olho seco, conjuntivites alérgicas ou infecciosas ou toxicidade medicamentosa; unilateral: processos tumorais, degenerativos, trauma); presença de dor (associação com dor mais comum em úlcera de córnea, presença de corpo estranho, glaucoma agudo, inflamações); presença de secreção; presença de alteração visual. A ectoscopia pode fornecer informações importantes, como exposição do globo ocular (proptose, enoftalmia), frequência do piscar, tumorações e opacidades.

Como regra geral, o médico não oftalmologista nunca deve prescrever corticosteroides ou anestésicos tópicos devido ao risco de causar dano irreversível, podendo ocorrer cegueira. Na Tabela 193.1, estão algumas enfermidades com seus aspectos mais importantes.

Hemorragia subconjuntival hiposfagma

A hemorragia subconjuntival é geralmente unilateral e de aparecimento súbito (Figura 193.1). O médico deve avaliar inicialmente as causas sistêmicas, questionando o paciente sobre manobra de Valsalva, tosse, constipação, alteração da coagulação, hipertensão arterial, trauma e uso de medicações orais (por exemplo, aspirina). A hemorragia é autolimitada, porém o clareamento completo pode levar semanas. Assim, é importante que os pacientes sejam bem orientados. É importante considerar que a hemorragia subconjuntival pode mascarar a presença de laceração escleral e perfuração, no caso de trauma.

Tabela 193.1. Quadro clínico geral do olho vermelho em afecções comuns

	Conjuntivite	**Glaucoma agudo**	**Ceratite**	**Celulite**	**Uveíte**
Hiperemia	Difusa	Periceráica	Periceráica	Difusa	Periceráica
Secreção	++	--	+	--	--
Visão	Normal	Diminuída	Normal	Normal	Normal
Pressão intraocular	Normal	Aumentada	Normal	Normal	Variável
Pupila	Normal	Média midríase	Normal	Normal	Miose
Dor	--	++	++	+	+/-

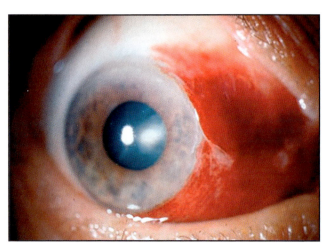

Figura 193.1. Paciente com hemorragia subconjuntival após crise de tosse.

Conjuntivites

Não constituem verdadeira urgência, mas são a causa mais comum de busca de atendimento oftalmológico em pronto-socorro.

A causa mais frequente de olho vermelho, caracterizado pela dilatação dos vasos superficiais da conjuntiva e secreção, são as conjuntivites agudas ou crônicas, de causa irritativa, infecciosa (viral ou bacteriana) ou secundária à alteração do filme lacrimal. Dependendo do tipo dessa secreção e das características clínicas e epidemiológicas, pode-se ter boa ideia do agente causador da conjuntivite. O diagnóstico é essencialmente clínico.

Conjuntivite viral

É a causa mais comum de conjuntivite. Causada por adenovírus, picornavírus ou herpes-vírus. Pode-se apresentar acompanhando uma infecção das vias aéreas superiores ou febre, após exposição a alguém com conjuntivites ou resfriados.

Quadro clínico

Caracteriza-se por olho vermelho, edema de conjuntiva (quemose), secreção, lacrimejamento e fotofobia. Pode haver hemorragia subconjuntival e edema palpebral. A conjuntivite viral dura de 7 a 14 dias, quando opacidades subepiteliais podem surgir e causar diminuição da acuidade visual.

Um quadro mais grave, chamado conjuntivite membranosa, com edema palpebral e cicatrizes conjuntivais, pode também ocorrer. A conjuntivite viral é geralmente unilateral de início, podendo acometer o outro olho em 50% dos casos. Presença de linfonodo pré-auricular palpável é típico.

Tratamento

Conjuntivites virais são autolimitadas e compressas frias com água potável sobre as pálpebras fechadas diminuem a ardência e o desconforto. Deve-se evitar água boricada, pois o ácido bórico pode causar alergia, além de piorar a irritação ocular e estar contaminado. Corticoides tópicos são utilizados pelo médico oftalmologista em casos especiais.

Conjuntivite bacteriana

A conjuntivite bacteriana é relativamente rara e costuma acometer pacientes com outras doenças sistêmicas ou da superfície ocular. Pode ser causada por *Streptococcus pneumoniae*, *Haemophilus influenzae* (mais comuns em crianças abaixo dos 5 anos de idade), *Staphylococcus aureus*, *Moraxella* spp. ou bactérias Gram-negativas (essas mais comuns em adultos imunocomprometidos e alcoólatras).

Quadro clínico

O paciente típico com conjuntivite bacteriana aguda apresenta secreção mucopurulenta e edema palpebral uni ou bilateral.

Tratamento

Geralmente o tratamento é desnecessário por ser autolimitada; pode ser tratada com colírio antibiótico. A conjuntivite bacteriana é crônica somente quando secundária às infecções da pálpebra ou das vias lacrimais.

No entanto, a conjuntivite do recém-nascido, que geralmente se apresenta no primeiro mês de vida, deve ser tratada imediatamente com antibióticos sistêmicos.

Conjuntivite alérgica

Pode ser aguda ou crônica e, sob a denominação de conjuntivite alérgica, tem-se uma série de formas clínicas diferentes. Independentemente da forma clínica, o paciente com conjuntivite alérgica apresenta prurido ocular.

Quadro clínico

Caracterizada por lacrimejamento, fotofobia (sensibilidade aumentada à luz) e, principalmente, prurido. É frequentemente associada a fenômenos alérgicos extraoculares.

Tratamento

Compressas frias e o afastamento do agente causador costumam ser suficientes nos casos mais leves. Pode-se utilizar colírio anti-histamínico, corticosteroides tópicos ou sistêmicos, receitados pelo oftalmologista.

Glaucoma agudo

É caracterizado pelo aumento súbito da pressão intraocular e pelo bloqueio do fluxo do humor aquoso da câmara posterior para a anterior, através da pupila (Figura 193.2). Isso causa o abaulamento da íris anteriormente, obstruindo a drenagem do humor aquoso pelo trabeculado (região entre a íris e a córnea). Ocorre com maior frequência em mulheres (3 fem.:1 masc.), após a quarta e a quinta década de vida e em pacientes hipermétropes.

Quadro clínico

Olho vermelho com dor intensa, diminuição da transparência corneana (edema de córnea), aumento da pressão intraocular, midríase paralítica e baixa de acuidade visual. Alguns pacientes apresentam vômito. Pode haver edema do disco óptico durante a crise, mas a avaliação do polo posterior costuma ser difícil pelo edema de córnea.

O exame bidigital (checagem da pressão intraocular com os indicadores sobre a pálpebra superior com o paciente olhando para baixo), apesar de grosseiro, pode auxiliar a estimar a pressão intraocular, sendo descrita a "sensação de pedra" ao toque do globo ocular acometido nesses pacientes.

Tratamento

Encaminhar ao oftalmologista imediatamente. Deve-se reduzir a pressão intraocular normalmente por meio da administração de agentes hiperosmóticos (manitol a 20%, por via endovenosa, 250 mL, 80 gotas por minuto) e inibidores da anidrase carbônica (acetazolamida 500 mg por via oral, seguidos de 250 mg a cada 6 horas) e tratamento com medicação tópica hipotensora (pilocarpina a 2% e betabloqueadores), além de corticosteroide tópico. É indicado realizar iridotomia com *laser* (uma pequena abertura na periferia da íris) para evitar novas crises.

Úlcera de córnea

Lesão das camadas mais superficiais da córnea (epitélio e estroma anterior). Pode ser causada por trauma, olho seco, infecções (herpéticas, bacterianas ou fúngicas), alergia ou doenças autoimunes (Figura 193.3). Usuários de lentes de contato apresentam maior risco de infecção corneana.

A úlcera de córnea pode levar à perda importante da visão, de modo que o diagnóstico e o tratamento imediatos são fundamentais na limitação da perda tecidual e na redução da cicatrização e da necessidade de cirurgia futura.

Quadro clínico

Caracterizado por dor, fotofobia, diminuição da visão e injeção ciliar (hiperemia da conjuntiva ao redor do limbo). O diagnóstico da úlcera de córnea infecciosa precisa de exame laboratorial com bacterioscopia e coleta de cultura.

Tratamento

Deve ser tratada de acordo com a causa, por isso requer avaliação de um oftalmologista.

Celulite

Infecção da pele ao redor da pálpebra, geralmente secundária a sinusite, trauma, blefarite, picada de inseto ou conjuntivites. Geralmente, é causada por bactérias, mas também pode ser causada por vírus, fungos e parasitas. É classificada em pré e pós-septal e sua diferenciação é importante, pois norteia o tratamento.

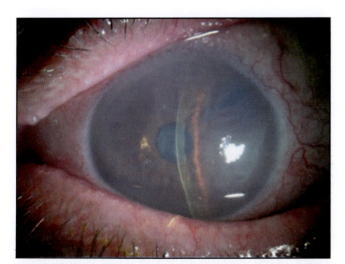

Figura 193.2. Quadro de glaucoma agudo com edema de córnea.

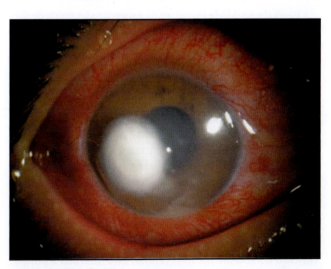

Figura 193.3. Úlcera de córnea.

Celulite pré-septal

Acomete apenas a pele e o tecido superficial, não afetando estruturas posteriores ao septo palpebral. É frequente em crianças, principalmente naquelas com antecedente de sinusopatia.

Os agentes etiológicos mais encontrados são *Haemophilus infuenzae* (crianças), *Staphylococcus aureus* e *Streptococcus* do grupo A.

Quadro clínico

Ocorre edema palpebral. Pode ser acompanhada por hiperemia, febre e dor. Pode evoluir para celulite pós-septal, formação de abscesso subperiostal, meningite e até trombose do seio cavernoso.

Tratamento

Antibiótico e anti-inflamatórios não hormonais via oral e compressas frias. Crianças também podem precisar ser avaliadas por um otorrinolaringologista e internadas para tratamento.

Celulite pós-septal (ou orbitária)

Afeta estruturas profundas da órbita, posteriores ao septo palpebral. Cerca de 75% são causadas por sinusites, mas também podem ser causadas por infecções da face e/ou dentárias, traumas cirúrgicos e corpos estranhos.

Os agentes etiológicos mais frequentes são *Staphylococcus aureus*, *Streptococcus* spp. e anaeróbios.

Quadro clínico

Pode manifestar-se com baixa de acuidade visual, defeito pupilar aferente, alteração da motilidade extrínseca ocular e diplopia.

A tomografia computadorizada de órbita ajuda a diagnosticar casos duvidosos e a excluir sinusite, corpo estranho e abscesso. Também deve ser realizada para investigar complicações (abscesso orbitário ou trombose do seio cavernoso) nos casos em que não há melhora com o tratamento.

Piora da acuidade visual ou da proptose são sinais de formação de abscesso e, nesse caso, o tratamento passa a ser cirúrgico. Outras complicações são trombose do seio cavernoso e meningite.

Tratamento

Antibioticoterapia endovenosa com ceftriaxona 1g a cada 12 horas e vancomicina 1 g a cada 12 horas. Crianças devem ser internadas e tratadas com ceftriaxona (100 mg/kg/dia em duas doses, máximo de 4g por dia) e vancomicina (40 mg/kg/dia em duas doses).

Os organismos causadores de celulite pós-septal são, em sua maioria, aeróbios, mas no caso de suspeita de anaeróbios pode-se utilizar metronidazol. Nos casos de abscesso, deve-se proceder à drenagem cirúrgica e, na suspeita de envolvimento do sistema nervoso central, está indicada a punção liquórica.

Uveíte

Inflamação intraocular, chamada uveíte, é classificada em anterior, intermediária e posterior, podendo ser uni ou bilateral e de diversas etiologias, incluindo as autoimunes e as infecciosas (Figura 193.4). Os tipos mais comuns de uveíte são a uveíte anterior aguda idiopática e a uveíte posterior, geralmente causada por toxoplasmose.

Quadro clínico

Dor, olho vermelho e baixa de acuidade visual. Indispensável o exame biomicroscópico (na lâmpada de fenda) e de fundo de olho.

Tratamento

Corticosteroide tópico e midriático para aliviar a dor e diminuir a chance de sequelas (como sinéquias).

Em muitos casos, é preciso corticoterapia ou imunossupressão sistêmicas, além de tratamento específico para doenças infecciosas, como toxoplasmose, herpes, sífilis, tuberculose e citomegalovírus.

Queimadura fotoelétrica – Ceratoconjuntivite fotoelétrica

Comum nos pacientes usuários de solda sem equipamento de proteção ocular. Geralmente, apresenta-se 6 horas após o uso da solda elétrica.

Quadro clínico

É caracterizada por dor intensa, olhos vermelhos e fotofobia.

Tratamento

O paciente deve ser encaminhado à avaliação oftalmológica para garantir que não haja corpo estranho na córnea, e o tratamento consiste em oclusão com pomada por 8 a 12 horas.

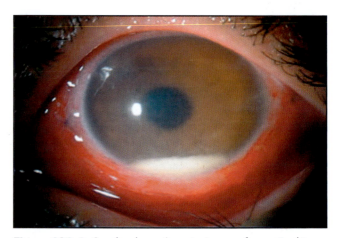

Figura 193.4. Quadro de uveíte anterior com formação de hipópio (depósito de leucócitos na câmara anterior).

Queimaduras químicas

Considerada uma emergência oftalmológica, o prognóstico visual é determinado pelo tipo e pela quantidade do produto que atingiu os olhos, além da demora até ser instituído o primeiro atendimento: lavagem copiosa dos olhos, conjuntivas e pálpebras. O tratamento deve ser imediato e intenso, com lavagem copiosa com água limpa, por, no mínimo, 10 minutos. Pode ser utilizada qualquer água limpa, de torneira ou soro fisiológico.

Hordéolo

É um abcesso palpável doloroso, eritematoso, que se apresenta de forma aguda na margem palpebral. O organismo infectante mais comum é o estafilococo[5].

O hordéolo externo se origina de um folículo piloso ou glândula lacrimal da margem da pálpebra. Ambas as formas, em geral, se resolvem em uma semana. O tratamento consiste em compressas quentes.

Calázio

O calázio é um nódulo granulomatoso palpebral causado pela obstrução das glândulas de Zeiss ou de Meibomius. O calázio pode se desenvolver a partir de um hordéolo e na fase aguda não é possível diferenciá-los. O tratamento é semelhante, com compressas mornas. A drenagem por oftalmologista pode ser indicada. O tempo de resolução, por seu caráter crônico, é mais longo que do hordéolo[6].

Blefarites

É um processo inflamatório crônico da pálpebra. Não é totalmente compreendida a fisiopatologia, porém há envolvimento de alguns fatores como o *S. epidermidis*, anormalidades na secreção da margem palpebral e alterações no filme lacrimal[7]. A blefarite se associa com rosácea, dermatite atópica e eczema. Os sintomas incluem prurido, irritação, lacrimejamento, descamação e formação de crostas palpebrais. O tratamento primário da blefarite é a higiene das pálpebras: massagem quente com uma toalha úmida, por cerca de 20 minutos, quatro vezes ao dia. Um cotonete de algodão pode ser usado com um *shampoo* suave para margens palpebrais duas vezes ao dia. Consenso geral é a favor de antibióticos tópicos ou sistêmicos e esteroides tópicos se a inflamação é grave.

Esclerites

A esclera constitui os 5/6 posteriores da túnica externa do globo ocular, com conformação esférica de 22 mm de diâmetro. Apresenta um orifício anterior que se continua com a córnea e um posterior para a entrada do nervo óptico[8].

As camadas da esclera são episclera, estroma e lâmina fosca. A episclera é constituída por tecido conjuntivo vascular denso, que se origina do estroma escleral superficial e da cápsula de Tenon que a recobre

A inflamação da esclera, esclerite, pode se associar com doenças sistêmicas: artrite reumatoide, granulomatose de Wegener e doença do tecido conectivo. Também se associa com diminuição da acuidade visual, hipertensão ocular, uveítes ceratites e perda da visão. A esclerite pode ser difusa, nodular ou necrotizante. A forma necrotizante é a que mais se associa a doenças sistêmicas e se apresenta com dor muito forte e grave inflamação. O tratamento depende da gravidade. Pode ser realizado com anti-inflamatórios orais, tópicos e até imunossupressores.

Dacriocistite

A dacriocistite é uma inflamação e inchaço do saco lacrimal de infecção. Os organismos causais mais comuns incluem *S. aureus*, *S. pneumoniae*, *Haemophilus influenzae*, *Serratia marcescens* e *P. aeruginosa*[9].

Em um estudo, 17,4% dos casos de dacriocistite aguda foram causados por *S. aureus* resistente à meticilina (MRSA). Pode levar a complicações graves, incluindo a celulite orbital.

As culturas devem ser obtidas aplicando uma pressão suave no canal lacrimal nasal e fluido de expressão. O tratamento consiste em massagem, compressas quentes e antibióticos sistêmicos. A seleção de antibióticos deve incluir a cobertura de MRSA. Dependendo da idade do paciente e da acuidade da infecção, sondagem ou cirurgia podem ser necessárias.

Olho vermelho e comorbidades

Várias doenças autoimunes podem se relacionar com olho vermelho. Alguns achados já foram citados: esclerites ou ceratites. Algumas doenças podem surgir com o aparecimento de olho levemente vermelho crônico; eventualmente, o aparecimento de olho vermelho pode ser o primeiro sinal. Algumas dessas doenças serão citadas para o conhecimento do emergencista:

- Doença de Graves: os sinais característicos são proptose e edema perorbital. Pode haver sintomas como desconforto retro-orbital, lacrimejamento excessivo, borramento visual e diplopia[10];
- Síndrome de Sjögren: há, tipicamente, sintomas oculares de olho seco com sensação de corpo estranho e queimação que piora ao longo do dia. Dor e olho vermelho bilateral também estão presentes. Pode haver lesão de conjuntiva e do epitélio da córnea, que pode predispor a infecções[11];
- Síndrome de Reiter: pode haver manifestações oculares como uveíte anterior e conjuntivite; menos comumente esclerites;
- Lúpus eritematoso sistêmico: o olho é quase sempre envolvido com a manifestação mais frequente, sendo o olho seco. Outras manifestações são incomuns como exsudatos algodosos em retina, esclerites e uveítes anteriores[12];
- Poliarterite nodosa: pode causar conjuntivite alérgica leve, esclerites, ceratite ulcerativa, uveíte, vasculite retiniana, pseudotumor orbitário e oclusão da artéria central da retina associada a arterite temporal[13];
- Granulomatose de Wegener: pode acometer os olhos de diversas maneiras: esclerite, episclerite, neurite óptica, obstrução do ducto nasolacrimal, proptose, diplopia[14].

A Tabela 193.2 a seguir apresenta os quadros mais comuns de olho vermelho, que pode se apresentar em um pronto atendimento[15].

Tabela 193.2. Diagnósticos diferenciais de olho vermelho no pronto-socorro

Condição	Sintomas	Abordagem
Conjuntivite alérgica	Prurido bilateral com vermelhidão e secreção aquosa. Tipicamente sazonais com acompanhamento dos sintomas do trato respiratório superior	Anti-histamínicos sistêmicos ou tópicos. Agentes oftalmológicos tais como vasoconstritores, receptor H-1 bloqueador, NSAIDs, estabilizadores de célula
Conjuntivite bacteriana	Dor e vermelhidão tipicamente unilateral com secreção copiosa	Antibióticos oftálmicos. Condições especiais de alarme: neonatos, imunocomprometidos, cirurgia ocular, usuários de lentes de contato
Conjuntivite viral	Desconforto leve tipicamente bilateral com secreção aquosa, mucoide	Nenhum tratamento é necessário. Condição autolimitada que se resolve em 14 dias. Caso houver suspeita de ceratite, exige tratamento específico com oftalmologista
Blefarite	Sensação de queimação, desconforto em cílios e pálpebras, principalmente ao despertar	Recomendar esfregar a margem palpebral várias vezes ao dia usando algodão umedecido com *shampoo* neutro diluído como terapia inicial. Compressas quentes por 10 minutos duas vezes ao dia. A persistência pode exigir colírios com orientação da oftalmologia
Pinguécula	Vermelhidão no limbo, desconforto leve a moderado	Colírios vasoconstritores, orientação da oftalmologia
Pterígio	Vermelhidão localizada no limbo com extensão para a córnea, com leve desconforto ou dor	Se interferir com o campo visual, então deve ser feita excisão por oftalmologista
Hemorragia subconjuntival	Área vermelha brilhante da conjuntiva, sem dor ou alteração na visão	Nenhum tratamento é necessário a princípio; se não houver um histórico de esforço; considere medir a pressão arterial
Hordéolo	Dor, inchaço e vermelhidão da pálpebra	Compressas mornas
Abrasões na córnea	Olhos vermelhos, dor, fotofobia, tipicamente com história de trauma ou corpo estranho	Tratamento antibiótico tópico durante 1 semana. Cicloplégicos? Analgésicos para alívio da dor. Pode ser por uso de lente de contato. As opacificações presentes na córnea (sugestivas de ceratite infecciosa) são urgências oftalmológicas
Conjuntivite alérgica	Sintomas mínimos: olho vermelho crônico, sinais e sintomas de olho seco	Olho vermelho crônico deve ser encaminhado ao oftalmologista
Dacriocistite	Olho vermelho, edema no canto interno, dor. Em lactentes, está associada a bloqueio do ducto nasolacrimal congênito; em adultos está associada a sinusite crônica, trauma ou tumor	Consulta imediata ao oftalmologista. Para incisão e drenagem, usar antibióticos de largo espectro
Fístula arteriovenosa de seio cavernoso	Olho vermelho que pode ser doloroso. Pode haver proptose, edema palpebral, vasos conjuntivais com aparência de "saca-rolhas", desalinhamento ocular	Imediata consulta oftalmológica
Canaliculite	Olho vermelho crônico unilateral, lacrimejamento. Secreção (aquosa ou purulenta)	Compressas quentes, massagem digital. Antibióticos tópicos. Encaminhamento rápido para oftalmologia para cirurgia (canaliculotomia)
Tumor de órbita	Dor periocular, fotofobia com visão normal. Proptose com hiperemia variável de conjuntiva; restrição a movimentos dos músculos extraoculares, diplopia. Ptose ou retração palpebral	Encaminhamento imediato para oftalmologia
ENCAMINHAMENTO AO OFTALMOLOGISTA COM URGÊNCIA		
Uveíte anterior	Dor periocular, fotofobia e visão normal, irregularidade pupilar	Encaminhar imediatamente à oftalmologia
Episclerite	Dor ocular, dilatação de vasos conjuntivais em área localizada afastada da córnea, secreção mínima	Encaminhar imediatamente à oftalmologia
Esclerite	Dor ocular. Dilatação dos vasos conjuntivais. Localizada área remota da córnea. Esclerose em área sobre a superfície. Local de inflamação (cor púrpura da úvea subjacente)	Encaminhar imediatamente a oftalmologia
Ceratite	Visão turva, fotofobia. Dor periocular, sensação de corpo estranho, alteração na coloração com fluoresceína	Encaminhar imediatamente ao oftalmologista
Endophthalmitis	Perda de visão, dor periocular, hiperemia de conjuntiva, edema palpebral, hipópio	Encaminhar imediatamente ao oftalmologista
Celulite orbitária	Dor periocular, edema de pálpebras inferiores, hiperemia difusa de conjuntiva. Alarme: movimentos oculares reduzidos e proptose (pós-septal)	Encaminhar imediatamente ao oftalmologista
Glaucoma agudo de ângulo fechado	Dor ocular intensa, fotofobia, visão borrada	Encaminhar imediatamente ao oftalmologista

Fonte: Dunlop e Wells[14].
Observação: Nossa recomendação é que os casos sejam encaminhados ao oftalmologista.

Referências bibliográficas

1. Wirbelauer C. Management of the red eye for the primary care physician. Am J Med. 2006;119(4):302-6.
2. Welch JF, Dickie AK. Red Alert: diagnosis and management of the acute red eye. J R Nav Med Serv. 2014;100(1):42-6.
3. Cronau H, Kankanala RR, Mauger T. Diagnosis and management of red eye in primary care. Am Fam Physician. 2010;81(2):137-44.
4. Kunimoto DY, Kanitkar KD, Makar M. The Wills eye manual: office and emergency room diagnosis and treatment of eye disease. Philadelphia: Wolters Kluwer/Lippincott Williams & Wilkins; 2008.
5. Pereira S, et al. Infecções e inflamações das pálpebras. Panorama Actual Med. 2002;258:927-31.
6. Deibel JP, Cowling K. Ocular inflammation and infection. Emerg Med Clin North Am. 2013;31(2):387-97.
7. Driver PJ, Lemp MA. Meibomian gland dysfunction. Surv Ophthalmol. 1996;40(5):343-67.
8. Urbano AP, Urbano Kara-Jose N. Episclerite e esclerite. Arq Bras Oftalmol. 2002;65(5):591-8.
9. Pinar-Sueiro S, Fernández-Hermida RV, Gibelalde A, Martínez-Indart L. Study on the effectiveness of antibiotic prophylaxis in external dacryocystorhinostomy: a review of 697 cases. Ophthal Plast Reconstr Surg. 2010;26(6):467-72.
10. Bahn RS. Graves' ophthalmopathy. N Engl J Med. 2010;362:726.
11. Stern ME, Schaumburg CS, Pflugfelder SC. Dry eye as a mucosal autoimune disease. Int Rev Immunol. 2013;32:19.
12. Fessler BJ, Boumpas DT. Severe major organ involvement in systemic lupus erythematosus. Diagnoses and management. Rheum Dis Clin North Am. 1995;21:81.
13. Akova YA, Jabbur NS, Foster CS. Ocular presentation of polyarteritis nodosa: clinical course and management with steroid and cytotoxic therapy. Ophthalmology. 1993;100(12):1775-81.
14. Harper SL, Letko E, Samson CM, Zafirakis P, Sangwan V, Nguyen Q, et al. Wegener's granulomatosis: the relationship between ocular and systemic disease. J Rheumatol. 2001;28(5):1025-32.
15. Dunlop AL, Wells JR. Approach to red eye for primary care practitioners. Prim Care. 2015;42(3):267-84.

SEÇÃO XX

URGÊNCIAS E EMERGÊNCIAS EM REUMATOLOGIA

Coordenadora
Thelma Larocca Skare

194

ARTRITE MONOARTICULAR

Patricia Martim

Introdução

Monoartrite aguda é uma queixa comum no departamento de emergência, e os doentes necessitarão de avaliação urgente devido ao risco de artrite séptica, importante causa de mortalidade e morbidade, que deverá ser reconhecida e tratada precocemente[1]. Nesses pacientes, a destruição da cartilagem ocorre em poucos dias após a infecção, e a mortalidade chega a 15%[2]. Incapacidade permanente e aumento da mortalidade estão fortemente relacionados ao atraso no diagnóstico[2,3], cabendo ao emergencista reconhecer e tratar prontamente a artrite séptica.

A artrite séptica é a principal causa de monoartrite aguda que deve ser excluída na sala de emergência, devido à gravidade do quadro. Entretanto, a causa mais comum é a artrite aguda por cristais de urato monossódico, ou artrite gotosa[4]. Outras causas incluem trauma, osteoartrite, artrite por cristais de pirofosfato de cálcio, artrite reumatoide, hemartrose, doenças sistêmicas como lúpus eritematoso sistêmico e até mesmo neoplasias[4,5]. A avaliação adequada de uma monoartrite secundária a causas não infecciosas permitirá a confirmação do diagnóstico, que poderá ser postergado com a resolução do processo inflamatório agudo[5].

Epidemiologia

Ma et al. revisaram quatro estudos que avaliaram o diagnóstico diferencial de monoartrite aguda em pacientes avaliados no departamento de emergência em diferentes centros. Quando somados, esses estudos englobaram 363 pacientes e os diagnósticos mais comuns foram gota (15% a 27%) e artrite séptica (7% a 27%) (Tabela 194.1). A frequência de outras causas de monoartrite aguda mostradas nesse mesmo estudo podem ser observadas na Tabela 194.1. Cabe lembrar que nem todos esses estudos avaliaram artrite por trauma e que, apesar da investigação laboratorial adequada, em 16% a 36% dos pacientes não foi possível estabelecer a causa da artrite no departamento de emergência. Entretanto, é importante seguir esses pacientes ambulatorialmente após a exclusão de artrite séptica, pois na grande maioria o diagnóstico foi elucidado posteriormente[4].

Informações exatas sobre a incidência e prevalência da artrite séptica são limitadas por vários fatores. Por ser uma doença pouco comum, estudos prospectivos são praticamente inviáveis, e a definição da doença exige o isolamento da bactéria em cultura, o que nem sempre ocorre[6]. Entretanto, na Europa, a incidência varia de 4 a 10 por 100 mil habitantes por ano[6], e um estudo prospectivo tailandês realizado no departamento de emergência mostrou prevalência de 27%[7]. O número de casos vem crescendo devido ao envelhecimento da população, ao uso de imunossupressores e ao aumento de próteses totais de quadril e joelho[6]. De fato, um estudo holandês mostrou risco maior de artrite séptica em indivíduos com idade superior a 80 anos, diabéticos, pacientes submetidos a cirurgia articular recente e portadores de artrite reumatoide[8]. Particularmente importante é a história prévia de artrite reumatoide ou articulação prostética, pois nesses ca-

Tabela 194.1. Diagnósticos diferenciais de monoartrite aguda[4]

Diagnóstico	(%)
Gota	15% a 27%
Artrite séptica	8% a 27%
Osteoartrite	5% a 17%
Artrite reumatoide	11% a 15%
Trauma*	11%
Artrite reativa	2% a 19%
Lúpus eritematoso sistêmico	7%
Artrite psoriática	5%
Reumatismo de partes moles	5%
Pseudogota (cristais de pirofosfato de cálcio)	3%
Hemartrose	3%
Tuberculose	2%
Necrose asséptica	2%
Desconhecida	16% a 36%

*Apenas um estudo avaliou pacientes com monoartrite aguda de origem traumática.

sos a incidência de artrite séptica aumenta para 70 casos por 100.000[8]. Fatores de risco adicionais incluem outras doenças articulares (osteoartrite, gota), hemodiálise, uso de drogas injetáveis, alcoolismo, úlceras cutâneas ou infecções de pele, infiltração intra-articular prévia por corticosteroides e crianças muito pequenas[6].

De maneira similar à artrite séptica, também é difícil estimar a incidência e a prevalência da gota. Em primeiro lugar, a maioria dos estudos desenhados para esse fim não utiliza critérios classificatórios baseados na identificação de cristais de monourato de sódio no líquido sinovial. Ao contrário, utilizam como critério o relato de gota pelos pacientes avaliados, o que resulta em múltiplos vieses[9]. Apesar das limitações, a incidência de gota varia de 1,12 a 2,68 casos por mil habitantes por ano no Reino Unidos a 0,84 casos por mil habitantes por ano nos Estados Unidos[9]. Já a prevalência da gota varia de 3,9%, nos Estados Unidos, a 0,9%, na França; sendo no Japão a menor prevalência observada, indicando a importância dos hábitos de vida na patogênese da doença[9]. De fato, fatores de risco para gota incluem obesidade, síndrome metabólica e consumo de álcool[9]. Classicamente, homens e mulheres na pós-menopausa têm maior predisposição à gota[10].

A artrite por cristais de pirofosfato de cálcio pode se manifestar como monoartrite aguda[11]. Em um estudo italiano, foi a quarta causa mais comum de doença musculoesquelética, com prevalência de 0,42%[12]. É mais comum em idosos e atinge homens e mulheres na mesma proporção. Afeta principalmente os joelhos, podendo atingir também punhos e articulação coxofemoral[11].

Fisiopatologia

Na artrite séptica o agente infeccioso é inoculado na articulação pela via hematogênica ou por contiguidade (trauma ou iatrogênese). Indivíduos com articulações previamente danificadas, imunossuprimidos ou hospitalizados são mais propensos a apresentar bacteremia, particularmente aqueles submetidos a procedimentos invasivos, dispositivos intravasculares e sondagem vesical de demora[6]. A propensão ao desenvolvimento de artrite séptica e a gravidade do quadro dependem de fatores do hospedeiro como a menor expressão de fator de necrose tumoral alfa (TNFα) e de interleucina 1 e 10 (IL1 e IL10) e a maior expressão de IL4. Além disso, fatores bacterianos como diversas toxinas extracelulares, enzimas e componentes da parede bacteriana contribuem para a resposta inflamatória sistêmica e articular, essa última resultando na erosão articular. A soma de fatores relacionados ao hospedeiro e de características próprias das bactérias justifica por que algumas infecções são leves e outras são graves e até mesmo fatais[6].

Nas artrites induzidas por cristais, tanto de monourato de sódio quanto de pirofosfato de cálcio, os cristais que se depositam nas articulações interagem com os macrófagos, induzindo a expressão do inflamossomo NALP3 (também conhecida como criopirina) o que resulta na produção de IL1β e IL18, responsáveis pela resposta inflamatória aguda. Além disso, os cristais interagem com receptores *toll-like*, resultando em maior expressão de diferentes citocinas que perpetuam o processo inflamatório[11,13].

Quadro clínico

Em primeiro lugar, o emergencista deve ser capaz de reconhecer uma articulação com artrite. O paciente apresentará dor e ao exame físico, e o médico observará aumento de volume e de temperatura, rubor e limitação funcional. Nos casos de artrite séptica e artrite induzida por cristais, o calor local será facilmente percebido, enquanto nas outras etiologias o aumento de temperatura será sutil e o examinador deverá comparar a temperatura da articulação em questão com regiões mais vascularizadas subjacentes. Por exemplo, comparar a temperatura do joelho com a temperatura da região anterior da perna ou com o joelho contralateral. Assim como o calor, o rubor será facilmente percebido apenas nos casos de artrite gotosa e em alguns casos de artrite séptica, não sendo visível em outras etiologias de monoartrite. Finalmente, a limitação dos movimentos é fundamental para distinguir artrite de celulite. O paciente com artrite em joelho, por exemplo, apresenta limitação da flexoextensão mostrando atitude em flexão, enquanto pacientes com celulite apresentam dor, edema e eritema, mas, ao contrário dos pacientes com artrite, conseguem movimentar normalmente a articulação.

A articulação coxofemoral, por ser profunda, na grande maioria das vezes não apresentará edema, rubor ou aumento de temperatura. O paciente não será capaz de suportar o peso do corpo, portanto não conseguirá deambular. Além disso, poderá ser observado flexo de quadril e limitação da mobilidade em todos os planos. Recém-nascidos e lactentes, para aliviar a flexão na cápsula articular, apresentam-se com o quadril em flexão, abdução e rotação externa[14].

Indivíduos com artrite séptica apresentam-se ao departamento de emergência com quadro súbito com duração de até duas semanas. Alguns fatores como baixa virulência do agente causador e a presença de infecção por fungos ou micobactérias pode retardar a apresentação[6]. Nos pacientes que já apresentam doenças articulares preexistentes, deve-se suspeitar de artrite séptica se a dor e os demais achados estiverem fora de proporção quando comparados com as outras articulações. Os principais locais acometidos incluem joelho em adultos e quadril em crianças pequenas[15]. Outras articulações que podem ser afetadas incluem ombros, punhos, tornozelos, cotovelos e pequenas articulações das mãos e dos pés[16].

Sintomas relacionados à infecção sistêmica são pouco comuns e não devem ser esperados em pacientes com suspeita de artrite séptica. Um estudo prospectivo mostrou que febre foi observada em apenas 34% dos pacientes, sudorese em 15% e calafrios em apenas 6%[2]. Dessa forma, não é possível excluir artrite séptica nos pacientes que se apresentam afebris.

A artrite gotosa aguda tipicamente tem início abrupto, atingindo a intensidade máxima em poucas horas. As crises começam à noite ou no início da manhã, quando a articulação está mais fria. A articulação se torna rapidamente dolorosa, avermelhada, quente e edemaciada, associada também a edema e eritema periarticular. Em alguns casos, os pacientes podem apresentar febre baixa. O local mais frequentemente afetado é a primeira metatarsofalangiana, seguida do dorso do pé, tornozelo, joelho, punho, dedos e cotovelo. Fatores desencadeantes incluem ingesta de álcool, hemorragia, doenças agudas incluindo infecções, medicamentos (por exemplo, tiazídicos), trauma e pós-operatório[10].

A monoartrite aguda por cristais de pirofosfato de cálcio, também conhecida por pseudogota, em geral é menos dolorosa do que a gota e leva mais tempo para atingir o pico máximo de intensidade da dor. As articulações mais comumente acometidas são os joelhos e os punhos e, ao contrário da gota, a primeira metatarsofalangiana raramente é acometida[17].

Tanto na artrite séptica quanto na artrite gotosa, o hemograma mostra leucocitose com neutrofilia. Na maioria dos casos de gota, a leucocitose é discreta e pode estar associada a trombocitose[10]. A velocidade de hemossedimentação (VHS) e a proteína C-reativa (PCR) também estão elevadas em ambas as situações. Entretanto, mais de 90% dos pacientes com artrite séptica apresentam PCR superior a 2 mg/dL (20 mg/L). Dessa forma, valores inferiores a esses ajudam a excluir artrite séptica[18]. Novos exames como a procalcitonina podem ajudar a suportar o diagnóstico de artrite séptica, que nesse caso deverá estar elevada[18].

Os níveis séricos de ácido úrico não auxiliam no diagnóstico da artrite gotosa na sala de emergência, pois durante a crise aguda podem ser normais. Acredita-se que isso ocorra devido à liberação de IL-6 durante a crise aguda de gota, que estimula a excreção renal do urato[10].

A radiografia da articulação afetada não permite o diagnóstico de artrite séptica ou de artrite aguda induzida por cristais. Entretanto, tem utilidade para diagnóstico diferencial com fratura, no contexto de trauma, ainda que mínimo em idosos ou usuários crônicos de corticosteroides A radiografia também deve ser solicitada para excluir osteomielite concomitante e para servir como exame basal para avaliar a progressão da doença, e nos primeiros dias será possível visualizar apenas aumento de partes moles, derrame articular e osteopenia periarticular. Após duas a três semanas, será possível observar reação periosteal, redução de espaço articular e erosões[18]. A ressonância nuclear magnética não permite separar infecção de outras causas de artrite inflamatória. Entretanto, permite avaliar a coexistência de osteomielite e identificar artrite na articulação coxofemoral ou sacroilíaca no paciente séptico, que apresenta dor localizada nessas regiões em que o foco infeccioso não foi encontrado[6].

A punção e a análise do líquido sinovial são de fundamental importância para o diagnóstico final da monoartrite aguda, pois apenas esse exame será capaz de excluir ou confirmar a presença de artrite séptica. O líquido deverá ser enviado para contagem total de leucócitos com diferencial, coloração pelo método de Gram, cultura e pesquisa de cristais com luz polarizada. Nos casos de monoartrite aguda em joelho, mesmo que a pesquisa de cristais seja positiva, deve-se aguardar o resultado do Gram e da cultura, pois artrite induzida por cristais pode coexistir com artrite séptica[18,19]. Na artrite séptica, a contagem de leucócitos no líquido sinovial é superior a 50.000 mm³, e em 40% dos pacientes ultrapassa 100.000 mm³ e a contagem diferencial mostra mais de 85% de neutrófilos. Entretanto, alguns autores acreditam que a contagem de leucócitos não permite a diferenciação entre gota e artrite séptica, e apenas a cultura e a evolução clínica permitirão o diagnóstico final[6]. A cultura do líquido sinovial, se coletada antes do início do antiobiótico, será positiva em 79% a 90% dos casos de artrite não gonocócica, e a coloração pelo Gram permitirá a visualização de bactérias em 50% a 75% dos pacientes[18]. O diagnóstico de artrite séptica é reforçado pela cultura, porém cultura e ausência de bactérias visualizadas pelo Gram não excluem artrite séptica e, nesse caso, diante da forte suspeita clínica, um reumatologista deverá ser consultado[6].

Nesse contexto, lembrar que a monoartrite gonocócica é a causa mais comum de monoartrite aguda em jovens sexualmente ativos nos Estados Unidos, atingindo preferencialmente mulheres[20]. Classicamente, se manifesta com febre associada a poliartralgia migratória, lesões cutâneas vesico-pustulares e tenossinovite, afetando múltiplas articulações simultaneamente (preferencialmente punhos, dedos das mãos, tornozelos e dedos dos pés)[20]. Entretanto, alguns pacientes podem se apresentar com quadro de monoartrite aguda sem outros sintomas sistêmicos associados. Como a coloração pelo Gram e cultura do líquido sinovial é positiva em menos de 50% dos casos, recomenda-se coletar cultura de orofaringe, cérvix, uretra e reto em meio de Thayer-Martin à procura da *N. gonorrhoea*[20,21].

Diagnóstico diferencial

Conforme já foi mencionado, os principais diagnósticos diferenciais de monoartrite aguda incluem artrite séptica e artrite por cristais, sendo outras possibilidades: trauma, osteoartrite, artrite reativa e espondiloartrite soronegativa, manifestações iniciais de doenças do tecido conjuntivo e osteonecrose asséptica. A Tabela 194.2 sugere um algoritmo para chegar a esses diagnósticos.

Conduta na sala de emergência

A primeira conduta na sala de emergência diante de um paciente com monoartrite aguda é a punção da articulação acometida para análise do líquido sinovial[22]. Lembrar-se da regra de ouro "monoartrite aguda = agulha" e que uma das principais falhas na abordagem desses pacientes é não realizar a artrocentese. No caso da articulação do joelho, local mais comum de artrite séptica, a punção poderá ser realizada pelo médico emergencista. As autoras sugerem a via medial, que será descrita a seguir.

O paciente deverá ser posicionado em decúbito dorsal com o joelho em extensão (Figura 194.1A). Após explicar sobre o procedimento e obter o consentimento do paciente, o médico deverá localizar a patela dividindo-a em três partes. Em seguida, deverá palpar o bordo medial e marcar o local para a punção, que será o limite inferior do terço superior da patela (Figura 194.1B). Antes de iniciar o procedimento, o médico deverá limpar a área com solução antisséptica e colocar campo estéril. A seguir, fazer um botão anestésico na pele e tecidos mais profundos com lidocaína a 2% direcionando a agulha posteriormente à patela. Puncionar então a articulação com agulha rosa (18 Gauge) (Figura 194.1C), coletar, identificar e enviar o líquido para análise laboratorial em frascos estéreis para celularidade, pesquisa de cristais, Gram e cultura[23]. Para articulações de difícil acesso como o quadril, a punção deverá ser guiada por fluoroscopia ou ultrassonografia[20].

Tão importante quanto a punção articular, é providenciar analgesia e iniciar o tratamento específico para as diferentes causas de monoartrite, o que será discutido na sessão seguinte. Para a analgesia, poderão ser utilizados analgésicos comuns, opioides e anti-inflamatórios não esteroidais (AINEs), que deverão ser utilizados com cautela em idosos e em pacientes com função renal desconhecida, lembrando que estão contraindicados em pacientes com insuficiência renal. Finalmente, os pacientes com monoartrite em joelho deverão ser encorajados, já no depar-

Tabela 194.2. Diagnóstico diferencial das monoartrites

	Padrão	Sinais e sintomas associados	Confira a epidemiologia	Avalie o líquido sinovial
Artrite gotosa	Monoartrite aguda de rápida evolução da primeira metatarsofalangiana (podagra)	Tofos	Homens, mulheres pós-menopausa Pós-operatório de cirurgia não articular, trauma Etilismo	* Se for um caso clássico de podagra, não precisa análise do líquido sinovial, em todos os outros casos aguardar Gram e/ou cultura negativa; presença de cristais de monourato de sódio
Artrite séptica	Monoartrite de curta duração (horas a semanas), joelho, quadril	Nem sempre há febre, calafrios ou sudorese	Idosos, articulações prostéticas, artrite reumatoide e outras doenças articulares prévias; imunossupressão	50.000 leucócitos/mm³ ou mais com 85% de neutrófilos; Gram e cultura +
Osteoartrite	Em geral a monoartrite já era precedida por artralgia de caráter mecânico (piora com esforço e alívio ao repouso), joelho, quadril	Artralgia em outras articulações, discrepância de membros	Idosos, trauma prévio, obesidade	Contagem de leucócitos inferior a 2.000/mm³
Artrite por cristais de pirofosfato de cálcio	Monoartrite aguda de joelho ou punho	Pode ser precipitada por doença concomitante	Idosos	Presença de cristais de pirofosfato de cálcio intracelulares; Gram e cultura negativos
Espondiloartrites soronegativas	Joelho ou tornozelo	Lombalgia inflamatória (piora ao repouso, alívio com movimento e rigidez matinal maior que 1 hora; uveíte, diarreia, psoríase	Homens jovens	Presença de leucócitos no líquido sinovial entre 2.000 e 50.000/mm³
Artrite reativa	Joelho, tornozelo	Conjuntivite, uretrite, ceratoderma *blenorragicum* (lesões cutâneas palmoplantares descamativas semelhantes a psoríase), balanite circinada	Histórico recente de relação sexual sem preservativo ou diarreia	Presença de leucócitos no líquido sinovial entre 2.000 e 50.000/mm³
Doenças do tecido conjuntivo	Qualquer articulação, mas em geral a apresentação inicial é uma poliartrite simétrica em mãos e punhos	Eritema malar, lesões discoides, fenômeno de Raynaud, heliotropo, sinal de Gotron, fraqueza muscular proximal	Mulheres jovens	Presença de leucócitos no líquido sinovial entre 20.00 e 50.000/mm³
Hemartrose	Qualquer articulação	-	Hemofílicos, uso de anticoagulantes orais	Presença de sangue na articulação
Necrose asséptica	Joelho, quadril	-	Uso de corticosteroides, diabetes, etilismo, HIV	Contagem de leucócitos inferior a 2.000/mm³

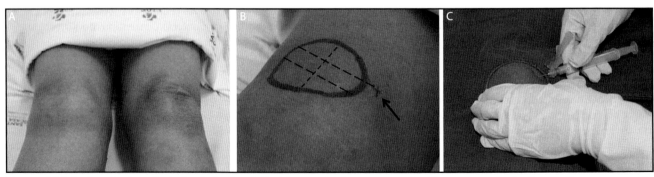

Figura 194.1. Punção da articulação do joelho. **A**: Posicionar o joelho em extensão. Observe que é o joelho direito que apresenta artrite, evidenciada pelo aumento de volume e preenchimento do recesso medial. **B**: Local da punção articular: intersecção do terço superior com o terço médio da patela, pela via medial. **C**: Punção articular direcionando a agulha posteriormente à patela. Note que é um procedimento estéril.

tamento de emergência, a manter o joelho em extensão, evitando-se colocar travesseiros sob o joelho para evitar deformidade em flexão e a iniciar a mobilização do membro afetado assim que possível[20].

Monitorização, tratamentos, prescrição

Na suspeita de artrite séptica, deve-se iniciar o tratamento empírico com antibióticos imediatamente após a avaliação clínica e a coleta do líquido sinovial para garantir melhor prognóstico articular e menor mortalidade. Não iniciar o antibiótico antes da artrocentese, o que poderá impedir a identificação do agente etiológico. O quadro clínico e epidemiológico, a presença de infecção extra-articular e a coloração pelo Gram auxiliam na escolha inicial do antibiótico (Tabela 194.3). Entretanto, quando o Gram não identificar bactérias, poderá ser prescrita antibioticoterapia empírica enquanto se aguarda o resultado da cultura. Embora existam poucos dados em nosso país, estudos epidemiológicos recentes, realizados no Hospital de Clínicas da Universidade de São Paulo, mostraram que o principal agente etiológico da artrite séptica é o *Staphylococcus aureus*, seguido de *Staphylococcus epidermidis*, *Streptococcus* spp. e *Escherichia coli*[24,25]. Nesses estudos, entre os pacientes com infecções por *S. aureus*, a grande maioria era portadora de bactérias sensíveis a oxacilina e o único fator de risco para resistência a esse antibiótico foi a história de hospitalização prévia[24-26]. Dessa forma, o antibiótico de escolha inicial é a oxacilina, sendo a vancomicina reservada para os pacientes com histórico de internação recente. Devido ao risco de artrite gonocócica, em pacientes jovens deve-se associar ceftriaxona.

Tabela 194.3. Antibioticoterapia inicial na artrite séptica em adultos[6,18,20]

Gram	Organismo	Antibiótico	Dose
Cocos Gram-positivos agrupados	*S. aureus*	Oxacilina	2g IV 4/4h
	Internação prévia: *S. aureus* resistente à oxacilina	Vancomicina	15 mg IV 12/12h
Cocos Gram-positivos em cadeias	*Streptococus*	Penicilina cristalina	2-4 milhões de unidade IV 4/4h
Diplococos Gram-negativos	*N. gonorrhoeae*	Ceftriaxona	2g IV a cada 24h
Bacilos Gram-negativos	*E. coli* e outras enterobactérias	Ceftriaxona	2g IV a cada 24h
	Pseudomonas (usuários de drogas injetáveis)	Cefepime + gentamicina	2g IV 12/12h 7 mg/kg IV a cada 24h
		Piperacilina tazobactam + Gentamicina	3,375 g IV 6/6h 7 mg/kg IV a cada 24h
Não evidenciou bactérias	*S. aureus* ou *N. gonorrhoeae*	Oxacilina + ceftriaxona	2g IV 4/4h 2g IV a cada 24h
	Internação prévia: *S. aureus* resistente a oxacilina; Gram-negativos	Vancomina + imipeném ou meropeném	15 mg IV 12/12h + 500 mg IV 6/6h ou 1-2G IV 8/8

Além da antibioticoterapia, a articulação deverá ser puncionada e drenada. De fato, um estudo retrospectivo avaliando 32 casos de artrite séptica tratados clinicamente, ou seja, com aspiração diária da articulação e 19 casos tratados por artrotomia ou artroscopia, mostrou que o tratamento cirúrgico não foi superior ao tratamento clínico[27]. Porém, em casos de articulações de difícil acesso como quadril ou previamente danificadas por doenças como artrite reumatoide, o tratamento cirúrgico deverá ser indicado precocemente[20]. Pacientes com suspeita de infecção prostética deverão ser internados e avaliados em conjunto com ortopedia e infectologia para definição da melhor conduta.

Nos casos de artrite gotosa aguda, podem-se utilizar AINEs, corticosteroides ou colchicina, que são igualmente efetivos no controle do quadro. Classicamente, a indometacina tem sido utilizada, mas não há evidência de que seja superior a outros AINEs. Qualquer um deles deve ser utilizado em dose máxima e continuado por um a dois dias após alívio dos sintomas. Estão contraindicados em pacientes com insuficiência renal ou função renal desconhecida e devem ser associados a inibidores de bomba de próton[28].

Os corticosteroides podem ser uma alternativa para os pacientes que não toleram ou que apresentam contraindicação aos AINEs ou à colchicina. Devem ser utilizados pelo menor período de tempo possível em diabéticos, pacientes em que a glicemia deverá ser monitorada. Podem ser utilizados via oral, intra-articular ou intramuscular. Para evitar o risco de efeito rebote, o corticosteroide deverá ser retirado gradativamente em aproximadamente 10 dias após a resolução dos sintomas (Tabela 194.4)[28].

A colchicina também pode ser utilizada para controle da crise aguda em pacientes que teriam contraindicação ao uso de AINEs ou corticosteroides, por exemplo, pós-operatório de cirurgia cardíaca. Entretanto, não tem efeito analgésico, e efeitos adversos comuns incluem náuseas, vômitos e diarreia. Deve ser utilizada com cautela em pacientes com insuficiência renal e hepática. A Tabela 194.4 mostra as doses recomendadas das drogas discutidas acima[28].

Historicamente, tem sido desencorajado o uso de medicamentos uricorredutores durante a crise aguda de gota, por se acreditar que essas drogas podem piorar o quadro. Entretanto, alguns autores sugerem que esses medicamentos podem ser utilizados no quadro agudo se associados a AINEs ou colchicina, o que é de extrema importância, pois o tratamento sintomático da crise aguda não evitará a deposição de cristais de ácido úrico, levando a deformidades articulares. Portanto, já no departamento de emergência, a terapia uricorredutora poderá ser iniciada e o paciente deverá ser orientado a continuar o tratamento para evitar novas crises e dano articular irreversível. O tratamento uricorredutor poderá ser iniciado com alopurinol 100 mg por dia[28].

O tratamento da artrite por cristais de pirofosfato de cálcio é semelhante ao tratamento da artrite gotosa aguda. Entretanto, como os idosos são mais comumente afetados, devem-se evitar os AINEs, preferindo-se o uso de corticosteroides intra-articulares ou sistêmicos após descartar infecção. A colchicina também poderá ser utilizada, com a vantagem de que ajuda a evitar novas crises[11].

Finalmente, lembrar que, descartadas as infecções, as outras causas de monoartrite aguda nada mais são do que exacerbações agudas a manifestação inicial de doenças reumatológicas crônicas. Nesses casos, além de oferecer tratamento sintomático, o médico emergencista deverá encorajar o paciente a procurar seu clínico para tratar a doença de base, buscando evitar novas crises e melhorar o seu prognóstico funcional.

Tabela 194.4. Medicamentos para o tratamento da gota aguda[28]

Medicamento		Dose
AINEs*	Indometacina	50 mg 8/8 horas
	Diclofenaco Ibuprofeno	50 mg 8/8 horas
	Nimesulida	600 mg 8/8 horas
		100 mg 12/12 horas
Corticosteroides	Prednisona	40 mg por 4 dias, depois 20 mg por 4 dias, depois 10 mg por 4 dias
	Dipropionato + fosfato de betametasona	1 ampola intramuscular profunda ou intra-articular
Colchicina		1,5 mg VO inicialmente, depois 0,5 mg 1 hora após, depois 0,5 a 1 mg/dia

* Todos os AINEs são igualmente eficazes.

Referências bibliográficas

1. Carpenter CR, Schur JD, Everett WW, Pines JM. Evidence-based diagnostics: adult septic arthritis. Acad Emerg Med. 2011;18(8):781-96.
2. Gupta MN, Sturrock RD, Field M. A prospective 2-year study of 75 patients with adult-onset septic arthritis. Rheumatology. 2001;40:24-30.
3. Cooper C, Cawley MI. Bacterial arthritis in an English health district: a 10 year review. Ann Rheum Dis. 1986;45:458-63.
4. Ma L, Cranney A, Holroyd-Leduc JM. Acute monoarthritis: what is the cause of my patient's painful swollen joint? CMAJ. 2009;180(1):59-65.
5. Snaith ML, Till SH. Assessment, investigation, and management of acute monoarthritis. J Accid Emerg Med. 1999;16:355-61.
6. Mathews CJ, Weston VC, Jones A, Field M, Coakley G. Bacterial septic arthritis in adults. Lancet. 2010;375(9717):846-55.
7. Jeng GW, Wang CR, Liu ST, Su CC, Tsai RT, Yeh TS, et al. Measurement of synovial tumor necrosis factor-alpha in diagnosing emergency patients with bacterial arthritis. Am J Emerg Med. 1997;15(7):626-9.
8. CJ Kaandorp, D van Schaardenburg, P Krijnen, JD Habbema, MA van de Laar. Risk factors for septic arthritis in patients with joint disease: a prospective study. Arthritis Rheum. 1995;38:1819-25.
9. Kuo CF, Grainge MJ, Zhang W, Doherty M Global epidemiology of gout: prevalence, incidence and risk factors. Nat Rev Rheumatol. 2015;11(11):649-62.
10. Janson RW. Gout. In: West SG, editor. Rheumatology secrets. 3th ed. Philadelphia: Elsevier; 2015. p. 337-45.
11. Abhishek A, Doherty M. Update on calcium pyrophosphate deposition. Clin Exp Rheumatol. 2016;34(4 Suppl 98):32-8.
12. Salaffi F, de Angelis R, Grassi W. Prevalence of musculoskeletal conditions in an Italian population sample: results of a regional community-based study. I. The MAPPINP study. Clin Exp Rheumatol. 2005;23:819-28.
13. Singh JA. Gout: will the "King of Diseases" be the first rheumatic disease to be cured? BMC Med. 2016;11;14(1):180.
14. Buxton RA, Moron M. Septic arthritis of the hip in the infant and young child. Curr Orthop. 2003;17:458-64.
15. Wang DA, Tambya PA. Septic arthritis in immunocompetent and immunosuppressed hosts. Best Pract Res Clin Rheumatol. 2015;29:275-89.
16. Gandhi M, Jacobs R, Keh CE. Artrite séptica. In: Imboden JB, Hellmann DB, Stone JH, editor. Current: diagnóstico e tratamento. 3ª ed. Porto Alegre: AMGH; 2014. p. 348-53
17. Murphy FT. Calcium pyrophophate deposition disease. In: West S, editor. Rheumatology secrets. 3th ed. Philadelphia: Elsevier; 2015. p. 346-51.
18. Gililand WR. Bacterial septic arthritis, bursitis and osteomyelitis. In: West S, editor. Rheumatology secrets. 3th ed. Philadelphia: Elsevier; 2015. p. 291-9.
19. Siva C, Velazquez C, Mody A, Brasington R. Diagnosing acute monoarthritis in adults: a practical approach for the family physician. Am Fam Physician. 2003;68:83-90.
20. Cook PP, Siraj DS. Bacterial arthritis. In: Firenstein GS, Budd RC, Gabriel SE, McInnes IA, O'Dell JR. Kelley & Firestein's: Textbook of Rheumatology. Philadelphia: Elsevier; 2017. p. 1876-90.
21. García-De La Torre I, Nava-Zavala A. Gonococcal and nongonococcal arthritis. Rheum Dis Clin North Am. 2009;35(1):63-73.
22. West SG. Top 100 + rheumatology secrets. In: In: West SG, editor. Rheumatology secrets. 3th ed. Philadelphia: Elsevier; 2015. p. 7-15.
23. Thomsem TD, Shen S, Shaffer RW, Setnick G. Arthrocentesis of the knee. N Eng J Med. 2006;354:e19.
24. Helito CP, Noffs GG, Pecora JR, Gobbi RG, Tirico LE, Lima AL, et al. Epidemiology of septic arthritis of the knee at Hospital das Clínicas, Universidade de São Paulo. Braz J Infect Dis. 2014;18(1):28-33.
25. Miyahara HS, Helito CP, Oliva GB, Aita PC, Croci AT, Vicente JRN. Clinical and epidemiological characteristics of septic arthritis of the hip: 2006 to 2012, a seven-year review. Clinics. 2014;69(7):464-8.
26. Helito CP, Zanon BB, Miyahara HS, Pecora JR, Lima AL, Oliveira PR, et al. Clinical and epidemiological differences between septic arthritis of the knee and hip caused by oxacillin-sensitive and -resistant S. aureus. Clinics. 2015;70(1):303.
27. Ravindran V, Logan I, Bourke BE. Medical vs surgical treatment for the native joint in septic arthritis: a 6-year, single UK academic centre experience. Rheumatology (Oxford). 2009;48(10):1320-2.
28. Hainer B, Mathesson E, Wilkes T. Diagnosis, treatment and prevention of gout. Am Fam Physician. 2014;90(12):831-6.

195
ARTRITES POLIARTICULARES

Thelma Larocca Skare

Introdução

Chama-se poliartrite a doença que cursa com o envolvimento inflamatório de três ou mais articulações. Poliartrites podem ser causadas por doenças primariamente reumáticas ou por doenças sistêmicas englobando uma gama de doenças de repercussões variadas para seu portador. Enquanto algumas são autolimitadas, outras são crônicas e potencialmente deformantes; outras, ainda, podem colocar a vida do paciente em risco.

As causas de poliartrite são muitas e aqui serão exploradas apenas aquelas que afetam pacientes adultos. Na Tabela 195.1, algumas das principais.

Epidemiologia

A epidemiologia está na dependência da doença em questão. A seguir, algumas variáveis epidemiológicas que devem ser valorizadas:

a) **Gênero.** É interessante observar que existem doenças que incidem mais comumente em um dos sexos, por exemplo: artrite reumatoide (AR) e lúpus eritematoso sistêmico (LES), nas mulheres. O LES aparece na proporção de 10 mulheres para 1 homem[1], enquanto na AR essa proporção é de 3:1[2]. Já a espondilite anquilosante e a gota preferem o sexo masculino. Em uma mesma doença, podem existir variações clínicas, dependendo do sexo do paciente. Assim, a artrose primária na mulher é mais comumente encontrada em coluna cervical, dedos e joelhos; no homem, incide mais em coxofemorais e coluna lombar;

b) **Raça.** A AR incide mais em brancos do que em negros. As doenças de Behçet e Kawasaki são mais comuns na raça amarela. O lúpus é mais grave em afrodescendentes e em pessoas de descendência hispânica. A espondilite e a artrite psoriática são frequentes em caucasianos;

c) **Idade.** Também interessa no que diz respeito à prevalência de certas enfermidades. A febre reumática acomete crianças e jovens; a AR é da pessoa de meia-idade e o lúpus e a espondilite anquilosante preferem indivíduos jovens. A gota aparece em homens em qualquer idade; na mulher, sua incidência aumenta após a menopausa. A artrite gonocócica é uma doença do indivíduo em faixa etária sexualmente ativa;

Tabela 195.1. Principais doenças associadas com poliartrite

1. Etiologia infecciosa e pós-infecciosa

Infecções bacterianas
  Gonocócica (poliarticular na fase prodrômica)
  Endocardite bacteriana

Infecções virais

Pós-infecciosas
  Febre reumática
  Artrite reativa

2. Doenças reumáticas com repercussões sistêmicas

Colagenoses
  Artrite reumatoide
  Lúpus eritematoso sistêmico
  Esclerodermia
  Polimiosite/dermatomiosite
  Síndrome de Sjögren

Outras vasculites – Behçet etc.
Doença de Still do adulto
Artrites das doenças autoinflamatórias
Sarcoidose
Paraneoplasias
3. Artrites microcristalinas
Gota
Doença por depósito de pirofosfato de cálcio
4. Osteoartrite generalizada
5. Doenças oligoarticulares que podem assumir caráter poliarticular
Espondilite anquilosante
Artrite psoriática
Artrite das doenças inflamatórias intestinais

d) **Profissão e hábitos de vida.** É importante saber a profissão, porque o tipo de atividade física do indivíduo e a exposição a determinados poluentes podem estar intimamente relacionadas com a doença apresentada. São alguns exemplos: cotovelo de tenista, epitrocleíte de golfista, esclerodermia em pessoas que se expõem aos solventes de tinta, tricloroetileno e sílica, lombalgia nos indivíduos com profissão sedentária etc. O hábito de fumar está implicado no aparecimento e na gravidade da AR[3]. Usuários de drogas endovenosas, de qualquer idade, formam um grupo de risco para endocardite bacteriana;

e) **Predisposição genética.** Muitas doenças reumáticas têm influência genética. Alguns exemplos são: AR é mais comum e mais grave em pessoas com HLA DRB1[2], o lúpus em indivíduos com HLA DR3 e 4[1], as espondiloartrites nos indivíduos HLA B27[3] etc. A febre reumática também é vista comumente entre membros de uma mesma família, não por influência hereditária, mas por condições ambientais comuns (em geral, meio socioeconômico muito baixo) que favorecem a disseminação do estreptococo associado com a sua ocorrência.

Dessa maneira, os antecedentes familiares podem dar a sua contribuição para o diagnóstico. Observa-se, por exemplo, uma tendência familiar para o aparecimento de nódulos de Heberden, que estão ligados à artrose primária de mãos; a espondilite anquilosante é vista em vários membros da mesma família; parentes de pacientes com lúpus têm frequência maior de lúpus, seja da forma sistêmica, seja da forma puramente discoide;

f) **Doenças associadas, antecedentes familiares e pessoais.** Alguns exemplos da importância da obtenção desse dado são: história de litíase renal em pacientes com gota, o qual, em geral, tem também outras doenças concomitantes como obesidade, *diabetes mellitus* e dislipidemias (hipertrigliceridemia). A história de dor de garganta vem antes da febre reumática e a de uretrite blenorrágica antes da artrite gonocócica. Doenças autoimunes, por terem defeitos genéticos comuns, podem se agrupar em um mesmo indivíduo.

Fisiopatologia

Como estamos falando de um grupo de doenças bastante diversas, a fisiopatologia do processo fica na dependência da doença em questão. Do ponto de vista fisiopatológico, as poliartrites podem ser classificadas em quatro grupos principais: as infecciosas, as autoimunes, as microcristalinas e as degenerativas.

No grupo das infecciosas, está a artrite gonocócica que só é poliarticular em sua fase prodrômica. Nesse mesmo grupo estão, também, as artrites virais e as artrites associadas com endocardite bacteriana ou outra situação em que exista bacteremias/septicemia. Essas são geradas pela invasão dos tecidos articulares pelo microrganismo e pelo processo inflamatório secundário a essa invasão com liberação de enzimas proteolíticas que podem ajudar a causar dano às estruturas próprias. Mais raramente, depósito de complexos imunes contendo antígenos do agente infeccioso pode gerar a lesão articular. Vírus associados com poliartrite são os da rubéola e da caxumba, parvovírus B19, varicela-zóster, da hepatite B e hepatite C, vírus da chikungunya e o HIV, entre outros[5].

Entre as doenças de fundo autoimune, estão as colagenoses, as espondiloartrites, a febre reumática, as artrites reativas etc. Em geral, as doenças reumáticas autoimunes têm predisposição genética favorável ao seu aparecimento e um fator ambiental desencadeante, que varia conforme a doença em questão. Assim, no lúpus esse fator desencadeante pode ser uma infecção viral ou exposição à luz ultravioleta, por exemplo. Na febre reumática, o agente desencadeante é o estreptococo do grupo B de Lancefield; nas artrites reativas, são agentes infecciosos de trato geniturinário e trato digestório, como clamídia, salmonela, shigela etc. Na sarcoidose, acredita-se que a exposição a poeiras contendo berílio aumente a sua prevalência[6] enquanto na AR as gengivites por *P. gengivalis* parecem desempenhar um papel ativo[7]. Em geral, esses agentes provocativos apenas desencadeiam a doença autoimune, a qual, mais tarde, toma um curso autônomo.

Muitas vezes, o agente provocador, atuando num terreno geneticamente predisposto, leva à formação de autoanticorpos, como no caso das colagenoses. As colagenoses são vasculites de médios e de pequenos vasos, nas quais os autoanticorpos mais comuns são os FANs (fatores antinucleares), que são dirigidos contra estruturas do núcleo celular como DNA, ribonucleoproteínas, histonas etc. Na febre reumática, o anticorpo formado contra a proteína M do estreptococo reage cruzado com tecidos cardíacos. Já nas espondiloartrites, não se identificaram autoanticorpos, motivo pelo qual essas doenças eram conhecidas até algum tempo atrás como soronegativas. Nelas, o sistema imune inespecífico parece desempenhar um grande papel.

A gota e a doença por depósito de pirofosfato de cálcio são as principais representantes do grupo das microcristalinas. O cristal é depositado em tecidos articulares e a fagocitose deles pelos polimorfonucleares, com consequente lise celular, libera enzimas lisossômicas que fomentam o processo inflamatório.

No aparecimento da osteoartrite, influem a genética (que determina, por exemplo, a qualidade das fibras do colágeno), a sobrecarga mecânica e a ocorrência de doenças associadas que, ao fazer depósito em cartilagem, prejudicam o seu metabolismo. Exemplos dessas últimas são a hemocromatose (depósito de ferro) e a alcaptonúria (depósito de ácido homogentísico) etc.

Quadro clínico

A propedêutica do aparelho locomotor é rica em detalhes que, por si só, são capazes de dar um diagnóstico.

A primeira medida a ser tomada quando um paciente se queixa de dor em várias articulações é separar as poliartralgias das poliartrites. Nas primeiras, existe apenas dor local. Nas segundas, além da dor, devem ser encontrados achados sugestivos de inflamação como calor, rubor e edema. Alguns cuidados devem ser tomados ao se fazer esse julgamento. O primeiro deles é que uma articulação profunda como ombro ou coxofemoral dificilmente demonstra esse tipo de achados, dada à sua topografia. O segundo é a observação de que a temperatura de uma articulação costuma ser mais baixa do que a dos demais tecidos. Assim, se o aumento da temperatura local for discreto, pode passar despercebido pelo examinador. Outro problema é a avaliação de edema em pequenas articulações como as das mãos, a qual pode ser difícil em pessoas obesas. Em certas situações, apenas os exames de imagem como o ultrassom conseguem fazer essa diferenciação.

Entre as doenças que causam apenas as poliartralgias, estão a fibromialgia, o hipotireoidismo, envolvimentos múltiplos de partes moles, doença óssea metabólica etc., mas esse grupo de doenças não será abordado no presente capítulo.

Uma vez que se chega à conclusão de que o paciente tem artrite é fundamental explorar: o mapa articular e o padrão de envolvimento. Por mapa articular, entende-se a identificação de quais articulações estão envolvidas em número e localização. Por padrão de envolvimento, entende-se a classificação em migratória ou aditiva.

Assim, moléstia reumática causa poliartrite assimétrica, migratória, com certa preferência pelas articulações maiores. Essa forma de poliartrite é autolimitada e não deixa sequelas. A AR tem um padrão aditivo e simétrico. Envolve as grandes e as pequenas articulações, tendo preferência toda especial por pequenas articulações das mãos e pés. Poupa as articulações interfalangianas distais e também a coluna, exceto a cervical. Tende a produzir deformidades típicas. Nas espondiloartrites, existe preferência pelas articulações de membros inferiores. Essa doença afeta, também, a coluna e causa entesopatias com muita frequência. A artrite gonocócica costuma promover poliartrite migratória passageira, à qual se segue uma monoartrite mais duradoura. A gota poliarticular quase sempre teve uma fase monoarticular antes; o número de articulações afetadas e a frequência dos ataques se sucedem com aumento progressivo da gravidade.

Como muitas das doenças reumáticas são doenças sistêmicas, outros aparelhos e sistemas podem estar afetados, e a maneira pela qual isso acontece pode ajudar no diagnóstico. Um *rash* em borboleta na face torna óbvio o diagnóstico de lúpus. Febre e sopro cardíaco sugerem a possibilidade de moléstia reumática ou a de endocardite bacteriana. Miosite e heliótropo sugerem dermatopolimiosite; tofos são achados de gota e nódulos reumatoides, de AR. Na artrite gonocócica, pode existir uma lesão de pele característica formada por uma pápula (que pode ser única ou não) com base eritematosa etc. Pacientes com espondiloartrites podem contar histórias de episódios de olho vermelho por uveítes. O exame da pele, de acesso bastante fácil ao clínico, mesmo sem dispor de semiologia armada, é, nesse particular, de muita utilidade e, por sua facilidade, deve ser incluído em todos os pacientes com queixas reumáticas. Na Figura 195.1 estão ilustrados alguns desses achados.

As colagenoses, sendo vasculites de médios e pequenos vasos, envolvem, potencialmente, qualquer órgão do indivíduo. Quando essa suspeita é levantada, a anamnese dirigida e o exame físico devem ser completos e minuciosos no sentido de mapear todos os envolvimentos presentes, o que dirigirá não só o diagnóstico, como a conduta terapêutica.

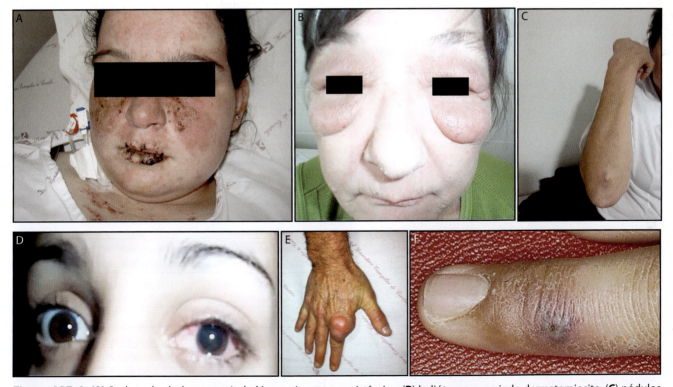

Figura 195.1. (**A**) *Rash* em borboleta sugerindo lúpus eritematosos sistêmico; (**B**) heliótropo sugerindo dermatomiosite; (**C**) nódulos reumatoides; (**D**) olho vermelho por uveíte em paciente com espondiloartrite; (**E**) tofo gotoso; (**F**) pápula eritematosa sugestiva de infecção por gonococos.

Diagnóstico diferencial

Como já foi comentado, o primeiro passo a ser tomado para o diagnóstico é a separação de artrite e artralgia. Com a conclusão de que o paciente realmente tem artrite, o diagnóstico diferencial pode ser feito seguindo o algoritmo da Tabela 195.2. Observe que ele é feito adotando a observação do padrão clínico e epidemiológico.

Uma vez levantada a hipótese diagnóstica, os exames complementares podem auxiliar na sua confirmação. Na febre reumática, deve existir evidência de infecção estreptocócica anterior, que pode ser dada por uma ASLO (antiestreptolisina) alta. Na AR, o fator reumatoide (FR) e o anti-CCP (anticorpo antipeptídeo citrulinado cíclico) podem auxiliar no diagnóstico. Desses dois anticorpos, o anti-CCP é considerado altamente específico para a AR (95%), embora só seja encontrado em torno de 67% dos pacientes[8]; já o FR pode ser positivo em muitas outras situações e aparece em até 80% dos casos de AR[9]. Todavia, é sempre bom lembrar de que existe um grupo de pacientes que não têm nenhum desses dois anticorpos e continuam tendo AR, sendo o diagnóstico feito clinicamente, de acordo com os critérios classificatórios propostos pelo *American College of Rheumatology* (ACR)/*European League Against Rheumatism* (EULAR)[10].

O exame que pode auxiliar no diagnóstico do LES é o FAN. Entretanto, embora a grande maioria dos pacientes com LES tenha esse teste positivo (em torno de 98%)[11], esse autoanticorpo pode aparecer em grande variedade de outras situações, como infecções virais, uso de medicamentos, tireoidites, doenças inflamatórias intestinais e até mesmo

Tabela 195.2. Diagnóstico diferencial das poliartrites

Procure o padrão da artrite	Procure sinais/sintomas associados	Confira a epidemiologia	Diagnóstico sugerido
Poliartrite migratória não deformante, autolimitada, + em grandes articulações	Cardite, coreia, nódulos, eritema *marginatum*	Crianças e jovens	Febre reumática
Poliartrite, aditiva, simétrica, + em mãos, deformante	Mais comum – nódulos outros-olho/pulmão	Mulheres jovens e de meia-idade	Artrite reumatoide
Poliartrite crônica e deformante, precedida de história de longa duração de episódios de monoartrite e oligoartrite	Tofos, cálculos renais; obesidade e hipertensão	Homens c/ diabetes, obesos, hipertensos Mulheres na pós-menopausa	Gota
Poliartrite aguda migratória seguida de monoartrite (+ em joelho e punho)	Febre, história prévia de uretrite, pápula única em base eritematosa	Jovens Mais comum em grávidas	Artrite séptica por gonococos
Oligoartrite assimétrica, + em membros inferiores, muita entesopatia	Sacroileíte bilateral, uveíte anterior	Homens jovens	Espondiloartrites
Poliartrite, não deformante, migratória ou aditiva	Mais comum: lesões cutâneas (em *butterfly*, discoides etc.) Procurar sinais de lesão renal, cardíaca, pulmonar, de sistema nervoso central e hematológica	Mulheres jovens e de meia-idade	Lúpus
Oligoartrite assimétrica, + em membros inferiores, muita entesopatia	Conjuntivite, uretrite	Homens jovens	Artrite reativa
Oligoartrite assimétrica, fugaz	Fraqueza muscular, pápulas de Gottron, heliótropo	Crianças ou pessoas de meia-idade	Dermatomiosite
Oligoartrite assimétrica não deformante	Raynaud, esclerodactilia	Mulheres jovens e de meia-idade	Esclerodermia
Oligoartrite (incluindo esternoclavicular e sacroilíacas)	Febre, sopro cardíaco	Usuários de drogas endovenosas	Séptica Afastar endocardite bacteriana

Tabela 195.3. Critérios classificatórios para artrite reumatoide de 2010 do Colégio Americano de Reumatologia/Liga Europeia Contra o Reumatismo[10]

	Pontos
A – Envolvimento articular – edema ou sensibilidade à palpação, que podem ser confirmados por exames de imagem. Excluem-se: interfalangianas distais, 1ª carpometacarpiana e 1ª tarsometatarsiana	
1 articulação grande (cotovelos, ombros, joelhos, coxofemorais e tornozelos).	0
2-10 articulações grandes (cotovelos, ombros, joelhos, coxofemorais e tornozelos).	1
1-3 articulações pequenas (com ou sem envolvimento de articulações grandes). São articulações pequenas: metacarpofalangianas, interfalangianas proximais, 2ª a 5ª metatarsofalangianas, interfalangianas do hálux e punhos.	2
4-10 articulações pequenas (com ou sem envolvimento de articulações grandes). São articulações pequenas: metacarpofalangianas, interfalangianas proximais, 2ª a 5ª metatarsofalangianas e interfalangianas do hálux e punhos,	3
> 10 articulações (com pelo menos 1 articulação pequena incluída),	5
B – Sorologia (o resultado de pelo menos um teste é necessário para a classificação)	
FR negativo **E** anti-CCP negativo (valores inferiores ou iguais ao limite fornecido pelo laboratório)	0
FR positivo fraco **OU** CCP positivo fraco (valores positivos fracos são os de até 3x o limite positivo fornecido pelo laboratório)	2
FR fortemente positivo **OU** CCP fortemente positivo (valores fortemente positivos são os acima de 3x o limite positivo fornecido pelo laboratório)	3
C – Reagentes de fase aguda (o resultado de pelo menos um teste é necessário para a classificação)	
Proteína C-reativa **E** VHS normal	0
Proteína C-reativa **OU** VHS alterado	1
D – Duração dos sintomas (autorreferidos pelo paciente)	
< 6 semanas	0
> ou = 6 semanas	1

Sendo a soma dos itens de A até D acima ou igual a 6, os achados são de artrite reumatoide definida em indivíduos saudáveis, principalmente se idosos[11]. Dessa maneira, um FAN ajuda muito no diagnóstico quando vem negativo, porque torna lúpus uma possibilidade pouco provável. O diagnóstico definitivo dessa doença só pode ser feito observando os critérios do ACR/SLICC (*Systemic Lupus International Collaborating Clinics*)[12].

Investigação inicial

O diagnóstico de gota exige a comprovação do cristal dentro da articulação, o que pode ser feito por meio da cristalografia de líquido sinovial, que é feita com microscópio de luz polarizada. Os cristais de ácido úrico aparecem como estruturas em agulha com birrefringência negativa. A uricemia não faz diagnóstico de gota. Um indivíduo pode ter hiperuricemia assintomática assim como um indivíduo com gota pode ter níveis normais de ácido úrico, principalmente quando ele é dosado durante a crise[13].

Tabela 195.4. Critérios classificatórios para diagnóstico do lúpus eritematoso sistêmico do *American College of Rheumatology* (ACR) e *Systemic Lupus International Collaborating Clinics* (SLICC)[12]

CLÍNICOS
1. Lúpus cutâneo agudo: incluindo *rash* malar (exceto *rash* malar discoide), lúpus bolhoso, necrose epidérmica tóxica variante do LES, *rash* maculopapular do lúpus, *rash* fotossensível do lúpus (na ausência de dermatomiosite) ou lúpus cutâneo subagudo (lesões psoriasiformes e/ou anulares policíclicas que se resolvem sem deixar cicatriz, embora ocasionalmente com despigmentação pós-inflamatória ou telangiectasias)
2. Lúpus cutâneo crônico: *rash* discoide clássico, lúpus hipertrófico (verrucoso), paniculite lúpica, lúpus pernioso, lúpus de mucosa, lúpus *tumidus*, *overlap* de lúpus discoide/líquen plano
3. Úlceras orais: palato, boca e língua; ou úlceras nasais (na ausência de outras causas como vasculite, doença de Behçet, infecção herpética, doença inflamatória intestinal, artrite reativa)
4. Alopecia não cicatricial (na ausência de outras causas como medicações, alopecia areata, deficiência de ferro e alopecia androgênica)
5. Sinovite: envolvendo duas ou mais articulações, com edema ou derrame articular (ou artralgia em duas ou mais articulações e rigidez matinal de pelo menos 30 minutos)
6. Serosite: pleurisia típica por mais de um dia ou derrame pleural ou atrito pleural; dor pericárdica típica por mais de um dia ou efusão pericárdica ou atrito pericárdico ou eletrocardiograma (ECG) com sinais de pericardite (na ausência de outras causas como infecção, uremia e síndrome de Dressler)
7. Renal: relação proteína/creatinina urinárias (ou proteinúria de 24h) representando ≥ 500 mg de proteína nas 24h, ou cilindros hemáticos
8. Neurológico: convulsão, psicose, mielite; mononeurite multiplex/neuropatia cranial ou periférica/estado confusional agudo (na ausência de outras causas conhecidas)
9. Anemia hemolítica
10. Leucopenia < 4.000/mm³ ou linfopenia < 1.000/mm³, pelo menos uma vez, na ausência de outra causa conhecida
11. Trombocitopenia < 100.000/mm³, na ausência de outra causa conhecida
CRITÉRIOS IMUNOLÓGICOS
12. FAN positivo
13. Anti-DNA positivo
14. Anti-Sm positivo
15. Positividade de anticorpos antifosfolípidios
16. Complemento reduzido (C3, C4, CH50)
17. Coombs direto positivo (na ausência de anemia hemolítica)

OBS.: Utilizando esses novos critérios, um paciente seria classificado como portador de LES se apresentar: quatro critérios, incluindo pelo menos um critério clínico e um imunológico OU biópsia renal compatível com nefrite lúpica associada à FAN ou anti-DNA positivos.

O diagnóstico das artrites infecciosas exige punção articular, análise do líquido sinovial com bacterioscopia e cultura dele. Um líquido sinovial infeccioso tem, em geral, mais de 100.000 leucócitos/mm³ e glicose baixa (menos de 50% dos valores sanguíneos)[14]. A cultura em casos de gonococos é bastante difícil, mas esse microrganismo pode ser identificado junto às portas de entrada. O hemograma pode auxiliar no diagnóstico de infecção como etiologia do processo. Em artrites infecciosas nas quais existe a suspeita de endocardite bacteriana associada, um ecocardiograma mostrando lesões valvulares pode ser de valia.

As espondiloartrites, por serem soronegativas, não têm exame de laboratório que ajude em seu diagnóstico. A identificação de sacroiliíte por exames de imagem pode ajudar, mas ela deve ser procurada por ressonância magnética, já que demora muito para se mostrar na radiografia[15]. A pesquisa do HLA B27 também pode ser de valia, embora existam indivíduos positivos sem a doença. Sorologias positivas para clamídia auxiliam no diagnóstico de artrite reativa.

É importante ressaltar que a velocidade de hemossedimentação (VHS) e a proteína C-reativa (PCR), que são medidas de reagente de fase aguda, servem apenas para separar situações inflamatórias das não inflamatórias, não tendo valor nenhum para estabelecer um diagnóstico. Servem, sim, para acompanhar a resposta ao tratamento.

Condutas na sala de emergências, monitorização, tratamentos e prescrição

São poucas as manifestações de uma doença poliarticular que levam um paciente à sala de emergência; em geral: dor e febre. Mais raramente as vasculites podem ocasionar achados sistêmicos como lesões agudas de pele e necrose de tecidos, envolvimento cardíaco, pulmonar, de sistema nervoso central e hematológico. Nessa situação, verifique quando vasculites entram como diagnóstico diferencial em casos de insuficiência respiratória, renal, anemias agudas agudas etc.

Dores muito intensas são vistas em pacientes com crises agudas de gota e outras artrites por cristal. Já a artrose e as doenças do tecido conjuntivo trazem dores de menor intensidade. Todavia, não se deve esquecer de que dor é um dado subjetivo e extremamente sujeito a variações individuais e a influências do psiquismo. Uma dor descrita como intolerável em um paciente capaz de exercer suas atividades normalmente é extremamente sugestiva de que fatores emocionais estão ampliando o sintoma. Por outro lado, existem vários estudos que mostram que médicos e o pessoal da enfermagem tendem a subestimar o grau de dor sentido pelo paciente.

A presença de febre deve levar o médico a se preocupar com: artrites sépticas, artrites pós-infecciosas (como artrite reativa e febre reumática), lúpus eritematoso sistêmico, doença de Still do adulto, vasculites e artrites por cristal. Na suspeita de infecção, a articulação deve ser sempre puncionada, e o líquido encaminhado para análise. Na dúvida, é melhor optar sempre pela punção. As contraindicações para esse procedimento são muito poucas: infecção na pele e tecidos subcutâneos sobre ou muito perto da articulação a ser puncionada e desordens da coagulação. O risco de um procedimento como esse causar artrite séptica é mínimo, desde que as condições de assepsia sejam respeitadas: o material a ser utilizado deve ser estéril e as condições ambientais, apropriadas. Depois, em situações nas quais a artrite é muito aguda e parte da dor se deve ao estiramento brusco da cápsula articular, a punção alivia a pressão e, consequentemente, a dor. Confirmada a presença de infecção, esse paciente deve ser internado para receber antibióticos de maneira apropriada. Em casos de artrite gonocócica, a escolha do antibiótico recai sobre ceftriaxona (1g/24h) mais a azitromina (1g oral como dose única)[16]. A azitromicina ajuda a tratar as infecções gonocócicas e alguma eventual associação com clamídia. Opções alternativas são: cefotaxima mais azitromicina e doxiciclina. As lesões cutâneas podem continuar aparecendo até dois dias depois do início do tratamento antibiótico, o que não quer dizer que o tratamento esteja inadequado. Depois que o paciente melhorou e a febre cedeu, é possível utilizar ceftriaxona 250 mg intramuscular a cada 24 horas[16]. Drenagem da articulação é feita por meio de repetidas punções para diminuir a ação de enzimas sobre a cartilagem, o que pode causar osteoartrite secundária. A resposta terapêutica costuma ser rápida e magnífica e o paciente fica assintomático em mais ou menos dois dias. Às vezes, já que a cultura do gonococo é difícil, o antibiótico pode ser usado como uma prova diagnóstica.

Nas demais artrites sépticas, a escolha do antibiótico deve ser orientada pela probabilidade de determinado microrganismo estar causando a infecção e posteriormente ajustada pelos resultados da cultura e do antibiograma. *S. Aureus* é o microrganismo mais comum nas artrites infecciosas não gonocócicas, mas usuários de drogas endovenosas podem ter infecções por Gram-negativos[17].

Nos casos em que dor é o problema agudo, ela pode ser aliviada com analgésicos puros e com anti-inflamatórios não hormonais (AINHs). O uso de AINHs deve ser feito com cautela em indivíduos idosos e/ou com comorbidades como insuficiência renal, hipertensão, insuficiência cardíaca, angina e infartos prévios ou, ainda, com desordens gastrointestinais. Esses medicamentos têm como efeitos colaterais retenção de água e sal, vasoconstrição e diminuição do fluxo renal e da formação da barreira de muco no aparelho gastrointestinal, predispondo a gastropatias. Nessas situações, é preferível o uso de um analgésico puro, por exemplo, dipirona, paracetamol ou tramadol. Uma exceção a essa regra é a febre reumática, na qual aos AINHs se constituem em tratamento de primeira linha. Felizmente, a maioria desses pacientes é jovem sem comorbidades e que toleram bem esse tipo de tratamento. Outros pacientes nos quais os AINHs são particularmente eficientes são os com espondiloartrites[18].

Se o diagnóstico é de gota (ou mesmo de outros cristais), a colchicina pode ser utilizada para tratamento da fase aguda. Entretanto, esse medicamento deve ser instalado assim que a crise aguda se declara, para que o seu resultado terapêutico seja melhor. Isso dificilmente acontece com um paciente no pronto-socorro, quando ele já tentou algumas das medicações que tinha em casa antes de vir à procura de auxílio. Um início de tratamento depois de 72 a 96 horas do início da crise provavelmente não trará nenhum benefício. A colchicina é uma droga anti-inflamatória graças à sua capacidade de inibir fagocitose dos cristais pelos neutrófilos. Ela também reduz a adesão e a mobilidade dos polimorfonucleares e inibe a formação do leucotrieno B4. Essa droga NÃO tem efeito no metabolismo dos uratos. O uso da colchicina é limitado, porque a dose eficaz no tratamento da crise aguda de gota está muito perto daquela que causa sintomas gastrointestinais. Nas crises agudas, costuma-se administrar 1 mg por via oral inicialmente, seguido de 0,5 mg a cada 2 horas, até que apareçam desconforto abdominal e diarreia, ou até um máximo total de 6 mg. A maioria dos pacientes tem algum alívio dos sintomas em 18 horas. A artrite desaparece em 48 horas em 75% a 80% dos pacientes. Todavia, esse esquema é muito mal tolerado pelo paciente e está caindo em desuso. De maneira alternativa, podem ser utilizados regimes de dose baixa. O sugerido pelo *Food and Drug Administration* (FDA) é o de administrar 1,2 mg ao primeiro sinal de ataque e depois mais 0,6 totalizando 1,8 mg por dia[19]. Com esse regime, a crise demora mais para desaparecer, mas a segurança é maior.

Se um paciente com gota está em crise aguda, o uso de drogas modificadoras da uricemia deve ser evitado, porque elas podem precipitar ou piorar a crise. Entretanto, se o paciente tem uma crise e já está instalado no uso, por exemplo, do alopurinol, o melhor é tentar sair da crise sem modificar o seu uso.

Os glicocorticoides são usados com bastante frequência no pronto-socorro. Todavia, o seu uso deve ser feito de maneira judiciosa, apenas quando o médico se encontra seguro do diagnóstico da poliartrite e quando os demais medicamentos falharam. Um paciente com lúpus ou com AR que procura um pronto-socorro por causa de uma poliartrite dolorosa está necessitando que alguém ajuste sua medicação modificadora da doença. O uso de um corticoide de depósito nesse contexto pode impedir que tal fato seja enxergado pelo clínico que vai dar continuidade ao tratamento. Em gota, glicocorticoides podem ser usados oralmente ou na forma injetável quando o paciente não responde ou é intolerante à colchicina e ao AINH[20].

Por último, não se pode esquecer de que as poliartrites são, em sua maioria, doenças crônicas. Com exceção dos casos de artrites infecciosas, o atendimento desses pacientes na sala de emergência busca apenas amenizar a sintomatologia, sendo necessário orientar tais pacientes para que deem continuidade ao seu tratamento com o clínico, buscando modificar a evolução da doença.

Referências bibliográficas

1. Pisetsky DS. Systemic lupus erythematosus: epidemiology, pathology and pathogenesis. In Klippel JH, Stone, JH, Crofford L, White PH, editors. Primer on rheumatic diseases. 13th ed. New York: Springer; 2008. p. 319-26.
2. Goeldner I, Skare TL, Messias-Reason IT, Utiyama SRR. Rheumatoid arthritis: a current view. J Bras Patol Med Lab. 2011; 47(5):495-503.
3. Sparks JA, Karlson EW. The roles of cigarette smoking and the lung in the transitions between phases of preclinical rheumatoid arthritis. Curr Rheumatol Rep. 2016;18(3):15.
4. Benham H, Robinson PC, Baillet AC, Rehaume LM, Thomas R. Role of genetics in infection-associated arthritis. Best Pract Res Clin Rheumatol. 2015;29(2):213-25.

5. Marks M, Marks JL. Viral arthritis. Clin Med (Lond). 2016;16(2):129-34.
6. Ribeiro M, Fritscher LG, Al-Musaed AM, Balter MS, Hoffstein V, Mazer BD, et al. Search for chronic beryllium disease among sarcoidosis patients in Ontario, Canada. Lung. 2011;189(3):233-41.
7. Lee JY, Choi IA, Kim JH, Kim KH, Lee EY, Lee EB, et al. Association between anti-Porphyromonas gingivalis or anti-α-enolase antibody and severity of periodontitis or rheumatoid arthritis (RA) disease activity in RA. BMC Musculoskelet Disord. 2015;16:190.
8. Nishimura K, Sugiyama D, Kogata Y, Tsuji G, Nakazawa T, Kawano S, et al. Meta-analysis: diagnostic accuracy of anti-cyclic citrullinated peptide antibody and rheumatoid factor for rheumatoid arthritis. Ann Intern Med. 2007;146(11):797-808.
9. Hellmann DB, Stone JH. Arthritis & musculoskeletal disorders. In: Tierney L M. Current: medical diagnostic and treatment. 43th ed. New York: McGraw-Hill; 2004. p. 797-825.
10. Aletaha D, Neogi T, Silman AJ, Funovits J, Felson DT, Bingham CO 3rd, et al. 2010 Rheumatoid arthritis classification criteria: an American College of Rheumatology/European League Against Rheumatism collaborative initiative. Arthritis Rheum. 2010;62(9):2569-81.
11. Gilkes I, Isenberg D. Antinuclear antibodies: an overview. In: Wallace DJ, Hahn BH, editors. Dubois' lupus erythematosus. 7th ed. Lippincott Willians & Wilkins; Philadelphia: 2007. p. 432-42.
12. Petri M, Orbai AM, Alarcón GS, Gordon C, Merrill JT, Fortin PR, et al. Derivation and validation of the Systemic Lupus International Collaborating Clinics classification criteria for systemic lupus erythematosus. Arthritis Rheum. 2012;64(8):2677-86.
13. Schlesinger N, Norquist JM, Watson DJ. Serum urate during acute gout. J Rheumatol. 2009;36:1287-9.
14. Fye K. Arthrocentesis, synovial fluid analysis and synovial biopsy. In: Klippel JH, Stone, JH, Crofford L, White PH, editors. Primer on rheumatic diseases. 13th ed. New York: Springer; 2008. p. 21-7.
15. O'Shea F, Salonen D, Inman R. The challenge of early diagnosis in ankylosing spondylitis. J Rheumatol. 2007;34(1):5-7.
16. Workowski KA, Bolan GA, Centers for Disease Control and Prevention. Sexually transmitted diseases treatment guidelines, 2015. MMWR Recomm Rep. 2015;64:1-137.
17. Mathews CJ, Kingsley G, Field M, Jones A, Weston VC, Phillips M. Management of septic arthritis: a systematic review. Ann Rheum Dis. 2007;66(4):440-5.
18. Song IH, Poddubnyy DA, Rudwaleit M, Sieper J. Benefits and risks of ankylosing spondylitis treatment with nonsteroidal antiinflammatory drugs. Arthritis Rheum. 2008;58:929-38.
19. Colcrys. FDA Approval Letter. Disponível em: http://www.accessdata.fda.gov/drugsatfda_docs/appletter/2009/022351s000ltr.pdf. Acesso em: 2 abr. 2016.
20. Khanna D, Khanna PP, Fitzgerald JD, Singh M, Bae S, Neogi T, et al. 2012 American College of Rheumatology Guidelines for management of gout. Part 2: Therapy and antiinflammatory prophylaxis of acute gouty arthritis. Arthritis Care Res. 2012;64:1447-61.

196
DOR NA MÃO E NO PUNHO

Bárbara Stadler Kahlow

Introdução

As mãos e os punhos desempenham inúmeras funções que são de extrema importância para as atividades diárias, as quais podem ser extremamente sofisticadas e precisas, principalmente quando o seu uso está associado ao de instrumentos e ferramentas. Devido a sua localização, alto uso e anatomia, essas articulações são alvo comum de dor, que pode levar à disfunção articular. É de fundamental importância para o clínico reconhecer as causas de dor, tanto traumáticas quanto não traumáticas, nessas articulações, no sentido de manter a sua integridade e desempenho. Por esse motivo, neste capítulo serão revisadas as principais causas de dor articular não traumática que podem afetar as mãos e os punhos.

Epidemiologia

Inúmeras doenças podem causar dor nas mãos e nos punhos e a epidemiologia depende da doença em questão.

A osteoartrite é a doença articular mais comum, acometendo 20% da população mundial[1]. Calcula-se que a incidência da osteoartrite de mãos gire em torno de 100/100.000 pessoas por ano[2]. Acomete preferencialmente mulheres acima dos 40 anos de idade e na pós-menopausa e tem marcada predisposição familiar[2,3].

Entre as doenças autoimunes inflamatórias, a artrite reumatoide e a artrite psoriática são as que mais comumente afetam as mãos e os punhos[4]. A artrite reumatoide acomete 1% da população mundial, envolvendo duas a três vezes mais mulheres e podendo aparecer em qualquer faixa etária, embora seja mais comum entre a quarta e a quinta década de vida. Já a artrite psoriática tem preferência pelos caucasianos. A psoríase acomete 2% dessa população e a artrite psoriática incide em 6% a 41% dos indivíduos com psoríase; não tem predileção por sexo e seu aparecimento ocorre principalmente entre a segunda e a terceira década de vida[1,5].

As doenças microcristalinas também são causas comuns de dor aguda nas mãos e nos punhos. A gota tem distribuição mundial, preferindo os homens entre a terceira e a quarta década de vida. O acometimento de mulheres ocorre, em geral, pós-menopausa, já que os estrógenos atuam como uricosúricos. A doença por depósito de pirofosfato de cálcio (DDPCa – pseudogota) tem sua maior incidência entre os 40 e 50 anos de idade, acometendo mais mulheres nessa faixa etária; nos jovens, tem discreta predileção pelo sexo masculino[1].

O punho é também uma das articulações preferidas da artrite gonocócica, a qual aparece em indivíduos jovens sexualmente ativos, sendo mais comum na mulher, que adquire essa infecção durante o período menstrual ou na gravidez[6].

Infrequentemente, dor aguda não traumática no punho pode estar relacionada a leucemia ou outras malignidades[7,8].

Tendinopatias e síndromes compartimentais causam dor na mão e no punho, sendo mais comuns a tendinite de De Quervain, o dedo em gatilho e a síndrome do túnel do carpo (STC)[8].

Por último, a distrofia simpático-reflexa ou dor complexa regional (também chamada de síndrome ombro-mão), sendo uma entidade que afeta todo o membro superior, causa também dor na mão. Ela aparece mais frequentemente em mulheres na pré-menopausa. Eventos precipitantes mais comuns são fraturas, lesões por esmagamento, entorses e cirurgias, embora esse evento não possa ser identificado em até 10% dos casos[9,10]. Alguns autores sugerem a existência de um traço de personalidade e de que problemas psicossociais favorecem o seu aparecimento, o que não é aceito por todos[11].

Fisiopatologia

Cada uma das condições citadas acima apresenta fisiopatologia específica e serão resumidas a seguir.

Osteoartrite

A osteoartrite pode ser definida como insuficiência quantitativa e qualitativa, de caráter progressivo, da cartilagem articular, associada ao espessamento do osso subcondral, crescimento ósseo nas margens articulares (osteófitos) e inflamação sinovial não específica, leve e crônica[1,12]. Essas alterações resultam da falha na homeostase fisiológica da cartilagem articular que é controlada pelos condrócitos, são responsáveis pela síntese de colágenos, proteoglicanos e proteinases, existindo um desequilíbrio entre síntese e degradação da matriz extracelular[1,2,12].

Artrite reumatoide

A artrite reumatoide permanece com etiologia desconhecida. A patogênese envolve uma complexa interface entre fatores genéticos (HLA-DRB1), ambientais (tabagismo e silicose) e oportunistas (infecções por vírus e periodontite)[13]. A interação entre esses fatores desencadeia um processo de autoimunidade mediado principalmente por células TCD4+ Th1 e Th17, que causa sinovite e dano irreversível da cartilagem articular como consequência direta do processo inflamatório crônico[1].

Artrite psoriática

A artrite psoriática também apresenta patogênese multifatorial, com participação de fatores genéticos, ambientais (infecções, traumas, medicações) e imunológicos. Do ponto de vista imunológico, tanto a imunidade inata quanto a humoral estão alteradas. Células T ativadas têm sido encontradas em tecidos afetados (pele e sinovial); no líquido sinovial, elas são predominantemente do tipo T CD8+, embora não se saiba se essas células T são a causa da artrite ou resultam da presença de algum outro fator não identificado. As células T ativadas e outras células mononucleares pró-inflamatórias induzem proliferação e ativação da sinovial e dos fibroblastos epidérmicos, gerando inflamação, reabsorção óssea e marcada angiogênese[14,15].

Gota

A hiperuricemia é primordial para o desenvolvimento da gota, porém a maioria dos pacientes com hiperuricemia não desenvolverá a doença. Diferenças individuais na formação dos cristais e na resposta inflamatória a esses cristais têm papel fundamental para o desenvolvimento ou não da gota[9]. Altos níveis de ácido úrico circulantes podem ser devidos a falha na excreção renal, superprodução de ácido úrico ou grande consumo de alimentos ricos em purina, a qual é metabolizada em urato. Os fatores de risco podem ser não modificáveis (idade avançada, sexo masculino, etnia e fatores genéticos) ou modificáveis (obesidade, dieta rica em carnes e frutos do mar, bebida alcoólica, refrigerantes, hipertensão arterial, doença renal crônica, tiazídicos, pós-menopausa etc.)[1,3,16]. As crises de gota aguda ocorrem devido a fatores desencadeantes como trauma, estresse cirúrgico, ingesta excessiva de álcool e alterações bruscas nos níveis de ácido úrico (tanto para mais quanto para menos)[1].

Doença por depósito de pirofosfato de cálcio

A DDPCa inicia-se com a formação de cristais na cartilagem localizada próxima à superfície dos condrócitos, devido à produção excessiva do pirofosfato. Na maioria dos casos, considera-se a doença como idiopática, mas o trauma articular, incluindo procedimentos cirúrgicos, condrocalcinose familiar e uma série de doenças endócrinas e metabólicas (hemocromatose, hiperparatireoidismo, hipofosfatemia, hipomagnesemia etc.), pode favorecer o seu aparecimento[17].

Artrite gonocócica

A artrite gonocócica resulta de um processo infeccioso na sinovial, secundário à infecção primária adquirida sexualmente. Num primeiro momento, os gonococos causam uma bacteremia – associada a febre e artralgias migratórias e, mais tarde, essa infecção se restringe a uma ou duas articulações. Indivíduos com deficiência dos fatores da via comum do complemento (de C5 a C9) estão mais sujeitos a esse tipo de situação[18].

Envolvimento de partes moles

Tendinites estão associadas ao uso excessivo e repetitivo de um grupo muscular, o que também pode acontecer em pacientes com STC. A STC é causada pela compressão do nervo mediano ao passar pelo retináculo dos flexores e aparece em situações nas quais existe aumento de pressão dentro desse retináculo, como edema por sinovites e tenossinovites, retenção hídrica (das quais a gravidez é a situação mais comum), mixedema por hipotireoidismo, obesidade etc. Tanto a ocorrência de STC como a de tendinites estão aumentadas em pessoas com *diabetes mellitus*, por aumento da glicolização não enzimática de fibras colágenas com consequente resistência ao *crosslinking* do colágeno e à digestão enzimática e aumento de hidratação, o que altera a elasticidade delas[19].

A dor regional complexa é uma entidade pouco estudada, na qual aparece uma dor neuropática em geral de grande intensidade. Mecanismos propostos incluem: inflamação clássica, inflamação neurogênica e desordens na adaptação da percepção dolorosa em sistema nervoso central[20]. Dois tipos de dor regional complexa são descritos: o tipo 1 – ou distrofia simpático-reflexa – no qual não existe uma injúria claramente identificada de raiz nervosa, e o tipo 2 – também chamada de causalgia –, no qual a lesão nervosa periférica pode ser identificada[21].

Quadro clínico

Todas as doenças citadas acima podem cursar com dor nas articulações das mãos e dos punhos. Todavia, existem características particulares para cada uma dessas condições, o que nos auxilia no diagnóstico.

Osteoartrite de mãos

A osteoartrite de mãos acomete preferencialmente as articulações interfalangianas distais (nódulos de Heberden), proximais (nódulos de Bouchard) e base dos polegares (rizartrose) (Figura 196.1). Apresenta evolução crônica e costuma ser simétrica e bilateral. O quadro álgico é intermitente e normalmente crônico, com crises de agudização que podem levar o paciente a procurar o pronto-socorro. Na fase crônica, a dor pode acometer uma ou mais articulações, piora com os movimentos e melhora com o repouso. Pode apresentar rigidez articular matinal menor que 30 minutos e limitação da amplitude articular[3]. Nas crises agudas, é possível encontrar articulações com edema, hiperemia e calor local. Quando isso acontece sobre os nódulos de Heberden ou Bouchard, eles são chamados de "nódulos quentes". A apresentação concomitante de DDPCa (pseudogota) ou da própria gota em pacientes com osteoartrite nodal também é comum[3].

Artrite reumatoide

A artrite reumatoide é uma doença inflamatória crônica e progressiva que se manifesta tipicamente como poliartrite simétrica de grandes e pequenas articulações, associada a rigidez matinal maior que 1 hora. Os sítios articulares mais acometidos são os punhos, as mãos (metacarpofalangianas e interfalangianas proximais) e os pés. As deformidades articulares podem ou não estar presentes. Quando em crise, o paciente apresenta dor, calor, hiperemia, derrame articular e limitação funcional das articulações acometidas. Por se tratar de uma doença sistêmica, sintomas constitucionais podem estar associados[22].

Artrite psoriática

A artrite psoriática também se apresenta como doença inflamatória crônica e progressiva, tendo suas manifestações articulares distribuídas em cinco formas:

- Envolvimento das interfalangianas distais, sem envolver outras articulações;
- Artrite mutilante – reabsorção das falanges e dos metacarpos;
- Poliartrite simétrica – semelhante à artrite reumatoide, porém envolve interfalangianas distais;
- Artrite oligoarticular – em geral assimétrica, acometendo mãos e pés, associada à tenossinovite dos flexores ("dedo em salsicha");
- Envolvimento axial – (ou espondiloartropático) compromete sacrilíacas e coluna vertebral.

Associado ao quadro articular, podem ser encontrados outros achados clínicos como placas de psoríase, acometimento ungueal, entesites e dactilites (ou dedos em salsicha)[1]. A presença do acometimento articular está aumentada naqueles com envolvimento ungueal. As crises agudas manifestam-se de maneira semelhante às da artrite reumatoide, com dor, calor, hiperemia, derrame articular e limitação funcional das articulações acometidas (Figura 196.3).

Gota e pirofosfato de cálcio

A crise de gota inicia-se, em geral, com dor de forte intensidade na madrugada e costuma ser monoarticular, com sinais flogísticos bastante evidentes. Acomete preferencialmente os pés, mas as mãos e punhos também podem apresentar artrite gotosa. Seu curso é autolimitado, durando cerca de cinco a sete dias. Com o tempo, pode se tornar progressivamente mais extensa, passando a oligoarticular, poliarticular e poliarticular com tofos[1].

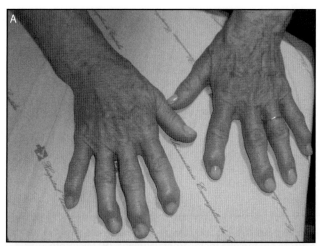

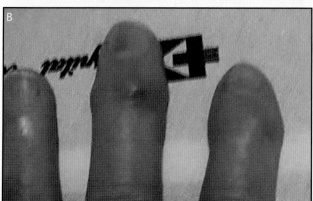

Figura 196.1. Achados em osteoartrite de mãos. (**A**) Nódulos de Heberden e Bouchard. (**B**) Nódulos "quentes".

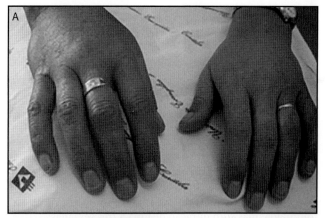

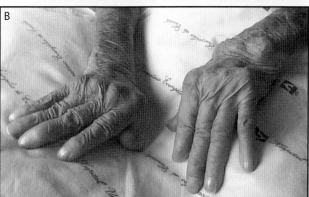

Figura 196.2. Artrite reumatoide. (**A**) Edema inicial. (**B**) Deformidades da doença crônica.

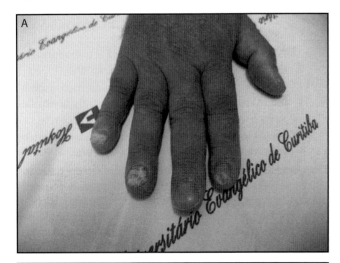

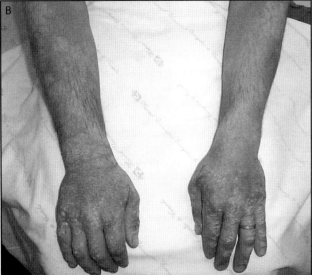

Figura 196.3. Psoríase e artrite psoriática. (**A**) Envolvimento ungueal da psoríase. (**B**) Psoríase de pele e artrite de punho.

A crise de pseudogota também costuma apresentar-se com envolvimento monoarticular. O joelho é a articulação mais acometida, mas o punho e as pequenas articulações das mãos também são frequentemente atingidas. A crise desenvolve-se rapidamente entre 6 e 24 horas, com sinais flogísticos. Semelhantemente à crise de gota, costuma ser autolimitada, mas com duração de uma a três semanas[1].

Artrite gonocócica

O punho é uma das articulações preferidas dessa enfermidade, no qual, além de artrite, aparecem múltiplas tenossinovites. O quadro clínico típico é o da infecção, que serve de porta de entrada, a qual, muitas vezes, passa despercebida na mulher, seguida de uma fase de bacteremia com febre, poliartrite ou poliartralgias migratórias com duração de alguns dias. Depois a febre cede e aparece o envolvimento articular (em geral: punho ou joelho) secundário à semeadura do microrganismo nesse local. Não é raro que o paciente apresente, também, a lesão de pele clássica da gonococcemia generalizada, que é uma pápula sobre uma base eritematosa e pode ser única ou múltipla[8].

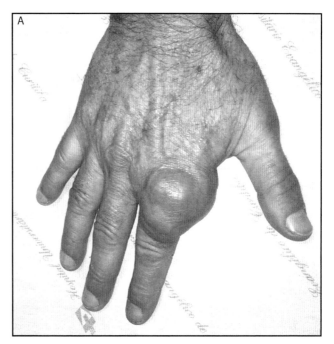

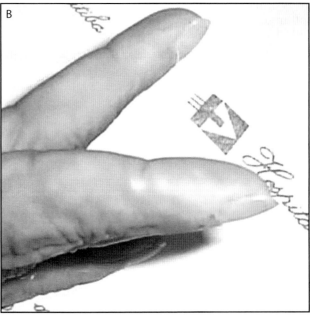

Figura 196.4. Gota. (**A**) Tofo em segunda metacarpofalangiana e artrite em terceira metacarpofalangiana. (**B**) Microtofo.

Tenossinovites em punho e mão e síndrome do túnel do carpo

Para o quadro clínico das tenossinovites, consulte o capítulo 5 desta seção, dedicado exclusivamente a envolvimento de partes moles.

A clínica de túnel do carpo consiste em dor e formigamento que envolve o primeiro e os três dedos médios da mão. Pode atingir a porção medial do quarto dedo. A dor é predominantemente noturna e melhora quando o paciente sacode as mãos (sinal de Flick). Quando não tratada, cursa com atrofia da musculatura tenar, a qual causa fraqueza do polegar e prejudica os movimentos de pinça – o que promove perda da funcionalidade da mão (Figura 196.5). A dor pode ser reproduzida por percussões sobre o túnel do carpo (sinal de Tinel) ou quando os punhos são fletidos em 90° por cerca de 1 minuto (sinal de Phalen)

A dor regional complexa está associada com dor intensa, alodinia e também com prejuízo da função motora no membro afetado, o que leva a contraturas e edema, principalmente da mão. Alterações autonômicas de sudorese, alteração da temperatura local e coloração da pele podem ser encontradas, assim como alterações tróficas de pelos e de unha. Essa síndrome cursa classicamente com três estágios: no primeiro existe dor intensa do membro e edema, além de distúrbios vasomotores de intensidade variável; no segundo, o edema de partes moles progride e aparece espessamento da pele, a qual toma uma cor amarronzada, e atrofia muscular; no terceiro estágio, a perda de mobilidade é grave, com contraturas dos dígitos, pele cérea e atrófica e unhas quebradiças. Nessa última etapa, a radiografia mostra desmineralização óssea[23].

Diagnóstico diferencial

O diagnóstico diferencial deve ser feito baseado na história clínica e no exame físico. Persistindo dúvida diagnóstica, pode-se realizar exames complementares para auxiliar na diferenciação.

Os exames laboratoriais sugeridos são:

- Velocidade de hemossedimentação (VHS) e proteína C-reativa (PCR): apesar de inespecíficos, costumam estar elevados nas doenças inflamatórias e normais na osteoartrite ou em envolvimentos de partes moles;
- Fator reumatoide e anti-CCP – podem ser úteis caso haja suspeita de artrite reumatoide;
- Ácido úrico sérico – na crise de gota pode estar normal e costuma ser elevado em pacientes com artrite psoriática;
- Punção articular – a ser feita nos casos de suspeita de infecção ou doença microcristalina. Na gota, os cristais apresentam intensa birrefringência negativa à luz polarizada, e na doença de depósito de pirofosfato de cálcio, os cristais são romboédricos e apresentam birrefringência fracamente positiva[1]. A contagem de células ajuda na separação entre um líquido associado a doença séptica (acima de 100.000 leuc/mm^3) ou inflamatória (entre 2.000 e 75.000 leuc/mm^3). Nos casos de artrite por gonococos, a coloração pelo Gram pode mostrar diplococos Gram-negativos e a cultura pode vir a ser positiva, embora isso aconteça, em média, apenas na metade dos casos. Cultura dos sítios de entrada do agente infeccioso (uretra, vagina, reto e orofaringe) pode ajudar a identificar o microrganismo em casos em que a cultura do líquido sinovial resulta negativa;
- Hemocultura – pode mostrar os diplococos Gram-negativos em casos de artrite gonocócica, mas ela só é positiva na fase de bacteremia. Na fase de monoartrite, a cultura do líquido sinovial é mais útil.

Com relação aos exames de imagem, a radiografia é o exame complementar de mais fácil acesso e baixo custo, podendo trazer informações importantes para o diagnóstico diferencial.

Na osteoartrite, encontram-se redução assimétrica do espaço articular, esclerose marginal e osteófitos. Todavia, existe, classicamente, uma dissociação clínico-radiográfica. Na artrite reumatoide, encontram-se osteopenia justa-articular, cistos subcondrais, redução simétrica do espaço articular e erosões marginais.

Na artrite psoriática, também se observam erosões ósseas marginais, porém de aspecto mais grosseiro que na artrite reumatoide, proliferação óssea podendo ocorrer fusão, acrosteólise e periostite. Existe um achado radiológico considerado clássico para artrite psoriática descrito como *"pencil and cup"*. *Pencil* (lápis) corresponde ao afilamento da porção distal da falange média e *cup* (xícara) corresponde ao alargamento da base da falange.

Na gota, pode-se ver edema de partes moles durante as crises e, nos casos crônicos, sinais de osteoartrite com lesões em saca-bocado. É comum o depósito de cálcio sobre tofos

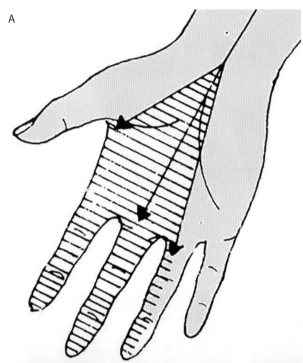

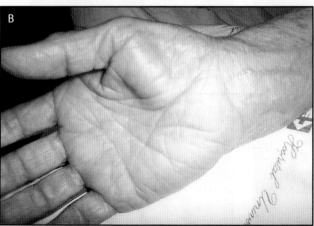

Figura 196.5. Síndrome do túnel do carpo. (**A**) Diagrama da distribuição da dor da compressão do nervo mediano. (**B**) Atrofia tenar em doença de longa duração.

de ácido úrico. Na pseudogota, encontram-se calcificações lineares na cartilagem hialina e fibrocartilagem, costuma ser mais evidente no joelho, sínfise púbica e ligamento triangular do punho[1] (Figura 196.6). Na distrofia simpático-reflexa bem estabelecida, a radiografia mostra osteoporose do membro afetado.

A ultrassonografia e a ressonância magnética ficam reservadas para os casos duvidosos e para casos de envolvimento de partes moles. Em geral, são exames realizados de maneira ambulatorial, e não na sala de emergências. A cintilografia óssea pode ser de ajuda no diagnóstico da dor regional complexa e a eletroneuromiografia no da STC.

Avaliação inicial na sala de emergência

Como já comentado anteriormente o diagnóstico é clínico, baseado na história clínica e exame físico. A dor deve ser bem caracterizada, bem como as articulações acometidas e demais sinais e sintomas-chave.

O exame físico deve ser completo, porém com maior ênfase osteoarticular. Devem-se palpar as articulações em busca de derrame articular, calor local e dor, não se esquecendo de testar a mobilidade. A limitação funcional é uma das características mais importantes no paciente com artrite.

Caso persista a dúvida diagnóstica, pode-se lançar mão dos exames complementares sugeridos anteriormente.

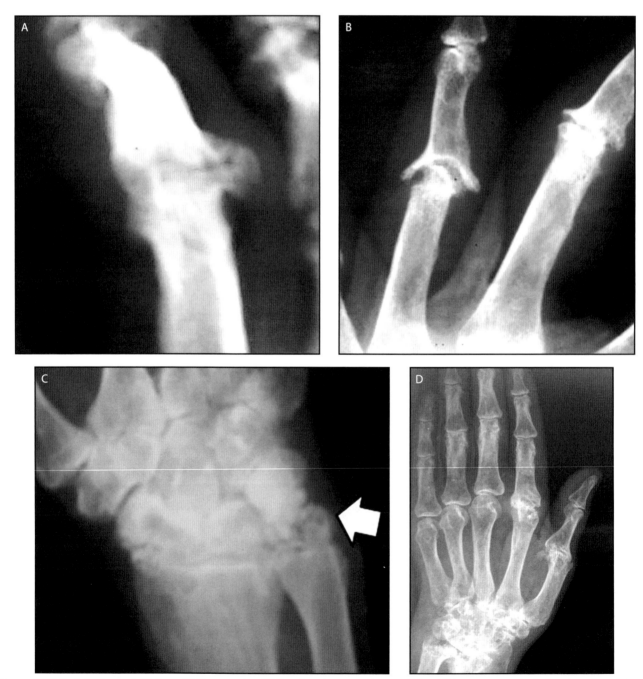

Figura 196.6. Achados radiológicos. (**A**) Ooteoartrite. (**B**) *Pencil and cup* – artrite psoriática. (**C**) Doença por pirofosfato (condrocalcinose do ligamento triangular). (**D**) Erosões em artrite reumatoide.

Condutas na sala de emergência: monitorização, tratamento e prescrição

Em relação ao paciente com dor na mão e no punho, independentemente do diagnóstico, as seguintes medidas devem ser tomadas:

- Reconhecer e evitar os fatores agravantes;
- Explicar a causa da dor para o paciente e seus familiares/cuidadores, para que entendam a doença e sigam as orientações;
- Orientar sobre proteção articular, fisioterapia e atividade física;
- Promover analgesia efetiva para retirar o paciente da crise.

O objetivo do tratamento farmacológico agudo visa ao alívio da dor e deve ser individualizado, respeitando-se as comorbidades de cada paciente[1].

Analgésicos simples podem ser utilizados para os casos mais leves (acetaminofeno ou dipirona) e, para os demais casos, anti-inflamatório não hormonal em dose plena, que costuma proporcionar bom alívio álgico. Em casos refratários, pode-se utilizar corticosteroide via oral, intramuscular ou como infiltração. O uso tópico de anti-inflamatórios também pode ser empregado naqueles pacientes que apresentam alguma contraindicação às medicações orais. Reservam-se os opioides para os casos que não responderem às medicações anteriores[1,12].

Pacientes com artrite por cristal podem se beneficiar do uso da colchicina. Já aqueles com artrite gonocócica devem receber tratamento antibiótico (sendo a ceftriaxona a droga de escolha inicial) associado a drenagem articular. Tais pacientes devem ser submetidos à busca ativa de outras infecções sexualmente transmissíveis, por exemplo, clamídia, sífilis e HIV. O tratamento do parceiro deve ser recomendado.

A dor regional complexa costuma ser uma entidade de difícil tratamento. Terapêuticas propostas incluem antidepressivos, anticonvulsivantes, analgésicos e anti-inflamatórios não hormonais, bisfosfonados e glicocorticoides, entre outros.

Em envolvimento de partes moles, a infiltração com corticoide pode ser um método de auxílio na acalmia da dor. A STC pode ter seus sintomas aliviados com uma tala de uso noturno, analgesia e infiltração com glicocorticoides, sendo essa última opção empregada em casos selecionados.

Após a resolução do quadro agudo, esses pacientes devem ser direcionados ao especialista para investigação complementar e tratamento crônico, se necessário.

Referências bibliográficas

1. Sato EI. Guia de Reumatologia. 2ª ed. Barueri: Manole; 2010. p. 519.
2. Bijlsma JW, da Silva JAP, Hachulla E, Doherty M, Cope A, Liotè F. EULAR Textbook on Rheumatic Diseases. 1ª ed. London: BMJ Group; 2013. p. 1302.
3. Zhang W, Doherty M, Leeb BF, Alekseeva L, Arden NK, Bijlsma JW, et al. EULAR evidence-based recommendations for the diagnosis of hand osteoarthritis: report of a task force of ESCISIT. Ann Rheum Dis. 2009;68:8-17.
4. Blazar PE. History and examination of the adult with hand pain. In: Curtiz MR (edit.). UpToDate. 2016. Disponível em: www.uptodate.com. Acesso em: 20 out. 2016.
5. Ogdie A, Weiss P. The epidemiology of psoriatic arthritis. Rheum Dis Clin North Am. 2015;41:545-68.
6. Phupong V, Sittisomwong T, Wisawasukmongchol W. Disseminated gonococcal infection during pregnancy. Arch Gynecol Obstet. 2005;273:185-6.
7. Louthrenoo W, Kasitanon N, Sukitawut W. Arthritis in leukemia. J Clin Rheumatol. 2000;6:313-7.
8. Klippel JH, Stone JH, Crofford LJ, White PH. Primer on the rheumatic diseases. 30th ed. New York: Springer; 2008. p. 721.
9. de Mos M, de Bruijn AG, Huygen FJ, Dieleman JP, Stricker BH, Sturkenboom MC. The incidence of complex regional pain syndrome: a population-based study. Pain. 2007;129:12-20.
10. Sandroni P, Benrud-Larson LM, McClelland RL, Low PA. Complex regional pain syndrome type I: incidence and prevalence in Olmsted county, a population-based study. Pain. 2003;103:199-207.
11. Geertzen JH, de Bruijn H, de Bruijn-Kofman AT, Arendzen JH. Reflex sympathetic dystrophy: early treatment and psychological aspects. Arch Phys Med Rehabil. 1994;75:442-6.
12. Little CB, Fosang AJ. Is cartilage matrix breakdown an appropriate therapeutic target in osteoarthritis – insights from studies of aggrecan and collagen proteolysis? Curr Drug Targets. 2010;11:561-75.
13. Mcinnes IB, Schett G. The pathogenesis of rheumatoid arthritis. N Engl J Med. 2011;365:2205-19.
14. Sampaio-Barros PD, Azevedo VF, Bonfiglioli R, Campos WR, Carneiro SCS, Carvalho MAP, et al. Consenso Brasileiro de Espondiloartropatias: espondilite anquilosante e artrite psoriática – diagnóstico e tratamento: primeira revisão. Rev Bras Reumatol. 2007;47:233-42.
15. Costello P, Bresnihan B, O'Farrelly C, FitzGerald O. Predominance of CD8+ T lymphocytes in psoriatic arthritis. J Rheumatol. 1999;26:1117-24.
16. Bardin T, Richette P. Definition of hyperuricemia and gouty conditions. Curr Opin Rheumatol. 2014;26:186-91.
17. Dalbeth N, Haskard DO. Pathophysiology of crystal-induced arthritis. In: Wortmann RL, Schumacher HR Jr, Becker MA, Ryan LM, editors. Crystal-induced arthropathies: gout, pseudogout, and apatite-associated syndromes. New York: Taylor & Francis Group, 2006. p. 239.
18. Petersen BH, Lee TJ, Snyderman R, Brooks GF. Neisseria meningitidis and Neisseria gonorrhoeae bacteremia associated with C6, C7, or C8 deficiency. Ann Intern Med. 1979;90:917-20.
19. Silva MBG, SkareTL. Musculoskeletal disorders in diabetes mellitus. Rev Bras Reumatol. 2012;52:594-609.
20. Bussa M, Guttilla D, Lucia M, Mascaro A, Rinaldi S. Complex regional pain syndrome type I: a comprehensive review. Acta Anaesthesiol Scand. 2015;59:685-97.
21. Harden RN, Bruehl S, Stanton-Hicks M, Wilson PR. Proposed new diagnostic criteria for complex regional pain syndrome. Pain Med. 2007;8:326-31.
22. Mota LMH, Cruz BA, Brenol CV, Pereira IA, Rezende-Fronza LS, Bertolo MB, et al. Diretrizes para o diagnóstico da artrite reumatoide. Rev Bras Reumatol. 2013;53:141-57.
23. Freedman M, Greis AC, Marino L, Sinha AN, Henstenburg J. Complex regional pain syndrome: diagnosis and treatment. Phys Med Rehabil Clin N Am. 2014;25:291-303.

197
DOR LOMBAR

Ana Paula Beckhauser Campos

Introdução

A dor lombar, ou lombalgia, é uma das queixas mais frequentes na prática clínica. É mais bem descrita como um distúrbio, por ser uma condição patológica da mente e do corpo, podendo estar associada a condições tanto mecânicas quanto sistêmicas[1].

A maioria dos episódios de dor lombar é autolimitada, mas em alguns casos pode evoluir com cronicidade e recorrência. Além de causar grande sofrimento pessoal, também tem repercussões socioeconômicas, pelo fato de muitas vezes levar a faltas no trabalho e até mesmo aposentadoria precoce por invalidez[2].

São diversos os fatores que podem estar associados com maior risco de desenvolvimento do quadro e dor lombar, sendo importante identificá-los, uma vez que também se relacionam com o prognóstico. Sua etiologia, embora extensamente estudada, ainda é em grande parte desconhecida, e em 85% dos pacientes não se consegue definir o local preciso de origem da dor[3].

Epidemiologia

A lombalgia aparece entre 65% e 80% da população mundial em algum momento de suas vidas. Na maioria dos casos, é benigna, e metade dos pacientes melhora após uma semana do início do quadro e 90%, após o período de oito semanas. Só os 7% a 10% restantes permanecem com os sintomas por mais de seis meses[4]. Todavia, a recorrência da dor lombar ocorre em até 75% dos pacientes no período de um ano[5-7].

No Brasil, considerando-se todas as doenças crônicas, as dores na coluna ocupam o segundo lugar, atingindo 13,5% da população, sendo superada apenas pela hipertensão arterial[8]. O alto custo associado a lombalgia está relacionado aos indivíduos que apresentam dor crônica e recorrente, sendo a baixa produtividade e até mesmo a incapacidade para o trabalho fatores relevantes. É um distúrbio multifatorial, tendo componentes genéticos, ambientais e psicossociais associados.

A associação de vários genes com degeneração discal tem sido identificada, evidenciando que fatores hereditários podem ter mais influência no quadro quando comparados a fatores ambientais. Fatores de risco incluem: tabagismo, obesidade, sedentarismo, idade, sexo feminino, ocupação (trabalho extenuante fisicamente ou psicologicamente), insatisfação no trabalho, baixo nível de escolaridade, transtornos psicológicos como ansiedade e depressão[9-13].

Fisiopatologia

São diversas as causas de lombalgia, que pode ser de etiologia mecânica, neuropática ou sistêmica. As de etiologia mecânica e neuropáticas respondem por 90% dos casos, enquanto as decorrentes de doenças sistêmicas, apenas por 10% deles.

As afecções mecânicas da coluna lombar são aquelas em que a dor é secundária ao uso excessivo de uma estrutura anatomicamente normal, trauma ou deformidade de uma estrutura anatômica. Estão incluídas nessa categoria as dores discogênicas, radiculopatias, estenose de canal medular, síndrome facetária, fraturas osteoporóticas e espasmo muscular.

As lombalgias de origem neuropáticas envolvem o sistema nervoso central e periférico e ocorrem tanto por compressão da medula ou raiz nervosa quanto por alterações da percepção dolorosa resultantes, em geral, de outros quadros de dor crônica.

Doenças sistêmicas que cursam com dor lombar são diversas, estando incluídas nesse grupo doenças reumatológicas como as espondiloartrites, infecciosas como osteomielite vertebral e discite, neuralgia herpética, neoplasias, assim como dor referida de outros órgãos viscerais, entre outras[4]. Cada afecção terá uma fisiopatologia responsável pelo aparecimento da dor correspondente. Neste capítulo, daremos enfoque à fisiopatologia das etiologias mecânicas.

As estruturas da coluna lombar que podem ser locais de nocicepção são:

1. Fibras externas do disco intervertebral;
2. Ligamento longitudinal posterior;

3. Bainha dural da raiz nervosa;
4. Cápsula sinovial das facetas;
5. Ligamentos: interespinhal ou supraespinhal;
6. Músculos eretores da espinha;
7. Fáscia dos músculos.

A. Dor discogênica. Os discos intervertebrais possuem uma estrutura avascular hidrodinâmica que mantém a distância entre duas vértebras, fornece suporte e permite movimentos como rotação e translação. Eles são formados por ânulo fibroso e núcleo pulposo. Sua nutrição ocorre por absorção a partir dos vasos sanguíneos circundantes presentes nos tecidos subcondrais das vértebras.

Um disco herniado comprime as terminações nervosas do ligamento longitudinal posterior, assim como o gânglio de raiz dorsal e sua bainha dural no forame, o que ajuda a compor o quadro doloroso. Tanto o componente químico gerado pela inflamação quanto o componente mecânico de compressão são responsáveis pelo quadro doloroso[1,4].

B. Dor facetária. As facetas são articulações sinoviais encontradas no aspecto laminar da vértebra. Permitem a flexão e a extensão da coluna, e estão sujeitas a processos degenerativos. Por apresentarem terminações nociceptivas, são uma importante causa de dor lombar[1].

C. Dor por estenose canal medular. O canal medular da coluna lombar é delimitado anteriormente pelos discos vertebrais, vértebras e ligamento longitudinal posterior; lateralmente, pelas lâminas e articulações facetárias; e posteriormente, pelo ligamento amarelo. A estenose é um estreitamento das dimensões desse canal. São diversas as causas, podendo ser tanto de etiologia congênita quanto adquirida[1]. Neste último caso, destaca-se a osteoartrite das articulações facetárias com formação de osteófitos[1].

Quadro clínico

A queixa do paciente é tipicamente de dor que se localiza em região lombar, abaixo da 12ª costela até a prega glútea, podendo ou não ter irradiação para os membros inferiores. A avaliação da dor lombar inclui história e exame físico cuidadosos para verificar sinais e sintomas que indiquem a necessidade de exames complementares e investigação imediata[9]. Na maioria dos pacientes com dor lombar aguda (menor que quatro semanas), os exames de laboratório e de imagem não são necessários na sala de emergência.

História. Geralmente não é possível, na avaliação de emergência, estabelecer a causa exata da dor lombar do paciente. A história deve conter: história ocupacional e social, localização, duração e intensidade da dor, fatores de melhor ou piora, além de história de dor previamente e se a dor atual é diferente das anteriores[4,9]. Menos de 5% dos pacientes com dor lombar terão como motivo compressão nervosa, fratura ou doença sistêmica grave adjacente (infecção, malignidade ou espondiloartrite)[14]. Deve-se ter como um dos objetivos a identificação de sinais de alerta, termo conhecido na investigação de dor lombar como *red flags*. É importante a identificação desses sinais para o tratamento precoce e adequado, uma vez que são condições que requerem certa agilidade na terapêutica quando são reconhecidas[15].

Os *red flags* na dor lombar são:
- Fratura vertebral: por trauma ou osteoporótica (principalmente se acima dos 50 anos e em usuários crônicos de corticoide);
- Infecção ou câncer: febre, história prévia de câncer, perda de peso inexplicada, imunossupressão, uso de drogas injetáveis, dor noturna, idade acima de 50 anos;
- Síndrome da cauda equina: retenção ou incontinência urinária, incontinência fecal, déficit motor progressivo bilateral, anestesia em sela;
- Espondiloartrites: rigidez matinal importante, melhora da dor com exercício e piora ao repouso, dor na segunda metade da noite, dor alternante em nádegas, idade abaixo de 40 anos.

Alguns estudos questionam a sensibilidade e a especificidade dessas *red flags* – são consideradas como tendo valores modestos –, o que levaria à realização desnecessária de exames de imagem. A presença de mais de um desses sinais eleva o valor preditivo positivo, levando a uma solicitação mais objetiva e racional dos exames. Portanto, a realização de anamnese adequada deve ser rotina[14].

Mais de 95% dos casos de dor lombar é de origem mecânica. Quando se fala desse tipo de dor, pode-se pensar em anormalidade funcional ou anatômica. A característica é de piorar com atividade física, posição ortostática e alívio com decúbito e repouso. A artrose é a causa mais comum de dor lombar mecânica[14].

Dor lombar aguda e de forte intensidade em mulher idosa com osteoporose leva à hipótese de fratura de vértebra secundária à osteoporose[15].

A dor de padrão não mecânica, em especial no período noturno, sugere possibilidade de infecção subjacente ou neoplasia[14,15].

Dor inflamatória que piora com repouso, melhora com atividade e vem acompanhada de rigidez matinal fala a favor de espondiloartrites, sendo mais comum em homens abaixo de 40 anos[14]. Tal dor muitas vezes pode despertar o paciente na segunda metade da madrugada. Nesses pacientes a dor pode ser lombar, mas também eles podem referir dor glútea alternante[14], o que nos remete ao acometimento de articulação sacroilíaca.

Dor ciática e pseudoclaudicação sugerem envolvimento neurológico. Nesses casos, o paciente refere irradiação da dor para as extremidades inferiores. A ciática é mais comum em jovens e a população mais idosa tem maior chance de pseudoclaudicação. A dor ciática é resultado da compressão de raiz nervosa, geralmente por disco herniado, produzindo dor lancinante e distribuição radicular. A dor tem trajeto de dermátomo, começando na porção lombar e seguindo em direção ao joelho ou tornozelo. A dor é lancinante e pulsátil, além de ter como sintomas associados formigamento e parestesias e ser acompanhada de déficit sensitivo ou motor. Tosse, espirros ou manobra de Valsalva podem piorar a dor[14]. A dor ciática deve ser diferenciada de dor não neurogênica, que vem de doença do disco, faceta articular ou musculatura paravertebral e ligamentos. A dor tem irradiação para membros inferiores, mas não segue dermátomos e não se irradia abaixo dos joelhos. Nesses casos, causas secundárias (litígio, insatisfação no trabalho, estresse e depressão) são sua maior etiologia[15].

A pseudoclaudicação acontece em decorrência de estenose de canal medular. A queixa é de dor lombar bilateral, com distribuição ciática, a qual é agravada quando se fica em pé ou caminha e é aliviada pelo repouso (dor tipo claudicação)[16].

Disfunção vesical ou intestinal pode levantar a hipótese de síndrome da cauda equina (dor lombar, ciática bilateral, anestesia em sela, perda de esfíncter vesical ou anal – causada por compressão da cauda equina – por herniação do disco central, abscesso epidural, hematoma e tumor). Devido ao grande potencial de sequelas neurológicas, aliado ao fato de que, se for feita cirurgia de descompressão em até 48 horas, pode evoluir com total reversão do déficit, a síndrome é considerada emergência neurológica, com necessidade de intervenção cirúrgica imediata[4].

B. Exame físico. O principal objetivo do exame físico é o de caracterizar se é necessária ou não a realização de uma investigação mais específica tentando encontrar fatores/doenças associados.

O exame físico deve ser realizado nas seguintes etapas:

- **Inspeção da região lombar e postura.** Revela anormalidades anatômicas como escoliose ou hipercifose. Escoliose pode ser funcional ou estrutural. A escoliose estrutural é associada com alterações estruturais da coluna vertebral, e em adultos geralmente é secundária a alterações degenerativas. O espasmo muscular paravertebral e discrepância no comprimento dos membros inferiores podem ser causas de escoliose funcional. Para diferenciar ambas, pede-se ao paciente que incline o tronco para frente (teste de Adams) – a escoliose estrutural persiste, e a funcional desaparece[14];
- **Palpação/percussão da coluna.** Para avaliar dor vertebral ou de tecidos moles que circundam a coluna. A dor à palpação vertebral pode ser encontrada em infecções vertebrais, fraturas osteoporóticas ou metástases;
- **Exame do quadril.** Artrite do quadril pode causar dor na coxa e eventualmente pode ser referida para região lombar;
- **Outros.** Múltiplos pontos sensíveis à palpação da região, principalmente em mulheres, sugerem que a dor lombar possa ser causada por fibromialgia. Se houver história de neoplasia prévia, avaliar a possibilidade de metástase;
- **Exame neurológico.** Inclui avaliação de reflexos, força, sensibilidade, marcha. Quando há suspeita de radiculopatia, exame físico detalhado para cada raiz nervosa deve ser realizado, especialmente L5/S1 – raízes mais frequentemente acometidas. As tabelas 197.1 e 197.2 mostram das raízes nervosas e suas características de exame físico quando acometidas (reflexos, território inervado etc.)[9];

Tabela 197.1. Tipos de dor lombar, suas características e provável origem

Tipo da dor	Fonte/entidade patológica	Característica
Superficial	Pele, tecido subcutâneo (celulite)	Queimação
Profunda	Músculo, fáscia, periósteo, ligamentos, articulações, vasos sanguíneos,	Dor aguda, maçante,
Radicular	Nervo espinhal (hérnia de disco, estenose de canal medular)	Pulsátil, parestesias, irradia para membros
Neurogênica	Nevos motores e sensoriais (neuropatia femoral)	Queimação
Referida (visceral)	Víscera abdominal, pélvica, aorta (nervos autonômicos sensoriais)	Cólica
Psicogênica	Córtex cerebral (simulação)	Variável

Tabela 197.2. Características da radiculopatia lombossacral

Disco	Raiz acometida	Perda motora	Perda sensorial	Perda de reflexo
L3-L4	L4	Dorsiflexão do pé	Porção medial do pé	Joelho
L4-L5	L5	Dorsiflexão do hálux	Porção dorsal do pé	Nenhum
L5-S1	S1	Flexão plantar do pé	Porção lateral do pé	Tornozelo

Adaptada de: Firestein et al.[14].

- **Sinais não orgânicos.** Muitas vezes o médico da emergência pode se deparar com um paciente com lombalgia aguda e sinais/sintomas incompatíveis com o quadro. É esse paciente que geralmente tem estresse emocional, o qual pode piorar o quadro álgico. Alguns sinais podem ajudar o profissional a reconhecer o paciente possivelmente portador de patologia emocional associada. São eles: reação exacerbada do paciente durante o exame físico, distribuição de dermátomo incompatível com a raiz nervosa possivelmente acometida, sensibilidade superficial e movimentos corporais súbitos e incompatíveis com a dor relatada pelo paciente[9].

Diagnóstico diferencial[14]

Conforme dito anteriormente, a grande maioria dos pacientes (95%) tem dor lombar de origem mecânica, e a doença degenerativa é a principal causa da dor. No espectro de causas para a dor lombar, temos, no diagnóstico diferencial, doenças mecânicas, neoplásicas, inflamatórias, infecciosas, metabólicas e dor referida de outro órgão. Seguem abaixo, detalhadamente, as causas principais de cada grupo[14]:

- Causas mecânicas: espondilose lombar, hérnia de disco, espondilolistese, estenose de canal, fraturas, idiopática;
- Causas neoplásicas: primária ou metastática;
- Causas inflamatórias: espondiloartrite;
- Causas infecciosas: osteomielite vertebral, abscesso epidural, discite séptica, herpes-zóster;
- Causa metabólica: osteoporose, doença de Paget;
- Dor referida para a coluna: de vísceras abdominais, do retroperitônio, urogenital, aorta ou quadril.

A anamnese e o exame físico bem feitos na sala de emergência guiam para a provável hipótese diagnóstica, e sua confirmação poderá ser feita com exames de imagem (radiografia, tomografia, ressonância) ou laboratório (hemograma, metabólicos, sorologias, provas de atividade inflamatória), direcionando-se tais exames de acordo com a hipótese levantada.

Avaliação inicial na sala de emergência

Conforme já reforçado, 95% dos pacientes têm dor lombar de causa mecânica, sendo a doença degenerativa (artrose) a grande representante etiológica desse grupo. Portanto, exames de imagem e laboratório terão sua utilização muito restrita para esses pacientes e, na maioria dos casos, pouco ajudarão na conduta a ser tomada. Para evitar a realização desnecessária de exames, onerando pelo custo muitas vezes elevado, além de expor os pacientes a riscos desnecessários (como irradiação em radiografia e tomografia), deve-se já na primeira avaliação realizar anamnese completa e exame físico adequados.

Exames laboratoriais. Têm pouco benefício na investigação de dor lombar na sala de urgência, uma vez que as causas mecânicas são mais frequentes, não alterando exames laboratoriais. São utilizados naqueles com suspeita de causas sistêmicas de dor lombar. O paciente com hemograma, velocidade de hemossedimentação (VHS) e radiografias da coluna lombar normais tem pouca chance de ter doença sistêmica como causa da dor lombar[15]. Todavia, quando o emergencista suspeita de dor lombar secundária a alguma patologia sistêmica, ele deve solicitar exames laboratoriais e/ou de imagem. A solicitação de tais exames deve ser orientada pelos dados obtidos pela anamnese e exame físico[16]. Os exames laboratoriais mais importantes que ajudam a diferenciar dor mecânica de outras causas secundárias são o VHS ou a proteína C-reativa (PCR) – já que eles sugerem a presença de inflamação sistêmica. Alterações no hemograma podem também indicar doença inflamatória ou neoplasias. Cálcio sérico alterado e fosfatase alcalina (FA) sugerem doença óssea difusa (doença de Paget, metástases). Urinálise pode identificar nefrolitíase. Sangue oculto nas fezes serve de *screening* para tumores ou úlceras gastrointestinais[4].

Exames de imagem. Se houver necessidade de realizar exames de imagem para investigação de dor lombar, pode-se lançar mão de radiografia, tomografia computadorizada e ressonância magnética (RM).

Radiografia. Estudos mostram que em pacientes sem disfunção neurológica, a radiografia não deve ser realizado durante a primeira semana de um episódio de dor lombar aguda[4,17]. Em pacientes com dor acima de seis a oito semanas mesmo com tratamento adequado e que não possuem sintomas de compressão radicular, a radiografia deve ser feita como exame inicial[14]. Em adultos abaixo de 50 anos, a possibilidade de encontrar algum achado relevante nesse exame é menor que 1 em 2.500, além de vários pacientes terem exames alterados e serem totalmente assintomáticos[4]. Em adultos saudáveis acima de 50 anos, a prevalência de alterações na radiografia é elevada: 67% têm evidências de degeneração discal, sendo 2/3 deles assintomáticos.

Além de toda essa falta de correlação entre clínica *versus* achados na radiografia, esse é um exame com alto índice de irradiação (cerca de 15 vezes mais do que radiografia de tórax)[16].

Alterações como degeneração discal, facetária, nódulos de Schmorl, espondilólise, espondilolistese moderada, presença de vértebra de transição, espinha bífida oculta e escoliose moderada são equivalentes em pacientes com e sem dor lombar[15].

As incidências utilizadas são anteroposterior (AP) e perfil (P), mas, dependendo do histórico do paciente, outras incidências podem ser obtidas (flexão e extensão podem demonstrar instabilidade de segmento – que causa dor lombar e sintomas radiculares).

As diretrizes recentes orientam que devem ser utilizados critérios para solicitar a radiografia. São eles: idade (controverso, pois pode gerar solicitações excessivas de exames), trauma, história de uso crônico de corticoide, história de câncer, infecção recente, febre, uso de drogas endovenosas, perda de peso inexplicada e dor ao decúbito[4].

Tomografia computadorizada. É o melhor exame para avaliar anatomia óssea da coluna. É uma boa opção para avaliar alterações mecânicas, incluindo estenose espinhal, espondilose, espondilólise, espondilolistese, trauma, anomalias congênitas e fraturas. A tomografia também pode auxiliar no diagnóstico de destruições da cortical óssea e de tumores calcificados, além de ser útil para guiar biópsias ósseas percutâneas[4].

Assim como na radiografia, a tomografia pode revelar lesões que são assintomáticas. Por isso, a tomografia deve ser utilizada como exame confirmatório de alguma lesão, e não como exame de triagem diagnóstica.

Ressonância magnética. Excelente para avaliar a medula, sendo capaz de identificar siringomielia, infarto medular, esclerose múltipla, tumores intramedulares, hematomas e compressão radicular por herniação discal.

Infecções da coluna (abscessos, osteomielite, discite) também são facilmente identificadas pelo método[4]. O exame tem alguns inconvenientes, tais como utilização de contraste de gadolínio (em pacientes nefropatas pode desencadear fibrose nefrogênica), além de ser contraindicado em pacientes com marca-passo cardíaco ou clipes ferromagnéticos no abdome, cérebro ou vasos[4] e também pelo custo elevado. Assim como na tomografia, a interpretação dos achados na RM deve levar em conta os achados clínicos. Alguns estudos mostram que em indivíduos assintomáticos, a RM identifica anormalidades como hérnias discais (24% a 28% das vezes), degeneração discal (maior que 50%) e estenose de canal vertebral (maior que 5)[18].

Outros exames de imagem. Existem outros métodos complementares para diagnóstico que somente serão utilizados em dor crônica e ambulatorialmente, não sendo utilizados na emergência. São eles: mielografia, arteriografia e discografia.

A Figura 197.1 apresenta um algoritmo para diagnóstico diferencial e tratamento de dor lombar.

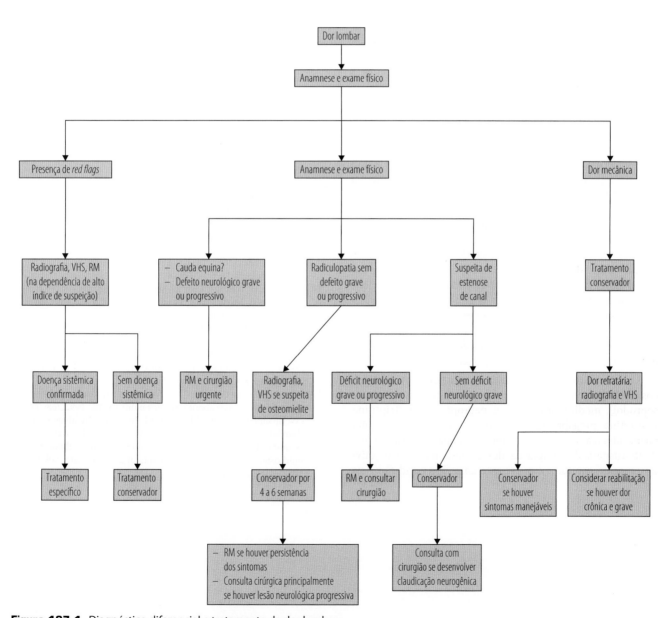

Figura 197.1. Diagnóstico diferencial e tratamento da dor lombar
Baseado em Firestein *et al*.[14]. RM: ressonância magnética; VHS: velocidade de hemossedimentação.

Condutas na sala de emergência: monitorização, tratamento e prescrição

Quando o profissional da emergência se depara com um paciente referindo dor lombar, deve procurar seguir os seguintes passos: anamnese completa, com histórico social e profissional, caracterização da dor (se aguda ou crônica), fatores de alívio ou agravantes, sintomas associados (febre, perda de peso – procurar os *red flags* conforme descrito anteriormente), irradiações e histórico prévio de saúde (neoplasias, por exemplo). De acordo com o tempo de instalação da dor, ela pode ser classificada em aguda ou crônica.

A dor aguda aparece de forma súbita e intensa, e geralmente é o que motiva o paciente a procurar atendimento de urgência. Com relação ao tratamento medicamentoso na sala de emergência, os medicamentos de escolha para alívio da dor são acetaminofeno e anti-inflamatórios não hormonais (AINHs). Nos pacientes com contraindicação ao uso de AINHs ou em caso de dor refratária, pode-se lançar mão dos opioides. Relaxante muscular também pode ser associado, mas seus efeitos colaterais (tontura, sonolência) podem ser um fator impeditor da sua utilização. Com o mesmo intuito do relaxante muscular e efeitos colaterais semelhantes, a utilização de benzodiazepínicos também pode ser levada em consideração nos pacientes que se apresentam com dor intensa e contratura muscular paravertebral. Em caso de suspeita de compressão radicular (hérnias, por exemplo), os corticosteroides podem ser associados. O paciente com dor aguda deve ser orientado a não permanecer por mais de um a dois dias em repouso, devendo ser encorajado a se movimentar e a manter-se ativo de acordo com seus limites de dor. Para uso domiciliar, orientam-se as mesmas medicações: analgésicos comuns (acetaminofeno, por exemplo), AINHs e, em casos de dor intensa ou refratária, os opioides também podem ser utilizados por curto espaço de tempo, além dos relaxantes musculares (estudos inclusive demonstram que sua utilização em conjunto com AINH pode aumentar o efeito desse último). Compressas mornas também podem auxiliar no relaxamento muscular. Orientações a respeito do quadro, seu bom prognóstico, a pouca utilidade da realização de exames de investigação e fatores desencadeantes da dor também devem ser dadas antes da alta do paciente.

O tratamento da dor crônica é composto por analgésicos, AINHs, relaxantes musculares (ciclobenzaprina, carisoprodol), medicações para dor neuropática (amitriptilina, duloxetina, pregabalina, entre outros), além de terapia não farmacológica como fisioterapia, osteopatia, cirurgia etc. A abordagem da terapia da dor crônica não é o objetivo do presente capítulo, e o paciente com essa condição deve ser encaminhado ao especialista para acompanhamento ambulatorial.

Referências bibliográficas

1. Cailliet R. Distúrbios da coluna lombar: um enigma médico. Porto Alegre: Artmed; 2004.
2. Duncan BB, Schmidt MI, Giugliani ERJ, organizadores. Medicina ambulatorial: condutas de atenção primária baseadas em evidências. 3ª ed. Porto Alegre: Artmed; 2004. p. 1218-31.
3. Deyo RA. Diagnostic evaluation of LBP: reaching a specific diagnosis is often impossible. Arch Intern Med. 2002;162:1444-7.
4. Hochberg MC, Silman AJ, Smolen JS, Weinblatt ME, Weisman MH, editors. Rheumatology. 6th ed. Philadelphia: Elsevier; 2015. p. 578-94.
5. Klippel JH, Stone JH, Crofford LJ, White PH. Primer on the rheumatic diseases. 13th ed. New York: Springer; 2008. p. 58-67.
6. Andersson GBJ. The epidemiology of spinal disorders. In: Frymoyer JW, editor. The adult spine: principles and practice. 2nd ed. New York: Raven Press; 1977. p. 93-133.
7. van den Hoogen HJM, Koes BW, Deville W, van Eijk JTM, Bouter LM. The prognosis of low back pain in general practice. Spine. 1997;22:1515-21.
8. Nascimento PRC, Costa LOP. Prevalência da dor lombar no Brasil: uma revisão sistemática. Cad Saúde Pública. 2015;31(6):1141-55.
9. UpToDate. Evaluation of low back pain. Disponível em: http:www.uptodate.com. Acesso em: 6 dez. 2016.
10. Skovron ML, Szpalski M, Nordin M, Melot C, Cukier D. Sociocultural factors and back pain. A population-based study in Belgian adults. Spine (Phila Pa 1976). 1994;19(2):129-37.
11. Katz JN. Lumbar disc disorders and low-back pain: socioeconomic factors and consequences. J Bone Joint Surg Am. 2006;88 Suppl 2:21.
12. Croft PR, Papageorgiou AC, Ferry S, Thomas E, Jayson MI, Silman AJ. Psychologic distress and low back pain. Evidence from a prospective study in the general population. Spine (Phila Pa 1976). 1995;20(24):2731-7.
13. Croft PR, Papageorgiou AC, Thomas E, Macfarlane GJ, Silman AJ. Short-term physical risk factors for new episodes of low back pain. Prospective evidence from the South Manchester Back Pain Study. Spine (Phila Pa 1976). 1999;24(15):1556-61.
14. Firestein G, Budd R, Gabriel SE, McInnes IB, O'Dell J. Kelley & Firesteins's: Textbook of Rheumatology. 10th ed. Philadelphia: Elsevier; 2016. p. 696-716.
15. Imboden JB, Hellmann DB, Stone IH. Current: Diagnosis & Treatment Rheumatology. 3rd ed. New York: McGraw-Hill Education; 2013. p. 86-99.
16. Skare T. Reumatologia: princípios e prática. 2ª ed. Rio de Janeiro: Guanabara Koogan; 2007. p. 223-31.
17. Devo RA, Rainville J, Kent DL. What can the history and physical examination tell us about low back pain? JAMA. 1992;268:760-5.
18. Weishaupt D, Zanetti M, Hodler J, Boos N. MR imaging of the lumbar spine: prevalence of intervertebral disk extrusion and sequestration, nerve root compression, end plate abnormalities, and osteoarthritis of the facet joints in asymptomatic volunteers. Radiology. 1998;209:661-6.

198
TENDINOPATIAS

Thelma Larocca Skare

Introdução

Tendões são estruturas flexíveis que conectam o músculo ao osso para auxiliar no movimento do esqueleto. O ponto exato do acoplamento entre o tendão e o osso é conhecido como êntesis. Chama-se tendinopatia a alteração de estrutura de um tendão, geralmente associada à dor local. Muitas vezes as tendinopatias são denominadas de tendinites, embora o processo inflamatório nem sempre tenha um papel predominante. Essas afecções são extremamente comuns na prática diária, respondendo por 30% das consultas por problemas musculoesqueléticos[1]. Acontecem na maioria das vezes por causa de traumas ou excesso de uso da estrutura. Já as entesopatias ou entesites podem estar associadas a doenças reumáticas como as espondiloartrites[2].

As tendinopatias afetam a função física, causam dor e sofrimento e podem ter implicações econômicas para o paciente e para a sociedade. Um diagnóstico rápido e correto seguido do tratamento apropriado pode evitar a cronificação e a consequente disfunção.

Epidemiologia

Vários são os fatores que influem no aparecimento de tendinopatia. Eles podem ser agrupados em intrínsecos (próprios do indivíduo), que levam à fragilidade e/ou dificuldade de reparo do tendão, e externos, por exemplo, sobrecarga ou excesso de uso dessas estruturas. São eles:

A. **Idade.** Acima dos 35 anos, observa-se que o *turnover* do colágeno se reduz e existem alterações nas ligações internas dessas fibras, fazendo com que o tendão fique mais rígido e inelástico, reduzindo, assim, a sua capacidade de suportar sobrecargas mecânicas e de absorver energia. A capacidade de regeneração de um tendão após microtraumas gerados durante suporte de peso também está prejudicada em pessoas mais velhas. Some-se a isso o aumento de atividades esportivas e recreacionais, visto atualmente em pessoas de meia-idade e idosas[3,4]. Por outro lado, nos jovens, fatores extrínsecos como maior propensão a injúrias podem predominar;

B. **Gênero.** O gênero influencia no tipo de tendinopatia apresentada. Tendinopatias patelares, por exemplo, são mais comuns em mulheres. As do ombro aparecem igualmente nos dois sexos. Não se sabe muito bem a razão para esse tipo de preferência, mas acredita-se que diferentes formas de atividade, hormônios e variações biomecânicas contribuam para isso[5-7]. Estudos animais sugerem que os estrógenos desempenham papel enfraquecedor dos tecidos. Em humanos, encontrou-se que mulheres têm síntese de colágeno menor do que a do homem e em resposta aos exercícios, e também menor síntese basal[8]. Existem estudos demonstrando que mulheres que recebem anticoncepcionais orais têm um tendão de Aquiles mais rígido do que as que não os utilizam[9];

C. **Uso de medicamentos.** O uso de certos antibióticos como as fluoroquinolonas tem sido associado com tendinopatias e rupturas de tendões[10]. Elas têm sido verificadas até vários meses após o seu uso. O uso concomitante de glicocorticoides, a idade avançada (mais de 60 anos) e a insuficiência renal são fatores de risco para seu aparecimento[10]. Outras drogas incluem os glicocorticoides e esteroides anabólicos;

D. **Condições metabólicas.** Desordens metabólicas como *diabetes mellitus* e aterosclerose têm sido associadas com maior prevalência de tendinopatias. Na primeira, a predisposição aparece por múltiplas anormalidades bioquímicas tais como aumento da glicolização não enzimática de fibras de colágeno, aumento no *crosslinking* do colágeno e consequente resistência dele à digestão enzimática, aumento de hidratação mediada pela via da aldolase redutase e aumento na formação de produtos finais de glicolização avançada (*advanced glycosylation end products* ou AGEs)[11]. Na aterosclerose, o prejuízo ao fluxo sanguíneo local acarreta dificuldades de reparação de pequenas rupturas tendíneas. Uma área dentro do tendão do supraespinhoso, a chamada zona crítica de Codman, é particularmente hipovascularizada e sujeita a traumas repetitivos, o que explica a alta suscetibilidade desse tendão às consequências da síndrome metabólica[12];

E. **Fenética.** Genes ligados a fatores de crescimento e a estrutura do colágeno são importantes para o desenvolvimento e capacidade de resistência e de regeneração de um tendão[13,14]. Esse tipo de influência talvez possa explicar por que algumas pessoas têm tendência para fazer tendinopatias bilaterais e múltiplas;

F. **Fatores biomecânicos.** Podem ser intrínsecos dos indivíduos como aqueles gerados por desalinhamentos e deformidades anatômicas (cifose, pés planos ou cavos etc.), fazendo com que movimentos se realizem de forma anormal. A obesidade também é uma causa intrínseca de sobrecarga mecânica. Hipermobilidade local ou generalizada também está associada com injúria aos tendões.

Os fatores biomecânicos podem ser extrínsecos como excessiva sustentação de pesos, erro de treino muscular, uso de equipamentos inadequados e ambiente inapropriado para exercícios (principalmente o tipo de solo).

Fisiopatologia

Tendões saudáveis são estruturas plásticas com capacidade de se adaptar à sobrecarga ambiental por meio de alterações em sua estrutura e propriedades mecânicas. Quando essa capacidade é sobrepujada, aparecem a tendinopatias.

Existem basicamente duas teorias para explicar a ordem dos acontecimentos no surgimento de uma tendinopatia. Na primeira, propõe-se que ocorram alterações sequenciais. Assim, a tendinopatia se iniciaria como resultado de um insulto mecânico (sobrecarga aguda ou compressão), grau variável de inflamação, reação tissular proliferativa e dano mínimo às fibras colágenas. No estágio seguinte, o colágeno perde suas capacidades regenerativas e aparecem tenócitos anormais. Até aqui o processo pode ser revertido. Num terceiro estágio, existe ruptura importante das fibras colágenas e morte celular. Nessa última fase, degenerativa, o processo se torna irreversível. À medida que o processo progride, observa-se perda celular e desvascularização[15]. A outra teoria postula que inflamação e degeneração ocorrem de maneira simultânea desde as fases iniciais até as tardias[16]. O papel do processo inflamatório nesse contexto não está muito claro e parece variar conforme o tipo de tendão afetado[15].

A ruptura de um tendão sadio só acontece em situações de traumas graves. Todavia, um tendão com alterações degenerativas pode romper com traumas mínimos, como fricção local ao realizar movimentos[17,18].

Nas entesites associadas às espondiloartrites, o papel do processo inflamatório é bem evidente. Êntesis são o sítio primário de inflamação resultante do insulto autoimune desse grupo de doenças, sendo as êntesis cartilaginosas as mais afetadas[19].

Clínica

Os principais achados em um paciente com tendinopatia são os de dor espontânea ou à palpação do local afetado, que se agrava com o movimento. Em estruturas superficiais pode-se observar, às vezes, aumento de volume do tendão, embora isso seja raro. Muitas vezes a dor gera a sensação de fraqueza, embora a força muscular esteja preservada. Outras queixas são as de rigidez e incapacidade para executar determinados movimentos.

O local da dor e o tipo de prejuízo funcional variam conforme o tendão afetado. Alguns dos mais comuns estão listados a seguir.

Tendinopatias do ombro

Sob o nome genérico de periartrite do ombro ou ombro doloroso, encontra-se um grande número de envolvimento de partes moles, incluindo-se o de tendões ao redor da articulação do ombro. Uma dessas estruturas é o manguito rotador do ombro, formado pelos tendões dos músculos supraespinhoso, infraespinhoso, redondo menor e subescapular[17]. Esses músculos executam a ação rotadora do ombro em torno de um ponto central da cabeça do úmero. Há uma abertura na porção anterior desse manguito rotador entre o supraespinhoso e o subescapular através da qual passa o bíceps, sua bainha e uma invaginação da cápsula sinovial. Essa abertura é reforçada pelo ligamento coracoumeral e o ligamento transverso do úmero. No tendão do manguito rotador do ombro existe uma zona crítica, que é o ponto de maior força de extensão, na qual ocorrem lacerações com facilidade.

As tendinopatias do ombro afetam principalmente os tendões dos músculos supraespinhoso, infraespinhoso e bíceps, e um processo inflamatório crônico desses locais favorece o depósito de sais de cálcio, principalmente cristais de hidroxiapatita.

A tendinite do músculo supraespinhoso atinge geralmente pessoas acima dos 45 anos e tipicamente aparece ou piora com a realização de certas tarefas repetitivas, ou com suporte de peso, principalmente se realizadas acima do nível do ombro. A dor se localiza sobre a região do deltoide e não costuma se irradiar. É pior à noite e ao realizar movimentos (principalmente a abdução). Pode ocorrer deposição de cálcio (tendinite calcificada), que é visível na radiografia, mas isso nem sempre pode ser implicado como elemento causal na dor do paciente. A visualização desses depósitos de cálcio é vista melhor em radiografia com o ombro em rotação externa. No entanto, na situação em que ocorre ruptura desses depósitos com acúmulo de cálcio na bursa subacromial, a dor pode ser muito intensa. Ao exame físico, encontra-se sensibilidade sobre o local de inserção do supraespinhoso e sinal do arco positivo. O sinal do arco é dito positivo quando, ao se fazer abdução e elevação do braço, o paciente se queixa de dor entre 60º e 120º.

A tendinite do músculo infraespinhoso causa dor localizada mais abaixo no deltoide, que se acentua com a rotação externa. Ao exame físico, encontra-se sensibilidade sobre a palpação da inserção do infraespinhoso. Também pode calcificar (o que é um sinal de que existe um processo degenerativo), e isso aparece na radiografia.

A tendinite do músculo bíceps é também bastante comum e se desencadeia, ou piora, com exercícios repetidos de levantamento de peso. A dor se localiza na parte da frente da cabeça do úmero e aparece à elevação para frente, rotação e abdução. Pode se irradiar para baixo, sobre o músculo bíceps, e para cima até a inserção do deltoide e até a porção lateral do pescoço. É uma dor que também piora à noite.

O tendão do bíceps não costuma se calcificar. Ao exame físico, encontra-se dor no ponto de inserção do tendão da cabeça longa do músculo bíceps e a manobra de Yergason é positiva. A manobra de Yergason é pesquisada pedindo-se ao paciente para fletir o cotovelo e fazer uma supinação forçada do antebraço contra resistência. Em casos positivos, causa dor sobre o tendão do bíceps[17].

Ruptura do tendão do músculo bíceps causa aumento de volume (pela massa muscular que se enrola) no 1/3 inferior do braço (sinal de Popeye) e fraqueza na flexão do cotovelo[17].

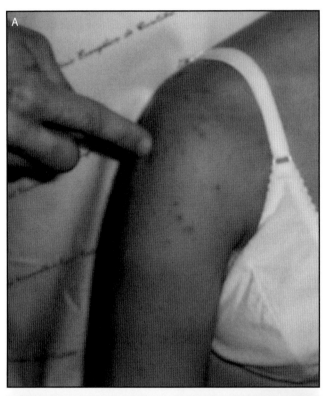

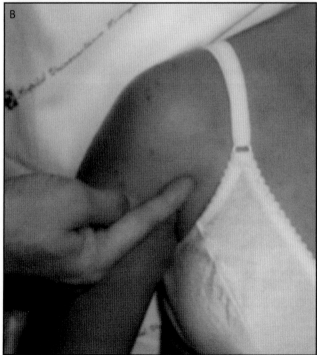

Figura 198.1. Projeção dos locais de dor. (**A**) Tendinopatia do supraespinhoso. (**B**) Tendinopatia do bíceps.

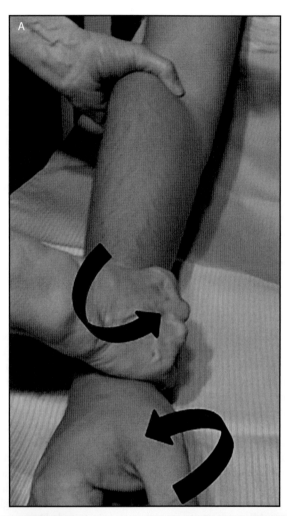

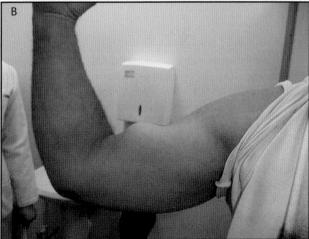

Figura 198.2. (**A**) Manobra de Yergason. (**B**) Sinal de Popeye (ruptura do tendão do bíceps).

A síndrome do manguito rotador, ou *impingement syndrome*, nada mais é do que uma tendinite conjunta do supraespinhoso e da porção superior do tendão do bíceps causada por traumatismos repetidos ocasionados por movimentos para frente e de elevação do braço. Esse tipo de movimento provoca uma espécie de esmagamento desses tendões entre a cabeça do úmero e o acrômio ou ligamento coracoacromial. Nesse ponto, podem ocorrer alterações isquêmicas e ruptura por degeneração dos tendões. Radiografias simples podem demonstrar depósito de cálcio, mas isso não é obrigatório.

A ruptura do manguito rotador do ombro é relativamente frequente após os 50 anos de idade e em indivíduos com atividades manuais pesadas ou que sofram quedas com o braço estendido. Pode ser completa ou parcial[17,18]. Existe dor espontânea ou ao movimento na porção lateral da cabeça do úmero e sensibilidade à palpação local. Quando o paciente tenta fazer abdução ou rotação externa, pode sentir um estalo. Em geral, o paciente é incapaz de exercer a abdução ativa do braço. Casos de ruptura incompleta podem ser difíceis de separar da tendinite do supraespinhoso. O diagnóstico é feito por exames de imagens. A radiografia simples pode ajudar a levantar esse tipo de suspeita quando mostra diminuição da distância acromioumeral menor que 5 mm[17]. Opções com maior poder de diagnóstico são a ultrassonografia e a ressonância magnética. Pacientes com ruptura do manguito têm alta frequência de alterações degenerativas na articulação glenoumeral, formação de cistos e erosões do tubérculo maior.

Dedo em gatilho

Aparece pela formação de tumefação fusiforme do tendão flexor superficial quando ele passa sobre a cabeça de um metacarpiano. Em geral, essa tumefação é acompanhada de constrição na bainha tendinosa que resulta em bloqueio do dedo em flexão (como em posição de "apertar o gatilho"). Não é raro que, para que o paciente possa estender o dedo, ele precise do auxílio da outra mão, o que geralmente acarreta um estalido com dor. A etiologia é variada. É mais comum em pacientes que executam tarefas repetitivas com as mãos fechadas, por exemplo: jogar cartas, leitura prolongada com virada rápida de páginas, cavalgar segurando as rédeas etc. Além disso, pode estar associada com outras patologias como AR, osteoartrite, ocronose e contratura de Dupuytren.

Tenossinovite de De Quervain

É uma tenossinovite estenosante do abdutor longo e/ou do extensor curto do polegar. O processo inflamatório torna esses tendões espessados e, por isso, eles ficam presos ao atravessar uma bainha fibrosa ao nível do processo estiloide do rádio.

Essa situação é causada por tarefas repetitivas nas quais esses tendões são usados em excesso ou por um trauma direto. O paciente se queixa de dor ao mobilizar o polegar ou o punho. A palpação local pode mostrar uma tumefação quando comparada com o lado oposto e é comum dor à palpação do processo estiloide do rádio. Existe uma manobra especial para diagnóstico dessa patologia, que é a manobra de Finkelstein, a qual consiste em dobrar o polegar afetado sobre a palma da mão. A seguir, o examinador gira o punho do paciente no sentido ulnar, estirando, assim, os tendões afetados e provocando o aparecimento de dor. O diagnóstico é feito pelo achado da tríade de dor à palpação sobre o processo estiloide do rádio, aumento de volume local e sinal de Finkelstein positivo.

Tendinopatias do cotovelo

Cotovelo de tenista é o termo que serve para designar dor e hipersensibilidade na região do epicôndilo lateral do cotovelo. O paciente apresenta queixas de dor quando segura objetos ou faz o movimento de supinação do braço. Não é raro que se queixe que derruba facilmente objetos mais pesados, porque a "mão está mais fraca". Ao exame físico, veem-se dor à palpação do epicôndilo lateral e diminuição da força do aperto de mão. É uma doença ocupacional envolvendo carpinteiros, jardineiros, dentistas etc. Não é raro que esses mesmos pacientes apresentem, também, tendinites do ombro e lombalgia de origem miofascial. Essa afecção tem esse nome

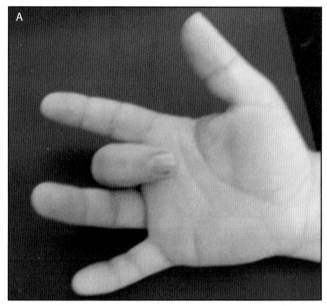

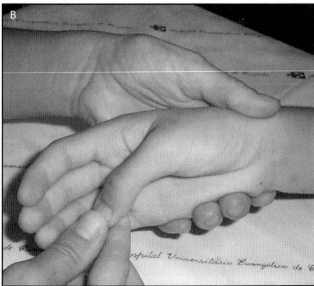

Figura 198.3. (**A**) Dedo em gatilho. (**B**) Manobra de Finkelstein.

por ser comum em jogadores de tênis novatos que seguram a raquete com muita força nas cortadas realizadas com o braço dominante (novatos dão cortadas da maneira errada, com o cotovelo apontado para a rede; bons jogadores não têm esse problema.).

Denomina-se cotovelo de golfista ao acometimento semelhante ao do cotovelo de tenista do ponto de vista clínico, fisiopatológico e de tratamento. A diferença consiste na localização do processo que está no epicôndilo medial e pelo fato de que é bem menos comum.

Tendinite patelar e do quadríceps

Também chamada de joelho do saltador, aparece mais comumente em atletas que praticam corrida, saltos e atividades com chute. Aparece dor e sensibilidade sobre o tendão da patela.

Quando acontece ruptura de tendões em volta da patela, são os tendões do quadríceps os mais frequentemente envolvidos (cerca de metade dos casos). A seguir, em frequência, vem o tendão da patela[17]. Ruptura do tendão do quadríceps é causada por situações que levem à contratura súbita e violenta do músculo quadríceps quando os joelhos estão fletidos. Pode se associar com hemartrose da articulação do joelho. A dor é aguda e o paciente não consegue estender a perna. Rupturas espontâneas têm sido descritas em pessoas com insuficiência renal crônica, hiperparatireoidismo, artrite reumatoide e gota[17]. Na radiografia simples, a patela está deslocada, mas o diagnóstico da ruptura necessita de exames com ultrassom ou ressonância magnética.

Fascite plantar

É uma das causas mais comuns de dor no pé. A fáscia profunda (aponeurose plantar) consiste em um tecido espesso, branco perolado, com fibras longitudinais intimamente ligadas à pele. A porção central é mais espessa e se prende ao processo medial da tuberosidade do calcâneo; distalmente se divide em cinco faixas: uma para cada dedo do pé. O sintoma mais comum da fascite plantar é de dor na região do pé, pior ao iniciar a deambulação. Ao exame físico, existe dor localizada, que é a chave para o diagnóstico. O examinador promove dorsiflexão dos pododáctilos com uma mão, mantendo a fáscia tensa e, ao mesmo tempo, com o indicador palpa ao longo do comprimento dela, delimitando os pontos dolorosos.

A agressão à fáscia plantar costuma acontecer após saltos, períodos prolongados em pé, em pacientes com pé plano ou obesos. É comum em bailarinos e ginastas de exercícios aeróbicos. Na metade dos casos existe esporão do calcâneo associado (nada mais é que uma ossificação da fáscia no seu ponto de inserção no calcâneo). Podem existir situações em que há uma doença reumática subjacente como artrite reumatoide, espondilite, gota etc. O tratamento inclui o uso de sapatos apropriados com suporte para o arco plantar e palmilhas; infiltração local com corticoides e anestésicos.

Tendinite do tendão de Aquiles

Resulta comumente de trauma, atividades atléticas em excesso e sapatos mal ajustados com contraforte rígido. As doenças reumáticas também podem ser sua causa, principalmente as espondiloartrites, mas também a artrite reumatoide, gota, doença por depósito de pirofosfato de cálcio e uso de quinolonas. A queixa do paciente é de dor e edema, principalmente no ponto de fixação do tendão. Crepitação e dor à dorsiflexão do pé são descritas

Ruptura espontânea do tendão de Aquiles não é rara e causa dor aguda de início súbito[17]. O paciente descreve um estalido seguido de dificuldade para caminhar e ficar nas pontas dos pés. Pode aparecer depois de traumas e de prática de exercícios, principalmente os com saltos. Um tendão já afetado está mais sujeito a romper. Tem sido descrito que infiltrações locais com corticoides facilitam a ruptura, motivo pelo qual muitos preferem não as usar nessa situação[17].

O diagnóstico da ruptura pode ser feito pelo teste de Thompson, no qual o paciente se ajoelha em uma cadeira deixando os pés para fora. O examinador aperta a panturrilha e a traciona em direção ao joelho. Normalmente essa manobra leva à flexão do pé, o que não ocorre em casos de ruptura do tendão de Aquiles.

Espondiloartrites e entesites

Como já comentado anteriormente, os sítios primários do processo inflamatório em um paciente com espondiloartrites são as êntesis (ponto de entrada do tendão no osso). Existem basicamente dois tipos de êntesis: as fibrosas e as cartilaginosas. Enquanto as primeiras se implantam na metáfise de um osso, as segundas se inserem próximo às articulações. Essas segundas são as mais afetadas pelas espondiloartrites. Não é raro que um paciente com espondiloartrite tenha entesopatias múltiplas, associadas ou não a outros achados da doença como artrites e dores lombares do tipo inflamatório, uveítes, dactilites e lesões cutâneas como a psoríase. No caso das espondiloartrites, as entesopatias de membro inferior (do tendão de Aquiles e da fáscia plantar) são particularmente comuns[20].

Diagnóstico diferencial

Existe muito pouca dificuldade no diagnóstico de tendinopatia. Embora a localização do processo varie bastante, os achados são bastante monótonos: dor à palpação local e dificuldade ao movimento do músculo afetado.

A maior preocupação é a de afastar artrite da articulação mais próxima, porque isso muda totalmente a linha de raciocínio diagnóstico. A presença ou não de artrite pode ser julgada pelo exame físico quando se observam dor, edema, aumento de temperatura e, muito mais raramente, rubor na própria articulação. Um paciente com artrite não consegue executar os movimentos da articulação em sua amplitude total. Isso é possível (embora não seja um achado mandatório) em um paciente com tendinopatia, embora o movimento seja executado com dor.

Avaliação na sala de emergência

O reconhecimento de uma tendinopatia é clínico, podendo o diagnóstico ser feito somente com história e exame físico, principalmente quando o examinador domina bem o conhecimento da anatomia da região afetada. O sintoma dor deve ser explorado ao máximo: local e irradiação, caráter, modo de início (se agudo ou gradual), agentes de piora ou melhora, entre outros, devem ser inquiridos.

Ao exame físico, deve-se palpar a região à procura de áreas de sensibilidade, pontos miofasciais e crepitações. O passo seguinte é verificar a mobilidade articular, a qual deve ser testada tanto de maneira ativa quando passiva. As manobras já descritas quando da abordagem de cada uma das tendinopatias auxiliam nessa detecção.

É muito importante que o examinador perceba quando a tendinopatia faz parte de uma doença reumática associada. Como a espondiloartrite é a mais comum, todo homem jovem que se apresenta com tendinites de membro inferior (por exemplo: de Aquiles e/ou fascite plantar) merece uma anamnese dirigida para essa doença (ou pelo menos algumas perguntas sobre a presença ou não de dor lombar inflamatória associada), porque essa pode ser uma oportunidade de diagnóstico precoce da doença. Reconhecer os fatores de risco associados que são modificáveis é outra conduta fundamental.

Caso persista alguma dúvida, pode-se lançar mão de exames de imagem: no caso, a ultrassonografia e a ressonância magnética são os preferidos. Esses dois tipos de exames podem mostrar o processo inflamatório, processo degenerativo e rupturas completas e incompletas. A radiografia simples tem pouca valia nesse contexto. O ultrassom é um exame rápido e barato que mostra a imagem em tempo real. Além disso, o ultrassom pode ser utilizado como guia para infiltrações. O seu problema é de que esse exame é operador-dependente, exigindo de quem o realiza bom treinamento em ultrassonografia do aparelho musculoesquelético

A ressonância magnética provê imagens excelentes, mas tem a desvantagem de ser dispendiosa e de acesso limitado. A tomografia pode ser usada, mas esse exame envolve irradiação e não traz mais benefícios do que o ultrassom[16].

Conduta na sala de emergência, monitorização, tratamentos e prescrição

Em relação a um paciente com tendinopatia, as seguintes medidas devem ser tomadas:

a) Reconhecer e evitar os fatores agravantes que causam persistência ou recorrência dos sintomas;
b) Instruir o paciente a realizar exercícios de mobilização;
c) Explicar a causa da dor para que o paciente entenda que ela não é causada por uma doença grave, o que muitas vezes é sua preocupação;
d) Promover analgesia adequada, instruindo o paciente de que ela deve ser utilizada até que ele esteja livre dos sintomas.

A dor é o motivo pelo qual um paciente com uma tendinopatia vai procurar a sala de emergência. Medicações orais, incluindo-se anti-inflamatórios não hormonais (AINHs) e analgésicos, desempenham um papel central no tratamento. Os AINHs, por sua atividade anti-inflamatória, são os preferidos, desde que o paciente não apresente nenhuma contraindicação para seu uso. Para alívio adicional da dor, acetaminofeno, dipirona, codeína e tramadol podem ser associados. Se a dor é crônica, o uso de antidepressivos tricíclicos pode ajudar.

Infiltrações locais com corticoides e lidocaína frequentemente trazem benefício nessa situação e são muito utilizadas. principalmente quando o paciente não pode receber AINHs. O corticoide a ser utilizado é o de depósito, e o anestésico não deve ter adrenalina associada para evitar risco de necrose por isquemia. Essas infiltrações podem ser repetidas até três vezes no mesmo local, desde que o intervalo entre as injeções seja de, pelo menos, um mês. A infiltração é feita no ponto de dor máxima, seguindo-se todo o rigor de assepsia. Ela deve ser peritendínea; se feita dentro da estrutura tendinosa, pode facilitar a sua ruptura. Após a infiltração, é interessante pedir ao paciente que faça repouso relativo da articulação; assim, caso o medicamento tenha sido inadvertidamente injetado dentro do tendão, dá tempo de ocorrer a sua absorção. Injeções feitas muito superficialmente e que atinjam o tecido subcutâneo podem causar atrofia local da pele. São contraindicações: a presença de infecções locais ou sistêmicas e coagulopatias. Pacientes com ruptura de tendão podem ser tratados conservadoramente ou, em casos selecionados, receber tratamento cirúrgico[17].

O paciente deve ser orientado para que, uma vez desaparecida a dor mais aguda, realize fisioterapia com alongamentos e fortalecimento da musculatura no sentido de evitar a recorrência.

Referências bibliográficas

1. Andarawis-Puri N, Flarow EL, Soslowsky LJ. Tendon basic Science: development, repair, regeneration and healing. J Orthop Res. 2015;33(6):780-4.
2. Haibel H, Sieper J. Enthesitis in connection with spondyloarthritides. Orthopade. 2015;44(5):395-404.
3. Woo SL, Ritter MA, Amiel D, Sanders TM, Gomez MA, Kuei SC, et al. The biomechanical and biochemical properties of swine tendons – long term effects of exercise on the digital extensors. Connect Tissue Res. 1980;7(3):177-83.
4. O'Brien M. Structure and metabolism of tendons. Scand J Med Sci Sports. 1997;7:55.
5. Ferretti A. Epidemiology of jumper's knee. Sports Med. 1986;3:289.
6. Titchener AG, Fakis A, Tambe AA, Smith C, Hubbard RB, Clark DI. Risk factors in lateral epicondylitis (tennis elbow): a case-control study. J Hand Surg Eur Vol. 2013;38(2):159-64.
7. Titchener AG, White JJ, Hinchliffe SR, Tambe AA, Hubbard RB, Clark DI. Comorbidities in rotator cuff disease: a case-control study. J Shoulder Elbow Surg. 2014;23(9):1282-8.
8. Kjaer M, Hansen M. The mystery of female connective tissue. J Appl Physiol (1985). 2008;105:1026.
9. Bryant AL, Clark RA, Batold S, Murphy A, Bennell KL, Hohmann E, et al. Effects of estrogen on the mechanical behavior of the human Achilles tendon in vivo. J Appl Physiol (1985). 2008;105(4):1035-43.
10. Stahlmann R, Lode H. Fluoroquinolones in the elderly: safety considerations. Drugs Aging. 2003;20:289.
11. Silva MBG, Skare TL Musculoskeletal disorders in diabetes mellitus. Rev Bras Reumatol. 2012;52(4):594-609.
12. Contieri JP, Neves LM, Skare TL. Shoulder pain and metabolic syndrome. Acta Reumatol Port. 2015;40(2):198-9.

13. Posthumus M, Collins M, Cook J, Handley CJ, Ribbans WJ, Smith RK, et al. Components of the transforming growth factor-beta family and the pathogenesis of human Achilles tendon pathology – a genetic association study. Rheumatology (Oxford). 2010;49(11):2090-7.
14. September AV, Cook J, Handley CJ, van der Merwe L, Schwellnus MP, Collins M. Variants within the COL5A1 gene are associated with Achilles tendinopathy in two populations. Br J Sports Med. 2009;43(5):357-65.
15. Cook JL, Purdam CR. Is tendon pathology a continuum? A pathology model to explain the clinical presentation of load-induced tendinopathy. Br J Sports Med. 2009;43(6):409-16.
16. McCreesh K, Lewis J. Continuum model of tendon pathology – where are we now? Int J Exp Pathol. 2013;94(4):242-7.
17. Biundo JJ. Regional rheumatic pain syndromes. In Klippel JH, Stone JH, Crofford LJ, White PH, editors. Primer on rheumatic diseases. 13th ed. New: York: Springer Science; 2008; p. 68-86.
18. Speed C, Shenker N, van der Windt D. Regional musculoskeletal pain syndromes. In: Bijsmar JWJ, editor. Eular: compendium on rheumatic diseases. London: BMJ Publishing Group and European League against rheumatism; 2009. p. 433-8.
19. D'Agostino MA, Olivieri I. Enthesitis. Best Pract Res Clin Rheumatol. 2006;20(3):473-86.
20. Maksymowych WP. Ankylosing spondylitis: at the interface of bone and cartilage. J Rheumatol. 2000;27(10):2295.
21. Ramos-Remus C, Russell AS. Clinical features and management of ankylosing spondylitis. Curr Opin Rheumatol. 1993;5(4):408-13.

SEÇÃO XXI

URGÊNCIAS E EMERGÊNCIA EM OBSTETRÍCIA

Coordenador
José Humberto Belmino Chaves

SANGRAMENTOS DO PRIMEIRO TRIMESTRE

Olímpio Moraes Filho

O sangramento vaginal no primeiro trimestre da gravidez, ou seja, até a 13ª semana, é relativamente comum, ocorrendo em aproximadamente 25% das pacientes que sabem que estão grávidas. A tríade dos sangramentos do primeiro trimestre da gravidez é composta por abortamento, prenhez ectópica e doença trofoblástica gestacional (DTG).

Abortamento

O abortamento é uma síndrome hemorrágica da primeira metade da gravidez, que a Organização Mundial de Saúde (OMS) define como a interrupção da gravidez antes de 22 semanas ou com um feto até 500g ou de 16,5 cm, ou seja, antes de atingida a viabilidade[1].

O abortamento representa a quarta causa de mortalidade materna no Brasil, diferentemente do que ocorre em países desenvolvidos, onde essas taxas de morte, especificamente por aborto, são reduzidas. Mulheres jovens, em plena idade produtiva e reprodutiva são as que estão mais sujeitas às complicações, como hemorragias, infecções, perfurações de órgãos e infertilidade, levando-as desnecessariamente à morte ou implicando sequelas à sua saúde física, mental e reprodutiva. Aliás, as complicações do abortamento representam a terceira causa de ocupação dos leitos obstétricos no Brasil[2].

Ao lidar com o atendimento ao abortamento, a equipe de saúde necessita refletir sobre a influência de suas convicções pessoais em sua prática profissional, para que, dessa forma, tenha uma atitude destituída de julgamentos arbitrários e rotulações. Essa prática não é fácil, uma vez que muitos cursos de graduação e a formação em serviço não têm propiciado uma dissociação entre os valores individuais (morais, éticos, religiosos) e a prática profissional, muito pelo contrário, não preparam os profissionais para que possam lidar com os sentimentos, com a questão social, enfim, com elementos que vão além da prática biomédica[3].

Classificação dos tipos de abortamento

Precoce ou tardio

O abortamento pode ser precoce ou tardio, conforme a idade gestacional, ou seja, até a 12ª semana e entre a 13ª e a 20ª semana, respectivamente. Os abortamentos precoces, com menos de 12 semanas, respondem por 80% dos abortamentos e reconhecem uma multiplicidade maior de causas[3]. Além da etiologia, os abortamentos precoces e tardios também apresentam condutas terapêuticas diferentes.

Espontâneo ou provocado

O abortamento espontâneo é aquele que ocorre sem nenhuma intervenção externa e pode ser causado por doenças da mãe ou por anormalidades do embrião ou feto. A incidência de abortamento espontâneo, clinicamente reconhecido na população em geral, é de 10% a 15%. No entanto, por meio de testes altamente sensíveis da gonadotrofina coriônica humana, evidenciou-se que a magnitude da perda gestacional após a implantação é da ordem de 62%[4]. Quando não se dispõe de tais métodos, as gestações que se interrompem precocemente ocorrem sem diagnóstico de abortamento, e o fenômeno é encarado como atraso menstrual seguido de menstruação profusa.

Já o abortamento provocado refere-se à interrupção da gravidez causada por uma intervenção externa e intencional. Estima-se que é realizado em torno de 1 milhão de abortamentos provocados no Brasil por ano, a grande maioria de forma insegura, gerando um custo de mais de 30 milhões de reais ao Sistema Único de Saúde (SUS) em consequência de suas complicações[3,5]. Conforme a pesquisa de 2010[6], 22% das mulheres brasileiras de 35 a 39 anos, residentes em áreas urbanas, já provocaram aborto. No levantamento, o aborto se mostrou mais frequente entre mulheres com menor nível de escolaridade, independentemente da filiação religiosa.

Seguro e inseguro

O abortamento seguro e o abortamento inseguro são dois termos frequentemente usados em documentos internacionais da OMS[6,7].

Um aborto seguro é aquele realizado por médico bem treinado, com os meios necessários e em ambiente adequado, o que implica risco extremamente baixo para a mulher.

Em contraste, o aborto inseguro é procedimento de risco para interromper uma gravidez indesejada, realizado por pessoas que não têm as habilidades necessárias ou em ambiente que não tem os padrões médicos mínimos, ou ambos[8]. Diante de um caso de aborto inseguro ou provocado, do ponto de vista ético, não deve haver juízo de valor e nem julgamento, pois é dever de todos os profissionais de saúde acolher respeitosamente para não causar qualquer transtorno ou constragimento[3].

A prática vem demonstrando ser imprescindível que o Código Penal seja reformulado para que contemple uma ampliação dos permissivos legais referentes ao aborto. O elevado número de abortos inseguros realizados anualmente e suas consequências para a saúde reprodutiva das mulheres demonstram que a criminalização desse ato não tem sido suficiente para diminuir sua incidência[5]. Assim, a atual legislação, bastante restritiva, está levando as mulheres a um itinerário de maior risco social em busca de medicamentos proibidos ou mesmo de práticas rudimentares como a introdução de objetos na vagina, chás e preparados orgânicos aplicados no fundo do útero.

Em países cujas leis respeitam os direitos sexuais e reprodutivos, evitando, assim, a clandestinidade do aborto inseguro, constatou-se redução da mortalidade materna, pela melhora da qualidade e presteza do atendimento[5].

Formas clínicas e condutas

O abortamento não se apresenta com roupagem clínica única. Pode-se diagnosticá-lo por meio de sinais e sintomas diversos que, agrupados aqui e acolá, caracterizam várias formas clínicas do abortamento. Cada forma clínica do abortamento, com as exceções de abortamento habitual e abortamento previsto em lei (ver em capítulos específicos), será apreciada isoladamente com atenções especiais voltadas para a conceituação, a sintomatologia, o diagnóstico e o tratamento.

Ameaça de abortamento

Como o próprio nome sugere é o abortamento onde há chances de reversão do quadro, isto é, existem perspectivas no que diz respeito à evolução da prenhez. Dois grandes sintomas o caracterizam: o sangramento e a dor. O primeiro é de pequena monta e o segundo traduz a contratilidade do útero, que promove cólicas leves e é incapaz de induzir modificações cervicais[8].

Cada mulher deve ser cuidadosamente examinada para que os diagnósticos diferenciais possam ser descartados, tais como: aborto inevitável e gravidez ectópica. Ao exame físico especular, pode-se encontrar: sangue coletado ou sangramento ativo de leve intensidade e colo uterino impérvio[9]. Ao toque vaginal combinado, constata-se útero com tamanho compatível com o atraso menstrual, colo impérvio e sangramento de pequena monta.

Ao exame ecográfico transvaginal, observam-se saco gestacional regular, batimento cardíaco fetal regular e superior a 100 bpm e área de descolamento ovular inferior a 40% do diâmetro do saco gestacional[10].

A conduta é expectante, não existindo indicação de internação hospitalar, mesmo na presença de hematoma retroplacentário. Não há conduta médica a ser tomada para alterar a evolução ou não de um quadro de abortamento[11]. A recomendação de repouso no leito não demonstrou benefício[12,13]. Utilizar analgésico se apresentar dor, evitar relações sexuais durante a perda sanguínea e retornar em caso de aumento do sangramento.

Abortamento inevitável

É o abortamento não mais compatível com o prosseguimento da gestação. Traduz-se clinicamente pela dilatação da cérvice, que se deixa permear pelo dedo, que detecta, na maioria das vezes, as membranas ovulares ou o próprio embrião. Outra característica do abortamento inevitável é o sangramento profuso que compromete a hemodinâmica da paciente mesmo com cérvice impermeável ao dedo. Há proporcionalidade entre as dimensões do útero e a idade gestacional estimada pela data da última menstruação[8].

Abaixo de 13 semanas, indica-se o esvaziamento uterino mecânico por meio da aspiração manual a vácuo; quando não for possível, faz-se a curetagem uterina. Como medidas complementares, administram-se solutos fisiológicos ou glicosados ou ainda sangue, caso a dinâmica circulatória esteja comprometida.

Abortamento incompleto

Aqui se expulsa o concepto e permanece a placenta ou restos placentários. O ovo é eliminado parcialmente. A sintomatologia é evidenciada pelo sangramento, que é o sintoma maior; o útero se reduz em proporções e fica menor que o esperado para a idade gestacional e as dores assumem as características de cólicas no intento de expulsar o conteúdo refratário. A cérvice é dilatada, e o comprometimento do estado geral da paciente está na dependência do grau da hemorragia. É bem mais frequente após a oitava semana gestacional[8].

É a forma clínica mais frequente. O diagnóstico é eminentemente clínico, geralmente caracterizado pela sintomatologia esboçada.

Abaixo de 13 semanas, opta-se pelo abortamento farmacológico ou mecânico por meio da aspiração manual a vácuo e, quando não for possível, realiza-se a curetagem uterina.

Abortamento completo

Diz-se do abortamento em que há eliminação integral do ovo. É uma forma clínica que segue a anterior, que não experimenta intervenção. A sintomatologia é representada pela diminuição ou mesmo parada do sangramento e das cólicas após a expulsão de ovo íntegro. Se não se presencia o fenômeno e o diagnóstico é apenas pela anamnese, é de bom alvitre realizar ecografia pélvica, que ratificará ou não o diagnóstico[8].

A conduta é apenas expectante com monitoramento da hemorragia.

Abortamento retido

O conceito clássico é aquele concepto que permanece na cavidade uterina sem vitalidade. Os sinais gravídicos experimentam regressão, a ecografia mostra o coração inerte, diminui a altura do fundo uterino e míngua a circunferência abdominal, a turgescência mamária desaparece, bem como os sintomas ligados à presunção de gravidez. O diagnóstico é sugerido pela sintomatologia e confirmado pela ecografia, que não falha[9].

O tratamento expectante é justificado baseando-se no fato de que, nas três semanas que se seguem ao decesso do ovo, a grande maioria redunda em trabalho de abortamento com expulsão do produto da concepção. No entanto, a intervenção, com o uso de misoprostol e da aspiração manual a vácuo, são os procedimentos mais adotados. Se decidido pelo esvaziamento mecânico, a utilização prévia (3 a 6 horas) de 400 μg de misoprostol via vaginal promove amolecimento do colo e facilita a realização do procedimento.

Aborto infectado

O abortamento infectado continua a responder por fatia não desprezível da morbidade e da mortalidade materna. A etiologia quase sempre resulta da tentativa de esvaziar o útero com do uso de técnicas inadequadas e inseguras (introdução de sondas, agulhas, laminárias e soluções variadas). Por se tratar na quase totalidade de abortos clandestinos, é importante salientar o cuidado para não haver quebra do sigilo médico.

Portanto, a anamnese tem valor muito grande na definição diagnóstica ao identificar na história o episódio provocador. O contexto clínico é multifacetário e a sintomatologia está na dependência direta do grau de sua gravidade[14,15].

O sangramento, em geral, não é profuso. Costuma se manifestar por sangue aguado, escuro, tipo "lavado de carne", costumeiramente com odor fétido. Nas formas iniciais, nas quais apenas o endométrio e o miométrio estão comprometidos pelo processo infeccioso, além dos sintomas de abortamento incompleto, detectam-se aqueles outros que traduzem a infecção, principalmente a febre em torno de 38 ºC, dor média, tipo cólicas intermitentes, bom estado geral sendo o exame físico possível com dor moderada à mobilização do colo uterino e à palpação abdominal[15].

Se o processo progrediu para estágios mais avançados, injuriando o peritônio pélvico, aí a sintomatologia é mais enriquecida e, além da temperatura mais elevada (39 ºC), a dor é mais intensa, o estado geral é comprometido com taquicardia, algum grau de desidratação com pele e mucosas descoradas. É difícil a palpação uterina devido à contratura dos retos abdominais (resultante da) pela dor e/ou reação peritoneal. No toque vaginal combinado, constata-se o colo uterino aberto, muitas vezes com saída de conteúdo purulento, no entanto a sua realização é bastante dolorosa devido à reação peritoneal, praticamente impossibilitando a mobilização do útero[14].

Se a sepse se instala, a gravidade aumenta e o estado geral é fortemente deteriorado, com sinais tóxicos evidentes, altas temperaturas refratárias à medicação, calafrios, cianose, desidratação, hipotensão, taquicardia, pulso filiforme com distensão abdominal e vômitos. Com frequência, o próprio decesso materno é o epílogo desses casos, apesar de toda a terapêutica supostamente efetiva. Na sequência, o quadro pode evoluir para insuficiência renal aguda e formação de abscesso intraperitoneal[14]. O diagnóstico é fácil, embasa-se no quadro clínico já referido, ajudado pelo leucograma infeccioso e pela ecografia pélvica ao evidenciar as coleções purulentas porventura acumuladas no fundo de saco de Douglas, ou mesmo no restante do abdome.

Independentemente de haver vitalidade fetal ou não, o tratamento resume-se em administrar o antibiótico adequado e remover o foco infeccioso imediatamente com esvaziamento uterino, que na maioria das vezes é traduzido por restos placentários infectados. Nas formas iniciais, opta-se pela clindamicina associada à gentamicina ou amicacina. Nos casos mais graves, associar a penicilina G ou a ampicilina. Ainda como parte do tratamento clínico, deve-se equilibrar o estado geral da paciente com a administração de solutos e até mesmo sangue, se necessário. Se as medidas mobilizadas não resultarem em melhora do quadro clínico ou quando houver suspeita de perfuração uterina, lesão de alça e abscesso pélvico, procedimentos mais radicais são exigidos, impondo-se laparotomia seguida de extirpação do foco, inclusive histerectomia, se for o caso[15,16].

Técnicas de esvaziamento uterino

O esvaziamento intrauterino é a remoção do conteúdo uterino. Esse procedimento está indicado no abortamento incompleto, inevitável, retido ou infectado, gestação anembrionada, mola hidatiforme e interrupção legal da gestação. O esvaziamento uterino pode ser realizado de forma farmacológica ou mecânica.

No segundo trimestre da gestação, o abortamento farmacológico é o método de escolha, complementado na maioria das vezes com um método cirúrgico (curetagem) após a expulsão do feto[17] (ver capítulo 200 – Sangramentos do Segundo e Terceiro Trimestre).

A técnica farmacológica para tratamento do abortamento, tanto do retido como, mais recentemente, do incompleto, desponta como opção ao método cirúrgico a partir do uso do misoprostol em obstetrícia. No Brasil, tem-se disponível o misoprostol em comprimidos para uso vaginal de 25, 100 e 200 μg para uso hospitalar, conforme a Portaria MS/GM nº 1.044, de 5 de maio de 2010, e a Resolução RDC nº 13, de 26 de março de 2010. Como principais vantagens, podem ser elencados: custo acessível, ausência da possibilidade de perfuração uterina e formação de sinéquias, redução dos riscos de sequelas inerentes a dilatação do colo uterino e eliminação do risco anestésico. Como desvantagens, há o tempo de resolução, algumas vezes até sete dias, os efeitos colaterais até a expulsão do conteúdo da cavidade uterina, como cólica, sangramento, náusea, calafrios, a necessidade eventual de complementação cirúrgica e, principalmente, a ansiedade pela espera[18].

No primeiro trimestre, o uso de misoprostol segue as seguintes opções:
- Primeira opção: misoprostol – três doses de quatro comprimidos de 200 μg (800 μg) via vaginal no intervalo mínimo de 3 ou 12 horas[19-21];
- Segunda opção: misoprostol – quatro comprimidos de 800 μg via vaginal inseridos na triagem a cada 24 horas, nos casos em que a mulher optar por esperar o aborto no seu domicílio. No caso de a paciente preferir e ter condições de aguardar no domicílio, providenciar meio de comunicação para fácil acesso da paciente ao pronto atendimento hospitalar, bem como orientá-la e, se possível, fornecer medicamentos para que possa usá-los se necessário, como analgésicos e antieméticos. Os serviços médicos devem estabelecer critérios para cada caso, levando em conta o estado físico e psicológico da paciente, a facilidade de transporte para atendimento médico e facilidade de comunicação com a paciente e seus familiares.

Abortamento Retido no segundo trimestre (ver capítulo 200 – Sangramentos do Segundo e Terceiro Trimestre)

Mecânico

Os dois métodos mecânicos mais utilizados para a remoção do conteúdo uterino são AMIU (aspiração manual intrauterina) e curetagem[4]. De acordo com a OMS, a AMIU é o método preferido[25]. Embora a OMS recomende que a curetagem seja usada apenas se a AMIU não for disponível, muitos estabelecimentos ainda usam a curetagem[3]. Para a realização do esvaziamento mecânico com colo uterino fechado no primeiro trimestre, é de bom alvitre a utilização de 400 μg de misoprotol via vaginal alguns horas (em média 3 horas) antes do esvaziamento mecânico, no intuito de promover amolecimento e algum grau de dilatação do colo uterino[19,21,25-27]. O esvaziamento uterino realizado por meio de AMIU apresenta a vantagem da substituição da anestesia geral por analgésicos ou, ainda, por bloqueio paracervical, além do encurtamento da permanência hospitalar pela maior agilidade no atendimento e precocidade da alta, o que contribuiria para a redução dos custos hospitalares para a instituição e do custo social para a paciente, que muitas vezes tem pressa para retornar ao seu domicílio. Esse tratamento destina-se, portanto, também a serviços médicos de menor complexidade ou com menores recursos, como forma de melhorar os resultados e diminuir os riscos para as pacientes[17,28-30].

A curetagem, também conhecida como dilatação e curetagem (D&C), envolve a dilatação da cérvix e o uso de uma cureta metálica para raspar as paredes do útero, Por ter diâmetro variável e ser de material rígido (aço), pode provocar acidentes, tal como perfuração do útero. Necessita de anestesia geral, raqui ou peridural ou sedação, que pode variar de leve a intensa[5,32].

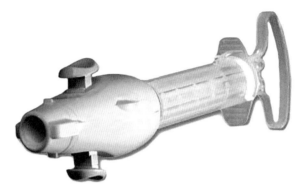

Figura 199.1. Aspirador[31].

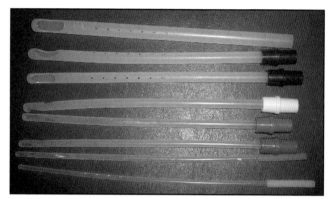

Figura 199.2. Cânulas[31].

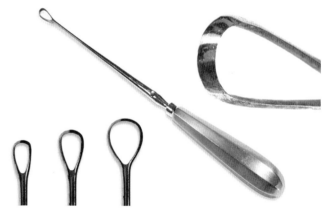

Figura 199.3. Curetagem[31].

Os efeitos colaterais mais comumente observados após procedimentos de esvaziamento intrauterino são cólicas abdominais, náuseas leves a moderadas, vômitos, dor e sangramento semelhante à menstruação. Outras complicações ocorrem raramente e incluem reação vagal por causa da dor e do medo, esvaziamento incompleto, lesão cervical, perfuração uterina, embolia gasosa, infecção pélvica, sepse e hemorragia[32].

Gravidez ectópica

Introdução e epidemiologia

A **gravidez ectópica** é uma complicação que ocorre em 1% a 2% das gestações, na qual o blastocisto se implanta fora da cavidade uterina. Quase 95% das vezes a implantação do feto se dá nas trompas de Falópio, sendo então denominada gravidez tubária. O restante (5%) ocorre na cavidade abdominal, nos ovários ou no cérvix[33,34]. De acordo com a OMS (2007), a gravidez ectópica é responsável por quase 5% das mortes maternas nos países desenvolvidos.

Fisiopatologia

As causas mais comuns são todos os fatores que impedem a passagem do óvulo para a cavidade uterina como[34]:

- Doença inflamatória pélvica;
- Tabagismo e/ou alcoolismo;
- Tratamento para infertilidade;
- Doenças sexualmente transmissíveis;
- Endometriose;
- Laqueadura ou recanalização tubária.
- Antecedente de gravidez ectópica.

Um histórico de abortos anteriores, tanto naturais quanto induzidos, aumenta o risco de gravidez ectópica. Fazer outras cirurgias abdominais também aumenta o risco, especialmente quando há complicações. É comum ter múltiplas gravidezes ectópicas, com um nível de reincidência de mais de 30%. Também é mais comum antes dos 20 anos e depois dos 40.

A gravidez ectópica pode ser primitiva ou secundária. É primitiva quando a nidificação se faz e prossegue no mesmo local e secundária quando o ovo, após implantar-se em um local, dele se desprende e continua o desenvolvimento em outro sítio.

Quadro clínico

A tríade típica da gravidez ectópica inclui dor pélvica (em torno de 95% dos casos), atraso menstrual e sangramento genital (os dois últimos juntos em torno 60% a 80%). No início do processo, esses sintomas e sinais são muitos semelhantes ao encontrado no abortamento. No entanto, é importante salientar que há alguns pontos que ajudam no diagnóstico diferencial entre gravidez ectópica e abortamento: a) a dor do abortamento é do tipo cólica, enquanto a da gravidez ectópica é contínua; b) o toque vaginal combinado mostra ser mais doloroso na gravidez ectópica, principalmente em uma das fossas ilíacas, onde muitas vezes é possível perceber massa anexial; c) nos casos de gravidez ectópica com sangue intra-abdominal, há o sinal "grito de Douglas" (dor ao toque no fundo de saco de Douglas), o que não ocorre nos casos de abortamento (desde que não infectado). Apesar de o sangramento vaginal profuso ser sugestivo de um abortamento incompleto, ocasionalmente esse sangramento é observado nas gestações tubárias. Por outro lado, erroneamente, algumas vezes o sangramento pode ser interpretado como sendo uma menstruação verdadeira. Na fase inicial e sem ruptura, a hipersensibilidade abdominal e pélvica é incomum. Porém, se houver ruptura, tanto a palpação abdominal como o toque vaginal, este com movimentação do colo, serão extremamente dolorosos.

Nos casos mais graves, a mulher relata dor violenta, em punhalada com início na fossa ilíaca ou no hipogástrio. Ao deitar-se, o sangue pode ascender ao diafragma, irritar o nervo frênico e determinar dor escapular (sinal de Laffont), geralmente no lado direito. O sangue intra-abdominal se acumula no fundo de saco posterior (hematocele de Douglas), despertando sensação de peso no reto e na bexiga, com dor à defecação e à micção. A punção do Douglas só traz subsídios quando positiva, e perdeu valor após o uso da ultrassonografia (USG). A palpação do abdome é dolorosa, mas não existe defesa peritoneal. Muitas vezes o quadro apresentado é de choque hipovolêmico com palidez, sudorese, extremidades frias, pulso fino e rápido, e hipotensão.

A introdução da dosagem quantitativa da betagonadotrofina coriônica humana (βhCG) e da USG transvaginal revolucionou o diagnóstico da gravidez ectópica. Com a orientação da realização rotineira de exame ultrassonográfico no primeiro trimestre da gravidez, passou a ser possível fazer o diagnóstico precoce de casos ainda assintomáticos. Em gestações de mais de 5,5 semanas ou quando os valores séricos de βhCG forem superiores a 1.500 a 2.500 mUI/mL, a USG transvaginal deve diagnosticar 100% das gestações intrauterinas. Caso contrário, a investigação de gestação fora da cavidade uterina é mandatória. Se a USG não tiver sido definitivo para o diagnóstico da gravidez ectópica, o que pode ocorrer em virtude de a gravidez ser muito incipiente, a repetição do exame após sete dias definirá o diagnóstico na grande maioria das vezes[35,36].

Quando a gravidez ectópica se apresenta ou evolui para gravidez abdominal, a mulher se queixa de dor, alguma vezes acompanhada de náuseas e vômitos; a palpação revela facilidade das percepções das partes fetais, apresentação transversa, oligoidrâmnio e ao toque vaginal, o colo fechado e deslocado na maioria das vezes próximo ao pube. A USG mostra o feto e a placenta fora da cavidade uterina. A ressonância magnética identifica a implantação placentária sobre grandes vasos, intestinos ou outras vísceras[35]. A taxa de malformações é elevada, sendo as mais comuns deformações cranianas, torácicas, articulares, membros e deficiência do sistema nervoso central, o que acarreta elevada taxa de mortalidade perinatal.

Tratamento

Pode ser expectante, clínico, cirúrgico conservador e cirúrgico radical.

São critérios de inclusão para o tratamento expectante:

1. Imagem anexial menor que 3 cm;
2. Ausência de batimentos cardioembrionários;
3. Níveis de βhCG inferiores a 200 mUI/mL;
4. Sem líquido livre na cavidade, hemodinamicamente estáveis e assintomáticas ou com sintomatologia mínima.

Caso tenha havido redução de pelo menos 15% dos níveis de βhCG após 48 horas, sem sinais e sintomas, a paciente pode receber alta e continuar o seguimento ambulatorial semanal com USG e βhCG seriado até negativação do resultado. A alta hospitalar com acompanhamento ambulatorial só poderá ser oferecida para paciente orientada e com fácil acesso ao serviço hospitalar, caso haja alguma complicação[37,38].

São critérios de inclusão para tratamento clínico:

1. Níveis de βhCG inferiores a 5.000 mUI/mL;
2. Massa anexial com diâmetro inferior a 3,5 cm;
3. Ausência de batimentos cardioembrionários, sem líquido livre na cavidade;
4. Pacientes hemodinamicamente estáveis e assintomáticas ou com sintomatologia mínima;
5. Pacientes que não apresentem doença hepática ou renal prévia ou supressão da medula óssea, confirmadas poe exames laboratoriais [transaminase glutâmico-oxalacética (TGO), transaminase glutâmico-pirúvica (TGP), tempo de protrombina, hemograma com plaquetas e creatinina].

Dose: metotrexato 50 mg/m^2 intramuscular (IM) em dose única no dia "1".

Monitoriza-se o βhCG no dia "4" e no dia "7". Uma queda de no mínimo 15% dos níveis de βhCG entre esses dias indica o sucesso do tratamento, e a alta hospitalar pode ser concedida, com acompanhamento por meio do βhCG e USG semanais. Caso contrário, uma nova dose do metotrexato deverá ser realizada[38].

São critérios para tratamento cirúrgico conservador:

1. Mulheres ainda desejosas de engravidar, estando a gravidez ectópica íntegra;
2. Contraindicação ou falha do tratamento clínico;
3. Na ectópica rota, quando a trompa não está excessivamente danificada pode-se realizar o tratamento, preservando-se a trompa.

O método-padrão é a salpingostomia linear, em que se realiza uma incisão longitudinal de 1 a 2 cm na face antimesosalpingeal com remoção do tecido trofoblástico. A hemostasia deve ser realizada cuidadosamente, com bisturi elétrico microbipolar, e a sutura dos bordos é desnecessária. A via laparoscópica é a preferida se houver profissionais habilitados. A persistência do trofoblasto pode ser reduzida com a administração de metotrexato profilática em dose única no pós-operatório, na dose de 50 mg/m^2 IM[35].

São critérios para tratamento cirúrgico radical, que é a salpingectomia:

1. Quando a paciente tiver a prole definida;
2. Quando o dano tubário tiver sido extenso.

Presente o colapso circulatório, impõe-se estabilizar hemodinamicamente a paciente e proceder de imediato a laparotomia e salpingectomia. Nela, o cirurgião remove os coágulos, aspira o sangue derramado e, após assegurar a hemostasia, considera a conduta mais adequada para cada caso[35,36,39]. Nas grandes multíparas, a esterilização tubária está indicada pelo risco aumentado de gravidez ectópica subsequente[3,7]. Na ausência do comprometimento hemodinâmico a via laparoscópica deve ser preferida[38].

Na gravidez abdominal, por ser um grave ameaça à vida pelo risco de hemorragia súbita e potencialmente fatal, a conduta de regra é a interrupção da gravidez por meio de laparotomia. No entanto, em algumas situações especiais, respeitando a autonomia da mulher, pode ser adotada a conduta conservadora após 24 semanas. Na laparotomia, após a retirada do feto, deve-se realizar cuidadosa avaliação da implantação placentária sem provocar hemorragia. A remoção da placenta pode desencadear hemorragia grave; por isso, é preferível na maioria das vezes não mexer na placenta. No entanto, essa conduta de deixar a placenta, aumenta complicações no pós-parto como infecção e hemorragias. Na presença dessas complicações no pós-parto, muitas vezes a remoção cirúrgica da placenta torna-se inevitável[39].

Doença trofoblástica gestacional

Introdução

A DTG é uma doença originária da vilosidade corial, produtora de gonadotrofina coriônica, principalmente, caracterizada por edema do estroma vilositário, escassez ou ausência de vascularização e variados graus de hiperplasia do epitélio corial, podendo também apresentar diversos graus de anaplasia e evolução para neoplasia, acompanhada ou não de metástases regionais ou a distância[40-42].

Classificação da DTG (OMS)[41,42]

1. Mola hidatiforme (MH):
   – Completa (MHC);
   – Incompleta ou parcial (MHP);
2. Mola invasora (MHI);
3. oriocarcinoma;
4. Tumor trofoblástico do sítio placentário (TTSP);
5. Miscelânea de lesões trofoblásticas não neoplásicas:
   – Proliferação trofoblástica exagerada no sítio placentário;
   – Nódulos trofoblásticos do sítio placentário.

Aspectos genéticos da mola hidatiforme

A MHC é diploide, com 46 cromossomos, todos de origem paterna. Mais frequentemente, a MHC se origina[43,44]:

1. Da fertilização de um óvulo sem o núcleo ou com núcleo inativado, por um único espermatozoide, seguido da duplicação do seu genoma haploide. É a MHC homozigótica;
2. Da fertilização de um óvulo anucleado por dois espermatozoides (MHC heterozigótica). Essa situação ocorre em 20% a 25% das vezes; e
3. Da fertilização de um óvulo vazio por um espermatozoide diploide, (minoria).

A mola hidatiforme completa 46YY nunca foi observada. Geralmente se vê 46XX e a minoria 46XY[45].

A MHP origina-se de uma triploidia. Quando o conjunto haploide extra é de origem materna, tem-se uma diginia triploide. Quando o conjunto haploide extra é de origem paterna, tem-se uma diandria triploide. A origem do cromossoma extra, se materno ou paterno, determina o fenótipo do feto e as alterações placentárias. A maioria dos fetos triploides têm diandria. Os fetos podem ter a cabeça normal ou microcefalia e a placenta usualmente, mas nem sempre, é compatível com mola parcial. A diandria triploide mais comumente ocorre pela fertilização de um óvulo normal por dois espermatozoides (di-espermia). Na diginia triploide, nenhuma mola foi observada e os fetos usualmente têm crescimento restrito, macrocefalia e placenta pequena. O mais comum mecanismo da diginia triploide é um erro na meiose 2 e, assim, há a fertilização de um óvulo diploide por um só espermatozoide[45].

Histopatologia da doença trofoblástica gestacional

Mola hidatiforme completa: caracteriza-se por marcado edema vilositário e hiperplasia difusa do cito e sinciotrofoblasto, com variados graus de anaplasia. Há extensa hidropsia das vilosidades, que frequentemente forma cisterna. Os vasos sanguíneos são escassos ou ausentes. Não há embrião, o cariótipo é diploide e o DNA é de origem exclusivamente paterna. Evolui para neoplasia trofoblástica gestacional (NTG) com invasão local em cerca de 15% e doença metastática em 4%[41,42].

Mola hidatiforme parcial: caracteriza-se por focos de hidropsia e hiperplasia do cito e sinciciotrofoblasto. Raramente se vê atipia nuclear. Tecidos fetais são encontrados, os vasos sanguíneos do estroma vilositário contêm sangue fetal, o cariótipo é quase sempre triploide (dois conjuntos haploide paternos e um conjunto haploide materno) e o DNA de origem materna e paterna.

Mola invasora: é caracterizada pela presença de vilosidade coriônica hidrópica molar, com variado grau de hiperplasia do epitélio corial, invadindo o músculo uterino e vasos sanguíneos. A maioria dos casos é diagnosticada clinicamente, sem o concurso da histopatologia. A curetagem uterina deve ser evitada pelo risco de perfuração uterina e suas complicações[46].

Coriocarcinoma gestacional: é tumor maligno do grupo das DTGs, que apresenta trofoblasto com padrão dimorfo e ausência de vilosidades coriônicas. Microscopicamente, o coriocarcinoma se caracteriza por um padrão bifásico, com células mononucleares do citotrofoblasto na área central e multinucleada do sinciciotrofoblasto na periferia[46].

Tumor trofoblástico do sítio placentário: é um tumor maligno, raro, do grupo das DTGs, no qual não se identificam vilosidades coriais, sendo formado predominantemente por células do trofoblasto intermediário que invadem o endométrio e o miométrio. Habitualmente, esses tumores são menos sensíveis à quimioterapia, daí a grande importância de fazer a diferença histológica do tipo de tumor na NTG[41].

Epidemiologia da doença trofoblástica gestacional

Incidência: a incidência da mola hidatiforme varia de uma região a outra, de 0,5 a 1/1.000 gestações na Europa e Estados Unidos, para 12/1.000 na Indonésia, Índia e Turquia. Aproximadamente 20% das molas evoluirão para persistência da doença e necessitarão quimioterapia após o esvaziamento do útero. A maioria dessas pacientes ficará curada e um pequeno percentual desenvolverá a doença metastática. O coriocarcinoma ocorre em 1 para 20.000 a 40.000 gestações: 50% das vezes após uma gravidez a termo; 25% após um aborto molar e 25% após outros eventos gestacionais. Bem mais raro que o coriocarcinoma, o TTSP pode se seguir a qualquer tipo de gravidez[45,46].

Idade materna: a mola hidatiforme é mais frequente nos extremos da vida reprodutiva[47].

Dieta: o achado de níveis séricos significativamente baixos de folato nas pacientes com mola hidatiforme completa, quando comparado com o de gestantes normais, sugere que o folato pode ter efeito preventivo no desenvolvimento da DTG[48].

Paridade: os estudos atuais não mostram associação com a paridade, verificando que a paridade não tem maior importância e que a idade materna é que responde pelo aumento da incidência da mola hidatiforme nas multíparas[47,48].

Gravidezes anteriores: mulheres que tiveram um abortamento molar têm risco aumentado de apresentar outra mola hidatiforme na gestação seguinte. Entretanto, mais de 98% dessas grávidas não terão mola em gestações subsequentes e não há risco obstétrico maior[49].

Etnia: há pouca dúvida de que a distribuição geográfica da mola representa os diferentes grupos étnicos que têm diferentes incidências de mola, mais que fatores climáticos ou ambientais[47].

Quadro clínico

O mais comum dos sintomas da mola hidatiforme é o sangramento, o qual tanto pode acontecer de maneira insidiosa e repetitiva, como agudamente, abundante e com eliminação de coágulos. Por conta da perda sanguínea, o encontro de pacientes com graus diversos de anemia é frequente. A gestação cursa com repetidas perdas sanguíneas, náuseas e vômitos de grande intensidade. Em outras ocasiões, a paciente pode cursar com palpitações, sudorese, intolerância ao calor e diarreia, sugerindo diagnóstico de hipertireoidismo. Como a gonadotrofina coriônica tem débil ação tireotrófica, e a mola hidatiforme produz hCG exageradamente, tal situação poderá levar a um quadro de hipertireoidismo. Como o útero é maior que o esperado para a idade gestacional, pelo grande volume placentário na mola completa, a paciente aparenta ter idade gestacional maior que a esperada. Outras vezes, cursando a mola com hipertensão, o primeiro sintoma da paciente pode ser cefaleia ou distúrbios visuais.

Ao exame físico, pode-se constatar a presença de anemia, volume uterino maior que o esperado (vesículas hidrópicas aumentando o volume placentário, além de coágulos aderidos à placenta), ovários aumentados de volume (cistos tecaluteínicos devidos ao estímulo exagerado do hCG) e ausculta fetal frequentemente negativa. Muitas vezes, o quadro clínico se apresenta pelas complicações que a mola pode levar, tais como: hiperêmese gravídica, desidratação, hipertensão gestacional, hipertiroidismo e anemia. Tais situações podem ser vistas em 15% a 25% dos casos de mola completa[7]. O exame especular constatará o fluxo sanguíneo pelo orifício cervical externo e, em algumas ocasiões, poderá surpreender a expulsão de vesículas, fechando o diagnóstico clínico da mola hidatiforme. Em outras situações, principalmente se a mola hidatiforme é parcial, vamos encontrar um útero compatível com a idade gestacional, e o quadro clínico se assemelha ao de uma ameaça de abortamento sem doença trofoblástica.

Com o advento da USG transvaginal, usada rotineiramente na assistência pré-natal, o quadro clínico clássico da mola tem mudado em virtude do diagnóstico precoce[50].

Diagnóstico

Uma história clínica minuciosa, associada a exame físico detalhado e a perspicácia do médico assistente, terá suspeição de um quadro de DTG fortemente levantada e, em algumas ocasiões, a identificação de vesículas poderá firmar o diagnóstico clínico. Os níveis elevados de hCG reforçam a hipótese de DTG, cujos valores são maiores na mola completa que na mola parcial, provavelmente pela maior proliferação trofoblástica da mola completa. Os níveis séricos de hCG caem rapidamente nos abortamentos espontâneos, mas isso não acontece na gestação molar, reforçando, assim, que a dosagem de hCG é uma importante arma na investigação diagnóstica da mola hidatiforme. Geralmente a mola hidatiforme é diagnosticada no primeiro trimestre da gestação, entretanto em raras ocasiões ela poderá chegar ao segundo ou terceiro trimestre. O exame que melhor define o diagnóstico antes do esvaziamento uterino é a USG. Frequentemente, é a USG realizada na rotina pré-natal que faz o diagnóstico da mola. A USG de alta resolução revela um padrão vesicular na mola completa. A USG encontra, na maioria das molas completas do primeiro trimestre, uma massa intrauterina complexa e ecogênica, contendo muitos espaços císticos. Quando as gestações são muito iniciais, a USG não faz diagnóstico de mola hidatiforme em virtude de as vilosidades ainda não terem obtido o padrão vesicular. No entanto, a partir de 11 semanas, o diagnóstico ultrassonográfico de mola hidatiforme completa é facilmente realizado[7].

Havendo forte suposição clínica e ultrassonográfica de DTG, uma radiografia de tórax é uma boa medida para se ter uma visão dos campos pulmonares, servir de referência durante o seguimento pós-molar e também rastrear precocemente as metástases pulmonares.

O diagnóstico definitivo geralmente é firmado após dilatação, curetagem e exame histopatológico do tecido placentário. O Colégio Americano de Ginecologia e Obstetrícia recomenda, para as pacientes com suspeição clínica e laboratorial de mola hidatiforme, os seguintes exames antes da evacuação: hemograma completo com contagem de plaquetas, avaliação da coagulação sanguínea, função renal e hepática, grupo sanguíneo e fator Rh, dosagem do hCG sérico e radiografia de tórax[46].

Diagnóstico diferencial da mola hidatiforme

Algumas situações podem ser confundidas com a DTG, tais como[51,52]:

- Ameaça de abortamento;
- Gravidez ectópica;
- Gravidez gemelar (gestação molar associada a gravidez normal);
- Aborto retido;
- Aborto hidrópico;
- Displasia mesenquimal da placenta;
- Gravidez tópica associada a mioma uterino.

A mais comum apresentação do DTG é a mola hidatiforme; entretanto, não se pode esquecer de que a DTG pode se apresentar na forma neoplásica, com extensão local ou por meio de metástases a distância. Cerca de 15% das molas hidatiformes evoluem para NTG e um percentual considerável de pacientes não se submete ao seguimento pós-molar. Assim, fica configurada uma situação que propiciará o aparecimento da doença já na sua forma metastática. Por outro lado, o coriocarcinoma e o TTSP podem surgir após qualquer evento gestacional, desde uma mola hidatiforme até um abortamento não molar, uma gravidez ectópica ou uma gravidez a termo[50-52].

A NTG, subsequente a gravidez não molar, pode cursar com discretos sintomas ou sinais da doença, levando a dificuldade diagnóstica. O sangramento anormal ou persistente por mais de seis semanas subsequentes a uma gestação deve contemplar a dosagem do hCG para excluir NTG ou uma nova gravidez. A presença de tumor metastático na mulher com desconhecimento do tumor primário chama atenção para NTG, pois ela é capaz de metástase para qualquer local do organismo. Assim, deve-se estar atento para diversas situações, principalmente no menacme, que pode reconhecer a NTG como causa[7]:

1. Desconforto respiratório, dor torácica ou hemoptise, principalmente se associado a imagens radiológicas sugestivas de metástases;
2. Persistência de lóquios sanguíneos após 30 dias do parto;
3. Sangramento menstrual irregular após história de parto ou abortamento;
4. Presença de lesões ulceradas ou tumoração violácea em vulva e vagina;
5. Quadro de hemoperitônio devido a mola invasora;
6. Sintomas neurológicos agudos associados a hemorragia intracraniana;
7. Diagnóstico de tumor hepático metastático.

Tratamento da mola hidatiforme

A interrupção imediata da gestação deve ser tomada logo que o diagnóstico é firmado. O esvaziamento uterino deve ser preferentemente a dilatação e curetagem[7,50]. Deve evitar a indução do trabalho de abortamento com misoprostol, bem como a curetagem a céu aberto por meio de histerotomia, conduta às vezes defendida quando o útero ultrapassa a cicatriz umbilical. Nessas duas condições, há aumento da perda sanguínea e maior risco de sequelas malignas, quando se compara com a dilatação e curetagem apenas[50]. Após a dilatação progressiva do colo, se introduz cânula na cavidade uterina para fazer a aspiração do tecido placentário. Durante a aspiração e/ou curetagem, a ocitocina é recomendada e deve ser mantida por algumas horas após. A administração de imunoglobulina anti-Rh D é recomendada para as pacientes Rh negativos[7].

Outras vezes, a síndrome de hiperestimulação provocada pelos cistos tecaluteínicos pode complicar o caso. Tais casos necessitam de cuidados intensivos. Os cistos podem demorar alguns meses para regredi e não devem sofrer intervenção cirúrgica, exceto em casos raros de torção e ruptura[7].

A histerectomia com a mola *in situ* com a preservação dos anexos é uma alternativa para a aspiração e curetagem em pacientes selecionadas que não querem preservar a capacidade reprodutiva. A histerectomia reduz o risco de sequelas malignas, mas, mesmo assim, em 3% a 5% dessas pacientes observamos NTG persistente e, por esse motivo, o seguimento pós-molar é indispensável[7,50].

Seguimento pós-molar

A evolução para malignidade após o esvaziamento uterino ocorre em cerca de 5% das molas parciais e 20% das molas completas. As molas hidatiformes parciais e completas são doenças distintas do ponto de vista citogenético, histopatológico e clínico, entretanto o seguimento deverá ser o mesmo. Após o esvaziamento da cavidade uterina, ou retirada do útero, o que se espera é o declínio dos níveis da gonadotrofina coriônica. A observação da produção hormonal se faz por meio das dosagens seriadas da subunidade beta do hCG por método confiável e que o detecte até valores inferiores a 5 mUI/mL. Idealmente, o βhCG deveria ser dosado dois dias antes da evacuação; a cada uma a duas semanas enquanto for identificado no soro; e mensalmente, após negativação, durante os seis meses seguintes. Exame clínico é obrigatório a cada consulta enquanto o hCG se mantiver presente no sangue, para identificar metástase vaginal e involução dos órgãos pélvicos. Nesse exame, a inspeção geral do paciente, a palpação abdominal, a observação minuciosa da vulva, o exame especular do colo e vagina e o toque vaginal combinado não podem ser esquecidos. Embora possa ocorrer NTG muito tempo após a mola hidatiforme ter sido evacuada, a maioria das lesões malignas aparece nos primeiros seis meses após esvaziamento uterino. Deve-se fazer contracepção segura durante todo o período em que o hCG é positivo e, no mínimo, até seis meses após a sua negativação. A contracepção hormonal oral não aumenta a incidência de NTG persistente nem altera o padrão de regressão dos valores de hCG. Com relação à curva de produção do hCG, várias possibilidades são possíveis, tais como: negativação, platô ou ascensão. A sua negativação aponta para a cura espontânea da doença. A paciente é liberada para engravidar 6 a 12 meses após a negativação da gonadotrofina[53,54].

O **diagnóstico de NTG persistente**, por meio das dosagens de hCG, é feito pelos critérios abaixo [Federação Internacional de Ginecologia e Obstetrícia (FIGO) – 2000]:

1. hCG em platô em quatro aferições, com variação de ± 10%, em três semanas ou mais de acompanhamento (nos dias 1, 7, 14 e 21);
2. hCG em elevação, com acréscimo superior a 10% em três aferições, em duas semanas ou mais de acompanhamento (nos dias 1, 7 e 14);
3. hCG persistentemente detectado por um período superior a seis meses após o esvaziamento uterino

Tratamento da neoplasia trofoblástica gestacional

Feito o diagnóstico da NTG, é necessário agora avaliar os fatores de risco e a presença de metástases. Além da história clínica e do exame físico, outros exames são necessários: hemograma completo com plaquetas, coagulação sanguínea, função renal e hepática, tipo sanguíneo e fator Rh, hCG basal, radiografia de tórax e ecografia pélvica. Outros exames mais apurados podem ser necessários: tomografia e ressonância nuclear magnética. As metástases pela via venosa acometem principalmente pulmões e a vagina. As metástases pela via arterial geralmente só ocorrem após metástases pulmonares. Portanto, a avaliação mínima de metástase pulmonar na NTG é a radiografia de tórax. Se metástases pulmonares são identificadas, exames de imagem para buscar metástases cerebrais e abdominais são indicados[7].

Na NTG limitada ao útero, todas as pacientes geralmente são curadas com a quimioterapia, sem histerectomia. Ocorre remissão em 70% a 80% com uma dose semanal de 30 a 50 mg/m^2 de metotrexato por via intramuscular. O metotrexato é repetido semanalmente até uma semana após o hCG negativar. Quando se considera eficácia, toxicidade e custos, comparando metotrexato e actinomicina D, o metotrexato é a droga de escolha. Exames hematológicos são feitos semanalmente. Como o metotrexato é hepatotóxico, deprime a hematopoiese e sua excreção se faz inteiramente pelo rim, as funções renal, hepática e hematopoiéticas devem ser avaliadas semanalmente. A histerectomia nessas pacientes reduz a necessidade de quimioterapia e o tempo de remissão da doença. A quimioterapia após a histerectomia é necessária, até a negativação do hCG[55].

Pacientes cujos níveis de hCG permanecem em platô ou se elevam durante a quimioterapia devem receber outro quimioterápico. Se as metástases aparecem ou a outra droga falha, o regime terapêutico deve mudar para poliquimioterapia. A histerectomia deve ser considerada para a NTG não metastática refratária a quimioterapia e confinada ao útero[7]. O tumor trofoblástico do leito placentário é relativamente raro e não é tão sensível à quimioterapia como as outras formas de NTG, assim a distinção histopatológica é importante para a instituição terapêutica.

A cura completa na NTG não metastática é perto de 100%. Quando a quimioterapia é ministrada por mais um a dois ciclos após a negativação do hCG, a porcentagem de recorrência é menor que 5%[7,50].

Há um risco teórico de efeito teratogênico da quimioterapia no desenvolvimento do ovo. Retardar a gravidez em 12 meses permite que o DNA ou o dano apoptótico sobre os óvulos nos ovários seja reparado. O risco de recorrência da doença após um ano é menor que 1%, mas recorrências tardias têm sido raramente observadas. Pelo risco de 1% a 2% de nova mola na gestação seguinte, uma USG é aconselhável logo que engravidar. Não parece haver maior risco de malformações congênitas ou outras complicações nas gestações após NTG[7].

Prognóstico

As NTGs são os tumores sólidos mais responsivos à quimioterapia, com taxa de cura superior a 90%. Se a NTG não tem metástase, com estágio FIGO I, ou se tem metástase de baixo risco com estágio FIGO 2 e 3, ou escore menor que 7, podem ser tratatas com metotrexato ou actinomicina D, com taxas de sobrevida de quase 100%. Nos casos de metástases de alto risco, FIGO 4 ou escore maior que 7, a taxa de cura com poliquimioterapia chega a 80% a 90%[55].

Referências bibliográficas

1. WHO: recommended definitions, terminology and format for statistical tables related to the perinatal period and use of a new certificate for cause of perinatal deaths. Modifications recommended by FIGO as amended October 14, 1976. Acta Obstet Gynecol Scand. 1977;56(3):247-53.
2. Victora CG, Aquino EML, Leal MC, Monteiro CA, Barros FC, Szwarcwald CL. Saúde de mães e crianças no Brasil: progressos e desafios. Lancet. 2011.
3. Ministério da Saúde. Norma Técnica: atenção humanizada ao abortamento. 2ª ed. Série de direitos sexuais reprodutivos – Caderno nº 4. Brasília; 2011.
4. Klein J, Stein Z. Epidemiology of chromosomal anomalies in spontaneous abortion: prevalence, manifestation and determinants. In: Bennett MJ, Edmonds DK. Spontaneous and recurrent abortion. Oxford: Blackwell Scientific; 1987. p. 29.
5. Global Health Organization. Global and regional estimates of the incidence of unsafe abortion and associated mortality in 2003. 5th ed. 2007.
6. World Health Organization. The prevention and management of unsafe abortion. Report of a technical Working Group, Geneva: WHO; 1992.
7. Diniz D, Medeiros M. Aborto no Brasil: uma pesquisa domiciliar com técnica de urna. Ciênc Saúde Coletiva. 2010;15(Supl 1):S959-96.
8. Surita FBC, Albuquerque. Abortamento. In: Costa HLFF, Moraes Filho OB. Ginecologia & Obstetrícia. 1ª ed. Recife: Edupe; 2006. p. 365-74.
9. Pinto e Silva JL, Surita FGC. Abortamento espontâneo. In: Neme B. Obstetrícia básica. 2ª ed., São Paulo: Sarvier; 2000. p. 552-61.
10. Barra DA, Spara P, Martins WP, Costa AG, Ferreira AC, Maud Filho F. Importance of ultrasonography for the prediction and diagnosis of abortion. Femina. 2006;34(12):829-34.
11. Savaris RF. Abortamento. In: Freitas F, Martins-Costa SH, Magalhães JA, Ramos JG. Rotinas em obstetrícia. 6ª ed. Porto Alegre: Artmed; 2011. p. 97-109.
12. Aleman A, Althabe F, Belizán JM, Bergel E. Bed rest during pregnancy for preventing miscarriage. Cochrane Database Syst Rev. 2005;(2):CD003576.
13. Gobbe M, Fazzio M, Boni T. Current role of bed-rest in threarened abortion, Minerva Ginecol. 2001;53(5):337-40.
14. Rana A. Induced septic abortion: a major factor in maternal mortality and morbidity. J ObstetGynaecol Res. 2004;30(1):3-5.
15. Stubblefield PG, Grimes DA. Septic abortion. N Engl J Med. 1994.33(6):310-3.
16. Rahangdale L. Infections complilcations of pregnancy termination. Clin Obstet Gynecol. 2009;52(2):198-204.
17. Lukman HY, Pogharian D. Management of incomplete abortion with manual vacuum aspiration in comparison to sharp metallic curette in an Ethiopian setting. East Afr Med J. 1996;73:598-603.
18. Gemzell-Danielsson K, Ho PC, Gómez Ponce de León R, Weeks A, Winikoff B. Misoprostol to treat missed abortion in the first trimester. Int J Gynaecol Obstet. 2007;99 Suppl 2:S182-5.
19. Weeks A, Faúdes A. Misoprostol in obstetrics and gynecology. Int J Gynaecol Obstet.. 2007:99:S156-9.
20. Ministério da Saúde. Secretaria de Atenção à Saude. Departamento de Ações Progamáticas Estratégicas. Protocolo de Misoprostol. Brasília; 2012.
21. Organização Mundial da Saúde. Abortamento seguro: orientação técnica e de políticas para sistemas de saúde. 2ª ed. Genebra: Organização Mundial da Saúde; 2013.
22. Unedited Draft Report of the 17th Expert Committee on the Selection and Use of Essential Medicines. Geneva: World Health Organization; 2009.
23. Blum J, Winikoff B, Gemzell-Danielsson K, Ho PC, Schiavon R, Weeks A. Treatment of incomplete abortion and miscarriage with misoprostol. Int J Gynaecol Obstet. 2007;99 Suppl 2:S186-9.
24. Shwekerela B, Kalumuna R, Kipingili R, Mashaka N, Westheimer E, Clark W, et al. Misoprostol for treatment of incomplete abortion at the regional hospital level: results from Tanzania. BJOG. 2007;114(11):1363-7.
25. WHO Task Force on Prostaglandins for Fertility Regulation. Contraception [Contraception]. Contraception. 1981;23:251-9.
26. Kulier R, Fekih A, Hofmeyr GJ, Campana A. Métodos quirúrgicos para la interrupción del embarazo durante el primer trimestre. Cochrane Database Syst Rev. 2011;(3):CD002900.
27. Castleman L, Mann C. Manual vacuum aspiration (MVA) for uterine evacuation: pain management. Chapel Hill: Ipas; 2002.
28. Kizza AP, Rogo KO. Assessment of the manual vacuum aspiration (MVA) equipment in the management of incomplete abortion. East Afr Med J. 1990;67(11):812-22.
29. Yordy L, Leonard AH, Winkler J. Guia de aspiração manual intrauterina para médicos. Carrboro: IPAS; 1993.
30. Parry M, Risi L. Non-pharmacological/bio-behavioural approaches to pain management: Why we use vocal anesthesia at Marie Stopes. Background, Vol. 1. London: Marie Stopes International; 2001.
31. www.msd-brazil.com/msd43/m_manual/images/img
32. Magotti RF, Munjinja PG, Lema RS, Ngwalle EK. Cost-effectiveness of managing abortions: manual vacuum aspiration (MVA) compared to evacuation by curettage in Tanzania. East Afr Med J. 1995;72:248-51.
33. Page EW, Villee CA, Villee DB. Human reproduction. 2nd ed. Philadelphia: W. B. Saunders; 1976. p. 211.
34. American College of Obstetricians and Gynecologists. ACOG Practice Bulletin No. 94: Medical management of ectopic pregnancy. Obstet Gynecol. 2008;111(6):1479-85.
35. Costa HLFF, Moraes Filho OB. Ginecologia e obstetrícia. 1ª ed. Recife: Edupe; 2006.
36. Farquhar CM. Ectopic pregnancy. Lancet. 2005;366(9485):583-91.
37. Timor-Tritsch IE, Yen MN, Peisner DB, Lesser KB, Slavik TA. The use of transvaginal ultrasonography in the diagnosis of ectopic pregnancy. Am J Obstet Gynecol. 1989;161(1):157-61.
38. Practice Committee of the American Society for Reproductive Medicine. Medical treatment of ectopic pregnancy. Fertil Steril. 2006;86(5 Suppl):S96-102.
39. Brito MB, Silva JCR, Barbosa HF, Poli Neto OB, Reis FJC, Silva ACJSR, et al. Tratamento clínico da gravidez ectópica com metotrexato. Femina. 2009;37(1):29-34.
40. Bergstrom R, Mueller G, YankowitzJ. A case illustrating the continued dilemmas in treating abdominal pregnancy and a potencial explanation for the high rate of postsurgical febrile morbidity. Gynecol Obstet Invest. 1998;46:268.
41. Nga A, Cheung Y. Pathology of gestational trophoblastic diseases. Best Pract Res Clin Obstet Gynecol. 2003;17(6):849-68.
42. Benda JA, Zaino R. Histopathologic Classification of Gestational Trophoblastic Disease (WHO). Pathology Manual: Gynecologic Oncology; 2005.
43. Ng, TY, Wong LC. Diagnosis and management of gestational trophoblastic neoplásica. Best Pract Res Clin Obstet Gynaecol. 2003;17(6):893-903.
44. Hancock BW. Staging and classification of gestational trophoblastic disease. Best Pract Res Clin Obstet Gynaecol. 2003;17(6):869-83.
45. Devriendt K. Hydatidiform mole and triploidy: the role of genomic imprinting in placental development. Hum Reprod Update. 2005;11(2):137-42.
46. Azuma C, Saji F, Tokugawa Y, Kimura T, Nobunaga T, Takemura M, et al. Application of gene amplification by polymerase chain reaction to genetic analysis of molar mitochondrial DNA: the detection of anuclear empty ovum as the cause of complete mole. Gynecol Oncol. 1991;40(1):29-33.
47. Soper JT, Mutch DG, Schink JC. Diagnosis and treatment of gestational trophoblastic disease: ACOG Practice Bulletin No. 53. Gynecol Oncol. 2004;93(3):575-85.

48. Steigrad SJ. Epidemiology of gestational trophoblastic diseases. Best Pract Res Clin Obstet Gynaecol. 2003;17(6):837-47.
49. Harma M, Harma M, Kocyigit A, Yurtseven S, Demir N. Serum levels of folate, vitamin B12 and homocysteine in complete hydatidiform mole. J Reprod Med. 2004;49(4):285-8.
50. Sebire NJ, Fisher RA, Foskett M, Rees H, Seckl MJ, Newlands ES. Risk of recurrent hydatidiform mole and subsequent pregnancy outcome following complete or partial hydatidiform molar pregnancy. BJOG. 2003;110(1):22-6.
51. Sasaki S. Clinical presentation and management of molar pregnancy. Best Pract Res Clin Obstet Gynaecol. 2003;17(6):885-92.
52. Gibson BR, Muir-Padilla J, Champeaux A, Suarez ES. Mesenchymal dysplasia of the placenta. Placenta. 2004;25(7):671-2.
53. Matsui H, Iitsuka Y, Yamazawa K, Tanaka N, Mitsuhashi A, Seki K, et al. Placental mesenchymal dysplasia initially diagnosed as partial mole. Pathol Int. 2003;53(11):810-3.
54. Lurain JR. Gestational trophoblastic tumors. Semin Surg Oncol. 1990;6(6):347-53.
55. Garner E, Goldstein DP, Berkowitz RS, Baker WH, Wenzel L. Psychosocial and reproductive outcomes of gestational trophoblastic diseases. Best Pract Res Clin Obstet Gynaecol. 2003;17(6):959-68.

SANGRAMENTOS DO SEGUNDO E TERCEIRO TRIMESTRE

Helvécio Neves Feitosa

As hemorragias no ciclo gravídico-puerperal são importante causa de morbimortalidade materna e perinatal. Constituem a principal causa de morte materna nos países em desenvolvimento, sendo responsáveis por cerca de 50% das 500.000 mortes maternas que ocorrem anualmente em todo o mundo.

Quanto à fase da gravidez, são classicamente separadas em hemorragias da primeira e da segunda metade.

Hemorragias da primeira metade:
- Abortamento;
- Gravidez ectópica;
- Doença trofoblástica gestacional.

Hemorragias da segunda metade:
- Placenta prévia;
- Descolamento prematuro da placenta;
- Rotura uterina;
- Rotura do seio marginal;
- Rotura de vasa prévia.

Causas ginecológicas também podem estar envolvidas: pólipos endocervicais, ectopia do colo uterino (ectrópio), cervicites, câncer de colo uterino e lesão traumática de parede vaginal. A cervicodilatação, durante o trabalho de parto, pode estar associada a algum sangramento, em geral de pequena monta.

Hemorragias da primeira metade da gravidez

Abortamento

Consiste na interrupção da gravidez antes da 22ª semana de gestação, ou com o concepto pesando menos de 500g caso se desconheça a idade gestacional. O aborto é o produto da concepção eliminado no processo de abortamento. Acomete cerca de 10% a 15% das gestações. Cerca de 50% das concepções são perdidas antes da falha menstrual (abortamento subclínico).

Classificações do abortamento

Quanto à idade gestacional:
- Precoce: até 13 semanas de gestação, representando a grande maioria dos abortamentos;
- Tardio: entre 13 e 22 semanas: somente 1% a 2% dos casos.

Quanto à motivação:
- Espontâneo: é a perda involuntária da gestação;
- Provocado: induzido (por meios farmacológicos ou mecânicos).

Quanto à legalidade:
- Legal: situações previstas no artigo 128 do Código Penal e casos de anencefalia;
- Ilegal: abortamento provocado ou criminoso (artigos 124 a 127 do Código Penal).

Quanto ao quadro clínico:
- Ameaça de abortamento;
- Abortamento inevitável;
- Abortamento incompleto;
- Abortamento completo;
- Abortamento retido;
- Abortamento infectado;
- Abortamento habitual.

Ameaça de abortamento

Consiste na ocorrência de sangramento transvaginal, de origem uterina, com colo sem dilatação e sem eliminação de tecidos ovulares. O sangramento é de intensidade pequena a moderada. Presença de dores no hipogástrio, tipo cólicas, em geral pouco intensas. O volume uterino é compatível com a idade gestacional. A vitalidade embrionária/fetal está preservada. Há necessidade de exame ultrassonográfico para avaliar a vitalidade do produto conceptual e a área de descolamento ovular, que pode ou não ser identificada. Não há sinais de infecção.

Conduta: não existe indicação de internação hospitalar. Orientar repouso, uso de analgésico se apresentar dor, evitar relações sexuais enquanto o sangramento persistir (e alguns dias depois) e encaminhar ao acompanhamento pré-natal. Caso não ocorra regressão das alterações em alguns dias ou surgir febre, dor pélvica localizada ou sangramento de odor fétido, orientar retorno ao serviço de saúde para reavaliação.

Não há indicação do uso de progesterona, pois não há benefícios comprovados. Os casos de insuficiência lútea são raros e necessitam de confirmação diagnóstica para essa indicação.

Nos casos de descolamento coriomaniótico, o sangramento genital é de pequena intensidade e a ultrassonografia (USG) confirma o diagnóstico. O prognóstico, em geral, é favorável, não representando maior gravidade quanto ao risco materno e/ou ovular. A conduta é expectante, com as mesmas orientações da ameaça de abortamento.

Abortamento inevitável

Caracterizado pela ocorrência de sangramento uterino e dilatação cervical, mas ainda não ocorreu a expulsão do conteúdo intrauterino. O sangramento é maior que na ameaça de abortamento, as cólicas são, em geral, de maior intensidade e o orifício cervical interno encontra-se entreaberto. O exame de USG confirma o diagnóstico, não sendo, entretanto, obrigatório. A conduta é semelhante à do abortamento incompleto.

Abortamento incompleto

Eliminação incompleta do conteúdo ovular intrauterino. Muito comum após oito semanas de gestação. O sangramento transvaginal persiste, podendo ser intenso. As cólicas persistem. Há risco de infecção. O útero, embora com dimensões aumentadas, encontra-se com volume reduzido para a idade gestacional. O colo com algum grau de dilatação pode permitir a percepção de conteúdo intracavitário.

Conduta: em idade gestacional inferior a 12 semanas, com base no volume uterino, o procedimento de eleição é a AMIU (aspiração manual intrauterina), por representar maior segurança e permitir esvaziamento mais rápido. Na impossibilidade da AMIU, realiza-se a curetagem. Na indisponibilidade dos dois procedimentos, estando o colo pérvio, pode-se utilizar o misoprostol na dosagem de 400 a 600 μg, via sublingual, como método alternativo.

Em gestações com volume uterino superior a 12 semanas, nos casos de abortamento inevitável, utilizar misoprostol 600 μg em dose única via oral ou 400 μg em dose única via sublingual. Na indisponibilidade dessas apresentações (oral e sublingual), utilizar misoprostol 200 μg de 12 em 12 horas, via vaginal. O procedimento pode ser complementado com a curetagem ou a AMIU (úteros pequenos, com volume menor que 12 semanas) na suspeita de restos ovulares ou placentários remanescentes. Avaliar a necessidade de transfusão sanguínea, com base no quadro clínico.

Abortamento completo

A totalidade do conteúdo intrauterino foi eliminada. Comum em gestação com menos de oito semanas. O sangramento e as cólicas diminuem ou cessam após a expulsão do conteúdo ovular. O colo uterino (orifício interno) pode permanecer entreaberto. O volume uterino torna-se menor que o esperado para a idade gestacional. O exame ultrassonográfico evidencia cavidade uterina vazia ou imagens compatíveis com coágulos.

Conduta: observar persistência do sangramento e/ou sinais de infecção intrauterina.

Abortamento retido

Caracteriza-se pela morte do embrião ou feto, com persistência dele na cavidade uterina. Ocorre regressão dos sintomas e sinais de gravidez. O colo uterina encontra-se fechado e não há sangramento. O exame de USG revela ausência de vitalidade embrionária/fetal ou presença de saco gestacional vazio.

Conduta: indução do abortamento com misoprostol (com a dosagem de acordo com a idade gestacional), seguida de AMIU ou curetagem.

Em idade gestacional inferior a 12 semanas: um comprimido de 200 μg, via vaginal, em dose única, para preparo do colo. Após 4 horas, realizar o esvaziamento uterino por AMIU ou curetagem. Como alternativa, pode-se utilizar o misoprostol em quatro comprimidos de 200 μg, a cada 12 horas, em três doses.

Entre 13 e 17 semanas: misoprostol 200 μg via vaginal de 6 em 6 horas, em quatro doses.

Entre 18 e 22 semanas: misoprostol 100 μg via vaginal de 6 em 6 horas, em quatro doses. Repetir o esquema, se necessário, após 24 horas da última dose.

Em todas as situações, após a expulsão do produto conceptual, havendo a suspeita de restos ovulares ou placentários remanescentes, realizar a curetagem uterina (ou AMIU em úteros pequenos, compatíveis com idade gestacional inferior a 12 semanas).

Abortamento infectado

Abortamento associado a quadro infeccioso genital (endomiometrite, parametrite, pelviperitonite). Guarda frequente associação com manipulação da cavidade uterina, pela utilização de técnicas inseguras e inadequadas com o objetivo de provocar o abortamento. São casos, geralmente, graves. A flora é polimicrobiana, composta principalmente por Gram-negativos e anaeróbios.

O quadro clínico é caracterizado por febre, sangramento genital com odor fétido, dores abdominais e eliminação de secreção purulenta pelo canal cervical. Dor à palpação abdominal, principalmente no hipogástrio. O toque vaginal, com manipulação dos órgãos genitais, pode ser extremamente doloroso. Ficar alerta para a possibilidade de perfuração uterina (casos confessos ou não de manipulação uterina prévia).

Conduta:
- Solicitar exames complementares: hemograma, sumário de urina (urina tipo I), coagulograma, hemocultura, cultura da secreção vaginal e do material endometrial (para aeróbios e anaeróbios), radiografia do abdome, USG pélvica transvaginal ou de

abdome total e tomografia (para definir coleções intracavitárias abdominais);
- Hidratação e/ou transfusão sanguínea (se hemoglobina inferior a 8g%);
- Antibioticoterapia de largo espectro: associar anerobicida [metronidazol 500 mg a 1g, intravenoso (IV), de 6 em 6 horas, ou clindamicina 600 a 900 mg, IV, a cada 6 a 8 horas] e aminoglicosídeo [gentamicina 1,5 mg/kg, IV ou intramuscular (IM), ou 5 m/kg em dose única diária]. Outros esquemas associam anaerobicida com cefalotina 1g IV de 6 em 6 horas. Manter o esquema intravenoso até que se completem 48 horas sem febre ou sintomatologia clínica. Após esse tempo, iniciar esquema oral por 10 a 14 dias (cefalexina 500 mg de 6 em 6 horas e metronidazol 400 mg de 12 em 12 horas). A alta hospitalar pode ser dada 24 horas após o início da antibioticoterapia oral.

A indicação de cirurgia (laparotomia exploradora) será reservada aos casos mais graves, acompanhados de peritonite e que demoram a dar resposta satisfatória. Pode haver necessidade de retirada de órgãos pélvicos.

A persistência de febre após 48 horas dos cuidados iniciais pode ter como causa abcessos intracavitários abdominais ou tromboflebite pélvica séptica, que é uma condição rara e um diagnóstico de exclusão (após afastar outras causas de persistência de febre). Na suspeita de tromboflebite, indica-se heparina como teste terapêutico, mas sem suspender a antibioticoterapia.

Abortamento habitual (ou recorrente)

Conceituado como perdas espontâneas e sucessivas de três ou mais gestações (há quem considere duas ou mais perdas).

Realizar anamnese e exame físico minucioso, associado à USG e alguns outros exames complementares, para tentar esclarecer as possíveis causas associadas:
- Causas anatômicas: malformações müllerianas uterinas (útero bicorno, útero septado, útero didelfo), insuficiência istmocervical, miomatose uterina;
- Causas hormonais: insuficiência lútea. A sua relação com abortamento habitual é especulativa. A insuficiência da fase lútea está caracterizada, tradicionalmente, quando encurtada (inferior a 10 dias) ou inadequada (progesterona inferior a 10 ng/mL);
- Causas imunológicas: fatores imunológicos, síndrome antifosfolípide;
- Fatores genéticos;
- Fatores infecciosos.

O exame ginecológico e a USG permitem o diagnóstico das causas anatômicas.

Na gravidez, os exames laboratoriais devem incluir a pesquisa dos anticorpos antifosfolípides (anticardiopina IgG e IgM, anticoagulante lúpico) e de anticorpos antinucleares. Em caso de abortamento da gravidez atual, colher material placentário, sempre que possível, para análise citogenética (cariótipo).

Fora da gravidez, solicitar cariótipo do casal, USG ginecológica (pesquisar causas anatômicas), anticorpos antifosfolípides (anticardiolipina e anticoagulante lúpico) e anticorpos antinucleares.

Em casos de insuficiência istmocervical, com histórico de duas ou mais perdas no segundo trimestre, em geral sem sangramento prévio, com dilatação cervical e sem dor, realizar cerclagem eletiva entre 12 a 14 semanas de gravidez, após avaliação ultrassonográfica do feto (que deve estar vivo e sem anomalias).

Em casos de insuficiência lútea, utilizar progesterona natural de 200 mg por via vaginal por dia ou diidrogesterona 10 mg via oral, uma vez ao dia, até a 14ª semana.

Em casos de portadoras da síndrome antifosfolípide, associar heparina de baixo peso molecular (dose profilática) à aspirina em baixa dose (100 mg por dia).

Prenhez ectópica

Consiste na implantação do ovo fora da cavidade uterina. Ocorre em 1,5% a 2% das gestações. A prenhez tubária responde por cerca de 95% dos casos de gravidez ectópica.
- São considerados fatores de risco para prenhez ectópica:
- História de prenhez ectópica prévia;
- Cirurgia tubária prévia (inclusive laqueadura);
- História de DIP (doença inflamatória pélvica);
- Contracepção com progesterona ou dispositivo intrauterino (DIU);
- História de infertilidade;
- Anormalidade tubária documentada.

Classificação quanto à localização

- **Prenhez tubária:** responde por mais de 95% das ectópicas. A ampola é o local mais frequente (cerca de 80%), seguida do istmo (12%). Pode haver implantação na extremidade fimbrial (prenhez fimbriária) ou intersticial (prenhez intersticial ou cornual, que representa 2% a 3% das ectópicas tubárias). A prenhez ectópica ampolar pode evoluir com abortamento tubário.
- **Prenhez abdominal:** responde por cerca de 1% das ectópicas. Pode ser primitiva ou secundária (mais frequente, em geral, decorrente da rotura ou abortamento tubário).
- **Prenhez ovariana:** representa cerca de 3% das ectópicas.
- **Prenhez cervical:** menos de 1% dos casos.
- **Prenhez ectópica em cicatriz de cesárea:** forma mais rara de ectopia. A cavidade uterina e o canal cervical devem estar vazios. O saco gestacional desenvolve-se na porção anterior do segmento uterino inferior. Há ausência de miométrio saudável entre a bexiga e o saco gestacional

Diagnóstico

O quadro clínico é representado principalmente por dor e sangramento vaginal. A dor está presente em quase todos os casos. O sangramento tende a ser de pequena intensidade e/ou irregular, podendo ou não ser precedido de atraso menstrual. Na prenhez ectópica rota, as pacientes podem exibir quadro clínico de choque hipovolêmico. Antes da rotura, a maioria dos casos de ectópica apresenta-se com manifestações inespecíficas, com sangramento transvaginal e dor abdominal ou pélvica, de intensidade variável.

Ao exame físico/ginecológico, podem-se evidenciar sangue na vagina, útero menor que o esperado para a idade gestacional, amolecimento do colo e dor pélvica, que tende a ser mais localizada em região anexial, na qual se pode palpar massa dolorosa. Quando há rotura tubária, o quadro tende a ser mais grave, podendo estar presentes sinais e sintomas de hemoperitônio e choque, com dor intensa associada a abdome distendido e silente, dor no ombro e abaulamento do fundo de saco vaginal posterior.

Na presença de sangramento transvaginal, a eliminação de tecido coriônico pelo canal cervical, que pode ser evidenciada quando ele é colocado em tubo de ensaio com soro fisiológico (fica sobrenadando), confirma gravidez intrauterina.

A culdocentese (punção do fundo de saco vaginal posterior) para a detecção de sangue pode auxiliar no diagnóstico, diante da suspeita de rotura tubária. Tal procedimento tem sido realizado cada vez menos, em virtude do auxílio diagnóstico da USG, que é exame indispensável na investigação dos casos suspeitos de prenhez ectópica. A identificação de gestação intrauterina praticamente afasta a possibilidade de ectópica, exceto nos raros casos de prenhez heterotópica (coexistência de gestação intrauterina e ectópica), com incidência estimada em 1:30.000 casos (tem se tornado mais frequente com as técnicas de fertilização in vitro e de indução da ovulação). Ao exame ultrassonográfico, o achado mais frequente é o de massa anexial complexa (60% dos casos), seguido de anel tubário (20%) e anel tubário com embrião com ou sem batimentos cardíacos fetais – BCFs (13%). A tumoração anexial (massa complexa) com presença de líquido livre no fundo de saco posterior aumenta significativamente a suspeita diagnóstica, devendo tal achado ser correlacionado com o exame clínico e a dosagem do βhCG.

A dosagem do βhCG (fração beta da gonadotropina coriônica humana) é de fundamental importância no diagnóstico da prenhez ectópica. Um resultado negativo descarta a possibilidade de gravidez. Um resultado positivo a confirma, embora não determine a sua localização. Outro aspecto importante é o tempo de duplicação dos valores do βhCG: a duplicação no intervalo de 48 horas é compatível com gravidez de desenvolvimento normal. Caso não haja duplicação, trata-se de falha no desenvolvimento de uma gestação tópica (evolução para aborto), ou presença de ectópica. Níveis séricos de βhCG maiores que 1.500 mUI/mL índice de resistência e pulsatilidade (IRP) com não visualização de saco gestacional intrauterino associam-se à alta probabilidade de prenhez ectópica.

Conduta

O planejamento terapêutico da prenhez ectópica pode ser:

- Expectante;
- Tratamento clínico;
- Tratamento cirúrgico: laparoscopia ou laparotomia.

Na opção pelas condutas conservadoras, assegurar o seguimento das gestantes.

A opção pela conduta expectante está reservada a alguns casos selecionados, com base nos seguintes critérios:

- Dor e sangramento discretos;
- Confiabilidade quanto ao seguimento;
- Nenhuma evidência de rotura tubária;
- Nível de βhCG menor que 1.000 mUI/mL e em queda;
- Massa ectópica ou anexial menor que 3 cm ou não detectável;
- Ausência de BCFs;
- Estabilidade hemodinâmica.

Tais casos podem representar gestação de localização desconhecida, podendo tratar-se de aborto ou de gravidez ectópica em resolução.

O tratamento clínico (com metotrexato – MTX) da prenhez ectópica também está restrito a casos selecionados, com base nos seguintes critérios:

- Sinais vitais estáveis e pouca sintomatologia;
- Ausência de contraindicação médica para a terapia (enzimas hepáticas, hemograma e plaquetas normais);
- Prenhez ectópica íntegra;
- Ausência de atividade cardíaca embrionária;
- Massa anexial (ectópica) menor ou igual a 4 cm;
- Níveis séricos de βhCG menores que 5.000 mUI/mL.

O tratamento clínico deve ser realizado em centro especializado. O esquema de tratamento consiste em dose única de MTX de 1 mg/kg de peso ou 50 mg/m^2 de superfície corpórea, por via intramuscular.

Dosar o nível sérico de βhCG no quarto e no sétimo dia após o tratamento, e depois, semanalmente, até atingir 5 mUI/mL. A queda do βhCG entre o quarto e o sétimo dia deve ser de pelo menos 15%. Caso isso não ocorra, está indicada a repetição da dose ou o tratamento cirúrgico.

A opção pelo tratamento cirúrgico tem como critérios:

- Sinais vitais instáveis ou sinais de hemoperitônio;
- Diagnóstico inconclusivo;
- Prenhez ectópica avançada (βhCG maior que 5.000 mUI/mL, massa anexial maior que 4 cm, atividade cardíaca embrionária);
- Seguimento difícil;
- Contraindicação ao tratamento clínico.

O tratamento cirúrgico pode ser por laparotomia ou laparoscopia, sendo a última opção contraindicada na presença de sinais de hipovolemia. Pode ser também conservador ou radical. No tratamento conservador, realiza-se abertura linear da tuba (salpingostomia) com enucleação da ectópica. No tratamento radical, procede-se à retirada da tuba (salpingectomia). Ambas podem ser realizadas por laparoscopia (padrão-ouro) ou laparotomia. A decisão por salpingectomia ou salpingostomia depende do estado da tuba afetada e da contralateral, bem como da história de ectopia prévia e do desejo da paciente de nova gestação. Na opção pela salpingostomia, realizar seguimento da paciente com a dosagem seriada do βhCG, pois pode haver persistência de material trofoblástico funcionante (*prenhez ectópica persistente*), o que impõe nova cirurgia ou o tratamento com MTX.

Neoplasia trofoblástica gestacional

A frequência varia de 1 caso para 1.000 a 2.000 gestações.

Por decisão do Comitê de Oncologia da FIGO (Federação Internacional de Ginecologia e Obstetrícia), em reunião realizada em Washington em 2000, com as deliberações divulgadas em 2002, a nomenclatura neoplasia trofoblástica gestacional (NTG) deveria substituir doença trofoblástica gestacional (DTG).

Classificação

- Mola hidatifrome completa.
- Mola hidatiforme parcial.
- Mola invasora.
- Coriocarcinoma.
- Tumor trofoblástico de sítio placentário.

Mola completa

Tem na sua origem genética apenas os cromossomos paternos, tendo o óvulo fertilizado perdido o seu núcleo (material genético). A maioria apresenta cariótipo diploide 46,XX. Cerca de 2% dos casos evoluem para coriocarcinoma.

Mola parcial

Tipo mais raro do que a mola completa (25% a 40% dos casos). O cariótipo é triploide (por exemplo, 69XXY), atribuído à fertilização de um óvulo por dois espermatozoides. Há menor propensão de evoluir para o coriocarcinoma do que na mola completa, sendo rara tal ocorrência. A evolução para mola invasora ocorre em 4% a 10% dos casos.

Diagnóstico de mola hidatiforme

História de amenorreia como primeira manifestação de gravidez. Pode ocorrer sangramento sem cólicas, intermitente, de intensidade progressiva, com eliminação de vesículas hidrópicas que lembram "cacho de uva". Os sangramentos repetidos podem levar à anemia.

Na mola completa, o útero pode ser desproporcionalmente maior do que o esperado para a idade gestacional, de consistência pastosa, com ausência de BCFs e extremo amolecimento da cérvice ao toque. Os níveis de βhCG estão muito elevados (acima do esperado para a idade gestacional correspondente).

Na mola parcial, os níveis de βhCG apresentam elevação inferior à observada na mola completa.

Com frequência, ocorre exagero dos sintomas de gravidez, com náuseas e vômitos de difícil controle (*hiperêmese gravídica*), além de outras manifestações como tireotoxicose e pré-eclâmpsia (ainda na primeira metade da gravidez).

O exame de USG permite diferenciar gestação normal de prenhez molar. Os achados típicos de mola são: imagens anecoicas no interior do útero, com padrão em "flocos de neve". Os cistos tecaluteínicos ovarianos (por estímulo excessivo do hCG) são visualizados em cerca de 40% dos casos na mola completa.

Conduta na mola hidatiforme

Solicitar os exames:

- Hemograma, tipagem sanguínea, tempo de protrombina, TTPA (tempo de tromboplastina parcial ativada);
- βhCG quantitativo;
- Provas de função hepática [transaminase glutâmico-oxalacética (TGO), transaminase glutâmico-pirúvica (TGP), bilirrubinas totais e frações);
- Radiografia de tórax;
- Hormônio estimulante da tireoide (TSH) – possibilidade de tireotoxicose;
- Ultrassonografia pélvica/transvaginal (vesículas na cavidade uterina: vilos hidrópicos, ecos amorfos, múltiplos cistos ovarianos).

O tratamento consiste no esvaziamento uterino, preferencialmente por meio de dilatação cervical, seguida de AMIU. Curetagem uterina minuciosa apresenta-se como alternativa à AMIU, ou como complemento.

Durante o esvaziamento uterino, usar ocitocina 20U (quatro ampolas) em 500 mL de soro glicosado a 5%, após a cervicodilatação, com o objetivo de diminuir o sangramento e o risco de perfuração uterina. Reservar sangue para possível necessidade de reposição volêmica.

A histerectomia total profilática pode ser uma alternativa ao esvaziamento em pacientes selecionadas (prole constituída, dificuldade de seguimento). Os anexos devem ser preservados. A histerectomia reduz o risco de evolução para malignidade, porém 3% a 5% das pacientes ainda apresentam tal evolução. Portanto, há a necessidade de acompanhamento pós-molar.

A hemorragia uterina incoercível pode ser uma indicação de histerectomia. Outras complicações incluem infecção, perfuração uterina e falência respiratória aguda. O coriocarcinoma é a complicação mais temível (daí a necessidade do seguimento pós-molar). A análise histológica não permite prever o prognóstico.

Seguimento pós-molar

Deve ser realizado em todas as pacientes após o esvaziamento. Consiste em acompanhamento clínico e laboratorial. Solicitar dosagens semanais do βhCG até os níveis negativarem por três semanas consecutivas. Em seguida, fazer uma dosagem quinzenal e, depois, mensalmente por seis meses a um ano (realizamos mensalmente nos seis primeiros meses e bimestralmente nos seis últimos, após a negativação do βhCG).

Os sintomas de gravidez (náuseas, vômitos, mastalgia) tendem a desaparecer progressivamente. A involução uterina e a suspensão do sangramento ocorrem em cerca de cinco semanas.

Pode-se lançar mão da USG para monitorar a involução uterina e a regressão dos cistos tecaluteínicos ovarianos.

Em cada retorno, realizar exame ginecológico para pesquisa de metástases (vagina, vulva), além de avaliar possíveis queixas respiratórias (os pulmões constituem-se no local mais frequente de metástases).

O exame de radiografia do tórax deve ser realizado mensalmente com a finalidade de detectar metástases assintomáticas.

Prescrever anticoncepção hormonal oral durante todo o seguimento. Recomenda-se como método de escolha o anticoncepcional com baixa dosagem estrogênica, inferior a 35 μg de etinilestradiol. Outros métodos, como a esterilização cirúrgica ou preservativo, podem ser utilizados. O uso do DIU não deve ser permitido até que haja negativação dos níveis de βhCG (pelo risco de perfuração uterina). Deve-se evitar gravidez por pelo menos um ano após o esvaziamento.

Mola invasora

Penetração da mola hidatiforme no miométrio, podendo perfurar a parede uterina. Até 15% dos casos de mola hidatiforme podem evoluir para mola invasora. O diagnóstico é geralmente clínico (e não histológico). A USG permite mapear pelo Doppler colorido a invasão miometrial pelo trofoblasto (ocorre aumento de vascularização focal, com padrão de baixa resistência, além de alteração da ecogenicidade).

O principal sintoma é o sangramento transvaginal, que persiste mesmo após curetagens sucessivas, podendo evoluir para choque hipovolêmico. O βhCG permanece em platô ou se eleva em dosagens consecutivas. Realizar radiografia de tórax, tomografia computadorizada (TC) de crânio e abdominal, bem como USG transvaginal.

A conduta-padrão na mola invasora é a monoquimioterapia com MTX. A histerectomia pode ser realizada, em complemento à quimioterapia, nas pacientes mais velhas, que tenham prole constituída e se situem no estádio I (Tabela 200.1). A dilatação e a curetagem devem ser evitadas, pelo risco de perfuração e exacerbação da hemorragia.

Coricarcinoma

Representa a transformação maligna de células trofoblásticas, derivadas de qualquer forma de gravidez prévia (normal ou anormal). Estima-se que tenha como origem a mola hidatiforme (50% dos casos), aborto prévio (25%), gravidez normal (22%) e gravidez ectópica (3%). É muito invasivo e metastático. As metástases, que ocorrem por via hematogênica, envolvem os pulmões em mais de 90% dos casos. Outros locais comuns são o cérebro, fígado, vagina, rim, trato gastrointestinal e pele. Apresenta sintomatologia precoce, em virtude da rápida evolução da doença.

Conduta

Realizar avaliação detalhada de todos as pacientes antes de iniciar a quimioterapia, incluindo anamnese e exame físico, bem como a solicitação dos exames complementares:

- Dosagem sérica do βhCG quantitativo;
- Provas de função hepática (TGO, TGP, bilirrubinas totais e frações);
- Provas de função tireoidiana e renal (ureia, creatinina);
- Hemograma com plaquetas (determinar número basal de leucócitos e plaquetas);
- Avaliação de tumores metastáticos: radiografia ou TC de tórax, USG ou TC de abdome e pelve, TC de crânio e angiografia seletiva dos órgãos abdominais e/ou pélvicos (se indicada).

As pacientes com pontuação menor ou igual a 6 serão consideradas de baixo risco e devem ser tratadas com monoquimioterapia (MTX, vide Tabela 200.2). Pacientes com escore maior ou igual a 7 são consideradas de alto risco, sendo indicada a poliquimioterapia (esquema EMA/CO, vide Tabela 200.3). Em todos os casos, o tratamento é mantido até que os níveis de βhCG negativem e permaneçam negativos por pelo menos seis semanas. O índice de cura para mulheres com escore menor ou igual a 6 se aproxima de 100%, sendo em torno de 95% para a pontuação maior ou igual a 7.

Os ciclos serão administrados até normalização do βhCG (valor maior ou igual a 5 mUI/mL), sendo ainda recomendados dois a três ciclos adicionais, de acordo com o risco da paciente (quimioterapia de consolidação). Considerar resistente ao regime de quimioterapia descrito as pacientes que apresentarem níveis estáveis de βhCG após a realização de três ciclos, bem como as que exibirem elevação durante a administração de um ciclo. Cerca de 25% das pacientes de alto risco de doença metastática tornam-se refratárias ao EMA/

Tabela 200.1. Estadiamento anatômico da neoplasia trofoblástica gestacional (FIGO, 2000)

Estádio	Características
I	Doença restrita ao útero
II	Ultrapassa o útero, mas é limitada ao trato genital (vagina, ovários, ligamento largo e tubas), por metástase ou extensão direta
III	Metástase para os pulmões, com ou sem envolvimento genital
IV	Outras metástases à distância (p. ex., cérebro, fígado), com ou sem envolvimento genital

Tabela 200.2. Esquema de tratamento com MTX para NTG de baixo risco

Dia	Medicação
1	MTX 50 mg IM às 12h
2	Ácido folínico 15 mg VO às 12h
3	MTX 50 mg IM às 12h
4	Ácido folínico 15 mg VO às 12h
5	MTX 50 mg IM às 12h
6	Ácido folínico 15 mg VO às 12h
7	MTX 50 mg IM às 12h
8	Ácido folínico 15 mg VO às 12h

CO e não alcançam remissão completa. Esquemas que associam cisplatina e etoposide com EMA têm demonstrado resultados favoráveis.

A quimioterapia profilática pode ser utilizada nos casos de mola hidatiforme completa, na vigência de fatores de risco avaliados mediante o sistema de contagem de fatores prognóstico (escore – Tabela 200.4).

Em virtude dos elevados índices de cura obtidos pela quimioterapia, o tratamento cirúrgico da NTG tem sido empregado em reduzido número de casos. A histerectomia está indicada na hemorragia uterina grave e doença localizada resistente à quimioterapia.

Tumor trofoblástico do sítio placentário (TTSP)

Forma muito rara de NTG que se origina do trofoblasto intermediário do leito placentário, com predomínio do citotrofoblasto, podendo, a exemplo do coriocarcinoma, ocorrer após gravidez normal, a termo ou não (75% dos casos), abortamento, prenhez ectópica ou mola hidatiforme (apenas 5% dos casos).

O tumor apresenta, em geral, evolução lenta, porém, mais raramente, pode apresentar alto grau de malignidade. Os níveis de hCG podem estar apenas ligeiramente elevados (o trofoblasto intermediário secreta apenas pequenas quantidades de hCG). As pacientes apresentam-se com amenorreia em cerca de 50% dos casos. No estudo de imunoistoquímica, há positividade para o hPL (hormônio lactogênio placentário).

O TTSP, via de regra, não responde à quimioterapia. O tratamento é cirúrgico (histerectomia), o qual é curativo na maioria dos casos.

Hemorragias da segunda metade da gestação

Placenta prévia

Tem como definição a placenta que se implanta total ou parcialmente no segmento inferior do útero. A sua frequência gira em torno de 0,5% a 1% das gestações que chegam ao terceiro trimestre.

A placenta prévia é classificada de acordo com a sua posição em relação ao orifício interno do colo uterino:

- **Placenta prévia total (ou centro-total):** quando a placenta recobre totalmente o orifício interno do colo;
- **Placenta prévia parcial (ou centro-parcial):** quando recobre parcialmente o orifício interno do colo;
- **Placenta prévia marginal:** quando atinge o orifício interno do colo, sem recobri-lo;
- **Placenta de implantação baixa:** quando localizada próximo ao orifício interno, num raio de até 2 cm, sem atingi-lo.

Pode ocorrer mudança no tipo de placenta prévia durante a gestação ou até mesmo no trabalho de parto. Durante a gestação, denomina-se "teoria da migração placentária", que ocorre devido à combinação entre o crescimento placentário em direção ao fundo uterino, mais vascularizado, com a degeneração das vilosidades periféricas (que recebem menor suprimento sanguíneo).

São considerados fatores de risco para placenta prévia:

- Cesariana prévia: o principal fator de risco;
- Intervenções uterinas anteriores (miomectomia, curetagem);
- Multiparidade/intervalo interpartal curto;

Tabela 200.3. Esquema EMA/CO para tratamento do NTG de alto risco

Medicação	
Semana 1	
Dia 1	Etoposide 100 mg/m² IV em 30 min
	Metotrexato 100 mg/m² IV em *bolus* 200 mg/m² IV em 12h
	Actinomicina D 0,5 mg IV em *bolus*
Dia 2	Etoposide 100 mg/m² IV em 30 min
	Actinomicina D 0,5 mg IV em *bolus*
	Ácido folínico 15 mg VO ou IM, de 6 em 6h, 4 doses, iniciando-se 24h após o começo do MTX
Semana 2	
Dia 1	Ciclofosfamida 600 mg/m² IV em 30 min
	Oncovin (vincristina) 1 mg/mg/m² IV em *bolus* (máximo de 2 mg)
Semana 3	
Dia 1	Iniciar novo ciclo

IV: intravenoso; VO: via oral; IM: intramuscular.

Tabela 200.4. Sistema de escore da FIGO (2000), com base nos fatores de risco

Fator de risco	Escore			
	0	1	2	4
Idade (anos)	< 40	≥ 40	-	-
Gestação antecedente	Mola	Aborto	Termo	-
Intervalo da gravidez antecedente (meses)	< 4	4-6	7-12	> 12
Nível de βhCG pré-tratamento (mUI/mL)	< 1.000	1.000-10.000	10.000-100.000	> 100.000
Tamanho do maior tumor (incluindo uterino, em cm)	< 3	3-4	≥ 5	-
Local das metástases	Pulmão, vagina	Baço, rim	Gastrointestinal	Cérebro, fígado
Número de metástases	0	1-4	5-8	> 8
Falha na quimioterapia	-	-	Agente único	≥ 2 agentes

Escore total: 0 a 6 = baixo risco; ≥ 7 = alto risco.

- Idade materna avançada;
- Tabagismo;
- Gemelaridade.

Para as mulheres que têm cicatriz uterina, as chances de ter placenta prévia numa futura gravidez aumentam significativamente. Com uma cesárea anterior, o risco de placenta prévia pode ser de 4,5 vezes; com duas cesáreas, 7,4 vezes; com três, 6,5 vezes; com quatro ou mais, chega a ser até 45 vezes maior. O risco de hemorragia é elevado com a placenta prévia. A combinação com uma ou mais cesáreas anteriores torna-o mais elevado ainda.

A placenta prévia associa-se ao aumento da morbidade materna, principalmente relacionada à hemorragia que ela determina. Há também aumento das complicações operatórias no parto e a seguir, como as anestésicas, necessidade de transfusão e infecções puerperais.

O acretismo placentário é mais frequente na placenta prévia. A depender do grau de penetração no endométrio/miométrio, pode ser classificado em:

- Placenta acreta: as vilosidades atingem o endométrio profundamente (camada basal);
- Placenta increta: as vilosidades atingem o miométrio;
- Placenta percreta: as vilosidades atingem a serosa uterina, podendo ultrapassá-la.

Em tais situações, o risco de hemorragias graves cresce exponencialmente, além de outras complicações associadas, podendo haver necessidade de histerectomia associada à cesárea.

Diagnóstico da placenta prévia

O sangramento na placenta prévia apresenta as seguintes características: ser indolor, imotivado (sem causa aparente), intermitente e vermelho vivo. Ocorre, geralmente, em pequena quantidade e é autolimitado, não levando a uma espoliação materna importante. Nos casos de placentas prévias marginais, o sangramento pode não se apresentar até o momento do parto em muitos casos. Em alguns casos de placenta prévia centro-total, pode ocorrer sangramento entre a 26ª e a 28ª semana de gestação, denominado de *sangramento sentinela*. Em tais casos, o sangramento tende a ser vermelho vivo, abundante e intermitente. Pode haver contrações uterinas, mas sem aumento do tônus entre as contrações.

Quando há acretismo placentário, o usual é não haver sangramento até o parto.

No exame físico, avaliar inicialmente os sinais vitais. O exame obstétrico deve constar de palpação abdominal (é frequente o achado de apresentação anômala), mensuração do fundo uterino e ausculta dos BCFs. Realizar exame especular de maneira cuidadosa para determinar a origem e a quantidade do sangramento. Nunca realizar o exame de toque vaginal na suspeita de inserção baixa de placenta (até que se conheça a localização exata da placenta), por aumentar o risco de hemorragia transvaginal.

Realizar o exame de USG obstétrica, que mostrará a localização exata da placenta e sua posição em relação ao orifício interno do colo uterino. Ter o cuidado técnico de realizar o exame com a bexiga em repleção incompleta (semicheia) para a exata localização do bordo placentário. Quando o exame é realizado com a bexiga muito cheia, em placentas anteriores, pode haver a falsa impressão de placenta de inserção baixa (pela compressão e colabamento da parede anterior do útero). Em placentas posteriores, o bordo placentário pode estar encoberto pela apresentação fetal. Tentar visualizar o bordo pelo posicionamento oblíquo do transdutor em relação à linha média. Pode-se lançar mão também da USG transvaginal nos casos em que há dúvidas em relação à posição do bordo placentário. Tal exame deve ser realizado cuidadosamente, não se introduzindo mais do que 3 cm do transdutor na vagina, o qual não deve atingir o colo uterino. Pode-se lançar mão também da USG transperineal, com o mesmo transdutor utilizado pela via abdominal (que deve ser enluvado).

Diante do diagnóstico de placenta prévia, realizar o exame de ecodoppler obstétrico para avaliar a possibilidade de acretismo placentário (em suas diversas formas), bem como a invasão de órgãos vizinhos (bexiga, reto).

A ressonância nuclear magnética (RNM) pode ter sua indicação, principalmente nas placentas posteriores, porém os resultados não são superiores aos da USG transvaginal. Tem a vantagem de não ser examinador-dependente. O alto custo e a pouca acessibilidade ao exame limitam a sua indicação.

Conduta na placenta prévia

Encaminhar a gestante com placenta prévia a um centro de referência para gestação de alto risco.

Exames laboratoriais:

- Hemograma;
- Tipagem sanguínea ABO Rh;
- Coagulograma (pode ser realizado teste do coágulo – colher 10 mL de sangue e colocar em tubo seco. Deve formar coágulo firme após 7 a 10 minutos). A coagulopatia é rara na placenta prévia.

A conduta obstétrica vai depender, essencialmente, dos seguintes fatores:

- Quantidade do sangramento e condição hemodinâmica materna;
- Idade gestacional.

Na ausência de sangramento ativo e com feto prematuro, a conduta deve ser expectante. Realizar acompanhamento pré-natal cuidadoso em centro especializado para atender a gestante caso haja sangramento excessivo. Caso haja dificuldade de acesso ao hospital, a gestante deve permanecer hospitalizada até o parto. Em outros casos, na ausência de sangramento, não há evidências que sugiram que a gestante deva ser hospitalizada, salvo condições específicas.

Na vigência de sangramento, a gestante deve ser avaliada em relação à sua condição hemodinâmica. O sangramento, em geral, não é excessivo e não compromete a vitalidade fetal.

No acompanhamento ambulatorial, orientar a gestante a não ter relações sexuais. Prescrever corticoterapia para aceleração da maturidade pulmonar fetal.

Caso a gestante seja Rh-negativo, deve ser feita a prescrição de imunoglobulina anti-D quando ela apresentar sangramento.

Caso haja trabalho de parto prematuro, o uso de tocolíticos parece não aumentar a morbimortalidade, mas só devem ser utilizados na ausência de comprometimento hemodinâmico. Monitorar as gestantes cuidadosamente em tais casos.

Se a gestante estiver no termo (37 semanas ou mais) ou próxima a ele e tiver sangramento ativo, o parto deve ser realizado.

Na placenta prévia de inserção baixa ou marginal, a via do parto é determinada pelo julgamento clínico, auxiliado pelos achados ultrassonográficos. Os fatores clínicos a serem considerados são a altura e o encaixamento da apresentação, além do sangramento. Com relação aos dados ultrassonográficos, nos casos em que a borda placentária se encontra a menos de 2 cm do orifício interno do colo, a chance do parto cesariana aumenta consideravelmente, principalmente se a placenta for posterior e com borda espessa (maior que 1 cm). Com uma placenta prévia marginal de menor grau, com borda fina e apresentação cefálica encaixada (a pressionar a borda placentária), pode-se permitir o parto vaginal.

Na placenta prévia centro-total (e na maioria dos casos de placenta centro-parcial), a cesárea é indicação absoluta, devendo ser programada eletivamente, com 37 semanas de gestação, se não houver indicação materno-fetal antes.

Em todos os casos, a disponibilidade de sangue é mandatória.

A anestesia no parto operatório deve ser o bloqueio locorregional. A incisão uterina deve ser a segmentar transversa, exceto no caso de apresentação anômala ou placenta anterior, quando está indicada a incisão corporal (ou fúndica, a depender do caso).

Quando houver acretismo placentário, deve-se realizar a histerectomia total na maioria dos casos, pois a invasão placentária ocorre no segmento inferior e no colo. Se houver invasão de órgãos adjacentes, mais comumente da bexiga, a placenta não deve ser retirada para evitar o sangramento maciço. Procede-se à ligadura do cordão próximo à implantação da placenta e histeorrafia, com uso posterior de MTX. Na opção pela retirada da placenta (histerectomia com placenta *in situ*), a equipe cirúrgica deve ser multidisciplinar, de preferência tendo cirurgião geral/urologista em sua composição. Em tais casos, no mais das vezes, há a necessidade de dissecar e isolar os ureteres, bem como realizar laqueadura das artérias hipogástricas. Em caso de acretismo, o parto deve ser programado eletivamente, com a idade gestacional de 34 semanas.

Nos casos de placenta prévia, há risco aumentado de hemorragia pós-parto, em virtude de menor contratilidade uterina do segmento inferior (por conter menos fibras musculares e pela invasão trofoblástica). O uso de uterotônicos associados às manobras de compressão uterina podem não ser suficientes. Procedimentos cirúrgicos com a sutura de B-Lynch, ligadura de artérias uterinas e hipogástricas, bem como a histerectomia podem ser indicados. Tais procedimentos devem ser realizados de maneira rápida e eficaz, para não comprometer ainda mais as condições hemodinâmicas maternas.

Diante dos quadros de hemorragia pós-parto, os centros mais equipados têm utilizado com sucesso a cateterização seletiva dos vasos uterinos para bloquear temporariamente a circulação local e/ou proceder à embolização, com o objetivo de reduzir a hemorragia e evitar procedimentos mais invasivos como a histerectomia. Tais procedimentos são caros, exigem equipes experientes e ainda são pouco disponíveis, principalmente nos serviços públicos de saúde.

Descolamento prematuro da placenta (DPP)

O DPP é o descolamento da placenta normalmente inserida no corpo uterino, em gestação com idade superior a 20 semanas e antes da expulsão do feto. Constitui-se na principal causa de sangramento do terceiro trimestre da gestação, com incidência em 1% a 2% das gestações. Associa-se a morbimortalidade perinatal importante, decorrente do sofrimento fetal agudo, prematuridade e associação com restrição de crescimento fetal. É descrito como a principal causa de óbito perinatal.

Para a gestante, o DPP é uma das complicações obstétricas mais graves, com aumento muito importante da morbimortalidade materna, por maior incidência de hemorragia, anemias, coagulopatias, hemotrasfusões, cesárea, histerectomia e até óbito materno.

Classificação do DPP:
- **Grau 0:** assintomático, com diagnóstico retrospectivo pelo exame da placenta;
- **Grau 1 (leve):** sangramento discreto, sem hipertonia uterina significativa. Vitalidade fetal preservada. Sem repercussões hemodinâmicas maternas ou coagulopatia. O diagnóstico é geralmente pós-parto, pela identificação de coágulo retroplacentário;
- **Grua 2 (moderado):** sangramento genital moderado e contrações tetânicas, com dor abdominal e hipertonia uterina. Presença de taquicardia materna e alterações posturais da pressão arterial. Alterações iniciais da coagulação com queda dos níveis de fibrinogênio. Presença de BCFs, porém com sinais de sofrimento fetal;
- **Grau 3:** sangramento genital significativo, com hipertonia uterina, hipotensão arterial e óbito fetal. Subdividido em:
  - **Grau 3A:** sem coagulopatia instalada;
  - **Grau 3B:** com coagulopatia.

O sangramento no DPP pode ser oculto (retenção retroplacentária), associado à hipertonia uterina, com instabilidade hemodinâmica, sem sangramento exteriorizado.

Fatores de risco para DPP

Os principais fatores de risco para o DPP são:
- Hipertensão arterial (preexistente, pré-eclâmpsia, gestacional): é o fator de risco mais frequente, responsável por até 50% dos casos de DPP não traumáticos. A pré-eclâmpsia grave é o fator de risco mais comum, com aumento da ocorrência de três a quatro

vezes com relação às gestantes normais. A associação de pré-eclâmpsia grave e hipertensão arterial crônica eleva o risco em até oito vezes;
- Rotura prematura das membranas ovulares: associa-se ao DPP em 2% a 5% dos casos;
- História de DPP em gestações anteriores: aumenta a chance de DPP de sete a 20 vezes na gravidez atual. É o maior fator de risco;
- Cesárea prévia;
- Tabagismo;
- Idade materna avançada;
- Uso de drogas (cocaína, *crack*, álcool);
- Sobredistensão uterina (polidrâmnio, gestação gemelar);
- Trauma (automobilístico, trauma abdominal direto). O acidente automobilístico é a maior causa de DPP relacionado ao trauma. O descolamento pode ocorrer pela desaceleração ou por trauma direto no abdome. Recomenda-se a monitorização fetal rotineira em tais casos, por no mínimo 4 horas, pois reduz o número de perdas fetais. O traçado cardiotocográfico anormal indica interrupção da gravidez;
- Procedimentos invasivos (amniocentese, cordocentese).

No DPP, a ausência de hipertensão no momento da chegada ao hospital não exclui a etiologia hipertensiva, já que a gestante pode estar com hipovolemia.

Quadro clínico/diagnóstico do DPP

O DPP, em geral, é um evento agudo e inesperado no último trimestre da gravidez. Manifesta-se por dor abdominal, associada ou não a sangramento transvaginal. A dor é de intensidade variável, de leve desconforto a intenso, associada a aumento do tônus uterino, que também pode se manifestar em graus variáveis, desde uma taqui-hipersistolia até hipertonia. Em placentas de inserção posterior, a dor é lombar. Na vigência de trabalho de parto, há persistência da dor entre as contrações.

Na anamnese, investigar antecedentes de hipertensão, ocorrência de trauma (inclusive violência física), uso de drogas ilícitas (*crack*, cocaína) ou álcool e a presença dos demais fatores de risco.

O sangramento no DPP pode se manifestar sob a forma de hemorragia exteriorizada, hemoâmnio e sangramento retroplacentário (oculto). Cerca de 20% dos sangramentos no DPP são ocultos, com formação e retenção de coágulo retroplacentário e infiltração intramiometrial pelo sangue. Tal infiltração é responsável pela apoplexia uteroplacentária (*útero de Couvelaire*), que determina alteração da contratilidade, sendo causa importante de atonia uterina e hemorragia pós-parto. O sangramento de coloração escurecida pode refletir a presença de coágulo retroplacentário.

Ao exame físico, avaliar os sinais vitais e realizar o exame obstétrico, no qual se deve realizar a palpação uterina, determinando a apresentação fetal e se o tônus uterino está aumentado. Fazer medida da altura uterina e ausculta dos BCFs (realizar monitorização contínua). Na monitorização fetal, é frequente observar o padrão não tranquilizador da cardiotocografia.

O diagnóstico do DPP é essencialmente clínico. A USG tem papel limitado nessa condição. No DPP agudo, muitas vezes o coágulo retroplacentário pode não ser identificado. O exame deve ser realizado na vigência de estabilidade hemodinâmica materna e feto com vitalidade preservada, quando houver dúvida sobre a localização da placenta, a apresentação fetal, além de estimar o peso fetal.

Os achados de USG no DPP, quando identificados, são: coágulo retroplacentário (só é identificado em 25% a 50% dos casos), espessamento anormal da placenta, bordo placentário sem continuidade (borda "rasgada"). A imagem de USG no DPP depende da extensão e da localização do coágulo (retroplacentário ou subcoriônico), assim como da duração do descolamento. Na fase inicial, o hematoma é hiper/isoecoico com relação à placenta. Em tais casos, o USG pode exibir apenas placenta espessada (maior que 50 mm) e heterogênea. Com o evoluir, o hematoma torna-se hipoecoico dentro de uma semana e sonolucente (anecoico) após duas semanas. O papel mais importante do USG no DPP é afastar o diagnóstico de placenta prévia.

Manchas purpúricas na pele, sangramento gengival e insuficiência renal podem ser manifestações de CIVD (coagulação intravascular disseminada) associada ao DPP. Exames laboratoriais: plaquetopenia, queda do fibrinogênio e elevação de dímeros D confirmam o diagnóstico de CIVD. Tais exames devem ser interpretados com cautela no caso de transfusão sanguínea ou infusões volumosas de cristaloides (efeito de hemodiluição).

Conduta no DPP

O tratamento deve ser individualizado, a depender da extensão do DPP (grau 1, 2 ou 3), do comprometimento materno e fetal, bem como da idade gestacional.

A conduta inicial deve ser guiada pela aferição dos sinais vitais, com foco nas medidas do ABC da reanimação. Verificar se as vias aéreas (A: *airways*) estão pérvias e checar a respiração (B: *breathing*) e a circulação (C: *circulation*).

São medidas gerais:
- Acessos venosos calibrosos;
- Sondagem vesical para controlar a diurese;
- Oxigenoterapia: O_2 em máscara a 10L/min ou cateter a 5L/min;
- Monitorar a pressão arterial e a frequência cardíaca;
- Fazer reposição volêmica;
- Solicitar exames laboratoriais.

Estabelecer dois acessos venosos calibrosos com 1.000 mL de solução cristaloide correndo em cada um deles à velocidade inicial de 500 mL nos primeiros 10 minutos e manutenção de 250 mL/hora.

Para se avaliar de pronto o estado de coagulação da gestante, pode-se realizar o teste do coágulo: coletar 10 mL de sangue, colocar em tubo de ensaio seco, que deve ser mantido à temperatura ambiente. Após 7 a 10 minutos, deverá haver a formação de coágulo firme. Caso não se verifique tal achado, está instalada a coagulopatia. Tal exame é inespecífico, porém apresenta as vantagens de facilidade de realização, baixo custo e resultado rápido.

Solicitar os seguintes exames laboratoriais:
- Hemograma com contagem de plaquetas;
- Tipagem sanguínea ABO Rh;
- Coagulograma (TTPA e AP);
- Dosagem de fibrinogênio e produtos de degradação da fibrina;
- Função renal (creatinina);
- Gasometria (se possível);
- Demais exames para condições específicas (por exemplo, pré-eclâmpsia).

Se o fibrinogênio estiver abaixo de 250 mg/dL, considera-se anormal. Caso se encontre abaixo de 150 mg/dL, é diagnóstico de coagulopatia. O tempo de protrombina parcial ativada (TTPA) e a atividade de protrombina alterados indicam coagulopatia. Plaquetopenia também pode estar presente.

Caso a gestante apresente mais tardiamente sinais de instabilidade hemodinâmica, essa se manifesta por alterações posturais da pressão e/ou taquicardia. Quando estão presentes sinais ou sintomas de choque, isso significa perda de até 30% da volemia.

Com relação à gravidade do DPP, no grau 1, o diagnóstico é geralmente feito após o parto, sem repercussões maternas ou fetais.

Em gestações pré-termo, com idade gestacional menor que 34 semanas, quando o quadro de DPP não é grave ("crônico"), sem comprometimento do estado materno ou fetal, pode-se recomendar a conduta conservadora: hospitalização prolongada, monitorização clínica materna e fetal, USG seriada (avaliar a evolução do hematoma), corticoterapia (amadurecimento pulmonar fetal) e eventual uso de tocolíticos. Diante de quadro clínico estável, com boas condições materno-fetais, a alta hospitalar pode ser aventada.

Em gestações com DPP a termo ou acima de 34 semanas, está indicada a interrupção da gravidez, em geral por cesárea, embora alguns admitam o parto vaginal, a depender das condições materno-fetais. Diante de feto vivo, o mais indicado é ultimar o parto pela via mais rápida.

No DPP grau 2, pode-se realizar o parto vaginal se iminente (o trabalho de parto deve estar avançado). Nas demais situações, realizar o parto cesáreo. Outras medidas incluem:
- Realizar amniotomia, pois apresenta as seguintes vantagens: reduz a compressão da veia cava inferior; dificulta a ampliação da área de descolamento; melhora a hipertonia uterina; coordena as contrações; diminui a hemorragia; identifica o hemoâmino; reduz a pressão intrauterina (o que diminui o risco de coagulopatia, por diminuir a passagem de tromboplastina para a circulação materna); induz ou acelera o trabalho de parto;
- Monitorar o estado hemodinâmico da parturiente, com manutenção adequada da reposição volêmica, incluindo sangue e derivados, se necessário;
- Monitorar o débito urinário, que deve ser mantido acima de 30 mL/hora;
- O hematócrito deve ser acompanhado e mantido acima de 30%

Em casos DPP grau 3 (feto morto), qualquer que seja a idade gestacional, o parto vaginal é o indicado. Manter a monitorização materna com relação ao estado hemodinâmico e à avaliação da coagulação. Embora a hipertonia uterina seja a regra, em alguns casos de DPP maciço, o útero pode encontrar-se hipotônico, sendo indicado o uso de ocitócicos, com monitorização cuidadosa.

No pós-parto imediato, deve-se monitorizar a hemorragia precoce determinada pela atonia uterina, mais comum nos casos de DPP prolongado, com apoplexia miometrial (*útero de Couvelaire*). Na atonia uterina não responsiva à massagem e ocitócicos, indica-se a histerectomia.

Rotura uterina

Consiste no rompimento da parede uterina (miométrio) durante a gravidez ou no trabalho de parto. Acomete cerca de 1/1.200 a 1/1.500 partos, com incidência em torno de 0,1%. Trata-se de complicação obstétrica grave, figurando entre as principais causas de morte materna e perinatal. Sua ocorrência durante a gravidez é rara, sendo mais frequente no trabalho de parto.

Nos países desenvolvidos, tem como fator etiológico principal a cesárea anterior (incidência de 3,5/1.000 mulheres com cesárea prévia *versus* 6/10.000 em mulheres sem antecedentes da operação). Nos países em desenvolvimento, tem-se o parto obstruído como o principal responsável pela rotura uterina. Outras causas possíveis ou fatores predisponentes são: curetagem uterina com perfuração, acretismo placentário, trauma abdominal, anomalias uterinas, miomectomia, hiperdistensão uterina (macrossomia fetal, gemelaridade), trauma, uso de ocitócicos ou prostaglandinas na indução ou condução do trabalho de parto, trabalho de parto disfuncional, multiparidade, versão interna seguida de extração podal, intervalo entre o trabalho de parto e cesárea anterior menor que 18 meses.

Em pacientes com cesárea prévia, o tipo de incisão tem importância. A incisão corporal clássica ou em T apresenta maior risco de rotura, sendo da ordem de 4% a 9% dos casos, com pior prognóstico materno e perinatal. Na incisão segmentar transversa, o risco de rotura é da ordem de 0,2% a 1,5%.

O número de cesáreas prévias também é importante: com uma cesárea anterior, o risco de rotura uterina durante o trabalho de parto é da ordem de 1%. Se a gestante apresenta um parto vaginal após a cesárea, o risco é ainda menor. Assim sendo, não há indicação de cesárea eletiva em gestantes com uma cesárea anterior, pois os riscos da segunda cesárea suplantam os riscos da rotura uterina no trabalho de parto. O risco de rotura uterina em gestantes com duas ou mais cicatrizes uterinas é da ordem de 1,7% (OR – 3,06; IC 1,95-4,79).

A indução do parto em gestantes com cicatriz uterina prévia aumenta o risco de rotura, sendo a frequência de 0,77% na indução sem prostaglandinas (RR – 4,9; IC 2,4-9,7) e de 2,4% na indução com prostaglandinas (RR – 15,6; IC 8,1-30).

O intervalo inferior a 18 meses entre nova tentativa de parto e cesárea anterior associa-se a risco de rotura de 4,8% (OR – 3,0; IC 1,3-7,2).

O risco de rotura uterina em indução de abortamento no segundo trimestre, com o uso de misoprostol, é de 0,28%. O histórico de cicatriz uterina segmentar não aumenta o risco de rotura uterina, usando-se somente o misoprostol na indução do abortamento na referida faixa de idade gestacional.

O uso criterioso de ocitocina para a condução do trabalho de parto não aumenta o risco de rotura uterina quando comparado com o trabalho de parto espontâneo. Por outro lado, não se recomenda o uso de prostaglandinas para amadurecimento cervical em pacientes com cesárea anterior.

O prognóstico fetal na rotura uterina tende a ser sombrio, com óbito perinatal em torno de 40% a 70% dos casos. Nos casos de deiscências ou roturas incompletas, o desfecho é mais favorável. O obituário materno gira em torno de 5%.

Classificação da rotura uterina

Completa: quando há a rotura total da parede uterina (inclusive da serosa). Trata-se de uma situação de emergência, com elevado risco de morte para a mão e para o feto. Está associada ao uso de ocitócicos, fórceps, manobras obstétricas intempestivas (por exemplo, pressão excessiva no fundo uterino) e trauma abdominal. Pode ocorrer propagação da rotura para os órgãos vizinhos (bexiga, vagina, reto, ureter). Em tais casos, a rotura será classificada como *complicada*.

Incompleta (ou parcial): o peritônio visceral (serosa uterina) permanece intacto. Em geral, não apresenta maiores complicações, podendo permanecer assintomática após um parto vaginal. Quase sempre associada à deiscência de cicatriz cirúrgica prévia. Pode evoluir para rotura completa no trabalho de parto.

Quadro clínico/diagnóstico da rotura uterina

A iminência da rotura uterina pode ser identificada pela síndrome da distensão segmentária (*síndrome de Bandl-Frommel*):

- Contrações intensas e excessivamente dolorosas, subintrantes;
- Distensão do segmento inferior (com relevo do anel que separa o corpo uterino do segmento inferior – *sinal de Bandl*): depressão em faixa infraumbilical (aspecto de ampulheta do útero);
- Retesamento dos ligamentos redondos (*sinal de Frommel*): distensão dos ligamentos redondos (desviam o útero anteriormente);
- Pode haver sinais de comprometimento da vitalidade fetal: diminuição da variabilidade da linha de base, desacelerações.

Na condição acima (iminência de rotura), caso não haja pronta intervenção, sobrevém invariavelmente a rotura uterina.

Consumada a rotura uterina, o quadro clínico é caracterizado por:

- Dor, que, por ocasião da rotura, pode ser súbita (aguda), mais intensa que as anteriores (lancinante), localizada no hipogástrio;
- Deterioração da vitalidade fetal (bradicardia ou não detecção dos BCFs);
- Súbita parada das contrações (paralisação do trabalho de parto – o útero roto não se contrai);
- Sangramento vaginal, que pode ser discreto ou profuso. Podem ocorrer hemorragia interna e choque hipovolêmico;
- Subida da apresentação ao toque vaginal;
- Palpação fácil de partes fetais no abdome materno (saída do feto para o abdome na rotura completa);
- Taquicardia materna importante e hipotensão grave (sinais de choque);
- Pode-se perceber, à palpação do abdome, crepitação produzida pela infiltração de ar entre o peritônio e o tecido subcutâneo da parede abdominal (*sinal de Clarck*).

No diagnóstico diferencial da rotura uterina, considerar: DPP, hematoma subcapsular hepático, rotura esplênica, torção uterina e rotura venosa uterina.

A rotura uterina pós-cesárea prévia pode ser sintomática (completa, com repercussões adversas para a mãe e/ou para o feto) ou assintomática (completa ou incompleta, sem repercussões para a mãe ou para o feto), sendo rotulada, no último caso, de *deiscência uterina*.

Conduta na rotura uterina

Estabilização hemodinâmica da gestante/parturiente (ABC da reanimação):

- Vias aéreas pérvias.
- Fornecer O_2 em máscara a 10L/min ou cateter a 5L/min;
- Puncionar dois acessos venosos calibrosos – infundir 1.000 mL de solução cristaloide em cada acesso na velocidade de 500 mL nos primeiros 10 minutos e manter a velocidade de infusão de 250 mL/hora.

Realizar laparotomia imediatamente com anestesia geral (para não agravar a hipotensão). Em casos graves, em geral o feto é encontrado na cavidade abdominal juntamente com a placenta, sendo a evolução com óbito fetal a regra.

A decisão por histerectomia ou por histerorrafia depende das condições das paredes uterinas, da sede da rotura, do estado da paciente, bem como a sua idade e paridade. Em roturas extensas, corporais, de bordas irregulares, a tendência é realizar histerectomia, que pode ser total ou subtotal, dependendo das condições clínicas e cirúrgicas. Nas roturas segmentares não complicadas, pode ser realizada a histerorrafia.

Rotura do seio marginal

O seio marginal situa-se na periferia da placenta. É o encontro da decídua basal com as membranas. Consiste num grupo de veias dilatadas e lagos venosos na periferia da placenta, que sequestram sangue venoso, ainda que não exista evidência anatômica da sua delimitação.

O seio marginal pode, mais comumente, romper durante o trabalho de parto ou no início da dinâmica uterina (60% a 70%

dos casos). Comporta-se como um descolamento prematuro do bordo placentário. A perda sanguínea é de pequena monta (100 a 200 mL), de origem materna. Em geral, não tem repercussões maternas ou fetais. O útero não apresenta hipertonia entre as contrações. Quando a rotura acontece durante a gravidez, o sangramento é vermelho vivo, indolor e intermitente.

O quadro clínico assemelha-se ao da placenta prévia. O exame de USG estabelece o diagnóstico diferencial. Na rotura do seio marginal, a placenta é de inserção tópica (não é de inserção baixa). Ao USG, pode-se observar (ou não) hematoma subcoriônico em contiguidade com a borda placentária.

O diagnóstico definitivo é determinado pelo exame pós-parto dos anexos, ao se verificar trombo (coágulo) escuro, firme, organizado e aderente à luz do seio marginal.

A conduta é expectante (observar a quantidade de sangramento) e semelhante à da placenta prévia. Pode evoluir para DPP. Em casos de sangramento mais significativo, com feto maduro, pode-se indicar indução e amniotomia ou cesárea.

Rotura de *vasa prévia*

A *vasa prévia* (ou vasos prévios) está associada à inserção velamentosa do cordão umbilical, que se estende do feto a um ponto das membranas, distante da borda placentária, a partir do qual os vasos umbilicais serpeando entre as membranas alcançam a placenta por trajetos mais ou menos tortuosos.

A rotura de *vasa prévia* é causa rara de hemorragia, ocorrendo geralmente em pacientes com implantação baixa de placenta e inserção velamentosa do cordão. A perda sanguínea é de origem fetal, fato que mostra a importância da urgência do diagnóstico e da intervenção imediata.

A inserção velamentosa do cordão, que ocorre em 1% a 2,5% das gestações, tem importância clínica quando os vasos umbilicais, em seu trajeto extraplacentário, percorrem o polo inferior do ovo, formando os vasos prévios (*vasa prévia*). Tais vasos (umbilicais) rompem por ocasião da rotura das membranas amniocoriais no trabalho de parto, determinando hemorragia fetal aguda (hipovolemia e óbito, em percentual elevado).

O quadro clínico caracteriza-se por sangramento mesclado de líquido amniótico, por ocasião da rotura espontânea ou artificial das membranas no trabalho de parto, seguido de deterioração da vitalidade fetal. As taxas de mortalidade fetal são elevadas, em torno de 50% dos casos. A cesariana de urgência está indicada.

O diagnóstico de *vasa prévia* durante a gestação (ou pelo menos a suspeição) pode ser feito pela USG com Doppler colorido, indicando-se a pesquisa em gestantes de alto risco (placenta prévia, inserção velamentosa do cordão). No trabalho de parto, antes da rotura das membranas, o diagnóstico é difícil, podendo ser percebido por intermédio do toque vaginal (pulsação dos vasos) ou pela amnioscopia (visualização dos vasos sanguíneos atravessando as membranas pelo orifício interno do colo).

Ao exame pós-parto dos anexos, observam-se vasos rotos serpeando a intimidade das membranas, com inserção do cordão nas membranas.

Bibliografia consultada

Brasil. Ministério da Saúde. Secretaria de Atenção à Saúde. Departamento de Ações Programáticas Estratégicas. Gestação de alto risco: manual técnico. 5ª ed. Brasília: Ministério da Saúde; 2012.

Cunningham FG, Leveno KJ, Bloom SL, Haulth JC, Rouse DJ, Spong CY, organizadores. Obstetrícia de Williams. 23ª ed. Porto Alegre: AMGH Editora; 2012.

Montenegro CAB, Rezende Filho J. Rezende obstetrícia fundamental. 13ª ed. Rio de Janeiro: Guanabara Koogan; 2014.

NICE – National Institute for Health and Care Excellence. Ectopic pregnancy and miscarriage: diagnosis and initial management. Clinical guideline. 2012. Disponível em: https://www.nice.org.uk/guidance/cg154/resources/ectopic-pregnancy-and-miscarriage-diagnosis-and-initial-management-35109631301317. Acesso em: 6 jan. 2017.

Paraná. Secretaria de Estado da Saúde. Caderno de atenção ao pré-natal de alto risco. Disponível em: http://www.saude.pr.gov.br/arquivos/File/pdf5.pdf. Acesso em: 11 jan. 2017.

RCOG – Royal College of Obstetricians & Gynaecologists. Antepartum haemorrhage: green-top guideline nº 63 (November 2011). Disponível em: https://www.rcog.org.uk/globalassets/documents/guidelines/gtg_63.pdf. Acesso em: 6 jan. 2017.

RCOG – Royal College of Obstetricians & Gynaecologists. Diagnosis and management of ectopic pregnancy: green-top guideline nº 21 (November 2016). Disponível em: http://onlinelibrary.wiley.com/doi/10.1111/1471-0528.14189/epdf. Acesso em: 10 jan. 2017.

SOGIMIG. Manual de Ginecologia e Obstetrícia – SOGIMIG. 5ª ed. Belo Horizonte: Coopmed; 2012.

Zugaib M, editor. Zugaib Obstetrícia. 3ª ed. Barueri, SP: Manole; 2016.

DISTÚRBIOS HIPERTENSIVOS NA GRAVIDEZ

Telmo Henrique Barbosa de Lima
José Humberto Belmino Chaves

Introdução

Segundo a Organização Mundial de Saúde (OMS) mais de meio milhão de mulheres morrem devido a causas relacionadas a gestação. Tanto em países desenvolvidos quanto em países subdesenvolvidos, os distúrbios hipertensivos compreendem 5% a 10% de mortes durante o período gestacional, ultrapassando, nas últimas duas décadas, os determinantes hemorragia e infecção. No âmbito perinatal mundial, essas síndromes são responsáveis por 20% a 25% da mortalidade. Ainda segundo a OMS, quase um décimo das mortes maternas nos continentes asiático e africano decorre de distúrbios hipertensivos; na América Latina, a proporção chega a um quarto.

Define-se hipertensão na gravidez como pressão sanguínea sistólica maior ou igual a 140 mmHg e/ou diastólica maior ou igual a 90 mmHg, medidas em duas ocasiões com 4 horas de intervalo. Esses valores devem ser cautelosamente avaliados quando em pacientes abaixo de 18 anos, visto que jovens podem apresentar valores menores para parâmetros de hipertensão. A expressão "síndromes hipertensivas", entretanto, reflete o envolvimento de outros fatores além da pressão arterial elevada.

Classificação

Atualmente, no Brasil, classificam-se as doenças hipertensivas na gestação de acordo com o Grupo de Estudo da Hipertensão Arterial na Gravidez do Programa Nacional de Hipertensão Arterial (EUA) e a Federação Brasileira de Ginecologia e Obstetrícia (BR), que diferencia a hipertensão antecedente a gravidez (hipertensão crônica) daquela que é condição específica dela (pré-eclâmpsia/eclâmpsia, hipertensão arterial crônica superposta por pré-eclâmpsia e hipertensão gestacional).

Hipertensão arterial crônica (HAC)

Hipertensão presente antes da gravidez ou diagnosticada até a 20ª semana de gestação que persiste após a 12ª semana pós-parto. De acordo com a etiologia, pode-se classificar em: hipertensão essencial ou primária, a qual é multissistêmica e de etiologia desconhecida e compreende cerca de 95% dos casos de hipertensão na população mundial; e hipertensão secundária, cuja etiologia é secundária a outra doença, o principal exemplo é a doença renal crônica. A classificação de acordo com os níveis tensionais, quando a HAC apresenta-se isoladamente, sem associação à pré-eclâmpsia/eclâmpsia, é considerada leve quando se encontra abaixo de 160 x 110 mmHg e com funções cardíacas e renais preservadas; grave, quando os níveis pressóricos se encontram maiores ou iguais a 160 x 110 mmHg, podendo ou não haver alterações cardíacas e renais, com *clearance* de creatinina igual ao da mulher não gestante; maligna, nos casos de níveis pressóricos extremamente elevados, associado a quadro de sintomas de insuficiência cardíaca (edema, ortopneia, fadiga), encefalopatia hipertensiva e comprometimento da função renal. Para fins obstétricos e práticos, classifica-se a HAC em não complicada e complicada quando se associa à pré-eclâmpsia/eclâmpsia e/ou à insuficiência renal e cardíaca. Essas classificações se inter-relacionam; estudos estimam que cerca de 10% de HAC considerada grave podem evoluir como HAC complicada, ao passo que 50% dos casos malignos tendem a evoluir para a associação com pré-eclâmpsia/eclâmpsia.

Em estudos de coorte realizados em mulheres brasileiras grávidas, 7,5% apresentavam distúrbios hipertensivos, das quais 4% foram diagnosticadas com hipertensão crônica. Nesse mesmo estudo, pacientes mais velhas, negras e obesas apresentaram-se como importante fator de risco para HAC. Além do mais, muitas pacientes não fazem o pré-natal, assim se perde muitos desses diagnósticos e, portanto, prevenção de consequências graves. A assiduidade ao pré-natal possibilita rastrear riscos gestacionais e o encaminhamento para a atenção terciária. Pesquisas realizadas mostraram que, entre mortes maternas por hipertensão, 61,4% dessas mulheres não frequentaram o pré-natal e 28,1% consultaram-se apenas uma vez durante todo o período gestacional.

Pré-eclâmpsias (PE)/eclâmpsia (E)/síndrome HELLP

Define-se pré-eclâmpsia como hipertensão arterial após a 20ª semana de gestação associada a proteinúria, desaparecendo até 12 semanas do puerpério. A proteinúria, no entanto, poderá estar ausente. Suspeita-se, nesses casos, de pré-eclâmpsia, quando apresentar cefaleia, turvação visual, dor abdominal ou plaquetopenia e elevação de enzimas hepáticas em exames laboratoriais. As atuais recomendações não utilizam mais como critério diagnóstico um aumento de 30 mmHg na pressão sistólica ou 15 mmHg na diastólica em valores absolutos de pressão arterial abaixo de 140 x 90 mmHg. Nesses casos, preconizam-se aferições dos níveis pressóricos e consultas mais frequentes, ficando-se alerta, principalmente, caso esteja associado a proteinúria e hiperuricemia (ácido úrico maior ou igual a 6 mg/dL).

Fisiopatologia

A pré-eclâmpsia é uma doença específica da gestação e desaparece após o parto, o que denota a participação fundamental da placenta na sua fisiopatologia. A presença da placenta associada a múltiplos fatores, como genéticos, ambientais e comportamentais, culmina na síndrome completa.

Um modelo proposto para explicar a fisiopatologia da pré-eclâmpsia baseia-se em dois estágios: 1) redução da perfusão placentária, a qual é considerada a causa desencadeadora; 2) síndrome multissistêmica materna da pré-eclâmpsia. Durante a gestação que cursa sem intercorrências, há modificações nos tecidos uterinos para o desenvolvimento e nutrição fetal. Durante esse período, as artérias espiraladas do miométrio e da decídua da placenta sofrem remodelamentos, desintegrando a túnica média e a lâmina elástica interna. Ocorre também a substituição endotelial por células trofoblásticas extravilosas. Ao final, artérias espiraladas aumentam cerca de quatro vezes o diâmetro habitual. Na pré-eclâmpsia, entretanto, esses vasos sofrem mínimas alterações, o que contribui para a diminuição da perfusão sanguínea placentária. Essas alterações endoteliais vasculares não ocorrem somente nos vasos placentários, mas sim em diversos sistemas do organismo materno, desenvolvendo, assim, uma doença multissitêmica.

Tais alterações endoteliais decorrem de um desequilíbrio entre mediadores vasodilatadores e vasoconstritores. Dentre os vasodilatadores, destacam-se o óxido nítrico (NO) e as prostaglandinas (PGs). O NO induz o relaxamento muscular mediado por monofosfato cíclico de guanosina (GMPc), após se difundir para o meio extracelular. O aumento de NO colabora para as modificações que ocorrem durante a gestação, no entanto diversos estudos não conseguiram encontrar níveis que condizem com o que ocorre na pré-eclâmpsia. Já com relação às PGs, foram descritas alterações significativas durante a pré-eclâmpsia. Esses estudos mostram diminuição de vasodilatadores como as prostaciclinas, associada ao aumento de mediadores vasoconstritores como o tromboxano A_2, sustentado pelo aumento da excreção urinária do metabólito desse mediador. Além do tromboxano A_2, outras substâncias são encontradas agindo como vasoconstritores no controle do tônus vascular, como a renina, endotelina e mediadores do sistema nervoso autonômico simpático.

Classificação

De acordo com o Grupo de Estudo da Hipertensão Arterial na Gravidez do Programa Nacional de Hipertensão Arterial, a pré-eclâmpsia classifica-se clinicamente em leve ou grave de acordo com o grau de comprometimento. Por meio dessa caracterização clínica objetiva, é possível se orientar quanto ao prognóstico e condução da gestação. De acordo com o Ministério da Saúde, considera-se grave quando um dos seguintes critérios estiver presente:

- Pressão arterial diastólica maior ou igual a 110 mmHg;
- Proteinúria maior ou igual a 2g em 24 horas ou 2+ em fita urinária;
- Oligúria (menor que 500 mL/dia ou 25 mL/hora);
- Níveis séricos de creatinina maiores que 1,2 mg/dL;
- Sinais de encefalopatia hipertensiva (cefaleia e distúrbios visuais);
- Dor epigástrica ou no hipocôndrio direito;
- Evidência clínica e/ou laboratorial de coagulopatia;
- Plaquetopenia (menor que 100.000/mm^3);
- Aumento de enzimas hepáticas [aspartato aminotransferase (AST) ou transaminase glutâmico-oxalacética (TGO), alanina aminotransferase (ALT) ou transaminase glutâmico-pirúvica (TGP), desidrogenase láctica, (DHL)] e de bilirrubinas;
- Presença de esquizócitos em esfregaço de sangue periférico.
- Outros sinais que podem sugerir o diagnóstico são:
- Acidente vascular cerebral;
- Sinais de insuficiência cardíaca, ou cianose;
- Presença de RCIU (restrição de crescimento intrauterino) e/ou oligodrâmnio.

Essa classificação, entretanto, tem sido considerada obsoleta, já que, por exemplo, a hipertensão e a proteinúria isoladamente não são preditoras do resultado materno ou fetal adverso em gestações complicadas por distúrbios hipertensivos.

Etiologia

Apesar de ser uma síndrome multifatorial, a etiologia da pré-eclâmpsia ainda não está elucidada. A predição do resultado gestacional necessita, portanto, de marcadores adicionais. A fim de sanar essa lacuna, agrupou-se, de maneira arbitrária, a pré-eclâmpsia de acordo com o surgimento de suas manifestações em início precoce e tardio, baseando-se como corte a 34ª semana de gestação. A forma precoce que ocorre antes da 34ª semana de gestação, apesar de menos frequente, apresenta-se clinicamente na forma mais grave, refletindo lesões isquêmicas placentárias, e seu prognóstico, tanto para a gestante quanto para o concepto, é mais sombrio. Nesses casos, a restrição do crescimento intrauterino é mais frequente, bem como anormalidades das artérias uterinas. Ao passo que a pré-eclâmpsia tardia se inicia a partir da 34ª semana gestacional e, geralmente, associa-se a uma placentação adequada ou levemente comprometida e menor comprometimento do crescimento fetal, sendo os resultados perinatais mais favoráveis.

De acordo com estudos realizados envolvendo e comparando as duas classificações propostas, os diversos fatores que envolvem a patogenia da pré-eclâmpsia podem ser melhor explicados pela classificação de acordo com o início das manifestações (precoce ou tardio), enquanto condições de nutrição fetal foram melhor associadas quanto à severidade das manifestações clínicas (leve/grave). Já a gravidade clínica materna associada à pré-eclâmpsia refletiu-se de maneira similar nas duas classificações.

Fatores de risco

Identificar os fatores de risco e aplicar os testes preditivos (bioquímicos e biofísicos), quando disponíveis, é um instrumento importante para auxiliar na prevenção e no diagnóstico precoce da doença, mudando, assim, o cenário de elevada mortalidade materna. Entre esses fatores envolvidos, há alguns que comprovadamente reduzem a mortalidade materna, mas, por questões de saúde pública, ainda são fatores determinantes no Brasil. Destacam-se o baixo nível socioeconômico e o baixo suporte tecnológico disponível na assistência obstétrica. É na assistência pré-natal que há possibilidade de identificação de fatores de risco relacionados ao desenvolvimento da PE e, como não há meios eficazes de prevenção dessa condição, em nível populacional, torna-se fundamental uma assistência voltada para prevenir o agravamento da doença. Apesar da complexidade e do desconhecimento exato da fisiopatologia e etiologia da pré-eclâmpsia, conhecem-se fatores de risco relacionados com o desenvolvimento dela:

- Idade materna elevada;
- Nuliparidade;
- Primeira gravidez com um novo parceiro;
- Gestações múltiplas;
- Diabetes;
- Pré-eclâmpsia de início precoce em gravidez anterior;
- Pouca exposição ao esperma;
- Gestação após reprodução assistida;
- Doença vascular ou renal;
- Raça negra;
- Obesidade;
- Antecedente familiar;
- Infecções (infecções do trato urinário, periodontal, por clamídia e citomegalovírus).

Complicações

Raramente, 2% a 8% das gestações podem evoluir de maneira complicada para iminência de eclâmpsia, eclâmpsia ou HELLP.

Iminência de eclâmpsia

A eclâmpsia iminente, uma forma intermediária, caracteriza-se por cefaleia intensa frontal/occipital, distúrbio visual (escotomas, fosfenas, visão embaçada e amaurose), hiper-reflexia, dor epigástrica ou em hipocôndrio direito, náuseas, vômitos e hemoconcentração, ou seja, distúrbios do sistema nervoso central (SNC).

Eclâmpsia

A eclâmpsia, apesar de rara, é responsável por mais de 50.000 mortes maternas a cada ano, além de uma elevada morbiletalidade fetal. O quadro de eclâmpsia é emergencial e composto por convulsões do tipo clônico-tônicas ou comatoso em mulheres com pré-eclâmpsia. Deve-se atentar para a possibilidade de eclâmpsia diante de gestantes hipertensas, com graves níveis pressóricos associado à proteinúria significativa.

As causas de óbitos em pacientes com eclâmpsia decorrem de hemorragia cerebral, edema agudo de pulmão, insuficiência renal aguda, insuficiência hepática, complicações secundárias à broncoaspiração de conteúdo gástrico, podendo ocorrer isoladamente ou associadas entre si.

A eclâmpsia geralmente é precedida por sinais e sintomas de eclâmpsia iminente. As causas exatas, no entanto, dessas convulsões não estão totalmente elucidadas. Vasoespasmo cerebral com isquemia local, encefalopatia hipertensiva com hiperperfusão, edema vasogênico e lesão endotelial estão entre as teorias propostas para explicar esse evento durante a gestação.

A ocorrência de episódios convulsivos durante a gestação sugerirá como primeira hipótese diagnóstica a eclâmpsia. Diagnósticos diferenciais, no entanto, devem ser descartados.

Manejo

O tratamento da eclâmpsia consiste na prevenção da ocorrência de novos episódios convulsivos e do aparecimento de convulsões naquelas com pré-eclâmpsia, controle da hipertensão e de distúrbios metabólicos. Entre os cuidados gerais com a gestante, preconiza-se manter o ambiente tranquilo, decúbito elevado a 30° e face lateralizada, cateter nasal com oxigênio (5 L/min), punção de veia central ou periférica calibrosa e cateter vesical contínuo. O sulfato de magnésio ($MgSO_4$) é a droga de eleição na terapia medicamentosa anticonvulsivante, mostrando-se ser mais efetivo e seguro que outras terapias clássicas como fenitoína e benzodiazepínicos.

O esquema de Pritchard é o preferencial para casos de eclâmpsia por não utilizar bombas de infusão, sendo mais simples, além de conferir níveis séricos maternos mais próximos do terapêutico. O esquema proposto por Sibai apresenta altas doses de $MgSO_4$ e próximas aos níveis tóxicos, por isso é pouco estimulada a sua utilização.

A administração de sulfato de magnésio pode ser iniciada antes do parto e deverá ser mantida até 24 horas após. Quando iniciado no período de puerpério, manter por 24 horas após a primeira dose. A indicação do uso desse medicamento ocorre nos seguintes casos:

- Gestantes com eclâmpsia;
- Gestantes com pré-eclâmpsia grave admitidas para conduta expectante nas primeiras 24 horas;
- Gestantes com pré-eclâmpsia grave nas quais se considera interrupção da gestação;
- Gestantes com pré-eclâmpsia nas quais se indica a interrupção da gestação e há dúvidas se a terapia anticonvulsivante deve ser utilizada.

A intoxicação, apesar de rara, é facilmente identificável por meio do controle de diurese observado por sondagem vesical com débito inferior a 100 mL durante 4 horas (25 mL/hora), frequência respiratória abaixo de 16 incursões por minuto e reflexos patelares completamente abolidos. Por ser clinicamente fácil de ser reconhecida a intoxicação, não há necessidade de dosar a magnesemia da gestante. A reversão do quadro deverá ser feita com o antídoto gluconato de cálcio a 10%, o qual deverá sempre estar em fácil acesso para aplicação imediata em casos mais graves como em paradas respiratórias.

Na reocorrência de crises convulsivas, poderão se administrar mais 2 g intravenoso (IV), aumentando-se a velocidade de infusão do $MgSO_4$. Na recorrência delas, com crises subentrantes, pode-se optar pela fenil-hidantoína, de acordo com esquema: dose de ataque – 250 mg + SG a 5% 250 mL IV em gotejamento até completar a dose total de 750 mg; dose de manutenção – 100 mg de 8 em 8 horas IV e, a seguir, 100 mg de 8 em 8 horas via oral (VO), até a alta.

Outra alternativa são os benzodiazepínicos em doses de 10 mg endovenosa (EV) e manutenção de 3 a 5 mg/kg a cada 24 horas.

Inicia-se também o tratamento anti-hipertensivo em pacientes com níveis de pressão sistólica acima de 160 mmHg e/ou pressão diastólica acima de 105 ou 110 mmHg persistente. A droga de primeira escolha é a hidralazina, um anti-hipertensivo simpaticolítico e vasodilatador arterial, 5 mg EV lento a cada 15 a 30 minutos, a fim de atingir níveis de pressão diastólica entre 90 e 100 mmHg, chegando-se a uma dose máxima de 25 mg. Esse fármaco não apresenta relatos de defeitos fetais quando utilizado no primeiro trimestre e é compatível com a amamentação. Os efeitos adversos são: cefaleia, taquicardia e palpitações.

Como segunda opção no tratamento da hipertensão de emergência (hipertensão aguda), recomenda-se o uso de nifedipino. Essa droga pertence à classe dos bloqueadores de canal de cálcio, sendo considerada segura para ser administrada na gestação, não demonstrando ser teratogênica no primeiro trimestre em humanos. Nas emergências hipertensivas, utilizam-se 10 a 20 mg por dia VO a cada 30 minutos, se necessário, com dose máxima de 50 mg em 1 hora. Pode ser utilizado também como droga anti-hipertensiva no tratamento de hipertensão crônica, em doses de 30 a 120 mg por dia VO, no entanto é considerada uma droga de segunda linha. A forma sublingual deve ser utilizada com cautela, pelo risco de hipotensão materna e hipoperfusão placentária. O nifedipino interage com o sulfato de magnésio, potencializando o bloqueio neuromuscular e aumentando o risco de hipotensão, parada das contrações uterinas, fraqueza muscular e dificuldade de deglutição. É compatível com o aleitamento materno. Apresenta como principal efeito colateral cefaleia.

Quando a paciente não responder a nenhuma dessas duas opções farmacológicas, recomenda-se o uso de nitroprussiato de sódio, o qual também poderá ser usado em casos de sinais de encefalopatia hipertensiva e insuficiência cardíaca. Esse fármaco é um anti-hipertensivo simpaticolítico, vasodilatador arterial e venoso potente. Essa droga não é segura quanto a danos fetais, pois pode levar a acúmulo de cianeto quando utilizado por mais de 4 horas, por isso, utiliza-se durante o menor tempo possível e quando não há outra alternativa ou em unidades de terapia intensiva. A administração deve ser iniciada a uma taxa de 0,25 mcg/kg/min, sendo a dose máxima de 5 mcg/kg/min.

A estabilização do quadro materno ocorre através da conduta obstétrica, a qual indica a antecipação do parto em qualquer idade gestacional. Preconiza-se o parto via vaginal, no entanto condições favoráveis do colo uterino, vitalidade fetal e condições maternas devem estar presentes. A cesariana deve ser indicada em situações de hematoma subcapsular hepático, sinais de choque, descolamento prematuro da placenta (DPP) com feto vivo, sofrimento fetal agudo (excluir bradicardia transitória pós-convulsão), suspeita ou confirmação de sangramento no SNC e presença de outras contraindicações ao parto vaginal. Após o parto, a puérpera deve ser mantida sob vigilância por 24 a 48 horas.

Síndrome HELLP

Uma das complicações mais graves da pré-eclâmpsia é a síndrome HELLP e é responsável por elevada morbimortalidade. Nessa condição, a paciente com pré-eclâmpsia ou eclâmpsia cursa com hemólise (H = *hemolysis*), aumento das enzimas hepáticas (EL = *elevated liver function tests*) e plaquetopenia (LP = *low platelets count*). A síndrome é considerada completa quando estiverem presentes os três componentes da tríade, caso contrário será parcial ou incompleta. Diferente da pré-eclâmpsia e da eclâmpsia, essa síndrome é mais comum em mulheres brancas do que negras, de idade mais avançada e geralmente multíparas. Cerca de 70% dos casos desenvolvem-se antes do puerpério, mais frequentemente entre a 27ª e a 37ª semana de gestação. Mulheres que desenvolvem a síndrome HELLP exigem cuidados intensivos, o que aumenta o tempo de internação e, por consequência, gera maior custo de saúde pública.

Clinicamente, a síndrome HELLP apresenta-se como dor abdominal no quadrante superior direito ou dor epigástrica, náusea e vômitos. Algumas mulheres podem apresentar dores de cabeça e outros sintomas visuais. Esses sintomas tendem a aumentar durante a noite e melhorar durante o dia.

A lesão endotelial apresenta-se em seu nível máximo na síndrome HELLP. Isso gera vasoespasmo e deposição de fibrina. A anemia hemolítica microangiopática é muito marcante na síndrome HELLP e a deformidade e a destruição das hemácias são decorrentes dessas alterações endoteliais que ocorrem nos vasos sanguíneos, bem como a agregação e o consumo periférico de plaquetas, responsável pela plaquetopenia. As alterações hepáticas são consequência de lesões hepáticas por necroses parenquimatosas focal ou periportal com depósitos hialínicos nos sinusoides hepáticos.

A síndrome HELLP apresenta elevados níveis de mortalidade, e as causas diretas envolvidas nesse evento são: falência cardiopulmonar, coagulopatia, hemorragia intracraniana, ruptura hepática, choque pós-cesárea, falência múltipla de órgãos e outras comorbidades variadas.

Realizar o diagnóstico diferencial é uma tarefa difícil no dia a dia do médico obstetra, o que pode agravar o prognóstico materno e perinatal. Entre as patologias que fazem diagnóstico diferencial, destacam-se: hepatite virótica, cólica biliar, refluxo gastroesofágico, colecistite, lúpus eritematoso, úlcera gástrica, insuficiência renal aguda pós-parto, síndrome hemolítico-urêmica, púrpura trombocitopênica trombótica e púrpura trombocitopênica autoimune. Outras condições poderão ser erroneamente confundidas com a síndrome: cardiomiopatia, aneurisma dissecante de aorta, intoxicação aguda por cocaína, hipertensão essencial e doença renal, fígado gorduroso agudo, doença da vesícula biliar, glomerulonefrite, lúpus eritematoso e doença hepática alcoólica.

Manejo

O tratamento de gestantes com síndrome HELLP é um grande desafio para obstetras. Diante de uma rápida e progressiva deterioração do quadro materno e fetal, pacientes com suspeita desse diagnóstico devem ser hospitalizadas. O tratamento ideal para essa situação é o parto, sendo indicado em casos nos quais a gestação ultrapasse 34 semanas ou quando houver coagulação intravascular disseminada, infarto ou hemorragia hepática, insuficiência renal, suspeita de descolamento prematuro de placenta, sofrimento fetal ou gestações que não ultrapassem 24 semanas.

Em gestantes entre a 24ª e a 34ª semana de gestação, há ainda conflitos sobre a conduta. Muitos autores indicam tratamento expectante, no entanto ainda não há evidências suficientes que suportem essa prática. A terapia com corticosteroides antes da 34ª semana de gestação visando atingir a maturidade pulmonar é capaz de reduzir a morbidade e a mortalidade neonatal. Atualmente o esquema indicado de corticoides é o uso de betametasona 12 mg intramuscular a cada 24 horas em duas doses. Até o momento, o uso de altas doses de dexametasona após a 34ª semana de gestação ou no puerpério ainda permanece como estudos experimentais, não tendo sido demonstrada ainda sua real eficácia.

A indicação para interrupção da gravidez não é imediata. Antes, deve-se estabilizar o quadro e, caso haja indicação, realizar hemotransfusão. A profilaxia é feita com o sulfato de magnésio nos esquemas propostos acima, devendo ser mantido até 24 horas no pós-parto. A pressão arterial é, também, alvo de tratamento, mantendo-se a pressão abaixo de 160 x 105 mmHg. A droga hipertensiva de primeira linha indicada no tratamento da síndrome é a hidralazina 5 mg a cada 15 a 20 minutos, com dose máxima de 20 mg por hora. A trombocitopenia é conduzida com a administração de 6 a 10 unidades de concentrado de plaquetas antes do parto. O manejo de fluidos e eletrólitos é feito alternando-se glicose a 5% com solução salina meio a meio e solução de ringer lactato a 100 mL/hora, mantendo-se um débito urinário de pelo menos 20 mL/hora.

A maioria das pacientes acometidas recupera-se sem sequelas. Há, no entanto, a necessidade de fazer recomendações quanto às futuras gestações, já que o risco de recorrência pode chegar a 61% naquelas gestações terminadas antes das 32 semanas.

Recomendações na interrupção por via alta: a anestesia deverá ser geral pela plaquetopenia, evitando acidentes das punções lombares; a hemostasia e a drenagem cirúrgica devem ser generosas e, na possibilidade de rotura hepática, deve-se tentar um tamponamento sem tentar hemostasia.

Pré-eclâmpsia superposta à hipertensão crônica

Essa condição cursa com proteinúria em pacientes portadores de hipertensão crônica ou doença renal após a 20ª semana de gestação. Podem-se desenvolver trombocitopenia e aumento de enzimas hepáticas. O tratamento segue o da pré-eclâmpsia, já descrito anteriormente.

Hipertensão gestacional

Hipertensão gestacional ou hipertensão induzida pela gravidez é o aumento da pressão arterial sem proteinúria, que surge após 20 semanas de idade gestacional. A proteinúria, no entanto, pode ser um sintoma tardio da pré-eclâmpsia, por isso deve-se afastar esse diagnóstico. Caso a pressão retorne aos níveis normais até a 12ª semana pós-parto, será considerada hipertensão transitória da gravidez; caso ela persista além desse prazo, como visto anteriormente, será considerada hipertensão crônica. O tratamento da hipertensão gestacional segue as recomendações da pré-eclâmpsia.

Bibliografia consultada

Amaral WT, Peraçoli JC. Fatores de risco relacionados à pré-eclâmpsia. Com Ciências Saúde. 2011;22(Sup 1):S161-8.

Arias F, Mancilla-Jimenez R. Hepatic fibrinogen deposits in pre-eclampsia. Immunofluorescent evidence. N Engl J Med. 1976;295(11):578-82.

Assis TR, Viana FP, Rassi S. Estudo dos principais fatores de risco maternos nas síndromes hipertensivas da gestação. Arq Bras Cardiol. 2008;91(1):11-7.

Barron WM, Lidheimer MD. Complicações médicas na gravidez. São Paulo: Artes Médicas; 1993. p. 15-27.

Begum MR, Quadir E, Begum A, Akhter S, Rahman K. Management of hypertensive emergencies of pregnancy by hydralazine bolus injection vs continuous drip: a comparative study. Medscape Womens Health. 2002;7(5):1.

Bezerra EHM, Alencar Júnior CA, Feitosa RFG, Carvalho AAA. Mortalidade materna por hipertensão: índice e análise de suas características em uma maternidade-escola. Rev Bras Ginecol Obstet. 2005;27(9):548-53.

Bortolotto MRFL, Bortolotto LA, Zugaib M. Hipertensão e gravidez: fisiopatologia. Hipertensão. 2008;11(1):9-13.

Briggs GG, Freeman RK, Yaffe SJ. Drugs in pregnancy and lactation. 6a ed. Philadelphia: Lippincot Williams & Wilkins; 2002.

Briggs GG, Freeman RK, Yaffe SJ. Drugs in pregnancy and lactation: a reference guide to fetal and neonatal risk. 5a ed. Baltimore: Williams & Wilkins; 1998.

Davie CA, O'Brien P. Stroke and pregnancy. J Neurol Neurosurg Psychiatry. 2008;70:240-5.

Dekker GA, de Vries JI, Doelitzsch PM, Huijgens PC, von Blomberg BM, Jakobs C, et al. Underlying disorders associated with severe early-onset preeclampsia. Am J Obstet Gynecol. 1995;173(4):1042-8.

Duckitt K, Harrington D. Risk factors for pre-eclampsia at antenatal booking: systematic review of controlled studies. BMJ. 2005;330(7491):565.

Duley L. Marternal mortality associated with hypertensive disorders of pregnancy in Africa, Asia, Latin America and the Caribbean. Br J Obstet Gynaecol. 1992;99(7):547-53.

Duley L. The global impact of pre-eclampsia and eclampsia. Semin Perinatol. 2009;33(3):130-7.

Durig P, Ferrier C, Schneider H. Hypertensive disorders in pregnancy. Ther Umsch. 1999;56(10):561-71.

Elkayam U. Pregnancy and cardiovascular disease. In: Braunwald E, Zipes DP, Libby P. Heart disease: a textbook of cardiovascular medicine. 6a ed. Philadelphia: WB Saunders; 2001. p. 2172-91.

Federação Brasileira das Sociedades de Ginecologia e Obstetrícia. Hipertensão na gravidez – Manual de Orientação. Febrasgo; 1997.

Freire CMV, Tedoldi CL. Hipertensão arterial na gestação. Arq Bras Cardiol. 2009;93(6 Supl 1): e159-65.

Gadonski G, Antolello ICF, Paula LG, Costa BEP, Figueiredo CEP. Hipertensão arterial na gravidez: avanços no tratamento ambulatorial. Hipertensão. 2008;11(1):27-31.

Gadonski G, Irigoyen MCC. Aspectos fisiológicos da hipertensão arterial na gravidez. Hipertensão. 2008;11(1):4-8.

Gaio DS, Schmidt MI, Duncan BB, Nucci KB, Mator MC, Branchtein L. Hypertensive disorders in pregnancy: frequency and associated factors in a cohort of Brazilian women. Hypertens Pregnancy. 2001;20(3):269-81.

Granger JP, Alexander BT, Bennett WA, Khalil RA. Pathophysiology of hypertension during preeclampsia linking placental ischemia with endothelial dysfunction. Hyperten-sion. 2001;38(3):718-22.

Haram K, Svendsen E, Abildgaard U. The HELLP syndrome: clinical issues and management. A review. BMC Pregnancy Childbirth. 2009;9(8):1-15.

Helewa ME, Burrows RF, Smith J, Williams K, Brain P, Rabkin SW. Report of the Canadian Hypertension Society Consensus Conference: 1. Definitions, evaluation and classification of hypertensive disorders in pregnancy. CMAJ. 1997;157(6):715-25.

Huppertz B. Placental origins of preeclampsia: challenging the current hypothesis. Hypertension. 2008;51(4):970-5.

Kahhale S, Zugaib M. Síndromes hipertensivas na gravidez. São Paulo: Atheneu; 1995. p. 215-26.

Katz Leila, Amorim MMR, Miranda GV, Silva JLP. Perfil clínico, laboratorial e complicações de pacientes com síndrome HELLP admitidas em uma unidade de terapia intensiva obstétrica. Rev Bras Ginecol Obstet. 2008;30(2):80-6.

Koenen SV, Huisjes AJ, Dings J, van der GY, Visser GH, Bruinse HW. Is there a diurnal pattern in the clinical symptoms of HELLP syndrome? J Matern Fetal Neonatal Med. 2006;19:93-9.

Laura AM, Peter VD. Treatment of hypertension in pregnancy. Can J Clin Pharmacol. 2004;11(2):199-201.

Linhares JJ, Macêdo NMQ, Arruda GMA, Vasconcelos JLM, Saraiva TV, Ribeiro AF. Fatores associados à via de parto em mulheres com pré-eclâmpsia. Rev Bras Ginecol Obstet. 2014;36(6):259-63.

Maggan EF, Martin JN Jr. Twelve steps to optimal management of HELLP syndrome. Clin Obstet Gynecol. 1999;42(3):532-50.

Meads CA, Cnossen JS, Meher S, Juarez-Garcia A, ter Riet G, Duley L, et al. Methods of prediction and prevention of pre-eclampsia: systematic reviews of accuracy and effectiveness literature with economic modelling. Health Technol Assess. 2008;12(6):iii-iv, 1-270.

Mesquita MRS, Sass N. Eclâmpsia. In: Sass N. Hipertensão arterial e nefropatias na gestação – diretrizes e rotinas assistenciais. 2a ed. São Paulo: Prof. Dr. Nelson Sass; 2007.

Ministério da Saúde. Secretaria de Atenção à Saúde. Departamento de Ações Programáticas Estratégicas. Gestação de alto risco: manual técnico. 5a ed. Brasília: Ministério da Saúde; 2012. p. 27-41.

Moore Simas TA, Crawford SL, Solitro MJ, Frost SC, Meyer BA, Maynard SE. Angiogenic factors for the prediction of preeclampsia in high-risk women. Am J Obstet Gynecol. 2007;197(3):244-8.

Morris MC, Twickler DM, Hatab MR, Clarke GD, Peshock RM, Cunningham FG. Cerebral bllod imaging in eclampsia and severe preeclampsia. Obstet Gynecol. 1997;89(4):561-8.

Neme B, Alves EA. Obstetrícia básica. In: Neme B, editor. Doença hipertensiva específica da gestação: eclâmpsia. 3ª ed. São Paulo: Sarvier; 2006. p. 284-91.

Neto CN, Souza ASR, Amorim MMR. Tratamento da pré-eclâmpsia baseado em evidências. Rev Bras Ginecol Obstet. 2010;32(9):459-68.

Novo JLVG, Gianini RJ. Mortalidade maternal por eclâmpsia. Rev Bras Saude Mater Infant. 2010;10(2):209-17.

Oliveira MHN, Costa MENC, Toscano PRP, Tedoldi CL. Fármacos cardiovasculares na gestação e amamentação. Arq Bras Cardiol. 2009;93(6 Supl 1):e120-6.

Organização Mundial da Saúde (OMS). Programa Integrado de Saúde Materno-Infantil. Recomendações da OMS para prevenção e tratamento da pré-eclâmpsia e da pré-eclâmpsia. 2013.

Pascoal IF. Hipertensão e gravidez. Rev Bras Hipertens. 2002;9(3):256-61.

Peraçoli JC, Parpinelli MA. Síndromes hipertensivas da gestação: identificação de casos graves. Rev Bras Obstet. 2005;27(10):627-34.

Pereira MN, Montenegro AB, Filhi JR. Síndrome HELLP: diagnóstico e conduta. Femina. 2008;36(2):111-6.

Poli-de-Figueiredo CE, et al. Diretrizes Brasileiras de Hipertensão: Hipertensão em situações especiais. J Bras Nefrol. 2010;32(Supl 1):54-9.

Rein DT, Breidenbach M, Honsheid B, Friebe-Hoffmann U, Engel H, Gohring UJ, et al. Preeclamptic women are deficient of interleukin-10 as assessed by cytokine release of trophoblast cells in vitro. Cytokine. 2003;23(4):119-25.

Reis ZSN, Lage EM, Teixeira PG, Porto LB, Guedes LR, Oliveira RGL, et al. Pré-eclâmpsia precoce e tardia: uma classificação mais adequada para o prognóstico materno e perinatal? Rev Bras Ginecol Obstet. 2010;32(12).

Report of the National High Blood Pressure Education Program Working Group on High Blood Pressure in Pregnancy. Am J Obstet Gynecol. 2000;183(1):S1-22.

Report of the National High Blood Pressure Education Program Working Group on High Blood Pressure in Pregnancy. Am J Obstet Gynecol. 200; 183(1 sup 1): 22

Roberts JM, Gammill HS. Preeclampsia: recent insights. Hypertension. 2009;46(6):1243-9.

Roberts JM, Pearson GD, Cutler JA, Lindheimer MD. Summary of the NHLBI Working Group on Research on Hypertension During Pregnancy. Hypertens. Pregnancy. 2003;22:109-27.

Ruano R, Alves EA, Zugaib M. Sulfato de magnésio (MgSO4) no tratamento e prevenção da eclâmpsia: qual esquema adotar? Rev Assoc Med Bras. 2004;50(3):229-51.

Saftlas AF, Olson DR, Franks AI, Atrash HK, Pokras R. Epidemiology of preeclampsia and eclampsia in the United States, 1979-1986. Am J Obstet Gynecol. 1990;163:460-5.

Secretaria de Políticas da Saúde. Área Técnica da Saúde da Mulher. Urgências e Emergências Maternas: guia para diagnóstico e conduta em situações de risco de morte materna. 2a ed. Brasília: Ministério da Saúde; 2000.

Sibai B, Dekker G, Kupferminc M. Preeclampsia. Lancet. 2005;365:785-99.

Sibai BM, Ramadan MK, Usta I, Salama M, Mercer BM, Friedman SA. Maternal morbidity and mortality in 442 pregnancies with hemolysis, elevated liver enzymes, and low platelets (HELLP syndrome). Am J Obstet Gynecol. 1993;169:1000-6.

Sibai BM. Dianosis, controversies, and management of the syndrome of hemolysis, elevated liver enzymes, and low platet count. Obstet Gynecol. 2004;103(5):981-1.

Silva FRO, Sass N. Síndrome HELLP. In: Sass N. Hipertensão arterial e nefropatias na gestação – diretrizes e rotinas assistenciais. 2a ed. São Paulo: Prof. Dr. Nelson Sass; 2007.

Silva FRO, Sass N. Síndromes hipertensivas na gestação: classificação e padronização. In: Sass N. Hipertensão arterial e nefropatias na gestação – diretrizes e rotinas assistenciais. 2a ed. São Paulo: Prof. Dr. Nelson Sass; 2007. p. 6-8.

Sociedade Brasileira de Cardiologia. Sociedade Brasileira de Hipertensão. Sociedade Brasileira de Nefrologia. V Diretrizes Brasileiras de Hipertensão Arterial – situações especiais: gravidez. Arq Bras Cardiol. 2007;89:e24-79.

Sociedade Brasileira de Cardiologia. VII Diretriz Brasileira de Hipertensão Arterial. Arq Bras Cardiol. 2016;107(3 Supl 3).

Stepan H, Unversucht A, Wessel N, Faber R. Predictive value of maternal angiogenic factors in second trimester pregnancies with abnormal uterine perfusion. Hypertension. 2007;49(4):818-24.

Tedesco RP, Parpinelli MA, Amaral E, Surita FGC, Cecatti JG. Hipertensão arterial crônica na gestação: consenso e controvérsias. Rev Ciênc Méd. 2004;13(2):161-71.

Van Geijn HP, Lenglet JE, Bolte AC. Nifedipine trials: effectiveness and safety aspects. BJOG. 2005;112(1):79-83.

Wannmacher L. Manejo da hipertensão na gestação: o pouco que se sabe. Uso racional de medicamentos: temas selecionados. 2004;1(11):1-6.

Weistein L. Sydrome of hemolysis, elevated liver enzymes, and low platet count: a severe consequence of hypertension in pregnancy. Am J Obstet Gynecol. 1982;142(2):159-67.

WHO: The World Health Report 2005: Make every mother and child count. Geneva: World Health Organization; 2005.

WHO. Recommendations for: Prevention and treatment of pre-eclampsia and eclampsia. Genebra: World Health Organization; 2011.

Williams KP, Wilson S. Ethnic variation in the incidence of HELLP syndrome in a hypertensive pregnant population. J. Perinat Med. 1997;25:498-501.

202
PARTOS DE EMERGÊNCIA

Aline Veras Brilhante
Clarisse Uchôa de albuquerque
Liduina de Albuquerque Rocha e Sousa
Sammya Bezerra Maia e Holanda Moura
Shirley Kelly Bedê Bruno

O Conselho Federal de Medicina, na sua Resolução nº 1.451/95, no seu artigo 1, define os conceitos de Urgência e Emergência médicas:

> "Parágrafo Primeiro – Define-se por URGÊNCIA a ocorrência imprevista de agravo à saúde com ou sem risco potencial de vida, cujo portador necessita de assistência médica imediata.
>
> Parágrafo Segundo – Define-se por EMERGÊNCIA a constatação médica de condições de agravo à saúde que impliquem risco iminente de vida ou sofrimento intenso, exigindo, portanto, tratamento médico imediato."

O ciclo gravídico-puerperal tem a particularidade de ser um momento da vida no qual a gravidez pode se complicar com patologias próprias desse período, bem como doenças preexistentes que correm o risco de se agravar ou agravar a gestação.

Este capítulo se propõe a dialogar sobres as complicações médicas que têm o potencial para desencadear emergências obstétricas, respondendo pelas principais causas de morte materna.

Para efeito didático, foram selecionadas as patologias clínicas que são próprias do ciclo gravídico puerperal, as patologias clínicas que podem evoluir com urgências durante a gestação e as principais complicações tocúrgicas que mais evoluem para urgência com a possibilidade do desfecho para a morte nesse período da vida.

Urgência hipertensiva

A hipertensão arterial (HA) é a complicação médica mais comum da gravidez, ocorrendo em 5% a 10% de todas as gestações e sendo a principal causa de morbimortalidade materna e perinatal (15% a 20% em países desenvolvidos). No Brasil, a HA na gestação permanece a primeira causa de morte materna direta (37%), sendo maior a proporção nas regiões Norte e Nordeste que no Sudeste, Sul e Centro-Oeste.

A hipertensão pode se estabelecer anteriormente à gravidez (hipertensão arterial crônica – HAC) ou ser induzida pela gestação em mulheres previamente normotensas (hipertensão gestacional e pré-eclâmpsia). O consenso do *National High Blood Pressure Education Program* (NHBPEP) e o da *International Society for the Study of Hypertension in Pregnancy* (ISSHP) diferenciam a hipertensão que antecede a gravidez daquela que é condição específica dela. Enquanto na HAC a elevação da pressão arterial é o aspecto fisiopatológico básico da doença, na pré-eclâmpsia a hipertensão é apenas um dos achados de uma síndrome provocada pela má implantação da placenta, que acarreta vasoconstrição generalizada e lesões de órgão-alvo. As definições mais utilizadas em síndromes hipertensivas se encontram dispostas na Tabela 202.1.

As principais complicações maternas e neonatais das síndromes hipertensivas estão dispostas na Tabela 202.2.

Exames complementares

Exames complementares devem ser realizados em pacientes hipertensas, a fim de diagnosticar lesões de órgão-alvo: eletrocardiograma (ECG), ecocardiograma materno, fundo de olho, análise da função renal (creatinina), ácido úrico e proteinúria de 24 horas.

No decorrer da gestação, em pacientes normotensas previamente ou em hipertensas com elevação dos níveis pressóricos, deve ser solicitada a rotina laboratorial para pré-eclâmpsia: proteinúria de 24 horas, relação proteína/creatinina ou Labstix; hemograma completo; transaminase glutâmico-oxalacética (TGO)/transaminase glutâmico-pirúvica (TGP); lactato desidrogenase (LDH); bilirrubinas totais e frações; outros menos comuns: ácido úrico, tempo de protrombina ativada (TAP)/tempo de tromboplastina parcialmente ativada (TPTa), albumina, esfregaço sanguíneo.

Deve-se proceder à avaliação da vitalidade fetal com o perfil biofísico fetal, a cardiotocografia ou a ultrassonografia (USG) obstétrica com Doppler, de acordo com a disponibilidade local.

Tabela 202.1. Definições mais utilizadas em síndromes hipertensivas

Hipertensão (HA) na gestação	Pressão arterial sistólica (PAS) ≥ 140 mmHg ou pressão arterial diastólica (PAD) ≥ 90 mmHg, com medidas realizadas em pelo menos duas ocasiões em intervalo de mais de 4 horas e menos de uma semana. Idealmente, o manguito do esfigmomanômetro deve apresentar dimensões apropriadas, a paciente deve encontrar-se sentada, com os braços apoiados na altura do coração e em repouso há pelo menos 30 minutos.
Proteinúria anormal na gravidez	≥ 300 mg de proteína em análise de urina de 24 horas ou relação proteína/creatinina ≥ 0,30 ou Labstix com uma cruz (+) de proteína
Hipertensão arterial crônica (HAC)	É a hipertensão que está presente antes da gravidez ou diagnosticada antes de 20 semanas de gestação ou que é diagnosticada durante a gestação e permanece após 3 meses do parto.
Hipertensão gestacional (HG)	HA em gestante previamente normotensa com aparecimento após 20 semanas e sendo os níveis pressóricos de PAS < 160 mmHg ou PAD < 110 mmHg, sem proteinúria nem sinais de lesão de órgão-alvo ou iminência de eclâmpsia.
Pré-eclâmpsia	HA após 20 semanas com proteinúria > 300 mg/dia em urina de 24h ou 1+ de proteínas em fita urinária ou relação proteína/creatinina urinária > 30 mg/mmol. Na ausência de proteinúria, também se considera pré-eclâmpsia quando o aumento da pressão arterial é acompanhado de sintomas neurológicos como cefaleia, borramento da visão, dor epigástrica e alterações de testes laboratoriais (trombocitopenia, aumento de enzimas hepáticas e elevação da creatinina). A PA deve retornar ao normal em até 3 meses do parto.
Pré-eclâmpsia leve	Pré-eclâmpsia sem sinais de gravidade e PAS < 160 mmHg e PAD < 110 mmHg
Pré-eclâmpsia grave	Presença de sinais de gravidade: — PAS ≥ 160 mmHg ou PAD ≥ 110 mmHg — Persistência de sintomas neurológicos cerebrais ou visuais (cefaleia, náuseas, vômitos, turvação visual) — Dor epigástrica — Trombocitopenia: ≤ 100.000/mm³ — Aumento das enzimas hepáticas 2 vezes o valor da normalidade — Edema pulmonar — Creatinina sérica ≥ 1,1 mg/dL
Pré-eclâmpsia superposta	Paciente hipertensa sem proteinúria antes das 20 semanas de idade gestacional (IG) passa a apresentar proteinúria ≥ 0,3 g/24h, ou aquela com proteinúria patológica prévia que, após as 20 semanas, apresenta aumento importante da PA (mesmo que previamente controlada com medicações), associada a sintomas tipo cefaleia, visão borrada, dor epigástrica e/ou alterações laboratoriais, como aumento de enzimas hepáticas e trombocitopenia.
Síndrome HELLP	Complicação grave da pré-eclâmpsia que se manifesta laboratorialmente como: — Esfregaço de sangue periférico anormal - Presença de esquizócitos — Elevação da bilirrubina total ≥ 1,2 mg/dL — Haptoglobina sérica diminuída — Queda da hemoglobina desproporcional à perda sanguínea — Aumento das enzimas hepáticas (transaminase glutâmico-oxalacética — TGO principalmente) 2 vezes o valor da normalidade — Aumento do lactato desidrogenase (LDH) 2x o valor da normalidade — Plaquetopenia ≤ 100.000/mm³
Eclâmpsia	Pré-eclâmpsia complicada com convulsão tônico-clônica generalizada ou coma durante a gestação ou pós-parto, não atribuída a outras causas.

Fonte: Report of the National High Blood Pressure Education Program Working Group on High Blood Pressure in Pregnancy, 2000; Brown et al., 2001; American College of Obstetricians and Gynecologists e Task Force on Hypertension in Pregnancy, 2013.

Tabela 202.2. Complicações maternas e neonatais das síndromes hipertensivas na gestação

Maternas	Neonatais
Descolamento prematuro de placenta (1%-4%)	Prematuridade (15%-67%)
Coagulopatia/síndrome HELLP (10%-20%)	Restrição de crescimento fetal (10%-25%)
Edema pulmonar/aspiração (2%-5%)	Hipóxia com lesão neurológica (< 1%)
Insuficiência renal aguda (1%-5%)	Morte perinatal (1%-2%)
Eclâmpsia (< 1%)	Morbidade cardiovascular a longo prazo associada ao baixo peso ao nascer (peso < 2.500g)
Insuficiência hepática ou hemorragia (< 1%)	
Acidente vascular cerebral	
Morte	
Morbidade cardiovascular a longo prazo	

Fonte: Sibai et al., 2005.

Tratamento anti-hipertensivo

Não há evidência científica de que a terapia anti-hipertensiva diminua a incidência de complicações como restrição de crescimento fetal (RCF), superposição de pré-eclâmpsia, descolamento prematuro de placenta ou da mortalidade perinatal. A escolha da medicação e o período de início dela ainda são controversos, sendo os benefícios da instituição da terapia anti-hipertensiva discutíveis.

De acordo com o NHBPEP (2000), gestantes com HAC leve e sem lesão de órgão-alvo não necessitam de tratamento anti-hipertensivo, devido ao efeito hipotensor fisiológico da gestação. Nesse caso, pode-se aguardar o primeiro trimestre sem medicação anti-hipertensiva. O Instituto Nacional para Saúde e Excelência Clínica (*National Institute for Health and Clinical Excellence* – NICE) recomenda que em mulheres com hipertensão gestacional ou pré-eclâmpsia, o tratamento seja iniciado quando a pressão sanguínea for maior ou igual a 150 x 100 mmHg.

As drogas mais utilizadas no Brasil para tratamento da hipertensão leve são: metildopa, labetolol, hidroclorotiazida, nifedipino, hidralazina e inibidores da enzima conversora de angiotensina (IECA). Para tratamento da HA grave, são disponíveis: hidralazina, nifedipino e nitroprussiato de sódio. As dosagens e efeitos colaterais são descritos na Tabela 202.3.

Tabela 202.3. Medicações anti-hipertensivas, posologia e efeitos adversos na gestação

Medicamento	Dose	Efeito adverso
Metildopa (B)	750 mg-2g/d em 2 a 4 doses	Edema periférico, ansiedade, pesadelos, sonolência, boca seca, hipotensão, hepatite materna; sem efeitos adversos maiores no feto
Labetolol (C) (não disponível no Brasil)	200-1.200 mg/d em 2 ou 3 doses	Bradicardia fetal persistente, hipotensão e hipoglicemia neonatal
Hidroclorotiazida (C)	12,5-25 mg/d	Malformação fetal, anormalidades eletrolíticas e depleção do volume
Nifedipino (C)	30-120 mg/d	Hipotensão e potencialização do bloqueio neuromuscular se utilizado com sulfato de magnésio
IECA, bloqueador dos receptores de angiotensina e inibidor da renina (D)	Contraindicado na gestação	Oligodramnia, restrição do crescimento fetal, falência renal, baixo peso ao nascer, anormalidades cardiovasculares, polidactilia, hipospadia, aborto espontâneo, hipoplasia renal, craniofacial e dos membros

Fonte: Jim et al., 2010.

Condutas na crise hipertensiva

Inicialmente, classificar a síndromes hipertensivas: sem sinal de gravidade ou com sinal de gravidade. Não perder de vista que o tratamento deve depender de três fatores – idade gestacional materna, condições maternas e vitalidade fetal – e que a pré-eclâmpsia só se resolve definitivamente com o parto.

Síndrome hipertensiva SEM sinais de gravidade (Figura 202.1)

Solicitar rotina bioquímica para pré-eclâmpsia, proteinúria de 24 horas e avaliação da vitalidade fetal.

Hospitalizar se:

- 37 semanas ou mais;
- Suspeita de descolamento de placenta;
- 34 semanas de gestação com algum dos critérios:
  - Ruptura de membranas ou trabalho de parto;
  - Peso fetal abaixo do percentil 5;
  - Oligoâmnio (ILA menor que 50 mm);
  - PBF persistente abaixo de 6/10.

Monitoramento do binômio materno-fetal:

- Mobilograma diário;
- Avaliação fetal com USG obstétrica com Doppler ou PBF a cada três semanas;
- Rotina para pré-eclâmpsia e avaliação materna duas vezes por semana.

Anti-hipertensivos:

- Metildopa – iniciar dose mínima de um comprimido de 250 mg, via oral (VO), de 8 em 8 horas. Progredir para 6 em 6 horas. Aumentar para 500 mg, VO, de 8 em 8 horas e, após, de 6 em 6 horas. Dose máxima: 2g por dia;
- Nifedipino 20 mg – um comprimido VO de 12 em 12 horas, podendo ser aumentado até a dose máxima de 120 mg por dia;
- Hidroclorotiazida – uso controverso, de segunda linha. Se utilizar, um comprimido de 25 mg VO pela manhã. Máximo: 100 mg por dia;
- Labetalol – não disponível no Brasil.

Síndrome hipertensiva COM sinais de gravidade

Se houver picos hipertensivos: PAS maior ou igual a 160 mmHg e/ou PAD maior ou igual a 110 mmHg, realizar tratamento farmacológico.

Anti-hipertensivos de resgate:

- Hidralazina 20 mg/mL – uma ampola + 19 mL água destilada; fazer 5 mL da solução, EV, se PAS maior ou igual a 160 mmHg e/ou PAD maior ou igual a 110 mmHg, de 20 em 20 minutos, no máximo de quatro doses. O objetivo é reduzir a pressão arterial em 30% ou até valores de 90/100 mmHg de PAD. Até se estabilizar a pressão arterial, ela deve ser aferida a cada

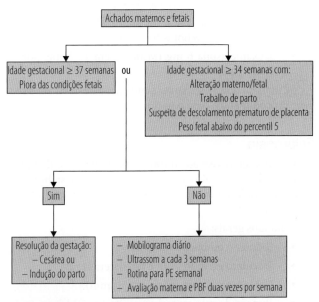

Figura 202.1. Manejo das síndromes hipertensivas da gravidez sem sinais de gravidade. Adaptada de: August, 2016.

5 minutos durante 20 minutos. Só então, na ausência de resposta adequada à medicação, deve-se repetir nova dose. Após cada nova dose, controlar a PA a cada 5 minutos, por 20 minutos. Caso haja queda indesejada da pressão arterial, infundir soro fisiológico e avaliar a frequência cardíaca fetal;

- Nifedipino 10 mg – 1 comprimido VO de 30 em 30 minutos, máximo de quatro doses. Cuidado com hipotensão materna, pois pode potencializar o bloqueio neuromuscular do magnésio, de forma que o uso concomitante com sulfato de magnésio deve ser evitado;
- Nitroprussiato de sódio – usado em hipertensão grave que não responde às drogas anteriores e se houver sinais de encefalopatia hipertensiva.

Dose inicial: 0,25 μg/kg/min. Máximo: 5 μg/kg/min. Cuidados com uso por mais de 4 horas e doses acima de 2 μg/kg/minuto, pois estão associados com risco de toxicidade fetal pelo cianeto. É recomendado que esse medicamento seja evitado durante a gestação, sendo melhor utilizado para tratamento de picos hipertensivos refratários em pacientes no pós-parto.

Sulfatoterapia:

- Dose de ataque: sulfato de magnésio ($MgSO_4$) 50% – 24 mL (12 g) + 100 mL de soro glicosado (SG) a 5% endovenoso (EV) em 30 minutos;
- Dose de manutenção: sulfato de magnésio a 50% – 12 mL em cada fase de 500 mL de SG a 5% [correr 2.000 mL SG a 5% em bomba de infusão contínua (BIC) – 84 mL/h] – até o nascimento ou por, no máximo, 24 horas;
- Reiniciar as quatro fases de manutenção do $MgSO_4$ na mesma dose após o parto;
- Antídoto: gluconato de cálcio a 10% – uma ampola (10 mL), EV, em *bolus*. Em caso de parada respiratória por impregnação do magnésio.

Uso de corticoides no caso de 34 semanas ou menos:

- Betametasona 12 mg intramuscular (IM) de 24 em 24 horas por 48 horas (duas doses);
- Dexametasona 6 mg IM de 12 em 12 horas por 48 horas (quatro doses).

Se mais do que 34 semanas, a indicação é estabilizar e realizar procedimentos para o parto.

Eclâmpsia

O tratamento visa ao controle das convulsões, da hipertensão e dos distúrbios metabólicos. Segue a estabilização materna, avaliação das condições do bem-estar fetal e antecipação do parto.

Cuidados gerais:

- Manter o ambiente tranquilo;
- Decúbito elevado a 30° e face lateralizada;
- Cateter nasal com oxigênio (5L/min);
- Punção de veia central ou periférica calibrosa;
- Cateter vesical contínuo.

Terapia anticonvulsivante:

- Sulfato de magnésio. Na recorrência de convulsões, utilizam-se mais 2g EV e aumenta-se a velocidade de infusão;
- Se persistirem, administrar fenil-hidantoína 250 mg + 250 mL de SG a 5%, EV, até a dose de 750 mg (ataque). Dose de manutenção: 100 mg de 8 em 8 horas EV; a seguir, 100 mg de 8 em 8 horas VO até a alta.

Emergências hemorrágicas

No Brasil, a hemorragia é a segunda maior causa de morte materna por causa obstétrica direta, perdendo apenas para as doenças hipertensivas. Apesar de a maior causa de sangramento dessa fase da gravidez estar associada ao trabalho de parto, inúmeros fatores podem culminar com hemorragia obstétrica periparto, levando à morte materna.

Cinco entidades devem ser abordadas:

- Placenta prévia;
- Descolamento prematuro de placenta normalmente inserida;
- Rotura uterina;
- Vasa prévia;
- Hemorragia puerperal.

Placenta prévia

É caracterizada pela perda sanguínea, quase sempre indolor, imotivada e de início e cessar súbitos, na segunda metade da gravidez, que levam a um sangramento essencialmente materno. A suspeição diagnóstica deve se confirmar com USG obstétrica para determinar a localização da pla-

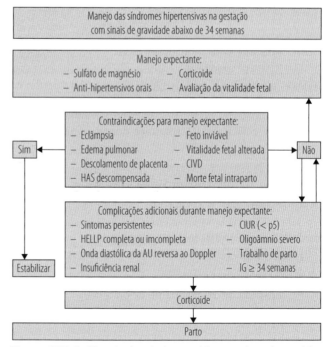

Figura 202.2. Manejo das síndromes hipertensivas da gravidez com sinais de gravidade abaixo de 34 semanas. Adaptada de: August, 2016.

centa. Toque vaginal deve ser evitado para não precipitar um evento de sangramento grave.

A incidência gira em torno de 3,5 a 4,6 mortes/1.000 nascimentos. Cerca de 1/3 das gravidezes afetadas por placenta prévia apresenta o primeiro sangramento antes de 30 semanas, 1/3 entre 30 a 36 semanas e o outro 1/3 após 36 semanas. Apenas 10% chegam ao termo assintomáticos. O primeiro grupo é mais propenso a receber hemotransfusão. A placenta prévia aumenta o risco de morbimortalidade materna anteparto (RR 9,8) e intraparto (RR 2,5) e hemorragia pós-parto (RR 1,9).

Descolamento prematuro de placenta normalmente inserida (DPPNI)

Sangramentos na interface decídua-placenta, que clinicamente podem ser subestimados, acompanhados geralmente de dor e de hipertonia uterina, na segunda metade da gravidez, são característicos de DPPNI. Sua incidência mundial é em torno de 1%. Cerca de 40% a 60% acontecem antes de 37 semanas de idade gestacional e 14%, antes de 32 semanas. O diagnóstico é essencialmente clínico.

Frequentemente associada a coagulopatia, o DPPNI é uma importante causa de morbimortalidade materna. A dosagem do fibrinogênio sérico é a melhor relação com a gravidade do sangramento; níveis menores ou iguais a 200 têm valor preditivo positivo alto para a hemorragia puerperal.

Rotura uterina

Causa rara de sangramento obstétrico, que geralmente ocorre no trabalho de parto, cuja maior característica é a mudança brusca do padrão das contrações uterinas, evoluindo para diminuição súbita da dor da contração uterina, especialmente naquela paciente que tem cicatriz uterina prévia. A incidência em úteros sem cicatrizes prévias é rara, em torno de 1 caso para cada 10.000.

Vasa prévia

Condição em que os vasos fetais estão presentes em membranas que recobrem o orifício cervical interno, associado a inserção velamentosa de cordão ou conexões de lobos de placentas bilobuladas. A ruptura de vasa prévia geralmente leva a óbito fetal.

Hemorragia puerperal

Entende-se por hemorragia puerperal uma perda sanguínea estimada maior que 500 mL nas primeiras 24 horas após o parto vaginal ou 1.000 mL após o parto cesáreo, que pode causar instabilidade hemodinâmica, necessidade de transfusão e morte materna. História clínica objetiva e bem-feita, aliada a um exame físico minucioso, é a chave para o diagnóstico correto. Muitas vezes, temos que ser precisos e rápidos e uma abordagem sequencial deve ser realizada.

Abordagem inicial:
- Ectoscopia: quantificar a perda, sinais vitais para pesquisar instabilidade hemodinâmica, palidez cutaneomucosa;
- Exame do abdome para pesquisar massas, sinais de irritação peritoneal;
- Exame especular para identificar lacerações de vulva/vagina;
- Exames complementares: hemograma, coagulograma, fibrinogênio.

O fluxograma da Figura 202.3 é proposto em caso de hemorragia puerperal.

Eventos tromboembólicos na gestação

Chamamos de tromboembolismo venoso (TEV) a um conjunto de eventos com diferentes manifestações clínicas que incluem trombose venosa profunda (TVP) na perna, panturrilha ou pelve e o tromboembolismo pulmonar (TEP). Eventos de TEP respondem pela maioria dos casos de mortalidade materna em países desenvolvidos. Além da morbimortalidade diretamente relacionada ao evento, existe a morbidade relacionada à síndrome pós-trombótica, que inclui os riscos de tromboses recorrentes e o risco adicional nas futuras gestações.

Epidemiologia e fatores de risco

Os episódios de TEV são quatro a cinco vezes mais frequentes durante a gravidez do que em um estado não grávido entre mulheres da mesma idade. Nas primeiras seis semanas após o parto, o risco é de 20 a 80 vezes maior.

As TVPs correspondem a aproximadamente 80% dos eventos tromboembólicos que ocorrem durante o período gravídico, distribuindo-se homogeneamente nos três trimestres. Em contraste, a maioria dos casos de TEP relacionados ao ciclo gravídico-puerperal (cerca de 60%) ocorre no puerpério.

Apesar do risco elevado em relação às mulheres que não se encontram no estado gravídico-puerperal, a tromboprofilaxia só é recomendada para pacientes com fatores de risco específicos.

Os principais fatores de risco são:
- História de evento tromboembólico prévio;
- Trombofilias.

As trombofilias podem ser classificadas segundo o risco de TEV na gestação conforme a Tabela 202.4.

Tabela 202.4. Classificação das trombofilias segundo o risco de TEV na gestação

Alto risco	Baixo risco
Fator V de Leiden (FVL) em homozigose	Fator V de Leiden em heterozigose
Mutação do fator II em homozigose	Mutação do fator II em heterozigose
FVL + mutação do fator II, combinados, ambos em heterozigose	Deficiência de proteína C
Deficiência de antitrombina III	Deficiência de proteína S
Síndrome dos anticorpos antifosfolípides (SAF)	Polimorfismo do ativador do plasminogênio tipo I (PAI-1) em homozigose ou heterozigose

SEÇÃO XXI – URGÊNCIAS E EMERGÊNCIA EM OBSTETRÍCIA

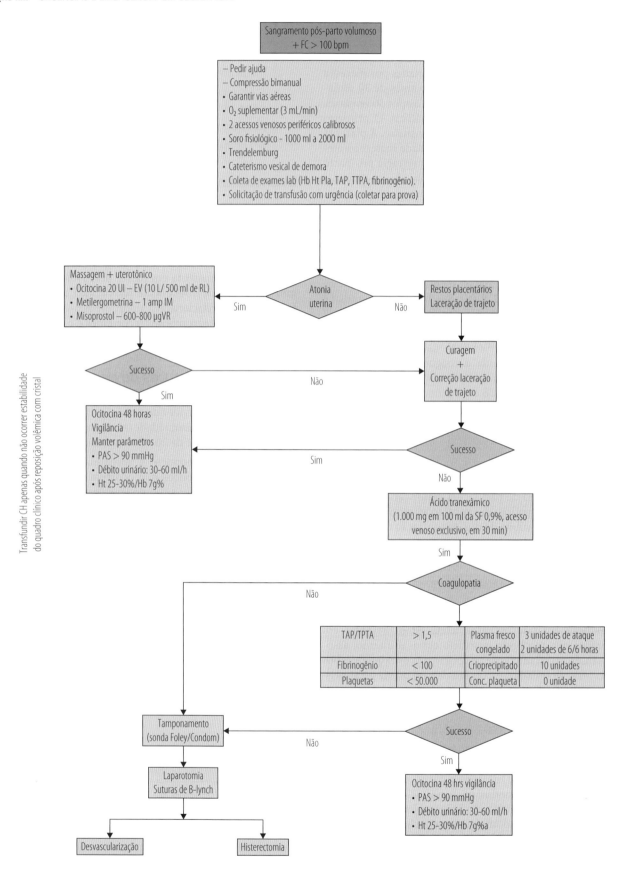

Figura 202.3. Fluxograma para condução de hemorragia puerperal. Fonte: Carvalho, 2016.

Riscos adicionais incluem:
- Raça negra, idade maior que 35 anos, obesidade;
- Tabagismo;
- Tecnologias de reprodução assistida;
- Diabetes gestacional, pré-eclâmpsia, cardiopatias;
- Hemotransfusões, hemorragias ante e pós-parto, infecções puerperais;
- Parto cesariano.

Fisiopatologia

O aumento do risco de evento tromboembólico está relacionado a uma combinação de fatores. O período gestacional é caracterizado por concentrações séricas elevadas de alguns fatores pró-coagulantes (por exemplo, fatores VII, VIII, X, fator de von Willebrand e fibrinogênio) e por uma diminuição simultânea de outros fatores anticoagulantes (tais como a proteína C e proteína S). Além disso, outros fatores contribuem para o aumento do risco de TEV no estado gravídico-puerperal, entre eles: o aumento da capacitância venosa, a diminuição do retorno venoso e o aumento de lesões vasculares, a redução da mobilidade e a obstrução mecânica das veias devido ao útero. O aumento dos efeitos compressivos na veia ilíaca esquerda pode explicar a maior ocorrência de TVP associada à gestação na perna esquerda (aproximadamente 70% a 90% dos casos).

A tromboprofilaxia dirigida pode prevenir o TEV em pacientes com fatores de risco reconhecidos. Entretanto, a maioria dos eventos tromboembólicos na gestação e puerpério ocorre em mulheres sem fatores de risco específicos, sendo crucial o diagnóstico rápido e a conduta assertiva.

Quadro clínico

Trombose venosa profunda

Os principais indícios para a suspeita clínica de TVP na gestação são:
- Extremidade acometida com edema, rubor, dor e empastamento;
- Palpação de cordão endurecido no membro afetado;
- Sinal de Homans (dorsiflexão do pé provocando dor em panturrilha);
- Diferença de 2 cm entre a circunferência do membro afetado e o normal.

Tromboembolismo pulmonar

Para pacientes não gestantes, têm sido desenvolvidos critérios para o diagnóstico de TEP, com o objetivo de facilitar a avaliação de probabilidade na prática clínica, sendo o "escore de Wells" um dos mais citados. Contudo, os algoritmos diagnósticos para TEP em pacientes não grávidas não são adequados ao ciclo gravídico-puerperal. Isso ocorre porque a gestação por si só é um estado trombogênico e por muitos dos sintomas da TEP estarem presentes na gestação sem intercorrências clínicas.

As manifestações clínicas do TEP na gestação dependem, fundamentalmente, da localização e tamanho do trombo e do estado cardiorrespiratório prévio da paciente, podendo ser classificado em três síndromes clínicas:
- Colapso circulatório;
- Dispneia não explicada; e
- Dor torácica do tipo pleurítica.

Segundo o *Task Force on Pulmonary Embolism*, da Sociedade Europeia de Cardiologia, essas formas de apresentação clínica estão correlacionadas com os respectivos modelos fisiopatológicos: embolia maciça, embolia submaciça e infarto pulmonar.

Em 90% dos casos, a hipótese de TEP é sugerida pela presença de dispneia, síncope, dor torácica e taquipneia, sozinhos ou em associação. Síncope é rara, no entanto sua presença está relacionada a quadros mais graves que podem se apresentar também com hipotensão e/ou parada cardíaca.

Dor precordial anginosa pode estar presente e pode indicar isquemia do ventrículo direito. Tosse, palpitações e tontura também podem estar presentes, mas são muito inespecíficos e eventualmente secundários às doenças associadas. Taquipneia e taquicardia são os achados de exame físico mais prevalentes. Já os sinais de hipertensão pulmonar (veias do pescoço túrgidas, P2 hiperfonética e impulso do VD palpável) são mais raros, porém mais específicos. Vale lembrar que, dada a forte associação entre as condições, sinais e sintomas de TVP (dor, edema, empastamento muscular etc.) também devem ser pesquisados.

Exames complementares

Devido à inespecificidade do quadro clínico, a pedra angular do diagnóstico de TEV na gravidez é a demonstração da presença do coágulo.

Exames de imagem

Diante da suspeita clínica de TVP ou TEP, é recomendada a investigação para a TVP. Se positiva, o diagnóstico pode ser considerado concluído, uma vez que o tratamento para ambas as entidades clínicas é semelhante e outros exames radiológicos envolvem risco radiológico tanto para o feto como para a mãe.

Investigação de TVP

Ultrassonografia com Doppler

Por ser não invasiva e de fácil realização, a investigação se inicia com a USG com Doppler venosa dos membros inferiores. O exame detecta TVP em aproximadamente 20% das pacientes com embolia pulmonar, e essa taxa é duas vezes mais alta quando também as veias distais são examinadas.

Em caso de um exame Doppler negativo em paciente com quadro clínico altamente sugestivo de TEP, devem ser realizados exames diagnósticos adicionais.

Ressonância nuclear magnética

A ressonância nuclear magnética (RNM) dos vasos pélvicos vem ganhando espaço devido à sua alta sensibilidade (próxima a 100%) e especificidade (90%). Há, contudo, carência de estudos comparativos desse método com ligação ou não à gravidez.

Tomografia computadorizada

A tomografia computadorizada (TC) possui maior sensibilidade do que a USG isolada. A combinação das duas técnicas pode ser útil na detecção de trombose em veia ilíaca quando a ressonância magnética não está disponível.

Flebografia ascendente

A flebografia ascendente não está indicada durante a gravidez pela exposição do feto à radiação e possibilidade de o próprio exame levar à trombose.

Exames negativos para TVP, contudo, não excluem TEP. Cerca de 30% dos pacientes com TEP têm exame não sugestivo de TVP no momento da investigação.

Investigação de TEP

Radiografia de tórax

A radiografia de tórax é normal na maioria dos casos e os achados mais frequentes (derrame pleural, atelectasia e elevação da cúpula diafragmática) também são pouco específicos. Mais do que sugerir TEP, a principal função da radiografia de tórax é excluir outros diagnósticos possíveis.

Cintilografia

A cintilografia de perfusão é realizada pela injeção de tecnécio-99 por via endovenosa, podendo evidenciar áreas de menor perfusão pulmonar. Se a perfusão for normal, por tratar-se de exame altamente sensível, afasta-se o diagnóstico de TEP. Caso contrário, complementa-se o exame com cintilografia de ventilação.

Tomografia computadorizada

A angiografia por TC permite a avaliação das artérias pulmonares com exposição do feto a uma dose de radiação mais baixa em comparação à cintilografia de ventilação-perfusão. A sensibilidade e a especificidade estimadas para o diagnóstico de TEP foram de 86% e 93%, respectivamente, consideradas similares às da cintilografia.

Ressonância nuclear magnética

Os riscos decorrentes da exposição a radiações ionizantes podem ser evitados quando a RNM é considerada para fins de diagnóstico. No entanto, essa técnica tem precisão diagnóstica para o TEP inferior à da angio-TC e à da cintilografia e requer o uso de gadolínio, que ainda não foi adequadamente estudado na gravidez quanto aos possíveis riscos fetais.

Angiografia pulmonar

Apesar de ser considerada o padrão-ouro para o diagnóstico de TEP, a angiografia pulmonar é invasiva, desconfortável e associada à mortalidade de 0,5% (principalmente por alergia ao contraste e insuficiência renal). Está indicada apenas quando não há possibilidade de se estabelecer o diagnóstico por outros métodos.

Tomografia computadorizada × cintilografia

Os dois principais exames de imagem a serem solicitados na suspeita de TEP, com Doppler negativo para TVP, são a angiografia por TC e a cintilografia (de perfusão pulmonar ou combinada de ventilação/perfusão). Os estudos comparando as duas técnicas, contudo, são caracterizados por um tamanho de amostra extremamente baixo, o que reduz a confiabilidade dos resultados. Considerando a precisão diagnóstica comparável das duas modalidades de imagem, a escolha é muitas vezes guiada por uma cuidadosa avaliação clínica multidisciplinar.

Exames laboratoriais

D-dímero

O teste de D-dímero não é rotineiramente indicado em caso de suspeita de embolia pulmonar na gestação ou pós-parto precoce, já que os níveis de dímero D aumentam gradualmente com o avanço da gestação, mesmo em gravidez normal. É considerado nos casos de suspeita clínica de TVP, com Doppler sem alteração, de modo que se presta mais à exclusão do diagnóstico do que à sua confirmação.

Troponinas

Níveis de troponina cardíaca podem estar elevados em pacientes com embolia pulmonar maciça. Altos níveis de protrombina são usados como estratificação de risco em pacientes com embolia pulmonar estabelecida, mas não como meio de diagnóstico.

Gasometria arterial

Não há indicação rotineira de gasometria arterial na suspeita de TEV na gravidez. Embora a alcalose respiratória esteja presente em casos de TEP, ela é um achado comum na gestação sem intercorrência.

Outros exames

O ECG pode ser útil quando demonstra sinais de sobrecarga ventricular direita (inversão de onda T de V1-V4, padrão *strain* em precordiais anteriores, padrão QR em V1, o clássico padrão S1Q3T3 e bloqueio do ramo direito), principalmente se forem agudos. Esses achados são mais comuns em embolia maciça, mas nem sempre estão presentes. Apesar de inespecífico, o achado mais comum do ECG é a taquicardia sinusal.

O ecocardiograma transtorácico é um exame não invasivo que pode apresentar sinais indiretos, como aumento de volume e/ou pressão em câmaras cardíacas direitas. Em geral, essas alterações estão presentes apenas em casos de embolia pulmonar de médio ou grande porte. Em estudo randomizado de pacientes com TEP agudo, o ecocardiograma transtorácico deixou de identificar corretamente 50% dos pacientes com TEP confirmados por angiografia.

Avaliação e condutas na sala de emergência

Quando a hipótese diagnóstica de evento tromboembólico é fortemente considerada ou o diagnóstico já está estabelecido, o início do tratamento deve ser instaurado o mais rápido possível.

No caso de TEP, a abordagem terapêutica inicial tem por objetivo a estabilidade clínica e hemodinâmica, e o suporte ventilatório. Nos pacientes hipotensos, a administração de cristaloides é a conduta inicial, podendo ser usadas aminas vasopressoras para os pacientes refratários à reposição volêmica. A hipoxemia é tratada com oxigenoterapia, através de máscara facial, e nos casos mais graves a intubação orotraqueal e o suporte ventilatório mecânico podem ser necessários. A suplementação de O_2 geralmente é necessária para manutenção de saturação maior que 90% e/ou PaO_2 maior que 70 mmHg, inclusive com uso de ventilação mecânica. As pacientes instáveis clinicamente devem ser admitidas em unidades de terapia intensiva (UTIs) e aquelas estáveis podem ser tratadas em unidades de intermediária complexidade.

Na gestante com quadro tromboembólico, após instaurados os cuidados básicos de suporte e monitorização, inicia-se o tratamento com heparina de baixo peso molecular (HBPM) ou heparina não fracionada (HNF), por não atravessarem a barreira placentária.

Monitorização, tratamentos, prescrição

A anticoagulação plena é a pedra angular do tratamento do TEP e deve ser iniciada tão logo ocorra a sugestão do diagnóstico e a probabilidade clínica seja intermediária ou alta, dada a elevada mortalidade relacionada a pacientes não tratados adequadamente.

As drogas mais indicadas para o tratamento e a prevenção da TEV na gravidez são heparinas. Ambas as formas, HNF e HBPM, são incapazes de atravessar a barreira placentária e não são secretadas no leite materno em quantidades significativas.

As HBPMs têm sido associadas a menor índice de sangramentos volumosos, menor risco de trombocitopenia (um grave complicador do tratamento, com índice de mortalidade de até 20%) e frequência menor de fraturas osteoporóticas. Além disso, não é necessário o monitoramento de plaquetas em pacientes em uso de HBPM.

O uso da HBPM pode ser dividido em:

- Uso terapêutico – enoxaparina 40 mg ou dalteparina 5.000 UI via subcutânea a cada 12 horas;
- Uso profilático – enoxaparina 40 mg ou dalteparina 5.000 UI por via subcutânea a cada 24 horas;
- Dose ajustada pelo peso – enoxaparina 1 mg/kg ou dalteparina 100 U/kg a cada 12 horas.

A HNF para fins terapêuticos é recomendada nas doses de 80 UI/kg em *bolus* intravenoso (IV) seguido pela infusão contínua de 18 UI/kg/h IV. A dose de HNF deve ser ajustada de acordo com a dosagem do tempo de tromboplastina parcial ativado por alvo (TTPA) a cada 6 horas. Busca-se uma dosagem de TTPA entre 2 e 2,5 vezes o controle.

Existem poucos estudos abordando outros métodos para tratamento de casos agudos de TEV em gestantes. A principal indicação dos filtros temporários de veia cava são casos confirmados de tromboembolismos maciços ou embolia pulmonar nas duas semanas que antecedem o parto e havendo contraindicação para anticoagulação plena. A indicação para o filtro de veia cava exige que a paciente esteja hemodinamicamente estável.

Os trombolíticos podem ser utilizados em casos de embolia pulmonar maciça ou de comprometimento hemodinâmico. Existem, contudo, poucos estudos que tratem da sua utilização em gestantes. O principal risco relacionado aos trombolíticos na gestação é a ocorrência de descolamento prematuro de placenta.

Nos quadros de embolia pulmonar maciça em pacientes gestantes, outros tratamentos podem incluir *bypass* cardiopulmonar com embolectomia cirúrgica seguida de cesariana ou, ainda, fragmentação mecânica percutânea de coágulos e colocação de filtro de veia cava inferior.

A Figura 202.4 traz uma proposta de conduta na suspeita de TEV na gestação.

Manejo no parto

Nas pacientes em trabalho de parto, deve-se interromper a administração da medicação assim que se der o início dos sintomas. Em caso de cesariana, a HBPM deve ser interrompida no mínimo 12 horas antes do procedimento para doses profiláticas e 24 horas para doses terapêuticas, devido ao risco de formação de hematomas durante o bloqueio anestésico. A HNF venosa deve ser suspensa cerca de 6 horas antes de procedimentos cirúrgicos e idealmente controlada com um tempo de tromboplastina ativada (TTPa) normal antes do bloqueio espinhal. Nos casos de TTPa alterado, pode-se utilizar protamina para reversão de seus efeitos.

Manejo no pós-parto

A heparinização deve ser reiniciada 4 a 6 horas após o parto normal e 6 a 12 horas após o bloqueio anestésico da cesariana. Em mulheres que necessitam de anticoagulação por mais de seis semanas após o parto, a varfarina pode ser administrada, uma vez que é compatível com a amamentação.

Parada cardíaca e cesárea *perimortem*

A parada cardiorrespiratória de uma mulher gestante é uma situação singular, iniciando pelo fato de que o médico assistente tem dois (ou mais) pacientes potenciais: a mãe e o(s) feto(s). Some-se a isso as alterações fisiológicas do sistema cardiovascular e respiratório – que reduzem a tolerância a alterações cardíacas e respiratórias – e a grande lacuna de conhecimento científico em relação ao manejo da parada cardiorrespiratória materna. Esta última, decorre da impossibilidade de realização de estudos randomizados controlados nesse grupo de pacientes, o que torna as evidências fracas e sujeitas a viés. As melhores evidências disponíveis ancoram-se em estudos observacionais e no conhecimento dos aspectos fisiológicos.

Fatores de risco

A parada cardiorrespiratória em gestante é multifatorial. As causas mais frequentes relacionam-se a cardiopatias congênitas e hemorragias. Os principais fatores precipitantes de parada cardiorrespiratória descritos são:

- Hemorragia periparto com hipovolemia;
- Embolia pulmonar;
- Trauma;
- Embolia do líquido amniótico;
- Arritmia;
- Toxemia gravídica;
- Anafilaxia;
- Aspiração pulmonar;
- Uso abusivo de drogas;
- Insuficiência cardíaca congestiva;
- Infarto do miocárdio; e
- Tamponamento cardíaco.

Durante a parada cardiorrespiratória, as alterações fisiológicas da gravidez atuam como um fator complicador. Durante a gestação, há um estado hiperdinâmico, caracterizado pelo aumento do débito cardíaco e do volume sanguíneo de aproximadamente 50%, pela diminuição da resistência vascular periférica e pela elevação da frequência cardíaca.

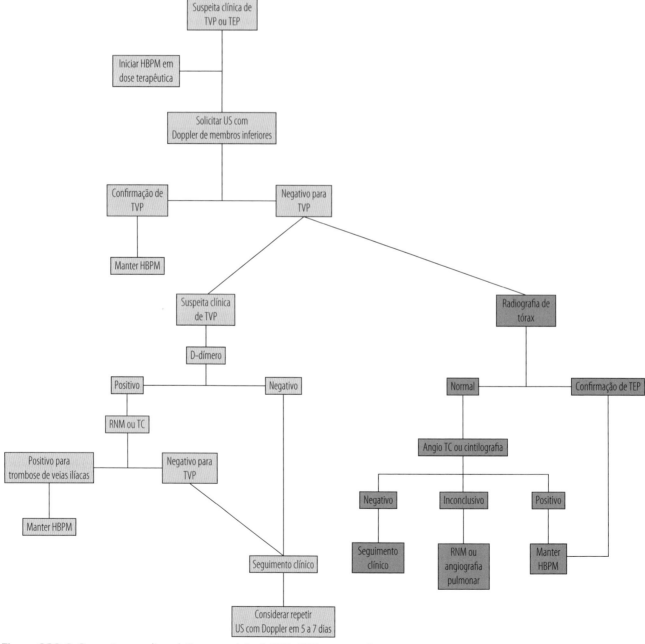

Figura 202.4. Proposta para diagnóstico e conduta de TVP e TEP na gestação.

Paradoxalmente, com o avançar da gestação, o útero gravídico exerce compressão nos vasos ilíacos, veia cava inferior e aorta abdominal, culminando na redução do débito cardíaco em cerca de 25%. Com o retorno venoso também comprometido, o débito cardíaco e a pressão arterial podem sofrer diminuição, que, quando associada à compressão da aorta, leva à redução do fluxo uteroplacentário, conduzindo ao sofrimento fetal.

O aumento do volume abdominal também acarreta uma retificação do diafragma, aumentando o espaço intra-abdominal e consequentemente diminuindo o espaço da cavidade intratorácica, o que leva à redução do volume residual e do volume reserva expiratório, com consequente diminuição da capacidade residual funcional. A consequente redução da complacência da caixa torácica majora a força necessária para uma adequada compressão torácica durante as manobras de ressuscitação cardiopulmonar (RCP). Além disso, o consumo de oxigênio na gestante é muito alto devido à maior demanda metabólica e, quando associado à redução da capacidade residual funcional, a predispõe à hipoxemia em situações de ventilação inadequada.

Manejo

Em linhas gerais, a conduta na parada cardiorrespiratória em gestante, incluindo as medicações, desfibrilação, compressão torácica externa e ventilação, é semelhante à realizada na mulher não grávida, respeitando-se as particularidades.

Atenção especial deve ser dada ao maior risco de regurgitação e aspiração pulmonar de conteúdo gástrico nessas pacientes, em decorrência da lentidão fisiológica do esvaziamento gástrico da gestante. A intubação da gestante também pode ser dificultada pelo aumento do tecido adiposo, edema das mucosas e maior vascularização.

Abordaremos neste capítulo as particularidades relacionadas à RCP em gestantes. As orientações que se seguem baseiam-se na Declaração Científica da *American Heart Association* (AHA) para Parada Cardíaca na Gravidez e na Atualização das Diretrizes da AHA de 2015 para Ressuscitação Cardiopulmonar (RCP) e Cuidados Cardiovasculares de Emergência (CCE) (2015 *AHA Guidelines Update for Cardiopulmonary Resuscitation and Emergency Cardiovascular Care*), em sua parte 10, que aborda circunstâncias especiais de reanimação.

Identificada a parada cardiorrespiratória, deve-se proceder imediatamente às seguintes medidas:

- Caso a altura uterina esteja ao nível ou acima da cicatriz umbilical, deve-se realizar a manobra de deslocamento uterino manual para a esquerda. O deslocamento uterino manual pode ser realizado com a técnica de duas mãos (assistente do lado esquerdo) ou com a de uma mão. Nesta última, o assistente se posiciona à direita da paciente e empurra o útero para a esquerda. A reanimação com a paciente mantida em inclinação lateral esquerda prejudica as manobras de RCP e não é recomendada;
- A equipe habilitada a realizar cesárea *perimortem* deverá ser acionada no momento do reconhecimento da parada cardíaca em pacientes na segunda metade da gestação;
- Nas situações de gestante não sobrevivente a trauma ou sem pulso por tempo prolongado, não há nenhuma razão para atrasar a realização da cesárea *perimortem*;
- Cesárea *perimortem* deve ser considerada após o quarto minuto da parada cardíaca materna ou do início dos esforços de ressuscitação (para parada não testemunhada), caso não haja retorno à circulação espontânea.

Suporte básico de vida (*basic support of life – BLF*)

As diretrizes da AHA de 2015 estão sintetizadas no algoritmo da Figura 202.5.

As recomendações da AHA (2015) sobre as compressões torácicas na gravidez são:

1. As compressões torácicas devem ser realizadas a uma taxa de pelo menos 100 por minuto a uma profundidade de pelo menos 2 cm (5 cm), permitindo o recuo total antes da compressão seguinte, com interrupções mínimas e com uma razão compressão-ventilação de 30:2 (classe IIa, nível de evidência C);
2. Interrupções devem ser minimizadas e limitadas a 10 segundos, exceto para intervenções específicas, como a inserção de uma via aérea avançada ou o uso de um desfibrilador (classe IIa, nível de evidência C);
3. O paciente deve ser colocado em supino para compressões torácicas (classe I, nível de evidência C);
4. Não existe literatura que analise o uso de compressões mecânicas na gravidez, o que não é aconselhado nesse momento.

É importante lembrar que as Diretrizes de 2010 da AHA já traziam a reorientação da sequência universal de A-B-C (vias aéreas, respiração, compressões) para C-A-B (compressões, vias aéreas, respiração) para minimizar o tempo de início de compressões torácicas. Para os socorristas sem treinamento, há recomendações para RCP de compressão somente no peito.

As recomendações da AHA (2015) sobre os fatores que afetam a compressão torácica na paciente grávida são:

1. O deslocamento manual contínuo do útero esquerdo deve ser realizado em todas as mulheres grávidas que estão em parada cardíaca, em que o útero é palpado na cicatriz umbilical ou acima dela para aliviar a compressão sobre a veia cava durante a ressuscitação (classe I, nível de evidência C);
2. Se o útero é difícil de avaliar (por exemplo, na obesidade mórbida), devem ser feitas tentativas para realizar deslocamento manual uterino esquerdo, se tecnicamente viável (classe IIb, nível de evidência C).

Sobre o posicionamento das mãos durante as compressões torácicas, as diretrizes afirmam que não há evidências científicas para apoiar a mudança da recomendação para colocação de mão para compressões torácicas na paciente grávida em comparação com a paciente não grávida. As diretrizes anteriores recomendavam colocar as mãos ligeiramente mais altas no esterno da paciente grávida, mas não há dados científicos para apoiar essa recomendação. Portanto, a recomendação permanece:

1. O socorrista deve colocar a palma de uma mão no centro (meio) do tórax da vítima (a metade inferior do esterno) e a palma da outra mão em cima da primeira de modo que as mãos se sobreponham e sejam paralelas (classe IIa, nível de evidência C).

A simulação de compressões torácicas em manequins mostrou que a qualidade da RCP diminui durante o transporte para a sala de cirurgia. Desse modo, indicada a cesariana, as diretrizes da AHA recomendam que a operação deve ocorrer no local da parada. Uma paciente grávida com parada cardíaca no hospital não deve ser transportada para cesariana (classe I, nível de evidência C). O transporte para uma instalação que pode realizar uma cesariana pode ser necessário apenas se a parada cardíaca ocorrer fora do hospital ou em um hospital sem centro cirúrgico.

Quanto à desfibrilação, no contexto de fibrilação ventricular ou taquicardia ventricular sem pulso, ela é crítica para maximizar a probabilidade de sobrevivência. Isso não é diferente na paciente grávida. Desse modo, a AHA (2015) recomenda:

1. O mesmo protocolo de desfibrilação atualmente recomendado deve ser utilizado na doente grávida como na doente não grávida. Não há modificação da aplicação recomendada de choque elétrico durante a gravidez (classe I, nível de evidência C);
2. O paciente deve ser desfibrilado com energia de choque bifásica de 120 a 200 J (classe I, nível de evidência B), com subsequente escalada de saída de energia se o primeiro choque não for efetivo e o dispositivo permitir essa opção;
3. As compressões devem ser retomadas imediatamente após a entrega do choque elétrico (classe IIa, nível de evidência C);
4. Para situações hospitalares em que a equipe não possui habilidades de reconhecimento de ritmo de ECG ou em que os desfibriladores são usados com pouca frequência, como em uma unidade obstétrica, a utilização de um desfibrilador externo automatizado pode ser considerada (classe IIb, nível de evidência C);
5. Recomenda-se a colocação de uma almofada de desfibrilador anterolateral como padrão razoável (classe IIa, nível de evidência C); a almofada lateral deve ser

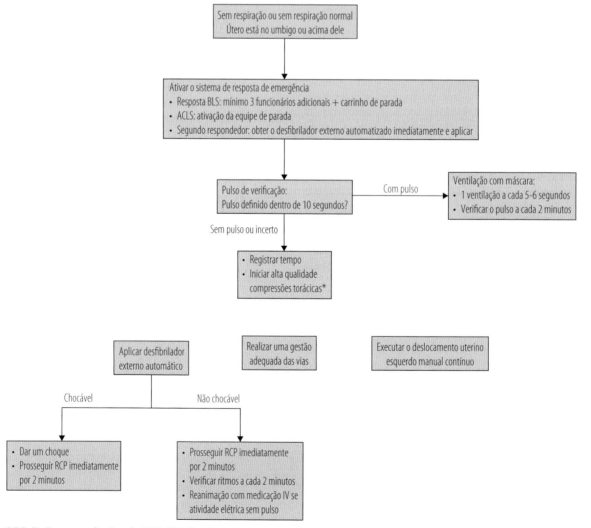

Figura 202.5. Recomendações da AHA (2015) sobre as compressões torácicas na gravidez.

colocada sob o tecido mamário, uma consideração importante na paciente grávida;

6. Recomenda-se o uso de eletrodos de choque adesivos para permitir uma colocação consistente deles (classe IIa, nível de evidência C).

A abordagem das vias aéreas deve ser sempre considerada mais difícil na gestante. Portanto, devem ser instituídos algoritmos apropriados para a gravidez. A ventilação com máscara de saco com oxigênio a 100% é a estratégia não invasiva mais rápida para iniciar a ventilação. A relação padrão compressão-ventilação inicial de 30:2 minimizará as interrupções nas compressões torácicas. A ventilação com máscara a duas mãos é mais eficaz do que uma técnica de mão única e deve ser usada assim que um segundo socorrista estiver disponível. Idealmente, a permeabilidade das vias aéreas deve ser mantida continuamente para otimizar o fornecimento de oxigênio. Obesidade, apneia do sono e edema da via aérea aumentam a dificuldade de ventilação da máscara facial.

Suporte avançado de vida cardiovascular (*advanced cardiovascular life support* – ACLS)

O tratamento preconizado pelo ACLS não difere para gestantes e não gestantes. Entretanto, algumas considerações devem ser feitas.

É preciso ainda considerar que, embora as causas de parada cardíaca que ocorrem em mulheres não grávidas possam ocorrer durante a gravidez, existem doenças específicas da gravidez e suas possíveis complicações. A equipe responsável deve estar familiarizada também com essas questões.

Via aérea

1. A intubação endotraqueal deve ser realizada por um laringoscopista experiente (classe I, nível de evidência C):
    a. Começando com uma ecocardiografia transtorácica (ETT) com 6 a 7 mm de diâmetro é recomendado (classe I, nível de evidência C);
    b. Otimamente não mais do que duas tentativas de laringoscopia devem ser feitas (classe IIa, nível de evidência C);
    c. A colocação das vias aéreas supraglóticas é a estratégia de resgate preferencial para intubação com falha (classe I, nível de evidência C);
    d. Se as tentativas de controle da via aérea falharem e a ventilação da máscara não for possível, as diretrizes atuais para o acesso invasivo de emergência às vias aéreas devem ser seguidas (pedir ajuda, obter equipamento).
2. As tentativas de intubação prolongada devem ser evitadas para evitar desoxigenação, interrupção prolongada das compressões torácicas, trauma nas vias aéreas e sangramento (classe I, nível de evidência C).
3. A pressão cricoidal não é rotineiramente recomendada (classe III, nível de evidência C).
4. A capnografia contínua em forma de onda, além da avaliação clínica, é recomendada como o método mais confiável de confirmação e monitoramento da colocação correta do ETT (classe I, nível de evidência C) e é razoável considerar nos pacientes intubados para monitorar a qualidade da RCP, para otimizar as compressões torácicas, e para detectar recirculação espontânea (classe IIb, nível de evidência C). Os achados consistentes com compressões torácicas adequadas ou ROSC incluem um nível crescente de $PETCO_2$ ou níveis maiores que 10 mmHg (classe IIa, nível de evidência C).
5. Interrupções nas compressões torácicas devem ser minimizadas durante a colocação avançada das vias aéreas (classe I, nível de evidência C).

Circulação

Seguir o ACLS para doses de medicações. Medicações como adrenalina, vasopressina e dopamina levarão à diminuição do fluxo sanguíneo uteroplacentário. Entretanto, não há recomendação para mudar ou ajustar as drogas habitualmente utilizadas. Quanto às drogas vasopressoras, as recomendações da AHA (2015) são:

1. A administração de 1 mg de epinefrina IV/IO a cada 3 a 5 minutos durante a parada cardíaca em adultos deve ser considerada. Devido aos efeitos da vasopressina no útero e porque ambos os agentes são considerados equivalentes, a epinefrina deve ser o agente preferido (classe IIb, nível de evidência C);
2. Recomenda-se que os fármacos ACLS atuais nas doses recomendadas sejam utilizados sem modificações (classe IIa, nível de evidência C).

Cuidados após a RCP

É essencial que uma equipe multidisciplinar continue o cuidado no período após a RCP. As recomendações da AHA (2015) são:

1. Se a paciente ainda estiver grávida, ela deve ser colocada na posição de decúbito lateral esquerdo completo, desde que isso não interfira em questões de gerenciamento adicionais, como monitoramento, controle das vias aéreas e acesso intravenoso. Se a paciente não estiver totalmente inclinada para a esquerda, o deslocamento do útero para a esquerda manual deve ser mantido continuamente (classe I, nível de evidência C);
2. A paciente deve ser transferida para a UTI, a menos que seja necessária uma operação (classe I, nível de evidência C);
3. Planejamento ideal antes do evento deve ser assegurado, como discutido acima (classe I, nível de evidência C);
4. O cuidado multidisciplinar deve continuar (classe I, nível de evidência C);
5. A causa da detenção deve continuar a ser considerada e tratada em conformidade (classe I, nível de evidência C).

SEÇÃO XXI – URGÊNCIAS E EMERGÊNCIA EM OBSTETRÍCIA

Principais emergências tocúrgicas na assistência ao trabalho de parto

O trabalho de parto se divide, academicamente, em quatro estágios e é necessário conhecê-los para prestar adequada assistência a cada uma dessas fases, incluindo as possíveis emergências:

- Primeiro estágio (dilatação): período no qual ocorre a dilatação do colo do útero, de fechado até 10 cm, por meio de contrações rítmicas e dolorosas;
- Segundo estágio (período expulsivo): período que se inicia com a dilatação máxima do colo uterino e termina com o nascimento do feto; nessa fase ocorrem, espontaneamente, os puxos maternos;
- Terceiro estágio (secundamento ou dequitadura): ocorre o desprendimento da placenta e membranas;
- Quarto estágio: período da primeira hora pós-parto, no qual se deve ter particular atenção para a parada do sangramento genital.

Das principais complicações relacionadas à assistência ao trabalho de parto que podem evoluir como emergências obstétricas, destacamos, em razão das suas relações com elevada incidência de morbimortalidade perinatal, o prolapso de cordão e a distocia de ombros fetais.

Prolapso e procidência do cordão umbilical

Epidemiologia

O *prolapso de cordão umbilical* se caracteriza pela apresentação do cordão umbilical ao canal de parto, antecedendo o concepto, após a rotura das membranas ovulares. Pode ocorrer na ausência de trabalho de parto, quando há amniorrexe prematura, especialmente em prematuros ou em fetos com posições anômalas.

Quando as membranas se mantêm íntegras e o cordão é anterior à apresentação fetal durante o primeiro ou segundo estágio do parto, trata-se de *procidência do cordão umbilical* (Figura 202.6).

Pela hipoxemia que a compressão do cordão gera no feto, é uma intercorrência obstétrica, que, embora pouco frequente, uma vez diagnosticada, necessita de rápida intervenção, devido ao grande risco de morbimortalidade fetal. Quando há compressão do cordão umbilical pelas partes fetais que vão ao encontro das partes maternas, ocorre hipóxia fetal, que, uma vez mantida, leva a danos neurológicos no concepto que podem ser graves ou até a sua morte.

Segundo Bobak *et al.*, estaremos diante de um prolapso de cordão a cada 400 partos e há fatores de risco bem estabelecidos:

- Presença de polidrâmnio;
- Apresentação fetal anômala;
- Amniorrexe prematura associada a apresentação fetal alta (Figura 202.7);
- Placenta prévia marginal;
- Feto com restrição de crescimento, gravidez múltipla;
- Cordões umbilicais longos com mais de 100 cm.

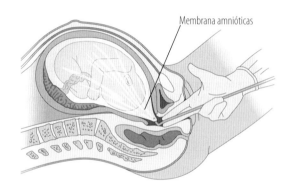

Figura 202.7. Rotura artificial das membranas (RAM).
Fonte: Adaptada de Sherwen LN, 1999.

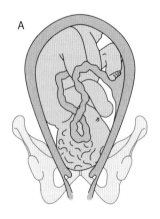 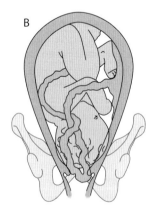 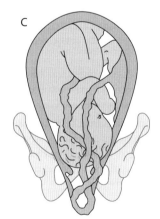 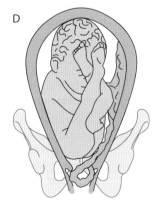

Figura 202.6. Representação de situações possíveis no prolapso do cordão umbilical. **A**. Prolapso do cordão umbilical oculto numa apresentação fetal cefálica (pode ter ou não membranas intactas); **B**. Prolapso do cordão umbilical oculto numa apresentação fetal cefálica (pode ter ou não membranas intactas), mas a ansa do cordão progrediu mais; **C**. Prolapso do cordão umbilical observável no introito vaginal numa apresentação fetal cefálica, com rotura de membranas; **D**. Prolapso do cordão umbilical oculto numa apresentação fetal pélvica perfeita com rotura de membranas.
Fonte: Bobak IM, *et al.* 1999.

Diagnóstico

O diagnóstico não é sempre fácil de ser realizado, especialmente quando se trata de procidência de cordão umbilical, e deve ser pensado sempre que houver um fator de risco presente e/ou frequência fetal intranquilizadora.

Na propedêutica da amniorrexe prematura, o exame especular é tempo obrigatório para sua exclusão diagnóstica.

A observação de pulsação presente na vagina durante o toque vaginal é um sinal de alerta.

Conduta

O diagnóstico de prolapso de cordão impõe a necessidade de cesárea, exceto se houver dilatação completa e com a possibilidade de ultimação imediata do parto.

No intervalo de tempo entre o diagnóstico e a realização da cesárea, condutas que visem minorar os efeitos sobre o feto devem ser adotadas. Algumas medidas pré e perioperatórias podem ser utilizadas a fim de reduzir a compressão do cordão e manter adequado fluxo sanguíneo para o feto até a intervenção obstétrica definitiva.

Manter a gestante em posição que diminua a compressão sobre o cordão:

- Posição genupeitoral (Figura 202.8), posição de Trendelemburg extrema ou posição de Sim, mantendo a pelve elevada com almofadas para minimizar o efeito da ação da gravidade sobre a pelve e concepto;

- Persistindo bradicardia a despeito das posturas maternas mais adequadas, realiza-se um toque com luvas estéreis empurrando o polo cefálico em sentido oposto à vulva, com o objetivo de diminuir a compressão dele sobre o cordão (Figura 202.9);

- O cordão umbilical nunca deve ser tracionado.

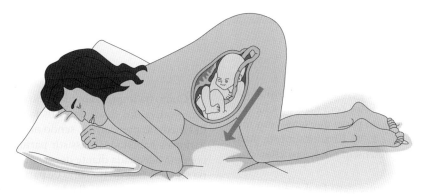

Figura 202.8. Parturiente com prolapso do cordão na posição genupeitoral.
Fonte: Bobak IM, *et al.* 1999.

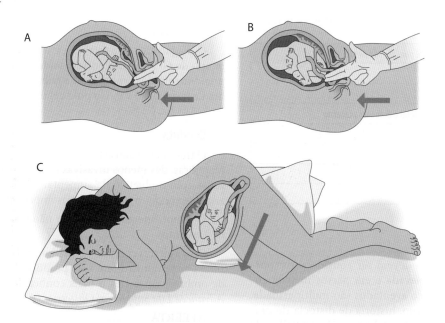

Figura 202.9. As setas assinalam a direção da pressão exercida contra a apresentação fetal no intuito de aliviar a compressão do prolapso do cordão umbilical. **A.** Representa uma apresentação fetal cefálica e de vértice com RM. **B.** Representa uma apresentação pélvica com RM. **C.** Representa uma parturiente com um prolapso do cordão numa apresentação cefálica e com RM, em posição de Sims modificada com as ancas mais elevadas possível, com a ajuda de almofadas.
Fonte: Bobak IM, *et al.* 1999.

Envolver porções expostas do cordão com compressas úmidas com soro morno.

Administrar máscara de oxigênio com a velocidade de 10 a 12 L/min.

O intervalo de tempo entre o prolapso do cordão e a interrupção da gravidez, assim como o grau de compressão do cordão, são fatores determinantes para o prognóstico neonatal.

A conduta adequada e resolutiva é a cesárea, e toda a equipe de plantão deve ser alertada de sua urgência.

Distocia de ombro

Define-se distocia de ombro quando há necessidade de manobras para desprendimento dos ombros fetais ou quando o tempo entre a saída da cabeça fetal e os ombros, em partos cefálicos, excede 60 segundos. O motivo de sua ocorrência é a impactação do ombro anterior ou, menos frequentemente, do ombro posterior do feto no promontório sacral materno.

Epidemiologia

Existe uma clara relação entre peso fetal e a possibilidade de haver distocia de ombros. Fetos com mais de 4 kg têm chance entre 5% e 9% de tê-la, ao passo que fetos com menos de 2,5 kg têm entre 0,6% e 1,4%. Paradoxalmente, mais de metade dos fetos que se apresentam distócicos estão com peso adequado.

Em virtude da associação entre peso fetal e distocia, os fatores de risco passíveis de identificação referem-se às condições que aumentam a probabilidade de macrossomia fetal.

Tabela 202.5. Distocia de ombro versus peso fetal e diabetes materno

Incidência global por faixa de peso fetal
0,6% a 1,4% (2.500 a 4.000 g)
5% a 9% (4.000 a 4.500 g)
Relação com peso fetal e diabetes materno
Peso > 4.000g sem diabetes: 5%
Peso > 4.000g com diabetes: 15%
Peso > 4.500g sem diabetes: 10%
Peso > 4.500g com diabetes: 45%

Fonte: Amorim et al., 2013.

Outros fatores de risco devem ser considerados: pós-datismo, altura uterina elevada e em partos instrumentais. Outros fatores de risco aventados são multiparidade, idade materna, peso materno, história de distocia de ombro em gravidez anterior, desaceleração do trabalho de parto, descida fetal demorada e segundo estágio do parto prolongado.

As complicações pertinentes às distocias de ombros implicam condições de emergência tanto para o feto quanto para a mãe.

Tabela 202.6. Complicações maternas e perinatais da distocia de ombros

Complicações maternas
Hemorragia pós-parto
Fístula retovaginal
Diátese de sínfise (neuropatia femoral)
Lacerações ou episiotomias de 3° ou 4° grau
Ruptura uterina
Endometrite
Complicações fetais
Paralisia do plexo braquial
Fratura de clavícula
Morte fetal
Asfixia perinatal (dano neurológico permanente)
Fratura do úmero
Morte neonatal

Fonte: Amorim et al., 2013.

Como há imprevisibilidade no diagnóstico de uma parte significativa dos casos de distocia de ombro, são inadequadas medidas preventivas, sendo necessário que todos os profissionais habilitados a assistir partos sejam treinados para a conduta adequada diante dessa emergência que se apresenta na segunda fase do trabalho de parto. Exceção, provavelmente, é quando estamos diante de um filho de mãe diabética com peso estimado acima de 4.500g, situação na qual a cesárea eletiva parece ser o caminho mais adequado.

Diagnóstico

O diagnóstico está estabelecido sempre que ultrapassar o tempo de 60 segundos entre a saída da cabeça fetal e o desprendimento dos ombros, ou a falha do mesmo após manobra de leve tração sobre o polo cefálico.

Conduta

O tratamento consiste na instituição de uma sequência de manobras, das menos invasivas para as mais invasivas, realizadas com o objetivo de aumentar a pelve funcional e com isso desprender os ombros fetais impactados.

O tempo adequado para que não haja lesão grave fetal é de 7 minutos

Para a efetiva conduta e o melhor uso das evidências cientificas, mnemônicos têm sido propostos diante das distocias de ombros, entre eles o mais conhecido é o proposto pelo *Advanced Life Support of Obstetrics* (ALSO):

ALEERTA

A – Chamar Ajuda; Avisar a parturiente; Anestesista a postos

L – Levantar os membros inferiores em hiperflexão (manobra de McRoberts)

E – Pressão suprapúbica externa (manobra de Rubin I)

E – Considerar Episiotomia

R – Remover o braço posterior

T – Toque para manobras internas: Manobra de Rubin II
                                   Manobra de Wood
                                   Manobra do parafuso invertido

A – Alterar a posição: quatro apoios (manobra de Gaskin)

A sequência parece ser mais efetiva em mulheres que estão na posição litotômica. Com a humanização da assistência ao parto e o respeito à escolha materna da posição de parturição, uma nova sequência foi proposta pela professora Melania Amorim e colaboradoras, levando em consideração a posição vertical – A SAIDA:

A – Avisar à parturiente; Chamar Ajuda; Anestesista a postos; Aumentar o Agachamento (McRoberts modificada)

S – Pressão suprapúbica: realizar pressão suprapúbica contínua por 30 segundos e a seguir de modo intermitente.

A – Alterar a posição (quatro apoios)

I – Manobras Internas:
- Manobra de Rubin II: os dedos do assistente se colocam por trás do ombro anterior (no dorso fetal) e fazem pressão em direção ao tórax fetal tentando promover a rotação do ombro anterior;
- Manobra de Wood: mantendo a mesma posição dos dedos da manobra de Rubin, o assistente coloca os dedos da outra mão pela frente do ombro posterior e aplica a força em direção às costas do feto;
- Manobra do parafuso invertido: na falha dessas, a seguinte manobra é a de Woods invertida ou do parafuso invertido – os dedos do assistente se colocam por trás do ombro posterior e a tração é feita em direção ao tórax fetal.

D – Desprender o ombro posterior

A – Avaliar manobras de resgate:
- Fratura de clavícula;
- Anestesia geral;
- Manobra de Zavanelli.

Aproximadamente 80% dos casos serão solucionados com a aplicação da pressão suprapúbica associada à mudança de posição fetal.

Após o nascimento, a parturiente deve ser informada sobre o diagnóstico e quais manobras foram utilizadas.

Nunca se deve proceder ao clampeamento do cordão umbilical antes da efetiva resolução das distocias de ombro.

Bibliografia consultada

Academia Brasileira de Neurologia. Tromboembolismo venoso: profilaxia em pacientes clínicos – parte I. Rev Assoc Méd Bras. 2009;55(2):102-5.

American College of Obstetricians and Gynecologists; Task Force on Hypertension in Pregnancy. Hypertension in pregnancy. Report of the American College of Obstetricians and Gynecologists' Task Force on Hypertension in Pregnancy. Obstet Gynecol. 2013;122(5):1122-31.

Amorim MMR, Duarte AC, Andreucci CB, Knobel R, Takemoto MLS. Distocia de ombro: proposta de um novo algorítmo para conduta em partos em posições não supinas. Femina. 2013;41(3).

Amro FH, Moussa HN, Ashimi OA, Sibai BM. Treatment options for hypertension in pregnancy and puerperium. Expert Opin Drug Saf. 2016;15(12):1635-42.

Ananth CV, Lavery JA, Vintzileos AM, Skupski DW, Varner M, Saade G, et al. Severe placental abruption: clinical definition and associations with maternal complications. Am J Obstet Gynecol. 2016;214(2):272.e1-272.e9.

Andrade BAM, Gagliardo GI, Péret FJA. Tromboembolismo venoso no ciclo gravídico puerperal. Femina. 2009;37(11):611-8.

August P. Management of hypertension in pregnant and postpartum women. UpToDate. 2016.

Baglin TP, Brush J, Streff BM. Guidelines on the use of vena cava filters. Br J Haematol. 2006;134(6):590-5.

Balogun OA, Sibai BM. Counseling, management, and outcome in women with severe preeclâmpsia at 23 to 28 weeks' gestation. Clin Obstet Gynecol. 2017.

Barco S, Nijkeuter M, Middeldorp S. Pregnancy and venous thromboembolism. Semin Thromb Hemost. 2013;39(5):549-58.

Barton JR, Sibai BM. Controversies Regarding Diagnosis and Treatment of Severe Hypertension in Pregnancy. Clin Obstet Gynecol. 2017;60(1):198-205.

Bates SM, Greer IA, Pabinger I, Sofaer S, Hirsh J. Venous thromboembolism, thrombophilia, antithrombotic therapy, and pregnancy: American College of Chest Physicians evidence-based clinical practice guidelines (8th Edition). Chest. 2008;133(6):844S-86S.

Bates SM. Pregnancy-associated venous thromboembolism: prevention and treatment. Semin Hematol. 2011;48:271-84.

Bhandari S, Raja EA, Shetty A, Bhattacharya S. Maternal and perinatal consequences of antepartum haemorrhage of unknown origin. BJOG. 2014;121(1):44-50

Bobak IM, Lowdermilk DL, Jensen MD. Enfermagem na maternidade. 4ª ed. Lisboa: Lusociência; 1999.

Brown MA, Lindheimer MD, de Swiet M, Van Assche A, Moutquin JM. The classification and diagnosis of the hypertensive disorders of pregnancy: statement from the International Society for the Study of Hypertension in Pregnancy (ISSHP). Hypertens Pregnancy. 2001;20(1):IX-XIV.

Carvalho H. Hemorragia pós-parto. Rev MEAC. 2016;4:28.

Chunilal SD, Ginsberg JS. Advances in the diagnosis of venous thromboembolism a multimodal approach. J Thromb Thrombolysis. 2001;12(1):53-7.

Costa FG. Prolapso de cordão umbilical: uma emergência obstétrica. Rev Percursos de Enfermagem n 3.

Dow M, Wax JR, Pinette MG, Blackstone J, Cartin A. Third-trimester uterine rupture without previous cesarean: a case series and review of the literature. Am J Perinatol. 2009;26(10):739-44.

Duley L, Meher S, Abalos E. Management of pre-eclâmpsia. BMJ. 2006;332(7539):463-8.

Faiz AS, Ananth CV. Etiology and risk factors for placenta previa: an overview and meta-analysis of observational studies. J Matern Fetal Neonatal Med. 2003;13(3):175-90.

Geersing GJ, Zuithoff NPA, Kearon C, Anderson DR, Cate-Hoek AJ, Elf L, et al. Exclusion of deep vein thrombosis using the Wells rule in clinically important subgroups: individual patient data meta-analysis. BMJ. 2014;348:g1340.

Gherman RB, Chauhan S, Ouzounian JG, Lerner H, Gonik B, Goodwin TM. Shoulder dystocia: the unpreventable obstetric emergency with empiric management guidelines. Am J Obstet Gynecol. 2006;195(3):657-72.

Gibbins KJ, Weber T, Holmgren CM, Porter TF, Varner MW, Manuck TA. Maternal and fetal morbidity associated with uterine rupture of the unscarred uterus. Am J Obstet Gynecol. 2015;213(3):382.e1-6.

Gobbo B, Baxley EG. Distocia de ombro. ALSO BRASIL – Advanced Life Support in Obstetrics – Brasil. 4th ed. São Paulo: American Academy of Family Phisicians; 2000. p. 21.

Goebel MA, Souza NA, Santos PS, Nunes RA, Assis RCL, Mota RK, et al. Prolapso de cordão umbilical: relato de caso. Rev Méd Minas Gerais. 2010;20(2 Supl 1):S133-5.

Hall DR. Abruptio placentae and disseminated intravascular coagulopathy. Semin Perinatol. 2009;33(3):189-95.

Jacobsen AF, Skjeldestad FE, Sandset PM. Incidence and risk patterns of venous thromboembolism in pregnancy and puerperium: a register-based case-control study. Am J Obstet Gynecol. 2008;198:231-7.

James A; Committee on Practice Bulletins – Obstetrics. Practice bulletin no. 123: thromboembolism in pregnancy. Obstet Gynecol. 2011;118(3):718-29.

James AH. Thromboembolism in pregnancy: recurrence risks, prevention and management. Curr Opin Obstet Gynecol. 2008;20(6):550-6.

Jeejeebhoy FM, Zelop CM, Lipman S, Carvalho B, Joglar J, Mhyre JM, et al. Cardiac arrest in pregnancy a scientific statement from the American Heart Association. Circulation. 2015;132(18):1747-73.

Jim B, Sharma S, Kebede T, Acharya A. Hypertension in pregnancy: a comprehensive update. Cardiol Rev. 2010;18(4):178-89.

Khan KS, Wojdyla D, Say L, Gülmezoglu AM, Van Look PF. WHO analysis of causes of maternal death: a systematic review. Lancet. 2006;367(9516):1066-74.

Kline JA. New diagnostic tests for pulmonary embolism. Ann Emerg Med. 2000;36(3):280-1.

Knight M, Tuffnell D, Kenyon S, Shakespeare J, Gray R, Kurinczuk JJ, editors. Saving lives, improving mothers' care: surveillance of maternal deaths in the UK 2011-13 and lessons learned to inform maternity care from the UK and Ireland Confidential Enquiries into Maternal Deaths and Morbidity 2009-13. National Perinatal Epidemiology Unit. University of Oxford; 2015. 120p.

Laurenti R, Jorge MHPDM, Gotlieb SLD. A mortalidade materna nas capitais brasileiras: algumas características e estimativa de um fator de ajuste. Rev Bras Epidemiol. 2004;7:449-60.

Lavonas EJ, Drennan IR, Gabrielli A, Heffner AC, Hoyte CO, Orkin AM, et al. Part 10: Special Circumstances of Resuscitation: 2015 American Heart Association Guidelines Update for Cardiopulmonary Resuscitation and Emergency Cardiovascular Care. Circulation. 2015;132(18 Suppl 2):S501-18.

Leduc D, Senikas V, Lalonde AB; Clinical Practice Obstetrics Committee. Active management of the third stage of labour: prevention and treatment of postpartum hemorrhage. J Obstet Gynaecol Can. 2009;31(10):980-93.

Lockwood CJ, Russo-Stieglitz K. Clinical features, diagnosis and course of placenta previa. UpToDate. 2017.

Magann EF, Cummings JE, Niederhauser A, Rodriguez-Thompson D, McCormack R, Chauhan SP. Antepartum bleeding of unknown origin in the second half of pregnancy: a review. Obstet Gynecol Surv. 2005;60(11):741-5.

Malik R, Kumar V. Hypertension in pregnancy. Adv Exp Med Biol. 2017;956:375-393.

Marik PE, Plante LA. Venous thromboembolic disease and pregnancy. N Engl J Med. 2008;359(19):2025-33.

Mhyre JM, Tsen LC, Einav S, Kuklina EV, Leffert LR, Bateman BT. Cardiac arrest during hospitalization for delivery in the United States, 1998-2011. Anesthesiology. 2014;120:810-8.

Moussa HN, Arian SE, Sibai BM. Management of hypertensive disorders in pregnancy. Womens Health (Lond). 2014;10(4):385-404.

National Collaborating Centre for Women's and Children's Health (UK). Hypertension in Pregnancy: The Management of Hypertensive Disorders During Pregnancy. London: RCOG Press; 2010.

Oppenheimer L; Maternal Fetal Medicine Committee. Diagnosis and management of placenta previa. J Obstet Gynaecol Can. 2007;29(3):261-6.

Oyelese Y, Ananth CV. Placental abruption. Obstet Gynecol. 2006;108(4):1005-16.

Politi S, D'Emidio L, Cignini P, Giorlandino M, Giorlandino C. Shoulder dystocia: an evidence-based approach. J Prenat Med. 2010;4(3):35-42.

Pomp ER, Lenselink AM, Rosendaal FR, Doggen CJM. Pregnancy, the postpartum period and prothrombotic defects: risk of venous thrombosis in the MEGA study. J Thromb Haemost. 2008;6:632-7.

Porto AMF, Amorim MMR, Souza ASR. Assistência ao primeiro período do trabalho de parto baseada em evidências. Femina. 2010;38(10).

Ralli E, Zezza L, Caserta D. Pregnancy and venous thromboembolism. Curr Opin Obst Gynecol. 2014;26(6):469-75.

Rath WH. Postpartum hemorrhage – update on problems of definitions and diagnosis. Acta Obstet Gynecol Scand. 2011;90(5):421-8.

Report of the National High Blood Pressure Education Program Working Group on High Blood Pressure in Pregnancy. Am J Obstet Gynecol. 2000;183(1):S1-S22.

Robertson L, Greer I. Thromboembolism in pregnancy. Curr Opin Obst Gynecol. 2005;17(2):113-6.

Ros HS, Lichtenstein P, Bellocco R, Petersson G, Cnattingius S. Pulmonary embolism and stroke in relation to pregnancy: how can high-risk women be identified? Am J Obstet Gynecol. 2002;186(2):198-203.

Royal College of Obstetricians and Gynaecologists. Shoulder dystocia. Protocols for High Risk Pregnancies. Green-top Guideline No. 42. 2nd ed. 2012.

Ruano R, Yoshizaki CT, Matinelli S, Pereira PP. Doenças tromboembólicas. In: Zugaib M, organizador. Obstetrícia. São Paulo: Manole; 2008. p. 773-89.

Sai WW, Powrie RO, Cooper AB, Larson L, Phipps M, Spencer P, et al. The incidence of deep vein thrombosis in women undergoing cesarean delivery. Thromb Res. 2009;123:550-5.

Sentilhes L, Vayssière C, Deneux-Tharaux C, Aya AG, Bayoumeu F, Bonnet MP, et al. Postpartum hemorrhage: guidelines for clinical practice from the French College of Gynaecologists and Obstetricians (CNGOF): in collaboration with the French Society of Anesthesiology and Intensive Care (SFAR). Eur J Obstet Gynecol Reprod Biol. 2016;198:12-21.

Shahir K, Goodman LR, Tali A. Pulmonary embolism in pregnancy: CT pulmonary angiography versus perfusion scanning. AJR Am J Roentgenol. 2010;195:214-22.

Sibai B, Dekker G, Kupferminc M. Pre-eclâmpsia. Lancet. 2005;365(9461):785-99.

Sultan AA, West J, Grainge MJ, Riley RD, Tata LJ, Stephansson O, et al. Development and validation of risk prediction model for venous thromboembolism in postpartum women: multinational cohort study. BMJ. 2016;355:1-9.

Tapson VF. Acute pulmonary embolism. N Engl J Med. 2008;358:1037-52.

The American College of Obstetricians and Gynecologists Commitee on Practice Bulletins. ACOG Practice Bulletin. Clinical management guidelines for obstetrician-gynecologists. Number 30, September 2001 (replaces Technical Bulletin Number 200, December 1994). Gestational diabetes. Obstet Gynecol. 2001;98(30):525-38.

Tikkanen M. Placental abruption: epidemiology, risk factors and consequences. Acta Obstet Gynecol Scand. 2011;90(2):140-9.

Torbicki A, Perrier A, Konstantinides S, Agnelli G, Galiè N, Pruszczyk P. Guidelines on the diagnosis and management of acute pulmonary embolism: the Task Force for the Diagnosis and Management of Acute Pulmonary Embolism of the European Society of Cardiology (ESC). Eur Heart J. 2008;29(18):2277-315.

Vanden Hoek TL, Morrison LJ, Shuster M, Donnino M, Sinz E, Lavonas EJ, et al. Part 12: cardiac arrest in special situations: 2010 American Heart Association Guidelines for Cardiopulmonary Resuscitation and Emergency Cardiovascular Care. Circulation. 2010;122(18 Suppl 3):S829-61.

PRENHEZ ECTÓPICA

Elias Ferreira de Melo Júnior

Introdução

A prenhez ectópica é talvez a mais desafiadora das patologias encontradas na prática assistencial em uma emergência que atende pacientes gestantes, por tratar-se de uma entidade clínica com apresentação muito variável e que pode induzir facilmente ao erro os obstetras, mesmo os mais capazes e experientes. É a mais importante causa de morte materna no primeiro trimestre da gravidez.

Caracteriza-se pela presença de embrião fora do sítio uterino habitual, que é o endométrio. Pode estar situada nas trompas, nos ovários, no abdome, no corno uterino ou no colo. Denomina-se heterotópica a prenhez concomitantemente tópica e ectópica; trata-se de situação bastante rara, com incidência de 1 caso para cada 30.000 gravidezes sem fertilização assistida[1].

Epidemiologia

A prevalência de prenhez ectópica em mulheres que procuram atendimento de urgência com dor e sangramento varia de 6% a 16%[2]. A incidência global da patologia varia de acordo o serviço pesquisado. Estatística americana aponta que 0,2% de todas as gravidezes seria ectópica[3]. A razão de mortalidade materna é 0,5 por 100.000[4].

Os fatores de risco mais importantes são:

- Prenhez ectópica anterior – 10% de recorrência[5];
- Cirurgia tubária – 7,3/1.000 em até 10 anos após laqueadura[6];
- Exposição intrauterina ao dietilestrilbestrol – risco 3,7 vezes maior[7];
- Infecções genitais – risco relativo duas a seis vezes maior[8];
- Dispositivo intrauterino (DIU) – embora protejam contra gravidez não planejada, o risco de prenhez ectópica entre as usuárias que engravidaram é 21 vezes maior que entre as não usuárias de métodos contraceptivos[9].

Na maioria das vezes (95%), o embrião estará localizado nas trompas. Eis a frequência aproximada de distribuição anatômica[10]:

- Ampola – 70%;
- Ístmica – 12%;
- Fímbria – 11%;
- Intersticial – 2% a 3%;
- Ovariana – 3%;
- Abdominal – menor que 1%;
- Cervical – menor que 1%.

Quadro clínico

A paciente usualmente se apresenta na urgência obstétrica com um quadro de dor abdominal difusa, sangramento e, quando investigada, atraso menstrual. Nem esse último dado estará presente, pois muitas pacientes não se reconhecerão grávidas na abertura da sintomatologia. Qualquer mulher gestante que se apresente com dor e sangramento deve ter descartada a possibilidade de gestação ectópica. Como em toda medicina, o diagnóstico deverá ser feito por uma anamnese bem-feita, em que os principais fatores de risco devem ser investigados, e deve-se inquirir sobre a ocorrência de relações sexuais, sobre a data da última menstruação e especialmente sobre a regularidade delas. Quando houver atraso em mulher no menacme e com coito (protegido ou não), deve-se solicitar uma dosagem quantitativa da fração beta da gonadotrofina coriônica humana (βhCG). Quando em dúvida nesses parâmetros iniciais, o teste também deverá ser solicitado, levando-se em conta a ocorrência frequente de erros devido ao viés recordatório da mulher.

A paciente evidencia, ao exame clínico de uma prenhez ectópica rota, palidez cutânea, pulso acelerado, extremidades frias, abdome distendido e doloroso à palpação, com toque vaginal podendo evidenciar abaulamento de fundo de saco e dor à mobilização do colo. Avaliar o sangramento inicialmente por exame especular para se certificar da origem exclusivamente uterina, além de toque vaginal bimanual. Essa apresentação clínica, não obstante, é aquela esperada em mulheres com comprometimento volêmico, podendo não estar presentes numa prenhez ectópica muito inicial, e não é comumente encontrada na prenhez íntegra.

Com relação aos exames complementares, os fundamentais são o teste imunológico de gravidez e a ultrassonografia (USG). A importância do teste quantitativo é que ele permite discriminar, utilizando a USG com transdutor endovaginal, a partir de um dado valor mínimo, que é convencionalmente estabelecido em 2.000 UI, onde está implantado o embrião e sua corionicidade. A especificidade desse valor crítico para a detecção de prenhez ectópica por USG endovaginal é de 95%[11]. Também poderá ser feita a dosagem seriada, a cada 48 horas, do βhCG, que deverá, numa prenhez normal, aumentar em pelo menos 53% no período[12]. Para realçar a importância de um exame clínico e uma história adequada, a sensibilidade geral desse teste para gravidez de origem desconhecida é de apenas 10%.

O exame ultrassonográfico apenas não é suficiente para fazer o diagnóstico, mesmo em mãos muito experientes, exceto se detectar embrião. No entanto, mesmo essa detecção tem sensibilidade de apenas 25% dos casos de sangramento passível de prenhez ectópica[13], porque em 60% das vezes irá tão somente mostrar uma massa anexial heterogênea, 20% com aspecto de anel hiperecoico e em apenas 13% será observado um saco gestacional[14]. Também poderá ser utilizado para detectar a ruptura e, nesse caso, demonstrará a presença de líquido livre na cavidade peritoneal em moderada quantidade, de característica mais ecogênica. Porém, é possível haver a detecção de pequena quantidade de sangue em mulheres normais e em outras patologias. Em se tratando de USG inconclusiva, ela deverá ser repetida em pelo menos dois dias. Nenhuma combinação desses achados sem história, exame físico e laboratorial compatíveis fecha o diagnóstico.

Diagnóstico diferencial

Uma das maiores preocupações do médico que trabalha na urgência é não confundir uma prenhez ectópica com uma ameaça de abortamento, quando acontece de haver uma história compatível, exame físico inconclusivo, βhCG menor que 2.000 UI e uma massa anexial vista ao USG, que pode inclusive ser um cisto ovariano preexistente concomitante à gravidez ou o corpo lúteo de uma gravidez tópica. Nesse caso, não haveria líquido na cavidade e bastaria esperar, já que a paciente estaria estável do ponto de vista hemodinâmico, pelo aumento do βhCG até alcançar a zona discriminatória, onde o USG dissiparia a dúvida sobre o diagnóstico de prenhez ectópica.

Outra possibilidade seria a presença de um cisto ovariano hemorrágico, mas nesse último caso não haveria a positividade do βhCG, e provavelmente o quadro de dor e de hemorragia seriam similares; não haveria confusão possível, a não ser em serviços mal preparados para obstetrícia, sem exames.

Pode haver uma confusão inicial com doença trofoblástica gestacional, especialmente antes da USG e da detecção precisa da origem do sangramento, além da dor abdominal ser bem menos intensa e a história ser menos comprometida pelos fatores de risco descritos.

É possível também que a apresentação inicial possa se confundir com um sangramento de implantação fisiológico, mas nesse caso haveria a necessidade de avaliação sequencial do βhCG, nos casos em que a USG for inconclusiva.

É possível dosar a progesterona sérica, posto que um valor maior que 25 ng/mL exclui prenhez ectópica com mais de 90% de probabilidade[15]. No entanto, a maioria dos casos de ectópica possui um valor abaixo desse ponto de corte.

Avaliação inicial na sala de emergência

A primeira responsabilidade do urgentista seria garantir a via aérea dessa paciente e suporte ventilatório via cateter nasal ou máscara de Venturi, se eventualmente chegar inconsciente ao pronto-socorro, e a estabilização hemodinâmica, por meio da garantia de dois acessos venosos de calibre adequado (Jelco → 14). Feito isso, concomitantemente à coleta de informações obstétricas (paridade, DUM, método contraceptivo, cirurgias e infecções prévias, realização de exames de βhCG e USG), proceder a exame físico, que deveria se direcionar para verificar a presença ou não de abdome agudo, defesa de parede e sinais de comprometimento volêmico. Pacientes jovens e saudáveis podem perder grande volume de sangue antes de exibir sinais clínicos compatíveis com choque. Por isso, é imprescindível providenciar o mais rápido possível os exames como hemograma, coagulograma e tipagem sanguínea, além do βhCG. O ideal seria fazer uma USG no local do atendimento para avaliar os anexos e a presença de sangue na cavidade abdominal. Em se tratando de prenhez ectópica íntegra, a conduta seria inicialmente expectante. Numa hipótese de ruptura, haveria a necessidade de procedimento cirúrgico. Deve-se reservar pelo menos duas unidades de concentrado de hemácias, podendo haver necessidade ulterior, de acordo com a evolução da paciente.

Condutas na sala de emergência

Em se tratando de prenhez ectópica íntegra, pode-se optar pela conduta totalmente expectante, realizada inicialmente naquelas que possuem βhCG menor que 1.500 UI[16]. Para maior segurança, preferimos adotar o limite de 200 UI. Em pacientes com βhCG menor ou igual a 5.000 UI, ausência de batimentos cardioembrionários e diâmetro da massa anexial menor que 4 cm, pode ser utilizado metotrexato (MTX), em dose única[17]. O resultado do tratamento com MTX é similar ao cirúrgico nos casos incluídos nos parâmetros descritos, com o benefício de se evitar um procedimento que não é isento de riscos[18].

Em se tratando de prenhez ectópica íntegra fora dos parâmetros anteriormente descritos, a melhor resolução possível seria a abordagem videolaparoscópica, por se tratar de cirurgia eletiva, passível de planejamento e que permitiria arregimentar uma equipe com experiência e treinamento suficientes para a abordagem segura. De modo geral, essa seria a via preferencial para todas os casos de indicação cirúrgica[18].

Para se proceder à resolução da prenhez ectópica rota, é possível utilizar a via laparoscópica ou aberta (convencional). Dificilmente, na realidade do país hoje, se conseguirá proceder à realização de laparoscopia nesse cenário, pela paucidade de equipes disponíveis a qualquer tempo. Na cirurgia aberta, é realizada uma incisão de Pfannenstiel e se procede à salpingectomia do anexo acometido, podendo haver necessidade de ooforoplastia ou ooforectomia concorrente ao procedimento.

As duas modalidades preferidas para abordagem da prenhez ectópica, a salpingostomia, comparada à salpingectomia, parece aumentar a taxa de prenhez uterina espontânea posterior ao procedimento (1,24 vez maior), mas aumenta a recorrência em 2,27 vezes[19]. Geralmente se prefere a salpingectomia em situações mais agudas, com tumorações maiores.

Em se tratando de prenhez abdominal, faz-se mister a interrupção da gravidez no momento de sua descoberta, pela alta mortalidade materna inerente a essa patologia. A via preferencial é a aberta e, nos casos em que a placenta se assesta sobre o fígado, poderá não ser possível a sua retirada no mesmo tempo cirúrgico, havendo necessidade de um segundo tempo ou complementação do tratamento com esquema de MTX em dose única, seguido de acompanhamento sonográfico a cada três dias.

Monitorização, tratamentos, prescrição

A paciente, ao adentrar a emergência, deverá ser monitorizada com oximetria de pulso, para avaliar continuamente frequência cardíaca e saturação de oxigênio, além de pressão arterial não invasiva (PNI), para verificar o estado hemodinâmico dessa paciente.

O tratamento com MTX seria com a paciente hospitalizada por pelo menos 10 dias, com a dose de 50 mg/m² de superfície corporal, via intramuscular, sem necessidade de leucovorin para antagonizar os efeitos deletérios sobre o metabolismo do ácido fólico devido à baixa dose empregada, além da dosagem de βhCG nos dias 4 e 7; se não houver redução significativa de pelo menos 15%, haverá necessidade de repetição do esquema de tratamento[20]. Na hipótese do seu uso, deverá ser feita uma coleta de exames para avaliar a função hepática, que tem risco potencial de ser afetada, e a função renal, por ser essa a via de excreção do fármaco. Portanto, devemos solicitar coagulograma, TGO (transaminase glutâmico-oxalacética), TGP (transaminase glutâmico-pirúvica), ureia e creatinina, bilirrubinas totais e frações.

A paciente precisa utilizar a terapia com imunoglobulina anti-D no caso de Rh negativa, devido à possibilidade de isoimunização em gravidez subsequente, devendo ser administrada dose de 50 μg[21].

A escolha do método para resolução deverá levar em consideração as condições de saúde da mulher e o grau de *expertise* da equipe médica e do hospital que a acompanha, havendo necessidade de implantação de protocolos de conduta e fluxogramas para padronizar o atendimento e reduzir o risco de morbimortalidade materna. Em todos os casos, faz-se necessário acompanhamento ambulatorial cuidadoso dessas pacientes, pela possibilidade de persistência de tecido trofoblástico ectópico e para monitorar uma eventual recorrência em nova gestação.

Referências bibliográficas

1. Chadee A, Rezai S, Kirby C, Chadwick E, Gottimukkala S, Hamaoui A, et al. Spontaneous heterotopic pregnancy: dual case report and review of literature. Case Rep Obstet Gynecol. 2016;2016:2145937.
2. Murray H, Baakdah H, Bardell T, Tulandi T. Diagnosis and treatment of ectopic pregnancy. Can Med Assoc J. 2005;173(8):905-12.
3. Centers for Disease Control and Prevention (CDC). Ectopic pregnancy – United States, 1990-1992. MMWR Morb Mortal Wkly Rep. 1995;44(3):46-8.
4. Creanga AA, Shapiro-Mendoza CK, Bish CL, Zane S, Berg CJ, Callaghan WM. Trends in ectopic pregnancy mortality in the United States: 1980-2007. Obstet Gynecol. 2011;117(4):837-43.
5. Skjeldestad FE, Hadgu A, Eriksson N. Epidemiology of repeat ectopic pregnancy: a population-based prospective cohort study. Obstet Gynecol. 1998;91(1):129-35.
6. Peterson HB, Xia Z, Hughes JM, Wilcox LS, Tylor LR, Trussell J. The risk of ectopic pregnancy after tubal sterilization. N Engl J Med. 1997;336(11):762-7.
7. Hoover RN, Hyer M, Pfeiffer RM, Adam E, Bond B, Cheville AL, et al. Adverse health outcomes in women exposed in utero to diethylstilbestrol. N Engl J Med. 2011;365(14):1304-14.
8. Tsevat DG, Wiesenfeld HC, Parks C, Peipert JF. Sexually transmitted diseases and infertility. Am J Obstet Gynecol. 2017;216(1):1-9.
9. Li C, Zhao WH, Meng CX, Ping H, Qin GJ, Cao SJ, et al. Contraceptive use and the risk of ectopic pregnancy: a multi-center case-control study. PLoS One. 2014;9(12):e115031.
10. Bouyer J. [Epidemiology of ectopic pregnancy: incidence, risk factors and outcomes]. J Gynecol Obstet Biol Reprod (Paris). 2003;32(7 Suppl):S8-17.
11. van Mello NM, Mol F, Opmeer BC, Ankum WM, Barnhart K, Coomarasamy A, et al. Diagnostic value of serum hCG on the outcome of pregnancy of unknown location: a systematic review and meta-analysis. Hum Reprod Update. 2012;18(6):603-17.
12. Chung K, Allen R. The use of serial human chorionic gonadotropin levels to establish a viable or a nonviable pregnancy. Semin Reprod Med. 2008;26(5):383-90.
13. Ardaens Y, Guérin B, Perrot N, Legoeff F. [Contribution of ultrasonography in the diagnosis of ectopic pregnancy]. J Gynecol Obstet Biol Reprod (Paris). 2003;32(7 Suppl):S28-38.
14. Condous G, Okaro E, Khalid A, Lu C, Van Huffel S, Timmerman D, et al. The accuracy of transvaginal ultrasonography for the diagnosis of ectopic pregnancy prior to surgery. Hum Reprod. 2005;20(5):1404-9.
15. Van Calster B, Bobdiwala S, Guha S, Van Hoorde K, Al-Memar M, Harvey R, et al. Managing pregnancy of unknown location based on initial serum progesterone and serial serum hCG levels: development and validation of a two-step triage protocol. Ultrasound Obstet Gynecol. 2016;48(5):642-9.
16. Mavrelos D, Memtsa M, Helmy S, Derdelis G, Jauniaux E, Jurkovic D. β-hCG resolution times during expectant management of tubal ectopic pregnancies. BMC Womens Health. 2015;15:43.
17. Erdem M, Erdem A, Arslan M, Öç A, Biberoğlu K, Gürsoy R. Single-dose methotrexate for the treatment of unruptured ectopic pregnancy. Arch Gynecol Obstet. 2004;270(4):201-4.
18. Hajenius PJ, Mol F, Mol BWJ, Bossuyt PMM, Ankum WM, van der Veen F. Interventions for tubal ectopic pregnancy. Cochrane database Syst Rev. 2007;(1):CD000324.
19. Cheng X, Tian X, Yan Z, Jia M, Deng J, Wang Y, et al. Comparison of the fertility outcome of salpingotomy and salpingectomy in women with tubal pregnancy: a systematic review and meta-Analysis. PLoS One. 2016;11(3):e0152343.
20. Lipscomb GH. Medical management of ectopic pregnancy. Clin Obstet Gynecol. 2012;55(2):424-32.
21. ACOG practice bulletin. Prevention of Rh D alloimmunization. Number 4, May 1999 (replaces educational bulletin Number 147, October 1990). Clinical management guidelines for obstetrician-gynecologists. American College of Obstetrics and Gynecology. Int J Gynaecol Obstet. 1999;66(1):63-70.

204

HIPERÊMESE GRAVÍDICA

Flávio Lúcio Pontes Ibiapina

Introdução

Náuseas e vômitos são queixas bastante comuns na gestação, estando presentes em até 85% das gravidezes[1]. Na maior parte das vezes, o quadro clínico é leve ou moderado, com o quadro mais grave, de hiperêmese gravídica, com vômitos incoercíveis, alcançando apenas 0,3% a 3% dos casos[2], sendo uma das indicações mais comuns de internação na gestação[3].

É importante, portanto, valorizar as queixas relacionadas ao quadro de vômitos na gravidez, estabelecendo medidas adequadas de controle, evitando, assim, o agravamento do quadro, com complicações como desidratação, desequilíbrio eletrolítico, cetose, deficiências nutricionais e perda de peso.

Epidemiologia

Aproximadamente 70% das gestações cursam com náuseas, e cerca de 60% das gestantes apresentam vômitos no curso da gravidez[4].

A verdadeira incidência da hiperêmese gravídica é desconhecida, com considerável variação entre os países, indo de 0,3% na Suécia[5], 1,2% nos Estados Unidos[6] até 3,6% no Japão[7].

A maior parte dos autores reporta incidência de 0,5% (1 em cada 200 gestações)[4].

Fisiopatologia

As causas das náuseas e vômitos na gestação, bem como da hiperêmese, são desconhecidas. A teoria de que estão relacionadas com o aumento da gonadotrofina coriônica humana é compatível com a história natural da doença e com a severidade do quadro em gravidezes afetadas pela mola hidatiforme e em gestações gemelares. Fatores endócrinos e psicológicos parecem estar envolvidos, bem como aparece com maior frequência quando o feto é do sexo feminino. Também tem sido relatada a presença mais frequente de infecção pelo *Helicobacter pylori* em pacientes com hiperêmese gravídica, não estando claro ainda se há relação causal[4].

Quadro clínico

Hiperêmese gravídica é um diagnóstico de exclusão, caracterizada por náuseas e vômitos prolongados, desidratação, desequilíbrio eletrolítico e perda de peso (geralmente maior que 5% do peso pré-gestacional). Em casos mais graves, pode ser necessária hospitalização prolongada e suporte de nutrição enteral ou parenteral[2].

Os sintomas podem afetar as atividades diárias[8], a capacidade laboral[9] e as relações familiares e sociais[10], com impacto importante na qualidade de vida.

Estudos têm demonstrado uma associação entre hiperêmese gravídica e parto prematuro e com recém-nascidos pequenos para a idade gestacional, mas sem associação com malformações congênitas ou óbito perinatal[11].

Outras repercussões, tais como aumento de resistência à insulina na infância e incidência aumentada de desordens psicológicas na vida adulta, são descritas em associação com a hiperêmese gravídica, sendo necessário aprofundar os estudos para melhor estabelecer os riscos da doença a longo prazo, na infância, adolescência e vida adulta[12].

O diagnóstico deve ser considerado quando as náuseas e vômitos se iniciaram no primeiro trimestre da gestação e outras causas foram excluídas[13]. Geralmente se inicia entre a quarta e a sétima semana de gestação, com pico na nona semana, e se resolve até a vigésima semana em 90% das mulheres[14].

Sempre que o início ocorre após 10 a 11 semanas de gestação, outras causas devem ser consideradas.

A investigação laboratorial pode mostrar hiponatremia, hipocalemia, cetonúria, hiperuricemia e alcalose metabólica hipoclorêmica[4].

Medidas objetivas da severidade do quadro clínico podem ser realizadas por meio de questionários validados, com destaque para o índice PUQE (Tabela 204.1) – *Pregnancy Unique Quantification of Emesis* –, que traça um perfil dos sintomas nas últimas 24 horas e permite estabelecer se o quadro clínico é leve, moderado ou severo, bem como ser usado para monitorar o progresso com o tratamento[13].

Tabela 204.1. O escore total é a soma das respostas de cada uma das questões PUQE₋₂₄ escore: Leve ≤ 6; Moderado = 7-12; Severo = 13-15

PUQE₋₂₄					
Nas últimas 24 horas, quanto tempo você se sentiu nauseada ou doente do estômago?	Nenhum (1)	1 hora ou menos (2)	2-3 horas (3)	4-6 horas (4)	Mais que 6 horas (5)
Nas últimas 24 horas, você vomitou?	7 ou mais vezes (5)	5-6 vezes (4)	3-4 vezes (3)	1-2 vezes (2)	Nenhuma (1)
Nas últimas 24 horas, quantas vezes você teve ânsia ou esforço de vômitos sem sair nada?	Nenhuma (1)	1-2 vezes (2)	3-4 vezes (3)	5 vezes (4)	7 ou mais vezes (5)

Diagnóstico diferencial

Outras condições causais devem ser excluídas por meio da história clínica, exame físico e exames complementares. Vômitos podem estar presentes também na úlcera péptica, colecistite, gastroenterite, cistite, pielonefrite, hepatite, pancreatite, alterações metabólicas e doenças neurológicas, e também podem ser provocados por medicações[8-16].

Dor abdominal intensa, localização epigástrica e achados incomuns na hiperêmese gravídica merecem investigação complementar, com dosagem de amilase sérica, ultrassonografia abdominal e endoscopia digestiva alta. A investigação para *Helicobacter pilory* também pode ser considerada para os casos mais graves e refratários ao manejo medicamentoso[17,18].

Avaliação inicial na sala de emergência[13]

Na anamnese, explorar os seguintes aspectos:
- História pregressa de hiperêmese;
- Avaliação da severidade do quadro por meio do escore PUQE: náusea, vômitos, "cuspideira", hipersalivação, perda de peso;
- Intolerância a alimentos, fluidos, impacto na qualidade de vida.

Excluir outras causas no caso de:
- Dor abdominal;
- Sintomas urinários;
- Infecção;
- História medicamentosa positiva para vômitos;
- Infecção crônica pelo *H. pilory*.

Exame físico:
- Temperatura;
- Pulso;
- Pressão arterial;
- Saturação de oxigênio;
- Frequência respiratória;
- Exame do abdome;
- Peso;
- Sinais de desidratação.

Exames complementares:
- Avaliação da urina por fitas reagentes, para avaliar cetonúria (+1 ou mais);
- Sumário de urina;
- Ureia e eletrólitos (hipo ou hiperpotassemia, hiponatremia, desidratação, doença renal);
- Hemograma completo (infecção, anemia, hemoconcentração);
- Glicemia (excluir cetoacidose, se diabético);
- Ultrassonografia abdominal e pélvica ou transvaginal (confirmar gestação viável, excluir gestação múltipla e doença trofoblástica, excluir colelitíase, pancreatite).

Em casos refratários ou com internações anteriores por hiperêmese, também avaliar:
- T4 livre, TSH (hipo ou hipertireoidismo);
- Enzimas hepáticas (excluir hepatite);
- Cálcio, fosfato;
- Amilase (excluir pancreatite);
- Gasometria arterial (excluir desordens metabólicas, monitorar gravidade).

Condutas na sala de emergência

A intervenção mais importante na sala de emergência é a reidratação venosa e a reposição eletrolítica. Para tanto, deve-se garantir bom acesso venoso, seja periférico ou central, de acordo com a gravidade do caso e quadro clínico da paciente.

Não há evidência de qual tipo de solução é mais adequada para a reidratação, mas, considerando que as pacientes geralmente apresentam diminuição de sódio, cloro e potássio e cetose, optar por soro fisiológico com cloreto de potássio seria o mais racional.

Soluções contendo dextrose podem desencadear encefalopatia de Wernicke em pacientes com deficiência de tiamina, dessa forma, cerca de 100 mg de tiamina devem ser administrados (por via oral ou venosa) para cada dia de infusão venosa com dextrose, para prevenir tal ocorrência[13].

Antagonistas de receptores H2 da histamina e inibidores da bomba de prótons podem ser usados em mulheres evoluindo com doença do refluxo gastroesofágico, esofagite ou gastrite. Estudos demonstram a eficácia e a segurança do uso dessas drogas na gestação, devendo ser levado sempre em consideração o custo benefício da prescrição[19,20].

Recomenda-se endoscopia digestiva alta nas pacientes se houver hematêmese ou dor epigástrica intensa, sendo segura sua realização na gravidez[22].

Monitorização, tratamentos, prescrição

Recomenda-se a dosagem diária de ureia e eletrólitos em mulheres com reidratação venosa, a fim de monitorar e corrigir a hiponatremia e a hipopotassemia[22].

Atenção para a possibilidade de encefalopatia de Wernicke, principalmente em pacientes com administração de dextrose ou em nutrição parenteral, condição que se apresenta clinicamente com visão borrada, confusão mental, dificuldade de memória, tonturas e sonolência, com achados físicos de nistagmo, oftalmoplegia, hipo ou arreflexia, ataxia. A instalação é geralmente lenta, episódica, mas uma complicação potencialmente fatal, com taxas de perda fetal chegando a 48%, reforçando a importância da administração de tiamina a pacientes com vômitos prolongados[23].

Administração em regime profilático de heparina de baixo peso molecular a pacientes com hiperêmese gravídica deve ser considerada durante o período de internação, sendo suspensa quando da alta hospitalar, uma vez que estudos demonstram aumento do risco de tromboembolismo em pacientes com hiperêmese gravídica com vômitos persistentes[24,25].

- Antieméticos
- Anti-histamínicos (bloqueadores H1):
  - Dimenidrato: 50 mg (ampola – 1 mL), intravenoso (IV), de 6 em 6 horas;
  - Difenidramina: 50 mg (ampola – 1 mL), IV, de 6 em 6 horas.
- Antagonistas da dopamina:
  - Metoclopramida: 10 mg (ampola – 2 mL), IV, de 8 em 8 horas.
- Antagonistas da serotonina:
  - Ondansetrona: 4 mg (ampola – 2 mL), IV, de 8 em 8 horas; 8 mg (ampola – 4 mL), IV, de 8 em 8 horas.
- Corticoides:
  - Hidrocortisona: 100 mg (ampola – 2 mL), IV, de 12 em 12 horas.

Quando o quadro clínico das náuseas e vômitos é leve ou moderado (pontuação no escore PUQE menor que 13), não há necessidade de internação hospitalar.

Vômitos persistentes, desidratação, perda de peso, intolerância à medicação por via oral ou a presença de outras morbidades, como infecção urinária e desequilíbrio eletrolítico, indicam a internação.

No manejo ambulatorial, diversas estratégias de controle deverão ser empregadas, prevenindo o agravamento do quadro para hiperêmese, tais como:

- Orientações nutricionais – fracionar a alimentação (pequenas quantidades de 3 em 3 horas, evitar frituras e alimentos condimentados/picantes, liberalidade na ingesta de carboidratos e líquidos frios. Suspender a suplementação de ferro por via oral é medida que ajuda a controlar os sintomas da hiperêmese gravídica[26];
- Hidratação por via oral;
- Suporte familiar e da equipe de profissionais de saúde;
- Gengibre – opção para as pacientes que não querem inicialmente fazer uso de drogas antieméticas, com efetividade demonstrada em vário estudos[27-29];
- Acuestimulação (acupuntura, acupressão) – procedimentos seguros na gestação, com melhora dos sintomas[13];
- Tratamento medicamentoso por via oral.
- Antieméticos:
  - Diversas publicações têm documentado a segurança de vários antieméticos na gravidez, tais como anti-histamínicos, fenotiazídicos e antagonistas da dopamina[26,30-33].
- Anti-histamínicos (bloqueadores H1):
  - Dimenidrato: 50 mg (comprimido), via oral (VO), de 6 em 6 horas;
  - Difenidramina: 25 mg (comprimido), VO, de 6 em 6 horas;
  - Meclizina: 25 mg (comprimido), VO, de 6 em 6 horas.
- Antagonistas da dopamina:
  - Metoclopramida: 10 mg (comprimido), VO, de 8 em 8 horas.
- Antagonistas da serotonina:
  - Ondansetrona: 4 ou 8 mg (comprimido), VO, de 8 em 8 horas.
- Fenotiazídicos:
  - Levomepromazina: 3 mg (solução a 4% – três gotas), VO, de 8 em 8 horas.

Piridoxina e diazepam não são recomendados para o manejo de náuseas e vômitos na gestação[26,34]. Corticoides podem ser usados nos casos em que as terapias-padrão não foram efetivas. Indica-se a prednisolona na dose de 40 a 50 mg por dia, com redução gradual à medida que há melhora dos sintomas[13].

Referências bibliográficas

1. Niebyl JR. Clinical practice. Nausea and vomiting in pregnancy. N Engl J Med. 2010;363(16):1544-50.
2. McParlin C, O'Donnell A, Robson SC, Beyer F, Moloney E, Bryant A, et al. Treatments for hyperemesis gravidarum and nausea and vomiting in pregnancy. A systematic review. JAMA. 2016;316(13):1392-401.
3. Atanackovic G, Wolpin J, Koren G. Determinants of the need for hospital care among women with nausea and vomiting of pregnancy. Clin Invest Med. 2001;24:90-3.
4. Festin M. Nausea and vomiting in early pregnancy. Am Fam Physician. 2015;92(6):516-7.
5. Källén B. Hyperemesis during pregnancy and delivery outcome: a registry study. Eur J Obstet Gynecol Reprod Biol. 1987;26:291-302.
6. Einarson TR, Piwko C, Koren G. Prevalence of nausea and vomiting of pregnancy in the USA: a meta analysis. J Popul Ther Clin Pharmacol. 2013;20:e163-70.
7. Matsuo K, Ushioda N, Nagamatsu M, Kimura T. Hyperemesis gravidarum in Eastern Asian population. Gynecol Obstet Invest. 2007;64:213-6.
8. Davis M. Nausea and vomiting of pregnancy: an evidence-based review. J Perinat Neonatal Nurs. 2004;18(4):312-28.
9. Mazzotta P, Maltepe C, Navioz Y, Magee LA, Koren G. Attitudes, management and consequences of nausea and vomiting of pregnancy in the United States and Canada. Int J Gynaecol Obstet. 2000;70(3):359-65.
10. Attard CL, Kohli MA, Coleman S, Bradley C, Hux M, Atanackovic G, et al. The burden of illness of severe nausea and vomiting of pregnancy in the United States. Am J Obstet Gynecol. 2002;186(5 Suppl Understanding):S220-7.

11. Veenendaal MV, van Abeelen AF, Painter RC, van der Post JA, Roseboom TJ. Consequences of hyperemesis gravidarum for offspring: a systematic review and meta-analysis. BJOG. 2011;118(11):1302-13.
12. Ayyavoo A, Derraik JG, Hofman PL, Cutfield WS. Hyperemesis gravidarum and long-term health of the offspring. Am J Obstet Gynecol. 2014;210(6):521-5.
13. Royal College of Obstetricians and Gynaecologists. The management of nausea and vomiting of pregnancy and hyperemesis gravidarum. Green-top Guideline No. 69. London: RCOG; 2016.
14. Gadsby R, Barnie-Adshead AM, Jagger C. A prospective study of nausea and vomiting during pregnancy. Br J Gen Pract. 1993;43:245-8.
15. Koch KL. Gastrointestinal factors in nausea and vomiting of pregnancy. Am J Obstet Gynecol. 2002;186 Suppl 2:S198-203.
16. Quinlan JD, Hill DA. Nausea and vomiting of pregnancy. Am Fam Physician. 2003;68:121-8.
17. Jueckstock JK, Kaestner R, Mylonas I. Managing hyper- emesis gravidarum: a multimodal challenge. BMC Med. 2010;8:46.
18. Li L, Li L, Zhou X, Xiao S, Gu H, Zhang G. Helicobacter pylori infection is associated with an increased risk of hyperemesis gravidarum: a meta-analysis. Gastroenterol Res Pract. 2015;2015:278905.
19. Gill SK, O'Brien L, Einarson TR, Koren G. The safety of proton pump inhibitors (PPIs) in pregnancy: a meta- analysis. Am J Gastroenterol. 2009;104:1541-5.
20. Gilboa SM, Ailes EC, Rai RP, Anderson JA, Honein MA. Antihistamines and birth defects: a systematic review of the literature. Expert Opin Drug Saf. 2014;13:1667-98.
21. Debby A, Golan A, Sadan O, Glezerman M, Shirin H. Clinical utility of esophagogastroduodenoscopy in the management of recurrent and intractable vomiting in pregnancy. J Reprod Med. 2008;53:347-51.
22. Jarvis S, Nelson-Piercy C. Management of nausea and vomiting in pregnancy. BMJ. 2011;342:d3606.
23. Chiossi G, Neri I, Cavazzuti M, Basso G, Facchinetti F. Hyperemesis gravidarum complicated by Wernicke encephalopathy: background, case report, and review of the literature. Obstet Gynecol Surv. 2006;61:255-68.
24. Liu S, Rouleau J, Joseph KS, Sauve R, Liston RM, Young D, et al.; Maternal Health Study Group of the Canadian Perinatal Surveillance System. Epidemiology of pregnancy-associated venous thromboembolism: a population-based study in Canada. J Obstet Gynaecol Can. 2009;31:611-20.
25. Royal College of Obstetricians and Gynaecologists. Reducing the Risk of Thrombosis and Embolism During Pregnancy and the Puerperium. Green-top Guideline No. 37a. London: RCOG; 2009.
26. Matthews A, Dowswell T, Haas DM, Doyle M, O'Mathúna DP. Interventions for nausea and vomiting in early pregnancy. Cochrane Database Syst Rev. 2010;(9):CD007575.
27. Ding M, Leach M, Bradley H. The effectiveness and safety of ginger for pregnancy-induced nausea and vomiting: a systematic review. Women Birth. 2013;26:e26-30.
28. Dante G, Pedrielli G, Annessi E, Facchinetti F. Herb remedies during pregnancy: a systematic review of controlled clinical trials. J Matern Fetal Neonatal Med. 2013;26:306-12.
29. Thomson M, Corbin R, Leung L. Effects of ginger for nausea and vomiting in early pregnancy: a meta-analysis. J Am Board Fam Med. 2014;27:115-22.
30. Magee LA, Mazzotta P, Koren G. Evidence-based view of safety and effectiveness of pharmacologic therapy for nausea and vomiting of pregnancy (NVP). Am J Obstet Gynecol. 2002;186 Suppl 2:S256-61.
31. Gill SK, Einarson A. The safety of drugs for the treatment of nausea and vomiting of pregnancy. Expert Opin Drug Saf. 2007;6:685-94.
32. Koren G, Clark S, Hankins GD, Caritis SN, Umans JG, Miodovnik M, et al. Maternal safety of the delayed-release doxylamine and pyridoxine combination for nausea and vomiting of pregnancy; a randomized placebo controlled trial. BMC Pregnancy Childbirth. 2015;15:59.
33. Pasternak B, Svanström H, Mølgaard-Nielsen D, Melbye M, Hviid A. Metoclopramide in pregnancy and risk of major congenital malformations and fetal death. JAMA. 2013;310:1601-11.
34. Ditto A, Morgante G, la Marca A, De Leo V. Evaluation of treatment of hyperemesis gravidarum using parenteral fluid with or without diazepam. A randomized study. Gynecol Obstet Invest. 1999;48:232-6.

205
COMPLICAÇÕES DO ABORTAMENTO

José Humberto Belmino Chaves
Telmo Henrique Barbosa de Lima
Juliana Holanda de Gauw

Introdução

O abortamento, também descrito como síndrome hemorrágica da primeira metade da gravidez, é definido como a interrupção da gestação com feto pesando até 500g ou comprimento até 16,5 cm ou com idade gestacional menor que 20 a 22 semanas[1]. Sua patogenia é dada por presença de hemorragia na decídua basal, seguida de necrose tecidual (foco irritante) que leva a contrações miometriais e descolamento placentário[2].

O termo "complicação", do latim *cum* (com) + *plicare* (dobrar), é definido como uma dificuldade acrescida, um estado complexo, uma doença ou acidente sobreposto a outro sem estar especificamente relacionado, mas afetando ou modificando o prognóstico da doença original[3].

As complicações do abortamento representam a terceira causa de ocupação dos leitos obstétricos no Brasil[4]. Podem ocorrer tanto no abortamento ilegal quanto no assistido por médico, sendo neste último menos frequente. Acomete principalmente mulheres jovens, levando-as à morte ou ocasionando sequelas físicas, mentais e reprodutivas. Estima-se que, durante um ano, são realizados em torno de 1 milhão de abortamentos provocados no Brasil, com grande maioria de forma ilegal, gerando um custo de mais de 30 milhões de reais ao Sistema Único de Saúde em consequência de suas complicações[5,6].

Em países cujas leis favorecem o abortamento seguro, evitando-se assim a clandestinidade, constatou-se redução da mortalidade materna devida à qualidade e à presteza do atendimento[6]. Porém, no Brasil, o abortamento ilegal ainda é a maior causa de abortamento infectado (uma de suas complicações). Devido à manipulação sem os meios de assepsia e antissepsia, microrganismos migram para o trato genital superior, causando infecção[7]. O quadro pode complicar-se ainda mais, levando a paciente a choque séptico, choque hemorrágico ou embolia pulmonar.

Hemorragia, infecção e lesões como perfuração uterina e de outros órgãos são as principais complicações relacionadas ao abortamento. Veremos cada uma separadamente, com diagnóstico e conduta apropriada.

Diagnóstico do abortamento

Se dadas condições de colher a anamnese e se a paciente não tiver a confirmação da gestação, deve-se pesquisar os sintomas relacionados à gravidez, como atraso menstrual, tipo de método contraceptivo e presença de náuseas ou vômitos[8]. O quadro clínico é diverso e será dividido entre suas formas clínicas, mas em geral pode mostrar sangramento vaginal com ou sem eliminação de restos ovulares, dor abdominal em cólicas e útero aumentado de volume. É essencial realizar o exame especular para excluir outras causas de sangramento genital. A dosagem da gonadotrofina coriônica humana pode ser solicitada. A ultrassonografia pode revelar saco gestacional, hematoma retroplacentário, batimentos cardíacos fetais e eco embrionário ou apenas tecido amorfo (restos do abortamento), dependendo de cada caso.

Como já citado, devido à variedade de formas clínicas, o diagnóstico deve ser orientado de acordo com a classificação do abortamento:

- **Abortamento inevitável:** também chamado abortamento em curso. Neste, a gestação não é mais viável. A paciente apresenta dor em cólica e sangramento profuso que compromete a sua hemodinâmica. Observa-se dilatação cervical, podendo apresentar membranas ovulares ou o próprio embrião. A altura uterina é compatível com a idade gestacional;

- **Abortamento incompleto:** o concepto é expulso total ou parcialmente e permanece a placenta ou seus restos. Apresenta sangramento e dor em cólica. O útero tem o colo pérvio e menor que o esperado para a idade gestacional. A ultrassonografia apresenta ecos amorfos (restos fetais). O estado geral da paciente vai depender do grau da hemorragia. É mais frequente após a oitava semana gestacional[7];

- **Abortamento completo:** houve expulsão integral do concepto e seus anexos. Em geral, cessa o sangramento e a dor em cólica. O útero geralmete já tem o colo fechado e é menor que o esperado para a idade gestacional. A ultrassonografia apresenta útero vazio.

Pode complicar com infecção ou necessitar de contenção da hemorragia, devido a perfuração uterina ou outras lesões;

- **Abortamento retido:** neste, o concepto permanece sem viabilidade na cavidade uterina. Normalmente a paciente é assintomática ou apresenta pequeno sangramento, que por vezes para. O colo apresenta-se fechado e o útero está menor do que o esperado para a idade gestacional. Os sinais gravídicos sofrem regressão e há confirmação pela ultrassonografia (morte fetal/embrião sem viabilidade)[9];

- **Abortamento infectado:** o abortamento infectado é identificado por sinais e sintomas como: febre, presença de secreção vaginal purulenta e fétida, útero aumentado e hipotônico. Pode haver dor moderada à mobilização do colo uterino e à palpação abdominal[10]. Nos casos mais graves, o toque vaginal é bastante doloroso devido à irritação peritoneal, praticamente impossibilitando a mobilização do útero[11]. O sangramento geralmente é pouco e escuro. O contexto clínico é variado e a sintomatologia depende da gravidade, portanto o diagnóstico é auxiliado identificando-se na história o fato ocorrido[10,11] e ao identificar algum sinal de manipulação uterina[8].

As complicações e suas condutas

Hemorragia

No abortamento, a presença de sangramento vaginal abundante e/ou constante requer atenção dobrada. As condutas nas diferentes situações podem ser assim descritas[12]:

- Abortamento em curso/inevitável: acelerar o esvaziamento uterino com o objetivo de amenizar a hemorragia, a dor e a exposição uterina a agentes infecciosos. Pode ser realizado com aspiração a vácuo ou com curetagem uterina, se a idade gestacional for inferior a 12 semanas. Em idades superiores, a conduta é iniciar indução do parto com ocitocina para eliminação completa do feto e anexos. Se necessário, complementar com curetagem uterina ou conduta cirúrgica, lembrando-se sempre das medidas de reposição volêmica, caso a dinâmica circulatória esteja comprometida;

- Aborto retido: dependendo da idade gestacional, há opção entre três condutas. A primeira é expectante, aguardando resolução espontânea do quadro; reavaliação em 15 dias, exceto na presença de dor, sinais de infecção ou sangramento vaginal abundante, que requerem avaliação imediata. Também deve ser dada atenção à pesquisa de distúrbios de coagulação (solicitar provas de coagulação, incluindo fibrinogênio), pois pode haver coagulopatia de consumo pela retenção fetal quando há suspeita de interrupção da gravidez há mais de quatro semanas[13,14]. Deve ser tomada uma conduta ativa, seja cirúrgica ou medicamentosa, se o quadro persistir e não houver resolução espontânea após o período citado. A segunda conduta é medicamentosa, visando à expulsão do material, em geral sendo realizada a aplicação de misoprostol por via vaginal. Após 48 horas do início do tratamento medicamentoso, sem eliminação completa do conceptom a conduta é cirúrgica (terceira opção), fazendo-se aspiração a vácuo ou curetagem uterina.

Infecção

Dependendo de cada caso, o tratamento pode ter uma abordagem clínica ou cirúrgica. Inicia-se com reposição volêmica e uso de antibioticoterapia de amplo espectro, de acordo com a instituição, pela variedade de microrganismos que podem estar envolvidos[2,15].

Após dada atenção à profilaxia contra o tétano, deve ser realizado esvaziamento rápido da cavidade uterina concomitante à antibioticoterapia de amplo espectro (clindamicina + gentamicina)[13]. Nos casos graves, recomenda-se ministrar cefoxitina 1 a 2g endovenosa (EV) de 6 em 6 horas + gentamicina [80 mg intramuscular (IM) a cada 8 horas] e metronidazol [500 mg intravenoso (IV) a cada 8 horas], acompanhados de ocitocina. Se necessária, a histerectomia total estará indicada para controle da infecção.

O quadro infeccioso pode evoluir desde uma endometrite até um quadro de sepse, o que evidencia urgência de início do tratamento. Ao evoluir para sepse, observa-se deterioração do estado geral, com sinais tóxicos evidentes, febres refratárias à medicação, calafrios, cianose, desidratação, hipotensão, taquicardia, pulso filiforme com distensão abdominal e vômitos. Pode evoluir para insuficiência renal aguda e formação de abscesso intraperitoneal[11]. O diagnóstico dá-se pelo quadro clínico relatado, com auxílio do leucograma e pela ultrassonografia pélvica mostrando coleções purulentas acumuladas em fundo de saco ou em outras regiões. A conduta é transferir para unidade de tratamento intensivo e reavaliar a antibioticoterapia. No choque séptico, controlar rigorosamente a pressão venosa central[16]. Ainda assim pode evoluir para coagulação intravascular disseminada[17] e embolia pulmonar[18].

Perfuração uterina

A perfuração uterina pode ser iatrogênica durante a curetagem uterina ou em abortamentos clandestinos. Geralmente acontece devido às anteversoflexões e retroflexões pronunciadas. O diagnóstico pode ser feito pela presença do material perfurante ou pela presença de ar no espaço subfrênico em decúbito dorsal em exames de imagem. A conduta imediata é expectante, com antibióticos profiláticos e uso de ocitócicos derivados do *ergot*, um comprimido a cada 8 horas[16].

Outras lesões

Lesões vesicais e intestinais também podem ocorrer, sendo mais frequentes em abortamentos clandestinos, exigindo laparotomia para reparo das lesões e, caso essa seja de maior magnitude, é preferível que se obtenha o auxílio de cirurgião especialista[16].

Cuidados pós-abortamento[19]

- As pacientes devem ficar sob observação por no mínimo 30 minutos após o término do procedimento para controle do sangramento vaginal e sinais vitais.

- Mulheres Rh negativas não sensibilizadas deverão receber imunoglobulina anti-Rh.
- Elas deverão ser orientadas a manter abstinência sexual por duas semanas.
- Aguardar em torno de três meses para uma nova gestação (para tal, adotar métodos contraceptivos).

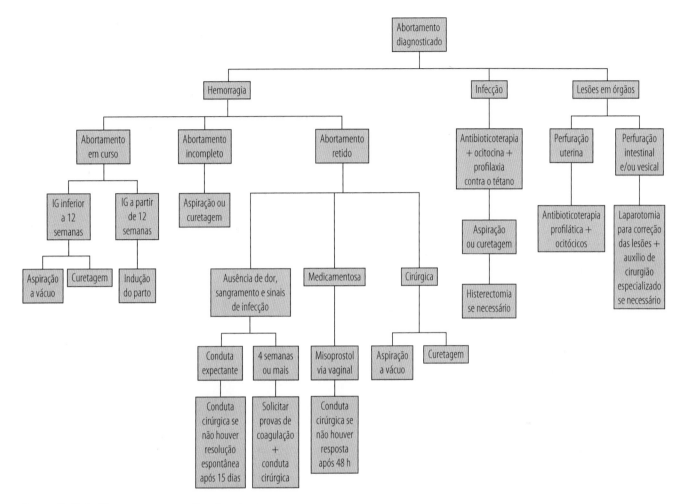

Figura 205.1. Fluxograma – complicações do abortamento.

Referências bibliográficas

1. WHO: recommended definitions, terminology and format for statistical tables related to the perinatal period and use of a new certificate for cause of perinatal deaths. Modifications recommended by FIGO as amended October 14, 1976. Acta Obstet Gynecol Scand. 1977;56(3):247-53.
2. Rezende Filho J, Montenegro CAB. Obstetrícia fundamental. Rio de Janeiro: Guanabara Koogan; 2008.
3. Taber CW, Thomas CL. Taber's cyclopedic medical dictionary. 15th ed. Philadelphia: F.A. Davis. Chicago; 1997.
4. Victora C, Aquino EML, Leal MC, Monteiro CA, Barros FC, Szwarcwald CL. Saúde de mães e crianças no Brasil: progressos e desafios. Lancet. 2011;377(9780):1863-76.
5. Ministério da Saúde. Norma Técnica: Atenção humanizada ao abortamento. 2ª ed. Série de direitos sexuais reprodutivos – caderno nº 4. Brasília; 2011.
6. World Health Organization. Unsafe abortion: Global and regional estimates of the incidence of unsafe abortion and associated mortality in 2003. 5th ed. Geneva: WHO; 2007.
7. Surita FBC, Albuquerque. Abortamento. In: Costa HLFF, Moraes Filho OB, organizadores. Ginecologia & Obstetrícia. 1ª ed. Recife: Edupe; 2006. p. 365-74.
8. Freitas F. Rotinas em obstetrícia. 4ª ed. Porto Alegre: Artmed; 2001.
9. Pinto e Silva JL, Surita FGC. Abortamento espontâneo. In: Neme B. Obstetrícia Básica. 2ª ed. São Paulo: Sarvier; 2000. p. 552-61.
10. Stubblefield PG, Grimes DA. Septic abortion. N Engl J Med. 1994;33(5):310-3.
11. Rana A. Induced septic abortion: a major factor in maternal mortality and morbidity. J Obstet Gynaecol Res. 2004;30(1):3-5.
12. Ceno MCT, Awada SB. Pronto-socorro: conduta do Hospital das Clínicas da Faculdade de Medicina da Universidade de São Paulo. 2ª ed. São Paulo: Manole; 2008.

13. Febrasgo. Tratado de obstetrícia da Febrasgo. São Paulo; Revinter; 2001. p. 413-21.
14. Universidade Federal do Ceará. Protocolos Clínicos e Diretrizes Terapêuticas – Maternidade Escola Assis Chateaubriand. 2014.
15. Cunningham FG, Gant N, Leveno K, Gilstrap L, Hauth J, Wenstrom K. Tratado de obstetrícia de Williams. 20ª ed. Rio de Janeiro: Guanabara Koogan; 2000.
16. Menegoci JC, de Andréa Filho A, Brondi LAG, Modena MAB, Nagayassu NA. Condutas nas urgências em ginecologia – parte final Urgências por causas iatrogênicas. Rev Fac Ciênc Méd Sorocaba. 2008;10(2):38-40.
17. Pintão MCT, Franco RF. Coagulação intravascular disseminada. Medicina (Ribeirão Preto). 2001;34:282-91.
18. Pimentel M, Barbas CSV, Carvalho CRRD, Takagaki TY, Mansur AJ, Grinberg M, et al. Embolia pulmonar séptica e endocardite por Staphylococcus aureus na valva tricúspide após abortamento infectado: relato de dois casos. Arq Bras Cardiol. 1989;52(6):337-40.
19. Neme B. Obstetrícia básica. 3ª ed. São Paulo: Sarvier. 2005.

206
HEMORRAGIAS DO PUERPÉRIO

Maria Inês de Miranda Lima

Introdução

A hemorragia puerperal é ocorrência potencialmente fatal, presente em 5% a 6% dos partos e importante causa de morbimortalidade materna.

Segundo a Federação Internacional de Ginecologia e Obstetrícia (FIGO), a hemorragia pós-parto pode ser definida e diagnosticada clinicamente como sangramento excessivo que torna a paciente sintomática (visão turva, vertigem, síncope) e/ou resulta em sinais de hipovolemia (taquicardia, hipotensão ou oligúria)[1]. A definição mais tradicional conceitua a hemorragia puerperal como perda sanguínea maior ou igual a 500 mL nas primeiras 24 horas após parto vaginal ou maior que 1.000 mL após cesariana[2].

De acordo com a World Health Organization (WHO) 2015, no Brasil ocorreram cerca de 44 óbitos maternos para cada 100.000 nascidos vivos, e a hemorragia pós-parto corresponde à terceira causa mais comum de óbito materno[3].

A princípio, esses óbitos decorrem da falta de detalhamento de padrões de risco para hemorragia pós-parto (HPP), por falta de condição hospitalar adequada, dificuldade de aquisição de hemoderivados, dificuldade de acesso a centros especializados e falta de observação médica e de enfermagem mínimos. Muitas pacientes de risco podem ser identificadas antes do parto, o que permite conduzir o parto dessas mulheres em unidade hospitalares capacitadas com recursos técnicos e humanos, para rápida correção da HPP[4].

A hemorragia puerperal, nos casos mais graves, leva a sérias complicações, como choque hipovolêmico, coagulopatia, insuficiência renal, síndrome de Sheeham, síndrome do desconforto respiratório do adulto, até o óbito materno[5].

Etiologia e fatores de risco

A hemorragia puerperal pode ser dividida em primária, quando ocorre nas primeiras 24 horas do puerpério, e secundária, com início 24 horas após o parto, podendo se estender por até seis semanas[6] (Tabela 206.1).

As principais causas de hemorragia puerperal são a atonia uterina, a retenção de fragmentos placentários e a laceração do canal de parto. Como causa de hemorragia pós-parto primária, a atonia uterina está presente em 80% dos casos.

Em um estudo de Sheiner et al.[4], os fatores de risco obstétricos associados a hemorragia primária, em ordem decrescente, foram:

- Retenção placentária (RR 3,5);
- Dificuldade de progressão no segundo estágio do parto (RR 3,4);
- Acretismo placentário (RR 3,3);
- Lacerações do canal de parto (RR 2,4);
- Partos instrumentados (RR 2,3);
- Macrossomia fetal (RR 1,9);
- Doenças hipertensivas (RR 1,6);
- Indução do parto com ocitocina (RR 1,4).

Como fatores de risco antenatais, podem ser destacados: diagnóstico pré-natal de placenta prévia, multiparidade, pré-eclâmpsia, histórico de hemorragia puerperal em gestação anterior, obesidade, anemia e situações clínicas associadas a

Tabela 206.1. Etiologia da hemorragia pós-parto

Hemorragia pós-parto primária
Atonia uterina
Lacerações genitais
Retenção placentária
Distúrbios de coagulação
Rotura uterina
Hemorragia pós-parto secundária
Subinvolução do leito placentário
Restos placentários
Infecção
Distúrbios da coagulação congênitos

sobredistensão uterina, como polidrâmnio, gemelaridade e macrossomia fetal. Deve-se ressaltar que grande número de casos de hemorragia puerperal ocorre em pacientes sem fatores de risco identificáveis[7].

Durante o parto, descolamento prematuro de placenta, realização de episiotomia, cesariana de emergência e parto operatório, bem como trabalho de parto com duração maior de 12 horas ou febre intraparto, podem se associar a aumento de risco de hemorragia[8].

Algumas medidas profiláticas estão especialmente indicadas em todas as parturientes, independentemente ou não da presença de fatores de risco para hemorragia puerperal: manejo ativo do terceiro período do parto e planejamento do parto de risco aumentado.

Manejo ativo do terceiro período do parto

Segundo a Organização Mundial da Saúde (OMS), uterotônicos devem ser usados de rotina em todos os partos, preferencialmente após desprendimento das espáduas do feto, na dosagem de 10 UI por via intramuscular (IM)/intravenosa (IV), bem como tração controlada do cordão. Essa medida é capaz de reduzir em 60% o risco de HP[9].

A extração placentária deve ser realizada pela manobra de Brant-Andrews (mão sobre o abdome materno, pressionando para trás e ligeiramente para cima), a qual promove dequitação espontânea e, consequentemente, menor perda sanguínea. O clampeamento oportuno do cordão, em 1 a 3 minutos, é recomendado e considerado essencial para a saúde do neonato[9,10].

Fisiopatologia

As alterações fisiológicas verificadas durante a gestação, incluindo aumento de 40% no volume plasmático e de 25% no número de glóbulos vermelhos, ocorrem em antecipação à perda sanguínea do parto. Com a separação da placenta, a hemostasia do sítio placentário se processa por meio de vasoespasmo local e formação de trombos nos vasos uterinos. Quando o miométrio é incapaz de contrair efetivamente, há sangramento profuso pela decídua levando rapidamente ao choque hipovolêmico. Além da atonia uterina, outras complicações obstétricas também podem ocasionar hemorragia puerperal, como as citadas anteriormente[11].

Com o intuito de facilitar o diagnóstico e a abordagem das hemorragias primárias, a SOGC (Sociedade Obstetrícia e Ginecologia Canadense)[12] sugeriu a abordagem dessa condição com base nas causas mais comuns – os "4 Ts" (Tabela 206.2).

Tabela 206.2. Causa da hemorragia puerperal – os 4 Ts

"T"	Incidência	Causa
Tônus	70%	Anormalidade na contração uterina
Tecido	19%	Retenção de restos placentários
Trajeto	10%	Laceração do trato genital
Trombina	1%	Deficiência de coagulação

A atonia uterina é a causa mais comum de hemorragia pós-parto. Trauma deve sempre ser excluído. Lacerações e hematomas resultam do traumatismo do parto e causam significante perda sanguínea. A episiotomia, especialmente a mediolateral, aumenta o sangramento e deve ser evitada de rotina. Outra causa de trauma puerperal hemorrágico é a rotura uterina, hoje em dia mais comum nos países desenvolvidos, e a rotura uterina pós-cesárea que ocorre no parto vaginal de mulheres anteriormente operadas. Nos países em desenvolvimento, ainda é comum a rotura uterina por parto obstruído. Retenção de tecido placentário ocorre quando a placenta não se descola de seu sítio habitual, total (caso de acretismo) ou parcialmente (restos placentários)[4].

As desordens da coagulação são causas raras de hemorragia pós-parto. Coagulopatias hereditárias estão representadas pela doença de von Willebrand, púrpura trombocitopênica idiopática, púrpura trombocitopênica trombótica e hemofilia A. A coagulação intravascular disseminada (CID) pode ser vista em pacientes com a síndrome HELLP, descolamento prematuro da placenta (DPP), embolia por líquido amniótico (ELA), sepse e retenção prolongada de ovo morto.

Quadro clínico

Os sinais e sintomas apresentados vão depender do volume da perda sanguínea ocorrida no pós-parto. Sinais de alerta, representados por alterações da pressão arterial e do pulso maternos, poderão ocorrer tardiamente, quando grande quantidade de sangue já houver sido perdida[13].

Diagnóstico

O diagnóstico de hemorragia puerperal em geral é óbvio, visto que a grande maioria ocorre no pós-parto imediato. Os casos mais difíceis de diagnosticar são as causas tardias, decorrentes de laceração do canal de parto com hematomas intracavitários ou intraperitoneais[13].

A Tabela 206.3 identifica os sinais e sintomas de acordo com a perda sanguínea.

Pelo fato de a atonia uterina representar a maior causa de hemorragia pós-parto, deve-se esvaziar a bexiga e realizar toque bimanual. O achado de útero amolecido e pouco contraído sugere atonia uterina. Havendo persistência do sangramento pós-contração do útero, outras causas devem ser investigadas como hematomas do trato genital e retenção de fragmentos placentários[12].

Tabela 206.3. Sinais e sintomas de acordo com a perda sanguínea no período pós-parto

Perda sanguínea	Pressão arterial	Sinais e sintomas
10% a 15% (500 a 1.000 mL)	Normal	Palpitações, vertigens, taquicardia
15% a 25% (1.000 a 1.500 mL)	Pouco diminuída	Fraqueza, sudorese, taquicardia
25% a 35% (1.500 a 2.000 mL)	70 a 80	Agitação, palidez, oligúria
35% a 45% (2.000 a 3.000 mL)	50 a 70	Colapso, dispneia e anúria

Adaptada de: Bonnar[14].

A ultrassonografia pode estar indicada para verificação de restos placentários ou de hematomas retroperitoneais[13].

Os seguintes exames laboratoriais devem ser solicitados, em especial, na suspeita de coagulopatia: hemograma com plaquetas, tempo de protrombina, tempo de tromboplastina parcial ativada, fibrinogênio, produtos de degradação da fibrina (PDF) e tipagem sanguínea[12].

Conduta inicial

Para que o tratamento da hemorragia puerperal seja bem-sucedido, é importante um trabalho em equipe, que, além do obstetra, deve integrar enfermeiras, anestesista, hematologista e banco de sangue. O obstetra deve coordenar as etapas, avaliar os resultados e passar para novas intervenções, diminuindo as perdas sanguíneas e o risco de coagulopatia e de histerectomia. O risco de choque hemorrágico deve ser minimizado, com medidas rápidas e eficientes[15].

O primeiro atendimento da paciente com sangramento grave deve seguir o ABC (A e B – *airway and breathing* – vias aéreas e respiração): oferecer oxigênio, 10 a 15L/min, através de máscara facial; C (*circulation*), com estimativa de perda volêmica, lembrando que a perda volêmica é o principal déficit a ser corrigido[16].

Deverão ser instalados dois acessos venosos periféricos calibrosos para infusão rápida de volume.

Infunde-se preferencialmente soro fisiológico a 0,9% ou solução de ringer lactato, aquecidos na proporção de 3:1 (3 litros de solução para cada litro de sangue perdido). O choque pode ser classificado de acordo com a Tabela 206.3, levando em conta a perda sanguínea e sua repercussão no organismo. Lembrar que a utilização apenas da pressão arterial pode atrasar o diagnóstico, podendo haver perda de até 30% da volemia antes de alterar a pressão.

As drogas uterotônicas devem ser instituídas rapidamente, sendo a ocitocina a primeira opção, seguida de metilergonovina e, então, de misoprostol.

A transfusão de hemoderivados deve ser de acordo com a perda estimada, a fim de manter a perfusão tecidual adequada e boa troca de oxigênio e prevenir a coagulopatia. A administração de sangue e líquidos deve ser baseada na estimativa da perda sanguínea e na probabilidade de persistência do sangramento[16].

Tratamento específico de acordo com a causa

Atonia uterina

Após rápida avaliação da paciente e determinação da causa da hemorragia, em se tratando de atonia uterina, realiza-se inicialmente massagem uterina bimanual, vaginal e abdominal (manobra de Hamilton), que consiste em compressão uterina temporária[17].

Ao mesmo tempo o tratamento medicamento deve ser instituído. Em caso de falha do tratamento com uterotônicos, e nas pacientes sem condições de submeter-se a cirurgia (clinicamente instáveis) ou nos casos de coagulopatia, o tamponamento uterino com balão intrauterino por 24 a 36 horas pode ser uma boa opção[18].

O uso do **balão intrauterino** deve suceder as falhas medicamentosas e anteceder as demais intervenções cirúrgicas[18].

Vários tipos de balão intrauterino têm sido descritos, como balão de Bakri[19] e de Sengstaken-Blakemore ou sonda de Foley. O balão, ao comprimir o leito uterino sangrante, pode reduzir a necessidade de histerectomia puerperal ou postergá-la para melhora das condições clínicas.

O balão deve ser inserido acima do orifício interno do colo e insuflado com 200 a 500 mL de soro fisiológico e a monitorização do sangramento deve ser contínua. Existem maiores relatos do uso do balão após parto vaginal, mas também pode ser usado na cesariana, introduzido através da histerotomia e a sutura ser realizada a seguir. Existem relatos de sucesso na associação do balão com as suturas uterinas compressivas, denominada técnica do sanduiche uterino[20].

Um teste de tamponamento foi descrito por Condous *et al.*; após falha da abordagem medicamentosa e na iminência da intervenção cirúrgica, um balão intrauterino é inserido com volume de 70 a 300 mL e avalia-se a persistência do sangramento pelo colo uterino ou sistema de drenagem; se o sangramento persistir, o teste é considerado negativo e a intervenção cirúrgica deve ser realizada[22].

Sutura de B-Lynch

Essa sutura comprime o útero, promovendo a hemostasia com a preservação do útero. A técnica é relativamente simples, de fácil execução. Uma agulha de categute cromado 1.0 ou Vicryl 1.0 é usada para entrar e sair lateralmente na face anterior do segmento inferior do útero. O fio é levado posteriormente ao útero, sendo então realizado um ponto convergindo de uma porção lateral a outra, agora na face posterior do segmento inferior. Ao sair, o fio é levado novamente para a porção anterior, passando pelo fundo uterino, e ancorado na face anterior do segmento inferior, paralelo e do lado oposto ao ponto inicial. Os fios são ligados, havendo efeito de compressão uterina[23,24].

Tabela 206.4. Sinais e sintomas de acordo com a perda sanguínea no período pós-parto

Agente	Via de administração	Dose	Contraindicação	Efeitos colaterais
Ocitocina	EV	20 a 40 UI (4 a 8 ampo-las)		Vasodilatação transitória Hipotensão Intoxicação hídrica
Ergonovina	IM	0,2 mg	Hipertensão Pré-eclâmpsia	Náuseas Vômitos Hipertensão Vasoconstrição periférica
Misoprostol	Retal Oral	600 a 1.000 ug	Asma com hipertensão pulmonar	Febre Náuseas Vômitos Diarreia

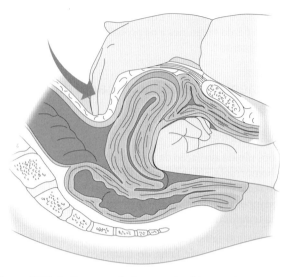

Figura 206.1. Compressão intrauterina bimanual.

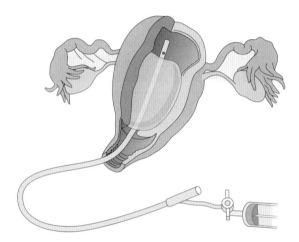

Figura 206.2. Balão de Bakri.

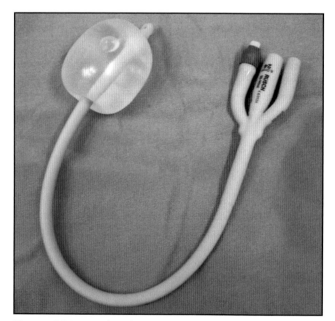

Figura 206.3. Balão de Rusch – balão urológico modelo Foley21 nº 16.

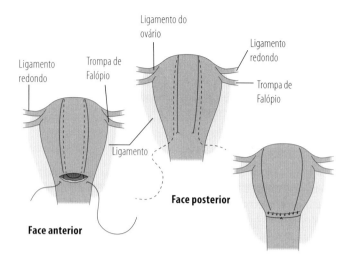

Figura 206.4. Pontos de B-Lynch.

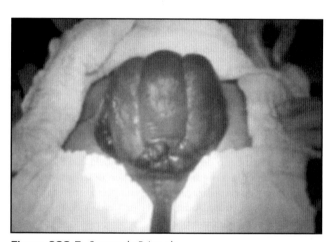

Figura 206.5. Sutura de B-Lynch.

Ligadura das artérias uterinas

A ligadura bilateral das artérias uterinas para o controle da hemorragia pós-parto tornou-se procedimento de escolha, quando comparada à ligadura das artérias hipogástricas, por serem de mais fácil acesso, o procedimento eficaz e o local de dissecção não tão próximo dos ureteres e dos vasos ilíacos.

Após identificar o ureter, um fio de sutura Vicryl ou categute 0 é passado ao lado do segmento inferior, o mais próximo possível do colo uterino, retornando pelo ligamento largo e passando rente aos vasos uterinos. A sutura é feita bilateralmente e o sangramento é observado, para outras decisões[25].

Ligadura das artérias hipogástricas

A ligadura das artérias ilíacas internas (hipogástricas) pode ser usada para controlar a hemorragia. A técnica não é simples, especialmente porque estamos diante de um útero grande, com grande quantidade de sangue, e o obstetra, em geral, é pouco habituado à exploração do retroperitôneo[26].

Esse procedimento deve ser considerado somente quando a ligadura das artérias uterinas não surtir o efeito desejado, no entanto, se o obstetra não tiver experiência com a técnica, deve realizar a histerectomia puerperal.

A técnica consiste na abertura do folheto anterior do ligamento largo e na identificação da artéria ilíaca externa, que é seguida até a bifurcação das artérias ilíacas comuns. O tecido que envolve a artéria ilíaca interna é dissecado, até a bifurcação dessa artéria, em troncos anterior e posterior, de modo que o tronco anterior possa ser ligado seletivamente. Na prática, essa etapa é tão difícil que essa ligadura é realizada 2 cm distalmente de sua origem.

Deve-se ter muito cuidado para não realizar a ligadura da ilíaca externa, que levaria a comprometimento de todo o membro inferior ipsilateral à ligadura. A veia ilíaca interna também deve ser identificada antes de se realizar a ligadura arterial, e sua lesão pode causar grande perda sanguínea.

Os ureteres devem ser identificados antes do fechamento da cavidade abdominal, por transiluminação do ligamento largo ou por dissecção em caso de dúvida. Uma revisão de 49 gestações seguidas de ligadura das artérias ilíacas internas não mostrou o aumento de complicações[27].

Histerectomia puerperal

Esse método consiste no último recurso, mas deverá ser realizado nas situações graves, especialmente nos casos de coagulopatia e que requeiram imediato controle da hemorragia. Não pode haver indecisão para realizar o procedimento, porque isso poderá acarretar coagulopatia dilucional.

A histerectomia puerperal difere da histerectomia de não grávida, sendo em geral muito mais difícil. O colo uterino pode ser de difícil identificação nos casos de dilatação e esvaecimento pronunciados. Os vasos pélvicos estão muito dilatados e varizes são encontradas com frequência. A histerectomia subtotal deve ser o método de escolha, a não ser em casos específicos, como neoplasia cervical ou placenta prévia com acretismo cervical. As principais complicações numa revisão de 5.185 casos foram morbidade febril, hemorragia pós-operatória com nova intervenção, fístulas urinárias, tromboembolismo e obstrução intestinal[28].

Empacotamento abdominal

Em caso de falha da histerectomia, principalmente em pacientes portadoras de coagulopatias, pode ser necessária a realização do "empacotamento abdominal" (*damage control*). Trata-se de medida de exceção, por meio da qual são colocadas compressas estéreis na cavidade abdominal para tamponamento com reabordagem em um segundo tempo, após a estabilização da paciente[29].

Hemorragia pós-parto secundária

Define-se hemorragia pós-parto secundária quando o sangramento uterino excessivo ocorre de 24 horas até seis semanas após o parto. A patogenia parece estar associada com atonia uterina secundária a restos placentários e/ou infecção, mas a causa exata pode não ser identificada[30].

Tecidos – Restos placentários

Em casos de suspeita de restos placentários, curetagem uterina deve ser sempre realizada. A ultrassonografia pélvica pode ser útil no diagnóstico. São frequentes achados ultrassonográficos de fluidos e debris na cavidade uterina, mas em casos de sangramento a curetagem é imperativa, assim como o uso de uterotônicos. As principais complicações descritas são a perfuração uterina e as sinéquias intrauterinas[16].

A remoção manual da placenta deve ser realizada sempre sob analgesia ou bloqueio. Identifica-se inicialmente o plano de clivagem entre a placenta e a parede uterina com os dedos, retirando-se a placenta o mais intacta possível.

É recomendável a realização de curetagem uterina após remoção manual da placenta.

Lesões do trajeto

Deve-se observar e revisar atentamente o canal de parto para avaliação de lacerações no trajeto, principalmente colo uterino e vagina. Na presença de sangramento ativo, deve-se proceder à sutura das lacerações. Por meio de toque vaginal e retal, é possível avaliar a presença de hematoma. Deve ser realizada a hemostasia do vaso e algumas vezes se faz necessária a colocação de dreno de Penrose.

Em casos de hematomas pequenos, a conduta pode ser conservadora; nos grandes hematomas, drenagem e hemostasia[11].

Rotura uterina

Deve-se suspeitar de rotura uterina nas pacientes com pós-parto normal submetidas a cesariana anteriormente e que evoluem com quadro de distensão abdominal e choque hipovolêmico. Outras causas frequentes são trabalho de parto com hipercontratilidade (síndrome de distensão segmentar (Bandl-Frommel), cirurgias anteriores sobre o útero (miomectomias, cesarianas), manobras de versão interna ou externa, trabalho de parto prolongado com desproporção cefalopélvica e cesárea anterior[30]. O diagnóstico é feito pelo seguinte quadro:

1. Dor abrupta e lancinante seguida de acalmia dolorosa transitória;
2. Hemorragia (interna e/ou externa) cuja intensidade dependerá da extensão da rotura e dos vasos atingidos;
3. Choque diretamente relacionado ao volume da hemorragia;
4. Sinais de irritação peritoneal;
5. Paralisação do trabalho de parto;
6. Deformidades abdominais (útero vazio e feto fora da cavidade – rotura completa), feto "superficial" e com ausculta em geral negativa.

O tratamento é cirúrgico, variando desde a sutura uterina à histerectomia, podendo a paciente necessitar de suporte vital. Algumas roturas provocam grandes hematomas de ligamento largo, podendo estender-se ao retroperitônio. O hematoma de ligamento largo deve ser drenado, mas hematomas retroperitoniais, em princípio, não devem ser manipulados.

Em casos de parto vaginal com roturas sem manifestação clínica, mais encontrados em rotura de cicatriz segmentar transversa (muitas vezes deiscência, e não rotura), detectadas na revisão de segmento uterino após a dequitação, a conduta dependerá da estabilidade hemodinâmica da paciente e da hemorragia visível. Em alguns casos, pode ser adotada conduta expectante, desde que a paciente fique sob rigorosa observação e com ocitócicos em grandes doses. Em grandes roturas detectadas ao toque, é mais aconselhável proceder-se à laparotomia com sutura da área lesada, podendo ou não ser feita laqueadura tubária, conforme o desejo da paciente e sua condição obstétrica[30].

Inversão uterina

A inversão uterina ocorre quando o fundo uterino se move para o interior da cavidade endometrial. Pode ser incompleta (o fundo se projeta para dentro da cavidade uterina), completa (o fundo invertido ultrapassa o orifício externo do colo uterino) ou prolapsada (o corpo uterino invertido ultrapassa o introito vaginal[31] (Figura 206.6).

Ela é classificada como aguda (até 24 horas após o parto), subaguda (até 30 dias após o parto) ou crônica (mais de 30 dias após o parto). Se não for adequadamente reconhecida, pode levar à hemorragia grave e à morte materna.

A incidência é bastante rara, menor que 1 em 6 mil partos. É mais comum em multíparas, como consequência de tração excessiva de cordão e pressão no fundo uterino, mais comum na implantação fúndica do cordão.

A correção pode ser feita sob anestesia, com manobra de Taxe (empurrar o útero para sua posição original com a mão fechada – Figura 206.7); se não resolver, deverá ser seguida por laparotomia e tração cirúrgica do corpo e fundo uterino (procedimento de Huntington – Figura 206.8). As manobras deverão ser acompanhadas de reposição sanguínea, já que a perda volêmica costuma ser grande[32].

Hemotransfusão

Nos casos de hemorragia puerperal, muitas vezes é necessária a utilização de hemoderivados para a estabilização hemodinâmica da paciente, principalmente quando o hematócrito se encontra abaixo de 30% a 35%.

A administração de concentrado de hemácias é responsável pela elevação nos índices de hemoglobina e hematócrito, e 300 mL de concentrado de hemácias eleva 3% de hematócrito e 1,5 g/dL de hemoglobina.

A infusão de plaquetas deve ser feita em caso de coagulopatias de consumo na dosagem de uma unidade para cada 10 kg de peso. Já o uso de plasma fresco congelado é capaz de aumentar a concentração de fatores de coagulação, principalmente o fibrinogênio, e está indicado nos casos de elevação do RNI (maior que 1,5 vez o plasma de controle).

É importante ressaltar que as pacientes com necessidade de transfusão maciça de concentrado de hemácias devem receber também plasma fresco congelado e plaquetas, para evitar coagulopatias de consumo[33].

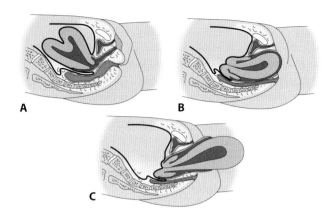

Figura 206.6. Classificação dos graus de inversão uterina. **A**: Inversão uterina incompleta. **B**: Inversão uterina completa. **C**: Inversão uterina prolapsada.

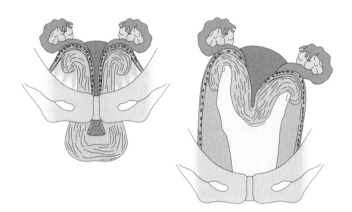

Figura 206.7. Manobra de Taxe.

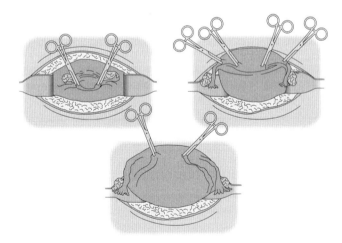

Figura 206.8. Cirurgia de Huntington.

Prevenção de complicações em casos de hemorragia puerperal[16]

1. Remover manualmente a placenta.
2. Massagear o útero vigorosamente.
3. Instalar dois sistemas venosos em Venocatch.
4. Usar drogas uterotônicas.
5. Realizar compressão uterina bimanual.

6. Repor volume e sangue.
7. Fazer inspeção manual do útero e curetagem, se necessário.
8. Revisar o trajeto pélvico.
9. Tamponar o útero.
10. Não postergar a indicação de laparotomia.

Considerar que mulheres com episódio prévio de hemorragia pós-parto têm risco de recorrência cerca de 10% em gravidez subsequente[34].

A conduta ativa do terceiro período do parto parece reduzir o risco de perda sanguínea materna. Consiste na tração controlada do cordão e administração de agente uterotônico, 10 UI de ocitocina por via IM/EV ou 0,5 mg de ergonovina por via IM, logo após a liberação da espádua anterior. Em revisão da Cochrane Library, incluindo cinco estudos controlados e randomizados, comparando a conduta ativa com a conduta expectante, a conclusão é de que a conduta ativa está associada a menores taxas de hemorragia materna, hemorragia pós-parto e dequitação prolongada, sugerindo que a conduta ativa deva ser o procedimento de escolha após parto vaginal[35].

Referências bibliográficas

1. Lalonde A, Davis BA, Acosta A, Herschderfer K. Postpartum hemorrhage today: ICM/FIGO intiative 2004-2006. Int J Gynaecol Obstet. 2006;94(3):243-53.
2. Cunningham FG, Leveno JK, Bloom MD, Hautth JC, Gilstrap L, Wenstrom KD. Obstetrical hemorrhage. In: Williams obstetrics. 22nd ed. New York: McGraw-Hill; 2005. p. 823-39.
3. WHO – World Health Organization. Global Health Observatory Data Repository. Cause-specific mortality and morbidity: Maternal mortality ratio by country. Disponível em: http://apps.who.int/gho/data/node.main.15. Acesso em: 2 dez 2016.
4. Sheiner E, Sarid L, Levy A, Seidman DS, Hallak M. Obstetric risk factors and outcome of pregnancies complicated with early postpartum hemorrhage: a population based study. J Maternal Fetal Neonatal Med. 2005;18(3):149-54.
5. Alexander JM, Wortman AC. Intrapartum hemorrahage. Obstet Gynecol Clin Am. 2013;40:15-26.
6. Combs CA, Murphy EL, Laros RK Jr. Factors associated with hemorrhage in cesarean deliveries. Obestet Gynecol. 1991;77(1):77-82.
7. American College of Obstetricians and Gynecologists. ACOG Practice Bulletin: Clinical Management Guidelines for Obstetrician-Gynecologists Number 76, October 2006: postpartum hemorrhage. Obstet Gynecol. 2006;108(4):1039-47.
8. Belfort MA. Overwiew of post partum hemorrhage. 2016. Disponível em: www.uptodate.com. Acesso em: 3 dez. 2016.
9. World Health Organization – WHO. Recommendations for the prevention of postpartum hemorrhage. Geneva: WHO; 2006.
10. McDonald SJ, Abbott JM, Higgins SP. Prophylactic ergometrineoxytocin versus oxytocin for the third stage of labour. Cochrane Database Syst Rev. 2004;(1):CD000201.
11. Bernath T, Carvalho MHB, Martinelli S, Kahhale S, Zugaib M. Mortalidade materna: as hemorragias no ciclo gravido puerperal. Rev Ginec Obst. 2001;12(3):135-41.
12. Royal College of Obstetricians and Gynaecologists – RCOG. Prevention and management of postpartum hemorrhage. Green-top Guideline No. 52. London: RCOG; 2009.
13. Oyelese Y, Scorza WE, Mastrolia R, Smulian JC. Postpartum hemorrhage. Obstet Gynecol Clin North Am. 2007;34:421-41.
14. Bonnar J. Massive obstetric haemorrhage. Baillieres Best Pract Res Clin Obst Gynaecol. 2000;14(1).
15. Abdel-Aleem H, Hofmeyr GJ, Shokry M, El-Sonoosy E. Uterine massage and postpartum blood loss. Int J Gynaecol Obstet. 2006;93:238-9.
16. Hemorragia pós-parto. In: Protocolos e diretrizes clínicas. Unidade 6- Obstetrícia – capítulo 16. Disponível em: www.ebserh.gov.documents.
17. Cunningham FG, Norman FG, Kenneth JL, et al. Postpartum hemorrhage. In: Cunningham FG, editor. Williams obstetrics. New York: McGraw Hill; 2001.
18. Alves AL, Silva LV, Melo VH. Uso de balões intrauterinos em pacientes com hemorragia pós-parto. Femina. 2014;42(4)194-201.
19. Bakri YN, Amri A, Abdul Jabbar F. Tamponade-balloon for obstetrical bleeding. Int J Gynaecol Obstet. 2001;74(2):139-41.
20. Yoong W, Ridout A, Memtsa M, Stavroulis A, Aref-Adib M, Ramsay-Marcelle Z, et al. Application of uterine compression suture in association with intrauterine balloon tamponade ('uterine sandwich') for postpartum hemorrhage. Acta Obstet Gyn Scan. 2011;91(1):147-51.
21. Ikechebelu JI, Obi RA, Joe-Ikechebelu NN. The control of postpartum haemorrhage with intrauterine Foley cateter. J Obstet Gynaecol. 2005;25:70-1.
22. Condous GC, Arulkumaran S, Symonds I, Chapman R, Sinha A, Razvi K. The tamponade test in the management of massive pospartum hemorrhage. Obstet Gynecol. 2003;101(4):767-72.
23. B-Lynch C, Coker A, Lawal AH, Abu J, Cowen MJ. The B-Lynch surgical technique for the control of massive postpartum haemorrhage: an alternative to hysterectomy? Five cases reported. Br J Obstet Gynaecol. 1997;104:372-5.
24. B-Lynch C, Shah H. Conservative surgical management. In: Arulkumaran S, Karoshi M, Keith LG, Lalonde AB, B-Lynch C, editors. A comprehensive textbook of postpartum hemorrhage. 2ª ed. UK: Sapiens; 2012. p. 433-40.
25. O'Leary JA. Uterine artery ligation in the control of postcesarean hemorrhage. J Reprod Med. 1995;40(3):189-93.
26. Evans S, McShane P. The efficacy of internal iliac artery ligation in obstetric hemorrhage. Surg Gynecol Obstet. 1985;160(3):250-3.
27. Nizard J, Barrinque L, Frydman R, Fernandez H. Fertility and pregnancy outcomes following hypogastric artery ligation for several post partum hemorrhage. Human Reprod. 2003;18(4):844-8.
28. Zelop CM, Harlow BI, Frigoletto FD Jr, Safon LE, Saltzman DH. Emergency peripartum hysterectomy. Am J Obstet Gynecol. 1993;168(5):1443-8.
29. Silva Filho AL, Noviedo MB, Bessa Junior RC, Carneiro MM, Candico EB. Damage control for managing life-threatening postpartum hemorrhage. J Gynecol Surg. 2014;30(4):230-3.
30. Francisco, RPV, Fonseca ESVB, Sapienza AD. Hemorragia pós-parto. Seção 4. Parto e Puerpério. Capítulo 25. In: Zugaib M. Zugaib Obstetrícia. 1ª ed. Barueri: Manole; 2008.
31. Basket TF. Acute uterine inversion: a review of 40 cases. J Obstet Gynaecol Can. 2002;24(12)953-6.
32. Lipitz S, Frenkel Y. Puerperal inversion of the uterus. Eur J Obstet Gynecol Reprod Biol. 1988;27(3):271-4.
33. Sibai BM. Condutas em emergências obstétricas. 1ª ed. Rio de Janeiro: Elsevier; 2013. p. 15-70.
34. Hall MH, Hallwell R, Carr-Hill R. Concomitant and repeated happenings of complications of the third stage of labor. Br J Obstet Gynecol. 1985;92(7):732-8.
35. Leduc D, Senikas V, Lalonde AB; Clinical Practice Obstetrics Committee. Active management of the third stage of labour: prevention and treatment of postpartum hemorrhage. J Obstet Gynaecol Can. 2009;31(10):980-93.

SEÇÃO XXII

URGÊNCIAS E EMERGÊNCIAS EM OTORRINOLARINGOLOGIA

Coordenadora
Wilma Terezinha Anselmo-Lima

ABSCESSO PERIAMIGDALIANO

Edwin Tamashiro
Rodrigo Lacerda Nogueira
Wilma Terezinha Anselmo-Lima
Daniel Salgado Küpper

Introdução

Abscessos periamigdalianos (peritonsilares) são afecções que consistem no acúmulo de exsudato externamente à amígdala (tonsila palatina), entre a cápsula amigdaliana e os músculos constritores da faringe. Habitualmente são secundários a processos infecciosos agudos das amígdalas e demandam diagnóstico e tratamento precoce devido à sua alta morbidade e risco de evoluir para complicações graves.

Epidemiologia

O abscesso periamigdaliano, ou peritonsilar, é a complicação infecciosa mais comum do espaço cervical profundo, que acomete cerca de 10 a 40 casos por 100.000 habitantes por ano[1,2]. Acomete frequentemente adolescentes e adultos jovens, preferencialmente entre 14 e 39 anos[3,4]. Alguns fatores estão associados ao aparecimento de abscesso periamigdaliano, como tabagismo e histórico de abscessos prévios (risco de até três vezes mais) e de amigdalites de repetição (4 a 12 vezes maior)[5,6].

Fisiopatogenia

Existem duas teorias que explicam a ocorrência de abscessos periamigdalianos. A primeira seria a ocorrência do abscesso como uma complicação secundária a uma amigdalite infecciosa, no qual bactérias atravessariam a cápsula amigdaliana e ocupariam o espaço virtual periamigdaliano. A inflamação gerada nos tecidos periamigdalianos inicialmente geraria uma celulite local (flegmão) e, se não tratada ou em casos de falha terapêutica, evoluiriam para acúmulo de exsudato purulento e formação do abscesso[7]. Embora essa teoria não explique como as bactérias atravessariam a cápsula amigdaliana, nem tampouco como os abscessos periamigdalianos são mais comuns na adolescência e vida adulta jovem (apesar de as amigdalites bacterianas serem mais comuns na infância), essa teoria é aplicável à maioria dos casos de abscessos, que são tipicamente precedidos por quadros infecciosos agudos na quase totalidade dos casos (maior que 95%). Além disso, as poucas evidências com comprovação histológica demonstram a presença concomitante de inflamação amigdaliana nos casos em que foram analisadas durante os quadros agudos de abscesso[2].

Uma segunda teoria argumenta que os abscessos periamigdalianos são decorrentes de uma inflamação/infecção das glândulas salivares menores (glândulas de Weber), localizadas predominantemente no polo superior das amígdalas, externamente a elas, mas com drenagem para o interior das criptas tonsilares através de pequenas fenestrações na cápsula periamigdaliana[2]. Essa teoria explicaria por que os abscessos ocorrem mais frequentemente no polo superior e em pacientes com amigdalites de repetição ou abscesso prévio, mas não justificaria o porquê de a maioria dos abscessos ocorrer em indivíduos sem tais fatores de risco e acometer regiões mais baixas da topografia amigdaliana, e a maioria dos casos ser precedida por quadros clássicos de amigdalite aguda. Essa teoria, embora explique diversos casos de abscesso periamigdaliano, ainda carece de estudos histológicos para melhor suporte.

Quadro clínico

A grande maioria dos abscessos periamigdalianos acometem o polo superior da amígdala (maior que 2/3 casos), e cerca de 1/3 deles acomete a porção média ou o polo inferior das amígdalas[2]. A maioria dos pacientes apresenta acometimento unilateral (95% casos). Indivíduos que são diagnosticados com abscesso periamigdaliano habitualmente apresentam um quadro típico de amigdalite bacteriana aguda, com graus variáveis de dor de garganta, febre, queda do estado geral e formação de secreção purulenta sobre as amígdalas, e subitamente evoluem para piora do quadro a partir do momento em que se inicia a formação do abscesso. Durante esse processo, tais pacientes apresentam odinofagia progressiva, muitas vezes intensa, dificuldade em deglutir, hipersalivação, alteração da voz (voz de batata quente) e restrição da abertura bucal, denominada trismo, decorrente do acometimento inflamatório da musculatura mastigatória. Ao exame, apresentam assimetria dos pilares amigdalianos da orofaringe, com abaulamento anterior e medial da amígdala, assim como deslocamento da úvula para o lado contralateral (Figura 207.1). Em casos de abscesso bilateral, percebe-se apenas o abaulamento das amígdalas com centralização da úvula.

Diagnóstico diferencial

Celulite periamigdaliana (flegmão)

Consiste na inflamação difusa de tecidos adjacentes à amígdala, sem a presença da formação de abscesso no espaço extracapsular. Em casos de inflamação intensa, pode causar abaulamento das amígdalas e dos pilares amigdalianos, mimetizando a presença de um abscesso.

Abscesso parafaríngeo/retrofaríngeo

Abscessos em outras localidades no espaço cervical profundo podem estar presentes isoladamente, podendo ser confundidos como abscesso periamigdaliano, ou mesmo de modo concomitante. Os abscessos parafaríngeo e retrofaríngeo são abscessos localizados em regiões laterais ou posteriores respectivamente aos músculos constritores da faringe. Devido à menor resistência de disseminação nesses espaços, abscessos nesses locais podem evoluir para complicações fatais como mediastinite, trombose da veia jugular interna e obstrução de vias aéreas[8-10]. A causa desses abscessos é mais ampla em relação aos abscessos periamigdalianos, podendo ser secundária a infecções dentárias ou de estruturas do anel linfático de Waldeyer (incluindo as infecções amigdalianas), assim como de supurações de linfonodos profundos do pescoço, secundária a qualquer infecção de vias aéreas superiores[10]. O tratamento consiste em drenagem do abscesso (via externa ou intraoral, a depender do tamanho e localização do abscesso) e utilização de antibioticoterapia de amplo espectro. Em casos seletos, o uso de antibióticos endovenosos isoladamente pode ser seguro e eficiente para tratamento desses pacientes[11,12].

Outros diagnósticos diferenciais: quando houver a presença de disfagia ou abaulamento amigdaliano na ausência de sinais e sintomas infecciosos, deve-se lembrar da presença de situações atípicas, como é o caso de diversas neoplasias que podem acometer as amígdalas (linfomas, carcinomas)[13-15], assim como a presença de aneurismas da artéria carótida interna[16]. Outro diagnóstico diferencial que deve ser lembrado em quadro de amigdalites agudas com repercussão cervical é a trombose séptica da veia jugular interna secundária a um processo de quadros infecciosos de via aérea superior (síndrome de Lemierre).

Avaliação inicial na sala de emergência

Na suspeita de abscesso periamigdaliano, o cuidado inicial deve ser voltado para prevenir duas complicações locorregionais graves, visando: 1) garantir a permeabilidade de vias aéreas, que poderia ser obstruída por edema orofaríngeo excessivo, edema epiglótico ou laríngeo e 2) evitar disseminação do abscesso para outros espaços profundos do pescoço, como o espaço parafaríngeo, espaço retrofaríngeo ou até mesmo o mediastino superior.

Para fins diagnóstico, na anamnese a atenção deve estar voltada para a evolução dos sinais e sintomas, assim como para a presença de fatores de risco associados. No exame físico específico, devem ser avaliados presença de massas ou abaulamentos cervicais, dor à palpação e mobilidade cervical, presença de gânglios no pescoço, grau de abertura oral, aspecto geral da orofaringe, incluindo as amígdalas, e das paredes da faringe.

O diagnóstico de abscesso periamigdaliano é essencialmente clínico e dispensa a realização de exames de imagem na grande maioria dos casos, como a ultrassonografia (USG) ou a tomografia computadorizada (TC) com contraste. A USG intraoral, apesar de não ser necessária na maioria absoluta dos casos, permite a identificação e a localização mais precisa de coleções purulentas na loja amigdaliana. É considerado o exame padrão-ouro para diferenciar celulite (flegmão) de abscessos, e muitas vezes é subutilizado quando necessário para tal diferenciação. Além de confirmar o diagnóstico, permite melhor drenagem do abscesso quando comparada a drenagens não guiadas por USG[17]. Para abscessos periamigdalianos, apresenta sensibilidade entre 89% e 95% e especificidade em torno de 79% a 100%[18-21]. Quando há a presença de trismo, o tipo do *probe* a ser utilizado pode ser um fator limitante para a realização da USG intraoral.

A TC com contraste é importante em situações em que há suspeita de disseminações para regiões profundas ou mais baixas no pescoço, como nas suspeitas de abscesso parafaríngeo ou retrofaríngeo, ou quando há lesões em múltiplos compartimentos. Para abscessos periamigdalianos, a TC com contraste apresenta alta sensibilidade (~100%) e especificidade em torno de 75%[22].

Outros exames: exames de rotina como hemograma completo e dosagem de proteína C-reativa são exames importantes de monitorização, que devem ser solicitados na admissão

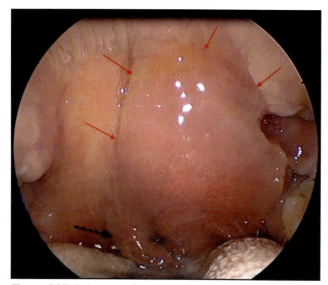

Figura 207.1. Imagem de oroscopia de um paciente de 17 anos com abscesso periamigdaliano, demonstrando abaulamento anterior e medial da loja amigdaliana esquerda (flechas vermelhas) com deslocamento contralateral da úvula para direita (flecha preta).

do paciente. Além disso, a dosagem de eletrólitos e de ureia e creatinina devem ser pedidos em casos de suspeita de desidratação. O envio da cultura para identificação microbiológica (bactérias aeróbias e anaeróbicas) e da determinação do antibiograma ainda é um tema de controvérsia em relação ao custo-benefício, pois na maioria dos casos o resultado da cultura não altera a conduta. No entanto, em situações de maior gravidade ou em condições específicas, como em pacientes diabéticos ou imunocomprometidos, a solicitação desses exames é fundamental para triar a presença de microrganismos resistentes e guiar a antibioticoterapia o mais rápido possível em casos de falha terapêutica[18].

Condutas na sala de emergência

O tratamento de pacientes com abscesso periamigdaliano consiste em quatro medidas[23-27]: a) drenagem do abscesso; b) antibioticoterapia de amplo espectro; c) corticosteroide sistêmico; d) terapia de suporte

Drenagem do abscesso

Diversos métodos de drenagem têm sido propostos, existindo ainda uma controvérsia sobre qual é o melhor método de drenagem, o que inclui a punção e aspiração com agulha (PAA), incisão e drenagem (ID) e tonsilectomia "quente"[28-30].

A PAA é o método menos invasivo das três propostas de drenagem. Deve ser feita com agulhas mais calibrosas, como a de 18G ou 20G, acopladas a seringas de 3 a 20 mL para aspiração. Em pacientes com grandes abscessos, podem-se drenar volumes de até 40 a 50 mL de secreção purulenta. No entanto, quanto maior a seringa utilizada (por exemplo, 20 mL), maior é a força que deve ser aplicada sobre o êmbolo para realizar a mesma pressão que em seringas menores (por exemplo, 5 a 10 mL), muitas vezes dificultando a execução da aspiração (Figura 207.2). Além disso, em pacientes com trismo, muitas vezes é difícil o posicionamento adequado das seringas maiores em virtude do pouco espaço de abertura bucal. Antes da punção, pode ser realizada a aplicação de anestésicos tópicos, como lidocaína 10% *spray*, a fim de minimizar o desconforto durante a punção. Deve-se evitar a punção no polo inferior e lateral à amígdala, em razão da proximidade com a artéria carótida interna, de cerca de 2,5 cm. Em função dos riscos, a PAA deve ser realizada preferencialmente por médicos especialistas quando houver a possibilidade de encaminhamento.

Quando realizada por mãos experientes, as taxas de sucesso de PAA são equivalentes às de ID, com necessidade de reaspiração em torno de 5% e recidiva tardia do abscesso em 10% a 15% dos casos[29,31]. Por esses motivos, a PAA tem sido considerada como o procedimento de escolha em muitas práticas de urgência[25,27,32].

A realização de ID é um método bastante efetivo para o tratamento dos abscessos periamigdalianos, embora tenha sido apontado como tratamento de segunda escolha em múltiplas enquetes nacionais, em virtude de ser mais doloroso e de apresentar taxas de sucesso semelhantes às da PAA (recidiva ou falha de resolução em ~10%)[33]. No entanto, apresenta a vantagem de possibilitar melhor exploração do espaço periamigdaliano, especialmente quando há a presença de traves fibrosas abrigando o abscesso em múltiplos compartimentos.

A realização de tonsilectomia imediata durante o quadro agudo de abscesso, denominada tonsilectomia "quente", é uma abordagem efetiva na resolução do quadro, diminuindo o tempo de internação hospitalar e facilitando o retorno ao trabalho. Apesar de segura, a realização de tonsilectomia na fase aguda está associada a maior risco de hemorragia pós-operatória quando comparada à PAA ou ID. Além disso, necessita de anestesia geral e de médicos especialistas para sua execução, além dos custos e riscos inerentes ao procedimento cirúrgico (por exemplo, intubação orotraqueal). Apesar da tonsilectomia reduzir significativamente o risco de novos abscessos, deve-se lembrar que ela não elimina totalmente esse risco[33].

Em pacientes pouco colaborativos, como é o caso da maioria das crianças pequenas, é recomendável que qualquer técnica de drenagem seja feita sob anestesia geral. Por esse motivo, alguns autores advogam que, diante da necessidade de anestesia geral, a ID ou tonsilectomia "quente" seriam as abordagens preferenciais nesses indivíduos que demandam anestesia geral[34,35].

Antibioticoterapia

A maioria das culturas convencionais obtidas de pacientes com abscesso periamigdaliano mostra a presença de flora polimicrobiana, com predominância de *S. pyogenes* (~50% casos) e de germes anaeróbicos[36,37].

Diversos esquemas de antibioticoterapia têm sido utilizados, com altas taxas de resolução, sem evidências de que um esquema possa ser superior ao outro[38]. Dentre as opções, destacam-se o uso amoxicilina-clavulanato, combinações envolvendo metronidazol (por exemplo, penicilinas naturais + metronidazol), clindamicina, lincomicina ou claritromicina para casos de alergia a betalactâmicos, com tempo de uso entre 10 e 14 dias para os casos habituais. Para os casos mais graves ou quando o paciente não encontra condições para administração por via oral, recomenda-se a internação do paciente para administração parenteral de antimicrobianos.

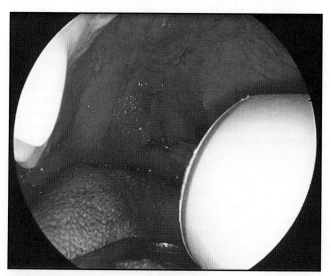

Figura 207.2. Punção e aspiração com agulha de 20G de um abscesso periamigdaliano à esquerda.

Corticosteroides

O uso de corticosteroides, especialmente nos primeiros dias de evolução, é efetivo em aliviar os sintomas, reduzir o tempo de internação hospitalar e promover o retorno às atividades habituais[18,39]. Entretanto, seu uso deve ser ponderado quando houver riscos de efeitos adversos em situações clínicas específicas (por exemplo, hipertensão arterial descompensada, imunodeficiências, glaucoma, diabetes descompensado etc.).

Terapia de suporte

Controle analgésico é um compromisso vital que deve ser dado a esses pacientes, em virtude da grande intensidade da dor e desconforto gerado por esse sintoma. Muitas vezes, torna-os incapazes de ingerir sólidos e líquidos, levando-os a consequente desidratação. Cuidado especial deve ser dado a crianças, devido à maior suscetibilidade à desidratação. Nos quadros mais intensos, é importante considerar a internação hospitalar para administração de medicamentos e reposição de líquidos e eletrólitos[18].

Seguimento e monitorização

Após término do tratamento com antibióticos, é aconselhável a reavaliação do paciente ambulatorialmente. Em casos de recidivas de abscesso periamigdaliano, presença de amigdalites de repetição, presença de criptas amigdalianas com retenção de *caseum* ou mesmo de hipertrofia amigdaliana com repercussões obstrutivas (roncos ou apneia do sono), deve-se considerar a realização de amigdalectomia com médico otorrinolaringologista.

Referências bibliográficas

1. Sunnergren O, Swanberg J, Molstad S. Incidence, microbiology and clinical history of peritonsillar abscesses. Scand J Infect Dis. 2008;40(9):752-5.
2. Klug TE, Rusan M, Fuursted K, Ovesen T. Peritonsillar abscess: complication of acute tonsillitis or Weber's glands infection? Otolaryngol Head Neck Surg. 2016;155(2):199-207.
3. Matsuda A, Tanaka H, Kanaya T, Kamata K, Hasegawa M. Peritonsillar abscess: a study of 724 cases in Japan. Ear Nose Throat J. 2002;81(6):384-9.
4. Klug TE. Incidence and microbiology of peritonsillar abscess: the influence of season, age, and gender. Eur J Clin Microbiol Infect Dis. 2014;33(7):1163-7.
5. Klug TE, Rusan M, Clemmensen KK, Fuursted K, Ovesen T. Smoking promotes peritonsillar abscess. Eur Arch Otorhinolaryngol. 2013;270(12):3163-7.
6. Chung JH, Lee YC, Shin SY, Eun YG. Risk factors for recurrence of peritonsillar abscess. J Laryngol Otol. 2014;128(12):1084-8.
7. Blair AB, Booth R, Baugh R. A unifying theory of tonsillitis, intratonsillar abscess and peritonsillar abscess. Am J Otolaryngol. 2015;36(4):517-20.
8. Klug TE, Fischer AS, Antonsen C, Rusan M, Eskildsen H, Ovesen T. Parapharyngeal abscess is frequently associated with concomitant peritonsillar abscess. Eur Arch Otolaryngol. 2014;271(6):1701-7.
9. Alaani A, Griffiths H, Minhas SS, Olliff J, Lee AB. Parapharyngeal abscess: diagnosis, complications and management in adults. Eur Arch Otolaryngol. 2005;262(4):345-50.
10. Sichel JY, Attal P, Hocwald E, Eliashar R. Redefining parapharyngeal space infections. Ann Otol Rhinol Laryngol. 2006;115(2):117-23.
11. Sichel JY, Dano I, Hocwald E, Biron A, Eliashar R. Nonsurgical management of parapharyngeal space infections: a prospective study. Laryngoscope. 2002;112(5):906-10.
12. Johnston D, Schmidt R, Barth P. Parapharyngeal and retropharyngeal infections in children: argument for a trial of medical therapy and intraoral drainage for medical treatment failures. Int J Pediatr Otorhinolaryngol. 2009;73(5):761-5.
13. Kallel S, Hadj Taieb H, Makni S, Ghorbel A. Lymphoma presenting as a peritonsillar abscess. Eur Ann Otorhinolaryngol Head Neck Dis. 2013;130(6):337-9.
14. Fort MM, Gathings R, Domanski MC. Squamous cell carcinoma of the tonsil masquerading as a peritonsillar abscess. Am J Emerg Med. 2013;31(6):1002.e3-4.
15. Hung T, Jacob A, Shahab R. Idiopathic lymphoepithelial cyst of the parapharynx masquerading as peritonsillar abscess. J Laryngol Otol. 2001;115(8):666-7.
16. Brzost J, Cyran AM, Waniewska M, Szczepanski MJ. Internal carotid artery aneurysm mimicking peritonsillar abscess. Case Rep Otolaryngol. 2015;2015:389298.
17. Costantino TG, Satz WA, Dehnkamp W, Goett H. Randomized trial comparing intraoral ultrasound to landmark-based needle aspiration in patients with suspected peritonsillar abscess. Acad Emerg Med. 2012;19(6):626-31.
18. Powell J, Wilson JA. An evidence-based review of peritonsillar abscess. Clin Otolaryngol. 2012;37(2):136-45.
19. Blaivas M, Theodoro D, Duggal S. Ultrasound-guided drainage of peritonsillar abscess by the emergency physician. Am J Emerg Med. 2003;21(2):155-8.
20. Araujo Filho BC, Sakae FA, Sennes LU, Imamura R, de Menezes MR. Intraoral and transcutaneous cervical ultrasound in the differential diagnosis of peritonsillar cellulitis and abscesses. Braz J Otorhinolaryngol. 2006;72(3):377-81.
21. Nogan S, Jandali D, Cipolla M, De Silva B. The use of ultrasound imaging in evaluation of peritonsillar infections. Laryngoscope. 2015;125(11):2604-7.
22. Maroldi R, Farina D, Ravanelli M, Lombardi D, Nicolai P. Emergency imaging assessment of deep neck space infections. Semin Ultrasound CT MR. 2012;33(5):432-42.
23. Brodsky L, Sobie SR, Korwin D, Stanievich JF. A clinical prospective study of peritonsillar abscess in children. Laryngoscope. 1988;98(7):780-3.
24. Lamkin RH, Portt J. An outpatient medical treatment protocol for peritonsillar abscess. Ear Nose Throat J. 2006;85(10):658, 660.
25. Mehanna HM, Al-Bahnasawi L, White A. National audit of the management of peritonsillar abscess. Postgrad Med J. 2002;78(923):545-8.
26. Tachibana T, Orita Y, Abe-Fujisawa I, Ogawara Y, Matsuyama Y, Shimizu A, et al. Prognostic factors and effects of early surgical drainage in patients with peritonsillar abscess. J Infect Chemother. 2014;20(11):722-5.
27. Wiksten J, Blomgren K, Eriksson T, Guldfred L, Bratt M, Pitkaranta A. Variations in treatment of peritonsillar abscess in four Nordic countries. Acta Otolaryngol. 2014;134(8):813-7.
28. Windfuhr JP, Zurawski A. Peritonsillar abscess: remember to always think twice. Eur Arch Otorhinolaryngol. 2016;273(5):1269-81.
29. Herzon FS. Harris P. Mosher Award thesis. Peritonsillar abscess: incidence, current management practices, and a proposal for treatment guidelines. Laryngoscope. 1995;105(8 Pt 3 Suppl 74):1-17.
30. Spires JR, Owens JJ, Woodson GE, Miller RH. Treatment of peritonsillar abscess. A prospective study of aspiration vs incision and drainage. Arch Otolaryngol Head Neck Surg. 1987;113(9):984-6.
31. Johnson RF, Stewart MG, Wright CC. An evidence-based review of the treatment of peritonsillar abscess. Otolaryngol Head Neck Surg. 2003;128(3):332-43.
32. Shaul C, Koslowsky B, Rodriguez M, Schwarz Y, Muahnna N, Peleg U, et al. Is needle aspiration for peritonsillar abscess still as good as we think? A long-term follow-up. Ann Otol Rhinol Laryngol. 2015;124(4):299-304.

33. Powell EL, Powell J, Samuel JR, Wilson JA. A review of the pathogenesis of adult peritonsillar abscess: time for a re-evaluation. J Antimicrob Chemother. 2013;68(9):1941-50.
34. Johnson RF, Stewart MG. The contemporary approach to diagnosis and management of peritonsillar abscess. Curr Opin Otolaryngol Head Neck Surg. 2005;13(3):157-60.
35. Baldassari C, Shah RK. Pediatric peritonsillar abscess: an overview. Infectious disorders drug targets. 2012;12(4):277-80.
36. Windfuhr JP, Toepfner N, Steffen G, Waldfahrer F, Berner R. Clinical practice guideline: tonsillitis II. Surgical management. Eur Arch Otorhinolaryngol. 2016;273(4):989-1009.
37. Suzuki K, Kurono Y, Ikeda K, Watanabe A, Iwamoto A, Totsuka K, et al. Nationwide surveillance of 6 otorhinolaryngological infectious diseases and antimicrobial susceptibility pattern in the isolated pathogens in Japan. J Infect Chemother. 2015;21(7):483-91.
38. Lepelletier D, Pinaud V, Le Conte P, Bourigault C, Asseray N, Ballereau F, et al. Is there an association between prior anti-inflammatory drug exposure and occurrence of peritonsillar abscess (PTA)? A national multicenter prospective observational case-control study. Eur J Clin Microbiol Infect Dis. 2016.
39. Ozbek C, Aygenc E, Tuna EU, Selcuk A, Ozdem C. Use of steroids in the treatment of peritonsillar abscess. J Laryngol Otol. 2004;118(6):439-42.

ESTRIDOR NA INFÂNCIA

Carolina Sponchiado Miura
Daniel Salgado Küpper
Fabiana Cardoso Pereira Valera

Introdução

O estridor não é uma doença, mas sim um sintoma que indica haver algum grau de obstrução da via aérea. O motivo dessa obstrução deve ser sempre investigado.

Na população pediátrica, diante de uma via aérea naturalmente estreita, qualquer mínimo edema pode fazer com que o quadro evolua rapidamente para insuficiência respiratória aguda. Além disso, a presença de malformações laringotraqueais ou de tumores ou processos inflamatórios na laringe pode dificultar a obtenção de uma via aérea segura.

A visualização direta da via aérea, essencial para o diagnóstico definitivo, exige avaliação e equipamentos especializados. Assim, diante uma criança com estridor num serviço de emergência, é importante conhecer as possíveis causas, saber como iniciar a investigação e reconhecer sinais de alerta.

Fisiopatologia

A via aérea da criança apresenta algumas particularidades em relação à do adulto:
- Língua proporcionalmente maior;
- Epiglote maior, mais frouxa e curva;
- Laringe mais alta;
- Traqueia mais estreita e curta;
- Subglote mais estreita;
- Menor volume pulmonar.

Tais diferenças fazem com que crianças naturalmente apresentem maior resistência à passagem do ar. Em situações como edema, malformações e tumores, essa condição pode facilmente ser agravada.

Por exemplo, a via aérea de um recém-nascido tem em torno de 4 mm de diâmetro. Assim, a redução em apenas 1 mm da via aérea causa redução de 75% do fluxo aéreo. De acordo com o princípio de Bernoulli, essa diminuição do diâmetro está associada ao aumento na velocidade do fluxo aéreo, exercendo pressão negativa nas paredes da via aérea, o que culmina em exacerbação do seu colapso[1].

Quadro clínico

O tipo de estridor pode ajudar a localizar o sítio de obstrução. Alterações da supraglote como a laringomalácia, a epiglotite e alguns cistos costumam cursar com estridor inspiratório. Já as alterações na altura das pregas vocais ou subglote alta como a paralisia de pregas vocais, as estenoses subglóticas e os hemangiomas subglóticos costumam cursar com estridor inspiratório ou bifásico. Por fim, nas obstruções traqueais, como a traqueomalácia, anéis traqueais completos e compressões extrínsecas da traqueia, o estridor expiratório é mais comum.

Diante de uma criança com estridor, os sinais ou sintomas de insuficiência ou fadiga respiratória devem sempre ser observados. Especialmente em neonatos, quando os sintomas são mais sutis (como cianose apenas perilabial) e a evolução fatal mais rápida.

Alguns exames podem ajudar a esclarecer a origem do estridor. Os melhores exames para identificação dos sítios e causas da obstrução são os exames endoscópicos, mas demandam equipe e materiais especializados. Outros exames muito úteis, especialmente em alguns casos, são os exames radiológicos.

Nasofibroscopia flexível

Exame realizado ambulatorialmente. Permite a visualização da supraglote, glote e eventualmente da subglote. Apresenta a vantagem de visualização direta dessa região, permitindo ao mesmo tempo a avaliação da mobilidade das pregas vocais e da sensibilidade laríngea. É fundamental nos casos de suspeita de laringomalácia e de paralisia de pregas vocais.

Laringotraqueobroncoscopia

Exame realizado em centro cirúrgico, com a criança anestesiada ou sob sedação moderada/profunda. Permite a visualização da laringe, subglote, traqueia e brônquios. Auxilia no diagnóstico de *webs* laríngeos, estenose subglótica, aspiração de corpo estranho, ou de malformações em todo o trajeto aéreo. Em alguns casos, o exame pode ser também terapêutico.

Radiografia cervical

Principalmente indicada para auxiliar na visualização de corpos estranhos radiopacos. Outros diagnósticos facilitados pela radiografia são a epiglotite (sinal do polegar, pelo edema da epiglote) e crupe viral (sinal da torre, com o estreitamento da subglote).

Tomografia computadorizada cervical e de tórax

Utilizada principalmente na suspeita de estenose traqueal e anéis traqueais completos, para confirmação diagnóstica e avaliação da extensão deles. Além disso, causas extrínsecas, como tumores ou compressões vasculares, são facilmente identificadas por esse exame.

Ressonância magnética

As principais indicações para esse exame são no diagnóstico da etiologia das paralisias de pregas vocais e na avaliação de tumores com extensão extralaríngea como hemangiomas.

Etiologia

Pode-se dividir as causas de estridor em dois grupos principais, as de estridor agudo e as de estridor crônico.

Estridor agudo

Nos casos agudos, a criança não apresentava o sintoma previamente. Nesse grupo, destacam-se as infecções de via aérea e a aspiração de corpo estranho. Nos dois casos, a criança chega ao serviço de emergência com estridor de início súbito e, no geral, de forte intensidade. No caso dos processos infecciosos, outros sintomas, como febre, dor de garganta, disfonia, tosse ou sialorreia podem preceder ou acompanhar o quadro. Nos casos de corpo estranho, o momento da aspiração pode muitas vezes não ter sido presenciado.

Crupe viral

É a principal causa de estridor na idade pré-escolar (2 a 4 anos).

É causada por infecção viral das vias aéreas superiores, sendo acometidas a laringe e a subglote. Os vírus mais comumente envolvidos são o parainfluenza e o influenza[2].

A história clássica geralmente envolve um pródromo com coriza, febre e odinofagia, que após alguns dias evolui para estridor inspiratório, disfonia, tosse e esforço respiratório.

O diagnóstico é eminentemente clínico. A radiografia cervical pode mostrar um estreitamento da luz da região subglótica (sinal da torre). Nasofibrolaringoscopia flexível ou laringotraqueoscopia de suspensão podem ajudar no diagnóstico diferencial quando houver suspeita de aspiração de corpo estranho ou de traqueíte bacteriana. Ainda, esses procedimentos podem auxiliar a intubação orotraqueal em casos mais graves, quando houver insuficiência respiratória aguda.

Também são indicados na avaliação dos casos recorrentes. É importante lembrar que esses procedimentos podem induzir laringoespasmo severo e devem ser realizados em locais adequados com equipe experiente em vias aéreas de difícil acesso.

O tratamento pode ser realizado com corticoide sistêmico, como a dexametasona intramuscular ou via oral ou a prednisolona via oral.

Nos casos mais graves ou em que a criança não aceitar ou tolerar o corticoide sistêmico, a budesonida inalatória pode ser uma opção eficaz[3].

A adrenalina inalatória, por causar vasoconstrição da mucosa respiratória, também ajuda a reduzir o edema e, consequentemente, os sintomas. Essa opção deve ser reservada aos casos mais graves, com desconforto respiratório mais intenso.

Casos ainda mais severos necessitarão de intubação orotraqueal ou até de traqueostomia de urgência para garantir a permeabilidade de vias aéreas.

Apesar de nenhum trabalho comprovar sua eficácia[4], o uso de ar umidificado pode trazer conforto à criança.

Quanto menor a idade da criança, maior a chance de ela necessitar de internação e até mesmo de cuidado intensivo.

Essas crianças devem ser observadas de perto, principalmente nas primeiras horas, para acompanhar a evolução do quadro. São recomendações para que a criança só seja liberada do setor de urgência se não apresentar mais estridor ao repouso, já tiver feito o corticoide e tiver sido observada por, no mínimo, de 2 a 4 horas[5].

Crupe recorrente

É muito incomum que uma criança imunocompetente tenha mais do que um episódio de crupe no ano, portanto a crupe é considerada recorrente quando ocorrem mais de dois episódios no ano[6].

Não é um diagnóstico específico, com etiologia bem definida. No entanto, a recorrência de estridor agudo deve alertar para a busca de causas específicas, como alterações congênitas da laringe, corpo estranho, doença do refluxo gastroesofágico (DRGE), hiper-reatividade da via aérea ou compressão extrínseca (seja por anormalidades vasculares ou por tumores).

Dessa forma, é fundamental questionar sobre episódios prévios, sintomas de DRGE, história de asma ou alergia, suspeita de aspiração de corpo estranho, alteração da voz ou do choro, sintomas crônicos e história familiar. Essa história será determinante para a investigação complementar, que pode incluir exame de imagem do pescoço e tórax, nasofibroscopia flexível, laringotraqueoscopia de suspensão, investigação de DRGE, entre outros.

O tratamento deve ser específico para a causa subjacente.

Epiglotite

Com a vacinação das crianças contra o *Haemophillus influenzae* tipo B no primeiro ano de vida, a epiglotite é uma doença cada vez mais rara. Atualmente a maior parte dos casos é causada por outros patógenos como o pneumococo e o estafilococo.

O quadro clínico é caracterizado por febre, dispneia, estridor, odinofagia, sialorreia e disfagia. A progressão dos sintomas é no geral muito rápida.

Além do quadro clínico, a radiografia cervical em perfil com visualização do sinal do polegar (epiglote edemaciada) pode auxiliar no diagnóstico. Além disso, o hemograma e a hemocultura podem ajudar na identificação do agente etiológico. A visualização direta por laringoscopia evidencia edema e hiperemia, seja mais localizado apenas na epiglote ou em toda a região supraglótica. Esse último achado inclusive faz com que alguns autores também denominem essa doença de supraglotite.

No serviço de emergência, deve-se evitar agitar a criança com qualquer tipo de manipulação desnecessária, uma vez que o mínimo aumento do edema ou do esforço respiratório pode resultar em piora da obstrução e insuficiência respiratória aguda.

O primeiro passo é estabelecer uma via aérea segura com auxílio de equipe multidisciplinar com experiência em intubação difícil. A antibioticoterapia intravenosa pode ser iniciada logo em seguida, e os antibióticos mais comumente utilizados são amoxicilina-clavulanato, ampicilina-sulbactam e ceftriaxona. É importante salientar que o tempo para início da antibioticoterapia é determinante para um bom prognóstico.

Além da antibioticoterapia, outras medidas podem ser adotadas para garantir a ventilação da criança, e serão adotadas de acordo com a intensidade do quadro: corticoterapia sistêmica (oral em casos mais leves, ou endovenosa em casos mais graves) e adrenalina inalatória são medidas comumente necessárias.

Devido à rápida progressão da doença, a intubação da via aérea deve ser considerada quando a criança apresentar sinais de desconforto respiratório mais importantes. Ela deve ser realizada por uma pessoa experiente, uma vez que a manipulação da via aérea tende a acentuar o edema supraglótico.

Aspiração de corpo estranho

A aspiração de corpo estranho pode ocorrer em crianças de qualquer idade, mas é mais comum nas com menos de 4 anos. Em cerca de 50% dos casos, o momento da aspiração não é testemunhado[7], portanto é fundamental que o médico do serviço de emergência mantenha alto grau de suspeição não apenas nos quadros clássicos, mas também quando a história é típica e o exame físico é normal, ou quando a história for pobre, mas o exame físico, característico.

O quadro clínico depende do tamanho e da localização do corpo estranho e pode mudar com o passar do tempo se ele se deslocar. Os principais sinais e sintomas são estridor, que pode ser inspiratório, bifásico ou expiratório, dispneia, esforço respiratório, voz abafada, rouca ou mesmo afonia e, em casos mais graves, hipóxia, sonolência, podendo evoluir para parada cardiorrespiratória.

Radiografia cervical e de tórax pode fechar o diagnóstico nos casos de corpo estranho radiopaco. Além disso, em casos de corpos estranhos radiolucentes, sinais indiretos como hiperinsuflação, opacificação ou atelectasia podem aumentar a suspeição clínica. É importante salientar que a radiografia sem alterações não exclui a presença de corpo estranho.

O diagnóstico definitivo é obtido por meio de laringotraqueobroncoscopia (Figura 208.1), com a qual o corpo estranho pode ser identificado e também retirado.

Alguns estudos recentes têm sugerido o uso de uma tomografia computadorizada especializada (chamada broncoscopia virtual) para o diagnóstico não invasivo. No entanto, deve-se considerar o risco de exposição à radiação nessa faixa etária. Dessa forma, e ainda se considerando que a endoscopia já pode ser simultaneamente terapêutica, a broncoscopia virtual deve ser preferencialmente indicada nos casos em que a presença de corpo estranho é um diagnóstico diferencial a ser considerado, não quando é a principal suspeita clínica. Em casos de forte suspeita clínica, mesmo nos que possuem a broncoscopia virtual negativa, a endoscopia da via aérea ainda é mandatória.

Estridor crônico

Nesse grupo, destacam-se as malformações de via aérea e as causas iatrogênicas como estenose subglótica ou paralisia de prega vocal. Nesse caso as crianças já apresentam estridor anteriormente, mas a exacerbação desse sintoma associado ou não ao desconforto respiratório, leva os responsáveis a procurarem o serviço de emergência.

Laringomalácia

É a malformação laríngea mais comum e a principal causa de estridor no neonato.

O estridor é tipicamente inspiratório e piora quando o neonato está em posição supina ou quando está agitado, como durante as mamadas e durante o choro. Em algumas crianças, o estridor é acompanhado por outros sintomas ou sinais, como apneia, cianose perilabial, dificuldade de amamentação, dificuldade de ganho de peso ou retardo no desenvolvimento neuropsicomotor.

Os sintomas podem estar presentes logo ao nascimento ou se iniciarem nos primeiros dias de vida. Em cerca de 50% dos casos, há piora progressiva do quadro até os 6 meses[8], portanto nesse período a criança precisa ser avaliada mais

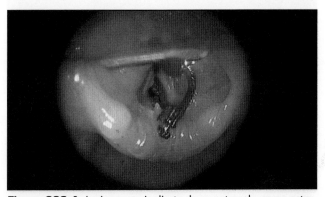

Figura 208.1. Laringoscopia direta demonstrando corpo estranho entre as pregas vocais.

frequentemente. Segue-se um período de melhora gradativa, e a grande maioria dos casos se resolve espontaneamente no primeiro ano de vida.

Muitas teorias buscam explicar a etiologia da laringomalácia. A mais aceita atualmente é de que haja anormalidade sensório-motora e do tônus neuromuscular da laringe nessas crianças[9].

O diagnóstico é feito por meio da nasofibrolaringoscopia flexível, que permite visualizar o encurtamento dos muros ariepiglóticos (Figura 208.2), a redundância da mucosa próxima às aritenoides, o estreitamento da epiglote (epiglote em formato de ômega) (Figura 208.3) e o colapso das estruturas supraglóticas durante a inspiração. O exame com a criança acordada é essencial para se observar o colapso das estruturas laríngeas durante a inspiração, observar a sensibilidade da laringe e descartar diagnósticos diferenciais como paralisia de prega vocal (lembrando que em muitos casos existe a associação entre essas anormalidades).

Em aproximadamente 70% dos casos a DRGE está associada à laringomalácia[10]. Não se sabe qual entidade é a precursora, mas a associação das duas tende a piorar os sintomas das duas doenças, uma vez que o refluxo na laringe aumenta a lesão química e consequentemente o edema nessa região, ao passo que o aumento do esforço respiratório aumenta também a pressão abdominal, favorecendo o refluxo.

Outros problemas associados à maior frequência e gravidade de laringomalácia são a prematuridade, malformações cardíacas e doenças neurológicas.

A maioria das crianças requer apenas tratamento sintomático (com o controle do refluxo gastroesofágico e orientações posturais) e acompanhamento clínico. Apenas 10% dos casos necessitam de tratamento cirúrgico, a supraglotoplastia[11]. São os casos mais graves, em que há episódios de cianose, apneia do sono, esforço respiratório importante, comprometimento na amamentação ou no ganho de peso ou *cor pulmonale*.

Crianças com problemas neurológicos costumam responder pior à cirurgia e podem necessitar de traqueostomia[11].

Paralisia de pregas vocais

É a segunda malformação congênita da laringe mais comum.

Toda a laringe é inervada por dois ramos do nervo vago: o nervo laríngeo recorrente e o laríngeo superior. O nervo laríngeo recorrente é responsável pela mobilidade da laringe, inervando todos os músculos intrínsecos da laringe, com exceção do músculo cricotireóideo. Já a musculatura extrínseca da laringe é inervada pelo nervo laríngeo superior, que também é responsável pela sensibilidade da supraglote.

Esses dois ramos emergem do nervo vago no pescoço. Enquanto o nervo laríngeo superior já penetra diretamente na laringe, o nervo laríngeo recorrente desce em direção ao tórax bilateralmente e inicia o seu trajeto ascendente após passar por baixo da artéria subclávia à direita e por baixo do arco da aorta à esquerda. O ramo ascendente do nervo laríngeo recorrente entra na face posteromedial da tireoide de cada lado, subindo através do sulco traqueoesofágico até a musculatura intrínseca da laringe. Devido ao seu trajeto, o nervo laríngeo recorrente pode ser lesado em cirurgias da tireoide, toracotomias, cirurgia para correção de fístula traqueoesofágica, entre outras. O nervo laríngeo recorrente esquerdo, por apresentar um trajeto intratorácico mais extenso e próximo à aorta, pode ainda ser lesado em cirurgias cardíacas.

O quadro clínico da paralisia de pregas vocais pode ser muito variado de acordo com o número de pregas paralisadas e a posição da paralisia. Nas paralisias em adução costuma haver estridor, desconforto respiratório sem alteração da voz ou aspiração. Já nos casos em abdução, as principais queixas são voz soprosa ou afonia e aspiração de alimentos. Ainda, os casos bilaterais tendem a ser mais sintomáticos do que os casos unilaterais.

A paralisia bilateral geralmente é congênita e idiopática. Também pode ser secundária a doenças neurológicas que cursam com aumento da pressão intracraniana e herniação do tronco pelo forame magno, o que leva à lesão do nervo vago bilateralmente (por exemplo, a hidrocefalia e a malformação de Arnold-Chiari). Nesses casos ocorre lesão tanto do laríngeo superior como do laríngeo recorrente bi-

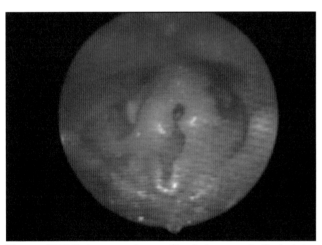

Figura 208.2. Imagem de nasofibrolaringoscopia flexível demonstrando encurtamento dos muros ariepiglóticos.

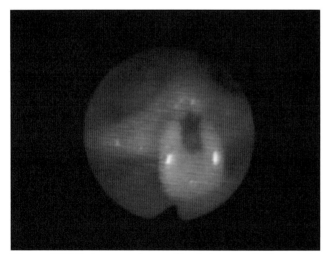

Figura 208.3. Imagem de nasofibrolaringoscopia flexível demonstrando epiglote em formato de ômega.

lateralmente, com consequente paralisia bilateral e perda de sensibilidade laríngea. Ainda, existe maior chance de a paralisia permanecer em abdução, acentuando os sintomas aspirativos.

Já os casos unilaterais têm como principal causa a iatrogênica, sendo o mais comum a lesão do nervo laríngeo recorrente durante cirurgia cardíaca, correção de fístula traqueoesofágica, tireoidectomia, entre outras. Nesses casos, além de a paralisia ser unilateral e de geralmente assumir a posição de adução, a sensibilidade da laringe está preservada. Outras causas seriam tumores em pescoço ou região torácica, ou ainda traumas cervicais durante o parto.

O diagnóstico é feito por meio da nasofibrolaringoscopia flexível com a criança acordada. Nesse exame, observa-se a não movimentação da prega vocal e a posição (em adução ou abdução) que ela adotou. Ainda, pode-se testar a sensibilidade da laringe em locais específicos, confirmando se a lesão é do nervo laríngeo recorrente apenas ou do laríngeo comum.

Uma vez confirmada a presença da paralisia, exames de imagem podem se fazer necessários para identificação dos fatores causais para a paralisia. Paralisias bilaterais, em abdução e com sensibilidade comprometida demandam ressonância magnética de encéfalo, ao passo que, para paralisias unilaterais com sensibilidade preservada e sem história de trauma prévio, o exame de escolha é a tomografia computadorizada de pescoço e tórax.

Esses pacientes podem dar entrada nos serviços de emergência com sintomas de estridor, retrações intercostais importantes e franca insuficiência respiratória, seja no momento em que se instala a paralisia (nesse caso especialmente quando ela é bilateral) ou quando ocorre alguma descompensação do quadro respiratório (por exemplo, diante de um quadro de infecções das vias aéreas superiores – IVAS). Esses casos podem requerer a necessidade de intubação orotraqueal e traqueostomia de urgência.

Importante salientar que, em casos congênitos idiopáticos, a resolução espontânea ocorre em até 50% dos casos e em até um ano de vida. Por esse motivo, é prudente adotar medidas paliativas nesse período, como a traqueostomia para garantir a permeabilidade da via aérea ou a passagem de sonda nasogástrica, para que a criança se alimente sem aspirações, antes de realizar cirurgias definitivas.

Entre as principais opções cirúrgicas estão a cordotomia a *laser*, a aritenoidectomia, a lateralização da prega vocal e o enxerto de cartilagem posterior[8,12].

Estenose subglótica

Ela pode ser congênita (quando se observa diâmetro inferior a 4 mm no recém-nascido a termo[11]), causada por uma falha na recanalização da luz laríngea no período embrionário, mas a maioria dos casos é adquirida, resultante de trauma de intubação.

Doenças que induzam traumas crônicos em vias aéreas, como o refluxo gastroesofágico exacerbado, podem causar ou agravar a estenose.

O quadro clínico característico é de estridor inspiratório ou bifásico, associado a esforço respiratório e, em alguns casos, dessaturações. Em casos mais leves, pode se manifestar como crupe recorrente. Outro exemplo frequente são avaliações solicitadas por intensivistas de crianças que apresentam dificuldade de extubação ou de desmame de CPAP (*continuous positive airway pressure*).

A nasofibrolaringoscopia flexível pode ajudar na suspeição diagnóstica (Figura 208.4), mas o diagnóstico definitivo é por meio da laringotraqueoscopia rígida (Figura 208.5). A tomografia computadorizada da região cervical também pode ser útil para avaliar a localização e a extensão da estenose.

Casos leves a moderados podem ser tratados endoscopicamente com dilatação, incisões radiais e injeção de triancinolona. Já os casos mais graves necessitam de cirurgia aberta com reconstrução laringotraqueal e até mesmo ressecção cricotraqueal.

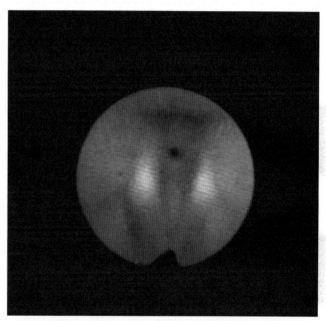

Figura 208.4. Imagem de nasofibrolaringoscopia flexível demonstrando estenose grau 3 em região subglótica.

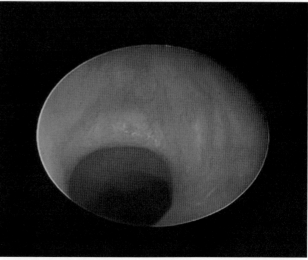

Figura 208.5. Imagem de laringotraqueoscopia direta demonstrando estenose grau 2 em região subglótica.

Hemangioma subglótico

É um tumor vascular da laringe que se manifesta geralmente após o primeiro mês de vida, a partir de quando inicia uma rápida intensificação dos sintomas nos primeiros 3 a 6 meses de vida, seguida por uma fase de involução até os 5 a 7 anos de idade[1].

Aproximadamente metade dos pacientes com hemangioma subglótico apresenta também hemangioma de pele[8], principalmente em área de barba.

A maior parte dos casos se apresenta como um estridor bifásico que piora com o esforço.

A nasofibrolaringoscopia flexível pode ajudar a afastar outras alterações, mas o diagnóstico definitivo é por meio da laringotraqueoscopia direta. Quando houver suspeita de envolvimento extralaríngeo, a ressonância nuclear magnética com gadolínio pode auxiliar na avaliação da extensão da lesão.

Nos casos com pouca repercussão, a conduta pode ser expectante. O tratamento de escolha para o hemangioma subglótico atualmente é o uso de propranolol[13]. Corticoide em altas doses e ressecção cirúrgica são opções para os casos refratários.

Traqueomalácia

A traqueomalácia é causada por flacidez nos anéis traqueais com consequente colapso da parede da traqueia durante a respiração.

A localização mais comum é no terço distal da traqueia.

Apesar de a maioria dos casos ser congênita, ela também pode ser adquirida por intubação prolongada, infecções de vias aéreas de repetição e compressão extrínseca por anéis vasculares ou tumores.

O estridor é tipicamente expiratório. Choro fraco e dificuldade de alimentação também podem estar presentes.

A maior parte dos casos não exige qualquer intervenção cirúrgica. Casos mais graves podem necessitar de traqueostomia. Diante de casos graves que têm como causa a compressão extrínseca pelo arco aórtico, a aortopexia pode ser indicada.

Papilomatose laríngea

É a neoplasia benigna da laringe mais comum na infância. É causada pelo papilomavírus humano (HPV) e tem comportamento variável. No serviço de emergência, o quadro mais comum é de uma criança com disfonia crônica, mas que apresenta agudamente piora do quadro, com estridor e desconforto respiratório, podendo chegar a franca insuficiência respiratória.

O diagnóstico de escolha é a nasofibrolaringoscopia flexível. A laringotraqueobroncoscopia (Figura 208.6) e a tomografia de tórax podem ajudar quando há suspeita de disseminação para árvore traqueobrônquica e pulmões.

Como essa é uma lesão com caráter recidivante, a terapia de escolha deve considerar o tratamento imediato e a longo prazo.

A retirada cirúrgica das lesões tem como objetivo minimizar o impacto vocal das lesões e manter a patência da via aérea. Deve-se lembrar que cirurgias mais radicais podem induzir a formação de estenoses complexas em vias aéreas, piorando o quadro respiratório. Ainda, a traqueostomia está associada à maior chance de disseminação do papiloma para a via aérea inferior, devendo, sempre que possível, ser evitada.

O tratamento adjuvante com a injeção intralesional de cidofovir ou Avastin pode diminuir a recorrência das lesões[14,15].

Com a entrada da vacina contra o HPV no calendário vacinal, espera-se que a papilomatose laríngea se torne uma doença cada vez mais rara. Para que esse impacto seja real, a vacina deve incluir os tipos 6 e 11, que são os tipos mais comumente associados à papilomatose laríngea.

Conclusão

O estridor na infância pode ser uma urgência/emergência em potencial, mas deve-se lembrar que ele é um sintoma associado a diferentes causas.

Diante de uma criança com estridor, o principal é garantir que ela não entre rapidamente num quadro de insuficiência respiratória.

O diagnóstico preciso e a adequada avaliação dessa criança necessitam, em muitos casos, de avaliação clínica especializada e multidisciplinar.

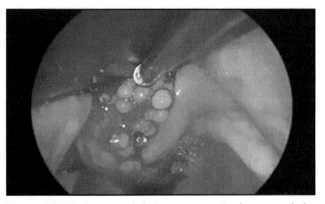

Figura 208.6. Imagem de laringossuspensão demonstrando laringe obstruída por papiloma.

Referências bibliográficas

1. Ida JB, Thompson DM. Pediatric stridor. Otolaryngol Clin North Am. 2014;47(5):795-819.
2. Rihkanen H, Rönkkö E, Nieminen T, Komsi KL, Räty R, Saxen H, et al. Respiratory viruses in laryngeal croup of young children. J Pediatr. 2008;152(5):661-5.
3. Griffin S, Ellis S, Fitzgerald-Barron A, Rose J, Egger M. Nebulised steroid in the treatment of croup: a systematic review of randomised controlled trials. Br J Gen Pract. 2000;50(451):135-41.
4. Moore M, Little P. Humidified air inhalation for treating croup: a systematic review and meta-analysis. Fam Pract. 2007;24(4):295-301.
5. Petrocheilou A, Tanou K, Kalampouka E, Malakasioti G, Giannios C, Kaditis AG. Viral croup: diagnosis and a treatment algorithm. Pediatr Pulmonol. 2014;49(5):421-9.

6. Kwong K, Hoa M, Coticchia JM. Recurrent croup presentation, diagnosis, and management. Am J Otolaryngol. 2007;28(6):401-7.
7. Kim IG, Brummitt WM, Humphry A, Siomra SW, Wallace WB. Foreign body in the airway: a review of 202 cases. Laryngoscope. 1973;83(3):347-54.
8. Rutter MJ. Evaluation and management of upper airway disorders in children. Semin Pediatr Surg. 2006;15(2):116-23.
9. Thompson DM. Abnormal sensorimotor integrative function of the larynx in congenital laryngomalacia: a new theory of etiology. Laryngoscope. 2007;117(6 Pt 2 Suppl 114):1-33.
10. Bibi H, Khvolis E, Shoseyov D, Ohaly M, Ben Dor D, London D, et al. The prevalence of gastroesophageal reflux in children with tracheomalacia and laryngomalacia. Chest. 2001;119(2):409-13.
11. Rutter MJ. Congenital laryngeal anomalies. Braz J Otorhinolaryngol. 2014;80(6):533-9.
12. Hartnick CJ, Brigger MT, Willging JP, Cotton RT, Myer CM 3rd. Surgery for pediatric vocal cord paralysis: a retrospective review. Ann Otol Rhinol Laryngol. 2003;112(1):1-6.
13. Léauté-Labrèze C, Dumas de la Roque E, Hubiche T, Boralevi F, Thambo JB, Taïeb A. Propranolol for severe hemangiomas of infancy. N Engl J Med. 2008;358(24):2649-51.
14. Tanna N, Sidell D, Joshi AS, Bielamowicz SA. Adult intralesional cidofovir therapy for laryngeal papilloma: a 10-year perspective. Arch Otolaryngol Head Neck Surg. 2008;134(5):497-500.
15. Zeitels SM, Barbu AM, Landau-Zemer T, Lopez-Guerra G, Burns JA, Friedman AD, et al. Local injection of bevaci

209
EPISTAXES

Ricardo Cassiano Demarco
Ricardo Miranda Lessa
Wilma Terezinha Anselmo-Lima
Edwin Tamashiro
Fabiana Cardoso Pereira Valera

Introdução e epidemiologia

O sangramento de origem nasal, também denominado epistaxe, é uma ocorrência otorrinolaringológica comum nos serviços de urgência e emergência, sendo uma das principais causas de atendimento médico na especialidade. Ela também é comum no consultório do otorrinolaringologista, perfazendo um total de 10% a 15% de todas as queixas.

Estima-se que cerca de 60% da população apresente pelo menos um episódio de epistaxe durante a vida. Na maioria dos casos, são autolimitados e apresentam resolução espontânea. No entanto, cerca de 6% dos casos necessitam de atendimento médico por se manifestarem de forma recorrente ou intensa, podendo provocar anemia ou até mesmo choque por hipovolemia[1].

A sua prevalência tem distribuição bimodal, com picos na infância e durante a fase adulta. Aproximadamente 90% dos casos apresentam-se como epistaxe anterior, especialmente entre as idades de 3 e 8 anos. Em crianças menores de 2 anos de idade, a epistaxe é relativamente rara (1:10.000). Nessas situações, deve-se considerar etiologias específicas, como doenças hematológicas, traumas e até mesmo maus-tratos.

Em adultos, o pico de incidência da epistaxe é entre 45 e 65 anos, com maior ocorrência de sangramento grave e posterior[2]. Apesar disso, menos de 10% do total de casos de epistaxe admitidos em serviços de emergência necessitam de tratamento especializado com procedimentos cirúrgicos[3].

A epistaxe é mais frequente nos períodos de inverno e de menor umidade e apresenta também um ritmo circadiano diário, com incidência preferencial durante a manhã e à noite[3,4].

Anatomia vascular do nariz

Todo o suprimento sanguíneo das fossas nasais se origina das artérias carótidas interna e externa. Da artéria carótida interna, originam-se as artérias etmoidal anterior e etmoidal posterior (ramos terminais da artéria oftálmica)[2,3].

O sistema da artéria carótida externa provê a maior parte do fluxo sanguíneo nasal. A artéria esfenopalatina, ramo da artéria maxilar, se divide em artéria nasal lateral posterior e artéria septal, que são as principais responsáveis pela irrigação sanguínea das fossas nasais. Além disso, também se origina da carótida externa a artéria labial superior, ramo da artéria facial.

Na região anterior do nariz, denominada área de Little, ocorre extensa confluência anastomótica entre as artérias palatina maior, esfenopalatina e labial superior na porção anterior do septo. Esse plexo vascular é também conhecido como plexo de Kiesselbach. Como os vasos sanguíneos são de pequeno calibre e são revestidos por uma delgada membrana mucosa, são altamente suscetíveis a rupturas traumáticas, justificando a origem da maior parte das epistaxes anteriores.

Já os sangramentos posteriores geralmente se originam do plexo de Woodruff, também nominado como plexo nasofaríngeo, localizado na região posterior da fossa nasal, lateral à coana, local onde há anastomose dos ramos da artéria maxilar e artéria faríngea ascendente[1-4].

Etiologia das epistaxes

A maioria dos casos de epistaxe pode ser identificada por meio da história e exame físico. As condições que precipitam os eventos de sangramento nasal podem ser divididas em causas locais ou decorrentes de fatores sistêmicos (Tabela 209.1). Na anamnese, devem-se incluir detalhes sobre o início da apresentação do sangramento nasal, episódios de sangramento prévio, comorbidades e medicações em uso atual.

As causas mais frequentes de epistaxe são locais[5,6]. Dentre elas, destaca-se a traumática, seja o trauma autoinfligido (como trauma ungueal ou assoar narinas vigorosamente), traumatismo maxilofacial e sangramento iatrogênico pós-cirúrgico. Presença de corpos estranhos, fissuras mucosas por ressecamento nasal e perfuração septal também podem ocasionar epistaxe. Desvios septais e esporões promovem áreas localizadas de ressecamento com formação de crosta, o que também facilita o sangramento.

Condições alérgicas e inflamatórias, tal como na rinite atrófica ou vestibulite nasal, assim como quadros nasossinusais virais ou bacterianos, podem desencadear eventos de epistaxe.

Tumores, de maneira geral, sejam benignos ou malignos, podem também ser a causa de epistaxe. Tumores altamente vascularizados, como o nasoangiofibroma, geralmente cursam com episódios de sangramento intenso, muitas vezes de difícil controle. Tumores de crescimento rápido, especialmente os tumores malignos, geralmente cursam com episódios de epistaxe recorrente associados a outros sintomas e que, portanto, devem servir como sinal de alerta para investigação de malignidade.

Entre as causas sistêmicas, as mais comuns são as diferentes formas de coagulopatias e as doenças que cursam com fragilidade capilar. As doenças congênitas predominantes são a doença de Christmas, hemofilias e a doença de von Willebrand. Já entre as adquiridas se incluem a púrpura trombocitopênica idiopática, anemia aplástica, linfomas, leucemias e macroglobulinemia de Waldenström. Doenças hepáticas ou renais e alterações com deficiência de vitamina C e K também podem ser citadas[2,5,6].

A presença de hipertensão arterial sistêmica como fator etiológico das epistaxes ainda é controverso. Estudos que relacionam epistaxe com hipertensão arterial não conseguem demonstrar uma relação direta entre pressão arterial aumentada e epistaxe na população geral. No entanto, a gravidade do sangramento está relacionada com o grau de injúria na parede vascular quando observados na retinoscopia. Pacientes com pressão arterial elevada durante admissão tendem a reduzir seus níveis pressóricos assim que controlado o sangramento, por isso devemos aguardar um pouco para a utilização de medicações anti-hipertensivas.

A telangiectasia hemorrágica hereditária (THH), também conhecida como doença de Rendu-Osler-Weber, é uma doença autossômica dominante caracterizada pela presença de vasos telangiectásicos na pele, mucosas do trato respiratório e digestivo, assim como vísceras. As telangiectasias geralmente estão presentes nas mucosas do nariz ou da boca, língua e lábios, e na derme, principalmente em face. As pequenas telangiectasias da cavidade nasal se rompem muito facilmente, causando epistaxe com alta recorrência[7].

Epistaxe iatrogênica pode ocorrer após cirurgias otorrinolaringológicas nasais como septoplastias, sinusectomias, ressecção de tumores nasais e especialmente após cirurgias das conchas nasais[4-6]. Também pode ser secundária à utilização pelo paciente de anticoagulantes, medicações anti-inflamatórias não esteroidais, imunossupressores e antineoplásicos.

Epistaxe em crianças

Epistaxe em crianças é comum, normalmente autolimitada, relacionada a trauma digital em combinação com ressecamento mucoso por baixa umidificação, observada principalmente nos meses do inverno. Normalmente tem identificação de local do sangramento muito fácil na rinoscopia, sendo, por isso, chamada de epistaxe anterior.

A epistaxe idiopática é comum nessa faixa etária, normalmente relacionada à presença de teleangiectasias na área de Little[5]. Outras causas comuns de epistaxe nessa idade incluem trauma nasal, infecções recorrentes nasossinusais e rinites. Especial atenção deve ser dada à presença de corpo estranho nasal. Sangramentos decorrentes de tumores nasais ou quadros sistêmicos como leucemias e coagulopatias são raros[8].

A história e o exame clínico cuidadoso irão direcionar para a identificação da causa e resolução ou necessidade de investigação complementar em quadros mais graves.

Epistaxe em adultos

Vale a pena lembrar aqui as causas sistêmicas de epistaxe nos idosos, além das listadas na Tabela 209.1. São mais relevantes, com particular atenção para o uso de anticoagulantes ou anti-inflamatórios não hormonais. A hipertensão arterial sistêmica é também encontrada nesses pacientes, ainda mais acentuada pela ansiedade do quadro. Em pacientes com quadros demenciais, trauma digital repetitivo pode ser causa de epistaxe, com inflamação local e formação de crostas, podendo inclusive apresentar perfuração septal.

Avaliação dos pacientes

A epistaxe abrange um espectro de intensidade desde muito leve, autolimitada, até grave, com risco de choque hipovolêmico e morte. A abordagem do paciente depende da identificação da gravidade do quadro.

A maioria dos pacientes com epistaxe não apresenta comprometimento hemodinâmico importante. Entretanto,

Tabela 209.1. Causas locais e sistêmicas de epistaxe

Causas de epistaxe	
Locais	Sistêmicas
Traumática – Fratura nasal	Transtornos da coagulação
Intubação nasal, trauma digital	Anticoagulantes (aspirina, clopidogrel, anti-inflamatório não hormonal, varfarina, heparina)
Medicamentos tópicos (incluindo corticoides intranasais)	
Inalação de cocaína	Trombocitopenia
Procedimentos cirúrgicos	Coagulopatias adquiridas
Oxigênio nasal	Coagulopatias congênitas
Corpos estranhos nasais	Deficiências de vitaminas (A, D, C, E, K).
Estrutural	
Desvio do septo nasal	Doença hepática, incluindo abuso crônico de álcool
Perfuração septal	
Doença inflamatória, resfriados comuns e gripe	Insuficiência renal
Vestibulite nasal	Desnutrição
Rinossinusite	Policitemia vera
Granuloma piogênico	Mieloma múltiplo
Doença granulomatosa (Wegener, TB, sarcoidose, sífilis)	Leucemia
	Doença vascular
Irritantes ambientais (Tabagismo, produtos químicos, poluição)	Aterosclerose
	Alterações do colágeno
Tumores e malformações vasculares	Telangiectasia hemorrágica hereditária
Papiloma invertido	Condições cardiovasculares como insuficiência cardíaca, estenose válvula mitral
Carcinoma, adenocarcinoma,	
Melanoma da cavidade nasal e dos seios paranasais	Hipertensão arterial sistêmica
Nasoangiofibroma	
Hemangioma	
Neuroblastoma olfatório	

em pacientes adultos, especialmente os idosos, deve-se ter atenção especial em relação a doenças cardiopulmonares preexistentes.

Independentemente da intensidade do sangramento, os pacientes tendem a procurar os serviços de emergência para atendimento. Nas unidades de pronto-atendimento, a avaliação de qualquer paciente apresentando epistaxe grave deve sempre começar pela checagem da permeabilidade da via respiratória, respiração e avaliação hemodinâmica, com averiguação imediata dos sinais vitais.

Alterações hemodinâmicas graves devem ser acompanhadas com acesso venoso periférico calibroso e reposição volêmica imediata. Exames laboratoriais devem ser realizados para dimensionar a perda sanguínea, principalmente determinação de hemograma completo e tipagem sanguínea para eventual necessidade de transfusão sanguínea. Outros testes podem ser solicitados, como coagulograma, avaliação hidroeletrolítica, função hepática e renal. Não se deve esquecer de que na fase aguda do sangramento o hematócrito e/ou hemoglobina permanecem inalterados até que ocorra a hemodiluição.

Pacientes com epistaxe persistente e com nível de consciência reduzido, observado em intoxicação por álcool ou drogas ou traumatismo cranioencefálico, apresentam risco de aspiração, necessitando de imediata ação para proteção da via aérea[5].

Após se assegurar de que o paciente se encontra estável, uma história mais detalhada ajudará na avaliação do lado do sangramento, duração, quantidade e frequência, dimensionamento do sangue deglutido e expelido, determinação da causa precipitante (como trauma, ocorrência anterior e tratamento empregado) e utilização de medicações regulares. Atenção especial deve ser dada na determinação de fatores sistêmicos.

Exame físico

Antes de examinar o paciente, é necessário para o examinador a utilização de equipamentos de proteção individual (EPIs), incluindo avental, óculos de proteção ocular, gorro, máscara e luvas descartáveis. Deve-se providenciar iluminação apropriada e, se o sangramento estiver ativo, disponibilizar para o paciente uma cuba rim com aspiração.

Posicionar o paciente sentado, semissentado ou deitado, mas sempre com o tronco elevado, para evitar aspiração. Nas posições sentada ou semissentada, incline a cabeça ligeiramente para frente, a fim de evitar deglutição do sangue ou mesmo aspiração. Com a cuba rim nas narinas, comprima-as e utilize compressas geladas sobre o nariz. O sangramento deverá reduzir em 10 a 15 minutos. Caso nesse momento a epistaxe tenha cessado espontaneamente, rinoscopia e oroscopia devem ser realizadas para avaliar a presença de coágulos em fossa nasal ou sangramento nasal posterior.

Durante esse tempo continue o exame da pirâmide nasal, face, pescoço e cavidade oral. É importante procurar por sinais de doenças sistêmicas como teleangiectasias presentes nos quadros de THH, petéquias como resultado de trombocitopenia ou abaulamento cervical decorrente de tumor maligno nasossinusal. Dependendo dos achados, investigações radiológicas ou hematológicas devem ser realizadas[9].

Em caso de sangramento ativo, identificar o lado da epistaxe. Aplicar cotonoide ou gaze embebida com solução anestésica e vasoconstrictor com lidocaína/adrenalina (na proporção de 1% a 2%/80.000 a 100.000, respectivamente) ou medicação similar, como as soluções de descongestionantes nasais disponíveis no mercado (oximetazolina, nafazolina etc.)[10]. Deve-se deixar o cotonoide ou gaze no interior da cavidade nasal por cerca de 5 a 10 minutos.

Após o descongestionamento das narinas e anestesia tópica, a cavidade nasal idealmente deverá ser inspecionada por rinoscopia anterior com espéculo nasal ou com endoscópico nasal rígido de 0 grau e aspirador, procurando identificar o foco do sangramento.

A aplicação de vasoconstrictor tópico em muitos casos pode temporariamente parar ou reduzir o sangramento. Uma vez retirado o cotonoide, essa será a melhor oportunidade para inspecionar a fossa nasal. Caso não tenha espéculo nasal ou endoscópio presente, pode-se utilizar um otoscópio para o mesmo fim.

Durante a rinoscopia, deve-se observar desvio ou perfuração septal, pólipos ou presença de tumorações nasais. O objetivo principal do exame nasal é determinar o lado e o sítio do sangramento, bem como identificar qualquer doença associada à causa da epistaxe. Caso nenhum sítio seja identificado nesse momento, avaliação posterior da fossa nasal deve ser realizada, em especial na parede lateral, na área dos ramos terminais da artéria maxilar. Essa fase da inspeção é mais fácil quando se tem a nasofibroscopia. No entanto, na ausência dela, sinais indiretos (como sangramento abundante em orofaringe, comparado a pequeno sangramento em cavidade nasal anterior) podem indicar a presença de sangramento posterior.

Tratamento

Caso o paciente mantenha sangramento nasal mesmo após as medidas anteriormente descritas de hemostasia (posicionamento sentado, compressão nasal, gelo em dorso nasal, aplicação de cotonoide embebido em solução vasoconstritora), pode-se então realizar os seguintes procedimentos de acordo com cada tipo de situação.

Epistaxe anterior

Cauterização

Caso persista o sangramento, as narinas devem ser descongestionadas e os coágulos aspirados. Qualquer vaso proeminente que sangre facilmente ao toque ou próximo à área de coágulo, provavelmente é o sítio da epistaxe. A área deverá ser anestesiada com anestésico *spray* (por exemplo: lidocaína a 10%) e o vaso poderá ser cauterizado química ou eletricamente.

Na cauterização química, podem ser utilizados nitrato de prata ou ácido tricloroacético (ATA) 50% a 80%. A aplicação tópica do produto deverá ser realizada após embeber essa solução em pequeno algodão, seguida de aplicação no sítio da epistaxe por 10 a 20 segundos[5]. Cuidado deve ser tomado para não aplicar acidentalmente na área da asa nasal, o que pode levar à queimadura da mucosa e da pele. Aplique inicialmente em volta do sítio do sangramento e depois de modo centrípeto, até atingir o ponto central do sangramento. Uma revisão Cochrane de 2012 recomenda utilização da concentração de 75% de nitrato de prata na cauterização de epistaxe anterior nos casos de epistaxe recorrente idiopática[10].

Outra opção de cauterização é a utilização de eletrocautério mono ou bipolar, mas somente após a utilização de bloqueio anestésico na área da epistaxe. Eletrocauterização septal vigorosa bilateralmente pode levar à perfuração septal.

Tamponamento anterior

Caso o sangramento persista devido a cauterização inefetiva, dificuldade de localização do sítio sangrante ou por sangramento difuso, uma das opções a seguir é a realização de tamponamento nasal anterior. Há vários tipos de tampões anteriores, desde produtos comerciais para tamponamento nasal em PVA (hidroxilato de polivinil acetato), gaze ou mesmo cadarço embebidos em vaselina ou em cremes antibióticos diretamente, tampão de dedo de luva até tampões infláveis nasais. Familiaridade no uso e sua disponibilidade no local ditam a escolha, pois todos apresentam efetividade similar. Após prévia aplicação tópica de anestésico/vasoconstrictor com lidocaína/adrenalina ou medicação similar, o tampão a ser utilizado deve ser lubrificado a fim de reduzir o desconforto da sua colocação. O tampão deve ser introduzido manualmente ou com auxílio de pinça baioneta, paralelamente ao assoalho da cavidade nasal, em direção à nasofaringe (Figura 209.1). Tampão de Merocel® ou Surgipack® (Figura 209.2) necessitam ser umidificados com solução salina para expansão, após terem sido introduzidos na cavidade nasal. Balões nasais como Rapid Rhino®, necessitam ser umidificados em solução salina e, após introduzidos, insuflados com seringa de 20 mL até que o *cuff* externo esteja tensionado.

Uma vez realizado o tamponamento anterior, ele deve ser mantido por 24 a 48 horas. Qualquer alteração médica que esteja associada à epistaxe deve ser corrigida nesse momento. Uma vez introduzido o tampão, alguns advogam a introdução de antibióticos para evitar a síndrome do choque tóxico, decorrente da colonização nasal em pacientes tamponados por cepas de *Staphylococcus aureus*[8]. No entanto, ainda não há evidências suficientes de que o antibiótico deva ser utilizado em todos os pacientes tamponados.

Epistaxe posterior

Em casos de epistaxe posterior, normalmente há um padrão inicial de rápido e profuso sangramento, com duração de 10 a 20 minutos. Nesse momento, é difícil determinar o lado e o sítio da epistaxe, pois o sangue se exterioriza por ambas as narinas, além da cavidade oral. Assim que a artéria apresentar certo vasoespasmo com utilização de compressa gelada ou introdução de cotonoide embebido em solução com anestésico tópico e vasoconstrictor, haverá redução do volume. Parte significativa do sangramento posterior será deglutida e muitos apresentarão vômitos sanguinolentos, tornando imperativo o diagnóstico diferencial com o sangramento digestivo alto (hematêmese).

Em epistaxes intensas, tamponamento posterior deverá ser associado ao anterior, e será realizado mais facilmente com a introdução de sonda de Foley nº 12 lubrificada até a orofaringe (visualizado pela oroscopia). Quando estiver na orofaringe, deve-se então insuflar o *cuff* com 10 mL de solução salina, seguido de tracionamento anterior até a efetiva oclusão da coana. Enquanto um assistente mantém a tensão da sonda, o tampão anterior será introduzido, de acordo com o previamente apresentado. A partir de então a sonda poderá ser fixada anteriormente com pinça, clipe umbilical ou esparadrapo em múltiplas camadas. No caso de impossibilidade de identificação do lado da origem do sangramento, tamponamento posterior bilateral será necessário. Há no mercado tampões infláveis apropriados, com *cuffs* para tamponamento anterior e posterior (Figura 209.3). Eles também podem ser substituídos por tampão confeccionado com gaze.

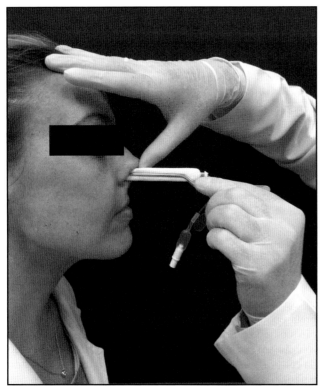

Figura 209.1. Técnica para introdução do tampão nasal.

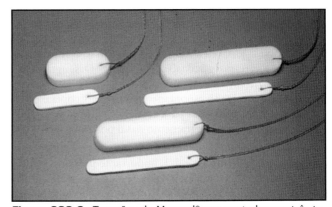

Figura 209.2. Tampões de Merocel® apresentados em três tamanhos antes e após irrigação com solução salina (soro fisiológico a 0,9%) e sua expansão.

Uma vez tamponado, realiza-se a oroscopia para averiguar se o sangramento posterior cessou. As recomendações de tempo de permanência e uso de antibiótico são as mesmas do tamponamento anterior. Devido ao intenso desconforto desse tamponamento, que torna inclusive difícil a deglutição, medicações analgésicas devem ser prescritas. Pelo maior risco de recidiva de sangramento e maior chance de choque hipovolêmico, a internação e o acompanhamento com hemograma seriado são necessários. Deve-se também ser dada especial atenção a pacientes idosos, obesos e pneumopatas, devido ao risco de apneia, hipoventilação e hipercapnia ou hipóxia grave. Para esses casos, é importante a monitorização com oximetria de pulso constante.

Muitos serviços indicam, além da correção de fatores desencadeantes da epistaxe como discrasias sanguíneas e dos picos hipertensivos, a utilização parenteral de agentes antifibrinolíticos, como o ácido tranexâmico e o ácido aminocaproico.

Abordagem cirúrgica

Geralmente tem sido eficaz, mas é importante lembrar que, em virtude de a irrigação arterial ser proveniente de dois sistemas independentes (carótida externa e interna), para sangramentos difusos, a ligadura arterial pode falhar. Deve ser reservada para os casos de insucesso do controle com tamponamento nasal, para os casos de repetidos tamponamentos para controle da epistaxe ou para pacientes que não toleram alguma das medidas anteriores, e deve ser feita pelo especialista. Queda nos valores de hemoglobina e hematócrito devem ser consideradas para indicação cirúrgica. Quanto mais precoce a intervenção, menor o tempo de internação e de tamponamento.

A artéria maxilar está relacionada a 90% da epistaxe posterior e, por isso, a ligadura endoscópica dos seus terminais é a primeira medida cirúrgica a ser tomada. Casos em que a topografia do sangramento é na cavidade nasal superiormente, a ligadura da artéria etmoidal anterior ou posterior está indicada. A ligadura da artéria carótida externa, acima da emergência da artéria lingual, está indicada apenas em casos em que a cirurgia se faz essencial, em casos de risco de morte do paciente e diante de um cirurgião inexperiente com os acessos endoscópicos.

Muitos autores orientam que o manejo ótimo da epistaxe posterior grave é somente reduzir o sangramento com tamponamento anterior e levar o paciente ao centro cirúrgico para ligar a artéria esfenopalatina por cirurgia videoendoscópica[9-11].

Embolização arterial

A angiografia seletiva e a embolização dos ramos da artéria carótida externa são procedimentos eficazes e comparativamente bem-sucedidos (80% a 90%) como alternativa à ligadura arterial. Devem ser realizados por um radiologista intervencionista sob anestesia local ou geral. Contraindicações incluem: doença aterosclerótica grave, coagulopatias não tratadas e alergia ao material de contraste. O risco de lesão cerebrovascular é de cerca de 4%[11,12]. A escolha da ligadura ou embolização depende de numerosos fatores, incluindo riscos do paciente, disponibilidade de pessoal e recursos locais.

Casos especiais – Telangiectasia hemorrágica hereditária

Outras formas de tratamento para casos de epistaxe recorrente em pacientes com THH incluem cauterização dos vasos telangiectásicos por Coblation, ablação a *laser* das telangiectasias, substituição da mucosa respiratória sangrante por mucosa queratinizada (septodermoplastia) e até mesmo, em casos extremos, fechamento cirúrgico permanente da cavidade nasal, conhecida como cirurgia de Young. Essa última abordagem é considerada a mais radical, pois elimina o fluxo de ar dessecante que pode predispor à ruptura das telangiectasias. Esses pacientes necessitam de abordagem multidisciplinar, pois podem apresentar associadamente hemoptise ou hematemese dependendo da extensão da doença. Recentemente, em colaboração com hematologistas e oncologistas, tem-se utilizado bevacizumabe, que atua inibindo a angiogenese por meio do bloqueio do fator de crescimento endotelial vascular[7].

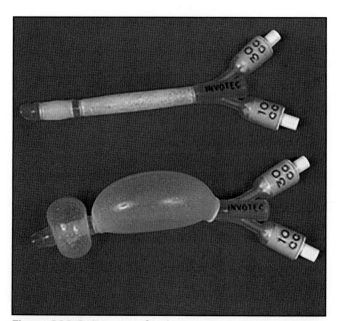

Figura 209.3. Tampão inflável para tamponamento anterior e posterior simultâneo, antes a após a insuflação com cuffs independentes.

Referências bibliográficas

1. Petruson B, Rudin R. The frequency of epistaxis in a male population sample. Rhinology. 1975;13:129-33.
2. Watkinson JC. Epistaxe. In: Mackay IS, Bull TR, editors. Scott Brown's otolaryngology. 6th ed. London: Butterworths; 1997. p. 5-7.
3. Kotecha B, Fowler S, Harkness P, Walmsley J, Brown P, Topham J. Management of epistaxis: a national survey. Ann R Coll Surg Engl.1996;78:444-6.
4. Manfredini R, Portaluppi F, Salmi R, Martini A, Gallerani M. Circadian variation in onset of epistaxis: analysis of hospital admissions. Br Med J. 2000;321:11-2.

5. Rabelo F, Prado V, Pereira Valera FC, Demarco RC, Tamashiro E, Anselmo Lima WT. Surgical treatment of nasal packing refractory epistaxis. Braz J Otorhinolaryngol. 2009;75(3):335-9.
6. Douglas R, Wormald PJ. Update on epistaxis. Curr Opin Otolaryngol Head Neck Surg. 2007;15:180-3.
7. Simonds J, Miller F, Mandel J, Davidson TM. The effect of bevacizumab (Avastin®) treatment on epistaxis in hereditary hemorrhagic telangiectasia. Laryngoscope. 2009;119:988-92.
8. Burton MJ, Dorée CJ. Interventions for recurrent idiopathic epistaxis (nosebleeds) in children. Cochrane Database Syst Rev. 2004;(1):CD004461.
9. Maran A GD, Lund V J. Stuttgart, Germany: Thieme Medical Publishers; 1990. Clinical Rhinology.
10. Wormald PJ, Athanasiadis T, Rees G, Robinson S. An evaluation of effect of pterygopalatine fossa injection with local anesthetic and adrenalin in the control of nasal bleeding during endoscopic sinus surgery. Am J Rhinol. 2005;19(3):288-92.
11. Voegels RL, Thome DC, Iturralde PP, Butugan O. Endoscopic ligature of the sphenopalatine artery for severe posterior epistaxis. Otolaryngol Head Neck Surg. 2001;124(4):464-7.
12. Cullen MM, Tami TA. Comparison of internal maxillary artery ligation versus embolization for refractory posterior epistaxis. Otolaryngol Head Neck Surg. 1998;118:636-42.

210
TRAUMA NASAL

Marcelo Gonçalves Junqueira Leite
Ricardo Miranda Lessa
Edwin Tamashiro

Introdução e epidemiologia

A fratura dos ossos próprios do nariz é uma causa comum de procura aos serviços de urgência. Corresponde à fratura mais comum dos ossos da face e a terceira fratura mais comum de todos os ossos do corpo. Tal fato se deve pela sua localização e proeminência na linha média da face, na qual a estrutura piramidal se sobressai em relação aos demais componentes craniofaciais. A maior incidência acontece em jovens, com pico entre os 20 e 39 anos, com predominância no sexo masculino comparado ao feminino, numa proporção de 3:1[1]. Quanto à origem do trauma, estão comumente relacionadas a agressão física interpessoal, acidentes automobilísticos e práticas esportivas[2]. Em crianças e idosos, os acidentes domésticos se destacam dentre as principais causas[3,4].

As fraturas nasais, em grande número, são subclínicas ou associadas a outros ossos da face, o que faz uma porcentagem grande de casos não ser diagnosticada de forma correta e precoce. A falta do diagnóstico nesses casos, bem como da sua terapêutica tardia ou inadequada, pode incorrer em sequelas aos pacientes, dentre elas podendo-se destacar: obstrução nasal, hematomas e abscessos septais, perfuração septal e deformidades estéticas relevantes. De modo geral, a correção cirúrgica tardia por meio de rinosseptoplastia apresenta resultados estéticos e funcionais piores do que quando abordados e tratados na fase aguda. Reduções fechadas de fraturas na fase aguda apresentam resultados estéticos em níveis aceitáveis em torno de 60% a 90% dos casos[5].

Anatomia

O nariz está dividido em duas porções ou segmentos: a pirâmide nasal e as cavidades endonasais. A pirâmide nasal é composta por uma estrutura osteocartilaginosa saliente na linha média da face, recoberta por uma malha musculoaponeurótica, também conhecida e denominada SMAS (sistema musculoaponeurótico superficial). Desse conjunto de músculos que se inter-relacionam e recobrem o nariz e a face, destacam-se alguns músculos: nasal (porção transversa e alar), prócero, dilatador da asa do nariz, elevador comum do lábio e da asa do nariz, depressor do septo e mirtiforme, que são especialmente responsáveis pela estabilidade da pirâmide nasal na linha média da face, patência da abertura das narinas – indispensável durante a inspiração, além dos movimentos da pirâmide nasal presentes na mímica facial.

A porção óssea é formada pelos ossos próprios nasais medialmente e processos frontais da maxila lateralmente. Os primeiros apresentam formato retangular e são mais espessos e resistentes em seu segmento frontal e mais delgados e menos resistentes em seu segmento inferior ou caudal. Os processos frontais da maxila possuem formato triangular e a sua rígida estrutura compõe a base da pirâmide nasal.

Já o segmento cartilaginoso é composto pelas cartilagens laterais superiores, inferiores e sesamoides. As primeiras são mais largas na porção cefálica e estreitas na porção caudal, representam as principais estruturas responsáveis pela anatomia da parede lateral e dorso da pirâmide nasal, e apresentam íntima relação de continuidade com a cartilagem quadrangular do septo no segmento dorsal do nariz, razão pela qual se explicam como desvios da pirâmide nasal cartilaginosa podem interferir no posicionamento septal, e vice-versa. As cartilagens laterais inferiores (ou alares) possuem dois segmentos também denominados crura: lateral e medial. São elas as responsáveis pela forma e estrutura da ponta nasal e, em parte, pela sua sustentação. As cartilagens sesamoides se encontram em posição lateral à cartilagem superior e cefálica em relação à lateral inferior, e sua função até o presente ainda é bastante controversa na literatura.

As cavidades endonasais são delimitadas medialmente pelo septo nasal e lateralmente pela parede lateral do nariz (PLN). A PLN é constituída por um conjunto de estruturas que se apresentam como saliências e depressões conhecidas como conchas e meatos nasais. Os meatos são em número de três e denominados inferior, médio e superior; as conchas nasais, além de três estrutura com mesma denominação dos meatos, ainda pode ter uma quarta estrutura, denominada concha suprema. A relação que a PLN guarda com a fisiologia de drenagem e aeração dos seios paranasais e a drenagem das vias lacrimais torna-a de extrema importância em termos de avaliação e tratamento dos traumas e fraturas do nariz. O septo nasal é composto de uma estrutura óssea, cartilaginosa e membranosa. Tal como a formação da pirâmide, seu segmento caudal é de predominância cartilaginosa: o septo caudal é formado pelo septo membranoso, representado pelas cruras mediais das cartilagens laterais inferiores, seguido do septo cartilaginoso, representado pela cartilagem quadrangular do septo. Já seu segmento cefálico é de composição predominantemente óssea, composto pela lâmina perpendicular do etmoide (posterossuperiormente), vômer (posteroinferiormente) e crista maxilar (inferiormente). Particularmente também apresenta uma espessura e estrutura de ossos e cartilagens mais delgada à medida que vão avançando para as partes mais altas do septo em relação à sua base. Ossos e cartilagens são revestidos por camada mucoperiosteal bastante aderida e delgada[6,7].

Fisiopatologia

O osso próprio nasal é, de todo o esqueleto da face, o mais frágil. O desconhecimento dos mecanismos que envolvem o trauma nasal pode levar a altos índices de falha e descontentamento no tratamento desses pacientes. As fraturas podem variar de simples a complexas, quando envolvem os ossos orbitais e etmoidais[7]. A fratura septal frequentemente está associada à fratura dos ossos próprios nasais, sendo sua identificação e tratamento um fator importante para o sucesso da correção.

Quatro fatores são bem identificados e devem ser levados em conta numa avaliação de fratura nasal:
- Idade do paciente;
- Intensidade e força do trauma;
- Direção em que se deu o golpe;
- Características do objeto ou fonte agressora.

Os traumas em idosos comumente levam a fraturas múltiplas, complexas e até cominutivas em decorrência das características e graus de descalcificação óssea que os tornam mais fragilizados quando comparados aos mais jovens. Estes, por sua vez, estão mais suscetíveis a fraturas e deslocamentos de ossos e cartilagens. Já as crianças mais jovens dificilmente evoluem para fraturas ósseas complexas nos traumas comumente sofridos com as quedas da própria altura, visto que apresentam uma pirâmide nasal em que predomina a estrutura cartilaginosa[3]. Quando consideramos as condições em que ocorreram o trauma, avaliar a força e a intensidade envolvidas é fundamental. Nos traumas de menor intensidade, raramente encontram-se fraturas ósseas ou cartilaginosas. Nesses casos, costumam prevalecer as escoriações ou até lacerações em pele e tecidos moles, edema localizado ou até hematomas de tamanhos e extensões que variam de acordo com o local e a área envolvida no trauma. Nos traumas com maior impacto, as fraturas em ossos e cartilagens passam a ter maior constância.

Quando avaliamos a direção do golpe, eles podem ser aplicados lateral, frontal ou inferiormente. O impacto lateral é o mais comum e corresponde a aproximadamente 90% dos casos. Nesse tipo de trauma as fraturas de ossos próprios ipsilaterais são mais frequentes. Nos traumas mais intensos, as fraturas bilaterais podem ocorrer inclusive com o desnivelamento e afundamento da parede lateral e dorso nasal ósseo, que em situações de fraturas cominutivas podem, inclusive, requerer a redução com acesso aberto do nariz. Nos traumas laterais de pequena intensidade, o septo nasal raramente está comprometido. Nos traumas em que há maior energia envolvida, podem produzir hematoma septal e fraturas cartilaginosas e ósseas do tipo vertical. Traumas com alto impacto em direção frontal normalmente provocam lesões extensas, com fraturas do tipo horizontais nas regiões centrais da cartilagem quadrangular e lâmina perpendicular do etmoide. Já impactos de baixa velocidade geralmente vão fraturar o septo na sua inserção com a crista maxilar e o vômer, resultando em desvios septais caudais[8]. Os traumas inferiores costumam ter a estrutura do septo nasal como a mais atingida, afetando especialmente a cartilagem quadrangular do septo que comumente sofre uma disjunção da crista maxilar, podendo obstruir uma das narinas para onde a cartilagem se deslocou ou até mesmo causar dano estético provocado pelo encurtamento do nariz.

Também importante é Identificar as características do objeto ou fonte agressora, não só para verificar a extensão ou superfície que efetivamente se chocou com a pirâmide nasal e face, como também avaliar a profundidade em planos que o mesmo possa ter ocorrido. Vale lembrar que, quanto mais profundo o plano, maior a chance de fraturas múltiplas e complexas, bem como a necessidade de intervenção cirúrgica aberta.

Dependendo da velocidade do trauma, a fratura septal é um padrão recorrente. Além disso, fragmentos sobrepostos e interligados de cartilagem septal estão associados à falha na correção inicial, com alta probabilidade de rinoplastia revisional no futuro[9].

Quadro clínico e avaliação inicial na sala de emergência

Inicialmente, deve-se avaliar o estado geral do paciente, lembrando que trauma de face pode cursar com múltiplas fraturas e o paciente pode evoluir para quadro de instabilidade respiratória por obstrução das vias aéreas superiores. Após avaliação inicial e medidas emergenciais de suporte à vida, realiza-se a avaliação específica do nariz.

Uma história clínica e exame físico detalhados são importantes para diagnóstico correto e escolha do melhor tratamento. Os seguintes aspectos devem ser pesquisados[9-11]:
- Causa do trauma;
- Tempo decorrido desde o trauma;
- Obstrução nasal pós-trauma;
- Hiposmia ou anosmia pós-trauma;
- Alterações visuais (diplopia, alteração de movimentação ocular etc.);
- Alteração na oclusão dentária;
- Alteração na movimentação dos músculos da mímica facial;
- História de deformidade nasal anterior;
- História de traumas ou cirurgias prévias.

Minutos após o trauma, o edema já pode ser de tal importância capaz de mascarar um desvio ósseo na pirâmide do nariz. Dessa forma, apesar de muitas vezes imprecisa, a opinião do paciente sobre a forma original do seu nariz pode ser muito importante[8].

Alguns aspectos clínicos do exame nasal são importantes para orientar o tipo de tratamento que será escolhido. Deve-se iniciar pela inspeção, observando lesões na pele, hematomas e desvio do eixo principal nasal (lateral ou afundamento). Na palpação, verificar edema (localizado ou difuso), crepitação, movimentação anormal e enfisema subcutâneo (Figura 210.1).

A cavidades nasais e o septo devem ser examinados preferencialmente após uso o de vasoconstritor tópico, com um espéculo nasal (rinoscopia anterior), em busca de rinorreia, desvios e hematoma septal. O hematoma pode ser unilateral ou bilateral e requer drenagem imediata, evitando que evoluam com necrose da cartilagem quadrangular do septo, perfuração septal ou fibrose subpericondral[10]. Rinorreia hialina uni ou bilateral podem indicar uma fístula nasoliquórica[12].

Exame nasal[11]:
- Inspeção externa:
    - Depressões ou desvios do dorso, ponta e columela;
    - Escoriações e cortes na pele;
    - Edema;
    - Enfisema subcutâneo;
- Inspeção interna:
    - Tamanho das conchas nasais;
    - Lacerações da mucosa;
    - Desvios septais;
    - Hematomas;
    - Sangramento ativo;
    - Rinorreia.

O nariz é ricamente irrigado por ramos das artérias carótidas, o que pode provocar perdas sanguíneas volumosas. Sangramentos leves tendem a solução espontânea ou são controlados com gelo local e tampão com vasoconstritores tópicos (algodão com adrenalina 1:80.000, por 15 minutos). O uso de vasoconstritor também auxilia no exame interno da cavidade nasal. Sangramentos volumosos podem necessitar de tamponamento nasal posterior ou intervenção cirúrgica imediata. O tamponamento posterior habitualmente é realizado com sonda de Foley, gazes ou produtos específicos desenvolvidos e comercializados para esse propósito[11].

O diagnóstico e a decisão de tratamento devem ser baseados em achados clínicos, podendo ser auxiliado pela radiografia simples dos ossos próprios do nariz (Figura 210.2)[13]. Cerca de 50% das fraturas óbvias não são identificadas por radiografias simples. Dessa forma, um exame radiográfico normal não pode excluir o diagnóstico de fratura. Por outro lado, linhas de suturas, fraturas antigas e padrões vasculares podem provocar um número aumentados de falsos-positivos[14]. Aspecto médico legal, em casos de vítima de agressão, pode justificar a realização de radiografia para documentar a fratura nasal[12,15].

A ultrassonografia nasal tem ganhado cada vez mais espaço e se mostra efetiva no diagnóstico das fraturas nasais, especialmente para avaliar o alinhamento ósseo durante o procedimento de redução fechada da fratura. Possui valor preditivo positivo e sensibilidade de 100% no diagnóstico das fraturas, capaz inclusive de identificar os casos de desalinhamento do osso nasal, mesmo quando no exame físico ele mostrou-se alinhado. Segundo alguns autores adeptos do método, outra vantagem sobre os demais exames de imagem (radiografia e tomografia) é a ausência de exposição a irradiação para o paciente[16].

A tomografia computadorizada de face (Figura 210.3) com reconstrução em 3D deve ser realizada em casos de suspeita de fraturas complexas ou associada a outros ossos da face[14,16].

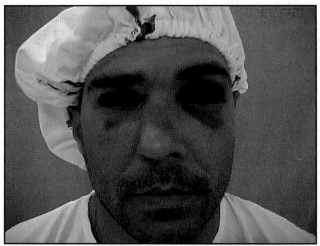

Figura 210.1. Vítima de trauma facial por acidente automobilístico, com afundamento da parede lateral esquerda e desvio da pirâmide óssea nasal (trauma lateral esquerdo).

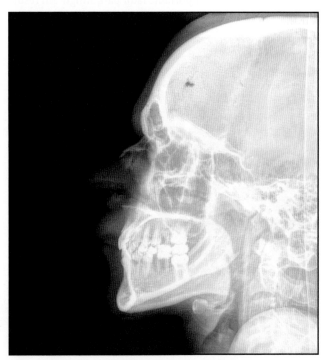

Figura 210.2. Radiografia simples dos ossos próprios do nariz evidenciando linha de fratura.

Classificação

Em pronto-socorro, as fraturas nasais podem ser classificadas pelos achados clínicos. Esse tipo de classificação é útil, pois auxilia na escolha do tratamento mais apropriado. Fraturas tipo I não vão necessitar de intervenção cirúrgica. Fraturas tipos II, III e IV normalmente vão necessitar de algum tipo de intervenção cirúrgica, podendo ser redução incruenta ou rinosseptoplastia. Já as fraturas tipo V vão necessitar de avaliação detalhada com tomografia computadorizada e cirurgia com fixadores internos[17]:

- Tipo I – Lesão restrita ao tecido mole;
- Tipo IIa – Fratura simples, unilateral e alinhada;
- Tipo IIb – Fratura simples, bilateral e alinhada;
- Tipo III – Fratura simples desalinhada;
- Tipo IV – Fratura fechada cominutiva;
- Tipo V – Fratura aberta cominutiva ou complexa.

Tratamento definitivo

Quando o edema é localizado no osso próprio nasal (fratura tipo I) e o paciente consegue respirar pelas narinas normalmente com ausência de hematoma ou desvio, o tratamento deve ser conservador. O paciente deve ser orientado a usar anti-inflamatórios, gelo local e sinais de alerta quanto a complicações (hematoma ou abscesso septal, sinusites)[12].

O tratamento definitivo, quando indicado, é realizado por redução incruenta ou rinosseptoplastia, com sedação ou anestesia geral[18]. A escolha do tratamento apropriado se baseia nos achados clínicos como grau de deformidade óssea (lateral ou depressão), deformidade cartilaginosa (septal ou cartilagens externas) e lesões de tecidos (laceração de mucosa, epistaxe, hematomas, enfisema). Uma correta avaliação e tratamento do septo é importante fator para atingir um resultado funcional e estético satisfatório[8,19,20]. Como regra geral, as fraturas que evoluem com desvios que chegam até 50% da área total da pirâmide nasal são passíveis de redução fechada ou incruenta, já as fraturas com desvios superiores aos 50% têm indicação de redução por meio de rinosseptoplastia pela via aberta[9].

O momento ideal para redução da fratura nasal é controverso. Pode ser feita uma redução incruenta imediatamente, nas primeiras 2 ou 6 horas pós-trauma, antes de o edema distorcer a anatomia. Após esse período, é comum o edema se tornar intenso e impedir a redução imediata. Dessa forma, o procedimento é adiado até que o edema reduza, usualmente quatro dias em crianças e 10 a 12 dias em adultos[21]. Após duas semanas, não se recomenda a redução da fratura nasal de forma incruenta, mesmo sob anestesia geral, sendo a rinosseptoplastia o procedimento mais indicado[22]. Quando a opção é esperar a redução do edema, normalmente são prescritos anti-inflamatórios hormonais, antibióticos e analgésicos por 7 a 10 dias, que irão auxiliar na redução do edema e prevenção de infecção local. Os anti-inflamatórios não hormonais devem ser evitados, pois podem alterar a coagulação do paciente. A avaliação pré-operatória obrigatória para pacientes hígidos e sem comorbidades se resume a um hemograma, coagulograma e documentação fotográfica da face previamente ao procedimento de redução da fratura nasal, especificamente para comparação de resultados pré e pós-procedimento, além de servir como documentação médico-legal. Após a redução cruenta ou incruenta das fraturas nasais, o paciente deve manter o curativo e molde nasal (gesso ou Termoplast®) entre 7 e 10 dias pós-operatório. O tamponamento nasal especialmente realizado nos casos de fraturas cominutivas e instáveis do septo e ossos próprios nasais, ou nos casos de sangramento difuso intraoperatório de difícil controle, quando realizado, deve ser mantido por pelo menos 48 a 72 horas do procedimento, tempo suficiente para estabilização da fratura e cessação da hemorragia.

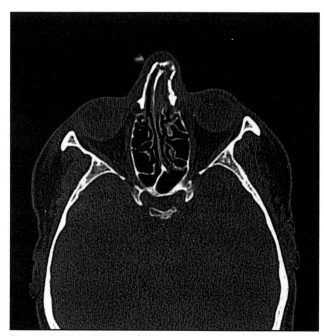

Figura 210.3. Tomografia computadorizada de face evidenciando fratura nasal cominutiva (tipo IV).

Referências bibliográficas

1. Wulkan M, Parreira Jr. JG, Botter DA. Epidemiologia do trauma facial. Rev Assoc Méd Bras. 2005;51:290-5.
2. de Lucena AL, da Silva Filho GF, de Almeida Pinto Sarmento TC, de Carvalho SH, Fonseca FR, de Santana Sarmento DJ. Epidemiological profile of facial fractures and their relationship with clinical-epidemiological variables. J Craniofac Surg. 2016;27(2):345-9.
3. Atisha DM, Burr T, Allori AC, Puscas L, Erdmann D, Marcus JR. Facial fractures in the aging population. Plast Reconstr Surg. 2016;137(2):587-93.
4. Erdmann D, Follmar KE, Debruijn M, Bruno AD, Jung SH, Edelman D, et al. A retrospective analysis of facial fracture etiologies. Ann Plast Surg. 2008;60(4):398-403.
5. Chan J, Most SP. Diagnosis and management of nasal fractures. Operative Techniques in Otolaryngology. 2008;19(4):263-6.
6. Bailey BJ, Tan LK. Nasal and Frontal Sinus Fractures. Head & Neck Surgery - Otolaryngology. 2nd ed. Philadelphia: Lippincott-Raven; 1998. p. 1007-31.
7. Chegar BE, Tatum SA. Nasal fractures. In: Cummings CW, editor. Otolaryngology Head & Neck Surgery. 4th ed. Philadelphia: Mosby; 2005. p. 962-90.
8. Rohrich RJ, Adams WP, Jr. Nasal fracture management: minimizing secondary nasal deformities. Plast Reconstr Surg. 2000;106(2):266-73.

9. Murray JA, Maran AG, Mackenzie IJ, Raab G. Open v closed reduction of the fractured nose. Arch Otolaryngol. 1984;110(12):797-802.
10. Mondin V, Rinaldo A, Ferlito A. Management of nasal bone fractures. Am J Otolaryngol. 2005;26(3):181-5.
11. Bartkiw TP, Pynn BR, Brown DH. Diagnosis and management of nasal fractures. Int J Trauma Nurs. 1995;1(1):11-8.
12. Mayersak RJ. Initial evaluation and management of facial trauma in adults. UpToDate. 2016.
13. Logan M, O'Driscoll K, Masterson J. The utility of nasal bone radiographs in nasal trauma. Clin Radiol. 1994;49(3):192-4.
14. Clayton MI, Lesser THJ. The role of radiography in the management of nasal fractures. J Laryngol Otol. 1986;100(7):797-802.
15. Jaberoo MC, Joseph J, Korgaonkar G, Mylvaganam K, Adams B, Keene M. Medico-legal and ethical aspects of nasal fractures secondary to assault: do we owe a duty of care to advise patients to have a facial x-ray? J Med Ethics. 2013;39(2):125-6.
16. Tamada I, Mori T, Inoue N, Shido H, Aoki M, Nakamura Y, et al. An algorithmic approach using ultrasonography in the diagnosis of pediatric nasal bone fracture. J Craniofac Surg. 2017;28(1):84-7.
17. Koca ÇF, Kizilay A. Management of Nasal Fractures. J Emerg Med Trauma Surg Care. 2015;2:007.
18. Wild DC, El Alami MA, Conboy PJ. Reduction of nasal fractures under local anaesthesia: an acceptable practice? Surgeon. 2003;1(1):45-7.
19. Fry H. The importance of the septal cartilage in nasal trauma. Br J Plast Surg. 1967;20(4):392-402.
20. Farber SJ, Nguyen DC, Parikh RP, Jang JL, Woo AS. Improving results in closed nasal reduction: a protocol for reducing secondary deformity. Plast Reconstr Surg. 2017;139(1):51-9.
21. Grindel SH. Head and neck. In: McKeag DB, Moeller JL, editors. ACSM's Primary Care Sport Medicine. 2nd ed. Philadelphia: Lippincoot Williams & Wilkins; 2007. p. 315-58.
22. Staffel JG. Optimizing treatment of nasal fractures. Laryngoscope. 2002;112(10):1709-19.

HEMATOMA E ABSCESSO DE SEPTO NASAL

Edwin Tamashiro
Pedro Ernesto Barbosa Pinheiro
Wilma Terezinha Anselmo-Lima
Fabiana Cardoso Pereira Valera

Introdução

Hematoma septal é a condição clínica em que ocorre acúmulo de sangue no espaço virtual entre a cartilagem do septo nasal e o seu pericôndrio[1]. Em quase todos os casos, apresentam-se como secundários a trauma ou a cirurgia nasal, sendo raro encontrar hematomas espontâneos.

O abscesso septal ocorre quando há a formação de uma coleção purulenta no mesmo espaço[2,3]. Em geral, são secundários a um hematoma septal ou a processos infecciosos locais.

A maioria dos traumas nasais e dos processos infecciosos nasais não exige intervenção imediata[4], mas a presença de hematoma ou abscesso septal é uma exceção[5]. Como não se encontram diferenças entre apresentação, manejo clínico ou complicações e sequelas entre hematomas e abscessos septais, as duas condições clínicas serão abordadas em conjunto.

Epidemiologia

Apesar de as fraturas nasais serem as mais comuns entre as fraturas de face[6], hematomas septais são encontrados em aproximadamente 1% dos pacientes que sofrem trauma nasal[7,8]. Já a incidência de abscesso septal é desconhecida, com dados conflitantes, mas semelhante à incidência de hematomas[3]. Portanto, são afecções raras.

Fisiopatologia

Quando ocorre um trauma nasal, ocorrem lesões de pequenos vasos que irrigam o septo nasal. Isso provoca sangramento na mucosa e no espaço entre o mucopericôndrio e a cartilagem nasal. Como frequentemente há fratura da cartilagem, a coleção acaba se formando mais comumente nos dois lados do septo nasal[1].

O aumento de pressão local e o comprometimento da irrigação da cartilagem acarretam necrose da cartilagem em aproximadamente 72 horas[9]. A área necrótica é propícia para a proliferação bacteriana, principalmente de *Staphylococcus aureus*, mas também de *Streptococcus* spp., *H. influenzae* e outras bactérias menos comuns[3,10].

Quadro clínico

A suspeita de hematoma septal deve surgir em todos os casos com história de trauma nasal, independentemente dos sintomas, tanto em adultos quanto em crianças. São raros os casos de hematoma/abscesso que não são precedidos por trauma ou por intervenção cirúrgica[11]. O quadro clínico típico consiste em: (A) obstrução nasal persistente de instalação recente, sejam minutos, horas ou poucos dias, tendo em vista a possibilidade de instalação mais tardia do hematoma[3,8]; (B) dor local, principalmente no terço médio da face[4]; (C) cefaleia; (D) febre[12].

Contudo, essa sintomatologia não é específica ao se considerar que o paciente pode sentir dor secundária à fratura de ossos nasais, de outros ossos da face ou até mesmo por causa do próprio trauma contuso não associado a fraturas. Além disso, epistaxes não são infrequentes nos traumas nasais e provocam obstrução nasal pela presença de coágulos na cavidade[5].

Avaliação e conduta inicial na sala de emergência

No atendimento geral inicial, devem-se avaliar mais especificamente os sinais vitais e realizar exame neurológico, controle de epistaxe e avaliação de trauma de face. Após estas medidas, deve-se examinar a cavidade nasal.

Um espéculo nasal ou um otoscópio e uma boa fonte de luz permitem que seja feita uma avaliação adequada da cavidade nasal, especialmente do septo nasal.

O principal achado é abaulamento da mucosa septal vermelho ou violáceo, mole à palpação. Em geral, é bilateral, podendo estar acompanhado por edema ou deformidade da parte externa do nariz[4,8,13].

Caso o exame físico seja sugestivo de abscesso/hematoma septal, orienta-se colocar algodão ou gaze com substância vasoconstritora para observar se o abaulamento suspeito regride[5]. Caso não haja regressão, a suspeita se torna evidente e exige avaliação de um otorrinolaringologista. Caberá ao especialista solicitar ou não a tomografia computadorizada, conforme a necessidade (Figuras 211.1 e 211.2).

Diagnóstico diferencial

Os diagnósticos diferenciais consistem em outras alterações nasais que possam confundir a avaliação inicial. Entre essas alterações, se encontram, por exemplo, coágulos na cavidade nasal. Esses coágulos podem causar obstrução nasal de instalação rápida, mas não cursam com abaulamento no septo nasal. A presença de um desvio de septo nasal prévio pode confundir não especialistas. A grande diferença é que o desvio de septo gera um abaulamento que é duro à palpação, enquanto o abaulamento do hematoma/abscesso é amolecido.

Outras alterações que podem gerar confusão são a hipertrofia de conchas nasais ou pólipos nasais. Geralmente, essa dúvida é excluída após aplicação de substância vasoconstritora local.

Tratamento

Na suspeita de hematoma/abscesso septal, o paciente deve ser avaliado por um otorrinolaringologista de imediato, para que se viabilize intervenção em tempo hábil, não postergando por mais que 72 horas[9]. Em geral, o paciente é internado para avaliação de possíveis complicações infecciosas e submetido à drenagem da coleção sob anestesia local (adultos) ou geral (crianças). Após a drenagem, pode-se posicionar tampões ou *splints* nasais, a fim de reduzir espaço morto e evitar recidivas.

O início de antibioticoterapia é indiscutível. Deve-se colher cultura durante o procedimento para guiar a escolha do antimicrobiano, mas orienta-se iniciar, de imediato, antibioticoterapia empírica com cobertura para *S. aureus*[3,5,8,9], de acordo com a recomendação da Comissão de Controle de Infecção Hospitalar (CCIH) da instituição.

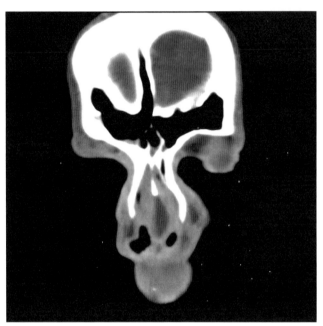

Figura 211.1. Corte coronal de tomografia computadorizada com presença de abscesso na região septal anterior à esquerda.

Complicações

Como já discutido, a principal complicação de hematomas septais são os abscessos. Já os abscessos, por sua vez, podem levar a complicações infecciosas locais como celulite ou abscesso de face, vestibulite, complicações infecciosas orbitárias, além de complicações mais graves como sepse, trombose de seio cavernoso e formação de coleções intracranianas[3].

Outra complicação frequente e temida para quaisquer dessas situações é a evolução para deformidades da pirâmide nasal, levando ao desabamento do dorso do nariz e formação de nariz em sela. Isso ocorre quando a destruição da cartilagem atinge pontos que são fundamentais para manter a sustentação nasal. Em crianças, o dano pode ser ainda mais grave, impedindo o crescimento e o desenvolvimento adequado do nariz, gerando um nariz infantilizado na vida adulta[9,12].

Considerações finais

Estudo feito em um hospital de referência detectou que apenas 20% dos pacientes com história de trauma nasal tem documentação de avaliação específica das estruturas nasais[14]. Todos os pacientes com histórico de trauma nasal ou de face deveriam ser avaliados e monitorizados, a fim de evitar que tais complicações passem despercebidas e evoluam para complicações mais graves.

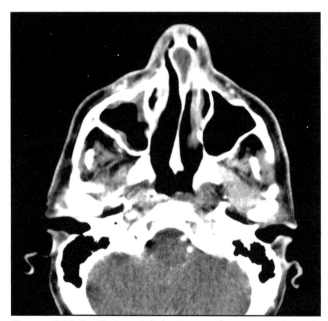

Figura 211.2. Corte axial de tomografia computadorizada mostrando presença de abscesso de septo na região anterior à esquerda.

Referências bibliográficas

1. Fry HJ. The pathology and treatment of haematoma of the nasal septum. Br J Plast Surg. 1969;22(4):331-5.
2. Cloquet J, Arnal M. Abce`s de la membrane pituitaire. J Hebd Med. 1830;7:544-53.

3. Alshaikh N, Lo S. Nasal septal abscess in children: from diagnosis to management and prevention. Int J Pediatr Otorhinolaryngol. 2011;75(6):737-44.
4. Puricelli MD, Zitsch RP 3rd. Septal hematoma following nasal trauma. J Emerg Med. 2016;50(1):121-2.
5. Kass JI, Ferguson BJ. Videos in clinical medicine. Treatment of hematoma of the nasal septum. N Engl J Med. 2015;372(22):e28.
6. Erdmann D, Follmar KE, Debruijn M, Bruno AD, Jung SH, Edelman D, et al. A retrospective analysis of facial fracture etiologies. Ann Plast Surg. 2008;60(4):398-403.
7. Zielnik-Jurkiewicz B, Olszewska-Sosińska O, Rapiejko P. [Treatment of the nasal septal hematoma and abscess in children]. Otolaryngol Pol. 2008;62(1):71-5.
8. Sayin I, Yazici ZM, Bozkurt E, Kayhan FT. Nasal septal hematoma and abscess in children. J Craniofac Surg. 2011;22(6):e17-9.
9. Sanyaolu LN, Farmer SE, Cuddihy PJ. Nasal septal haematoma. BMJ. 2014;349:g6075.
10. Jalaludin MA. Nasal septal abscess – retrospective analysis of 14 cases from University Hospital, Kuala Lumpur. Singapore Med J. 1993;34(5):435-7.
11. Matsuba HM, Thawley SE. Nasal septal abscess: unusual causes, complications, treatment, and sequelae. Ann plast surg. 1986;16(2):161-6.
12. Canty PA, Berkowitz RG. Hematoma and abscess of the nasal septum in children. Arch Otolaryngol Head Neck Surg. 1996;122(12):1373-6.
13. Landis BN, Borner U. Septal hematoma: always think about it! J Pediatr. 2013;163(4):1223.
14. Barrs DM, Kern EB. Acute nasal trauma: emergency room care of 250 patients. J Fam Pract. 1980;10(2):225-8.

212

SURDEZ SÚBITA

Myriam de Lima Isaac
Miguel Angelo Hyppolito
Eduardo Tanaka Massuda
Camila Giacomo Carneiro Barros

Introdução

A surdez súbita é uma sensação de perda auditiva que acomete uma ou ambas as orelhas, progredindo rapidamente em 72 horas, e que promove perda sensorioneural maior ou igual a 30 decibéis (dB) em pelo menos três frequências consecutivas do audiograma[1]. A perda sensorioneural é assim chamada por não envolver um processo mecânico, como cerume impactado, por exemplo. É considerada uma emergência otológica e requer reconhecimento e tratamento imediatos[2].

Foi descrita inicialmente em 1944 por De Kleyn, que acreditava que a causa da surdez súbita estava associada a algum dano no tronco cerebral[3]. Mais de 90% dos casos de surdez súbita sensorioneural são idiopáticos, mas sua apresentação pode ser atribuída a etiologias virais, vasculares ou múltiplas[4]. Ainda há muita controvérsia sobre os mecanismos definidos responsáveis pela perda auditiva, bem como qual o melhor tratamento.

Epidemiologia

A perda auditiva sensorioneural súbita pode acometer indivíduos de ambos os sexos, na mesma proporção, geralmente é unilateral e afeta mais comumente aqueles com 65 anos ou mais. O acometimento bilateral ocorre em menos de 5% dos casos.

Os zumbidos podem acontecer em cerca de 80% dos pacientes, a vertigem, em cerca de 30% e a plenitude aural, em mais de 80% dos casos.

A incidência é de 5 a 27/100.000 habitantes ou cerca de 4.000 novos casos por ano nos Estados Unidos da América (EUA)[5]. Alguns autores mencionam maior ocorrência em pacientes com 60 a 65 anos de idade. No Japão, estudo em hospitais e clínicas privadas revelou incidência de 60,9/100.000 habitantes[6].

Quadro clínico

As características clínicas da surdez súbita incluem perda auditiva unilateral de instalação rápida ou perda auditiva ao acordar pela manhã, exame otoscópico normal e sintomas associados como zumbidos, plenitude aural e tonturas.

A avaliação do paciente inclui anamnese minuciosa contendo informações sobre fatores desencadeantes como infecção de vias aéreas superiores ou trauma, grau da perda auditiva, lateralidade, progressão e cronicidade, bem como sintomas associados.

O diagnóstico da surdez súbita requer a distinção entre perda sensorioneural da condutiva. O teste com diapasão fornece um método confiável para avaliação do tipo de perda auditiva auxiliando no diagnóstico preliminar, enquanto a audiometria não pode ser realizada[1,7]. Para o teste de Weber, utiliza-se um diapasão de 512 Hz que deve ser posicionado na região central da testa, topo da cabeça ou acima dos incisivos centrais (com uma luva descartável protegendo o cabo do diapasão). Nas perdas condutivas, o som é percebido na orelha afetada, enquanto nas perdas sensorioneurais o som é percebido na orelha normal (Figura 212.1).

Os casos de perda auditiva sensorioneural bilateral são relativamente raros e podem gerar preocupação por se associarem a causas específicas, algumas delas listadas na Tabela 212.1.

As causas da perda bilateral podem ser vasculares, metabólicas, autoimunes, infecciosas, neoplásicas, tóxicas, traumáticas ou inflamatórias. Os mesmos mecanismos que causam a perda bilateral também podem produzir perda auditiva unilateral[1].

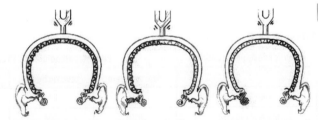

Figura 212.1. Teste de Weber. As figuras mostram a percepção sonora. À esquerda, o teste em audição normal, a figura do meio em perda condutiva à direita e a figura da direita em perda sensorioneural à direita.

Tratamento

No último guia de condutas da Academia Americana de Otorrinolaringologia[1], a única droga que tem resultado no tratamento da surdez súbita é o corticoide, com preferência para dexametasona na dose de 0,15 mg/kg por dia, no máximo de 16 mg por dia, por 10 dias, ou prednisolona na dose de 1 mg/kg por dia, em uma tomada, por 10 dias, com dose máxima de 10 dias[8].

Existem casos em que não se pode usar corticoide sistêmico em altas doses e, assim, torna-se necessário utilizar corticoide intratimpânico[9]. Esse procedimento consiste em colocar um tubo de aeração na membrana timpânica e injetar na orelha média dexametasona (24 mg/mL) na dose de 0,4 a 0,8 mL semanalmente por quatro semanas consecutivas. Recomenda-se a realização de audiometria tonal liminar previamente a cada sessão das injeções para adequado monitoramento.

Em estudo de metanálise realizada pela Academia Americana de Otorrinolaringologia, não existem evidências clínicas de que outras drogas como pentoxifilina, cinarizina, flunarizina e vitamina B12 sejam efetivas[1].

Quanto ao uso de oxigenoterapia hiperbárica como complemento de tratamento na surdez súbita, existem poucas evidências clínicas de melhora, porém seu uso é recomendado até três meses após falha do uso do corticoide[10].

Prognóstico da surdez súbita

Sabe-se que as perdas auditivas na surdez súbita são influenciadas principalmente pelo grau de perda de audição, tempo de início do tratamento e presença de vertigem (Tabela 212.2). É de extrema importância o diagnóstico precoce desses casos para que seja instituído o tratamento o mais rápido possível. Se iniciado nos 10 primeiros dias do diagnóstico, a porcentagem de melhora da perda auditiva é mais elevada. A presença ou não de vertigem também é um fator preditivo de prognóstico, mas o mais importante é a intensidade da perda auditiva, ou seja, quanto maior o grau da perda auditiva, mais difícil será sua recuperação.

Existem estudos[11] que mostram que a idade também interfere na melhora do quadro (quanto maior a idade, pior o prognóstico).

Tabela 212.1. Causas sistêmicas que podem estar associadas à perda auditiva súbita bilateral

Causas	Outras características
Meningite	Cefaleia, febre, resultado anormal do líquido cefalorraquidiano (LCR), outras paralisias de nervos cranianos
Doença autoimune da orelha interna	Flutuação auditiva, vertigem em alguns casos
Doença de Lyme	Eritema migratório crônico, resultado anormal do LCR, sintomas audiovestibulares flutuantes
Sífilis	Teste sorológico anormal, perda auditiva flutuante
Drogas ototóxicas	Perda vestibular, oscilopsia
Traumas	Traumatismo cranioencefálico (TCE), barotrauma, fratura de osso temporal
Herpes-zóster – síndrome de Ramsay-Hunt	Otalgia, vesículas na orelha e canal auditivo, paresia de nervo facial, culturas virais positivas
Otite pelo HIV (vírus da imunodeficiência humana)	Teste positivo para HIV, contagem alterada de células T e eventualmente outras neuropatias
Desordens genéticas	Sindrômicas ou não sindrômicas
Síndrome MELAS (encefalopatia metabólica, acidose lática e episódios de acidente vascular cerebral)	Períodos de confusão, níveis séricos elevados de ácido lático, exame de imagem por ressonância nuclear magnética (RNM) com alteração de sinal em substância branca, mutações gene mitocondrial
Síndrome de Cogan	Ceratite intersticial não sifilítica na córnea, perda auditiva e vertigem
Neoplasia (schwanoma vestibular)	RNM anormal
Sarcoidose	Sintomas pulmonares, perda auditiva bilateral, níveis séricos elevados de enzima conversora de angiotensina
Síndrome de hiperviscosidade	Sangramento, sintomas neurológicos e pulmonares, retinopatia

Tabela 212.2. Porcentagem de melhora da perda auditiva na surdez súbita de acordo com a intensidade da perda auditiva

Intensidade da perda auditiva	Pacientes atendidos até 10 dias			Pacientes atendidos após 10 dias		
	Sem vertigem	Leve vertigem	Vertigem severa	Sem vertigem	Leve vertigem	Vertigem severa
Leve 24-40 dB	90%	90%	85%	80%	80%	50%
Moderada 40-70 dB	80%	75%	70%	55%	30%	20%
Severa 70-90 dB	70%	50%	45%	20%	15%	10%
Profunda acima de 90 dB	60%	30%	15%	15%	5%	5%

Referências bibliográficas

1. Stachler RJ, Chandrasekhar SS, Archer SM, Rosenfeld RM, Schwartz SR, Barrs DM, et al.; American Academy of Otolaryngology-Head and Neck Surgery. Clinical practice guideline: sudden hearing loss. Otolaryngol Head Neck Surg. 2012;146(3 Suppl):S1-35.
2. 2. Leung MA, Flaherty A, Zhang JA, Hara J, Barber W, Burgess L. Sudden sensorineural hearing loss: primary care update. Hawaii J Med Public Health. 2016;75(6):172-4.
3. De Klein A. Sudden complete o partial loss of function of the octavus system in apparently normal persons. Acta Otolaryngologica. 1944;32:409-29.
4. Chau JK, Lin JR, Atashband S, Irvine RA, Westerberg BD. Systematic review of the evidence for the etiology of adult sudden sensorineural hearing loss. Laryngoscope. 2010;120(5):1011-21.
5. Alexander TH, Harris JP. Incidence of sudden sensorineural hearing loss. Otol Neurotol. 2013;34(9):1586-9.
6. Nakashima T, Sato H, Gyo K, Hato N, Yoshida T, Shimono M, et al. Idiopathic sudden sensorineural hearing loss in Japan. Acta Otolaryngol. 2014;134(11):1158-63.
7. Rauch SD. Idiopathic sudden sensorineural hearing loss. N Engl J Med. 2008;359(8):833-40.
8. Hultcrantz E, Nosrati-Zarenoe R. Corticosteroid treatment of idiopathic sudden sensorineural hearing loss: analysis of an RCT and material drawn from the Swedish national database. Eur Arch Otorhinolaryngol. 2015;272(11):3169-75.
9. Lee KH, Ryu SH, Lee HM, Park SK, Kim HJ, Chang J. Is intratympanic dexamathasone injection effective for the treatment of idiopathic sudden sensorineural hearing loss? J Audiol Otol. 2015;19(3):154-8.
10. Bennett MH, Kertesz T, Perleth M, Yeung P, Lehm JP. Hyperbaric oxygen for idiopathic sudden sensorineural hearing loss and tinnitus. Cochrane Database Syst Rev. 2012;(10):CD004739.
11. Harada H, Kato T. Prognosis for sudden sensorineural hearing loss: a retrospective study using logistical regression analysis. Int Tinnitus J. 2005;11(2):115-8.

SÍNDROMES VESTIBULARES AGUDAS

Camila Giacomo Carneiro Barros
Pedro Ernesto Barbosa Pinheiro
Andreia Ardevino de Oliveira

Introdução

Em um contexto de urgência e emergência, a queixa de tontura e vertigem é desafiadora, em opinião quase unânime[1]. Contudo, a dificuldade no manejo desses pacientes não é por exigir uma ação imediata do médico ou por não haver medicações disponíveis para alívio sintomático em um pronto-socorro.

O desafio está no fato de os pacientes expressarem inapropriadamente o que estão sentindo com queixas pouco objetivas e respostas conflitantes e inconsistentes[2]; está na vasta gama de diagnósticos e condições clínicas que cursam com a queixa de tontura e vertigem, entre elas estresse emocional, dores crônicas, patologias otológicas, descompensações metabólicas, alterações cardiovasculares e quadros centrais[3]; está na dificuldade que os médicos têm em direcionar sua anamnese e seu exame físico para conseguir enquadrar o paciente em uma ou poucas hipóteses[4,5]; por fim, o desafio está em ser uma queixa cuja existência é difícil confirmar e impossível mensurar.

Epidemiologia

Aproximadamente 3,5% dos pacientes se apresentam na emergência com queixa de tontura[3]. As mulheres procuram mais o serviço de saúde que os homens, e a prevalência aumenta com a idade. Em serviços de referência, são pacientes conhecidos por onerar o sistema de saúde pela necessidade de exames laboratoriais e de imagem na busca de elucidação diagnóstica[1,3,6,7]. Mesmo com toda essa investigação, aproximadamente 22% dos pacientes voltam para casa sem diagnóstico etiológico[3]. Os dados são muito variáveis, mas aproximadamente 35% a 45% das causas são vestibulares periféricas, e diagnósticos clínicos correspondem a 50% dos casos e causas psiquiátricas são vistas em 7% a 15%. Entre as causas clínicas, estão arritmias, isquemias miocárdicas, distúrbios da circulação cerebral (4%), distúrbios hidroeletrolíticos, entre outros[1,3,6,8].

Dentre os grupos de sintomas vestibulares, destaca-se a vertigem. A atual definição de vertigem proposta pela *Bárány Society* é de sensação de movimento corporal na ausência de movimento corporal ou sensação distorcida de movimento corporal na presença de um movimento corporal/cefálico habitual[9]. Ou seja, é a ilusão de movimento corporal, que se manifesta, geralmente, por sensação de rotação.

A vertigem pode ser a resultante de alterações em diversas localizações como o labirinto, o nervo vestibular, núcleos vestibulares, estruturas proprioceptivas paravertebrais, áreas de interação de informações do equilíbrio no tronco cerebral e cerebelo, e em vias responsáveis pela sensação subjetiva de movimento em córtex[10]. Ela está tipicamente presente em alterações periféricas como vertigem posicional paroxística benigna, doença de Ménière e neurite vestibular[8]. Entretanto, acidentes vasculares cerebrais de circulação posterior cursam com vertigem aguda isolada em aproximadamente 20% dos casos[11].

Considerando o exposto, o foco de um atendimento de emergência para uma vertigem aguda não é fazer o diagnóstico etiológico correto. Isso não vai ser possível em muitos dos casos mesmo após extensa investigação. O atendimento que se espera é aquele que consiga identificar os pacientes que potencialmente estejam com quadros graves e que mereçam ser melhor investigados. Após excluídos os quadros potencialmente graves, espera-se também que haja conhecimento do arsenal medicamentoso que pode ser utilizado para alívio sintomático nesses pacientes. E isso é plenamente possível para médicos de urgência que estejam orientados e treinados[12].

Quadro clínico

Embora a descrição inicial do sintoma tontura seja difícil de ser obtida, a anamnese deve focar no tipo de sensação do paciente. A caracterização dos sintomas inclui descritores variados. Os pacientes podem referir vertigem propriamente dita (falsa sensação de movimento, possível sensação rotacional), desequilíbrio (instabilidade à marcha), pré-síncope (sensação de perda de consciência ou desfalecimento) e *lightheadedness* (sintomas vagos, "cabeça oca"). A vertigem é o sintoma predominante nas crises vestibulares agudas de origem periférica. A duração dos sintomas também oferece pistas diagnósticas importantes (Tabela 213.1)[13,14].

Os sintomas associados podem ser úteis na diferenciação das causas de vertigem. Perda auditiva, náusea, vômitos e sintomas neurológicos devem ser questionados. Nas etiologias centrais, as náuseas e vômitos tendem a ser menos severos. Fraqueza muscular, parestesias, disartria, alterações de visão, mudança no nível de consciência, ataxia ou qualquer disfunção sensorial ou motora favorecem o diagnóstico de acometimento central, doença cerebrovascular, esclerose múltipla e até neoplasia[10].

Os antecedentes pessoais, incluindo comorbidades, medicamentos em uso, trauma ou exposição a agentes tóxicos também fornecem informações fundamentais no diagnóstico do quadro vertiginoso[11].

O exame físico deve ser minucioso e ter como principal objetivo diferenciar se a síndrome vestibular aguda tem origem periférica ou central. Sendo assim, a abordagem deverá ser atenta e dividida em:

- Exame neurológico: os chamados exames oculomotores na beira do leito ou HINTS (*head impulse, nystagmus tests, skew deviation test*), que compreendem uma bateria de testes de três componentes: teste do impulso cefálico, pesquisa do nistagmo e desvio ocular. O HINTS normal ou benigno é definido pela ausência de desalinhamento vertical ocular, teste do impulso cefálico positivo e ipsilateral na suspeita da lesão e presença de nistagmo horizontal unidirecional[11]. A pesquisa de nervos cranianos, as provas cerebelares (índex-nariz e diadococinesia) e a avaliação da marcha também devem ser realizadas;
- Exame cardiovascular: mudanças ortostáticas na pressão sanguínea (queda de pelo menos 20 mmHg na sistólica ou 10 mmHg na diastólica) podem identificar problemas como desidratação ou disfunção autonômica;
- Exame da cabeça e pescoço: a otoscopia sempre deve ser realizada para excluir causas otológicas e identificar alterações no conduto auditivo externo (cerume) e membrana timpânica (vesículas presentes, por exemplo, no herpes-zóster *oticus* ou presença de colesteatoma). A manobra de Valsalva pode causar vertigem em pacientes com fístula perilinfática.

Os exames complementares laboratoriais podem ser apropriados quando os pacientes apresentarem sinais e sintomas sugestivos de outras condições clínicas como descompensações metabólicas ou hormonais. São considerados úteis na identificação da etiologia da tontura em menos de 1% dos pacientes com queixas de tonturas[15].

Quanto aos exames de neuroimagem, podem ser solicitados na presença de sinais e sintomas neurológicos e fatores de risco para doença cerebrovascular e, ainda assim, não são considerados indispensáveis nas síndromes vestibulares agudas. O exame físico conduz ao diagnóstico correto mais frequentemente se comparado ao estudo por imagem nesses casos. A tomografia computadorizada é considerada pobre na detecção de acidente vascular cerebral de circulação posterior, e a ressonância nuclear magnética, mesmo com métodos de difusão, pode perder diagnósticos de acidentes vasculares cerebrais nas primeiras 24 a 48 horas em 10% a 20% dos casos[11,16].

Diagnóstico diferencial

Como a vertigem pode apresentar múltiplas etiologias, especialmente em pacientes idosos, a meta de obter um diagnóstico específico pode ser difícil de alcançar. A Tabela 213.2 apresenta os principais diagnósticos e sua caracterização clínica.

Tratamento

Os princípios do tratamento devem obedecer ao fato de que a vertigem não é uma simples doença ou entidade, mas o sintoma de diferentes doenças e várias etiologias. Sendo assim, esse sintoma pode surgir a partir de disfunções da orelha interna, tronco cerebral, cerebelo e até psicogênicas[17].

A vertigem pode resultar de lesões vestibulares unilaterais periféricas (labirinto ou nervo vestibular) ou centrais (tronco cerebral ou cerebelo) Lesões expansivas e medicações ototóxicas produzem danos progressivos uni ou bilaterais que dificilmente causam vertigem aguda.

Os medicamentos são mais úteis no tratamento da vertigem com duração de horas a dias. O benefício do tratamento medicamentoso é limitado nos pacientes com vertigem que dura poucos segundos (como a vertigem posicional paroxística benigna), bem como nos quadros que se estendem por semanas (sugestivos de dano vestibular permanente como o acidente vascular cerebral)[18].

As classes de medicamentos mais utilizadas principalmente para o controle da vertigem e das náuseas e vômitos são os anti-histamínicos (dimenidrinato e meclizina), anticolinérgicos (escopolamina) e bloqueadores dopaminérgicos (bromoprida).

Tabela 213.1. Duração típica dos sintomas de acordo com diferentes causas de vertigem

Duração do episódio	Diagnóstico sugerido
Poucos segundos	Perda unilateral de função vestibular, estágios tardios de neurite vestibular
Alguns segundos a poucos minutos	Vertigem posicional paroxística benigna, fístula perilinfática
Minutos a 1 hora	Ataque isquêmico transitório, fístula perilinfática, migrânea
Horas	Doença de Menière, migrânea, neurinoma do acústico
Dias	Neurite vestibular aguda, acidente vascular cerebral, migrânea, esclerose múltipla
Semanas	Psicogênica

Os benzodiazepínicos aumentam a ação do GABA (ácido gama-aminobutírico), que é um neurotransmissor inibitório do sistema vestibular, por isso são efetivos no alívio não só da vertigem como da ansiedade. Os corticosteroides não são recomendados por falta de evidências que comprovem sua eficácia[19].

Atenção especial deve ser dada à população idosa devido aos efeitos colaterais dos medicamentos chamados supressores vestibulares (benzodiazepínicos, anti-histamínicos e bloqueadores de canal de cálcio), pelo risco de quedas, sedação e até retenção urinária.

A farmacoterapia deve ser criteriosa e coerente tanto na posologia e duração quanto na associação de drogas a serem utilizadas. As principais drogas, dosagens e efeitos são apresentados na Tabela 213.3.

Tabela 213.2. Possíveis causas das síndromes vestibulares agudas

Causa	Descrição
Causas periféricas	
Labirintite aguda	Inflamação dos órgãos do labirinto causada por infecção viral ou bacteriana – vertigem associada à perda auditiva
Neurite vestibular	Inflamação do nervo vestibular causada por infecção viral – vertigem sem perda auditiva
VPPB (vertigem posicional paroxística benigna)	Vertigem episódica causada pela estimulação exacerbada dos órgãos sensoriais vestibulares devida ao desprendimento dos otólitos
Colesteatoma	Lesão com debris de queratina, envolvendo orelha média e mastoide
Herpes-zóster *oticus*	Erupção vesicular afetando orelha
Doença de Menière	Episódios recorrentes de vertigem, zumbidos, perda auditiva e plenitude aural causados pelo aumento de volume da endolinfa nos canais semicirculares
Otosclerose	Perda auditiva condutiva causada pela imobilização dos ossículos responsáveis pela transmissão sonora, podendo provocar vertigem e zumbidos
Fístula perilinfática	Comunicação entre orelhas média e interna causada por trauma, esforço excessivo ou cirurgias otológicas
Causas centrais	
Tumor do ângulo cerebelopontino	Schwannoma vestibular (neurinoma do acústico), glioma de tronco cerebral, meduloblastoma ou neurofibromatose
Doença cerebrovascular – ataque isquêmico transitório ou acidente vascular cerebral	Oclusão arterial causando infarto ou isquemia cerebral e afetando principalmente o sistema vertebrobasilar
Migrânea	Cefaleia episódica, unilateral, acompanhada de fonofobia ou fotofobia, podendo ser precedida por aura
Esclerose múltipla	Desmielinização da substância branca no sistema nervoso central
Outras causas	
Tonturas cervicogênicas	Vertigem desencadeada por aferências sensoriais dos movimentos de cabeça e pescoço
Vertigem induzida por drogas	Reação adversa às medicações
Psicogênicas	Ansiedade, somatização, disfunções de humor ou personalidade

Tabela 213.3. Medicamentos usados em pacientes com vertigem aguda

Medicamento	Dosagem	Sedação	Efeito antiemético
Meclizina	12,5 a 50 mg VO a cada 8 horas	+	+
Dimenidrinato	25 a 100 mg VO ou IM a cada 8 horas	++	++
Diazepam	2 a 10 mg VO ou EV a cada 8 horas	++	+
Lorazepam	0,5 a 2 mg VO ou EV a cada 8 horas	++	+
Metoclopramida	5 a 10 mg VO a cada 6 horas	+	+++
Prometazina	12,5 a 25 mg VO ou IM a cada 4 a 12 horas	++	++

Adaptada de: Swartz e Longwell[20]. VO: via oral; EV: endovenoso; IM: intramuscular (vias de administração). + = leve; ++ = moderado; +++ = proeminente.

Referências bibliográficas

1. Sloane PD, Coeytaux RR, Beck RS, Dallara J. Dizziness: state of the science. Ann Intern Med. 2001;134(9 Pt 2):823-32.
2. Newman-Toker DE, Cannon LM, Stofferahn ME, Rothman RE, Hsieh YH, Zee DS. Imprecision in patient reports of dizziness symptom quality: a cross-sectional study conducted in an acute care setting. Mayo Clin Proc. 2007;82(11):1329-40.
3. Newman-Toker DE, Hsieh YH, Camargo CA Jr., Pelletier AJ, Butchy GT, Edlow JA. Spectrum of dizziness visits to US emergency departments: cross-sectional analysis from a nationally representative sample. Mayo Clin Proc. 2008;83(7):765-75.
4. Newman-Toker DE. Diagnosing Dizziness in the Emergency Department – Why "What do you mean by 'dizzy'?" Should Not Be the First Question You Ask [dissertation]. Baltimore: The Johns Hopkins University; 2007. Disponível em: https://jscholarship.library.jhu.edu/bitstream/handle/1774.2/32522/NewmanToker_JHU_BSPH_PhD_DiagnosingDizziness_Apr2007_UMI.pdf. Acesso em: 2 mar. 2017.
5. Edlow JA. Diagnosing dizziness: we are teaching the wrong paradigm! Acad Emerg Med. 2013;20(10):1064-6.
6. Kroenke K, Hoffman RM, Einstadter D. How common are various causes of dizziness? A critical review. Sout Med J. 2000;93(2):160-7.
7. Roque Reis L, Lameiras R, Cavilhas P, Escada P. [Epidemiology of Vertigo on Hospital Emergency]. Acta Med Port. 2016;29(5):326-31.
8. Kerber KA. Vertigo and dizziness in the emergency department. Emerg Med Clin N Am. 2009;27(1):39-50, viii.
9. Bisdorff A, Von Brevern M, Lempert T, Newman-Toker DE. Classification of vestibular symptoms: towards an international classification of vestibular disorders. J Vestib Res. 2009;19(1-2):1-13.
10. Baloh RW. Vertigo. Lancet. 1998;352(9143):1841-6.
11. Venhovens J, Meulstee J, Verhagen WI. Acute vestibular syndrome: a critical review and diagnostic algorithm concerning the clinical differentiation of peripheral versus central aetiologies in the emergency department. J Neurol. 2016;263(11):2151-7.
12. Vanni S, Nazerian P, Casati C, Moroni F, Risso M, Ottaviani M, et al. Can emergency physicians accurately and reliably assess acute vertigo in the emergency department? Emerg Med Australas. 2015;27(2):126-31.
13. Solomon D. Distinguishing and treating causes of central vertigo. Otolaryngol Clin North Am. 2000;33:579-601.
14. Labuguen RH. Initial Evaluation of vertigo. Am Fam Physician. 2006;73(2):244-51.
15. Hoffman RM. Einstadter D, Kroenke K. Evaluating dizziness. Am J Med. 1999;107:468-78.
16. Saber Tehrani AS, Kattah JC, Mantokoudis G, Pula JH, Nair D, Blitz A, et al. Small strokes causing severe vertigo: frequency of false-negative MRIs and nonlacunar mechanisms. Neurology. 2014;83(2):169-73.
17. Strupp M, Dieterich M, Brandt T. The treatment and natural course of peripheral and central vertigo. Dtsch Arztebl Int. 2013;110(29-30):505-15.
18. Hain TC, Uddin M. Pharmacological treatment of vertigo. CNS Drugs. 2003;17:85-100.
19. Fishman JM, Burgess C, Waddell A. Corticosteroids for the treatment of idiopathic acute vestibular dysfunction (vestibular neuritis). Cochrane Database Syst Rev. 2011;(5):CD008607.
20. Swartz R, Longwell P. Treatment of vertigo. Am Fam Physician. 2005;71(6):1115-22.

214
TRAUMATISMO DE OSSOS TEMPORAIS

Guilherme Pietrucci Buzatto
Eduardo Tanaka Massuda

Introdução

O trauma de ossos temporais é muito frequente e vem sofrendo aumento da sua incidência nas últimas décadas, notadamente em decorrência da elevação do número de acidentes de trânsito, incluindo atropelamentos e agressões com objetos contusos e armas de fogo nos grandes centros urbanos[1].

Podemos dividir os traumas de ossos temporais em penetrantes, frequentemente associados a ferimento por arma de fogo (mais graves) e não penetrantes (fraturas); este último deve ser classificado em fraturas longitudinais, transversais e mistas[2].

Existem estruturas importantes nos ossos temporais como a carótida interna (intrapetrosa), bulbo da jugular e seios sigmoide, além dos pares cranianos do V ao XII, em especial o VII par craniano que atravessa o osso temporal através do canal de falópio ou canal do nervo facial. Além disso, tem-se a orelha interna ou labirinto, que é responsável tanto pelo equilíbrio como pela audição[3].

Epidemiologia e fisiopatologia

As fraturas de ossos temporais decorrem do traumatismo cranioencefálico (TCE). Acometem igualmente ambos os lados, mas predominam em adultos do sexo masculino. Em crianças, as fraturas de padrão longitudinal são as mais prevalentes e decorrem notadamente de atropelamentos e acidentes domésticos[4-6].

As diferentes estruturas e densidades ósseas que compõem essa região do crânio conferem padrões de fratura de acordo com o mecanismo de trauma.

De maneira geral, as fraturas longitudinais decorrem de traumas laterais. As transversais decorrem de traumas occipitais (posteriores) e as fraturas mistas e as cominutivas, de traumas de alta energia ou de ferimentos por arma de fogo[7,8].

Quadro clínico

Os principais sintomas associados são a hipoacusia, autofonia, vertigem, paralisia facial, sangramento otológico (intensidade variável) e otoliquorreia. Por comunicação através da tuba auditiva, pode haver sangramento nasal e rinoliquorreia[3].

A hipoacusia é o sintoma mais frequente e pode ser de três tipos: condutiva, quando existe lesão da membrana timpânica ou dos ossículos na orelha média; sensorioneural, quando acomete a orelha interna (cóclea ou o nervo acústico); ou mista, quando ocorrem as duas lesões concomitantes[3].

A tontura é um sintoma associado ao trauma otológico devido a três causas principais: vertigem paroxística postural benigna (VPPB), concussão cerebral e fístula labiríntica. A VPPB é causada pelo deslocamento de otólitos do sistema otolítico para os canais semicirculares e sua principal característica é a vertigem de curta duração, que se inicia principalmente ao deitar ou levantar. A concussão dá-se pelo trauma no encéfalo e tem característica de tontura de origem no sistema nervoso central, ou seja, contínua e com presença de marcha atáxica (manejada pelo neurologista ou neurocirurgião). A fístula labiríntica associa-se à perda auditiva sensorioneural e apresenta tontura contínua com intensos nistagmos horizontais ou oblíquos associados[9].

A otoscopia pode evidenciar lacerações de pele e fraturas evidentes no conduto auditivo externo e, frequentemente, o hemotímpano. Entretanto, a pesquisa dos sinais e sintomas relacionados ao trauma otológico nem sempre é possível devido ao estado neurológico do paciente, por exemplo, uma maneira possível de avaliação da função do nervo facial (que requer avaliação precoce) em pacientes com nível de consciência rebaixado é a estimulação dolorosa moderada na região esternal com observação da expressão facial.

O sinal de Battle, que é uma equimose retroauricular, também deve ser pesquisado, pois evidencia fratura de ossos temporais[4].

Caso o paciente esteja vigil e cooperativo, devem-se avaliar a possível presença de nistagmos e a mímica facial minuciosa, e realizar aspiração otológica, quando necessário, e o teste de Webber.

Quando existe sangramento otológico profuso ou sangramento oral em pacientes com TCE nas região lateral e posterior do crânio, deve-se prontamente suspeitar de lesão carotídea na base do crânio.

Diagnóstico

Após adequada propedêutica, o exame de escolha para avaliar possíveis fraturas de ossos temporais e sua extensão/classificação é a tomografia computadorizada (TC) de alta resolução. Casos de sangramentos graves devem levar à suspeição de lesão em vasos da base do crânio e exigem estudos contrastados em regime de urgência e emergência, como a angio-TC, a angiorressonância magnética e a arteriografia[8].

Uma peculiaridade a ser observada durante a avaliação dos cortes tomográficos é que, por se tratar de osso heterogêneo formado pela junção de ossos com diferentes densidades, algumas suturas e estruturas anatômicas podem simular linhas de fratura, por se apresentarem como disjunções lineares. Como exemplo, tem-se a sutura temporoparietal na porção escamosa (Figura 214.1), sutura petro-occipital (Figura 214.2) e até mesmo a primeira porção no nervo facial (Figura 214.3).

A dosagem da glicose na secreção otológica ou até mesmo nasal (em caso de membrana timpânica íntegra e drenagem pela tuba auditiva) não apresenta boa sensibilidade, uma vez que requer maior volume de líquido para dosagem e apresenta falsos-negativos. Já a dosagem de beta-2-transferrina, uma proteína exclusiva do liquor e perilinfa, é um exame com alta acurácia e que requer baixo volume[10]. Pode ser uma excelente ferramenta diagnóstica quando disponível.

De maneira eletiva, uma audiometria tonal limiar deve ser realizada a fim de diferenciar o tipo de perda auditiva e a intensidade dela[7].

Manifestações tardias incluem o surgimento de colesteatoma, fístulas liquóricas e meningites, meningocele, doença de Menière e disfunções de articulação temporomandibular.

Fraturas longitudinais

São fraturas que correm no maior eixo do osso temporal (Figura 214.4) e correspondem a 70% a 80% de todas as fraturas do osso temporal[2,11].

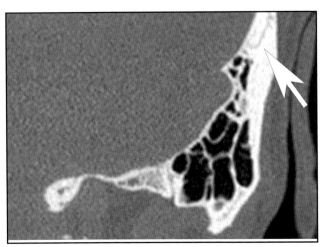

Figura 214.1. Apesar da descontinuidade óssea evidenciada na tomografia, não há desarranjo na estrutura do crânio na sutura temporoparietal.

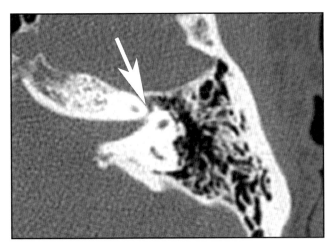

Figura 214.3. O nervo facial "desenha" estruturas lineares com radiopacidade de partes moles no osso temporal simulando linhas de fratura

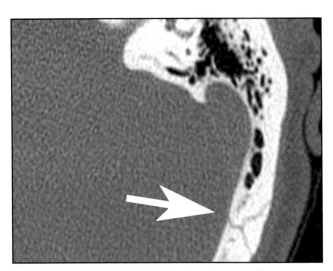

Figura 214.2. A sutura temporoparietal em geral não tem comunicação com as células da mastoide.

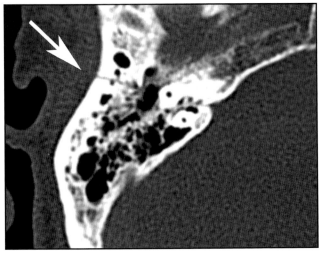

Figura 214.4. Tomografia computadorizada evidencia traço de fratura paralela ao maior eixo do osso temporal. Fratura longitudinal.

Podem causar principalmente hipoacusias condutivas, sendo 60% dos casos devidos a hematoma de orelha média, que é autolimitado por reabsorção e cursa com melhora da audição, porém, quando ocorre permanência da perda auditiva condutiva mesmo após a absorção do hematoma, a causa mais comum é a desarticulação da cadeia ossicular. As paralisias faciais ocorrem em 10% a 20% dos casos[11] e, na maioria dos casos, são tardias e com resolução espontânea, sem necessidade de abordagem cirúrgica.

Fraturas transversais

As fraturas transversais do osso temporal decorrem de traumas na região occipital, perpendiculares ao eixo longitudinal de sua porção petrosa (Figura 214.5). A linha de fratura transversal ocorre em cerca de 10% dos casos, mas, pela importância das estruturas que acomete, traz sintomas e consequências mais graves do que as fraturas longitudinais[7].

A fratura, a depender da energia do trauma, inicia-se na região posterior da porção petrosa do osso temporal, geralmente na região dos canais semicirculares posterior e lateral e aqueduto vestibular, estendendo-se para o vestíbulo e rampa basal da cóclea[8]. Nessas situações, observa-se a incidência de tonturas e disacusia sensorioneural (DSN) refratárias a tratamentos medicamentosos.

Fraturas mistas

As apresentações clínicas e radiológicas das fraturas de ossos temporais nem sempre se enquadram em somente uma das duas classificações clássicas, apresentando um padrão misto.

O padrão radiológico dos traços de fraturas podem ser uma concomitância dos dois padrões anteriormente descritos[8] (Figura 214.6).

Fratura penetrante

É sem dúvida a mais grave e exige atendimento por equipe multiprofissional, seguindo diretrizes da ATLS (*Advanced Trauma Life Support*). A principal causa das fraturas penetrantes são os ferimentos por projéteis de armas de fogo[8,12].

Lesões intracranianas são comuns, assim como lesões vasculares incluindo a carótida (em cerca de 32% dos casos), que são potencialmente fatais e, caso haja tempo hábil, levam à necessidade de craniotomia associada a mastoidectomia para controle de hemorragia. A lesão do nervo facial ocorre em mais da metade dos casos[12], sendo imediata após o trauma e geralmente associada a perda de tecido neural, necessitando de cirurgia de enxerto do nervo facial, após a estabilização desses pacientes.

A perda auditiva sensorioneural ocorre em 1/3 dos casos com traços de fraturas labirínticas associada a fístula liquórica[8].

Como manifestação tardia, tem-se a possibilidade de desenvolvimento do colesteatoma de orelha média devida à implantação ectópica de células da pele do conduto auditivo externo carreada pelo projétil, nesses casos há otorreia constante e fétida, associada a alterações típicas, na otoscopia[13,14].

Avaliação inicial e condutas na sala de emergência

As fraturas de ossos temporais são potencialmente graves devido ao acometimento das referidas estruturas nobres em seu interior e adjacências, e devem inicialmente ser avaliadas por uma equipe multidisciplinar comandada pelo médico especializado em trauma, como recomenda a ATLS.

O quadro clínico, neurológico e muitas vezes ortopédico do paciente é urgente e sobrepõe a avaliação do otorrinolaringologista. No entanto, a temporalidade relacionada às condutas otorrinolaringológicas mantém relação com o prognóstico de melhora, motivo pelo qual se deve antecipar a avaliação e a conduta tanto quanto for possível.

Medidas que não resultem em atraso na estabilização geral do paciente seguindo protocolos de trauma podem ser tomadas. Destaca-se a colocação de coletor estéril de secre-

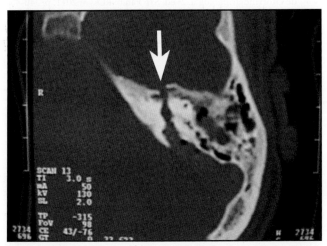

Figura 214.5. A fratura transversal do osso temporal apresenta-se perpendicular ao maior eixo do osso temporal na TC.

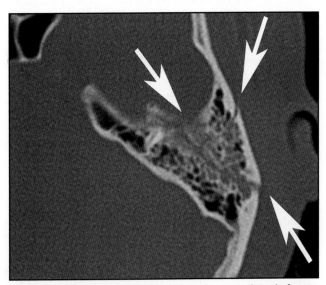

Figura 214.6. Fratura mista com mais de um padrão de fratura presente na mastoide.

ções selando o entorno do pavilhão auricular (visando obter secreção para diagnóstico diferencial entre otorragia e otoliquorreia) e em casos de lacerações extensas do meato acústico e canal auditivo externos, realizar a aspiração local e a aplicação de tampão com cadarço otológico e antibiótico tópico, a fim de reduzir as chances de estenose futura.

Tratamento

O tratamento das fraturas de ossos temporais, considerando seus vários aspectos, pode ser conservador ou cirúrgico dependendo da sua extensão e complicações relacionadas.

Perdas auditivas condutivas mais comumente são autolimitadas (hemotímpano ou otoliquorreia), mas, quando não são, podem ser corrigidas cirurgicamente de maneira eletiva, com abordagem do sistema tímpano-ossicular. O benefício da cirurgia deve ser amplamente discutido com o paciente, a depender da integridade da membrana timpânica e dimensão do *gap* audiométrico e da condição da audição contralateral. Riscos e benefícios deverão ser ponderados e o aparelho de amplificação sonora individual (AASI) quase sempre é uma alternativa[12].

As tonturas devem ser tratadas com sedativos labirínticos e, caso o paciente permaneça sintomático por longos períodos, em geral são secundárias à perda de função labiríntica pelas fraturas transversas e requerem exercícios de reabilitação vestibular[7]. Casos de tontura secundária a fraturas labirínticas que cursarem com fístula perilinfática persistente por mais de uma semana devem ser abordados cirurgicamente com tamponamento de enxerto de músculo temporal. O tamponamento precoce de fístulas perilinfáticas podem evitar a deterioração da função auditiva.

No entanto, uma considerável fração das tonturas se devem a quadros de VPPB pós-traumática. Nesses casos, devem-se realizar manobras de reposicionamento (liberatórias/Epley) após adequada propedêutica otoneurológica, assim que o paciente estiver em condições clínicas, ortopédicas e neurológicas[9].

Quando existe a anteriorização do traço de fratura e o acometimento do canal auditivo interno e do vestíbulo, dá-se a otoliquorreia, geralmente tratada com medidas não medicamentosas, por exemplo, fazer repouso absoluto com elevação da cabeceira do leito e evitar manobra de Valsalva (fazer dieta não constipante e evitar assoar o nariz, tossir e espirrar de boca aberta).

A otoliquorreia predispõe ao surgimento de meningites, portanto a profilaxia com antibióticos deve ser ponderada e, caso não haja resolução espontânea em até sete dias, a derivação lombar e até o tamponamento cirúrgico passam a ser opção[3,4,11,15].

A paralisia facial ocorre em mais da metade dos casos[7] de fraturas transversais e, com exceção das grandes lesões vasculares (que são geralmente fatais), deve ser a condição relacionada ao trauma mais prontamente avaliada e tratada. A demora na abordagem terapêutica pode impactar negativamente no prognóstico[4].

A paralisia facial imediata após o trauma sugere lesões graves ao nervo (secções totais ou parciais) e, caso confirmada a lesão na TC de alta resolução, a abordagem cirúrgica deve ser precoce (com a dissecção e descompressão neural de seu canal ósseo), respeitando a condição clínica e neurológica do paciente. Em casos assim, a avaliação eletrofisiológica da função neural tem menor importância.

Em casos de paralisa facial tardia (algumas horas a dias após o trauma) ou de paresia parcial com piora progressiva, deve-se submeter o paciente à avaliação de eletroneurografia (ENoG) em poucos dias (no máximo em duas a três semanas). Uma função neural igual ou pior a 10% em comparação com o lado sadio indica abordagem cirúrgica.

Em casos de DNS, a intensidade é variável, mas como a perda auditiva é irreversível, após a estabilização do quadro neurológico e otológico, afastadas as fístulas, deve-se submeter o paciente a uma audiometria tonal para confirmação e, a depender da intensidade e lateralidade da DNS, programar eletivamente moldagem de AASI.

Pode ocorrer tardiamente, após meses ou anos após o trauma, a formação de colesteatoma, notadamente após as fraturas penetrantes de alta energia, com a necessidade inevitável de cirurgia de mastoidectomia para sua resolução, visto que as vias anatômicas de progressão da doença são potencialmente graves em orelhas médias e mastoides previamente sadias e, portanto, com boa pneumatização[13,14].

Referências bibliográficas

1. Wood CP, Hunt CH, Bergen DC, Carlson ML, Diehn FE, Schwartz KM, et al. Tympanic plate fractures in temporal bone trauma: prevalence and associated injuries. AJNR Am J Neuroradiol. 2014;35(1):186-90.
2. Hasso AN, Ledington JA. Traumatic injuries of the temporal bone. Otolaryngol Clin North Am. 1988;21(2):295-316.
3. Patel A, Groppo E. Management of temporal bone trauma. Craniomaxillofac Trauma Reconst. 2010;3(2):105-13.
4. Brodie HA, Thompson TC. Management of complications from 820 temporal bone fractures. Am J Otol. 1997;18(2):188-97.
5. Ishman SL, Friedland DR. Temporal bone fractures: traditional classification and clinical relevance. Laryngoscope. 2004;114(10):1734-41.
6. Dahiya R, Keller JD, Litofsky NS, Bankey PE, Bonassar LJ, Megerian CA. Temporal bone fractures: otic capsule sparing versus otic capsule violating clinical and radiographic considerations. J Trauma. 1999;47(6):1079-83.
7. Bento RF, Brito Neto RV. Traumatismo do osso temporal. Tratado de Otorrinolaringologia. 2ª ed. São Paulo: ROCA; 2011. p. 340-45.
8. Saraiya PV, Aygun N. Temporal bone fractures. Emerg Radiol. 2009;16(4):255-65.
9. Katsarkas A. Benign paroxysmal positional vertigo (BPPV): idiopathic versus post-traumatic. Acta Otolaryngol. 1999;119(7):745-9.
10. McGuirt WF Jr, Stool SE. Cerebrospinal fluid fistula: the identification and management in pediatric temporal bone fractures. Laryngoscope. 1995;105(4 Pt 1):359-64.
11. Nosan DK, Benecke JE Jr, Murr AH. Current perspective on temporal bone trauma. Otolaryngol Head Neck Surg. 1997;117(1):67-71.
12. Schick B, Dlugaiczyk J. Surgery of the ear and the lateral skull base: pitfalls and complications. GMS Curr Top Otorhinolaryngol Head Neck Surg. 2013;12:Doc05.
13. McKennan KX, Chole RA. Post-traumatic cholesteatoma. Laryngoscope. 1989;99(8 Pt 1):779-82.
14. Bottrill ID. Post-traumatic cholesteatoma. J Laryngol Otol. 1991;105(5):367-9.
15. Lee D, Honrado C, Har-El G, Goldsmith A. Pediatric temporal bone fractures. Laryngoscope. 1998;108(6):816-21.

215
PARALISIA FACIAL

Adriano Braga
Miguel Angelo Hyppolito

Introdução

A paralisia facial é uma afecção comum e de grande preocupação por seu potencial desfigurante na face e aparece súbita ou progressivamente como manifestação de diferentes doenças. Descrita desde 1821 por Charles Bell, tem sido tema de investigação e abordagens terapêuticas tanto clínica como cirúrgicas no intuito de restabelecer a função da mímica facial. Estima-se que a paralisia do nervo facial tenha incidência de 13 a 34 casos por 100.000 pessoas nos EUA, muito semelhantes aos dados de estudos na Espanha, de 11,5 a 40,2/100.000 habitantes. Afeta ambos os sexos, sem preferência por nenhuma hemiface, afetando mais grávidas (45 casos/100.000 habitantes), mais idosos acima 70 anos (53 casos/100.000 habitantes) e, numa frequência menor, menores de 10 anos (4 casos 100.000 habitantes)[1-3].

Embriologia

Compreender o desenvolvimento do nervo facial e sua relação com as estruturas da orelha externa e média é de fundamental importância para compreender a fisiopatologia das doenças que comprometem esse nervo. O desenvolvimento da orelha externa correlaciona-se com o do nervo facial. Pelo fato de o nervo facial ser o nervo do segundo arco branquial, todas as malformações nas estruturas da cartilagem de Reicher despertam a suspeita de possível variação do nervo. Durante a terceira semana, o primórdio fascioacústico aparece e acaba dando origem ao sétimo e ao oitavo nervo craniano. Na quarta semana, os dois nervos já podem ser diferenciados. É somente no início da quinta semana que o gânglio geniculado, o nervo intermédio e o grande petroso maior superficial se tornam visíveis. Os músculos da expressão facial se desenvolvem dentro do segundo arco durante a sexta e a sétima semana de gestação. É durante essa fase que o nervo facial adota um trajeto através dessa região que será posteriormente a orelha média para proporcionar a inervação desses músculos citados. Na quinta semana, o canal ósseo que recobre o nervo na sua porção intratemporal (canal de Falópio) se forma juntamente com a ossificação da cápsula ótica. Sua formação inicia-se como um sulco na parede lateral (timpânica) da cápsula ótica. Aos 6 meses, inicia-se a ossificação em torno das estruturas contidas no sulco, formando o canal. No início da oitava semana, são formados os cinco ramos extratemporais do nervo (temporal, zigomático, bucal, mandibular marginal e cervical). A anatomia do nervo facial na criança se assemelha a de um adulto, com exceção do seu trajeto mais superficial na parte extratemporal, pois o processo mastóideo está ausente, o que ocorre entre 1 e 3 anos, deslocando o nervo inferior e medialmente até a puberdade.

O desenvolvimento da orelha externa correlaciona-se com o do nervo. Alterações no desenvolvimento da orelha externa despertam suspeita para anomalias no nervo facial. Outras alterações, tais como anomalias craniofaciais, nos ossículos da orelha média e perda condutiva também podem indicar alterações no nervo facial.

Anatomia do nervo facial

Conhecer a anatomia do nervo facial é importante para a localização de suas lesões e para compreender as consequências que dela podem ocorrer, temporária ou definitivamente. Isso possibilitará o topodiagnóstico preciso, importante para a abordagem cirúrgica nos casos de infecções, neoplasias ou fraturas.

O nervo facial é o sétimo nervo craniano. É um nervo de constituição complexa, por ser um nervo misto, motor e sensitivo, contendo fibras motoras, sensoriais e parassimpáticas. As fibras motoras têm origem no núcleo motor e inervam o ventre posterior do digástrico, músculo estiloide, músculo estapédio e os músculos da expressão facial. A parte superior da face tem inervação proveniente de fibras que emergem da ponte bilateralmente. Já a parte inferior da face tem inervação proveniente da ponte contralateralmente, fato esse de extrema importância no topodiagnóstico das paralisias faciais periféricas (PFPs) e centrais (Figuras 215.1 e 215.2).

As fibras parassimpáticas do nervo facial são provenientes do núcleo salivar superior, que é responsável pelo lacrimejamento e salivação, via ramo petroso superficial maior e ramo corda do tímpano, respectivamente. A sensação de paladar se dá pelo nervo lingual, nervo corda do tímpano e, eventualmente, nervo intermédio, que é a raiz sensorial do nervo facial. Um segundo conjunto de fibras sensoriais conduz a sensibilidade em regiões específicas da face, tais como concha e lóbulo da orelha, porções do conduto auditivo externo e membrana timpânica.

Ao emergir do forame estilomastóideo, ele se dirige lateralmente ao processo estiloide e externamente à carótida externa ao penetrar na superfície posterior da parótida. Após penetrar no parênquima da glândula, bifurca-se em uma divisão temporozigomática superior e uma divisão cervicofacial inferior. Uma intensa rede de anastomose entre os vários ramos é denominada "pé anserino" (pata de ganso). Saindo da borda anterior da glândula, podem ser identificados os cinco ramos da expressão facial provenientes do nervo facial.

Do ponto de vista da anatomia do núcleo do nervo facial na ponte, a sua topografia tem íntima relação com o núcleo do nervo abducente (sexto par craniano), ponto anatômico de interesse clínico para avaliação topodiagnóstica de anomalias da função do nervo facial. O nervo facial, antes de emergir da ponte em seu trajeto pós-nuclear, tem um trajeto que faz uma espécie de alça ao redor do núcleo do nervo abducente.

O trajeto percorrido pelo nervo facial desde a sua origem até a face é tortuoso e complexo. Grande parte de sua trajetória se faz dentro do osso temporal; emerge do tronco cerebral pelo sulco bulbopontino, percorre a região do ângulo pontocerebelar (segmento pontino), entra no osso temporal via conduto auditivo interno acompanhando do nervo vestíbulo coclear e artéria labiríntica; após, penetra em um canal ósseo (canal de Falópio) – segmento labiríntico. Essa área de transição é a área de maior estreitamento, considerada crítica para compressões extrínsecas. No final desse canal, observa-se uma dilatação que corresponde ao gânglio geniculado e uma curvatura de aproximadamente 70 graus (primeiro joelho). Assim, alcança a orelha média no seu trajeto horizontal (segmento timpânico) e uma nova curvatura de 115 graus ao nível canal lateral (segundo joelho), seguindo até a ponta da mastoide e depois para a musculatura facial.

No seu trajeto temporal, o nervo facial emite três ramos: nervo petroso superficial maior, nervo estapédio e nervo corda do tímpano.

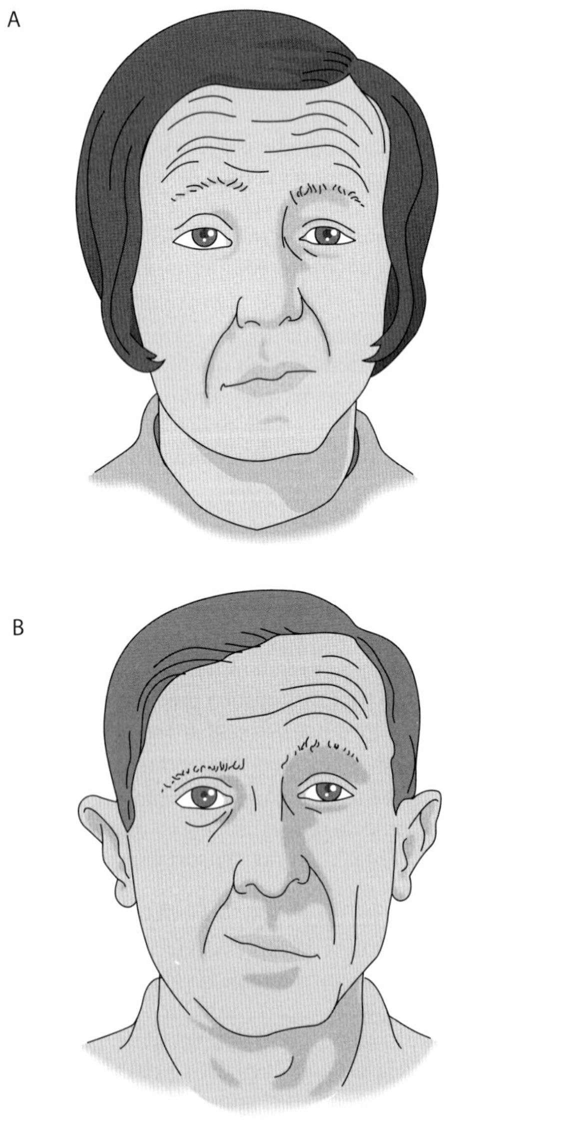

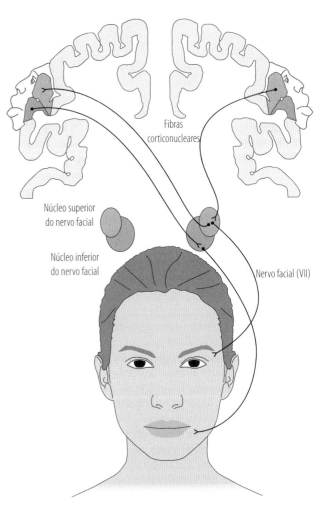

Figura 215.1. Paralisia facial central (**A**) e paralisia facial periférica à esquerda (**B**).

Figura 215.2. Trajeto do nervo facial. Compreende a paralisia facial periférica e a central.

O nervo petroso superficial maior contém fibras parassimpáticas e inerva as glândulas lacrimais. O nervo estapédio recebe fibras nervosas do nervo facial junto ao segundo joelho para inervar o músculo estapédio. Já o nervo corda do tímpano é o último ramo intratemporal e contém fibras parassimpáticas que se dirigem às glândulas salivares submandibulares e sublinguais e também para fibras sensórias da gustação dos 2/3 anteriores da língua (Figura 215.3).

Avaliação do paciente com paralisia facial

A avaliação de um paciente com paralisia facial deverá estreitar as possibilidades de diagnóstico etiológico e topográfico. Quando nenhuma causa aparente é identificada, denomina-se esse quadro, quando periférico, de paralisia de Bell, a qual tem evolução benigna e bom prognóstico em geral. É comum a denominação errônea de paralisia de Bell como sinônimo de PFP, a qual pode encontrar etiologias outras que possam sair do quadro idiopático.

O principal sintoma da paralisia facial é a paresia facial súbita. Em um quadro progressivo maior que três semanas e ausência de melhora após quatro semanas, deve ser aventada a hipótese de neoplasia; esse quadro que pode coexistir com espasmos faciais e alterações em outros nervos.

Aproximadamente 50% dos pacientes com PFP se queixam de dor retroauricular que persiste por alguns dias, o que usualmente requer analgesia[3]. Em metade desses pacientes, a dor aparece dois a três dias antes da paralisia e, nos demais, ela ocorre no momento da sua instalação[4]. A diminuição da sensibilidade gustativa e da produção de lágrimas é observada em 30% e 5% dos casos, respectivamente[3]. Esses sintomas são decorrentes da disfunção parassimpática pela lesão do nervo intermédio de Wrisberg após sua sinapse com o gânglio geniculado. Após a paralisia facial aguda, as fibras pré-ganglionares parassimpáticas que se projetavam para o gânglio submandibular podem regredir e se conectar ao nervo petroso maior superficial[2]. Essa regeneração pode causar um fenômeno de lacrimejamento após um estímulo salivatório, conhecido como síndrome das lágrimas de crocodilo. Esse fenômeno pode ser observado em até 70% dos pacientes com paralisia facial[2]. A hiperacusia (fonofobia) é identificada em aproximadamente 15% dos pacientes e resulta da paralisia do músculo estapédio, responsável pelo controle da movimentação do estribo, o que consequentemente torna ausente o reflexo estapediano[2,3]. A presença de história familiar de paralisia facial é observada em aproximadamente 4% dos pacientes[3].

A presença de PFP com lesões vesiculares no pavilhão auricular e face, associada muitas vezes com perda auditiva, vertigens e alterações no quinto par craniano (nervo trigêmeo), remete ao diagnóstico de reativação do vírus varicela-zóster numa síndrome denominada síndrome de Ramsay-Hunt.

A paralisia facial raramente é bilateral. Nesses casos, devem ser lembrados diagnósticos de lesões na base do crânio que estejam comprometendo o nervo facial, *miastenia gravis* e outras tais como doença de Lyme ou síndrome de Guillain-Barré, com quadros de perda de força muscular ascendente[5].

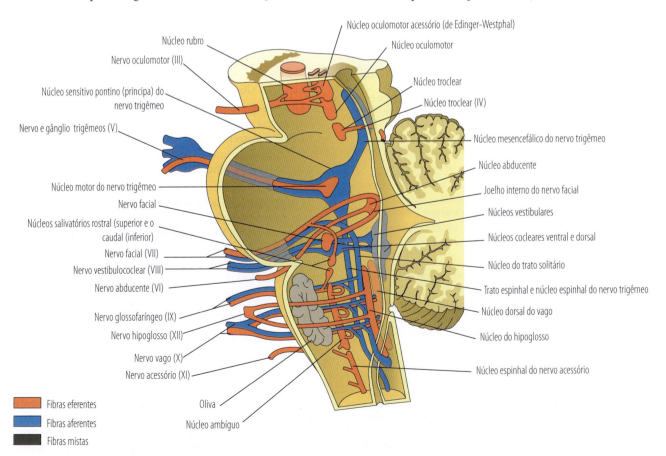

Figura 215.3. Trajeto do nervo facial e seus ramos e sua importância para o topodiagnóstico da paralisia facial.

É importante diferenciar clinicamente a PFP da central (Figura 215.1). A paralisia facial central é decorrente de lesão acima do núcleo do nervo facial, localizado na ponte, a qual causa paralisia da extremidade inferior da face contralateral à lesão, pois o núcleo do nervo facial que inerva a hemiface inferior recebe fibras corticonucleares do hemisfério contralateral.

Já o núcleo do facial que inerva a extremidade superior da face recebe fibras corticonucleares dos dois hemisférios cerebrais, não sendo observada paralisia da hemiface superior em lesões do trato corticonuclear. A PFP se manifesta na hemiface homolateral, acometendo todos os músculos da expressão facial, sendo causada por lesão do núcleo do nervo facial ou, mais comumente, pelo nervo facial. Vale lembrar que a avaliação da função do nervo abducente pode ajudar a identificar lesões nucleares por sua proximidade anatômica.

Muitos pacientes com paralisia facial associam a paralisia com a exposição brusca ao frio. Schadel[6] concluiu que a baixa temperatura na *vasa nervorum* não exerce efeito significativo na função motora do nervo facial, sendo a paralisia causada por bloqueio térmico dos canais de sódio e potássio.

Um erro comum é interpretar a abertura da pálpebra na avaliação funcional do nervo facial, já que o músculo elevador da pálpebra é inervado pelo nervo oculomotor, e não pelo facial.

Questionamentos sobre tempo de evolução, início do quadro, história prévia de outros episódios e outros sinais e sintomas agregados (auditivos, neurológicos e motores) são importantes na condução do quadro e norteiam para a possível solicitação de exames complementares. História de doenças preexistentes (metabólicas, infecciosas), infecções otológicas ou traumas na região devem ser investigada. Um exame físico detalhado na esfera otorrinolaringológica e também neurológica ajuda a determinar possíveis etiologias para o quadro. O grau de disfunção motora facial é avaliado pela escala de House-Brackmann[7] (Tabela 215.1).

Para identificar o grau de acometimento e evolução clínica da PFP nos pacientes, utilizamos a classificação proposta por House e Brackmann, em 1985, dividida em seis graus[4].

Etiologia

Emprega-se a expressão "paralisia de Bell" às PFPs sem causa definida. Ela tem caráter idiopático e seu diagnóstico é feito por exclusão, após exame clínico e complementar. Inúmeros autores apontam associação do vírus herpes simples tipo 1 (VHS1) com a paralisia de Bell[8].

McCormick[8] descreveu a reativação de VHS1 com paralisia facial, fato corroborado por outros autores que encontraram partículas virais no líquido endoneural em 11 de 14 pacientes avaliados com paralisia facial até então idiopáticos. Alguns autores associaram a paralisia facial (unilateral ou bilateral) com infecção oral recente pelo VHS. Essa etiologia tem prognóstico favorável, evoluindo com um quadro de paralisia facial incompleta[9-14].

A paralisia facial de Bell é um diagnóstico de exclusão e seu termo como sinônimo de PFP é errôneo. É responsável por aproximadamente 70% dos casos, mas o conhecimento das outras etiologias de paralisia facial interfere na abordagem terapêutica. Abaixo são descritos outros diagnósticos que podem cursar com PFP (Tabelas 215.2 e 215.3).

Síndrome de Melkerson-Rosenthal

De etiologia desconhecida, chega a representar 4% das PFPs. Apresenta, além da paralisia, que pode manifestar-se de forma recorrente, com edema orofacial também recorrente e língua fissurada (plicata), esta última uma variação anatômica sem significado patológico. Há provável predisposição hereditária.

Em geral, inicia-se na infância e adolescência, com prevalência maior em mulheres. O diagnóstico é basicamente clínico, com tendência à recuperação natural do quadro, embora possa ocorrer deterioração da função do nervo no decorrer dos episódios recorrentes. O tratamento segue as mesmas linhas gerais, visando à recuperação funcional do nervo.

Paralisia facial traumática

Nos traumas do osso temporal, podem ocorrer alterações na função do nervo mesmo sem lesão direta ao nervo facial.

Nos traumas fechados, as fraturas do osso temporal didaticamente dividem-se em longitudinais, transversais ou mistas a depender do traço de fratura e sua relação com o eixo da pirâmide temporal. As fraturas longitudinais são as mais comuns e acabam por repercutir na função do nervo em aproximadamente 20% e muitas vezes sem lesão direta ao nervo. Já nas lesões e fraturas transversais (fratura perpendicular ao

Tabela 215.1. Classificação do grau da paralisia facial pela escala de House-Brackmann (1985)

Grau	Apresentação	Descrição
I	Normal	Mobilidade normal da face em todas as regiões
II	Disfunção leve	Simetria e tônus normais em repouso. Ao movimento, na fronte se encontra pouco alterado, consegue-se fechar os olhos com esforço mínimo e na boca há presença de leve assimetria. Não há espasmos, sincinesias ou contraturas patológicas.
III	Disfunção moderada	Diferença evidente entre os lados, sem deformidades. Em repouso a simetria e o tônus se encontram próximos do normal. Há diminuição ou abolição dos movimentos da fronte, fechamento completo das pálpebras somente ao esforço máximo e evidente assimetria na boca. Há presença de espasmo, sincinesia e/ou contratura leves.
IV	Disfunção moderadamente severa	Em repouso a simetria e o tônus ainda se encontram preservados. Há abolição da movimentação da fronte, incapacidade de fechar o olho ao esforço máximo e assimetria da boca. Sincinesias, espasmo facial e contratura patológica moderados.
V	Disfunção severa	Movimento facial muito discreto, com possível assimetria de repouso. Não há movimento em fronte e não ocorre fechamento completo do olho, com lagoftalmo.
VI	Paralisia completa	Ausência total do tônus e do movimento. Assimetria de repouso, com lagoftalmo. Sem sincinesia, espasmos musculares ou contraturas patológicas, pela ausência total de movimentos.

eixo da pirâmide), o traço de fratura em geral atinge diretamente o canal de falópio e cursa com paralisia facial em 50% dos casos (Figura 215.4).

Nos traumas abertos oriundos de armas de fogo no osso temporal, a lesão ao nervo facial é extensa e grave, tanto pela energia, com fragmentação do osso, como por lesão térmica associada.

Em todos os casos, o grau de paralisia (completa ou não) e seu tempo de início em relação ao trauma traz relação com a causa e com o prognóstico de recuperação funcional. Lesões que surgem tardiamente ao trauma (dias após) e incompletas sugerem lesão por edema e compressão nervosa, assim como lesões completas e imediatas sugerem lesão direta e transecção do nervo.

Doenças sistêmicas

Várias doenças sistêmicas podem resultar em paralisia do nervo facial. Na avaliação inicial da etiologia da paralisia, devem ser investigadas alterações metabólicas tais como distúrbios da tireoide e *diabetes mellitus*. Korczyn mostrou que, entre os pacientes diagnosticados inicialmente com paralisia de Bell, 66% tinham alterações no metabolismo dos carboidratos[15]. A síndrome de Guillain-Barré deve ser aventada como hipótese quando o quadro facial for acompanhado de paralisia motora ascendente, disfunção autonômica ou acometimento do sistema nervoso central. A mononucleose infecciosa, que resulta de uma infecção pelo vírus Epstein-Barr, caracteriza-se por um pródromo de cefaleia, mal-estar e mialgia, evoluindo com febre flutuante com amigdalite exsudativa e linfadenopatia. Testes laboratoriais com avaliação dos títulos de anticorpos específicos heterófilos ajudam a confirmar o

Tabela 215.2. Causas de paralisia facial periférica

Infecciosas	<ul><li>Otite média aguda</li><li>Otite média crônica supurativa</li><li>Colesteatoma</li><li>Tuberculose</li><li>HIV</li><li>Lues</li><li>Borreliose</li><li>Parotidite</li><li>Hanseníase</li><li>VZV (síndrome de Ramsay-Hunt)</li><li>Mononucleose infecciosa</li></ul>
Tumorais	<ul><li>Neurinoma do nervo facial</li><li>Neurinoma do nervo acústico</li><li>Tumor de parótida</li><li>Infiltração carcinomatosa da meninge (raramente de forma isolada)</li></ul>
Traumáticas	<ul><li>Fratura de base do crânio</li><li>Laceração facial</li><li>Fratura da mandíbula</li></ul>
Autoimunes	<ul><li>Lúpus eritematoso sistêmico</li><li>Síndrome de Sjögren</li></ul>
Idiopática	<ul><li>Paralisia de Bell</li><li>Síndrome de Melkersson-Rosenthal (edema orofacial recidivante, língua plicata e episódios recorrentes de PFP)</li></ul>
Outras	<ul><li>HAS</li><li>*Diabetes mellitus*</li><li>Amiloidose</li><li>Eclâmpsia</li></ul>

Tabela 215.3. Causas de paralisia facial periférica bilateral

Sarcoidose (uveoparotidite de Heerfordt)
Carcinomatose meníngea
Polirradiculoneurite inflamatória desmielinizante aguda (síndrome de Guillain-Barré)
Porfiria aguda intermitente
Parotidite bilateral
Agenesia congênita do núcleo do nervo facial

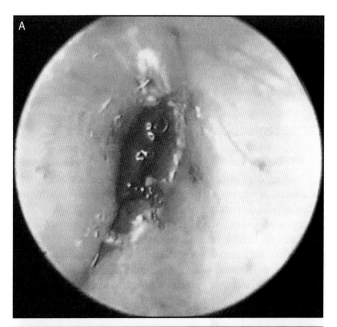

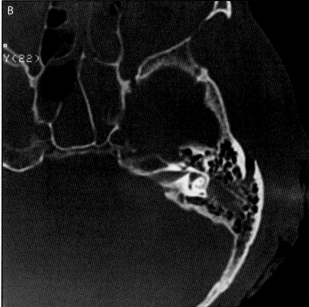

Figura 215.4. Fratura de osso temporal com comprometimento do nervo facial (**A**). Imagem de tomografia computadorizada de fratura transversa do osso temporal com comprometimento da porção timpânica do nervo e gânglio geniculado (**B**).

diagnóstico. A sarcoidose, uma doença granulomatosa idiopática crônica não caseosa, apresenta paralisia facial em 50% dos pacientes que possuem uma variante da sarcoidose chamada de febre uveoparotídea ou doença de Heerfordt. A paralisa facial pode estar presente em qualquer estágio da infecção pelo HIV, embora essa seja uma sequela rara da doença em si. Pode ser resultado direto da infecção pelo vírus ou ser secundária à imunodeficiência. A doença de Lyme é uma causa que pode acometer o nervo facial em aproximadamente 10% dos casos e o acometimento bilateral não é incomum. Sintomas gripais, como febre, calafrios, fadiga, dores no corpo e dor de cabeça, podem acompanhar uma erupção cutânea característica, protuberância avermelhada na região em que houve picada. Manifestações gripais juntamente com um eritema migratório crônico, começando com uma área central plana avermelhada e um clareamento central. A infecção do sistema nervoso central pode ser sugerida na ocasião da paralisia facial. O título dos anticorpos séricos para o espiroqueta *Borrelia burgdorferi* não são confiáveis na fase inicial da doença, embora a produção intratecal de anticorpos seja observada em alta proporção nos pacientes que se apresentam com paralisia facial.

Causas infecciosas da orelha média

Virais

Dos agentes infecciosos que habitualmente causam paralisia facial, a reativação do vírus varicela-zóster é facilmente diferenciada da paralisa de Bell, graças aos achados que acometem a orelha externa, tais como dor intensa, erupções vesiculares na orelha externa, perda auditiva neurossensorial, zumbido e vertigem. Tal combinação recebe a denominação síndrome de Ramsay-Hunt. Em geral, apresenta-se em um quadro progressivo de paresia da função do nervo facial. Tem incidência aumentada na faixa etária de maiores de 60 anos, possivelmente por imunidade celular reduzida nessa faixa etária. Em geral, a degeneração neural tende a ser mais grave e de pior prognóstico em comparação à paralisia de Bell. A neuralgia pós-herpética pode ocorrer até em patamares incapacitantes.

Bacterianas

As infecções que acometem a orelha média podem resultar em paralisia do nervo facial. Destacam-se a otite média aguda (OMA), a mastoidite e a otite externa maligna (OEM).

Uma deiscência natural do canal de Falópio pode fazer com que quadros infecciosos da orelha média como a OMA produzam mediadores inflamatórios locais que causarão edema do nervo exposto, podendo evoluir com PFP de caráter progressivo num período em geral de dois a três dias, podendo estar relacionada a otalgia intensa com ou sem otorreia. Ocorre em aproximadamente 5/1.000 casos de OMA, costuma apresentar bom prognóstico após antibioticoterapia contra germes Gram-positivos e Haemophilus, associada a meringotomia para drenagem da secreção em orelha média[16].

Nos casos de mastoidite, pode ser necessária mastoidectomia subtotal na vigência de evolução mais arrastada e desfavorável para remoção do tecido inflamatório local, podendo ser realizada a descompressão do nervo sem a abertura de sua bainha[16]. Além disso, deve-se atentar para a possibilidade de complicações intracranianas secundárias a um processo de mastoidite.

A OEM é uma condição que demanda intervenção rápida. Em geral, compromete pacientes mais idosos e indivíduos imunocomprometidos por doenças do sistema imunológico ou por *diabetes mellitus* mal controlado e de longa data. A OEM pode comprometer múltiplos pares cranianos. O processo inflamatório grave, em geral, tem início na orelha externa com otalgia, exsudação local, otorreia e erosão da porção osteocartilaginosa do canal auditivo externo e pode se expandir para os tecidos adjacentes, tais como parótida, osso temporal, base do crânio e outros pares cranianos baixos. A *Pseudomonas aeruginosa* é o patógeno mais comumente encontrado em até 98% das culturas documentadas. A terapia com antibioticoterapia voltada para o agente citado, em geral endovenosa e em regime de internação hospitalar, pode envolver o debridamento cirúrgico da região. O prognóstico do nervo facial em geral é precária, pela gravidade da infecção (Figura 215.6).

Na otite média crônica, a paralisia em geral está associada à presença de colesteatoma ou tecido inflamatório crônico que envolve as diversas porções do nervo facial. Em geral, apresenta tratamento cirúrgico para remoção da doença

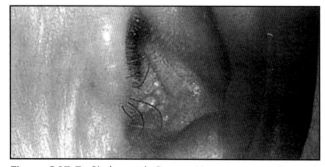

Figura 215.5. Síndrome de Ramsay-Hunt, com erupções vesiculares na orelha externa.

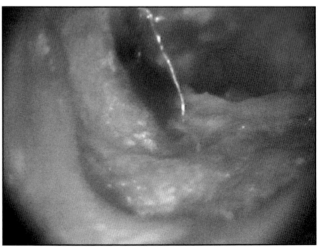

Figura 215.6. Otite externa maligna. Imagem do conduto auditivo externo com processo inflamatório grave (osteomielite) iniciado na orelha externa.

otológica de base, seguido de corticosteroides e antibióticos sistêmicos.

Causas neoplásicas

Os tumores que resultam em paralisia facial podem acometer o próprio nervo facial ou ter origem nas estruturas circundantes e eventualmente comprometer a função neural. Dos pacientes que apresentam paralisia de início recente, apenas 5% são devidos a um processo neoplásico. Diante de um caso de paralisia facial, é importante o reconhecimento de características que podem levar a um diagnóstico de neoplasia[17,18].

Podem indicar um diagnóstico de neoplasia:

1. Progressão da paralisia por mais de três semanas;
2. Espasmos faciais associados;
3. Ausência de recuperação funcional quatro meses após o início de paralisia;
4. Quadro recidivante ipsilateral;
5. Outros pares cranianos envolvidos;
6. Outros sinais ou sintomas neurológicos envolvidos;
7. Presença de massa parotídea;
8. História de carcinoma.

As lesões intratemporais e intracranianas que resultam em paralisia facial em geral são benignas, mas, devido ao seu efeito expansivo, podem ser extremamente debilitantes sobre estruturas neurovasculares circundantes. Os tumores de origem do nervo facial são os neuromas (schwanomas do nervo facial) (Figura 215.7). Em geral, podem ocorrer em qualquer porção do nervo, mas têm maior predileção pelo gânglio geniculado ou terceira porção do nervo. Outros tumores intracranianos que podem cursar com paralisia são, em ordem decrescente de frequência, o schwanoma vestibular (antigo neurinoma do acústico), meningeomas, colesteatomas congênitos, carcinoma adenoide cístico e cisto aracnoide.

As massas extracranianas que resultam em paralisia do nervo facial são quase exclusivamente de origem parotídea. As neoplasias benignas correspondem a mais de 85% dos casos nos quais o adenoma pleomórfico é o tipo histológico mais comum (Figura 215.8). Embora incomum, o nervo facial pode ter sua função alterada por compressão extrínseca. A punção dessas massas parotídeas é um método aceitável para elucidação diagnóstica das massas parotídeas. Diferenciam-se tais tumorações benignas de neoplasias malignas, que podem cursar mais frequentemente com disfunções do nervo (12% a 15%) e seu envolvimento representa um sinal de mau prognóstico. Dos tipos histológicos, o carcinoma mucoepidermoide é o tipo mais comum, embora o carcinoma adenoide cístico tenha maior predileção por acometer o nervo facial.

Paralisia facial na criança

A incidência de paralisia facial nos recém-nascidos é de aproximadamente 1/2.000 partos. É importante diferenciar tocotraumatismos das causas desenvolvimentais, por envolver prognóstico, assim como uma semiologia e tratamentos diferentes.

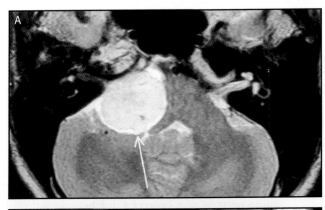
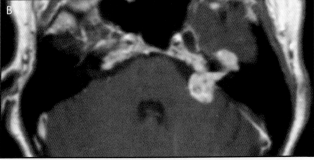

Figura 215.7. (**A**) Schwanoma vestibular comprimindo VIII e VII pares cranianos (seta). (**B**) Schwanoma do nervo facial.

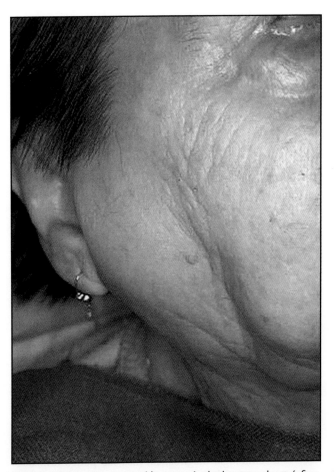

Figura 215.8. Massa parotídea, provável adenoma pleomórfico.

O traumatismo do parto é responsável pela maioria dos casos com disfunção em geral unilateral do nervo facial. Parto prolongado, equimose da face ou na região temporal e homotímpano podem remeter à hipótese de a disfunção do nervo estar relacionada ao trauma do parto. Embora o fórceps seja considerado um fator agressor comum, um parto não complicado também pode cursar com disfunção do nervo. Como já abordado, a ponta da mastoide hipodesenvolvida nessa faixa etária torna o nervo facial mais superficial e vulnerável a compressões e lesões[19].

A paralisia congênita, diferentemente daquela decorrente de tocotraumatismos, está associada geralmente à paralisia facial contralateral, outros déficits de nervos cranianos e aberrações congênitas em geral craniofaciais. Das anomalias de desenvolvimento, destaca-se a síndrome de Moebius, na qual a paralisa facial se apresenta com outros nervos cranianos afetados, tais como o nervo abducente (unilateral ou bilateral), podendo afetar também os nervos IX, X e XII, assim como outros nervos motores extraoculares. A falta da unidade neuromuscular pode advir de agenesia nuclear, agenesia muscular ou ambas

A hipoplasia ou aplasia do músculo depressor do ângulo da boca (CULLP – *congenital unilateral lower lip paralysis*), tida como uma lesão no tronco cerebral que resulta em uma falta de desenvolvimento do músculo depressor do ângulo da boca, em geral pode cursar com outras alterações craniofaciais, bem como alterações no sistema cardiovascular[20].

Exames diagnósticos

Os exames diagnósticos e complementares visam tanto elucidar as causas da afecção em questão como o topodiagnóstico, mas também tentam fornecer fatores prognósticos que possam interferir nas condutas terapêuticas.

Comumente, os exames serão orientados a depender das hipóteses diagnósticas consideradas. Em geral, serão solicitados exames laboratoriais tais como hemograma, provas de atividade inflamatória, exames metabólicos (avaliação da função tireoidiana, pesquisa de *diabetes mellitus*), sorologias (pesquisa de doenças como HIV, mononucleose, sífilis, Lyme), pesquisa de alterações liquóricas, quando um quadro meníngeo é suspeitado.

Os exames topodiagnósticos que visam determinar o local de acometimento do nervo são:

1. Teste de lacrimejamento (Schirmer). Visa avaliar a função do nervo petroso maior superficial via lacrimejamento. Uma diferença de 30% ou mais na avaliação por meio de tiras de papel-filtro indica lesão trans ou suprageniculada[21];
2. Teste do reflexo estapediano. Também considerado um teste prognóstico por meio da impedanciometria. A presença do reflexo pode mostrar lesão abaixo da saída do nervo que inerva o músculo do estapédio. A sua recuperação no decorrer da evolução denota recuperação da função neural;
3. Avaliação da sensibilidade gustatória da língua, assim como medida do fluxo salivar, podem completar a semiologia diagnóstica, mas são pouco utilizadas na prática clínica;
4. Exames de imagem. O mais indicado é a ressonância nuclear magnética. Utilizada nas condições clínicas descritas anteriormente, quando se suspeita de lesões neoplásicas ou doenças degenerativas do sistema nervoso central, utilizada com contraste paramagnético, o que pode elucidar a provável etiologia da paralisia.

Exames prognósticos

Para a interpretação dos testes eletrofisiológicos, é necessário o conhecimento da fisiopatologia envolvida na injúria ao nervo facial e modificações na sua condução ao estímulo elétrico.

Após lesão nervosa, as fibras distais retêm a excitabilidade por mais de 96 horas, com axônios recebendo energia das células de Schwann.

Histologia

As células de Schwann se tornam edemaciadas, rompem a mielina, ocorrendo a degeneração waleriana. Fagocitárias, elas reabsorvem o nervo distalmente à lesão. Dessa forma, com os eletrodos extratemporalmente, é feito o estudo da condução nervosa. As células de Schwann fagocitárias reabsorvem o nervo lesado. Isso ocorre distalmente à lesão e para o estudo de condução nervosa que é realizado com o posicionamento de eletrodos extratemporalmente para o estudo da parte distal do nervo lesado, tem a necessidade que tal degeneração ocorra para que o estudo prossiga.

No coto proximal à lesão, ocorre um crescimento dos axônios proximais, que formam um neuroma nesse coto, preparando-se para o crescimento do nervo lesado. As células de Schwann se reagrupam, formando um agrupamento de células junto à membrana basal que as envolvia. Isso forma uma espécie de tubo para receber o axônio que cresce. A velocidade de crescimento é de 1 mm por dia. A mielina que é formada é mais fina e inconstante, prejudicando a condução e explicando as sequelas encontradas. A pequena velocidade de crescimento e regeneração faz com que, antes de encontrar a placa neuromuscular, elas, juntamente com os músculos inervados, já tenham consigo alterações atróficas que afetam a função da mímica facial

De acordo com Seddon, a agressão sofrida pelo nervo facial entra em três categorias[22]:

1. Neupraxia. Nota-se aí apenas um bloqueio na condução nervosa, sem ocorrer a degeneração waleriana. Terminado o bloqueio, a recuperação funcional é completa e sem sequelas;
2. Axonotemese. Ocorre o comprometimento parcial dos axônios e da bainha de mielina, porém o neurilema permanece contínuo. Ocorre degeneração waleriana. Assim, a recuperação axonal pode ocorrer de maneira completa ou se degenerar. A função neural e motora pode sofrer sequelas permanentes. No local de lesão, ocorrem "brotamentos", que irão crescer no sentido do axônio distal. Pode ocorrer a chamada reinervação cruzada, fato importante que explica sequelas que são encontradas futuramente;

3. Neurotmese. A interrupção completa do nervo diminui sensivelmente a possibilidade de regeneração. Na extremidade proximal do nervo lesado ocorre a formação do neuroma de coto com a proliferação dos axônios lesados na tentativa de atingir o axônio distal (Figura 215.9).

Os testes eletrofisiológicos têm fundamentação clínica para avaliar o prognóstico de recuperação da função neural e consequentemente a função da musculatura afetada, já que pode dar indícios de um prognóstico desfavorável e, assim, ser um importante fator de indicação cirúrgica de descompressão do nervo. O estudo eletrofisiológico consegue mostrar atividades elétricas neurais e musculares que antecedem a melhora clínica.

A eletroneuromiografia da face é composta de três componentes:

1. Estudo do reflexo de piscamento (*blink reflex*). Nesse caso é obtida a resposta reflexa eferente via nervo facial ipsi e contralateralmente ao estímulo que ocorre com a via aferente do nervo trigêmeo;
2. Eletroneurografia;
3. Eletromiografia.

A eletroneurografia é realizada a partir do terceiro dia de paralisia, tendo validade até o 21º dia, período em que ocorre a degeneração neural. Os potenciais são captados no tronco do nervo facial e avaliados em relação à amplitude e à velocidade de condução do impulso nervoso, comparando-se os dois lados da face. O grau de degeneração é dado pela diferença de amplitude da onda entre os lados, e a degeneração maior que 90% em relação ao lado normal é indicadora de mau prognóstico[23,24].

A eletromiografia é o registro de potenciais musculares espontâneos e voluntários. O exame é imprescindível na avaliação de uma fase mais tardia da paralisia facial.

São avaliados a atividade de inserção do eletrodo, a atividade espontânea das unidades motoras, assim como o traçado eletromiográfico após uma contração leve e máxima da musculatura em questão. Se a EMG mostrar unidades motoras faciais ativas, mesmo com perda quase completa de excitabilidade do tronco do nervo, o prognóstico de uma recuperação espontânea é excelente. A presença de potenciais de fibrilação miogênicos e a ausência de unidades motoras voluntárias denotam degeneração nervosa completa; a coexistência de potenciais de fibrilação e unidades motoras re-

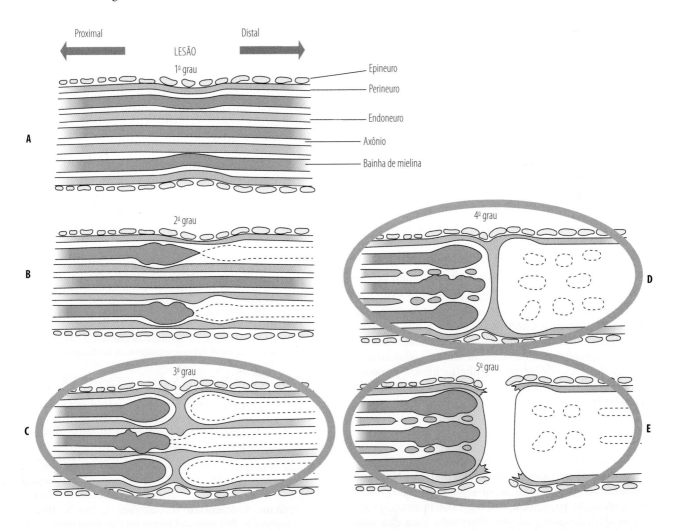

Figura 215.9. Categorias de Seddon para a lesão sofrida pelo nervo facial e sua relação com a escala de House-Brackmann. (**A**) Neuropraxia, paralisia grau 1. (**B**) Axonotmese, paralisia grau 2. (**C, D, E**) Neurotmese, paralisia graus 3, 4 e 5.

presenta lesão incompleta; e a presença de unidades motoras polifásicas significa um nervo em regeneração. Esses potenciais precedem a recuperação clínica detectável e podem assim prever uma recuperação favorável da função do nervo facial, embora a qualidade dessa reinervação não consiga ser objetivamente medida.

Tratamento

O tratamento de escolha ainda permanece controverso, mas tem como objetivo principal promover a recuperação completa dos movimentos da mímica facial e prevenir a degeneração das fibras nervosas e suas possíveis sequelas[25].

O tratamento da paralisa facial se faz a partir das hipóteses diagnósticas acima explanadas, sendo cada etiologia com sua terapêutica apropriada. A partir de então, a função do nervo facial deve ser pensada no sentido de se evitarem sequelas motoras desfigurantes com importante prejuízo funcional e psicológico. Assim, alternativas como medicamentos, reabilitação fisioterápica e miofuncional, assim como técnicas de restabelecimento da harmonia da estética facial, podem ser usadas a depender da individualização do quadro clínico em questão.

Tratamento medicamentoso

Baseado em estudos controlados e randomizados, a terapia com corticosteroide via oral, dentro das primeiras 72 horas do início do quadro de paralisia, é a modalidade que apresenta maior grau de evidência em comparação ao não uso dela (nível A de evidência)[26].

Critérios que possam contraindicar seu uso devem ser respeitados e os casos devem ser individualizados com relação à sua terapêutica (por exemplo *diabetes mellitus*, transtornos psiquiátricos, obesidade mórbida, intolerantes a medicação). Gestantes devem ser individualizadas com relação ao custo x benefício do uso de tais medicações.

Combinado com corticosteroides via oral, a terapia com antivirais se mostrou benéfica, podendo ser oferecida combinada com o corticosteroide via oral (nível B de evidência).

Em monoterapia, os antivirais não se mostraram benéficos na recuperação dos pacientes com paralisia de Bell.

A terapêutica instituída deve incluir a proteção ocular com solução oftálmica estéril lubrificante, a fim de evitar complicações sérias, como ulceração de córneas. Para pacientes que apresentam dificuldade de fechar o olho no lado afetado, a utilização de lágrimas artificiais mostra-se necessária para que o olho seja lubrificado até que a paralisia facial seja resolvida.

Tratamento cirúrgico

O tratamento cirúrgico visa essencialmente à recuperação funcional do nervo, evitando sua degeneração. Nos casos de paralisia idiopática, mais de 90% dos pacientes apresentam recuperação satisfatória, todavia existem situações em que esse desfecho não pode ser observado. Para elas, uma terapêutica a ser considerada é a descompressão cirúrgica do nervo facial na sua segunda e terceira porção e ocasionalmente na sua primeira porção via acesso por fossa média. Há controvérsias referentes ao momento mais adequado para se indicar uma exploração cirúrgica do nervo facial. Com o auxílio da eletroneurografia, Fisch mostrou que, ao ser verificada uma degeneração do nervo maior que 90%, uma abordagem cirúrgica do nervo facial permitiria que tais pacientes apresentassem evolução muito mais satisfatória em comparação aos casos não operados[27,28].

Fisioterapia

Visa, por meio de exercícios programados de mímica facial e massagens, restabelecer o tônus, promover alongamento da musculatura contraída e prevenir sequelas e sincinesias. Fato muito importante é que não deve ser realizada fisioterapia com eletroestimulação, pois esta pode promover hipertonia da musculatura e aparecimento de sincinesias, mesmo com apenas uma sessão[29].

Fonoterapia

Visa restabelecer e prevenir alterações da mastigação, deglutição, fala e mímica facial[30].

Acupuntura

Tem o intuito principal de promover o relaxamento da musculatura, nos casos em que há hipertonias e contraturas[31]. Estudos ainda são necessários para esclarecer o real benefício da acupuntura na melhora funcional dos pacientes com paralisia. Estudos mostram ainda pequenos benefícios no alívio da dor e pequena melhora na função da movimentação da mímica facial.

Orientação psicológica

Possui o intuito de esclarecer o motivo e o prognóstico da doença ao paciente, bem como tirar dúvidas e responder aos seus anseios.

Referências bibliográficas

1. Holland NJ, Weiner GM. Recent developments in Bell's palsy. BMJ. 2004;329:553-7.
2. Gilden DH. Clinical practice. Bell's palsy. N Engl J Med. 2004;351:1323-31.
3. Peitersen E. Bell's palsy: the spontaneous course of 2,500 peripheral facial nerve palsies of different etiologies. Acta Otolaryngol Suppl. 2002;549:4-30.
4. House JW, Brackmann D. Facial nerve grading systems. Otolaryngol Head Neck Surg. 1985;93(2):146-7.
5. Keane JR. Bilateral seventh nerve palsy: analysis of 43 cases and review of the literature. Neurology. 1994;44:1198-202.
6. Schadel A. [The effects of cold on facial nerve function]. Laryngorhinootologie. 1990;69:242-5.
7. House JW. Facial nerve grading systems. Laryngoscope. 1983;93:1056-69.
8. McCormick DP. Herpes-simplex virus as a cause of Bell's palsy. Lancet. 1972;1:937-9.
9. Murakami S, Mizobuchi M, Nakashiro Y, Doi T, Hato N, Yanagihara N. Bell palsy and herpes simplex virus: identification of viral DNA in endoneurial fluid and muscle. Ann Intern Med. 1996;124(1 Pt 1):27-30.

10. Grout P. Bell's palsy and herpes simplex. Br Med J. 1977;2:829-30.
11. Lewis BF, Morris CE. Letter: Bell's palsy and herpes-simplex infection. Lancet. 1976;1:100.
12. Smith MD, Scott GM, Rom S, Patou G. Herpes simplex virus and facial palsy. J Infect. 1987;15:259-61.
13. Ghonim MR1, Gavilán C, Sarría MJ. Bilateral simultaneous Bell's palsy. Two cases following herpes simplex gingivostomatitis. ORL J Otorhinolaryngol Relat Spec. 1988;50(4):269-72.
14. Santos DQ, Adour KK. Bilateral facial paralysis related to sexually transmitted herpes simplex: clinical course and MRI findings. Otolaryngol Head Neck Surg. 1993;108:298-303.
15. Korczyn AD. Bell's palsy and diabetes mellitus. Lancet. 1971;1(7690):108-9.
16. Elliot CA, Zalzal GH, Gottlieb WR. Acute otitis media and facial paralysis in children. Ann Otol Rhinol Laryngolol. 1996;105:58-62.
17. Fish U, Ruttner J. Pathology of infratemporal tumors involving facial nerve. In: Fisch U, editor. Facial Nerve Surgery. Birmingham: Aesculapius Publishers; 1977. p. 448-56.
18. Brackmann DE, Bartels LJ. Rare tumors of the cerebellopontine angle. Otolaryngology – Head and Neck Surgery. SAGE J. 1980;88 555-9.
19. Bergman I, May M, Wessel HB, Stool SE. Management of facial palsy caused by birth trauma. Laryngoscope. 1986;96:381-84.
20. Lin DS, Huang FY, Lin SP, Chen MR, Kao HA, Hung HY, et al. Frequency of associated anomalies in congenital hypoplasia of depressor anguli oris muscle: a study of 50 patients. Am J Med Genet. 1997;71(2):215-8.
21. Gontier J, Fisch U. Shimer's test: it's normal values and clinical significance. Trans Am Acad Ophtalmol Otol. 1976;38:1-10.
22. Seddon HJ. A classification of nerve injuries. Br Med J. 1942;2(4260):237-9.
23. Cramer H, Karatush J. Testing facial nerve function. Otolaryngol Clin North Am. 1994;24:550-70.
24. May M, Hardin WW. Facial palsy: interpretation of neurologic findings. Tr Am Acad Ophth Otol. 1977;84:710-22.
25. Ramsey MJ, DerSimonian R, Holtel MR, Burgess LPA. Corticosteroid treatment for idiopathic facial nerve paralysis: a meta-analysis. Laryngoscope. 2000;110:335-41.
26. Baugh RF, Basura GJ, Ishii LE, Schwartz SR, Drumheller CM, Burkholder R, et al. Clinical practice guideline: Bell's palsy. Otolaryngol Head Neck Surg. 2013;149(3 Suppl):S1-27.
27. Fisch U. Total facial nerve decompression and electroneurography. In: Silverstein H, Norrell H, editor. Neurological surgery of the ear. Birmingham: Aesculapius Publishing; 1977. p. 21-3.
28. Fisch U. Surgery for Bell's palsy. Arch Otolaryngol. 1981;107:1-11.
29. Lucena ACT. Fisioterapia na paralisia facial periférica. São Paulo: Lovise; 1993.
30. Guedes ZCF. A atuação do fonoaudiólogo na equipe multidisciplinar de atendimento ao portador de paralisia facial periférica [tese]. São Paulo: Escola Paulista de Medicina – Universidade Federal de São Paulo (EPM-Unifesp) 1994.
31. Xing W, Liu H. Clinical observation on acupuncture treatment of persistent facial paralysis. J Tradit Chin Med. 1997;17(1):18-20.

216
CORPOS ESTRANHOS

Daniel Salgado Küpper
Pedro Ernesto Barbosa Pinheiro
Jorge Nassar Filho
Edwin Tamashiro

Introdução

A introdução de corpos estranhos (CEs) em vias respiratórias superiores e orelha externa são ocorrências relativamente comuns em unidade de pronto-socorro, chegando a representar até 10% dos atendimentos de urgência em unidades especializadas de otorrinolaringologia[1-4]. Acontece principalmente na faixa etária pediátrica, com pico de incidência em crianças menores que 5 anos. Entre 5 e 10 anos, há um declínio na frequência, passando a se tornar semelhante à de adultos a partir dos 10 anos de idade[2,5]. Em adultos, a maioria dos casos acontece em indivíduos com retardo neuropsicomotor ou pacientes institucionalizados[6].

Entre as ocorrências de CEs na área otorrinolaringológica, a orelha externa é o sítio de maior incidência, seguida da cavidade nasal, faringe e laringe[3,7].

Uma ampla variedade de CEs tem sido descrita nessas cavidades, entre elas papel, algodão, grãos, insetos, materiais de pós-operatório (por exemplo, sondas, fios de sutura), metais, entre outros. Entre o universo de CEs possíveis de serem introduzidos nessas cavidades, deve-se ressaltar três características que podem influenciar a urgência do tratamento ou possíveis sequelas: objetos hidrofílicos, objetos animados (insetos vivos) e substâncias corrosivas (por exemplo, pilhas e baterias). Corpos estranhos hidrofílicos, como o grão de feijão, se não removidos o mais prontamente possível, podem absorver água, causar dilatação e, consequentemente, dificultar a remoção *a posteriori*. Objetos animados, como insetos ainda vivos, devem ser primeiramente imobilizados com substâncias aquosas ou oleosas, a fim de diminuir possíveis traumatismos durante sua mobilização. Por fim, substâncias corrosivas devem ser removidas o mais rapidamente possível a fim de evitar efeitos químicos abrasivos sobre a pele ou mucosa em contato com o CE.

Corpos estranhos em orelha externa

Quadro clínico

A presença de CEs na orelha externa pode se apresentar desde casos assintomáticos, que são relatados pela própria criança ou percebidos pelos pais, até casos extremos com otalgia, otorreia, perda de audição e zumbido. O diagnóstico é confirmado por um simples exame físico por meio de otoscopia com boa luminosidade ou um microscópio.

Habitualmente, os CEs inseridos na orelha externa ficam posicionados nos 2/3 laterais do conduto auditivo externo, em virtude de um natural estreitamento ósseo localizado no terço medial do conduto auditivo externo.

Avaliação inicial e conduta na sala de emergência

A avaliação criteriosa do tipo do CE, sua localização e extensão ao longo do conduto, a presença de lesões concomitante, incluindo lacerações na pele do conduto, assim como a integridade timpânica, irão direcionar a melhor decisão de como se remover o CE. Quando houver a presença de objetos animados, como insetos vivos, deve-se primeiramente proceder ao afogamento e imobilização desses insetos utilizando substâncias aquosas ou oleosas (por exemplo, vaselina), para posteriormente proceder à retirada com materiais apropriados. Quando o CE estiver localizado muito medialmente no conduto, houver qualquer suspeita de lesão no conduto ou na membrana timpânica ou o paciente for pouco colaborativo, é recomendado que a remoção seja realizada por médico otorrinolaringologista, que deverá retirar o CE com pinças e curetas delicadas, com imobilização necessária ou sedação do paciente, a fim de garantir a integridade de outras estruturas (por exemplo, membrana timpânica e cadeia ossicular)[8].

Quando a membrana timpânica estiver íntegra, existem mais opções de tratamento. Caso o CE não seja hidrofílico, pode-se optar pela lavagem do conduto auditivo externo com soro fisiológico, aspiração, ou por meio de instrumentos apropriados (cureta, ganchos). A remoção de materiais hidrofílicos deve ser evitada pelo método de lavagem, pois, ao entrar em contato com líquidos, tais CEs podem aumentam de volume e, consequentemente, dificultar sua remoção.

Caso a membrana timpânica esteja perfurada, a remoção deve ocorrer somente com instrumentos ou aspiração, a fim de evitar infecção na orelha média. Corpos estranhos líquidos como óleos industriais, soluções ácidas ou alcalinas devem ser retirados por meio de aspiração.

Uma situação que pode se apresentar com sintomas intensos é a presença de larvas de moscas na orelha externa, conhecida como miíase. Tal afecção é provocada pela deposição de larvas de dípteros na orelha externa, que se alimentam de tecidos vivos ou mortos do hospedeiro. Acomete especialmente indivíduos que apresentam otorreia crônica (otite média crônica) ou pacientes institucionalizados. O tratamento consiste na remoção mecânica das larvas sob visualização microscópica, oclusão das cavidades com pomadas para que as larvas se desloquem até a superfície para respiração e possível administração de ivermectina oral (dose de 200 mcg/kg de peso corporal, comprimido de 6 mg).

Complicações

Deve-se ressaltar que tentativas heroicas de remoção, seja por inexperiência na área ou utilização de materiais inapropriados, podem resultar em uma série de complicações, algumas delas bastante graves. As complicações mais comuns de remoção são: laceração da pele ou hematoma do conduto auditivo externo, perfuração da membrana timpânica, lesões na cadeia ossicular e perdas de audição permanentes (perdas auditivas neurossensoriais)[4]. Dessa maneira, sempre que houver dúvida, é aconselhável que se encaminhem tais pacientes a centros ou equipes especializadas.

Corpos estranhos em cavidade nasal

Quadro clínico

A apresentação clínica depende do tempo de introdução do CE na fossa nasal. Em quadros crônicos, especialmente quando não percebido pelos pais, a típica apresentação é a presença de obstrução nasal associada a secreção mucopurulenta e odor fétido unilateral[9]. Já nos casos agudos, é comum os pacientes chegarem oligossintomáticos, apenas informando que colocaram o CE, ou com os pais relatando que viram a criança introduzindo o CE no nariz[10]. Outro sintoma que pode aparecer é a epistaxe, especialmente se houver tentativa prévia de manipulação ou se o CE estiver promovendo inflamação localizada.

Avaliação inicial e conduta na sala de emergência

O diagnóstico pode ser feito simplesmente por um exame físico adequado (rinoscopia anterior), que exige imobilidade da cabeça e iluminação apropriada da fossa nasal (utilizando otoscópios ou espéculos nasais e uma boa fonte de luz). Quando houver secreção, deve-se realizar a aspiração, tomando-se o cuidado para não introduzir um possível CE nas regiões mais posteriores da fossa nasal. Quando houver edema de mucosa das conchas nasais ou do septo nasal, podem-se aplicar algumas gotas de descongestionantes nasais (oximetazolina, fenilefrina) para facilitar a visualização. Em virtude de a fossa nasal apresentar algumas áreas de estreitamento naturais, como a região da válvula nasal interna e concha média, os CEs preferencialmente se alojam nessas regiões, no assoalho nasal, anteriormente à concha inferior ou anteriormente à concha média.

A radiografia simples de seios paranasais não tem indicação para diagnóstico desses casos, pois é pouco sensível para materiais não radiopacos e, na ausência de alterações na radiografia, não exclui a necessidade de avaliação adicional por médico otorrinolaringologista.

A remoção do CE deve ser realizada por pessoas treinadas, utilizando materiais apropriados, incluindo uma boa fonte de luz, espéculo nasal, pinças de preensão, aspiradores e sonda de Itard. Em crianças ou em pacientes pouco colaborativos, é importante o auxílio de outras pessoas para que se realize uma apropriada imobilização da cabeça e do corpo como um todo.

Caso o profissional não tenha à disposição material adequado ou experiência na remoção, o ideal é que encaminhe de imediato ao médico otorrinolaringologista, a fim de se reduzirem riscos de deslocar o CE e promover aspiração, lesão da mucosa com consequente epistaxe e mesmo estresse desnecessário aos pacientes. Estima-se que pelo menos 65% dos CEs nasais necessitam de avaliação especializada otorrinolaringológica[9]. Ainda, em torno de 15% dos casos, necessitam ser removidos em ambiente cirúrgico sob sedação ou anestesia geral[11].

Complicações

A maioria dos CEs nasais não está relacionada a complicações, com raras exceções. Deve-se atentar que, para objetos pequenos ou durantes manobras inapropriadas de remoção, há o risco de broncoaspiração. Caso ocorra, a situação se torna crítica, com provável comprometimento da via aérea e necessidade de intervenção emergencial.

Outra situação de potencial complicação é no caso da introdução de objetos corrosivos. Quanto mais tempo baterias e pilhas ficarem em contato com a mucosa, maior o risco de necrose tecidual, perda de cartilagem, perfuração septal e formação de sinéquias[12,13].

Para os casos em que há demora no diagnóstico e tratamento, é comum haver infecção bacteriana secundária, necessitando de tratamento com antibióticos após a remoção.

Corpos estranhos em faringe

Quadro clínico

Nos CEs de faringe/laringe, os espinhos de peixe são os mais comuns em todas as idades. Em crianças menores que 5 anos de idade, é também comum a presença de outros objetos, como peças de brinquedo, baterias, moedas e outras objetos de pequeno tamanho. Já em pacientes acima de 5 anos, os alimentos passam a ter maior proporção entre os CEs[5].

Em crianças pequenas, apesar de ser mais comum a ingestão de CE, os objetos de bordas rombas habitualmente seguem pelo trato digestivo e saem nas fezes, sem grandes repercussões clínicas. Entretanto, os objetos pontiagudos merecem atenção maior pelo risco de se alojarem na faringe, laringe ou mesmo ao longo do trato digestivo[5,14]. Espinhos de peixe e ossos de frango são os CEs mais comumente referidos pelos pacientes, e o primeiro corresponde a cerca de 70% dos CEs de faringe no total, sendo cerca de 48% nas crianças e 79% a 94% nos adultos[5].

O local mais acometido também varia de acordo com a idade. Nas crianças e pré-adolescentes, é mais comum a presença do CE nas tonsilas palatinas, em cerca de 65% dos casos. Isso se deve ao fato de as tonsilas serem maiores nessa faixa etária e também pelo menor tamanho da faringe. Após o estirão de crescimento, as tonsilas ficam proporcionalmente menores e o diâmetro da orofaringe maior, permitindo passagem mais fácil por essa região. Após os 15 anos, a frequência de CE se modifica, sendo igualmente frequente nas tonsilas (30%) e na base da língua (30%), seguidas da valécula e seios piriformes.

Os sintomas mais comuns de CE na faringe são: sensação de algo parado, dor (principalmente em pontadas ao deglutir) e disfagia[2,15].

Crianças maiores habitualmente relatam que, após a ingestão de algum objeto ou alimento, houve o aparecimento de sintomas relacionados ao CE na faringe. Em crianças menores, no entanto, em geral não há relato de tal ingestão, devendo sempre se suspeitar de CE quando apresentarem, subitamente, algum dos seguintes sinais ou sintomas: disfagia, estridor, sialorreia, diminuição de apetite e/ou ingesta alimentar, não acompanhado de febre ou queda do estado geral[2,15].

Avaliação inicial e conduta na sala de emergência

Na emergência, é essencial que uma boa oroscopia seja realizada, pois boa parte dos CEs se localizam nas tonsilas, principalmente nas crianças. Com uma visualização adequada, é possível observar toda a tonsila, grande da parede posterior da faringe e parte da base da língua. Sendo possível, a remoção do CE pode ser feita com uma pinça. Erroneamente, muitas vezes, é solicitado ao paciente para protruir a língua (Figura 216.1A), prejudicando a correta visão de grande parte da orofaringe. A maneira correta é com a língua no assoalho da boca e utilizando uma espátula para abaixá-la de maneira suave (Figura 216.1B)[1]. Caso não seja possível a visualização ou se o paciente apresentar náuseas em excesso, esse deve ser referenciado a uma especialista, que se utilizará de fibroscópio para a correta visualização e remoção, muitas vezes sendo necessária sedação para o procedimento[1].

Complicações

Se houver demora na remoção do CE, há risco de aspiração, o que torna o caso mais grave, além do risco de infecção com formação de abscesso[5,15].

Em crianças pequenas, a presença de CE na laringe ou vias aéreas baixas pode evoluir para insuficiência respiratória grave, necessitando primordialmente da obtenção de vias aéreas pérvias.

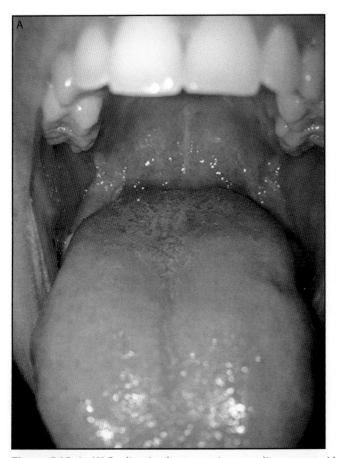
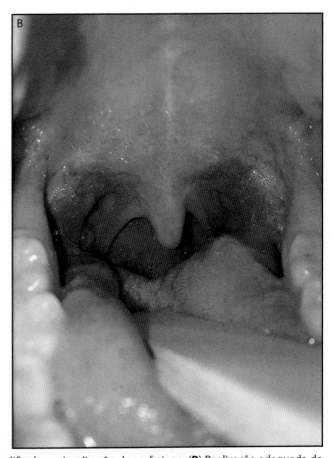

Figura 216.1. (A) Realização de oroscopia com a língua protraída dificulta a visualização da orofaringe. (B) Realização adequada de oroscopia, com a língua posicionada no interior da cavidade oral, em repouso, realizando leve pressão inferior nos 2/3 anteriores.

Referências bibliográficas

1. Heim SW, Maughan KL. Foreign bodies in the ear, nose, and throat. Am Fam Physician. 2007;76(8):1185-9.
2. Mangussi-Gomes J, Andrade JS, Matos RC, Kosugi EM, Penido NO. ENT foreign bodies: profile of the cases seen at a tertiary hospital emergency care unit. Braz J Otorhinolaryngol. 2013;79(6):699-703.
3. Marques MPC SM, Nogueira MD, Nogueirol RB, Maestri VC. Tratamento dos corpos estranhos otorrinolaringológicos: um estudo prospectivo. Rev Bras Otorrinolaringol. 1998;64:42-7.
4. Tiago RSL Salgado DC, Corrêa JP, Pio MRB, Lambert EE. Corpo estranho de ouvido, nariz e orofaringe: experiência de um hospital terciário. Rev Bras Otorrinolaringol. 2006;72(2):177-81.
5. Kim SY, Park B, Kong IG, Choi HG. Analysis of ingested foreign bodies according to age, type and location: a retrospective observational study. Clin Otolaryngol. 2016;41(6):640-5.
6. Friedman EM. Videos in clinical medicine. Removal of foreign bodies from the ear and nose. N Engl J Med. 2016;374(7):e7.
7. Figueiredo RR AA, Kós AOA, Tomita S. Complicações de corpos estranhos em Otorrinolaringologia: um estudo retrospectivo. Rev Bras Otorrinolaringol. 2008;74:7-15.
8. Ansley JF, Cunningham MJ. Treatment of aural foreign bodies in children. Pediatrics. 1998;101(4 Pt 1):638-41.
9. Kalan A, Tariq M. Foreign bodies in the nasal cavities: a comprehensive review of the aetiology, diagnostic pointers, and therapeutic measures. Postgrad Med J. 2000;76(898):484-7.
10. Tong MC, Ying SY, van Hasselt CA. Nasal foreign bodies in children. Int J Pediatr Otorhinolaryngol. 1996;35(3):207-11.
11. Scholes MA, Jensen EL. Presentation and management of nasal foreign bodies at a tertiary children's hospital in an American metro area. Int J Pediatr Otorhinolaryngol. 2016;88:190-3.
12. Gomes CC, Sakano E, Lucchezi MC, Porto PR. Button battery as a foreign body in the nasal cavities. Special aspects. Rhinology. 1994;32(2):98-100.
13. Ettyreddy AR, Georg MW, Chi DH, Gaines BA, Simons JP. Button battery injuries in the pediatric aerodigestive tract. Ear Nose Throat J. 2015;94(12):486-93.
14. Pecorari G, Tavormina P, Riva G, Landolfo V, Raimondo L, Garzaro M. Ear, nose and throat foreign bodies: the experience of the Pediatric Hospital of Turin. J Paediatr Child Health. 2014;50(12):978-84.
15. Lim CW, Park MH, Do HJ, Yeom JS, Park JS, Park ES, et al. Factors associated with removal of impacted fishbone in children, suspected ingestion. Pediatr Gastroenterol Hepatol Nutr. 2016;19(3):168-74.

SEÇÃO XXIII

URGÊNCIAS E EMERGÊNCIAS EM ENDOCRINOLOGIA

Coordenadora
Regina S. Moises

COMPLICAÇÕES HIPERGLICÊMICAS AGUDAS DO *DIABETES MELLITUS*

Monica de Andrade Lima Gabbay
Sergio Atala Dib

Cetoacidose diabética e estado hiperglicêmico hiperosmolar

A cetoacidose diabética (CAD) e o estado hiperglicêmico hiperosmolar (EHH) são as principais e potencialmente fatais complicações agudas do *diabetes mellitus* (DM). Ocorrem tanto no *diabetes mellitus* tipo 1(DM1) como no *diabetes mellitus* tipo 2 (DM2), entretanto a CAD ocorre com maior frequência no DM1 e o EHH é mais frequente no DM2. A CAD é uma condição potencialmente grave e comum em emergências hospitalares, especialmente na faixa etária pediátrica, sendo provocada por uma deficiência importante na secreção de insulina. Tem custo elevado, calculado em 2,4 bilhões de dólares ao ano nos Estados Unidos da América do Norte (US$ 17,500 por paciente)[1]. No Brasil, ocorre em aproximadamente 20% a 25% dos pacientes sem diagnóstico prévio de diabetes e está presente como complicação de pacientes com DM1 em 1% a 15%, especialmente adolescentes do sexo feminino[2]. A taxa de mortalidade varia de 5% a 25% dependendo da região do Brasil, sendo mais alta entre os idosos ou pacientes com comorbidades ou nas crianças menores. O risco de mortalidade aumenta com o número de internações por CAD. Uma única internação, duas a cinco internações e mais do que cinco internações por CAD foram associadas com risco de óbito de 5,2%, 13,5% e 23,4% durante um período de seguimento médio de 4,1, 3,7 e 2,4 anos, respectivamente[3]. O EHH, por outro lado, é caracterizado por hiperglicemia, hiperosmolaridade e desidratação na ausência da cetoacidose. Geralmente ocorre em indivíduos idosos com DM2 e, apesar de justificar menos de 1% das admissões hospitalares, tem mortalidade 10 vezes superior à da CAD. De modo que o EHH é a complicação aguda com maior mortalidade (5% a 20%)[4].

Podem ocorrer quadros mistos de CAD com componente hiperosmolar e de EHH com componente cetótico, e clinicamente podem coexistir no mesmo indivíduo em cerca de um terço dos casos. A CAD e o EHH representam os extremos de um *continuum* nos quais as características clínicas da sua manifestação variam de acordo com os níveis de deficiência de insulina, desidratação, cetose e acidose metabólica.

Cetoacidose diabética

Fisiopatologia

A deficiência de insulina, que pode ser relativa ou absoluta, associada ao aumento dos valores séricos de glucagon e outros hormônios contrarreguladores, tais como as catecolaminas, cortisol e hormônio do crescimento, causa elevação da glicemia por meio do aumento da glicogenólise, aumento da gliconeogênese e diminuição da utilização periférica de glicose. A gliconeogênese utiliza como substratos lactato proveniente da glicogenólise muscular, glicerol proveniente de lipólise e aminoácidos advindos da proteólise e diminuição de síntese proteica. Esse meio hormonal provoca maior atividade de enzimas gliconeogênicas como PEPCK, frutose-1,6-bifosfatase, piruvato carboxilase e glicose-6-fosfatase. O cortisol aumenta a oferta de aminoácidos devido ao maior catabolismo proteico. Glucagon e catecolaminas, por sua vez, induzem a ativação da enzima glicogênio fosforilases, que leva ao aumento da glicogenólise. Um aumento na relação glucagon-insulina inibe a produção de frutose-2,6-bifosfato com consequente diminuição da glicólise. Em adição, a elevação das catecolaminas, do hormônio do crescimento, do cortisol e dos ácidos graxos livres, a depleção de eletrólitos e a acidose interferem na ação da insulina nos órgãos-alvo.

Tanto na CAD quanto no EHH, a hiperglicemia provoca diurese osmótica devida à glicosúria, resultando em perda de água e eletrólitos, hipovolemia, desidratação e diminuição da taxa de filtração glomerular, os quais agravam a hiperglicemia.

A lipólise, além de fornecer substrato para a gliconeogênese, tem importante participação na cetogênese. A deficiência de insulina e os hormônios contrarreguladores (principalmente a adrenalina) levam à ativação da lípase hormônio-sensível no tecido adiposo, acarretando efluxo de ácidos graxos livres (AGLs) para a circulação, tanto pela lipólise quanto pela inibição da síntese de triglicérides. No fígado, o metabolismo lipídico é desviado para a oxidação de AGLs, que são transformados em corpos cetônicos em vez de serem reesterificados e secretados na forma de VLDL. Esse processo é regulado pelo glucagon, que provoca queda nas concentrações hepáticas de malonil-CoA. Por meio do bloqueio da glicólise, o glucagon diminui a disponibilidade dos intermediários metabólicos (oxaloacetato e citrato) necessários para a síntese de malonil-CoA. A diminuição dos níveis de malonil-CoA resulta em desinibição da carnitina palmitoil-transferase (CPT) I, favorecendo a oxidação dos ácidos graxos em corpos cetônicos (acetoacetato e β-hidroxibutirato)[5]. Esse aumento da produção de corpos cetônicos é acompanhado de diminuição em sua metabolização, agravando com isso a hipercetonemia. O acetoacetato e o β-hidroxibutirato se originam da dissociação dos ácidos acetoacético e β-hidroxibutírico, ácidos orgânicos, que originam os seus ânions e H^+. Com o acúmulo dos íons H^+, estabelece-se a outra fase da CAD, que é a acidose metabólica.

A CAD é também acompanhada de distúrbios hidroeletrolíticos, além dos metabólicos já citados. O aumento da osmolaridade extracelular provoca deslocamento de água do intra para o extracelular, com consequente desidratação celular, e, na fase inicial do processo, expansão do espaço extracelular e pequena diluição da concentração de sódio plasmático. Com o deslocamento de água, ocorre também um deslocamento de potássio do intra para o extracelular, exacerbado pela presença de acidose. Além disso, a entrada de K^+ para as células é diminuída na presença de insulinopenia e acidose. A diurese osmótica provoca diminuição da reabsorção de água e NaCl no túbulo proximal e na alça de Henle, e os cetoácidos que são formados durante a CAD promovem excreção adicional de íons carregados positivamente (Na, K, Ca, NH_4, Mg) para manter a neutralidade elétrica. Ocorrem perdas renais importantes de potássio devido à diurese osmótica e à cetonúria. A depleção de volume leva à diminuição da taxa de filtração glomerular, com subsequente retenção de glicose e cetoânions no plasma. Além da diurese osmótica, outros fatores que podem contribuir para a desidratação são o uso de diuréticos, náuseas e vômitos, diarreia, febre e diminuição da ingesta hídrica. Geralmente, o grau de desidratação é maior no EHH do que na CAD devido ao seu início mais gradual e maior período de descompensação metabólica. Usualmente, o balanço hídrico está negativo em 5 a 7 litros na CAD e de 8 a 10 litros no EHH[6].

Diagnóstico

Apresentação clínica

Os sintomas da CAD são de instalação rápida, variando de algumas horas a cerca de dois dias, e incluem poliúria, polidipsia, perda de peso, náuseas, vômitos e desconforto abdominal (mais comum em crianças). A presença de acidose metabólica estimula o centro medular da respiração, levando à respiração de Kussmaul. Outros achados incluem o hálito cetônico e sinais de desidratação, tais como diminuição do turgor da pele, mucosas secas, taquicardia e hipotensão. A temperatura em geral é abaixo do normal, podendo chegar até 34 °C. Se febre estiver presente, é provável a existência de infecção. O estado mental pode variar desde alerta até letargia profunda. Na chegada ao hospital, cerca de 50% portadores de CAD estão alerta, e apenas 10% dos casos são hospitalizados com perda de consciência.

Avaliação laboratorial

Os seguintes critérios laboratoriais são utilizados no diagnóstico da CAD: glicemia maior que 250 mg/dL, pH arterial menor que 7,3, bicarbonato sérico menor que 15 mEq/L e moderado grau de cetonemia e/ou cetonúria. Estudos têm mostrado que amostras de sangue arterial ou venoso podem ter concordância suficiente para serem utilizadas sem distinção em pacientes com CAD sem insuficiência respiratória ou instabilidade hemodinâmica para avaliação do pH e do bicarbonato. Com relação aos eletrólitos, entretanto, essa correlação entre o sangue venoso e arterial já é mais complicada, e os estudos mostram má correlação entre os valores de potássio na gasometria e amostras séricas.

A presença de drogas contendo radicais sulfidrila, tais como captopril, n-acetilcisteína, penicilamina ou metabólitos da levodopa, pode levar a leituras falso-positivas para cetonúria[8]. Resultados falso-negativos podem ocorrer quando as tiras reagentes ficaram expostas por longo tempo ao ar ou na presença de urina ácida, por exemplo, após a ingesta de grandes quantidades de ácido ascórbico. Também devemos lembrar que a cetonúria pode ocorrer em até 20% das gestantes normais após um pernoite. O desenvolvimento de testes laboratoriais com base nos valores de β-hidroxibutirato sanguíneo tem resolvido grande parte da avaliação da cetose nessas situações[9].

A maioria dos pacientes com CAD apresentam leucocitose, que é proporcional ao grau de acidose. As concentrações séricas de potássio são normais ou elevadas, apesar da deficiência corporal total, devido ao seu deslocamento do intra para o extracelular em decorrência de acidose metabólica, deficiência de insulina e hipertonicidade. As concentrações séricas de sódio são geralmente baixas na CAD por causa do fluxo de água do intra para o extracelular devido à hiperglicemia.

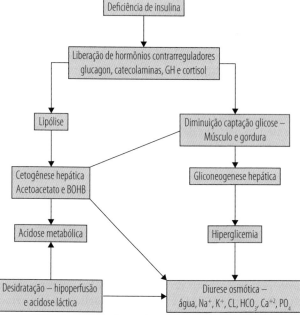

Figura 217.1. Fisiopatologia da cetoacidose diabética. Adaptada de: Bonadio[7]. GH: hormônio do crescimento; BOHB: ß-hidroxibutirato.

Tabela 217.1. Critérios diagnósticos e classificação da cetoacidose diabética

Critério	Leve	Moderado	Grave
Glicemia	> 250 mg/dL	> 250 mg/dL	> 250 mg/dL
Ánion gap	> 10 mEq/L	> 12 mEq/L	> 12 mEq/L
pH arterial	7,24 a 7,30	7,0 a < 7,24	< 7,0
Osmolaridade efetiva	Variável	Variável	Variável
Estado mental	Alerta	Alerta/confuso	Estupor/coma
Bicarbonato sérico	15 a 18 mEq/L	10 a 15 mEq/L	< 10 mEq/L
β-hidroxibutirato plasmático	0,6 a 1,5 mmol/L	1,5 a 3 mmol/L	> 3 mmol/L
Cetona na urina	Presente	Presente	Presente

Monitoração

- Pesar o paciente e estimar o grau de desidratação;
- Avaliar o grau de consciência (Escala de Glasgow) – monitoração horária;
- Coletar amostra sanguínea: glicose, sódio, potássio, bicarbonato, Hb, Htc, pH venoso e pCO_2 a cada 2 a 4 horas;
- Verificar concentração do β-OH-butirato a cada 2 horas (se disponível);
- Avaliar glicemia e cetona capilar ou cetonúria de hora em hora;
- Verificar osmolaridade sérica cada 2 a 4 horas;
- Avaliar cálcio, fósforo e magnésio (se disponível);
- Realizar monitoração cardíaca (avaliação da onda T).

Fatores precipitantes

Nos pacientes com DM1, entre os fatores de risco para CAD, estão a baixa idade, o diabetes recém-diagnosticado, a omissão ou diminuição significativa da insulina e infecção. Educação em diabetes é uma abordagem eficaz em prevenir a CAD por omissão de insulina, ainda frequente em nosso meio. As infecções mais comumente encontradas são as pneumonias e infecções do trato urinário, que correspondem a 30% a 50% dos casos infecciosos. Até 20% dos casos de CAD ocorrem ao diagnóstico do quadro de diabetes. Menos frequentemente, pode ser desencadeada por uso de drogas que afetam o metabolismo dos carboidratos como corticoides, betabloqueadores e alguns antipsicóticos e condições, tais como abuso de álcool e infarto do miocárdio. Quando problemas mecânicos nas bombas de infusão contínua de insulina interrompem o fluxo de insulina, podem levar à CAD. No Brasil, os fatores precipitantes mais frequentes são má aderência ao tratamento, infecções e diabetes do tipo 1 de diagnóstico recente. Entretanto, em quase um quarto dos casos o fator desencadeante foi indeterminado[10].

Tratamento

O tratamento da CAD tem por objetivo repor as perdas de fluidos, corrigir a hiperglicemia, a acidose metabólica e as alterações nos eletrólitos e identificar e tratar as causas precipitantes. A maioria dos pacientes com CAD pode ser tratada com segurança em unidades de cuidados intermediários, a não ser que se apresente com alteração grave do nível de consciência ou outra condição clínica associada (choque, septicemia, distúrbio cardiovascular) que necessite de terapia intensiva. Um fator que pode orientar sobre o local onde o paciente deve ser tratado é a disponibilidade de um pessoal adequado de enfermagem para monitoração cuidadosa do paciente e controle da administração dos fluidos, insulina e eletrólitos até a resolução da CAD[6].

Reposição dos fluidos

A deficiência de água estimada é de aproximadamente 100 mL/kg de peso nos pacientes com CAD. A deficiência de água pode ser estimada pela fórmula: deficiência de água = (0,6) (peso corpóreo em kg) x (1-[sódio corrigido/140]). É importante lembrar que, para cada 100 mg/dL de glicemia acima do normal, o valor do sódio sérico reduz em torno de 1,6 mEq/L. O sódio corrigido é calculado pela fórmula: sódio corrigido = sódio sérico (mEq/L) + (1,6 mEq/L para cada 100 mg/dL de glicemia acima de 100 mg/dL).

O objetivo dessa fase do tratamento é a reposição do volume intra e extracelular por meio da administração endovenosa de solução salina. A solução para reposição inicial deve ser soro fisiológico (SF – 0,9% de NaCl) na velocidade de 10 a 20 mL/kg de peso/hora. Nas horas subsequentes, deve ser utilizada solução de NaCl a 0,45% se o sódio corrigido estiver elevado (Na^+ maior que 155 mEq/L); com sódio normal ou baixo, deve-se continuar com SF a 0,9%. Em ambos os casos, a velocidade de infusão deve estar em torno de 4 a 14 mL/kg de peso/hora. Volume suficiente deve ser administrado para repor a deficiência total, que perfaz cerca de 3 a 5 litros na CAD, e as perdas urinárias que ocorrem durante o tratamento. Quando a glicemia atingir valores em torno de 180 a 200 mg/dL, deve-se administrar soro glicosado a 5%. Isso permite a continuação da administração de insulina até o controle da cetogênese na CAD. Em pacientes abaixo dos 20 anos, também se inicia com 10 a 20 mL/kg na primeira hora, mas a hidratação inicial não deve exceder 50 mL/kg de peso nas primeiras 4 horas, para evitar edema cerebral. Depois desse volume inicial, nos jovens o cálculo da hidratação é feito de acordo com a técnica de Holliday, segundo o peso do paciente (Tabela 217.2), e as mudanças na osmolalidade plasmática não devem exceder 3 mOsm/kg/hora para prevenir o edema cerebral[11].

Administração de insulina: a administração de insulina promove um decréscimo na liberação de glucagon pelas

Tabela 217.2. Regra para hidratação de crianças e adolescentes*

Peso	Manutenção (regra de Holliday)*	Volume estimado
Primeiros 10 kg de peso	100 mL/kg/24h	4 mL/kg/h para cada kg até 10 kg
Segundos 10 kg de peso	50 mL/kg/24h	2 mL/kg/h para cada kg acima de 10 kg
Acima de 20 kg de peso	20 mL/kg/24h	1 mL/kg/h cada kg acima de 20 kg

Adaptada de: Holliday e Segar[11].

células alfapancreáticas, neutraliza os efeitos do glucagon na produção hepática de cetonas, inibe a lipólise e aumenta a captação de glicose em músculo e tecido adiposo. Diversos estudos mostram a superioridade do esquema de pequenas doses de insulina (5 a 10 U/h) em comparação ao de altas doses (25 a 150 U/h) no tratamento das crises hiperglicêmicas no DM. Deve-se administrar insulina regular via endovenosa, sendo de preferência por meio de infusão contínua. Quando não é possível a administração de infusão contínua (ausência de bomba de infusão, monitoramento inadequado), uma alternativa é a administração intermitente de pequenas doses via intramuscular ou endovenosa. A dose recomendada de insulina para adultos é de 0,1 U/kg de peso corpóreo em *bolus* inicial, seguida de infusão contínua de 0,1 U/kg/h (um método é diluir 50 U de insulina regular em 50 mL de SF, de modo que 1 U = 1 mL). Em crianças, não é recomendável o *bolus* inicial, devendo-se iniciar com a infusão de insulina regular (0,1 U/kg/h) na segunda hora[12]. O objetivo é atingir uma taxa de declínio da glicemia de 50 a 75 mg/dL/h. Se a glicemia não cair na velocidade desejada, deve-se checar a hidratação e se, ela estiver adequada, a velocidade de infusão pode ser dobrada a cada hora até se atingir o declínio desejado. Quando a glicemia atingir valores em torno de 250 a 300 mg/dL, pode-se diminuir a infusão de insulina para 0,05 a 0,1 U/kg/h, e glicose (5% a 10%) deve ser adicionada ao fluido endovenoso. Esses valores de glicemia devem ser mantidos por meio de ajuste na administração de insulina ou concentração de glicose até a resolução da acidose na CAD ou hiperosmolaridade no EHH. O critério para resolução da CAD é glicemia menor que 200 mg/dL, bicarbonato sérico maior ou igual a 18 mEq/L e pH venoso maior que 7,3. Com a resolução do quadro, iniciar o regime de insulina por via subcutânea, porém uma sobreposição por 1 a 2 horas com a infusão endovenosa deve ocorrer para assegurar níveis plasmáticos adequados de insulina. Vale ressaltar que estudos mais recentes demonstram a não inferioridade do uso de análogo de insulina ultrarrápida (lispro, aspart e glulisina) subcutânea comparada à insulina regular em bomba de infusão endovenosa, na resolução da cetoacidose; com uma vantagem adicional de um custo hospitalar 39% menor, por não necessitar de internação em terapia intensiva. A possibilidade de aplicar o análogo rápido de insulina a cada 2 horas no subcutâneo (e não de hora em hora como protocolo-padrão) com mesma eficácia, facilita ainda mais o manuseio em enfermaria[13]. Também o uso de doses menores de insulina em crianças (0,05 U/kg/hora) mostrou-se semelhante à infusão-padrão de 0,1 U/kg/hora na resolução da acidose, hiperglicemia e distúrbios hidroeletrolíticos. No entanto, estudos maiores são necessários para confirmar a vantagem de microdoses de insulina no menor risco de edema cerebral[14].

Reposição de potássio

Apesar da deficiência de potássio corporal total, cerca de 3 a 5 mEq/kg na CAD, os pacientes frequentemente têm concentrações elevadas de potássio plasmático, sendo a presença de normo ou hipocalemia a indicação de deficiência de potássio mais importante[15]. Durante o tratamento com insulina, correção da acidose e hidratação, os níveis plasmáticos de potássio invariavelmente irão cair. A quantidade e a taxa de reposição de potássio são orientadas pelas concentrações plasmáticas e nível de função renal (débito urinário maior ou igual a 50 mL/h). Alguns autores recomendam que, quando a concentração plasmática de K+ inicial estiver inferior a 3,3 mmol/L, é aconselhável fazer uma hidratação inicial com reposição de potássio antes de iniciar a insulinoterapia. Nesses pacientes, faz-se uma reposição de potássio na velocidade de 10 a 20 mmol/h, até que o valores de potássio fiquem acima de 3,3 mmol/L, para impedir a piora da hipocalemia.

Em geral, a reposição é iniciada quando os níveis plasmáticos caem para menos de 5,5 mEq/L, na presença de fluxo urinário adequado. Em geral, 20 a 40 mEq de potássio devem ser adicionados a cada litro de fluido endovenoso para manter os níveis plasmáticos na faixa de 4 a 5 mEq/L. Muitos autores sugerem acompanhamento com eletrocardiograma, especialmente se não for possível aferir o K+, como um método sensível para determinar a hipocalemia (especialmente o prolongamento QT, que aparece muito precocemente)[16].

Reposição de fosfato

Até o presente momento, não há evidências mostrando que a depleção de fosfato tenha papel importante no desenvolvimento ou tratamento da CAD. Entretanto, para evitar depressão respiratória, insuficiência cardíaca ou rabdomiólise devido a hipofosfatemia, a reposição cuidadosa pode ser indicada em pacientes com disfunção cardíaca, anemia ou depressão respiratória e naqueles com fosfatemia inferior a 1,0 mg/dL (menor que 0,32 mmol/L). Nessa condição, a reposição do K_2PO_4 deve ser com 20 a 30 mmol de K_2PO_4/L/dia, em uma velocidade máxima de 4,5 mmol/h e 90 mmol/dia[17].

Uso de bicarbonato

O uso de bicarbonato para a correção da acidose na CAD na maioria das vezes não é necessário, já que, de acordo com a fisiopatologia do processo, a administração de insulina levará à interrupção da produção de corpos cetônicos e consequentemente de radicais ácidos[18]. Porém, em situações tais como acidose importante (pH menor que 6,9), associando-se a má resposta a insulinoterapia, com diminuição da contratilidade miocárdica e refratariedade vascular à ação adrenérgica, má perfusão periférica ou choque, recomenda-se a administração de bicarbonato. Quando necessário, 44 a 88 mEq de $NaHCO_3$ devem ser diluídos em SF a 0,45%. Deve-se calcular a deficiência de bicarbonato pela fórmula: $(18-HCO_3) \times 0,4 \times$ (peso corporal em kg). Metade da quantidade calculada deve ser administrada por via endovenosa em 1 a 2 horas. Os níveis de bicarbonato devem ser reavaliados e, só então, nova reposição deve ser administrada. O bicarbonato deve ser administrado em veia calibrosa, pois a infusão de bicarbonato extravenoso pode levar à necrose do subcutâneo. Segundo a *International Society for Pediatric and Adolescent Diabetes* (ISPAD), a administração de bicarbonato nas crianças raramente é benéfica, exceto nos raros casos hipercalemia com risco de morte. Diversos estudos controlados confirmam que, mesmo na acidose grave, a correção da hipovolemia e a reposição de insulina são suficientes, além de evitar a acidose paradoxal do sistema nervoso central (SNC), que ocorre nessa faixa etária pela infusão de bicarbonato.

Sinais de alerta para o edema cerebral:
- Cefaleia;
- Desaceleração inapropriada da frequência cardíaca;
- Recorrência de vômitos;
- Mudança no quadro neurológico (irritabilidade, sonolência, confusão mental, incontinência), paralisia de nervos cranianos, resposta pupilar anormal;
- Hipertensão arterial;
- Redução na saturação de oxigênio;
- Hipernatremia.

Prevenção da cetoacidose diabética: orientação para os dias doentes

Dias doentes em crianças e adolescentes, especialmente aqueles associados a febre, são fatores de risco para CAD, pois aumentam a glicemia por causa da elevação de hormônios de estresse, que provocam gliconeogênese e resistência insulínica. Provocam também a formação de corpos cetônicos devido à insuficiência insulínica para a situação. Desse modo, os pacientes devem ser orientados a:

1) Nunca suspender totalmente a suplementação de insulina, especialmente nas crianças menores. Vômitos, especialmente em crianças e adolescentes com DM1, é sinal de deficiência de insulina grave, até que se prove o contrário;
2) Controlar a glicemia capilar a cada 3 a 4 horas;
3) Hidratação oral abundante, uso de sucos e sopas, soluções de eletrólitos como Pedialyte® para as crianças e *sports drinks* para adolescentes e adultos;
4) Controle de peso, a cada 6 horas, pode servir de guia para hidratação;
5) Avaliar a produção de cetonas, se possível com tira reagente no sangue (β-hidroxibutirato – βOHB), com o objetivo de manter cetonas abaixo de 0,6 mmol/L durante o período de doença, além da glicemia entre 70 e 180 mg/dL;
6) Em pacientes usuários de bomba, a elevação do βOHB que precede a cetonúria é um sinal importante de interrupção de infusão de insulina, alerta para oclusão de cateter ou desconexão, que pode levar à CAD;
7) Outra vantagem da medida de βOHB é que ele normaliza antes que a cetonúria, evitando, assim, o uso excessivo de insulina, responsável pela hipoglicemia, quando se busca a normalização das cetonas na urina. A CAD está controlada em todos os pacientes com βOHB menor que 0,5 mmol-L, mas persiste quando esses valores estão acima de 1,1 mmol-L;
8) A insulina deve ser aumentada em caso de febre e doenças respiratórias. Nessa situação, na presença de cetonas:
    a) Hiperglicemias com cetose leve – administrar 5% a 10% (~0,05 a 0,1 U/kg-peso) da dose total de insulina diária com insulina ultrarrápida ou intramuscular a cada 2 a 4 horas, conforme resposta da glicemia capilar;
    b) Hiperglicemia com cetonas moderadas ou graves (~0,1 a 0,2 U/kg-peso), risco iminente de CAD – administrar 10% a 20% do total de insulina diária com insulina ultrarrápida subcutânea ou intramuscular a cada 2 a 4 horas, conforme resposta da glicemia capilar;
    c) Ajustar a dose de insulina basal seja em esquemas de múltiplas doses de insulina (MDI) ou bomba de infusão de insulina no período doente. Na terapia com bomba, utilizar o basal temporário, aumentando de 20% a 50%, podendo ser necessário às vezes ajustes de 100% a mais. Na terapia com MDI, aumentar 20% na dose total diária;
    d) O paciente usuário de bomba que apresenta hiperglicemia repetida após correção com *bolus* deverá fazer a correção com caneta de insulina rápida e proceder à troca de todo o conjunto de infusão. As correções devem permanecer com a caneta ou seringa de insulina até a melhora da glicemia e das cetonas, podendo manter a infusão contínua da insulina para a cobertura basal, utilizando um basal temporário de 120% a 150%.

O paciente deve buscar auxílio médico se os vômitos persistem, a glicemia continua a se elevar apesar das medidas, halitose com odor de fruta (acetona) persiste ou piora a cetonúria ou o nível de cetonas no sangue (maior que 1 a 1,5 mmol/L)[19] ou o paciente apresenta taquidispneia, confusão mental, perda de consciência ou convulsão. Em situações especiais com pacientes com problemas cognitivos (por exemplo, pacientes com síndrome de Down), pode ser necessária procura de auxílio médico mais precoce[20].

CAD "euglicêmica"

A denominada cetoacidose euglicêmica (glicemia menor que 200 mg/dL) pode ocorrer em situações tais como intoxicação alcoólica, gestação, jejum prolongado associado à depressão em pacientes com DM1, pancreatite aguda, intoxicação por salicilatos. Essa condição descrita há mais de 40 anos[21], até recentemente rara, tem ressurgido com a utilização dos inibidores de SGLT-2 (cotransportador 2 de sódio-glicose) para o tratamento do DM[22]. Esses medicamentos da classe das glifozinas inibem especificamente a função do SGLT2 nos rins. Nesse sentido, impedem a reabsorção renal de glicose e aumentam a glicosúria nos pacientes com DM e diminuem a hiperglicemia. Entretanto, esses medicamentos promovem tanto o aumento no glucagon plasmático como a produção endógena de glicose por mecanismos ainda não totalmente esclarecidos[23]. Apesar do aumento na produção endógena de glicose, os pacientes com DM2, tratados com glifozinas, reduzem a glicemia devido ao aumento da glicosúria.

No entanto, o aumento dos valores plasmáticos de glucagon, quando associado a redução nos níveis plasmáticos de insulina, provoca redução da razão insulina-glucagon, bem como graus variáveis de lipólise e produção de ácidos graxos livres, que são substratos para a produção de cetonas[24].

Apesar de indicada apenas para pacientes com DM2, as gliflozinas têm sido usadas *off-label* como coadjuvantes da terapia insulínica do DM1[25,26]; estudos recentes apontam para a presença de CAD euglicêmica como complicação desse grupo de medicamentos[27].

Fatores precipitantes para a CAD associada aos inibidores do SGLT-2 incluem cirurgia, infarto do miocárdio, acidente vascular cerebral (AVC), jejum prolongado, exercício extenuante e situações de estresse metabólico. A Associação dos Endocrinologistas Americanos sugere a medida de β-OH-butirato plasmático e pH e não cetonúria, mesmo na vigência de glicemia normal ou pouco alterada. Suspender o inibidor de SGLT-2 e proceder ao tratamento da CAD, não se esquecendo de que a glicosúria decorrente dos inibidores de SGLT-2 pode persistir por dias. Considerar suspender a droga antes de cirurgia eletiva, procedimentos invasivos ou estresse físico como maratona, pelo menos 24 horas antes, porém não suspender a insulina. Pacientes utilizando inibidores de SGLT-2 devem evitar bebidas alcoólicas e dietas cetogênicas e manter bom nível de hidratação[28].

Estado hiperglicêmico hiperosmolar

Fisiopatologia

No EHH também ocorre aumento da glicemia por meio do aumento da glicogenólise, aumento da gliconeogênese e diminuição da utilização periférica de glicose, devido à deficiência, agora relativa, de insulina. Da mesma forma que na CAD, a insulinopenia é associada ao aumento de hormônios contrarreguladores da glicemia (glucagon, catecolaminas, cortisol e hormônio do crescimento). Entretanto, no EHH, as concentrações de ácidos graxos livres, cortisol, hormônio de crescimento e glucagon são menores do que as encontradas nos pacientes com CAD[29].

Especula-se que a deficiência de insulina seja suficiente para impedir a utilização adequada da glicose pelos tecidos, mas que não seja tão grave o suficiente para facilitar a lipólise, produção de corpos cetônicos e consequente acidose metabólica como na CAD. Entretanto, as evidências dessa diferença quantitativa entre EHH e CAD no que concerne à deficiência de insulina não são consistentes.

A diurese osmótica devida à glicosúria também resulta em perda de água e eletrólitos e desidratação no EHH. Entretanto, como sua evolução é mais insidiosa que a da CAD (período de alguns dias até semanas), geralmente o déficit de água é maior. A hipovolemia leva à desidratação e à diminuição da taxa de filtração glomerular, agravando a hiperglicemia. Forma-se um círculo vicioso que leva a valores de glicemia e osmolalidade maiores do que os encontrados na CAD.

Diagnóstico

Apresentação clínica

O EHH é a primeira manifestação do DM em 7% a 17% dos pacientes, entretanto essa complicação é mais frequente durante a evolução de um DM já diagnosticado[30]. O início mais lento do EHH (vários dias) em vez da CAD (entre um e dois dias) resulta em manifestações clínicas mais graves de hiperglicemia, desidratação e hiperosmolaridade plasmática, todas elas relacionadas ao comprometimento do nível de consciência[31].

No EHH, geralmente o nível de consciência é mais rebaixado, pois a desidratação e a osmolalidade são maiores, causando efeito mais intenso no SNC. Há sinais clínicos de desidratação, mas não de acidose (hálito cetônico e alterações respiratórias). Entretanto, estima-se que entre 20% e 30% dos pacientes com EHH podem ter acidose metabólica com ânion *gap* elevado devido a cetoacidose concomitante, isolada ou associada com valores elevados de lactato[6]. Deve-se estar atentos a sintomas e sinais clínicos de outras patologias, que podem coexistir com o EHH, pois não é raro esses pacientes terem outras comorbidades. Os sintomas de encefalopatia geralmente estão presentes quando os valores da osmolalidade efetiva calculada são superiores a 320 mmol/kg.

Avaliação laboratorial

O critério diagnóstico laboratorial do EHH consiste em glicemia maior que 600 mg/dL e osmolalidade plasmática acima de 320 mOsm/L. O pH geralmente é maior do que 7,3 e o bicarbonato é maior que 15 mmol/L, caso contrário pode tratar-se de CAD, com componente hiperosmolar no paciente com DM2. Geralmente a cetonúria ou cetonemia, quando presentes, são leves.

Fatores precipitantes

Infecção é um fator precipitante importante também no EHH. A omissão de medicação ou insulina aumenta o risco em pacientes incapazes de reposição hídrica adequada por conta própria (particularmente idosos). Apesar das semelhanças fisiopatológicas com CAD, o EHH ocorre mais no DM2, portanto em outra faixa etária, com outras comorbidades. Por isso, devem ser considerados fatores precipitantes como infarto agudo do miocárdio, AVC, intoxicação por medicações e álcool, e agudização de um grau de insuficiência renal crônica[30,31].

Tratamento

O tratamento do EHH, em linhas gerais, é semelhante ao da CAD, com exceção de que a maioria dos pacientes com EHH (diferentemente da CAD), devido ao maior risco de mortalidade e da presença de comorbidades, deve ser tratada em unidades de terapia intensiva.

A escolha da concentração de sódio nos fluidos utilizados para hidratação segue o mesmo princípio da CAD, com monitoração mais cuidadosa da volemia para evitar sobrecarga cardíaca, mas também não pode ser inadequada levando a insuficiência renal do tipo pré-renal. O uso de soluções coloides não apresenta superioridade sobre os cristaloides e, ao contrário, está associado com maior risco de óbito e de insuficiência renal aguda[32].

O ritmo de redução na osmolalidade é fundamental (3 mOsm/kg/hora), pois, com quedas mais rápidas da osmolalidade plasmática, por exemplo, com tratamento intempestivo, o risco de desenvolvimento de edema cerebral é maior. A perda total de líquidos deveria ser durante as primeiras 24 a 48 horas[33]. A queda do sódio plasmático não deve exceder 10 mmol/L/24 horas e 0,5 mmol/L por hora, com o objetivo de prevenir edema cerebral e convulsões[34]. Espera-se um aumento nos valores de sódio plasmático de 1,6 a 2,4 mmol/L para cada redução de 5,5 mmol/L (100 mg/dL) de queda na glicemia[35].

Levando em consideração todos esses fatores, o tratamento inicial dos pacientes com EHH com SF (solução a 0,9% de NaCl), suplementada com potássio de acordo com a necessidade, tem-se mostrado racional e segura, pois: 1) a maioria das perdas de eletrólitos é de sódio, cloreto e potássio; 2) a SF repõe o compartimento intravascular e reestabelece a perfusão dos tecidos; 3) é uma opção segura até que o risco de edema cerebral seja melhor determinado e os exames laboratoriais disponíveis; 4) a SF normal já é mais hipotônica do que o plasma dos pacientes com EHH (286 mOsm/kg vs. 320 mOsm/kg, respectivamente).

A insulina deve ser administrada nas mesmas doses que na CAD (ajustada por kg/peso) e titulada de maneira semelhante. Nos pacientes com EHH, devido ao maior grau de desidratação e perfusão periférica irregular, dá-se preferência a via endovenosa para administração de insulina. Quando a glicemia estiver abaixo de 250 mg/dL, a infusão de insulina deve ser reduzida para 0,05 a 0,1 u/kg/h e soro glicosado a 5% a 10% deve ser iniciado.

A insulina deve ser mantida até que se resolva a hiperosmolaridade e o rebaixamento de nível de consciência. A infusão e insulina deve ser continuado por 2 a 4 horas após a administração de insulina subcutânea ser iniciada. É aconselhável a manutenção de insulina de ação lenta após a fase aguda até a primeira consulta ambulatorial nesses pacientes, mesmo considerando que a maioria seja portadora de DM2 com reserva insulínica.

Pacientes com crises hiperglicêmicas, em especial os com EHH, apresentam risco aumentado de trombose tanto arterial como venosa[36]. A incidência de trombose venosa no EHH deve estar relacionada a hiperosmolaridade, hiperglicemia, hipernatremia e valores elevados do hormônio antidiurético[37]. O risco elevado de fenômenos tromboembólicos e seu impacto no prognóstico justificam o uso de profilático de heparina de baixo peso molecular durante o tratamento do EHH, não havendo contraindicações. Estudos têm demonstrado também que o risco de trombose permanece elevado até três meses da alta hospitalar. Entretanto, apesar dessas considerações, a utilização de doses profiláticas ou plena da heparina de baixo peso molecular nessas situações permanece controversa[38].

Considerações finais

Apesar de toda evolução no tratamento do DM nas últimas décadas, as emergências hiperglicêmicas permanecem como complicações graves nessa doença. Dos pacientes com EHH, 5% a 20% podem falecer durante o tratamento e, como demonstrado recentemente, a CAD recorrente está associada a risco de morte prematura, entre jovens e em adultos socialmente desamparados e com valores elevados de HbA1c. Desse modo, a prevenção da CAD é vital para esses pacientes.

A esses pacientes com diabetes cronicamente descompensado e/ou em risco para CAD/EHH, em especial, deve-se fornecer atenção estruturada e integrada, incluindo, médica, nutricional, psicológica, social e um programa de educação para o DM. As infecções e a falta de aderência à medicação continuam sendo as duas principais causas para o desenvolvimento da CAD/EHH. Nesse sentido, as orientações para os dias doentes, com relação à monitoração da glicemia, à detecção da cetose, à prevenção da desidratação e à suplementação com insulina de ação rápida, bem como ao momento para procurar atendimento médico de emergência, são essenciais. Um esquema basal/*bolus* de insulina com seringas ou canetas para insulina deve ser instruído como prevenção para ser utilizado nos pacientes em uso de bomba dei insulina subcutânea, em situações que elas param de funcionar. Também os familiares e os cuidadores dos pacientes idosos em risco pra o EHH devem ser orientados para reconhecer os sinais e sintomas da hiperglicemia e desidratação. Recentemente vale ressaltar que os pacientes em uso de inibidores de SGLT-2 devem ser orientados sobre os sinais e sintomas da CAH. Os pontos principais para o tratamento dessas emergências hiperglicêmicas são hidratação, suplementação de insulina, reposição de eletrólitos e correção do fator precipitante. A velocidade de correção dos distúrbios metabólicos é importante e não deve ser tão rápida para os pacientes com EHH, e deve-se tomar cuidado também com o suporte para as comorbidades associadas. Por outro lado, de acordo com a boa resposta terapêutica na maioria dos casos de CAD, deve-se procurar evitar as internações prolongadas em jovens com DM1, que às vezes chegam a semanas, inapropriadamente, em alguns casos.

Por último, com o aumento da prevalência do DM, deve-se ter um aumento proporcional nas emergências hiperglicêmicas.

Tabela 217.3. Diagnóstico diferencial entre CAD e EHH

	CAD	EHH
Glicemia (mg)dL	> 250	> 600
pH arterial	Leve a moderado (7 a 7,3) Grave < 7,0	> 7,3
Bicarbonato sérico (mEq/L)	Leve a moderado (10-18) Grave < 10	> 18
Cetona (urina)	Presente	Ausente /mínima
Cetona (sangue)	Presente	Ausente/mínima
Osmolaridade efetiva	Variável	320 mOsm/kg
Ânion *gap*	Leve > 10 Moderada a grave > 12	< 12
Estado mental	Leve – alerta Moderada – alerta a confuso Grave – torpor/coma	Torpor ou coma

Tabela 217.4. Cálculos bioquímicos

	Fórmula	Valores normais
Ânion *gap*	[Na$^+$ - (Cl$^-$ + HCO$_3^-$)]	7-9 mEq/L
Osmolaridade total	[2×(Na$^+$ + K$^+$) + glicose/18 +ureia/2,8]	290 ± 5 mOsm/kg H$_2$O
Osmolaridade efetiva	[2×(Na$^+$ + K$^+$) + glicose/18]	285 ± 5 mOsm/kg H$_2$O
Sódio corrigido	Acrescentar 1,6 mEq de Na$^+$ para cada 100 mg/dL de glicose acima de 100 mg/dL de glicemia	

Referências bibliográficas

1. Kitabchi AE, Umpierrez G, Miles JM, Fisher JN. Hyperglycemic crises in adult Patients with diabetes. Diabetes Care. 2009;32:1335-43.
2. Lopes CL, Pinheiro PP, Barbarena LS, Eckert GU. Diabetic ketoacidosis in pediatric intensive care unit. J Pediatr. J Pediatr (Rio J). 2017;93(2):179-84.
3. Gibb FW, Teoh WL, Graham J, Lockman KA. Risk of death following admission to a UK hospital with diabetic keoacidosis. Diabetologia. 2016;59:2082-7.
4. Pasquel FJ, Umpierrez GE. Hyperosmolar hyperglycemic state: historic Review of the clinical presentation, diagnosis and treatment. Diabetes Care. 2014;37:3124-31.
5. McGarry JD, Woeltje KF, Kuwajima M, Foster DW. Regulation of ketogenesis and the renaissance of carnitine palmitoyltransferase. Diabetes Metab Rev. 1989;5(3):271-84.
6. Umpierrez G, Korytkowski M. Diabetic emergencies – ketoacidosis, hyperglycaemic hyperosmolar state and hypoglycaemia. Nat Rev Endocr. 2016;12;222-32.
7. Bonadio W. Pediatric diabetic ketoacidosis: an outpatient perspective on evaluation and management. Ped Emerg Med Pract. 2013;10:1-16.
8. Csako G. False-positive results for ketone with the drug mesna and other free-sulfhydryl compounds. Clin Chem. 1987;33:289-92.
9. Cardoso L, Vicente N, Rodrigues D, Gomes L, Carrillo F. Controversies in the management of hyperglycemic emergencies in adults with diabetes. Metab Clin Exp. 2016;68:43-54.
10. Weinert LS1, Scheffel RS, Severo MD, Cioffi AP, Teló GH, Boschi A, et.al. Precipitating factors of diabetic ketoacidosis at a public hospital in a middle-income country. Diabetes Res Clin Pract. 2012;96(1):29-34.
11. Holliday MA, Segar WE. The maintenance need for water in parenteral fluid therapy. Pediatrics. 1957;19:823-32.
12. Wolfsdorff JI, Allgrove J, Craig ME, Edge J, Glaser N, Jain V, et al. A consensus Statement from the International Society for Pediatric and Adolescent Diabetes: Diabetic Ketoacidosis for Pediatric and hyperglycemic hyperosmolar state. Pediatr Diabetes. 2014;15 (Suppl 20):154-79.
13. Barski L, Kezerle L, Zeller L, Zektser M, Jotkowitz A. New approaches to the use of insulin in patients with diabetic ketoacidosis. Eur J Int Med. 2013;24:213-6.
14. Nallasamy K, Jayashree M, Singhi S, Bansal A. Low-dose vs standard-dose insulin in Pediatric Diabetic Ketoacidosis: a randomized clinical trial. JAMA Pediatr. 2014;168:999-1005.
15. Adrogué HJ, Wilson H, Boyd AE 3rd, Suki WN, Eknoyan G. Plasma acid-base patterns in diabetic ketoacidosis. N Engl J Med. 1982;307(26):1603-10.
16. Talebi S, Ghobadi F, Cacacho A, Olatunde O, DeRobertis A, Pekler G, et al. Looking at diabetic ketoacidosis through electrocardiogram window! Am J Emerg Med. 2015;34:263-5.
17. White NH. Diabetic ketoacidosis in children. Endocrinol Metab Clin North Am. 2000;29:657-82.
18. Chua HR, Scheneider A, Bellomo R. Bicarbonate in diabetic ketoacidosis-systematic review. Ann Intensive Care. 2011;1:23.
19. Misra S, Oliver N. Utility of ketone measurement in the prevention, diagnosis and management of diabetic ketoacidosis. Diabetes Med. 2015;32:14-23.
20. Brink S, Joel D, Laffel L, Lee WW, Olsen B, Phelan H, et al.; International Society for Pediatric and Adolescent Diabetes. ISPAD Clinical Practice Consensus Guidelines 2014. Sick day management in children and adolescents with diabetes. Pediatr Diabetes. 2014;15 Suppl 20:193-202.
21. Munro JF, Campbell IW, McCuish AC, Duncan LJP. Euglycaemic diabetic ketoacidosis. Br Med J. 1973;2(5866):578-80.
22. Nair S, Wilding JP. Sodium glucose cotransporter 2 inhibitors as a new treatment for diabetes mellitus. J Clin Endocrinol Metab. 2010;95:34-42.
23. Bonner C, Kerr-Conte J, Gmyr V, Queniat G, Moerman E, Thévent J, et al. Inhibition of the glucose transporter SGLT2 with dapagliflozin in pancreatic alpha cells triggers glucagon secretion. Nat Med. 2015;21:512-7.
24. Ferrannini E, Muscelli E, Frascerra S, Baldi S, Mari A, Heise T, et al. Metabolic response to sodium-glucose cotransporter 2 inhibition in type 2 diabetic patients. J Clin Invest. 2014;124(2):499-508.
25. Dehn CA. SGLT inhibition in patients with type 1 diabetes. Lancet Diabetes Endocrinol. 2014;2(7):539.
26. Bell D. Case reports that illustrate the efficacy of SGLT2 inhibitors in the type 1 diabetic patient. Case Rep Endocrinol. 2015;2015:676191.
27. Rosenstock J, Ferrannini E. Euglycemic diabetic ketoacidosis: a predictable, detectable, and preventable safety concern with SGLT2 inhibitors. Diabetes Care. 2015;38(9):1638-42.
28. Peters AL, Buschur EO, Buse JB, Cohan P, Diner JC, Hirsch IB. Euglycemic diabetic ketoacidosis: a pontetial complication of treatment with sodium-glucose cotransporter 2 inhibition. Diabetes Care. 2015;38:687-93.
29. Gerich JE, Martin MM, Recant L. Clinical and metabolic characteristics of hyperosmolar nonketotic coma. Diabetes. 1971;20:228-38.
30. Kitabchi AE, Umpierrez GE, Murphy MB, Barrett EJ, Kreisberg RA, Malone JI, et.al. Management of hyperglycemic crises in patients with diabetes. Diabetes Care. 2001;24(1):131-53.
31. Ennis ED, Stahl EJ, Kreisberg RA. The hyperosmolar hyperglycemic syndrome. Diabetes Rev. 1994;2:115-26.
32. Perel P, Roberts I, Ker K. Colloids versus crystalloids for fluid resuscitation in critically ill patients. Cochrane Database Syst Rev. 2013;(2):CD000567.
33. Joint British Diabetes Societies Inpatient Care Group. The management of the hyperosmolar hyperglycemic state (HHS) in adults with diabetes. 2012. Disponível em: http://www.diabetologists-abcd.org.uk/JBDS/JBDS_IP_HHS_Adults.pdf. Acesso em: 5 maio 2017.
34. Adrogué HJ, Madias NE. Hypernatremia. N Engl J Med. 2000;342(20):1493-9.
35. Hilier TA, Abbott RD, Barret EJ. Hyponatremia: evaluating the correction factor for hyperglycemia. Am J Med. 1999;106:399-403.
36. Keenan CR, Murin S, White RH. High risk for venous thromboembolism in diabetics with hyperosmolar state: comparison with other acute medical illnesses. J Thromb Haemost. 2007;5:1185-90.
37. Carr ME. Diabetes mellitus: a hypercoagulable state. J Diabetes Complications. 2001:15:44-54.
38. Wordsworth G, Robinson A, Ward A, Atkin M. HHS – full or prophylactic anticoagulation? Br J Diabetes Vasc Dis. 2014;14:64-6.

218
ESTADOS HIPOGLICÊMICOS NO *DIABETES MELLITUS*

Regina S. Moises

A glicose é o principal substrato enérgico para o cérebro e, em condições normais, suas concentrações plasmáticas são mantidas dentro de limites estreitos. A hipoglicemia ocorre quando a utilização da glicose excede a sua liberação na circulação. A insulina, por meio de estímulo à captação de glicose pelas células e síntese de glicogênio, é o principal hormônio envolvido na mobilização e utilização da glicose, enquanto o cortisol, hormônio do crescimento, epinefrina e glucagon antagonizam as ações da insulina. Em condições normais, há mecanismos contrarreguladores para prevenir ou corrigir a hipoglicemia. A queda da glicemia, dentro dos níveis fisiológicos, leva à diminuição da secreção de insulina, resultando na diminuição da captação periférica e no aumento na produção hepática de glicose. Aumento na secreção de glucagon e epinefrina ocorre quando a glicemia cai abaixo dos níveis fisiológicos, levando a aumento da produção hepática de glicose por meio do estímulo da glicogenólise e gliconeogênese. Também a adrenalina inibe a captação periférica de glicose. Cortisol e hormônio do crescimento são liberados mais tardiamente, em resposta à hipoglicemia prolongada. Se essas defesas falham e a glicemia continua a cair, os sintomas de hipoglicemia ocorrem quando a glicemia atinge aproximadamente 55 mg/dL[1,2]. Os sintomas, como fome, sudorese e taquicardia, são mediados pelo sistema nervoso central e provocam o comportamento de ingestão alimentar. Esses mecanismos de defesa contra a hipoglicemia estão comprometidos nos portadores de *diabetes mellitus* (DM) tipo 1 e nos portadores de DM tipo 2 de longa duração[3].

A hipoglicemia é uma condição rara em não portadores de DM, porém em portadores de DM é o maior obstáculo para atingir e manter as metas glicêmicas preconizadas. No diabetes, pode resultar apenas de um excesso de insulina (endógena ou exógena) ou da combinação de excesso absoluto ou relativo de insulina e mecanismos fisiológicos de defesa contra a queda da glicemia comprometidos[4]. A hipoglicemia coloca esses pacientes em risco para diversas complicações e mesmo para mortalidade. Também, a frequência e a intensidade das hipoglicemias provocam efeito negativo na qualidade de vida desses pacientes.

Definição e classificação das hipoglicemias no *diabetes mellitus*

Define-se como hipoglicemia todos os episódios de níveis anormalmente baixos de glicemia e que expõem o indivíduo a dano potencial[4]. A Associação Americana de Diabetes recomenda que portadores de DM fiquem alertas para a possibilidade de hipoglicemia quando as concentrações plasmáticas de glicose forem menores ou iguais a 70 mg/dL[4,5]. A presença da tríade de Whipple, ou seja, sinais e sintomas de hipoglicemia, níveis glicêmicos baixos e resolução dos sintomas após a elevação dos níveis glicêmicos, documenta de forma convincente a hipoglicemia. As manifestações clinicas de hipoglicemia podem ser divididas naquelas relacionadas à ativação do sistema nervoso autônomo: ansiedade, taquicardia, sudorese, tremores, náuseas, vômitos e palidez cutânea; e aquelas relacionadas a neuroglicopenia: cefaleia, confusão mental, distúrbios visuais, distúrbios de comportamento, dificuldade de concentração, amnésia, sonolência, letargia, convulsão e coma. Porém, esses sinais e sintomas são inespecíficos e correlacionam-se fracamente com os níveis glicêmicos. Ainda, a hipoglicemia pode ser assintomática devido a uma resposta simpática neural atenuada e alteração dos hormônios contra reguladores da glicose[4]. Ocorre mais frequentemente em indivíduos com hipoglicemia de repetição, com longa duração do diabetes; aumentando o risco de hipoglicemia grave.

Os episódios de hipoglicemia em portadores de DM podem ser classificados em[4,5]:

- Hipoglicemia grave: é um evento que requer a assistência de outra pessoa para administrar hidrato de carbono, glucagon ou qualquer outra medida para corrigir a hipoglicemia. A determinação da concentração plasmática de glicose pode não ser possível no momento do episódio, mas a recuperação neurológica após o retorno da glicemia aos níveis normais é evidência de que o evento foi decorrente de hipoglicemia;

- Hipoglicemia sintomática documentada: presença de sintomas típicos de hipoglicemia e concentração plasmática de glicose menor ou igual a 70 mg/dL;

- Hipoglicemia assintomática: concentração plasmática de glicose menor ou igual a 70 mg/dL não acompanhada de sintomas típicos de hipoglicemia;
- Hipoglicemia sintomática provável: presença de sintomas típicos de hipoglicemia, sem mensuração das concentrações plasmáticas de glicose, mas presumivelmente menor ou igual a 70 mg/dL;
- Pseudo-hipoglicemia: sintomas típicos de hipoglicemia na presença de glicemia maior que 70 mg/dL.

Frequência

Em geral, a hipoglicemia é bem mais frequente em portadores de DM tipo 1 quando comparados a portadores de DM tipo 2. Entretanto, com o maior tempo de uso de insulina nos portadores de DM tipo 2, aumenta o risco de hipoglicemia e torna-se um fator limitante para a obtenção de controle glicêmico adequado[6]. Em um estudo de uma amostra populacional da Escócia, em portadores de DM tipo 1, foram observados prospectivamente 43 episódios de hipoglicemia/paciente/ano, enquanto entre portadores de DM tipo 2 em uso de insulina a taxa foi de 16 episódios/paciente/ano[7]. Em um estudo observacional de 9 a 12 meses em centros de diabetes do Reino Unido, verificou-se que em portadores de DM tipo 1 a taxa de hipoglicemia grave variou de 1,1 a 3,2 episódios/paciente/ano, dependendo da duração da doença. Em portadores de DM tipo 2 em uso de sulfonilureia ou insulina, observou-se 0,1 a 0,7 episódios de hipoglicemia grave/paciente/ano[6]. Apesar de as hipoglicemias graves corresponderem a uma pequena porcentagem de todos os casos de hipoglicemia, sua frequência é melhor estimada, sendo as hipoglicemias sintomáticas ou assintomáticas em geral subestimadas. Isso ocorre porque as hipoglicemias sintomáticas podem não ser reconhecidas ou não ser reportadas pelos pacientes, e o reconhecimento das hipoglicemias assintomáticas depende da frequência com que a automonitorização é realizada[8].

Fatores preditores

Em portadores de DM tipo 1, o principal fator de risco para hipoglicemia é a duração da doença; em portadores de DM tipo 2, é a duração da terapia com insulina[7,9,10]. Outros fatores contribuidores para o desenvolvimento de hipoglicemia são: idade maior que 65 anos, presença de insuficiência renal ou hepática, presença de complicações crônicas do diabetes, tratamento intensivo de hiperglicemia, deficiência de hormônios contrarreguladores da glicemia, variabilidade na ingestão alimentar, erros na dosagem de insulina e história de eventos hipoglicêmicos prévios[11]. Em estudo em que foram avaliados os fatores preditores de hipoglicemia em portadores de DM tipos 1 e 2 em uso de insulina, verificou-se que história prévia de hipoglicemia e coprescrição de qualquer droga oral foram preditores no DM tipo 1. Nos portadores de DM tipo 2 em uso de insulina, os fatores preditores de hipoglicemia foram evento hipoglicêmico ocorrendo no mês anterior e duração do tratamento com insulina[7]. Ainda, em estudo em portadores de DM em uso de insulina que procuraram o pronto-socorro por hipoglicemia, verificou-se que os indivíduos com 80 anos ou mais procuraram a emergência e foram internados com maior frequência do que os indivíduos mais jovens. Entre os fatores precipitantes identificados, verificou-se que a variabilidade na ingestão alimentar e erros na dosagem de insulina foram os mais frequentes[12]. Por outro lado, a presença de secreção endógena de insulina (peptídeo C positivo) é um fator de proteção à hipoglicemia grave[13].

Tratamento

A hipoglicemia pode ocasionar lesão cerebral irreversível, e o seu tratamento deve ser iniciado o mais breve possível. Recomenda-se que os clínicos orientem os pacientes e seus familiares a reconhecer e tratar as hipoglicemias.

O portador de DM com hipoglicemia assintomática ou hipoglicemia leve a moderada, ambulatorial ou internado, pode ser tratado com a administração por via oral de carboidrato de absorção rápida ou glicose (na forma de gel ou tablete). Nesses casos, recomenda-se utilizar a "regra dos 15": consomem-se de 15g de carboidrato, aguardam-se 15 minutos para a absorção dos nutrientes e repete-se a medida da glicemia. Se a monitorização 15 minutos após o tratamento mostrar persistência da hipoglicemia, deve-se repetir a administração de carboidrato. Alguns episódios de hipoglicemia podem necessitar de mais de 30g de carboidrato para restaurar a euglicemia[8,11,14]. Para prevenção da recidiva da hipoglicemia, alimentação deve ser providenciada assim que o paciente tenha condições de ingerir com segurança. Nos pacientes internados, recomenda-se que, para qualquer glicemia menor que 70 mg/dL, haja o fornecimento de 15 a 30g de carboidrato de absorção rápida[11].

No paciente com hipoglicemia grave, aqueles com rebaixamento do nível de consciência ou incapazes de realizar a ingestão de carboidratos, é necessária a terapia parenteral. O tratamento é com administração endovenosa de glicose, sendo a dose-padrão inicial de 25g[8,11,14]. Como a resposta à glicose endovenosa é transitória, frequentemente é necessária infusão de glicose, e alimentação deve ser administrada assim que o paciente tiver condições. Quando o acesso venoso não é possível, a administração de 1 mg de glucagon via subcutânea ou intramuscular é uma opção. O glucagon estimula a glicogenólise e gliconeogênese hepática, aumentando, assim, a glicemia. Entretanto, pode não ser efetivo nos indivíduos depletados em glicogênio, tais como na insuficiência hepática e alcoolismo importante[15]. Nos pacientes deficientes em tiamina, por exemplo, portadores de alcoolismo importante, indivíduos com desnutrição grave, com obstrução intestinal, há a preocupação de a administração de glicose precipitar a encefalopatia de Wernicke (alteração neuropsiquiátrica caracterizada por confusão mental, ataxia e sinais oculares incluindo nistagmo e oftalmoplegia). Nesses casos, recomenda-se que a correção da glicemia seja seguida pela administração de tiamina intravenosa. Recomenda-se a administração parenteral de 200 mg de tiamina em indivíduos de risco para o desenvolvimento de encefalopatia de Wernicke[16].

A hipoglicemia associada ao uso de sulfonilureia pode ser prolongada, principalmente nos indivíduos idosos ou com insuficiência renal. O aumento da glicemia por meio da utilização da glicose por via oral ou intravenosa nesses pacientes pode estimular a secreção de insulina, uma vez que a sulfonilureia estimula a secreção de insulina mediada pela glicose, levando à recorrência da hipoglicemia. A octreotida, um análogo sintético da somatostatina, inibe a secreção de insulina e tem sido usada no tratamento da hipoglicemia, associada ao uso de sulfonilureia, prevenindo a necessidade de doses adicionais de glicose[17]. Em adultos, as doses utilizadas são de 50 a 100 ug via subcutânea ou intravenosa.

A hospitalização pode ser necessária em alguns casos de hipoglicemia. Verificou-se que as manifestações neurológicas foram a principal razão para internação hospitalar, sendo mais frequentes em diabéticos em uso de insulina e em pacientes com alcoolismo crônico ou doenças psiquiátricas[18]. Ainda, pacientes com 80 anos ou mais têm maiores chances de necessitar de internação que os com menor idade[12].

Efeitos adversos da hipoglicemia

A hipoglicemia em portadores de DM, além de convulsões, alterações no nível de consciência e alterações de humor, pode provocar também alterações cardiovasculares. Em indivíduos com doença cardiovascular preexistente, a hipoglicemia pode provocar isquemia miocárdica ou insuficiência cardíaca[10]. Bradicardia e extrassístoles ventriculares e atriais foram associadas com hipoglicemia, principalmente as noturnas[19]. Elevação da pressão arterial, aumento do intervalo QT no eletrocardiograma e alteração do segmento ST foram observados na vigência de hipoglicemias graves[20]. Portanto, a hipoglicemia pode contribuir para morbidade e mortalidade cardiovascular.

Medidas preventivas da hipoglicemia

Após correção da hipoglicemia, medidas devem ser tomadas para minimizar ou prevenir futuros eventos[5,10,11]:

- Educação do paciente: o paciente e seus familiares devem reconhecer os sinais e sintomas de hipoglicemia e saber tratá-los adequadamente. Também devem conhecer as medicações prescritas e como elas agem;
- Monitorização glicêmica: deve ser sempre realizada na vigência de sintomas de hipoglicemia para sua confirmação e adoção de medidas terapêuticas;
- Intervenções dietéticas: os pacientes devem reconhecer quais alimentos contêm carboidratos e como afetam seus níveis glicêmicos;
- Em pacientes com hipoglicemias graves assintomáticas, a implementação de alvos glicêmicos menos estritos por determinado período ajuda a restaurar os sinais e sintomas das hipoglicemias;
- Entre os pacientes com diabetes tipo 1 ou 2 tratados com insulina, a substituição de insulina humana NPH ou regular pelos análogos de insulina de ação prolongada e de ação curta, respectivamente, apesar do maior custo, pode reduzir os riscos de hipoglicemia;
- Para os pacientes já em uso de análogos de insulina e que persistem com episódios de hipoglicemia grave, o uso de bomba de infusão de insulina pode reduzir as hipoglicemias.

Referências bibliográficas

1. Mitrakou A, Ryan C, Veneman T, Mokan M, Jenssen T, Kiss I, et al. Hierarchy of glycemic thresholds for counterregulatory hormone secretion, symptoms, and cerebral dysfunction. Am J Physiol. 1991;260:E67-74.
2. Schwartz NS, Clutter WE, Shah SD, Cryer PE. Glycemic thresholds for activation of glucose counterregulatory systems are higher than the threshold for symptoms. J Clin Invest. 1987;79:777-81.
3. Bolli G, de Feo P, Compagnucci P, Cartechini MG, Angeletti G, Santeusanio F, et al. Abnormal glucose counterregulation in insulin-dependent diabetes mellitus. Interaction of anti-insulin antibodies and impaired glucagon and epinephrine secretion. Diabetes. 1983;32(2):134-41.
4. Workgroup on Hypoglycemia, American Diabetes Association. Defining and reporting hypoglycemia in diabetes: a report from the American Diabetes Association Workgroup on Hypoglycemia. Diabetes Care. 2005;28:1245-9.
5. Seaquist ER, Anderson J, Childs B, Cryer P, Dagogo-Jack S, Fish L, et al. Hypoglycemia and diabetes: a report of a workgroup of the American Diabetes Association and the Endocrine Society. Diabetes Care. 2013;36:1384-95.
6. UK Hypoglycaemia Study Group. Risk of hypoglycaemia in types 1 and 2 diabetes: effects of treatment modalities and their duration. Diabetologia. 2007;50:1140-7.
7. Donnelly LA, Morris AD, Frier BM, Ellis JD, Donnan PT, Durrant R, et al.; DARTS/MEMO Collaboration. Frequency and predictors of hypoglycaemia in type 1 and insulin-treated type 2 diabetes: a population-based study. Diabetes Med. 2005;22:749-55.
8. Cryer PE, Axelrod L, Grossman AB, Heller SR, Montori VM, Seaquist ER, et al.; Endocrine Society. Evaluation and management of adult hypoglycemic disorders: an Endocrine Society Clinical Practice Guideline. J Clin Endocrinol Metab. 2009;94:709-28.
9. Khunti K, Alsifri S, Aronson R, Cigrovski Berković M, Enters-Weijnen C, Forsén T, et al.; HAT Investigator Group. Rates and predictors of hypoglycaemia in 27 585 people from 24 countries with insulin-treated type 1 and type 2 diabetes: the global HAT study. Diabetes Obes Metab. 2016;18:907-15.
10. Frier BM. Hypoglycaemia in diabetes mellitus: epidemiology and clinical implications. Nat Rev Endocrinol. 2014;10:711-22.
11. Umpierrez G, Korytkowski M. Diabetic emergencies – ketoacidosis, hyperglycaemic hyperosmolar state and hypoglycaemia. Nat Rev Endocrinol. 2016;12:222-32.
12. Geller AI, Shehab N, Lovegrove MC, Kegler SR, Weidenbach KN, Ryan GJ, et al. National estimates of insulin-related hypoglycemia and errors leading to emergency department visits and hospitalizations. JAMA Intern Med. 2014;174(5):678-86.
13. Mühlhauser I, Overmann H, Bender R, Bott U, Berger M. Risk factors of severe hypoglycaemia in adult patients with Type I diabetes – a prospective population based study. Diabetologia. 1998;41:1274-82.
14. Cryer PE, Davis SN, Shamoon H. Hypoglycemia in diabetes. Diabetes Care. 2003;26:1902-12.
15. Mukherjee E, Carroll R, Matfin G. Endocrine and metabolic emergencies: hypoglycaemia. Ther Adv Endocrinol Metab. 2011;2:81-93.
16. Galvin R, Bråthen G, Ivashynka A, Hillbom M, Tanasescu R, Leone MA. EFNS guidelines for diagnosis, therapy and prevention of Wernicke encephalopathy. Eur J Neurol. 2010;17:1408-18.
17. Dougherty PP, Klein-Schwartz W. Octreotide's role in the management of sulfonylurea-induced hypoglycemia. J Med Toxicol. 2010;6:199-206.
18. Hart SP, Frier BM. Causes, management and morbidity of acute hypoglycaemia in adults requiring hospital admission. QJM. 1998;91:505-10.
19. Chow E, Bernjak A, Williams S, Fawdry RA, Hibbert S, Freeman J, et al. Risk of cardiac arrhythmias during hypoglycemia in patients with type 2 diabetes and cardiovascular risk. Diabetes. 2014;63:1738-47.
20. Snell-Bergeon JK, Wadwa P. Hypoglycemia, diabetes, and cardiovascular disease. Diabetes Technol Ther. 2012;14(Suppl 1):S51-8.

TIREOTOXICOSE NO PRONTO-SOCORRO

Alvaro Regino Chaves Melo

Introdução

Tireotoxicose refere-se à síndrome clínica decorrente do excesso de hormônios tireoidianos circulantes, secundário à hiperfunção da glândula tireoide ou não.

A "tireotoxicose subclínica" foi definida como uma condição caracterizada por hormônio tireoestimulante (TSH) sérico baixo ou indetectável, com concentrações normais de hormônio tireoidiano livre[1]. A "tireotoxicose" foi definida como uma condição com supressão de TSH e concentrações elevadas de hormônio tireoidiano livre[2].

Tempestade tireoidiana (TT)[3,4] é um incremento súbito na severidade do quadro clínico de hipertireoidismo, quase sempre ocorrendo em um paciente sabidamente hipertireóideo e associada a febre, comumente maior que 40 ºC, alteração mental, náusea, vômitos e arritmias cardíacas. Representa uma das mais letais emergências endócrinas, com mortalidade de 10% a 75%, mas ao contrário da crise adrenal, a TT é muito menos comum hoje que antigamente, refletindo o diagnóstico do hipertireoidismo mais precoce e o tratamento mais acertado. Sua incidência atual é de 1% a 2% das internações hospitalares secundárias a hipertireoidismo.

Não é possível estabelecer um limite das concentrações séricas de hormônios tireoidianos que precipitam a TT, uma vez que as concentrações séricas de tiroxina livre (FT4) e triiodotironina livre (FT3) em pacientes com TT são tão altas quanto em hipertireoidianos sem TT.

As seguintes doenças da tireoide foram descritas em associação com ST: doença de Graves; tireotoxicose induzida por iodo e amiodarona; bócio nodular tóxico; hipertireoidismo induzido por inibidores da citoquina e da tirosina quinase; tireoide subaguda de Quervain; tireoidite pós-parto; tireoidite por radiação. A ingestão facciosa (voluntária) de altas doses de l-tiroxina tem sido relatada como uma causa de TT também.

Hipertireoidismo não é sinônimo de tireotoxicose. O hipertireoidismo representa o excesso de função da glândula e é confirmado pela alta absorção do isótopo (I^{131}, Tc^{99}). As principais causas de tireotoxicose são hipertireoidismo causado pela doença de Graves, adenomas tóxicos e bócio multinodular tóxico.

Etiopatogenia e etiologia

O motivo pelo qual os níveis de hormônios tireoidianos dos pacientes com tempestade tireoidiana são tão altos quanto os dos pacientes com hipertireoidismo sem a presença da tempestade tireoidiana é controverso.

Embora de etiopatogenia mal conhecida e controversa, o fator etiológico encontrado em mais de 90% dos casos é doença de Graves ou bócio difuso tóxico, seguida por bócio tóxico uni ou multinodular. Outras causas descritas são drogas ricas em iodo como amiodarona e contraste iodado, tireoidite subaguda, tireoidite de Hashimoto, tumor hipofisário produtor de TSH, tireoidite pós-iodo[131], carcinoma metastático de tireoide e *overdose* de triiodotironina. Destaca-se a gestação e o período puerperal como de alto risco de TT[5,6].

Quadro clínico

Os sinais e sintomas mais comuns de hipertireoidismo (Tabela 219.1) sem crise tireotóxica são perda de peso com apetite normal ou aumentado, irritabilidade, tremores, astenia, fraqueza muscular, sudorese excessiva, intolerância ao calor, queixas oculares, alteração menstrual e edema de membros inferiores. Quando a esses sintomas se associam febre alta, sudorese extrema, agitação, confusão mental, náusea, vômito, diarreia ou icterícia, arritmia cardíaca, principalmente taquicardia sinusal e fibrilação atrial, insuficiência cardíaca e hipotensão, o diagnóstico de TT praticamente está estabelecido. Em todos os pacientes com TT, deve-se pesquisar um evento precipitante, sendo mais frequentemente um quadro infeccioso. Outros fatores mais comumente encontrados são traumas, cirurgias, cetoacidose diabética, estado hiperosmolar, infarto agudo do miocárdio, acidente vascular cerebral, embolia pulmonar, placenta prévia, parto, eclâmpsia, suspensão de medicação antitireoidiana, palpação vigorosa da tireoide.

Tabela 219.1. Principais manifestações clínicas do hipertireoidismo que o médico da emergência deve investigar

Nervosismo	99%
Sudorese excessiva	91%
Intolerância ao calor	89%
Bócio	97%
Tremor	97%
Taquicardia	100%
Pele quente e úmida	90%
Fadiga	88%
Dispneia	75%
Perda de peso	85%
Sopro na tireoide	77%

Considerando-se que o quadro clínico da TT comumente gera os mais diversos diagnósticos diferenciais clínicos ou cirúrgicos, recomenda-se a utilização de um sistema de escore segundo Burch e Wartofsky[7], que pontua a presença e a severidade de sinais e sintomas, tornando mais segura a condução desses pacientes (Tabela 219.2).

Tabela 219.2. Principais manifestações clínicas do hipertireoidismo que o médico da emergência deve investigar

Nervosismo	99%
Sudorese excessiva	91%
Intolerância ao calor	89%
Bócio	97%
Tremor	97%
Taquicardia	100%
Pele quente e úmida	90%
Fadiga	88%
Dispneia	75%
Perda de peso	85%
Sopro na tireoide	77%

Diagnóstico

O paciente com TT geralmente se apresenta com disfunções em múltiplos órgãos[8,9]. Os órgãos e sistemas mais afetados são o coração e as alterações eletrocardiográficas mais frequentes são taquicardia sinusal, em 40% dos casos, fibrilação atrial, em 10% a 35%, e extrassístoles ventriculares[10,11]. Bloqueios e *flutter* atrial são raramente vistos, sistema nervoso central[12], trato gastrointestinal[13] e fígado[14].

As principais alterações laboratoriais descritas são: moderada leucocitose com desvio à esquerda, hiperglicemia precoce e hipoglicemia tardia com o prolongar da doença, elevação de transaminases, bilirrubina, fosfatase alcalina e desidrogenase láctica[15]. Hipercalcemia com sódio, potássio e cloro usualmente normais também é um achado frequente, embora hipocalemia acentuada possa sinalizar para paralisia tireotóxica hipocalêmica. T3 livre e T4 livre elevados com TSH suprimido fecham em definitivo o diagnóstico, embora ocasionalmente o T3 livre possa ser normal devido à redução de conversão de T4 para T3, comumente vista em situações de estresse. Ocasionalmente, o cortisol pode ser muito baixo, traduzindo insuficiência adrenal concomitante. Radiografia de tórax deve ser feita rotineiramente para afastar infecção pulmonar, assim como ultrassonografia tireoidiana com Doppler para avaliar tamanho glandular, vascularização e presença de nódulos ou indícios de processos inflamatórios. A cintilografia tireoidiana com iodo[131] revelará hipercaptação, 1 ou 2 horas após a administração do agente radiológico.

O diagnóstico de TT deve ser feito por meio de critérios clínicos. Para o tratamento, são utilizados betabloqueadores, DAT, compostos iodados e glicocorticoides. Nos pacientes que não respondem, deve ser considerada a tireoidectomia total. Os pacientes devem receber tratamento de suporte em unidade de terapia intensiva, e fatores desencadeantes devem ser identificados e tratados.

Tratamento

O tratamento idealmente deve ser feito em unidade de terapia intensiva para monitorização clínica, hemodinâmica e ventilatória, bem como avaliação de profilaxia de hemorragia digestiva alta e doença venosa tromboembólica. O tratamento direcionado para crise tireotóxica passa pelos seguintes tópicos: o primeiro tópico diz respeito ao uso de drogas antitireoidianas para inibir a produção de hormônio tireoidiano como propiltiouracil 500 a 1.000 mg inicialmente, seguido por 200 mg a cada 4 horas, ou metimazol 20 mg a cada 6 horas, ambos administrados por via oral ou por sonda nasogástrica[16]. Na inacessibilidade da via oral, pode-se administrá-los via retal, sob a forma de enemas. Recomenda-se que a escolha deva recair sobre propiltiouracil, que induz à melhora clínica mais rápida devido ao seu efeito inibitório da conversão de T4 a T3, embora as duas drogas nunca tenham sido comparadas em *trials* clínicos. O segundo tópico refere-se à inibição da liberação de hormônio tireoidiano, que deve ser feita com iodo inorgânico (efeito de Wolff-Chaikoff), já que propiltiouracil e tapazol inibem a síntese, mas não impedem a liberação do hormônio tireoidiano pré-formado. Visando bloquear nova síntese hormonal com o iodo administrado, é vital que a droga somente seja iniciada após estabelecido o bloqueio da síntese hormonal pelo propiltiouracil ou tapazol, portanto a solução de lugol, 8 a 10 gotas a cada 6 a 8 horas, por via oral ou sonda nasogástrica, somente deve ser iniciada 1 a 2 horas após a administração do antitireoidiano. Na ausência de solução de lugol, pode-se utilizar o iodeto de potássio, cinco gotas, via oral ou por sonda, a cada 6 horas, ou hipodato sódico 1 a 3g por via oral ou sonda nasogástrica, uma vez ao dia ou ainda o ácido iopanoico 1g a cada 8 horas nas primeiras 24 horas, e a seguir reduzido para 500 mg duas vezes ao dia. Em pacientes alérgicos a iodo ou que apresentem agranulocitose com antitireoidiano, pode-se utilizar o carbonato de lítio, 300 mg, via oral ou por sonda nasogástrica, a cada 6 horas, monitorizando-se os níveis séricos de lítio. O terceiro tópico diz respeito ao bloqueio dos efeitos adrenérgicos do hormônio tireoidiano, que pode ser feito com propanolol 40 a 80 mg, via oral ou por sonda nasogástrica, a cada 4 horas, ou atenolol 50 a 200 mg, via oral ou por sonda nasogástrica, em dose única, ou metoprolol 100 a 200 mg em dose única diária, também via oral ou por sonda nasogástrica. Por representar uma terapêutica de menor risco em um paciente que já é grave, entendemos que o betabloqueador, sempre que possível, deve ser feito por via oral, entretanto, na dependência do julgamento do médico assistente, o propanolol pode ser usado por via intravenosa 1 a 2 mg em *bolus* lentamente e repetido cada 10 a 15 minutos até a obtenção do efeito desejado. Do mesmo modo, pode-se lançar mão do esmolol 500 mcg/kg intravenoso em *bolus*, seguido de 50 a 200 mcg/kg/min como manutenção. Caso haja contraindicação ao uso de betabloqueador, ele pode ser substituído adequadamente por diltiazem. O quarto tópico visa reduzir a conversão periférica de T4 a T3 e tratar eventual insuficiência adrenal concomitante decorrente do hipermetabolismo. Usa-se a hidrocortisona 200 a 300 mg intravenosa por via intermitente a cada 4 a 6 horas ou por infusão contínua. Com a mesma finalidade, pode-se utilizar dexametasona 2 mg via intravenosa, a cada 6 horas. Outros cuidados importantes incluem o tratamento da febre, que deve ser feito com paracetamol 500 mg a 1g a cada 6 horas ou dipirona 500 mg a 1g a cada 6 horas, tendo esta a vantagem de poder ser administrada por via venosa e não ter como efeito colateral a hepatotoxicidade descrita para o paracetamol. Por aumentar a concentração de T3 e T4 livres, via competição com a globulina transportadora de hormônios tireoidianos, a aspirina está proscrita. Quanto ao suporte nutricional, ele deve ser feito o mais precocemente possível e preferentemente usando-se a via oral, e na existência de contraindicação dela, utiliza-se soro glicosado a 5% ou 10%, até o trato digestivo estar acessível ou houver avaliação para introdução de nutrição parenteral[17,18].

Uma visão geral do tratamento consta na Tabela 219.3. O consenso brasileiro de hipertireoidismo recomenda a prescrição de betabloqueadores em pacientes sintomáticos com suspeita ou diagnóstico de tireotoxicose.

Tabela 219.3. Tempestade tireoidiana – Visão geral da terapêutica

1. Suporte hemodinâmico, ventilatório e nutricional, monitorização, prevenção de hemorragia digestiva alta e doença tromboembólica
2. Propiltiouracil 500 a 1.000 mg VO/SNG, seguido de 200 mg de 4/4h ou metimazol 20 mg VO/SNG de 6/6h
3. Solução de lugol 8 a 10 gotas de 6/6h ou de 8/8h ou carbonato de lítio 300 mg VO de 6/6h, no caso de alergia a iodo ou agranulocitose por antitireoidiano
4. Hidrocortisona – 100 mg IV de 8/8h ou dexametasona 2 mg IV de 6/6h
5. Propanolol 1 a 2 mg IV lento, em *bolus*, repetido cada 10 a 15 min até efeito desejado ou 40 a 80 mg VO de 4/4h
6. Paracetamol ou dipirona 500 mg a 1 g de 6/6h
7. Identificação e tratamento do fator precipitante
8. Terapias de exceção: plasmaférese e exsanguineotransfusão
9. Seguimento pós-crise

Terapias de exceção

Diante da existência de contraindicações a propiltiouracil ou metimazol, bem como nos casos que respondem mal ao tratamento, a remoção direta do hormônio tireoidiano, via plasmaférese e exsanguineotransfusão, tem sido relatada como efetiva na redução rápida dos níveis de T4 e T3 livres circulantes[19,20].

Seguimento pós-crise

Resolvida a crise, o médico assistente e o paciente devem escolher a melhor modalidade de tratamento a ser instituída, visando ao controle definitivo do hipertireoidismo, impossibilitando uma segunda crise. O radioiodo nos primeiros meses seguintes à crise é ineficaz devido ao uso recente de iodo e, se escolhido, deve ser efetivado vários meses após o episódio, devendo o paciente ser mantido nesse intervalo eutireóideo, com antitireoidianos. Tireoidectomia total é o procedimento de escolha, uma vez que a cirurgia parcial é associada com recorrência de tireotoxicose e tempestade tireoidiana. Se o paciente optar por não fazer cirurgia, o uso de antitireoidiano é uma possibilidade aceitável.

Referências bibliográficas

1. Papi G, Pearce EN, Braverman LE, Betterle C, Roti E. A clinical and therapeutic approach to thyrotoxicosis with thyroid-stimulating hormone suppression only. Am J Med. 2005;118(4):349-61.
2. Boelaert K, Franklyn JA. Thyroid hormone in health and disease. J Endocrinol. 2005;187(1):1-15.
3. Nayak B, Burman K. Thyrotoxicosis and thyroid storm. Endocrinol Metab Clin North Am. 2006;35(4):663-86, vii.
4. Tietgens ST, Leinung MC. Thyroid storm. Med Clin North Am. 1995;79(1):169-84.
5. Waltman PA, Brewer JM, Lobert S. Thyroid storm during pregnancy. A medical emergency. Crit Care Nurse. 2004;24(2):74-9.
6. Molitch ME. Endocrine emergencies in pregnancy. Baillieres Clin Endocrinol Metab. 1992;6(1):167-91.
7. Burch HB, Wartofsky L. Life-threatening thyrotoxicosis. Thyroid storm. Endocrinol Metab Clin North Am. 1993;22(2):263-77.
8. Chong HW, See KC, Phua J. Thyroid storm with multiorgan failure. Thyroid. 2010;20(3):333-6.
9. Jiang YZ, Hutchinson KA, Bartelloni P, Manthous CA. Thyroid storm presenting as multiple organ dysfunction syndrome. Chest. 2000;118(3):877-9.
10. Ngo AS, Lung Tan DC. Thyrotoxic heart disease. Resuscitation. 2006;70(2):287-90.
11. Kobayashi C, Sasaki H, Kosuge K, Miyakita Y, Hayakawa M, Suzuki A, et al. Severe starvation hypoglycemia and congestive heart failure induced by thyroid crisis, with accidentally induced severe liver dysfunction and disseminated intravascular coagulation. Intern Med. 2005;44(3):234-9.
12. Harris C. Recognizing thyroid storm in the neurologically impaired patient. J Neurosci Nurs. 2007;39(1):40-2, 57.
13. Hsiao FC, Hung YJ, Hsieh CH, Wu LY, Shih KC, He CT. Abdominal pain and multi-organ dysfunction syndrome in a young woman. Am J Med Sci. 2007;334(5):399-401.
14. Choudhary AM, Roberts I. Thyroid storm presenting with liver failure. J Clin Gastroenterol. 1999;29:318-21.
15. Izumi K, Kondo S, Okada T. A case of atypical thyroid storm with hypoglycemia and lactic acidosis. Endocr J. 2009;56(6):747-52.
16. Migneco A, Ojetti V, Testa A, De Lorenzo A, Gentiloni Silveri N. Management of thyrotoxic crisis. Eur Rev Med Pharmacol Sci. 2005;9(1):69-74.

17. Han YY, Sun WZ. An evidence-based review on the use of corticosteroids in peri-operative and critical care. Acta Anaesthesiol Sin. 2002;40(2):71-9.
18. Thomas DJ, Hardy J, Sarwar R, Banner NR, Mumani S, Lemon K, et al. Thyroid storm treated with intravenous methimazole in patients with gastrointestinal dysfunction. Br J Hosp Med (Lond). 2006;67(9):492-3.
19. Koball S, Hickstein H, Gloger M, Hinz M, Henschel J, Stange J, et al. Treatment of thyrotoxic crisis with plasmapheresis and single pass albumin dialysis: a case report. Artif Organs. 2010;34(2):E55-8.
20. Benvenga S, Lapa D, Cannavò S, Trimarchi F. Successive thyroid storms treated with L-carnitine and low doses of methimazole. Am J Med. 2003;115(5):417-8.

220
URGÊNCIAS E EMERGÊNCIAS DOS DISTÚRBIOS DA HIPÓFISE

Monike Lourenço Dias Rodrigues
Julio Abucham

Apoplexia hipofisária

Introdução

A apoplexia hipofisária (AH) é a síndrome clínica resultante da compressão de estruturas peri-hipofisárias pela expansão súbita do conteúdo selar por necrose ou hemorragia, geralmente com a concomitância de um adenoma hipofisário. Cefaleia intensa e de início abrupto é o sintoma mais frequente, por vezes acompanhada de alterações visuais e paralisias oculares. A AH clássica é uma emergência médica e um alto índice de suspeição é necessário devido a sua baixa frequência e seus diagnósticos diferencias (por exemplo: hemorragia subaracnóidea). O diagnóstico e o tratamento corretos podem levar à recuperação completa do quadro agudo e dos distúrbios visuais.

Epidemiologia

A AH é um evento raro, com prevalência estimada de 6,2 casos por 100.000 habitantes[1] e incidência de 0,17 episódio por 100.000/ano[2]. A ocorrência é maior na quinta e sexta década de vida, com leve preponderância no sexo masculino (1,1/1 a 2,3/1). A maior parte dos pacientes com AH é portadora de um macroadenoma hipofisário (maior que 1 cm). A AH frequentemente é o primeiro sintoma do adenoma de hipófise, e o diagnóstico do adenoma subjacente é desconhecido no momento da AH em três cada quatro casos[3-7]. Entre os portadores de adenomas hipofisários, até 12% têm apoplexia clínica[7]. Entretanto, hemorragias e/ou infartos hipofisários assintomáticos ou subclínicos podem ser detectados em imagens de rotina da sela turca ou autópsia de até 25% dos pacientes com adenoma de hipófise[8].

Fisiopatologia

A vascularização da hipófise normal é abundante. É realizada pelo sistema porta-hipofisário, uma rede de capilares fenestrados com anastomoses arteriovenosas entre as artérias hipofisárias superior e inferior, ramos da artéria carótida interna e as veias hipofisárias. Em contraposição, a vascularização dos adenomas de hipófise é predominantemente arterial e de angiogênese defeituosa, com sinais de maturação incompleta, pouca fenestração e ruptura frequente de membranas basais[9]. Essa vascularização também é reduzida em relação ao parênquima hipofisário normal, como demonstrado por exames contrastados da região selar[9]. Dessa forma, adenomas hipofisários estão sujeitos a necrose ou sangramento caso seu crescimento supere sua vascularização. A compressão de artérias hipofisárias contra o diafragma selar pode levar à isquemia tumoral[10], por seu próprio crescimento ou manobras prolongadas de Valsalva, como quadros severos de vômito e/ou diarreia. Testes dinâmicos que aumentem momentaneamente o metabolismo tumoral ou hipoglicemia podem levar à apoplexia, pois as células adenomatosas são também particularmente sensíveis à hipoglicemia[11].

Fatores precipitantes de AH podem ser encontrados em 10% a 40% dos casos, e os mais relevantes são: anticoagulação e coagulopatias, grandes cirurgias (ortopédicas e cardíacas), possivelmente por flutuações pressóricas e/ou anticoagulação; procedimentos angiográficos, principalmente angiografia cerebral; testes dinâmicos hipofisários; traumatismo craniano[9]. Hipertensão arterial, gestação, início ou interrupção de tratamento com agonistas dopaminérgicos e radioterapia hipofisária são outros possíveis fatores desencadeantes de AH, mas com menor consistência na literatura[12].

Quadro clínico

A apresentação clínica da AH é altamente variável e dependente do grau de expansão do conteúdo selar pela necrose e/ou hemorragia e da compressão das estruturas perisselares. O diagnóstico da AH é muitas vezes adiado, pois até 80% dos pacientes com AH não têm história prévia conhecida de patologia hipofisária, e seu quadro clínico se assemelha a outras condições neurológicas mais comuns[12]. A AH deve ser considerada em todo paciente que se apresentar com cefaleia súbita e intensa, e uma das seguintes situações:

- Exclusão de hemorragia subaracnóidea e meningite;
- Sinais neuro-oftálmicos;
- Patologia hipofisária conhecida[12].

A cefaleia súbita e intensa é o sinal mais precoce e mais frequente, presente em média em 80% dos casos. Pode ser retro-orbitária, mas também bifrontal ou difusa, e comumente associada a náuseas e vômitos. Provavelmente é devida à tração dural e/ou irritação meníngea pelo extravasamento de material necro-hemorrágico no espaço subaracnóideo[4,13].

Os distúrbios visuais estão presentes em mais de 50% dos casos. Graus variados de perda de campos visuais por compressão do quiasma ou nervos ópticos podem estar presentes, sendo a hemianopsia bitemporal o acometimento mais comum. Diminuição de acuidade visual ou amaurose são raros, mas também podem estar presentes. As paralisias oculares de III, IV e VI pares cranianos são comuns, por expansão do conteúdo selar ao seio cavernoso. A paralisia de III par é a mais comum (50% das paralisias oculares) e é caracterizada por ptose, limitação da adução ocular e midríase[9].

Sinais sugestivos de irritação meníngea, como náuseas e vômitos, fotofobia, meningismo, febre e diminuição dos níveis de consciência podem ocorrer e sugerir meningite, principalmente quando a punção liquórica mostra linfocitose[14].

Sintomas menos comuns são déficits neurológicos focais por compressão da artéria carótida contra o processo clinóide anterior ou vasoespasmo, anosmia por compressão do nervo olfatório, rinorreia ou epistaxe por erosão do assoalho da sela turca e neuralgia do trigêmeo por compressão do V par[9].

Disfunções endócrinas

Insuficiências isoladas ou múltiplas dos hormônios da hipófise anterior [hormônio tireoestimulante (TSH), hormônio adrenocorticotrófico (ACTH), prolactina, hormônio folículo-estimulante (FSH), hormônio luteinizante (LH), hormônio do crescimento (GH)] ou posterior (hormônio antidiurético – ADH) podem estar presentes no episódio de AH. As deficiências podem ser prévias à AH, sendo secundárias à compressão de haste e/ou hipófise pelo adenoma subjacente, ou resultantes do episódio agudo, pela destruição da hipófise anterior e/ou compressão da haste hipofisária.

A deficiência de ACTH/cortisol é a deficiência clínica mais comum (presente em até 80% dos casos de AH) e a de maior letalidade, manifestando-se por choque refratário à reposição volêmica, náuseas, vômitos e hiponatremia. O cortisol aumenta a transcrição e a expressão de receptores adrenérgicos na musculatura lisa arteriolar, portanto, na sua deficiência, ocorre insensibilidade às catecolaminas circulantes[15,16].

A hiponatremia é consequência direta da deficiência de cortisol, por diminuição da reabsorção de sódio no túbulo proximal e da depuração da água livre. Na deficiência aguda de ACTH, com o parênquima das adrenais intacto, a liberação de aldosterona se mantém pelo sistema renina-angiotensina-aldosterona e não deve haver deficiência clinicamente manifesta (por exemplo: hiperpotassemia)[9].

A irritação hipotalâmica pode levar à secreção inadequada de ADH, acarretando um quadro de secreção inapropriada de hormônio antidiurético (SIADH) e também hiponatremia. A volemia e a dosagem sérica de bicarbonato podem ajudar no diagnóstico diferencial da hiponatremia na AH, estando ambas diminuídas no caso de hipocortisolismo[17].

Situações de estresse como a AH elevam os níveis de cortisol basal por diminuição de sua degradação, e uma dosagem aleatória de cortisol acima de 18 µg/dL deve excluir insuficiência do eixo corticotrófico[9].

O hipotireoidismo central, manifestado por T4 livre baixo ou no limite inferior e TSH em níveis normais (~80%), baixos (~10%) ou altos (~10%), ocorre em 30% a 70% dos pacientes com AH e pode ser causa de hipotensão, hiporreflexia, hiponatremia e hipoglicemia. Entretanto, a reposição empírica de hormônio tiroidiano na suspeita de hipotireoidismo central é raramente realizada, devendo-se antes aguardar as dosagens hormonais e realizar diagnóstico diferencial com a síndrome do eutireoidiano doente, na qual a conduta é conservadora[18].

As deficiências dos outros setores da adeno-hipófise, como deficiência de GH, LH, FSH e prolactina, não são corrigidas na urgência, mas é importante a coleta precoce dos exames para reavaliações posteriores.

Diabetes insipidus central

Diabetes insipidus central, causado por deficiência de ADH, ocorre em menos de 5% dos pacientes com episódio agudo de AH. O diagnóstico é suspeitado na presença de poliúria hipotônica (volume urinário maior que 50 mL/kg/dia e osmolaridade urinária menor que 300 mOsm/kg), na presença de osmolaridade plasmática maior que 300 mOsm/kg, com exclusão de outras causas de poliúria hipotônica como diurese osmótica por manitol e hiperglicemia. A hipernatremia é comum quando não há a reposição volêmica efetiva das perdas, podendo ser grave e de rápida instalação[12,13].

Escore de apoplexia hipofisária

Um escore de AH baseado no comprometimento de nível de consciência e alterações visuais foi proposto em 2011, na tentativa de uniformizar as descrições dos episódios de AH, propiciando melhores avaliações entre as diferentes condutas utilizadas em cada caso.

Tabela 220.1. Escore de apoplexia hipofisária

Variável	Pontos
Níveis de consciência	
Escala de Coma de Glasgow	
15	0
8-14	2
< 8	4
Acuidade visual	
10/10 (ou sem alteração à acuidade prévia)	0
Diminuída unilateral	1
Diminuída bilateral	2
Defeitos de campos visuais	
Normal	0
Alteração unilateral	1
Alteração bilateral	2
Paralisia ocular	
Ausente	0
Presente unilateral	1
Presente bilateral	2

Adaptada de: Rajasekaran et al.[12].

Diagnósticos diferenciais

- Hemorragia subaracnóidea
- Meningite bacteriana ou viral
- Infarto de tronco cerebral
- Trombose de seio cavernoso
- Acidente vascular encefálico

O diagnóstico de AH provém da combinação das manifestações clínicas (cefaleia súbita e alterações visuais) e demonstração de um tumor hipofisário nos exames de imagem, mesmo antes da visualização de necrose e/ou hemorragia tumorais[19]. As melhores ferramentas para auxílio no diagnóstico diferencial da AH são a tomografia computadorizada (TC) e ressonância magnética (RM) de crânio e sela turca. A apresentação da AH nos exames de imagem na AH é heterogênea, pois pode ser resultante de infarto isquêmico ou infarto hemorrágico em graus variados de tempo e quantidade de sangramento, com ou sem a presença de coágulos.

Tomografia computadorizada

A TC de crânio é o primeiro exame de imagem realizado na maioria dos pacientes admitidos na emergência com cefaleia súbita, por sua maior disponibilidade. A maior importância da TC de crânio no episódio agudo de AH é a exclusão de hemorragia subaracnóidea. Na admissão de um paciente com AH, um macroadenoma de hipófise pode ser demonstrado em até 80% dos casos, com imagens hiperdensas, irregulares, podendo ser confluentes, sobre um adenoma de hipófise (Figura 220.1), por natureza hemorrágica de grande parte das AHs. Após a administração de contraste, um "anel" de realce periférico de contraste pode ser visualizado. Após alguns dias do episódio agudo, a sensibilidade da detecção de hemorragias pela TC cai, pois a hiperdensidade deixa de ser detectada, pela transformação do sangue em produtos de hemoglobina menos hiperdensos. A sensibilidade da TC também é menor na detecção de AH nos raros casos em que há AH não hemorrágica ou sem tumor hipofisário prévio[20].

Ressonância magnética de hipófise

A RM de hipófise é o exame de imagem de escolha, confirmando o diagnóstico em até 90% dos casos[9,20]. Pode detectar hemorragia mesmo após poucos dias do evento agudo. As sequências ponderadas em T1 podem demonstrar hipersinal no interior do adenoma em caso de sangramento com mais de 6 horas (Figura 220.2), com perda progressiva de sinal nas primeiras três semanas da AH. A sequências ponderadas em T2 – gradiente Eco têm a melhor sensibilidade para diagnóstico de hemorragia aguda ou subaguda[21]. A sequência de difusão (DWI) pode mostrar isquemias teciduais com menos de 6 horas de evolução, com o tecido necrótico apresentando aumento de intensidade de sinal em relação ao parênquima subjacente. O espessamento da mucosa do seio esfenoidal, devido à pressão no sistema de drenagem venosa local, é um sinal bastante sugestivo de fase aguda da AH[20] (Figura 220.2). A sinusite infecciosa não é mais comum nem a cirurgia deve ser contraindicada na presença desse espessamento. A presença de um nível líquido dentro do tumor hipofisário é considerado um sinal específico de AH, sendo sugestiva de hemorragia subaguda, com o fluido superior contendo meta-hemoglobina extracelular e o fluido inferior sendo um sedimento de restos celulares[20] (Figura 220.3).

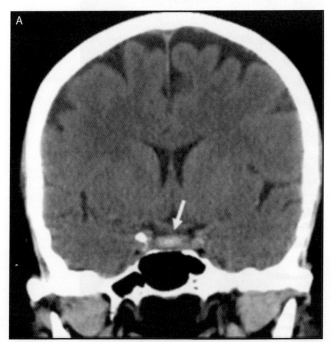 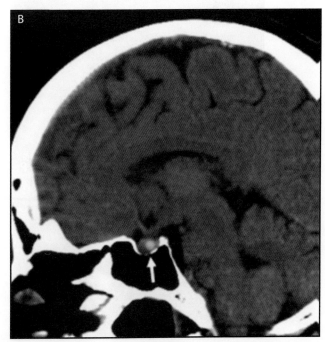

Figura 220.1. Aspecto da apoplexia hipofisária na TC de crânio. Setas nos cortes coronal (**A**) e sagital (**B**) sem contraste indicam lesão intrasselar, heterogênea e hiperdensa, pela presença de hemorragia.

Fonte: Boellis *et al*.[20], open access

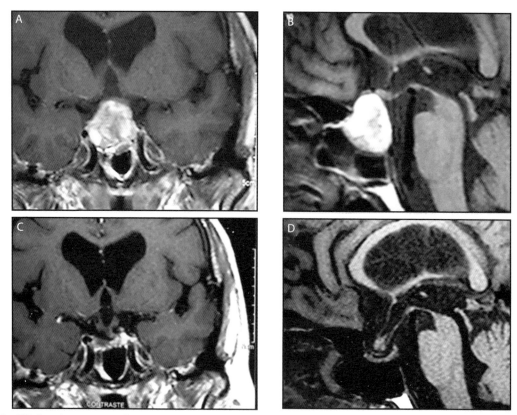

Figura 220.2. RM de sela turca, sequência T1 sem contraste, em cortes coronal (**A**) e sagital (**B**), mostrando massa hipofisária hiperintensa, heterogênea, com compressão de quiasma óptico, medindo 3,0 x 2,6 cm, além de espessamento da mucosa do seio esfenoidal, em paciente com cefaleia há 9 dias. O paciente foi mantido em tratamento clínico, e após 7 meses houve redução tumoral importante, mostrando em sequência T1 sem contraste sela parcialmente vazia, desvio de haste hipofisária (**C**) e ptose de quiasma óptico (**D**), com atenuação do espessamento da mucosa do seio esfenoidal. (Imagens do autor Julio Abucham)

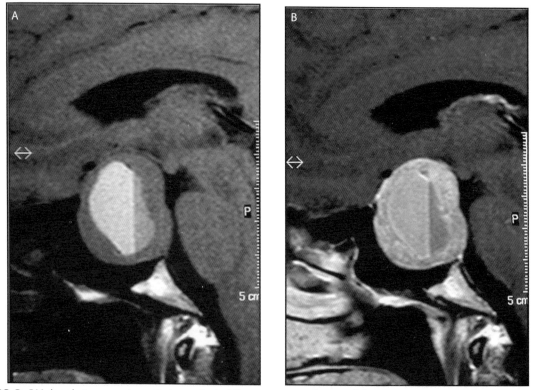

Figura 220.3. RM de sela turca, corte sagital, sequências T1 sem contraste (esquerda) e com contraste (direita) em paciente com apoplexia hipofisária, mostrando macroadenoma com nível líquido interno, um sinal específico da apoplexia hipofisária (Imagens do autor Julio Abucham)

Avaliação inicial na sala de emergência

O paciente com cefaleia súbita deve ser avaliado segundo os possíveis diagnósticos diferenciais. Febre, convulsões, meningismo, déficits neurológicos focais, redução de níveis de consciência, fotofobia e alterações visuais devem fazer parte da anamnese e direcionar o diagnóstico.

As disfunções prévias de hormônios hipofisários devem ser interrogadas na suspeita de AH, como disfunções sexuais, menstruais, galactorreia, fadigabilidade e sonolência. Ao exame físico, podem ser perceptíveis sinais de hipopituitarismo como queda de pelos pubianos e axilares em ambos os sexos, ginecomastia e hipotrofia testicular em homens (sugerindo hipogonadismo), anemia, hiporreflexia, hipotermia e bradicardia (hipotireoidismo), hipoglicemia e hipotensão (hipocortisolismo). Sinais e sintomas evidentes de hipersecreção hipofisária como de acromegalia, hiperpolactinemia (galactorreia) ou doença de Cushing também podem ser evidentes à anamnese ou ao exame físico. Alguns tumores hipofisários como os prolactinomas têm maior frequência de fístulas liquóricas espontâneas, manifestadas por rinorreia aquosa uni ou bilateral, com piora em ortostatismo e melhora em decúbito dorsal. O volume urinário aumentado, com aumento da frequência da micção, aumento da sede e desidratação sugere *diabetes insipidus*, e a diurese de 24 horas deve ser acompanhada.

Deve ser obtida a descrição da acuidade e campos visuais prévios ao evento agudo, assim como exame meticuloso na admissão do paciente. A avaliação formal de campos visuais deve ser realizada após a estabilização clínica, pelo perímetro manual de Goldmann ou computadorizado de Humphrey, preferencialmente nas primeiras 24 horas do evento agudo. Deve ser obtida também fundoscopia; atrofia de nervo óptico sugere má recuperação visual[12]. Devem ser também investigados possíveis fatores precipitantes de AH.

Condutas e prescrição na sala de emergência[12,19]

- Manter estabilidade hemodinâmica, monitorar diurese de 24 horas e dar atenção à poliúria (risco de *diabetes insipidus*).
- Realizar TC de crânio para exclusão de hemorragia subaracnóidea e, na sequência, RM de sela turca; TC de sela turca deve ser realizada se a RM não for prontamente disponibilizada ou contraindicada.
- Realizar coleta de: hemograma, eletrólitos, função renal e hepática, coagulograma.
- A bacterioscopia e a cultura do líquido cefalorraquidiano são exames mandatórios se há suspeita de meningite. (A punção lombar na AH pode apresentar pleocitose, presença de hemácias, xantocromia e hiperproteinorraquia).
- Realizar dosagens hormonais, se possível, prévias à reposição empírica de hidrocortisona: cortisol, TSH, T4 livre, prolactina, GH, IGF1, LH, FSH, testosterona (homens), estradiol (mulheres), para interpretação posterior, de forma a não postergar o tratamento clínico.
- Fazer reposição empírica de hidrocortisona em pacientes com instabilidade hemodinâmica, alterações dos níveis de consciência, acuidade visual reduzida e defeitos de campos visuais.
- Em adultos, fazer hidrocortisona 100 mg endovenosa (EV) ou em *bolus* intramuscular, seguida por 50 a 100 mg de 6 em 6 horas por injeção intramuscular ou de 2 a 4 mg EV por hora em infusão endovenosa contínua [pela saturação da proteína carreadora do cortisol, CBG (*cortisol binding globulin*), os *bolus* endovenosos intermitentes não são apropriados].
- Pacientes que não preencham os critérios para reposição empírica de hidrocortisona devem realizá-la se a dosagem do cortisol sérico for menor que 18 mcg/dL e não houver dosagem disponível de cortisol ou contato com especialistas.
- Pacientes com opção pelo tratamento clínico (não cirúrgico) do episódio de AH podem utilizar dexametasona 2 a 16 mg por dia EV, divididos em três ou quatro doses por dia, em vez de hidrocortisona[22].
- Realizar avaliação da acuidade, campos visuais e motricidade ocular extrínseca na beira do leito, a princípio de 1 em 1 hora, e depois a cada 4 a 6 horas em caso de estabilidade clínica.
- Em caso de *diabetes insipidus*: desmopressina (dDAVP – análogo sintético do ADH), 4 µg/mL (ampolas de 1 mL). Administrar 0,25 a 1 mL (1 a 4 µg) via subcutânea ou endovenosa (diluída em água destilada 10 mL, administrada durante 2 minutos), uma a duas vezes ao dia; a dose é individualmente ajustada pelo volume urinário e sódio sérico.
- Fazer contato com neurocirurgia/endocrinologia/oftalmologia para definição de conduta (Figura 220.4).

Tratamento[12,19]

O tratamento da AH pode ser clínico ou cirúrgico, não havendo consenso sobre quais critérios utilizar para a indicação terapêutica, pela raridade da AH e falta de estudos clínicos controlados e randomizados.

Pacientes com AH devem ser estabilizados clinicamente e feita a reposição empírica de hidrocortisona. A decisão sobre o manuseio clínico ou cirúrgico deve ser feito cuidadosamente por uma equipe multidisciplinar, incluindo neurocirurgiões, endocrinologistas e oftalmologistas. A indicação cirúrgica em geral se baseia na severidade e na progressão dos sinais e sintomas da apresentação inicial, observados concomitantes ao início do tratamento clínico

Tratamento cirúrgico

Pacientes com sinais neuro-oftálmicos severos e recentes, como redução importante da acuidade visual, perda de campos visuais recente e/ou progressiva e piora de níveis de consciência devem ser considerados para o tratamento cirúrgico. O exame neuro-oftalmológico auxilia na identificação de quadros com compressão antiga de vias ópticas que não devem ter benefício importante com a cirurgia, como atrofia de nervo óptico[12,19].

Paresias oculares por envolvimento do III, IV ou VI pares cranianos, na ausência de perda de campos ou de acuidade visual, não são, por si só, indicações para cirurgia imediata, pois a resolução desses quadros em geral ocorre após dias ou semanas do tratamento clínico e não é melhor com o tratamento cirúrgico[12,19].

A cirurgia, quando indicada, tem melhores resultados sobre a recuperação visual quando realizada nos primeiros sete dias do quadro agudo, mas não houve diferença quando realizada do primeiro ao terceiro dia ou do terceiro ao sétimo dia. Por outro lado, a cirurgia leva à maior frequência de fístula liquórica e *diabetes insipidus* permanente. Portanto, deve ser preferencialmente realizada por neurocirurgião experiente em cirurgias hipofisárias[12,19].

Tratamento clínico

Pacientes com AH que não tenham alterações neuro-oftalmológicas ou que tenham sinais leves e estáveis podem ser conduzidos clinicamente, com monitoração cautelosa e frequente[12,19].

A infusão de hidrocortisona deve ser mantida; entretanto, a dexametasona (doses) pode ser preferível em casos de manuseio clínico para auxílio na redução do edema cerebral, de 2 a 16 mg por dia EV[22].

O exame neurológico deve ser realizado a cada hora; em caso de deteriorações do *status* neurológico, a cirurgia deve ser prontamente considerada; em caso de quadro neuro-oftalmológico estável, a frequência da reavaliação neurológica pode ser reduzida para cada 4 ou 6 horas.

Pacientes com acuidade visual reduzida ou perda de campos visuais, campimetria e avaliação da acuidade visual devem ser reavaliados diariamente; na ausência de melhora objetiva, o tratamento cirúrgico pode ser considerado dentro da primeira semana do evento agudo.

Função renal, eletrólitos e diurese de 24 horas devem ser checados diariamente[12,19].

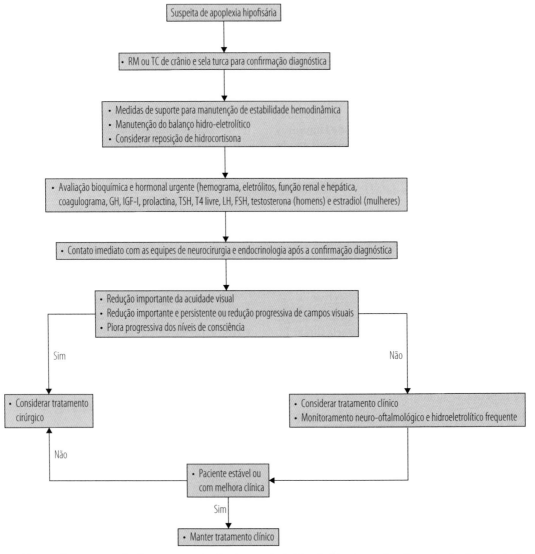

Figura 220.4. Síntese das recomendações para condução da apoplexia hipofisária no serviço de urgência. Adaptada de: Rajasekaran et al.[12]; Baldeweg et al.[19]; Capatina et al.[23].

Referências bibliográficas

1. Fernandez A, Karavitaki N, Wass JA. Prevalence of pituitary adenomas: a community-based, cross-sectional study in Banbury (Oxfordshire, UK). Clin Endocrinol (Oxf). 2010;72(3):377-82.
2. Raappana A, Koivukangas J, Ebeling T, Pirila T. Incidence of pituitary adenomas in Northern Finland in 1992-2007. J Clin Endocrinol Metab. 2010;95(9):4268-75.
3. Ayuk J, McGregor EJ, Mitchell RD, Gittoes NJ. Acute management of pituitary apoplexy – surgery or conservative management? Clin Endocrinol (Oxf). 2004;61(6):747-52.
4. Sibal L, Ball SG, Connolly V, James RA, Kane P, Kelly WF, et al. Pituitary apoplexy: a review of clinical presentation, management and outcome in 45 cases. Pituitary. 2004;7(3):157-63.
5. Gruber A, Clayton J, Kumar S, Robertson I, Howlett TA, Mansell P. Pituitary apoplexy: retrospective review of 30 patients – is surgical intervention always necessary? Br J Neurosurg. 2006;20(6):379-85.
6. Leyer C, Castinetti F, Morange I, Gueydan M, Oliver C, Conte-Devolx B, et al. A conservative management is preferable in milder forms of pituitary tumor apoplexy. J Endocrinol Invest. 2011;34(7):502-9.
7. Bujawansa S, Thondam SK, Steele C, Cuthbertson DJ, Gilkes CE, Noonan C, et al. Presentation, management and outcomes in acute pituitary apoplexy: a large single-centre experience from the United Kingdom. Clin Endocrinol (Oxf). 2014;80(3):419-24.
8. Kinoshita Y, Tominaga A, Usui S, Arita K, Sugiyama K, Kurisu K. Impact of subclinical haemorrhage on the pituitary gland in patients with pituitary adenomas. Clin Endocrinol (Oxf). 2014;80(5):720-5.
9. Briet C, Salenave S, Bonneville JF, Laws ER, Chanson P. Pituitary apoplexy. Endocr Rev. 2015;36(6):622-45.
10. Rolih CA, Ober KP. Pituitary apoplexy. Endocrinol Metab Clin North Am. 1993;22(2):291-302.
11. Oldfield EH, Merrill MJ. Apoplexy of pituitary adenomas: the perfect storm. J Neurosurg. 2015;122(6):1444-9.
12. Rajasekaran S, Vanderpump M, Baldeweg S, Drake W, Reddy N, Lanyon M, et al. UK guidelines for the management of pituitary apoplexy. Clin Endocrinol (Oxf). 2011;74(1):9-20.
13. Randeva HS, Schoebel J, Byrne J, Esiri M, Adams CB, Wass JA. Classical pituitary apoplexy: clinical features, management and outcome. Clin Endocrinol (Oxf). 1999;51(2):181-8.
14. Smidt MH, vander Vliet A, Wesseling P, de Vries J, Twickler TB, Vos PE. Pituitary apoplexy after mild head injury misinterpreted as bacterial meningitis. Eur J Neurol. 2007;14(7):e7-8.
15. Grossman AB. Clinical Review#: The diagnosis and management of central hypoadrenalism. J Clin Endocrinol Metab. 2010;95(11):4855-63.
16. Hahner S, Spinnler C, Fassnacht M, Burger-Stritt S, Lang K, Milovanovic D, et al. High incidence of adrenal crisis in educated patients with chronic adrenal insufficiency: a prospective study. J Clin Endocrinol Metab. 2015;100(2):407-16.
17. Decaux G, Musch W, Penninckx R, Soupart A. Low plasma bicarbonate level in hyponatremia related to adrenocorticotropin deficiency. J Clin Endocrinol Metab. 2003;88(11):5255-7.
18. Zhang F, Chen J, Lu Y, Ding X. Manifestation, management and outcome of subclinical pituitary adenoma apoplexy. J Clin Neurosci. 2009;16(10):1273-5.
19. Baldeweg SE, Vanderpump M, Drake W, Reddy N, Markey A, Plant GT, et al.; Society for Endocrinology Clinical Committee. Society for Endocrinology Endocrine Emergency Guidance: Emergency management of pituitary apoplexy in adult patients. Endocr Connect. 2016;5(5):G12-5.
20. Boellis A, di Napoli A, Romano A, Bozzao A. Pituitary apoplexy: an update on clinical and imaging features. Insights Imaging. 2014;5(6):753-62.
21. Tosaka M, Sato N, Hirato J, Fujimaki H, Yamaguchi R, Kohga H, et al. Assessment of hemorrhage in pituitary macroadenoma by T2*-weighted gradient-echo MR imaging. AJNR Am J Neuroradiol. 2007;28(10):2023-9.
22. Maccagnan P, Macedo CL, Kayath MJ, Nogueira RG, Abucham J. Conservative management of pituitary apoplexy: a prospective study. J Clin Endocrinol Metab. 1995; 80(7):2190-7.
23. Capatina C, Inder W, Karavitaki N, Wass JA. Management of endocrine disease: pituitary tumour apoplexy. Eur J Endocrinol. 2015;172(5):R179-90.

221
URGÊNCIAS E EMERGÊNCIAS DOS DISTÚRBIOS DA ADRENAL

Flavia Amanda Costa Barbosa
Claudio Elias Kater

Crise adrenal (insuficiência adrenal aguda)

Introdução/Epidemiologia

A insuficiência adrenal (IA) é uma condição resultante da falência adrenal primária ou secundária a um desarranjo no funcionamento do eixo hipotálamo-hipófise-adrenal (EHHA). Desde 1855, quando Thomas Addison descreveu a IA primária crônica (doença de Addison – DA), a principal causa ainda era decorrente da tuberculose. No entanto, a etiologia autoimune despontou como a principal responsável nos países desenvolvidos, sendo as infecções causas frequentes apenas nos países subdesenvolvidos. Em estudo brasileiro, a etiologia infecciosa da DA se destaca com 39% de todas as causas em dois centros médicos importantes no Brasil. Veja na Tabela 221.1 as causas de DA e IA secundária.

Sem a reposição adequada de corticosteroides, a IA é uma condição fatal, especialmente no século XIX, com uma sobrevida média de cinco anos após o diagnóstico. Já no final dos anos 1940, com a síntese e a disponibilização da cortisona, a expectativa de vida desses indivíduos praticamente normalizou, embora sua recuperação não seja completa. As razões para a melhora apenas parcial não são muito claras, mas podem envolver a reposição "não fisiológica" de glicocorticoides (GCs), baixos níveis de deidroepiandrosterona (DHEA) sem reposição e redução da secreção de adrenalina na medula adrenal. Além disso, durante eventos de estresse agudo, esses indivíduos são incapazes de produzir quantidade compensatória de cortisol, resultando num quadro de IA aguda ou crise adrenal (CA).

A "crise adrenal" é uma emergência endócrina caracterizada pela "agudização" da IA, com risco de morte iminente se o tratamento não for imediato. As manifestações principais incluem hipotensão e choque hipovolêmico e alteração do nível de consciência, mas pode ser acompanhada de outras manifestações como fraqueza, náuseas, vômitos, dor abdominal, febre, fadiga, confusão, alterações hidroeletrolíticas e coma. A real incidência da CA não é conhecida, pois devido aos sintomas inespecíficos, é frequentemente subdiagnosticada.

Em um estudo norueguês avaliando 130 óbitos de pacientes com DA, constatou-se que aproximadamente 15% resultaram de CA. Em outro estudo envolvendo pacientes com hipopituitarismo, a CA também foi causa importante de mortalidade. Em estudos retrospectivos, o risco de CA em pacientes com IA fica em torno de 6 a 10 crises por 100 pacientes por ano. Em estudo prospectivo recente, foram demonstradas 8,3 crises/100 pacientes por ano, com taxa de mortalidade de 0,5/100 pacientes por ano. Dessa forma, assumindo uma média de prevalência de 3 casos/10.000 de IA na população geral (dados internacionais) e tomando por base a população brasileira (206 milhões de habitantes em 2017), a IA afetaria cerca de 61.800 habitantes. Com base nesse número, poderão ocorrer cerca de 3.100 mortes na próxima década.

Fatores de risco

Pacientes com DA encontram-se em risco maior de desenvolvimento de CA, comparados àqueles com IA secundária, devido ao comprometimento adicional da camada glomerulosa produtora de mineralocorticoides, acarretando maior desidratação e hipovolemia. O risco de CA no indivíduo que faz uso crônico de GC é difícil de determinar, pela

Tabela 221.1. Principais causas de insuficiência adrenal

Primária	Secundária
Adrenalite autoimune	Tumores hipotalâmicos/hipofisários
Causas infecciosas (tuberculose, paracoccidioidomicose, HIV, outros fungos sistêmicos etc.)	Cirurgia ou radioterapia região hipotalâmica/hipofisária
Linfoma, metástases (mama, pulmão, rim, melanoma)	Apoplexia hipofisária
Hiperplasia adrenal congênita	Traumatismo cranioencefálico
Adrenoleucodistrofia/adrenoleucomieloneuropatia	Síndrome da sela vazia
Hemorragia adrenal	Doenças infiltrativas (sarcoidose, histiocitose X)

escassez de dados na literatura. Cabe salientar que a causa mais comum de CA é a interrupção da terapia com GC de forma abrupta). Por isso, dados da história clínica do paciente, como o uso de qualquer tipo de reposição com GC, seja tópica, inalatória, nasal, injetável, intradérmica ou outra, podem estar associados à supressão do EHHA. Outras drogas que têm efeito de GC, como a medroxiprogesterona, também podem ser causa de CA. A Tabela 221.2 mostra os fatores de risco para CA e os mecanismos envolvidos. Algumas condições, como *diabetes insipidus* (desidratação, ausência de resposta à vasoconstricção mediada por receptores V1 no estresse grave), diabetes e hipogonadismo, também estão associadas a maior risco de CA em IA secundária.

O risco de surgimento de CA é de cerca de 50%, parecendo ser ainda maior naqueles que já tiveram uma CA prévia. Apesar de alguns indivíduos não apresentarem nenhuma CA durante a vida, ela pode aparecer de forma fatal, reforçando a necessidade de vigilância em todos os pacientes com IA.

Fatores predisponentes

Na maioria dos casos de CA, há um fator precipitante. Vários estudos demonstraram que a doença gastrointestinal é fator preponderante naqueles que apresentam essa emergência endócrina, uma vez que a absorção oral de GC está prejudicada (Tabela 221.3). Estresse cirúrgico também é causa frequente. A suspensão abrupta da medicação pelo próprio paciente ou iatrogênica também é causa frequente. Outras causas como estresse emocional, acidentes e causas inusitadas como picadas de insetos e viagens prolongadas sem uso da medicação já foram relatadas.

Manifestações clínicas

Embora não haja critérios bem estabelecidos, a clínica mais característica de CA é a hipotensão grave, sendo evidência clínica de hipovolemia (Tabela 221.4). Alteração do nível de consciência também é fator importante para o diagnóstico. Dor abdominal pode estar presente e febre pode decorrer de infecção ou ter origem indeterminada. A CA é a manifestação inicial de IA, ocorrendo em até 50% dos pacientes com DA. O seu diagnóstico nos pacientes com DA é muitas vezes tardio, pois os sinais iniciais da IA são inespecíficos e insidiosos. Manifestações como anorexia, náuseas, queda do estado geral, fadiga, hiporexia e perda de peso evoluem lentamente, de semanas a anos, confundindo o raciocínio diagnóstico.

A hipotensão geralmente é secundária à hipovolemia e a redução do tônus adrenérgico ocorre devido à deficiência do cortisol. Os níveis pressóricos não respondem a reposição volêmica ou a drogas vasoativas. A hiponatremia, nos pacientes com DA, decorre da deficiência de aldosterona, com consequente depleção de volume e hipercalemia, enquanto na IA secundária se deve à síndrome de secreção inapropriada do hormônio antidiurético (ADH). Outras alterações como hipoglicemia e hipercalcemia também podem estar presentes.

Avaliação na sala de emergência: confirmação laboratorial

Nos pacientes com história prévia de IA, o tratamento deve ser imediato. Já naqueles sem diagnóstico prévio de IA, o tratamento não deve ser postergado para efeitos de testes específicos (por exemplo: teste de estímulo com ACTH – hormônio adrenocorticotrófico – sintético). No entanto, a coleta de sangue para dosagem de cortisol, ACTH, SDHEA (sulfato de deidroepiandrosterona) e renina deve ser realiza-

Tabela 221.2. Fatores de risco de crise adrenal

Condição	Mecanismo envolvido
Insuficiência adrenal primária ou secundária	Supressão do eixo hipotálamo-hipofisário-adrenal
Crise adrenal prévia	
Uso crônico de glicocorticoide, fluticasona acetato de megestrol, medroxiprogesterona	
Tirotoxicose	Aumentam o metabolismo do cortisol
Gestação (terceiro trimestre)	
Levotiroxina	
Indutores do citocromo P450: (fenitoína, rifampicina, fenobarbital)	
Inibidores do citocromo P450: (cetoconazol, fluconazol, etomidato)	Reduzem produção endógena de cortisol
Anticoagulantes	Aumentam o risco de hemorragia adrenal
Diabetes insipidus	Desidratação
Diabetes tipo 1 e 2	Desconhecido
Insuficiência ovariana primária	
Hipogonadismo	

Tabela 221.3. Fatores precipitantes de crise adrenal

	White e Arlt (2010)	Hahner (2015)
Doença gastrointestinal	56%	23%
Outras infecções	17%	25%
Cirurgia	6%	16%
Estresse/dor	8%	9%
Estresse psicológico	1%	16%
Medicação inadequada	2%	14%
Acidente	NA	3%
Desconhecidas	1%	10%
Outras	9%	9%

(Outras causas: intoxicação por álcool, desidratação, uso de diuréticos, quimioterapia, gravidez, indutores de diarreia, viagens prolongadas, picada de insetos)

Tabela 221.4. Caracterização da crise adrenal

Queda do estado geral acrescida de pelo menos 2 sinais e sintomas:
Hipotensão (PA sistólica < 100 mmHg)
Náuseas ou vômitos
Fadiga, febre, sonolência
Hiponatremia (< 132 mmol/L) ou hipercalemia
Hipoglicemia
Melhora clínica após terapia parenteral com glicocorticoide (hidrocortisona)

Adaptada de: Bornstein (2009).

da imediatamente antes da administração da hidrocortisona. Valores de cortisol menores que 5 µg/dL (138 nmol/L) em estresse endógeno confirmam o diagnóstico, enquanto valores maiores que 20 µg/dL (550 nmol/L) excluem IA. Valores elevados de ACTH corroboram o diagnóstico de DA, e valores normais ou inapropriadamente baixos podem resultar de causas centrais de IA (secundária ou terciária). Em caso de incerteza diagnóstica, o tratamento deve ser mantido até a estabilização do paciente, e só então outros testes deverão ser realizados.

Tratamento da crise adrenal

O tratamento consiste na reposição hídrica e no uso de corticosteroides. Para isso, a utilização de NaCl a 0,9% (SF a 0,9% – isotônica) corrigirá a hipovolemia e a hiponatremia, enquanto glicose intravenosa (IV) pode ser necessária para a recuperação glicêmica. O SF a 0,9% pode ser dado na primeira hora, enquanto reposição posterior deverá ser guiada de acordo com a condição hemodinâmica e hidroeletrolítica de cada paciente (Tabela 221.5). Além das condições individuais, a reposição volêmica deverá ser cuidadosa, pois o aumento dos níveis de sódio maiores que 10 mEq nas primeiras 24 horas e a resposta a corticoterapia podem elevar rapidamente os níveis séricos de sódio e resultar em síndrome de desmielinização osmótica.

A corticoterapia com o uso de hidrocortisona pode ser feita em casa por via intramuscular (IM), se disponível, pois evita maior deterioração antes da chegada ao hospital. No ambiente hospitalar, a hidrocortisona poderá ser feita preferencialmente por via IV com 100 mg IV em *bolus*, seguidos de dose diária de 100 a 300 mg em bomba de infusão ou em doses divididas a cada 6 horas. A via parenteral pode ser continuada por até três dias ou até a recuperação do paciente. Cabe salientar que a hidrocortisona em altas doses provê ação mineralocorticoide suficiente, não sendo necessária a fludrocortisona. Contudo, o uso do mineralocorticoide deverá ser iniciado assim que o paciente com DA iniciar as medicações orais. Caso a hidrocortisona IV não esteja disponível, pode ser substituída por dexametasona, prednisolona ou outro corticoide sintético, em doses equivalentes.

Educação e prevenção de crise adrenal

Sabe-se que a produção diária de cortisol é de cerca de 10 mg, mas em condições de estresse, como cirurgias, ela pode variar de 50 a 200 mg por dia dependendo do porte. Por isso, os consensos internacionais sugerem doses diferentes de GC dependendo do tipo de estresse. Veja na Tabela 221.6 as sugestões de uso de GC de acordo com a condição do paciente.

Deve-se destacar o papel do médico na orientação didática e correta para a prevenção de crises adrenais. Apesar dessas recomendações, um estudo prospectivo demonstrou que 18% dos pacientes com IA não ajustam a dose da medicação, apesar de orientação. Por isso, é sempre importante enfatizar esse ponto com o paciente e seus familiares. Além disso, a educação continuada faz-se necessária, com equipe multidisciplinar envolvida, grupos de compartilhamento de pacientes com IA, bem como a confecção de um bracelete ou algum documento que possa permitir a fácil identificação do diagnóstico do paciente nos momentos de emergência médica.

Crise adrenérgica (Feocromocitoma)

Definição

A crise de adrenérgica do feocromocitoma (CFeo) é considerada emergência endócrina e está relacionada a altos índices de mortalidade. Apesar disso, poucos consensos discutem esse tema na literatura. O feocromocitoma é um tumor produtor de catecolaminas, sendo uma causa rara e letal de hipertensão arterial sistêmica secundária. Entretanto, se diagnosticado e tratado corretamente, é potencialmente curável. Histologicamente, o feocromocitoma origina-se de células cromafins localizadas na medula adrenal, enquanto os paragangliomas (PGLs) são de localização extra-adrenal, produzindo ou não catecolaminas. Os sintomas mais característicos do feocromocitoma são hipertensão, sudorese, palpitações e cefaleia, que geralmente aparecem como paroxismos em até 60% dos casos. A crise hipertensiva do feocromocitoma manifesta-se de maneira similar a outras causas de crise

Tabela 221.5. Tratamento da crise adrenal

Hidrocortisona	100 mg em *bolus*, de imediato, seguidos de 100 a 300 mg/dia em bomba de infusão ou doses divididas de 6/6 horas
Reposição volêmica	SF a 0,9% – 1 litro nos primeiros 60 minutos, seguido de reposição de acordo com a necessidade individual
Terapia intensiva	Monitorização hemodinâmica/medida de eletrólitos,
De acordo com a gravidade do caso	Heparina em baixa dose/antibióticos, se necessário: monitorização da pressão venosa central

Tabela 221.6. Recomendação da terapia durante estresse endógeno ou cirurgia

Doenças agudas, febre, infecções	Dobrar a dose diária de reposição de glicocorticoide
Estresse importante, náuseas	Dose de glicocorticoide imediata
Vômitos incoercíveis	Glicocorticoide parenteral (IM de imediato se disponível ou EV)/emergência – internação
Cirurgias de pequeno porte	100 mg de hidrocortisona IM na indução anestésica, ou infusão contínua EV durante ato cirúrgico. Manter dose VO dobrada nas 24h após cirurgia.
Procedimentos intestinais	Internação hospitalar e 100 mg de hidrocortisona IM na noite anterior, reposição volêmica. No dia do procedimento, repetir dose.
Cirurgia de grande porte/trabalho de parto	infusão venosa de hidrocortisona de 100 mg de 12/12 horas na indução anestésica. Manutenção da medicação até introdução da dieta VO. Dose VO dobrada nas 48h seguintes, após dose usual.

Obs.: Em pequenos procedimentos, não são necessárias doses parenterais de glicocorticoides. Dose extra deve ser administrada se houver sintomas.

adrenérgica, por isso deve-se abrir um leque de diagnóstico diferencial para diferenciação de causas.

A CFeo é definida pela apresentação aguda e grave de paroxismo, causando instabilidade hemodinâmica e dano em múltiplos órgãos. Estudos retrospectivos em pacientes com feocromocitoma já operados mostram incidência entre 7% e 18% dos casos, parecendo haver frequência maior dessas crises em feocromocitomas comparados a PGLs.

Apesar de a apresentação clínica da CFeo pertencer a um espectro clínico, não há classificação específica para melhor caracterizá-la. O subtipo mais grave de CFeo, denominada CFeo multissistêmica, foi descrita na presença de quatro manifestações principais: falência múlpla de órgãos, hipertensão grave/hipotensão, febre alta e encefalopatia. No entanto, essas duas últimas alterações não parecem estar relacionadas ao excesso de catecolaminas, mas a outros mecanismos como a secreção tumoral de interleucina 6. Recentemente, foi sugerido que a CFeo possa ser classificada em dois tipos: A e B. O tipo A sugere crise com hipotensão não sustentada; já a tipo B é a forma mais grave, com hipotensão persistente e falência múltipla de órgãos (Figura 221.1).

Fatores precipitantes/mecanismo fisiopatológico

Os fatores que aumentam a secreção tumoral de catecolaminas e causam os paroxismos são os mesmos que podem precipitar a CFeo e o dano de órgãos (Tabela 221.7). A ação do excesso de catecolaminas nos receptores alfa-1-adrenérgicos acarreta crise hipertensiva, vasoconstricção importante e consequente redução do volume intravascular. Esse efeito pode resultar na redução da perfusão, isquemia tecidual e consequente falência do órgão específico (Tabela 221.8). No coração, o vasoespasmo pode levar a infarto agudo do miocárdio. Adicionalmente, as catecolaminas exercem efeito tóxico nos miócitos, causando a cardiomiopatia catecolaminérgica, também chamada de "doença de *takotsubo*" (aspecto no cateterismo que remete a um pote japonês milenar utilizado na caça de polvos). Essa disfunção é reversível com a abordagem terapêutica eficaz.

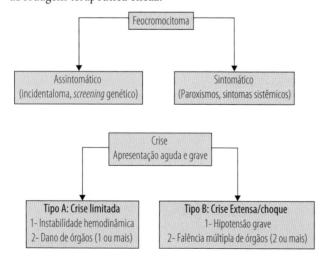

Figura 221.1. Esquema dos tipos de apresentação de feocromocitoma. Adaptada de Whitelaw BC *et al.* Clin Endocrinol (Oxf). 2014.

O mecanismo envolvido no surgimento de hipotensão e choque ainda não é bem entendido. Parece estar relacionado não só a tumores exclusivamente secretores de adrenalina que ocupam receptores beta-2-adrenérgicos causando vasodilatação, mas também à falência miocárdica, hipovolemia e dessensibilização dos barorreceptores nos tumores.

Diagnóstico

A CFeo deve ser suspeitada em qualquer paciente com choque inexplicável ou falência ventricular e falência múltipla de órgãos, crise hipertensiva ou acidose láctica inexplicada em paciente afebril. A investigação laboratorial inicial deve incluir metanefrinas e catecolaminas plasmáticas e/ou urinárias em amostra isolada. Apesar de não haver valores diagnósticos definidos de CFeo, uma série mostrou níveis de catecolaminas plasmáticas maiores que 23 vezes o limite normal, mas com presença de falsos-negativos e falsos-positivos. Um problema no diagnóstico laboratorial é a dificuldade na obtenção de resultados rápidos. Exames de imagem (tomografia ou ressonância com protocolo de adrenal) podem ajudar no diagnóstico de feocromocitomas ou PGLs.

Em séries mais antigas, a mortalidade na CFeo chegava a 85%. Dados retrospectivos mais recentes mostram mor-

Tabela 221.7. Fatores precipitantes de crise de feocromocitoma

Fatores	Exemplos
Gestação	Hemorragia e infarto do tumor Terceiro trimestre e periparto
Estímulo direto/indireto do tumor	Manipulação/trauma
Cirurgia	Indução anestésica, entubação, uso de relaxantes musculares
Drogas	Metoclopramida, antagonistas dopaminérgicos, betabloqueadores, sem alfabloqueio prévio, glucagon, simpaticomiméticos, antidepressivos tricíclicos, ACTH sintético
Casos isolados	Ablação por radiofrequência, contrastes iodados, teste cardiológico de estresse com dobutamida, montanhismo

Tabela 221.8. Dano de órgãos na crise de Feo

Cardíaco	Cardiomiopatia (*takotsubo*), infarto agudo, arritmias, choque cardiogênico
Gastrointestinal	Íleo, isquemia mesentérica, perfuração
Hepático	Injúria hepática
Metabólica	Acidose láctica, cetoacidoses, hipoglicemia, hiperglicemia
Musculoesquelética	Rabdomiólise
Vascular	Trombose, hemorragia adrenal
Neurológica	Encefalopatia, AVC hemorrágico, dissecção da aorta vertebral
Respiratória	Edema pulmonar, hemoptise, síndrome da angústia respiratória

talidade menor: 0% a 45%. Em outro estudo, a crise tipo B atingiu 28%, enquanto a tipo A, cerca de 6%. Não há estudos prospectivos avaliando a CFeo.

Tratamento clínico

Esses pacientes devem ser imediatamente monitorizados e manejados em ambiente intensivo com equipe preparada. A vasoconstrição generalizada é característica da CFeo, com consequente hipovolemia intravascular. Por isso, a reposição de fluidos deve preceder ou ser administrada com qualquer terapia vasodilatadora. Reposição de cristaloides deve ser iniciada baseada na condição clínica do paciente, especialmente se houver envolvimento cardíaco.

Alfabloqueadores: o uso dessa classe de drogas visa reverter a vasoconstricção e prevenir arritmias. Seu uso deve ser criterioso, uma vez que a presença de hipotensão é fator limitante de seu uso. A reposição de fluidos deve preceder ou ser usada concomitantemente com essa classe de drogas. O uso IV deve ser priorizado, sendo a fenoxibenzamina (droga alfabloqueadora não seletiva e não competitiva e de meia-vida longa) a primeira opção. Porém, essa medicação não está disponível no Brasil. Entre as opções disponíveis no país, a fentolamina IV (alfabloqueador competitivo e de meia-vida curta) é excelente opção alternativa, na dose de ataque de 1 mg/min e 20 a 100 mg/h como manutenção. Alfabloqueadores competitivos e específicos, como prazosina e doxazosina, podem ser usados, no entanto são disponíveis apenas por via oral (VO), em doses altas (até 8 mg por dia). O alfabloqueio reduz drasticamente a mortalidade quando se comparam àqueles que não fizeram uso: 40% *versus* 95%, respectivamente. O bloqueio dos receptores beta-adrenérgicos é importante para contrabalancear os efeitos do alfabloqueio e para a prevenção de taquiarritmias. No entanto, seu uso só pode ser autorizado após o bloqueio dos receptores alfa. Caso isso não seja feito, existe risco de o excesso de catecolaminas ocupar o receptor beta, piorando a vasoconstricção e a crise hipertensiva.

Os bloqueadores do canal de cálcio (anlodipino, nicardipino) são drogas também utilizadas no preparo cirúrgico do feocromocitoma, e seu uso na CFeo é também relatado. Sulfato de magnésio é a droga clássica no manejo da eclâmpsia, promovendo tanto a vasodilatação arteriolar como o bloqueio dos receptores alfa, e prevenindo o surgimento de arritmias. A dose de 4g IV, seguida por infusão contínua de 1g/hora, é similar àquela prescrita na eclâmpsia. Outras drogas que são utilizadas no tratamento de emergências hipertensivas também podem ser utilizadas, como nitroprussiato de sódio, hidralazina e gliceril trinitrato. Veja tabela ilustrativa das medicações na CFeo (Tabela 221.9).

Tratamento definitivo

Apesar de o tratamento definitivo do feocromocitoma ser a adrenalectomia, a intervenção cirúrgica só deve ser realizada após o alfabloqueio efetivo. Da mesma forma, nos pacientes com CFeo, a cirurgia deve ser postergada até a estabilização e o controle com o uso de alfabloqueadores. Estudo retrospectivo de Scholten *et al.*, envolvendo pacientes com CFeo confirmou essa hipótese. No estudo, aqueles pacientes que foram liberados após CFeo operados eletivamente após preparo adequado tiveram evolução mais favorável quando comparados àqueles que foram operados no período de internação, cerca de 10 dias após a crise. O mesmo estudo demonstrou que a cirurgia emergencial pode estar relacionada à maior mortalidade, comprovando a necessidade de preparo medicamentoso desses pacientes. Adicionalmente, o risco de recidiva de CFeo é de 25%. Por isso, esses pacientes devem iniciar preparo cirúrgico logo após a confirmação diagnóstica com uso de alfabloqueadores. Caso necessário, realizar o bloqueio de receptores beta como já citado anteriormente. Na Unidade de Adrenal da Escola Paulista de Medicina da Universidade Federal de São Paulo (EPM/Unifesp), o tempo médio de preparo pré-operatório gira em torno de dois meses, com boa taxa de sucesso.

Tabela 221.9. Drogas utilizadas no manejo da crise de feocromocitoma

Medicação	Dose média	Dicas
Fentolamina (IV)	IV *bolus* 2,5-5 mg a 1 mg/minuto	a cada 5 minutos/até 1-2 mg/kg/dia
Fentolamina (bomba de infusão)	1 mg/minuto	manutenção 20-100 mg/hora
Fenoxibenzamina (IV)	0,5 mg/kg em 5 horas	Até 1-2 mg/kg/dia
Fenoxibenzamina (VO)	10 mg em duas doses diárias	Até 250 mg/dia
Doxazosina (VO)	4-12 mg/dia	Até 24 mg/dia
Magnésio (IV)	4g IV *bolus* em 5 minutos	---
Nitroprussiato de sódio (IV)	0,25-10 mcg/kg/min	Proteção da luz
Hidralazina (IV)	10-50 mg/IV a cada 4/6h	---
Esmolol (IV)	0,5 mg/kg em 1 minuto/0,1-0,3 mg/kg/min	---
Nicardipino (IV)	5 mg/h inicial e 3 mg/h manutenção	Máximo 15 mg/h
Metirosina (VO)	250 mg até 4 vezes ao dia	---

Bibliografia consultada

Allolio B. Extensive expertise in endocrinology. Adrenal crisis. Eur J Endocrinol. 2015;172(3):R115-24.

Allolio B, Ehses W, Steffen HM, Muller R. Reduced lymphocyte beta 2-adrenoceptor density and impaired diastolic left ventricular function in patients with glucocorticoid deficiency. Clin Endocrinol (Oxf). 1994;40(6):769-75.

Bornstein SR. Predisposing factors for adrenal insufficiency. N Engl J Med. 2009;360(22):2328-39.

Brouwers FM, Eisenhofer G, Lenders JW, Pacak K. Emergencies caused by pheochromocytoma, neuroblastoma, or ganglioneuroma. Endocrinol Metab Clin North Am. 2006;35(4):699-724, viii.

Brouwers FM, Lenders JW, Eisenhofer G, Pacak K. Pheochromocytoma as an endocrine emergency. Rev Endocr Metab Disord. 2003;4 (2):121-8.

Burman P, Mattsson AF, Johannsson G, Hoybye C, Holmer H, Dahlqvist P, et al. Deaths among adult patients with hypopituitarism: hypocortisolism during acute stress, and de novo malignant brain tumors contribute to an increased mortality. J Clin Endocrinol Metab. 2013;98(4):1466-75.

Chen H, Sippel RS, O'Dorisio MS, Vinik AI, Lloyd RV, Pacak K; North American Neuroendocrine Tumor. The North American Neuroendocrine Tumor Society consensus guideline for the diagnosis and management of neuroendocrine tumors: pheochromocytoma, paraganglioma, and medullary thyroid cancer. Pancreas. 2010;39(6):775-83.

Dunlop D. Eighty-six cases of Addison's disease. Br Med J. 1963;2(5362):887-91.

Erichsen MM, Lovas K, Fougner KJ, Svartberg J, Hauge ER, Bollerslev J, et al. Normal overall mortality rate in Addison's disease, but young patients are at risk of premature death. Eur J Endocrinol. 2009;160(2):233-7.

Guerrero MA, Schreinemakers JM, Vriens MR, Suh I, Hwang J, Shen WT, et al. Clinical spectrum of pheochromocytoma. J Am Coll Surg. 2009;209(6):727-32.

Hahner S, Loeffler M, Bleicken B, Drechsler C, Milovanovic D, Fassnacht M, et al. Epidemiology of adrenal crisis in chronic adrenal insufficiency: the need for new prevention strategies. Eur J Endocrinol. 2010;162(3):597-602.

Hahner S, Spinnler C, Fassnacht M, Burger-Stritt S, Lang K, Milovanovic D, et al. High incidence of adrenal crisis in educated patients with chronic adrenal insufficiency: a prospective study. J Clin Endocrinol Metab. 2015;100 (2):407-16.

Husebye ES, Allolio B, Arlt W, Badenhoop K, Bensing B, Betterle C, et al. Consensus statement on the diagnosis, treatment and follow-up of patients with primary adrenal insufficiency. J Intern Med. 2014;275(2):104-15.

James MF, Cronje L. Pheochromocytoma crisis: the use of magnesium sulfate. Anesth Analg. 2004;99(3):680-6.

Lassnig E, Webe T, Auer J, Nomeyer R, Eber B. Pheochromocytoma crisis presenting with shock and tako-tsubo-like cardiomyopathy. Int J Cardiol. 2009;134(3):e138-40.

Lenders JW, Duh QY, Eisenhofer G, Gimenez-Roqueplo AP, Grebe SK, Murad MH, et al. Pheochromocytoma and paraganglioma: an endocrine society clinical practice guideline. J Clin Endocrinol Metab. 2014;99 (6):1915-42.

Mason AS, Meade TW, Lee JA, Morris JN. Epidemiological and clinical picture of Addison's disease. Lancet. 1968;2(7571):744-7.

Oelkers W. Adrenal insufficiency. N Engl J Med. 1996;335(16):1206-12.

Omori K, Nomura K, Shimizu S, Omori N, Takano K. Risk factors for adrenal crisis in patients with adrenal insufficiency. Endocr J. 2003;50(6):745-52.

Puar TH, Stikkelbroeck NM, Smans LC, Zelissen PM, Hermus AR. Adrenal crisis: still a deadly event in the 21st century. Am J Med. 2016;129(3):e331-9.

Sauvage MR, Tulasne PA, Arnaud JP. [Hypertensive accident in a surgical patient with unsuspected pheochromocytoma (author's transl)]. Anesth Analg (Paris). 1979;36(3-4):155-8.

Scholten A, Cisco RM, Vriens MR, Cohen JK, Mitmaker EJ, Liu C, et al. Pheochromocytoma crisis is not a surgical emergency. J Clin Endocrinol Metab. 2013;98(2):581-91.

Silva RC, Castro M, Kater CE, Cunha AA, Moraes AM, Alvarenga DB, et al. [Primary adrenal insufficiency in adults: 150 years after Addison]. Arq Bras Endocrinol Metabol. 2004;48(5):724-38.

Ueda T, Oka N, Matsumoto A, Miyazaki H, Ohmura H, Kikuchi T, et al. Pheochromocytoma presenting as recurrent hypotension and syncope. Intern Med. 2005;44(3):222-7.

Verbalis JG, Goldsmith SR, Greenberg A, Korzelius C, Schrier RW, Sterns RH, et al. Diagnosis, evaluation, and treatment of hyponatremia: expert panel recommendations. Am J Med. 2013;126(10 Suppl 1):S1-42.

White K, Arlt W. Adrenal crisis in treated Addison's disease: a predictable but under-managed event. Eur J Endocrinol. 2010;162(1):115-20.

Whitelaw BC, Prague JK, Mustafa OG, Schulte KM, Hopkins PA, Gilbert JA, et al. Phaeochromocytoma [corrected] crisis. Clin Endocrinol (Oxf). 2014;80(1):13-22.

SEÇÃO XXIV

URGÊNCIAS E EMERGÊNCIAS EM DERMATOLOGIA

Coordenadora
Stanley Bessa

DERMATOSES AMEAÇADORAS À VIDA

Stanley Bessa

Há dermatoses com tal potencial gravidade que exigem o rápido reconhecimento e atenção do médico socorrista, a fim de evitar desfechos desfavoráveis à vida do paciente. Neste capitulo procuraremos expor algumas dermatoses com maior potencialidade de morbimortalidade que devem ser rapidamente abordadas e cautelosamente tratadas pelo médico socorrista. É importante destacar que tais dermatoses, embora descritas em um capítulo único, por serem ameaçadoras à vida, constituem um grupo heterogêneo de doenças, cada uma delas tendo diagnóstico clínico e tratamento específicos, não constituindo, portanto, um grupo único de doenças em que se possa identificar uma causa comum.

Elas serão descritas didaticamente abaixo por ordem alfabética, e não por sua gravidade.

Angioedema hereditário

Introdução

A palavra "angioedema" é utilizada para definir um edema localizado e transitório nas camadas mais profundas da pele e mucosas, que atinge mais frequentemente pálpebras e lábios, além de orofaringe e extremidades, podendo, entretanto, alcançar qualquer parte do corpo, abrangendo até mesmo vias respiratórias altas e trato gastrointestinal. É um edema não pruriginoso e que geralmente está acompanhado de sensação de queimação. Dependendo de sua origem, ou seja, do mecanismo causador, o angioedema pode estar ou não acompanhado de urticária.

Tem como característica a associação com moléculas vasoativas (causadoras de vasodilatação e extravasamento de plasma), como bradicinina, histamina e moléculas do complemento. Ele pode ser classificado de acordo com o mecanismo fisiopatológico, com base no principal mediador, em: angioedema histaminérgico (mediado por histamina) e angioedema não histaminérgico (mediado por bradicinina).

O angioedema histaminérgico está frequentemente associado a quadros de urticária, podendo ter causas alérgicas (mediada ou não por IgE) e não alérgicas. E o angioedema não histaminérgico, por sua vez, pode ser, ainda, do tipo adquirido ou hereditário e não é associado a quadro de urticária.

Cabe aqui falarmos mais profundamente acerca do angioedema hereditário (AEH), uma vez que sua potencial mortalidade é imensamente maior.

O AEH é uma doença autossômica dominante causada pela deficiência do inibidor da C1-esterase (C1-INH). O C1-INH é um inibidor de protease encontrados normalmente em concentrações elevadas no plasma.

Diferentemente do angioedema alérgico e idiopático, que geralmente vem acompanhado de urticária, o AEH caracteriza-se clinicamente pela presença de crises de edemas subcutâneos ou submucosos com duração curta (dois a cinco dias).

Epidemiologia

O AEH é a forma mais agravada de angioedema, sendo uma doença rara, mas potencialmente letal. Sua incidência varia de 1:10.000 a 1:50.000, de acordo com diferentes etnias, sem preferência por gênero ou raça. Acredita-se que no Brasil haja de 4 mil a 19 mil pacientes, na maioria não diagnosticados.

É uma doença subdiagnosticada e negligenciada, e o tempo médio para diagnóstico desde os primeiros sintomas é perto de 14 anos[2].

Fisiopatologia

Na forma hereditária, o angioedema se dar por falta ou deficiência funcional do C1-INH.

O C1-INH é uma glicoproteína produzida no fígado com função de inibir as proteases, modular a permeabilidade vascular e atuar na regulação da atividade inflamatória por meio de inibição do sistema complemento (inativa o complexo C1-esterase), da cascata da coagulação (inibe os fatores XI e XII) e do sistema fibrinolítico (inibe a cascata calicreína-plasmina-bradicinina).

SEÇÃO XXIV – URGÊNCIAS E EMERGÊNCIAS EM DERMATOLOGIA

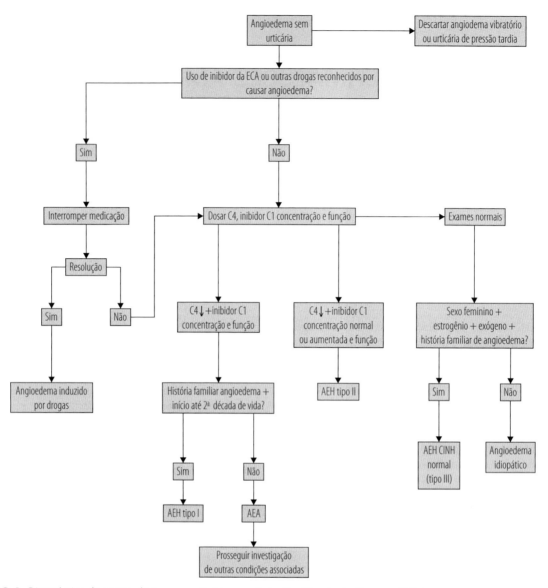

Figura 222.1. Diagnóstico do angioedema sem urticária associada. Modificada de: França e Valle[1].

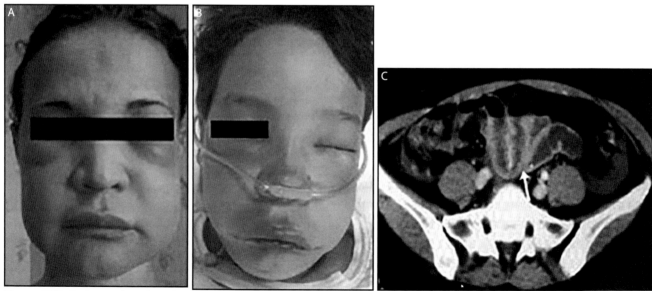

Figura 222.2. Angioedema hereditário. Fonte: Ferraro et al.[3].

Os índices baixos de C1 esterase INH ou sua deficiência funcional no AH resultam em contínua ativação do sistema complemento e contato, que se não houver supressão, leva à ativação da calicreína, promovendo a liberação de bradicinina, que, por sua vez, age como barreira endotelial, conduzindo à vasodilatação e ao aumento da permeabilidade vascular.

Quadro clínico

O quadro clínico é heterogêneo, porém pode comprometer imensamente a qualidade de vida do paciente afetado e é potencialmente fatal quando as vias aéreas superiores são comprometidas.

Ainda não existe cura para o AEH, entretanto há medicamentos capazes de prevenir as crises.

Diagnóstico diferencial

Como maneira de facilitar o diagnóstico acertado do angioedema, o quadro abaixo serve de mediador para realizar um diagnóstico acertado.

Tabela 222.1. Angioedema hereditário: sinais de alerta

A	Asfixia	Pacientes não tratados podem desenvolver edema na laringe e asfixia em 25%-40%
B	Bradicinina	A bradicinina é o mediador mais relevante para as manifestações clínicas como o edema.
C	C1-esterase	O angioedema hereditário é decorrente da deficiência quantitativa ou funcional do inibidor da C1-esterase.
D	Desencadeantes	As crises de angioedema hereditário são desencadeadas por fatores emocionais, traumas, ciclo menstrual e infecções.
E	Edema	As crises de edema acometem subcutâneo, trato gastrointestinal e vias aéreas.
F	Família	A história familiar pode ser evidenciada em 75%-85% dos casos, com herança autossômica dominante.
G	Gastrointestinal	O edema de trato gastrointestinal causa náuseas, dores epigástricas e de abdome, e muitas vezes os pacientes são submetidos a cirurgias desnecessárias.

Fonte: Grumach[4].

Tabela 222.2. Diagnóstico diferencial dos angioedemas

Características	Hereditário	Adquirido	Idiopático
Urticária	Não	Não	Sim
Idade de início	6-20 anos	> 40 anos	Todas
História familiar	Frequente	Não	Não
Doença de base	Não	Sim	Não
Localização	Todas	Todas	Face/lábios
Precipitação de trauma	Sim	Sim	Não
Duração do edema	48-96h	48-96h	2-48h
Resposta a epinefrina, corticoide e anti-histamínico	Não	Não	Sim

Fonte: Padilha[5].

Avaliação inicial na sala de emergência

Com o objetivo de agilizar e padronizar o diagnóstico do AEH, alguns critérios clínicos e laboratoriais são indicados, conforme os quais a doença é confirmada quando o paciente apresenta ao menos um dos critérios expostos a seguir, sendo um critério clínico principal e um critério laboratorial.

Os critérios clínicos principais são: angioedema subcutâneo não inflamatório, sem urticária, autolimitado, frequentemente recorrente, com duração de mais de 12 horas, dor abdominal sem etiologia orgânica definida, frequentemente recorrente, com duração superior a 6 horas, e edema laríngeo recorrente; de forma secundária, o histórico familiar de angioedema ou dor abdominal recorrentes ou edema na laringe.

Os critérios laboratoriais são: C1-INH quantitativo menor que 50% do valor normal, em duas amostras distintas, em condições basais; atividade funcional do C1-INH quantitativo menor que 50% do valor normal, em duas amostras distintas, em condições basais, e mutação do gene do C1-INH alterando a síntese da proteína ou sua função.

Condutas na sala de emergência

Pacientes com angioedema que não melhoram com anti-histamínicos precisam ser investigados pelo menos clinicamente e verificando-se a história familiar de outros, porventura, acometidos, na tentativa de descartar o AEH. No caso específico de AEH, portanto, a terapêutica ideal seriam as drogas específicas (descritas a seguir), já que adrenalina, anti-histamínicos e corticoides não melhoram quadros de AEH. Outras medicações são usadas na ausência dessas medicações específicas. Os andrógenos fracos, como estazolam, danazol ou oxandrolona, aumentam a produção de C1-INH hepático, constituindo alternativas aceitáveis na dose de 2 a 12 mg por dia, 200 a 800 mg por dia e 5 mg por dia, respectivamente. O ácido tranexâmico e o épsilon-aminocaproico também podem ser prescritos nos casos de intolerância ou contraindicação aos andrógenos.

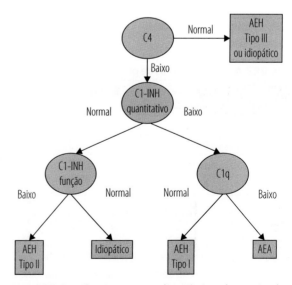

Figura 222.3. Algoritmo para diagnóstico do angioedema. C1-INH: Inibidor de C1, AEH: angioedema hereditário.

Fonte: Giavina-Bianchi et al.[6].

O tratamento é norteado por três abordagens, sendo elas: tratamento das crises, profilaxia a longo prazo e profilaxia a curto prazo.

A primeira abordagem visa interromper ataques e diminuir a mortalidade. As indicações terapêuticas variam conforme o local e a intensidade do angioedema. A segunda abordagem visa diminuir a frequência e a gravidade dos ataques, prevenindo, assim, hospitalizações. E a terceira e última abordagem visa prevenir crises por procedimentos e traumas, sendo fundamental quando o paciente se submete a intervenções de alto risco, como procedimentos dentários e cirurgias eletivas.

Monitorização, tratamentos, prescrição

As crises de AEH podem se assemelhar muito com um quadro anafilático, principalmente se envolverem edema de glote/laringe. Nos casos críticos, a ação do socorrista deve, portanto, ser parecida com a realizada no paciente com anafilaxia, apenas se norteando com o diagnóstico de AEH. Assim sendo, os episódios agudos de AEH acometendo a retigal cervicofacila e com acometimento gastrointestinal devem ser tratados rapidamente em decorrência da potencial morbidade e mortalidade. Fundamentalmente, o paciente precisa ser estabilizado hemodinamicamente, assegurado suporte avançado de vida, alívio da dor e hidratação, sendo crucial avaliar a oxigenação e considerar a entubação orotraqueal ou traqueostomia. A entubação profilática, inclusive, pode ser considerada, já que a progressão do edema pode ser muito rápida.

As opções para tratamento medicamentoso do episódio agudo do AEH são concentrado de inibidor de C1, icatibanto, ecalantide, plasma fresco congelado e ácido tranexâmico.

A infusão de plasma fresco ainda é indicada em países onde o concentrado de inibidor da C1-esterase (icatibanto e ecalantide) não está disponível para uso nas crises. Porém, em tese, sua aplicação pode até piorar a crise, já que, além do inibidor de C1 presente no plasma, o paciente também receberá os demais componentes do sistema complemento e substratos para a produção de bradicinina. Alternativamente, pode-se dobrar as doses de andrógenos ou antifibrinolíticos nos casos em que as terapias anteriores não são acessíveis.

Tabela 222.3. Conduta terapêutica na crise de angioedema

Conduta na emergência	Edema cutâneo			
	Tronco e extremidades	Face e pescoço	Crise abdominal	Crise laríngea
Expectante (resolução espontânea)	±	-	-	-
Ácido tranexâmico	+	+	+	+
Inibidor C1* Icatibanto Ecalantibe* Considerar plasma fresco	±	+	+	+
Unidade de terapia intensiva Intubação orotraqueal Traqueostomia	-	-	-	+

+ indicado; ± considerar indicação; - não indicado.
* Não disponível no Brasil. Fonte: Padilha[5].

Medicamentos para tratamento de angioedema hereditário e outras formas de angioedema por bradicinina disponíveis no Brasil

Icatibanto (Firazyr®, Shire) e Berinert® (CSL Behring) são licenciados e comercializados no Brasil. Ecalantide (Kalbitor®, Dyax), Cinryze® (Viropharma), Cetor® (Sanquin) e Ruconest® (Pharming) ainda não têm licenciamento para uso no Brasil. Em casos especiais, pode ser feita a importação dos medicamentos ainda não licenciados, desde que eles sejam aprovados em seus países de fabricação.

Doenças vesicobolhosas ameaçadoras à vida

Dermatoses bolhosas autoimunes são doenças cuja aparição cutânea primária e fundamental consiste em vesículas e bolhas. São dispostas, conforme a localização da bolha, em intraepidérmicas e subepidérmicas.

Tabela 222.4. Medicamentos de primeira escolha para o tratamento de crises agudas de angioedema hereditário

	Dose e via de administração	Eficácia	Segurança	Limitação	Autoadministração	Idade	Custo
Berinert®	20 UI/kg EV	+++	+++	+*	+	Todas (≥ 12 EUA)	Alto
Cinryze®	1.000 U EV	+++	+++	+*	+	≥ 12	Alto
Ruconest®	50 U/kg máximo de 4.200U EV	+++	+++	+°	-	≥ 18	Alto
Icatibanto	30 mg SC	+++	+++	+#	+	≥ 18	Alto
Ecalantide	30 mg SC	+++	+++	+§	+	≥ 16	Alto

EV: endovenosa; SC: via subcutânea.

* Recomendada vacinação para hepatites A e B pré-tratamento.
° Necessária medida de IgE anticoelho pré-tratamento e posteriormente a cada ano ou a cada 10 doses.
Necessária atenção especial a pacientes com cardiopatia isquêmica aguda/angina instável e na primeira semana depois de acidente vascular cerebral; podem ser administradas até 3 injeções em período de 24 horas se necessário (com intervalo de 6 horas entre as doses).
§ Necessária observação pós-tratamento, pois pode causar reações alérgicas; manter refrigerado.

Modificada de: Craig et al.[7].

São doenças de baixa incidência, entretanto algumas delas podem ter elevada morbidade e, por vezes, ser fatais.

Pênfigos

O termo "pênfigo" refere-se a um grupo de doenças com comprometimento cutâneo e algumas vezes mucoso, que têm como característica comum a presença de bolhas intraepiteliais acantolíticas[8,9].

São doenças autoimunes, desencadeadas pela produção pelo sistema imunológico (de forma equivocada) de anticorpos contra estruturas da pele, que são responsáveis pela adesão entre as células. Esses anticorpos chegam à pele e às mucosas pela circulação. Os recentes avanços da biologia molecular e celular têm aceitado apreciar esses autoantígenos, contra os quais os pacientes se sensibilizam e que estão situados na epiderme ou na junção dermoepidérmica. Após essa separação, há passagem de líquido e formação das bolhas, que acabam se rompendo após algum tempo (horas a dias dependendo do local e do tipo de pênfigo) e deixam feridas na pele e nas mucosas, que demoram bastante para fechar e às vezes não fecham.

Pênfigo vulgar

Introdução

O pênfigo vulgar se apresenta como uma doença autoimune, vesicobolhosa, crônica e grave, distinguida pela formação de autoanticorpos IgG contra as glicoproteínas desmogleína 1 e 3, gerando a acantólise do epitélio. Ataca pele e mucosas, entre elas a mucosa bucal, faríngea, laríngea, esofágica, nasal, conjuntiva e genital. Sem tratamento, o pênfigo vulgar é considerado de prognóstico funesto.

Epidemiologia

Ataca principalmente adultos com cerca de 50 anos de idade, não possuindo predileção por sexo. A doença parece ser mais comum em judeus. Casos acometendo crianças e adolescentes são relatados.

Fisiopatologia

Nos pacientes com pênfigo vulgar ocorrem erosões na membrana da mucosa, e mais da metade deles apresentará bolhas cutâneas. As bolhas do pênfigo vulgar adolescem na porção mais profunda da epiderme, um pouco acima da camada de células basais. O pênfigo vulgar é uma doença autoimune, vesicobolhosa, crônica e grave, caracterizada pela formação de autoanticorpos IgG contra as glicoproteínas desmogleína 1 e 3, ocasionando a acantólise do epitélio

Quadro clínico

As feridas principiam na boca, em regra no palato mole, olhos, geralmente na conjuntiva, faringe, laringe, esôfago e genitais, acometendo uretra, vulva e colo uterino. Depois, aparecem as bolhas no rosto, tronco e membros, gerando intenso desconforto e dor. A derme exibe mais erosões do que bolhas.

Diagnóstico diferencial

Devem ser afastadas as demais formas de pênfigo e outras doenças bolhosas, tais como penfigoide bolhoso, penfigoide de membranas mucosas e epidermólise bolhosa adquirida.

Avaliação inicial na sala de emergência

Paciente com doenças bolhosas, via de regra, precisam ser atendidos com cuidadosa atenção. A extensão do acometimento cutâneo precisa ser avaliada. O risco de infecção secundária e de eritrodermia esfoliativa deve ser considerado.

Condutas na sala de emergência, monitorização, tratamento e prescrição

Tem-se alcançado o controle da doença com o uso terapêutico de corticosteroides sistêmicos e tópicos em associação com drogas imunossupressoras coadjuvantes.

O diagnóstico e o tratamento do pênfigo vulgar são de suma importância, visto que, se não tratado, frequentemente resulta em elevado grau de morbidade do paciente. Entre os pacientes que têm lesões da mucosa oral (pênfigo vulgar oral), 40% a 60% as apresentam antes do aparecimento de lesões cutâneas.

Pênfigo foliáceo

Introdução

O pênfigo foliáceo é considerado doença de caráter autoimune, crônica e endêmica em algumas regiões do mundo[10]. Apresenta duas formas clínicas bem distintas: o pênfigo de Cazenave e o pênfigo foliáceo endêmico (PFE), conhecido também como fogo selvagem.

Ambos apresentam semelhanças no quadro clínico, base histológica e imunológica, diferenciando-se basicamente por seus aspectos epidemiológicos.

Epidemiologia

O pênfigo de Cazenave, apesar de ocorrer em crianças, na maioria das vezes manifesta-se a partir da quarta década e não apresenta caráter endêmico[11]. O PFE incide predominantemente em adultos jovens e adolescentes que vivem próximo a córregos e rios, em áreas rurais e em algumas tribos indígenas, sem predileção por sexo ou raça[12]. A literatura refere-se à ocorrência familiar como uma de suas características, e trabalhos recentes mostram que, em sua maioria, os casos são geneticamente relacionados.

Fisiopatologia

O fogo selvagem ou PFE é uma enfermidade autoimune, cuja etiopatogenia sofre a influência de fatores genéticos, ambientais e imunológicos. O autoantígeno envolvido é a desmogleína 1 (Dsg1), uma glicoproteína localizada no *core* do desmossomo. Autoanticorpos não patogênicos contra a porção extracelular 5 da Dsg1 podem ocorrer em indivíduos sadios que habitam as áreas endêmicas. Caso esses indivíduos possuam predisposição genética ou sofram a influência de algum estímulo ambiental, tal como exposição repetida à picadura de insetos hematófagos, autoanticorpos patogênicos passam a reconhecer outros determinantes antigênicos da Dsg1 (EC1-2) caracterizando o fenômeno de *epitope spreading* e deflagrando a enfermidade cutânea. Um possível mecanismo de mimetismo antigênico parece estar implicado no desencadeamento da resposta autoimune.

Quadro clínico

Pacientes com pênfigo foliáceo desenvolvem erosões cutâneas escamosas e crostosas, frequentemente em uma base eritematosa, mas clinicamente não apresentam comprometimento aparente da mucosa, mesmo com a dispersão da doença. A instalação da doença é geralmente súbita, com poucas lesões crostosas dispersas que são transitórias e frequentemente confundidas com impetigo.

Geralmente é bem demarcado e tem distribuição seborreica, ou seja, acomete o rosto, o couro cabeludo e parte superior do tronco. Expressa-se clinicamente pelo aparecimento de bolhas flácidas sobre a área eritematosa, que se rompe com facilidade, deixando áreas ulceradas com halo eritematoso, posteriormente recobertas por crostas. As lesões iniciam-se geralmente na face e no couro cabeludo, com progressão craniocaudal, podendo atingir tronco e membros, que devem ser avaliados com atenção.

Diagnóstico diferencial

Apresenta o mesmo diagnóstico diferencial do pênfigo vulgar, devendo ser afastadas as demais formas de pênfigo e outras doenças bolhosas, tais como penfigoide bolhoso, penfigoide de membranas mucosas e epidermólise bolhosa adquirida.

Avaliação inicial e condutas na sala de emergência

Pacientes com doenças bolhosas, via de regra, precisam ser atendidos com cuidadosa atenção. A extensão do acometimento cutâneo precisa ser avaliada. O risco de infecção secundária e de eritrodermia esfoliativa deve ser considerado.

Monitorização, tratamento e prescrição

O tratamento habitualmente indicado é prednisona na dose de 1 a 2 mg/kg por dia, de acordo com a gravidade da doença. Não havendo melhora com a corticoterapia isolada no período de uma semana, indica-se a associação com medicação imunossupressora. A primeira indicação de imunossupressor é azatioprina na dose 2 mg/kg por dia. Como segunda opção, utiliza-se micofenolato de mofetila na dose de 35 a 45 mg/kg por dia.

Doentes que não apresentam melhora significativa podem ser tratados com pulsoterapia com metilprednisolona na dose de 1g por dia EV, durante três dias consecutivos[14]. Imunoglobulina EV na dose total de 2g por mês, dividida em cinco dias consecutivos, é outra opção para os casos de difícil tratamento e é efetiva como terapia concomitante ou monoterapia.

As aplicações mensais deverão ser mantidas até remissão clínica, depois aumentando os intervalos das infusões para 6, 8, 10, 12 e 14 semanas, e suspendendo o tratamento após a obtenção da remissão clínica com intervalo superior a 16 semanas[15]. Há relatos recentes de tratamentos de casos graves resistentes a outras terapêuticas com rituximabe (anticorpo monoclonal quimérico anti-CD20) na dose de 375 mg/m^2 EV semanalmente, durante quatro semanas consecutivas. O tratamento é bem tolerado, com relatos de remissão prolongada da doença com ciclo único de tratamento. Efeitos colaterais associados à infusão, como náusea, febre, calafrios, urticária, prurido, hipotensão e cefaleia, podem ocorrer[16]. Sulfona na dose de 100 mg por dia pode ser indicada nos casos leves e principalmente para manter o paciente em remissão. A diminuição das doses de corticoides deve ser bastante lenta e iniciada após a completa cicatrização das lesões.

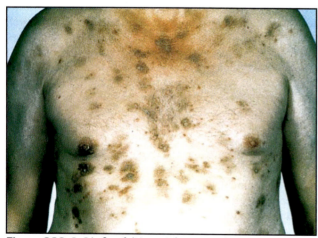

Figura 222.4. Pênfigo foliáceo. A formação de crosta superficial em vez de bolhas predomina. Tórax comumente atacado.

Fonte: Du Vivier[13], p. 435.

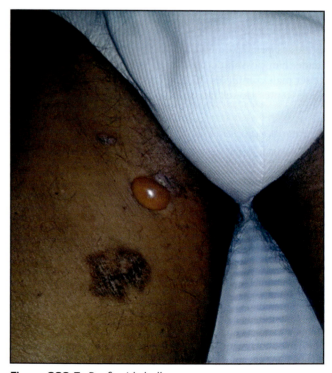

Figura 222.5. Penfigoide bolhoso.

Fonte: Arquivo pessoal.

Penfigoide bolhoso

Introdução

Além dos pênfigos, há outro grupo de doenças autoimunes que resultam na formação de bolhas na pele e nas mucosas: os conhecidos penfigoides. O basilar deles se chama penfigoide bolhoso, que é uma doença autoimune, crônica, limitada, com formação de bolhas, principalmente em indivíduos idosos, de todas as raças. Alguns casos, entretanto, têm sido descritos na infância[17]. Os casos acontecem esporadicamente, e não há evidências de que exista um componente genético no desencadeamento da doença[5].

As lesões ocorrem, sobretudo, nas grandes dobras e abdome, podendo brotar inicialmente lesões urticadas e pruriginosas e, posteriormente, bolhas, que se encontram sobre a pele visivelmente sã, eritematosa ou eritematoedematosa. São tensas e de conteúdo sero-hemorrágico. O acometimento das mucosas ocorre em 10% a 35% dos casos.

Epidemiologia

O penfigoide bolhoso é tipicamente uma doença de pessoas idosas, com instalação após os 60 anos de idade. A incidência anual tem sido estimada em pelo menos seis a sete novos casos por milhão de população, entretanto essas informações requerem maior detalhamento.

O risco relativo de pacientes acima dos 90 anos de idade parece ser 300 vezes maior do que em pacientes com menos de 60 anos ou ainda mais jovens, com aparente predominância masculina. Até o momento não há evidências que apontem a predileção geográfica da patologia em questão.

Fisiopatologia

A bolha inicial ocorre na lâmina lúcida entre a membrana basal e a lâmina densa, a partir da ligação antígeno-anticorpo (encontram-se os anticorpos IgG dirigidos contra antígenos 230 e 180 kD), que leva à ativação do complemento pela via clássica com ativação da via alternativa pelo mecanismo de amplificação do C3. Ocorre, então, aderência leucocitária na membrana basal, o que leva a degranulação e separação dermoepidérmica.

Autoanticorpos da classe IgG formados dirigem-se contra antígenos de 230 e 180 kD, designados como BP 230 Ag1 e BP 180 Ag2, respectivamente. O BP 230 localiza-se na placa hemidesmossômica intracelular, e o BP 180 é a glicoproteína transmembrânica cujo domínio extracelular excede a lâmina lúcida da zona de membrana basal.

Quadro clínico

O penfigoide é caracterizado por formações de bolhas grandes e tensas com conteúdo claro ou hemorrágico, surgindo na pele normal ou levemente eritematosa. Pode apresentar lesões urticariformes no início do quadro, depois evoluindo para lesões bolhosas, que normalmente evoluem sem deixar cicatrizes. Entretanto, pode haver formação de milho na área envolvida.

Há tendência, portanto, de reepetelização, embora novas lesões vesiculobolhosas possam surgir na periferia dessas lesões. A mucosa (oral, principalmente) é acometida entre 10% e 30% das vezes.

As regiões mais afetadas são o abdome inferior, região interna da coxa, região pélvica e região flexora do antebraço, principalmente.

Diagnóstico diferencial

- Dermatite herpertiforme
- Eritema polimorfo bolhoso
- Pênfigos
- Epidermólise bolhosa adquirida
- Síndrome de Steven-Johnson

Avaliação inicial na sala de emergência

Trata-se de uma doença com bom prognóstico. O risco de mortalidade existe, embora baixo. Os quadros extensos causam grande angústia familiar e incômodo ao paciente. Os quadros muito extensos podem exigir internação para melhor avaliação e ajustes terapêuticos.

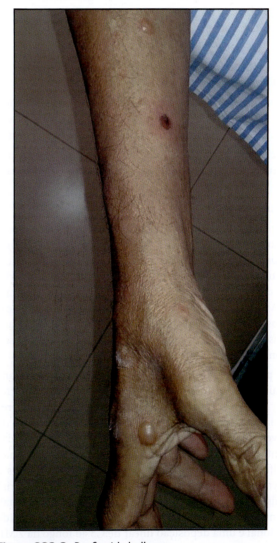

Figura 222.6. Penfigoide bolhoso.

Fonte: Arquivo pessoal.

Condutas na sala de emergência, monitorização, tratamento e prescrição

Além dos cuidados locais com limpeza, aconselha-se o uso de corticoides tópicos[14,18]. Nas formas tradicionais da doença, usa-se o corticosteroide sistêmico, como a prednisona, na dose de 1 mg/kg por dia, associada à dapsona, na dose de 100 mg por dia. É preferível regredir o corticosteroide, mantendo a dapsona. Outros tratamentos podem ser empregados, como a tetraciclina 2 g por dia associada à nicotinamida 1,5 g por dia, metotrexato 5 mg por semana, azatioprina 2 mg por dia, ciclofosfamida 2 mg por dia, micofenolato de mofetila 25 a 35 mg/kg por dia (até a dose máxima de 3g por dia), ciclosporina 3 mg/kg por dia, imunoglobulina endovenosa 2 mg/kg por mês e plasmaférese. Tem sido descrito o uso de rituximabe no tratamento dos casos mais insurgentes[19].

Penfigoide gestacional

Introdução

O herpes gestacional ou penfigoide gestacional é uma doença bolhosa autoimune rara e autolimitada, sendo a mais claramente caracterizada e a única que é capaz de afetar a pele do recém-nascido juntamente.

Epidemiologia

A incidência de penfigoide gestacional tem sido estimada em 1:1.700 a 1:50.000 gestações, em correlação com a prevalência de HLA-DR3 e HLA-DR4 em diferentes populações.

Pacientes com histórico de penfigoide gestacional parecem ter risco majorado de desenvolver a doença de Graves.

Fisiopatologia

O penfigoide gestacional é uma doença iniciada pela expressão aberrante de antígenos de MHC (do inglês *major histocompatibility complex*) de classe II (de haplótipo paterno), que origina uma resposta alogênica à ZMB placentária, resposta essa que em seguida reage de forma cruzada com a pele. Anticorpos IgG G 1 são principiados em resposta a estímulos a esses antigênicos peculiares à gestação, e esses antígenos são específicos para o antígeno 180 kD de que são proteínas do hemidesmossoma.

O penfigoide gestacional pode se desenvolver durante quaisquer períodos da gravidez, ou logo após o parto, mas, via de regra, costuma se apresentar com maior frequência no período final. O achado histológico clássico de uma vesícula subepidérmica é observado na minoria das pacientes. Em vez disso, um infiltrado celular misto não específico contendo um número variável de eosinófilos é mais comum. A apresentação de eosinófilos é a característica histológica mais constante do penfigoide gestacional. O componente essencial para o diagnóstico de penfigoide gestacional é uma deposição linear de C3 ao longo da ZMB da pele perilesional por microscopia de imunofluorescência direta.

Quadro clínico

Há o advento abrupto de lesões cutâneas no tronco, em especial no abdome e muitas vezes dentro ou adjacente ao umbigo. Ocorre então uma rápida progressão para uma erupção penfigoideforme generalizada, com pápulas urticantes pruriginosas e placas acompanhadas por grupos de vesículas (herpetiformes) ou bolhas tensas sobre uma base eritematosa. A erupção pode abranger o corpo todo, reservando apenas as membranas mucosas. Embora a apresentação e o andamento clínicos possam variar admiravelmente, é corriqueira a melhora espontânea durante o final da gestação.

Exacerbações ocorrem com o parto em quase 75% das pacientes e podem ser dramáticas; o começo explosivo de bolhas pode ocorrer dentro de horas.

Pode haver risco maior de prematuridade em recém-nascidos pequenos para a idade gestacional, por causa, provavelmente, da insuficiência placentária crônica. Recentemente, foi indicado que esse risco está correlacionado à gravidade da doença (isto é, ocorrência de formação de bolhas e de início precoce), e ao uso de corticosteroides sistêmicos.

Diagnóstico diferencial

Penfigoide bolhoso
Dermatite herpertiforme
Eritema polimorfo bolhoso
Pápulas e placas pruriginosas da gravidez

Avaliação inicial na sala de emergência

Deve-se fazer uma avaliação criteriosa da mãe e do concepto. É importante lembrar que, embora o prognóstico materno seja bom, o prognóstico fetal pode ser reservado.

Condutas na sala de emergência, monitorização, tratamento e prescrição

O fundamental objetivo no tratamento dessa doença autolimitada é aliviar o prurigo e eliminar a formação de bo-

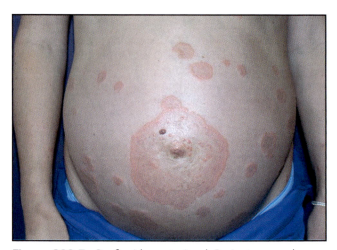

Figura 222.7. Penfigoide gestacional. Paciente com placas e pápulas eritematosas acometendo todo o abdome e as coxas.
Fonte: Google Imagens.

lhas. Em casos moderados, o uso de potentes corticosteroides tópicos em combinação com emolientes e anti-histamínicos sistêmicos pode ser apropriado. Entretanto, corticosteroides sistêmicos permanecem sendo a pedra angular da terapia.

A maior parte das pacientes responde a 0,5 mg/kg de prednisolona diariamente; assim que a formação de bolhas é abolida, vai-se reduzindo a dose. Pacientes raras com doenças refratárias podem se beneficiar da plasmaférese durante a gravidez. Doenças persistentes após o parto são comuns e tratadas como BP.

Prurigo *gravidarum*

Introdução

A colestase intra-hepática gestacional (ICP) é uma forma incomum de colestase geneticamente ligada, hormônio-dependente e reversível. É chamada de "*prurigo gravidarum*" se estiverem presentes lesões de pele associadas a "arranhões". Estão usualmente presentes durante gestações com graves pruridos. Embora o prognóstico materno geralmente seja bom, com apenas uma pequena minoria podendo desenvolver esteatorreia e deficiência de vitamina K, o risco fetal é expressivo.

Epidemiologia

É mais comum na América do Sul, demonstrando, assim, a existência de diferenças étnicas e geográficas marcantes na incidência de ICP. Há elevadas taxas de incidência na Bolívia e no Chile (9% a 16%), especialmente entre as mulheres indígenas araucanas (28%). Em contraponto, taxas de 0,1% a 1,5% foram descritas na Europa e na América do Norte, com "pontos de maior incidência" na Escandinávia e nos Estados Bálticos (1% a 2%).

Parte dessa discordância é provavelmente ilustrada pelos diferentes critérios de avaliação; no entanto, agrupamentos endêmicos e um histórico familiar positivo em até 50% dos pontos afetados indicam predisposição genética. A maior incidência de ICP também é observada em diversas gestações múltiplas, o que pode estar conexo a níveis hormonais mais elevados nessas pacientes.

Fisiopatologia

A redução na excreção de ácidos biliares leva ao avanço nos níveis séricos, e isso provoca não só prurido grave na mãe, como pode ter efeitos nocivos para o feto.

Os ácidos biliares tóxicos que cruzam a placenta podem induzir à anoxia fetal aguda em razão da contratilidade uterina anormal e da vasoconstrição das veias coriônicas, tal como do comprometimento da função deficiente dos cardiomiócitos fetais.

Um fator de predisposição é a mutação nos genes que compilam proteínas biliares transportadoras. Enquanto a disfunção leve desses transportadores canaliculares não gera sintomas clínicos em não gestantes, quando a capacidade dos transportadores de secretar substratos é excedida, podem-se ampliar sinais e sintomas de colestase. Outros fatores que contribuem são o efeito colestático dos metabólitos de progesterona e estrogênio, que ingressam em um pico mais tarde durante a gestação, e a infecção viral por hepatite C.

Ademais, fatores nutricionais como deficiência de selênio e permeabilidade intestinal aumentada ("intestino permeável") foram aludidos como plausíveis desencadeadores.

Quadro clínico

As pacientes ordinalmente exibem, durante o último trimestre, um começo súbito de prurido intenso e generalizado que comumente se inicia nas palmas das mãos e plantas dos pés. As superfícies extensoras das extremidades, nádegas e abdome geralmente são mais comprometidas. Apesar de a icterícia ser frequentemente considerada um achado comum na ICP, ocorre, na verdade, em apenas em 10% dos pacientes, pois é geralmente uma complicação em pessoas com os episódios mais graves e prolongados de ICP. Em tais pacientes, a colestase extra-hepática concomitante pode estar associada à esteatorreia e à subsequente deficiência de vitamina K, que eleva o risco de hemorragia intra e pós-parto.

O prurido geralmente prossegue até o parto, resolvendo-se prontamente em questão de dias. Um curso prolongado é muito raro, tornando-se primordial excluir outras doenças hepáticas, especialmente cirrose biliar primária. A reincidência em gestações subsequentes ocorre em 45% a 70% das pacientes, e com contraceptivos orais é rotineira.

Há aumento de nascimentos prematuros em torno de 20% a 60%, sofrimento fetal intraparto entre 20% e 30% e perda fetal em torno de 1% a 2%.

Diagnóstico diferencial

Na ausência de lesões primárias, o diagnóstico diferencial inclui outras causas de prurido primário, incluindo as que levam ao prurido colestático. A hepatite viral é comum e deve ser excluída por sorologias apropriadas. Vale salientar que um histórico de infecção de hepatite C viral é considerado um fator de risco para o desenvolvimento de ICP e se estima que em torno de 20% das mulheres que eram VHC-RNA-positivo acabaram por desenvolver ICP.

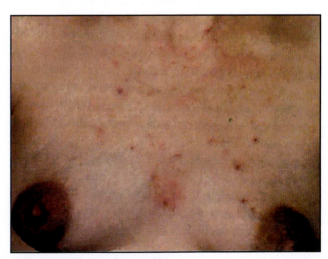

Figura 222.8. Prurido gravidário.

Fonte: Du Vivier[13].

Avaliação inicial na sala de emergência

O diagnóstico e o tratamento rápidos são eficazes, bem como um cuidadoso acompanhamento obstétrico. O diagnóstico é confirmado por aumento no nível total de ácidos biliares séricos, comuns entre 11 μmol/L em gestantes e 0 a 6 μmol/L em não gestantes. Os níveis costumam variar de 3 a 100 vezes o normal.

Os níveis séricos das transaminases são geralmente elevados em pacientes com ICP, mas podem ser normais em aproximadamente 30% das pacientes. Em mulheres com icterícia, os níveis de bilirrubina conjugada (direta) são elevados, e o tempo de protrombina pode ser espaçado. A ultrassonografia hepática com maior frequência é normal, mas pode revelar cálculos biliares em pacientes com icterícia.

Conduta na sala de emergência, monitorização, tratamento e prescrição

Como geralmente o prognóstico fetal está correlacionado à gravidade da doença, o objetivo terapêutico é primeiramente a redução dos níveis séricos de ácidos biliares, que permite o prolongamento da gravidez e diminui tanto os sintomas maternos quanto o risco fetal.

Hodiernamente, o único agente bem-sucedido tem sido o ácido ursodesoxicólico (UDCA) oral, um ácido biliar não tóxico, hidrofílico, de ocorrência natural e que tem sido utilizado para diversas doenças colestáticas do fígado, e há evidências de que corrige o perfil de ácidos biliares no soro materno, reduzindo a passagem desses ácidos para a unidade fetoplacentária, melhorando a função do sistema de transporte deles através do trofoblasto, sem maiores efeitos para mãe e feto, salvo uma leve diarreia.

A dose oral recomendada é de 15 mg/kg por dia ou, independentemente do peso corporal, 1g por dia, com início iminente e usado até o parto. O uso de S-adenosilmetionina, dexametasona, epomediol, silimarina, carvão ativado ou fenobarbital é desaconselhado, uma vez que nenhum deles provou diminuir o risco fetal. A colestiramina é contraindicada, uma vez que aumenta o risco de hemorragia, já que pode reduzir ainda mais a absorção de vitamina K. Em pacientes com icterícia, o tempo de protrombina deve ser monitorizado e deve-se usar vitamina K intramuscular.

DRESS

Introdução

Hodiernamente, com a nomenclatura de DRESS (do inglês *Drug Reaction with Eosinophilia and Systemic Symptoms*), essa síndrome é uma reação adversa a medicamentos (RAM) individualizada clinicamente por erupção cutânea generalizada, acompanhada por alterações sistêmicas que incluem febre, adenopatias, alterações hematológicas (hipereosinofilia e linfocitose atípica) e envolvimento multiorgânico com infiltração eosinofílica, que pode resultar em danos hepático, renal, pulmonar, cardíaco, pancreático e, em casos mais raros, atingir inclusive os sistemas gastrointestinal, neurológico e endócrino[20].

Epidemiologia

A síndrome DRESS é a reação mais corriqueira de todas as reações graves a medicamentos, constituindo 13% de todas as reações. No entanto, está acatado que o risco da população geral varia de 1 caso em cada 1.000 exposições a fármacos a 1 em cada 10.000[21].

Os adultos são comumente os mais acometidos[22]. Apesar de a incidência não ter sido determinada, confirma-se que é uma síndrome mais banal que a síndrome de Steven-Johnson (SSJ). A taxa de mortalidade é de 10% a 20%, e na maioria dos casos os medicamentos envolvidos são anticonvulsivantes aromáticos (feitinha, fenobarbital e carbamazepina), embora os novos anticonvulsivantes também contenham a estrutura aromática (lamotrigina), descrevendo-se reações cruzadas entre os anticonvulsivantes aromáticos que variam de 40% a 80%.

As notificações de DRESS são causadas de maneira muito mais consistente por anticonvulsivantes aromáticos, com ocorrência nessa síndrome de 1:5.000 pessoas em uso desses medicamentos, e os negros são muito mais comumente envolvidos.

Fisiopatologia

Os agentes anticonvulsivantes são os principais desencadeadores na etiologia da DRESS, assim como sulfonamidas, sanfonas, alopurinol, anti-inflamatórios, antidepressivos, agentes anti-infecciosos, inibidores da enzima conversora da angiotensina, entre tantos outros fármacos, que igualmente podem estar envolvidos, entretanto com parcos relatos.

A DRESS que afeta muitos órgãos e, apesar de qualquer fármaco causador de DRESS ter potencial para afetar inespecificamente os vários órgãos, certas substâncias têm maior apetência para atingir determinado órgão.

É cada vez mais nítido que, para o surgimento da síndrome, é necessário que haja interação desses medicamentos e dessas famílias de vírus no sistema imunológico de indivíduos predispostos (os N-acetiladores lentos, os negros etc.), a partir da ativação de eosinofilia e da cascata inflamatória induzidas pela liberação de IL-5 por linfócitos CD8 e CD4.

O que se supõe é que a reativação viral estimula células T, o que proporcionaria uma reatividade cruzada expressiva com determinados medicamentos, e a exposição a esses fármacos geraria expansão de células T específicas para essas moléculas e também para o vírus, e, por causa da pertinácia antigênica do vírus, os sintomas se sustentariam mesmo após a interrupção da medicação.

Diversos estudos também indicam uma importante suscetibilidade genética baseada em muitos estudos farmacológicos diferentes mostrando que há forte cooptação entre diferentes alótipos de HLA e risco maior de desenvolvimento de DRESS. Ademais, as reativações de infecções virais notadamente o herpes-vírus 6, demonstradas em muitos estudos; em um deles, por exemplo, houve aumento de títulos de anticorpos contra a família do herpes-vírus 6 em 60% dos pacientes em um período de tempo de duas a quatro semanas após o início dos sintomas[23].

Quadro clínico

Posteriormente a um período de latência, entre duas e seis semanas, do manejo do fármaco em questão, a DRESS aparece na forma primitiva de um exantema associado ao acometimento de muitos órgãos. Além do exantema, clinicamente pode haver linfadenopatia em quase 80% das situações, febre, hepatite e nefrite; a eosinofilia geralmente está presente em 90% dos casos e com frequente formação de linfócitos atipicamente ativados em aproximadamente 50% dos pacientes.

Uma das características específica da DRESS atrela-se ao fato de essa hipersensibilidade se manifestar geralmente duas a seis semanas após a exposição do indivíduo ao fármaco causal, a não que se trate de reexposição, caso em que essa sintomatologia pode ser mais rápida.

Esse atraso entre a exposição ao fármaco e o princípio da reação é de suma importância na afirmação do fármaco específico responsável pelo acometimento da síndrome, especialmente quando se trata de doentes polimedicados, evidenciando, sem resquício de dúvida, qual o fármaco culpado. A DRESS é uma síndrome que afeta muitos órgãos, e apesar de qualquer fármaco causador de DRESS ter potencial para afetar inespecificamente vários órgãos, certas substâncias têm maior apetência para atingir determinado órgão.

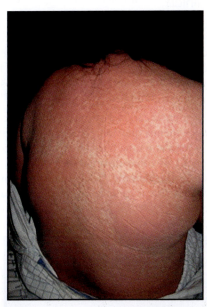

Figura 222.9. Paciente com quadro de DRESS.
Fonte: Estudo Geral[24].

Tabela 222.5. Principais fármacos desencadeadores da DRESS e os respectivos órgãos-alvo

Fármaco	Órgão-alvo
Alopurinol	Rim
Ampicilina	Coração
Carbamazepina	Rim
Dapsona	Fígado e rim
Fenitoína	Fígado
Minoeclina	Coração, fígado e pulmão

Fonte: Estudo Geral[24].

Diagnóstico diferencial

O diagnóstico diferencial entre a síndrome DRESS e as outras SCARs, como SSJ/necrólise epidérmica tóxica (NET), pustulose exantemática generalizada aguda (PEGA) e eritrodermia descamativa, a sintomatologia e as alterações histológicas e laboratoriais são distintas, entretanto alguns aspectos são comuns, o que pode ocasionar problemas no diagnóstico[25-29].

O diagnóstico diferencial basilar das erupções maculopapulares por drogas são os exantemas de etiologia viral, o que pode levar à interpretação equivocada de alergia ao medicamento. Todavia, em algumas circunstâncias se encontra maior probabilidade de aparecimento dessas lesões. Pacientes com síndrome da imunodeficiência adquirida (AIDS) tendem a ser mais propensos a reações exantemáticas com sulfa, e crianças com mononucleose medicadas com antibióticos betalactâmicos poderão evoluir com exantemas em mais de 90% dos casos[30].

Entretanto, o começo da erupção cutânea é, na maioria das vezes, atrasado, e nem a necrólise epidérmica extensa nem as pústulas subcorneais são um predicado relevante de DRESS, salvo em casos raros que apresentam sobreposições entre DRESS e outras SCARs.

Avaliação inicial na sala de emergência

A base para o tratamento da DRESS é a descontinuação imediata do fármaco causal. Nos casos com significativo envolvimento multiorgânico e potencialmente fatais, a prednisolona oral ou metilprednisolona intravenosa tem papel importante; iniciar com 1 mg/kg e diminuir gradativamente. Nos casos de DRESS cominada com eritrodermia descamativa, o paciente deve ser internado em unidade de queimados ou unidade de cuidados intensivos.

Condutas na sala de emergência

Uma avaliação clínica rápida e criteriosa com anamnese e exame deve ser realizada visando à identificação da doença e seu agente causador (fármaco). Para tanto, segue-se uma tabela com os critérios diagnósticos atuais para facilitar a pesquisa clínica e o rápido diagnóstico.

Tabela 222.6. Tabela comparativa

RegiSCAR	J-SCAR
Erupção aguda Reação relacionada ao medicamento	Desenvolvimento de erupção maculopapular > 3 semanas após o início do medicamento
Hospitalização Febre > 38 °C	Sintomas prolongados após suspender o medicamento Febre > 38 °C
Aumento de nódulos linfáticos que envolve ≥ 2 locais Comprometimento de ≥ 1 órgão interno Anormalidade hematológicas	Anormalidades de função hepática (ALT > 100U/L) ou comprometimento de outro órgão Anormalidade de linfócitos (≥ 1) Leucocitose (> 11 x 10^9/L) Linfocitose atípica (> 5%) Eosinofilia (1,5 x 10^9/L)
Linfócitos aumentados ou diminuídos Eosinófilos aumentados Plaquetas abaixo do limite de normalidade	Linfoadenopatias Reativação do HHV-6

Monitorização, tratamentos e prescrição

A medida primordial no tratamento da DRESS é a descontinuação do fármaco causal; o atraso nessa descontinuação está associado a pior do prognóstico. Não devem ser administrados antibióticos ou anti-inflamatórios na fase aguda da reação, pois há risco de mascarar significativamente os sintomas ou agravar o quadro.

Se o doente apresentar eritrodermia descamativa, o tratamento deve ser feito em unidades especializadas ou mesmo em unidades de queimados com reposição de fluidos, correção de desequilíbrios eletrolíticos, instituição de dieta hipercalórica, tratamento de infecções com antibióticos, quando necessário, e cuidados específicos da pele. Deve ser verificada a função cardíaca, pois, principalmente em doentes idosos, a eritrodermia pode resultar em insuficiência cardíaca.

Se não apresentar sinais de gravidade (elevação marcada das transaminases, atingimento renal grave, pneumonia, hemofagocitose e cardiopatia), o tratamento deve ser baseado em corticoides tópicos e medidas de suporte com emolientes e anti-histamínicos.

A corticoterapia sistêmica constitui o tratamento mais consensual e é recomendada em todos os casos de DRESS. Observa-se melhoria tanto em nível sintomático como nos parâmetros laboratoriais em pouco tempo após iniciada sua administração. Os corticoides tópicos são aplicados nas lesões cutâneas para alívio sintomático, com grande eficiência.

Os corticoides sistêmicos devem ser gradualmente reduzidos, após a normalização clínica, em aproximadamente seis a oito semanas, a fim de evitar recidivas[31].

Terapêuticas alternativas têm sido empregadas em doentes que não respondem aos corticoides. São vários os casos reportados de tratamento eficaz com recurso a imunoglobulinas intravenosas (IVIGs). No entanto, um estudo de Joly et al. questionou a utilidade das IVIGs no tratamento da DRESS, reportando a mesma gravidade do quadro e reações adversas.

A plasmaférese e os fármacos imunossupressores, como ciclofosfamida, ciclosporina, interferona, micofenolato de mofetila e rituximabe também demonstraram possibilidades para ser utilizados no tratamento. Os antivirais como o valaciclovir ou ganciclovir podem ser importantes no controle das complicações relacionadas com a reinfecção por HHV-6.

Grande parte dos pacientes tem recuperação completa após a descontinuação do fármaco causal, no entanto, em alguns casos, conservam-se complicações crônicas que resultam do comprometimento sistêmico verificado na DRESS, sendo primordial o acompanhamento para monitorização do estado geral.

Eritema multiforme

Introdução

O eritema multiforme (EM) é uma enfermidade da pele, aguda e autolimitante, distinguida pela manifestação abrupta de pápulas vermelhas fixas simétricas que evoluem para lesões papilares em alvo típicas ou atípicas[32]. A erupção é frequentemente precipitada por uma infecção, particularmente por herpes-vírus simples (HSV). Duas formas de EM são reconhecidas – o EM menor e o EM maior –, ambas individualizadas pelo mesmo tipo de lesões elementares (em alvo), mas distintas pela presença ou ausência de envolvimento de mucosas e sintomas sistêmicos.

Epidemiologia

O EM é constantemente notado em adultos e jovens e é muito incomum durante a infância[33,34]. Existe uma leve preponderância em homens, mas não há diferenças raciais. O exato índice do EM é desconhecido.

Fisiopatologia

O EM, em sua grande maioria, é uma manifestação mucocutânea por uma reação imunológica distinta direcionada à pele, que ocorre no estabelecimento de uma infecção em certos indivíduos predispostos. Embora possam existir inúmeros outros estímulos infecciosos, medicamentosos e mesmo físicos, na maioria das crianças e adultos com EM, a doença é precipitada pelo HSV dos tipos 1 e 2. A presença de fragmentos de DNA do HSV (mais frequentemente constituídos de sequências que codificam sua DNA-polimerase) no interior das lesões cutâneas reforça essa associação[35].

Quadro clínico

Devido à semelhança clínica, EM menor, EM maior, SSJ e NET, até bem recentemente, eram sopesados como parte de um único espectro patológico. Entretanto, hoje se notam fortes evidências sustentando o conceito de que o EM é uma doença distinta da SSJ e da NET em vários aspectos como clínico, prognóstico e etiológico.

A lesão elementar característica do EM é a típica lesão em alvo, que mede menos que 3 cm de diâmetro e tem formato arredondado regular e uma borda bem definida, consistindo em pelo menos três zonas distintas, por exemplo, dois anéis concêntricos de cor diferente circundando uma zona circular central que tem evidências de lesão à epiderme na forma de bolhas ou crostas.

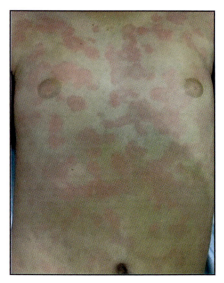

Figura 222.10. Eritema multiforme.
Fonte: Arquivo pessoal.

As faces dorsais das mãos e dos antebraços são os locais mais envolvidos, mas as palmas, o pescoço, a face e o tronco também são localizações corriqueiras. O envolvimento das pernas é visto com menor frequência.

Diagnóstico diferencial

Na maior parte dos pacientes, o EM pode ser distinguido clinicamente da SSJ e da NET com base no tipo de lesões elementares e sua distribuição[36].

Muitos médicos não dermatologistas diagnosticam erroneamente o EM, rotulando indivíduos com urticária gigantes como portadores de EM[37]. Os critérios clínicos de Brice et al.[38] distinguem eficazmente o EM da urticária. Eles incluem a presença de papilas vermelhas fixas simétricas ou lesões em alvo papulares atípicas, e pelo menos algumas delas evoluem para lesões em alvo típicas. Particular atenção deve ser voltada à duração das lesões individuais em um local específico e à lesão epidérmica no centro das lesões em alvo.

As papilas do EM são "fixas" no mesmo local da pele por pelo menos sete dias, enquanto as lesões de urticária tendem a durar menos de 24 horas em um local particular. O centro das lesões do EM demonstra lesão epitelial na forma de crostas ou vesículas, enquanto o centro da urticária gigante é caracterizado por pele normal ou eritema sem lesão epidérmica.

O EM recorrente durante a infância pode imitar a erupção leve polimorfa ou a erupção juvenil estival, uma vez que ela pode ser coligida pela primeira exposição significativa ao sol na primavera[39]. Em pacientes com lúpus eritematoso sistêmico (LES), lesões individuais ocasionais imitarão as verdadeiras lesões em alvo do EM, mas outras lesões características do LE sistêmico estão habitualmente presentes[38]. Lesões precoces de vasculites, particularmente a vasculite urticariforme, podem imitar as lesões em alvo do EM.

Avaliação inicial na sala de emergência

Alguns casos mais severos exigem atenção maior e eventual acompanhamento com oftalmologista (lesão de mucosa), já que sequelas oculares no contexto do EM maior podem ocorrer se um cuidado apropriado com os olhos não for prontamente estabelecido.

Tabela 222.7. Diferenças entre urticária e eritema multiforme

Diferenças entre urticária e eritema multiforme	
Urticária	**Eritema multiforme**
A zona central é de pele normal	A zona central de pele lesada (acinzentada, bolhosa ou em crosta)
As lesões são transitórias, durando menos de 24 horas	Lesões fixas por pelo menos 7 dias
Novas lesões aparecem diariamente	Todas as lesões aparecem dentro das primeiras 72 horas
Associada a edema de face, mãos ou pés (angioedemas)	Sem edema

Fonte: Padilha[5].

Condutas na sala de emergência, monitorização, tratamento e prescrição

Assim que um fator precipitante for identificado, como HSV ou *M. pneumoniae*, uma terapia particular deve ser instituída, e no caso de HSV isso representaria uma terapia supressiva.

Na grande maioria dos casos de EM, sobretudo de EM menor, o tratamento sintomático é suficiente. Anti-histamínicos orais administrados por três ou quatro dias podem reduzir a sensação de picadas e a ardência da pele. Em formas mais graves, com interferência funcional, a terapia precoce com corticosteroides sistêmicos, como a prednisona, em uma dosagem de 0,5 a 1 mg/kg por dia, ou metilprednisolona de pulso, de 20 mg/kg por dia, por três dias, deve ser ponderada. Em indivíduos com EM associado ao HSV com recorrências frequentes, a profilaxia por pelo menos seis meses com aciclovir oral pode ser necessária.

Eritrodermia esfoliativa

Introdução

A eritrodermia é determinada como eritema intenso e descamação generalizada da pele. Entretanto, não é uma entidade definida, já que é uma apresentação clínica de uma multiplicidade de doenças. Mais comumente, a eritrodermia é devida à generalização de dermatoses preexistentes (como psoríase e dermatite atópica), linfoma cutâneo de células T (LCCT) ou lesões de pele mais fixadas, precedentes ao início da eritrodermia.

A identificação do processo da doença básica é um dos mais abstrusos desafios na dermatologia. Esforços amparados durante a avaliação longitudinal podem levar à identificação precisa da etiologia. Em aproximadamente um quarto dos pacientes, não é encontrada nenhuma etiologia específica, e esses casos são nomeados de eritrodermia idiopática.

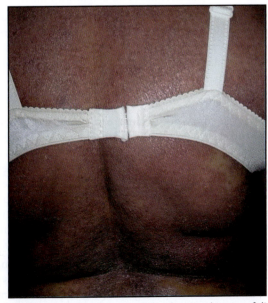

Figura 222.11. Paciente com quadro de eritrodermia esfoliativa.

Fonte: Arquivo pessoal.

Deve-se também focalizar as atenções nas complicações sistêmicas da eritrodermia. Hipotermia, edema periférico e perda de fluidos, eletrólitos e albumina, com consequente taquicardia e falência cardíaca, são sérias ameaças ao paciente eritrodérmico. Ademais, a eritrodermia de longa duração pode ser seguida de caquexia, alopecia difusa, queratodermia palmoplantar, distrofia ungueal e ectrópio.

Epidemiologia

Não há dados em relação à prevalência ou incidência da eritrodermia, pois a maioria dos relatos é retrospecto e não se direciona ao assunto de incidência geral. Inúmeros trabalhos focam a relação masculino-feminino, média de idade e doenças subjacentes[40,41]. Homens são mais comumente afetados, aproximadamente 2:1 a 4:1. Uma proporção ainda maior pode ser encontrada no início da eritrodermia idiopática. A média da idade de início da eritrodermia foi de 52 anos, com média de 48 anos em um grupo incluindo crianças e de 60 anos naqueles em que foram excluídos[42-44].

Fisiopatologia

Constitui uma síndrome que pode resultar de muitas causas diferentes. Doenças cutâneas prévias, doenças sistêmicas e reações a drogas tópicas ou sistêmicas podem ser causas de eritrodermia esfoliativa.

Em outra pesquisa, de um total de 746 pacientes com dermatite (24%), psoríase (20%), reação a drogas (19%) e LCCT (8%) representam as causas mais comuns da eritrodermia[24-27]. Quando a categoria dermatite foi examinada no grupo, dermatite atópica (9%) era o tipo mais comum, seguida de dermatite de contato (6%), dermatite seborreica (4%) e dermatite actínia crônica (3%).

Exames clínicos apurados ajudam a revelar pistas adicionais para a doença de base; se o número de possíveis doenças de base for reduzido, uma posterior investigação laboratorial pode ajudar no estabelecimento do diagnóstico final.

A avaliação começa com um completo histórico médico, em que mais de 45% dos pacientes terão uma história prévia de doença de pele localizada, e aproximadamente 20% dos casos representam reação a drogas[41,45].

Quadro clínico

A erupção mostrou algumas características apontadas por Rabello et al.[46]: no couro cabeludo sobressaíram as escamas secas, furfuráceas e abundantes sobre o rubor mais discreto; na face, a vermelhidão é de menor intensidade que em outras áreas, com edema destacado, escamas menos secas, sendo mais úmidas nos sulcos nasogenianos e dobras do pavilhão auricular, com acúmulos escamocrostosos; já no tronco, pescoço, membros e região dorsal, a vermelhidão é mais uniforme, pronunciada, e a pele é infiltrada.

As dobras articulares apresentam-se úmidas e com lesões escamocrostosas. Nas regiões palmoplantares, as escamas são, normalmente, largas, losângicas, espessas, mais aderentes e mais consistentes do que no tronco. Na genitália externa, a vermelhidão é viva e predomina sobre a esfoliação.

Tabela 222.8. Causas de eritrodermia e correlação clínico-laboratorial

Etiologia	Particularidades clínico-laboratoriais
Psoríase eritrodérmica	Possíveis episódios prévios de lesões em placas Eritema intenso e esfoliação difusos Alopecia Alterações ungueais Manifestações sistêmicas como artrite Aumento de ácido úrico, VHS, PCR e α2-globulina
Farmacodermia	Início e término associados ao uso de drogas como sulfonamidas, anticonvulsivantes, alopurinol, pirazolonas e antirretrovirais Acometimento de mucocas Síndrome de Steven-Johnson: envolvimento < 10% de área corporal Necrólise epidérmica tóxica: envolvimento > 30% de área corporal
Dermatite atópica	História familiar de atopias Prurido intenso sempre presente Áreas eritematocrostosas na infância evoluem para papulodescamativas na adolescência Tendências à atenuação com a idade
Dermatite de contato	Associada a aplicação e suspensão de certas substâncias, geralmente alcalinas ou ácidas fracas Lesões em locais expostos ao alérgeno: mãos, pés e rosto Eritema, descamação, por vezes, vesículas e bolhas
Linfomas cutâneos primários	Micose fungoide: adultos com idade mediana de 55 anos Placas eritêmato-descamativas recorrentes com evolução em nódulos violáceos que podem ulcerar Síndrome de Sèzary: possível variante leucêmica de micose fungoide Prurido intenso e descamação generalizada Linfonodo/hepato/esplenomegalia ≥ 1.000 células de Sèzary (linfócitos atípicos) por mm³ no sangue periférico Leucemia/linfoma de células T do adulto: infecção pelo HTLV - 1 por mais de 20 anos Formas: indolente, crônica (sobrevida maior), linfomatosa e aguda (sobrevida de até 1 ano) Placas e pápulas múltiplas e generalizadas, com tumores nas formas mais agressivas Elisa positivo para anti-HTLV-1
Dermatite seborreica	Crônica e recorrente Associada a estímulo androgênico, hipersecreção glandular e alterações qualitativas do sebo Áreas ricas em glândulas sebáceas, como: couro cabeludo, face e flexuras
Ptiríase rubra	Possível episódio infeccioso prévio Eritema flexural, seguido de eritema palmoplantar até a eritrodermia Ceratodermia palmoplantar alaranjada
Pênfigo foliáceo	História de vesículas e bolhas com sinal de Nikolsky positivo Pele úmida Odor de ninho de rato Anticorpos antidesmogleínas
Lúpus subagudo	Lesões cutâneas policíclicas, anulares ou psoriasiformes, generalizadas ou não Fotossensibilidade mercante Manifestações sistêmicas discretas Anticorpos Anti – Ro e Anti – La positivos
Sarna crostosa	Intenso prurido com ou sem exacerbação noturna Lesões acinzentadas e ceratósicas entre os dedos das mãos Pesquisa direita em escamas de pele – positiva para *Sarcoptes scabiei*
Manifestações paraneoplásicas	Carcinoma brônquico (principalmente) Carcinoma epidermoide e adenocarcinoma de pulmão Carcinoma epidermoide de nasofaringe

A mucosa oral se apresenta em geral com exantema, a língua vermelha e lábios edemaciados. As conjuntivas estão hiperemiadas e frequentemente há ectrópio. Há queda de cabelos e unhas espessadas, sulcadas, descoladas, *pitting*, sem brilho, amareladas e fragmentadas. A dor é uma queixa frequente.

Diagnóstico diferencial

Para adultos, causas incomuns incluem ictioses, dermatoses bolhosas, geralmente pênfigo foliáceo, pitiríase rubra pilar, eritrodermia papulosa de Ofuji e doenças do tecido conjuntivo. Apesar das múltiplas biópsias de pele, da investigação clínica profunda e de uma detalhada história médica, a causa fundamental da eritrodermia não é encontrada em cerca de um quarto dos pacientes.

Avaliação inicial e condutas na sala de emergência

A eritrodermia pode importar uma grande ameaça médica para o paciente, e, dessa forma, a hospitalização pode ser necessária. Sem considerar a doença de base, o manejo inicial consiste na avaliação nutricional, correção dos fluidos e dos balanços eletrolíticos, prevenção de hipotermia e tratamento de infecções secundárias. Anti-histamínicos orais sedantes podem melhorar o frequente prurido grave. O conhecimento do processo causador em cada caso é de fundamental importância para estabelecer o prognóstico e orientar a terapêutica. Os avanços do conhecimento médico e o aprimoramento dos métodos diagnósticos são necessários para diminuir o número de casos de etiologia desconhecida.

Monitorização, tratamentos e prescrição

Corticosteroides sistêmicos podem ser necessários na eritrodermia idiopática e na reação a medicamentos. Com dose inicial de 1 a 2 mg/kg por dia de prednisona, e uma dose de manutenção de 0,5 mg/kg por dia ou menos, uma remissão rápida e continuada da eritrodermia pode ser alcançada.

A terapia tópica inclui curativos úmidos e emolientes brandos ou corticosteroides unguentos de baixa potência. Corticosteroides tópicos de alta potência devem ser reservados para áreas liquenificadas e crônicas, entretanto aplicações amplas devem ser evitadas.

A prednisona sistêmica (1 a 2 mg/kg por dia) ou mesmo a administração IVIg pode ser útil em casos graves. Após exclusão criteriosa de qualquer causa subjacente, a eritrodermia idiopática pode ser tratada com corticosteroides tópicos de baixa potência e anti-histamínicos orais.

Em casos refratários, a ciclosporina tem sido usada com sucesso, com uma dosagem inicial de 5 mg/kg por dia e subsequente redução para 1 a 3 mg/kg por dia.

Agentes adicionais poupadores de esteroides incluem metotrexato, azatioprina e micofenolato de mofetila, que têm sido usados de maneira empírica, com doses similares para dermatite atópica recalcitrante.

Lúpus neonatal

Introdução

O lúpus eritematoso neonatal (LEN) ocorre em bebês de mães com doenças do tecido conjuntivo (por vezes latentes ou não diagnosticadas) que apresentam no nascimento placas policíclicas anulares semelhantes ao LECSA (com o qual compartilha positividade para o antígeno Ro) e está agregado a bloqueio cardíaco, lesões na cabeça e pescoço

Epidemiologia

A incidência real da síndrome ainda não está determinada, entretanto estima-se que a síndrome do lúpus neonatal (SLN) seja responsável por quase 80% de todos os casos de BCC (bloqueio cardíaco congênito), cuja incidência é de 1:20.000 dos nascidos vivos ou 0,005%[47]. Dessa forma, pode-se estimar que a incidência de SLN seja de 1:12.500 nascidos vivos na população com anticorpos anti-SSA/Ro[48], e essa frequência se eleva para 1 a cada 86 (1,2%) na população de mães com LES.

A dermatite lúpica transitória ocorre em quase 34% dos neonatos com SLN, e em 1,4% está associada a alterações hematológicas (centopeias), hepáticas, pulmonares e do sistema nervoso[49], e em 9% dos casos coexiste com bloqueio cardíaco[50].

Há prevalência maior do sexo feminino nas manifestações cutâneas da doença e, de forma interessante[51], a observação de que orientais parecem apresentar menor chance de envolvimento cardíaco[52] implica a etnia como fator relevante para o desenvolvimento das manifestações clínicas da SLN.

Fisiopatologia

A SLN é uma doença rara do lactente, caracterizando-se por um processo autoimune transitório associado à presença de autoanticorpos maternos na circulação fetal contra as proteínas SSA/Ro e SSB/La.

A lesão do sistema de condução na SLN parece ocorrer no coração originalmente normal, entre a 18ª e a 24ª semana. Coincidentemente, é precisamente nesse período que ocorre elevação abrupta da passagem transplacentária da IgG materna para o feto, o que reforça o mecanismo fisio-

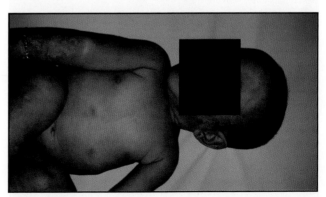

Figura 222.12. Criança com quadro de síndrome do lúpus neonatal.

Fonte: Arquivo pessoal.

patogênico dos anticorpos anti-SSA/Ro e anti-SSB/La nessa síndrome.

Garcia et al. induziram o bloqueio completo do coração de coelhos pela perfusão de IgG anti-SSA/Ro purificada do soro de pacientes com LES, sendo essa alteração decorrente da redução da corrente dos canais tipo L de cálcio nos cardiomiócitos[49]. A propriedade desses anticorpos de induzir bloqueio atrioventricular em coelhos mostrou-se específica da subpopulação para a molécula SSA/Ro 52 kDa[50].

Quadro clínico

Além do quadro dermatológico, pode haver especialmente presença de bloqueio cardíaco congênito isolado (BCCI) e/ou manifestações cutâneas, bem como alterações hematológicas[53-55].

A manifestação cardíaca congênita do lactente é um quadro "isolado", e não o resultado de malformações cardíacas congênitas ou infecções que causam alterações na condução atrioventricular (bloqueio AV atrioventricular)[56].

A associação de BCCI com anticorpos maternos mostra-se independente de a mãe ser assintomática ou apresentar uma doença reumatológica definida, como LES e síndrome de Sjögren.

As crianças que apresentam lesões cutâneas de LEN também tendem a exibir outras manifestações sistêmicas, como doença hepatobiliar e citopenias, especialmente a trombocitopenia, que podem estar presentes ao nascimento ou desenvolver-se nos primeiros meses de vida.

A doença hepatobiliar foi proposta com a presença de insuficiência hepática durante a gestação ou no período neonatal, como hiperbilirrubinemia conjugada nas primeiras semanas de vida, ou com leves elevações das aminotransferases entre 2 e 3 meses de vida.

Diagnóstico diferencial

Podem ser confundidos com outras placas eritematosas e descamativas como seborreia, eczemas, psoríase ou tinea.

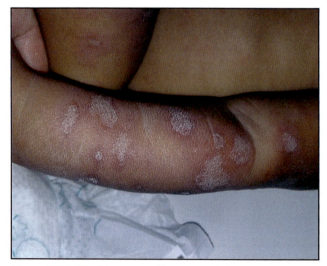

Figura 222.13. Criança com lúpus neonatal.
Fonte: Arquivo pessoal.

Avaliação inicial na sala de emergência

O bloqueio cardíaco pode ser detectado durante o exame obstétrico de rotina e confirmado por ultrassonografia fetal, e o diagnóstico pode ser confirmado por estudos sorológicos. No entanto, nos casos em que esse diagnóstico não acontece no período gestacional e o plantonista recebe criança com lesões sugestivas, torna-se crucial o rápido reconhecimento e diagnóstico. Isso porque, o LEN cardíaco tem taxa de mortalidade de aproximadamente 20%, e cerca de 66% das crianças necessitam de marca-passo.

Condutas na sala de emergência

As crianças que têm sinais cutâneos de LEN devem ser avaliadas quanto a manifestações internas com exame físico e com eletrocardiograma, hemograma completo e testes de função hepática, quando indicados. A avaliação do cardiologista pediátrico torna-se essencial quando houver dano cardíaco. Podem ser necessárias intervenções que incluam o implante de marca-passo precoce.

Monitorização, tratamentos e prescrição

A SLN constitui-se em um clássico modelo de autoimunidade adquirida, no qual os anticorpos IgG maternos atravessam a barreira placentária e na circulação fetal podem exercer um papel importante na patogênese da síndrome. A presença quase universal dos anticorpos anti-Ro/SSA e anti-SSB/La no soro materno e fetal os inclui como marcadores para a SLN. Ao contrário da lesão cardíaca, que compromete irreversivelmente a condução atrioventricular, os acometimentos cutâneos e/ou hematológicos são transitórios e podem regredir após o desaparecimento dos anticorpos maternos da circulação do lactente.

O acompanhamento clínico dos neonatos com BCC deve ser feito, pois a mortalidade nesse grupo (incluindo natimortos) é de 15% a 31% até o terceiro mês de vida. Esse alto índice de mortalidade parece resultar da insuficiência cardíaca congestiva e de miocardite nessas crianças[57,58]. Além disso, cerca de um terço delas vai requerer o implante de marca-passo definitivo até o terceiro mês de vida[57-61]. Por outro lado, um trabalho recente analisando pacientes com marca-passo revelou que aqueles com BCCI associado à SLN têm pior prognóstico cardíaco: apresentam quadro de insuficiência cardíaca mais precoce e mais grave requerendo implante de marca-passo já nos primeiros dois anos de vida, quando comparados aos portadores de BCCI sem SLN.

Pustulose exantemática generalizada aguda

Introdução

A pustulose exantemática generalizada aguda (PEGA) é uma dermatose clínica que aparece como um eritema difuso (escarlatiniforme), principalmente em áreas intertriginosas e face, como evolução para um quadro clínico dermatológico caracterizado pelo aparecimento de pequenas e múltiplas pústulas não foliculares estéreis.

Há edema da face e lesões purpúricas nas pernas. Ocorre envolvimento mucoso em 20% dos casos, porém de forma pusilânime e autolimitada.

Com a retirada do agente farmacológico agressor, na maioria das vezes a lesão regride entre 4 e 10 dias, evidenciando no período de melhora descamação lamelar ou puntiforme.

O teste de contato é positivo em 50% dos casos com a droga suspeita. A PEGA parece ser a expressão de uma reação na qual uma molécula ligada à droga inicia uma resposta imune droga-específica CD4 e CD8 positiva, com expressão de interleucina (IL)-8.

Os fármacos mais envolvidos incluem uma longa lista de antibióticos, tuberculostáticos (isoniazida e estreptomicina), antifúngicos, alopurinol, anticonvulsivantes, diclofenaco, enalapril, dissulfiram, furosemida, hidroxicloroquina, paracetamol, mercúrio, talidomida, inibidores de proteases e bamifilina.

Epidemiologia

Essa reação pustulosa tem incidência de 1 a 5 casos por milhão por ano. Não foi encontrada predileção por idade ou distribuição por sexo, contudo em pacientes idosos com doenças crônicas foram descritas taxas de mortalidade entre 1% e 2%.

Fisiopatologia

Trata-se de é uma RAM incomum tipo 4 de hipersensibilidade tardia, com participação de linfócitos T, que apresenta especificidade a fármaco envolvido.

O mecanismo possível, então, é a de produção de complexo antígeno-anticorpo ou por indução de medicamentos ou infecções que ativariam o sistema complemento e causariam uma quimiotaxia de neutrófilos.

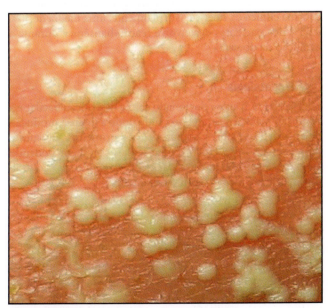

Figura 222.14. Paciente com lesões de PEGA.
Fonte: Arquivo pessoal.

Quadro clínico

Quadro agudo, súbito, de rápida instalação, com aspecto clínico que sugere agravamento, mas com pouco envolvimento sistêmico na grande maioria das vezes.

As lesões comuns são pústulas pequenas não foliculares, pústulas estéreis sobre pele eritematosa (eritema escarlatiniforme) e há tendência de haver lesões purpúricas nas pernas e edema de face.

Tabela 222.9. Sistema de pontuação de grupo de estudo EuroSCAR para PEGA

Características	Pontuação
Morfologia	
Pústulas	
Típica	2
Compatível	1
Insuficiente	0
Eritema	
Típica	2
Compatível	1
Insuficiente	0
Distribuição	
Típica	2
Compatível	1
Insuficiente	0
Descamação pós-pustular	
Sim	1
Não/insuficiente	0
Curso clínico Comprometimento de mucosa	
Sim	-2
Não	0
Início agudo (< 10 dias)	
Sim	-2
Não	0
Resolução (< 15 dias)	
Sim	0
Não	-4
Febre > 38 °C	
Sim	1
Não	0
Neutrófilos > 7.000/mm	
Sim	1
Não	0
Histologia	
Outras enfermidades	-10
Histologia não representativa	0
Exocitose de neutrófilos	1
Pústulas subcorneais e/ou intraepidérmicas com edema papilar	2
Espongiose subcorneana e/ou pústulas intraepidérmicas com edema papilar	3

Interpretação: < 0 – sem PEGA; 1-4 – possível; 5-7 – provavelmente; 8-12 – definitivo. Fonte: Padilha[5], p. 166.

É comum a ocorrência de febre alta e neutrofilia, com relatos de sensação de ardência ou prurido. É raro, mas pode ocorrer envolvimento visceral com elevação de enzimas hepáticas, lesão renal e adenomegalia.

Normalmente ocorre após três semanas após da ingestão do fármaco desencadeante, entretanto, em paciente antecipadamente sensibilizados com esses desencadeante, se forem novamente medicados com ele, os sintomas acontecem de forma mais célere, em média dois a três dias após a ingesta[17].

Diagnóstico diferencial

Durante muitos anos, as erupções da PEGA foram consideradas manifestações de psoríase, tendo sido classificadas como psoríase pustulosa generalizada de von Zumbusch[62,63]. Nesse caso, deve-se fazer um adendo para melhor compreensão: a entidade psoríase pustulosa generalizada (a psoríase pustulosa generalizada de von Zumbusch) ocorre em doentes de psoríase vulgar submetidos a qualquer dos fatores de piora já referidos, sendo mais frequentemente desencadeada pela suspensão ou redução de corticoides sistêmicos. Quando em gestantes, pode corresponder ao impetigo herpetiforme. Caracteriza-se por: episódios de febre alta, erupção súbita generalizada de pústulas estéreis de 2 a 3 mm e manifestações sistêmicas. As pústulas, sobre a pele intensamente eritematosa, aparecem em surtos e se disseminam no tronco e membros, chegando a afetar palmas, plantas e leito ungueal. A face costuma ser poupada. A confluência rápida das pústulas provoca descolamentos epidérmicos extensos lembrando a NET. Quando o quadro se desenvolve, não há, via de regra, lesões clássicas de psoríase. Além da febre, ocorrem outras manifestações sistêmicas como perda de peso, fraqueza muscular, leucocitose, hipocalcemia e aumento de velocidade de hemossedimentação (VHS). As complicações sistêmicas podem ser graves ou mesmo fatais como resultado das manifestações variadas de doença sistêmica grave, falha cardíaca e infecções intercorrentes.

A psoríase pustulosa generalizada de von Zumbusch representa o principal diagnóstico diferencial de PEGA, sendo um fenômeno bem documentado. Pode ser muito difícil esclarecer se se trata de PEGA ou psoríase pustulosa generalizada de von Zumbusch. É da história clínica, da associação ou não com uso de medicamentos e do relato prévio de psoríase que se valerá o médico socorrista para a rápida formulação da hipótese de PEGA. Outras afecções devem ser distintas da PEGA; em alguns casos são as dermatoses pustulosas subcorneais, a miliária pustulosa[14,64], a pustulose microbiana, o pênfigo foliáceo e a NET, principalmente.

Avaliação inicial na sala de emergência

O diagnóstico de reação à droga, na grande maioria das vezes, é firmado após exclusão de outras possibilidades diagnósticas mais prováveis. É importante salientar que as principais drogas desencadeantes da PEGA são diferentes das principais implicadas no aparecimento de outras reações graves, como a DRESS e a NET, resultantes principalmente do uso de anticonvulsivantes, embora antibióticos também estejam implicados. Alguns dados sugerem o diagnóstico de PEGA:

- Desenvolvimento abrupto de erupção pustulosa horas ou poucos dias após o uso de;
- Achado de centenas de pústulas milimétricas, não foliculares, com eritema e edema de permeio;
- Leucocitose com neutrofilia;
- Cultura das pústulas negativa para bactérias; e
- Resolução rápida após suspensão da droga.

Condutas na sala de emergência, monitorização, tratamentos e prescrição

O que parece mais relevante nesse caso é a exclusão de outras reações potencialmente mais graves que possam causar alguma confusão diagnóstica, como NET e SSJ. A PEGA tem o curso autolimitado, por isso o tratamento específico não é necessário e os antipiréticos podem ser utilizados para tratamento sintomático se houver infecção secundária associada às lesões. Obviamente, deve-se tratar de maneira adequada e personalizada cada caso. O uso de corticoide sistêmico geralmente pode se fazer desnecessário. Importante salientar que o medicamento causador deve ser interrompido e evitado. A maioria absoluta dos pacientes se recupera de modo satisfatório.

Reações hansêmicas graves

Eritema nodoso hansêmico

Introdução

O eritema nodoso hansêmico (ENH) é considerado evento de base imunológica e importante causa de morbidade e incapacidade física. É uma reação tipo 2 e representa uma vasculite de pequenos vasos (cutâneos e sistêmicos)

Epidemiologia

A incidência das reações hansênicas mantém relação com a forma clínica da doença. Normalmente, uma média de 30% a 35% dos pacientes desenvolve reação hansênica durante a evolução da doença.

Fisiopatologia

O ENH tem sido relacionado com a destruição bacilar e a liberação maciça de antígenos, induzindo a intensa produção de anticorpos. Ocorre, sobretudo, nos primeiros seis meses do tratamento específico da hanseníase, também podendo antecedê-lo ou acontecer a qualquer momento da evolução da doença, até mesmo após o tratamento.

Essas reações não representam agravamento da infecção, mas refletem a produção e liberação excessiva de potentes mediadores imunológicos com o objetivo de destruir bacilos infiltrados na derme e na gordura subcutânea.

Nota-se que as lesões iniciais contêm muitos neutrófilos e observa-se vasculite leucocitoclástica nessas lesões. Há predomínio de histiócitos, linfócitos e plasmócitos nas lesões tardias, quando eosinófilos e mastócitos também podem ser vistos. A formação e a deposição de imunocomplexos e a posterior ativação do sistema complemento, com a liberação de mediadores da inflamação, possivelmente desempenham importante papel no mecanismo imunopatológico e na sintomatologia clínica do ENH.

Quadro clínico

Aparecem na pele, antes normal, nódulos dolorosos e tensos ao toque, de cor violácea ou eritêmato-violácea, que podem ser classificados em: leve (até 10 nódulos), moderado (de 10 a 20 nódulos) e grave (presença de mais de 20 nódulos por seguimento corporal).

São fluentemente dolorosos, podendo ser seguidos de ulcerações, e há frequentemente acometimento sistêmico com febre alta, artralgias, calafrios, cefaleia, anorexia e fadiga.

A evolução clínica é incerta, variando desde quadros com resposta favorável aos tratamentos iniciais até quadros de recorrência e com complicações, que, via de regra, podem levar a danos neurais e deformidades irreparáveis.

Diagnóstico diferencial

O diagnóstico diferencial inclui reações adversas a drogas, outras paniculites como o eritema nodoso não hansêmico e outras reações hansênicas. Sobre as reações hansênicas, segue-se uma tabela para facilitar a distinção e melhor conduta.

Avaliação inicial, monitorização, tratamento e prescrição

O tratamento obviamente dependerá do grau de acometimento. De maneira geral, o tratamento de eleição dos quadros moderados e graves de ENH preconizado pelo Ministério da Saúde é a talidomida, exceto nas seguintes situações: quadro de ENH necrotizante, neurite, orquiepididimite, irite, nefrite, mão e pé reacional, casos em que está precisamente indicado o uso de corticosteroides sistêmicos. Os quadros leves podem ser tratados com anti-inflamatórios não esteroide (AINEs).

Fenômeno de Lúcio

Introdução

O fenômeno de Lúcio é um evento raro que pode atingir proporções graves e evoluir para o óbito por coagulação intravascular disseminada e/ou por septicemia.

Define-se o fenômeno de Lúcio como uma variante da reação hansênica do tipo 2, sendo considerado por alguns autores como uma reação hansênica tipo 3.

Adotam-se como regra para a definição do fenômeno de Lúcio três critérios: ulceração cutânea, trombose vascular e invasão da parede dos vasos sanguíneos pelo bacilo de Hansen.

Epidemiologia

Dos poucos casos relatados no mundo, alguns são provenientes do Brasil. Existem poucos dados epidemiológicos sobre esse fenômeno raro.

Fisiopatologia

O fenômeno de Lúcio tem imunopatogênese ainda pouco compreendida. O quadro é caracterizado por necrose arteriolar. O endotélio vascular é invadido por grande quantidade de *M. leprae*.

Parece haver uma proliferação exacerbada dos bacilos de Hansen, que invadem a parede dos vasos sanguíneos e agridem as células endoteliais, causando proliferação endotelial e diminuição do lúmen vascular, fato esse que, associado a reações inflamatórias e a alterações no sistema de coagulação, causa trombose vascular, isquemia, infarto e necrose te-

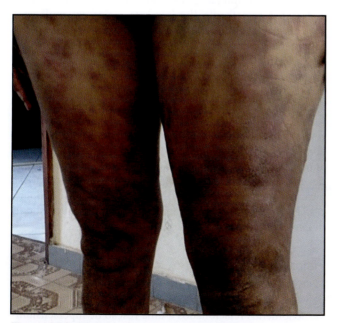

Figura 222.15. Paciente com reação hansênica.
Fonte: Arquivo pessoal.

Tabela 222.10. Principais aspectos para o diagnóstico diferencial entre as reações hansênicas

Reação tipo 1	Recidiva
Geralmente, ocorre durante a quimioterapia ou dentro de 6 meses após o tratamento	Normalmente, ocorre depois do término da poliquimioterapia – acima de 1 ano após o tratamento
Início súbito e inesperado	Início lento e insidioso
Pode vir acompanhada de febre e mal-estar	Em geral, sem sintomas gerais
Lesões antigas tornam-se eritematosas, brilhantes e infiltradas	Lesões antigas podem apresentar bordas eritematosas
Em geral, surgem várias lesões novas	Poucas lesões novas
Pode haver ulceração das lesões	Ulceração é rara
Regressão com descamação	Não há descamação
Pode haver acometimento de vários troncos nervosos, rapidamente, com dor e alteração de sensibilidade e função motora	Pode acometer um único nervo, e as alterações motoras ocorrem muito lentamente
Excelente resposta à corticoterapia	Não responde bem à corticoterapia

Fonte: Talhari et al.[57].

cidual, gerando as alterações histopatológicas características do fenômeno.

Há, portanto, vasculopatia marcante com trombose dos vasos profundos e superficiais, que determinam, por fim, hemorragia e infarto cutâneo.

O fenômeno de Lúcio é característico da variedade clínica de hanseníase wirchowiana denominada lepra de Lúcio-Latapi – Alvarado[57].

Quadro clínico

O fenômeno de Lúcio caracteriza-se por surtos de lesões maculares eritêmato-purpúricas dolorosas evoluindo com necrose e ulcerações. Pode apresentar-se, também, com lesões necróticas em surtos, infartos marginais sépticos e dolorosos, podendo deixar cicatrizes. Ulceração é comum, especialmente abaixo dos joelhos, variando de pequenas dimensões a grandes úlceras. Esse quadro se assemelha a um grande queimado, com consequente perda hidroeletrolítica e proteica.

Diagnóstico diferencial

Os principais diagnósticos diferenciais são síndrome do anticorpo antifosfolipídeo, eritema nodoso hansênico e vasculite leucocitoclástica.

Avaliação inicial e condutas na sala de emergência

Os exames laboratoriais durante a internação confirmam a gravidade do quadro, que pode evoluir a óbito por choque séptico e coagulação intravascular disseminada (CIVD): baixos níveis de hemoglobina e de hematócrito, plaquetopenia, hipoalbuminemia, leucocitose, altos níveis de proteína C-reativa e de desidrogenase láctica (DHL), alargamento de tempo de tromboplastina ativada (TTPA) e tempo de protrombina (TP), e acidose metabólica.

Monitorização, tratamento e prescrição

O tratamento preconizado consiste em poliquimioterapia multibacilar, corticosteroides de 0,5 a 1 mg/kg por dia associados ou não à talidomida. Trata-se de um fenômeno raro e grave e o sucesso terapêutico é incerto. Assim, há relatos de que as lesões descontinuam com uma semana após início do tratamento, porém, também há grande chance de chegar ao óbito por alterações da coagulação sanguínea ou por sepse.

Síndrome de Steven-Johnson e necrólise epidérmica tóxica

Introdução

A síndrome de Steven-Johnson (SSJ) e a NET são doenças mucocutâneas, raras, agudas e ameaçadoras à vida, quase sempre relacionadas a medicamentos. Elas são consequência de extensa morte celular de queratinócitos que resulta na separação de áreas significativas da pele na junção dermoepidérmica, produzindo a aparência de pele escaldada. A morte celular também resulta no desprendimento de membranas mucosas, e isso contribui para os sintomas carateristícos da SSJ e da NET, os quais incluem febre alta e dor na pele moderada a intensa; inicialmente de aspecto benigno, pode progredir rapidamente, e uma vez que ocorra evidente desprendimento da pele, é difícil determinar quando isso vai terminar. Vários estudos têm tratado os sinais clínicos da SSJ e NET, e há agora uma trama de critérios diagnósticos.

O risco de morte também pode ser apuradamente previsto com a aplicação de uma pontuação sobre a gravidade da doença, especialmente desenvolvida para a previsão do resultado clínico da NET: o SCORTEN.

O prognóstico é correlacionado à velocidade de identificação do medicamento culpado e sua suspensão. Estabelecer o correto diagnóstico clínico rapidamente, de modo que os medicamentos causadores possam ser interrompidos e um tratamento apropriado comece o mais rápido possível, é crucial.

Epidemiologia

Estima-se que a incidência de SSJ e NET esteja entre dois e três casos por milhão de pessoas por ano[58]. A distribuição por sexo é semelhante (ligeiramente maior em mulheres) para essas duas entidades; para a sobreposição da SSJ/NET, a proporção é de cerca de 65% para o sexo feminino, a mortalidade é em média de 1% a 3% para SSJ, 30% de sobreposição da síndrome SSJ/NET e 25% a 30% nos casos de NET[59]. Essas duas entidades podem ocorrer em pacientes de qualquer idade, mas em vários estudos a média de idade para o acometimento por SSJ variou de 25 a 47 anos, dependendo das séries revisadas. Em relação à NET, a apresentação clínica é mais comum em pacientes mais velhos, com intervalo de 46 a 63 anos[60]. As diferenças regionais na incidência dessas doenças devem-se à prescrição dos medicamentos em diversas áreas, à carga genética (HLA) e à coexistência de diferentes doenças (HIV), provavelmente com impacto importante sobre o desenvolvimento da SSJ e da NET[61].

Fisiopatologia

Não está clara e totalmente definida a sequência precisa de eventos fisiopatológicos do espectro SSJ/NET. Parece haver fenômenos relacionados a uma reação de hipersensibilidade retardada em indivíduos com predisposição genética, notadamente certos grupos de HLA e acetiladores lentos que

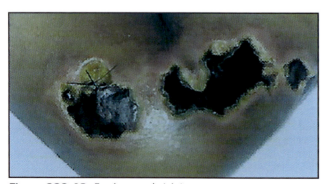

Figura 222.16. Fenômeno de Lúcio.
Fonte: Talhari et al.[57].

apresentam deficiência de glutationa transferase e outras enzimas responsáveis pela destruição de metabólicos tóxicos de certos fármacos[65,66].

Por outro lado, é nítido notar que é a apoptose de queratinócitos é o primeiro sinal morfológico específico dessa doença. Em situações normais, uma célula apoptótica seria rapidamente eliminada por fagócitos, já que eles têm a capacidade de detectar tais células e de eliminá-las de maneira fisiológica. Contudo, nas situações em que há grande número de apoptoses superando a capacidade do organismo de eliminar fagociticamente tais células, as referidas células apoptóticas tendem a se tornar necróticas e liberar seus conteúdos intercelulares, provocando, assim, uma resposta inflamatória. Nessa doença espectral (SSJ/NET), dentro de horas a apoptose de queratinócitos se torna muito abundante. É, portanto, superada a capacidade fagocitária dos fagócitos profissionais e não profissionais, sendo, então, formado grande número de necrólise e, assim, grande parte da epiderme perde viabilidade.

Parece haver uma medição pelos linfócitos T citotóxicos CD8+ específicos para determinados antígenos dos fármacos. Estão presentes na epiderme lesada e no fluido das vesículas de pacientes com NEDT/SSJ inúmeras enzimas granzimas, perfurinas, granulosimas, assim como citocinas e IL6, fator de necrose tumoral alfa (TNFα), inteferugama, IL18 e ligante Fas (FASL). Nota-se também que há dissociação entre a extensão da epiderme lesada e a pobreza do infiltrado inflamatório. É importante ressaltar o sugestivo período de sensibilização pelo típico intervalo entre o início da terapia com medicamentos e a SSJ/NET, sugerindo haver, portanto, um aparente mecanismo de memória e sensibilização envolvido na patogênese da síndrome.

Assim sendo, o ponto central na patogenia dessas entidades está no dano do ceratinócitos resultante da indução de apoptose. Há, portanto, fatores intrínsecos e extrínsecos que induziram o dano celular por apoptose, em última análise. A via intrínseca de indução da apoptose se dá por metabólitos dos fármacos, que causariam dano no ceratinócitos com lesão mitocondrial, o que causaria aumento dos radicais livres de oxigênio, e induziriam a produção de citocinas como capazes de gerar defeitos diretos aos diferentes componentes da célula e lesando-a. Por sua vez, os receptores de morte, como os receptores FAS e o seu ligante FASL e outras proteínas citotóxicas provenientes do contato desses receptores com células como linfócitos citotóxicos e células *natural killer*, são os componentes e fatores principais da via extrínseca de indução da apoptose.

Nesse processo, ativação de diferentes linfócitos torna possível a liberação de grânulos citotóxicos variados em que há a secreção, por exemplo, de perfurinas, granzimas e granulosimas. Essa última com importante efeito citotóxico sobre os queratinócitos de forma direta, já que lesam diretamente as mitocôndrias.

É crescente também a visão da importância das células T reguladoras nesses pacientes com necrose epidérmica tóxica. Está cada vez mais evidente que há desregulação funcional dessas células T CD4 + CD25 + foxp3 + (Treg) nesses pacientes. Vários estudos sugerem que a deficiência funcional dessas células nesses indivíduos favorece o dano epidérmico e a gravidade da doença[5].

Quadro clínico

Pode ocorrer febre, ardência nos olhos e dor de garganta à deglutição; quaisquer desses sintomas podem preceder as manifestações cutâneas por um a três dias. As lesões dermatológicas aparecem como máculas eritematosas-acinzentadas-avermelhadas ou purpúricas de tamanho e formato irregulares, com tendência a coalescer, e surgem inicialmente no tronco, espalhando-se para o pescoço, face e parte proximal dos membros superiores. As porções distais dos braços e das pernas são relativamente poupadas, mas as palmas e as plantas podem ser um local precoce de envolvimento. Eritema e erosões das mucosas bucal, ocular e genital estão presentes em mais de 90% dos pacientes. O epitélio do trato respiratório está envolvido em 25% dos pacientes com NET, e lesões gastrointestinais também podem estar presentes. As lesões de pele são usualmente sensíveis, e as erosões de mucosas são muito dolorosas. Outras manifestações sistêmicas, além da febre, incluem linfadenopatia, hepatite e citopenia.

A lesão patognomônica tem a aparência em "alvo"; pode evoluir, coalescer e aumentar de tamanho e número; o sinal de Nikolsky pode estar presente (desprendimento da pele com leve fricção, tornando-a desnuda e suscetível à infecção secundária). Envolvimento ocular pode estar presente em 39% a 61% dos casos, apresentando complicações que incluem úlcera de córnea, uveíte anterior e panoftalmite. Também não são raras as aderências gastrointestinais, incontinência urinária, estenose vaginal, necrose tubular renal, insuficiência renal, ulcerações de pele com reinfecção e cicatrizes não estéticas. De modo imprescindível, horas ou dias após o início do quadro, poderá haver descolamento da epiderme, com a formação de bolhas flácidas que se rompem, deixando áreas erodidas de extensão variável. Nessa fase também é possível verificar em algumas outras áreas por pressão digital tangencial o sinal de Nikolsky positivo e também o sinal de Asboe-Hansen, que é o sinal feito por deslocamento da epiderme necrótica lateralmente quando a bolha sofre leve pressão com o polegar. A pele, então, assemelhasse a um cigarro molhado, havendo também área de peles desnudas e com sangramento (escaldada). Há acometimento ocular em cerca de 60% dos pacientes (acompanhamento do oftalmologista é mandatório). O envolvimento do trato respiratório e gastrointestinal acontece em 25% dos doentes, com erosões e edemas de mucosa tranquidomica, edema pulmonar triaxial, que pode ocasionar hipocêntrica importante, necessitando de ventilação invasiva.

Muitos fatores condicionam o mal prognóstico de doenças de SSJ/NET. Em 2000, Bastogi-Gari *et al.* elaboraram um escore de severidade (SCORTEN) que compreende sete parâmetros considerados importantes no prognóstico da SSJ/NET[24], entre eles idade, extensão do desprendimento epidérmico, nível de ureia, glicose e outros.

Quanto maior o escore, maior a taxa de mortalidade

É muito importante lembrar, que a biópsia cutânea associada ao histopatológico pode facilitar o diagnóstico de NET e excluir diagnósticos diferenciais. Recentemente, Quinn *et al.* demonstraram uma variedade de infiltrados celulares que oscilam entre esparsos e densos; tais padrões de densidade do infiltrado correlacionam-se com a gravidade da doença; e um infiltrado de células mononucleares extenso correlaciona-se com taxa de mortalidade de 71% e o infiltrado moderado teria uma taxa reduzida para 53%. E por último, no caso de um infiltrado mais esparso, a taxa seria de 2&%. Esses autores concluem que a quantificação do infiltrado celular mononuclear possui precisão tão confiável no prognóstico quanto o SCORTEN.

Tabela 222.11. Critérios de gravidade para SSJ e NET

Fatores de risco	Idade > 40 Neoplasia Frequência cardíaca > 120 bpm Acometimento da epiderme > 10% Ureia > 28 mg/dL Glicose sérica > 252 mg/dL Bicarbonato < 20 mg/dL
Taxa de mortalidade	SCORTEN 0-1 = 3,2% SCORTEN 2 = 12,1% SCORTEN 3 = 35,3% SCORTEN 4 = 58,3% SCORTEN 5 ou mais = 90%

Fonte: Bulisani et al.[67].

Diagnóstico diferencial

A SSJ e a NET são espectros da mesma doença: são erupções graves reativas a drogas, com mortalidade em torno de 30% (particularmente para a NET). Destacam-se como diagnósticos diferenciais as desordens que envolvem a descamação da pele, em particular a síndrome de hipersensibilidade ou o eritema induzido por fármaco com eosinofilia, dermatite esfoliativa por psoríase, dermatite do linfoma, linfadenopatia angioimunoblástica, exantemas virais, sífilis secundária, gengivoestomatite herpética, síndrome da pele escaldada estafilocócica, doença do enxerto *versus* hospedeiro e vasculite

Avaliação inicial e condutas na sala de emergência

O diagnóstico rápido, com a rápida identificação e remoção do medicamento causador, é reconhecido como o fator principal para a melhora do resultado na SSJ e na NET. Um tratamento de suporte de alta qualidade, idealmente em unidades de terapia intensiva (UTIs) com equipamento moderno e pessoal de enfermagem treinado, pode melhorar o resultado. Terapias específicas para a SSJ e a NET ainda não alcançaram padrões medicinais de aceitação baseados em evidências, em parte porque a elucidação dos mecanismos moleculares está incompleta. Sua baixa prevalência e seu potencial letal tornam difícil de se realizarem experimentos clínicos randomizados. Apesar disso, abordagens interessantes sob o ponto de vista conceitual, baseadas em elementos conhecidos da patogênese da SSJ e da NET e em pequenas séries de casos, foram descritas.

O quadro clínico assemelha-se ao de um grande queimado, na NET e SSJ. Essas duas patologias são apenas diferenciadas pela extensão da área de superfície corporal acometida: até 10% de acometimento cutaneomucoso, trata-se de SSJ (10% da área corporal); de 10% a 30%, sobreposição SSJ/NET (uma categoria intermediária); acometimento maior que 30%, NET. Vale ressaltar que em 90% dos pacientes há erosões mucosas e a extensão da necrose é o fator prognóstico mais relevante.

A medida deve incluir as áreas de epiderme destacadas ou destacáveis (Nikolsky positivo), e não puramente áreas eritematosas (Nikolsky negativo). O quadro clínico de ambas as patologias é frequentemente precedido de uma fase prodrômica com sintomas inespecíficos: febre, mal-estar, mialgias, com intensidade e duração variáveis, desde dias a não mais que uma semana; geralmente 7 a 21 dias do início do fármaco responsável. Após essa fase prodrômica inicial, há surgimento de erupções cutâneas, normalmente não pruriginosas, caracterizada por máculas eritematosas e por vezes lesões em alvo atípicas (não apresentam os três anéis concêntricos das lesões em alvo típicas do eritema multiforme).

Conduta na sala de emergência

O grau de acometimento cutâneo e a gravidade geral, com base no SCORTEN, devem ser rapidamente definidos. Assim que possível, o paciente deve ser transferido para uma unidade de queimados ou de terapia intensiva para cuidados intensivos.

Monitorização, tratamento e prescrição

A descontinuação do fármaco que se pensa ser o desencadeante dessa enfermidade é primordial na prevenção de morbimortalidade. Assim, essa medida simples é o principal elemento que compõe o tratamento, já que são os fármacos que constituem a principal causa dessas patologias. Cabe, então, ao clínico o rápido reconhecimento diagnóstico, identificando precocemente os medicamentos possivelmente imputados, suspendendo-os e referenciando o paciente para centro de tratamento de grandes queimados ou UTI para tratamento adequado, evitando, dessa forma, sequelas a longo prazo e diminuindo a mortalidade.

O tratamento, via de regra, é multidisciplinar, com inúmeras especialidades intervindo no caso. Entretanto, muitas vezes é o médico emergencista que tomará as decisões que provavelmente terão maior impacto na morbimortalidade relacionada a essa dermatose. Até o momento não há teste *in vitro* e *in vivo* para a identificação rápida do fármaco causador dessa dermatose, sendo fundamental que o clínico identifique pela anamnese detalhada e parâmetros clínicos estatísticos (de medicamentos geralmente implicados) o medicamento indutor e o suspenda.

Para essa, muitas vezes, difícil tarefa, notadamente nos casos de pacientes polimedicados (idosos, imunossuprimidos, portadores de doenças crônicas), o médico deve se valer de dados apurados com o paciente, quando possível, seus familiares e outros profissionais e outras fontes que, porventura, estejam envolvidos com o paciente desde o desencadear dos sintomas.

Levando em conta, então, esses dados de anamnese, os medicamentos em uso, o tempo de uso de cada um deles, o tempo de início da doença desde os prodigmos até a fase epidermolítica, associado ao conhecimento de farmacologia pelo médico (farmacodinâmica e farmacocinética) dos medicamentos em uso e também a epidemiologia estático relacionado aos casos de NET/SSJ associados a tais fármacos é que o médico poderá suspender os fármacos possivelmente implicados.

Na dúvida, deve-se suspender todos os fármacos não essenciais à vida do paciente. E se ainda assim persistir dúvida acerca dos fármacos essenciais, eles devem ser, sempre que possível, substituídos por equivalente de menor meia-vida. Assim, deve-se reduzir a lista ao mínimo de medicamentos e de preferências, mantendo apenas aqueles essenciais à vida e com a meia-vida mais curta.

É importante salientar que experimentos com animais revela benefícios na alimentação parenteral[68] e também que a antibioterapia empírica e profilática não está recomendada, já que não estabeleceu vantagem de sobrevida aos pacientes, de acordo com os estudos[61].

A terapia corticoide sistêmica em tais pacientes está associada a maiores taxas de mortalidade, sepse e internações prolongadas, se administrada 48 horas ou mais a partir da admissão. Todavia, alguns estudos sugerem benefícios de pulsoterapia com corticoides em altas doses nos estágios recentes da doença[69].

A plasmaférese é uma intervenção segura e eficaz, segundo alguns estudos, na redução de mortalidade[70], apesar de não se saber se o benefício terapêutico se deve à remoção sérica dos agentes que mediam a inflamação ou a uma depuração mais rápida dos fármacos responsáveis pela dermatose

Outro ponto importante refere-se a imunoglobulinas. Um estudo de característica retrospectiva reuniu 48 pacientes tratados com imunoglobulinas, entre os anos de 1997 e 2000. O resultado foi animador, apresentando taxa de sobrevivência de 88%, com dose recomendada de imunoglobulina intravenosa de 1g/kg por dia, durante três dias[71].

Há evidência de que esse tratamento também auxilia no combate a infecções e pode aumentar a balanço de fluidos em tais pacientes de maneira favorável.

Assim, diante de tais estudos, a análise detalhada sugere que doses totais menores ou iguais a 2 mg/kg podem ser eficientes para o efeito terapêutico. Desse modo, o regime de tratamento atual recomendado é de 1g/kg por dia de imunoglobulinas, por três dias consecutivos, com dose total de 3g/kg, semelhante ao estudo piloto.

As IVIGs constituem atualmente o fármaco no qual se deposita maiores esperanças no tratamento dessa dermatose grave. Elas atuam no receptor Fas e seu ligante FASL, responsáveis pela indução de apoptose nos queratinócitos; assim, as imunoglobulinas intervêm de modo muito específico e seguro na patogênese da síndrome SSJ/NET, reduzem a mortalidade, impedem a progressão da necrólise epidérmica e aceleram a revitalização[72].

Há quem defenda o seu emprego associado a *bolus* de metilprednisolona nas primeiras 48 horas ou em associação com plasmaférese, esta última bastante promissora, na medida em que parece contribuir para a redução da mortalidade[73].

Dito isso, o tratamento específico é bastante controverso. Em síntese: 1) a primeira medida deve ser a interrupção de qualquer fármaco suspeito; 2) usar imunoglobulinas venosas em alta dose; 3) o paciente com SSJ/NET deve ser admitido em unidade de cuidados especiais, UTI ou unidade queimados; 4) correção dos desequilíbrios hidroeletrolíticos eventuais (fórmula de Parkland); 5) reposição calórica apropriada; 6) prevenção de infecções secundárias típicas (mupirocina, por exemplo); 7) consultas oftalmológicas e cuidados com olhos; 8) consulta urológica caso haja infecção uretral; 9) prescrição de antiácidos orais e cuidados com a boca; 10) culturas periódicas na boca, olhos, peles, escarro e sangue; 11) fisioterapia para prevenir contraturas e, caso haja extensas áreas desnudas, usar curativos biológicos equivalentes de pele.

Urticária e angioedema

Introdução

A urticária isolada ou associada ao angioedema (histaminérgico) é constituinte de queixa frequente em consultórios médicos. E muitas vezes pode ser difícil o diagnóstico diferencial e a terapêutica. A urticária pode surgir de forma isolada ou como manifestação clínica de diversos processos patológicos, sendo uma das dermatoses de maior frequência – 15% a 20% da população têm pelo menos uma ocorrência aguda da doença em sua vida.

A urticária é classificada, do ponto de vista de duração da evolução temporal, em aguda (inferior a seis semanas) ou crônica (superior a seis semanas), ou pode ser ainda idiopática. É definida como uma condição em que surgem efêmeras pápulas cutâneas pruriginosas. A lesão elementar é, portanto, a "urtica", manifestação da liberação de histamina por degranulação de mastócitos. Pode ou não estar também associada a angioedema. Existem inúmeros tipos distintos de angioedema e subtipos de urticária, causados por processos patológicos diversos e que envolvem diversos mediadores inflamatórios. Esses conceitos são de suma importância para o correto diagnóstico e tratamento, além de possibilitar corretos levantamentos epidemiológicos.

Epidemiologia

Estima-se que a urticária acomete cerca de 20% da população geral pelo menos uma vez na vida. Os basais desencadeantes dos quadros de urticária aguda são as drogas, os alimentos e as infecções, no entanto mais de 50% dos pacientes desconhecem a causa. Uma história minudenciada e o exame físico bem feito são basilares para a avaliação desses indivíduos, mas a averiguação laboratorial extensa e os testes alérgicos não devem ser indicados como hábito[74].

Tabela 222.12. Apresentação de urticária aguda

Urticária aguda: < 6 semanas
Maioria de pacientes atópicos – alergia a drogas, alimentos e infecções podem ser desencadeantes
Sinais de infecção viral podem anteceder a urticária aguda em 40% dos pacientes
50% dos casos ficam sem diagnóstico etiológico
Urticária induzida por drogas como AINEs pode ocasionar tanto urticária aguda como crônica
Na infância a alergia ao leite é frequente causa de urticária

As urticárias de qualquer tipo são mais comuns do que se pensava:

- Prevalência durante a vida: 15% a 20%;
- A qualquer momento, 0,5% a 1% da população está sofrendo de urticária;
- Mulheres são acometidas duas vezes mais do que os homens;
- Picos de incidência entre 20 e 40 anos;
- Nenhuma relação com etnicidade, local de residência ou educação.

Fisiopatologia

No adulto, mais de 70% dos casos podem estar associados à reação medicamentosa. Classifica-se a urticária, como dito, em duas classes, de acordo com a duração – aguda: menor que seis semanas; crônica: maior que semanas. Qualquer faixa etária pode ser acometida, sendo a forma aguda mais comum em crianças e a urticária crônica idiopática, em adultos. A forma crônica tem predileção pelo sexo feminino.

Atopia pode predispor à urticária aguda. As etiologias podem ser múltiplas, diversas, na forma aguda; causas físicas (por exemplo, pressão, calor, frio, vibração, luz do sol, água, picada de artrópodes) podem desencadear urticas em alguns pacientes. Doenças autoimunes (por exemplo, doença do tecido conjuntivo), infecções (por exemplo, hepatites virais) ou, raramente, etiologia paraneoplásica (por exemplo, mielolinfoproliferativa) estão implicadas em alguns casos, sobretudo nos crônicos.

Exercício, calor ou estresse emocional pode dar origem à urticária colinérgica. Ingestão de alimentos e medicamentos (por exemplo, antibióticos, ácido acetilsalicílico, anti-inflamatórios não esteroidais, opiáceos) também pode ser responsável em muitos casos. Medicações podem induzir urticária tanto por reação de hipersensibilidade alérgica mediada por IgE como de forma não alérgica, por liberação direta de histamina pelos mastócitos. A etiologia não é identificada em até de 50% dos casos, assim, muitos casos de urticária crônica são considerados idiopáticos.

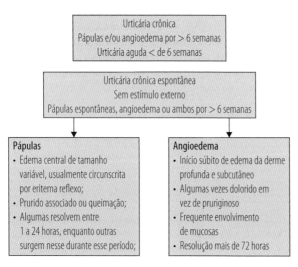

Figura 222.17. Condutas na urticária crônica.

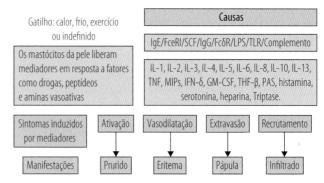

Figura 222.18. Patogênese da urticária.

Quadro clínico

Pode-se manifestar em qualquer parte do corpo. Normalmente as lesões migram de lugar e algumas vão desaparecendo e outras surgindo. Cada lesão que surge dura menos de 24 horas e some completamente, sem deixar marcas. São pápulas pruriginosas que variam de cor, desde rosa até muito eritematosas, evanescentes e edematosas, rodeadas por eritema pálido. Também são relatadas dor, queimação ou sensação de picada, além de prurido típico.

Um indivíduo pode ser acometido de urticária isoladamente ou de angioedema; ou simultaneamente exibir ambos. Quando acontece de urticária e angioedema estarem presentes, as duas patologias podem ser consideradas como parte de um único processo. O angioedema, assim sendo, é uma forma de urticária em que ocorre um inchaço mais profundo na pele, e esse inchaço pode durar mais de 24 horas.

Surgindo de forma isolada, o angioedema precisa ser investigado, a fim de se descartarem suas formas hereditárias, que têm fisiopatologia, tratamento e prognóstico distintos.

Diagnóstico diferencial

O diagnóstico diferencial da urticária inclui todas as condições dermatológicas com componente urticariforme, como reação por picada de inseto (urticária papular), dermatose neutrofílica febril aguda (síndrome de Sweet), penfigoide pré-bolhoso (penfigoide bolhoso urticariforme), dermatite de contato facial aguda (*versus* angioedema), erupções urticariformes a medicamentos e a mastocitose. Em todas essas condições, o componente urticariforme constitui parte de um processo inflamatório mais prolongado do que na urticária verdadeira; assim, devem ser prontamente diferenciados pela duração prolongada das lesões isoladas

Tabela 222.13. Escore de atividade da urticária

| Escore de Atividade da Urticária |||
| 7 dias |||
Escore	Pápulas	Prurido
0	Não	Não
1	Leve (< de 20 por 24h)	Mínimo
2	Moderado (20-50 por 24h)	Moderado e tolerado
3	Intenso (> 50 por 24h) – áreas confluentes	Severo (difícil de tolerar)

Avaliação inicial na sala de emergência

Dado ao fato de que a urticária pode estar associada a muitos fatores desencadeantes e comorbidades (infecciosas, autoimunes etc.), além de poder estar associada a angioedema e/ou como componente dermatológico de anafilaxias que trazem, por si, risco a vida nos quadros extremos, é óbvio, então, que um paciente com urticária deva ser cuidadosa e rapidamente avaliado para distinguir, sem demora, o grau de gravidade e, sempre que possível, a provável etiologia, além das associações que porventura estejam presentes. Isso porque é dessa avaliação rápida, mas cuidadosa, que se seguirá a melhor conduta para os pacientes com urticária.

Condutas na sala de emergência

Assim, dependendo do grau de acometimento, da associação com comorbidades, da presença ou não de angioedema e da presença de urticária como parte de um quadro maior de anafilaxia, é que se adotará determinada conduta. Sendo um quadro puramente dermatológico, leve a moderado, e principalmente se o fator desencadeante tiver sido detectado, a conduta será a de observação clínica com emprego medicamentos sintomáticos como os anti-histamínicos. Porém, se a urticária está associada a outras manifestações, como hipotensão, vômitos ou outros comemorativos que possam fazer parte de um quadro mais grave, por exemplo, anafilático, a terapia deverá incluir a rápida aplicação de adrenalina (no caso de forte suspeita de anafilaxia, o diagnóstico de anafilaxia é clínico) e monitorização até a reversão da anafilaxia, e as medicações sintomáticas (anti-histamínicos) ficam em segundo plano, nesse caso usadas apenas para conforto e alívio dos sintomas.

Monitorização, tratamento e prescrição

Nos casos graves em que a urticária ou o angioedema (histaminérgico) não melhoram somente com anti-histamínicos, podem ser necessárias outras medidas terapêuticas, como corticoides e, eventualmente, até adrenalina nos episódios agudizados muito expressivos. Obviamente que em um quadro de urticária de apresentação exuberante precisam ser investigados outros comemorativos que descartem uma reação anafilática em curso ou insipiente. Nesses casos, é imperativo o emprego rápido da adrenalina (primeira escolha em qualquer caso de anafilaxia). Há orientações internacionalmente aceitas que norteiam o tratamento da urticária/angioedema histaminérgico, as quais basicamente sugerem passos para o controle clínico, iniciando-se com dose usual de anti-histamínico (anti-H1 não sedante) e aumentos progressivos das doses (até quatro vezes), depois eventualmente se associando anti-histamínicos sedantes, para depois considerar outros fármacos como antileucotrienos, corticoides e ciclosporina.

Na sala de emergência, contudo, descartado associação com anafilaxia, a urticária pode ser tratada com doses de anti-histamínicos e corticoides como a hidrocortisona (300 a 500 mg). Realizar monitorização clínica e suporte avançado em caso de angioedemas volumosos na região cervicofacial sempre com a preocupação de manter o adequando suporte de oxigênio (oximetria de pulso) e acesso venoso.

Referências bibliográficas

1. França AT, Valle SOR. Urticária e angioedema: diagnóstico e tratamento. 3ª ed. Rio de Janeiro: Revinter. 2014. p. 248.
2. Gandolpho E, Oliveiro IAP, Grumach AS. Hereditary angioedema: how many diagnosis were lost. Rev Bras Alergial Imnopatol. 2002.25(6):210-3.
3. Ferraro MF, Arruda LK, Maia LSM, Moreno AS. Angioedema hereditário e outras formas de angioedema por bradicinina: atualização no diagnóstico e tratamento. Arq Asma Alerg Imunol. 2014;2(1).
4. Grumach AS. O que é angioedema hereditário? São Paulo: EPM; 2014.
5. Padilha R. Anafilaxia, urticária e alergia a medicamentos na prática clínica. São Paulo: Atheneu; 2014.
6. Giavina-Bianchi P, França AT, Grumach AS, Motta AA, Fernandes FR, Campos RA, et al. Diretrizes do diagnóstico e tratamento do angioedema hereditário. Rev Bras Alerg Imunopatol. 2010;33(6).
7. Craig T, Aygören-Pürsün E, Bork K, Bowen T, Boysen H, Farkas H, et al. WAO Guideline for the Management of Hereditary Angioedema. World Allergy Organ J. 2012;5(12):182-99.
8. Sampaio SAP, Rivitti EA. Erupções vesicobolhosas. In: Sampaio SAP, Rivitti EA, editores. Dermatologia. São Paulo: Artes Médicas; 1998. p. 229-48.
9. Campbell I, Reis V, Aoki V, Cunha P, Hans Filho G, Alves G, et al. Pênfigo foliáceo endêmico/fogo selvagem. An Bras Dermatol. 2001;76:13-31.
10. Crosby DL, Diaz LA. Endemic pemphigus foliaceus. Fogo selvagem. Dermatol Clin. 1993;11(3):453-62.
11. Braun Falco O, Plewig G, Wolff HH, Winkelmann RK. Enfermedades vesiculosas y ampollosas. In: Braun Falco O, Plewig G, Wolff HH, Winkelmann RK, editores. Dermatología. Barcelona: Springer Verlag Ibéria; 1995. p. 479-514.
12. Metry DW, Hebert AA, Jordan RE. Nonendemic pemphigus foliaceus in children. J Am Acad Dermatol. 2002;46:419-22.
13. Du Vivier A. Atlas de dermatologia clínica. Rio de Janeiro: Elsevier; 2004. 435p.
14. Sampaio SA, Rivitti EA. Dermatologia. 3a ed. São Paulo: Artes Médicas; 2007.
15. Ahmed AR, Dahi MV. Consensus statement on the use of intravenous immunoglobulin therapy in the treatment of autoimmune mucocutaneous blistering diseases. Arch Dermatol. 2003;139:1051-9.
16. Arin MJ, Hunzelmann N. Anti-B-cell directed immunotherapy (rituximab) in the treatment of refractory pemphigus: an update. Eur J Dermatol. 2005;15:224-30.
17. Wolff K. Dermatologia de Fitzpatrick: atlas e texto. 6ª ed. Porto Alegre: AMGH; 2011. p. 561.
18. Lopes-Jornet P, Bermijo-Fenoll A. Treatment of pemphigus and pemphigoids. Med Oral Patol Oral Cir Bucal. 2005;10:410-1.
19. Diaz LA, Sampaio SA, Rivitti EA. Endemic pemphigus foliaceus (Fogo Selvagem): II. Current and historic epidemiologic studies. J Invest Dermatol. 1989;92:4-12.
20. Criado P, Avancini J, Santi C, Medrado A, Rodrigues C, Carvalho J. Drug reaction with eosinophilia and systemic symptoms (DRESS): a complex interaction of drugs, viruses and the immune system. Isr Med Assoc J. 2012;14:577-82.
21. Chiou C, Yang L, Hung S, Chang Y, Kuo T, Ho H. Clinicopathological features and prognosis of drug rash with eosinophilia and systemic symptoms: a study of 30 cases in Taiwan. J Eur Acad Dermatol Venereol. 2008;22:1044-9.
22. Cacoub P, Musette P, Descamps V, Meyer O. The DRESS syndrome: a literature review. Am J Med. 2011;124(7):588-97.
23. Tohyama M, Hashimoto K, Yasukawa M, Kimura H, Horikawa T, Nakajima K, et al. Association of human herpesvirus 6 reactivation with the flaring and severity of drug-induced hypersensitivity syndrome. Br J Dermatol. 2007;157(5):934-40.
24. https://estudogeral.sib.uc.pt/bitstream/10316/30499/1/TESE%20-%20DRESS.pdf

25. Bocquet H, Bagot M, Roujeau J. Drug-induced pseudolymphoma and drug hypersensitivity syndrome (drug rash with eosinophilia and systemic symptoms: DRESS). Semin Cutan Med Surg. 1996;15:250-7.
26. Mockenhaupt M. Severe drug-induced skin reactions: clínical pattern, diagnostics and therapy. Dtsch Dermatol Ges. 2009;7:142-60.
27. Bachot N, Roujeau J. Differential diagnosis of severe cutaneous drug eruptions. Am J Clin Dermatol. 2003;4:561-72.
28. Dmochowski M, Schwartz R. Erythema multiforme, Stevens-Johnson syndrome, and toxic epidermal necrolysis. In: Demis DJ, editor. Clinical dermatology. Philadelphia (PA): Lippincott Williams & Wilkins; 1999. p. 1-20.
29. Okoduwa C, Lambert W, Schwartz R, Kubeyinje E, Eitokpah A, Sinha S. Erythroderma: review of a potentially life-threatening dermatosis. Indian J Dermatol. 2009;54:1-6.
30. Roujeau JC. Clínical heterogeneity of drug hypersensitivity. Toxicology. 2005;209:123-9.
31. Criado PR, Criado RF, Avancini JM, Santi CG. Drug reaction with Eosinophilia and Systemic Symptoms (DRESS)/Drug-induced Hypersensitivity Syndrome (DIHS): a review of current concepts. An Bras Dermatol. 2012;87(3):435-49.
32. Hebra F. Erythema exsudativum multiforme. Viena: Kaiserliche Akademie der Wisseschaften; 1866.
33. Assier H, Bastuji-Garin S, Revuz J, Roujeau JC. Erythema multiforme with mucous membrane involvement and Stevens-Johnson syndrome are clínically diferente disorders with distinct causes. Arch Dermatol. 1995;131:539-43.
34. Brice SL, Huff JC, Weston WL. Erythema multiforme. Curr Probl Dermatol. 1990;II:3-26.
35. Bolognia JL, Jorizzo JL, Rapini RP, editores. Dermatologia. Rio de Janeiro: Elsevier; 2011.
36. Bastuji-Garin S, Rzany B, Stern RS, Shear NH, Naldi L, Roujeau JC. Clinical classification of cases of toxic epidermal necrolysis, Stevens-Johnson syndrome, and erythema multiforme. Arch Dermatol. 1993;129(1):92-6.
37. Weston JA, Weston WL. The overdiagnosis of erythema multiforme. Pediatrics. 1992;89(4 Pt 2):802.
38. Brice SL, Huff JC, Weston WL. Erythema multiforme. Curr Probl Dermatol. 1990;II:3-26.
39. Wolf P, Soyer HP, Fink-Puches R, Huff JC, Kerl H. Recurrent post-herpetic erythema multiforme mimicking polymorphic light and juvenile spring eruption: report of two cases in young boys. Br J Dermatol. 1994;131(3):364-7.
40. Wilson HTH. Exfoliative dermatitis, its etiology and prognosis. Arch Dermatol. 1954;69:577-88.
41. Nicolis GD, Helwig EB. Exfoliative dermatitis. A clinicopathologic study of 135 cases. Arch Dermatol. 1973;108:788-97.
42. Sehgal VN, Srivastava G. Exfoliative dermatitis. A prospective study of 80 patients. Dermatologica. 1986;173(6):278-84.
43. Sigurdsson V, Toonstra J, Hezemans-Boer M, van Vloten WA. Erythroderma. A clinical and follow-up study of 102 patients, with special emphasis on survival. J Am Acad Dermatol. 1996;35(1):53-7.
44. Pal S, Haroon TS. Erythroderma: a clinico-etiologic study of 90 cases. Int J Dermatol. 1998;37(2):104-7.
45. Wilson HTH. Exfoliative dermatitis. Its etiology and prognosis. Arch Dermatol. 1954;69:577-88.
46. Rabello FE, Azulay RD, Antunes AG, Vilella-Pedras JA. Eritrodermias esfoliativas. An Bras Dermatol. 1953;28:154-74.
47. Mintz G, Niz J, Gutierrez G, Garcia-Alonso A, Karchmer S. Prospective study of pregnancy in systemic lupus erythematosus. Results of a multidisciplinary approach. J Rheumatol. 1986;13:732-9.
48. Scott JS, Maddison PJ, Taylor PV, Esscher E, Scott O, Skinner RP. Connective-tissue disease, antibodies to ribonucleoprotein, and congenital heart block. N Engl J Med. 1983;309(4):209-12.
49. Watson RM, Kang JE, May M, Hudak M, Kickler T, Provost TT. Thrombocytopenia in the neonatal lupus syndrome. Arch Dermatol. 1988;124:560-3.
50. Petri M, Watson RM, Hochberg MC. Anti-Ro antibodies and neonatal lupus. Rheum Dis Clin N Am. 1989;15:335-60.
51. McCune AB, Weston WL, Lee LA. Maternal and fetal outcome in neonatal lupus erythematosus. Ann Inter Med. 1987;106:518-23.
52. Kaneko F, Tanji O, Hasegawz T, Ohto H, Yamazaki K. Neonatal lupus erythematosus in Japan. J Am Acad Dermatol. 1992;26:397-403.
53. Kephart DC, Hood AF, Provost TT. Neonatal lupus erythematosus: new serological findings. J Invest Dermatol. 1981;77(3):331-3.
54. Weston WL, Harmon C, Peebles C, Manchester D, Franco HL, Huff JC, et al. A serological marker for neonatal lupus erythematosus. Br J Dermatol. 1982;107(4):377-82.
55. Franco HL, Weston WL, Peebles C, Forstot SL, Phanuphak P. Autoantibodies directed against sicca syndrome antigens in the neonatal lupus syndrome. J Am Acad Dermatol. 1981;4(1):67-72.
56. Michaëlson M, Engle MA. Congenital complete heart block: an international study of the natural history. Cardiovasc Clin. 1972;4:85-101.
57. Talhari S, Penna GO, Gonçalves HS, Oliveira MLW. Hanseníase. 5ª ed. Manaus: Dilivros; 2015.
58. Martin T, Li H. Severe cutaneous adverse drug reactions: a review on epidemiology, etiology, clinical manifestation and pathogenesis. Chin Med J (Engl). 2008;121(8):756-61.
59. Mockenhaupt M. The current understanding of Stevens-Johnson syndrome and toxic epidermal necrolysis. Expert Rev Clin Immunol. 2011;7(6):803-13.
60. Letko E, Papaliodis DN, Papaliodis GN, Daoud YJ, Ahmed AR, Foster CS. Stevens-Johnson syndrome and toxic epidermal necrolysis: a review of the literature. Ann Allergy Asthma Immunol. 2005;94(4):419-36.
61. Bastuji-Garin S, Rzany B, Stern RS, Shear NH, Naldi L, Roujeau JC. Clinical classification of cases of toxic epidermal necrolysis, Steven-Johnson syndrome, and erythema multiforme. Arch Dermatol. 1993;129(1):92-6.
62. Roujeau JC, Bioulac-Sage P, Bourseau C, Guillaume JC, Bernard P, Lok C, et al. Acute generalized exanthematous pustulosis. Analysis of 63 cases. Arch Dermatol. 1991;127(9):1333-8.
63. Spencer JM, Silvers DN, Grossman ME. Pustular eruption after drug exposure: is it pustular psoriasis or a pustular drug eruption? Br J Dermatol. 1994;130(4):514-9.
64. Haro-Gabaldón V, Sánchez-Sánchez-Vizcaino J, Ruiz-Avila P, Gutiérrez-Fernández J, Linares J, Naranjo-Sintes R. Acute generalized exanthematous pustulosis with cytomegalovirus infection. Int J Dermatol. 1996;35(10):735-7.
65. French L, Prins C. Erythema multiforme, Stevens-Johnson syndrome and toxic epidermal necrolysis. In: Bolognia JL, Jorizzo JL, Rapini RL, editors. Dermatology. Phliadelphia: Mosby Elsevier; 2008. p. 287-300.
66. Borchers AT, Lee JL, Naguwa SM, Cheema GS, Gershwin ME. Stevens-Johnson syndrome and toxic epidermal necrolysis. Autoimmun Rev. 2008;7(8):598-605.
67. Bulisani ACP, Sanches GD, Guimarães HP, Lopes RD, Vendrame LS, Lopes AC. Síndrome de Stevens-Johnson e necrólise epidérmica tóxica em medicina intensiva. Rev Bras Ter Intensiva. 2006;18:3-292-7.
68. Palmieri TL, Greenhalgh DG, Saffle JR, Spence RJ, Peck MD, Jeng JC, et al. A multicenter review of toxic epidermal necrolysis treated in U.S. burn centers at the end of the twentieth century. J Burn Care Rehabil. 2002;23(2):87-96.
69. Van der Meer JB, Schuttelaar ML, Toth GG, Kardaun SH, Beerthuizen G, de Jong MC, et al. Successful dexamethasone pulse therapy in a toxic epidermal necrolysis (TEN) patient featuring recurrent TEN to oxazepam. Clin Exp Dermatol. 2001;26(8):654-6.
70. Egan CA, Grant WJ, Morris SE, Saffle JR, Zone JJ. Plasmapheresis as an adjunct treatment in toxic epidermal necrolysis. J Am Acad Dermatol. 1999;40(3):458-61.
71. Fischer M, Fiedler E, Marsch WC, Wohlrab J. Antitumour necrosis factor-alpha antibodies (infliximab) in the treatment of a patient with toxic epidermal necrolysis. Br J Dermatol. 2002;146(4):707-9.
72. Paquet P, Jacob E, Damas P, Piérard GE. Treatment of drug-induced toxic epidermal necrolysis (Lyell's syndrome) with intravenous human immunoglobulins. Burns. 2001;27(6):652-5.

73. Lissia M, Figus A, Rubino C. Intravenous immunoglobulins and plasmapheresis combined treatment in patients with severe toxic epidermal necrolysis: preliminary report. Br J Plast Surg. 2005;58:504-10.

74. Comert S, Celebioglu E, Karakaya G, Kalyoncu AF. The general characteristics of acute urticaria attacks and the factors predictive of progression to chronic urticaria. Allergol Immunopathol (Madr). 2013;41(4):239-45.

SEÇÃO XXV

URGÊNCIAS E EMERGÊNCIAS EM UROLOGIA

Coordenador
Jõao Pádua Manzano

223
INFECÇÕES URINÁRIAS COMPLICADAS

Fernando Figueiredo Berti

Definição

A infecção do trato urinário (ITU) complicada é uma condição clínica associada a uma anormalidade do trato urinário ou à presença de alguma doença imunossupressora de base, aumentando o risco de contrair a infecção ou reduzindo o sucesso terapêutico. É definida quando há a presença de pelo menos um fator complicador (Tabela 223.1) associado à cultura de urina positiva[1-3].

Tabela 223.1. Fatores que sugerem ITU complicada

Presença de um cateter ou *stent* (uretral, ureteral ou renal) ou a utilização de cateterismo intermitente limpo
Resíduo pós-miccional maior do que 100 mL
Obstrução do trato urinário de qualquer etiologia (bexiga neurogênica, litíase, tumor, estenose)
Refluxo vesicoureteral ou anormalidades funcionais
Derivações urinárias
Sequelas de tratamentos radioterápicos ou quimioterápicos
Infecção urinária perioperatória
Insuficiência renal, transplante, *diabetes mellitus* ou qualquer outra imunodeficiência

Sepse urinária (urossepse)

A sepse urinária é diagnosticada quando há evidência clínica de infecção acompanhada de sinais de resposta inflamatória sistêmica (febre ou hipotermia, taquicardia, taquipneia, leucocitúria ou leucopenia). Essa condição é chamada de sepse grave, na presença de disfunção orgânica, e considerada choque séptico, nos casos de hipotensão ou hipoperfusão refratária à ressuscitação volêmica (Tabela 223.2)[4].

A infecção urinária complicada é uma das principais causas de sepse e choque séptico, com mortalidade que pode chegar a 20%. Estima-se que cerca de 25% dos quadros de choque séptico de uma unidade de tratamento intensivo apresentam como foco o trato urinário. Apesar disso, apresentam prognóstico mais favorável do que as sepses de foco respiratório e abdominal, que apresentam mortalidade de até 40%[5,6].

O tratamento dessa condição consiste em três objetivos: correção da anormalidade urológica (quando presente e possível), terapia antimicrobiana adequada e, quando indicado, suporte hospitalar.

Tabela 223.2. Definição de SIRS, sepse, sepse grave e choque séptico

Síndrome da resposta inflamatória sistêmica (SIRS)	≥ 2 fatores: – Temperatura > 38 °C ou < 36 °C – Frequência cardíaca > 90 bpm – Frequência respiratória > 20 ipm ou $PaCO_2$ < 32 mmHg – Leucograma > 12.000 cels/mm3 ou < 4.000 cels/mm³ ou > 10% de formas imaturas
Sepse	SIRS ativada por uma infecção
Sepse grave	Sepse associada à disfunção orgânica, hipoperfusão ou hipotensão
Choque séptico	Sepse grave refratária à ressuscitação volêmica

Pielonefrite aguda no adulto

Introdução

A pielonefrite aguda é uma ITU superior, especificamente do parênquima renal e do sistema coletor. Falhas no diagnóstico podem levar a sepse, abscesso renal ou pielonefrite crônica e suas sequelas[7].

O efeito sobre a função renal é variado, podendo apresentar alteração transitória ou permanente. É importante ressaltar que a pielonefrite obstrutiva é uma emergência urológica com potencial de letalidade, e seu tratamento deve ser realizado o mais precocemente possível.

A instalação bacteriana no parênquima renal e posterior infecção pode ocorrer de duas formas: ascendente ou hematogênica. A forma ascendente é responsável pela maioria dos quadros. A pielonefrite aguda hematogênica geralmente é encontrada em pacientes debilitados e cronicamente enfermos.

Mulheres são acometidas cinco vezes mais que os homens, entretanto apresentam mortalidade menor. Cerca de 1% a 2% das gestantes apresentam quadro de pielonefrite aguda durante a gestação, quadro grave no qual o diagnóstico imediato se impõe[8].

Quadro clínico

Embora a pielonefrite seja definida como inflamação do parênquima e da pelve renal, o diagnóstico é clínico. A apresentação clássica consiste em desenvolvimento súbito de calafrios, febre e dor lombar unilateral. Esses sintomas de acometimento do trato urinário superior geralmente estão acompanhados de disúria e aumento da frequência e urgência urinária. Sintomas gastrointestinais como náuseas e vômitos podem estar presentes, assim como hematúria macroscópica. O exame físico caracteriza-se por punho-percussão lombar dolorosa e sinal de Giordano presente.

Diagnóstico

Apesar de o diagnóstico ser eminentemente clínico, exames laboratoriais e de imagem são fundamentais para o melhor manejo do paciente.

O exame de cultura de urina é essencial e pode estar negativo em até 20% dos casos. A bactéria *Escherichia coli* é a mais prevalente e está presente em cerca de 80% dos casos em que o exame de cultura está positivo. Algumas espécies mais resistentes como *Proteus*, *Klebsiella*, *Pseudomonas*, *Serratia*, *Enterobacter* ou *Citrobacter* devem ser suspeitadas nos pacientes com ITU de repetição, hospitalizados, usuários de sondas, bem como em pacientes submetidos à instrumentação cirúrgica recente.

A hemocultura está positiva em 25% dos casos, mas geralmente está associada à cultura de urina positiva e não modifica o tratamento escolhido. Recomenda-se a sua coleta para pacientes hospitalizados.

Ultrassonografia e tomografia computadorizada (Figura 223.1)[9] são geralmente utilizadas para a avaliação de um paciente com suspeita de pielonefrite ou para reavaliação após ausência de resposta clínica por 72 horas de tratamento. Exames de imagem têm sua principal função em determinar obstrução do trato urinário, formação de abscessos ou auxiliar com diagnósticos diferenciais[7,10].

Tratamento

Antibioticoterapia deve ser iniciada o mais precocemente possível e o antibiótico a ser usado, bem como a via de administração, dependem da complexidade da infecção e do espectro de resistência da bactéria *Escherichia coli* (mais prevalente) na população analisada.

As infecções associadas às alterações anatômicas e/ou funcionais do trato urinário, ou associadas a doenças que interfiram nos mecanismos de defesa do paciente, são classificadas como complicadas e, geralmente, necessitam de internação hospitalar e antibioticoterapia parenteral.

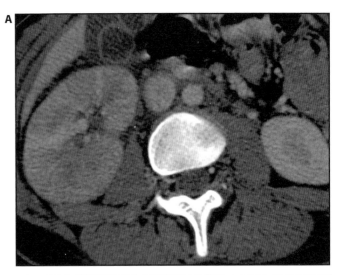

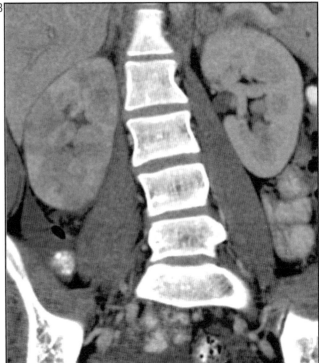

Figura 223.1. Tomografia de abdome com contraste evidenciando sinais de pielonefrite aguda. (**A**) Corte axial evidenciando nefromegalia. (**B**) Corte coronal evidenciando sinais de nefrograma estriado.

A pielonefrite aguda não complicada pode se manifestar na forma leve e na forma grave. Geralmente, na forma leve, o tratamento pode ser realizado ambulatoriamente com fluorquinolona por 7 a 10 dias[11]. Na forma grave, geralmente há intolerância ao uso de medicação via oral e o uso parenteral é o mais indicado, assim como a hospitalização.

O antibiótico de escolha para o uso parenteral é a cefalosporina de terceira geração nas populações em que a presença de *E. coli* ESBL (betalactamases de espectro estendido) for menor do que 10% e, quando o espectro de *E. coli* ESBL for maior do que 10%, usam-se aminoglicosídeos ou carbapenêmicos[12,13].

Pacientes que inicialmente são tratados por via parenteral e que evoluem com melhora clínica podem ser reajustados para tratamento ambulatorial com medicação via oral por 7 a 14 dias, baseado no exame de cultura de urina e antibiograma.

Caso não haja resposta terapêutica ou os exames de urina permaneçam positivos, uma reavaliação é mandatória. Urocultura e hemocultura deverão ser repetidas e alterações no antibiótico deverão ser realizadas de acordo com a susceptibilidade nas culturas.

Na persistência de febre por mais de 72 horas, uma tomografia estará indicada para a pesquisa de formação de abscessos.

Nos casos de pielonefrite obstrutiva, a drenagem da via urinária é mandatória e poderá ser realizada por passagem de cateter duplo J ou nefrostomia. Deve ser realizada o mais precocemente possível, já que o seu atraso pode levar ao aparecimento de complicações como abscesso renal e, nos casos mais graves, óbito.

Abscesso renal e perirrenal

Introdução

Abscesso renal é definido como uma coleção purulenta encapsulada, confinada ao parênquima renal (Figura 223.2). Trata-se de uma patologia grave, com potencial de letalidade, principalmente em pacientes imunocomprometidos. Complicações de ITU e disseminação hematogênica de outros sítios primários de infecção são as causas mais comuns.

Define-se abscesso perirrenal como uma coleção de material supurativo localizado no espaço perirrenal, local definido entre a fáscia de Gerota e a cápsula renal (Figura 223.3). Geralmente ocorre pela ruptura do parênquima renal em alguns casos de pielonefrite, particularmente quando associada a processo obstrutivo por cálculo, com consequente aumento da pressão do sistema coletor. Alguns estudos evidenciam a pielonefrite obstrutiva por cálculo como sendo responsável por mais de 80% dos casos de abscessos perirrenais, enquanto a segunda maior causa seria a disseminação hematogênica. Os fatores de risco mais encontrados na literatura são litíase urinária e *diabetes mellitus*. Quando há extravasamento da coleção purulenta além da fáscia de Gerota, o abscesso é denominado pararrenal[14-16].

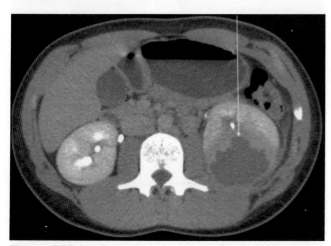

Figura 223.2. Corte axial de tomografia de abdome com contraste evidenciando abscesso renal esquerdo.

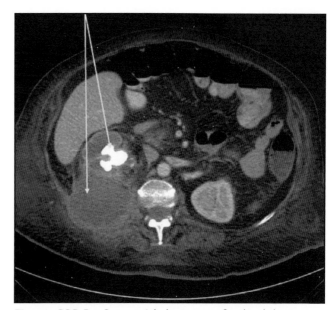

Figura 223.3. Corte axial de tomografia de abdome com contraste endovenoso evidenciando abscesso perirrenal direito associado a cálculo coraliforme.

Quadro clínico

O diagnóstico de abscesso renal e perirrenal permanece desafiador pelo fato de os sintomas poderem ser insidiosos e frustros.

Febre, calafrios e dor abdominal geralmente são as apresentações mais comuns no abscesso renal, porém quadros de desconforto abdominal, queda do estado geral e alterações inespecíficas não são infrequentes.

A apresentação clínica no abscesso perirrenal possui evolução lenta e insidiosa. Pode ser semelhante à pielonefrite aguda, porém sem febre em um grande número de pacientes. Massa palpável em flanco está presente em até metade dos casos.

Diagnóstico

Tipicamente esses indivíduos apresentam leucocitose pronunciada e hemoculturas positivas. Piúria e bacteriúria só estarão presentes se houver comunicação do abscesso com o sistema coletor.

A ultrassonografia é o exame de imagem inicial na suspeita diagnóstica, porém o exame padrão-ouro é a tomografia computadorizada com contraste endovenoso. Na tomografia, a lesão é claramente definida e o diagnóstico é confirmado. Os achados nos exames de imagem variam conforme a fase evolutiva da lesão.

Tratamento

Abscesso renal

Há fortes evidências científicas de que a antibioticoterapia e a observação clínica para lesões menores do que 3 cm sejam suficientes[17]. Antibioticoterapia empírica deverá ser realizada com base na fonte presumida de infecção. Na suspeita de infecção ascendente, uma bactéria Gram-negativa será responsável na maioria dos casos, e cefalosporina de terceira geração deverá ser o antibiótico de escolha, enquanto na suspeita de disseminação hematogênica por Gram-positivo, a bactéria mais comum é o *Staphylococcus*. As alterações no antibiótico poderão ser realizadas se houver dados de cultura e antibiograma.

Abscessos entre 3 e 5 cm, ou menores, em doentes imunossuprimidos e nos casos não responsivos à terapia inicial devem ser drenados por punção percutânea. Cirurgia, geralmente, é indicada para lesões maiores do que 5 cm ou na refratariedade dos tratamentos menos invasivos[18,19].

Abscesso perirrenal

O tratamento primário do abscesso perirrenal é cirúrgico. A antibioticoterapia apresenta valor apenas para controlar a sepse e a disseminação da infecção. Drenagem cirúrgica da lesão e até mesmo nefrectomia no mesmo tempo, se houver grande comprometimento renal, são os procedimentos de escolha.

A análise do material aspirado e coletado é extremamente útil para guiar a antibioticoterapia nesses pacientes.

Após a resolução do abscesso, é obrigatória a intervenção no fator causal da lesão. Em alguns casos, a nefrectomia é necessária e poderá ser realizada em conjunto com a drenagem do abscesso se o paciente apresentar condições clínicas.

Pielonefrite enfisematosa

Introdução

A pielonefrite enfisematosa é uma infecção necrotizante aguda do parênquima renal e tecido perirrenal causada por patógenos das vias urinárias produtores de gás.

O patógeno mais frequentemente envolvido é a *E. coli*. Outros microrganismos encontrados são *Klebsiella*, *Proteus*, *Staphylococcus aureus* coagulase-negativa e alguns anaeróbios como o *Clostridium septicum*.

É considerada uma emergência urológica, necessitando de um diagnóstico e tratamento precoces por sua elevada taxa de mortalidade, que varia de 20% a 45% na literatura.

A grande maioria dos pacientes é diabética e imunocomprometida, apresentando como outros fatores de riscos o uso de drogas intravenosas, bexiga neurogênica, alcoolismo, desnutrição, anormalidades anatômicas e obstruções do trato urinário[20].

A patogênese ainda não está bem definida, mas propõe-se que o alto nível de glicose dos tecidos associado ao baixo fluxo sanguíneo facilita o metabolismo anaeróbio da glicose e lactato pelos microrganismos, levando à formação de gases, como dióxido de carbono, nitrogênio, hidrogênio, oxigênio e metano. Portanto, os fatores envolvidos na patogênese incluem alto nível de glicose nos tecidos, presença de bactérias produtoras de gás, vascularização deficitária, imunidade do hospedeiro comprometida e presença de obstrução do trato urinário[21].

Quadro clínico

Caracteriza-se por pielonefrite aguda grave de instalação rápida com queda do estado geral e sepse. A grande maioria dos casos se apresenta com a tríade clássica de febre, vômito e dor lombar. Outros achados como pneumatúria e crepitações à palpação lombar podem ser encontrados em alguns casos.

Diagnóstico

O diagnóstico é estabelecido a partir dos exames de imagem com evidência radiológica de gás.

Apesar de o gás poder ser identificado pela radiografia simples e, em alguns casos, pela ultrassonografia, a tomografia computadorizada é o exame padrão-ouro para estabelecer o diagnóstico e a extensão da lesão.

A ausência de fluidos na tomografia, associada à presença de gás entremeado no parênquima renal (Figura 223.4)[22], sugere destruição severa do parênquima renal, com mortalidade ao redor de 69%[23,24].

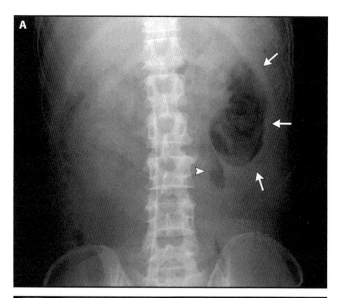

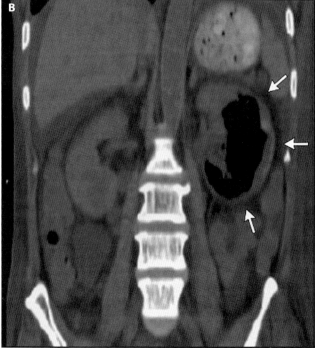

Figura 223.4. Radiografia simples de abdome evidenciando gás em topografia de rim direito, sugestivo de pielonefrite enfisematosa (**A**). Corte coronal de tomografia de abdome evidenciando necrose de parênquima renal com presença de gás e ausência de fluido, sugestivo de pielonefrite enfisematosa grave, com altos índices de mortalidade (**B**).

Tratamento

O tratamento consiste em manejo clínico adequado com ressuscitação volêmica, controle glicêmico e antibioticoterapia de largo espectro, além da abordagem cirúrgica adequada.

O tratamento cirúrgico, na grande maioria das vezes, é realizado por meio de drenagem da via urinária, que pode ser realizada com a passagem de um cateter duplo J ou nefrostomia percutânea.

Nos casos em que o paciente não apresenta melhora clínica significativa ou quando o rim acometido não esteja funcionante, a nefrectomia é o procedimento de escolha[25].

Referências bibliográficas

1. Kumazawa J, Matsumoto T. Complicated UTIs. In: Bergan T, editor. UTIs. Infectiology. Basel: Karger; 1997. v. 1, p. 19-26.
2. 2. Rubin USE, Andriole VT, Davis RJ, Stamm WE. Evaluation of new anti-infective drugs for the treatment of UTI. Clin Infect Dis. 1992;15:216.
3. Rubin UH SE, Andriole VT, Davis RJ, Stamm WE, with a modification by a European Working Party (Norrby SR). General guidelines for the evaluation of new anti-infective drugs for the treatment of urinary tract infection. The European Society of Clinical Microbiology and Infectious diseases. Germany: Taufkirchen; 1993. p. 240-310.
4. Nicolle LE. Urinary tract infection urosepsis pyelonephritis complicated urinary infection. Bacteremia. 2013;29:699-715.
5. Wang Z, Schorr C, Hunter K, Dellinger RP. Contrasting treatment and outcomes of septic shock: presentation on hospital floors versus emergency department. Chin Med J (Engl). 2010;123(24):3550-3.
6. Kumar A, Zarychanski R, Light B, Parrillo J, Maki D, Simon D, et al.; Cooperative Antimicrobial Therapy of Septic Shock (CATSS) Database Research Group. Early combination antibiotic therapy yields improved survival compared with monotherapy in septic shock: a propensity-matched analysis. Crit Care Med. 2010;38(9):1773-85.
7. Stunell H, Buckley O, Feeney J, Geoghegan T, Browne RFJ, Torreggiani WC. Imaging of acute pyelonephritis in the adult. Eur Radiol. 2007;17(7):1820-8.
8. Scholes D, Hooton TM, Roberts PL, Gupta K, Stapleton AE, Stamm WE. Risk factors associated with acute pyelonephritis in healthy women. Ann Int Med. 2005;142(1):20-7.
9. Berko NS, Dym RJ. Computed tomographic imaging of renal and ureteral emergencies. Curr Probl Diagn Radiol. 2015;44:207-20.
10. Criteria ACR. American College of Radiology. 2011. p. 1-11.
11. Talan DA, Stamm WE, Hooton TM, Moran GJ, Burke T, Iravani A, et al. Comparison of ciprofloxacin (7 days) and trimethoprim-sulfamethoxazole (14 days) for acute uncomplicated pyelonephritis in women: a randomized trial. JAMA. 2000;283(12):1583-90.
12. Klausner HA, Brown P, Peterson J, Kaul S, Khashab M, Fisher AC, et al. A trial of levofloxacin 750 mg once daily for 5 days versus ciprofloxacin 400 mg and/or 500 mg twice daily for 10 days in the treatment of acute pyelonephritis. Curr Med Res Opin. 2007;23(11):2637-45.
13. Peterson J, Kaul S, Khashab M, Fisher AC, Kahn JB. A double-blind, randomized comparison of levofloxacin 750 mg once-daily for five days with ciprofloxacin 400/500 mg twice-daily for 10 days for the treatment of complicated urinary tract infections and acute pyelonephritis. Urology. 2008;71(1):17-22.
14. Gardiner RA, Gwynne RA, Roberts SA. Perinephric abscess. BJU Int. 2011;107:20-3.
15. Liu XQ. Renal and perinephric abscesses in West China Hospital: 10-year retrospective-descriptive study. World J Nephrol. 2016;5:108.
16. Shu T, Green JM, Orihuela E. Renal and perirenal abscesses in patients with otherwise anatomically normal urinary tracts. J Urol. 2004;172:148-50.
17. Meng M V, Mario LA, McAninch JW. Current treatment and outcomes of perinephric abscesses. J Urol. 2002;168:1337-40.
18. Hung CH, Liou JD, Yan MY, Chang CC. Immediate percutaneous drainage compared with surgical drainage of renal abscess. Int Urol Nephrol. 2007;39:51-5.
19. Coelho RF, Schneider-Monteiro ED, Mesquita JLB, Mazzucchi E, Marmo Lucon A, Srougi M. Renal and perinephric abscesses: analysis of 65 consecutive cases. World J Surg. 2007;31:431-6.
20. Pontin AR, Barnes RD. Current management of emphysematous pyelonephritis. Nat Rev Urol. 2009;6:272-9.
21. Ubee SS, McGlynn L, Fordham M. Emphysematous pyelonephritis. BJU Int. 2011;107:1474-8.
22. Chen CY, Chen CJ. Images in clinical medicine. Emphysematous pyelonephritis. N Engl J Med. 2014;371(22):e34.
23. Falagas ME, Alexiou VG, Giannopoulou KP, Siempos II. Risk factors for mortality in patients with emphysematous pyelonephritis: a meta-analysis. J Urol. 2007;178:880-5.
24. Olvera-Posada D, García-Mora A, Culebro-García C, Castillejos-Molina R, Sotomayor M, Feria-Bernal G, et al. [Prognostic factors in emphysematous pyelonephritis]. Actas Urol Esp. 2013;37(4):228-32.
25. Somani BK, Nabi G, Thorpe P, Hussey J, Cook J, N'Dow J. Is percutaneous drainage the new gold standard in the management of emphysematous pyelonephritis? Evidence from a systematic review. J Urol. 2008;179:1844-9.

224
LITÍASE E OBSTRUÇÃO URETERAL

Fernando Figueiredo Berti

Introdução

Litíase urinária é uma patologia frequente que acomete cerca de 8,8% da população geral. Há prevalência maior em homens (10,8%) em relação às mulheres (7,1%), porém essa diferença vem diminuindo ao longo do tempo[1,2].

Cada vez mais se observa uma associação entre litíase urinária e algumas doenças sistêmicas como, por exemplo, obesidade, hipertensão e diabetes, porém ainda não está claro se existe relação de causa ou consequência com essas patologias[3,4].

Dieta e estilo de vida são outros fatores de risco importantes para a formação de cálculos. O risco de recorrência após um episódio de eliminação de cálculo renal é de cerca de 50% em cinco anos e pode ser diminuído com mudanças de dieta e estilo de vida e tratamento farmacológico quando necessário[5].

Quadro clínico

O cálculo renal geralmente é assintomático, porém a sua migração para o ureter, levando à obstrução da via urinária, ocasiona a chamada cólica renal.

A cólica renal caracteriza-se por dor lombar do tipo cólica, súbita, de forte intensidade, sem relação postural, que pode irradiar para a região anterior do abdome ipsilateral até a região escrotal no homem e lábios na mulher. Pode ainda estar associada a sintomas gastrointestinais (náuseas e vômitos)[6].

A localização da dor varia conforme a topografia da obstrução: dor em fossa ilíaca, assim como em região escrotal no homem ou lábios na mulher, sugerem obstrução em ureter médio, enquanto sintomas irritativos vesicais (disúria, polaciúria, urgência miccional) sugerem obstrução em ureter distal.

A fisiopatologia da dor é explicada tanto pela distensão da cápsula renal quanto pelo espasmo ureteral gerado para aliviar o processo obstrutivo.

Diagnóstico[7,8]

Exames laboratoriais são inespecíficos para o diagnóstico de litíase urinária, porém algumas alterações como a hematúria microscópica pode estar presente em cerca de 84% dos casos. Outros exames frequentemente solicitados são para a avaliação da função renal (ureia e creatinina) e a investigação da presença de infecção associada (leucograma e cultura de urina).

O exame padrão-ouro para o diagnóstico de litíase ureteral é a tomografia helicoidal de abdome e pelve sem contraste (Figura 224.1). Por meio desse exame, é possível determinar ainda a densidade do cálculo, sua estrutura interna e a distância pele-cálculo, parâmetros importantes para a escolha do tratamento ideal para o paciente.

Atualmente, preconiza-se o uso da tomografia de baixa dose em razão da redução da exposição à radiação, mantendo boa sensibilidade (96,6%) e especificidade (94,9%) para o diagnóstico de litíase urinária, porém tendo como limitação o índice de massa corpórea menor do que 30 kg/m^2.

Uma exceção na acurácia diagnóstica da TC helicoidal se dá na investigação dos cálculos secundários pelo uso de inibidores de proteases (terapia antirretroviral). Tais cálculos são extremamente radiotransparentes e, por vezes, os sinais de obstrução podem ser mínimos ou ausentes, sendo necessário o emprego de contraste para estabelecer o diagnóstico[9-11].

A ultrassonografia de abdome pode ser usada como método inicial de investigação, já que é um método seguro (não há exposição à radiação), reprodutível e de baixo custo[12]. É um método que pode identificar cálculos renais, assim como ureterais (principalmente quando localizados na junção ureteropiélica e na junção ureterovesical), e dar sinais indiretos de um processo obstrutivo por meio da dilatação do trato urinário superior. Deve ser considerada como primeira opção em crianças, gestantes[13] e em pacientes com história de nefrolitíase recorrente. O emprego do Doppler (Figura 224.2) para medir o índice de resistividade da artéria renal ou para a avaliação da presença de jatos ureterais permite o incremento da sensibilidade na detecção de cálculos[14].

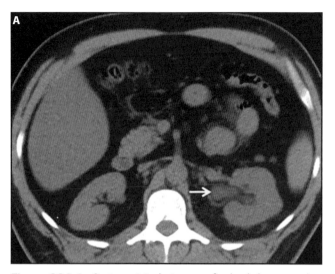
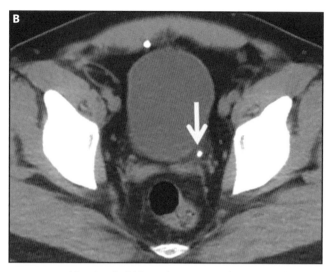

Figura 224.1. Cortes axiais de tomografia de abdome e pelve sem contraste evidenciando hidronefrose esquerda (seta **A**) devida à ureterolitíase distal esquerda (seta **B**).

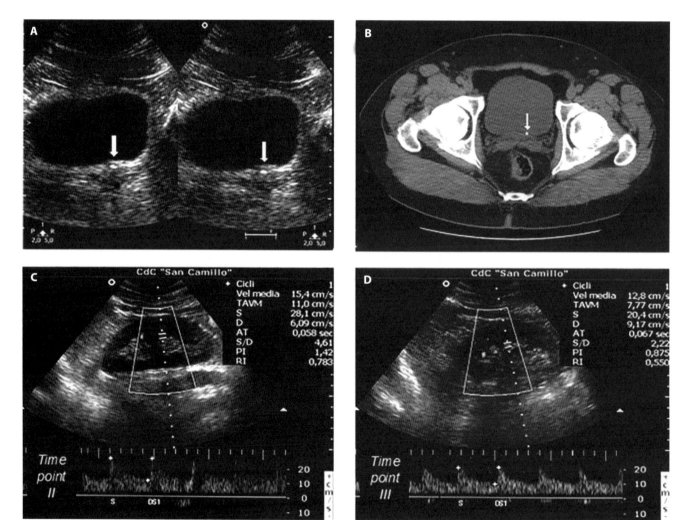

Figura 224.2. Ultrassom com imagem sugestiva de cálculo em ureter distal (**A**), confirmado com exame de tomografia computadorizada (**B**). Apesar da ausência de hidronefrose, pode-se identificar aumento do índice de resistividade da artéria renal (RI) (**C**), que melhora após a eliminação espontânea do cálculo (**D**).

A radiografia simples de abdome é útil para o seguimento de cálculos radiopacos em tratamento clínico e pode ser considerado como avaliação inicial em pacientes com história de cálculos radiopacos[15]. Estudos mostram boa concordância com o *scout* da tomografia, possibilitando a visualização de cerca de 85% dos cálculos visíveis no *scout* (Figura 224.3)[16].

224 – LITÍASE E OBSTRUÇÃO URETERAL

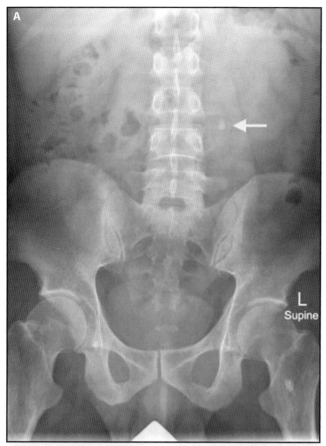

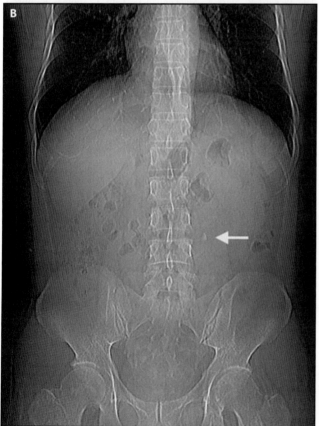

Figura 224.3. Imagem sugestiva de cálculo em ureter proximal esquerdo concordante entre radiografia simples de abdome (**A**) e o scout da tomografia (**B**).

Tratamento[1,2]

Clínico

O alívio da dor é a primeira conduta no paciente admitido com um episódio agudo de cólica renal. O anti-inflamatório não hormonal (AINE) é a droga de escolha, pois mostra eficácia analgésica superior aos opioides, principalmente quanto à necessidade de mais analgesia a curto prazo. É importante ressaltar também que o seu uso deve ser evitado em pacientes com alteração da função renal[15,17].

As atuais metanálises têm mostrado benefício com o uso do alfabloqueador e do nifedipino tanto para a eliminação espontânea do cálculo como para a redução de episódios de cólica renal. Esse tratamento é conhecido como terapia medicamentosa expulsiva (TME) e tem se mostrado como boa opção para cálculos em ureter distal entre 5 e 10 mm[18,19].

Cirúrgico[7,20]

Em algumas situações (Tabela 224.1) é recomendada a internação hospitalar para estabilização clínica e intervenção cirúrgica, endourológica, sempre que factível, para desobstrução da via urinária.

Tabela 224.1. Indicações de tratamento cirúrgico da litíase ureteral

Infecção associada
Cólica renal refratária à analgesia endovenosa
Falha na terapia medicamentosa expulsiva
Cálculo ureteral bilateral
Rim único

Além dessas indicações, deve-se levar em consideração o desejo do paciente, já que a eliminação espontânea do cálculo pode perdurar por cerca de quatro semanas, o que pode ser inviável para o exercício de suas atividades profissionais. A probabilidade de eliminação espontânea do cálculo deve ser explicada ao paciente para que ele possa optar pelo método de tratamento que melhor lhe convém, já que cálculos menores do que 5 mm apresentam taxa de eliminação espontânea de 71% a 100%, enquanto para cálculos maiores essas taxas caem para 25% a 46%.

A ureteroscopia semirrígida (Figura 224.4) é o método endourológico mais utilizado. Apresenta elevadas taxas de sucesso e está indicada para o tratamento de cálculos localizados em todas as porções do ureter. Nas cirurgias de cálculo no ureter proximal, recomenda-se a utilização de mecanismos de antirretropulsão e a disponibilidade de ureterorrenoscópio flexível, já que, em até 48% dos casos, pode ocorrer migração do cálculo para o rim[21,22].

A litotripsia extracorpórea por ondas de choque (LECO), apesar de possuir resultados inferiores aos da ureteroscopia, é um método menos invasivo e uma opção para o tratamento do cálculo ureteral, apresentando os seus melhores resultados para o cálculo em ureter proximal e menor do que 1 cm.

Nos casos de ureterolitíase obstrutiva com infecção associada, é mandatória a drenagem da via urinária com a passagem de cateter duplo J ou nefrostomia inicialmente; o tratamento definitivo do cálculo só será realizado num segundo tempo, após controle da infecção.

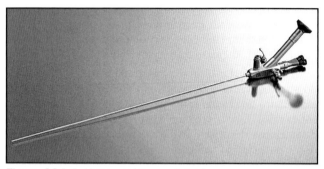

Figura 224.4. Ureteroscópio semirrígido.

Referências bibliográficas

1. Pearle MS, Goldfarb DS, Assimos DG, Curhan G, Denu-Ciocca CJ, Matlaga BR, et al. Medical management of kidney stones: AUA guideline. J Urol. 2014;192:316-24.
2. Scales CD Jr, Curtis LH, Norris RD, Springhart WP, Sur RL, Schulman KA, et al. Changing gender prevalence of stone disease. J Urol. 2007;177(3):979-82.
3. Taylor EN, Stampfer MJ, Curhan GC. Obesity, weight gain, and the risk of kidney stones. JAMA. 2005;293:455.
4. Wong Y, Cook P, Roderick P, Somani BK. Metabolic syndrome and kidney stone disease: a systematic review of literature. J Endourol. 2016;30(3):246-53.
5. Pearle MS, Roehrborn CG, Pak CY. Meta-analysis of randomized trials for medical prevention of calcium oxalate nephrolithiasis. J Endourol. 1999;13:679.
6. Shokeir AA. Renal colic: new concepts related to pathophysiology, diagnosis and treatment. Curr Opin Urol. 2002;12(4):263-9.
7. Matlaga BR, Jansen JP, Meckley LM, Byrne TW, Lingeman JE. Treatment of ureteral and renal stones: a systematic review and meta-analysis of randomized, controlled trials. J Urol. 2012;188:130-7.
8. Fulgham PF, Assimos DG, Pearle MS, Preminger GM. Clinical effectiveness protocols for imaging in the management of ureteral calculous disease: AUA technology assessment. J Urol. 2013;189:1203-13.
9. Dalrymple NC, Casford B, Raiken DP, Elsass KD, Pagan RA. Pearls and pitfalls in the diagnosis of ureterolithiasis with unenhanced helical CT. Radiographics. 2000;20:438-9.
10. Arumainayagam N, Gresty H, Shamsuddin A, Garvey L. Human immunodeficiency virus (HIV)-related stone disease – a potential new paradigm? BJU Int. 2014:684-6.
11. Berko NS, Dym RJ. Computed tomographic imaging of renal and ureteral emergencies. Curr Probl Diagn Radiol. 2015;44(2):207-20.
12. Smith-Bindman R, Aubin C, Bailitz J, Bengiamin RN, Camargo C, Corbo J, et al. Ultrasonography versus computed tomography for suspected nephrolithiasis. N Engl J Med. 2014;371:1100-10.
13. Masselli G, Derme M, Laghi F, Polettini E, Brunelli R, Framarino ML, et al. Imaging of stone disease in pregnancy. Abdom Imaging. 2013;38:1409-14.
14. Piazzese EM, Mazzeo GI, Galipò S, Fiumara F, Canfora C, Angiò LG. The renal resistive index as a predictor of acute hydronephrosis in patients with renal colic. J Ultrasound. 2012;15(4):239-46.
15. Johnston R, Lin A, Du J, Mark S. Comparison of kidney-ureter-bladder abdominal radiography and computed tomography scout films for identifying renal calculi. BJU Int. 2009;104:670-3.
16. Lew HBM, Seow JHS, Hewavitharana CP, Burrows S. Alternatives to the baseline KUB for CTKUB-detected calculi: evaluation of CT scout and average and maximum intensity projection images. Abdom Radiol. 2016:6-10.
17. Lee A, Cooper MC, Craig JC, Knight JF, Keneally JP. Effects of nonsteroidal anti-inflammatory drugs on postoperative renal function in adults with normal renal function. Cochrane Database Syst Rev. 2004;(2):CD002765.
18. TurK C, Knoll T, Seitz C, Skolarikos A, Chapple C, McClinton S. Medical expulsive therapy for Ureterolithiasis: The EAU recommendations in 2016. Eur Urol. 2016;6:7-10.
19. Pickard R, Starr K, MacLennan G, Lam T, Thomas R, Burr J, et al. Medical expulsive therapy in adults with ureteric colic: a multicentre, randomised, placebo-controlled trial. Lance.t 2015;6736:1-9.
20. Bader MJ, Eisner B, Porpiglia F, Preminger GM, Tiselius HG. Contemporary management of ureteral stones. Eur Urol. 2012;61:764-72.
21. Farahat YA, Elbahnasy AEM, Elashry OM. A randomized prospective controlled study for assessment of different ureteral occlusion devices in prevention of stone migration during pneumatic lithotripsy. Urology. 2011;77:30-5.
22. Cabrera FJ, Preminger GM, Lipkin ME. Antiretropulsion devices. Curr Opin Urol. 2014;24:173-8.

SEÇÃO XXVI

DIAGNÓSTICO POR IMAGEM

Coordenador
Leonardo Oliveira Moura

225
O PAPEL DA IMAGEM NAS EMERGÊNCIAS TORÁCICAS

Leonardo Oliveira Moura
Wagner Diniz de Paula

A imagem no trauma torácico

Trauma torácico fechado é a causa de aproximadamente 90% das lesões traumáticas do tórax. No paciente politraumatizado, as lesões torácicas fechadas ocupam a terceira posição em frequência por região anatômica, depois do trauma craniano e de extremidades. Cerca de um terço das lesões torácicas fechadas requer hospitalização, e elas são determinantes diretas de um quarto de todas as mortes por trauma.

A radiografia do tórax costuma ser o método de imagem inicial na avaliação do paciente politraumatizado, sendo útil para detectar condições graves como pneumotórax hipertensivo, hemotórax, hematoma mediastinal, tórax instável ou tubos mal posicionados. Entretanto, a superioridade da tomografia computadorizada (TC) no contexto do trauma torácico está bem documentada na literatura: a TC detecta alterações significativas em pacientes com radiografia inicial normal e, em 20% dos casos, revela lesões mais extensas em relação à radiografia inicial alterada, implicando mudança de conduta. A TC é muito mais efetiva do que a radiografia para detectar contusão pulmonar, lesões aórticas e trauma ósseo, especialmente na coluna cervicotorácica. Por isso, a TC é hoje considerada o padrão-ouro para a avaliação por imagem do trauma torácico e do trauma em geral.

A administração intravenosa de meio de contraste iodado é imperativa na avaliação de pacientes politraumatizados, para evitar resultado falso-negativo em lesões de grandes vasos mediastinais ou cardíacas. Na suspeita de hemorragia ativa, recomenda-se uma aquisição adicional tardia (5 minutos), desde que a estabilidade hemodinâmica do paciente o permita.

Pneumotórax ocorre em 30% a 40% dos casos de trauma torácico, mais frequentemente por laceração pulmonar decorrente de fratura costal. O diagnóstico radiográfico de pneumotórax de grande volume é direto, com identificação da superfície pleural e atelectasia do pulmão ipsilateral em direção ao hilo (Figuras 225.1 e 225.2). Entretanto, entre 30% e 78% dos casos de pneumotórax não são diagnosticados à radiografia (pneumotórax oculto). Caso um pequeno pneumotórax não seja identificado à incidência radiográfica padrão frontal anteroposterior (AP), sua significância clínica é provavelmente muito baixa, não sendo recomendadas incidências adicionais. Contudo, em pacientes intubados, é crucial detectar mesmo pneumotórax pequeno, pois pode ocorrer rápido aumento do seu volume sob ventilação mecânica com pressão positiva, levando à descompensação aguda. Sinais radiográficos que podem estar presentes em casos de pneumotórax oculto incluem: (1) aumento da transparência do hemidiafragma afetado; (2) sulco costofrênico profundo; (3) borda cardíaca ou mediastinal radioluzente bem demarcada; e (4) "sinal do diafragma duplo", causado pela presença de ar delineando a cúpula e a inserção do diafragma.

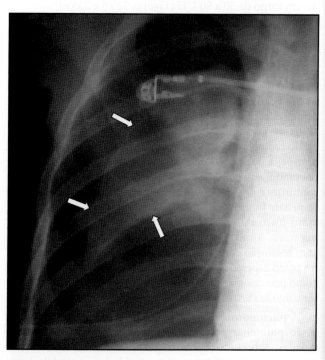

Figura 225.1. Radiografia frontal do tórax mostrando pneumotórax grande à direita com colapso pulmonar passivo. As setas apontam a superfície pleural visceral.

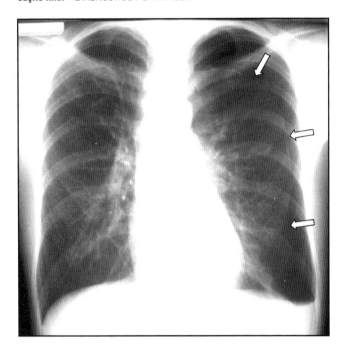

Figura 225.2. Radiografia frontal do tórax mostrando pneumotórax à esquerda. As setas apontam a superfície pleural visceral.

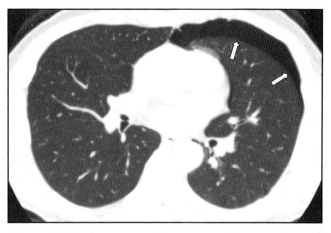

Figura 225.3. Corte tomográfico transversal mostrando pneumotórax pequeno à esquerda. As setas apontam a superfície pleural visceral.

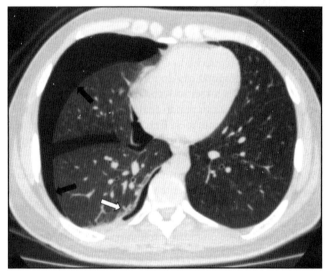

Figura 225.4. Corte tomográfico transversal mostrando pneumotórax à direita (setas pretas), com faixa de atelectasia passiva (seta branca).

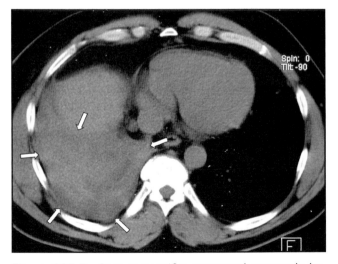

Figura 225.5. Corte tomográfico transversal mostrando hemotórax à direita (setas), caracterizado por coleção heterogênea contendo áreas hiperatenuantes.

A TC é mais sensível na detecção de pneumotórax (Figuras 225.3 e 225.4) e muito sensível na detecção de **hemotórax**, mesmo pequeno. Além disso, a TC permite diagnosticar com maior segurança a natureza hemática de um derrame pleural, por meio da medida de sua atenuação: derrame pleural reativo geralmente apresenta atenuação inferior a 15 UH; sangue líquido, entre 30 e 45 UH; e sangue coagulado, em torno de 50 a 90 UH (Figuras 225.5 e 225.6).

A **contusão pulmonar** é a lesão parenquimatosa pulmonar mais comum no contexto de trauma fechado, com prevalência relatada entre 17% e 70%. A contusão pulmonar pode ser indetectável à radiografia nas primeiras 6 horas após o trauma. A associação de hemorragia e edema aumenta em 24 horas, tornando a contusão radiograficamente mais evidente nessa fase, embora a TC possa revelar a contusão já na avaliação inicial (Figura 225.7). O aparecimento de consolidação radiográfica após as primeiras 24 horas deve levantar a suspeita de outras condições patológicas, como aspiração, pneumonia ou embolia gordurosa. O aspecto de imagem das contusões é de opacidades geográficas ou nodulares que não respeitam limites segmentares ou lobares, com atenuação em vidro fosco ou consolidativas, podendo conter broncograma aéreo. A melhora da contusão começa em 24 a 48 horas, com resolução completa após 3 a 14 dias. Falha de resolução no prazo esperado deve sugerir a presença de complicações, como pneumonia, abscesso ou síndrome da angústia respiratória aguda (SARA).

A **pneumonite aspirativa** pode ser distinguida de contusão pulmonar pela morfologia e distribuição das opacidades, sobretudo à TC (Figura 225.8). Tipicamente, a aspiração se manifesta como opacidades centrolobulares mal definidas nas regiões pendentes dos pulmões, diferentemente da contusão.

225 – O PAPEL DA IMAGEM NAS EMERGÊNCIAS TORÁCICAS

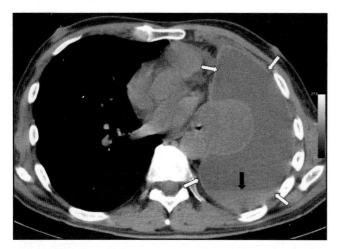

Figura 225.6. Corte tomográfico transversal mostrando hemotórax esquerdo com efeito hematócrito (seta preta). As setas brancas apontam espessamento pleural liso difuso.

Broncograma aéreo é frequente em todas as formas de atelectasia (exceto na presença de obstrução brônquica central), não sendo muito útil no diagnóstico diferencial. O parênquima pulmonar atelectasiado exibe também realce superior ao do parênquima consolidado.

A **laceração pulmonar** é geralmente oculta por contusão pulmonar à radiografia durante os primeiros dois a três dias. Com a resolução da contusão pulmonar associada, a laceração se manifesta como cisto de parede fina, preenchido por ar ou sangue (quando completamente preenchido por sangue, o cisto é denominado de hematoma pulmonar). A TC é significativamente superior à radiografia na detecção de pequenas lacerações e em revelar a extensão total das lacerações, que pode variar de lesão solitária a várias lesões confluentes, com aspecto de "queijo suíço" (Figura 225.9). Sua resolução é mais lenta que a das contusões, podendo levar de semanas a meses. Podem deixar cicatriz residual, aumentar de volume por mecanismo valvular ou complicar com a formação de abscesso pulmonar ou fístula broncopleural.

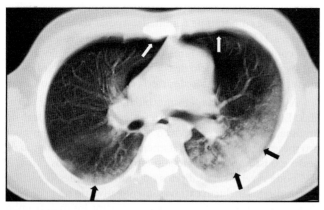

Figura 225.7. Corte tomográfico transversal mostrando pneumotórax bilateral (setas brancas) e áreas de contusão pulmonar (setas pretas).

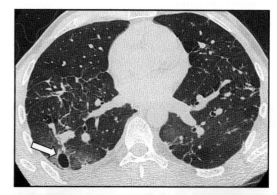

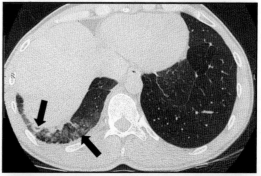

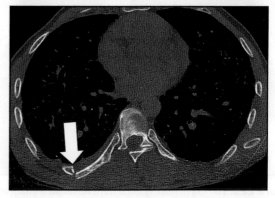

Figura 225.9. Cortes tomográficos transversais mostrando fratura costal (seta branca larga), laceração pulmonar (seta branca estreita) e áreas de contusão pulmonar (setas pretas).

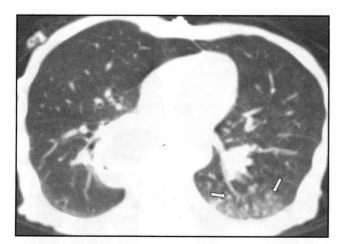

Figura 225.8. Corte tomográfico transversal mostrando nódulos de espaço aéreo agrupados no lobo inferior esquerdo (setas), neste caso correspondendo à manifestação de pneumonite aspirativa.

A **atelectasia** geralmente se distingue tanto da contusão como da aspiração, por apresentar atenuação mais homogênea e elevada, com sinais de redução volumétrica pulmonar.

1909

Ondas de choque decorrentes de **explosões** são causas de lesão pulmonar importante, caracterizada por hemorragia parenquimatosa, contusão, edema, pneumotórax, barotrauma e embolia gasosa por fístulas arteriovenosas. Seu achado radiográfico mais característico é a opacidade em asas de borboleta.

Lesões traqueobrônquicas são raras, ocorrendo em menos de 10% dos casos de trauma torácico. Todavia, sua mortalidade é elevada (30%) e em dois terços dos casos o diagnóstico é retardado, levando a complicações sérias. Sinal tomográfico direto de lesão traqueal ou brônquica é a descontinuidade da parede da via aérea afetada com ar circundante (Figura 225.10). Evidências indiretas incluem o sinal do pulmão caído (pulmão colapsado distante do hilo), pneumotórax persistente após drenagem torácica e herniação ou superdistensão de balão endotraqueal. Lacerações traqueais usualmente estão associadas a enfisema subcutâneo cervical e lesões traqueobrônquicas em geral são acompanhadas de pneumotórax e pneumomediastino.

Pneumomediastino ocorre em 10% dos pacientes com trauma torácico fechado, e em menos de um quinto dos casos é causado por lesão traqueobrônquica (a maioria dos casos decorre do efeito Macklin). É geralmente identificado à incidência radiográfica frontal como uma área radioluzente, limitada por uma fina linha (pleura) ao longo da margem mediastinal. Distinguir pneumomediastino de pneumotórax medial ou de pneumopericárdio pode ser difícil: na presença de fraturas costais e enfisema subcutâneo, é mais provável tratar-se de pneumotórax medial; caso a coleção gasosa respeite os limites do pericárdio, deve-se tratar de pneumopericárdio. Outros sinais radiográficos de pneumomediastino incluem o "sinal da dupla parede brônquica", em que o ar se acumula em torno do brônquio, permitindo a identificação de ambos os lados da sua parede; o "sinal do diafragma contínuo", quando há ar aprisionado entre o pericárdio e o diafragma; o "sinal da artéria tubular", quando a margem medial da aorta (normalmente inaparente) é também delineada por ar; e o "sinal do anel em torno da artéria", quando a artéria pulmonar é circundada por ar. Em crianças, a elevação do timo é diagnóstico de pneumomediastino volumoso. À medida que o pneumomediastino aumenta de volume, ocorre extensão cervical e subcutânea (Figuras 225.10 e 225.11).

As **lesões cardíacas** são as mais letais nos pacientes com trauma torácico. A avaliação cardíaca por radiografia ou TC no paciente com trauma é limitada. Apesar da baixa sensibilidade, a TC pode mostrar hemopericárdio, pneumopericárdio, contusão cardíaca (área de hiporrealce no miocárdio), extravasamento do meio de contraste no saco pericárdico ou no mediastino, laceração de artéria coronária ou lesão valvar.

As **lesões aórticas** têm morbidade e mortalidade elevadas. Em 90% dos casos, os pacientes morrem no local do trauma, e 90% dos sobreviventes iniciais morrem em quatro meses na ausência de tratamento. O sítio mais comum de lesão é o istmo aórtico, afetado em 90% a 95% dos casos. A TC pode revelar sinais diretos ou indiretos de lesão aórtica. Sinais diretos incluem extravasamento ativo do meio de contraste, dissecção, pseudoaneurisma, fissura intimal, trombo projetado na luz e redução abrupta do calibre (pseudocoarctação). Sinais indiretos incluem indefinição dos planos mediastinais, hematoma periaórtico e hematoma mediastinal (Figura 225.12). Por detectar até mesmo lesões mínimas que

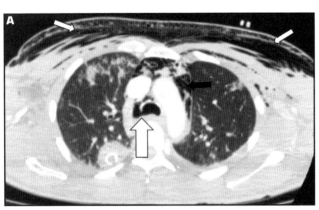
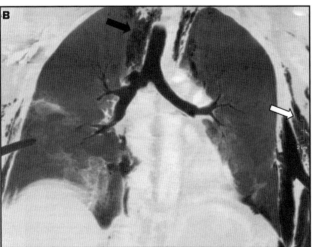

Figura 225.10. Corte tomográfico transversal (**A**) e imagem reformatada no plano coronal (**B**) mostrando laceração brônquica (seta branca larga) associada a pneumomediastino (setas pretas) e enfisema subcutâneo (setas brancas estreitas).

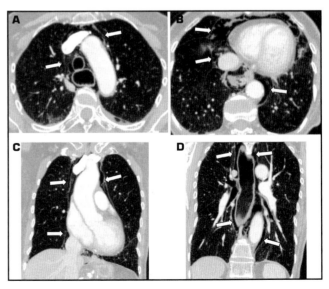

Figura 225.11. Cortes tomográficos transversais (**A** e **B**) e imagens reformatadas no plano coronal (**C** e **D**) mostrando pneumomediastino extenso (setas).

comprometem apenas a íntima, a TC multicorte tornou-se o padrão-ouro para a exclusão de lesão aórtica, dispensando investigação suplementar naqueles pacientes com evidência inequívoca de lesão aórtica e dispensando tratamento nos pacientes com exame normal.

As **lesões esofágicas** geralmente são identificadas por sinais indiretos. À radiografia, o achado mais comum de ruptura esofágica é o pneumomediastino. O "sinal do V de Naclerio" é uma coleção de ar em forma de V ao longo do mediastino e do diafragma, decorrente de pneumomediastino associado a pneumotórax na síndrome de Boerhaave. Outros achados incluem enfisema cervical profundo, gás periesofágico, derrame pleural e espessamento esofágico (Figura 225.13). Hidropneumotórax decorrente de lesão esofágica ocorre geralmente à esquerda. À TC, podem também ser observados hematoma e sinais de mediastinite. O diagnóstico pode ser confirmado por esofagograma, seja por meio de fluoroscopia convencional ou de TC.

Lesões diafragmáticas são mais comuns no trauma abdominal e são três vezes mais frequentes à esquerda. A TC multicorte, com imagens reformatadas nos planos coronal e sagital, tem alta sensibilidade para o diagnóstico, mesmo de defeitos diafragmáticos pequenos.

Edema pulmonar no contexto de trauma pode ser de natureza hidrostática ou por aumento de permeabilidade. Quando surge imediatamente após o trauma, com frequência decorre de dano neurológico, obstrução de via aérea ou inalação de gases tóxicos. Quando ao longo das primeiras 24 horas, usualmente decorre de sobrecarga hídrica ou reação transfusional. Após 24 horas, as causas mais frequentes são SARA, embolia gordurosa e sobrecarga hídrica.

O edema hidrostático cursa com alargamento do pedículo vascular, perda da distinção vascular pulmonar central e espessamento septal interlobular. O edema de permeabilidade, por sua vez, frequentemente se apresenta como opacidades em vidro fosco sem espessamento septal ou alargamento do pedículo vascular. Embora geralmente distinguíveis em radiografias, as diferenças de imagem entre os tipos de edema pulmonar são mais aparentes à TC. Radiograficamente, a síndrome de embolia gordurosa aparece como opacidades nodulares mal definidas de 5 a 10 mm, que afetam predominantemente a periferia e as bases do pulmão, provavelmente em virtude do pequeno tamanho dos êmbolos e à sua disseminação hematogênica. O edema pulmonar neurogênico pode ser localizado ou assimétrico.

Lesões torácicas penetrantes também são causa importante de morbidade e mortalidade. A maioria das lesões penetrantes do tórax envolve apenas a parede torácica e o parênquima pulmonar, e pode ser avaliada inicialmente com radiografia convencional. A avaliação por imagem de pacientes com suspeita de lesão penetrante mediastinal ou cardíaca depende da apresentação clínica: a maior parte desses pacientes será instável, requerendo intervenção cirúrgica emergencial sem investigação inicial por imagem [exceto radiografia ou ultrassonografia (USG) pericárdica, se houver tempo]. Pacientes hemodinamicamente estáveis representam um pequeno subgrupo das lesões torácicas penetrantes em que a TC vem se mostrando mais efetiva que outros métodos de imagem (Figura 225.14).

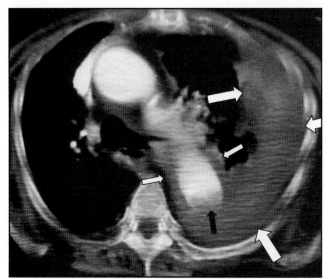

Figura 225.12. Corte tomográfico transversal em paciente com ruptura aórtica mostrando indefinição da parede posterior da aorta descendente (seta preta), coleção periaórtica (setas brancas estreitas) e hemotórax esquerdo (setas brancas largas).

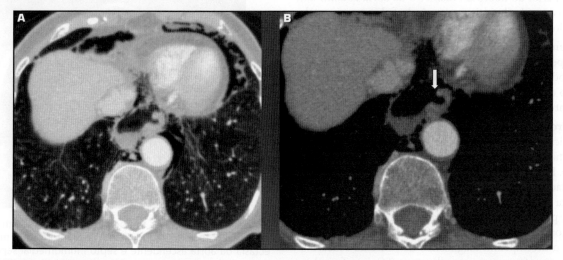

Figura 225.13. Cortes tomográficos transversais com janelas para parênquima pulmonar (**A**) e mediastino (**B**) mostrando ruptura da parede anterolateral direita do esôfago distal (seta), associado a pneumomediastino.

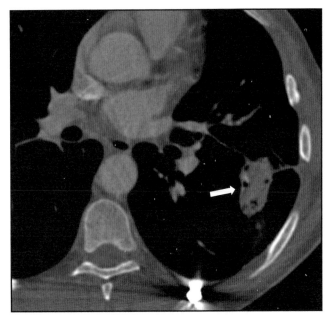

Figura 225.14. Corte tomográfico transversal em paciente com trauma penetrante mostrando projétil metálico na parede torácica posterior esquerda e hematoma pulmonar no seu trajeto (seta).

A imagem nas emergências torácicas cardiovasculares não traumáticas

Tamponamento cardíaco é uma condição clínica grave que resulta da compressão cardíaca por acúmulo de líquido, pus, sangue, ar ou tecido neoplásico na cavidade pericárdica. O ecocardiograma é o exame de escolha na avaliação do tamponamento cardíaco. Entretanto, quando inconclusivo ou impossível de ser realizado, outros métodos de imagem são necessários, como TC ou RM. A TC fornece informações úteis acerca da possível natureza do derrame pericárdico, com base na medida da atenuação do líquido. A TC também é útil na distinção entre derrame e espessamento pericárdico. Achados tomográficos de tamponamento incluem dilatação da veia cava superior (com diâmetro igual ou superior ao da aorta ascendente), dilatação da veia cava inferior (com diâmetro superior ao dobro do diâmetro da aorta abdominal), dilatação das veias hepáticas e renais, linfedema periportal e refluxo do meio de contraste nas veias ázigo e cava inferior.

Pneumopericárdio hipertensivo (Figura 225.15) é uma causa específica de tamponamento cardíaco em que a radiografia pode ser diagnóstica, ao revelar a presença de ar em torno do coração (sinal do halo) e acentuada redução da silhueta cardíaca (sinal do coração pequeno).

Síndrome aórtica aguda é um termo que inclui a dissecção aórtica aguda clássica (Figura 225.16) e suas variantes: o hematoma intramural (Figura 225.17) e a úlcera aórtica penetrante. Essas condições inter-relacionadas compartilham a apresentação clínica de dor torácica e o comprometimento da túnica média da aorta. A TC multicorte é o método de imagem padrão-ouro na investigação da síndrome aórtica aguda, com sensibilidade e especificidade próximas a 100%. Embora o desempenho diagnóstico da RM e da ecocardiografia transesofágica seja semelhante, a TC é preferível no quadro agudo, por sua disponibilidade e rapidez.

Ruptura aórtica não traumática pode representar complicação de uma síndrome aórtica aguda ou de aneurisma aórtico. A TC sem meio de contraste revela coleção periaórtica hiperatenuante (por exemplo, hemopericárdio ou hemotórax), e estudo tomográfico contrastado mostra o extravasamento ativo do meio de contraste através do sítio de ruptura (Figura 225.18).

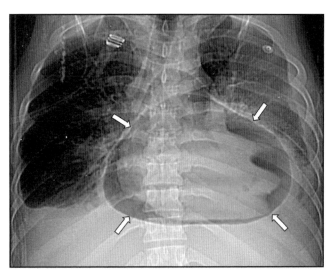

Figura 225.15. Escanograma frontal do tórax mostrando pneumopericárdio (setas).

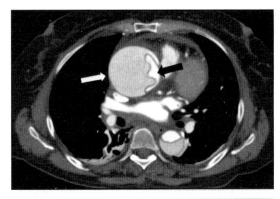

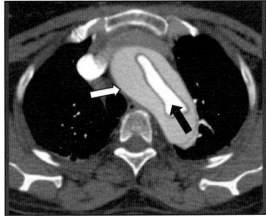

Figura 225.16. Cortes tomográficos transversais em paciente com dissecção aórtica aguda tipo A de Stanford-Daily mostrando ectasia da aorta ascendente e septo intimomedial separando a luz verdadeira, menor e com maior atenuação (seta preta), da luz falsa (seta branca).

A **tromboembolia pulmonar** (TEP) é uma condição clínica frequente, com morbimortalidade considerável. Embora a radiografia torácica faça parte da avaliação inicial, a TC-angiografia pulmonar (TCAP) é o padrão-ouro para o seu diagnóstico (Figuras 225.19 e 225.20). Além de altamente sensível e específica para TEP, a TCAP pode revelar diagnósticos alternativos ou coexistentes, sobretudo com o emprego de protocolos específicos para investigação simultânea de TEP e síndrome aórtica aguda (duplo descarte) ou ainda incluindo a pesquisa de síndrome coronariana aguda atípica (triplo descarte).

Imagem nas emergências torácicas não cardiovasculares não traumáticas

O diagnóstico de emergências torácicas é primariamente clínico, usualmente assistido por exames laboratoriais e eletrocardiograma. Numa parcela significativa de pacientes, métodos de imagem desempenham papel importante na definição diagnóstica.

A radiografia do tórax é o exame de imagem inicial na investigação de pacientes com suspeita de emergência torácica de origem não traumática e não cardiovascular, cuja apresentação clínica dominante pode ser de dor torácica, dispneia, hemoptise ou hematêmese, choque hipovolêmico ou sinais infecciosos. Condições subjacentes ao quadro clínico torácico agudo incluem pneumopatias infecciosas e não infecciosas, mediastinite aguda, emergências esofágicas, hematoma mediastinal espontâneo e coleções gasosas hipertensivas (pneumotórax, pneumomediastino e pneumopericárdio).

A TC é indicada em pacientes com alta suspeita clínica e radiografia normal ou para esclarecer achados radiográficos duvidosos. Pode ser empregada também para investigar a causa de alterações radiográficas inespecíficas (como pneumotórax ou alargamento mediastinal), para avaliar a extensão do comprometimento ou ainda para detectar complicações em pacientes com resposta terapêutica inadequada. A TC é o exame de escolha na suspeita de pneumopatia intersticial, mediastinite aguda ou pneumomediastino hipertensivo.

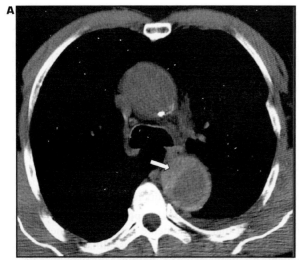
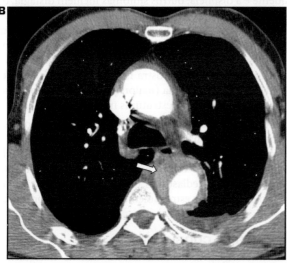

Figura 225.17. Cortes tomográficos transversais nas fases pré-contraste (**A**) e pós-contraste (**B**) mostrando espessamento parietal assimétrico e hiperatenuante da aorta descendente (setas), sem realce, caracterizando hematoma intramural.

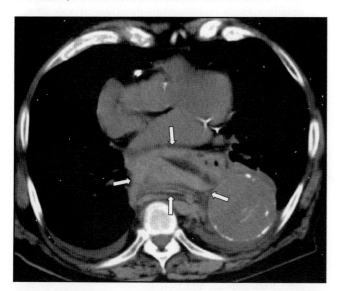

Figura 225.18. Corte tomográfico transversal em paciente com ruptura de aneurisma aórtico torácico mostrando hematoma mediastinal (setas).

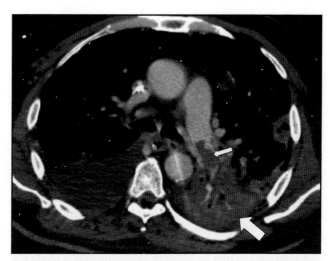

Figura 225.19. Corte transversal de TC-angiografia pulmonar, em paciente com tromboembolia pulmonar aguda, mostrando trombo central hipoatenuante na artéria pulmonar esquerda (seta estreita) e área de infarto/hemorragia no parênquima pulmonar distal (seta larga).

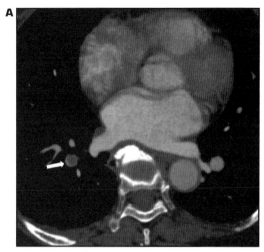

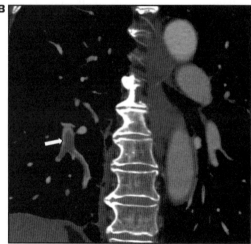

Figura 225.20. Corte transversal (**A**) e imagem reformatada no plano coronal (**B**) de TC-angiografia pulmonar, em paciente com tromboembolia pulmonar aguda, mostrando trombo central hipoatenuante na artéria para a pirâmide basal direita (setas), com extensão a ramos segmentares.

Em pacientes com suspeita de perfuração ou fístulas esofágicas, esofagograma com meio de contraste hidrossolúvel via oral é o método preferencial de investigação, ficando a TC reservada para casos duvidosos ou para maior detalhamento anatômico e da extensão do processo. A TC é o método de escolha para avaliar hematoma intramural esofágico.

Além dos métodos supracitados, a USG é outra modalidade de imagem que pode ser útil na investigação de afecções torácicas agudas. De fácil realização, em tempo real e à beira do leito, tem ainda como outras vantagens a disponibilidade, o custo relativamente baixo e a ausência de radiação ionizante.

Exposição à radiação ionizante é especialmente preocupante em crianças. A escolha da técnica de imagem apropriada depende da indicação clínica e da idade do paciente. Os exames tomográficos pediátricos devem ser sempre realizados com parâmetros de imagem ajustados para a idade e a aquisição, limitada à área de interesse.

Mediastinite aguda é uma condição grave, com alta morbidade e mortalidade. As causas mais comuns são cirurgia mediastinal e perfuração esofágica; outras causas incluem osteomielite adjacente, extensão direta de infecção cervical e disseminação hematogênica de infecção. Achados tomográficos de mediastinite aguda incluem aumento da atenuação da gordura mediastinal, inclusões gasosas, coleções líquidas, linfonodomegalia, derrame pleural e empiema. Inclusões gasosas e coleções líquidas após o 14º dia pós-operatório têm elevadas sensibilidade e especificidade para mediastinite aguda. Deiscência esternal está frequentemente associada a mediastinite.

Hematoma intramural esofágico ocorre mais frequentemente em indivíduos de meia-idade, com leve predominância em mulheres. Os sintomas mais comuns são dor torácica, disfagia e odinofagia. A TC mostra espessamento parietal ao longo do esôfago por massa hiperatenuante e sem realce.

Hemorragia mediastinal espontânea é uma condição rara que afeta mais comumente pacientes de meia-idade e idosos, com leve predominância masculina. O sintoma mais frequente é a dispneia; outros sintomas incluem disfagia, disfonia, dor torácica e taquicardia. Pode haver equimose cervical e parietal torácica. O achado radiográfico mais comum é o alargamento mediastinal, podendo também ser observados espessamento da linha paratraqueal direita e alteração do contorno aórtico. A TC mostra massa de partes moles com áreas de atenuação elevada (maior que 60 UH), com ou sem efeito compressivo sobre estruturas mediastinais.

Pneumomediastino hipertensivo cursa com hipotensão, taquicardia, hipoxemia grave e acidose metabólica. Sinais tomográficos incluem volume grande de ar mediastinal, achatamento do contorno cardíaco anterior, compressão do átrio direito e dos vasos mediastinais, distensão da veia cava inferior, elevação do coração e estreitamento dos brônquios principais.

Bibliografia consultada

Chawla A. Imaging in noncardiovascular thoracic emergencies: a pictorial review. Singapore Med J. 2015;56(11):604-11.

Costantino M, Gosselin MV, Primack SL. The ABC's of thoracic trauma Imaging. Semin Roentgenol. 2006;41(3):209-25.

Giron J, Mallinger B, Cabanes A, Chiavassa H, Maupéou F, Loustau O, et al. Imagerie des traumatismes fermés du thorax. Radiologie et imagerie médicale: cardiovasculaire-thoracique-cervicale. 2006.

Jones MR, Reid JH. Emergency chest radiology: thoracic aortic disease and pulmonary embolism. British Institute of Radiology. 2014.

Katabathina VS, Restrepo CS, Martinez-Jimenez S, Riascos RF. Nonvascular, nontraumatic mediastinal emergencies in adults: a comprehensive review of imaging findings. Radiographics. 2011;31(4):1141-60.

Lange C. Radiology in paediatric non-traumatic thoracic emergencies. Insights Imaging. 2011;2(5):585-98.

Oikonomou A, Prassopoulos P. CT imaging of blunt chest trauma. Insights Imaging. 2011;2(3):281-95.

Rybicki FJ, Udelson JE, Peacock WF, Goldhaber SZ, Isselbacher EM, Kazerooni E, et al. ACR/ACC/AHA/AATS/ACEP/ ASNC/NASCI/SAEM/SCCT/SCMR/SCPC/SNMMI/STR/STS appropriate utilization of cardiovascular imaging in emergency department patients with chest pain: a joint report of the American College of Radiology Appropriateness Criteria Committee and the American College of Cardiology Appropriate Use Criteria Task Force. J Am Coll Cardiol. 2016;67:853-79.

Sadro CT, Sandstrom CK, Verma N, Gunn ML. Geriatric trauma: a radiologist's guide to imaging trauma patients aged 65 years and older. Radiographics. 2015;35(4).

Wongwaisayawan S, Suwannanon R, Sawatmongkorngul S, Kaewlai R. Emergency thoracic US: the essentials. RadioGraphics 2016;36:640-59

O PAPEL DA IMAGEM NAS EMERGÊNCIAS ABDOMINAIS

Mayra Veloso Ayrimoraes Soares
Rodrigo Abdalla de Vasconcelos

Introdução

A região abdominal alberga múltiplos órgãos potencialmente comprometidos no traumatismo abdominal, portanto sua investigação merece destaque nesse contexto, tanto pela necessidade de celeridade quanto pela assertividade diagnóstica.

Além disso, em outro cenário, a investigação por imagem do abdome agudo não traumático também tem papel de destaque em emergências, posto que o abdome também é sítio de inúmeras doenças de etiologias as mais variadas, desde inflamatórias, infecciosas, vasculares, iatrogênicas a obstrutivas, para as quais o tratamento de urgência é impositivo, interferindo diretamente no prognóstico mais favorável ou não. A presença de apresentações clínicas similares de muitas doenças, cuja condução terapêutica pode ser bastante distinta, mostra a relevância de uma precisa investigação imaginológica pré-tratamento.

Trauma abdominal

No que se refere ao abdome agudo traumático, a tomografia computadorizada (TC) é o método de imagem de escolha para avaliação da integridade dos órgãos abdominais. Muitas vezes é o método preferencial também na caracterização do abdome agudo não traumático, dependendo da suspeita etiológica aventada[1]. Devido à sua alta resolução espacial e temporal, a TC é largamente empregada em serviços de emergência com pacientes politraumatizados, permitindo rápida avaliação dos principais segmentos vitais[2].

Com o emprego mais frequente dos equipamentos de tomografia computadorizada com multidetectores (TCMC), um estudo completo do paciente politraumatizado incluindo fases pré e pós-contraste do crânio, pescoço, tórax e abdome pode ser realizado em até cerca de 7 minutos para incluir a fase excretora renal, ou até cerca de 2 minutos, sem incluir essa fase. Com os mesmos dados obtidos nesses estudos, sem exposição adicional à radiação e já com o paciente sendo clinicamente conduzido, fora do equipamento, podem ser ainda realizadas reformatações direcionadas à avaliação das estruturas ósseas e, assim, a análise complementar da coluna vertebral em todos os seus segmentos.

Considerando que muitos casos de lesões abdominais sem instabilidade hemodinâmica podem ser hoje tratados conservadoramente, a avaliação tomográfica tem prestado inestimável serviço no diagnóstico, estadiamento e eventual controle evolutivo das mais diversas lesões abdominais traumáticas.

Protocolo FAST

A ultrassonografia (USG) tem papel limitado na avaliação do trauma abdominal[3,4], especificamente representando pela utilização do Protocolo FAST (*Focused Assessment with Sonography for Trauma*), cujo objetivo é a rápida detecção de líquido livre na cavidade abdominal em pacientes hipotensos no momento da admissão hospitalar[5], permitindo imediata estratificação do paciente que necessitaria de direcionamento direto para o centro cirúrgico ou, ao contrário, de prosseguimento de investigação por TC ou outros métodos.

Nesse caso, quando a avaliação FAST demonstrasse moderada a grande quantidade de líquido livre no paciente hemodinamicamente instável, o paciente seria encaminhado para a imediata abordagem cirúrgica, não se realizando, nesse momento, outras avaliações adicionais até sua estabilização.

Por outro lado, pacientes estáveis hemodinamicamente ou hipotensos que não apresentem quantidade importante de líquido livre na cavidade abdominal durante o FAST deveriam ser mais bem investigados por meio da TC e de eventuais outros métodos complementares, tendo em vista a sensibilidade e a especificidade limitadas do FAST para o estudo desses pacientes[3].

Para que se cumpra o verdadeiro objetivo do FAST, essa avaliação deve ser realizada o mais rapidamente possível após a admissão do paciente ao serviço de emergência, idealmente em até 30 minutos, devendo, assim, ser executado de preferência no próprio ambiente da admissão médica, seja por médico radiologista, quando disponível, ou pelo próprio cirurgião ou emergencista com treinamento adequado, ressalvando-se relatos na literatura de uma *performance* bastante variável nesse contexto[4]. Portanto, o FAST não deve ser confundido com o estudo ecográfico abdominal completo, que incluiria a avaliação da integridade de vísceras sólidas abdominais, além da vesícula biliar, bexiga e principais vasos, e deverá ser realizado preferencialmente por médicos radiologistas ou ecografistas especializados. A USG abdominal, por sua vez, só será o método de escolha para investigação do trauma abdominal no caso da indisponibilidade da TC naquele serviço.

Ressalta-se, por fim, que, se a conduta preconizada no serviço de emergência não for a da abordagem cirúrgica imediata do paciente instável, em que se detecte no FAST uma moderada a grande quantidade de líquido livre abdominal, optando-se ao contrário, nesses casos, pela realização de outros exames complementares antes da intervenção cirúrgica (USG, TC, radiografias etc.), se perde então o sentido da realização do protocolo FAST.

Tomografia computadorizada

O emprego da TC com equipamentos multidetectores de pelo menos 16 canais modificou dramaticamente a avaliação do paciente politraumatizado, permitindo a realização de estudos tomográficos isotrópicos ou praticamente isotrópicos, isto é, um único pacote de informações adquiridas no plano axial, que, quando unifásico, usualmente dura entre 10 e 15 segundos em adultos, pode ser reconstruído e reformatado nos planos coronal, sagital, axial, oblíquos, curvos, em 3D, entre outros, permitindo a avaliação de imagens diagnósticas de alta definição, o que definitivamente consolidou esse método como uma das principais modalidades de investigação abdominal e, definitivamente, a melhor na avaliação do trauma abdominal.

O uso da fase sem contraste tem emprego controverso em outros tipos de investigação (por exemplo, na avaliação de dores abdominais inespecíficas, estadiamento de neoplasias etc.), porém é muito útil nessa avaliação inicial do trauma, com fim específico de detecção de material espontaneamente hiperdenso, seja livre em cavidade ou associada a algum órgão, indicando hemorragia recente.

Por outro lado, apenas a avaliação sem contraste é insuficiente para o adequado estudo desse paciente, sendo sempre indicado o prosseguimento com fases pós-contraste (arterial, portal e tardia) para investigação de sangramentos ativos, ruptura de órgãos sólidos ou vísceras ocas, bem como para avaliação da integridade do sistema excretor urinário[6]. Particularmente em caso de suspeita clínica de lesão vesical, sugere-se ainda o enchimento retrógrado da bexiga com solução diluída de contraste iodado ainda antes da aquisição sem contraste, para potencializar a detecção de focos de ruptura parietal na bexiga, que podem ser perdidos com o estudo com enchimento vesical anterógrado da fase excretora.

A TC permite não apenas a detecção das lesões traumáticas viscerais, mas também a sua classificação em diversos escores clínico-cirúrgicos e acompanhamento evolutivo dos achados e de suas complicações. O detalhamento dos cada uma dessas aplicações não é o escopo deste texto, porém pode ser encontrado em literatura radiológica e cirúrgica especializada[5,7,8].

O desenvolvimento da TCMC permitiu ainda a avaliação de forma rápida e acurada da integridade vascular. Porém, o protocolo utilizado ainda varia muito entre as diversas instituições no que se refere à aquisição de imagens para avaliação vascular no paciente politraumatizado[9], com tendência atual a ser incorporado de rotina[8].

Achados tomográficos na avaliação abdominal

Lesões esplênicas

O baço é o órgão mais frequentemente envolvido no trauma. O diagnóstico topográfico das lesões no baço é fundamental, porque permite a análise pré-operatória da possibilidade de conservação do órgão, conduta de escolha, sempre que possível, dada a sua função imunológica, viabilizando cirurgias conservadoras ou tratamentos intervencionistas.

A idade, sinais e sintomas clínicos e achados tomográficos são levados em conta nessa decisão terapêutica, baseando-se ainda na escala de lesão esplênica, que considera ainda o tamanho e a localização das lacerações e hematomas. No entanto, o uso desses sistemas de gradação baseados em TC não são bons preditores de desfecho dos pacientes, nem de eventual sucesso cirúrgico[8] (Figura 226.1).

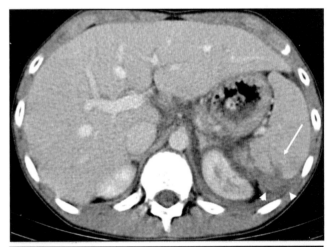

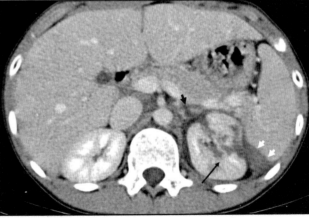

Figura 226.1. Fratura renal (grau 3 pela AAST), esplênica (grau 2) e adrenal. TC de paciente politraumatizado exibindo laceração esplênica entre 1 e 3 cm (seta branca) com pequeno hematoma periesplênico (cabeça de seta branca), além de fratura transfixante do rim esquerdo (seta preta) e no braço lateral da adrenal esquerda (cabeça de seta preta).

Avaliação intestinal

A detecção da lesão intestinal em pacientes traumatizados pode ser clinicamente difícil, sobretudo na presença de múltiplas lesões coexistentes. A sensibilidade do estudo tomográfico para essa avaliação é de cerca de 88% a 93%[9], permitindo o diagnóstico de lesões que vão desde a ruptura completa das alças intestinais até a detecção de pequenos hematomas mesentéricos, sem repercussão direta nas alças de intestino delgado. Alterações exclusivas da mucosa entérica com a serosa íntegra, sangramento na parede entérica com serosa e mucosa íntegras, configurando hematomas intramurais, ou edema mural por contusão exemplificam as lesões que podem ser caracterizadas pelo método. Lesões de intestino delgado são mais comuns do que as de intestino grosso (2:1), provavelmente por serem segmentos mais móveis, e têm mais frequentemente pneumoperitôneo associado, em comparação com aquelas. Já as lesões dos cólons têm mais hematomas adjacentes à parede intestinal.

Outros achados que podem ser observados à TC nas rupturas de intestino delgado incluem gás livre no retroperitônio, líquido livre intraperitoneal e espessamento mural, podendo não ser observados em todos os pacientes: o gás extraluminal, por exemplo, está presente em até 2/3 dos casos, o que pode dificultar o diagnóstico.

Quando o líquido livre observado na cavidade abdominal pode ser fisiológico? Em exames de rotina, principalmente em mulheres na menacme, é observada pequena quantidade de líquido livre na escavação retouterina, sem significado patológico. Alguns estudos mostraram que também em pacientes do gênero masculino pode haver pequena quantidade de líquido livre na pelve, respaldando uma conduta mais conservadora na ausência de outros achados[10].

Considerar o volume, que nesse caso usualmente é pequeno, além da faixa etária e da localização, pode ser critério de auxílio. A localização, sobretudo, pode trazer pistas importantes sobre o diagnóstico. Lesões de órgãos sólidos, por exemplo, as lacerações de fígado ou baço, determinam líquido em moderada a acentuada quantidade, de distribuição difusa (embora inicialmente mais acentuada no abdome superior e com distribuição distal secundária para as goteiras parietocólicas e pelve) e muitas vezes com elevada atenuação evidente à TC, relacionada a hemoperitônio. As lesões intestinais, por sua vez, cursam com líquido livre em menor quantidade, adjacente ao intestino ou no mesentério, e que usualmente não alcança as goteiras parietocólicas e pelve[9].

Lesões hepáticas

As lesões hepáticas são comuns, e seu rápido diagnóstico permite estratificá-las quanto à possibilidade de manejo conservador, o que já pode ser feito em grande parte dos casos. O principal padrão de lesão observado é a laceração, caracterizada por áreas lineares hipoatenuantes, muitas vezes com ramificações (Figura 226.2).

De forma similar ao baço, há escalas utilizadas para gradação das lesões, que são limitadas quanto à orientação no manejo clínico ou no prognóstico. Três características que merecem destaque quanto à relevância na decisão terapêutica e que a TC permite caracterizar são: comprometimento das veias hepáticas, sangramento ativo para a cavidade peritoneal e presença de hemoperitônio. Complicações tardias podem se somar a essas lesões, relacionadas inclusive à conduta mais conservadora, como biliomas, estenose das vias biliares, pseudoaneurismas e abscessos hepáticos[8].

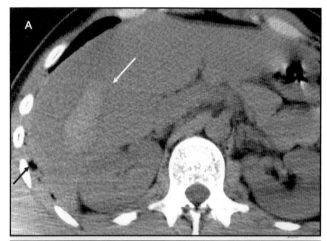

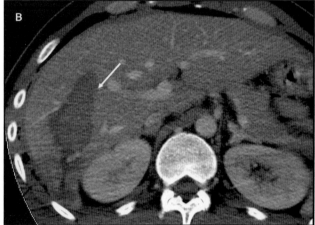

Figura 226.2. Laceração hepática por arma branca. TC exibindo foco hiperdenso em faixa na fase pré-contraste (**A**) no interior do lobo hepático direito (setas brancas) e sua correspondência pós-contraste (**B**), quando tem aspecto hipodenso em relação ao parênquima hepático contrastado. Pequena quantidade de ar no espaço sub-hepático (setas pretas) em decorrência do trauma perfurocortante agudo.

Lesões pancreáticas e duodenais

Traumas com guidão de bicicleta ou com o volante são os principais mecanismos de lesões no colo e corpo do pâncreas ou duodeno, podendo envolver também o lobo hepático esquerdo e baço. Contusões, lacerações ou transecções (fraturas) podem ser observadas à TC, destacando-se uma *performance* diagnóstica do método, sobretudo nas lesões mais sutis, menor quando comparada aos demais cenários, com sensibilidades descritas entre 70% e 95%, sobretudo nas primeiras 12 horas após o traumatismo[8]. Exames realizados 24 a 48 horas após o trauma podem, por isso, revelar lesões inicialmente não evidentes. Alguns achados indiretos de lesão no pâncreas podem auxiliar no diagnóstico, como a presença de líquido livre na gordura peripancreática e espessamento da fáscia pararrenal anterior. Na suspeita de envolvimento do ducto pancreático principal, o que aumenta a morbimortalidade por complicações associadas, como pseudocistos, abscessos, fístulas ou sepse, deve-se considerar avaliação adicional com RM-colangiopancreatografia ou colangiopancreatografia retrógrada endoscópica (CPRE).

Lesões adrenais e do trato urinário

O principal mecanismo das lesões traumáticas renais e do trato urinário é o acidente automobilístico, suspeitadas quando na presença de hematúria. A TC tem papel importante no diagnóstico e estratificação das lesões, apoiando uma conduta conservadora, preferencial, ou elegendo os pacientes candidatos a tratamentos intervencionistas ou cirúrgicos, por apresentarem lesões vasculares (avulsões do pedículo vascular, por exemplo, mostram realce discreto ou ausente do parênquima renal) ou do sistema coletor (Figura 226.3). Permite ainda o diagnóstico de complicações como os urinomas, caracterizados como líquido perirrenal que se opacifica na fase excretora do estudo.

As lesões da bexiga estão associadas a fraturas pélvicas, sobretudo em pacientes com distensão vesical no momento do acidente, e também têm a hematúria como dado clínico de suspeição. Podem ser intraperitoneais (quando usualmente têm indicação cirúrgica), extraperitoneais (mais comuns e tratadas de forma conservadora) ou combinadas (Figura 226.4).

As lesões adrenais são incomuns, ocorrendo em cerca de 2% dos indivíduos com traumatismos abdominais, envolvem mais frequentemente o lado direito e acompanham traumatismos em outros órgãos, sobretudo o fígado[8].

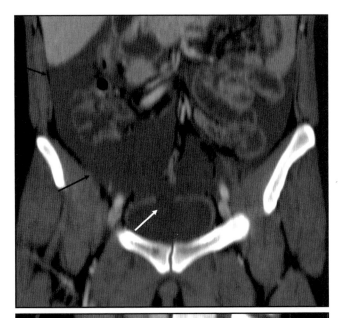

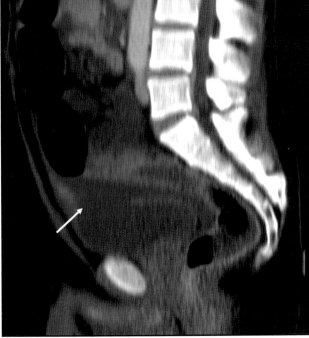

Figura 226.4. Ruptura da bexiga. TC mostra grande descontinuidade na parede do teto da bexiga (extensa laceração – setas brancas) em paciente após acidente automobilístico. Nota-se a formação de importante urinoma na cavidade abdominal (setas pretas).

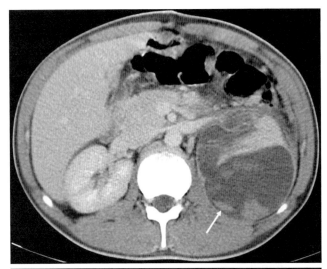

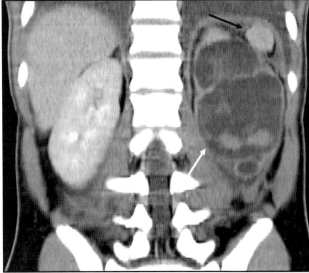

Figura 226.3. Fratura renal grau 5 (segundo AAST). TC em politraumatizado em acidente automobilístico exibindo fragmentação múltipla do rim esquerdo (seta branca). Paciente previamente esplenectomizado, notando-se apenas pequeno baço acessório x esplenose (seta preta).

Apresentam-se à TC como aumento volumétrico da glândula, associado a hematomas, hemorragia mal definida intraglandular ou envolvendo a gordura periadrenal/retroperitoneal.

Lesões vasculares

A detecção de hemorragias ativas no cenário do trauma abdominal, naqueles pacientes estáveis hemodinamicamente e nos quais há a possibilidade de investigação antes de procedimento cirúrgico, é muito relevante, posto que auxilia no planejamento da estratégia de tratamento[6]. Em pacientes que necessitem de avaliação imediata, à beira do leito, o FAST é uma alternativa que pode culminar na condução imediata do paciente para a cirurgia[11]. Outra possibilidade, nesse contexto, é a utilização da TC, que merece destaque pela possibilidade de caracterização de lesões hemorrágicas agudas em órgãos sólidos, mesentério, intestinos, partes moles e grandes vasos. O reconhecimento da presença de hemoperitônio na fase pré-contraste, do extravasamento ativo do meio de contraste, que pode ser surpreendido na fase arterial, e de hematomas retroperitoneais em casos catastróficos de rupturas de grandes vasos é possível pelo método (Figura 226.5).

Lesões diafragmáticas

A hérnia diafragmática traumática pode passar clinicamente despercebida no contexto do trauma agudo. A TC e a radiografia simples realizadas na urgência permitem sua caracterização, porém a TC permite a identificação mais acurada de todas as estruturas contidas no seu interior e de eventuais complicações relacionadas (Figura 226.6).

Ressonância magnética (RM) e outros métodos de imagem

Fatores como menor disponibilidade, maior custo desse método e, principalmente, a limitação de sua execução em pacientes clinicamente instáveis, sem excelente controle respiratório, ou com dor, bem como a impossibilidade de execução do exame em pacientes com uma grande variedade de materiais metálicos de imobilização temporária ou de equipamentos de suporte à vida com componentes ferromagnéticos, tornam o uso da RM muito limitado no paciente com trauma abdominal agudo, apesar da sua capacidade diagnóstica virtualmente semelhante à da TC em alguns dos cenários a serem investigados.

Radiografias simples, seriografias (EED, trânsito intestinal e enema opaco), urografia excretora, entre outros métodos de imagem, têm aplicação muito limitada, não sendo indicadas na rotina da avaliação do trauma abdominal, com raras exceções.

Abdome agudo não traumático

O abdome agudo não traumático é uma síndrome caracterizada por sinais e sintomas de dor abdominal, difusa ou localizada, de início súbito, e para a qual é necessária intervenção urgente, seja ela clínica ou cirúrgica. Fatalmente é uma das síndromes mais frequentes no contexto da urgência, com amplo diagnóstico diferencial, portanto para a qual o recurso da investigação por imagem traz enorme benefício[12,13]. Além disso, quanto maiores a acurácia e a rapidez diagnóstica, maior o impacto prognóstico favorável.

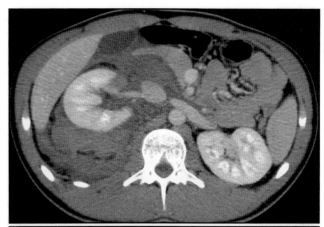
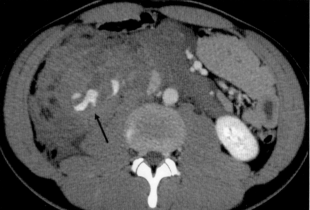
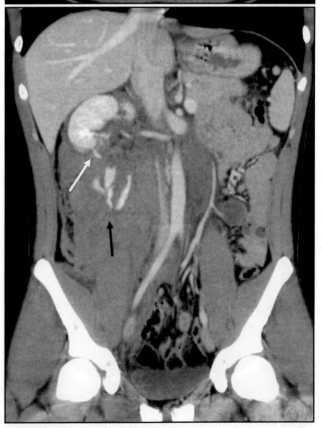

Figura 226.5. Fratura renal (grau 4) com sinais de hemorragia ativa. TC mostrando laceração do terço inferior do rim direito (seta branca), com extravasamento de contraste para o interior de volumoso hematoma perirrenal, sugerindo hemorragia ativa (setas pretas).

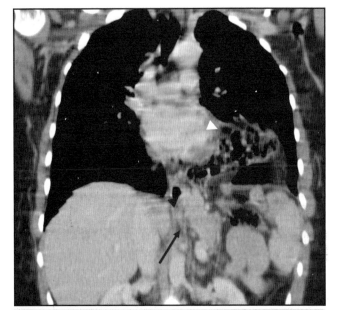
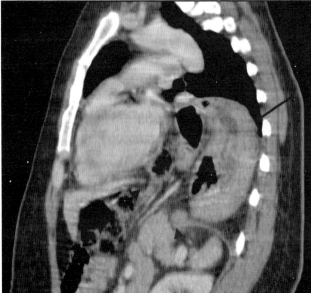
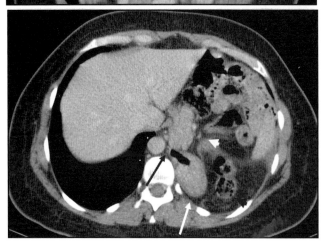

Figura 226.6. Hérnia diafragmática. TC em paciente com dispneia e história recente de acidente automobilístico exibindo ruptura focal do diafragma à esquerda (cabeça de seta branca), com herniação de gordura abdominal, parte do estômago (seta branca), dos cólons (cabeça de seta preta) e da cauda pancreática (seta preta).

Diferentes métodos diagnósticos podem ser utilizados nesse cenário, todos com vantagens e desvantagens, merecendo destaque a rotina radiológica de abdome agudo (radiografias simples de tórax e radiografias de abdome em ortostase e em decúbito dorsal), a US e a TC. Em alguns casos, sobretudo de abdome agudo inflamatório, a RM pode agregar também informações diagnósticas relevantes (Figura 226.7).

No entanto, nem todos os métodos apresentam acurácia similar – o elevado grau de suspeição diagnóstica para um determinado diagnóstico favorece a escolha do método diagnóstico ideal, mais rápido e não invasivo[14,15] (Figura 226.8).

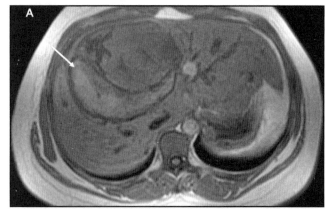
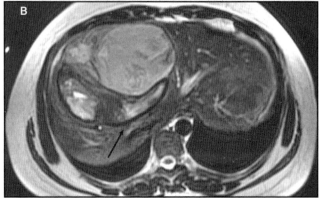

Figura 226.7. Abscesso hepático. Sequências de ressonância magnética ponderadas em T1 em fase (**A**) e T2 (**B**). Nota-se coleção complexa com intensidade de sinal heterogênea nas duas ponderações, septada. O sinal intermediário em T1 sugere material com alto conteúdo proteico. A área de maior sinal em T1 (setas brancas) e o halo de hipossinal em T2 (setas preta) sugerem hemorragia prévia.

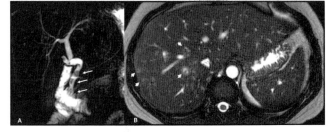

Figura 226.8. Coledocolitíase com colangite secundária. Sequência de colangiorressonância magnética (**A**) mostra vários cálculos no interior do colédoco (setas brancas) e no coto do ducto cístico (seta preta), associados a discreta dilatação de vias biliares intra-hepáticas. Imagem de RM ponderada em T2 (**B**) mostrando microabscessos hepáticos (cabeças de setas brancas) decorrentes de colangite secundária à obstrução biliar.

Considerando-se os três grandes grupos de principais fatores etiológicos do abdome agudo – causas inflamatórias/infecciosas, obstrutivas e vasculares –, a definição clínica de em qual desses grupos se inclui o paciente auxilia muito na escolha do método ideal, a ser realizada caso a caso.

Radiografia simples e tomografia computadorizada

A radiologia convencional, com a tradicional rotina para abdome agudo, teve papel exclusivo e universal no contexto de abdome agudo durante muitos anos, compondo em conjunto com o exame clínico e a avaliação laboratorial o algoritmo clássico para sua avaliação. Ainda hoje é a rotina empregada em diversos serviços de urgência, porém em várias circunstâncias não mais de forma exclusiva.

O estudo radiológico se destaca em quadros suspeitos de abdome agudo perfurativo ou obstrutivo.

Atualmente outros métodos com maior especificidade nesse contexto vêm ganhando espaço, sobretudo a USG e a TC[16] (Figura 226.9).

Alguns estudos sugerem que a TC, associada ao exame físico e à rotina laboratorial, seja a linha de condução mais resolutiva para pacientes com abdome agudo, no contexto da urgência, sobretudo não traumática[17,18] (Figuras 226.10 e 226.11). Dois fatores relevantes sempre entram em pauta, contrários a essa utilização, e estão relacionados principalmente à dose de radiação ionizante empregada nos estudos tomográficos (muito superior à necessária para a realização da rotina radiográfica de abdome agudo) e ao custo, o que, segundo alguns estudos, não respalda a utilização inquestionável da TC sempre nesse cenário.

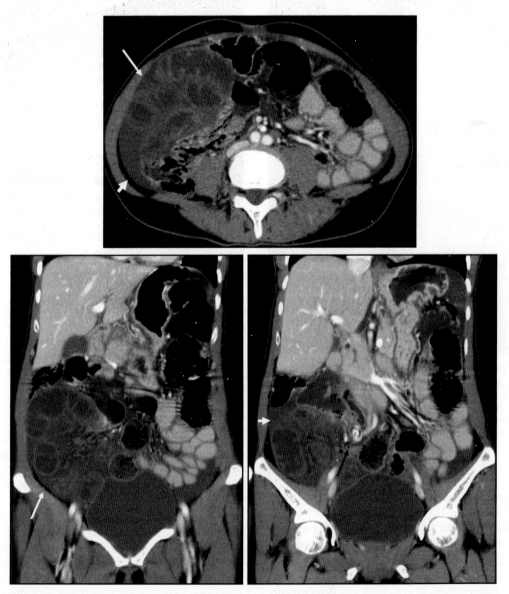

Figura 226.9. Obstrução intestinal em alça fechada. TC mostra alças intestinais ileais agrupadas no quadrante inferior direito (setas brancas) com hiporrealce parietal pelo meio de contraste e pequena quantidade de líquido livre adjacente (cabeça de seta branca), deslocando lateral e superiormente o cólon. Nota-se ainda *kinking* vascular, em que foi comprovada cirurgicamente uma brida, que serviu de base para rotação e obstrução das alças.

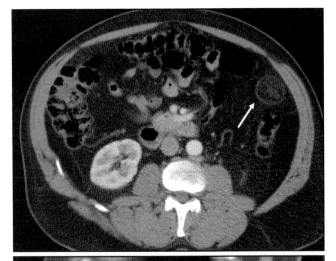

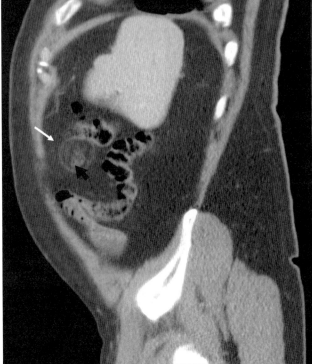

Figura 226.10. Apendagite epiploica. TC mostra imagem nodular com densidade de gordura em íntimo contato com o cólon descendente, porém sem alterações em paredes cólicas, correspondendo, assim, a um apêndice epiploico inflamado (setas brancas). Nota-se ainda tênue infiltração dos planos adiposos adjacentes, além de foco central de hiperdensidade correspondendo a ramo vascular trombosado (cabeça de seta preta).

Não há dúvidas de que a utilização de outros métodos, num contexto específico em que a sensibilidade pré-teste é alta, pode igualmente beneficiar os pacientes, sem a necessidade de agregar o custo mais elevado da realização do estudo tomográfico[19].

Por exemplo, se há suspeita clínica de colecistite aguda, a USG desponta como o método mais indicado, dispensando, na maioria dos casos, outros métodos para confirmação. Já num cenário de obstrução intestinal, ou mesmo perfuração entérica, a radiologia convencional mostra, segundo algumas séries, elevada acurácia diagnóstica, sem, no entanto, permitir a avaliação da sua etiologia na grande maioria dos casos (Figura 226.12).

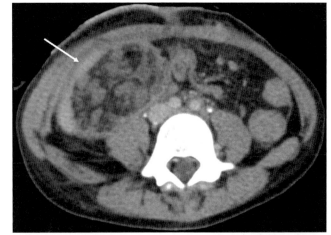

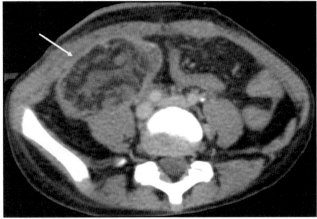

Figura 226.11. Infarto omental. TC de uma criança de 9 anos com histórico de múltiplas intervenções cirúrgicas, inclusive com ressecções de segmentos de intestino delgado, apresentando dor abdominal aguda e exibindo imagem ovalar com focos internos com densidade de gordura no quadrante inferior direito, sem alteração do ritmo intestinal.

Adicionalmente, alguns trabalhos mostram que a TC permite muitas vezes a caracterização de achados não relacionados à clínica atual do paciente, porém que requerem conduta ou avaliação oportuna, algumas vezes tão logo quanto possível[20] (Figura 226.13).

A TC tem *performance* superior à da radiografia simples ainda no que concerne à definição da etiologia do abdome agudo, tendo sensibilidade superior na detecção inclusive do sítio de perfurações intestinais e na etiologia da obstrução intestinal (Figura 226.14).

A rapidez do estudo tomográfico é outro ponto que merece destaque, considerando-se que diagnósticos postergados e imprecisos resultam em atrasos na terapêutica cirúrgica necessária, ou, ainda, cirurgias desnecessárias (as chamadas *laparotomias brancas*). De forma geral, os aparelhos com multidetectores (TCMC), cada vez mais disponíveis, fazem avaliação de todo o abdome em única apneia e em poucos segundos, permitindo, assim, uma análise satisfatória e diagnóstica das imagens mesmo em pacientes inconscientes, sem controle de apneia, e em crianças, por força da rapidez da aquisição das imagens e de suas elevadas resoluções espacial e temporal. Os dados obtidos de forma volumétrica podem ser trabalhados e pós-processados em reconstruções multiplanares e tridimensionais, conforme previamente citado, auxiliando consideravelmente também em eventual planejamento operatório.

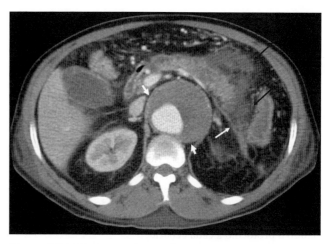

Figura 226.13. Pancreatite aguda necrotizante. TC mostra pâncreas com captação heterogênea pelo meio de contraste, além de foco de ausência de realce e substituição do parênquima ao nível da cauda (seta branca) por coleção necrótica aguda intra e peripancreática (setas pretas). Achado incidental de aneurisma parcialmente trombosado da aorta abdominal (cabeça de seta branca).

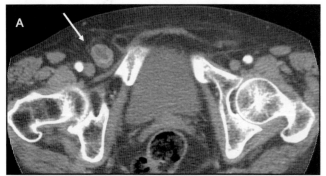

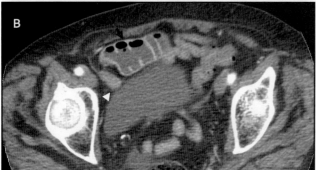

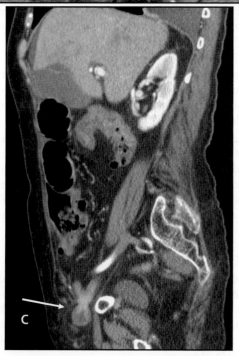

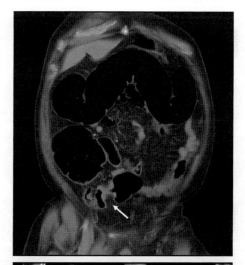

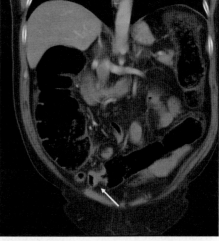

Figura 226.12. Hérnia inguinal encarcerada. TC mostra em **A** e **C** segmento de alça ileal herniada no canal inguinal direito (setas brancas). Observe em **B** (corte imediatamente antes da hérnia) a presença de alça a montante com dilatação e níveis hidroaéreos pela obstrução (cabeça de seta preta) e alça com calibre normal após o ponto obstrutivo (cabeça de seta branca).

Figura 226.14. Obstrução intestinal por neoplasia de sigmoide. TC exibindo espessamento parietal concêntrico do cólon sigmoide por foco de adenocarcinoma (setas brancas), determinando obstrução intestinal e importante distensão difusa dos cólons a montante.

Adicionalmente, o mesmo método, com o emprego de bombas injetoras de contraste, permite a realização de estudos tomográficos com técnica angiográfica de alta resolução, substituindo na prática a grande maioria das angiografias convencionais para fins de diagnóstico (Figura 226.15).

Há um amplo leque de diagnósticos diferenciais que muitas vezes compartilham apresentações clínicas, fazendo com que haja um papel crescente e cada vez mais fundamental dos exames de imagem, para definição e maior acurácia diagnóstica. A impressão diagnóstica inicial é usualmente pautada nos comemorativos clínicos, relacionados ao sítio e padrão da dor, associados muitas vezes ao próprio padrão de evolução dos sintomas (Figura 226.16). De acordo com a indicação clínica, o radiologista planeja a aquisição do estudo, direcionando o protocolo a cada cenário.

Enquanto para o diagnóstico de algumas doenças a avaliação tomográfica sem contraste é suficiente, como nos casos de urolitíase e ureterolitíase (Figura 226.17), em outras, como na suspeita clínica de lesões de natureza vascular e uma grande gama de lesões inflamatórias e infecciosas, com a pielonefrite aguda, a utilização do meio de contraste é indispensável para o adequado diagnóstico e estadiamento (Figura 226.18).

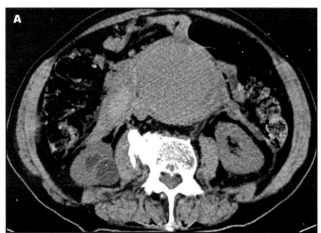
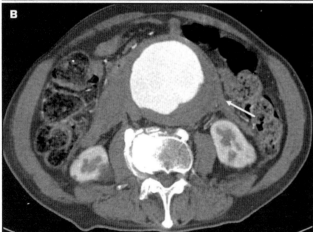

Figura 226.15. Aneurisma roto da aorta abdominal. TC bifásica. A imagem **A** corresponde à fase pré-contraste do estudo e a imagem **B**, à fase arteriográfica. Coleção ao redor da dilatação aneurismática parcialmente trombosada da aorta abdominal (seta branca) associada a material hiperdenso na fase pré-contraste (seta preta) correspondendo a hematoma agudo adjacente ao aneurisma roto.

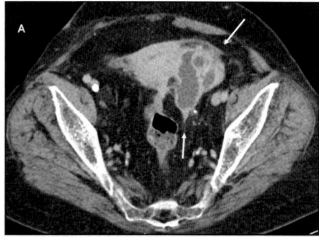
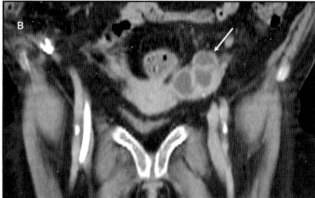

Figura 226.16. Doença inflamatória pélvica. TC no plano axial (**A**) e com reformação coronal (**B**) exibindo distensão de trompas uterinas com hiper-realce parietal e discreta infiltração dos planos adiposos adjacentes (seta branca). Paciente dialítica com dor intensa na fossa ilíaca esquerda.

Compartilhar a suspeita clínica com o médico radiologista é condição *sine qua non* para que o método possa ser maximamente utilizado, com a melhor *performance* e possibilitando a maior acurácia possível (Figura 226.19).

Já há dados que demonstram a superioridade diagnóstica da TC comparativamente com os escores clínicos específicos usados de forma isolada, na suspeita clínica de apendicite aguda, comprovando a importância diagnóstica do método e a necessidade de sua utilização sincrônica à avaliação clínica, sobretudo quando o escore clínico não é elevado. Isso porque, em princípio, quanto maior o escore, menor a dúvida diagnóstica e, portanto, menor a necessidade de sua utilização[12,13] (Figura 226.20).

A TC melhora o manejo dos pacientes com dor abdominal aguda, inclusive os pacientes idosos e com outras comorbidades que podem dificultar o diagnóstico atual, compondo uma tríade que agrega dados clínicos e laboratoriais e que resulta em menores índices de laparotomias negativas[14,16] (Figura 226.21).

No cenário do abdome agudo vascular, merece destaque a utilização da TC com contraste, utilizando-se um protocolo específico de avaliação, que permite a caracterização e o diagnóstico tanto do sítio quanto da origem – arterial ou venosa – do insulto isquêmico (Figura 226.22).

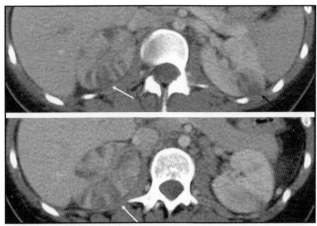

Figura 226.18. Pielonefrite com abscesso renal. TC exibindo múltiplas falhas de enchimento de aspecto triangular no rim direito (setas brancas), conferindo aspecto de nefrograma estriado, além de coleção intraparenquimatosa no rim esquerdo com realce heterogêneo, compatível com abscesso (seta preta).

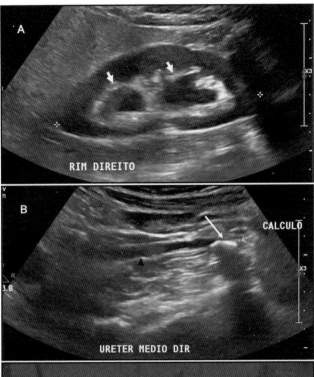

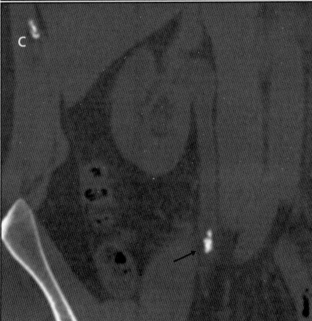

Figura 226.17. Ureterolitíase. Ultrassonografia (**A** e **B**) mostrando discreta dilatação pielocalicial direita (cabeça de setas brancas) associada a dilatação ureteral proximal (cabeça de seta preta) e cálculo no terço médio do ureter correspondente (seta branca). TC (**C**) do mesmo paciente mostrando com maior definição o que na verdade é uma fileira de pequenos cálculos no terço médio do ureter (seta preta).

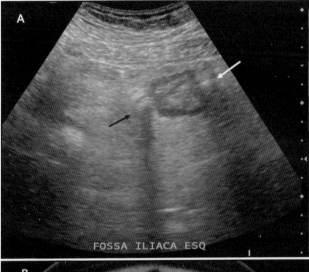

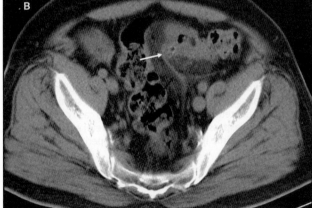

Figura 226.19. Diverticulite aguda. Ultrassonografia (**A**) mostrando focos ecogênicos no interior e junto à parede do sigmoide associados a sombra acústica posterior (setas brancas), além de infiltração difusa dos planos adiposos pericólicos. TC (**B**) exibindo paredes de sigmoide espessadas e com divertículos (seta branca), além de importante edema dos planos adiposos pericólicos adjacentes à imagem diverticular (seta preta). Ressalta-se que o diagnóstico dessa patologia é feito apenas incidentalmente na USG, sendo a TC com contraste o método de escolha para essa avaliação e pesquisa de complicações (abscessos, fístulas etc.).

Além disso, outros sinais secundários à isquemia, como ascite, pneumoperitôneo, gás nas veias porta e mesentérica e o comprometimento entérico (edema mural, pneumatose intestinal), quando presentes, por exemplo, na trombose ou isquemia mesentéricas, são prontamente identificados, auxiliando no diagnóstico final (Figura 226.23).

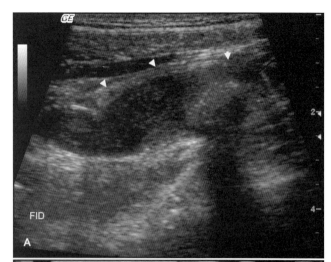

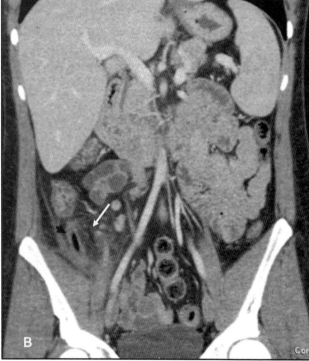

Figura 226.20. Apendicite aguda. Ultrassonografia (**A**) exibindo apêndice acentuadamente espessado, com conteúdo hipoecoico com debris, compatível com material purulento (cabeça de setas brancas), além de grande fecálito com sombra acústica posterior (seta preta). TC (**B**) mostrando outro caso com apêndice discretamente espessado (cabeça de seta preta) e com realce, associado a importante infiltração da gordura periapendicular (seta branca).

O abdome agudo obstrutivo também tem na TC seu principal método diagnóstico por imagem, considerando-se que a distensão gasosa intestinal é um fator limitante significativo para a avaliação ultrassonográfica. A TC permite, novamente, a identificação do sítio da obstrução (intestino delgado x grosso), identificação muitas vezes da etiologia e demonstração de achados adicionais e complicações relacionadas à obstrução.

Alguns trabalhos nacionais recentemente sugerem a substituição da rotina radiológica para abdome agudo, na emer-

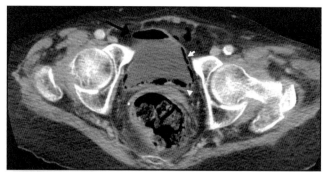

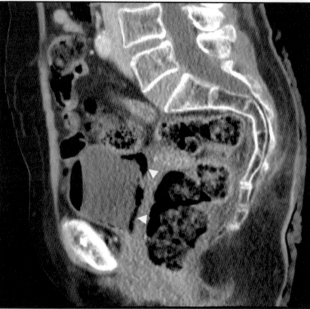

Figura 226.21. Cistite enfisematosa. TC em paciente portador de mieloma múltiplo exibindo grande quantidade de gás no interior das paredes da bexiga (cabeças de setas brancas) e livre na cavidade vesical (seta preta).

gência, por exames de TC, baseados, sobretudo, nos dados de maior sensibilidade e especificidade global, elevada resolução temporal e disponibilidade crescente[1] (Figura 226.24).

Tanto a radiografia simples quanto a TC utilizam radiação ionizante para a obtenção das imagens. Portanto, num grupo em particular de pacientes pediátricos e de gestantes, o julgamento clínico quanto à real necessidade da utilização desses métodos é muito importante. Assim, sempre que possível, uma alternativa razoável seria dar preferência à USG e à RM, métodos sem radiação ionizante, na propedêutica de investigação diagnóstica desses grupos, respeitando, assim, o princípio de segurança radiológica ALARA (*As Low As Reasonable Achievable*), minimizando a exposição radiológica.

Outro aspecto cada vez mais relevante abordado quanto à utilização da TC no contexto da urgência relaciona-se à experiência dos profissionais envolvidos no diagnóstico. A acurácia diagnóstica, segundo alguns estudos, quando se compara à *expertise* dos profissionais envolvidos, aumenta de 58% para 71% do *staff junior* em comparação com o *staff* mais experiente no cenário de abdome agudo inflamatório (apendicite aguda), trazendo impacto também nas taxas de perfuração, reduzidas no segundo grupo, provavelmente pelo diagnóstico mais precoce[11].

grande limitador do método, nesse cenário, é a presença de fisiose excessiva, que limita a identificação do apêndice cecal), com sensibilidade e especificidade similares às da TC, implicando um índice falso-negativo de laparotomias bem inferior ao obtido na utilização exclusiva de dados de exame físico[15].

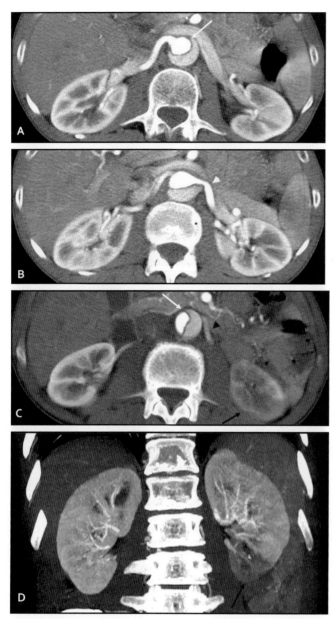

Figura 226.22. Dissecção aórtica com infarto renal segmentar. TC mostra dissecção aórtica com *flap* intimal (setas brancas). A artéria renal esquerda origina-se na luz verdadeira (cabeça de seta branca). O ramo polar inferior do rim esquerdo origina-se na luz falsa (cabeça de seta preta), determinando hipofluxo e infarto do terço inferior do rim esquerdo (setas pretas).

Ultrassonografia

A USG desempenha papel importante no contexto da urgência. Pode ser instrumento diagnóstico para avaliação de doenças relacionadas ao abdome agudo inflamatório, por exemplo, na apendicite aguda (em crianças e gestantes) e na colecistite aguda (associada ou não à doença calculosa biliar), em que tem acurácia muito alta (Figura 226.25). Por outro lado, a USG tem papel limitado na avaliação de alguns processos inflamatórios abdominais em adultos, sobretudo entéricos, bem como processos vasculares e, mais ainda, nos casos de obstrução intestinal. Alguns trabalhos mostram boa *performance* mesmo no diagnóstico da apendicite aguda (o

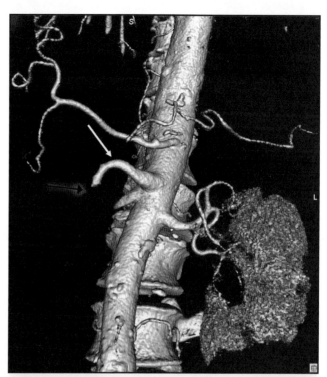
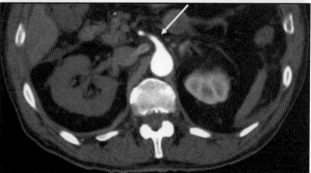
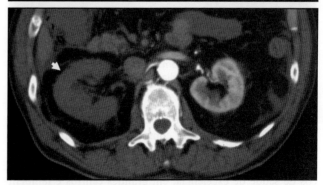

Figura 226.23. Trombose da artéria mesentérica superior. TC mostra segmento proximal pérvio da artéria mesentérica superior (setas brancas), seguido por parada súbita do enchimento pelo meio de contraste (seta preta), correspondendo à trombose. Note ausência de contraste no rim direito (cabeça de seta branca), por trombose concomitante da artéria renal direita.

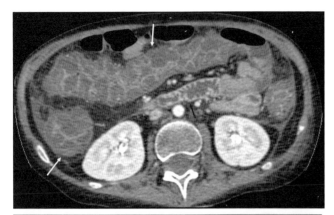

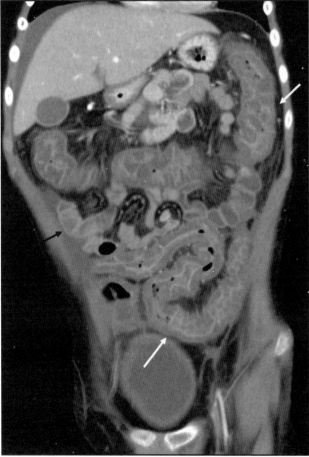

Figura 226.24. Colite pseudomembranosa. TC de abdome demonstrando espessamento parietal difuso dos cólons e hiper-realce da mucosa (setas brancas). Alças de delgado com padrão normal (seta preta). Paciente em uso de quinolona apresentando dor abdominal importante e diarreia.

A rapidez do diagnóstico, o baixo custo e a não utilização de radiação ionizante, bem como a alta disponibilidade do método, fazem com que seja um instrumento propedêutico de uso cada vez mais difundido, estando presente em serviços de saúde de excelência, em grandes centros e também em pequenos serviços distantes no interior e áreas de pouco acesso a tecnologias. A sua versatilidade permite ainda a realização de exames em serviços móveis e domiciliares com boa qualidade diagnóstica, a depender de equipamento adequado e bom treinamento profissional.

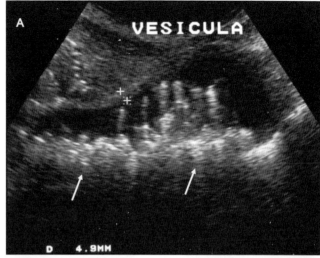

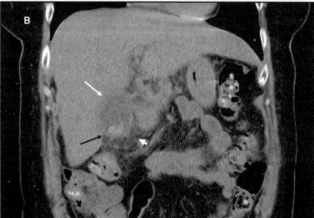

Figura 226.25. Colecistite aguda litiásica. Ultrassonografia (**A**) mostrando vesícula biliar distendida, com conteúdo hipoecoico, paredes espessadas (normal até 3 mm), além de múltiplos cálculos no interior (setas brancas) e precipitações de cristais na bile, determinando artefatos posteriores em "cauda de cometa" (cabeças de setas pretas). TC (**B**) exibindo paredes irregulares e espessadas (seta branca), cálculos (seta preta) e infiltração dos planos adiposos perivesiculares (cabeça de seta branca).

Ressalta-se, no entanto, que o mesmo baixo custo, alta disponibilidade e os "cursos de fim de semana" abrem a possibilidade de sua realização por médicos com preparo técnico insuficiente e com equipamentos muito limitados, o que reduz consideravelmente a acurácia do método. Não se deve confundir mau preparo técnico profissional, limitações técnicas de equipamentos e, ainda, má indicação de exames com a qualidade e a eficiência do método, que é, na verdade, uma ferramenta diagnóstica excepcional quando bem empregada.

Conclusão

A propedêutica por imagem do abdome agudo, seja traumático ou não traumático, tem relevância singular, dada a multiplicidade de estruturas contidas na cavidade abdominal, e agrega positivamente na avaliação clínica. Dentre os diversos métodos de imagem que podem ser utilizados, merece destaque a TC, que permite de forma rápida e assertiva uma estratificação do paciente quanto à gravidade das lesões, sobretudo das que demandam tratamento cirúrgico de urgência.

Referências bibliográficas

1. Filho EOF, Jesus PEM, D'Ippolito G, Szejnfeld J. Tomografia computadorizada sem contraste intravenoso no abdome agudo: quando e por que usar. Radiol Bras. 2006;39(1):51-62.
2. Menezes MR, Kay FU. Tomografia computadorizada multidetectores não contrastada na avaliação do abdome agudo: um novo paradigma no pronto-socorro? Radiol Bras. 2006;39(2):IV-V.
3. Lee BC, Ormsby EL, McGahan JP, Melendres GM, Richards JR. The utility of sonography for the triage of blunt abdominal trauma patients to exploratory laparotomy. AJR Am J Roentgenol. 2007;188(2):415-21.
4. Stengel D, Bauwens K, Rademacher G, Mutze S, Ekkernkamp A. Association between compliance with methodological standards of diagnostic research and reported test accuracy: meta-analysis of focused assessment of US for trauma. Radiology. 2005;236(1):102-11.
5. Silva CIS, D'Ippolito G, Rocha AJ. Trauma abdominal. In: Silva CIS, D'Ippolito G, Rocha AJ, editores. Gastrointestinal. Série Colégio Brasileiro de Radiologia e Diagnóstico por Imagem. 1ª ed. Rio de Janeiro: Elsevier; 2011. p. 641-4.
6. Willmann JK, Roos JE, Platz A, Pfammatter T, Hilfiker PR, Marincek B, et al. Multidetector CT: detection of active hemorrhage in patients with blunt abdominal trauma. AJR Am J Roentgenol. 2002;179(2):437-44.
7. Silva CIS, D'Ippolito G, Rocha AJ. Trauma urológico. In: Silva CIS, D'Ippolito G, Rocha AJ, editores. Série Colégio Brasileiro de Radiologia e Diagnóstico por Imagem. Rio de Janeiro: Elsevier; 2013. p. 667-92.
8. Soto JA, Anderson SW. Multidetector CT of blunt abdominal trauma. Radiology. 2012;265(3):678-93.
9. Gore RN, Levine MS. Textbook of gastrointestinal radiology. 3ª ed. Philadelphia: Saunders; 2008. p. 2417-27.
10. Rodriguez C, Barone JE, Wilbanks TO, Rha CK, Miller K. Isolated free fluid on computed tomographic scan in blunt abdominal trauma: a systematic review of incidence and management. J Trauma. 2002;53(1):79-85.
11. Fornell Pérez R. Focused assessment with sonography for trauma (FAST) versus multidetector computed tomography in hemodynamically unstable emergency patients. Radiologia. 2017;59(6):531-4.
12. Rhea JT, Halpern EF, Ptak T, Lawrason JN, Sacknoff R, Novelline RA. The status of appendiceal CT in an urban medical center 5 years after its introduction: experience with 753 patients. AJR Am J Roentgenol. 2005;184(6):1802-8.
13. Nelson DW, Causey MW, Porta CR, McVay DP, Carnes AM, Johnson EK, et al. Examining the relevance of the physician's clinical assessment and the reliance on computed tomography in diagnosing acute appendicitis. Am J Surg. 2013;205(4):452-6.
14. Strömberg C, Johansson G, Adolfsson A. Acute abdominal pain: diagnostic impact of immediate CT scanning. World J Surg. 2007;31(12):2347-54.
15. Park JS, Jeong JH, Lee JI, Lee JH, Park JK, Moon HJ. Accuracies of diagnostic methods for acute appendicitis. Am Surg. 2013;79(1):101-6.
16. Krajewski S, Brown J, Phang PT, Raval M, Brown CJ. Impact of computed tomography of the abdomen on clinical outcomes in patients with acute right lower quadrant pain: a meta-analysis. Can J Surg. 2011;54(1):43-53.
17. MacKersie AB, Lane MJ, Gerhardt RT, Claypool HA, Keenan S, Katz DS, et al. Nontraumatic acute abdominal pain: unenhanced helical CT compared with three-view acute abdominal series. Radiology. 2005;237(1):114-22.
18. Leschka S, Alkadhi H, Wildermuth S, Marincek B. Multidetector computed tomography of acute abdomen. Eur Radiol. 2005;15(12):2435-47.
19. Stoker J, van Randen A, Laméris W, Boermeester MA. Imaging patients with acute abdominal pain. Radiology. 2009;253(1):31-46.
20. Kroczek EK, Wieners G, Steffen I, Lindner T, Streitparth F, Hamm B, et al. Non-traumatic incidental findings in patients undergoing whole-body computed tomography at initial emergency admission. Emerg Med J. 2017;34(10):643-6.

227
O PAPEL DA IMAGEM NAS EMERGÊNCIAS NEUROLÓGICAS

Fabrício Guimarães Gonçalves
Lázaro Luis Faria do Amaral

A neuroimagem é uma ferramenta de diagnóstico fundamental em situações de emergência/urgência neurológica. As principais situações de emergência/urgência neurológica tratadas neste capítulo são (em ordem alfabética): acidente vascular cerebral (AVC), amnésia global transitória, aneurisma roto, anisocoria, aumento da pressão intracraniana, cefaleia, convulsão e epilepsia, concussão, *delirium*, diplopia, edema cerebral, hematoma epidural, hematoma subdural, hemorragia intraparenquimatosa, infarto cerebral, hidrocefalia, lesão axonal difusa (LAD), lombalgia, paralisia facial (paralisia de Bell), ptose palpebral, síncope, síndrome da cauda equina, síndrome de Guillain-Barré, tontura e vertigem e traumatismo cranioencefálico.

Este capítulo enfatiza os princípios básicos e considerações-chave para se requisitar e interpretar os principais achados de neuroimagem. Os temas de maior relevância na prática neurológica serão tratados em maior profundidade, a saber:

- Acidente vascular cerebral, por ser uma das principais causas de morte em todo o mundo[1];
- Cefaleia e lombalgia, por serem dois dos principais motivos de procura de serviços médicos[2,3];
- Convulsões e epilepsia, por serem condições muito comuns na prática neurológica emergencial e fonte de impacto social e financeiro consideráveis tanto individualmente quanto em relação à saúde pública[4];
- Trauma cranioencefálico, por ser umas das principais causas de morbidade e mortalidade em todos os grupos etários e a principal causa de morte em pacientes com menos de 30 anos[5].

Acidente vascular cerebral

"Acidente vascular cerebral" é um termo inespecífico que usualmente denota um déficit agudo em uma função neurológica, que pode ser decorrente da perda ou comprometimento do suprimento sanguíneo para uma área cerebral (acidente vascular cerebral isquêmico – AVCI) (Figura 227.1) ou de uma hemorragia intraparenquimatosa (acidente vascular cerebral hemorrágico – AVCH) (Figura 227.2).[6].

O diagnóstico do AVC é usualmente clínico. É fundamental que o diagnóstico dos acidentes vasculares encefálicos (AVEs) seja feito de forma rápida, a fim de se reduzir a morbimortalidade. Pacientes com suspeita de AVCI necessitam de estudo de imagem para determinar se existe outra causa neurológica para a perda funcional além da isquemia, como um tumor, ou para identificar a presença de sangue e para distinguir infartos cerebrais hemorrágicos dos não hemorrágicos. A presença ou não de hemorragia pode determinar se a terapia trombolítica será ou não instituída[7].

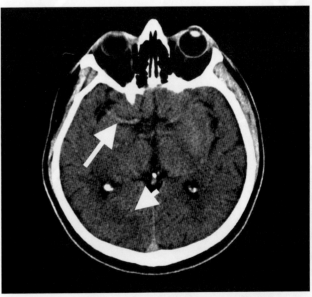

Figura 227.1. Imagem de TC do encéfalo sem contraste ao nível das porções proximais das artérias cerebrais médias. Note o aspecto hiperdenso do segmento proximal da artéria cerebral média direita compatível com o sinal da artéria cerebral média densa (seta). Já é possível notar alterações na densidade do parênquima cerebral compatíveis com lesão isquêmica recente nesse paciente do sexo masculino de 65 anos, com placas ulceradas no bulbo carotídeo direito.

A maioria dos AVCs é isquêmica. A maioria dos AVCIs é embólica, e a maioria dos êmbolos é originada da artéria carótida interna, mais comumente de sua bifurcação (Figura 227.1). Além disso, os êmbolos podem ser originários do coração e do arco aórtico. Outra causa de infarto é a trombose, que representa oclusão *in situ* das artérias carótidas, do sistema vertebrobasilar ou da circulação intracerebral[8].

A maioria dos AVCs é inicialmente avaliada por imagem por meio de tomografia computadorizada (TC) sem contraste do encéfalo, dentro de 24 horas do início dos sintomas, principalmente por sua disponibilidade. Achados de tomografia podem estar presentes imediatamente após um acidente vascular encefálico hemorrágico (AVEH) e dentro de horas após o início de sintomas dos AVCIs[9].

Exames de ressonância magnética (RM) do encéfalo têm se tornado cada vez mais disponíveis para o diagnóstico precoce dos AVCs. Imagens ponderadas em difusão são as mais sensíveis e relativamente mais específicas para se detectar infarto precoce (Figura 227.3), com a capacidade de se detectarem alterações dentro de 20 a 30 minutos após o início do evento[10,11]. As imagens de RM são capazes de estadiar as hemorragias com base nas alterações químicas que ocorrem na molécula de hemoglobina à medida que a hemorragia evolui[12].

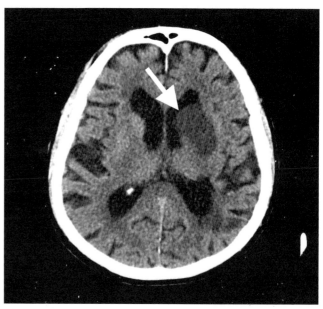

Figura 227.2. Imagem de TC do encéfalo sem contraste ao nível dos gânglios da base em uma paciente de 92 anos com história de perda da força motora à direita há 5 horas. Hipodensidade envolvendo a cabeça do núcleo caudado e porções do núcleo lentiforme à esquerda (seta), compatível com infarto agudo no território de irrigação da artéria cerebral média esquerda.

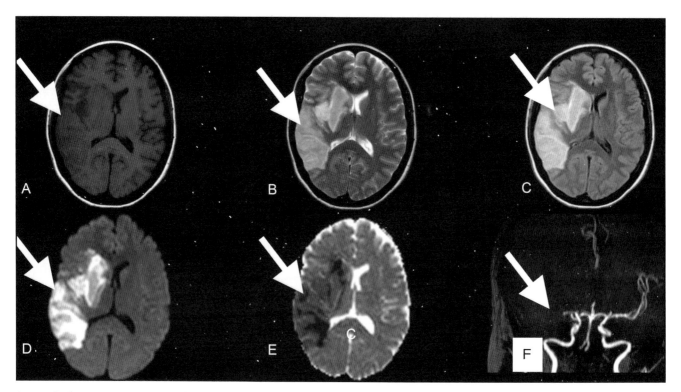

Figura 227.3. Imagens selecionadas de um estudo de RM de um paciente do sexo masculino de 37 anos, portador de fibrilação atrial, com quadro de hemiparesia súbita à esquerda. Imagens axiais ponderadas em T1 (**A**), T2 (**B**) e FLAIR demonstrando extensas alterações parenquimatosas que envolvem gânglios da base e os lobos frontal e parietal direitos (setas). Note que a extensa área com sinal anormal apresenta alto sinal na imagem ponderada em difusão (**D**) e baixo sinal no mapa de coeficiente de difusão aparente (**E**), denotando restrição verdadeira do movimento livre das moléculas da água, achados compatíveis com extenso infarto agudo no território de irrigação da artéria cerebral média direita (setas). Em (**F**), imagem de angiorressonância magnética *time-of-flight* reformatada no plano coronal demonstrando oclusão do segmento proximal da artéria cerebral média direita (seta).

Acidentes vasculares cerebrais isquêmicos

A doença tromboembólica consequente à aterosclerose é a causa principal de AVCIs. A origem dos êmbolos pode ser decorrente de debris ateromatosos, estenose arterial e oclusão ou de um êmbolo originário do arco aórtico ou de câmaras cardíacas esquerdas, como nos casos de fibrilação atrial[13].

Áreas de território divisor de águas (*watershed*) são os territórios arteriais distais que representam a junção entre áreas irrigadas pelos principais vasos intracerebrais, tais como as regiões entre artérias cerebrais anteriores e artérias cerebrais médias, e entre as artérias cerebrais médias e as artérias cerebrais posteriores. A redução do fluxo sanguíneo por qualquer razão afeta principalmente os territórios divisores de águas, que são áreas mais suscetíveis à isquemia[14].

O achado tomográfico mais comum de um infarto cerebral é uma tomografia normal, quando a lesão ocorre em menos de 24 horas do início dos sintomas. Se múltiplos territórios são envolvidos, a hipótese de lesões embólicas ou vasculite deve ser aventada como causa da isquemia. Se a lesão cruza ou se localiza entre territórios vasculares, hipotensão e hipoperfusão tecidual podem ser as causas da isquemia, nesse caso um infarto do tipo divisor de águas (*watershed*).

Como reconhecer acidentes vasculares cerebrais isquêmicos

À tomografia, os achados dependerão do tempo decorrido entre o início dos sintomas e a aquisição das imagens:
- Entre 12 e 24 horas:
  - Áreas indistintas de baixa atenuação/densidade no território vascular;
- Acima de 24 horas:
  - A lesão se torna mais circunscrita e melhor definida com efeito de massa;
  - O pico de efeito de massa é atingido entre três e cinco dias, e usualmente desaparece ao final de duas a quatro semanas;
- Acima de 72 horas:
  - Apesar de o contraste endovenoso iodado ser raramente usado nos casos de infarto cerebral, realce tipicamente ocorre quando o efeito de massa está desaparecendo;
  - Após quatro semanas, o efeito de massa desaparece e a área infartada se torna uma lesão de baixa densidade, sem realce pelo meio de contraste.

Acidente vascular encefálico hemorrágico

A hemorragia representa aproximadamente 15% dos AVEs[15]. Além disso, a hemorragia está associada com maior morbidade e mortalidade do que os eventos isquêmicos. De acordo com a localização, os eventos hemorrágicos podem estar localizados no parênquima cerebral ou no espaço subaracnóideo.

Na maioria dos casos, os AVEHs estão associados com hipertensão arterial. Cerca de 60% das hemorragias hipertensivas ocorrem nos gânglios da base. Outras áreas comumente envolvidas são: tálamo, ponte e cerebelo[16].

Como reconhecer hemorragias intracerebrais

Sangue fresco extravasado para o parênquima cerebral com hematócrito normal será visível como um material de alta densidade nas imagens tomográficas do encéfalo imediatamente após o evento. A alta densidade é atribuível ao material proteico do sangue, principalmente a hemoglobina.

Extravasamento de sangue para o sistema ventricular pode ocorrer nos casos de hemorragias hipertensivas. À medida que o coágulo começa a se formar, o sangue se torna mais denso, processo que dura cerca de três dias. Em decorrência da desidratação do coágulo após o terceiro dia, a lesão diminui de densidade e se torna invisível no decorrer de várias semanas. O coágulo perde densidade de forma centrípeta, como se fosse encolher. Ao redor de dois meses, uma pequena hipodensidade pode permanecer.

Nas imagens de RM, as alterações na aparência da hemorragia no decorrer do tempo são mais dramáticas. Além disso, a RM é mais sensível aos efeitos das alterações que ocorrem na hemoglobina, tanto em sua porção proteica quanto em sua porção férrica nos dias e semanas que sucedem uma hemorragia aguda. A Tabela 227.1 traz um resumo de tais alterações.

Tabela 227.1. Alterações na aparência/sinal do sangue no decorrer do tempo nos exames de ressonância magnética

Fase	Tempo	T1	T2
Hiperaguda	< 24 horas	Isointenso	Hiperintenso
Aguda	1 a 3 dias	Isointenso	Hipointenso
Subaguda precoce	3 a 7 dias	Hiperintenso	Hipointenso
Subaguda tardia	7 a 14 dias	Hiperintenso	Hiperintenso
Crônica	> 14 dias	Hipointenso	Hipointenso

Amnésia global transitória

A amnésia global transitória é uma síndrome caracterizada por amnésia anterógrada súbita de menos de 24 horas de duração, sem outros sintomas neurológicos. Os exames de TC são quase sempre negativos. O exame de RM do encéfalo é o método de imagem de escolha, principalmente se forem utilizadas imagens ponderadas em difusão (Figura 227.4)[17], e o melhor momento para se identificarem as anormalidades à difusão é 48 horas após o início dos sintomas[18]. Imagens ponderadas em difusão adquiridas no plano coronal e com cortes finos também são bastante úteis para identificar essas lesões (Figura 227.5).

Aneurisma roto

Os aneurismas do sistema nervoso central (SNC) mais frequentes são os saculares (Figura 227.6), que se desenvolvem em decorrência de uma fraqueza congênita na pa-

SEÇÃO XXVI – DIAGNÓSTICO POR IMAGEM

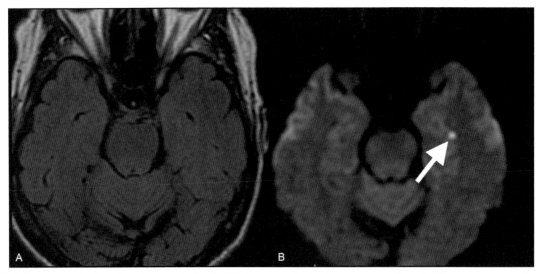

Figura 227.4. Imagens selecionadas de um estudo de RM de um paciente do sexo masculino de 58 anos, com quadro de amnésia global transitória. (**A**) Imagem FLAIR no plano axial ao nível dos hipocampos sem alterações significativas. (**B**) Imagem ponderada em difusão no mesmo nível demonstrando um pequeno foco hiperintenso na porção lateral da cabeça do hipocampo esquerdo. As imagens de ressonância foram adquiridas 48 horas após o início dos sintomas, uma vez que a tomografia e a RM obtidas 2 horas após o início do quadro clínico eram normais.

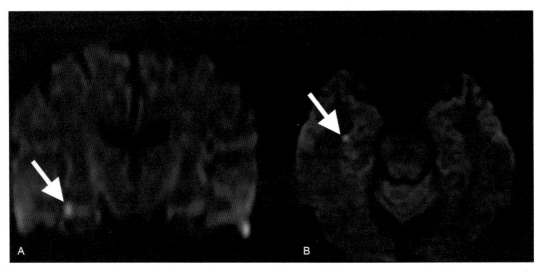

Figura 227.5. Imagens ponderadas em difusão nos planos coronal (**A**) e axial (**B**) em um paciente de 59 anos com quadro de amnésia global transitória. Note que o pequeno foco de alteração de sinal no hipocampo direito é visto com mais detalhe no plano coronal (seta) na imagem (**A**) do que na imagem (**B**).

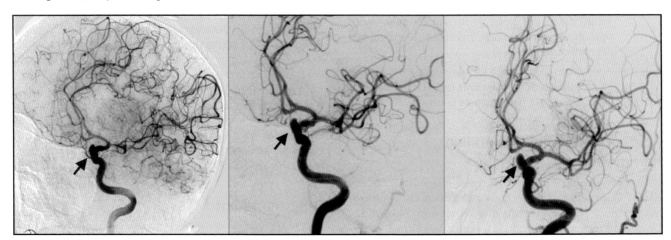

Figura 227.6. Imagens de um exame de angiografia arterial com subtração digital demonstrando um aneurisma carotídeo supraclinoide (setas).

rede arterial, usualmente nos sítios de bifurcação arterial dos vasos do polígono de Willis, na base do crânio[19]. O envelhecimento e a hipertensão exercem papel importante no crescimento dos aneurismas. É importante salientar que os aneurismas maiores tendem a sangrar mais frequentemente do que os aneurismas de menores dimensões[20].

O objetivo é o de descobrir e tratar o aneurisma antes que ocorra um sangramento maciço. Em alguns estudos, 7 mm foi o tamanho crítico para ruptura[21,22]. A história clássica de um paciente vítima da ruptura de um aneurisma é: "doutor, hoje tive a pior dor de cabeça da minha vida". Quando os aneurismas se rompem, material hemorrágico entra no espaço subaracnóideo. A ruptura de um aneurisma é a principal causa não traumática de hemorragia subaracnóidea, que representa 80% dos casos[23]. Outras causas de hemorragia subaracnóidea são: trauma, malformações arteriovenosas, angiopatia amiloide, tumores, aneurisma micótico ou dissecção de um hematoma parenquimatoso para o espaço subaracnóideo[24].

Atualmente, a maioria dos aneurismas pode ser detectada por angiografia por tomografia ou RM. Exames de angiotomografia arterial devem ser adquiridos usando injeção de contraste iodado por meio de bombas injetoras. O uso de bombas injetoras propicia rápida injeção em *bolus* de contraste. Além disso, são necessários aparelhos de TC capazes de adquirir rapidamente os dados, algoritmos computacionais especiais e técnicas de pós-processamento, que têm a função de ressaltar os vasos e, se necessário, demonstrá-los em três dimensões.

Exames de angiografia por RM são rotineiramente realizados sem contraste, usando técnica de *time-of-flight*. Essa técnica mostra o fluxo sanguíneo arterial com alto sinal (cor branca). Por meio do pós-processamento informatizado dessas imagens, podem ser geradas reconstruções tridimensionais.

Como reconhecer uma hemorragia subaracnóidea decorrente de aneurismas rotos

Nos exames de TC, o sangue agudo tem alta densidade e pode ser identificado no interior dos sulcos e cisternas da base. Se o material hemorrágico estiver localizado na fissura inter-hemisférica, a região da foice pode se tornar hiperdensa, alargada e com margens irregulares. Geralmente, o local de maior concentração de sangue indica o local mais provável da ruptura aneurismática (Figura 227.7). A RM na sequência FLAIR tem importante papel na identificação de hemorragia subaracnóidea, principalmente quando de pequena monta, sendo nesse aspecto mais sensível do que a TC.

Anisocoria

A avaliação por neuroimagem depende da causa subjacente da anisocoria. A anisocoria secundária à síndrome de Horner é preferencialmente avaliada por RM do encéfalo, angiorressonância, angiotomografia ou ultrassonografia com Doppler, dependendo do tipo de síndrome de Horner (central, pré-ganglionar ou pós-ganglionar).

Casos de paralisia do nervo oculomotor com envolvimento pupilar devem ser encarados como de origem compressiva, seja por uma massa ou por um aneurisma sacular comprimindo o nervo. Pacientes nesses casos são preferencialmente avaliados por RM do encéfalo e angiorressonância magnética arterial cerebral.

Aumento da pressão intracraniana

A pressão intracraniana é a tensão dentro da calota craniana. Normalmente, a pressão intracraniana em adultos varia de 5 a 10 mmHg, em crianças, de 3 a 7 mmHg e em lactentes,

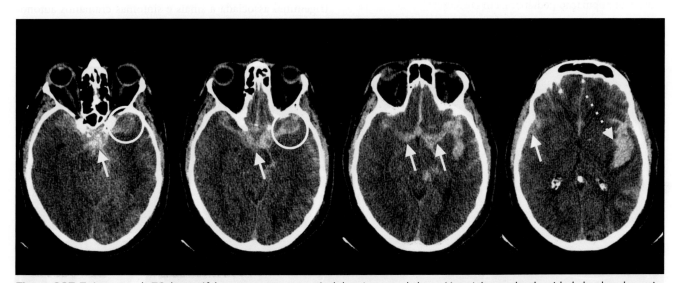

Figura 227.7. Imagens de TC do encéfalo sem contraste ao nível das cisternas da base. Material com alta densidade banhando as cisternas da base e fissuras sylvianas, principalmente à esquerda (setas), compatível com hemorragia subaracnóidea. Acúmulo de sangue perisilviano à esquerda, com discreto edema perilesional, compatível com dissecção para o parênquima cerebral (seta descontínua). Note a estrutura nodular ovalar menos densa que o material hemorrágico adjacente compatível com o aneurisma roto (círculos).

de 1,5 a 6 mmHg. O aumento da pressão intracraniana pode ser definido quando a pressão for maior que 20 a 25 mmHg. Em condições normais, a pressão dentro do espaço craniano está em equilíbrio. Se a pressão de um constituinte aumentar, a compensação ocorre (até um ponto) pela redução no volume de outro constituinte. Isso geralmente envolve deslocamentos de liquor e sangue venoso para fora do crânio para compensar o volume adicionado. Uma vez que essa reserva compensatória é esgotada, a pressão aumenta e alterações parenquimatosas podem ocorrer e até resultar em herniações[25].

Várias condições causam aumento na pressão intracraniana, por exemplo, hidrocefalia, tumores, infecções, trauma, causas cerebrovasculares, alterações tóxico-metabólicas, *status epilepticus*, desproporção craniocerebral, lesões do desenvolvimento e hipertensão intracraniana idiopática[25].

Alguns sinais clínicos de aumento da pressão intracraniana são: alteração no nível de consciência, vômitos, distúrbios visuais, diplopia, paralisia de nervos cranianos, meningismo, papiledema, cefaleia e diplopia. Ocasionalmente, pode ser muito difícil excluir clinicamente o aumento da pressão intracraniana. O diagnóstico precoce de aumento da pressão intracraniana é importante, pois o atraso no diagnóstico pode aumentar a morbidade, e condutas inadequadas (por exemplo, punção lombar) podem piorar a condição do paciente[25].

Achados de imagem relacionados a aumento da pressão intracraniana incluem: perda da diferenciação entre córtex e substância branca, herniações do parênquima encefálico, desvio da linha média, deslocamento da haste hipofisária, diminuição do espaço mamilo-pontino, retificação e/ou inversão da papila do nervo óptico, ventrículos laterais pequenos, terceiro ventrículo em fenda e ausência ou apagamento de sulcos cerebrais (Figura 227.8).

Cefaleia

A cefaleia é uma das condições mais frequentes da raça humana, com prevalência estimada em até 60% em toda a vida, e na população pediátrica, em até 83%[26,27].

A grande maioria dos exames de imagem para avaliar pacientes com cefaleia isolada (não acompanhada de outros achados neurológicos) é negativa em mostrar achados capazes de explicar sua causa[28,29].

A cefaleia crônica diária representa uma série de distúrbios caracterizados pela ocorrência de dores com duração de 15 ou mais dias por mês[30]. Em indivíduos adultos e pediátricos com enxaqueca crônica, sem alterações recentes no padrão de ataque, história de convulsões ou outros sintomas focais, sintomas neurológicos ou sinais, exames de neuroimagem geralmente não trazem informações relevantes[31-33].

A cefaleia pode ser um dos sintomas de tumores cerebrais em até 48% dos pacientes de qualquer idade[34] e em até 60% em pacientes pediátricos[35]. Em pacientes portadores de neoplasia ou suspeita de tumor com queixa de cefaleia, a RM com contraste é o estudo de escolha. Se houver contraindicações para a RM, a TC com contraste é uma boa alternativa. Em crianças, se a RM do encéfalo for positiva para tumores cerebrais, particularmente da fossa posterior, é essencial estudar também todo o neuroeixo para excluir disseminação metastática.

Nos casos de cefaleia severa súbita do tipo *thunderclap headache*, habitualmente referida pelos pacientes como "a pior cefaleia de suas vidas", deve-se excluir hemorragia subaracnóidea por ruptura de aneurisma ou menos provavelmente por uma malformação arteriovenosa. Nesses casos, o método de imagem de escolha é a TC sem contraste[36]. Se a TC for negativa, uma punção lombar deve ser feita[37,38]. Nos casos confirmados, deve-se prosseguir a investigação com angiorressonância, angiotomografia e/ou angiografia convencional objetivando detectar o provável sítio de hemorragia[39].

Cefaleia unilateral súbita severa em pacientes jovens, particularmente quando irradiada para o pescoço e acompanhada por síndrome de Horner ipsilateral, pode ser decorrente de dissecção arterial carotídea ou vertebral. Angiotomografia e angiorressonância das artérias cervicais possuem sensibilidade e especificidade semelhantes para a detecção de dissecção craniocervical arterial[40].

Cefaleia autonômica trigeminal é um grupo de distúrbios primários caracterizados por dor unilateral na distribuição trigeminal associada a sinais e sintomas cranianos autonômicos ipsilaterais. O componente mais comum desse grupo é a cefaleia em *cluster*, cujo diagnóstico é clínico. Como existe

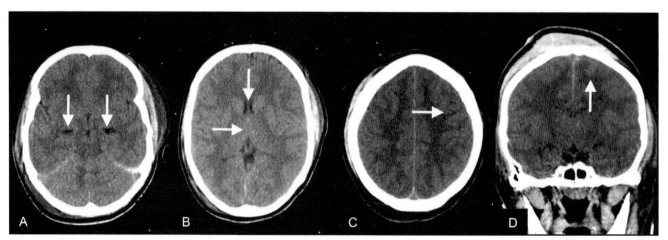

Figura 227.8. Imagens selecionadas de um estudo de TC do encéfalo de um paciente de 45 anos vítima de atropelamento. Note em (**A**) leve ectasia dos cornos temporais (setas), em (**B**) ventrículos laterais e terceiro ventrículo em fenda (setas), em (**C**) e (**D**) apagamento difuso de sulcos na convexidade (setas), achados compatíveis com aumento da pressão intracraniana.

uma associação inusitada desse tipo de cefaleia com macroadenomas hipofisários, que podem ser encontrados em 5% a 10% dos casos, a ressonância do encéfalo com contraste com ênfase na hipófise é indicada pelo menos uma vez na vida de cada indivíduo. Não há papel relevante para os estudos de angiografia nos casos de cefaleia em *cluster*.

Neuralgia do trigêmeo é também uma entidade de diagnóstico clínico. Nos casos de neuralgia refratária à terapia médica, exames de imagem são indicados para identificar uma etiologia estrutural e são positivos em até 15% dos casos. A RM do encéfalo com contraste, imagens de alta resolução com efeito cisternográfico como o 3D-CISS, angiorressonância e angiotomografia cerebrais podem ser utilizadas para excluir neoplasia subjacente, esclerose múltipla (Figura 227.9) ou compressão vascular.

Um amplo espectro de doenças pode afetar a base do crânio, incluindo processos infecciosos, inflamatórios, benignos ou malignos e neoplásicos primários ou secundários. Perda visual, dor periorbital ou facial e oftalmoplegia são os sintomas iniciais da síndrome do ápice orbitário. Dor periorbital é um critério de diagnóstico para a síndrome de Tolosa-Hunt, já a oftalmoplegia dolorosa, para pseudotumor orbitário. Uma vez que a patologia subjacente pode ser infecciosa, inflamatória, vascular ou neoplásica, RM com contraste do encéfalo e das órbitas são os procedimentos preferidos nesse contexto. A TC está indicada nos casos de trauma, para avaliar o envolvimento ósseo ou quando a RM é contraindicada ou indisponível.

Cefaleia de origem rinogênica é bastante comum, sendo uma das principais causas de cefaleia isolada[41]. Nos casos de complicações intracranianas de doença sinusal, a RM do encéfalo com contraste está indicada. Nas suspeitas de cefaleia rinogênica com quadro clínico sugestivo de doença sinonasal, a TC sinusal pode ser apropriada, pois pode alterar o tratamento[42]. Nos casos de cefaleia rinogênica não relacionada a processo inflamatório/infeccioso sinusal, exames de imagem podem ser úteis para avaliar variações anatômicas que podem causar cefaleia rinogênica, como desvio septal nasal, concha bolhosa e células de Haller[43].

Algumas condições oromaxilofaciais, tais como impactação ou infecção dentárias, distúrbios da articulação temporomandibular e neuralgia do trigêmeo, podem cursar com cefaleia e dor facial. Para excluir distúrbios tratáveis e lesões

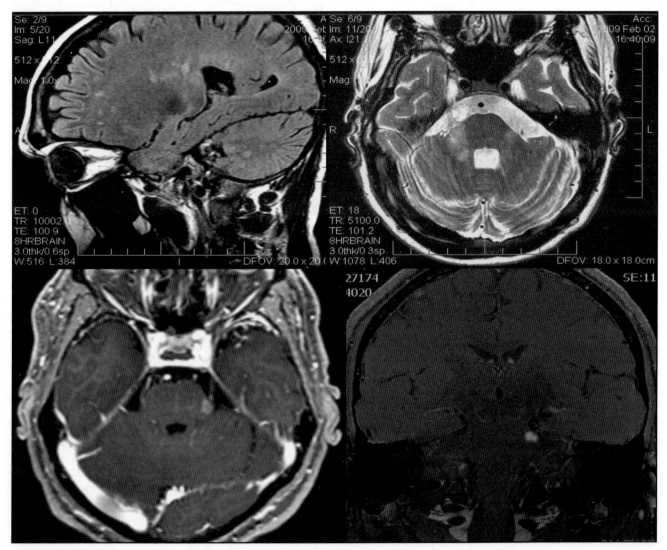

Figura 227.9. Paciente com esclerose múltipla com história de neuralgia do trigêmeo bilateral (crônica à direita e aguda à esquerda). Há dois anos a paciente apresentou neuralgia à direita, já tratada e resolvida, e agora apresenta novo episódio de dor aguda à esquerda. Note as placas desmielinizantes nas emergências de ambos os nervos trigêmeos, com sinais de atividade à esquerda (setas).

ósseas e avaliar complicações como abscesso e osteomielite, a TC com contraste é geralmente indicada. Em alterações relacionadas a um desarranjo interno e a inflamação da articulação temporomandibular, a RM está indicada[44].

Pacientes com idade acima de 55 anos com cefaleia temporal de início recente, particularmente com artérias temporais superficiais sensíveis, devem ser estudados para a arterite temporal de células gigantes[45]. Exames de RM permitem o diagnóstico de arterite temporal com alta sensibilidade e especificidade[46] e, por meio de exames de angiorressonância, pode-se documentar alterações luminais arteriais[47].

Indivíduos imunossuprimidos ou pacientes portadores de neoplasias têm maior risco de infecções, linfoma, leucemia e outras complicações relacionadas à terapia imunossupressora. Por esse motivo, exames de RM ou TC do encéfalo com contraste estão indicados nesse grupo de pacientes quando se suspeita de infecção ou neoplasia.

Cefaleia, febre e alteração da consciência ou do comportamento, acompanhadas ou não de rigidez de nuca, são sintomas de infecções do SNC. Além da punção lombar, exames de imagem do encéfalo estão indicados para o diagnóstico e para detectar complicações. A RM do encéfalo com contraste é o método de imagem mais sensível e específico para detectar encefalite e complicações relacionadas à meningite e coleções purulentas intracranianas. A TC do encéfalo pode ser útil quando uma ressonância estiver contraindicada ou indisponível. A RM com imagens ponderadas em difusão é de suma importância, pois é muito sensível para detecção de abscessos (Figura 227.10) e alterações precoces de encefalites[48].

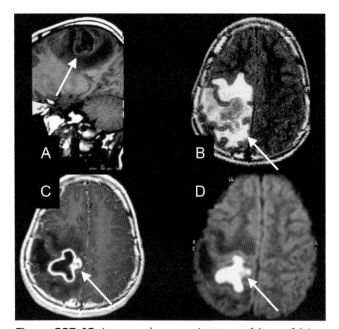

Figura 227.10. Imagens de um paciente com febre, cefaleia e convulsões de início recente após tratamento cirúrgico de um abscesso periapical. (**A**) Note a lesão irregular com conteúdo hipointenso e paredes discretamente hiperintensas em T1 (seta). (**B**) Extenso edema vasogênico circundando a lesão, que tem alto sinal nas imagens ponderadas em T2 (seta). (**C**) Após a injeção de contraste é possível visualizar nitidamente a cápsula da lesão (seta), que é fina, delimitando um material que não capta o meio de contraste. (**D**) O material no interior da cápsula (debris purulento) tem alto sinal típico nas imagens ponderadas em difusão (seta).

A cefaleia é um sintoma cardinal de aumento da pressão intracraniana, principalmente se for mais exacerbada pela manhã e acompanhada de náuseas, vômitos e papiledema. Nesse contexto, o diagnóstico diferencial é bastante amplo e inclui qualquer lesão expansiva como abscesso, tumores primários ou metastáticos, hematoma, edema cerebral, hidrocefalia comunicante ou obstrutiva, hipertensão intracraniana idiopática, trombose venosa dural (Figura 227.11) e condições associadas a aumento da produção de liquor. Para avaliação de casos de aumento da pressão intracraniana, a RM do encéfalo com contraste é o estudo de imagem de escolha. A TC do encéfalo pode ser utilizada se a ressonância estiver contraindicada ou não disponível. É importante salientar que nesse grupo de pacientes a cefaleia pode estar acompanhada de convulsões, distúrbios visuais, papiledema, déficits neurológicos focais e estado de consciência alterado.

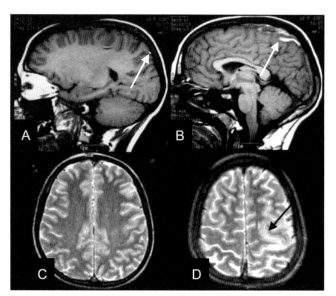

Figura 227.11. Trombose aguda do seio sagital superior e de algumas veias corticais (setas brancas) em (**A**) e (**B**) acompanhada de edema de porções do lobo frontal esquerdo, compatível com alterações isquêmicas (seta preta) em (**D**).

Concussão

A concussão é definida de forma variável, geralmente tida como um prejuízo de curta duração do nível de consciência ou de outra função neurológica resultante do traumatismo cranioencefálico ou em qualquer outra parte do corpo com a força transmitida à cabeça[49,50].

O termo "concussão" é ocasionalmente usado na literatura esportiva como sinônimo de "traumatismo cranioencefálico leve". Traumatismo cranioencefálico leve propriamente dito é um termo mais prevalente na literatura, definido como traumatismo não penetrante que resulta em confusão, desorientação, perda de consciência não superior a 30 minutos de duração, amnésia pós-traumática não superior a 24 horas de duração e/ou sinais neurológicos focais ou convulsão e pontuação na Escala de Coma de Glasgow de 13 a 15[51].

Em outros casos, "concussão" representaria um subtipo de traumatismo localizado na extremidade mais branda do espectro de traumatismo cranioencefálico leve, com estudos convencionais de TC e de RM com achados normais.

A maioria das principais diretrizes indica que a TC do encéfalo deve ser realizada nos casos de perda da consciência entre 30 segundos e 1 minuto, alteração do nível de consciência prolongada, cefaleia intensa, déficit neurológico focal ou convulsão ou nos casos de progressão dos sintomas.

O exame de TC é o método de imagem de escolha pela alta disponibilidade, velocidade na aquisição de imagens e alta sensibilidade para detectar fraturas ósseas e hemorragia intracraniana aguda. Estima-se que entre 5% e 30% dos pacientes com traumatismo cranioencefálico leve apresentam hemorragia intracraniana na TC inicial. Os estudos de imagem convencionais do encéfalo nos casos de concussões esportivas são normais na grande maioria dos casos[49,52].

Estudos de RM apresentam sensibilidade superior aos da TC para identificação de LAD hemorrágica, pequenas contusões e pequenas coleções extra-axiais[53,54]. Apesar de sua maior sensibilidade, a RM cerebral não é o estudo mais apropriado para a avaliação inicial de casos de concussão/traumatismo cranioencefálico leve.

Diretrizes atuais preconizam que a RM tem papel importante na avaliação do paciente com traumatismo subagudo/crônico com sintomas ou déficits persistentes. Imagens de gradiente-eco ponderadas em T2 e de suscetibilidade magnética são altamente sensíveis na detecção de lesões axonais difusas hemorrágicas[55,56]. Apesar de sua alta sensibilidade e das informações clinicamente relevantes fornecidas pela RM, o seu uso rotineiro pode ser proibitivamente caro.

Técnicas não convencionais (avançadas) de RM como as imagens de tensor de difusão podem ser usadas para quantificar a integridade da substância branca em todo o cérebro. Muitos estudos têm demonstrado diferenças entre grupos de pacientes nos parâmetros de tensor de difusão entre pacientes de traumatismo cranioencefálico leve e controles[57]. O desafio atual é demonstrar que parâmetros de imagens de tensor de difusão possam ser usados como biomarcadores prognósticos individuais no paciente com traumatismo cranioencefálico[58].

A RM funcional baseia-se no efeito dependente do nível de oxigênio do sangue, no qual a atividade neuronal regional aumentada extrai sangue rico em oxigênio, cuja presença pode ser detectada com sequências especializadas[59]. Vários estudos funcionais baseados em tarefas demonstraram ativação aumentada sem desempenho significativamente pior, sugerindo que alguns cérebros de pacientes pós-trauma leve trabalham mais para executar uma tarefa simples em um nível satisfatório.

Vários estudos de espectroscopia de prótons do cérebro em traumatismo cranioencefálico (leve a grave) demonstraram redução dos picos de N-acetilaspartato, que é um marcador de integridade neuronal[60,61].

Redução do fluxo sanguíneo e do volume sanguíneo pode ser observada nas contusões cerebrais agudas/subagudas, utilizando técnicas de imagem de perfusão[62]. Um achado mais surpreendente e sutil observado foi a redução do fluxo sanguíneo e do volume sanguíneo, principalmente nos lobos frontal e temporal, em alguns pacientes com traumatismo cranioencefálico leve sem lesão intracraniana visível em estudos convencionais de neuroimagem[63].

Convulsão e epilepsia

A convulsão é um evento finito de alteração da função cerebral devido a descargas elétricas cerebrais excessivas e anormais. A epilepsia é uma condição crônica que predispõe uma pessoa a convulsões recorrentes. A epilepsia é comum, com incidência de 16-111/100.000 pessoas por ano[64,65]. A classificação das epilepsias foi revista pela *International League Against Epilepsy* em 2010[66].

Existem dois tipos principais de convulsões: generalizadas e focais. Crises focais são as que decorrem no âmbito das redes de um único hemisfério cerebral e podem permanecer localizadas ou posteriormente se tornar mais amplamente distribuídas. Crises generalizadas rapidamente podem afetar os hemisférios cerebrais, bem como os dois lados do corpo, mesmo quando causadas por uma lesão "focal". Crises generalizadas estão subdivididas em tônico-clônicas, ausência, mioclônicas, clônicas, tônicas e atônicas.

Certos tipos de distúrbios convulsivos são associados a lesões estruturais do cérebro, incluindo tumores, infecções, infarto, lesão cerebral traumática, malformações vasculares, anomalias do desenvolvimento e patologias cerebrais associadas a convulsões[67]. Por isso, o conhecimento dos tipos de crises ajuda a determinar se a neuroimagem está clinicamente indicada e qual tipo de estudo é adequado. A RM e a TC são as principais modalidades utilizadas na avaliação de lesões estruturais conhecidas por induzir convulsões[68].

Nos casos de pacientes com epilepsia crônica refratária candidatos à cirurgia, a RM é a modalidade de escolha. Esses pacientes necessitam de avaliação específica do hipocampo e do lobo temporal em busca de atrofia e alterações de sinal sutis, bem como para detectar certas anormalidades estruturais, tais como displasia cortical, malformações, hamartomas e outras anormalidades do desenvolvimento[69-72].

Crises de início recente podem ser divididas em: aquelas suspeitas de terem uma causa estrutural ou metabólica precedente aguda (como trauma, tumor ou infecção) e aquelas que não possuem uma condição desencadeante suspeita. Em ambas as categorias de convulsões, a imagem estrutural desempenha papel importante no diagnóstico de lesões tratáveis e na determinação da terapêutica antiepiléptica[73]. A RM é preferível à tomografia na avaliação de uma primeira convulsão, devido à sua maior sensibilidade na detecção de anormalidades intracranianas[74]. Em ambientes de urgência e emergência, a tomografia é geralmente aceita como o estudo de imagem de escolha para os pacientes que se apresentam com convulsões inéditas[74]. A adição de contraste intravenoso a um exame de neuroimagem é útil na avaliação de um tumor subjacente, infecção, lesão inflamatória ou patologia vascular.

Alguns pacientes com epilepsia crônica refratária à medicação podem ter mais de uma lesão e/ou discordância entre achados elétricos no eletroencefalograma e localização da imagem. Nessas circunstâncias, as imagens de FDG-PET e ictal SPECT podem ajudar a definir o foco ictal mais provável.

Pacientes com novo episódio de convulsões não relacionadas a trauma ou induzidas pelo álcool ou drogas devem ser submetidos a RM ou TC. A TC é geralmente aceita como o exame de escolha em situações de emergência[74,75]. Em um contexto ambulatorial, a RM é a modalidade preferida por sua maior sensibilidade e especificidade em detectar anormalidades intracranianas[75,76].

Em pacientes com convulsões pós-traumáticas agudas, o exame de imagem de escolha é a TC sem contraste, devido à alta associação de hemorragia intracraniana aguda nessa população de pacientes. A RM também é útil na avaliação de lesões cerebrais traumáticas agudas. Lesões penetrantes, fraturas cranianas ou casos de fraturas do seio frontal podem se tornar complicados por infecções intracranianas significativas, portanto os exames contrastados podem ser úteis no cenário clínico apropriado[77].

Delirium

O *delirium* é uma síndrome neuropsiquiátrica aguda comum e grave que afeta entre 10% e 41% de pacientes idosos internados, sendo caracterizada por um estado agudo confusional que cursa com declínio da atenção e da cognição[78].

É sabido que o *delirium* está associado com maior morbidade, perda de independência, institucionalização, demência e morte. Contudo, pouco se sabe sobre a fisiopatologia do *delirium*, tornando mais difícil o desenvolvimento de intervenções terapêuticas adequadas. As técnicas de neuroimagem são fundamentais para a investigação de quase todas as desordens envolvendo o SNC, particularmente a demência, AVC, esquizofrenia e distúrbios do humor, mas têm sido escassamente aplicadas no estudo do delírio.

Até o momento não há descrição de lesões cerebrais específicas em pacientes com *delirium*. Pacientes com delírio apresentam mais atrofia cerebral[79] e carga mais elevada de lesões de substância branca[80]. Lesões dos gânglios da base também são descritas como sendo associadas com *delirium*[81]. Estudos funcionais sugerem que o delírio pode estar associado a anormalidades de perfusão cerebral, principalmente dos lobos frontais e parietais[82].

Diplopia

A diplopia (visão dupla) é um sintoma com muitas causas potenciais neurológicas e oftalmológicas. Pacientes com diplopia monocular (que persiste apesar de se cobrir o outro olho) não são habitualmente submetidos a exames de neuroimagem, por ser secundária tipicamente a distúrbios do globo ocular propriamente dito.

Pacientes com diplopia binocular ou verdadeira (corrigida cobrindo qualquer um dos olhos) se beneficiam de exames de neuroimagem, por ser tipicamente secundária a lesões na órbita, na fissura orbitária superior, no seio cavernoso, no espaço subaracnóideo anterior ao mesencéfalo, no tronco cerebral ou no cérebro (Figura 227.12). Nesses casos, o método de imagem de escolha é a RM com contraste. Exame de TC também pode ser útil quando a ressonância for contraindicada ou indisponível. Independentemente do método empregado, é muito importante que ele inclua a base do crânio, o tronco encefálico e o cérebro completo e que a técnica seja adaptada à idade do paciente e seus sinais clínicos.

Edema cerebral

Em adultos, o trauma, a hipertensão arterial (associada com hemorragias intracerebrais e infarto) e massas tumorais são as principais causas de edema cerebral. Edema cerebral pode ser dividido em dois grandes grupos: citotóxico e vasogênico[83,84].

O edema vasogênico representa acúmulo de fluido no compartimento extracelular, sendo o tipo de edema associado a lesões infecciosas, inflamatórias e nos casos de neoplasias (Figura 227.13). O edema vasogênico é causado por aumento da permeabilidade da barreira hematoencefálica, predominantemente afetando a substância branca[83,84].

O edema citotóxico representa edema celular e é associado com isquemia cerebral. O edema citotóxico é atribuído à morte celular, afetando tanto a substância cinzenta quanto a substância branca (Figura 227.14)[83,84].

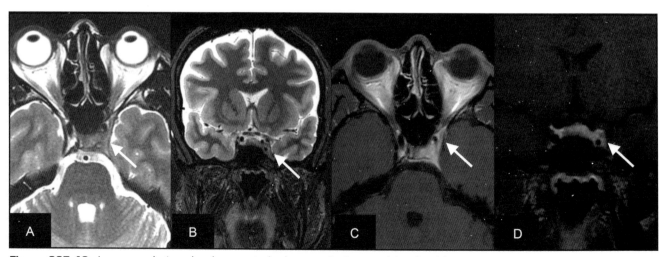

Figura 227.12. Imagens selecionadas de um estudo de ressonância magnética das órbitas com contraste em uma paciente com síndrome de Tolosa Hunt à esquerda. Além da oftalmoplegia à esquerda, a paciente queixava-se de cefaleia, dor retro ocular e diplopia. Note o material captante de contraste (setas) no seio cavernoso esquerdo (**A**), (**B**) e (**D**) que se estendia até o ápice da órbita (**C**).

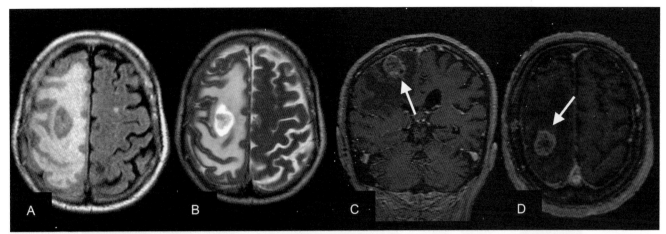

Figura 227.13. Exemplo de edema vasogênico (edema extracelular). Extensa alteração do sinal, mais conspícua nas imagens ponderadas em T2 (**A**) e FLAIR (**B**), que poupa o córtex cerebral e envolve a substância branca subcortical e profunda frontal e parietal à direita. Observe que o extenso edema causa aumento do volume dos giros, apagamento de suturas e leve efeito de massa local. Note o nódulo ovalar (setas) que capta o meio de contraste em (**C**) e (**D**), consistente com metástase de carcinoma de pequenas células de pulmão em um paciente tabagista de longa data, com cefaleia recente, perda da força motora à esquerda e convulsões inéditas.

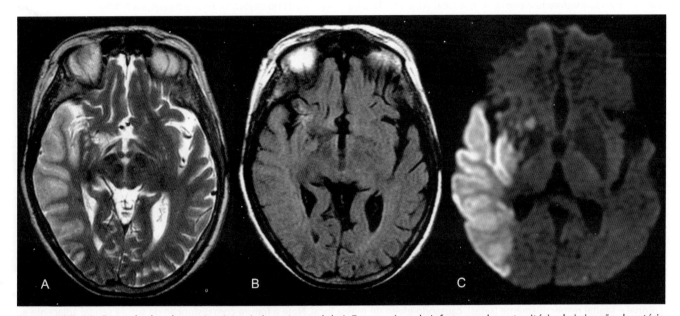

Figura 227.14. Exemplo de edema citotóxico (edema intracelular). Extensa área de infarto agudo no território de irrigação da artéria cerebral média direita. Imagens de um estudo de RM ponderadas em T2 (**A**), FLAIR (**B**) e difusão (**C**). No edema citotóxico, a barreira hematoencefálica permanece intacta, mas uma interrupção no metabolismo celular compromete o funcionamento da bomba de sódio e potássio, levando à retenção celular de sódio e água.

Hematoma epidural

O hematoma epidural é definido como uma hemorragia no espaço potencial entre a dura e o osso adjacente. Hematomas epidurais podem ocorrer tanto no compartimento intracraniano quanto no compartimento intraespinhal, ambos com potencial de resultar morbimortalidade clinicamente significativa se não forem diagnosticados prontamente[85]. A maioria dos casos de hematomas epidurais intracranianos é causada por lesão na artéria meníngea média (Figura 227.15) ou por laceração venosa (Figura 227.16) no contexto de traumatismos cranioencefálicos fechados, tipicamente causados por acidentes automobilísticos. Quase todos os hematomas epidurais (95%) são associados a fraturas frequentemente dos ossos temporais. Como o hematoma epidural é considerado uma emergência neurocirúrgica e em decorrência da necessidade de diagnóstico e tratamento rápidos, o exame de escolha nesses casos é a TC do encéfalo.

Como reconhecer um hematoma epidural

Os hematomas epidurais se apresentam tipicamente como uma massa extra-axial biconvexa de alta densidade, a maioria na região temporoparietal. Como a dura-máter é normalmente fundida aos ossos da calvária nas margens das suturas, é impossível para um hematoma epidural cruzar linhas de suturas (hematomas subdurais podem cruzar suturas).

SEÇÃO XXVI – DIAGNÓSTICO POR IMAGEM

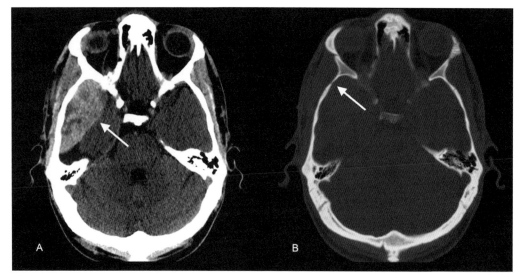

Figura 227.15. Imagens selecionadas de um exame de TC do encéfalo de um paciente jovem vítima de atropelamento, no plano axial (**A**) com janela de parênquima e (**B**) com janela óssea. Note em (**A**) o hematoma epidural na fossa média direita com formato biconvexo típico causando moderado efeito de massa local. Note em (**B**) a fratura alinhada no trajeto da artéria meníngea média.

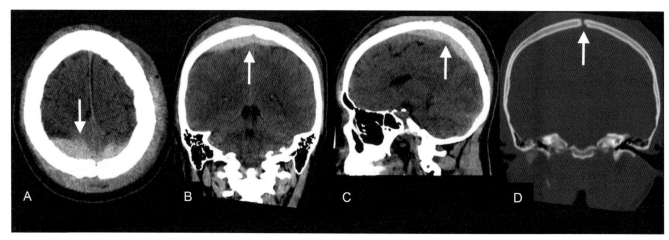

Figura 227.16. Imagens selecionadas de um exame de tomografia do encéfalo sem contraste de um paciente de 18 anos vítima de acidente motociclístico. Note a coleção de material hemorrágico epidural na convexidade bilateral em (**A**), (**B**) e (**C**), nos planos axial, coronal e sagital respectivamente (setas), causando efeito de massa local. Note a fratura com disjunção da sutura sagital adjacente ao seio sagital superior em (**D**) (seta).

Hematomas subdurais

Hematomas subdurais são mais comuns do que hematomas epidurais e usualmente não são associados a fraturas cranianas. Eles são mais comumente um resultado de lesões de desaceleração em acidentes automobilísticos ou motociclísticos, geralmente em pacientes jovens, ou secundários a quedas, em pacientes idosos. Hematomas subdurais são usualmente produzidos por lesões das veias ponte que cruzam do córtex cerebral indo em direção aos seios venosos do cérebro. Os hematomas subdurais representam hemorragias no espaço potencial entre a dura-máter e a aracnoide.

Hematomas subdurais frequentemente estão associados a lesões parenquimatosas cerebrais mais severas causadas por aumento da pressão intracraniana e estão associados a maior taxa de mortalidade.

Como reconhecer um hematoma subdural

Nos exames de TC, os hematomas subdurais têm formato de crescente (Figura 227.17), com alta densidade, podendo cruzar linhas de suturas e entrar na fissura inter-hemisférica. Hematomas subdurais tipicamente não cruzam a linha média. Tipicamente um hematoma subdural é côncavo em relação à superfície cerebral (Figura 227.18).

Com o passar do tempo, como os hematomas subdurais se tornam subagudos, ou se sangue no espaço subdural é misturado ao líquido cefalorraquidiano, os hematomas podem apresentar isodensidade em relação ao restante do encéfalo, nesse caso devemos procurar por sinais indiretos da presença de um hematoma subdural subagudo, tais como sulcos comprimidos ou ausentes e deslocados em direção

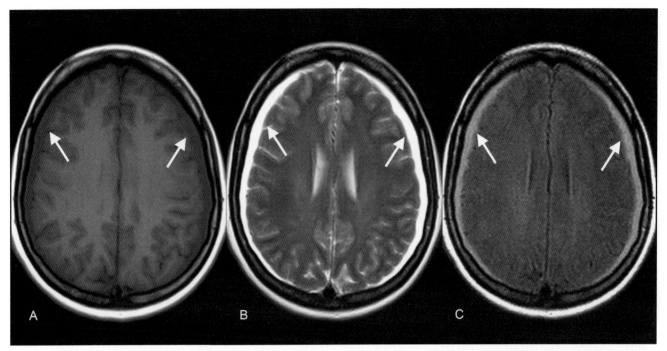

Figura 227.17. Hematomas subdurais holo-hemisféricos hiperagudos bilaterais, com formato convexo típico em crescente.

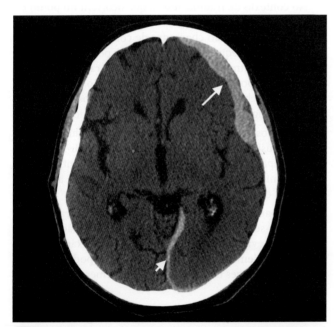

Figura 227.18. Hematoma subdural agudo frontotemporal (seta) e ao longo do tentório à esquerda (cabeça de seta).

contrária à tábua óssea interna (Figura 227.19). Hematomas subdurais podem demonstrar níveis líquidos após uma semana, à medida que as células se depositam abaixo do soro, formando um efeito de nível em hematócrito.

Hematomas subdurais crônicos são aqueles presentes mais de três semanas após a injúria. Os hematomas subdurais crônicos são usualmente de menor densidade em relação ao parênquima cerebral adjacente nos exames de tomografia e apresentam septações (Figura 227.20).

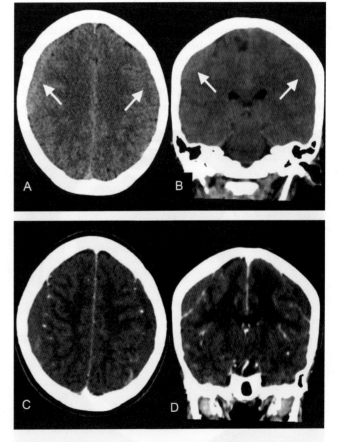

Figura 227.19. Hematomas subdurais subagudos bilaterais (setas). Note em (**A**) e (**B**) que as coleções são quase imperceptíveis na TC (setas) e se tornam mais conspícuas após injeção de contraste iodado endovenoso em (**C**) e (**D**) (setas).

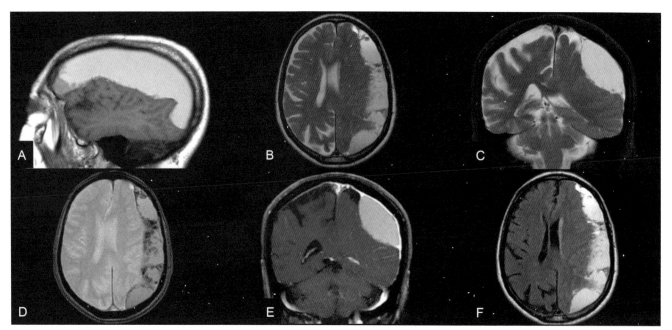

Figura 227.20. Hematoma subdural subagudo tardio com sinais de cronicidade. Note a coleção hemorrágica holo-hemisférica à esquerda, causando desvio das estruturas da linha média para a direita. Nas imagens no plano sagital ponderada em T1 (**A**), axial e coronal ponderadas em T2 (**B**) e (**C**), a coleção tem sinal predominantemente hiperintenso, achados compatíveis com um hematoma subagudo tardio. O fato de haver septações é um indicador de que a coleção tem sinais de cronicidade (**D**) e (**F**).

Hemorragias intraparenquimatosas

Trauma é somente um dos mecanismos que podem levar à hemorragia intraparenquimatosa. Hemorragia intraparenquimatosa pode também ocorrer por hipertensão arterial (Figura 227.21), ruptura de aneurisma e de malformações vasculares, discrasia sanguínea, doença aterosclerótica de pequenos vasos ou vasculite, em casos de transformação hemorrágica de infartos e no interior de lesões tumorais.

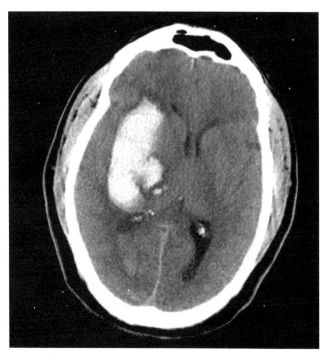

Figura 227.21. Hemorragia hipertensiva aguda nos gânglios da base à direita.

No contexto de trauma, lesões que ocorrem no ponto de impacto são chamadas de golpe e as que ocorrem no lado oposto de impacto são chamadas de contragolpe. Lesões de golpe são mais frequentemente causadas por ruptura de pequenos vasos intracerebrais. Lesões de contragolpe são injúrias causadas por aceleração ou desaceleração, que ocorrem quando o cérebro é projetado em direção oposta à zona de impacto, atingindo a superfície interna do crânio.

Ambos os mecanismos de golpe podem produzir hemorragia contusional. Hemorragias contusionais são hemorragias acompanhadas de edema, usualmente encontradas nas porções inferiores dos lobos frontais, anteriores aos lobos temporais ou adjacentes à superfície do encéfalo.

Os achados tomográficos de hemorragias intracerebrais modificam-se no decorrer do tempo e podem não ser imediatamente evidentes na tomografia inicial. Exame de RM tipicamente demonstra que lesões recentes podem não ser visíveis nos exames iniciais realizados na emergência.

Como reconhecer uma hemorragia intracerebral pós-traumática na tomografia

Contusões hemorrágicas cerebrais podem se apresentar como múltiplas pequenas áreas bem demarcadas de alta densidade no interior do parênquima cerebral. Elas podem se apresentar cercadas por um pequeno halo de hipodensidade decorrente de edema. Hemorragia intraventricular pode estar presente. Efeito de massa é um achado comum, que pode causar compressão dos ventrículos laterais e do terceiro ventrículo e desvio do septo pelúcido em direção ao lado oposto. Tais desvios da linha média podem causar herniações e provocar lesão vascular severa. Em alguns casos as hemorragias, podem causar efeito de massa suficiente para aumentar o risco de herniações transtentorial e subfalcinas, que podem levar ao óbito.

Hidrocefalia

Hidrocefalia é caracterizada pela expansão do sistema ventricular e pode ser causada por vários fatores:
- Absorção prejudicada do líquido cefalorraquidiano, hidrocefalia comunicante (Figura 227.22);
- Restrição do fluxo do líquido cefalorraquidiano, para fora do sistema ventricular, hidrocefalia não comunicante;
- Superprodução de líquido cefalorraquidiano, rara.

Nos casos de hidrocefalia, os ventrículos são desproporcionalmente dilatados em relação aos sucos, ao passo que nos casos de atrofia cerebral tanto os ventrículos como os espaços liquóricos nos sulcos cerebrais estão dilatados. Na ausência de hidrocefalia, os cornos temporais são praticamente invisíveis.

Hidrocefalia obstrutiva

Casos de hidrocefalia obstrutiva são divididos em duas categorias maiores, hidrocefalia comunicante, decorrente de obstrução extraventricular, e não comunicante, decorrente de obstrução intraventricular.

Hidrocefalia comunicante

A hidrocefalia comunicante é causada por anormalidades que inibem a reabsorção do líquido cefalorraquidiano mais frequentemente ao nível das granulações aracnoides. O fluxo de líquido cefalorraquidiano pelos ventrículos e ao redor das convexidades normalmente ocorre sem impedimento. Pode haver diminuição na absorção liquórica das granulações por hemorragia subaracnóidea ou meningite. Classicamente o quarto ventrículo é dilatado nos casos de hidrocefalia comunicante e tem dimensões normais nos casos de hidrocefalia não comunicante. A hidrocefalia comunicante é usualmente tratada com derivação ventricular.

Hidrocefalia não comunicante

A hidrocefalia não comunicante ocorre como resultado de tumores, cistos ou outras lesões obstrutivas que não permitem o fluxo normal do líquido cefalorraquidiano pelos ventrículos.

A hidrocefalia congênita é frequentemente decorrente de bloqueio do fluxo liquórico entre o terceiro e o quarto ventrículo no nível do aqueduto de Sylvius, denominada obstrução aquedutal.

Quando a obstrução é causada por um tumor ou cisto, a hidrocefalia não comunicante é usualmente tratada cirurgicamente pela remoção da lesão obstrutiva (Figura 227.23).

Hidrocefalia não obstrutiva pela superprodução de líquido cefalorraquidiano é rara e pode ocorrer em crianças, decorrente de um papiloma de plexo coroide.

Hidrocefalia de pressão normal

A hidrocefalia de pressão normal é uma forma de hidrocefalia não comunicante, caracterizada pela tríade clássica de alterações de marcha, demência e incontinência urinária. A idade de início típica é entre 60 e 70 anos.

O reconhecimento da hidrocefalia de pressão normal é importante, porque se trata de uma patologia passível de tratamento usando derivação ventrículo-peritoneal. Os achados de imagem são semelhantes a outras formas de hidrocefalia não comunicante e incluem ventrículos alargados, particularmente os cornos temporais com sulcos normais ou obliterados (Figura 227.24).

Lesões axonais difusas

Lesões axonais difusas, que podem ser ou não hemorrágicas, são causa de coma prolongado seguido de trauma cranioencefálico. É a lesão intraparenquimatosa pós-traumática de pior prognóstico. Forças de aceleração e desaceleração causam lesão axonal adjacente ao córtex difusamente, levando à perda de consciência no momento da injúria. A lesão axonal é mais frequente como resultado de acidente au-

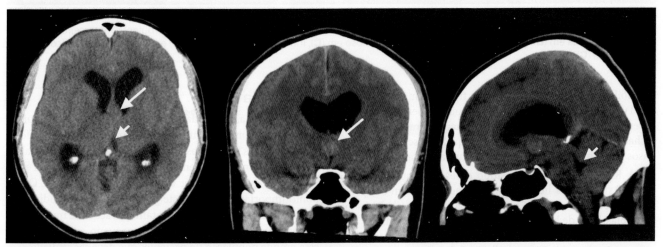

Figura 227.22. Hidrocefalia não comunicante decorrente da obstrução de ambos os forames de Monro por um cisto coloide do terceiro ventrículo (setas) em (**A**) e (**B**). Note a dilatação dos ventrículos laterais, com dimensões normais do terceiro e quarto ventrículos (cabeça de setas) em (**A**) e (**C**).

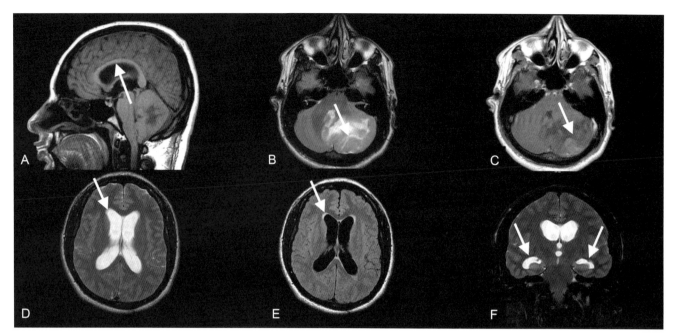

Figura 227.23. Hidrocefalia não comunicante em um paciente de 25 anos com meduloblastoma cerebelar à esquerda. Note o corpo caloso estirado em (**A**) (seta), em decorrência da compressão do quarto ventrículo pela massa cerebelar, mais evidente nas imagens (**B**) e (**C**) (setas). Note os ventrículos laterais dilatados e sinais de edema intersticial, caracterizando hidrocefalia em descompensação em (**D**) e (**E**) (setas). No plano coronal a hidrocefalia é ainda mais evidente, quando se observa a dilação dos cornos temporais em (**F**) (setas).

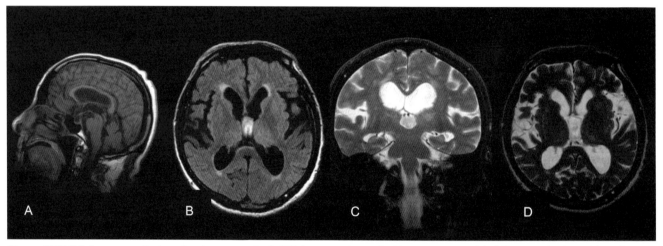

Figura 227.24. Imagens selecionadas de um estudo de RM de um paciente de 68 anos com quadro de incontinência urinária, deterioração cognitiva e distúrbios da marcha. Note em (**A**) o corpo caloso arqueado, em (B) fluxo liquórico turbulento no terceiro ventrículo, ventriculomegalia em (**B**), (**C**) e (**D**), diminuição do ângulo caloso em (**C**), índice de Evans = 0,3 em (**B**) e (**D**) e pobreza de sulcos na convexidade em (**C**).

tomobilístico. O corpo caloso é mais frequentemente afetado e a TC do encéfalo pode ser normal ou apresentar achados recentes que frequentemente subestimam o grau de injúria. Achados de TC podem ser similares àqueles descritos para os casos de hemorragia intracerebral seguida de trauma.

A RM do encéfalo é o estudo de escolha nos casos de LAD. As pequenas hemorragias petequiais podem se apresentar hiperintensas em T1. O principal achado pela RM são múltiplas áreas de hipersinal nas imagens ponderadas em T2 no corpo caloso, na interface subcortical dos lobos temporal e parietal e na interface bulbomedular. As sequências de gradiente-eco (MPGR) e de suscetibilidade magnética (SWI) são as melhores para identificar LAD.

Lombalgia

A lombalgia, associada ou não à radiculopatia, é o segundo motivo mais comum de uma visita ao médico, podendo afetar 80% a 85% dos indivíduos ao longo de sua vida[86]. A lombalgia aguda não complicada é em geral uma condição benigna e autolimitada, que não requer avaliação por imagem[87-89]. Outro ponto importante é que existe grande número de indivíduos assintomáticos, mas que apresentam alterações de imagem[90-92]. O desafio, portanto, é distinguir o pequeno segmento entre essa grande população de pacientes que deve ser avaliado.

A avaliação por imagem, preferencialmente a RM, está indicada nos casos com pouca ou nenhuma melhora após seis semanas de tratamento clínico e fisioterapia. Estudos de imagem também devem ser realizados nos pacientes com suspeita de condição subjacente grave como malignidade, fratura, infecção e síndrome da cauda equina. Lombalgia aguda não complicada em pacientes com idade acima de 50 anos sem comorbidades parece não ser um fator preponderante para a realização de estudos de imagem no contexto de emergência[93].

Nos casos de pacientes sem comprometimento neurológico e que apresentam menores fatores de risco para neoplasia, doença inflamatória (por exemplo, espondilite anquilosante e artrite reumatoide) (Figura 227.25), fratura/compressão vertebral ou estenose espinhal sintomática, estudos de imagem devem ser aventados após insucesso no tratamento médico[87].

Radiografias simples da coluna lombar têm valor diagnóstico limitado e, por isso, não são rotineiramente recomendadas na lombalgia inespecífica aguda. Nos casos de pacientes com história de trauma e quando existe suspeita de fratura, a radiografia simples é o estudo de imagem inicial de escolha. Quando existe suspeita de instabilidade da coluna vertebral, radiografias com incidências de flexão e extensão são também úteis. Outra indicação importante para radiografias simples seria nos casos de avaliação de pacientes jovens com espondilite anquilosante. Além disso, radiografias são recomendadas para avaliar um jovem paciente para espondilite anquilosante, trauma de baixa velocidade, osteoporose ou em uso crônico de esteroides.

A RM está indicada nos casos de lombalgia complicada, radiculopatia persistente, lombalgia com fatores de risco e ns pacientes com dor persistente por mais de seis semanas (Figura 227.26) e/ou candidatos à intervenção[94].

Estudos de TC fornecem detalhes ósseos superiores, mas não são tão sensíveis/específicos na detecção de patologias de partes moles extradurais, como a doença discal e a compressão medular (Figuras 227.27 e 227.8), quando comparados com os da RM. Para avaliar patologias intradurais e medulares, exames de RM são os mais indicados.

A TC com reformatações nos planos sagitais e coronais é bastante útil para avaliar condições estruturais ósseas como espondilólise, pseudoartrose, fratura (Figura 227.29), escoliose e estenose e para avaliação pós-cirúrgica da integridade do enxerto ósseo, fusão cirúrgica e instrumentação. Em pacientes que não podem submeter-se à RM, a TC com mielografia (apesar de ser mais invasiva) pode ser realizada para avaliar a patência do canal espinhal e de forames neurais.

Qualquer paciente com trauma espinhal com alto risco para lesão vertebral deve ser submetido à TC. Em pacientes com trauma, a RM também pode ser útil na avaliação dos ligamentos estabilizadores vertebrais, na avaliação da presença de hemorragia peridural, subdural, subaracnóidea e intramedular e para demonstração do comprometimento do canal vertebral, por exemplo, de hérnias de disco e fraturas deslocadas.

Nos pacientes com suspeita de malignidade, a RM é superior à TC na localização das lesões (intramedular, intradural, extramedular e extradural) e também na extensão do processo. A TC é limitada na avaliação de lesões intradurais ou intramedulares, mas pode ser usada para avaliar o envolvimento ósseo da massa.

Em um paciente com infecção vertebral, a RM com contraste é o método de imagem de escolha, pois pode determinar o local da infecção e avaliar a extensão do envolvimento extra/epidural e paravertebral. O uso de contraste endovenoso e técnica de supressão de gordura é de extrema importância na identificação de um abscesso em formação[95]. Outro ponto importante a ressaltar é o fato de que a RM permite o diagnóstico de uma infecção antes mesmo de estar evidente em exames de radiografia e TC.

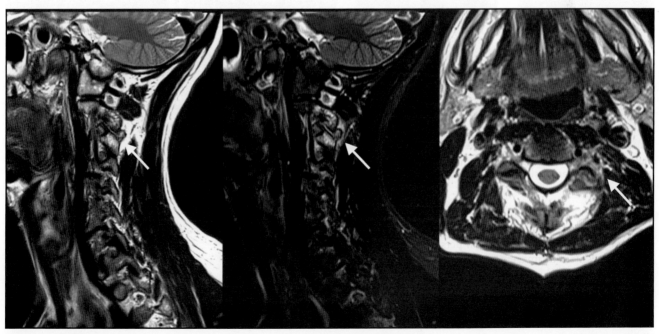

Figura 227.25. Edema facetário em uma paciente com artrite reumatoide (setas) (**A**), (**B**) e (**C**). Note o edema ósseo articular e periarticular mais evidente nas imagens STIR (**B**).

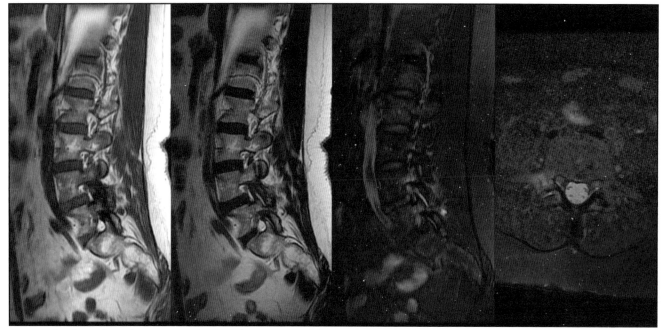

Figura 227.26. Edema facetário e pedicular à direita em L4 e L5 em um jovem praticante de ginástica olímpica queixando-se dor lombar crônica diária. O edema ósseo neste caso foi interpretado como resultado de estresse repetitivo com fadiga óssea.

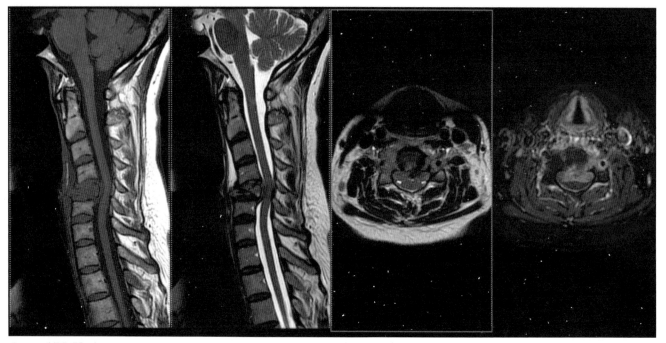

Figura 227.27. Paciente do sexo feminino, de 15 anos, com história de cervicobraquialgia intensa à direita, postura antiálgica do pescoço e paresia e parestesia dos membros superiores por uma fratura patológica de C5 decorrente de granuloma eosinofílico.

Pacientes com lombalgia e radiculopatia sem sucesso após tratamento conservador e com persistência da radiculopatia necessitam de imagem se forem candidatos a cirurgia ou se o diagnóstico é incerto (Figura 227.30).

A RM é a modalidade de imagem inicial de escolha em pacientes com lombalgia complicada (Figura 227.31). A TC pode ser realizada se houver contraindicação para RM. Além disso, em pacientes que não podem submeter-se à RM, pode-se realizar mielografia ou TC pós-mielografia da coluna vertebral para avaliar a patência do canal vertebral/saco dural e do forame neural[96].

Paralisia facial (paralisia de Bell)

A paralisia facial de Bell é uma entidade comum em serviços de pronto-socorro e, em geral, não necessita de métodos de imagem na sua avaliação, a menos que os sintomas sejam atípicos ou persistam por mais de dois meses[97].

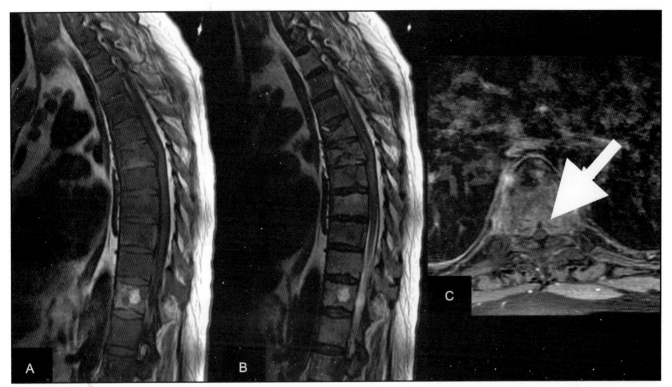

Figura 227.28. Paciente do sexo masculino, de 79 anos, portador de mieloma múltiplo. Note o envolvimento disseminado de praticamente todos os corpos vertebrais da coluna dorsal. Note em (**C**) massa de partes moles epidural anterior proveniente do muro posterior comprimindo a medula espinhal posteriormente.

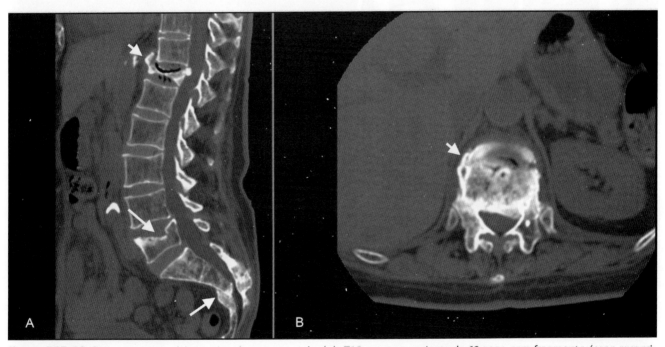

Figura 227.29. Fratura osteoporótica antiga do corpo vertebral de T12 em uma paciente de 69 anos, com fragmento ósseo comprimindo o saco dural (cabeças de seta) (**A**) e (**B**). Note, além da fratura dorsal, fraturas antigas da placa terminal superior de L5 e sacral (setas) (**A**).

Quando estudos de imagem são necessários, a RM é o método de escolha[97]. A RM é o método de escolha para avaliação das porções intracranianas e extracranianas do nervo facial (Figura 227.32)[98]. A TC fornece informações úteis sobre fraturas e traumatismos ósseos temporais, anatomia óssea pré-cirúrgica, envolvimento de nervos com doença inflamatória do ouvido médio, expansão foraminal, padrões de erosão óssea e matrizes de tumores ósseos intrínsecos[99].

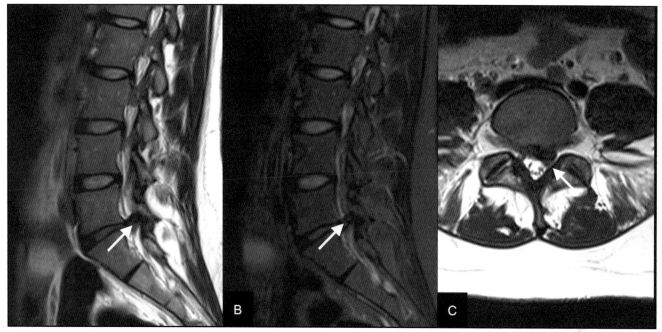

Figura 227.30. Imagens de RM da coluna lombar de uma adolescente com radiculopatia à esquerda. Note a extrusão discal em L5-S1 em (**A**) e (**B**) (setas) comprimindo a raiz descendente de S1, à direita (seta) em (**C**).

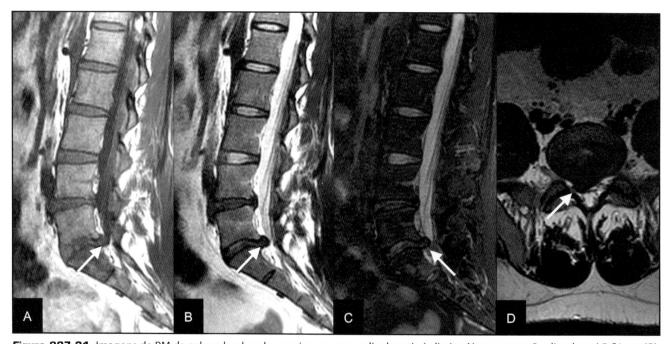

Figura 227.31. Imagens de RM da coluna lombar de uma jovem com radiculopatia à direita. Note a extrusão discal em L5-S1 em (**A**), (**B**) e (**C**) (setas) comprimindo a raiz descendente de S1, à direita (seta) em (**D**).

Ptose palpebral

Casos de ptose palpebral acompanhados de outros déficits neurológicos devem ser investigados com imagens do encéfalo, das órbitas ou do sistema cerebrovascular. Estudos da circulação arterial cerebral devem ser realizados quando a ptose for acompanhada de outros sinais de paralisia do terceiro nervo. A RM do encéfalo com contraste é a modalidade de escolha para se descartar etiologias cerebrais estruturais como neoplasias e desordens desmielinizantes. A RM ou TC podem ser usadas para excluir orbitopatia tireóidea e neoplasias intraorbitárias.

Síncope

A síncope é uma condição comum, definida como perda transitória de consciência devido à hipoperfusão cerebral, caracterizada por início rápido, curta duração e recuperação espontânea completa[100]. Na avaliação de casos de sínco-

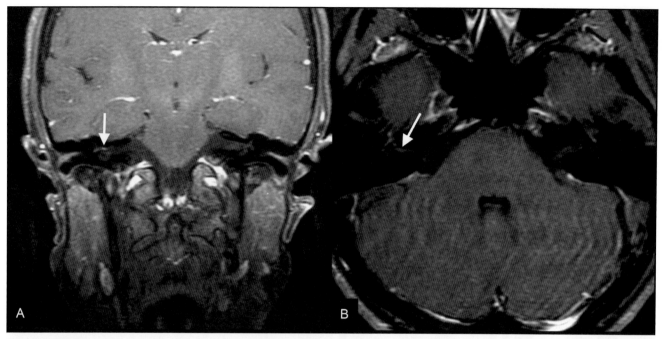

Figura 227.32. Imagens ponderadas em T1 pós-contraste e saturação de gordura selecionadas de um estudo de RM dos ossos temporais de uma paciente de 69 anos com paralisia facial à direita, não responsiva ao tratamento clínico. Note o foco sutil de realce não nodular no fundo do conduto auditivo interno direito (setas).

pe simples em pacientes com exame neurológico normal, a obtenção de estudos de imagem cerebral, seja por TC ou por RM, é desnecessária. Em pacientes com história de síncope testemunhada, mas sem sugestão de convulsão nem relato de outros sintomas ou sinais neurológicos, a probabilidade de uma causa do evento no SNC é extremamente baixa[101]. A TC do encéfalo pode ser clinicamente indicada em pacientes com novos déficits neurológicos ou em pacientes com traumatismo craniano secundário à síncope.

Síndrome da cauda equina

A síndrome da cauda equina é uma entidade rara que resulta da disfunção das raízes nervosas sacrais e lombares no canal vertebral, produzindo comprometimento da bexiga, intestino ou função sexual e parestesia perianal ou perineal. O estudo de imagem de escolha na avaliação de suspeita de síndrome da cauda equina é a RM com contraste, devido à sua capacidade de descrever com precisão a o envolvimento dos tecidos moles e avaliar a medula vertebral e a patência do canal vertebral (Figura 227.33)[102].

Síndrome de Guillain-Barré

A síndrome de Guillain-Barré, a causa mais comum de paralisia flácida rapidamente progressiva, é definida como um grupo heterogêneo de polirradiculopatias autoimunes envolvendo nervos sensoriais, motores e autonômicos. A maioria dos casos é precedida de infecções do trato respiratório superior ou diarreia. A apresentação clássica da síndrome de Guillain-Barré inclui paresia ou paralisia muscular ascendente simétrica, arreflexia ou hiporreflexia, juntamente com um grau variável de envolvimento sensorial ou autonômico. Estudos de imagem são úteis para excluir outras causas e nos casos nos quais estudos eletrofisiológicos e exame do liquor forem equívocos. A RM da coluna vertebral (Figura 227.34) com contraste é o método de imagem de escolha nesses casos, sendo útil para excluir outras etiologias como a mielite transversa e causas compressivas de polirradiculopatia.

Tontura e vertigem

Tontura é uma queixa comum que representa cerca de 1% das visitas a consultórios médicos[103]. Vertigem é uma forma de tontura na qual há ilusão de movimento (rotação, inclinação ou translação linear)[104]. A RM com contraste é a modalidade de imagem mais utilizada para avaliar o paciente com tonturas. Lesões nos ângulos pontocerebelares como os schwannomas vestibulares e meningiomas são facilmente diagnosticadas com RM contrastada. Esclerose múltipla pode apresentar-se com placas hiperintensas nas imagens FLAIR e ponderadas em T2. A doença isquêmica aguda ou crônica é facilmente diagnosticada com RM com difusão. A TC complementa a RM por sua maior sensibilidade para avaliar o labirinto ósseo[103].

Traumatismo cranioencefálico

Traumatismo cranioencefálico é uma condição complexa composta de um amplo espectro de sintomas e desabilidades, cujos impactos pessoal, familiar e social podem ser devastadores pelo alto potencial de morbimortalidade no curto e longo prazos.

A TC é o método de escolha na avaliação inicial do paciente com história de traumatismo cranioencefálico, cuja função varia desde identificar os pacientes com lesão cerebral traumática propriamente dita até determinar quais deles necessitam de tratamento imediato[105].

SEÇÃO XXVI – DIAGNÓSTICO POR IMAGEM

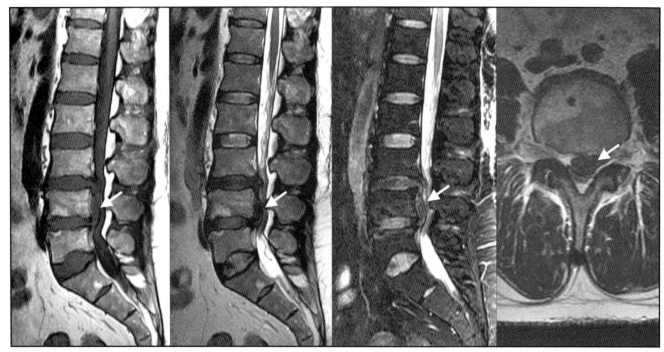

Figura 227.33. Paciente de 52 anos com quadro progressivo de parestesia perianal, alteração no hábito intestinal, retenção vesical, fraqueza motora e lombalgia. Note nessas imagens de RM extrusões discais em L3-L4 e, sobretudo, L4-L5 comprimindo o saco dural e as raízes da cauda equina (setas). A síndrome de cauda equina refere-se a uma coleção de sintomas e sinais que resultam da compressão severa das raízes lombares e sacrais descendentes. É considerada uma emergência radiológica e cirúrgica.

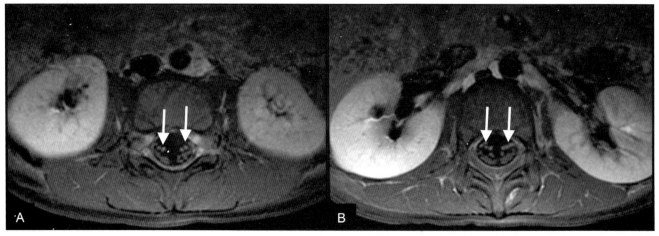

Figura 227.34. Adolescente do sexo feminino com síndrome de Guillain-Barré, que é uma polirradiculoneuropatia desmielinizante inflamatória aguda, pós-infecciosa ou pós-vacinal autoimune, que acomete nervos periféricos, raízes nervosas e nervos cranianos. Note o realce pial suave das raízes da cauda equina em (**A**) (setas), que pode também acometer o *conus medullaris*. Tipicamente, o realce é preferencialmente mais evidente de raízes ventrais (**B**) (setas).

O objetivo principal de um exame tomográfico é descartar lesões tratáveis e evitar danos secundários em pacientes com déficit neurológico persistente, amnésia anterógrada, resposta pupilar assimétrica sem explicação, perda da consciência por mais de 5 minutos, fratura com afundamento do crânio (Figura 227.35), lesão penetrante ou pacientes em tratamento anticoagulante ou com discrasia sanguínea (Figura 227.36).

As principais vantagens da TC são:

- Alta sensibilidade para detectar lesões intracranianas com efeito de massa;
- Capacidade de mensurar lesões;
- Avaliar a configuração e as dimensões do sistema ventricular;
- Capacidade de excluir lesões ósseas;
- Detectar coleções extra-axiais;

Detectar hemorragias intracranianas agudas independentemente de sua localização (parenquimatosa, subaracnóidea, subdural ou epidural).

Além de ser possível obter cortes inframilimétricos da base do crânio até o vértice em poucos segundos, aparelhos de TC são amplamente disponíveis e compatíveis com outros dispositivos médicos e de suporte à vida.

Atualmente os aparelhos de TC são capazes de realizar reformatações multiplanares, o que aumenta a sensibilidade na detecção de certas hemorragias intracranianas, especialmente ao longo de superfícies ósseas[106]. A tomografia é também mais sensível do que a RM na detecção de lesões ósseas, com exceção de lesões na medula óssea, nas quais a RM com técnica de supressão de gordura pós-gadolínio é superior. Mediante o uso de algoritmos ósseos "janela óssea" e imagens reformatadas em diversos planos multiplanares e em três dimensões (3D), aumenta-se a sensibilidade de detecção de fraturas desalinhadas da calota e da base do crânio (incluindo órbitas e ossos temporais) e também das regiões maxilar e mandibular.

As principais limitações da TC são:
- Suscetível a artefatos de movimento;
- Suscetível a artefatos de endurecimento de raio;
- Suscetível a artefatos induzidos pela administração prévia de contraste;
- Estudo de imagem que mostra somente estrutura, mas não função cerebral;
- Baixa sensibilidade para a detecção de lesões pequenas e predominantemente não hemorrágicas (como contusões ou lesões axonais difusas sutis, lesões sutis adjacentes às superfícies ósseas e edema cerebral precoce);
- Exposição à radiação.

Além disso, um exame tomográfico normal do encéfalo não exclui injúrias subjacentes como lesão vascular, LAD, hipóxia ou isquemia. Achados tomográficos nem sempre se correlacionam com valores de pressão intracraniana, nem sempre são bons preditores de prognóstico e estruturas da fossa posterior e tronco cerebral são pobremente avaliados.

A administração intravenosa de contraste não deve ser realizada, pois pode mascarar e simular hemorragia subaracnóidea. As imagens de TC devem ser revistas usando várias janelas e níveis. Uma largura de janela estreita (W: 80, L: 40) é usada para avaliar o cérebro (Figura 227.37). Uma largura de janela discretamente maior (W: 150, L: 75) é usada para exagerar o contraste entre o sangue extra-axial e o crânio adjacente (Figura 227.38). Uma janela ainda mais ampla (W: 2500, L: 500) é usada para estruturas ósseas (Figura 227.39).

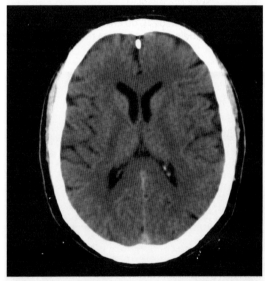

Figura 227.37. Imagem de TC do encéfalo com janelamento para o parênquima cerebral.

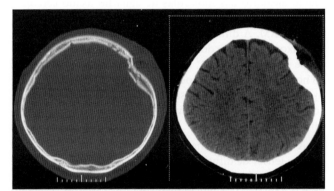

Figura 227.35. Fratura com afundamento frontal à esquerda acompanhada de laceração da pele e enfisema subcutâneo.

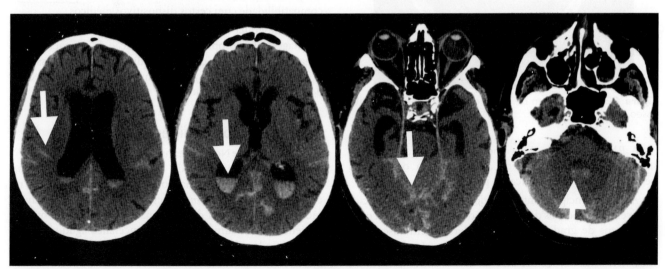

Figura 227.36. Imagens no plano axial selecionadas de um estudo de TC do encéfalo de uma paciente de 89 anos anticoagulada com trauma de própria altura com hemorragia subaracnóidea de intraventricular (setas).

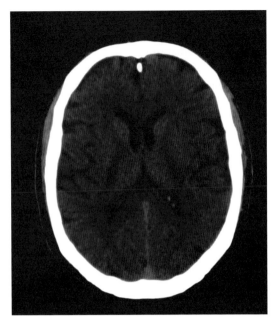

Figura 227.38. Imagem de TC do encéfalo com janelamento intermediário, uma janela alternativa para ressaltar coleções extra-axiais.

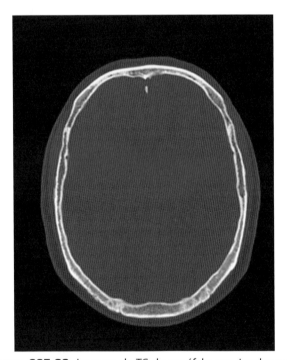

Figura 227.39. Imagem de TC do encéfalo com janelamento ósseo.

A RM do encéfalo é recomendada para pacientes com traumatismo cranioencefálico agudo quando os achados neurológicos não são explicados pela TC.

A RM, principalmente quando se utilizam sequências sensíveis aos produtos de degradação de hemoglobina, como as imagens de gradiente-eco e ponderadas em suscetibilidade, é mais sensível do que a TC na detecção de todos os estágios de hemorragia intracraniana, coleções extra-axiais sutis, contusões não hemorrágicas, lesões na fossa posterior e tronco encefálico e LAD[105,107-110]. A hemossiderina, que é um produto de degradação do sangue, é ferromagnética, o que altera a suscetibilidade magnética local do tecido, resultando em áreas de perda de sinal em imagens ponderadas de gradiente-eco (T2*) e suscetibilidade magnética (SWI). Como a hemossiderina pode persistir indefinidamente, sua detecção em imagens T2* ponderadas em gradiente-eco e SWI permite melhor avaliação de lesões antigas. Entretanto, devido à heterogeneidade inerente adjacente aos seios paranasais e às células das mastoide, as imagens de gradiente-eco e SWI são limitadas na avaliação das contusões corticais nas bases dos lobos frontais e temporais.

As imagens FLAIR melhoram a visibilidade de anormalidades focais da substância cinzenta (por exemplo, contusões) (Figura 227.40), lesões por cisalhamento/axonais difusas e hemorragia subaracnóidea, anulando o sinal brilhante do líquido cefalorraquidiano. As imagens FLAIR nos planos sagital e coronal são particularmente úteis na detecção de LAD envolvendo o corpo caloso e o fórnice, duas áreas que são difíceis de avaliar em imagens rotineiras de T2. Deve-se ter cautela na presença de alto sinal anormal na sequência FLAIR nos sulcos e cisternas de pacientes ventilados que receberam uma fração de oxigênio a 100%, o que não deve ser confundido com hemorragia subaracnóidea.

Imagens ponderadas em difusão, que medem o movimento aleatório das moléculas de água no tecido cerebral, melhorou a avaliação do traumatismo cranioencefálico por meio da RM. A difusão pode demonstrar mais focos de lesões axonais difusas do que as imagens ponderadas de T2 ou de gradiente-eco T2* em pacientes avaliados dentro de 48 horas após a lesão. O coeficiente de difusão aparente, que mede a magnitude da difusão de água média em um espaço tridimensional, é muitas vezes reduzido em lesões axonais difusas agudas.

A anisotropia fracionada (explorada pela técnica de imagem de tensor de difusão) que mede o movimento preferencial de moléculas de água ao longo dos axônios da substância branca é frequentemente reduzida na LAD crônica.

As principais limitações da RM residem no seu maior tempo de aquisição, menor disponibilidade e potencial incompatibilidade com certos dispositivos médicos.

A radiografia simples do crânio é um método de exame de imagem não apropriado para avaliação de um paciente vítima de traumatismo cranioencefálico[111], embora possa ser útil em algumas circunstâncias limitadas, como na detecção de corpos estranhos radiopacos[112].

Traumatismo cranioencefálico leve

Os critérios de Nova Orleans (*The New Orleans Criteria*)[113], a regra canadense de TC do encéfalo (*Canadian CT Head Rules*)[114] e o estudo nacional sobre a utilização de raios X na emergência (*National Emergency X-Ray Utilization Study*)[115] são diretrizes clínicas de alta sensibilidade para identificar pacientes com traumatismo cranioencefálico agudo leve nos quais se pode evitar com segurança um exame desnecessário de TC do crânio[116-118]. Exames de RM não são indicados na avaliação de um paciente com traumatismo cranioencefálico leve agudo ou crônico[119].

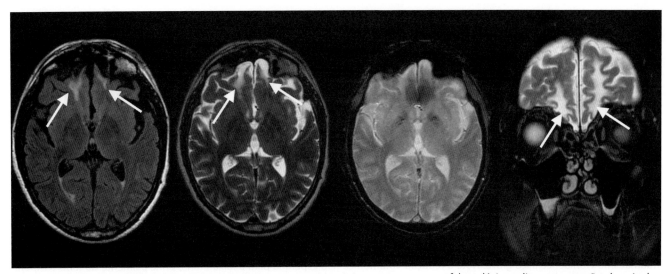

Figura 227.40. Contusões frontais bilaterais antigas que cursam tipicamente com encefalomalácia e gliose nas porções basais dos lobos frontais (setas) e temporais, onde o cérebro "encontra o osso".

De acordo com os critérios de Nova Orleans[113], exames tomográficos do encéfalo não são necessários se **TODOS** os critérios abaixo estiverem ausentes:

- Cefaleia;
- Vômitos;
- Idade acima de 60 anos;
- Intoxicação por drogas ou álcool;
- Amnésia anterógrada persistente (déficit na memória de curto prazo);
- Trauma visível acima da clavícula;
- Convulsão.

Pela regra canadense de TC do encéfalo[114], exames tomográficos do encéfalo não são necessários se **TODOS** os critérios abaixo estiverem ausentes:

- Escala de Coma de Glasgow abaixo de 15, 2 horas após a injúria;
- Suspeita de fraturas expostas ou com afundamento;
- Dois ou mais episódios de vômito;
- Idade acima de 65 anos;
- Amnésia retrógrada maior ou igual a 30 minutos;
- Mecanismo de trauma de alta energia:
  - Atropelamento (pedestre *versus* veículo);
  - Ejeção do veículo;
  - Queda acima de cinco degraus;
  - Queda maior de 90 cm (3 pés);
  - Qualquer sinal de fratura da base do crânio:
- Hemotímpano;
- Olhos de guaxinim (equimose periorbitária);
- Otorreia ou rinorreia liquórica;
- Sinal de Battle (equimose retroauricular).

Pelos critérios do estudo nacional sobre a utilização de raios X na emergência[115], exames tomográficos do encéfalo não são necessários se **TODOS** os critérios abaixo estiverem ausentes:

- Idade maior ou igual a 65 anos;
- Evidência de fratura do crânio significativa;
- Hematoma do escalpo;
- Déficit neurológico;
- Alteração do nível de alerta;
- Alteração do comportamento;
- Coagulopatia;
- Vômitos recorrentes ou em jato.

Traumatismo cranioencefálico moderado ou grave

Nos casos de traumatismo cranioencefálico moderado ou grave (agudo ou crônico), a TC sem contraste é o estudo de imagem inicial recomendada[119,120] (Figuras 227.41 e 227.42). Exames de RM não são indicados como modalidade de imagem inicial na avaliação do traumatismo cranioencefálico fechado agudo moderado a severo[119], podendo ter um papel no seguimento desses casos (Figura 227.43).

O exame de tomografia é o método de imagem recomendado em pacientes traumatizados com deterioração neurológica aguda[121-123]. A RM do encéfalo é recomendada se o paciente apresentar achados neurológicos contínuos ou sintomas neurológicos progressivos não explicados pelo estudo de TC, nos casos de traumatismo moderado a grave (agudo ou crônico).

Tomografia ou ressonância com contraste podem ser úteis se houver suspeita de complicações infecciosas pós-traumáticas em pacientes com fatores de risco como fraturas da base do crânio.

Nos casos de encefalopatia crônica pós-traumática (declínio cognitivo, epilepsia e déficits visuais e auditivos), a RM é o principal método de imagem. A RM nesse caso tem maior sensibilidade para detectar lesões subjacentes como atrofia, micro-hemorragias e para auxiliar no prognóstico do paciente[105,108].

SEÇÃO XXVI – DIAGNÓSTICO POR IMAGEM

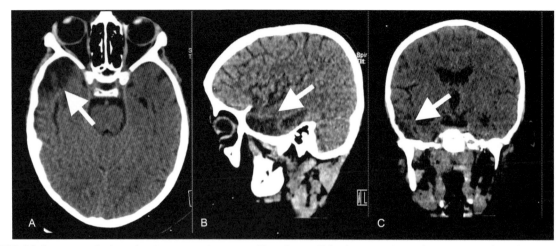

Figura 227.41. Imagens selecionadas de um estudo tomográfico do encéfalo de um paciente do sexo masculino de 6 anos vítima de traumatismo cranioencefálico grave. Note a redução volumétrica não esperada para a faixa etária, principalmente do lobo temporal direito (seta) (**A**). Em (**B**) e (**C**), note as áreas de encefalomalácia e gliose na base do lobo temporal direito, exatamente onde o encéfalo "encontra" osso rígido da fossa craniana média.

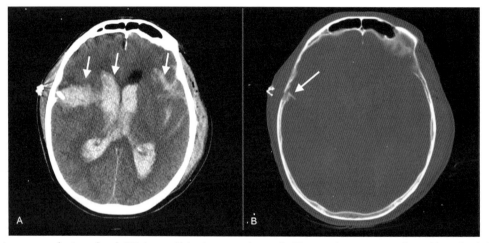

Figura 227.42. Imagens selecionadas de TC do encéfalo de um paciente de 59 anos do sexo masculino vítima de violência doméstica por chave de fenda. (**A**) Imagem com janela de parênquima e (**B**) com janela óssea demonstrando o hematoma pelo trajeto da ferramenta pelo lobo frontal, hemoventrículo, hidrocefalia e hemorragia subaracnóidea (setas) em imagem (**A**) e pequeno fragmento ósseo deslocado internamente no sítio de perfuração em imagem (**B**).

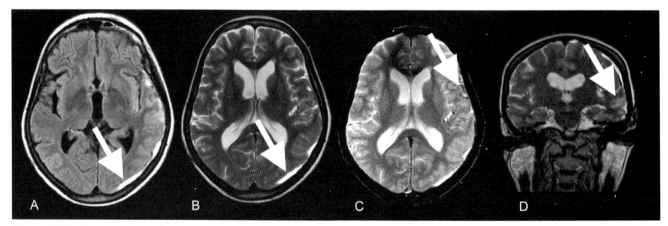

Figura 227.43. Imagens no plano axial selecionadas de um estudo de RM do encéfalo de um paciente de 59 anos, vítima de atropelamento e traumatismo cranioencefálico, com manutenção da cefaleia após quatro semanas do trauma. (**A**) Imagens no plano axial FLAIR e (**B**) ponderada em T2 demonstram um hematoma subdural laminar temporal e parietal à esquerda, sem efeito de massa significativo (setas). (**C**) Imagem de gradiente-eco no plano axial demonstra pequenos focos de hipossinal no espaço subaracnóideo temporal esquerdo compatível com depósito de hemossiderina pial; (**D**) imagem no plano coronal ponderada em T2 demonstra focos de contusão hemorrágica na superfície do lobo temporal esquerdo.

Tensor de difusão é uma técnica de RM que adquire e reconstrói imagens com ponderação em difusão em pelo menos seis direções, seguido pelo cálculo do tensor que cria um modelo tridimensional de difusão no espaço. Essa técnica tem demonstrado alterações na substância branca em grupos de pacientes com traumatismo cranioencefálico que podem ser correlacionadas com o prognóstico do paciente[124-126].

Embora técnicas avançadas de imagem sejam de particular interesse em pacientes com traumatismo leve, quando estudos de TC e a RM convencionais são negativas, não há evidência conclusiva que apoie seu uso para o diagnóstico ou prognóstico no nível do paciente individual nesse momento[105,108]. As técnicas avançadas de neuroimagem, tais como TC de emissão de fótons, tomografia por emissão de pósitrons, perfusão cerebral por tomografia e ressonância, imagens de tensor de difusão, ressonância funcional e espectroscopia de prótons, são áreas de pesquisa ativa, mas não são consideradas na prática clínica rotineira na presente data.

Traumatismo cranioencefálico associado a complicações vasculares

Complicações vasculares como dissecção, oclusão, fístula e formação de pseudoaneurismas podem ser diagnosticadas em aproximadamente 0,1% dos pacientes hospitalizados por trauma. Triagem de lesão arterial intracraniana traumática deve ser considerada em pacientes com sintomas neurológicos inexplicados e pacientes com traumatismo contuso com epistaxe. Outros fatores de risco para lesão arterial intracraniana incluem Escala de COMA de Glasgow inferior ou igual a 8, fratura da base do crânio, LAD, fratura da coluna cervical (particularmente aquelas no nível de C1 a C3) e fraturas faciais do tipo LeFort 2 ou 3[127]. A angiotomografia e a angiorressonância têm alta sensibilidade e especificidade e são menos invasivas para diagnosticar lesão vascular pós-traumática, com ponto negativo para a angiorressonância pelo fato de ser menos disponível[128,129].

Traumatismo cranioencefálico associado a trombose venosa dural

A trombose venosa dural pós-traumática é mais comumente observada em pacientes com fraturas cranianas que se estendem para um seio venoso dural ou para o forame jugular[130]. Para o diagnóstico de trombose venosa cerebral, a angiotomografia venosa é comparável à angiorressonância venosa[131], com vantagem para a angiorressonância, que pode ser combinada à RM cerebral[132], ambas consideradas de primeira linha em pacientes com suspeita de lesão venosa intracraniana.

Traumatismo cranioencefálico associado a fístula liquórica

Fístula liquórica é uma outra complicação pós-traumática que pode ocorrer em cerca de 10% a 30% dos casos de traumatismo cranioencefálico associados a fraturas da base do crânio (Figura 227.44). Rinorreia acontece em até 80% dos casos de fístula liquórica[133,134]. Otorreia também pode existir, principalmente se houver fratura do osso temporal. A maioria das fístulas liquóricas ocorre na fase aguda do trauma e pode ser diagnosticada clinicamente com testes de beta-2-transferrina ou proteína β-traço no liquor[133]. Exames de TC de alta resolução sem contraste através da base do crânio (ossos faciais para rinorreia e ossos temporais para otorreia) podem ser usados para identificar a origem da fístula (Figura 227.45)[135]. Exames de RM com sequências ponderadas em T2 de alta resolução podem ter papel importante quando se suspeita de uma cefalocele pós-traumática.

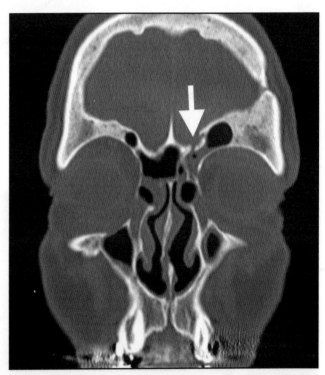

Figura 227.44. Imagem de TC reformatada no plano coronal com janela óssea, ao nível da base do crânio anterior de um paciente de 37 anos vítima de acidente motociclístico, apresentando rinorreia límpida. Note a fratura com discreto afundamento da transição frontoetmoidal à esquerda (seta), acompanhada de acúmulo de líquido no recesso frontal esquerdo, compatível com fístula liquórica.

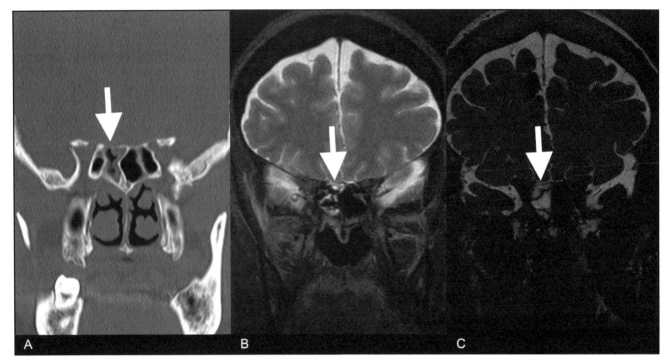

Figura 227.45. (**A**) Imagem de TC reformatada no plano coronal com janela óssea ao nível do plano esfenoidal/teto dos seios esfenoidais de um paciente de 59 anos vítima de traumatismo cranioencefálico, o qual fora ejetado do banco do passageiro. Note a discreta solução de continuidade óssea esfenoidal à direita, que cursa com espessamento da mucosa que reveste o seio esfenoidal direito. Imagens de RM no plano coronal ponderadas em T2, *turbo spin echo* em (**B**) e 3D-CISS em (**C**) demonstrando o local exato de solução de continuidade óssea na base do crânio central direita (setas), compatível com o local da fístula liquórica, neste caso sem sinais de herniação parenquimatosa.

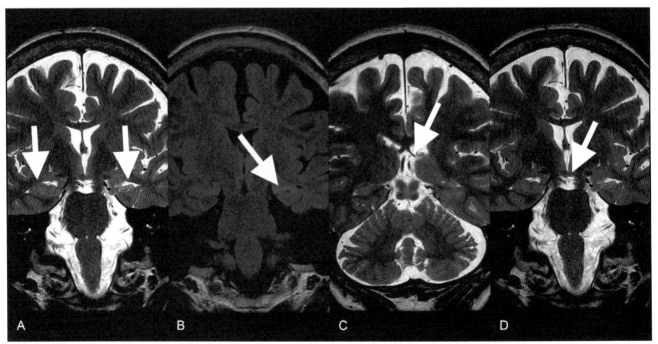

Figura 227.46. Imagens selecionadas de um estudo de RM de um paciente do sexo masculino de 17 anos portador de epilepsia refratária a tratamento medicamentoso. Imagens coronais ponderadas em T2 (A) e FLAIR (**B**) demonstrando redução volumétrica do hipocampo esquerdo, que, além disso, apresenta hipersinal, que é mais evidente em (**B**) – seta. Imagens no plano coronal ponderadas em T2 (**C**) demonstrando afilamento da coluna do fórnix esquerdo e redução volumétrica do corpo mamilar esquerdo (**D**); achados compatíveis com esclerose mesial temporal à esquerda.

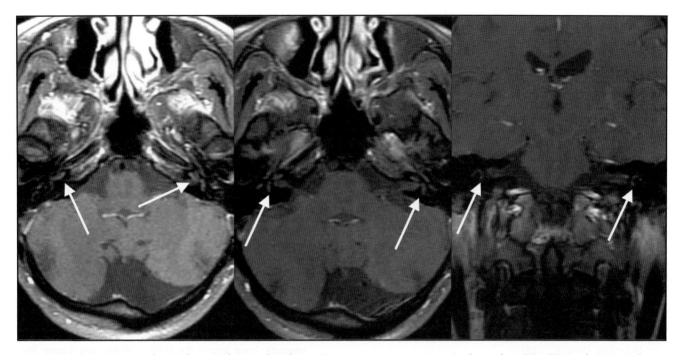

Figura 227.47. Imagens de RM dos ouvidos ponderadas em T1 com contraste e saturação de gordura, (**A**) e (**B**) no plano sagital e (**C**) no plano coronal. A paciente de 56 anos tem história de pródromo viral que complicou vertigem. Note o material captante de contraste em ambas as cócleas e aparatos vestibulares, consistente com processo inflamatório (setas).

Referências bibliográficas

1. Murray CJ, Lopez AD. Mortality by cause for eight regions of the world: Global Burden of Disease Study. Lancet. 1997;349(9061):1269-76.
2. Steiner TJ, Birbeck GL, Jensen RH, Katsarava Z, Stovner LJ, Martelletti P. Headache disorders are third cause of disability worldwide. J Headache Pain. 2015;16:58.
3. Frymoyer JW, Cats-Baril WL. An overview of the incidences and costs of low back pain. Orthop Clin North Am. 1991;22(2):263-71.
4. Baker GA. Comments on De Boer JE et al. The global burden and stigma of epilepsy. Epilepsy & behavior 2008;12:540-546. Epilepsy Behav. 2014;40:20-1.
5. Langlois JA, Rutland-Brown W, Wald MM. The epidemiology and impact of traumatic brain injury: a brief overview. J Head Trauma Rehabil. 2006;21(5):375-8.
6. Andersen KK, Olsen TS, Dehlendorff C, Kammersgaard LP. Hemorrhagic and ischemic strokes compared: stroke severity, mortality, and risk factors. Stroke. 2009;40(6):2068-72.
7. De Lucas EM, Sánchez E, Gutiérrez A, Mandly AG, Ruiz E, Flórez AF, et al. CT protocol for acute stroke: tips and tricks for general radiologists. Radiographics. 2008 -;28(6):1673-87.
8. Rubattu S, Giliberti R, Volpe M. Etiology and pathophysiology of stroke as a complex trait. Am J Hypertens. 2000;13(10):1139-48.
9. Wardlaw JM, Seymour J, Cairns J, Keir S, Lewis S, Sandercock P. Immediate computed tomography scanning of acute stroke is cost-effective and improves quality of life. Stroke. 2004;35(11):2477-83.
10. Dmytriw AA, Sawlani V, Shankar J. Diffusion-Weighted Imaging of the Brain: Beyond Stroke. Can Assoc Radiol J. 2017 Jan 25;
11. Campbell BCV, Purushotham A, Christensen S, Desmond PM, Nagakane Y, Parsons MW, et al. The infarct core is well represented by the acute diffusion lesion: sustained reversal is infrequent. J Cereb Blood Flow Metab. 2012;32(1):50-6.
12. Bradley WG. MR appearance of hemorrhage in the brain. Radiology. 1993;189(1):15-26.
13. Kamel H, Okin PM, Elkind MSV, Iadecola C. Atrial fibrillation and mechanisms of stroke: time for a new model. Stroke. 2016;47(3):895-900.
14. Mangla R, Kolar B, Almast J, Ekholm SE. Border zone infarcts: pathophysiologic and imaging characteristics. Radiographics. 2011;31(5):1201-14.
15. Broderick J, Connolly S, Feldmann E, Hanley D, Kase C, Krieger D, et al. Guidelines for the management of spontaneous intracerebral hemorrhage in adults: 2007 update: a guideline from the American Heart Association/American Stroke Association Stroke Council, High Blood Pressure Research Council, and the Quality of Care and Outcomes in Research Interdisciplinary Working Group. Stroke. 2007;38(6):2001-23.
16. Zafar A, Khan FS. Clinical and radiological features of intracerebral haemorrhage in hypertensive patients. J Pak Med Assoc. 2008;58(7):356-8.
17. Arena JE, Rabinstein AA. Transient global amnesia. Mayo Clin Proc. 2015;90(2):264-72.
18. Enzinger C, Thimary F, Kapeller P, Ropele S, Schmidt R, Ebner F, et al. Transient global amnesia: diffusion-weighted imaging lesions and cerebrovascular disease. Stroke. 2008;39(8):2219-25.
19. Wiebers DO, Whisnant JP, Huston J, Meissner I, Brown RD, Piepgras DG, et al. Unruptured intracranial aneurysms: natural history, clinical outcome, and risks of surgical and endovascular treatment. Lancet. 2003;362(9378):103-10.
20. Novitzke J. The basics of brain aneurysms: a guide for patients. J Vasc Interv Neurol. 2008;1(3):89-90.
21. Wermer MJH, van der Schaaf IC, Algra A, Rinkel GJE. Risk of rupture of unruptured intracranial aneurysms in relation to patient and aneurysm characteristics: an updated meta-analysis. Stroke. 2007;38(4):1404-10.
22. Rabinstein AA. Subarachnoid hemorrhage. Neurology. 2013;80(5):e56-9.
23. Edlow JA. Diagnosis of subarachnoid hemorrhage. Neurocrit Care. 2005;2(2):99-109.

24. Rinkel GJ, van Gijn J, Wijdicks EF. Subarachnoid hemorrhage without detectable aneurysm. A review of the causes. Stroke. 1993;24(9):1403-9.
25. Dunn LT. Raised intracranial pressure. J Neurol Neurosurg Psychiatr. 2002;73 Suppl 1:i23-7.
26. Stovner L, Hagen K, Jensen R, Katsarava Z, Lipton R, Scher A, et al. The global burden of headache: a documentation of headache prevalence and disability worldwide. Cephalalgia. 2007;27(3):193-210.
27. King S, Chambers CT, Huguet A, MacNevin RC, McGrath PJ, Parker L, et al. The epidemiology of chronic pain in children and adolescents revisited: a systematic review. Pain. 2011;152(12):2729-38.
28. Jordan JE, Ramirez GF, Bradley WG, Chen DY, Lightfoote JB, Song A. Economic and outcomes assessment of magnetic resonance imaging in the evaluation of headache. J Natl Med Assoc. 2000;92(12):573-8.
29. Nawaz M, Amin A, Qureshi AN, Jehanzeb M. Audit of appropriateness and outcome of computed tomography brain scanning for headaches in paediatric age group. J Ayub Med Coll Abbottabad. 2009;21(1):91-3.
30. Silberstein SD. Chronic daily headache. J Am Osteopath Assoc. 2005;105(4 Suppl 2):23S-9S.
31. Frishberg BM. The utility of neuroimaging in the evaluation of headache in patients with normal neurologic examinations. Neurology. 1994;44(7):1191-7.
32. Mitchell CS, Osborn RE, Grosskreutz SR. Computed tomography in the headache patient: is routine evaluation really necessary? Headache. 1993;33(2):82-6.
33. Osborn RE, Alder DC, Mitchell CS. MR imaging of the brain in patients with migraine headaches. AJNR Am J Neuroradiol. 1991;12(3):521-4.
34. Forsyth PA, Posner JB. Headaches in patients with brain tumors: a study of 111 patients. Neurology. 1993;43(9):1678-83.
35. The epidemiology of headache among children with brain tumor. Headache in children with brain tumors. The Childhood Brain Tumor Consortium. J Neurooncol. 1991;10(1):31-46.
36. Vale FL, Bradley EL, Fisher WS. The relationship of subarachnoid hemorrhage and the need for postoperative shunting. J Neurosurg. 1997;86(3):462-6.
37. Lledo A, Calandre L, Martinez-Menendez B, Perez-Sempere A, Portera-Sanchez A. Acute headache of recent onset and subarachnoid hemorrhage: a prospective study. Headache. 1994;34(3):172-4.
38. Van der Wee N, Rinkel GJ, Hasan D, van Gijn J. Detection of subarachnoid haemorrhage on early CT: is lumbar puncture still needed after a negative scan? J Neurol Neurosurg Psychiatr. 1995;58(3):357-9.
39. Jayaraman MV, Mayo-Smith WW, Tung GA, Haas RA, Rogg JM, Mehta NR, et al. Detection of intracranial aneurysms: multi-detector row CT angiography compared with DSA. Radiology. 2004;230(2):510-8.
40. Provenzale JM, Sarikaya B. Comparison of test performance characteristics of MRI, MR angiography, and CT angiography in the diagnosis of carotid and vertebral artery dissection: a review of the medical literature. AJR Am J Roentgenol. 2009;193(4):1167-74.
41. Jordan YJ, Lightfoote JB, Jordan JE. Computed tomography imaging in the management of headache in the emergency department: cost efficacy and policy implications. J Natl Med Assoc. 2009;101(4):331-5.
42. Anzai Y, Weymuller EA, Yueh B, Maronian N, Jarvik JG. The impact of sinus computed tomography on treatment decisions for chronic sinusitis. Arch Otolaryngol Head Neck Surg. 2004;130(4):423-8.
43. Huang HH, Lee TJ, Huang CC, Chang PH, Huang SF. Non-sinusitis-related rhinogenous headache: a ten-year experience. Am J Otolaryngol. 2008;29(5):326-32.
44. Schellhas KP, Wilkes CH, Baker CC. Facial pain, headache, and temporomandibular joint inflammation. Headache. 1989;29(4):229-32.
45. Caselli RJ, Hunder GG, Whisnant JP. Neurologic disease in biopsy-proven giant cell (temporal) arteritis. Neurology. 1988;38(3):352-9.
46. Bley TA, Reinhard M, Hauenstein C, Markl M, Warnatz K, Hetzel A, et al. Comparison of duplex sonography and high-resolution magnetic resonance imaging in the diagnosis of giant cell (temporal) arteritis. Arthritis Rheum. 2008;58(8):2574-8.
47. Narváez J, Narváez JA, Nolla JM, Sirvent E, Reina D, Valverde J. Giant cell arteritis and polymyalgia rheumatica: usefulness of vascular magnetic resonance imaging studies in the diagnosis of aortitis. Rheumatology (Oxford). 2005;44(4):479-83.
48. Maschke M, Kastrup O, Forsting M, Diener H-C. Update on neuroimaging in infectious central nervous system disease. Curr Opin Neurol. 2004;17(4):475-80.
49. Giza CC, Kutcher JS, Ashwal S, Barth J, Getchius TSD, Gioia GA, et al. Summary of evidence-based guideline update: evaluation and management of concussion in sports: report of the Guideline Development Subcommittee of the American Academy of Neurology. Neurology. 2013;80(24):2250-7.
50. McCrory P, Meeuwisse WH, Aubry M, Cantu B, Dvořák J, Echemendia RJ, et al. Consensus statement on concussion in sport: the 4th International Conference on Concussion in Sport held in Zurich, November 2012. J Am Coll Surg. 2013;216(5):e55-71.
51. Carroll LJ, Cassidy JD, Holm L, Kraus J, Coronado VG, WHO Collaborating Centre Task Force on Mild Traumatic Brain Injury. Methodological issues and research recommendations for mild traumatic brain injury: the WHO Collaborating Centre Task Force on Mild Traumatic Brain Injury. J Rehabil Med. 2004;(43 Suppl):113-25.
52. Halstead ME, Walter KD, Council on Sports Medicine and Fitness. American Academy of Pediatrics. Clinical report – sport-related concussion in children and adolescents. Pediatrics. 2010;126(3):597-615.
53. Yuh EL, Mukherjee P, Lingsma HF, Yue JK, Ferguson AR, Gordon WA, et al. Magnetic resonance imaging improves 3-month outcome prediction in mild traumatic brain injury. Ann Neurol. 2013;73(2):224-35.
54. Orrison WW, Gentry LR, Stimac GK, Tarrel RM, Espinosa MC, Cobb LC. Blinded comparison of cranial CT and MR in closed head injury evaluation. AJNR Am J Neuroradiol. 1994;15(2):351-6.
55. Beauchamp MH, Ditchfield M, Babl FE, Kean M, Catroppa C, Yeates KO, et al. Detecting traumatic brain lesions in children: CT versus MRI versus susceptibility weighted imaging (SWI). J Neurotrauma. 2011;28(6):915-27.
56. Mittal S, Wu Z, Neelavalli J, Haacke EM. Susceptibility-weighted imaging: technical aspects and clinical applications, part 2. AJNR Am J Neuroradiol. 2009;30(2):232-52.
57. Virji-Babul N, Borich MR, Makan N, Moore T, Frew K, Emery CA, et al. Diffusion tensor imaging of sports-related concussion in adolescents. Pediatr Neurol. 2013;48(1):24-9.
58. Khong E, Odenwald N, Hashim E, Cusimano MD. Diffusion Tensor Imaging Findings in Post-Concussion Syndrome Patients after Mild Traumatic Brain Injury: A Systematic Review. Front Neurol. 2016;7:156.
59. Greve JM. The BOLD effect. Methods Mol Biol. 2011;771:153-69.
60. Vagnozzi R, Signoretti S, Cristofori L, Alessandrini F, Floris R, Isgrò E, et al. Assessment of metabolic brain damage and recovery following mild traumatic brain injury: a multicentre, proton magnetic resonance spectroscopic study in concussed patients. Brain. 2010;133(11):3232-42.
61. Cecil KM, Hills EC, Sandel ME, Smith DH, McIntosh TK, Mannon LJ, et al. Proton magnetic resonance spectroscopy for detection of axonal injury in the splenium of the corpus callosum of brain-injured patients. J Neurosurg. 1998;88(5):795-801.
62. Garnett MR, Blamire AM, Corkill RG, Rajagopalan B, Young JD, Cadoux-Hudson TA, et al. Abnormal cerebral blood volume in regions of contused and normal appearing brain following traumatic brain injury using perfusion magnetic resonance imaging. J Neurotrauma. 2001;18(6):585-93.

63. Metting Z, Rödiger LA, Stewart RE, Oudkerk M, De Keyser J, van der Naalt J. Perfusion computed tomography in the acute phase of mild head injury: regional dysfunction and prognostic value. Ann Neurol. 2009;66(6):809-16.
64. Banerjee PN, Filippi D, Allen Hauser W. The descriptive epidemiology of epilepsy – a review. Epilepsy Res. 2009;85(1):31-45.
65. Hirtz D, Thurman DJ, Gwinn-Hardy K, Mohamed M, Chaudhuri AR, Zalutsky R. How common are the "common" neurologic disorders? Neurology. 2007;68(5):326-37.
66. Berg AT, Berkovic SF, Brodie MJ, Buchhalter J, Cross JH, van Emde Boas W, et al. Revised terminology and concepts for organization of seizures and epilepsies: report of the ILAE Commission on Classification and Terminology, 2005-2009. Epilepsia. 2010;51(4):676-85.
67. Kim JH. Pathology of seizure disorders. Neuroimaging Clin N Am. 1995;5(4):527-45.
68. Toh KH. Clinical applications of magnetic resonance imaging in the central nervous system. Ann Acad Med Singap. 1993;22(5):785-93.
69. Jackson GD. New techniques in magnetic resonance and epilepsy. Epilepsia. 1994;35 Suppl 6:S2-13.
70. Bergen D, Bleck T, Ramsey R, Clasen R, Ristanovic R, Smith M, et al. Magnetic resonance imaging as a sensitive and specific predictor of neoplasms removed for intractable epilepsy. Epilepsia. 1989;30(3):318-21.
71. Cascino GD, Jack CR, Parisi JE, Marsh WR, Kelly PJ, Sharbrough FW, et al. MRI in the presurgical evaluation of patients with frontal lobe epilepsy and children with temporal lobe epilepsy: pathologic correlation and prognostic importance. Epilepsy Res. 1992;11(1):51-9.
72. Spencer SS. The relative contributions of MRI, SPECT, and PET imaging in epilepsy. Epilepsia. 1994;35 Suppl 6:S72-89.
73. Harden CL, Huff JS, Schwartz TH, Dubinsky RM, Zimmerman RD, Weinstein S, et al. Reassessment: neuroimaging in the emergency patient presenting with seizure (an evidence-based review): report of the Therapeutics and Technology Assessment Subcommittee of the American Academy of Neurology. Neurology. 2007;69(18):1772-80.
74. Jagoda A, Gupta K. The emergency department evaluation of the adult patient who presents with a first-time seizure. Emerg Med Clin North Am. 2011;29(1):41-9.
75. ACEP Clinical Policies Committee, Clinical Policies Subcommittee on Seizures. Clinical policy: Critical issues in the evaluation and management of adult patients presenting to the emergency department with seizures. Ann Emerg Med. 2004;43(5):605-25.
76. King MA, Newton MR, Jackson GD, Fitt GJ, Mitchell LA, Silvapulle MJ, et al. Epileptology of the first-seizure presentation: a clinical, electroencephalographic, and magnetic resonance imaging study of 300 consecutive patients. Lancet. 1998;352(9133):1007-11.
77. Bellamy JL, Molendijk J, Reddy SK, Flores JM, Mundinger GS, Manson PN, et al. Severe infectious complications following frontal sinus fracture: the impact of operative delay and perioperative antibiotic use. Plast Reconstr Surg. 2013;132(1):154-62.
78. Inouye SK. Delirium in older persons. N Engl J Med. 2006;354(11):1157-65.
79. Gunther ML, Morandi A, Krauskopf E, Pandharipande P, Girard TD, Jackson JC, et al. The association between brain volumes, delirium duration, and cognitive outcomes in intensive care unit survivors: the VISIONS cohort magnetic resonance imaging study*. Crit Care Med. 2012;40(7):2022-32.
80. Morandi A, Rogers BP, Gunther ML, Merkle K, Pandharipande P, Girard TD, et al. The relationship between delirium duration, white matter integrity, and cognitive impairment in intensive care unit survivors as determined by diffusion tensor imaging: the VISIONS prospective cohort magnetic resonance imaging study*. Crit Care Med. 2012;40(7):2182-9.
81. Figiel GS, Coffey CE, Djang WT, Hoffman G, Doraiswamy PM. Brain magnetic resonance imaging findings in ECT-induced delirium. J Neuropsychiatry Clin Neurosci. 1990;2(1):53-8.
82. Fong TG, Bogardus ST, Daftary A, Auerbach E, Blumenfeld H, Modur S, et al. Cerebral perfusion changes in older delirious patients using 99mTc HMPAO SPECT. J Gerontol A Biol Sci Med Sci. 2006;61(12):1294-9.
83. Doelken M, Lanz S, Rennert J, Alibek S, Richter G, Doerfler A. Differentiation of cytotoxic and vasogenic edema in a patient with reversible posterior leukoencephalopathy syndrome using diffusion-weighted MRI. Diagn Interv Radiol. 2007;13(3):125-8.
84. Ho ML, Rojas R, Eisenberg RL. Cerebral edema. AJR Am J Roentgenol. 2012;199(3):W258-73.
85. Güresir E, Beck J, Vatter H, Setzer M, Gerlach R, Seifert V, et al. Subarachnoid hemorrhage and intracerebral hematoma: incidence, prognostic factors, and outcome. Neurosurgery. 2008;63(6):1088-93; discussion 1093.
86. Murray CJL, Lopez AD. Measuring the global burden of disease. N Engl J Med. 2013;369(5):448-57.
87. Chou R, Qaseem A, Owens DK, Shekelle P, Clinical Guidelines Committee of the American College of Physicians. Diagnostic imaging for low back pain: advice for high-value health care from the American College of Physicians. Ann Intern Med. 2011;154(3):181-9.
88. Jarvik JG, Hollingworth W, Martin B, Emerson SS, Gray DT, Overman S, et al. Rapid magnetic resonance imaging vs radiographs for patients with low back pain: a randomized controlled trial. JAMA. 2003;289(21):2810-8.
89. Modic MT, Obuchowski NA, Ross JS, Brant-Zawadzki MN, Grooff PN, Mazanec DJ, et al. Acute low back pain and radiculopathy: MR imaging findings and their prognostic role and effect on outcome. Radiology. 2005;237(2):597-604.
90. Brinjikji W, Luetmer PH, Comstock B, Bresnahan BW, Chen LE, Deyo RA, et al. Systematic literature review of imaging features of spinal degeneration in asymptomatic populations. AJNR Am J Neuroradiol. 2015;36(4):811-6.
91. Boden SD, Davis DO, Dina TS, Patronas NJ, Wiesel SW. Abnormal magnetic-resonance scans of the lumbar spine in asymptomatic subjects. A prospective investigation. J Bone Joint Surg Am. 1990;72(3):403-8.
92. Carragee E, Alamin T, Cheng I, Franklin T, van den Haak E, Hurwitz E. Are first-time episodes of serious LBP associated with new MRI findings? Spine J. 2006;6(6):624-35.
93. Jarvik JG, Gold LS, Comstock BA, Heagerty PJ, Rundell SD, Turner JA, et al. Association of early imaging for back pain with clinical outcomes in older adults. JAMA. 2015;313(11):1143-53.
94. Henschke N, Maher CG, Ostelo RWJG, de Vet HCW, Macaskill P, Irwig L. Red flags to screen for malignancy in patients with low-back pain. Cochrane Database Syst Rev. 2013;(2):CD008686.
95. Bredella MA, Essary B, Torriani M, Ouellette HA, Palmer WE. Use of FDG-PET in differentiating benign from malignant compression fractures. Skeletal Radiol. 2008;37(5):405-13.
96. Bartynski WS, Lin L. Lumbar root compression in the lateral recess: MR imaging, conventional myelography, and CT myelography comparison with surgical confirmation. AJNR Am J Neuroradiol. 2003;24(3):348-60.
97. Veillon F, Taboada LR, Eid MA, Riehm S, Debry C, Schultz P, et al. Pathology of the facial nerve. Neuroimaging Clin N Am. 2008;18(2):309-20, x.
98. Raghavan P, Mukherjee S, Phillips CD. Imaging of the facial nerve. Neuroimaging Clin N Am. 2009;19(3):407-25.
99. Ulug T, Arif Ulubil S. Management of facial paralysis in temporal bone fractures: a prospective study analyzing 11 operated fractures. Am J Otolaryngol. 2005;26(4):230-8.
100. Linzer M, Yang EH, Estes NA, Wang P, Vorperian VR, Kapoor WN. Diagnosing syncope. Part 1: Value of history, physical examination, and electrocardiography. Clinical Efficacy Assessment Project of the American College of Physicians. Ann Intern Med. 1997;126(12):989-96.
101. Johnson PC, Ammar H, Zohdy W, Fouda R, Govindu R. Yield of diagnostic tests and its impact on cost in adult patients with

101. syncope presenting to a community hospital. South Med J. 2014;107(11):707-14.
102. Fairbank J, Hashimoto R, Dailey A, Patel AA, Dettori JR. Does patient history and physical examination predict MRI proven cauda equina syndrome? Evid Based Spine Care J. 2011;2(4):27-33.
103. Kutz JW. The dizzy patient. Med Clin North Am. 2010;94(5):989-1002.
104. McGee SR. Dizzy patients. Diagnosis and treatment. West J Med. 1995;162(1):37-42.
105. Wintermark M, Sanelli PC, Anzai Y, Tsiouris AJ, Whitlow CT; ACR Head Injury Institute. Imaging evidence and recommendations for traumatic brain injury: conventional neuroimaging techniques. J Am Coll Radiol. 2015;12(2):e1-14.
106. Wei SC, Ulmer S, Lev MH, Pomerantz SR, González RG, Henson JW. Value of coronal reformations in the CT evaluation of acute head trauma. AJNR Am J Neuroradiol. 2010;31(2):334-9.
107. Haacke EM, Mittal S, Wu Z, Neelavalli J, Cheng YCN. Susceptibility-weighted imaging: technical aspects and clinical applications, part 1. AJNR Am J Neuroradiol. 2009;30(1):19-30.
108. Wintermark M, Sanelli PC, Anzai Y, Tsiouris AJ, Whitlow CT; American College of Radiology Head Injury Institute. Imaging evidence and recommendations for traumatic brain injury: advanced neuro- and neurovascular imaging techniques. AJNR Am J Neuroradiol. 2015;36(2):E1-E11.
109. Ashikaga R, Araki Y, Ishida O. MRI of head injury using FLAIR. Neuroradiology. 1997;39(4):239-42.
110. Gentry LR, Godersky JC, Thompson B. MR imaging of head trauma: review of the distribution and radiopathologic features of traumatic lesions. AJR Am J Roentgenol. 1988;150(3):663-72.
111. Davis PC, Drayer BP, Anderson RE, Braffman B, Deck MD, Hasso AN, et al. Head trauma. American College of Radiology. ACR Appropriateness Criteria. Radiology. 2000;215 Suppl:507-24.
112. Masters SJ, McClean PM, Arcarese JS, Brown RF, Campbell JA, Freed HA, et al. Skull x-ray examinations after head trauma. Recommendations by a multidisciplinary panel and validation study. N Engl J Med. 1987;316(2):84-91.
113. Haydel MJ, Preston CA, Mills TJ, Luber S, Blaudeau E, DeBlieux PM. Indications for computed tomography in patients with minor head injury. N Engl J Med. 2000;343(2):100-5.
114. Stiell IG, Wells GA, Vandemheen K, Clement C, Lesiuk H, Laupacis A, et al. The Canadian CT Head Rule for patients with minor head injury. Lancet. 2001;357(9266):1391-6.
115. Mower WR, Hoffman JR, Herbert M, Wolfson AB, Pollack CV, Zucker MI, et al. Developing a decision instrument to guide computed tomographic imaging of blunt head injury patients. J Trauma. 2005;59(4):954-9.
116. Haydel MJ. Clinical decision instruments for CT scanning in minor head injury. JAMA. 2005;294(12):1551-3.
117. Stiell IG, Clement CM, Rowe BH, Schull MJ, Brison R, Cass D, et al. Comparison of the Canadian CT Head Rule and the New Orleans Criteria in patients with minor head injury. JAMA. 2005;294(12):1511-8.
118. Smits M, Dippel DWJ, de Haan GG, Dekker HM, Vos PE, Kool DR, et al. External validation of the Canadian CT Head Rule and the New Orleans Criteria for CT scanning in patients with minor head injury. JAMA. 2005;294(12):1519-25.
119. Tavender EJ, Bosch M, Green S, O'Connor D, Pitt V, Phillips K, et al. Quality and consistency of guidelines for the management of mild traumatic brain injury in the emergency department. Acad Emerg Med. 2011;18(8):880-9.
120. Jagoda AS, Bazarian JJ, Bruns JJ, Cantrill SV, Gean AD, Howard PK, et al. Clinical policy: neuroimaging and decisionmaking in adult mild traumatic brain injury in the acute setting. Ann Emerg Med. 2008;52(6):714-48.
121. Kido DK, Cox C, Hamill RW, Rothenberg BM, Woolf PD. Traumatic brain injuries: predictive usefulness of CT. Radiology. 1992;182(3):777-81.
122. Reinus WR, Zwemer FL, Fornoff JR. Prospective optimization of patient selection for emergency cranial computed tomography: univariate and multivariate analyses. Invest Radiol. 1996;31(2):101-8.
123. Shackford SR, Wald SL, Ross SE, Cogbill TH, Hoyt DB, Morris JA, et al. The clinical utility of computed tomographic scanning and neurologic examination in the management of patients with minor head injuries. J Trauma. 1992;33(3):385-94.
124. Huisman TAGM, Schwamm LH, Schaefer PW, Koroshetz WJ, Shetty-Alva N, Ozsunar Y, et al. Diffusion tensor imaging as potential biomarker of white matter injury in diffuse axonal injury. AJNR Am J Neuroradiol. 2004;25(3):370-6.
125. Mayer AR, Ling J, Mannell MV, Gasparovic C, Phillips JP, Doezema D, et al. A prospective diffusion tensor imaging study in mild traumatic brain injury. Neurology. 2010;74(8):643-50.
126. Arfanakis K, Haughton VM, Carew JD, Rogers BP, Dempsey RJ, Meyerand ME. Diffusion tensor MR imaging in diffuse axonal injury. AJNR Am J Neuroradiol. 2002;23(5):794-802.
127. Bromberg WJ, Collier BC, Diebel LN, Dwyer KM, Holevar MR, Jacobs DG, et al. Blunt cerebrovascular injury practice management guidelines: the Eastern Association for the Surgery of Trauma. J Trauma. 2010;68(2):471-7.
128. Biffl WL, Egglin T, Benedetto B, Gibbs F, Cioffi WG. Sixteen-slice computed tomographic angiography is a reliable noninvasive screening test for clinically significant blunt cerebrovascular injuries. J Trauma. 2006;60(4):745-51; discussion 751.
129. Eastman AL, Chason DP, Perez CL, McAnulty AL, Minei JP. Computed tomographic angiography for the diagnosis of blunt cervical vascular injury: is it ready for primetime? J Trauma. 2006;60(5):925-9; discussion 929.
130. Delgado Almandoz JE, Kelly HR, Schaefer PW, Lev MH, Gonzalez RG, Romero JM. Prevalence of traumatic dural venous sinus thrombosis in high-risk acute blunt head trauma patients evaluated with multidetector CT venography. Radiology. 2010;255(2):570-7.
131. Khandelwal N, Agarwal A, Kochhar R, Bapuraj JR, Singh P, Prabhakar S, et al. Comparison of CT venography with MR venography in cerebral sinovenous thrombosis. AJR Am J Roentgenol. 2006;187(6):1637-43.
132. Bousser MG, Ferro JM. Cerebral venous thrombosis: an update. Lancet Neurol. 2007;6(2):162-70.
133. Baugnon KL, Hudgins PA. Skull base fractures and their complications. Neuroimaging Clin N Am. 2014;24(3):439-65, vii.
134. Yilmazlar S, Arslan E, Kocaeli H, Dogan S, Aksoy K, Korfali E, et al. Cerebrospinal fluid leakage complicating skull base fractures: analysis of 81 cases. Neurosurg Rev. 2006;29(1):64-71.
135. Stone JA, Castillo M, Neelon B, Mukherji SK. Evaluation of CSF leaks: high-resolution CT compared with contrast-enhanced CT and radionuclide cisternography. AJNR Am J Neuroradiol. 1999;20(4):706-12.

O PAPEL DA IMAGEM NAS EMERGÊNCIAS MUSCULOESQUELÉTICAS

Paulo Dolabela de Lima e Vasconcelos
Bruno Jacopucci Hehn

Introdução

É de fundamental importância para o médico que atua na emergência ter conhecimento sobre os métodos de imagem na avaliação das múltiplas lesões traumáticas, vasculares, infecciosas e inflamatórias emergenciais que comprometem o sistema musculoesquelético, permitindo a racionalização na escolha do método de imagem mais adequado para cada situação clínica.

Este capítulo tem o objetivo de realizar uma revisão básica dos aspectos clínico-radiológicos das afecções do sistema musculoesquelético mais frequentes na prática clínica emergencial, bem como auxiliar na racionalização da escolha do método de imagem mais adequado para cada patologia.

Lesões traumáticas e vasculares

Fraturas expostas

As fraturas expostas são lesões traumáticas com alta morbimortalidade, pois, mesmo com tratamento ortopédico ideal, apresentam alto risco de contaminação, não união (pseudoartrose) e complicações da ferida local, podendo levar a comprometimento permanente do membro e até amputação.

A classificação modificada de Gustilo é a mais utilizada para classificar e realizar o prognóstico dessas lesões, tendo como objetivo determinar o tipo e a extensão da lesão, bem como seu potencial de contaminação, fazendo com que o tratamento por antibioticoterapia, debridamento e revascularização possa ser feito o mais rapidamente possível[1,2].

Um dos aspectos mais relevantes dessa classificação é avaliar a presença de lesão arterial, pois determina a amputação ou não do membro. Clinicamente, a lesão vascular arterial é suspeitada nos casos de sangramento excessivo, hematomas em expansão, déficit neurológico, ausência de pulso e esfriamento do membro. O avanço no manejo do trauma, bem como da reconstrução vascular com fixação e antibioticoterapia, tornou viável a preservação de membros com lesões grau IIIC de Gustilo, reduzindo os índices de amputação de 78% para 16% a 21%[3].

Grau	Descrição
I	Fratura exposta limpa com ferimento menor que 1 cm
II	Fratura exposta com ferimento maior que 1 cm associada a extensa lesão tissular, desluvamento ou avulsão
IIIA	Fratura exposta com extensa laceração, porém que permite cobertura adequada; fratura exposta segmentar; trauma de alta energia, independentemente das dimensões da lesão (por exemplo, ferimento por arma de fogo)
IIIB	Fratura exposta com extensa laceração que não permite cobertura adequada
IIIC	Fratura exposta com lesão arterial

A angiotomografia *multislice* é o exame de escolha para a avaliação de lesões vasculares em membros devido a acessibilidade, rapidez e alta acurácia para o diagnóstico não só de rupturas vasculares, mas também de estenoses, compressões extrínsecas, fístulas arteriovenosas e pseudoaneurismas[4].

O risco de infecção nas fraturas expostas também se faz presente de maneira bastante importante, sendo responsável não só por complicações que colocam em risco a vida do paciente, mas que também retardam o tratamento e a consolidação da fratura, aumentando a morbidade dessa condição.

Fraturas patológicas

As fraturas patológicas são um tipo específico de fratura por insuficiência que ocorrem em ossos enfraquecidos pela presença de lesões ósseas primárias ou secundárias (metastáticas).

As lesões metastáticas são os tumores malignos ósseos mais prevalentes em adultos, especialmente a partir da quinta década de vida, sendo até 25 vezes mais comuns que os tumores ósseos primários. Cerca de metade dos pacientes com tumores malignos desenvolve metástases para o sistema musculoesquelético. Até 80% das metástases ósseas têm como sítios primários o pulmão, mama, próstata e rim. As fraturas patológicas determinam não só um importante prejuízo na qualidade de vida, devido à dor de difícil tratamento, mas também pela limitação funcional.

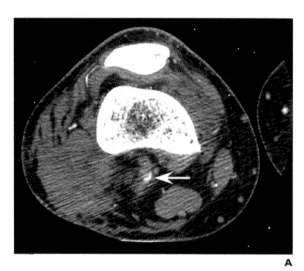
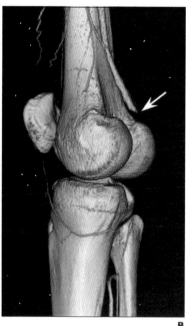

Figura 228.1. Trauma fechado com deslocamento do joelho. **A:** Importante afilamento da artéria poplítea devido a hematoma intraluminal. **B:** Reconstrução volumétrica (3D) da angiotomografia demonstrando estenose abrupta do segmento proximal da artéria poplítea.

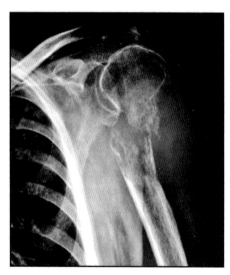

Figura 228.2. Fratura patológica do úmero.

O tratamento conservador das lesões ósseas com alto risco de fratura patológica inclui radioterapia, quimioterapia, imunoterapia, terapia hormonal e o uso de bifosfonados. Nos casos em que o tratamento conservador não se mostra eficiente no alívio da dor e na manutenção da funcionalidade do membro, pode-se optar por fixação externa profilática.

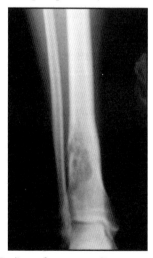

Figura 228.3. Radiografia em incidência anteroposterior da perna evidencia lesão óssea permeativa excêntrica na porção lateral da metadiáfise da tíbia com sinais de destruição da cortical lateral; achados que indicam agressividade devida a lesão tumoral metastática.

O escore de Mirels consiste em uma classificação amplamente utilizada na tentativa de prever as lesões ósseas com maior risco de fraturas e tem se mostrado mais eficiente do que a análise clínica isolada. Sua avaliação é feita baseada na análise da lesão quanto à sua localização, tamanho e natureza, bem como na avaliação subjetiva da dor do paciente[5].

Escore	Local	Tamanho	Natureza	Dor
1	Membro superior	< 1/3 do osso	Blástica	Leve
2	Membro inferior	1/3-2/3 do osso	Mista	Moderada
3	Peritrocantérica	> 2/3 do osso	Lítica	Limitante

Escore de Mirels	Conduta
Menor ou igual a 7	Radioterapia e observação
Igual a 8	Julgamento clínico
Maior ou igual a 9	Fixação profilática

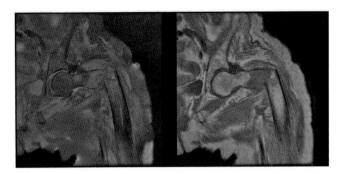

Figura 228.4.
Imagem cedida pelo Dr. Abdalla Skaf (Grupo de Radiologia de Musculoesquelético da Teleimagem).

A fixação externa profilática possui importante papel não só na tentativa de aliviar os sintomas, mas também de evitar o risco de fratura com consequente necessidade de internação e todas as suas inúmeras complicações.

Deslocamento do joelho

O deslocamento do joelho é uma situação incomum, mas que merece especial atenção devido não só ao risco de comprometimento neurovascular associado, mas também pelo fato de ser difícil de ser diagnosticado, pois normalmente o joelho apresenta redução espontânea da luxação.

A luxação do joelho é classificada em anterior, posterior, medial, lateral ou rotatória, levando em conta a posição da tíbia em relação ao fêmur. O deslocamento anterior corresponde a aproximadamente 40% dos casos, sendo normalmente ocasionado por hiperextensão forçada. A luxação posterior equivale a 33% dos casos e geralmente se deve a impactos diretos na tíbia.

As complicações dessa condição são as lesões vasculares do feixe poplíteo, e em 40% observa-se comprometimento da artéria poplítea, que em parte pode ser explicado pelo seu trajeto através do hiato adutor.

A avaliação por imagem dos pacientes com suspeita de luxação do joelho pode ser realizada inicialmente com radiografia para a pesquisa de fraturas e, diante de casos de assimetria de pulso, a angiotomografia mais uma vez se mostra útil.

Osteonecrose da cabeça femoral

A osteonecrose da cabeça femoral é uma patologia que resulta da interrupção do suprimento sanguíneo ósseo com consequente isquemia e morte da medula óssea e osteócitos, podendo ser secundária a eventos traumáticos, em que há lesão vascular direta, ou mesmo a eventos não traumáticos, como nos pacientes em uso de corticoterapia.

Inicialmente o paciente pode se apresentar assintomático, porém, com a evolução da doença, surgem sintomas como dor, limitação e claudicação. Uma vez iniciado o quadro sintomático, a artroplastia total do quadril torna-se necessária em até três anos.

Os achados iniciais nos exames radiográficos consistem principalmente na perda da densidade óssea da cabeça femoral, muitas vezes difícil de ser identificada. Com a progressão da doença, podemos perceber o colapso da cabeça femoral secundária a fraturas subcondrais, com esclerose e perda de sua esfericidade. A tomografia possui boa sensibilidade para a detecção das fraturas subcondrais, porém a ressonância magnética (RM) possui maior sensibilidade e especificidade, melhor demonstrando os achados associados, como edema ósseo reacional. É importante que o protocolo do exame inclua sequências que avaliem os dois quadris, pois é bastante frequente o acometimento bilateral.

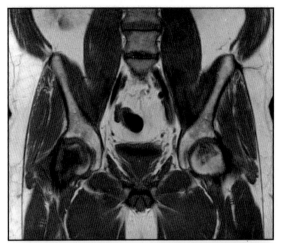

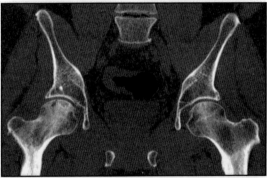

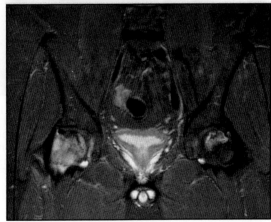

Figura 228.5. Ressonância magnética da bacia coronal T1, Coronal STIR e reformatação coronal de tomografia computadorizada demonstrando sinais de osteonecrose na cabeça femoral bilateral, complicada com fratura subcondral à direita, onde há discreto colapso com perda parcial da esfericidade da cabeça femoral associado a derrame articular e extenso edema medular ósseo reacional.

Síndrome compartimental

A fáscia constitui um tecido conectivo que reveste os ventres musculares, promovendo proteção e atuando tanto no suporte como na ancoragem deles. A síndrome compartimental aguda ocorre quando a pressão no interior do compartimento delimitado por essa fáscia aumenta e excede a pressão de perfusão tissular, resultando em isquemia muscular e neural, podendo culminar com necrose caso não tratada.

Seu diagnóstico é clínico e configura uma emergência cirúrgica, sendo necessária a realização de dermatofasciotomia para descompressão do compartimento, evitando a necrose tecidual.

Os achados clínicos geralmente se resumem a dor intensa, enrijecimento de partes moles, déficit neuromotor, sensitivo e vascular. Em cerca de 75% dos casos, resulta de traumas com fraturas ósseas, sendo mais comum nas pernas e antebraços, estando sua incidência diretamente relacionada ao grau de cominuição da fratura. Pode também ser decorrente de rabdomiólise induzida por exercício intenso, sendo a necrose muscular a consequência final se não houver tratamento adequado.

A radiografia pode demonstrar aumento inespecífico de partes moles, tendo valor limitado na avaliação dessa condição. O ultrassom revelará aumento volumétrico e desarranjo arquitetural das fibras dos músculos de um determinado compartimento. A RM evidenciará edema e aumento volumétrico muscular, sendo a injeção de contraste útil para revelar isquemia e mionecrose[6,7].

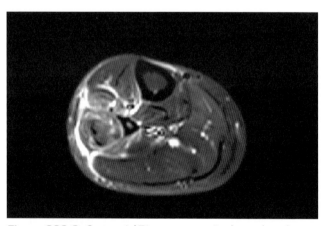

Figura 228.6. Corte axial T2 com saturação de gordura da perna demonstrando edema da musculatura do grupamento anterolateral com lâminas líquidas nos planos intermiofasciais e abaulamento da fáscia, sugestivo de síndrome compartimental. Imagem cedida pelo Dr. Abdalla Skaf (Grupo de Radiologia) de Musculoesquelético da Teleimagem).

Condições inflamatórias e infecciosas

Os radiologistas se deparam diariamente com situações de infecções ou inflamações do sistema musculoesquelético, que variam de acordo com a faixa etária dos pacientes, imunidade e comorbidades.

A avaliação inicial com radiografia pode elevar a suspeita por meio da demonstração do aumento de partes moles, bem como pela presença de corpos estranhos, enfisema gasoso, derrame articular ou destruição óssea, porém com baixa sensibilidade e especificidade.

Para a detecção de coleções gasosas e erosões ósseas, a tomografia computadorizada (TC) possui alta acurácia.

A ultrassonografia desempenha papel importante nesses casos, pois permite boa avaliação de tecidos de partes moles, com possibilidade de detecção de corpo estranho, sem o ônus da radiação ionizante[8].

A RM, por sua vez, é altamente sensível na detecção de alterações infecciosas e inflamatórias ósseas, musculares, articulares e tendíneas, principalmente quando associada ao uso do contraste paramagnético.

Celulite

A celulite consiste na infecção superficial da derme e subcutâneo, poupando os músculos e a fáscia profunda, sendo o *Streptococcus pyogenes* e o *Staphylococcus aureus* os agentes mais comumente observados. Esses agentes patógenos normalmente penetram o tecido subcutâneo por uma área de solução de continuidade na pele. Os fatores de risco mais comuns incluem insuficiência vascular, úlceras cutâneas diabéticas e corpos estranhos.

O diagnóstico é clínico ao observar alterações flogísticas cutâneas. A investigação por imagem usualmente é realizada em casos com rápida progressão ou com repercussões sistêmicas em que pode haver comprometimento de tecidos profundos ou coleções.

A radiografia tipicamente demonstra aumento inespecífico de partes moles, enquanto a tomografia e a RM corroboram esses achados, porém com maior detalhamento, uma vez que a presença de realce por meio de contraste permite diferenciar os casos de edema por alterações vasculolinfáticas (insuficiência renal cardíaca, IRA) do edema inflamatório/infeccioso.

Corpo estranho

A detecção de corpo estranho em feridas, apesar de muitas vezes constituir um desafio, deve ser prontamente realizada, uma vez que o não diagnóstico pode determinar a formação de granulomas e focos de infecção.

A radiografia simples consiste no primeiro exame a ser solicitado, uma vez que apresenta sensibilidade de 80% a 95% na detecção de corpos estranhos radiodensos de até 1 a 2 mm[9]. Apenas 15% dos corpos estranhos de madeira são visíveis em radiografias, sendo progressivamente mais visíveis com a cronicidade, pois perdem o conteúdo aéreo e absorvem exsudatos e produtos da degradação sanguínea. Se as radiografias forem negativas, o ultrassom é recomendado, sendo útil no caso de materiais radiotransparentes, como madeira, plástico ou produtos orgânicos[10,11].

Fascite necrotizante

Consiste em uma infecção bacteriana dos tecidos subcutâneos e da fáscia profunda, com rápida disseminação através dos planos miofasciais e subcutâneos, com consequente

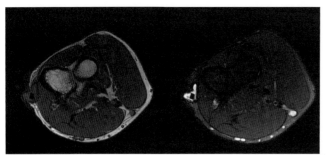

Figura 228.7.
Imagem cedida pelo Dr. Abdalla Skaf (Grupo de Radiologia de Musculoesquelético da Teleimagem)

necrose tecidual, toxicidade sistêmica e alta morbimortalidade. A fáscia profunda conecta a pele e os músculos e serve como uma via de disseminação do processo infeccioso. Os achados clínicos iniciais são semelhantes aos encontrados na celulite. Com a evolução da doença, podemos encontrar também febre, alterações flogísticas e sinais de enfisema subcutâneo. Pacientes imunossuprimidos (HIV, diabetes, etilistas, transplantados) apresentam alta suscetibilidade.

O sucesso do tratamento depende do diagnóstico precoce, podendo a TC facilitá-lo, tendo as vantagens da alta acessibilidade e da rapidez na realização do exame, podendo demonstrar gás, edema muscular, espessamento fascial e líquido ao longo dos planos miofasciais. O gás tecidual é característico, embora nem sempre esteja presente, especialmente nas fases mais iniciais. O tratamento não deve ser retardado para a realização de estudos de imagem, pois trata-se de patologia rapidamente progressiva e potencialmente fatal.

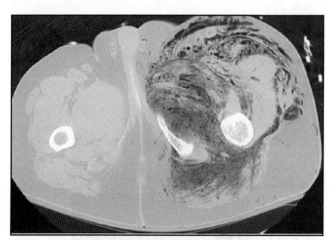

Figura 228.8. Focos gasosos de permeio aos planos subcutâneos e intermiofasciais em paciente com diagnóstico de fascite necrotizante e miosite.

Piomiosite e abscesso intramuscular

A piomiosite é uma infecção piogênica da musculatura cuja patogenia permanece parcialmente desconhecida, sendo as lesões musculares traumáticas, doenças sistêmicas, alterações metabólicas e lesões dermatológicas crônicas os principais fatores de risco[13].

A piomiosite geralmente acomete os membros inferiores e a pelve, sendo mais comum no quadríceps, glúteo e iliopsoas.

A RM é o exame de escolha, sendo capaz de detectar achados iniciais como edema das fibras musculares, bem como a presença de coleções e abscessos.

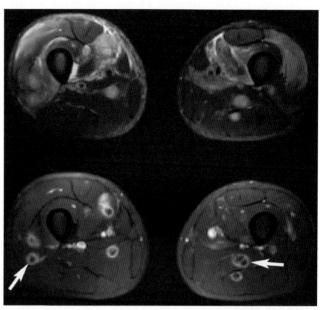

Figura 228.9. Ressonância magnética demonstrando abscessos nos ventres musculares da coxa (foto superior), que apresentam o realce periférico característico pelo meio de contraste paramagnético (foto inferior).

Isquemia muscular diabética

Também conhecida como infarto muscular diabético ou mionecrose diabética, acomete paciente com *diabetes mellitus* descontrolado, sendo, portanto, muitas vezes acompanhada de retinopatia diabética, neuropatia e nefropatia.

Clinicamente, manifesta-se com dor e edema muscular, sem febre ou leucocitose. Os achados de imagem não são específicos, sendo a RM a mais sensível para detecção de suas alterações, entre elas o edema muscular. A correlação clínica e radiológica é indispensável para o diagnóstico dessa patologia[14,15].

Artrite séptica

A artrite séptica é uma condição com alto potencial destrutivo da articulação e deve ser considerada em todos os casos de monoartrite. Clinicamente, manifesta-se com dor, edema, sinais flogísticos e derrame articular, comprometendo mais comumente os quadris e os joelhos.

Os exames de imagem podem auxiliar na detecção de aumento de partes moles e derrame articular, porém não devem retardar a realização da punção e análise do líquido articular, que é diagnóstica[14,15].

Tenossinovite e bursite séptica

Consiste na infecção da bainha tendínea ou bursa, resultante de inoculação direta ou disseminação hematogênica/por contiguidade.

Manifesta-se com dor e alterações flogísticas que acompanham o trajeto da estrutura acometida, associada a limitação funcional.

1967

A bursite séptica superficial é mais comum, sendo geralmente encontrada em situações de trauma na região pré-patelar e olécrano. Já a bursite séptica profunda é mais rara, acometendo preferencialmente a bursa subacromial-subdeltóidea e do iliopsoas.

O diagnóstico por imagem pode ser feito por meio da demonstração da distensão líquida da bainha tendínea ou bursa, associado a alterações inflamatórias periféricas como edema de pele e subcutâneo, bem como dos planos musculoadiposos. O ultrassom e a RM são úteis nessa avaliação, dependendo da disponibilidade dos métodos no serviço de emergência.

A tenossinovite infecciosa é o processo inflamatório e infeccioso que acomete a bainha sinovial de um tendão, sendo mais comumente resultante de inoculação direta através de uma ferida ou por manipulação cirúrgica ou ainda por extensão de infecção contígua. Os locais mais comuns de envolvimento no sistema musculoesquelético são o punho e a mão. A tenossinovite infecciosa é considerada uma emergência cirúrgica, especialmente nos casos bacterianos que acometem os flexores das mãos[16].

Osteomielite

A osteomielite é definida pela infecção da medula óssea, enquanto a osteíte e a periostite infecciosa consistem na infecção do córtex e periósteo, respectivamente.

Nos adultos, geralmente ocorrem por inoculação direta, sendo comumente secundárias a úlceras diabéticas, cirurgias e trauma.

Nas crianças, a disseminação hematogênica prevalece, sendo a região óssea acometida dependente do padrão de vascularização, que muda de acordo com a faixa etária. Até 1 ano de idade os vasos metafisários se comunicam com a epífise cartilaginosa; sendo assim, nessa faixa etária é comum observar comprometimento da epífise pelo processo infeccioso, com consequente extensão intra-articular da infecção (artrite séptica). Nas crianças um pouco mais velhas, nas quais se observa a presença de placa de crescimento, desenvolve-se um padrão distinto de acometimento infeccioso, pois a placa de crescimento funciona como uma barreira física entre a epífise e a diáfise, determinando lentificação do fluxo dos vasos sanguíneos metafisários e, consequentemente, favorecendo a ocorrência de infecções junto à placa e dificultando a extensão da infecção para a cavidade intra-articular. Por fim, com a maturidade esquelética e o fechamento da placa de crescimento, ocorre novamente a livre comunicação vascular metaepifisária, permitindo o acesso do processo infeccioso à epífise, determinando padrão semelhante ao observado nas crianças com menos de 1 ano. Os achados de imagem dependem diretamente do estágio em que se encontra a infecção.

A osteomielite inicial pode demorar até duas semanas para se manifestar em radiografias, sendo a indefinição da cortical o achado mais precoce na fase aguda. Sendo assim, a ausência de achados de imagem não exclui osteomielite inicial. A TC espelha os achados radiográficos, porém com melhor acurácia e definição das alterações na cortical. Se houver injeção de contraste na TC, é possível identificar abscesso em partes com captação parietal periférica. Outro achado bastante específico, porém infrequente, é a presença de coleção gasosa intraóssea. A RM é bastante útil nos casos suspeitos de osteomielite inicial, possuindo alta acurácia na detecção de alterações precoces na composição da medula óssea com até três dias de evolução, sendo determinante para promover o diagnóstico precoce e uma boa evolução no tratamento. Quando há infecção óssea, a medula é preenchida por exsudato inflamatório, células bacterianas e edema, sendo a sequência T1 mais importante na demonstração desses achados, que se manifestam por áreas de hipossinal confluentes e de limites imprecisos. A injeção de contraste na RM é indicada na avaliação de osteomielite, pois sempre agregará informações relevantes, não sendo, no entanto, imprescindível para o diagnóstico.

Na fase subaguda é possível identificar abscessos intraósseos que, nos casos subagudos tardios, são conhecidos como abscessos de Brodie, abscessos de partes moles, reação periosteal e destruição cortical permeativa, refletindo processo agressivo que pode ser semelhante a neoplasias malignas.

Nos casos de osteomielite crônica, os achados principais consistem em espessamento da cortical e na detecção de complicações como sequestros ósseos (focos de osso desvitalizado), invólucros (osso periosteal neoformado circundando o sequestro), cloacas (osso esclerótico que circunda trajeto fistuloso), coleções, trajetos fistulosos e necrose tecidual. A RM pode demonstrar todos esses achados, porém a TC se mostra eficiente e sensível nos casos crônicos, especialmente para a detecção de sequestros ósseos que indicam atividade infecciosa.

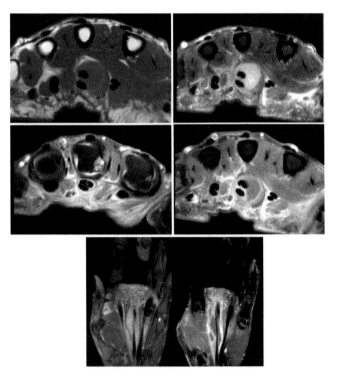

Figura 228.10. Paciente de 77 anos, do sexo masculino, submetido à liberação de polia anular por dedo em gatilho no terceiro raio há uma semana e evoluindo com dor, eritema e edema progressivos. Ressonância magnética com contraste demonstra distensão líquida com acentuado espessamento sinovial e acentuado processo inflamatório peritendíneo. O paciente foi submetido à drenagem cirúrgica de coleção piogênica na bainha tenossinovial, que confirmou o diagnóstico de tenossinovite séptica[13].

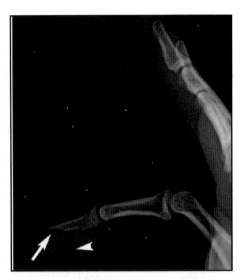

Figura 228.11. Aumento de partes moles com pequeno foco gasoso de permeio (cabeça de seta). Nota-se ainda erosão cortical com discreta periostite (seta branca).

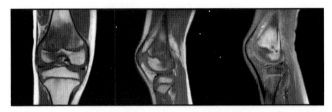

Figura 228.12. Paciente do sexo masculino, de 9 anos com história de febre e dor no joelho há três semanas. Coronal T1, sagital T1 e sagital pós-contraste demonstram abscesso intraósseo transpondo a placa de crescimento com extensão subperiosteal para a região metafisária posterior do côndilo lateral do fêmur, com extenso edema reacional na medula óssea.

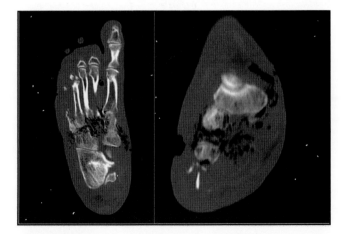

Figura 228.13. Paciente diabética, de 72 anos, com suspeita de osteomielite. Tomografia computadorizada demonstra úlcera cutânea na face lateral do mediopé, fragmentação e reabsorção óssea extensa no quinto metatarsiano, com extensa coleção gasosa nas partes moles, com extensão intraóssea. Esses achados, em conjunto com quadro clínico-laboratorial apropriado, são sugestivos de osteomielite sobreposta com artropatia neuropática (Charcot).

Conclusão

Os exames de imagem têm um papel muito importante no diagnóstico das lesões traumáticas, infecciosas, inflamatórias e vasculares do sistema musculoesquelético, e a familiarização dos seus achados e, principalmente, do papel de cada método nessas situações é essencial.

Referências bibliográficas

1. Gustilo RB, Anderson JT. Prevention of infection in the treatment of one thousand and twenty-five open fractures of long bones. J Bone Joint Surg Am. 1976;58A:453-8.
2. Gustilo RB, Mendoza RM, Williams DN. Problems in the management of type III (severe) open fractures: a new classification of type III open fractures. J Trauma. 1984;24:742-6.
3. Soni A, Tzafetta K, Knight S, Giannoudis PV. Gustilo IIIC fractures in the lower limb: our 15-year experience. J Bone Joint Surg Br. 2012;94(5):698-703.
4. Soto JA, Múnera F, Morales C, Lopera JE, Holguín D, Guarín O, et al. Focal arterial injuries of the proximal extremities: helical CT arteriography as the initial method of diagnosis. Radiology. 2001;218(1):188-94.
5. Mirels H. Metastatic disease in long bones: a proposed scoring system for diagnosing impending pathologic fractures. Clin Orthop Relat Res. 1989;249:256-64.
6. Patel RV, Haddad FS. Compartment syndromes. Br J Hosp Med (Lond). 2005;66:583-6.
7. Via AG, Oliva F, Spoliti M, Maffulli N. Acute compartment syndrome. Muscles Ligaments Tendons J. 2015;5(1):18-22.
8. Loyer EM, DuBrow RA, David CL, Coan JD, Eftekhari F. Imaging of superficial soft-tissue infections: sonographic findings in cases of cellulitis and abscess. AJR Am J Roentgenol. 1996;166(1):149-52.
9. Blankenship RB, Baker T. Imaging modalities in wounds and superficial skin infections. Emerg Med Clin N Am. 2007;25:223-34.
10. Horton LK, Jacobson JA, Powell A, Fessell DP, Hayes CW. Sonography and radiography of soft-tissue foreign bodies. AJR Am J Roentgenol. 2001;176(5):1155-9.
11. Ingraham CR, Mannelli L, Robinson JD, Linnau KF. Radiology of foreign bodies: how do we image them? Emerg Radiol. 2015;22(4):425-30.
12. Jacobson JA, Powell A, Craig JG, Bouffard JA, van Holsbeeck MT. Wooden foreign bodies in soft tissue: detection at US. Radiology. 1998;206(1):45-8.
13. Turecki MB, Taljanovic MS, Stubbs AY, Graham AR, Holden DA, Hunter TB, et al. Imaging of musculoskeletal soft tissue infections. Skeletal Radiol. 2010;39(10):957-71.
14. Mathews CJ, Kingsley G, Field M, Jones A, Weston VC, Phillips M, et al. Management of septic arthritis: a systematic review. Ann Rheum Dis. 2007;66(4):440-5.
15. Karchevsky M, Schweitzer ME, Morrison WB, Parellada JA. MRI findings of septic arthritis and associated osteomyelitis in adults. AJR Am J Roentgenol. 2004;182(1):119-22.
16. Hayeri MR, Ziai P, Shehata ML, Teytelboym OM, Huang BK. Soft-tissue infections and their imaging mimics: from cellulitis to necrotizing fasciitis. Radiographics. 2016;36(6):1888-910.

229
O PAPEL DA IMAGEM NAS EMERGÊNCIAS DA COLUNA VERTEBRAL

Marcelo Ricardo Canuto Natal

Introdução e epidemiologia

É desnecessário mencionar o impacto financeiro para a sociedade gerado pelo diagnóstico e tratamento dos pacientes com traumatismo raquimedular (TRM), mas vale a pena, como profissionais de saúde que somos, sempre lembrar do efeito devastador na vida de um paciente (e de sua família) que apresenta sequela neurológica de uma lesão traumática, mesmo parcial. A maioria dos pacientes com trauma vertebral sobrevive à injúria[1], mas há muitas consequências médicas, psicológicas, sociais e financeiras associadas[2].

Injúrias da coluna vertebral e da medula espinhal são as maiores causas de incapacidade, afetando predominantemente indivíduos jovens e outrora saudáveis[3]. A maioria dos traumas vertebrais compromete a coluna cervical inferior e toracolombar[4], sendo a causa mais comum os acidentes automobilísticos[3]. Depois vêm quedas, atividades esportivas e de trabalho, mergulho em águas rasas e ferimentos por armas de fogo[4] (Figura 229.1) e branca (Figura 229.2).

Com a evolução tecnológica dos métodos de imagem, o papel deles tem sido constantemente redefinido; em um passado não muito distante, a radiografia convencional era considerada o melhor método de abordagem, mas agora a tomografia computadorizada com múltiplas camadas de detectores (TCMD) é o exame inicial, com a ressonância magnética (RM) usada para pacientes com evidência de mielopatia e/ou radiculopatias pós-traumáticas, ou na busca de complicações associadas. Lesões da medula espinhal ocorrem na maioria das vezes (85%) no momento do impacto traumático, e o restante acontecerá no período imediato pós-injúria[3].

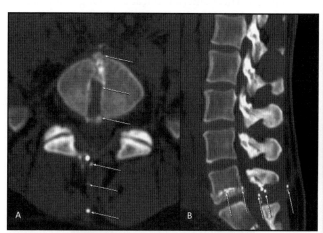

Figura 229.1. A: Imagem axial de TCMD. **B**: Imagem sagital de TCMD. Setas demonstram trajeto de projétil de arma de fogo com esquírolas metálicas no sentido posteroanterior pelas partes moles, canal vertebral e corpo vertebral de L5.

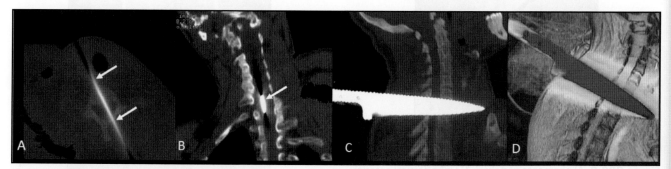

Figura 229.2. A: Imagem axial de TCMD. Faca cruzando o canal vertebral (setas). **B**: Imagem coronal de TCMD. **C**: Imagem processada em projeção de intensidade máxima (MIP) de subvolume em plano sagital-oblíquo. **D**: Imagem processada com técnica de renderização volumétrica (VRT).

A radiografia ainda pode ser utilizada no contexto de um país onde a saúde não é disponibilizada em toda sua complexidade, principalmente pelo sistema público.

Antes de descrever as alterações imaginológicas das lesões traumáticas, revisaremos alguns conceitos biomecânicos da coluna vertebral.

Biomecânica da coluna vertebral

O disco intervertebral, assim os corpos vertebrais adjacentes, os ligamentos (longitudinal anterior, longitudinal posterior, amarelos, interespinhoso, supraespinhoso) e as articulações interapofisárias, constituem o que é definido como uma unidade funcional da coluna[5,6], lembrando que o disco representa uma articulação com pouca mobilidade, do tipo anfiartrose.

A atuação sinérgica dessas estruturas confere mobilidade limitada em diversos sentidos, que muda de amplitude ao longo dos segmentos da coluna vertebral, sendo a coluna cervical a mais móvel. A mobilidade é mantida em limites fisiológicos seguros, protegendo os elementos neurais, situação denominada de estabilidade. Uma coluna estável apresenta-se alinhada. Em uma interpretação rápida, o médico do pronto-socorro pode verificar quatro linhas ao longo da coluna vertebral no plano lateral[5] (em perfil ou sagital) das imagens (Figura 229.3):

1. Linha cortical anterior, traçada ao longo da margem vertebral anterior dos corpos vertebrais;
2. Linha cortical posterior, verificada ao longo da margem posterior dos corpos vertebrais;
3. Linha espinolaminar, que une a cortical óssea da junção das lâminas vertebrais direita e esquerda formando a extremidade anterior dos processos espinhosos;
4. Linha interespinhosa, que conecta a ponta posterior dos processos espinhosos.

Já no plano frontal (coronal) das imagens, há três linhas a serem observadas (Figura 229.4):

1. Linha cortical lateral, desenhada ao longo das corticais direita e esquerda das vértebras, totalizando duas nessa descrição;
2. Linha interespinhosa frontal, essa apenas possível em imagens de radiografia, nas quais os processos espinhosos são projetados sobre as imagens dos corpos vertebrais;

Quando o alinhamento vertebral é afetado em virtude de lesões ósseas, ligamentares ou articulares, a coluna fica instável e perde a capacidade de proteção dos elementos neurais, e o paciente fica vulnerável ao desenvolvimento de lesões neurológicas (que inclusive já podem ter ocorrido no momento do trauma).

Por convenção, as fraturas e deslocamentos são descritos considerando a parte distal da coluna como fixa e o segmento proximal como o que deslocou. Esse conceito difere do usado nas fraturas dos ossos longos, nas quais o fragmento distal é considerado como desviado[4].

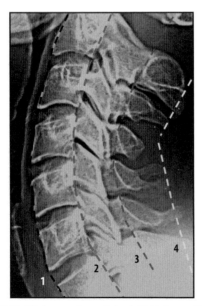

Figura 229.3. Alinhamento vertebral: **1)** Linha cortical anterior. **2)** Linha cortical posterior. **3)** Linha espinolaminar. **4)** Linha interespinhosa. Notar que há curvatura seguindo a anatomia cervical, mas sem interrupções grosseiras ou degraus.

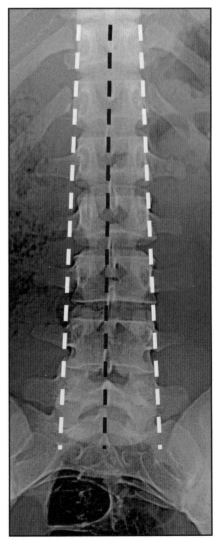

Figura 229.4. Radiografia da coluna lombar na incidência frontal traçando as duas linhas corticais laterais (cor branca) e a linha interespinhosa (cor preta).

Métodos de imagem utilizados na avaliação inicial do paciente traumatizado

Pouca controvérsia existe a respeito da necessidade de avaliação acurada e emergencial em trauma vertebral com objetivo de verificar a integridade dos elementos neurais e checar a estabilidade da coluna vertebral[1].

Um conjunto favorável de sinais clínicos de anamnese e exame físico pode identificar pacientes com probabilidade muito baixa de injúria raquimedular e que não necessitam de avaliação complementar por meio de exames de imagem. No entanto, essa decisão clínica é influenciada por vários fatores; os médicos que trabalham no setor de emergência têm temor de lesões vertebrais ocultas e exames de imagem são solicitados para quase todos pacientes com antecedente de trauma fechado. Há influência clara de receio de judicialização e, por outro lado, há a pressão de convênios pela redução de custos[1]. Existem vários estudos investigando a necessidade de exames de imagem em pacientes com trauma da coluna cervical. O objetivo primordial deles é predizer com confiabilidade quais pacientes estão em risco de fraturas cervicais, evitando uma potencial consequência desastrosa de não diagnosticar uma fratura cervical. O benefício secundário seria diminuir exames desnecessários. O Colégio Americano de Radiologia desenvolveu recomendações práticas em que exame de imagem não é necessário se o paciente está alerta e não perdeu a consciência, não está sob influência de drogas/álcool, sem evidência de injúrias por distração, sem sensibilidade cervical e sem sinais neurológicos alterados. Pacientes que não se enquadram nos critérios acima devem ser investigados por imagem. A análise do tipo de situação que gerou o trauma também pode definir a necessidade do estudo imaginológico complementar; acidente automobilístico de alta velocidade (60 km/h ou mais), uma morte na cena e queda de altura de 3 metros ou mais, associação com lesão cerebral traumática significativa, múltiplas fraturas pélvicas e/ou de extremidades e qualquer sintoma ou sinal neurológico indicam a necessidade de exame de imagem[7].

Radiografia convencional

Foi o método mais utilizado e no qual foram descritas a maioria dos tipos de lesões traumáticas (Figura 229.5). Perdeu espaço para a TCMD por vários motivos, entre eles a necessidade de mobilização do paciente para a realização das incidências radiográficas e o tempo de exame. As incidências básicas são AP, perfil e transoral (visualização de C1-C2 e junção craniocervical). Incidências adicionais eventualmente são necessárias, como oblíquas, nadador e perfil em ortostatismo. Radiografias em flexão e extensão utilizadas no passado são atualmente contraindicadas na investigação aguda. Mesmo as radiografias de boa qualidade tendo excelente sensibilidade para a detecção de fraturas cervicais, o método dá muito pouca informação útil para a integridade ligamentar, para lesão das partes moles e alterações sutis da transição craniocervical e C1-C2. A experiência mostra que a radiografia no contexto de paciente politraumatizado é frequentemente inadequada do ponto de vista técnico, necessitando de repetições e gerando retardo nos cuidados com o paciente[2]. A incidência em perfil é a mais importante e identifica mais de dois terços das lesões traumáticas[4,5] (Figura 229.6).

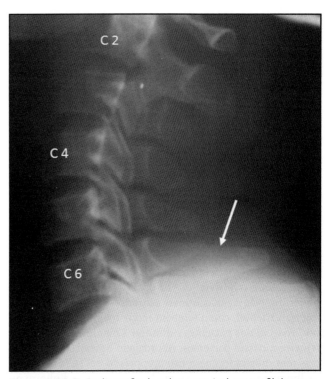

Figura 229.5. Radiografia da coluna cervical em perfil demonstrando fratura do processo espinhoso de C6 com diástase entre os fragmentos. Essa fratura é denominada, na literatura inglesa, *clay-shoveler*.

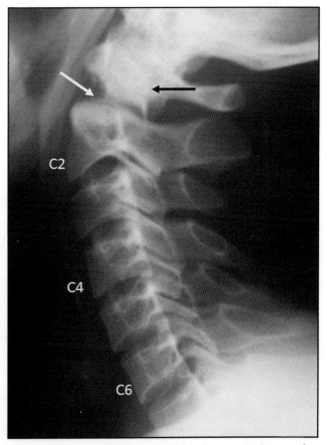

Figura 229.6. Radiografia em perfil da coluna cervical mostra fratura na base do processo odontoide (seta branca) com deslocamento posterior dele (seta preta) para o canal vertebral.

Tomografia computadorizada (TCMD)

Atualmente, a TCMD é o método inicial de escolha na pesquisa de lesões ósseas pós-traumáticas na coluna vertebral, com maior sensibilidade e especificidade na detecção de fraturas, quando comparada com a radiografia, e também pode detectar alterações associadas de partes moles, como hérnias discais e hematomas no interior do canal vertebral[3].

Os aparelhos mais novos realizam rapidamente exame de toda a coluna, e as imagens axiais originais são usualmente processadas com técnicas de visualização em múltiplos planos (sagital, coronal e oblíquos) e reconstruções tridimensionais (Figura 229.7). No protocolo de análise, sempre se deve avaliar as imagens com técnica para estrutura óssea e de partes moles. Nos centros médicos modernos, a TCMD substituiu a radiografia como método de investigação primária para lesões traumáticas vertebrais[1,3]. Portanto, após a avaliação clínica, se o paciente necessitar de exame complementar de imagem e o hospital dispor de TCMD, esse é o método preferido. Não apenas é mais acurado para diagnóstico de injúria vertebral, como também reduz o tempo na avaliação por imagem dos pacientes e diminui a manipulação, sempre temerosa, desses pacientes. Abordagem baseada em evidências tem mostrado que o uso apropriado de TCMD não só melhora o prognóstico, mas também economiza dinheiro no planejamento de tratamento e diagnóstico[1]. A combinação de TCMD, sistema de PACS (*Picture Archive Communication System*) – *workstations* (estações de trabalho em computador) e reformações multiplanares tem eliminado a necessidade de radiografia[2].

Cabe uma exceção quanto aos pacientes pediátricos; fraturas são incomuns em crianças[2,3] e as propriedades biomecânicas da coluna infantil são bem diferentes da do paciente adulto[8], então os critérios para realizar exames de imagem em adultos não podem ser utilizados nas crianças por causa da dose de radiação envolvida[9]. A radiografia é a modalidade de imagem de escolha, com a TCMD reservada para os casos nos quais anormalidades são identificadas nas radiografias convencionais[2], ou quando há evidência de que o trauma tenha sido grave[8]. Ainda nesse contexto, deve ser ressaltado que a indústria de equipamentos de TCMD tem conseguido redução significativa de dose de radiação em tomógrafos mais modernos, mas a compra de aparelhos modernos e a troca dos equipamentos já instalados é tarefa economicamente complexa e certamente demorará décadas.

Ressonância magnética

Indicação clínica para RM inclui sinais de mielopatia, radiculopatia, déficit neurológico progressivo e nível inesperado de sinais clínicos acima do nível de uma injúria vista por exames prévios de imagem (radiografia ou TCMD)[1].

A RM é o método de imagem mais eficaz para estudo das partes moles intrarraquianas, bem como dos tecidos paravertebrais. É de grande importância identificar hemorragia, edema medular, secção parcial ou total da medula, e essas informações são perfeitamente obtidas com exames tecnicamente adequados de RM[1,3].

Outra vantagem da RM é a análise dos ligamentos da coluna vertebral, parte integrante do sistema de estabilidade vertebral, e o complexo ligamentar posterior (ligamentos amarelos, interespinhoso, supraespinhoso, cápsula articular interapofisária) constitui um dos itens de indicação de tratamento conservador ou cirúrgico no sistema mais recente de classificação do trauma toracolombar[10,11].

A RM oferece informação prognóstica em consideração a potencial recuperação pós-lesão da medula espinhal. Identificação de hemorragia, segmento extenso de edema e lesão em nível medular alto (eventualmente comprometendo a junção com o tronco cerebral) são sinais que se correlacionam com pouca recuperação funcional[4,5,7] (Figura 229.8).

Outro papel fundamental exercido pela RM é a condição na qual o paciente traumatizado apresenta sinais clínicos de comprometimento medular e/ou radicular e os exames de radiografia e/ou TCMD são normais ou as alterações encontradas não explicam o quadro clínico. A RM, pela capacidade de visualização direta da medula espinhal e raízes nervosas,

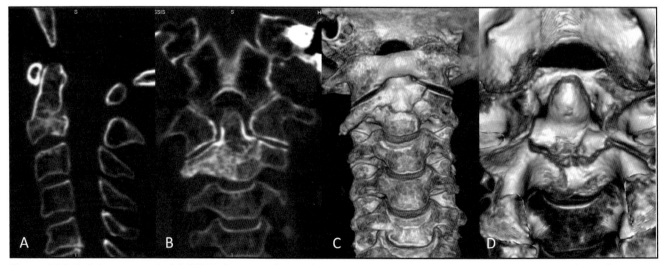

Figura 229.7. A: Imagem sagital de TCMD demonstra fratura do corpo de C2 incluindo a implantação do processo odontoide – tipo III. **B**: Imagem coronal. **C**: Reconstrução tridimensional em renderização volumétrica (VRT), em visão anterior. **D**: Reconstrução tridimensional em renderização volumétrica (VRT), em visão posterior com retirada dos elementos posteriores de C1 e C2.

demonstra a lesão responsável pelo quadro clínico. Essa situação é descrita na literatura inglesa como "SCIWORA" – *Spinal Cord Injury Without Other Radiologic Abnormalities*[3] (Figura 5.9).

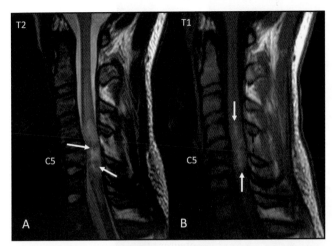

Figura 229.8. A: Imagem sagital de RM da coluna cervical na ponderação T2 e na ponderação T1. **B**: Lesão com intensidade de sinal heterogênea com áreas espontaneamente hiperintensas em T1 (entre as setas) e focos de hipossinal nas imagens em T2 (setas em A). Notar aumento da distância interespinhosa entre C4 e C5 (linha tracejada de preto em B).

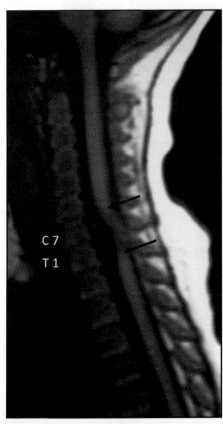

Figura 229.9. A: Imagem sagital de RM na ponderação T1, na linha média, demonstra transecção da medula espinhal entre C7 e T1. Notar que não há desalinhamento na coluna vertebral, o que configura lesão medular sem anormalidade radiológica (SCIWORA). Setas pretas demonstram as margens seccionadas cranial e caudal da medula.

As principais desvantagens de realizar exames no contexto agudo são longo tempo de exame, dificuldade de monitorar o paciente dentro do equipamento e prejuízo na qualidade do exame por artefatos de movimentação[7,12]. A RM também é indicada na avaliação de lesões que se desenvolvem como sequela de trauma medular, mas essa é uma situação que ocorre nas fases subaguda e tardia[3]. Portanto, foge do objetivo principal a demonstração dos achados de TRM por meio da RM.

Vale a pena lembrar sobre questões de segurança relacionadas ao exame de RM, cujo equipamento está associado a um poderoso campo magnético, por isso instrumentos metálicos de suporte (comuns em serviços de emergência) não podem entrar na sala de RM, bem como indivíduos portadores de marca-passo ou clipes de correção de aneurisma cerebral[3]. Há outras contraindicações absolutas e relativas que o departamento de imagem deve esclarecer antes da execução do exame.

Classificação e fisiopatologia das lesões traumáticas da coluna vertebral

Há várias classificações de TRM, não sendo o objetivo discuti-las detalhadamente, com as potenciais vantagens e desvantagens de cada uma. Também não é necessário que no primeiro momento do atendimento o médico da emergência estabeleça qual foi mecanismo envolvido. Utilizaremos uma classificação mais simples (em nossa opinião), proposta por Richard H. Daffner[4,5], por entendermos que o momento inicial permite decifrar mais rapidamente o mecanismo que originou as lesões traumáticas, e ela pode ser aplicada com uso de radiografia, TCMD ou RM.

Nessa classificação, as lesões são definidas pela direção da incidência do vetor da energia cinética aplicada sobre a coluna vertebral em quatro mecanismos básicos: flexão, extensão, rotação e cisalhamento, com possibilidade de superposição entre os mecanismos.

No TRM por hiperflexão, que é o mecanismo mais comum, há uma sobrecarga que joga a parte superior do corpo para a frente com um ponto fixo na coluna vertebral situado no terço posterior do complexo discovertebral. A alta energia cinética envolvida no movimento provoca lesão dos ligamentos posteriores e das articulações interapofisárias, progredindo para os elementos anteriores com compressão e fragmentação nas margens vertebrais.

Os sinais por imagem que permitem a definição de lesão por hiperflexão são:

- Compressão (Figura 229.10), fragmentação e fratura em explosão dos corpos vertebrais (Figura 229.11);
- Rotura da linha cortical posterior;
- Anterolistese, que significa deslocamento anterior de uma vértebra de cima sobre a de baixo (Figura 229.12);
- Redução do espaço discal (Figura 229.12);
- Fragmento triangular na margem anteroinferior do corpo vertebral, conhecido como fragmento em "gota de lágrima" (Figura 229.13);
- Aumento das distâncias interespinhosa e interlaminar (Figura 229.13);
- Luxação das articulações interapofisárias uni (Figura 229.14) ou bilateral (Figura 229.15).

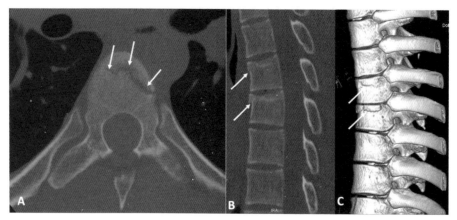

Figura 229.10. A: Imagem axial de TCMD. Fratura de T7 comprometendo apenas a coluna anterior. Fratura compressiva por mecanismo de hiperflexão. **B**: Imagem sagital de TCMD demonstra, além da fratura de T7, também de T6, com o mesmo padrão. **C**: Imagem processada com renderização volumétrica (VRT) demonstra linha de fratura cruzando parcialmente as vértebras.

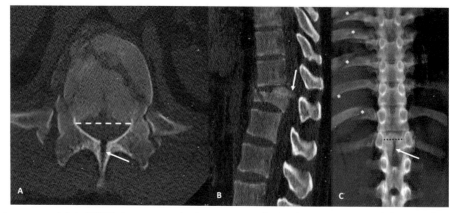

Figura 229.11. A: Imagem axial de TCMD demonstrando fratura em explosão do corpo vertebral de T12 e fratura do processo espinhoso (seta). Linha tracejada demonstra aumento da distância interpedicular. **B**: Imagem sagital de TCMD demonstrando retropulsão de fragmento para o canal vertebral (seta) e redução da altura de T12. **C**: Imagem processada com projeção radiográfica no plano coronal demonstrando aumento da distância interespinhosa (linha tracejada preta); comparar com distância interpedicular nos níveis normais acima e abaixo de T12. Fratura do processo espinhoso (seta). Notar várias fraturas costais do lado direito (*).

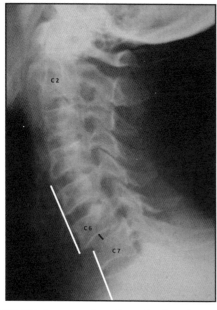

Figura 229.12. Imagem de radiografia de coluna cervical no plano lateral demonstrando perda de continuidade da linha cortical anterior em C6-C7 (linhas branca) e redução do espaço discal nesse nível (linha preta).

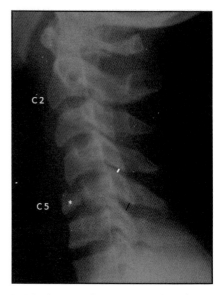

Figura 229.13. Radiografia em perfil da coluna cervical demonstrando trauma por mecanismo de hiperflexão com fratura de C5 com fragmento triangular ("em gota de lágrima") na margem anteroinferior. Aumento da distância interlaminar de C5-C6 (linha preta). Comparar com distância interlaminar normal no nível acima de C4-C5 (linha branca).

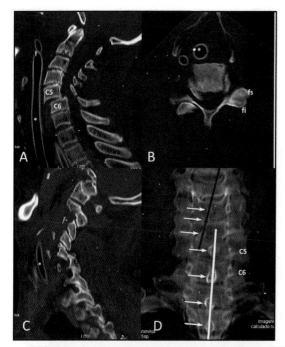

Figura 229.14. A: Imagem sagital na linha média de TCMD. Anterolistese de C5-C6 menor do que 50%. **B**: Imagem axial demonstrando relação anormal entre as facetas superior de C6 (fs preto) e inferior de C5 (fi preto) do lado direito por luxação interapofisária unilateral. Do lado esquerdo, fs e fi em relação normal. **C**: Imagem sagital-oblíqua fora da linha média demonstrando luxação interapofisária com relação inversa entre fs e fi. Notar relação normal níveis acima e abaixo. * Em A, B e C, cânula endotraqueal. **D**: Imagem processada com projeção radiográfica no plano coronal demonstrando linha interespinhosa normal (linha branca) abaixo de C5 e anormal (linha preta) acima do nível da luxação unilateral. Setas brancas marcando os processos espinhosos. No plano coronal, a linha interespinhosa desvia para o lado que ocorreu a luxação.

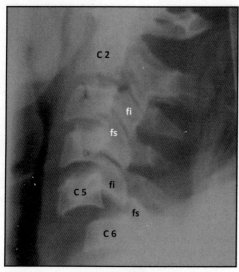

Figura 229.15. Imagem de radiografia no plano lateral. Relação normal entre as apófises articulares superior de C4 (fs na cor vermelha) e a faceta articular inferior de C3 (fi na cor branca). Compare com a relação invertida (luxação) em C5-C6, com a faceta inferior de C5 (fi na cor preta) situada anteriormente à faceta superior de C6 (fs na cor preta). Notar anterolistese (maior que 50%) de C5 sobre C6, bem como perda de continuidade das linhas corticais anterior e posterior.

No mecanismo de hiperextensão, a parte superior do corpo é jogada para trás (as facetas articulares interapofisárias constituem o ponto fixo) provocando rotura dos elementos anteriores e consequente aproximação e contato patológico entre os elementos posteriores. O TRM por hiperextensão é menos frequente do que o por flexão e ocorre mais na coluna cervical alta[3], sendo um exemplo clássico as fraturas do tipo "*hangman*" (Figura 229.16). Os sinais por imagem que permitem a definição de lesão por hiperextensão são:

- Retrolistese (deslocamento posterior de uma vértebra de cima sobre a de baixo);
- Aumento do espaço discal abaixo do nível lesado;
- Fraturas do arco neural;
- Fragmento triangular na margem anterossuperior do corpo vertebral.

Já no TRM por rotação, há um movimento rotacional do corpo em resposta à incidência da energia cinética aplicada multidirecionalmente sobre a coluna vertebral. Usualmente são responsáveis por lesões neurológicas severas. Os sinais por imagem que permitem a definição de trauma por rotação são:

- Fragmentação acentuada da vértebra incluindo rotação e deslocamento dos fragmentos (Figura 229.17);
- Fratura dos processos transversos e/ou arcos costais (Figura 229.18);
- Fraturas e deslocamentos das facetas articulares (Figura 229.18);
- Rotura da linha cortical posterior (Figura 229.17);
- Distribuição circular dos fragmentos nas imagens axiais de TCMD (Figura 229.17).

Por último, as lesões secundárias a cisalhamento (*shearing*) se devem à incidência oblíqua da energia cinética sobre a coluna e, assim como no trauma por rotação, comumente estão associadas com déficit neurológico importante.

Os sinais por imagem que permitem a definição de trauma por cisalhamento são:

- Distribuição oblíqua dos fragmentos nas imagens axiais de TCMD (Figuras 229.19 e 229.20);
- Fratura dos processos transversos e/ou arcos costais, semelhante ao mecanismo de rotação (Figura 5.19);
- Deslocamento ou distração lateral no plano horizontal ou oblíquo (Figura 229.21). Esse padrão de alteração, quando observado nas imagens coronais de reformação ou reconstrução tridimensional, ou mesmo na radiografia frontal da coluna, confere uma inclinação lateral da coluna, descrita como sinal da "rajada de vento", fazendo referência ao efeito de uma ventania sobre uma árvore (Figura 229.22).

Um novo sistema de classificação para fraturas da coluna toracolombar foi proposto recentemente por Vaccaro *et al.*, baseado em pontuação separada para três pilares (dois morfológicos e um clínico): morfologia da fratura (Figura 229 5.23), rotura ou não do complexo ligamentar posterior (Figura 229.24) e estado neurológico do paciente[10,11]. Como vantagem desse sistema, os autores enfatizam a questão da simplicidade e indicação de tratamento de acordo com o escore total obtido. Essa avaliação, em nosso entendimento, ocorre numa segunda etapa (multidisciplinar), após o atendimento emergencial, a não ser que o cirurgião de coluna (neurocirurgião ou ortopedista) tenha sido o médico que realizou o primeiro atendimento e também tenha interpretado os achados de imagem. Para o médico do atendimento emergencial, as alterações por imagem desse sistema de classificação já foram descritas nas páginas precedentes.

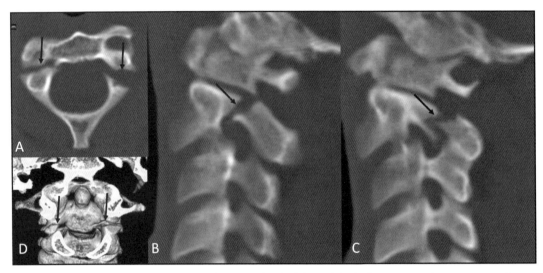

Figura 229.16. A: Imagem axial de TCMD demonstra fratura pedicular bilateral de C2. Setas pretas demonstram as fraturas. **B**: Imagem sagital-oblíqua, fratura do pedículo direito. **C**: Imagem sagital-oblíqua, fratura do pedículo esquerdo. **D**: Reconstrução tridimensional em renderização volumétrica (VRT), em visão posterior com retirada dos elementos posteriores de C1 e C2.

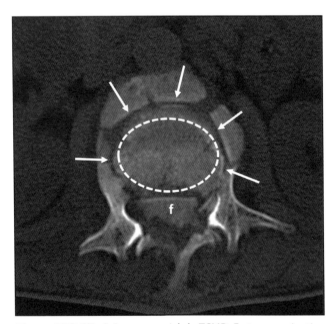

Figura 229.17. A: Imagem axial de TCMD. Fratura cominutiva (setas) do corpo vertebral com disposição circular. Grande fragmento no canal vertebral (f) indicando que houve rotura da linha cortical posterior. Trauma por mecanismo de rotação.

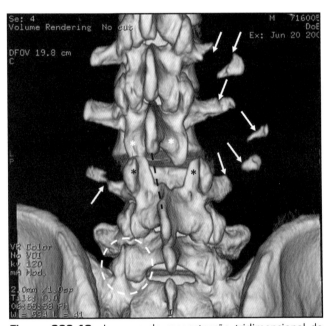

Figura 229.18. Imagem de reconstrução tridimensional de TCMD, com técnica de renderização volumétrica em visão posterior. Fraturas dos processos transversos direitos de L2, L3 e L4 e do processo transverso esquerdo de L4 (setas brancas). Aumento da distância interespinhosa entre L3 e L4 (linha tracejada na cor preta). Luxação da articulação interapofisária esquerda de L3-L4 com a faceta superior esquerda de L4 (asterisco preto à esquerda do leitor) situada posteriormente à faceta inferior de L3 (asterisco branco à esquerda do leitor). Também há subluxação da articulação interapofisária direita de L3-L4 com perda do contato entre as facetas articulares inferior (asterisco branco à direita do leitor) e superior (asterisco preto à direita do leitor). Para comparação, ver articulação interapofisária normal de L5-S1 do lado esquerdo (círculo tracejado na cor branca).

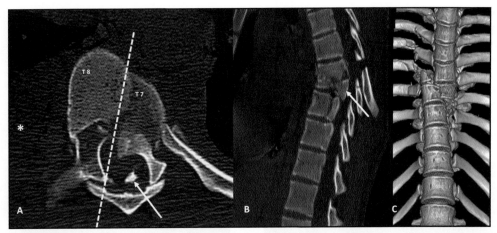

Figura 229.19. A: Imagem axial de TCMD demonstrando relação anormal entre T7 e T8 com retro e laterolistese esquerda de T7. Linha tracejada branca demonstra orientação linear oblíqua no sentido da força aplicada na coluna. Fragmento ósseo no canal vertebral (seta). * Derrame pleural do lado direito por fraturas costais. **B**: Imagem sagital de TCMD demonstrando fragmento no canal vertebral (seta). **C**: Imagem processada com renderização volumétrica (VRT) no plano coronal demonstrando inclinação lateral da coluna (sinal da rajada de vento) e várias fraturas costais do lado direito.

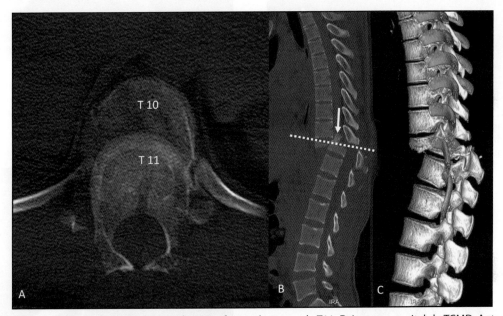

Figura 229.20. A: Imagem axial de TCMD. Corpo de T10 a frente do corpo de T11. **B**: Imagem sagital de TCMD. Anterolistese de T10 sobre T11, importante redução da altura dessas vértebras além de fragmento no interior do canal vertebral (seta). Linha tracejada oblíqua no sentido da aplicação da força sobre a coluna. Trauma por mecanismo de cisalhamento. **C**: Imagem processada com técnica de renderização volumétrica (VRT) demonstra claramente perda do alinhamento da linha cortical anterior e da interespinhosa.

Além dos traumatismos fechados, os ferimentos penetrantes por armas de fogo e branca seguem um mecanismo diferente de lesão medular a depender do local de penetração e contato com as estruturas neurais. Nos ferimentos por arma branca, lembramos da frequência de lesões incompletas da medula, o que tem maior possibilidade de correlação com síndrome de hemissecção transversa da medula ou de Brown-Séquard (Figura 229.25).

Estabilidade versus instabilidade

A definição de coluna estável e instável é de importância crítica em imagem da coluna. Uma injúria instável é aquela que causa movimentação biomecânica anormal e sofre deformidade potencialmente ameaçadora em resposta a carga fisiológica ou movimentação da coluna dentro dos limites de movimentos normais. O conhecimento do estado neurológico do paciente e de estabilidade mecânica permite à equipe médica escolher a estratégia terapêutica apropriada (conservadora ou cirúrgica).

O conceito de estabilidade mais utilizado é o proposto por Denis, que divide a coluna vertebral em três eixos (colunas) longitudinais. A coluna anterior inclui o ligamento longitudinal anterior até o terço posterior do disco intervertebral. A coluna média segue desse ponto até o ligamento longitudinal posterior. Por sua vez, a coluna posterior inclui o restante dos elementos atrás do ligamento longitudinal posterior (Figura 229.26). Denis demonstrou que a instabilidade acontecerá na situação de duas colunas lesadas em sequência[2,4,5,13], ou seja, simplificando, quando há lesão da coluna média, ocorrerá instabilidade vertebral. Os achados por imagem de instabilidade mecânica incluem deslocamento maior do que 2 mm (indicativo de rotura ligamentar), alargamento do espaço interespinhoso e do espaço articular interapofisário, aumento da distância interpedicular, interrupção da linha vertebral posterior, alargamento do canal vertebral, diminuição da altura vertebral em mais de 50% e cifose maior de 20 graus[2].

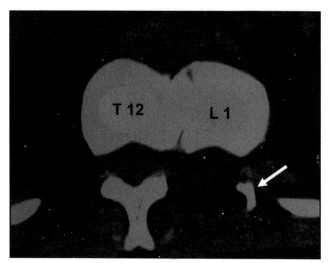

Figura 229.21. Imagem axial de TCMD demonstrando no mesmo plano de imagem a vértebra de T12 ao lado da vértebra de L1, representando distração lateral. Notar luxação da articulação interapofisária esquerda com a faceta superior de L1 (seta branca) bem distante da faceta inferior de T12 (seta preta).

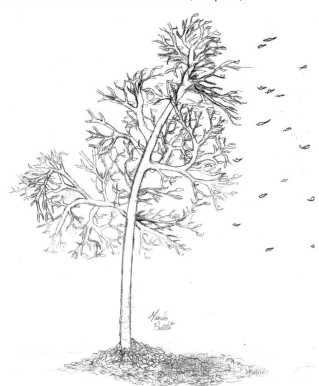

Figura 229.22. Ilustração da inclinação lateral de uma árvore produzida por uma rajada de vento. Desenho de Marcela Canuto, estudante de Medicina do Centro Universitário de Brasília (Uniceub).

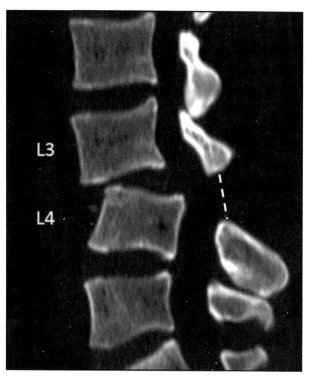

Figura 229.23. Imagem de TCMD no plano sagital demonstrando distração de L3 sobre L4 típica de mecanismo de hiperflexão com padrão de "cinto de segurança" (fratura do tipo Chance). Notar aumento da distância interespinhosa (linha tracejada) e redução assimétrica do espaço discal.

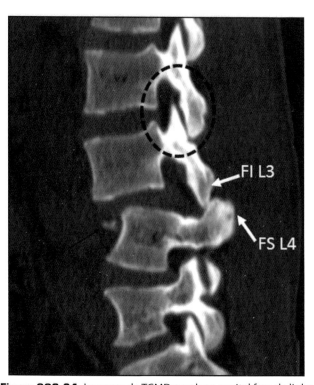

Figura 229.24. Imagem de TCMD no plano sagital fora da linha média demonstrando fratura de L4 com destacamento de fragmento ósseo (seta preta) e luxação da articulação interapofisária. Faceta inferior (FI) de L3 situada à frente da faceta superior (FS) de L4. Notar relação anatômica normal no nível acima (círculo tracejado).

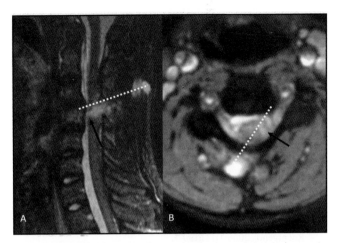

Figura 229.25. Hemissecção transversa da medula (síndrome de Brown-Séquard). **A**: Imagem sagital de RM da coluna cervical (ponderação T2 com supressão do sinal da gordura) demonstra trajeto (linha tracejada) da passagem de uma faca através das partes moles posteriores do pescoço até atingir a medula espinhal (seta preta). **B**: Imagem axial de RM da coluna cervical (ponderação T2*) demonstra novamente o trajeto oblíquo (linha tracejada) nas partes moles e a lesão da medula comprometendo o lado esquerdo dela.

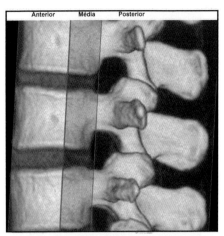

Figura 229.26. Imagem de TCMD da coluna lombar processada com técnica de renderização volumétrica (VRT) com linhas e cores separando as três colunas de acordo com o conceito de Denis. A coluna anterior vai do ligamento longitudinal anterior até o terço posterior do disco intervertebral, a coluna posterior do ligamento longitudinal posterior para trás e a coluna média entre as duas.

Lesões vasculares cervicais

Uma complicação temida principalmente nos traumatismos cervicais são as dissecções vasculares em artérias vertebrais[9,13-15] (Figura 229.27) e/ou carótidas, e o diagnóstico precoce e a pronta instituição de tratamento específico podem evitar ou diminuir a gravidade de lesões neurológicas secundárias a déficit sanguíneo para o sistema nervoso central. A necessidade de investigação por imagem, de preferência por métodos não invasivos[16] (angiotomografia computadorizada ou angiorressonância magnética), é detalhada pelos critérios de Denver[15], que são: fraturas de C1-C3 (Figuras 229.28 e 229.29), fraturas que comprometem forame transverso, subluxação cervical, fraturas faciais dos tipos Le Fort II ou III, fraturas da base do crânio envolvendo o canal carotídeo, lesão axonal difusa e a presença de hematoma cervical em expansão.

Como mensagem final, a indicação e a avaliação criteriosa dos exames de imagem (sendo o de primeira escolha a TCMD) em pacientes com TRM constituem tarefas primordiais no atendimento e condução deles, cabendo um conhecimento básico ao médico do pronto-socorro, com o qual esperamos ter contribuído ao longo deste capítulo. A realização de exames de imagem pode ser prolongada além da fase aguda, quando se fizer necessária a investigação em virtude de sintomas neurológicos que apareceram, ou que já tinham sido identificados, mas tiveram a busca de sua gênese interrompida em virtude de tratamento emergencial prioritário de outras lesões concomitantes ameaçadoras à vida, como as lesões cerebrais, de órgãos torácicos, vasculares ou de vísceras abdominais[6,17-20] (Figura 229.30).

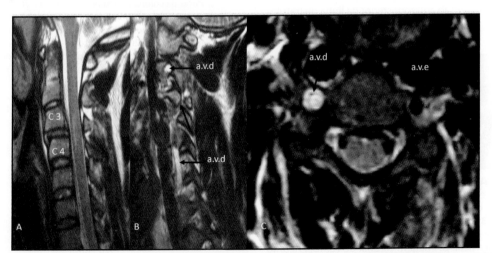

Figura 229.27. A: Imagem sagital na linha média demonstra anterolistese grau I de C3 sobre C4. **B**: Imagem sagital à direita da linha média demonstra fratura da faceta articular inferior de C3 (seta preta). **C**: Imagem axial ponderada em T2 (FSE) demonstra assimetria de sinal entre as artérias vertebrais direita (a.v.d) e esquerda (a.v.e.), sendo normal a ausência de sinal do lado esquerdo, e o hipersinal da a.v.d. caracteriza dissecção arterial como complicação do trauma vertebral. A dissecção também é demonstrada na imagem B em pontos distintos acima e abaixo da fratura.

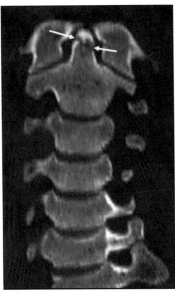

Figura 229.28. Imagem coronal de TCMD. Fratura da ponta do processo odontoide de C2 (setas), tipo I.

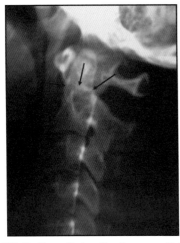

Figura 229.29. Radiografia localizada em perfil demonstrando fratura na base do processo odontoide de C2 – tipo II. Setas pretas demonstrando extensão anteroposterior da linha de fratura.

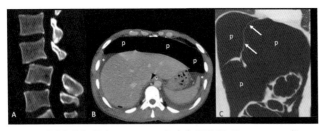

Figura 229.30. A: Imagem sagital de TCMD. Fratura por distração do tipo Chance em L3-L4 com anterolistese, deformidade em flexão e aumento da distância interespinhosa. Mesmo paciente da Figura 229.23. **B**: Imagem axial de TCMD em plano do abdome superior. Ascite (*) e pneumoperitônio (p). Na cirurgia foi encontrada rotura de alça ileal. **C**: Imagem coronal de TCMD. Pneumoperitônio (p) e ligamento falciforme (setas).

Referências bibliográficas

1. Van Goethem JVM, Maes M, Ozsarlak O, Van den Hauwe L, Parizel PM. Imaging in spinal trauma. Eur Radiol. 2005;15:582-90.
2. Looby S, Flanders A. Spine trauma. Radiol Clin N Am. 2011;49:129-63.
3. Sundgren PC, Philipp M, Pavel VM. Spinal trauma. Neuroimag Clin N Am. 2007;17:73-85.
4. Natal MRC, Teixeira AA, Santos GV. Alterações traumáticas da coluna vertebral. In: Silva CIS, D'Ippolito G, Rocha AJ. Série CBR: Coluna Vertebral. Rio de Janeiro: Elsevier; 2011. p. 467-516.
5. Daffner RH. Imaging of vertebral trauma. 2nd ed. Philadelphia: Linppincott-Raven; 1996.
6. Purohit NB, Skiadas V, Sampson M. Imaging features of spinal trauma: what the radiologist needs to know. Clin Radiol. 2015;70:544-54.
7. Phal PM, Anderson JC. Imaging in spinal trauma. Semin Roentgenol. 2006;41(3):190-5.
8. Huisman TAGM, Wagner MW, Bosemani T, Tekes A, Poretti A. Pediatric spinal trauma. J Neuroimaging. 2015;25(3):337-53.
9. Bagley LJ. Imaging of Spinal Trauma. Radiol Clin N Am. 2006;44:1-12.
10. Khurana B, Sheehan SE, Sodickson A, Bono CM, Harris MB. Traumatic thoracolumbar spine injuries: what the spine surgeon wants to know. RadioGraphics. 2013;33(7):2031-46.
11. Vaccaro AR, Lehman RA Jr, Hurlbert RJ, Anderson PA, Harris M, Hedlund R, et al. A new classification of thoracolumbar injuries: the importance of injury morphology, the integrity of the posterior ligamentous complex, and neurologic status. Spine. 2005;30(20):2325-33.
12. Provenzale J. MR imaging of spinal trauma. Emerg Radiol. 2007;13:289-97.
13. Munera F, Rivas LA, Nunez Jr DB, Quencer RM. Imaging evaluation of adult spinal injuries: emphasis on multidetector CT in cervical spine trauma. Radiology. 2012;263:645-60.
14. Pimentel L, Diegelmann L. Evaluation and management of acute cervical spine trauma. Emerg Med Clin N Am. 2010;28:719-38.
15. Kumar Y, Hayashi D. Role of magnetic resonance imaging in acute spinal trauma: a pictorial review. BMC Musculoskelet Disord. 2016;17:310-20.
16. Dreizin D, Letzing M, Sliker CW, Chokshi FH, Bodanapally U, Mirvis SE, et al. Multidetector CT of blunt cervical spine trauma in adults. RadioGraphics. 2014;34:1842-65.
17. Hubner AR, Azevedo VG, Martins M, Suárez ADH, Carneiro MF, Ribeiro M, et al. Análise comparativa de técnicas de fixação para fraturas da coluna toracolombar. Coluna. 2011;10(4):275-8.
18. Lopez AJ, Scheer JK, Smith ZA, Dahdaleh NS. Management of flexion distraction injuries to the thoracolumbar spine. J Clin Neurosci. 2015;22(12):1853-6.
19. Charles YP, Steib JP. Management of thoracolumbar spine fractures with neurologic disorder. Orthop Traumatol Surg Res. 2015;101:S31-40.
20. Wood KB, Li W, Lebl DS, Ploumis A. Management of thoracolumbar spine fractures. Spine J. 2014;14:145-64.

SEÇÃO XXVII

URGÊNCIAS E EMERGÊNCIAS EM ONCOLOGIA

Coordenadores
Roberto Fonseca
Fernando Conrado Abrao

230
SÍNDROME DE LISE TUMORAL

Amândio Soares Fernandes Júnior
Fernanda Maia Iodi
Rachel Ferreira Fernandes

Introdução

A síndrome de lise tumoral (SLT) constitui uma emergência oncológica, potencialmente fatal, causada pela morte maciça e rápida de células tumorais, com subsequente liberação de componentes celulares na circulação sanguínea, incluindo íons, ácidos nucleicos, proteínas e seus metabólitos. A hiperuricemia, a hiperpotassemia, a hiperfosfatemia e a hipocalcemia, além da insuficiência renal secundária, caracterizam a síndrome. Tipicamente, a SLT ocorre após o início da terapia[1], ou espontaneamente em vários tipos de malignidades, incluindo neoplasias hematológicas ou tumores sólidos com alta taxa proliferativa e/ou alta sensibilidade a terapia citotóxica. É mais frequentemente observada nos pacientes com leucemia linfoblástica aguda e naqueles com linfomas de alto grau (particularmente subtipo Burkitt)[2], embora possa ocorrer em outras doenças. Além da taxa de proliferação celular e da sensibilidade ao tratamento, o volume tumoral também determina o risco de o paciente apresentar a SLT. O reconhecimento da presença dos fatores de risco para a ocorrência da SLT em qualquer paciente com neoplasia é essencial para que seu diagnóstico seja precoce e para a imediata instituição de medidas profiláticas e terapêuticas específicas, que são significativamente importantes na redução da taxa de morbimortalidade dos pacientes e no custo do tratamento.

Definição e classificação da síndrome de lise tumoral

Embora haja concordância geral de que a SLT seja o conjunto de distúrbios metabólicos e hidroeletrolíticos associados à destruição de células tumorais, a literatura é relativamente escassa quanto à sua definição. A carência de uma definição clara da SLT inviabiliza o conhecimento da sua real incidência e dificulta a comparabilidade de dados da literatura envolvendo, especialmente, protocolos para a abordagem profilática e/ou terapêutica e seus respectivos resultados.

Em 1993, Hande e Garrow apresentaram, de forma pioneira, a classificação da SLT em lise tumoral laboratorial (SLTL) e lise tumoral clínica (SLTC)[3]. Entretanto, os autores consideraram, em seus critérios conceituais, apenas as manifestações clínico-laboratoriais observadas a partir do início do tratamento antineoplásico até quatro dias após, e o ponto de corte para o diagnóstico de alterações laboratoriais foi de 25% acima dos valores de referência. Dessa forma, o estudo, ainda que muito importante por propor novos conceitos, apresentou grande potencial de exclusão de pacientes com manifestações mais precoces da SLT. Em 2004, foi proposto, por Cairo e Bishop[4], outro sistema de classificação para a SLT (Tabela 230.1). Embora tenham sido conservadas as categorias SLT laboratorial e SLT clínica propostas anteriormente, os autores consideraram as alterações laboratoriais ocorridas entre três dias antes até sete dias após o início da terapia citotóxica e incorporaram à classificação o conceito de grau de gravidade (Tabela 230.2). Segundo eles, para o diagnóstico de SLTL, é necessário que ocorram duas ou mais anormalidades metabólicas (hiperuricemia, hiperpotassemia, hiperfosfatemia e hipocalcemia), e para o diagnóstico de SLTC, deve ocorrer a SLT laboratorial associada a pelo menos uma das seguintes manifestações: aumento da creatinina superior a 1,5 o valor de referência, convulsões e arritmia cardíaca/morte súbita.

Definição de Cairo e Bishop para: SLT laboratorial – ocorrência de duas ou mais anormalidades metabólicas, de três dias antes até sete dias após o início do tratamento (hiperuricemia, hiperpotassemia, hiperfosfatemia, hipocalcemia); SLT clínica – SLT laboratorial associada a pelo menos uma das seguintes alterações: aumento da creatinina superior a 1,5 o valor de referência, convulsões e arritmia cardíaca/morte súbita. A definição modificada de Howard para SLT conserva a mesma de Cairo e Bishop para a SLT laboratorial, e para a SLT clínica inclui-se a presença de qualquer manifestação clínica de hipocalcemia. Mais recentemente, Howard *et al.*, em um artigo de revisão, sugeriram manter os mesmos critérios de Cairo e Bishop para a SLT laboratorial e incluíram no conceito de SLTC a presença de qualquer manifestação clínica de hipocalcemia (Tabela 230.1)[5].

Tabela 230.1. Definição da síndrome de lise tumoral laboratorial e clínica

Anormalidades metabólicas	Critério para classificação da SLT laboratorial	Critério para classificação da SLT clínica
Hiperuricemia	Ácido úrico > 8,0 mg/dL em adultos ou acima do limite superior do normal para a idade em crianças	
Hiperfosfatemia	Fósforo > 4,5 mg/dL em adultos ou > 6,5 mg/dL em crianças	
Hipercalemia	Potássio > 6,0 mmol/L	Arritmia cardíaca ou morte súbita provavelmente causada por hipercalemia
Hipocalcemia	Cálcio corrigido < 7,0 mg/dL ou cálcio iônico < 1,12 mmol/litro	Arritmia cardíaca ou morte súbita, convulsão, irritabilidade neuromuscular (tétano, parestesia, espasmos musculares, espasmo carpopodal, sinal de Trousseau, sinal de Chvostek, laringoespasmo ou broncoespasmo) hipotensão ou falência cardíaca provavelmente causada por hipocalcemia
Lesão renal aguda I	Não aplicável	Aumento da creatinina sérica de 0,3 mg/dL ou um valor > 1,5 vez o limite superior do normal se nenhum valor basal é disponível ou na presença de oligúria, definida como um débito urinário de < 0,5 mL/kg/hora em 6 horas

Tabela 230.2. Graus de gravidade da síndrome de lise tumoral clínica

Complicação	Grau de gravidade					
	0	1	2	3	4	5
Creatinina	Δ ≤ 1,5 × LSVR	1,5 × LSVR	> 1,5-3,0 × LSVR	> 3,0-6,0 × LSVR	> 6,0 × LSVR	Morte
Arritmia cardíaca	Ausente	Sem indicação de intervenção	Intervenção médica está indicada sem urgência	Sintomático ou não controlado com tratamento clínico ou com aparelhagem (desfibrilador)	Ameaça a vida (p. ex.: arritmia associada com insuficiência cardíaca, hipotensão, síncope e choque)	Morte
Convulsões*	Ausente	-	Convulsões generalizadas, mal controladas com anticonvulsivantes ou convulsão motora focal infrequente	Convulsões com alteração da consciência; convulsões não controladas, apesar da terapia	Convulsões prolongadas, repetidas ou de difícil controle (*status epilepticus*)	Morte

LSVR: limite superior do valor de referência. Síndrome de lise tumoral clínica = síndrome de lise tumoral laboratorial + pelo menos uma complicação clínica. * Manifestações não atribuídas diretamente a nenhuma terapêutica. Δ Se não há um LSVR estabelecido, recomendam-se os seguintes valores: > 1 e < 12 anos de idade, independentemente do sexo: 61,6 mmol/L; ≥ 12 e < 16 anos, independentemente do sexo: 88 mmol/L; ≥ 16 anos, sexo feminino: 105,6 mmol/L, sexo masculino: 114,4 mmol/L. Adaptada de: Coiffier et al.[6].

Fisiopatologia

A SLT pode ocorrer antes do início do tratamento citóxico ou até cinco dias após. Com a morte da célula neoplásica espontânea ou, mais frequentemente, induzida pelo tratamento, ocorre liberação de grande montante de ácidos nucleicos, potássio e fósforo no meio extracelular. Quando os produtos de degradação celular excedem a capacidade de excreção pelo organismo, são acumulados e determinam efeitos deletérios com potencial letal[5]. Os ácidos nucleicos são normalmente metabolizados sequencialmente em hipoxantina, xantina e, finalmente, em ácido úrico, pela ação da enzima xantina oxidase. O clareamento do ácido úrico sanguíneo é realizado pelos rins e, em circunstâncias normais, são excretados aproximadamente 500 mg desse metabólito em 24 horas. Por ter baixa solubilidade hídrica, especialmente em pH ácido, quando o ácido úrico é produzido em excesso, pode sofrer precipitação e formar cristais que se depositam nos túbulos distais, nos túbulos coletores e no próprio parênquima renal, causando comprometimento da função do órgão. O aumento sérico do potássio, principal cátion intracelular, e do fósforo pode ser resultado da destruição tumoral e/ou decorrente da insuficiência renal causada pela nefropatia úrica. A elevação do potássio sérico é considerada muito grave, podendo causar arritmia cardíaca grave e morte súbita. A hiperfosfatemia, por sua vez, pode causar hipocalcemia secundária, levando à SLT. A vasoconstrição e a diminuição do fluxo sanguíneo no órgão, a oxidação e a inflamação destacam-se dentre esses mecanismos. É sabido que com a lise tumoral ocorre a liberação de citocinas que contribuem para o incremento da resposta inflamatória sistêmica e a falência múltipla de órgãos[7], irritabilidade neuromuscular (tetania), arritmia cardíaca e convulsões. Quando o produto da concentração de cálcio pela concentração de fósforo excede 60 mg^2/dL^2, existe um risco bastante elevado de precipitação de cristais de fosfato de cálcio nos túbulos renais e no coração, causando lesão renal aguda, denominada nefrocalcinose, ou arritmias cardíacas, respectivamente. É importante considerar que, com o uso rotineiro e precoce de agentes hipouricemiantes nos pacientes com risco de desenvolver SLT, a nefrocalcinose tem sido considerada a principal causa da insuficiência renal associada à destruição tumoral maciça[8]. É importante considerar ainda que, além da deposição renal de cristais de ácido úrico ou fosfato, mecanismos cristais independentes também estão associados ao comprometimento da função dos rins na SLT.

Quadro clínico

Na SLT, as manifestações clínicas gerais decorrem das alterações eletrolíticas e metabólicas secundárias à morte celular ou à insuficiência renal. Podem ocorrer náuseas, vômitos, letargia, edema sobrecarga de volume, insuficiência cardíaca congestiva, arritmia cardíaca, convulsões, câimbras, tetania, síncope e possivelmente morte súbita. Essas manifestações podem aparecer antes do início da terapia citotóxica específica ou, mais comumente, se apresentam nas 12 a 72 horas após o seu início.

Estratificação de risco para síndrome de lise tumoral

O reconhecimento do risco para a ocorrência da SLT é essencial para a adequada abordagem do paciente. Vários autores propõem estratificações específicas de risco, entretanto a maioria deles sugere a categorização dos pacientes em três grupos apenas (baixo, intermediário ou alto risco), baseando-se no tipo da neoplasia, no volume tumoral, na expectativa de resposta ao tratamento, na terapêutica citotóxica utilizada e na função renal[6,9]. São também considerados, para a estratificação de risco, os níveis séricos de desidrogenase lática (LDH), reflexo da morte celular espontânea ou induzida pelo tratamento. De modo geral, os pacientes podem ser classificados da seguinte forma:

Alto risco:
- Leucemias agudas com leucometria superior a 100.000/mm³ ou superior a 50.000/mm³ associada à hepatoesplenomegalia;
- Linfomas não Hodgkin ou leucemia linfoide aguda, com dosagem sérica de LDH acima de duas o valor de referência;
- Linfomas não Hodgkin com massa tumoral volumosa (*bulky*) e elevação sérica do LDH acima do valor de referência;
- Leucemia aguda tipo Burkitt com dosagem sérica de LDH acima de duas o valor de referência;
- Pacientes com risco intermediário (ver a seguir) que apresentem infiltração renal pela doença e/ou comprometimento da função renal, ou com elevação da dosagem sérica de ácido úrico, potássio ou fósforo;

Risco intermediário:
- Linfomas não Hodgkin com dosagem sérica de LDH acima de duas vezes o valor de referência, mas sem massa tumoral volumosa;
- Linfomas não Hodgkin com elevação da dosagem de LDH inferior e duas vezes o valor de referência;
- Leucemia linfoblástica aguda com leucometria inferior a 100.000/mm³ e dosagem de LDH elevada, mas inferior a duas vezes o valor de referência;
- Leucemia mieloide aguda com leucometria entre 25.000 e 100.000/mm³;
- Leucemia mieloide aguda com leucometria inferior a 25.000/mm³ e dosagem de LDH igual ou superior a duas vezes o valor de referência;
- Leucemia linfocítica crônica com leucometria maior ou igual a 50.000/mm³ e tratada com fludarabina ou rituximabe;
- Tumores sólidos volumosos e com elevada sensibilidade à quimioterapia (neuroblastoma, câncer de pulmão de pequenas células, tumores de células germinativas);

Baixo risco:
- Leucemia aguda com leucometria inferior a 25.000/mm³ e dosagem sérica de LDH inferior a duas vezes o valor de referência;
- Leucemia linfocítica crônica com leucometria inferior ou igual a 50.000/mm³ tratada sem uso de fludarabina ou rituximabe;
- Mieloma múltiplo ou leucemia mieloide crônica;
- Linfomas não Hodgkin sem critérios para diagnóstico de alto risco ou risco intermediário;
- Tumores sólidos.

Classificações de risco para SLT direcionadas para pacientes com leucemia aguda têm sido propostas, mas sua descrição foge aos objetivos deste capítulo[10-12].

Prevenção e tratamento

O manejo terapêutico da SLT deve ser precoce e envolve medidas preventivas e corretivas específicas, com a finalidade básica de evitar o desenvolvimento de lesão renal aguda, responsável direta pelo aumento do risco de manifestações clínicas graves, incluindo o óbito. É essencial que seja bem estabelecido, pelo médico assistente, o risco de cada paciente a partir das avaliações clínicas e laboratoriais individualizadas. Para tanto, é importante que a equipe de profissionais seja bem treinada e que, na unidade de tratamento, estejam disponíveis dosagens sanguíneas seriadas de eletrólitos e metabólitos, condições de monitorização rigorosa do volume urinário e monitorização cardiológica, além de capacidade para a realização de hemodiálise, na eventual necessidade. Além do maior risco de morte, a SLT clínica determina maior custo no tratamento dos pacientes oncológicos[13]. Candrilli *et al.* constataram que pacientes com neoplasias hematológicas que evoluíram com SLT e insuficiência renal durante o tratamento apresentaram tempo de permanência hospitalar mais longo que os pacientes sem insuficiência renal (21 *versus* 7 dias, respectivamente) e tiveram o custo de tratamento quintuplicado para os casos que necessitaram de diálise[14]. Similarmente, outro estudo envolvendo 788 portadores de leucemias agudas (linfoide e mieloide) e linfomas não

Hodgkin mostrou custo significativamente maior do tratamento para os pacientes que apresentaram SLT clínica, durante a fase de indução, em relação aos que apresentaram apenas hiperuricemia laboratorial. Dessa forma, a identificação dos grupos de risco para o desenvolvimento da SLT clínica, bem como o seu diagnóstico precoce, são cruciais para a implementação das medidas profiláticas e terapêuticas mais adequadas para cada caso. Os controles rigorosos das dosagens séricas dos eletrólitos, do ácido úrico, da ureia e da creatinina, assim como a avaliação do volume urinário, devem ser realizados em todos os casos, com intervalos individualizados (de acordo com a doença de base, o volume tumoral e a evolução clínico-laboratorial), e devem anteceder o início do tratamento antiblástico.

Medidas preventivas

O melhor tratamento para a SLT é a sua prevenção e está indicado para todos os pacientes de risco. Enquanto para os pacientes de baixo risco se recomenda que se assegure a hidratação basal e se mantenha monitorização laboratorial rigorosa, para os pacientes de risco intermediário ou alto, as medidas preventivas incluem hidratação venosa vigorosa, uso de agentes hipouricemiantes, além de alcalinização urinária em casos específicos.

Hidratação venosa

A hidratação venosa vigorosa constitui a base para o tratamento da SLT e deve preceder em 24 a 48 horas o início do tratamento antiblástico. Tem como objetivo garantir um alto fluxo urinário, diminuindo o risco de precipitação de cristais de ácido úrico nos túbulos renais. Além disso, a expansão do volume favorece a diminuição dos níveis séricos de fósforo e potássio[15]. Recomenda-se um aporte hídrico diário de 2,5 a 3 litros por m² de superfície corporal ou de 200 mL por quilograma de peso para crianças que pesem até 10 kg[5]. O volume urinário deve ser monitorizado e mantido entre 80 e 100 mL/m²/hora ou 2 mL/kg/hora[5]. Para crianças com menos de 10 kg de peso, o volume urinário recomendado é de 4 a 6 mL/kg/hora[12]. Na grande maioria dos casos, esse débito urinário é garantido pela hidratação venosa preconizada, entretanto pode ser necessário o uso de diuréticos de alça como a furosemida em alguns pacientes, sobretudo naqueles com cardiopatia associada[5]. A solução de hidratação utilizada dependerá das circunstâncias clínicas. Habitualmente, recomenda-se solução com uma parte de glicose a 5% para três partes de solução salina isotônica. Não deve ser administrado potássio ou cálcio, pelo acréscimo do risco de ocorrência de hiperpotassemia e de lesão renal aguda pela precipitação de fosfato de cálcio, respectivamente. Embora na literatura não exista consenso quanto ao tempo ótimo para a manutenção do esquema de hidratação vigorosa, devem ser considerados o volume tumoral, sua sensibilidade à quimioterapia, as drogas utilizadas (alguns esquemas induzem lise tumoral mais tardia) e a função renal do paciente. Assim, a hidratação parenteral será mantida até que se observe redução do tumor (diminuição massa tumoral, redução da blastemia e da hepatoesplenomegalia, além da normalização da dosagem de LDH), não exista evidência de lise tumoral significativa (indicada pelos níveis séricos de ácido úrico e de fósforo) e o paciente tenha boa aceitação de líquidos por via oral[16].

Agentes hipouricemiantes

Além da hidratação, o uso de fármacos capazes de impedir a formação do ácido úrico ou catalisar sua oxidação em alantoína, um metabólito hidrossolúvel, tem sido eficaz na prevenção da lesão renal da SLT. O alopurinol é um análogo da hipoxantina que inibe competitivamente a xantina oxidase, bloqueando a degradação dos nucleotídeos das purinas em ácido úrico e, por conseguinte, prevenindo da nefropatia úrica[17,18]. Entretanto, é importante ressaltar que o alopurinol não é capaz de reduzir a concentração de ácido úrico acumulado antes do seu uso e, por isso, deve ser precocemente iniciado, antecedendo em 24 a 48 horas a quimioterapia. O tratamento deve ser continuado por três a sete dias ou até que não haja evidências laboratoriais de lise tumoral. A dose habitualmente recomendada é de 100 mg/m² a cada 8 horas (dose máxima diária de 800 mg para adultos e de 300 mg para crianças). Na eventualidade de comprometimento da função renal, a dose deve ser reduzida em 50%[6]. Em revisão recente, Howard *et al.*, embora tenham reconhecido a eficácia do alopurinol no tratamento preventivo da SLT, sugerem cautela no seu uso, considerando-se o risco de acúmulo sérico de xantina com potencial efeito nefrotóxico[19]. A rasburicase é a forma recombinante da enzima urato oxidase (presente na maioria dos mamíferos, exceto em seres humanos) capaz de catalisar a oxidação do ácido úrico em um composto hidrossolúvel, a alantoína. Assim, por excreção urinária desse composto, ocorre a redução rápida dos níveis séricos do ácido úrico, sendo, portanto, eficaz na prevenção e tratamento da SLT[20]. Alguns autores sugerem que a rasburicase, quando comparada ao alopurinol, apresenta vantagens por não determinar risco de lesão renal pelo acúmulo de xantina e por ser capaz de promover a redução do ácido úrico já acumulado antes do início do seu uso[5]. Recentemente, com o objetivo de comparar a eficácia do uso da rasburicase com o do alopurinol, foi desenvolvido um estudo randomizado envolvendo 280 pacientes adultos com alto risco para SLT, que foram aleatoriamente alocados em três grupos distintos. No primeiro grupo, os pacientes utilizaram a rasburicase isoladamente; no segundo, foi utilizada a rasburicase associada ao alopurinol; no terceiro grupo, usou-se o alopurinol apenas. Os autores observaram que nos grupos que usaram a rasburicase, associada ou não ao alopurinol, o controle dos níveis séricos do ácido úrico ocorreu mais precocemente que nos pacientes que usaram o alopurinol isolado (mediana de tempo de 4 horas *versus* 27 horas, respectivamente). O estudo também evidenciou que, entre os pacientes que apresentaram normalização da dosagem sérica do ácido úrico, em um período de três a sete dias, a porcentagem de pacientes que receberam a rasburicase isoladamente foi significativamente maior do que a dos pacientes que receberam o alopurinol (87% *versus* 66%, p = 0,001). A incidência da SLT laboratorial foi significativamente menor com o uso da rasburicase, quando comparada ao alopurinol isolado (41% *versus* 21%, p = 0,003), e apresentou tendência a ser menor com o uso das duas drogas associadas (27% *versus* 21%, p = 0,054)[21]. A dose recomendada da rasburicase é de 0,2 mg/kg, via endovenosa, por período máximo de sete dias, conforme a evolução de cada paciente. Os níveis séricos de LDH e ácido úrico deverão ser monitorizados até que estejam dentro dos valores de referência, indicando, então, a suspensão da medicação. É importante ressaltar que a atividade da rasburicase é mantida *in vitro* em sangue coletado de pacientes em uso da droga. Dessa forma, para serem evitadas dosagens falsamente normais de ácido úrico e a suspensão precoce do tratamento, devem ser tomados cuidados específicos que incluem refrigeração da amostra após a coleta e seu processamento imediato[22]. Embora o uso da rasburicase seja comprovadamente eficaz e relativamente seguro em pacientes adultos e pediátricos[23,24], constitui-se em um tratamento caro e não é isento de riscos. Procurando minimizar o custo da terapêutica, alguns estudos têm sugerido o uso de dose única da droga[25,26]. A droga está contraindicada em gestantes e portadores de deficiência de glicose-6-fosfato desidrogenase, uma vez que a degradação enzimática do ácido úrico em alantoína leva à produção de peróxido de hidrogênio, podendo provocar quadros graves de anemia hemolítica ou metemoglobinemia nesses grupos de pacientes[27].

Alcalinização urinária

A alcalinização urinária, com acetazolamida ou bicarbonato de sódio, que já foi rotineiramente utilizada na terapêutica da SLT para prevenção da lesão renal por ácido úrico, atualmente é indicada apenas em casos específicos, uma vez que não existem dados na literatura que demonstrem sua real eficácia. Conger e Falk observaram, em experimento com modelo animal, que a hidratação com solução salina isolada é tão eficaz quanto a alcalinização para minimizar o risco de precipitação do ácido úrico nos túbulos renais[28]. Ademais, enquanto a alcalinização urinária determina a conversão do ácido úrico em sais de urato mais solúveis, reduzindo o risco de sua precipitação renal, indesejavelmente diminui a solubilidade do fosfato de cálcio e promove a sua deposição nos rins (nefrocalcinose), no miocárdio e em outros órgãos dos pacientes que cursam com hiperfosfatemia. Com base nessas observações, alguns autores sugerem o uso de bicarbonato de sódio apenas quando ocorrer acidose metabólica associada à SLT, devendo, entretanto, ser contraindicado se houver hiperfosfatemia e considerado desnecessário se o paciente estiver em uso de rasburicase.

Medidas terapêuticas específicas

A despeito da instituição das medidas preventivas, aproximadamente 3% a 5% dos pacientes de risco desenvolvem SLT laboratorial ou clínica, especialmente os portadores de leucemias agudas e linfoma não Hodgkin. Esses pacientes devem ser rigorosamente monitorizados com avaliação cardiológica e dosagens séricas de eletrólitos, ácido úrico, ureia e creatinina, a cada 4 a 6 horas[5], para que sejam instituídas imediatamente as medidas corretivas específicas, incluindo a terapia de substituição renal, quando necessário.

Distúrbios eletrolíticos

A hipercalemia é considerada extremamente grave, pelo risco de morte súbita secundária a arritmias cardíacas. A hidratação venosa com fluxo urinário adequado é essencial para reduzir o risco da sua ocorrência. Para seu tratamento, deve-se suspender o aporte oral e/ou venoso de potássio e recomenda-se a administração oral de poliestirenossulfonato de cálcio ou de poliestirenossulfonato de sódio. Nos casos em que se observam alterações eletrocardiográficas associadas, poderá ser utilizado, inicialmente, o gluconato de cálcio, a solução de glicose associada à insulina ou o beta-agonista[5]. Na eventualidade da persistência das alterações, estará indicada a terapia de reposição renal. A hipocalcemia também pode provocar arritmias graves, além de irritabilidade neuromuscular, e pode ser prevenida, na grande maioria dos casos, pelo controle dos níveis séricos de fósforo. Quando sintomática, deve ser tratada cautelosamente com baixas doses de cálcio, tão somente até a remissão das manifestações clínicas, para evitar a elevação do produto cálcio-fósforo (particularmente acima de 60 mg^2/dL^2) e consequente lesão renal por precipitação de cristais de fosfato de cálcio. Para os pacientes com hipocalcemia assintomática, não está indicado o tratamento de reposição[5]. Após o advento terapêutico de agentes hipouricemiantes, especialmente a rasburicase, a hiperfosfatemia tem sido considerada a principal causa de lesão renal aguda na SLT. Para seu tratamento, é essencial que seja realizada hidratação parenteral vigorosa e garantido bom fluxo urinário. Alguns autores recomendam, ainda, o uso de ligantes de fosfatos orais, embora não haja estudos que comprovem a sua eficácia[5,29]. Na evidência de refratariedade da hiperfosfatemia, deve ser indicado o tratamento com diálise, como será referido a seguir.

Terapia de substituição renal

A terapia de substituição renal permite o controle eletrolítico e metabólico, protegendo o parênquima renal na SLT. Apesar de a frequência da necessidade de diálise durante a terapia de indução dos pacientes em risco ter reduzido significativamente desde a introdução da rasburicase[30], essa não tem sido a realidade no nosso meio, provavelmente pela indisponibilidade rotineira da droga, reflexo direto do seu elevado custo. O melhor momento para a realização da terapia de substituição renal e o melhor método dialítico a ser utilizado deverão sempre ser discutidos com um nefrologista experiente. De modo geral, as indicações para a terapia de substituição renal no tratamento da SLT são semelhantes às observadas em doentes com outras causas de lesão renal aguda e incluem a grave oligúria ou anúria, a hipercalemia persistente e a hipocalcemia sintomática induzida por hiperfosfatemia refratária. Quanto mais precoce o início da diálise, melhor será o prognóstico para recuperação da função renal. A oligúria secundária a nefropatia úrica aguda responde rapidamente à hemodiálise, e a diurese geralmente é restabelecida quando os níveis séricos de ácido úrico atingem níveis inferiores a 10 mg/dL (595 micromol/L)[31].

A eficácia na remoção do fosfato sérico é maior quando o processo dialítico é mais prolongado, por isso alguns autores defendem o uso das terapias contínuas de substituição renal como a hemodiálise arteriovenosa com alto fluxo, a hemofiltração venovenosa contínua e a hemodiálise venovenosa contínua[32]. É importante ainda considerar que esses métodos de diálise mais contínua diminuem o risco de hiperfosfatemia rebote, frequentemente observado após a hemodiálise intermitente.

Conclusão

Em doenças malignas recém-diagnosticadas, especialmente aquelas com elevado *turnover* celular ou massa tumoral volumosa, a SLT é uma complicação frequente e grave, podendo levar ao óbito. Os pacientes de risco devem ser precocemente reconhecidos para que sejam instituídas as medidas profiláticas e terapêuticas específicas, reduzindo as taxas de morbimortalidade e o custo do tratamento.

Referências bibliográficas

1. Cairo MS, Coiffier B, Reiter A, Younes A. Recommendations for the evaluation of risk and prophylaxis of tumour lysis syndrome (TLS) in adults and children with malignant diseases: an expert TLS panel consensus. Br J Haematol. 2010;149:578-86.
2. Mott FE, Esana A, Chakmakjian C, Herrington JD. Tumor lysis syndrome in solid tumors. Support Cancer Ther. 2005;2(3):188-91.
3. Hande KR, Garrow GC. Acute tumor lysis syndrome in patients with high-grade non-Hodgkin's lymphoma. Am J Med. 1993;94:133.
4. Cairo MS, Bishop M. Tumour lysis syndrome: new therapeutic strategies and classification. Br J Haematol. 2004;127:3.
5. Howard SC, Jones DP, Pui CH. The tumor lysis syndrome. N Engl J Med. 2011;364:1844.
6. Coiffier B, Altman A, Pui CH, Younes A, Cairo MS. Guidelines for the management of pediatric and adult tumor lysis syndrome: an evidence-based review. J Clin Oncol. 2008;26(16):2767-78.
7. Mitchell SC, Michael B. Tumor lysis syndrome: new therapeutic strategies and classification. Br J Haematol. 2005;127:3-11.
8. van den Berg H, Reintsema AM. Renal tubular damage in rasburicase: risks of alkalinisation. Ann Oncol. 2004;15:175.
9. Bertrand Y, Mechinaud F, Brethon B, Mialou V, Auvrignon A, Nelken B, et al; SFCE. SFCE (Société Française de Lutte contre les Cancers et Leucémies de l'Enfant et de l'Adolescent) recommendations for the management of tumor lysis syndrome (TLS) with rasburicase: an observational survey. J Pediatr Hematol Oncol. 2008;30(4):267-71.
10. Mato AR, Riccio BE, Qin L, Heitjan DF, Carroll M, Loren A, et al. A predictive model for the detection of tumor lysis syndrome during AML induction therapy. Leuk Lymphoma. 2006;47(5):877-83.
11. Truong TH, Beyene J, Hitzler J, Abla O, Maloney AM, Weitzman S, et al. Features at presentation predict children with acute lymphoblastic leukemia at low risk for tumor lysis syndrome. Cancer. 2007;110(8):1832-9.
12. Montesinos P, Lorenzo I, Martín G, Sanz J, Pérez-Sirvent ML, Martínez D, et al. Tumor lysis syndrome in patients with acute myeloid leukemia: identification of risk factors and development of a predictive model. Haematologica. 2008;93(1):67-74.
13. Annemans L, Moeremans K, Lamotte M, Garcia Conde J, van den Berg H, Myint H, et al. Incidence, medical resource utilisation and costs of hyperuricemia and tumour lysis syndrome in patients with acute leukaemia and non-Hodgkin's lymphoma in four European countries. Leuk Lymphoma. 2003;44(1):77-83.
14. Candrilli S, Bell T, Irish W, Morris E, Goldman S, Cairo MS. A comparison of inpatient length of stay and costs among patients with hematologic malignancies (excluding Hodgkin disease) associated with and without acute renal failure. Clin Lymphoma Myeloma. 2008;8(1):44-51.
15. Davidson MB, Thakkar S, Hix JK, Bhandarkar ND, Wong A, Schreiber MJ. Pathophysiology, clinical consequences, and treatment of tumor lysis syndrome. Am J Med. 2004;116(8):546-54.
16. Humphreys BD, Soiffer RJ, Magee CC. Renal failure associated with cancer and its treatment: an update. J Am Soc Nephrol. 2005;16:151-61.
17. Goldman SC, Holcenberg JS, Finklestein JZ, Hutchinson R, Kreissman S, Johnson FL, et al. A randomized comparison between rasburicase and allopurinol in children with lymphoma or leukemia at high risk for tumor lysis. Blood. 2001;97(10):2998-3003.
18. Krakoff IH, Meyer RL. Prevention of hyperuricemia in leukemia and lymphoma: use of alopurinol or a xanthine oxidase inhibitor. JAMA. 1965;193:1.
19. LaRosa C, McMullen L, Bakdash S, Ellis D, Krishnamurti L, Wu HY, et al. Acute renal failure from xanthine nephropathy during management of acute leukemia. Pediatr Nephrol. 2007;22(1):132-5.
20. Darmon M, Guichard I, Vincent F, Schlemmer B, Azoulay E. Prognostic significance of acute renal injury in acute tumor lysis syndrome. Leuk Lymphoma. 2010;51(2):221-7.
21. Cortes J, Moore JO, Maziarz RT, Wetzler M, Craig M, Matous J, et al. Control of plasma uric acid in adults at risk for tumor Lysis syndrome: efficacy and safety of rasburicase alone and rasburicase followed by allopurinol compared with allopurinol alone – results of a multicenter phase III study. J Clin Oncol. 2010;28(27):4207-13.
22. Sanofi. Prescribing information for rasburicase. Disponível em: http://products.sanofi-aventis.us/elitek/elitek.html. Acesso em: 3 maio 2011.
23. Pui CH, Mahmoud HH, Wiley JM, Woods GM, Leverger G, Camitta B, et al. Recombinant urate oxidase for the prophylaxis or treatment of hyperuricemia in patients With leukemia or lymphoma. J Clin Oncol. 2001;19(3):697-704.
24. Coiffier B, Mounier N, Bologna S, Fermé C, Tilly H, Sonet A, et al.; Groupe d'Etude des Lymphomes de l'Adulte Trial on Rasburicase Activity in Adult Lymphoma. Efficacy and safety of rasburicase (recombinant urate oxidase) for the prevention and treatment of hyperuricemia during induction chemotherapy of aggressive non-Hodgkin's lymphoma: results of the GRAAL1 (Groupe d'Etude des Lymphomes de l'Adulte Trial on Rasburicase Activity in Adult Lymphoma) study. J Clin Oncol. 2003;21(23):4402-6.
25. Hummel M, Reiter S, Adam K, Hehlmann R, Buchheidt D. Effective treatment and prophylaxis of hyperuricemia and impaired renal function in tumor lysis syndrome with low doses of rasburicase. Eur J Haematol. 2008;80(4):331-6.
26. Vadhan-Raj S, Fayad LE, Fanale MA, Pro B, Rodriguez A, Hagemeister FB, et al. A randomized trial of a single-dose rasburicase versus five-daily doses in patients at risk for tumor lysis syndrome. Ann Oncol. 2012;23(6):1640-5.
27. Sonbol MB, Yadav H, Vaidya R, Rana V, Witzig TE. Methemoglobinemia and hemolysis in a patient with G6PD deficiency treated with rasburicase. Am J Hematol. 2013;88(2):152-4.
28. Conger JD, Falk SA. Intrarenal dynamics in the pathogenesis and prevention of acute urate nephropathy. J Clin Invest. 1977;59:786
29. Tonelli M, Pannu N, Manns B. Oral phosphate binder in patients with kidney failure. N Engl J Med. 2010;362:1312-24.
30. Jeha S, Kantarjian H, Irwin D, Shen V, Shenoy S, Blaney S, et al. Efficacy and safety of rasburicase, a recombinant urate oxidase (Elitek), in the management of malignancy-associated hyperuricemia in pediatric and adult patients: final results of a multicenter compassionate use trial. Leukemia. 2005;19(1):34-8.
31. Kjellstrand CM, Cambell DC 2nd, von Hartitzsch B, Buselmeier TJ. Hyperuricemic acute renal failure. Arch Intern Med. 1974;133:349.
32. Gutzwiller JP, Schneditz D, Huber AR, Schindler C, Gutzwiller F, Zehnder CE. Estimating phosphate removal in haemodialysis: an additional tool to quantify dialysis dose. Nephrol Dial Transplant. 2002;17(6):1037-44.

EFEITOS COLATERAIS DOS QUIMIOTERÁPICOS

Renata D'Alpino Peixoto

Introdução

Atualmente o câncer é considerado um grave problema de saúde pública. Segundo dados do Instituto Nacional de Câncer (Inca), estimou-se a ocorrência de mais de 420.000 casos novos de câncer no ano de 2016, excluindo as neoplasias de pele do tipo não melanoma[1]. Em virtude do substancial número de pacientes oncológicos em nosso país, a procura por serviços de emergência é grande. Além de sintomas decorrentes do próprio câncer, tais como dor, sangramento e obstrução intestinal, o paciente oncológico frequentemente procura o pronto atendimento em decorrência de efeitos colaterais do tratamento antineoplásico[2]. Além dos tradicionais agentes quimioterápicos que apresentam amplo perfil de possíveis efeitos colaterais, outras classes de drogas (anti-hormônios, imunoterapia etc.) vêm sendo cada vez mais empregadas e também contribuem para a chegada do paciente com câncer no serviço de emergência. Acredita-se que boa parte dos atendimentos oncológicos em departamentos de emergência poderia ser evitada com adequado acompanhamento ambulatorial e tratamento de suporte dos pacientes com câncer[2].

Um importante estudo epidemiológico americano mostrou que os principais tumores primários que levam os pacientes a procurar serviços de emergência são: pulmão (26,9%), colorretal (7,7%), mama (6,3%) e próstata (6%). Mais da metade dos atendimentos ocorrem durante finais de semana e feriados, e as principais razões para visitas a serviços de emergência no paciente oncológico são dor, desconforto respiratório e alterações gastrointestinais, tais como náusea e diarreia[3]. Paralelamente, mais de 60% dos atendimentos resultam em internações hospitalares, sendo o câncer de pulmão o líder de admissões em unidades de internação.

Dentre os principais efeitos colaterais dos antineoplásicos que levam à procura de pronto atendimento, destacam-se náuseas e vômitos, diarreia, constipação e neutropenia febril (discutido em capítulo à parte). Vale destacar que muitos regimes de quimioterapia consistem em combinações de drogas, fator que pode aumentar ainda mais a incidência de eventos adversos. Além disso, dose, frequência de aplicação, comorbidades e idade são fatores que influenciam na incidência e gravidade dos efeitos colaterais do tratamento oncológico. Favorecemos, sempre que possível, a discussão de cada caso que chega ao pronto atendimento com o oncologista responsável para melhor entendimento do quadro e consequente conduta.

Diarreia

A diarreia induzida por agentes antineoplásicos afeta mais de 80% dos pacientes oncológicos em tratamento sistêmico e pode ser multifatorial, incluindo secreção intestinal aumentada de eletrólitos, redução da capacidade absortiva por dano epitelial, presença de substâncias osmóticas intraluminais e alteração da motilidade gastrointestinal[4]. Algumas drogas são sabidamente causadoras de diarreia, tais como fluropirimidinas (5-fluorouracil e capecitabina), irinotecano, anticorpos monoclonais (cetuximabe e panitumumabe) e inibidores de tirosina quinase, os quais podem causar diarreia em mais de 50% dos usuários[5]. Mais recentemente, tem sido descrita colite autoimune desencadeada por uso de imunoterapia (ipilimumabe, nivolumabe, pembrolizumabe etc.).

Na avaliação dos pacientes oncológicos com diarreia, é importante excluir outras causas não relacionadas à quimioterapia, por exemplo, infecções, diarreia induzida por antibióticos ou outras medicações, síndrome carcinoide, insuficiência pancreática, síndrome do intestino curto, diarreia paradoxal por obstrução intestinal e colite induzida por radioterapia. A história clínica é de extremo valor no diagnóstico diferencial.

O manejo da diarreia induzida por quimioterapia depende da gravidade do caso, podendo consistir em hidratação oral ou endovenosa, além de agentes antidiarreicos (loperamida ou racecadotrila), e a recomendação de evitar leite e derivados. Em casos graves, preconizamos o uso de ciprofloxacino e, caso haja refratariedade, pode-se considerar o uso de octreotida por via subcutânea[6].

Constipação

A constipação intestinal tem prevalência estimada de 16% em pacientes oncológicos recebendo tratamento sistêmico[7,8], sendo grave em 5% dos casos. Os principais agentes antineoplásicos associados à constipação são alcaloides da vinca (especialmente vincristina), talidomida, temozolamida e bortezomibe. No entanto, a principal causa de obstipação nos primeiros dias após a quimioterapia é o uso de antagonistas 5HT3 (ondansetrona, palonosetrona e granisetrona) como prevenção de êmese nos regimes de tratamento.

Na avaliação dos pacientes oncológicos com suspeita de constipação intestinal induzida por quimioterapia, é importante excluir outras possíveis causas, como as relacionadas a outros medicamentos (opioides, antagonistas 5HT3, anticolinérgicos, antidepressivos, diuréticos, antidiarreicos etc.), oclusão intestinal extra ou intraluminal, infiltração neoplásica do mesentério, nervo ou plexo, íleo metabólico, pós-operatório de cirurgias com manipulação de alças, lesões neurológicas, imobilidade, desidratação, fecaloma, afecções anais, falta de privacidade, uso de fraldas, entre outros.

O manejo da constipação induzida por quimioterapia envolve a orientação para aumentar a ingestão de líquidos e fibras na dieta, assim como o uso de laxantes, supositórios ou enemas[9]. Em caso de impactação fecal não endurecida ao toque, deve-se proceder à desimpactação manual. Se endurecida, preconiza-se a administração de enemas à base de óleo para amolecimento das fezes antes da desimpactação manual[10]. Deve-se evitar toque retal em pacientes neutropênicos para minimizar o risco de translocação bacteriana.

Êmese

A incidência de náuseas e vômitos induzidos por quimioterapia tem sofrido significativa redução nos últimos anos em decorrência da melhoria dos antieméticos profiláticos em pacientes oncológicos[11]. No entanto, náuseas e vômitos induzidos por antineoplásicos ainda representam uma importante causa de atendimento em serviços de emergência e possivelmente refletem um inadequado controle ambulatorial. Os pacientes mais suscetíveis ao desenvolvimento de êmese induzida por quimioterapia são os jovens, do sexo feminino, com histórico de náusea na gravidez ou de cinetose induzida por movimento e aqueles com baixo *performance status*. A fisiopatologia da êmese induzida por quimioterapia geralmente envolve a irritação da mucosa gastroduodenal, a qual estimula nervos regionais com consequente ativação do centro do vômito no cérebro.

Costuma-se dividir náuseas e vômitos induzidos por quimioterapia em três subtipos distintos[11,12]:

- Êmese aguda (início dentro de 1 a 2 horas da quimioterapia, com pico em aproximadamente 4 a 6 horas);
- Êmese tardia (ocorre com mais de 24 horas da quimioterapia);
- Êmese antecipatória (ocorre antes do tratamento como resposta condicionada em pacientes que já apresentaram êmese em ciclos prévios).

Paralelamente, cada agente antineoplásico é classificado quanto ao seu potencial emetogênico, sem o uso de antieméticos profiláticos, em quatro classes[11,12]:

- Altamente emetogênico: maior que 90% de risco de êmese. Principais exemplos: cisplatina, ifosfamida, ciclofosfamida e doxorrubicina em doses altas;
- Moderadamente emetogênico: 30% a 90% de risco de êmese. Principais exemplos: cisplatina, ifosfamida, ciclofosfamida e doxorrubicina em doses baixas, carboplatina e irinotecano;
- Baixo potencial emetogênico: 10% a 30% de risco de êmese. Principais exemplos: 5-fluorouracil, etoposídeo, docetaxel, paclitaxel, gencitabina, pemetrexede e metotrexato;
- Minimamente emetogênico: menor que 10% de risco de êmese. Principais exemplos: vincristina, vinorelbina, bevacizumabe, panitumumabe, cetuximabe, ipilimumabe, nivolumabe, pembrolizumabe, rituximabe.

Na avaliação dos pacientes oncológicos com êmese, é fundamental excluir outras causas não associadas ao tratamento antineoplásico, tais como suboclusão intestinal, gastroparesia, vestibulopatias, gastrite, insuficiência renal ou hepática, desequilíbrios eletrolíticos, hipertensão intracraniana, gastroenterites infecciosas, metástases cerebrais, ansiedade, dor e efeitos colaterais de outras medicações (opioides, antibióticos, antidepressivos).

Os principais antieméticos que podem ser utilizados no paciente com êmese induzida por quimioterapia no pronto atendimento são dexametasona, ondansetrona, olanzapina, metoclopramida, haloperidol, difenidramina e anticolinérgicos[13]. Nos casos com desidratação associada, recomendamos hidratação.

Outras toxicidades menos comuns associadas a agentes antineoplásicos que levam pacientes ao pronto atendimento

Apesar de êmese, diarreia e constipação serem os principais efeitos colaterais induzidos por quimioterapia que motivam a ida de pacientes ao pronto atendimento, muitos outros sintomas merecem consideração por sua importância, tais como reação infusional aguda (que pode se manifestar como broncoespasmo ou choque anafilático)[14,15], dispneia por pneumonite[16,17], insuficiência cardíaca[18,19], mucosite oral com dor e/ou desidratação[20] e toxicidades hematológicas (anemia com fadiga, neutropenia febril, plaquetopenia com sangramentos)[21]. Vale destacar também fadiga induzida pela quimioterapia, que pode ser potencializada na vigência de anemia, hipotireoidismo e caquexia[22].

Mais recentemente, com o uso de imunoterapia (ipilimumabe, nivolumabe, pembrolizumabe etc.), podemos encontrar pacientes com uma miríade de eventos autoimunes, incluindo hipofisite, tireoidite, insuficiência adrenal, entre outros[23]. Algumas drogas podem causar *rash* cutâneo, que algumas vezes necessita de atendimento em pronto atendimento[24], enquanto outras com efeitos antiangiogênicos podem precipitar eventos tromboembólicos venosos e arteriais, hipertensão mal controlada, perfuração intestinal e encefalopatia[25].

Referências bibliográficas

1. Ministério da Saúde. Instituto Nacional de Câncer José Alencar Gomes da Silva (Inca). Estimativa 2016: Incidência de Câncer no Brasil. Rio de Janeiro; 2015. Disponível em: http://www.inca.gov.br/estimativa/2016/estimativa-2016-v11.pdf. Acesso em: 2 mar. 2017.
2. Barbera L, Paszat L, Chartier C. Indicators of poor quality end-of-life cancer care in Ontario. J Palliat Care. 2006;22(1):12-7.
3. Mayer DK, Travers D, Wyss A, Leak A, Waller A. Why do patients with cancer visit emergency departments? Results of a 2008 population study in North Carolina. J Clin Oncol. 2011;29(19):2683-8.
4. McQuade RM, Stojanovska V, Abalo R, Bornstein JC, Nurgali K. Chemotherapy-induced constipation and diarrhea: pathophysiology, current and emerging treatments. Front Pharmacol. 2016;7:414.
5. Keefe D, Anthony L. Tyrosine kinase inhibitors and gut toxicity: a new era in supportive care. Curr Opin Support Palliat Care. 2008;2(1):19-21.
6. Stein A, Voigt W, Jordan K. Chemotherapy-induced diarrhea: pathophysiology, frequency and guideline-based management. Ther Adv Med Oncol. 2010;2(1):51-63.
7. Yamagishi A, Morita T, Miyashita M, Kimura F. Symptom prevalence and longitudinal follow-up in cancer outpatients receiving chemotherapy. J Pain Symptom Manage. 2009;37(5):823-30.
8. Mancini I, Bruera E. Constipation in advanced cancer patients. Support Care Cancer. 1998;6(4):356-64.
9. Gibson RJ, Keefe DM. Cancer chemotherapy-induced diarrhoea and constipation: mechanisms of damage and prevention strategies. Support Care Cancer. 2006;14(9):890-900.
10. Connolly M, Larkin P. Managing constipation: a focus on care and treatment in the palliative setting. Br J Community Nurs. 2012;17(2):60, 62-4, 66-7.
11. Hesketh PJ, Bohlke K, Lyman GH, Basch E, Chesney M, Clark-Snow RA, et al. Antiemetics: American Society of Clinical Oncology Focused Guideline Update. J Clin Oncol. 2016;34(4):381-6.
12. Dupuis LL, Roscoe JA, Olver I, Aapro M, Molassiotis A. 2016 updated MASCC/ESMO consensus recommendations: Anticipatory nausea and vomiting in children and adults receiving chemotherapy. Support Care Cancer. 2017;25(1):317-21.
13. Chiu L, Chow R, Popovic M, Navari RM, Shumway NM, Chiu N, et al. Efficacy of olanzapine for the prophylaxis and rescue of chemotherapy-induced nausea and vomiting (CINV): a systematic review and meta-analysis. Support Care Cancer. 2016;24(5):2381-92.
14. Gomes ER, Demoly P. Epidemiology of hypersensitivity drug reactions. Curr Opin Allergy Clin Immunol. 2005;5(4):309-16.
15. Suenaga M, Mizunuma N, Shinozaki E, Matsusaka S, Chin K, Muto T, et al. Management of allergic reactions to oxaliplatin in colorectal cancer patients. J Support Oncol. 2008;6(8):373-8.
16. Dimopoulou I, Bamias A, Lyberopoulos P, Dimopoulos MA. Pulmonary toxicity from novel antineoplastic agents. Ann Oncol. 2006;17(3):372-9.
17. Vahid B, Marik PE. Pulmonary complications of novel antineoplastic agents for solid tumors. Chest. 2008;133(2):528-38.
18. Floyd JD, Nguyen DT, Lobins RL, Bashir Q, Doll DC, Perry MC. Cardiotoxicity of cancer therapy. J Clin Oncol. 2005;23(30):7685-96.
19. Monsuez JJ, Charniot JC, Vignat N, Artigou JY. Cardiac side-effects of cancer chemotherapy. Int J Cardiol. 2010;144(1):3-15.
20. Lalla RV, Bowen J, Barasch A, Elting L, Epstein J, Keefe DM, et al. MASCC/ISOO clinical practice guidelines for the management of mucositis secondary to cancer therapy. Cancer. 2014;120(10):1453-61.
21. Testart-Paillet D, Girard P, You B, Freyer G, Pobel C, Tranchand B. Contribution of modeling chemotherapy-induced hematological toxicity for clinical practice. Crit Rev Oncol Hematol. 2007;63(1):1-11.
22. Eyob T, Ng T, Chan R, Chan A. Impact of chemotherapy on cancer-related fatigue and cytokines in 1312 patients: a systematic review of quantitative studies. Curr Opin Support Palliat Care. 2016;10(2):165-79.
23. Kumar V, Chaudhary N, Garg M, Floudas CS, Soni P, Chandra AB. Current Diagnosis and Management of Immune Related Adverse Events (irAEs) Induced by Immune Checkpoint Inhibitor Therapy. Front Pharmacol. 2017;8:49.
24. Charles C, Bungener C, Razavi D, Mateus C, Routier E, Lanoy E, et al. Impact of dermatologic adverse events induced by targeted therapies on quality of life. Crit Rev Oncol Hematol. 2016;101:158-68.
25. Schutz FA, Je Y, Richards CJ, Choueiri TK. Meta-analysis of randomized controlled trials for the incidence and risk of treatment-related mortality in patients with cancer treated with vascular endothelial growth factor tyrosine kinase inhibitors. J Clin Oncol. 2012;30(8):871-7.

URGÊNCIAS ESTRUTURAIS

Igor Renato Louro Bruno de Abreu
Roger Beltrati Cozer

O tórax é uma região anatômica que pode ser sede de diversos tipos de tumores, sejam eles primários dos órgãos aí contidos ou lesões secundárias provenientes de sítios primários extratorácicos.

Na caixa torácica existem diversas estruturas que são fundamentais para o funcionamento do organismo e preservação da vida e que são extremamente sensíveis à mínimas alterações orgânicas.

Quando há a presença de uma neoplasia sólida intratorácica, ela pode exercer efeito de massa nos diferentes órgãos, causando a compressão deles, pode infiltrar os tecidos e ainda provocar efeitos locais como edemas e sangramentos. Muitas vezes esses efeitos conduzem o paciente a risco iminente de morte, obrigando os profissionais de saúde a instituírem tratamentos de urgência. Tais condições são designadas pela expressão genérica "urgência estrutural".

No presente capítulo, discutiremos as urgências estruturais torácicas mais frequentemente observadas nos atendimentos de pacientes portadores de doenças neoplásicas, com ênfase no diagnóstico, primeiro atendimento e resolução do quadro, visando informar os profissionais atuantes em serviços de urgência e emergência.

Pacientes portadores de câncer quase sempre procuram o atendimento de emergência devido a sintomas decorrentes da evolução natural da própria doença ou de efeitos adversos do tratamento. Cabe ao médico que atua nesse setor saber identificar e tratar imediatamente as alterações que colocam a vida do paciente em risco. Uma dica prática é dar especial atenção aos pacientes que apresentam dispneia, dor torácica e sangramentos. Veremos adiante que a quase totalidade das urgências estruturais torácicas apresentam-se com algum desses sintomas.

As urgências estruturais em doenças oncológicas torácicas a que daremos destaque neste texto são:
- Oclusões de vias aéreas centrais;
- Obstruções de vasos mediastinais;
- Derrames pleurais;
- Derrames pericárdicos.

Em muitos casos existe a associação de duas ou mais dessas condições no mesmo paciente.

A seguir abordaremos cada uma dessas condições separadamente.

Oclusão de vias aéreas centrais

Definimos por obstrução de vias aéreas centrais a diminuição de calibre da traqueia ou brônquios causando resistência à passagem do ar.

Quando estamos diante de uma obstrução de vias aéreas centrais por câncer, o comprometimento pode dar-se por invasão direta das vias aéreas e obstrução delas ou por compressão extrínseca delas por efeito tumoral[1].

O câncer de pulmão é o principal causador desse tipo de condição; cerca de 30% dos casos evoluem com acometimento das vias aéreas.

Tumores primários da traqueia como carcinoma adenoide cístico e tumores carcinoides podem ser causadores de obstruções traqueobrônquicas[2].

Menos frequentemente nos deparamos com metástases endobrônquicas de tumores de outros sítios como renais, tireoide, mama e colorretais causando o mesmo efeito. Tumores do próprio mediastino, como os timomas e os tumores de esôfago, podem invadir a traqueia por contiguidade e gerar áreas de obstrução, contudo esse tipo de situação é pouco comum[3].

Apresentação clínica

Os pacientes com obstruções de vias aéreas centrais geralmente apresentam história de dispneia progressiva com evolução de dias. Sintomas como tosse, dores torácicas e escarros hemoptoicos podem estar associados, principalmente nos casos nos quais existe infiltração tecidual das vias aéreas por tumor.

Ao exame físico, podemos verificar diminuição da ausculta pulmonar de um dos lados quando a obstrução acomete um dos brônquios, presença de sibilos e de roncos devida ao acúmulo de secreção distal ao ponto de obstrução. Verificamos também a presença de cornagem nas obstruções localizadas na traqueia. Hemoptise é uma queixa frequente, sendo ela uma das possíveis causas de hemoptise maciça.

É muito comum a presença de pneumonia obstrutiva associada ao quadro de obstrução de vias aéreas, principalmente nas obstruções que acometem os brônquios, sendo essa muitas vezes a primeira manifestação do problema.

Os principais diagnósticos diferenciais são:
- Pneumonia;
- Asma brônquica;
- Doença pulmonar obstrutiva crônica (DPOC);
- Insuficiência cardíaca congestiva (ICC);
- Derrame pleural;
- Linfangite carcinomatosa pulmonar;
- Derrame pericárdico.

Exames de imagem

Radiografia de tórax: Trata-se de um exame rápido e barato, facilmente realizado em salas de emergência. Permite visualizar alterações mediastinais e pleuropulmonares que sugerem a presença da obstrução de vias aéreas, como alargamento de mediastino, interrupção da coluna aérea da traqueia e brônquios e aumento dos hilos pulmonares. Contudo, esse exame apresenta importantes limitações para fornecer detalhes sobre a qualidade e a localização exata das obstruções. Serve apenas como um exame de triagem e avaliação inicial (Figura 232.1).

Tomografia computadorizada de tórax: Permite confirmar o diagnóstico de obstrução, fornecendo com precisão a localização dela, a extensão do comprometimento e a relação da traqueia com as estruturas vizinhas e com o tumor. Atualmente, com o advento dos novos recursos tecnológicos com tomógrafos de maior precisão e *softwares* de computador com maior resolução gráfica, tornou-se possível a realização de reconstruções tridimensionais e broncoscopias virtuais a partir de imagens tomográficas[4] (Figura 232.2).

Broncoscopia: É o método de escolha para confirmar o diagnóstico de obstruções traqueobrônquicas. Por meio da broncoscopia, é possível obter informações sobre o nível e a intensidade das obstruções, fazer biópsias e, ainda, tratar as lesões.

A indicação da broncoscopia, no entanto, tem restrições em pacientes que estejam em instabilidade clínica (insuficiência respiratória grave ou instabilidade hemodinâmica)[5].

Tratamento

Para a definição da melhor estratégia terapêutica, é importante fazer uma boa avalição inicial do paciente portador de obstrução de vias aéreas.

Existem duas possibilidades de evoluções clínicas:

1) Paciente apresentando sintomas obstrutivos, mas mantendo estabilidade respiratória e hemodinâmica (confortável em repouso com oferta de O_2 em nebulização);
2) Paciente com quadro de insuficiência respiratória grave e instabilidade clínica.

Na primeira situação, podemos tratar o paciente inicialmente com oferta de oxigênio, anti-inflamatórios esteroidais e inalações com vasoconstritores (adrenalina). Nessa situação, é possível fazer exames de imagem para identificação e definição das características da obstrução.

O tratamento consiste primeiramente no tratamento da doença de base (câncer), que pode ser feito com quimioterapia, radioterapia ou, eventualmente, cirurgia[6]. Para isso, é importante que o paciente tenha o diagnóstico histológico de neoplasia. Quando o paciente não tem diagnóstico histológi-

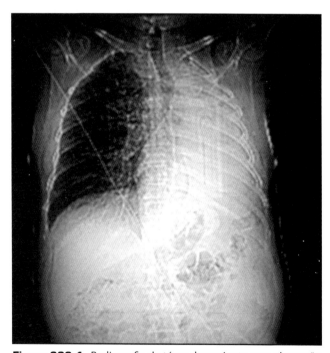

Figura 232.1. Radiografia de tórax de paciente com obstrução pulmonar esquerda por neoplasia de pulmão. Verificamos opacificação completa do pulmão esquerdo devida à massa pulmonar associada à atelectasia; nota-se a interrupção da coluna aérea do brônquio principal esquerdo.

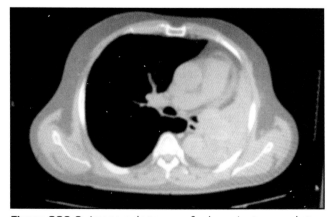

Figura 232.2. Imagem de tomografia de paciente com obstrução de brônquio esquerdo por neoplasia primária de pulmão. Nessa imagem é possível verificar a atelectasia completa do pulmão esquerdo associada à imagem de lesão vegetante em brônquio principal esquerdo.

co, ele pode ser obtido por meio de uma broncoscopia. A radioterapia é uma importante ferramenta no tratamento das obstruções neoplásicas de vias aéreas, pois possibilita a regressão da lesão, contudo seu efeito é observado ao longo de dias[7].

Quando a obstrução é severa e o paciente apresenta piora ventilatória ao longo do tratamento de sua doença de base, existe a possibilidade de realização de procedimentos cirúrgicos para a desobstrução das vias aéreas[8].

Broncoscopia rígida com desbridamento: É possível a realização de desobstrução da árvore traqueobrônquica por métodos endoscópicos. Por meio desses procedimentos, é possível desbridar a lesão obstrutiva com a ampliação da luz. O desbridamento pode ser feito com o bisel do próprio broncoscópico rígido ou com o uso de algum instrumento auxiliar como eletrocautério, *laser*, crioablação, terapia fotodinâmica e bisturi argon plasma. Os procedimentos de desbridamento tumoral podem apresentar como principal complicação a ocorrência de sangramentos (hemoptise). Essa modalidade de tratamento sempre deve ser associada ao tratamento da doença de base, devido ao seu caráter temporário, caso o tumor não seja tratado[9-11].

Colocação de endopróteses: Quando a obstrução é causada por compressão tumoral extrínseca das vias aéreas, existe a possibilidade da colocação de uma endoprótese. As próteses podem ser colocadas por meio de procedimentos endoscópicos de broncoscopia rígida e permitem a recuperação da luz das vias aéreas. As próteses endotraqueais e endobrônquicas levam à formação de tecido de granulação pela mucosa respiratória com obstrução e podem, ainda, obstruir por rolhas de secreção. Para evitar essas complicações, é recomendado aos pacientes que façam várias inalações diárias como soro fisiológico e que efetuem trocas das próteses a cada ano. Quando a prótese não se adequa perfeitamente à via aérea, ela pode migrar e sair da posição adequada, levando à recidiva da obstrução[12,13].

Traqueoplastia ou broncoplastia: Reserva-se aos casos de tumores primários das vias aéreas (tumor neuroendócrino de baixo grau e carcinoma adenoide cístico). Trata-se de uma modalidade de tratamento cirúrgico na qual a porção da traqueia ou brônquio acometido pela neoplasia é ressecada e a reconstrução é feita por uma anastomose terminoterminal[14] (Figura 232.3).

Quando, ao dar entrada na sala de emergência, o paciente portador de estenose traqueal se apresentar em franca insuficiência respiratória, a abordagem inicial deve ser efetuada seguindo as diretrizes do *Advanced Trauma Life Support* (ATLS).

Uma via aérea definitiva deve ser assegurada nesses casos. A primeira escolha é a realização de intubação orotraqueal. Deve-se executar esse procedimento com muito cuidado, fazendo uma boa laringoscopia e verificando se as vias aéreas proximais estão livres. Diante da possibilidade de intubação, ela deverá ser executada com a colocação de uma cânula menos calibrosa do que o habitual, a fim de evitar que a região infiltrada por neoplasia seja traumatizada, devendo-se introduzir a cânula o suficiente para que o balonete vede adequadamente a via aérea. Se na laringoscopia for constatada obstrução tumoral das vias aéreas proximais inviabilizando a intubação, uma traqueostomia de urgência com anestesia local deve ser executada na sala de emergência, a fim de garantir a ventilação do doente[5].

Após a adequada estabilização do quadro, o paciente deverá ser encaminhado para os exames de imagem, a fim de se avaliar o melhor procedimento terapêutico para o caso. Deve-se ressaltar que esses pacientes deverão permanecer internados em unidade de terapia intensiva (UTI) até que haja resposta ao tratamento com regressão dos sinais e sintomas.

Quando existe hemoptise, a abordagem inicial é feita por broncoscopia. Nesse procedimento, é possível comprimir o sítio do sangramento e injetar adrenalina e soro gelado com o objetivo de efetuar hemostasia. Caso a broncoscopia não seja efetiva para conter o sangramento, pode-se recorrer à arteriografia pulmonar com embolização da lesão sangrante. Se o sangramento for proveniente de uma lesão que acometa um brônquio lobar ou segmentar, pode-se ressecar a parte do pulmão acometida em caráter de urgência para conter o sangramento.

Radioterapia hemostática pode ser um possível tratamento para a hemoptise neoplásica se o paciente estiver estável e a lesão já tiver um diagnóstico histológico.

Obstrução de vasos mediastinais

Quando ocorre o crescimento de um tumor no mediastino, ele pode exercer efeito de massa local, invadir estruturas e causar edema tecidual, levando a perdas funcionais importantes.

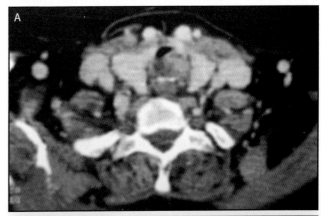

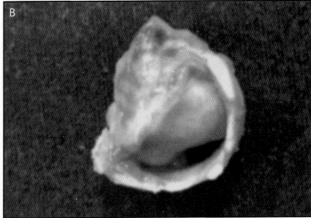

Figura 232.3. A) Tomografia cervical de paciente portadora de carcinoma adenoide cístico em traqueia proximal. **B)** Foto da peça cirúrgica após ressecção da lesão com realização de traqueoplastia com anastomose terminoterminal de traqueia.

As estruturas vasculares centrais do mediastino merecem especial destaque, visto que em sua grande maioria estabelecem comunicações diretas com o coração, sendo responsáveis pelo fluxo sanguíneo através desta importante estrutura.

Nesse contexto, dois vasos em particular merecem especial destaque:

- Veia cava superior;
- Artérias pulmonares.

Dissertaremos a seguir individualmente sobre a oclusão de cada um desses grandes vasos.

Veia cava superior

A oclusão da veia cava superior em pacientes oncológicos pode dar-se por compressão direta dessa estrutura por efeito de massa ou por trombose dela, ou ainda por uma combinação dos dois fatores.

O adenocarcinoma primário de pulmão é a maior causa de síndrome de veia cava superior no nosso meio, correspondendo a 70% dos casos. Outros tumores como timomas, linfomas, tumores de células germinativas e tumores metastáticos podem exercer o mesmo efeito[15].

Fisiopatologia

Quando surge uma lesão tumoral no mediastino, ocorre a invasão direta das estruturas adjacentes gerando processo inflamatório e edema local; além disso, a própria presença do tumor no mediastino gera efeito de massa. Ao somarmos o efeito de massa mais o edema tecidual, teremos aumento da pressão sobre as estruturas mediastinais, o que leva ao colapso da veia cava superior.

Quando isso ocorre, a pressão venosa em todo segmento superior do tronco, membros superiores e região da cabeça aumenta, devido à congestão venosa.

Esse fenômeno leva a uma série de alterações denominadas de síndrome da veia cava superior, tendo como principais manifestações clínicas (Figura 232.4):

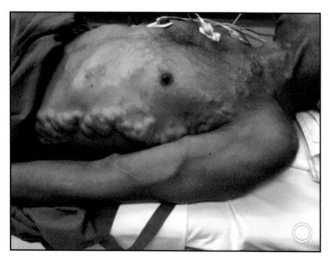

Figura 232.4. Fotografia de paciente portador de síndrome de veia cava superior exibindo estase jugular fixa e circulação colateral aumentada em parede torácica e abdominal.

- Edema de cabeça e membros superiores;
- Pletora facial;
- Presença de acentuação da circulação colateral na parede torácica e pescoço;
- Papiledema;
- Torpor;
- Dispneia.

Em casos mais graves, o paciente pode evoluir com edema cerebral e rebaixamento do nível de consciência, o que é potencialmente fatal. Outros desfechos potencialmente fatais são a formação de edema de laringe e a diminuição do débito cardíaco devidos à redução da pré-carga[16].

Pacientes com câncer podem apresentar obstrução de veia cava superior secundária à formação de trombose venosa profunda, devido ao estado pró-trombótico paraneoplásico; sendo assim, é frequente a ocorrência de trombose associada à compressão tumoral da veia cava[17].

Os principais diagnósticos diferenciais para essa condição são:

- DPOC;
- ICC;
- Insuficiência renal (IR);
- Linfangite carcinomatosa pulmonar;
- Pneumotórax hipertensivo;
- Derrame pleural volumoso;
- Derrame pericárdico.

Diagnóstico

O diagnóstico de obstrução de veia cava superior pode ser feito com base nos achados clínicos associados à confirmação com exames de imagem[18].

Os principais exames de imagem utilizados com essa finalidade são:

- Angiotomografia de tórax: Permite avaliar as estruturas mediastinais e a correlação da lesão tumoral delas. A tomografia fornece informações detalhadas sobre o ponto exato de obstrução, a coexistência de trombose venosa e é útil para avaliar eventuais focos de tromboembolismos pulmonares. As grandes desvantagens dessa modalidade de estudo são a necessidade do uso de contraste endovenoso e a necessidade de deslocar o paciente de seu leito de internação (Figura 232.5);
- Ultrassonografia com Doppler de vasos cervicais: Permite avaliar o fluxo sanguíneo das veias jugulares e tronco braquiocefálico. Essa análise pode fornecer informações sobre a permeabilidade da veia cava superior, além de avaliar a eventual existência de trombose desses vasos;
- Ecodopplercardiograma: A realização desse tipo de estudo permite avaliar parte da veia cava junto à sua desembocadura no átrio direito, enchimento atrial direito e presença de trombos tanto na veia cava quanto nas câmaras cardíacas direitas. Uma potencial complicação da síndrome de veia cava superior é a ocorrência

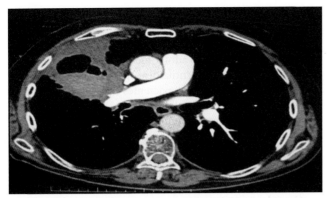

Figura 232.5. Imagem de angiotomografia de tórax de paciente portador de neoplasia de pulmão com acometimento mediastinal. Na imagem podemos ver a redução da coluna de contraste no interior da veia cava superior que está sendo comprimida pela lesão.

de tromboembolismo pulmonar (TEP) quando existe trombose venosa profunda associada. O ecodopplercardiograma é particularmente interessante para essa finalidade, pois é um exame feito à beira do leito, não requer injeção de contraste e permite a avaliação dos efeitos indiretos de um eventual tromboembolismo;

- Angiografia torácica: Trata-se de um estudo radiológico hemodinâmico que permite avaliar a obstrução venosa, determinando sua localização e extensão. Esse procedimento permite o tratamento da obstrução por meio de cateterismo da veia cava, trombólise por cateter e colocação de endoprótese vascular no ponto de compressão do vaso;

- Ressonância nuclear magnética: Proporciona imagens detalhadas das estruturas mediastinais e a relação delas com a lesão tumoral. A ressonância magnética permite o uso de contraste endovenoso, que permite estudar as estruturas vasculares em detalhes. A grande vantagem dessa modalidade de exame é a não utilização de contraste à base de iodo, que pode ser um grande problema para pacientes alérgicos ou que tenham disfunção renal. O grande revés desse exame é o tempo demandado para sua execução, o que o torna inviável são pacientes com condições clínicas muito comprometidas.

Tratamento

A abordagem inicial do paciente portador de obstrução da veia cava deve seguir as diretrizes do ATLS, lembrando que a obtenção de acessos venosos não deve ser feita nos membros superiores ou região cervical, pois tal prática pode levar ao agravamento dos sintomas de congestão venosa[19].

Se ao dar entrada no serviço médico de urgência o paciente estiver com sinais de edema cerebral (rebaixamento do nível de consciência e papiledema) ou sinais de edema de laringe (dispneia com cornagem), é importante que medidas de resolução imediata da obstrução sejam adotadas. Nessas condições, o paciente deverá ser estabilizado na sala de emergência com suporte ventilatório invasivo, monitorização de parâmetros hemodinâmicos como pressão arterial e pulso, além de monitorização cardíaca, e deverá ser encaminhado ao serviço de hemodinâmica do hospital onde será submetido à angiografia. Com esse procedimento, é possível avaliar o grau de obstrução, além da existência de trombose associada, fazer uma trombólise por cateter e, ainda, controlar a obstrução com a colocação de uma endoprótese[19-21].

Após a estabilização do quadro ou quando os pacientes dão entrada nos serviços de urgência estáveis, ou seja, com condições neurológicas, hemodinâmicas e respiratórias normais, devemos proceder com a avaliação dos parâmetros clínicos e a realização dos exames de imagem descritos anteriormente. Nessas condições, a angiotomografia torácica é uma ferramenta de grande ajuda para fornecer os detalhes da oclusão[22]. O tratamento consiste nas medidas para tratar a doença de base (tumor) como a realização de quimioterapia e radioterapia[23]. Para que a doença de base seja tratada adequadamente, é importante a obtenção de diagnóstico histológico do tumor antes do início do tratamento. O diagnóstico pode ser obtido por biópsia cirúrgica (mediastinoscopia/videotoracoscopia) ou biópsia por punção guiada por exames de imagem como tomografia ou ultrassonografia[24]. A administração de anticoagulantes é reservada para os casos em que haja associação com trombose venosa profunda; o uso de corticoides ajuda a reduzir o edema tecidual, que pode contribuir com a obstrução. Os pacientes deverão permanecer internados em UTI até que haja regressão dos sinais de obstrução venosa.

Obstrução de artérias pulmonares

Ao contrário das outras artérias do corpo humano, as artérias pulmonares são vasos cuja estrutura das paredes é delgada com uma camada muscular pouco exuberante, estruturalmente muito parecidas com veias. Essa condição torna esses vasos mais suscetíveis a compressões extrínsecas de qualquer natureza.

Outro fenômeno muito frequente em pacientes com câncer é o desenvolvimento de trombose venosa profunda, que pode embolizar, causando oclusão das artérias pulmonares[25,26].

A oclusão tumoral das artérias pulmonares ocorre principalmente em pacientes portadores de câncer de pulmão por invasão local, mas pode ocorrer também em pacientes portadores de metástases pulmonares provenientes de outros sítios primários. Esses pacientes geralmente apresentam quadro de dispneia progressiva relacionada à progressão da doença de base.

Pacientes com embolização vascular pulmonar geralmente apresentam-se com quadro agudo de dispneia, marcado por um início bem definido, ou seja, o paciente ou familiar consegue definir o momento exato do evento[27].

Os principais diagnósticos diferenciais a serem levados em consideração são:

- ICC;
- DPOC;
- Infarto agudo do miocárdio (IAM);
- Pneumonia;
- Linfangite carcinomatosa pulmonar;
- Derrame pleural;
- Derrame pericárdico.

Diagnóstico

O diagnóstico da oclusão das artérias pulmonares em pacientes oncológicos é feito por meio da investigação da causa da dispneia.

Todo paciente oncológico que chega ao pronto-socorro com quadro de dispneia súbita é um potencial acometido por obstrução de artérias pulmonares. Se o início da dispneia for súbito e bem definido, TEP passa a ser a principal hipótese diagnóstica. Sintomas como dor torácica e escarros hemoptoicos podem estar associados ao quadro.

Os exames subsidiários são fundamentais para a confirmação do diagnóstico[28].

Exames laboratoriais: Existem exames laboratoriais que são marcadores de trombólise e que ajudam a definir se o paciente é um eventual portador de trombose venosa profunda. Dentre esses exames, podemos destacar a dosagem de dímero D e a dosagem sérica de trombina. Esses testes têm sensibilidade alta e especificidade baixa, sendo, portanto, utilizados como exames de triagem, mas são pouco efetivos para a confirmação diagnóstica.

Angiotomografia de tórax: É o exame com melhor relação custo-benefício para esse tipo de avaliação. Esse exame permite não só avaliar as estruturas torácicas como a relação entre tais estruturas, as compressões vasculares e a associação com eventos embólicos, sendo possível fazer reconstruções tridimensionais das imagens obtidas. A grande limitação da angiotomografia é sua restrição em pacientes com disfunção renal e alergia a contraste à base de iodo.

Cintilografia pulmonar com ventilação e perfusão: Esse exame permite identificar qual porção dos pulmões apresenta oclusão de natureza vascular ou ventilatória. Nele o paciente inala uma mistura gasosa com marcadores radioativos e é feita uma imagem de cintilografia, após a inalação, que mostra as porções ventiladas dos pulmões. Depois, o paciente recebe um radiomarcador endovenoso e é feita uma nova imagem de cintilografia que mostra as áreas perfundidas. A comparação entre as imagens permite ao examinador identificar as áreas dos pulmões que apresentam lacunas de ventilação ou perfusão. Ela permite fazer o diagnóstico de oclusão, contudo não proporciona ao médico avaliar detalhes anatômicos refinados.

Arteriografia pulmonar: Trata-se de um procedimento que permite fazer diagnóstico de obstrução vascular com injeção de meio de contraste por cateter. Por meio desse estudo, é possível realizar estudos detalhados do ponto de obstrução vascular, fazer trombólise por cateter e, ainda, tratar as obstruções por compressão tumoral com a colocação de endopróteses. Esse exame tem limitações para pacientes com antecedentes de alergia a contraste iodado e disfunção renal.

Tratamento

A principal medida a ser adotada em obstruções vasculares de natureza neoplásica é o tratamento do tumor com o uso de quimioterapia, radioterapia ou cirurgia. Medidas de tratamento específicas para a resolução da obstrução ajudam a melhorar a qualidade de vida dos pacientes e a aliviar sintomas, contudo não exercem efeito na sobrevida global desses doentes[29].

Quando os pacientes apresentam quadro de oclusão vascular de artérias pulmonares por compressão tumoral e eles não se apresentam instáveis do ponto de vista respiratório ou hemodinâmico, podemos adotar medidas clínicas como oferta de oxigênio, suporte ventilatório não invasivo e administração de corticoides. Nesses pacientes é possível a realização de estudos de imagem detalhados como a angiotomografia. Quando existe associação com TEP, há indicação de anticoagulação. Após adequado estudo da oclusão e realização de diagnóstico histológico da lesão, procedemos ao tratamento. Para tumores com sensibilidade à radioterapia, essa modalidade é uma ótima opção para tratamento local[28,29].

Quando os pacientes se apresentam instáveis à admissão hospitalar, com insuficiência respiratória e choque, as medidas de estabilização segundo protocolo do ATLS deverão ser adotadas. Após estabilização clínica, o paciente deverá ser encaminhado para exames de imagem que possibilitem um estudo detalhado da oclusão. Caso haja associação com tromboembolismo, a anticoagulação deverá ser iniciada o quanto antes. Se o paciente apresentar estabilidade hemodinâmica e melhora da hipoxemia após o primeiro atendimento, a radioterapia e a quimioterapia são as principais opções de tratamento. Se a instabilidade persistir, um estudo hemodinâmico poderá ser efetuado por meio de arteriografia pulmonar, e a possibilidade de colocação de endoprótese vascular deverá ser avaliada[30].

Derrames pleurais

Pacientes portadores de neoplasias podem evoluir com derrames pleurais, que podem ser ocasionados pelo acometimento direto da pleura parietal ou ser decorrentes de efeitos indiretos pleurais da presença tumoral na região torácica, como compressões da veia cava e obstruções linfáticas[31].

Diagnóstico

O diagnóstico de derrame pleural neoplásico geralmente decorre de investigação de causas de dispneia em pacientes portadores de neoplasia que dão entrada no pronto atendimento. O quadro clínico geralmente consiste em dispneia progressiva (progressão em dias ou eventualmente semanas), que pode ser associada à tosse e à dor torácica ventilatório-dependente (pleurítica).

Ao exame físico, é possível verificar macicez em um dos hemitórax à percussão e diminuição dos murmúrios vesiculares à ausculta pulmonar da porção torácica acometida. Derrames pleurais muito volumosos podem causar desvios do mediastino, compressão de vasos da base causando estase jugular e instabilidade hemodinâmica[31].

Sempre que estamos diante de um paciente com antecedentes de neoplasia que apresente quadro de dispneia, devemos pensar obrigatoriamente em derrame pleural como uma das possíveis causas[31,32].

Os principais diagnósticos diferenciais são:
- TEP;
- Linfangite carcinomatosa;
- Obstruções de vias aéreas;

- ICC;
- Pneumonias;
- Derrame pericárdico.

Exames subsidiários

Radiografia de tórax: Permite confirmar a presença de derrame pleural, que se apresenta como uma opacificação acometendo a base de um campo pleuropulmonar ou de ambos quando o derrame pleural for bilateral (Figura 232.6).

Nos casos em que existam dúvidas quanto à presença ou não de líquido no espaço pleural, podemos utilizar a incidência de Hjelm-Laurell (decúbito lateral com raios horizontais), que mostra o escorrimento do líquido pleural de acordo com a mudança do decúbito.

Ultrassonografia: É um excelente método para a confirmação da suspeita de derrame pleural. Por meio da ultrassonografia torácica, é possível localizar e quantificar o líquido no interior do hemitórax acometido e ainda guiar procedimentos de punção ou drenagem torácica em tempo real à beira do leito, minimizando as chances de complicações. A grande limitação da ultrassonografia é a impossibilidade de fazer uma boa avaliação do parênquima pulmonar e do mediastino, que podem ocultar alterações que colaboram com o quadro clínico do paciente (Figura 232.7).

Tomografia computadorizada de tórax: É o método que permite analisar a coleção pleural em detalhes e avaliar as estruturas torácicas de maneira global (mediastino e pulmões). Em um único exame, conseguimos verificar se, além do derrame pleural, existem motivos adicionais que colaboram com o quadro de dispneia. A tomografia serve também para guiar punções e drenagens pleurais. A grande desvantagem desse método é a necessidade de mobilizar o paciente até a unidade de tomografia do hospital (Figura 232.8).

Análise laboratorial do líquido pleural: Diante de um quadro de derrame pleural suspeito para neoplasia, a análise bioquímica e citológica do líquido pleural permite, em alguns casos, determinar a correta etiologia do derrame pleural. O achado típico da análise laboratorial dos líquidos pleurais que leva à suspeita de neoplasia é o exsudato linfocítico com adenosina deaminase menor que 40U/L, e a presença de células neoplásicas no líquido pleural confirma o quadro de derrame pleural neoplásico.

Biópsia pleural: Quando existe suspeita de derrame pleural por neoplasia em pacientes sem diagnóstico confirmado

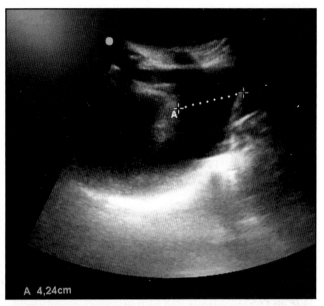

Figura 232.7. Imagem de ultrassonografia torácica em paciente com derrame pleural neoplásico. Verificamos a presença de derrame pleural (em cor preta) que envolve o lobo inferior do pulmão que se encontra parcialmente atelectasiado (em cor cinza-clara). A linha tracejada marca o distanciamento entre o diafragma e o lobo inferior do pulmão devido à presença de líquido no espaço pleural.

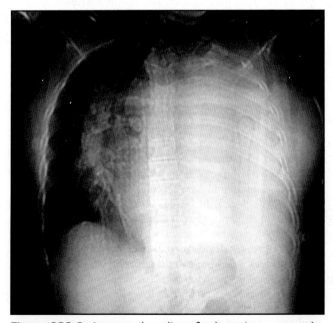

Figura 232.6. Imagem de radiografia de paciente com volumoso derrame pleural esquerdo causando velamento de todo o hemitórax acometido e desvio do mediastino.

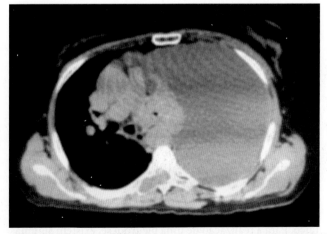

Figura 232.8. Tomografia de tórax de paciente com volumoso derrame pleural à esquerda. Devemos notar que a tomografia permite avaliar não só os campos pleuropulmonares, mas também fornece imagens detalhadas do mediastino.

de câncer, a biópsia pleural pode determinar o diagnóstico e definir o tratamento mais adequado para o tumor em questão. A obtenção de amostra pleural pode ser feita utilizando métodos pouco invasivos como as biópsias com agulha de COPE e punções-biópsias guiadas por exames de imagem (tomografia de tórax ou ultrassonografia), sendo essa última modalidade de biópsia preferencial em pacientes que se apresentam com estado geral muito comprometido e que não têm condições clínicas de ser submetidos a procedimento cirúrgico com a segurança adequada. As biópsias podem ser feitas por procedimentos cirúrgicos (videotoracoscopia). Além de possibilitar maior sensibilidade e especificidade que os métodos menos invasivos, a cirurgia permite a realização imediata de pleurodese no mesmo procedimento, evitando, dessa forma, a recidiva do derrame pleural[33].

Tratamento

Além do tratamento da doença de base, existem algumas medidas que podemos adotar para fazer o tratamento dos derrames pleurais neoplásicos. Primeiramente esses pacientes devem ser avaliados de maneira global segundo as diretrizes de atendimento propostas pelo ATLS.

Uma vez que o paciente tenha recebido atendimento inicial adequado e o diagnóstico de derrame pleural tenha sido efetuado, temos algumas opções de abordagem.

Toracocentese de alívio: Trata-se da punção do espaço pleural. Permite o rápido esvaziamento do derrame pleural com recuperação da expansibilidade pulmonar em grande parte das vezes. A toracocentese pode ser feita à beira do leito de maneira fácil e segura pelo clínico do paciente, desde que a técnica adequada seja respeitada. Ao contrário das paracenteses, nas toracocenteses não há limite preciso estabelecido para a retirada de líquido. Uma dica prática é sempre retirar a maior quantidade de líquido possível e interromper o esvaziamento do líquido apenas quando o paciente apresenta dor torácica, sensação de dispneia ou tosse excessiva, que são os sinais de alerta para a ocorrência de edema de reexpansão pulmonar[34,35].

Drenagem torácica: Nesse procedimento um dreno é colocado no espaço pleural com a intenção de esvaziar o derrame pleural. Geralmente procedemos com a drenagem pleural quando efetuamos uma toracocentese esvaziadora que confirma o diagnóstico de derrame pleural neoplásico e ele apresenta recidiva. Com a drenagem pleural, é possível efetuar uma modalidade de pleurodese denominada *slurry*[36].

Pleurodese: A realização de pleurodese é uma condição que permite a resolução dos derrames pleurais recidivantes. A pleurodese consiste na infusão de substância esclerosante no espaço pleural, levando a um processo inflamatório das pleuras visceral e parietal, ocasionando aderências entre elas, extinguindo o espaço pleural. Sem espaço para acúmulo de líquido, o derrame pleural não se forma[37]. A substância esclerosante mais utilizada para essa finalidade é o talco. Para a realização de uma pleurodese, existem algumas condições:

- Expansibilidade pulmonar completa para que haja contato entre as pleuras;
- Paciente com bom *performance status* (Karnofsky maior que 60);
- Ausência de infecção.

Caso essas condições não sejam respeitadas, não é aconselhável fazer pleurodese devido às elevadas chances de o paciente evoluir com síndrome da angústia respiratória do adulto (SARA), síndrome da resposta inflamatória sistêmica (SIRS) e empiema pós-pleurodese.

A pleurodese pode ser feita por videotoracoscopia, que geralmente está indicada nos casos em que há necessidade de biópsia de pleura cirúrgica, podendo a pleurodese ser feita no mesmo procedimento ou pelo dreno (*slurry*) quando o paciente já possui diagnóstico histológico de neoplasia metastática ou confirmação de derrame pleural neoplásico[38].

As principais complicações desse procedimento são: SIRS, SARA e empiema pós-pleurodese[39].

Colocação de cateter pleural de longa permanência: A implantação de cateter pleural de longa permanência consiste na colocação de um dispositivo tubular no espaço pleural com trajeto subcutâneo e exteriorização através da parede torácica, com a finalidade de drenagem do derrame pleural[40]. O paciente recebe alta hospitalar com o dispositivo, que possibilita a ele que drene o derrame pleural em seu próprio domicílio à medida que haja necessidade. Essa modalidade de tratamento é particularmente interessante para os casos nos quais haja contraindicação à realização de pleurodese[41]. Infelizmente no Brasil os custos desse tipo de tratamento ainda são bem elevados e os planos de saúde não oferecem cobertura integral, o que limita o uso do dispositivo aos pacientes que não tenham condições financeiras de custeio do tratamento.

Derrames pericárdicos

O pericárdio é uma das estruturas que podem ser acometidas em pacientes com câncer. As principais neoplasias que acometem o pericárdio são os tumores primários de pulmão. As neoplasias de mama, esôfago, linfomas, melanomas, mesoteliomas e leucemias também podem acometer essa estrutura[42].

O acometimento pericárdico por neoplasia pode levar ao comprometimento do funcionamento cardíaco por acúmulo de líquido em seu interior, causando compressão das câmaras cardíacas e levando-as ao colapso[43].

Quando ocorre o acúmulo de líquido no interior do saco pericárdico, há aumento da pressão ao redor do miocárdio. À medida que o volume de líquido vai aumentando, o pericárdio vai se distendendo para acomodar esse volume. Quando a elasticidade pericárdica chega ao seu limite, a pressão em seu interior aumenta rapidamente e comprime as câmaras cardíacas. As câmaras cardíacas direitas são as mais sensíveis a essa compressão devido às suas delgadas paredes musculares, e isso leva à diminuição do retorno venoso; a este estágio chamamos de tamponamento cardíaco subagudo. Com o passar do tempo, o aumento da pressão no interior do saco pericárdico supera a pressão no interior das câmaras cardíacas direitas, levando à parada do retorno venoso e ao colapso circulatório; esse fenômeno é denominado tamponamento cardíaco agudo[44].

Diagnóstico

O diagnóstico de derrame pericárdico é feito com base no quadro clínico do paciente, que consiste em[45]:

- Dispneia aos esforços;
- Ortopneia;
- Dor torácica;
- Estase jugular;
- Edema de extremidades;
- Hepatomegalia;
- Diminuição das bulhas cardíacas;
- Desvio do *ictus cordis*.

Quando ocorre tamponamento cardíaco:

- Hipotensão;
- Taquicardia;
- Estase jugular fixa;
- Pulso paradoxal;
- Dispneia.

Os principais diagnósticos diferenciais são:

- IAM;
- ICC;
- TEP;
- Pneumotórax hipertensivo;
- Derrame pleural volumoso;
- Pericardite constritiva;
- DPOC.

Quando há suspeita de derrame pericárdico, podemos lançar mão de exames de imagem que ajudam a confirmar a hipótese[46].

Radiografias de tórax: Na radiografia de tórax é possível ver alguns sinais indiretos de derrame pericárdico, como aumento da área cardíaca com vascularização dos campos pleuropulmonares normal (Figura 232.9).

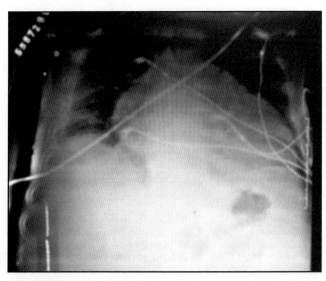

Figura 232.9. Radiografia de tórax de paciente com derrame pericárdico. Devemos notar a presença de aumento da área cardíaca típico dessa condição.

Eletrocardiograma: Algumas alterações eletrocardiográficas podem ser detectadas em pacientes portadores de derrame pericárdico, como a diminuição da amplitude de QRS em todas as derivações, taquicardia sinusal e eventualmente arritmias como a fibrilação atrial.

Tomografia de tórax: Permite visualizar a coleção pericárdica e a distensão do pericárdio, contudo não permite avaliar o funcionamento cardíaco.

Ecodopplercardiograma: É o exame preferido para esse tipo de avaliação, pois permite evidenciar a presença de derrame pericárdico, quantificar o volume de líquido, avaliar o enchimento de câmaras ventriculares e guiar procedimentos intervencionistas como punção pericárdica e drenagem.

Pericardiocentese: Trata-se da punção pericárdica com agulha. Permite coletar amostras de líquido pericárdico para análise citológica e aliviar a pressão no saco pericárdico em pacientes com tamponamento cardíaco.

Biópsia pericárdica: A biópsia pericárdica efetuada por meio de procedimento cirúrgico permite avaliar a infiltração tumoral no pericárdio e fazer o diagnóstico de neoplasia em pacientes portadores de derrame pericárdico neoplásico que ainda não tenham um diagnóstico histológico de câncer.

Tratamento

O tratamento do derrame pericárdico consiste na drenagem do pericárdio.

Pacientes com quadro de tamponamento cardíaco agudo podem ser tratados inicialmente com pericardiocentese de alívio, que pode ser facilmente efetuada à beira do leito, com auxílio de ultrassonografia ou ecodopplercardiograma. Esse procedimento permite reestabelecer o equilíbrio hemodinâmico do paciente até que uma drenagem pericárdica possa ser efetuada[47].

A drenagem pericárdica pode ser feita por acesso subxifoide (drenagem de Marfan). Nessa modalidade de drenagem é possível fazer biópsia do pericárdio. A drenagem pericárdica guiada por ultrassonografia/ecodopplercardiografia é uma modalidade na qual um cateter de drenagem torácica (*pig tail*) é instalado no saco pericárdico por meio de uma punção guiada; nesse caso não é possível efetuar biópsias[48].

A drenagem pericárdica também pode ser efetuada por meio de videotoracoscopia com a confecção de uma janela pleuropericárdica. Essa forma de drenagem é indicada quando existe a associação do derrame pericárdico neoplásico com derrame pleural. Nesse procedimento é possível drenar o pericárdio, abordar o espaço pleural e, ainda, tratar o derrame pleural neoplásico com uma pleurodese por vídeo[49].

É importante ressaltar que, paralelamente ao tratamento do derrame pericárdico, é fundamental que seja efetuado o tratamento da neoplasia causadora do acometimento pericárdico.

Considerações finais

Frequentemente pacientes portadores de câncer com quadro de dispneia, dor torácica e hemoptise apresentam algum tipo de urgência estrutural torácica relacionada à doença de base, sendo assim, sempre devemos investigar a fundo esse tipo de paciente considerando todos os pontos expostos neste texto, lembrando que a associação de mais de um tipo de complicação nesses pacientes é muito frequente[8].

A discussão multidisciplinar envolvendo as equipes de oncologia clínica, pneumologia, cardiologia, cirurgia torácica, radioterapia e radiologia intervencionista é a mais importante arma no tratamento das condições aqui discutidas.

Referências bibliográficas

1. Ernst A, Feller-Kopman D, Becker HD, Mehta AC. Central airway obstruction. Am J Respir Crit Care Med. 2004;169:1278.
2. Chhajed PN, Eberhardt R, Dienemann H, Azzola A, Brutsche MH, Tamm M, et al. Therapeutic bronchoscopy interventions before surgical resection of lung cancer. Ann Thorac Surg. 2006;81(5):1839-43.
3. Cosano Povedano A, Muñoz Cabrera L, Cosano Povedano FJ, Rubio Sánchez J, Pascual Martínez N, Escribano Dueñas A. [Endoscopic treatment of central airway stenosis: five years' experience]. Arch Bronconeumol. 2005;41(6):322-7.
4. LoCicero J 3rd, Costello P, Campos CT, Francalancia N, Dushay KM, Silvestri RC, et al. Spiral CT with multiplanar and three-dimensional reconstructions accurately predicts tracheobronchial pathology. Ann Thorac Surg. 1996;62(3):818-22
5. Ernst A, Silvestri GA, Johnstone D; American College of Chest Physicians. Interventional pulmonary procedures: Guidelines from the American College of Chest Physicians. Chest. 2003;123:1693.
6. Bolliger CT, Mathur PN, Beamis JF, Becker HD, Cavaliere S, Colt H, et al.; European Respiratory Society/American Thoracic Society. ERS/ATS statement on interventional pulmonology. European Respiratory Society/American Thoracic Society. Eur Respir J. 2002;19(2):356-73.
7. Rodrigues G, Videtic GM, Sur R, Bezjak A, Bradley J, Hahn CA, et al. Palliative thoracic radiotherapy in lung cancer: An American Society for Radiation Oncology evidence-based clinical practice guideline. Pract Radiat Oncol. 2011;1(2):60-71.
8. Kvale PA, Selecky PA, Prakash UB; American College of Chest Physicians. Palliative care in lung cancer: ACCP evidence-based clinical practice guidelines (2nd edition). Chest. 2007;132:368S.
9. Duhamel DR, Harrell JH 2nd. Laser bronchoscopy. Chest Surg Clin N Am. 2001;11:769.
10. Hetzel M, Hetzel J, Schumann C, Marx N, Babiak A. Cryorecanalization: a new approach for the immediate management of acute airway obstruction. J Thorac Cardiovasc Surg. 2004;127(5):1427-31.
11. Mathur PN, Wolf KM, Busk MF, Briete WM, Datzman M. Fiberoptic bronchoscopic cryotherapy in the management of tracheobronchial obstruction. Chest. 1996;110(3):718-23.
12. Mehta AC, Lee FY, Cordasco EM, Kirby T, Eliachar I, De Boer G. Concentric tracheal and subglottic stenosis. Management using the Nd-YAG laser for mucosal sparing followed by gentle dilatation. Chest. 1993;104(3):673-7.
13. Noppen M, Schlesser M, Meysman M, D'Haese J, Peche R, Vincken W. Bronchoscopic balloon dilatation in the combined management of postintubation stenosis of the trachea in adults. Chest. 1997;112(4):1136-40.
14. Grillo HC. Development of tracheal surgery: a historical review. Part 1: Techniques of tracheal surgery. Ann Thorac Surg. 2003;75:610.
15. Flounders J. Superor vena cava syndrome. Oncol Nurs Forum. 2003;30(4):E84-8.
16. Schechter MM. The superior vena cava syndrome. Am J Med Sci. 1954;227(1):46-56.
17. Ahmann FR. A reassessment of the clinical implications of the superior vena caval syndrome. J Clin Oncol. 1984;2(8):961-9.
18. Rice TW, Rodriguez RM, Light RW. The superior vena cava syndrome: clinical characteristics and evolving etiology. Medicine (Baltimore). 2006;85(1):37-42.
19. Thony F, Moro D, Witmeyer P, Angiolini S, Brambilla C, Coulomb M, et al. Endovascular treatment of superior vena cava obstruction in patients with malignancies. Eur Radiol. 1999;9(5):965-71.
20. del Río Solá ML, Fuente Garrido R, Gutiérrez Alonso V, Vaquero Puerta C. Endovascular treatment of superior vena cava syndrome caused by malignant disease. J Vasc Surg. 2014;59(6):1705-6.
21. Marcy PY, Magné N, Bentolila F, Drouillard J, Bruneton JN, Descamps B. Superior vena cava obstruction: is stenting necessary? Support Care Cancer. 2001;9(2):103-7.
22. Abner A. Approach to the patient who presents with superior vena cava obstruction. Chest. 1993;103(4 Suppl):394S-7S.
23. Rowell NP, Gleeson FV. Steroids, radiotherapy, chemotherapy and stents for superior vena caval obstruction in carcinoma of the bronchus: a systematic review. Clin Oncol (R Coll Radiol). 2002;14(5):338-51.
24. Dosios T, Theakos N, Chatziantoniou C. Cervical mediastinoscopy and anterior mediastinotomy in superior vena cava obstruction. Chest. 2005;128(3):1551-6.
25. Ozsu S, Oztuna F, Bulbul Y, Topbas M, Ozlu T, Kosucu P, et al. The role of risk factors in delayed diagnosis of pulmonary embolism. Am J Emerg Med. 2011;29(1):26-32.
26. Kline JA, Runyon MS. Pulmonary embolism and deep venous thrombosis. In: Marx JA, Hockenberger RS, Walls RM, editors. Rosen's Emergency Medicine Concepts and Clinical Practice. 6th ed. Philadelphia: Mosby Elsevier; 2006. v. 2, p. 1368-82.
27. Stein PD, Beemath A, Matta F, Weg JG, Yusen RD, Hales CA, et al. Clinical characteristics of patients with acute pulmonary embolism: data from PIOPED II. Am J Med. 2007;120(10):871-9.
28. Burge AJ, Freeman KD, Klapper PJ, Haramati LB. Increased diagnosis of pulmonary embolism without a corresponding decline in mortality during the CT era. Clin Radiol. 2008;63(4):381-6.
29. Wood KE. Major pulmonary embolism: review of a pathophysiologic approach to the golden hour of hemodynamically significant pulmonary embolism. Chest. 2002;121(3):877-905.
30. Konstantinides SV, Torbicki A, Agnelli G, Danchin N, Fitzmaurice D, Galiè N, et al.; Task Force for the Diagnosis and Management of Acute Pulmonary Embolism of the European Society of Cardiology (ESC). 2014 ESC guidelines on the diagnosis and management of acute pulmonary embolism. Eur Heart J. 2014;35(43):3033-69, 3069a-3069k.
31. Heffner JE, Klein JS. Recent advances in the diagnosis and management of malignant pleural effusions. Mayo Clin Proc 2008;83:235.
32. Roberts ME, Neville E, Berrisford RG, Antunes G, Ali NJ; BTS Pleural Disease Guideline Group. Management of a malignant pleural effusion: British Thoracic Society Pleural Disease Guideline 2010. Thorax. 2010;65 Suppl 2:ii32-40.
33. Shaw PH, Agarwal R. Pleurodesis for malignant pleural effusions. Cochrane Database Syst Rev. 2004;(1):CD002916.
34. Davies HE, Lee YC. Management of malignant pleural effusions: questions that need answers. Curr Opin Pulm Med. 2013;19:374.
35. Feller-Kopman D, Berkowitz D, Boiselle P, Ernst A. Large-volume thoracentesis and the risk of reexpansion pulmonary edema. Ann Thorac Surg. 2007;84:1656.
36. Saffran L, Ost DE, Fein AM, Schiff MJ. Outpatient pleurodesis of malignant pleural effusions using a small-bore pigtail catheter. Chest. 2000;118:417.
37. Demmy TL, Gu L, Burkhalter JE, Toloza EM, D'Amico TA, Sutherland S, et al.; Cancer and Leukemia Group B. Optimal management of malignant pleural effusions (results of CALGB 30102). J Natl Compr Canc Netw. 2012;10(8):975-82.
38. Alar T, Ozcelik C. Single-incision thoracoscopic surgery of pleural effusions for diagnosis and treatment. Surg Endosc. 2013;27:4333.
39. Antunes G, Neville E. Management of malignant pleural effusions. Thorax. 2000;55:981.

40. Pien GW, Gant MJ, Washam CL, Sterman DH. Use of an implantable pleural catheter for trapped lung syndrome in patients with malignant pleural effusion. Chest. 2001;119:1641.
41. Van Meter ME, McKee KY, Kohlwes RJ. Efficacy and safety of tunneled pleural catheters in adults with malignant pleural effusions: a systematic review. J Gen Intern Med. 2011;26:70.
42. Klatt EC, Heitz DR. Cardiac metastases. Cancer. 1990;65:1456.
43. Ben-Horin S, Bank I, Guetta V, Livneh A. Large symptomatic pericardial effusion as the presentation of unrecognized cancer: a study in 173 consecutive patients undergoing pericardiocentesis. Medicine (Baltimore). 2006;85:49.
44. Imazio M, Demichelis B, Parrini I, Favro E, Beqaraj F, Cecchi E, et al. Relation of acute pericardial disease to malignancy. Am J Cardiol. 2005;95(11):1393-4.
45. Sagristà-Sauleda J, Mercé J, Permanyer-Miralda G, Soler-Soler J. Clinical clues to the causes of large pericardial effusions. Am J Med. 2000;109:95.
46. Gross JL, Younes RN, Deheinzelin D, Diniz AL, Silva RA, Haddad FJ. Surgical management of symptomatic pericardial effusion in patients with solid malignancies. Ann Surg Oncol. 2006;13(12):1732-8.
47. El Haddad D, Iliescu C, Yusuf SW, William WN Jr, Khair TH, Song J, et al. Outcomes of cancer patients undergoing percutaneous pericardiocentesis for pericardial effusion. J Am Coll Cardiol. 2015;66(10):1119-28.
48. McDonald JM, Meyers BF, Guthrie TJ, Battafarano RJ, Cooper JD, Patterson GA. Comparison of open subxiphoid pericardial drainage with percutaneous catheter drainage for symptomatic pericardial effusion. Ann Thorac Surg. 2003;76(3):811-5.
49. Patel N, Rafique AM, Eshaghian S, Mendoza F, Biner S, Cercek B, et al. Retrospective comparison of outcomes, diagnostic value, and complications of percutaneous prolonged drainage versus surgical pericardiotomy of pericardial effusion associated with malignancy. Am J Cardiol. 2013;112(8):1235-9.

233
NEUTROPENIA FEBRIL

Ana Virginia Cunha Martins
Maria Eugenia Valias Didier

O câncer e seu tratamento predispõem pacientes a infecção, por comprometer a imunidade celular e humoral[1], provocar danos às defesas tegumentares (pele e mucosas) e expor o paciente a riscos para aquisição de infecções nosocomiais durante cirurgias, internações múltiplas e procedimentos invasivos para tratamento das neoplasias e suas complicações. No entanto, a neutropenia induzida por quimioterapia (QT) é o principal fator de risco para infecção em pacientes com câncer. A febre durante a neutropenia acomete 10% a 50% dos pacientes com neoplasias sólidas e até 80% das neoplasias hematológicas. Bodey demonstrou que a contagem absoluta de neutrófilos menor que 500/mm³, em pacientes em QT, elevou a incidência de infecções severas, o tempo de uso de antibióticos e o número de dias com febre[2]. A incidência de infecção foi de 14% para contagem de neutrófilos entre 500 e 1.000/mm³ e de 24% a 60% se menor que 100/mm³.[2] A duração e a rapidez com que a neutropenia se estabelece aumentam a chance de infecção. Estudos mostraram 100% de febre após cinco semanas de neutropenia (três semanas no caso de neutrófilos inferiores a 100/mm³). Infecção durante neutropenia foi a principal causa de óbito (60% a 90%) em pacientes em QT na década de 1960 e 1970, na maioria pacientes hematológicos[3]. Em 1971, Schimpff demonstrou redução de óbitos com o uso empírico de gentamicina associado a carbenicilina[4] (penicilina ativa contra *P. aeruginosa*) em pacientes com febre durante a neutropenia. Desde então, diversas evidências científicas contribuíram para estabelecer condutas na abordagem da neutropenia febril (NF). Atualmente, estima-se que a mortalidade durante a NF seja de 1% a 5% para pacientes com tumor sólido e de 11% nas neoplasias hematológicas[5]. O objetivo deste capítulo é descrever de forma racional e prática condutas a serem adotadas no paciente oncológico com NF, com foco no emergencista. Diretrizes publicadas devem ser consultadas para informações mais detalhadas[6-11]. Parte das condutas tem suporte em ensaios clínicos, outras são recomendações de especialistas, e existem controvérsias.

Definição

Episódio único de febre maior ou igual a 38,3 °C ou dois ou mais registros de 38 °C em 24 horas, em pacientes com contagem de neutrófilos inferiores a 500/mm³ ou previsão de queda para menos de 500/mm³ em 48 horas. A neutropenia é classificada como profunda quando a contagem de neutrófilos é menor que 100/mm³. Idade avançada, insuficiências cardíaca, renal e hepática, e uso de corticoide podem suprimir a febre. Dessa forma, queda do estado geral, hipotermia, hipotensão, taquicardia ou outros sinais e sintomas sugestivos de infecção no paciente neutropênico devem ser tratados imediatamente como NF, mesmo na ausência de febre. Na neutropenia, os sinais e sintomas da infecção usualmente estão ausentes ou modificados. Pacientes em QT e com febre devem ser considerados como neutropênicos, iniciando-se antibiótico empírico, enquanto se espera a confirmação laboratorial da neutropenia.

Abordagem:

- A NF deve ser abordada como urgência médica;
- Exame físico e história clínica (doença de base, tratamento em uso, início de sintomas, manifestação clínica, fatores de risco, infecção localizada ou de foco desconhecido, prováveis patógenos);
- Antibiótico – terapia empírica deverá ser instituída o mais rápido possível: 30 minutos no paciente instável e 1 hora no paciente estável (opinião de especialistas);
- Ressuscitação e suporte vigoroso no caso de comprometimento hemodinâmico ou respiratório;
- Classificação de risco do paciente para determinar necessidade ou não de internação (antibiótico parenteral ou por via oral);
- Exames complementares iniciais;
- Exame clínico diário cauteloso e exames complementares adicionais se necessário;
- Ajustes no tratamento quando houver piora clínica ou persistência da febre;
- Atenção para risco de superinfecções associadas ao uso prolongado de antibióticos e infecção por fungos oportunistas nas neutropenias prolongadas com fe-

bre persistente ou reincidente (após cinco a sete dias do tratamento inicial).

Risco de infecção no câncer

O risco de infecção é classificado em baixo, moderado ou alto, de acordo com três variáveis: A) a neoplasia de base; B) o tratamento adotado; C) e o tempo de neutropenia (maior que 7 a 10 dias)[6,7] (Tabela 233.1). Risco maior associado a leucemias, linfomas, mieloma múltiplo, altas doses de corticoide, análogos da purina e anticorpos monoclonais.

Todo paciente com NF deve ser hospitalizado?

Não. A NF é um evento adverso comum, de risco variável em um universo heterogênico de pacientes com neoplasias diversas, em estádio variável e tratamentos quimioterápicos distintos. A maioria dos pacientes desenvolverá neutropenia de curta duração (menor que sete dias) sem maiores complicações[5]. Pacientes com risco de complicações severas devem ser internados. Nos Estados Unidos, estima-se que 8 em cada 1.000 pacientes em QT necessitarão de internação. Pacientes de baixo risco podem ser tratados ambulatorialmente[12-14].

Como identificar paciente com risco de complicação, ou seja, indicar internação ou tratamento ambulatorial?

Qualquer uma das condições listadas na Tabela 233.2 determina risco de complicação. Pacientes considerados de risco têm 12% de chance de complicações sérias com 4% a 30% de óbito[15]. A recomendação para tais pacientes é de internação até resolução da febre e da neutropenia.

Tabela 233.1. Risco de infecção em pacientes com câncer baseado na neoplasia e doença de base

Baixo risco	Risco de infecção associada ao câncer
	Doença de base/terapia
	Transplante alogênico de células-tronco incluindo células de cordão
	Leucemias agudas
	Terapia com alentuzumabe
	Doença do enxerto *versus* hospedeiro (GVHD) tratada com altas doses de corticoide
	Previsão de duração da neutropenia > 10 dias
	Quimioterapia-padrão da maioria dos tumores sólidos
	Previsão de duração da neutropenia < sete dias
Moderado risco	Transplante autólogo de medula
	Linfomas
	Mieloma múltiplo
	Leucemia linfocítica crônica (LLC)
	Terapia com análogos da purina* (fludarabina, clofarabina, nelarabina, cladribina)
	Previsão de duração da neutropenia de 7 a 10 dias
Alto risco	Transplante alogênico de células-tronco incluindo células de cordão
	Leucemias agudas
	Terapia com alentuzumabe
	GVHD tratada com altas doses de corticoide
	Previsão de duração da neutropenia > 10 dias

* O risco passa a ser alto quando associadas a outras drogas (p. ex.: ARA-C).

Como identificar pacientes de baixo risco, ou seja, candidatos a antibioticoterapia ambulatorial?

Pacientes de baixo risco são aqueles com MASCC maior ou igual a 21 e sem os fatores de gravidade listados na Tabela 233.2. Tratamento ambulatorial com antibiótico oral é permitido a pacientes de baixo risco, entretanto uma análise de risco considerando os critérios a seguir deve ser ponderada[6]: nível de compreensão da condição clínica e de adesão às recomendações médicas; possibilidade de acompanhamento diária por equipe médica enquanto com febre; respaldo de estrutura assistencial para atendê-lo de forma rápida e eficiente diante de alteração ou agravamento do caso; acesso ao hospital em menos de 1 hora; sem história de uso de quinolona ou tratamento de infecção nos últimos 15 dias.

Qual a terapia oral mais indicada?

O uso de ciprofloxacino associado a amoxicilina/ácido clavulânico é o tratamento via oral padrão com resultados mais satisfatórios (96% a 99%) dos casos[14,17]. Teoricamente, a associação de ciprofloxacino e clindamicina pode ser utiliza-

Tabela 233.2. Risco de complicações durante neutropenia febril

Instabilidade hemodinâmica
Dor abdominal, náusea ou vômito ou diarreia
Alteração neurológica ou mental
Infecção associada a cateter
Infiltrado pulmonar
Insuficiência renal (ClCr < 30 mL/min)
Insuficiência hepática (transaminases 5x > que o normal)
Febre que se inicia durante internação
Comorbidade importante
Previsão de neutropenia prolongada e severa (7 dias e menor < 100/mm³)
Câncer em progressão ou não controlado
Uso de alentuzumabe
Mucosite graus 3 e 4
MASCC índice de escore < 21

Tabela 233.3. MASCC índice de escore[6,7,16]

Características	Pontos
Assintomático ou sintomas leves	5
Sintomas moderados	3
Ausência de hipotensão (PA sistólica ≥ 90 mmHg)	5
Ausência de DPOC	4
Tumores sólidos ou linfoma sem infecção fúngica prévia	4
Ausência de desidratação	3
Paciente externo ao iniciar a febre	3
Idade < 60 anos	2
MASCC ≥ 21 indica baixo risco de complicação. MASCC < 21 identifica risco de complicação. Escore máximo = 26	

PA: pressão arterial; DPOC: doença pulmonar obstrutiva crônica.

da em pacientes alérgicos a penicilina. Moxifloxacino obteve 91% de sucesso como monoterapia em um ensaio menor[18].

Quais os principais patógenos relacionados à febre durante neutropenia?

Apesar de todo o avanço da medicina, especialmente no tratamento do câncer, pouco avanço houve para o diagnóstico de certeza dos agentes infecciosos responsáveis pela NF.

Apenas 30% a 50% dos episódios de NF têm confirmação microbiológica com predomínio de bactérias. Infecções polimicrobianas ocorrem em 15% a 20% dos casos. Bactérias Gram-negativas e, em especial, *P. aeruginosa*, que nas décadas de 1970 e 1980 representavam 60% a 70% das infecções microbiologicamente documentadas[19], diminuíram, e infecções por cocos Gram-positivos, em especial *Staphylococcus* coagulase-negativa, *S. aureus* e *Enterococcus* sp. aumentaram, chegando a 55% a 70% dos casos[20] (Tabela 233.4).

Cerca de 20% dos pacientes desenvolverão infecção por fungo, sendo *Candida* sp. o mais comum, seguido por *Aspergillus*, embora estudo multicêntrico brasileiro tenha documentado maior incidência de *Fusarium* do que *Aspergillus* e *Candida* em pacientes hematológicos[21]. *Cryptococcus* sp. é mais comumente associado a linfomas e neoplasias do sistema nervoso central (SNC) devido a altas doses de corticoide. Candidíase invasiva no paciente neutropênico está associada aos seguintes fatores de risco: presença de cateter venoso central (CVC), mucosite, uso de corticoide, exposição a antibióticos de amplo espectro e neutropenia prolongada[22]. Em geral, ocorrem após cinco a sete dias de febre persistente, apesar do uso empírico de antibióticos, mas pode ser precoce em pacientes com tumores de esôfago, cabeça e pescoço[23]. *Aspergillus* sp., *Murcorales*, *Fusarium* sp. e outros fungos filamentosos estão associados ao comprometimento extremo da imunidade celular, como observado em neoplasias hematológicas, e ao tratamento delas, incluindo o transplante de células hematopoiéticas, e a neutropenia maior que 10 a 14 dias é o principal fator predisponente. Micobactérias não são comuns no paciente oncológico, ocorrendo principalmente nos linfomas e neoplasias que utilizam altas doses de corticoide (tumores do SNC).

Tabela 233.4. Patógenos associados à NF

Características	Espécie
Cocos e bacilos Gram-positivos	*Staphylococcus* coagulase negativo, *Staphylococcus aureus*, *Streptococcus viridans*, *Streptococcus pneumoniae*, *Streptococcus* sp., *Enterococcus* sp., *Corynebacterium* sp., *Bacillus* sp.
Cocos e bastonetes Gram-negativos	Enterobactérias: *E. coli*, *Klebsiella* sp., *Enterobacter* sp., *Proteus* sp., *Serratia marcenses*, *Salmonella* sp. Não fermentadores: *Pseudomonas aeruginosa*, *Pseudomonas* sp., *Stenotrophomonas maltophilia*, *Burkholderia cepacia*, *Acinetobacter* sp. Outros: *Haemophilus influenza*, *Neisseria* sp., *Legionella*
Anaeróbios	*Bacteroides* sp., *Clostridium* sp., *Fusobacterium* sp.
Fungos leveduriformes e dimórficos e outros	*Candida* sp., *Trichosporom* sp., *Rhodotorula* sp., *Cryptococcus neoformans*, *Pneumocystis jirovecii*
Fungos filamentosos	*Aspergillus* sp., *Fusarium* sp., *Murcorales*, *Scedosporium* sp., *Phaeohyphomycosis*, outros fungos raros

Qual investigação é essencial na abordagem inicial do paciente com NF?

Na neutropenia, os sinais e sintomas da infecção usualmente estão ausentes ou modificados. Durante a investigação, é essencial a história clínica, exame físico e alguns exames laboratoriais para identificar:

- Gravidade do quadro atual (inclui exame clínico, laboratorial e de imagem quando indicado);
- Fatores de risco para infecções e germes oportunistas (doença de base e seu tratamento, asplenia, infecções prévias);
- Infecção localizada ou disseminada: pneumonia, infecção do trato urinário (ITU), sinusite, colite, mucosite, cateteres, ferida cirúrgica, nódulos, outras lesões de pele, lesões vesiculares, celulites, abscesso perianal, espaços interdigitais, infecções do SNC;
- Fatores de gravidade associados a infecção;
- Uso prévio de antibióticos para tratamento ou profilaxia;
- Risco para bactérias multirresistentes;
- Patógeno responsável (hemocultura em todos os casos e culturas adicionais, se indicado);
- Alergias, exposição a agentes infecciosos, viagem e outras comorbidades.

Quais exames são comuns a todos os pacientes?

Hemoculturas, hemograma, função renal e eletrólitos, e função hepática.

Quais são os principais testes adicionais?

Pesquisas adicionais são guiadas por achados e suspeitas específicas:

- Diarreia: pesquisa de toxina A e B, parasitológico, cultura nas fezes;
- Sintomas ou risco para infecção urinária: urina de rotina e cultura;
- Suspeita de infecção do SNC ou meningite: imagem por ressonância magnética (MRI) ou tomografia computadorizada (TC) de crânio, punção liquórica, citometria/citologia, rotina, Gram e cultura;
- Pele: aspiração e biópsia da lesão suspeita para exames citológico, Gram e cultura, pesquisa direta de fungos;
- Pneumonia: exames de imagem, pesquisa de vírus, quando indicada, Gram, pesquisa direta de fungos e cultura de secreção respiratória;
- Tomografia de tórax, seios da face, crânio, abdome e pelve conforme indicação clínica. Testes laboratoriais solicitados diante da gravidade do caso ou na investigação mais detalhada: gasometria, lactato,

creatinofosfoquinase, proteína C-reativa, procalcitonina, lactato desidrogenase, albumina, eletroforese de proteínas, galactomanana, imunoglobulinas séricas, sorologias, antigenemia para citomegalovírus.

Qual é a terapia empírica inicial adotada?

O início empírico de antibiótico é a pedra fundamental no manejo da NF[4,6,7]. Ele é capaz de reduzir a mortalidade durante a NF. Os antibióticos recomendados e listados na Tabela 233.5 são terapias recomendadas com base em evidências científicas. Utiliza-se antibiótico de amplo espectro com ação antipseudomonas[24]. *Streptococcus viridans* é associado a alta morbidade na NF, e o uso de ceftazidima como monoterapia não oferece proteção contra esse germe[25-27].

O que fazer quando a febre persiste após três a cinco dias de início do tratamento empírico?

Necessidade de ajustes na terapia empírica inicial ocorrerá em 20% a 55% dos casos. É mais comum durante neutropenia prolongada, ou seja, em pacientes hematológicos. Pacientes com neutropenia prolongada podem apresentar infecções concomitantes ou sucessivas[25]. Possíveis explicações para febre persistente: a defervescência pode ser lenta em neutropênicos; até três a cinco dias em alguns casos. Não é imperativa a alteração do antibiótico inicial nesse período se o paciente apresentar melhora clínica com redução da intensidade e espaçamento da febre. Entretanto, a adição de vancomicina com ação anticocos Gram-positivos não tratados com o esquema inicial é uma das condutas adotadas, embora seja motivo de debate[25,26,28,29]. Se vancomicina não resolver a febre e hemoculturas permanecerem negativas, descontinuar após três a cinco dias[7]. Há necessidade de remoção de cateteres infectados ou implantes, ou drenagem de abscessos ou outras intervenções cirúrgicas. Microrganismos ainda sem terapia adequada (fungos, bactérias multirresistentes, germes atípicos, colite pseudomembranosa, e outros). Causas não infecciosas: febre associada a drogas, atelectasias, tromboembolismo, flebite e outras. Modificações subsequentes à terapia inicial devem ser guiadas por avaliações clínicas, resultados das culturas e achados em exames complementares. Se uma infecção é identificada, o tratamento deve ser modificado de acordo com ela. Nos pacientes graves, especialmente os hematológicos, terapias são adicionadas e raramente substituídas.

Após cinco a sete dias de febre persistente, infecção fúngica deve ser considerada. Desde a publicação de Pizzo *et al.*, o início universal de terapia antifúngica empírica em pacientes com febre persistente após cinco a sete dias de antibióticos tornou-se padrão de conduta[30], uma vez que o diagnóstico de infecção fúngica é difícil, tem alta mortalidade e tais patógenos estão associados à neutropenia prolongada. Alternativas a essa terapia antifúngica empírica precoce e universal vêm sendo propostas, como o uso preemptivo de antifúngicos[31]. Essa abordagem é baseada no acompanhamento clínico cauteloso com início de antifúngicos apenas se detectados sinais de gravidade ou sugestivos de infecção fúngica. Os sinais de infecção fúngica baseiam-se em exame clínico (por exemplo: lesões de pele, sinusite, pneumonia etc.), tomografia de tórax e dosagem sérica seriada da galactomanana em pacientes de alto risco. Esse tipo de abordagem reduziu o uso de antifúngicos e mostrou-se seguro, mas não pode ser aplicado a todo serviço, e o custo-benefício dessa abordagem ainda necessita ser demonstrado. Além do mais, essa conduta está mais voltada para a detecção de fungos filamentosos em pacientes hematológicos e não contempla o risco de candidemia nos pacientes neutropênicos em geral. Ou seja, cobertura antifúngica empírica e investigação para infecção fúngica invasiva devem ser consideradas em pacientes com neutropenia há mais de sete dias que apresentam febre persistente após cinco a sete dias de cobertura antibacteriana de largo espectro ou recidiva da febre.

Germes multirresistentes

Infecção por germes multirresistentes é comum em pacientes com exposição prévia e prolongada a antibióticos de largo espectro, em pacientes internados em unidade de terapia intensiva, naqueles previamente infectados ou colonizados e em hospitais com alta endemicidade, sendo, nesses casos, muitas vezes, necessária modificação do esquema antimicrobiano inicial, especialmente em pacientes com comprometimento sistêmico e com suspeita de bactéria resistente na cultura em andamento[32,33] (Tabela 233.7).

Quando devo utilizar o fator estimulante de crescimento de granulócitos (G-CSF)?

O uso de filgrastim reduz o tempo de neutropenia, bem como os episódios de NF, sendo, dessa forma, uma profilaxia importante, capaz de reduzir a NF. Recomendações para o uso de G-CSF estão bem estabelecidas[34], sendo indicado nas seguintes situações:

- Profilaxia em pacientes cujo risco antecipado de neutropenia associada à QT é superior a 20%;

Tabela 233.5. Tratamento-padrão empírico inicial da neutropenia febril[6,7]

Droga	Doses	Patógenos não contemplados
Piperacilina-tazobactam	4,5g IV 6/6 horas	MRSA, MRCoNS, KPC, AMP-C ESBL, VRE, *Acinetobacter* MR, *C. difficile*
Cefepima	2g IV 8/8 horas	MRSA, MRCoNS, KPC, ESBL, VRE, *Acinetobacter* MR, *C. difficile*
Ceftazidima	2g IV 8/8 horas	*Streptococcus viridans* + MRSA, MRCoNS, KPC, ESBL, VRE, *Acinetobacter* MR, *C. difficile*
Imipenem/cilastatina	500 mg IV 6/6 horas	MRSA, MRCoNS, KPC, VRE, *Acinetobacter* MR, *C. difficile*
Meropenem	1g IV 8/8 horas	MRSA, MRCoNS, KPC, VRE, *Acinetobacter* MR, *C. difficile*

Tabela 233.6. Terapia oral na neutropenia febril (pacientes de baixo risco tratados ambulatorialmente)

Droga	Dose
Ciprofloxacino + amoxicilina clavulanato (clindamicina no caso alergia a penicilina)	500 mg VO 8/8 horas ou 750 mg VO 12/12 horas + 875/125 mg VO 12/12 horas (300 mg VO 6/6 horas)

- Profilaxia de pacientes com risco de neutropenia intermediário (10% a 20%) nas seguintes circunstâncias:
- Idade maior que 65 anos;
- Pacientes com doença de base importante (por exemplo: disfunção renal, cardíaca ou hepática);
- Condição preexistente (por exemplo: infecção, ferida aberta, cirurgia);
- Pacientes que não recuperaram o número adequado de granulócitos (por exemplo: 1.000 a 1.500/mm^3 após QT ou RT prévias);
- Comprometimento do estado nutricional;
- *Performance status* ruim.

O uso de forma profilática inicia-se 24 a 48 horas após o término da QT. O uso de G-CSF não é recomendado para o tratamento de NF já estabelecida, salvo em casos de pacientes com infecção grave, documentada, associada a neutropenia prolongada (por exemplo: infecção por fungos filamentosos).

Tabela 233.7. Antibioticoterapia adicional ou alternativa diante de patógenos sem cobertura com a terapia-padrão inicial[6]

Condição clínica ou patógeno ou perfil de resistência a antibióticos	Droga	Alternativas
MRSA	Vancomicina, teicoplamina	Daptomicina, linezolida
KPC, *P. aeruginosa* multi-R *Acinetobacter* MR	Polimixina	
ESBL, AMPC	Meropenem, imipenem	Tigeciclina, polimixina
VRE	Linezolida, tigeciclina	Daptomicina
Alergia a penicilinas	Aztreonam	Tigeciclina, polimixina
Tiflite, *C. difficile*	Metronidazol	Vancomicina oral
P. jirovecii	TMP/Sulfa	Clindamicina + ou − pirimetamina
Legionella sp. e outros atípicos	Quinolonas, macrolídeos	Tigeciclina
Candida	Equinocandinas Anfotericina	Fluconazol, voriconazol
Fungos filamentosos e outros fungos (opção varia de acordo com o fungo suspeitado)	Formulação lipídica de anfotericina (AmBisome, Abelcet), voriconazo	Equinocandinas, posaconazol, iltraconazol
vírus herpes simples, vírus varicela-zóster (VZV)	Aciclovir, fanciclovir, valaciclovir	Imunoglobulina hiperimune para VZV
Citomegalovírus	Ganciclovir, valganciclovir	Foscarnet

ESBL (*extended-spectrum B-lactamase*): considerar o uso precoce de carbapenêmico; MRSA (meticilina resistente a *Staphylococcus aureus*): considerar adição precoce de vancomicina, linezolida (não recomendada em bacteremia) ou daptomicina (não utilizar em pneumonia); KPC (*Klebsiella* produtora de carbapenemase): considerar uso precoce de polimixina ou tigeciclina; VRE (*vancomycin-resistant enterococcus*): considerar adição precoce de linezolida ou daptomicina ou tigeciclina; cinetobacter: considerar adição de polimixina B.

Referências bibliográficas

1. Chen CY, Tien FM, Sheng WH, Huang SY, Yao M, Tang JL, et al. Clinical and microbiological characteristics of bloodstream infections among patients with haematological malignancies with and without neutropenia at a medical centre in northern Taiwan, 2008-2013. Int J Antimicrob Agents. 2017;49(3):272-81.
2. Bodey GP, Buckley M, Sathe YS, Freireich EJ. Quantitative relationships between circulating leukocytes and infection in patients with acute leukemia. Ann Intern Med. 1966;64(2):328-40.
3. Klastersky J. The changing face of febrile neutropenia-from monotherapy to moulds to mucositis. Why empirical therapy? J Antimicrob Chemother. 2009;63 Suppl 1:i14-5.
4. Schimpff S, Satterlee W, Young VM, Serpick A. Empiric therapy with carbenicillin and gentamicin for febrile patients with cancer and granulocytopenia. N Engl J Med. 1971;284(19):1061-5.
5. Caggiano V, Weiss RV, Rickert TS, Linde-Zwirble WT. Incidence, cost, and mortality of neutropenia hospitalization associated with chemotherapy. Cancer. 2005;103(9):1916-24.
6. NCCN Guidelines Version 1.2013
7. Prevention and Treatment of Cancer-Related Infections. 2013.
8. Freifeld AG, Bow EJ, Sepkowitz KA, Boeckh MJ, Ito JI, Mullen CA, et al.; Infectious Diseases Society of America. Clinical practice guideline for the use of antimicrobial agents in neutropenic patients with cancer: 2010 update by the Infectious Diseases Society of America. Clin Infect Dis. 2011;52(4):e56-93.
9. Akova M, Paesmans M, Calandra T, Viscoli C; International Antimicrobial Therapy Group of the European Organization for Research and Treatment of Cancer. A European Organization for Research and Treatment of Cancer-International Antimicrobial Therapy Group Study of secondary infections in febrile, neutropenic patients with cancer. Clin Infect Dis. 2005;40(2):239-45.
10. Carrato A, Paz-Ares Rodríguez L, Rodríguez Lescure A, Casas Fernández de Tejerina AM, Díaz Rubio García E, Pérez Segura P, et al.; Spanish Society of Medical Oncology (SEOM). Spanish Society of Medical Oncology consensus for the use of haematopoietic colony-stimulating factors in cancer patients. Clin Transl Oncol. 2009;11(7):446-54.
11. Marti FM, Cullen MH, Roila F. Management of febrile neutropenia: ESMO clinical recommendations. Ann Oncol. 2009;20 Suppl 4:166-9.
12. de Naurois J, Novitzky-Basso I, Gill MJ, Marti FM, Cullen MH, Roila F. Management of febrile neutropenia: ESMO Clinical Practice Guidelines. Ann Oncol. 2010;21 Suppl 5:v252-6.
13. Klastersky J. Management of fever in neutropenic patients with different risks of complications. Clin Infect Dis. 2004;39 Suppl 1:S32-7.
14. Klastersky J, Paesmans M. The Multinational Association for Supportive Care in Cancer (MASCC) risk index score: 10 years of use for identifying low-risk febrile neutropenic cancer patients. Support Care Cancer. 2013;21(5):1487-95.
15. Klastersky J, Raftopoulos H, Rapoport B. The MASCC Neutropenia, Infection and Myelosuppression Study Group evaluates recent new concepts for the use of granulocyte colony-stimulating factors for the prevention of febrile neutropenia. Support Care Cancer. 2013;21(6):1793-5.
16. Klastersky J, Paesmans M, Georgala A, Muanza F, Plehiers B, Dubreucq L, et al. Outpatient oral antibiotics for febrile neutropenic cancer patients using a score predictive for complications. J Clin Oncol. 2006;24(25):4129-34.
17. Link H, Böhme A, Cornely OA, Höffken K, Kellner O, Kern WV, et al.; Diseases Working Party (AGIHO) of the German Society of Hematology and Oncology (DGHO); Group Interventional Therapy of Unexplained Fever, Arbeitsgemeinschaft Supportivmassnahmen in der Onkologie (ASO) of the Deutsche Krebsgesellschaft (DKG-German Cancer Society). Antimicrobial therapy of unexplained fever in neutropenic patients – guidelines of the Infectious Diseases Working Party (AGIHO) of the German Society of Hematology and Oncology (DGHO), Study Group

Interventional Therapy of Unexplained Fever, Arbeitsgemeinschaft Supportivmassnahmen in der Onkologie (ASO) of the Deutsche Krebsgesellschaft (DKG-German Cancer Society). Ann Hematol. 2003;82 Suppl 2:S105-17.
18. Cherif H, Johansson E, Bjorkholm M, Kalin M. The feasibility of early hospital discharge with oral antimicrobial therapy in low risk patients with febrile neutropenia following chemotherapy for hematologic malignancies. Haematologica. 2006;91(2):215-22.
19. Chamilos G, Bamias A, Efstathiou E, Zorzou PM, Kastritis E, Kostis E, et al. Outpatient treatment of low-risk neutropenic fever in cancer patients using oral moxifloxacin. Cancer. 2005;103(12):2629-35.
20. Bodey GP, Rodriguez V, Chang HY, Narboni. Fever and infection in leukemic patients: a study of 494 consecutive patients. Cancer. 1978;41(4):1610-22.
21. Kanamaru A, Tatsumi Y. Microbiological data for patients with febrile neutropenia. Clin Infect Dis. 2004;39 Suppl 1:S7-10.
22. Nucci M, Garnica M, Gloria AB, Lehugeur DS, Dias VC, Palma LC, et al. Invasive fungal diseases in haematopoietic cell transplant recipients and in patients with acute myeloid leukaemia or myelodysplasia in Brazil. Clin Microbiol Infect. 2013;19(8):745-51.
23. Bergamasco MD, Garnica M, Colombo AL, Nucci M. Epidemiology of candidemia in patients with hematologic malignancies and solid tumours in Brazil. Mycoses. 2013;56(3):256-63.
24. Bulacio L, Paz M, Ramadán S, Ramos L, Pairoba C, Sortino M, et al. Oral infections caused by yeasts in patients with head and neck cancer undergoing radiotherapy. Identification of the yeasts and evaluation of their antifungal susceptibility. J Mycol Med. 2012;22(4):348-53.
25. Schimpff SC, Greene WH, Young VM, Wiernik PH. Pseudomonas septicemia: incidence, epidemiology, prevention and therapy in patients with advanced cancer. Eur J Cancer. 1973;9(6):449-55.
26. Elting LS, Rubenstein EB, Rolston KV, Bodey GP. Outcomes of bacteremia in patients with cancer and neutropenia: observations from two decades of epidemiological and clinical trials. Clin Infect Dis. 1997;25(2):247-59.
27. Cordonnier C, Buzyn A, Leverger G, Herbrecht R, Hunault M, Leclercq R, et al.; Club de Réflexion sur les Infections en Onco-Hématologie. Epidemiology and risk factors for gram-positive coccal infections in neutropenia: toward a more targeted antibiotic strategy. Clin Infect Dis. 2003;36(2):149-58.
28. Awada A, van der Auwera P, Meunier F, Daneau D, Klastersky J. Streptococcal and enterococcal bacteremia in patients with cancer. Clin Infect Dis. 1992;15(1):33-48.
29. Paul M, Borok S, Fraser A, Vidal L, Cohen M, Leibovici L. Additional anti-Gram-positive antibiotic treatment for febrile neutropenic cancer patients. Cochrane Database Syst Rev. 2005(3):CD003914.
30. Cometta A, Kern WV, De Bock R, Paesmans M, Vandenbergh M, Crokaert F, et al.; International Antimicrobial Therapy Group of the European Organization for Research Treatment of Cancer. Vancomycin versus placebo for treating persistent fever in patients with neutropenic cancer receiving piperacillin-tazobactam monotherapy. Clin Infect Dis. 2003;37(3):382-9.
31. Pizzo PA, Robichaud KJ, Gill FA, Witebsky FG. Empiric antibiotic and antifungal therapy for cancer patients with prolonged fever and granulocytopenia. Am J Med. 1982;72(1):101-11.
32. Cordonnier C, Pautas C, Maury S, Vekhoff A, Farhat H, Suarez F, et al. Empirical versus preemptive antifungal therapy for high-risk, febrile, neutropenic patients: a randomized, controlled trial. in Infect Dis. 2009;48(8):1042-51.
33. Bossaer JB, Hall PD, Garrett-Mayer E. Incidence of vancomycin-resistant enterococci (VRE) infection in high-risk febrile neutropenic patients colonized with VRE. Support Care Cancer. 2010;19(2):231-7.
34. Paul M, Gafter-Gvili A, Leibovici L, Bishara J, Levy I, Yaniv I, et al. The epidemiology of bacteremia with febrile neutropenia: experience from a single center, 1988-2004. Isr Med Assoc J. 2007;9(6):424-9.

234
SÍNDROME DA VEIA CAVA SUPERIOR

Leandro Alves Gomes Ramos

Introdução

A veia cava superior (VCS) é um calibroso vaso sanguíneo, localizado na região mediastinal, cercado pelas estruturas semirrígidas: traqueia, esterno, brônquio direito, aorta, artéria pulmonar e linfonodos hilares e para-hilares. Ela é responsável pela drenagem das veias oriundas do pescoço e braços, direcionando o fluxo sanguíneo para o coração direito. Seu fluxo sanguíneo corresponde a um terço do retorno venoso total do coração. Devido à sua baixa pressão sanguínea e à sua parede relativamente fina, quando comparada à da artéria aorta e da traqueia, ela costuma ser a primeira estrutura mediastinal a sofrer os efeitos de uma compressão. Quaisquer condições que levem à obstrução do seu fluxo sanguíneo podem acarretar o aparecimento dos sinais e sintomas que constituem a síndrome de compressão da veia cava superior (SVCS). Os sinais e sintomas podem originar-se tanto de um quadro de compressão extrínseca quanto de eventos intravasculares como a trombose da VCS. Lesões primárias do pulmão direito, tumorações ou aumento de estruturas mediastinais, tais como linfonodos e órgãos locais, são os principais responsáveis pela obstrução extrínseca da VCS. Frequentemente mais de um fator causal de obstrução podem coexistir[1]. Atualmente a doença maligna é a principal causa da SVCS[2], porém, com a crescente utilização de dispositivos intravasculares, tais como cateteres e marca-passos, a trombose tem se destacado como uma importante etiologia não neoplásica[3]. A compressão da VCS por doenças infecciosas perdeu a sua importância após o surgimento dos antimicrobianos.

Fisiopatologia

Na SVCS de instalação aguda, o débito cardíaco é diminuído abruptamente. Em poucas horas após a instalação do quadro, ocorre aumento da pressão sanguínea e vasos colaterais tornam-se a alternativa de drenagem sanguínea ao coração direito. A via colateral mais importante de drenagem é o sistema venoso ázigos. Outros sistemas venosos também se apresentam como importantes vias alternativas, como a mamária interna, torácicas laterais, paravertebrais e esofagianas. A dilatação das vias colaterais pode demorar de semanas a meses, dependendo do grau e da velocidade de oclusão da VCS. O linfoma difuso de grandes células, por exemplo, devido ao seu rápido crescimento, pode ocasionar em poucas semanas uma importante dilatação das vias colaterais.

Etiologia

As doenças infecciosas foram as principais causadoras da SVCS durante vários séculos, com destaque para a sífilis e a tuberculose. Nos últimos 50 anos, houve uma gradativa redução de sua importância. Na década de 1980, as doenças malignas eram responsáveis por cerca de 90% dos casos de SVCS. Mais recentemente, houve um declínio para cerca de 60% a 85% dos casos. Tal redução foi consequência do rápido aumento do número de procedimentos endovasculares, o que aumentou a importância da etiologia trombótica como fator causal[2,4]. O câncer de pulmão não pequenas células, é a principal causa neoplásica da SVCS, correspondendo a cerca de 50% do total de casos. Em segundo lugar vem o câncer de pulmão de pequenas células, correspondendo a 25% do total de casos[5]. Cerca de 10% dos pacientes com câncer de pulmão de pequenas células apresentam a SVCS como a primeira manifestação da neoplasia. Os linfomas não Hodgkin também constituem um importante fator etiológico, contribuindo com cerca de 10% do total de casos. Dos pacientes com linfoma não Hodgkin, 2% a 4% desenvolverão a SVCS durante a evolução da doença. Entre os linfomas, o difuso de grandes células e o linfoblástico são os mais comumente relacionados a SVCS[6]. Por motivos ainda não muito claros, o linfoma de Hodgkin raramente causa a síndrome. Os tumores de células germinativas, os timomas, os mesoteliomas e até mesmo as neoplasias metastáticas (66% dos casos por câncer de mama) também estão relacionados com a SVCS[7] (Tabela 234.1).

Doenças benignas são responsáveis por até 40% dos casos da SVCS[4]. Entre elas, a trombose originada do uso de dispositivos intravasculares é a causa mais importante, principalmente quando são implantados na veia subclávia esquerda[8]. Porém, quando se analisa a alta frequência de utilização dos cateteres intravasculares, a incidência relativa de trombose da VCS é baixa[9]. A mediastinite fibrosante é uma doença causada pela resposta autoimune exacerbada a uma infecção fúngica e é responsável por até 50% dos casos de SVCS não relacionada à malignidades. A fibrose pós-radioterapia também deve ser lembrada no diagnóstico diferencial da síndrome, principalmente quando se suspeita de uma possível recidiva de doença maligna[10].

Manifestações clínicas e diagnóstico

O diagnóstico inicial da SVCS é clínico. É fundamental que o médico saiba reconhecer rapidamente os sinais e sintomas que compõem a síndrome, para que o tratamento específico seja instituído precocemente. Independentemente da etiologia, a dispneia é o sintoma mais frequente[11]. É muito comum a presença de veias dilatadas e edema em face, pescoço, tronco e braço. Os achados são decorrentes do aumento da pressão hidrostática venosa, que pode estar elevada, em alguns casos, em até dez vezes em relação ao normal. Também podem estar presentes: tosse, dor torácica, disfagia, cianose, pletora facial e rouquidão (Tabela 234.2).

Tabela 234.1. Neoplasias de pulmão e mediastino – prevalência e história clínica

Neoplasia	Frequência (%)	História clínica
Câncer de pulmão não pequenas células	50	Tabagismo, idade > 50 anos
Câncer de pulmão de células pequenas	22	Tabagismo, idade > 50 anos
Linfoma	12	Adenopatia extratorácica
Metástases	9	História de doença maligna
Tumor de células germinativas	3	Sexo masculino, < 40 anos
Timoma	2	*Miastenia gravis*
Mesotelioma	1	Exposição ao asbesto

Tabela 234.2. Sinais e sintomas da síndrome da veia cava superior

Sinal ou sintoma	Frequência (%)
Edema de face	82
Dilatação venosa cervical	63
Dilatação venosa torácica	53
Edema de membros superiores	46
Pletora facial	20
Dispneia	54
Tosse	54
Disfonia	17
Síncope	10
Cefaleia	9
Convulsões	6
Estridor	4
Confusão mental	4

Sinais e sintomas mais frequentes

De forma geral, esses achados aparecem gradualmente ao longo de semanas e tendem a melhorar após o surgimento da circulação colateral. Em casos mais graves, podem estar presentes sintomas relacionados à hipertensão craniana, como cefaleia, confusão mental, crises convulsivas e evolução para o coma. Outra complicação rara é o surgimento de varizes de esôfago, que podem levar à hemorragia digestiva alta em casos crônicos de SVCS. Uma vez reconhecidos os sinais e sintomas típicos, é necessário o diagnóstico histopatológico e o tratamento da doença de base por trás da SVCS. Para a identificação do fator causal e a coleta de tecido, os exames de imagem são fundamentais.

Radiografia do tórax

Geralmente a radiografia de tórax é o primeiro exame realizado para investigação de um paciente com SVCS. Em uma série de casos antigos da Clínica Mayo, foi demonstrado que 84% dos pacientes apresentam-se com alguma alteração à radiografia simples do tórax[7]. O achado mais comum foi o alargamento do mediastino em 64% dos pacientes, seguido pelo derrame pleural em 26% dos casos.

Tomografia computadorizada do tórax

A tomografia computadorizada (TC) do tórax com o uso de contraste é o exame mais útil e utilizado no diagnóstico da SVCS. A tomografia, juntamente com a história clínica do paciente, é capaz de definir se estamos diante de um quadro de trombose ou de compressão extrínseca da VCS. Também é possível definir o nível e a extensão de oclusão da veia. O achado de circulação colateral tem sensibilidade e especificidade de mais de 90% em indicar a presença da SVCS[12-14].

Flebografia

É superior à TC na avaliação da extensão de oclusão e da presença de circulação colateral, mas muitas vezes não é capaz de demonstrar sua causa[15]. Geralmente é indicada na propedêutica apenas quando será realizada alguma intervenção (implante de *stent*) no mesmo procedimento.

Ressonância nuclear magnética

É uma alternativa ao exame de tomografia computadorizada em pacientes com história de alergia ao contraste.

Diagnóstico histológico

O prognóstico da SVCS está intimamente relacionado à doença de base por trás da síndrome. Sendo assim, é fundamental a obtenção de material para um diagnóstico histológico preciso e melhor planejamento terapêutico.

A citologia oncótica obtida de amostras de escarro ou líquido pleural pode confirmar se a origem da SVCS é neoplásica e tem a vantagem de ser um método rápido e minimamente invasivo. Eles são diagnósticos em cerca de 60% do casos[17]. A desvantagem é que a citologia oncótica não fornece material para estudos histológico e imunoistoquímico do tumor, imprescindíveis principalmente nos linfomas. Assim, muitas vezes é necessário um segundo procedimento invasivo para a obtenção de tecido tumoral. Para a coleta do material, estão disponíveis vários procedimentos invasivos. A biópsia percutânea transtorácica guiada por tomografia computadorizada ou ultrassonografia é um método interessante para obter tecido em pacientes com alto risco de obstrução de vias aéreas. O exame é bem-sucedido em cerca de 75% dos procedimentos, mas o risco de coleta de uma quantidade insuficiente de material é um fator limitante. A broncoscopia possui sensibilidade diagnóstica de 50% a 70%. Já a mediastinoscopia e mediastinotomia possuem índice de sucesso de cerca de 90% na obtenção de material tumoral[18,19]. Embora alguns estudos demonstrem taxa de complicações mais elevada em pacientes submetidos à mediastinoscopia quando possuem a SVCS em relação aos que não possuem, as intercorrências são raras. As complicações hemorrágicas são as mais frequentes, da ordem de 3%[3,19].

Tratamento

O foco inicial do tratamento é instituir medidas para aliviar os sintomas obstrutivos e iniciar o tratamento da neoplasia de base. A maior parte dos dados a respeito do tratamento da SVCS vem de séries de casos, os estudos randomizados são raros. A expectativa de sobrevida desses pacientes é de cerca de seis meses, mas ela é extremamente variável, dependendo da neoplasia de base do paciente[4,20-22]. Vários estudos mostram que a sobrevida dos pacientes com SVCS é similar à de pacientes sem a síndrome que possuem a mesma neoplasia no mesmo estádio. A presença da SVCS não exclui a possibilidade de tratamento com intuito curativo[3,23]. O tratamento depende da neoplasia de base e de sua responsividade esperada ao tratamento, além da severidade dos sintomas. Um paciente muito sintomático e com doença quimio e radiorresistente será melhor abordado, inicialmente, com o implante de um stent endovascular. Em casos de doença quimiossensível, como os linfomas, os tumores de pulmão de pequenas células e os tumores de células germinativas, a quimioterapia será o tratamento inicial mais indicado.

Medidas suportivas

Consiste no uso de medicações e manobras clínicas com o intuito de auxiliar no alívio dos sintomas. Apesar do uso frequente e difundido de tais medidas, a documentação científica de sua eficácia é escassa. Deve-se manter a cabeceira do paciente elevada, a fim de reduzir a pressão hidrostática e os edemas de face e membros. Os corticosteroides, apesar de amplamente utilizados na prática clínica, têm papel questionável. Eles podem ser úteis nos casos de neoplasias esteroide-responsivas como o linfoma e o timoma, ou nos casos em que a radioterapia pode causar uma reação inflamatória com risco de piora do edema e dos sintomas obstrutivos. Caso se opte pelo uso de corticosteroides, eles devem ser utilizados pelo menor período de tempo possível. Seu uso prolongado pode ocasionar retenção hídrica e piora sintomática. Não há consenso sobre o tempo de uso ideal, a posologia ou ainda sobre qual droga seria a mais indicada. O uso de diuréticos de alça também é controverso. Uma série retrospectiva de casos concluiu que não houve melhora clínica dos pacientes que fizeram uso de diuréticos ou corticosteroides em relação aos que não utilizaram nenhuma das drogas[20]. Retirar os cateteres endovasculares nos casos em que a SVCS está comprovadamente relacionada à trombose causada pelo uso deles é um procedimento adequado.

Radioterapia

No passado, a SVCS, independentemente da neoplasia causadora, era tratada emergencialmente com radioterapia. Naquela época, acreditava-se que esse era o meio mais eficaz de obter rápido alívio dos sintomas obstrutivos. Atualmente é recomendável, sempre que possível, estabelecer um diagnóstico histológico e estadiamento adequado antes. Na maioria das vezes, isso é factível, pois os sintomas obstrutivos se instalam gradualmente ao longo de semanas e o adiamento do tratamento em alguns dias não implica pior prognóstico ao paciente[24]. A radioterapia pode interferir no diagnóstico correto (e no tratamento específico) em cerca de 40% dos casos[20]. A maior parte dos pacientes morre da doença de base, e não da SVCS. É importante frisar que os pacientes que se apresentam com edema de glote e estridor laríngeo encontram-se em situação de emergência oncológica e devem ser tratados de imediato. Caso não esteja disponível o uso de stents, a radioterapia deve ser prontamente iniciada. Uma revisão sistemática da literatura concluiu que a radioterapia foi eficaz em aliviar os sintomas obstrutivos em 78% dos pacientes com câncer de pulmão de pequenas células e 63% das não pequenas células, após duas semanas do tratamento. O alívio ocorre em média 72 horas após o início do tratamento[20]. Um estudo de autópsia demonstrou que, apesar de um alívio em 85% dos casos, uma desobstrução completa da VCS foi encontrada em apenas 14% dos pacientes após a radioterapia[3]. Tal achado reforça a viabilidade de aguardar o diagnóstico histológico antes do início da radioterapia e reflete que talvez o aparecimento da circulação colateral seja mais importante do que a desobstrução da VCS no alívio dos sintomas.

Quimioterapia sistêmica

O tratamento antiblástico será direcionado para a neoplasia causadora da SVCS, preferencialmente após a confirmação histológica. O alívio completo dos sintomas obstrutivos é obtido em cerca de 80% dos pacientes com a síndrome decorrente de linfoma não Hodgkin ou de câncer de pulmão de pequenas células. No caso do câncer de pulmão de células não pequenas, o tratamento é bem-sucedido em 40% dos casos[20,25-27]. A quimioterapia é o tratamento de escolha nos casos de câncer de pulmão de pequenas células, linfoma e tumores de células germinativas e deve ser considerada em metástases de câncer de mama. O alívio dos sintomas, de modo geral, ocorre após uma a duas semanas do tratamento. Uma revisão da literatura sobre o assunto, contendo dois estudos randomizados e mais de 40 observacionais, concluiu que, para pacientes com SVCS decorrente de câncer de pulmão que receberam quimioterapia, radioterapia ou o tratamento combinado, não houve diferença no alívio dos sintomas[25]. A SVCS é um forte preditor de pior prognóstico nos pacientes com câncer de pulmão de células não pequenas. Já no caso do câncer de pulmão de células pequenas, a presença da síndrome não implica pior prognóstico. Algumas séries, inclusive, de maneira paradoxal, demonstraram sobrevida superior nos pacientes com câncer de pulmão de pequenas células que apresentavam a SVCS quando comparados com pacientes sem a síndrome[27-29].

Implante de *stent* intravascular

O implante percutâneo de *stent* intravascular restaura imediatamente o retorno venoso e alivia rapidamente os sintomas obstrutivos. A taxa de sucesso e alívio dos sintomas é superior a 90%[15,22,30,31]. Pode ser realizado em pacientes muito sintomáticos antes mesmo da confirmação diagnóstica por estudo histológico. Deve ser fortemente considerado em pacientes com SVCS decorrente de mesotelioma, neoplasia sabidamente radio e quimiorresistente. Após o implante do *stent*, a cianose costuma desaparecer em poucas horas e o edema geralmente se resolve em dois a três dias. A taxa de complicações é relativamente baixa, da ordem de 3% a 7%, sendo as mais frequentes sangramento, infecções, migração do *stent*, reoclusão, embolia pulmonar e, muito raramente, perfuração do vaso[30,32,33]. A reoclusão, na maioria das vezes, deve-se ao crescimento intraluminal do tumor ou à trombose. A anticoagulação de curta duração logo após o implante dos *stents* é recomendada, mas a anticoagulação de longa duração ainda é área de debate. Não há estudos randomizados comparando a eficácia do implante de *stents* com a radioterapia ou a quimioterapia. O melhor nível de evidência vem de revisões da literatura, que mostram taxa de alívio dos sintomas de 95%, 94%, 84% e 78% para o uso de *stents*, quimioirradiação concomitante, quimioterapia e radioterapia, respectivamente[34]. O índice de reoclusão foi menor após o uso de *stents* (11%), quando comparado com a quimioterapia (17%) e a radioterapia (19%).

Cirurgia

Após o avanço nas técnicas endovasculares com o uso dos *stents*, a cirurgia para realização de *bypass* foi praticamente abandonada. O uso de cirurgia para ressecção de massas mediastinais também é raramente considerado, devido à sua grande morbimortalidade. A própria presença da SVCS significa, na maioria das vezes, doença avançada e irressecável. O timoma talvez seja a única exceção à regra. Por tratar-se de doença quimio e radiorresistente, o tratamento cirúrgico estará sempre indicado quando factível.

Angioplastia

Como medida terapêutica isolada tem pouco valor. Pode ser útil quando o lúmen vascular se encontra muito estreito para a passagem de um *stent*[35].

Anticoagulação

Mesmo quando a causa principal da SVCS é a compressão tumoral, a trombose sempre deve ser lembrada como possível fator associado e agravante dos sintomas. O paciente com a síndrome apresenta elevado risco de sofrer eventos tromboembólicos. Um estudo prospectivo reportou incidência de eventos tromboembólicos de 38% dos pacientes com SVCS decorrente de doenças malignas[36]. Apesar disso, não há nenhuma evidência científica que suporte o uso da anticoagulação terapêutica nesses pacientes. Um estudo randomizado antigo não encontrou diferença de sobrevida entre pacientes anticoagulados ou não[37]. É racional anticoagular os pacientes em que haja documentação de trombose.

Trombolíticos

Considerar apenas em casos de trombose extensa associada à estenose da VCS, com o objetivo de reduzir o risco de eventos tromboembólicos. Uma alternativa é realizar um procedimento endovascular para a realização mecânica da trombectomia. A terapia trombolítica pós-implante de *stent* não melhora a patência do *stent*, mas aumenta o risco de complicações, não estando indicada[1].

Referências bibliográficas

1. García Mónaco R, Bertoni H, Pallota G, Lastiri R, Varela M, Beveraggi EM, et al. Use of self-expanding vascular endoprostheses in superior vena cava syndrome. Eur J Cardiothorac Surg. 2003;24(2):208-11.
2. Rice TW, Rodriguez RM, Light RW. The superior vena cava syndrome: clinical characteristics and evolving etiology. Medicine (Baltimore). 2006;85(1):37.
3. Ahmann FR. A reassessment of the clinical implications of the superior vena caval syndrome. J Clin Oncol. 1984;2(8):961-9.
4. Yellin A, Rosen A, Reichert N, Lieberman Y. Superior vena cava syndrome. The myth – the facts. Am Rev Respir Dis. 1990;141(5 Pt 1):1114.
5. Bell DR, Woods RL, Levi JA. Superior vena caval obstruction: a 10-year experience. Med J Aust. 1986;145:566-8.
6. Perez-Soler R, McLaughlin P, Velasquez WS, Hagemeister FB, Zornoza J, Manning JT, et al. Clinical features and results of management of superior vena cava syndrome secondary to lymphoma. J Clin Oncol. 1984;2(4):260-6.
7. Parish JM, Marschke RF Jr, Dines DE, Lee RE. Etiologic considerations in superior vena cava syndrome. Mayo Clin Proc. 1981;56(7):407.
8. Rozmus G, Daubert JP, Huang DT, Rosero S, Hall B, Francis C. Venous thrombosis and stenosis after implantation of pacemakers and defibrillators. J Interv Card Electrophysiol. 2005;13(1):9.
9. Otten TR, Stein PD, Patel KC, Mustafa S, Silbergleit A. Thromboembolic disease involving the superior vena cava and brachiocephalic veins. Chest. 2003;123(3):809.
10. Van Putten JW, Schlosser NJ, Vujaskovic Z, Leest AH, Groen HJ. Superior vena cava obstruction caused by radiation induced venous fibrosis. Thorax. 2000;55(3):245.
11. Markman M. Diagnosis and management of superior vena cava syndrome. Cleve Clin J Med. 1999;66(1):59.
12. Bechtold RE, Wolfman NT, Karstaedt N, Choplin RH. Superior vena caval obstruction: detection using CT. Radiology. 1985;157(2):485.
13. Kim HJ, Kim HS, Chung SH. CT diagnosis of superior vena cava syndrome: importance of collateral vessels. AJR Am J Roentgenol. 1993;161(3):539.
14. Eren S, Karaman A, Okur A. The superior vena cava syndrome caused by malignant disease. Imaging with multidetector row CT. Eur J Radiol. 2006;59(1):93.
15. Uberoi R. Quality assurance guidelines for superior vena cava stenting in malignant disease. Cardiovasc Intervent Radiol. 2006;29(3):319.
16. Thornton MJ, Ryan R, Varghese JC, Farrell MA, Lucey B, Lee MJ. A three-dimensional gadolinium-enhanced MR venography

technique for imaging central veins. AJR Am J Roentgenol. 1999;173(4):999.
17. Schraufnagel DE, Hill R, Leech JA, Pare JA. Superior vena caval obstruction. Is it a medical emergency? Am J Med. 1981;70(6):1169.
18. Mineo TC, Ambrogi V, Nofroni I, Pistolese C. Mediastinoscopy in superior vena cava obstruction: analysis of 80 consecutive patients. Ann Thorac Surg. 1999;68:223-6.
19. Dosios T, Theakos N, Chatziantoniou C. Cervical mediastinoscopy and anterior mediastinoscopy in superior vena cava obstruction. Chest 2005;128:1551-6.
20. Schraufnagel DE, Hill R, Leech JA, Pare JA. Superior vena caval obstruction: is it a medical emergency? Am J Med. 1981;70:1169-74.
21. Marcy PY, Magne N, Bentolila F, Drouillard J, Bruneton JN, Descamps B. Superior vena cava obstruction: is stenting necessary? Support Care Cancer. 2001;9:103-7.
22. Tanigawa N, Sawada S, Mishima K, Okuda Y, Mizukawa K, Ohmura N, et al. Clinical outcome of stenting in superior vena cava syndrome associated with malignant tumors. Comparison with conventional treatment. Acta Radiol. 1998;39(6):669-74.
23. Ostler PJ, Clarke DP, Watkinson AF, Gaze MN. Superior vena cava obstruction: a modern management strategy. Clin Oncol (R Coll Radiol). 1997;9:83-9.
24. Loeffler JS, Leopold KA, Recht A, Weinstein HJ, Tarbell NJ. Emergency prebiopsy radiation for mediastinal masses: impact on subsequent pathologic diagnosis and outcome. J Clin Oncol. 1986;4(5):716.
25. Rowell NP, Gleeson FV. Steroids, radiotherapy, chemotherapy and stents for superior vena caval obstruction in carcinoma of the bronchus: a systematic review. Clin Oncol (R Coll Radiol). 2002;14(5):338.
26. Sculier JP, Evans WK, Feld R, DeBoer G, Payne DG, Shepherd FA, et al. Superior vena caval obstruction syndrome in small cell lung cancer. Cancer. 1986;57(4):847-51.
27. Spiro SG, Shah S, Harper PG, Tobias JS, Geddes DM, Souhami RL. Treatment of obstruction of the superior vena cava by combination chemotherapy with and without irradiation in small-cell carcinoma of the bronchus. Thorax. 1983;38:501-5.
28. Würschmidt F, Bünemann H, Heilmann HP. Small cell lung cancer with and without superior vena cava syndrome: a multivariate analysis of prognostic factors in 408 cases. Int J Radiat Oncol Biol Phys. 1995;33(1):77.
29. Warde P, Payne D. Does thoracic irradiation improve survival and local control in limited-stage small-cell carcinoma of the lung? A meta-analysis. J Clin Oncol. 1992;10(6):890.
30. Nagata T, Makutani S, Uchida H, Kichikawa K, Maeda M, Yoshioka T, et al. Follow-up results of 71 patients undergoing metallic stent placement for the treatment of a malignant obstruction of the superior vena cava. Cardiovasc Intervent Radiol. 2007;30(5):959.
31. Smayra T, Otal P, Chabbert V, Chemla P, Romero M, Joffre F, et al. Long-term results of endovascular stent placement in the superior caval venous system. Cardiovasc Intervent Radiol. 2001;24(6):388.
32. Martin M, Baumgartner I, Kolb M, Triller J, Dinkel HP. Fatal pericardial tamponade after Wallstent implantation for malignant superior vena cava syndrome. J Endovasc Ther. 2002;9(5):680.
33. Smith SL, Manhire AR, Clark DM. Delayed spontaneous superior vena cava perforation associated with a SVC wallstent. Cardiovasc Intervent Radiol. 2001;24(4):286.
34. Wilson P, Bezjak A, Asch M, Barton R, Wong R, Levin W, et al. The difficulties of a randomized study in superior vena caval obstruction. J Thorac Oncol. 2007;2(6):514.
35. Schindler N, Vogelzang RL. Superior vena cava syndrome. Experience with endovascular stents and surgical therapy. Surg Clin North Am. 1999;79(3):683.
36. Adelstein DJ, Hines JD, Carter SG, Sacco D. Thromboembolic events in patients with malignant superior vena cava syndrome and the role of anticoagulation. Cancer. 1988;62(10):2258-62.
37. Ghosh BC, Cliffton EE. Malignant tumors with superior vena cava obstruction. N Y State J Med. 1973;73(2):283-9.

SEÇÃO XXVIII

GESTÃO NA URGÊNCIA E EMERGÊNCIA

Coordenadores
Paulo Cézar Vaz de Almeida Filho

235

GESTÃO ESTRATÉGICA NO PRONTO-SOCORRO: PLANEJANDO A MUDANÇA

Humberto Borges Barbosa
Paulo Cézar Vaz de Almeida Filho

Antes de falarmos sobre gestão na urgência e emergência, devemos desenvolver um olhar da organização como um todo, uma visão sistêmica.

A unidade de urgência e emergência está inserida em uma organização maior e deve gerar resultados para o bem dela. De nada adiantaria ter uma unidade saudável, mas que remasse em direção oposta à da organização. A partir do momento que entendemos a importância do pronto-socorro (PS) numa visão macro, passamos a tomar decisões de forma distinta, não apenas maximizando os resultados da unidade, mas sim da organização.

Mas como fazemos isso? Como podemos ter uma visão do todo e gerir a unidade de PS de forma sistêmica e saudável para a organização? Vamos analisar todos os âmbitos de uma organização (estratégico, tático e operacional) e como alinhá-los a um objetivo em comum. Tudo se inicia no planejamento estratégico (Figura 235.1).

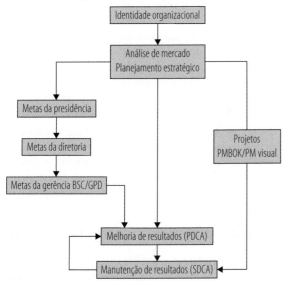

Figura 235.1. Planejamento estratégico e o sistema de gestão: produção de resultados.

O planejamento estratégico é que define os norteadores da organização, além de fornecer uma análise da organização dentro do mercado e um plano de como ela deve agir nos próximos 1, 5 e 10 anos para atingir os resultados esperados. A partir dele, podemos mensurar se a organização está indo na direção certa ou se necessita de uma correção na rota.

Os *stakeholders* de uma organização

Todos sabemos que devemos gerar resultados, mas quais resultados? Resultados para quem? Toda empresa deve gerar resultados para quatro grandes grupos interessados, chamados *stakehoders*: mercado financeiro, mercado consumidor, mercado trabalhista e mercado amplo-social (Figura 235.2).

O mercado financeiro pode ser representado pelo dono, ou donos, se a empresa pertencer a um grupo de acionistas, o governo, se for uma empresa estatal, ou ainda a bolsa de valores, caso seja uma empresa de capital aberto. Independentemente de quem represente esse mercado, os interesses serão sempre os mesmos: ter uma rentabilidade sobre o capital investido acima da média do mercado. Para que isso aconteça, podemos avaliar vários indicadores: faturamento, custos, despesas, glosa, *ticket* médio, alavancagem financeira, EBITDA (*earnings before interest, taxes, depreciation and amortization*), endividamento, fluxo de caixa, balanço patrimonial, entre outros. Esse é o principal *stakeholder*, e suas necessidades devem ser prioridades, haja vista que, se a rentabilidade do negócio estiver abaixo do mercado, os acionistas podem simplesmente retirar o capital investido e colocá-lo em outros empreendimentos mais rentáveis, findando, assim, as operações do negócio.

O mercado consumidor é representado pelos clientes, independentemente se são empresas (B2B) ou pacientes (B2C). Os interesses deles são receber um produto/serviço de qualidade, no prazo, na quantidade certa e no preço justo. Todos esses fatores dependerão da percepção de valor que o paciente tem do produto/serviço. Se a qualidade percebida for acima da concorrência, o preço também pode ser elevado; se os prazos não são atendidos, mesmo com um preço abaixo da concorrência, o cliente não estará satisfeito. Esse é o segundo *stakeholder* mais importante, haja vista que é por meio dele que a empresa gera receita, garantindo a sustentabilidade do negócio. Se não estiver satisfeito, ele pode simplesmente ir para a concorrência.

O mercado trabalhista é representado pelas pessoas que empregam seu suor na organização, desde a faxineira até o diretor. Independentemente de quem estejamos falando, os interesses são sempre os mesmos: oportunidades de desenvolvimento, crescimento, reconhecimento, clima saudável e remuneração atrativa. Se essas características estiverem acima das oferecidas pelo mercado, as pessoas permanecerão na organização, se não, sairão e levarão consigo o conhecimento tácito que possuem. Organizações que possuem grande vazão de conhecimento não conseguem manter o seu nível de qualidade, custos e prazos para o cliente, o que compromete também a rentabilidade para o acionista.

O mercado amplo-social abrange todo o contexto socioambiental em que a organização está inserida. Empresas que comprometem o ambiente, sem tratativas corretas dos resíduos, poluição sonora, ou não possuem boa reputação na sociedade não conseguirão ser perenes.

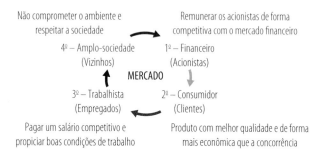

Figura 235.2. Resultados esperados para *stakeholders*.

Entendendo a proposta de valor da organização

Agora que já sabemos quem são os *stakeholders* da organização e suas necessidades, podemos voltar ao planejamento estratégico. O primeiro passo é ter bem clara a proposta de valor da organização. Para tal, podemos utilizar uma ferramenta conhecida como Canvas. Para montar o Canvas, devemos entender nove campos dentro da organização (Figura 235.3).

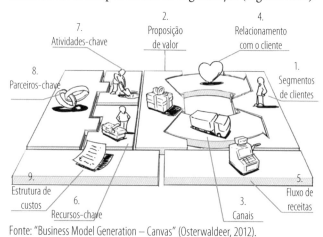

Fonte: "Business Model Generation – Canvas" (Osterwaldeer, 2012).

Figura 235.3. Modelo de Canvas.

A segmentação dos clientes descreverá quem é nosso público-alvo, para quem estamos criando valor, quem são nossos consumidores mais importantes e qual é o tipo de segmento/mercado-alvo escolhido.

A proposta de valor é a razão pela qual os clientes escolhem uma empresa em detrimento de outra. Ela descreve quais são os benefícios que os seus clientes procuram, que valor entregamos ao cliente, qual problema estamos ajudando a resolver e que necessidades estamos satisfazendo.

Os canais representam como a organização alcançará os seus clientes. Devemos saber por meio de quais canais nossos segmentos de clientes querem ser contatados, como nossos canais se integram, qual funciona melhor, qual apresenta melhor custo-benefício e como estão integrados à rotina dos clientes.

O relacionamento está diretamente ligado à comunicação entre a organização e seus clientes e possui três grandes objetivos: conquistar clientes, reter clientes e ampliar vendas. Devemos descrever que tipo de relacionamento cada um dos nossos segmentos de clientes espera que estabeleçamos com eles, qual o custo de cada um e como se integram ao restante do nosso modelo de negócios.

O fluxo de receitas deve analisar quais valores nossos clientes estão dispostos a pagar, quanto pagam atualmente e como pagam.

Os recursos-chave representam fatores que não podem faltar a fim de garantirmos a nossa proposta de valor. Para descobrirmos, devemos responder: Quais são as competências necessárias para sustentar a estratégia e a visão de futuro da organização? Que recursos-chave nossa proposta de valor e nossas competências organizacionais requerem? Que competências esperamos dos profissionais para fortalecer nosso modelo de negócios?

As atividades-chave representam os processos ou projetos que não podem falhar para garantir a entrega da proposta de valor. Para descobrirmos, devemos responder: Quais atividades-chave nossa proposta de valor requer? Quais atividades-chave são necessárias para alcançar o segmento? Quais atividades-chave são necessárias para promover os canais de distribuição e relacionamento com clientes?

Os parceiros-chave são pessoas/organizações que podem fornecer o que não temos *expertise*, mas é crucial para a entrega da proposta de valor. Para descobrirmos, devemos responder: Quais devem ser nossos principais parceiros? Quem são nossos fornecedores principais? Que recursos principais vamos adquirir dos parceiros?

Por fim, temos a estrutura de custos. Esse bloco de construção descreve os custos mais importantes na operação de um modelo de negócios. No modelo de negócios, os custos devem ser minimizados, entretanto dependerá da estratégia do negócio a orientação para a estrutura de custos ou para o valor.

Realizando o planejamento estratégico

Ideologia e norteadores

O primeiro passo para a realização do planejamento estratégico é a definição dos norteadores gerais da organização. (Figura 235.4).

Começamos pelos valores da organização, que são convicções claras e fundamentais que a empresa defende e adota como guia para a gestão do seu negócio (crenças e posturas éticas: certo e errado, bom e ruim, importante e não importante). São esses valores que orientarão os comportamentos e as decisões dentro da organização. Por vezes, esses valores são os valores dos fundadores, mas podem mudar ao longo do tempo conforme a empresa vai se desenvolvendo. Os norteadores da organização se estenderão para cada uma das suas unidades de negócio, entre elas o PS.

O próximo passo é a definição do negócio, que é o entendimento dos principais benefícios esperados pelo cliente, a orientação específica quanto à atividade desenvolvida, aquilo que é explorado para atender às necessidades e desejos do cliente. Todo negócio pode ser descrito de duas formas: míope e estratégica. O negócio míope descreve estritamente o produto/serviço oferecido, por exemplo: "atendimento emergencial cardiovascular". Já o negócio estratégico descreve o valor que esse produto/serviço terá para o cliente, por exemplo: "preservação da vida".

Agora definimos a missão da organização, que é a maneira pela qual ela exerce o seu negócio, como ela opera no dia a dia para ser bem-sucedida. Descrevemos as competências básicas da empresa e a forma de atuação no negócio, por exemplo: "Atender emergências cardiovasculares de forma rápida e com qualidade".

A visão deverá refletir um sonho criado e assumido oficialmente pela organização para direcionar o desenvolvimento de longo prazo do negócio, expressando a situação ideal futura a ser buscada incessantemente pelos gestores, em todas as suas ações. Um exemplo de visão: "Ser reconhecida como a unidade de emergências cardiovasculares com a melhor resolubilidade do Brasil".

Valores (No que acreditamos)
└▶ Negócio
   ├ Míope (Qual o nosso produto/serviço)
   └ Estratégico (Qual o valor oferecido ao nosso cliente)
└▶ Missão (Como entregamos valor para o cliente)
└▶ Visão (Onde queremos chegar)

Figura 235.4. Norteadores gerais da organização.

Linha de visão

Com base na visão definida na ideologia, devemos definir ano a ano os marcos estratégicos, ou seja, eventos futuros significativos que, ao acontecerem, mudam o patamar da organização. Geralmente, a linha de visão é construída num horizonte de 5 a 10 anos, no qual os marcos estratégicos devem formar uma linha de evolução da empresa, em que ao final ela atinja a visão proposta na etapa de ideologia. Essa ferramenta é importante para escalonar a visão da organização em horizontes mais próximos, facilitando a tomada de decisão (Figura 235.5).

Posicionamento estratégico

As estratégias genéricas, ou disciplinas de valor, foram criadas por Michael Porter e, posteriormente, aprimoradas

Linha de visão – 2020

Criar comitê de gestão (processos, pessoas) ERP – Implementado Investimento em manutenção preventiva de máquinas (corte, RH estratégico) Planejamento comercial Estratégico Planejamento Empresarial	Premiação Treinamento especializado em vidro para clientes Investimento em manutenção preventiva de máquinas (corte, forno, furação, autoclave) Planejamento orçamentário (econômico e caixa) Criar Departamento de Qualidade Total (em todos os departamentos) Criar Departamento de Marketing	Premiação PPR – implantação Revitalização da marca Produção de 27.951 m² + 10% = 30.746 Faturamento anual de R$ 215 m (dez/18)	Premiação Universidade corporativa E-commerce Produção de 30.746 ton+10% = 33.820 Faturamento anual de R$ 220M (dez/19)	Premiação Governança corporativa Previdência privada Produção de 33.820 ton + 10% = 37.202 Faturamento anual de R$ 225M (dez/20)	**Visão 2020** Maximizar a geração de valor, com pessoas inspiradas e responsabilidade socioambiental
2016	**2017**	**2018**	**2019**	**2020**	
Política de comunicação interna Premiação Treinamento especializado em vidro para clientes Produção de 23100 ton + 10% Faturamento anual de R$ 200M (dez/16)	Programa de manutenção preventiva de frota Programa de fidelização de clientes Unidade estratégica em Goiânia Criar o pós-venda Avaliação de satisfação junto ao cliente Produção de 25.410 ton+ 10% = 27.951 Faturamento anual de R$ 201M (dez/17)				

Figura 235.5. Exemplo de linha de visão.

por Treacy e Wieserma. Elas descrevem os posicionamentos estratégicos possíveis que uma organização pode tomar. É de vital importância frisar que um posicionamento deve ser tido como prioritário e os demais como secundários, pois, se tentarmos obter todos, podemos nos perder e não atingir nenhum deles, comprometendo o resultado. Temos apenas três possíveis posicionamentos: excelência operacional, liderança em produto e intimidade com o cliente (Figura 235.6).

Empresas que adotam a excelência operacional como disciplina de valor prioritária focarão na diferenciação pelo custo total, ou seja, preço, entrega e confiabilidade. Tais empresas focarão em atender o mercado em escala, a fim de reduzir custos, haja vista as baixas margens que possuem. O atendimento ao cliente é sem esforço, sem falhas e instantâneo. A padronização dos processos e os sistemas gerenciais são extremamente desenvolvidos, para garantir a qualidade e reduzir custos. A cultura é fortemente voltada para a eficiência das pessoas e dos processos.

Empresas que adotam a liderança em produto como disciplina de valor prioritária focarão na diferenciação pelo desempenho ou singularidade do produto/serviço oferecido. Tais empresas possuem altos investimentos em Pesquisa e Desenvolvimento (P&D), procurando sempre ter os produtos/serviços pioneiros no mercado, além de lançamentos contínuos de extensões deles. Essas empresas possuem um mercado segmentado, porém com maiores margens. Todos os sistemas gerenciais serão voltados para resultados. Sua cultura é fortemente voltada para inovação, além de estimularem e desenvolverem os talentos dentro da organização.

Empresas que adotam a intimidade com o cliente como disciplina de valor prioritária focarão no atendimento, orientação e aconselhamento personalizado ao cliente, proporcionando-lhe a melhor experiência. Tais empresas atuam geralmente em nichos de mercado muito específicos e a tomada de decisão está sempre com quem está em contato com o cliente. Os sistemas gerenciais são voltados para o conhecimento das necessidades dos clientes e a mensuração da satisfação deles. Possuem forte cultura voltada para realizar entregas sólidas e adaptáveis às necessidades de cada cliente.

Apesar de apenas uma das três disciplinas poder ser prioritária, as demais devem ser trabalhadas em um nível mínimo de acordo com o mercado e suas demandas, não prejudicando, assim, a percepção de valor da disciplina prioritária.

Análise SWOT

SWOT é a sigla dos termos *Strengths* (Forças), *Weaknesses* (Fraquezas), *Opportunities* (Oportunidades) e *Threats* (Ameaças), sendo uma análise dos ambientes internos e externos da organização e seus pontos fortes e fracos. A partir da análise do ambiente externo, identificamos o que pode ser uma ameaça ou oportunidade na matriz SWOT (Figura 235.8).

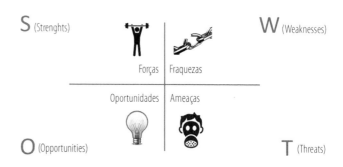

Figura 235.7. Análise SWOT.

Disciplina de valor*	Excelência operacional	Liderança em produtos	Intimidade com o cliente
Tipo de valor procurado pelo cliente	Menor custo total: preço + entrega (conveniência) + confiabilidade (custo futuro)	Desempenho ou singularidade do produto/serviço	Atendimento, orientação e aconselhamento personalizados
Modelo operacional	<ul><li>Ativos padronizados</li><li>Constante luta contra custos indiretos</li><li>Processos otimizados e simplificados (pouca variedade e produtos)</li><li>Planejados e controlados centralizadamente (qualidade e custos)</li><li>Sistemas gerenciais integrados, confiáveis e hipereficientes</li><li>Atendimento a clientes sem esforço, sem falhas e instantâneo</li><li>Cultura que premia eficiência e abomina desperdício/ostentação</li></ul>	<ul><li>Foco em invenção, desenvolvimento de produtos e exploração do mercado</li><li>Produtos pioneiros + extensões de produtos</li><li>Estrutura flexível e processos robustos (coordenação + inventividade)</li><li>Sistemas gerenciais voltados para resultados</li><li>Motivam, desenvolvem e guiam os talentos (diversidade)</li><li>Cultura que encoraja a imaginação e realização individuais (alvos ambiciosos)</li></ul>	<ul><li>Solução total = solução técnica + gerenciamento de resultados + gerenciamento de relacionamentos (rede)</li><li>Tomada de decisão delegada, autoridade a quem está próximo do cliente</li><li>Sistemas gerenciais voltados a resultados para os clientes e conhecimento de suas necessidades</li><li>Foco do controle sobre a participação no *budget* do cliente</li><li>Cultura que prefere soluções específicas, com produtos sólidos e testados que podem se adaptados às necessidades do cliente</li><li>Gestão do conhecimento entre equipes</li></ul>
	Moldam expectativas dos clientes		

*Valor = soma dos benefícios recebidos x custos incorridos pelo cliente ao adquirir um produto ou serviço.

Figura 235.6. Posicionamentos estratégicos possíveis de uma organização.

Começamos com a análise do ambiente externo: variáveis críticas externas não controláveis e forças que compõem o setor da organização. No ambiente externo, podemos analisar dois grandes âmbitos: o macroambiente e o microambiente. A análise macroambiental contempla os âmbitos demográfico, sociocultural, econômico, tecnológico, político-legal e natural em que a empresa está inserida. Para cada âmbito, devemos realizar projeções do comportamento futuro e seu impacto na organização. A análise microambiental contempla as cinco forças de Porther: clientes, fornecedores, concorrentes, produtos substitutos e novos entrantes. Para cada uma das cinco forças, deve-se analisar o comportamento do mercado, as pressões que elas sofrem e fazem e seu impacto na organização. Com base nas análises microambiental e macroambiental, definimos as oportunidades e ameaças externas à organização.

Vamos agora olhar para o ambiente interno. Temos vários âmbitos internos que devem ser analisados, como a infraestrutura, pessoas, tecnologia, suprimentos, operações, vendas, serviços, processos etc. Para cada um desses âmbitos, devemos fazer uma análise cruzada entre o que os clientes valorizam e o que garante o sucesso da concorrência. A partir dessa análise, temos os fatores-chave de sucesso (FCS). Para cada FCS, devemos analisar o quanto ele é valioso, raro, difícil de imitar e explorado pela organização (VRIO). Com base nessas análises, temos quais os pontos fortes e fracos internos à organização.

Objetivos estratégicos (matriz SWOT cruzada)

Após sabermos que forças, fraquezas, oportunidades e ameaças permeiam nossa organização, cruzaremos esses fatos de forma a descrever objetivos estratégicos que nortearão a organização em busca dos resultados.

Primeiramente, devemos cruzar como nossas forças podem ajudar a tirar vantagens das oportunidades e depois como podemos superar nossas fraquezas que nos impedem de aproveitar as oportunidades. Quanto às ameaças, avaliaremos como superar nossas fraquezas e explorar nossas forças para eliminar os riscos, mitigá-los ou fazer um plano de contingências para minimizar o impacto.

Do cruzamento entre forças e oportunidades, surgirão objetivos que visam ao crescimento da organização. Do cruzamento entre forças e ameaças, surgirão objetivos que visam ao fortalecimento da organização. Do cruzamento entre fraquezas e oportunidades, surgirão objetivos que visam ao desenvolvimento da organização. Do cruzamento entre fraquezas e ameaças, surgirão objetivos que visam ao reposicionamento da organização (Figura 235.8).

Mapa estratégico

Com a análise estratégica concluída, devemos classificar nossos objetivos estratégicos em quatro perspectivas: Econômico/Financeiro, Mercado e Imagem/Satisfação do Cliente, Processos internos e Inovação/Aprendizado e Crescimento (Figura 235.9). Devemos ter objetivos em todas as perspectivas, pois é o conjunto delas que fornece a pereni-

		Ambiente interno	
		Forças	Fraquezas
Ambiente externo	Oportunidades	Como posso usar minhas forças para tirar vantagens dessas oportunidades?	Como posso superar as fraquezas que me impedem de aproveitar as oportunidades?
	Ameaças	Como posso usar minhas forças para reduzir a probabilidade e o impacto dessas ameaças?	Como posso superar as fraquezas e reduzir os impactos dessas ameaças?

Figura 235.8. Matriz SWOT cruzada.

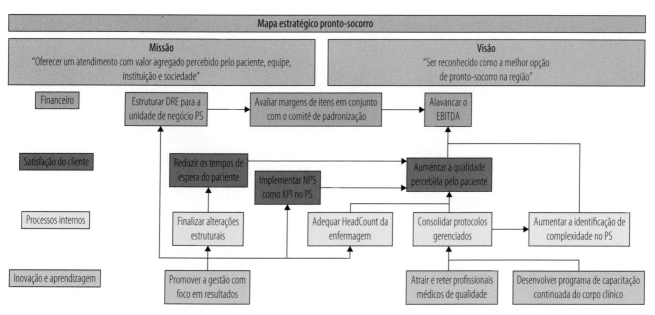

Figura 235.9. Mapa estratégico do pronto-socorro.

dade necessária para conduzir o negócio em médio e longo prazo. Caso alguma das perspectivas esteja ausente no mapa estratégico, devemos voltar à etapa anterior e desenvolver objetivos para que tenhamos um planejamento estratégico focado na perenidade do negócio.

Após concluída essa análise, teremos uma lista de objetivos que servirão de base para as ações e as tomadas de decisão em toda a organização.

Priorização dos objetivos

O próximo passo é a priorização dos objetivos, que realizaremos por meio da matriz de esforço *versus* impacto (Figura 235.10). Cada pessoa envolvida no planejamento estratégico deve classificar os objetivos de acordo com o esforço necessário para realizar o objetivo (tempo, recursos etc.) e o impacto que, se atingido, esse objetivo trará para a organização.

Para cada objetivo estratégico, fazemos a média das notas dadas e aplicamos os princípios de Pareto e a curva ABC: 20% dos objetivos que obtiveram maior nota serão considerados objetivos de prioridade alta, os próximos 30% serão considerados objetivos de prioridade média e os últimos 50% serão considerados objetivos de prioridade baixa.

Com essa classificação, ficará claro para todos quais objetivos deverão ser priorizados em caso de escassez de recursos ou tomadas de decisão que optem por um em detrimento do outro.

		Baixo	Médio	Alto
Esforço	Baixo	1	3	5
	Médio	1	3	3
	Alto	1	1	1
		Baixo	Médio	Alto
		Impacto no resultado		

Figura 235.10. Matriz de esforço *versus* impacto.

Plano estratégico

Após termos priorizado os objetivos, devemos, para cada um deles, estipular um indicador para controle e/ou projeto que deverá ser executado para atingirmos os objetivos.

Além disso, devemos fazer um plano de ação para cada objetivo estratégico, utilizando a ferramenta 5W2H, que descreve o que deve ser feito, por que essa ação deve ser realizada, quem deve realizá-la, onde ela será realizada, quando será realizada, quanto custará e como será executada.

Com esse plano detalhado, temos todas as ações, responsabilidades, prazos e orçamento do plano estratégico.

Bibliografia consultada

NHS Digital. Hospital Accident and Emergency Activity, 2015-2016. Disponível em: http://www.content.digital.nhs.uk/catalogue/PUB23070. Acesso em: 5 fev. 2017.

NHS Benchmarking Database. 2017. Available from the authors.

Illman J, Lintern S. Regulators to introduce 'A&E special measures regime. Health Service Journal. 2017:1-2.

236

GESTÃO TÁTICA NO PRONTO-SOCORRO: EXECUTANDO A MUDANÇA

Lucas Guimarães Vieira Martins
Humberto Borges Barbosa
Paulo Cézar Vaz de Almeida Filho

Após realizado o planejamento estratégico, devemos fazer a gestão da *performance* da organização para garantir que ela está realmente evoluindo de acordo com a linha de visão e cumprindo os objetivos estratégicos definidos.

Balanced Score Card (BSC)

O BSC é uma ferramenta que acompanha a evolução histórica dos indicadores e projetos segundo quatro perspectivas: econômica e financeira, mercado e imagem, processos internos e aprendizado e crescimento.

Os principais indicadores econômicos e financeiros geralmente são retirados de dois relatórios: o Demonstrativo do Resultado do Exercício (DRE) e o Fluxo de caixa (FC). Os mais comuns para uma unidade de PS são faturamento, custos, EBITDA, glosa e *ticket* médio.

O principal indicador de mercado e imagem é a satisfação do cliente. Esse indicador geralmente é medido pela metodologia do *Net Promoter Score* (NPS). O NPS é uma métrica criada por Fred Reichheld para medir a satisfação e a lealdade dos clientes. Foi publicado pela primeira vez em um artigo na *Harvard Business Review*, revista oficial de negócios da Universidade de Harvard, em 2003, e se baseia em uma pergunta quantitativa, bem rápida e simples: "Em uma escala de 0 a 10, o quanto você indicaria o nosso produto/serviço para seus amigos ou familiares?". Pessoas que dão nota 10 ou 9 são consideradas promotoras e, além de serem leais, indicariam para conhecidos. Pessoas que dão notas 8 ou 7 são consideradas neutras, ou seja, utilizam o produto/serviço, mas não são leais nem indicam para conhecidos. Pessoas que dão notas menores do que 7 são consideradas detratoras e, além de não retornarem, denegrirão a imagem do produto/serviço para os conhecidos. Para o cálculo do indicador, somamos o número de promotores, subtraímos o número de detratores e dividimos o resultado pelo total de pesquisados (promotores + neutros + detratores). O resultado pode variar de -100% até +100%, e resultados negativos representam um resultado muito ruim, resultados entre 0% e +50% são considerados ruins, resultados entre +50% e +75% são considera-

dos medianos e resultados acima de +75% são considerados excelentes.

Os principais indicadores de processos internos medidos em um PS geralmente são taxa *box*, taxa de conversão, tempo porta-médico, tempo de definição clínica, taxa de mortalidade, evasão de pacientes, tempo médio de permanência após definição de internação, aderência aos protocolos gerenciados, taxa de retorno precoce e aderência às metas dos protocolos gerenciados.

Os indicadores de aprendizado e crescimento geralmente são as especializações, avaliações de conhecimento, participação em treinamentos e reuniões e avaliações comportamentais (cultura).

Cada indicador deverá ter um responsável que responderá por ele quando os resultados forem positivos ou negativos. Essa pessoa deverá acompanhá-lo e garantir que as ações do plano de ação ligadas a ele sejam executas da melhor maneira possível e que realmente estejam alavancando os resultados de acordo com o esperado no planejamento estratégico.

Árvore de indicadores

A árvore de indicadores está intrinsecamente ligada ao BSC, pois ela definirá outros indicadores em níveis menores da organização que, se atingidos, garantem o atingimento dos indicadores de nível estratégico do BSC (Figura 236.1). Ou seja, estamos definindo nesta etapa um BSC com metas para cada nível dentro da organização, desde os executivos até o operacional, de forma a termos uma visão de causa-e-feito em todos os indicadores da organização.

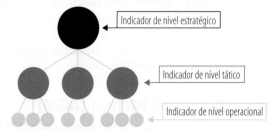

Figura 236.1. Árvore de indicadores.

Gestão de projetos

Além dos indicadores estratégicos (acompanhados no BSC), temos os projetos estratégicos que deverão ser realizados a fim de se atingirem os objetivos da organização.

Os projetos devem ser gerenciados de forma minuciosa, a fim de garantir o melhor resultado possível, e para isso temos algumas metodologias como o PMBOK, o PM-Visual e o Canvas de projetos. A metodologia a ser escolhida dependerá do porte do projeto e do nível de detalhamento necessário. Por exemplo, a expansão de um hospital é um projeto de grande porte, portanto requer que o seu gerenciamento seja feito de forma detalhada, utilizando o PMBOK. Já a reforma de um PS pode não envolver tanta complexidade e ser gerenciado com o PM-Visual, enquanto um projeto de renegociação dos fornecedores de materiais e medicamentos não envolveria tanta complexidade e poderia ser realizado apenas um Canvas.

Independentemente da metodologia escolhida, a gestão de projetos sempre englobará nove áreas.

As quatro áreas prioritárias são:

- Gestão do escopo: define o que será e o que não será realizado no projeto, bem como quais o procedimentos e aprovações para incluir ou remover demandas que possam impactar o projeto, além de acompanhar se o que está sendo executado está de acordo com o definido no escopo;
- Gestão de qualidade: define os parâmetros que definirão se o projeto foi ou não bem-sucedido e se esses parâmetros estão sendo atingidos.
- Gestão do tempo: define o cronograma e o *deadline* (prazo limite) para a execução do projeto e acompanha se esses prazos estão sendo cumpridos;
- Gestão de custos: define o orçamento do projeto ao longo do tempo e se ele está sendo cumprido.

Além dessas quatro áreas prioritárias, temos mais cinco áreas importantes, mas que nem sempre necessitam ser detalhadas, a depender do porte do projeto:

- Gestão das comunicações: define quais informações devem ser passadas e a periodicidade dos *reports* e relatórios, a fim de que todos estejam trabalhando de forma alinhada no projeto;
- Gestão dos riscos: analisa os riscos inerentes ao projeto e define planos de contenção dos riscos e de contingências, caso ele venha a se concretizar;
- Gestão de recursos humanos: gerencia as equipes, sua alocação, capacitação e disponibilidades de tempo para o projeto;
- Gestão de aquisições: gerencia os investimentos necessários para o projeto, seus custos e prazos, compras, suprimentos, materiais, aluguéis etc.;
- Gestão da integração: inclui as atividades realizadas para garantir que os vários elementos do projeto estejam devidamente coordenados.

Avaliação Gerencial Mensal (AGM)

A AGM é uma reunião que acontece mensalmente entre os gestores responsáveis pelos projetos e indicadores estratégicos da organização. Para cada indicador do BSC, o gestor responsável deverá expor a evolução e se está atingindo as metas ou não.

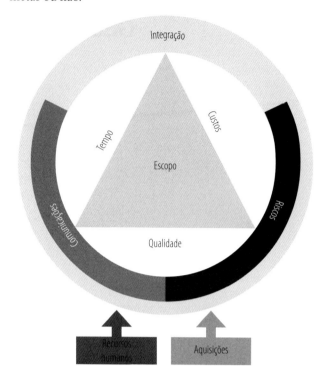

Figura 236.2. Gestão de projetos.

Caso as metas estejam sendo atingidas, o gestor responsável deve frisar as ações que foram executadas e que geraram tal resultado positivo, o grupo deverá avaliar se as ações foram realmente bem executadas e se garantirão a perenidade do bom resultado ou se apenas garantirão o resultado a curto prazo e se novas ações devem ser propostas. Devem avaliar ainda se os resultados não foram impactados por fatores externos.

Caso as metas não estejam sendo atingidas, o gestor responsável deverá apresentar na AGM um relatório conhecido como 3G (relatório de três gerações) ou FCA (relatório de fato-causa-ação). Esse relatório analisa o ocorrido, as causas do não cumprimento da meta por meio do método dos 5 *why* (5 porquês), a fim de identificar não apenas o sintoma do problema, mas sim a sua causa raiz, e propõe ações para atacar tanto o sintoma quanto a causa raiz do problema, por meio do relatório 5W2H.

Caso as metas não estejam sendo atingidas de forma repetitiva e as tratativas dos FCAs não estejam surtindo efeito, podemos estar lidando com um problema crônico, que requer um estudo mais aprofundado e meticuloso de suas causas e um plano de ação mais robusto. Nesses casos, um novo projeto pode ser adicionado ao portfólio de projetos estratégicos, a fim de solucionar o problema crônico e alavancar o indicador aos patamares desejados.

Além dos indicadores do BSC, os gerentes de projetos de cada projeto estratégico também devem expor como está o andamento e os resultados de cada um dos projetos e, da mesma forma que acontece com os indicadores, expor as causas de sucesso ou fracasso e o plano de ação para o próximo mês.

Essa reunião de AGM deve acontecer em todos os níveis da organização, de acordo com os indicadores da árvore criada a partir do BSC, para que todos os indicadores ou projetos sejam analisados e tratados caso estejam com resultados insatisfatórios, desde os níveis estratégicos e táticos até o operacional.

Sistema de Remuneração Variável

Após criarmos o BSC e o desdobrarmos em uma árvore a ponto de alcançar o nível de equipes e individual, teremos metas que norteiam o trabalho de cada profissional na instituição. A partir disso, podemos definir um RV (Remuneração Variável), que varia de acordo com as metas atingidas.

A maneira mais comum de criar um sistema de RV é criando salários fixos e uma parcela variável para cada colaborador. Os colaboradores recebem a parte fixa independentemente dos resultados dos indicadores, e mensalmente seriam avaliados em qual o percentual das metas eles atingiram, sendo esse o percentual da RV que eles receberiam nesse mês.

Para o corpo clínico, da mesma forma, têm-se no PS um plantão fixo e um adicional variável que cada colaborador ou equipe recebe de acordo com o atingimento das metas do BSC desdobrado.

Temos implementado esse sistema em vários prontos-socorros e temos visto o impacto gerado por ele. As equipes se alinham com as metas, propondo ações em conjunto com a liderança do PS para o atingimento das metas, aderindo muito positivamente ao método ao longo de um semestre, quando o time se estabiliza e passa a atingir os resultados.

Com esse sistema implementado, percebemos melhorias para todos os envolvidos: os médicos ficam mais satisfeitos por haver um ganho superior, os pacientes recebem atendimento de melhor qualidade, esperando menos, com melhor resolutividade, e o acionista também, por consequência as metas financeiras da instituição são alavancadas.

Bibliografia consultada

NHS Digital. Hospital Accident and Emergency Activity, 2015-2016. Disponível em: http://www.content.digital.nhs.uk/catalogue/PUB23070. Acesso em: 5 fev. 2017.

NHS Benchmarking Database. 2017. Available from the authors.

Illman J, Lintern S. Regulators to introduce 'A&E special measures regime. Health Service Journal. 2017:1-2.

GESTÃO OPERACIONAL NA UNIDADE DE EMERGÊNCIA: TRANSFORMANDO A REALIDADE

Lucas Guimarães Vieira Martins
Humberto Borges Barbosa
Paulo Cézar Vaz de Almeida Filho

Ao acompanhar os indicadores no nível tático (BSC e árvore de indicadores) ao longo do tempo, perceberemos que eles sofrem variações, e as variações são as causas de todos os problemas, pois um resultado que hora está bom não é garantido para o momento seguinte, gerando muitas incertezas na organização. Além de variações por falta de padronização, todos os processos sofrem mudanças ao longo do tempo, positivas e negativas, problemas por mudanças de contexto, recursos, ou necessidades de alavancagem dos resultados por demanda do mercado.

Para solucionar tais problemas, temos o método gerencial, que consiste no SDCA e PDCA. O SDCA atua como um estabilizador de resultados, já o PDCA age como um modificador do SDCA, resolvendo problemas crônicos ou alavancando os resultados para um novo patamar. Sempre que um PDCA for utilizado, devemos imediatamente aplicar um SDCA para reestabilizar os resultados no novo patamar e evitar que ele retorne aos níveis anteriores. E assim o ciclo de padronizações e melhorias se torna uma rotina.

Uma melhoria pode ser necessária por dois motivos: seja porque o resultado caiu e devemos voltar para o patamar anterior (neste caso chamamos de MASP – Método de Análise e Solução de Problemas), seja porque queremos chegar a patamares nunca alcançados (neste caso chamamos de *Kaizen* – do japonês: melhoria contínua).

Um exemplo de MASP é um pronto-socorro (PS) cujo número de atendimentos caiu de cinco para quatro atendimentos por hora/médico, seja porque a dispersão dos resultados está muito alta e não há constância nos resultados, seja porque todo o processo sofreu uma queda, apesar de se manter estável, e devemos analisar e solucionar a anomalia a fim de voltar o número de atendimentos para cinco. Neste caso, utilizamos o PDCA e o SDCA com uma abordagem muito analítica dos históricos (Figura 237.1).

Um exemplo de *Kaizen* é um PS cujo número de atendimentos se mantém estável em cinco por hora/médico, porém há uma crescente demanda que acaba por ficar reprimida por incapacidade do processo de absorvê-la. O PDCA, nesse caso, é utilizado de forma criativa e focado em inovação, pois não há dados para análise, haja vista que os níveis almejados não foram nunca alcançados anteriormente. Ao final, utilizamos um SDCA para padronizar e manter o novo patamar de resultados atingidos e garantir a sua estabilidade (Figura 237.1).

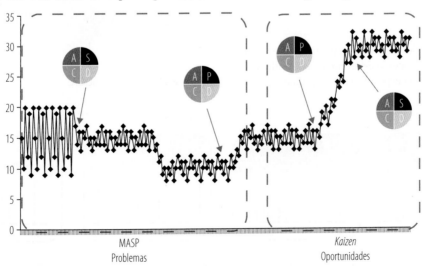

Figura 237.1. MASP e KAIZEN.

Um processo é medido por meio de índices estatísticos de capacidade (Cp e Cpk), e por meio desses índices podemos chegar a quatro conclusões sobre o processo.

Quando o Cp e o Cpk estão abaixo de 1, o processo é considerado instável e incapaz (além da dispersão elevada dos resultados, há resultados fora dos parâmetros esperados). Para esse caso, é impossível que apliquemos um PDCA sem antes estabilizarmos o processo com um SDCA para poder analisar o real problema.

Após a estabilização, o processo chega ao segundo nível, mas ainda sendo considerado incapaz, apesar de estável, ou seja, o Cp está acima de 1, mas mantendo o Cpk abaixo de 1. Nesse caso já temos o domínio da estabilização do processo, e temos agora que avaliar e solucionar o problema por meio de um PDCA, a fim de trazer os resultados para dentro dos parâmetros esperados.

Após o PDCA, o processo geralmente passa a apresentar o Cp e o Cpk acima de 1, e põe abaixo de 1,33. Após seguidos giros do PDCA e SDCA, o processo tende a se tornar estável e capaz, ou seja, com Cp e Cpk acima de 1,33 (Figura 237.2).

SDCA – Padronização dos processos

A sigla SDCA é um acrônimo das palavras *Standard* (Padrão), *Do* (Execução), *Check* (Avaliação) e *Action* (Ação). Esse método é utilizado para a padronização dos processos, a fim de garantir a execução e a previsibilidade dos resultados ao longo do tempo.

Nem todos os processos dentro de uma organização podem ser padronizados. Um processo criativo, por exemplo, não pode ser padronizado, pois não há como padronizar a criatividade, sendo possível utilizar meios para que esta seja estimulada.

Um processo não crítico ou executado esporadicamente não gera necessidade de padronização, pois não impacta o resultado final da organização.

Os processos executados de maneira rotineira na organização devem ser os prioritários para padronização. São nesses processos críticos que a organização deve investir os recursos para a padronização.

O ciclo do SDCA segue nove etapas, conforme Figura 237.3.

Descrição do negócio

Iniciamos a etapa de descrição do negócio descrevendo qual a empresa, setor ou processo estaremos analisando, por exemplo, um PS, focando na especialidade de pediatria.

O segundo passo é descrever a mão de obra (*headcount*) e os equipamentos que esse setor possui. Descreve-se nessa etapa apenas o que realmente está disponível, não o que seria ideal ter disponibilizado.

A seguir, descrevem-se todos os fornecedores do setor, tanto internos quanto externos, e quais os produtos, serviços ou informações eles entregam para o setor.

Descrevem-se todos os clientes, internos ou externos, e quais os produtos, serviços ou informações são entregues para eles.

Descreve-se a missão do setor. Da mesma forma que a empresa possui uma missão em seu planejamento estratégico, o setor também deve possuir a sua, de forma alinhada à organização.

Define-se qual(is) os produtos descritos são prioritários. São considerados produtos prioritários aqueles que impactam diretamente no resultado do negócio, possuem maior valor agregado, que uma perda em seu processo causará grande impacto no lucro, tomam mais tempo no processo, geram mais problemas por ter procedimento específico ou têm impacto direto nas metas estratégicas da organização.

Para cada cliente, principalmente os clientes dos produtos prioritários, deve-se analisar as suas necessidades de qualidade, custo, prazo, entrega e moral. Eliminam-se trabalhos que não agregam valor para esses clientes. Eliminam-se os produtos para os quais não houver clientes.

Após ter concluído a descrição do negócio, analisa-se se há fornecedores e insumos que não são utilizados ou não são críticos para o processo e podem ser eliminados. Analisa-se também a estrutura de pessoas e equipamentos, se está dimensionada de acordo com a demanda e os produtos/serviços/informações oferecidos. Por fim, analisa-se a missão, se ela está alinhada com o planejamento estratégico da organização.

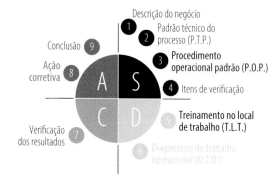

Figura 237.3. Ciclo do SDCA.

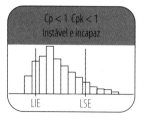 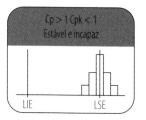 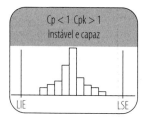 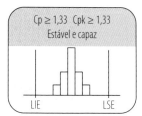

Figura 237.2. Estudo de capabilidade de processo: Cp e Cpk (índices de capacidade do processo).

Padrão Técnico de Processo (PTP)

Iniciamos a construção do PTP a partir do(s) produto(s) prioritário(s) definido(s) na descrição do negócio. Para cada um deles, devemos descrever o seu fluxo de criação, ou seja, o passo a passo de todas as tarefas realizadas para a criação do produto/serviço/informação a ser entregue ao cliente interno ou externo.

Com o fluxograma desenhado, devemos definir quais das etapas do processo são críticas. Uma etapa do processo deve ser considerada crítica quando um pequeno erro ocorrido nela afeta fortemente a qualidade do produto, quando gera reclamação de clientes, quando gera análises de anomalias de alto custo, quando as anomalias ocorrem de maneira repetitiva, quando há histórico de acidentes ou quando apresenta alta dispersão.

Para cada etapa do processo considerada crítica, devemos detalhar qual a qualidade assegurada (característica e valor assegurados), qual o nível de controle que será realizado para que essa qualidade seja assegurada (parâmetro de controle e valor-padrão), qual o método de verificação (responsável, frequência da verificação, instrumento de medida e registro da verificação) e qual a ação corretiva em caso de não conformidade (o que fazer e a quem procurar) (Figura 237.4).

Procedimento Operacional Padrão (POP)

Devemos padronizar a execução de cada etapa do processo (tarefa) de forma a garantir a repetibilidade e reprodutibilidade das operações, e por consequência a previsibilidade dos resultados. Para isso, redigimos um documento conhecido como POP.

Para a elaboração do POP, verifique como cada operação está sendo conduzida e defina a melhor sequência em conjunto com os responsáveis pelo processo. Faça um procedimento o mais claro, simples e pictórico possível. Padronize apenas as atividades críticas.

Itens de Verificação (IV)

Primeiramente devemos entender a diferença entre itens de controle (ICs) e itens de verificação (IVs). Os ICs medem os resultados ao final do processo, enquanto os IVs medem os resultados ao longo do processo. Para os ICs, temos responsabilidade sobre os resultados e nos IVs temos autoridade. Os ICs geram ações corretivas, enquanto os IVs geram ações preventivas. Os ICs estão descritos no BSC e na árvore de resultados, já os IVs estão dentro do processo e são medidos constantemente enquanto eles ainda estão em andamento.

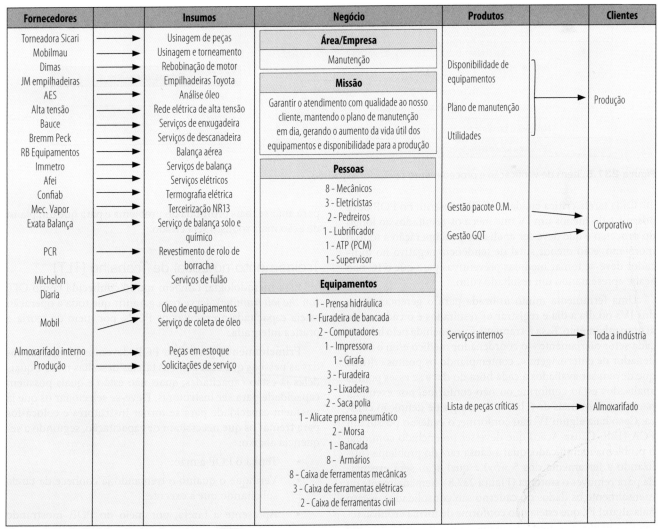

Figura 237.4. Padrão técnico de processo (PTP).

Processo		Qualidade assegurada		Nível de controle		Método de verificação			Registro	Ação corretiva	
Fluxograma	Operação	Característica da qualidade	Valor assegurado	Parâmetro de controle	Valor padrão	Responsável	Frequência	Instrumento de medida		O que fazer	A quem procurar
Sensor de acúmulo	Regulagem	Quantidade correta de cartuchos na caixa de embarque	100%	Inserção da receita	Conforme produto	Operador da encaixotadeira	Durante todo o processo	Visual	Controle em processo	Regulagem da receita	Eletricista
Inserção de cartuchos	Regulagem										
Fechamento de casa	Abastecimento manual										
Palletização	Regulagem										
	Abastecimento manual										
	Montagem de pallet										

*Valor = soma dos benefícios recebidos x custos incorridos pelo cliente ao adquirir um produto ou serviço.

Número	Passos
1	Pegue uma folha de papel
2	Dobre o lado maior ao meio conforme a figura 1: Figura 1
3	Com a folha ainda dobrada, repita o processo 2, dobrando o lado maior ao meio
4	Corte o canto que contiver as duas dobras, medindo um centímetro em cada lado, conforme a figura 2: Figura 2
5	Mantendo o formato obtido, repita o processo 3 e, novamente, o processo 4
6	Desdobre a folha e verifique o produto acabado

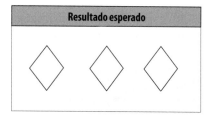

Resultado esperado

Material necessário:
1. Tesoura
2. Régua
3. Folha de papel

Figura 237.5. Itens de verificação e procedimento operacional padrão.

Cada tarefa crítica citada no PTP e descrita no POP deve possuir pelo menos um IV que meça os resultados ao longo do processo e que deve ser analisado pela operação a todo o momento, e ao menor sinal de tendência negativa no indicador deve-se tomar medidas preventivas para que o IC não acabe apresentando um resultado ruim.

Uma ferramenta muito utilizada para o gerenciamento dos IVs no dia a dia e registrar os resultados é o caderno de acompanhamento. Essa ferramenta é preenchida pelo líder de cada setor diariamente – o coordenador médico e/ou o coordenador de enfermagem –, contemplando os pontos críticos que devem ser avaliados a cada hora do dia e se esses pontos analisados estão conforme ou não conforme, por exemplo: pacientes com mais de 6 horas de tempo de definição clínica. Caso haja algum IV não conforme, o caderno possui um FCA (Fato-Causa-Ação) que deve ser preenchido com qual o problema identificado, qual a causa raiz do problema (utilizando a ferramenta dos 5 *why*) e qual ação será executada para remover o sintoma (Figura 237.8). Semanalmente ou mensalmente os dados do caderno são consolidados, e caso haja algum IV que esteja não conforme de forma crônica, repetitivamente, é recomendável que um PDCA seja iniciado para análise mais profunda do problema e para que um plano de ação mais robusto seja criado.

Treinamento no Local de Trabalho (TLT)

Essa metodologia, também muito conhecida como OJT (*on the job training*), serve para garantir que toda a operação esteja capacitada a executar os POPs, por meio de teoria e prática integrada.

Primeiramente, para cada POP, devemos identificar todas as pessoas que executam as tarefas descritas neles e quais delas já estão capacitadas, quais não estão e quais possuem capacidade para ser instrutoras. Deve-se selecionar os que já possuem capacidade para se tornar instrutores e colocá-los para treinar os que necessitam de capacitação, seguindo a sequência abaixo:

- Tenha o POP à mão;
- Verifique o quanto o treinando já conhece da tarefa solicitando que a execute;
- Apresente a tarefa, por meio do POP, mostrando como operá-la (falar, mostrar e ilustrar);

- Deixe claro os pontos críticos, diretamente ligados à qualidade do produto/serviço;
- Ensine clara, completa e pacientemente;
- Deixe o treinando fazer da maneira como foi ensinado;
- Corrija os erros;
- Deixe o treinando repetir até que consiga fazer sozinho;
- Avalie se o treinando está em condições de executar a tarefa;
- Certifique o treinando na tarefa;
- Registre o treinamento.

Após o registro do treinamento, usamos uma matriz de multidisciplinaridade que descreve todas as pessoas, todos os procedimentos e qual o nível de treinamento cada um possui em cada tarefa. Assim saberemos como realocar da melhor forma possível as pessoas em caso de faltas ou demissões, assim como quem poderá ser um instrutor e quem necessita de treinamento.

Diagnóstico do Trabalho Operacional (DTO)

Após realizados os treinamentos, devemos realizar um cronograma de verificação da execução dos POPs. Para tal, utilizamos uma ferramenta chamada DTO, que lista os pontos críticos de cada POP, com um campo para marcação se o passo

	GERENCIAMENTO DA ROTINA DIÁRIA (GRD) **MANUTENÇÃO**	**Semana 16** **Data:** ___/___/______	EXCELÊNCIA OPERACIONAL

QTD DE ATENDIMENTOS		
Tipo	**Meta**	**Real**
Preventiva		
Inspeção de Rota		
Preditiva		
Lubrificação		
Corretiva Programada		
Corretiva Emergencial		

SEGURANÇA DO TRABALHO – CONTROLE DE ACIDENTES		
ACIDENTES (META = 0)	SIM ( ) NÃO ( )	N.º DE ACIDENTES

RECURSOS HUMANO – ABSENTEISMO		
FALTAS (META = 0)	SIM ( ) NÃO ( )	N.º DE FALTAS

ITENS CRÍTICOS PARA VERIFICAÇÃO

Item de Verificação	Padrão / Requisito	QUEM	8h	9h	10h	11h	12h	13h	14h	15h	16h	17h
1 - Verificar a **programação diária de serviço**	Verificar a distribuição dos serviços (OS's) para a equipe de manutenção	Supervisor										
2 - Verificar o **controle diário da caldeira**	Verificar o gasto de lenha e o lançamento na planilha diária	Supervisor										
3 - Verificar **orçamento matricial (OM)**	Analisar os custos do dia anterior e justificar quando exceder a meta diária	Supervisor										
4 - Verificar o **andamento dos investimentos**	Acompanhar o cronograma e qualidade da execução	Supervisor										
5 - Verificar o **andamento das manutenções**	Verificar o andamento das OS's do dia e a organização no local das intervenções	Supervisor / ATP										
6 - Verificar se houveram **intervenções acima de 2 horas ou reincidentes**	Verificar se houve paradas acima de 2 horas ou com reincidência na semana	Supervisor										
7 - Verificar a **abertura de SS**	Verificar se foram abertas SS's, se as manutenções estão sendo registradas	Supervisor / ATP										
8 - Verificar **ordem e limpeza** do setor	Verificar o 5S na oficina	Supervisor										
9 - Verificar o **encerramento das ordens de serviços**	Acompanhar o fechamento das OS's e a apropriação de horas trabalhadas	Supervisor / ATP										

Legenda: C - Conforme N - Não Conforme N/A - Não se Aplica

Análise de Causa Raiz dos Itens Não Conforme

FATO	CAUSA					AÇÃO			
Problema Identificado	1º Porque	2º Porque	3º Porque	4º Porque	5º Porque	O Que Fazer	Responsável	QUANDO Início	QUANDO Término

____________________ Visto ATP   ____________________ Visto Supervisor

Diagnóstico de trabalho operacional (DTO)			
Auditor:		Local:	
Supervisor		Data/hora:	
Operador		Produto/lote:	

Passos críticos	Sim	Não	Se não, por quê?
Operador	Líder		Supervisor

Figura 237.6. Planilha de GRD e DTO.

crítico está sendo realizado da forma descrita no procedimento e um campo para justificativas, caso não esteja sendo cumprido.

Ao avaliar se os passos críticos estão sendo realizados conforme o POP, podemos nos deparar com três situações: o procedimento está sendo seguido, o procedimento não está sendo seguido, mas o resultado está melhor do que o esperado e o procedimento não está sendo seguido e o resultado está abaixo do esperado.

Para o primeiro caso, o DTO deve ser encerrado, e deve ser agendado uma nova verificação. Para o segundo caso, devemos reavaliar se o POP realmente descreve a melhor forma de realizar a tarefa. Para o terceiro caso, temos várias causas possíveis, e a tratativa para cada uma delas é descrita no diagrama conhecido como diagrama de Hosotani (Figura 237.7).

Verificação dos resultados

A verificação de resultados deve ser realizada a todo o momento pela operação, a partir dos IVs. Para isso, existem algumas ferramentas como o Kanban e o Andon, que auxiliam no acompanhamento em tempo real. O Kanban é um quadro que organiza a sequência de atividades a serem realizadas e sua urgência; já o Andon é quadro que mostra a produtividade em tempo real a sua tendência. Uma prática muito comum é que, no início do expediente, o líder reúna sua equipe e discuta os resultados do dia anterior, a fim de padronizar as boas práticas e corrigir os erros.

Além dos IVs, que ficam expostos em Andons, os ICs também devem ser expostos, e uma boa ferramenta é a gestão à vista. A gestão à vista deve estar localizada em um local de fácil acesso à liderança e à operação e ter os resultados expressos de forma gráfica e de fácil leitura a todos.

Ação corretiva

A partir dos IVs, a operação deve avaliar o andamento a todo o momento e fazer ajustes ao longo do dia para garantir o atingimento das metas.

Já os ICs devem ser avaliados semanal ou mensalmente (em uma AGM setorial), e para cada não conformidade nos resultados (metas não atingidas), o líder deve se reunir com sua equipe e traçar um plano corretivo, geralmente em um relatório FCA. Em casos crônicos, deve-se iniciar um PDCA para tratativa do problema.

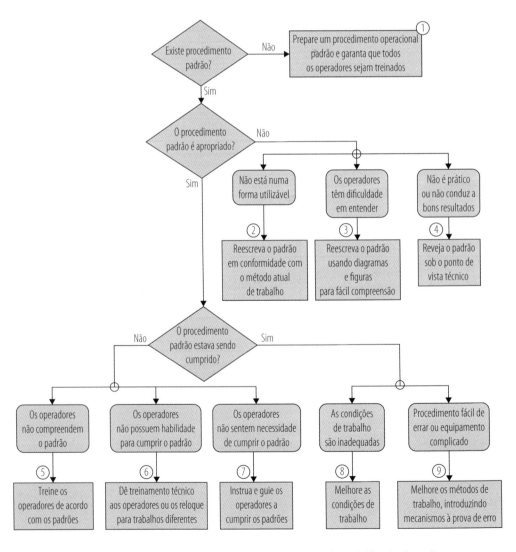

Figura 237.7. Diagrama de Hosotani. Fonte: Falconi V. Gerenciamento da rotina de trabalho do dia a dia.

| Fato | Causa ||||| Ação || Prazo ||
Problema identificado	1º Porque	2º Porque	3º Porque	4º Porque	5º Porque	Ação	Responsável	Início	Término

Figura 237.8. FCA (Fato-Causa-Ação).

Conclusão

Ao concluirmos um SDCA, temos que avaliar todo o aprendizado e os pontos fortes para explorar melhor nos próximos e os pontos fracos para eliminar. Além disso, podemos avaliar o que fizemos de *benchmark* que pode ser utilizado ou aproveitado em outras áreas.

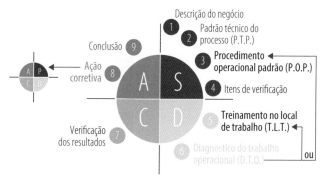

Figura 237.9. Ciclo SDCA.

PDCA – Melhoria dos processos

A sigla PDCA é um acrônimo das palavras *Plan* (Planejamento), *Do* (Execução), *Check* (Avaliação) e *Action* (Ação). Esse método é utilizado para a melhoria dos processos, seja porque o resultado caiu e devemos voltar para o patamar anterior (MASP), seja porque queremos chegar a novos patamares nunca alcançados (*Kaizen*).

O ciclo do PDCA segue oito etapas, conforme Figura 237.10.

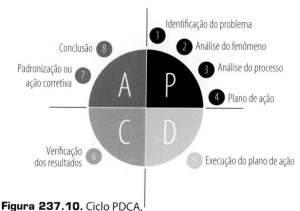

Figura 237.10. Ciclo PDCA.

Identificação do problema

Como já citado, a identificação do problema pode vir de uma necessidade de melhoria definida no planejamento estratégico ou de um problema crônico identificado no SDCA. O problema sempre será a diferença entre o estado atual e a meta, ou seja, resolver um problema é o mesmo que bater uma meta.

Independentemente da origem do problema, nesta etapa devemos deixar claro qual a meta a ser atingida. A meta deve ser definida sempre por um objetivo, um valor e um prazo. Um objetivo pode ser: reduzir os custos com mat-med, o valor – em 10% – e o prazo – em três meses.

Para a definição do valor, utilizamos o método das lacunas. Nesse método nos baseamos em dados históricos. O primeiro passo é retirarmos os *outliers* (dados que se dispersam do padrão), desde que o porquê da dispersão fora do normal possa ser explicado e não seja uma causa recorrente. O segundo passo é analisarmos o *benchmark* (BMK). O BMK é o melhor resultado obtido e pode ser definido com base no histórico interno, na concorrência ou em processos similares. Após isso, medimos a média dos dados históricos e definimos a lacuna (GAP), que é a diferença entre a média e o BMK. Por fim, definimos qual o percentual do GAP que queremos melhorar. Esse percentual pode variar de 1% a 100%, dependendo da linha de tendência dos dados. Em tendências de melhoria, sugerimos valores superiores a 50% do GAP; em tendências de piora, sugerimos valores inferiores a 50% do GAP. Caso não haja parâmetros para a definição do GAP, é sugerido que se utilizem 50%. Esse é o valor da meta (Figura 237.11).

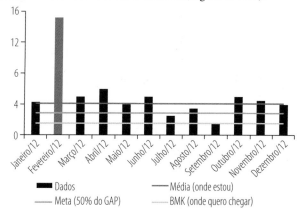

Figura 237.11. Desenvolvimento de metas.

Análise de fenômeno

A análise de fenômeno consiste na observação *in loco* do problema (GEMBA) e na estratificação das causas, dividindo o problema maior em problemas menores e priorizando-os segundo a lei de Pareto, que diz que em apenas 20% das causas estão contidos 80% dos problemas; priorizando-os, solucionaremos uma parcela muito maior do problema com esforço e recursos muito menores.

No entanto, para a construção do Pareto, devemos tomar um cuidado: analisar o gráfico sequencial primeiramente para avaliar se os dados que serão analisados permanecem no mesmo nível ao longo da coleta ou se há mudança de comportamento, para que o Gráfico de Pareto mostre uma situação real. Quando os dados apresentam mudança de nível, existe mudança no processo. O Gráfico de Pareto não vai indicar o percentual real do processo. É necessário estabelecer o novo período de tempo que será estudado e depois analisar o Pareto.

Após estratificado o problema, é uma boa prática fazer uma análise de correlação entre os problemas redefinidos e o problema inicial. Os índices de correlação estão descritos na imagem abaixo, mas quanto maior a correlação, mais assertiva estará a sua análise de fenômeno (Figura 237.12).

Após comprovada a correlação entre as variáveis, faremos a redefinição das metas para cada problema estratificado. Basta realizar novamente o método de lacunas, comparando a média e o *benchmark* e definindo o percentual da lacuna que será atacada. Um ponto de atenção é que o somatório das metas dos problemas estratificados deve ser maior ou igual à meta inicial descrita na identificação do problema, ou a solução dos problemas identificados não necessariamente refletirá na solução do problema inicial.

Análise de processo

Para cada problema estratificado na análise de fenômeno, devemos identificar a causa raiz. Para tal, combinaremos quatro ferramentas para essa análise: *brainstorm*, diagrama de Ishikawa (espinha de peixe), 5 *why* (5 porquês) e matriz de priorização esforço-impacto.

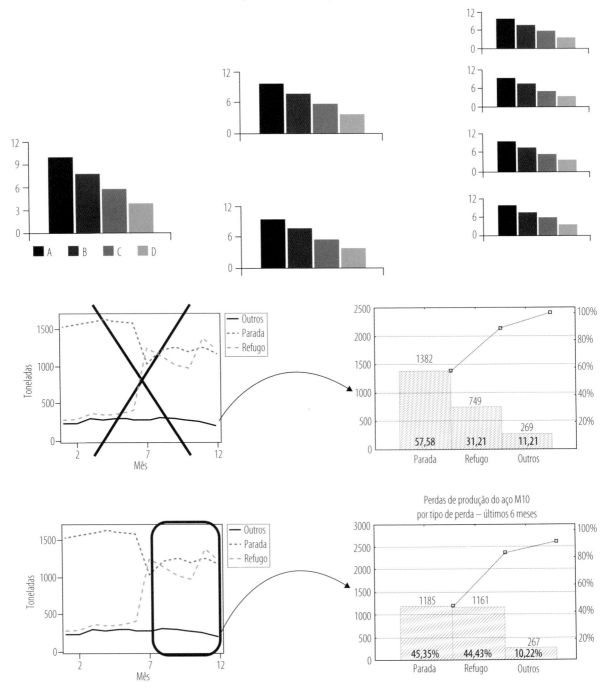

Figura 237.12. Análise de fenômeno e suas ferramentas: gráfico de Pareto.

Primeiramente montamos o Ishikawa, que é uma das sete ferramentas da qualidade. Sua composição leva em consideração que o problema pode ser originado de seis tipos diferentes de causas principais que afetam os processos (Método, Máquina, Medida, Meio Ambiente, Mão de Obra e Matéria-Prima). Justamente pelo motivo de a denominação das seis causas principais se iniciar com a letra M, o Ishikawa também pode ser chamado de 6Ms (Figura 237.13).

Realizamos um *brainstorm* levantando todas as possíveis causas do problema e classificando-as nos 6Ms do diagrama de Ishikawa. É importante que na etapa de *brainstorm* as causas levantadas não sejam julgadas, pois, por mais que a sugestão não tenha sido válida, ela pode levar a uma outra que seja válida. Ao final do *brainstorm*, poderemos ver se as causas do problema estão bem dispersas pelos 6Ms ou se estão se concentrando em algum deles. Caso estejam se agrupando em algum dos 6Ms mais do que nos outros, já teremos um direcionamento do tipo de problema com que estamos lidando, se é um problema ligado às pessoas, equipamentos etc.

Após realizados o *brainstorm* e a classificação no 6Ms, faremos então os 5 porquês de cada causa, a fim de descobrir a causa raiz, e não apenas os sintomas.

Após os 5 porquês, teremos as causas raízes de cada uma das causas levantadas inicialmente no *brainstorm*. Classificaremos cada uma delas em uma matriz de priorização esforço-impacto. As causas que foram classificadas com o esforço baixo e alto impacto serão prioridade "alta". As causas que tiveram classificação como baixo esforço e baixo impacto ou alto esforço e alto impacto serão prioridade "média". Por fim, as causas que foram classificadas com alto esforço e baixo impacto serão prioridade "baixa" (Figura 237.14).

Plano de ação

Para cada problema estratificado na análise de fenômeno e estudado na análise de processo, proporemos ações tanto de remoção do sintoma quanto de eliminação da causa raiz. Para tal, usaremos a ferramenta 5W2H.

Começamos descrevendo a ação que será realizada. Esse campo deve sempre ser descrito com verbos no infinitivo como: fazer, comprar, reparar, elaborar etc.

O segundo passo é descrever o porquê da ação. Essa etapa é importante, pois pessoas que não participaram da análise podem estar envolvidas nas ações e, sem entender o propó-

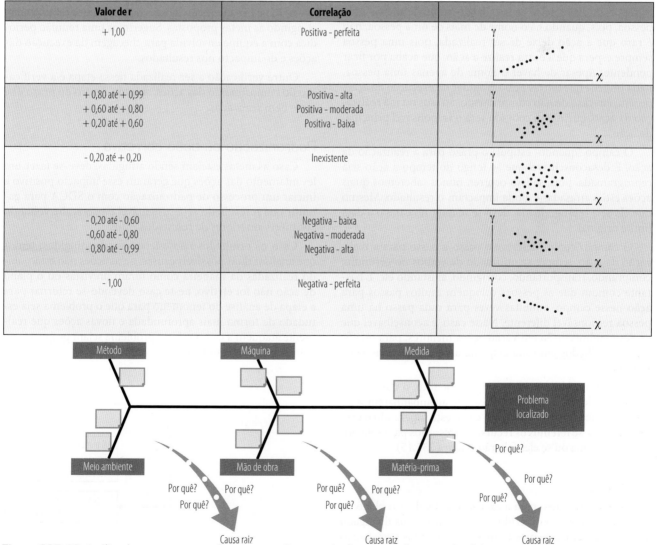

Figura 237.13. Análise de processo e suas ferramentas: diagrama de dispersão e diagrama de Ishikawa.

sito, podem não executar a ação corretamente. Nesse campo serão descritas a origem do problema e suas causas.

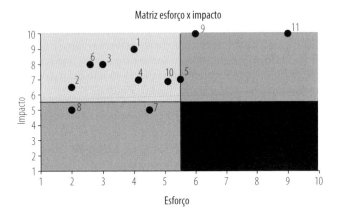

Figura 237.14. Matriz esforço vs. impacto.

O terceiro campo descreve onde a ação será realizada. Esse campo é importante para que não haja falhas na comunicação e a correção acabe por ser realizada no local errado.

Depois descrevemos quem será o responsável pela ação. É importante que nesse campo haja o nome de apenas uma pessoa, pois, quando há o nome de mais de uma pessoa, não é raro que a ação deixe de ser realizada, pois uma pessoa sempre espera que a outra realize a ação, que acaba por ficar pendente. Apesar de haver o nome de apenas uma pessoa, nada impede que outras possam ajudar na execução da ação, porém, em caso de não cumprimento, atrasos ou má realização da ação, quem será cobrado será o responsável principal da ação.

O campo "quando" estipula o prazo para a realização da ação. É desaconselhável que ao longo do tempo a ação seja reprogramada, pois, se isso ocorrer, nunca saberemos quais ações estão atrasadas e ainda impactam o resultado. Mesmo que ela seja reprogramada, deve-se manter no campo a data limite original.

O campo "como" descreve o passo a passo para a realização da ação, sempre se utilizando de verbos no gerúndio: comprando, transportando, corrigindo, ajustando etc. É bastante comum que as pessoas coloquem muitos passos para ação nesse campo, e muitas vezes para cada passo há uma pessoa responsável diferente. Nesse caso, é aconselhável que se desmembre a ação em várias ações menores, para que fiquem detalhados em cada etapa da ação um responsável e um prazo.

Por último, descrevemos o preço da ação, o que nos dá o controle do orçamento. Nesse campo acompanharemos ao longo da execução das ações se o custo está superando o previsto ou não, se teremos os recursos necessários para solucionar o problema ou se eles faltarão (Figura 237.15).

Execução

O primeiro passo para a execução é divulgar o plano de ação para todos os envolvidos no processo. Após divulgado o plano de ação, devemos treinar os envolvidos para que as ações possam ser executadas da melhor maneira possível.

(What) O quê?	(Why) Por quê?	(Where) Aonde?	(Who) Quem?	(When) Quando?	(How) Como?	(How much) Quanto? (R$)

Figura 237.15. Plano de ação 5W2H.

É importante frisar que uma ação só deve ser considerada executada quando for possível arquivar as evidências de sua execução, como fotos, registros, certificados etc. Dessa forma, evitamos que ações sejam dadas como concluídas sem terem sido 100% executadas.

Verificação dos resultados

Uma ferramenta muito útil para a verificação dos resultados é a gestão à vista, com os indicadores que queremos alavancar por meio do PDCA e o descritivo do plano de ação e o *status* de cada ação. Na verificação, avaliaremos os indicadores, ICs e IVs que estão ligados ao PDCA e se estão ou não atingindo as metas propostas. Sugerimos uma reunião periódica com a equipe envolvida para checagem da execução das ações e do impacto nos resultados.

Outra verificação a ser realizada nessa etapa é a verificação do cumprimento das ações, se estão dentro do prazo e se estão bem realizadas.

Padronização ou ação corretiva

Caso as metas estejam sendo atingidas, deve-se fazer um levantamento das ações que geraram esse impacto positivo e iniciar um processo de padronização com o SDCA para garantir que o resultado seja sustentável e não acabe voltando aos níveis anteriores de resultados ruins.

Caso os resultados não estejam sendo atingidos, temos que analisar duas possíveis causas: ou as ações não estão sendo realizadas da maneira como foram previstas ou o plano de ação não foi efetivo, neste caso devendo-se retornar para a etapa de análise do fenômeno para que o problema seja estudado de forma mais aprofundada e novas ações que realmente ataquem a causa raiz do problema sejam propostas no plano de ação (Figura 237.17).

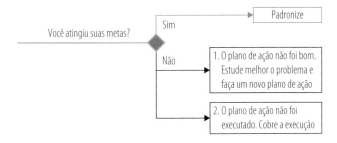

Figura 237.16. Padronização ou ação corretiva.

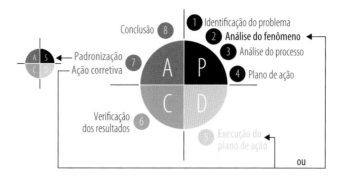

Figura 237.17. PDCA: padronização.

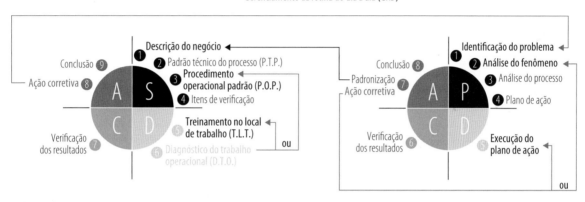

Figura 237.18. PDCA: ação corretiva.

Conclusão

Na etapa de conclusão, avaliaremos o que aprendemos com o PDCA, o que pode ser melhorado na próxima vez que conduzirmos um projeto de melhoria e os bons resultados obtidos, o que pode ser replicado em outras áreas.

Gerenciamento da Rotina de Trabalho do dia a dia (GRD)

Os ciclos SDCA e PDCA nunca param de ocorrer em uma organização, sempre se alternando ao longo do tempo em cada processo crítico da empresa. Eles estão a todo momento mantendo ou melhorando algum processo e seus resultados, assim garantindo que a operação contribua para o atingimento das metas estratégicas da empresa. A esse processo infinito de padronização e melhoria contínuos damos o nome de GRD.

Bibliografia consultada

NHS Digital. Hospital Accident and Emergency Activity, 2015-2016. Disponível em: http://www.content.digital.nhs.uk/catalogue/PUB23070. Acesso em: 5 fev. 2017.

NHS Benchmarking Database. 2017. Available from the authors.

Illman J, Lintern S. Regulators to introduce 'A&E special measures regime. Health Service Journal. 2017:1-2.

238
SUPERLOTAÇÃO NO PRONTO-SOCORRO

André Rodrigues Durães

Introdução

A superlotação no pronto-socorro (PS) é um dos grandes desafios atuais enfrentados no sistema de saúde brasileiro e tem como consequência aumento do tempo para o atendimento, insatisfação dos usuários do serviço, além de maiores custos para a instituição e sobrecarga para a equipe de saúde, o que pode levar a menor efetividade do serviço ou redução da qualidade do atendimento prestado. De acordo com um relatório da força-tarefa do Colégio Americano de Médicos de Emergência de 2008[1], o aglomerado de pessoas nos serviços de urgência pode ser definido "quando não há espaço para atender a necessidades oportunas do próximo paciente que precisa de cuidados de emergência", sendo fortemente relacionado, nas últimas décadas, a desfechos desfavoráveis para os pacientes. Segundo Bittencourt e Hortale[2], a superlotação, pode também ser definida como situação que reflete a saturação do limite operacional nos serviços de emergências hospitalares. Neste capítulo, discutiremos sobre a superlotação nos serviços de urgências e emergências hospitalares, quais sejam, estabelecimentos de saúde que demandam a resolutividade de casos clínicos agudos, traumáticos ou psiquiátricos ali apresentados, fazendo-se necessário um atendimento prestado com qualidade e em tempo adequado.

De acordo com o CFM, na Resolução nº 1.451/1955, emergência é a constatação médica de condições de agravo à saúde que implicam risco iminente de vida ou sofrimento intenso, exigindo, portanto, tratamento médico imediato; já a urgência é a ocorrência imprevista de agravo à saúde com ou sem risco potencial de vida, cujo portador necessita de assistência médica imediata. O Ministério da Saúde (MS) do Brasil define o pronto atendimento como um conjunto de elementos destinados a atender urgências dentro do horário de serviço do estabelecimento de saúde, sendo então o PS um estabelecimento de saúde destinado a prestar assistência a doentes, com ou sem risco de vida, cujos agravos à saúde necessitam de atendimento imediato, funcionado durante 24 horas ao dia e dispondo apenas de leitos de observação.

De acordo com o Comitê do Instituto de Medicina (CIM) sobre o Futuro dos Cuidados de Emergência no Sistema de Saúde dos Estados Unidos[3], aproximadamente 114 milhões de pessoas visitam as unidades de urgência hospitalares no país, evidenciando um aumento de mais de 2 milhões entre os anos de 1993 e 2003. Foi observado que, em 2002, 43% de todas as internações hospitalares nos Estados Unidos se iniciaram nessas unidades. Conforme os relatos publicados, a alta demanda de usuários desse serviço tem sido um grande desafio no século XXI, crescente inclusive em termos de complexidade clínica e terapêutica, que não tem sido acompanhado pelo crescimento das unidades prestadoras de serviço (Figura 238.1), refletindo a incapacidade do sistema pela limitação de recursos. Além disso, eles reforçam que essas unidades, além do seu papel habitual na prestação de cuidados em urgência, têm fornecido serviços extra-habituais em atenção primária a milhões de americanos que não possuem

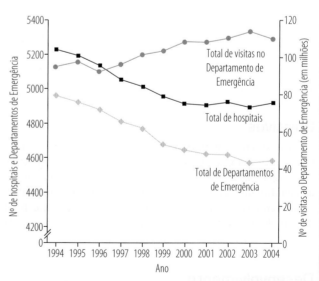

Figura 238.1. Tendências nas visitas ao Departamento de Emergência, Número de Hospitais e Número de Departamentos de Emergência nos Estados Unidos, 1994-2004. Dados: National Health Policy Forum.

Fonte: Kellermann[4].

seguro de saúde ou não dispõem de acesso a serviços comunitários, visto que é instituído por lei federal que todos os usuários sejam recebidos, independentemente das sua disponibilidade financeira, sendo esse, então, um fator importante na manutenção do contexto da superlotação.

Segundo Silva[5], especificamente no Sistema Único de Saúde (SUS), mas não exclusivamente, observa-se um modelo de atenção à saúde primariamente voltado para o atendimento à demanda espontânea e às condições agudas, não sendo adequado em relação ao atendimento prestado no sentido de contemplar ao atual perfil epidemiológico da população do país, que ainda é caracterizado por uma tripla carga de doenças: as infecciosas, que diminuíram de forma importante nas últimas décadas, mas ainda persistentes e relevantes; as crônicas, que crescem associadas ao aumento da expectativa de vida da população; e as traumáticas, ou violentas, que aumentam conforme o processo de urbanização.

Observa-se que, em nosso sistema de saúde, não se tem realizado satisfatoriamente ações de promoção da saúde, prevenção de doenças e agravos à população, esperados e planejados no SUS institucional, corroborando ainda mais a superlotação nos serviços de urgência e emergência, para o tratamento de, por exemplo, agudização de doenças crônicas potencialmente evitáveis, se a atenção básica fosse capaz de cumprir o seu papel planejado. As unidades de pronto atendimento (UPAs) surgem na composição dos serviços de saúde como estratégia da Política Nacional de Atenção às Urgências (PNAU), lançada pelo MS em 2003, com o objetivo de compor a rede de atenção em saúde em urgência e emergência, reduzindo, primariamente, o fluxo de pacientes/usuários, antes voltado apenas para os PS hospitalares, que dispõem de serviços de média e alta complexidade, devendo resultar, por fim, em redução da demanda anteriormente apresentada e maior resolutividade para o sistema de saúde.

Inúmeros desafios estão envolvidos na superlotação nos PS, os quais discutiremos no presente capítulo, assim como as possíveis estratégias organizacionais vigentes para a sua redução e os esforços políticos e institucionais, como a criação das Redes de Atenção às Urgências e, também, a Política Nacional de Humanização (PNH), também lançada em 2003, para a superação desse importante e atual problema que afeta a milhões de usuários dos serviços de saúde brasileiros.

Objetivos

No presente capítulo, o leitor revisará os aspectos institucionais e marcos legais da Rede de Atenção às Urgências e Emergências do SUS; aprenderá, sistematicamente, o fluxo de atendimento ao usuário, de modo geral, em PS hospitalar; compreenderá os mecanismos que levam ao desfecho final da superlotação e revisará as estratégias vigentes na literatura relacionadas à solução desse problema enfocado.

Desenvolvimento

Com o objetivo de otimizar o modelo de atenção à saúde no país, no sentido de adequá-lo ao atual quadro epidemiológico vigente, tem sido proposta a organização de redes integradas de serviços de saúde ou Redes de Atenção à Saúde (RAS). Mendes[6] define a RAS como arranjos organizativos de ações e serviços de saúde, de diferentes densidades tecnológicas, que, integrados por meio de sistemas técnico, logístico e de gestão, buscam garantir a integralidade do cuidado. Além disso, é preconizado pela Organização Mundial da Saúde (OMS)[7] que tais redes devem compor o serviço de saúde de modo articulado entre si, com hierarquização segundo níveis de complexidade, em determinada região geográfica, seguindo normas operacionais, sistemas de informação e recursos tecnológicos com uma finalidade particular entre si: garantir os princípios do SUS à população e otimizar os serviços ofertados.

Após a compreensão da importância das RAS, discutiremos os aspectos políticos e institucionais relacionados à Rede de Atenção as Urgências e Emergências do SUS, que se destaca diante das outras existentes, devido à relevância imediata das situações clínicas envolvidas no contexto da superlotação nos PS. Posteriormente, buscaremos esclarecer o fluxo/dinâmica de um PS, elencaremos as grandes dificuldades encontradas no contexto da superlotação nos PS e, por fim, discutiremos as estratégias vigentes para a resolução desse problema.

Aspectos institucionais e marcos legais da Rede de Atenção às Urgências e Emergências do SUS

A PNAU surge em 2003, sendo reformulada pelo MS em 2011, por meio da publicação da Portaria nº 1.600, que instituiu a Rede de Atenção as Urgências e Emergências no SUS, que tem como objetivo principal a superação do modelo de atenção vigente, hegemônico, fragmentado e desarticulado, voltado principalmente à oferta de serviços, segundo o Departamento de Atenção Especializada do MS[8]. Essa rede é coordenada por meio das centrais de regulação em urgência regionais, que integra os serviços, de acordo com pactuações previamente estabelecidas entre elas, tornando possível respostas mais eficazes às situações de gravidade clínica. Em relação ao PNAU, no Brasil, em sua legislação vigente, pode ser observada em três períodos cronológicos de acordo com importantes marcos legais, a serem discutidos na sequência: 1º) implantação de sistemas estaduais de referência hospitalar e Serviço de Atendimento Móvel de Urgência (SAMU); 2º) implantação das UPAs; 3º) atenção às urgências como rede prioritária[9].

O primeiro período, em resumo, corresponde à implementação de normas pelo MSB, com a participação do Conselho Federal de Medicina (CFM) e de profissionais atuantes na área da regulação e do SAMU, relacionadas ao atendimento pré-hospitalar. Não há dúvidas de que o SAMU seja um componente de extrema importância na implementação da PNAU e Emergências no SUS, tendo sido o primeiro componente a ser inserido. O SAMU é um instrumento que visa também garantir os princípios do SUS no que se refere ao acesso universal aos serviços de saúde e à integralidade da atenção.

Posteriormente, diante das dificuldades encontradas na atenção hospitalar às urgências, surge em 2014 a Resolução nº 2.110, do CFM, que define responsabilidades dos serviços pré-hospitalares móveis de urgência e emergência, institucionalizando aspectos importantes; no art. 5º, parágrafo único, consta que "não é atribuição do serviço móvel de urgência e emergência o transporte de pacientes de média e baixa complexidade na rede", e art. 7º define que a "responsabilidade da transferência de pacientes na rede privada é de competência das instituições ou operadoras dos planos de saúde", entre outras atribuições, que servem como estratégias fundamentais para o bom desempenho das atividades desse serviço em benefício ao sistema e à população, como a caracterização da "vaga zero", de responsabilidade exclusiva do médico regulador, com o objetivo de garantir o acesso imediato a usuários em situação de risco elevado de morte e grande sofrimento, em casos excepcionais.

No segundo período, por meio da Portaria GM/MS nº 2.922/2008, houve expansão da rede, pela proposta das UPAs, cujo objetivo é integrar a atenção às urgências no sentido de contribuir para a redução da superlotação dos PS hospitalares, como uma primeira via de acesso, ou porta de entrada, para as unidades de maior complexidade, quando necessário. A princípio, as UPAs são divididas em três portes, pelo Ministério do Planejamento do Brasil, conforme o Programa de Aceleração do Crescimento (PAC), a saber:

- **UPA Porte I:** tem cinco a oito leitos de observação. Capacidade de atender até 150 pacientes por dia. População na área de abrangência de 50 a 100 mil habitantes;
- **UPA Porte II:** tem 9 a 12 leitos de observação. Capacidade de atender até 300 pacientes por dia. População na área de abrangência de 100 a 200 mil habitantes;
- **UPA Porte III:** tem 13 a 20 leitos de observação. Capacidade de atender até 450 pacientes por dia. População na área de abrangência de 200 a 300 mil habitantes.

As UPAS funcionam 24 horas por dia, todos os dias da semana. A Portaria GM/MS nº 1.020/2009 propõe novas diretrizes para a UPA, surgindo as Salas de Estabilização (SEs), como parte do componente pré-hospitalar, e as competências das UPAS porte I, II, III, bem como os seus incentivos. Segundo dados do MS, são estruturas de complexidade intermediária entre as Unidades Básicas de Saúde (UBS) e as portas de urgência hospitalares e, em conjunto com elas, compõem uma rede organizada de atenção às urgências, onde 97% dos casos dos usuários do sistema que buscam atendimento podem ter as suas demandas solucionadas em regiões que possuem cobertura adequada com as UPAs. Além disso, esses serviços podem disponibilizar de: radiografia, eletrocardiograma, laboratórios para exames complementares e leitos para os pacientes que necessitam permanecer em observação. O objetivo é aumentar o acesso à assistência médica e reduzir filas nos PS e a permanência de usuários classificados como menor gravidade[10].

Ao final do período de implantação das UPAs, em 2010, foram organizadas as diretrizes das RAS, entre elas a Rede de Atenção às Urgências (RAU). Em 2011, foram colocados em pauta os dispositivos legais e as normas que constituem as políticas de saúde prioritárias, além da governança em nível regional da rede de atenção, que teve como resultado pactuações tripartites para novas formas de organização de redes temáticas regionais, com destinação de recursos financeiros pelo MS para que as redes fossem efetivamente implementadas. No mesmo ano, por meio da Portaria GM/MS nº 1.600/2011, a PNAU foi reformulada instituindo a Rede de Atenção às Urgências e Emergências no SUS e, portanto, revogando a Portaria GM/MS nº 1.863/2003[9].

Segundo a Portaria GM/MS nº 1.600/2011, as diretrizes da Rede de Atenção às Urgências e Emergências no SUS são: a ampliação do acesso e do acolhimento aos casos agudos em todos os pontos de atenção, que sejam concernentes à classificação de risco e intervenção adequada e necessária aos diferentes níveis de agravos; a regionalização do atendimento às urgências com articulação de redes de atenção e acesso regulado aos demais serviços; a atuação territorial, divisão e organização das regiões de saúde e das redes de atenção associadas às necessidades de saúde das populações; e a regulação interligada entre todos os componentes da RAU, de modo que seja possível garantir a equidade e a integralidade.

Segundo o Manual Instrutivo da Rede de Atenção às Urgências e Emergências no SUS[8], do MS, tal rede é composta pelos seguintes princípios e componentes: promoção, proteção e vigilância; atenção básica; SAMU e Centrais de Regulação; SE; Força Nacional de Saúde do SUS; UPA e conjuntos de serviços de urgência 24 horas; serviços hospitalares e domiciliares. No que tange à governança da rede, há necessidade de ajustes em algumas áreas, como a criação de instrumentos de monitoramento dos serviços prestados, avaliação da efetividade e proposição de mudanças, conforme demandas regionais apresentadas, e desenvolvimento de ferramentas e propostas no sentido de garantir as metas da política enfocada. Além disso, entre outras demandas, como a melhoria da comunicação em rede, a exemplo, o melhor acesso ao controle da organização e oferta dos leitos pela regulação de urgência do SAMU, que deve ser corresponsável na governança e, além disso, o fornecimento dos dados precisos em relação ao funcionamento da rede aos gestores, cotidianamente.

Considerando as diferentes condições clínicas, cirúrgicas, traumatológicas, entre outras situações de elevado risco de morbimortalidade, é de fundamental importância que essa rede atue de modo sinérgico e integralizado, sendo capaz de atender a qualquer situação que possa demandar atendimento a essas situações de risco iminente à vida. Isso envolve desde a realização de ações de promoção da saúde e prevenção de doenças, até o diagnóstico, tratamento, reabilitação e cuidados paliativos[8]. Além disso, deve compor em seus serviços a operacionalidade e transversalidade do acolhimento dos usuários, a qualificação profissional, as tecnologias da informação a seu favor e o gerenciamento da regulação das vagas disponíveis no sistema, no sentido de garantir a efetividade da rede (Figura 238.2).

Diante dos instrumentos normativos supracitados, estabeleceu-se também, em relação aos recursos financeiros da rede, a responsabilidade da Comissão Intergestores Tripartite (CIT).

Um grande desafio para a estruturação dessa rede é a modificação no perfil de saúde da população, em relação ao qual atualmente as doenças crônicas e suas complicações ocupam lugar de destaque, pois seus índices de prevalência resultam em alterações no padrão de utilização dos serviços de saúde e no aumento de gastos, haja vista a imprescindibilidade de incorporação tecnológica para o tratamento de tais enfermidades. As mudanças no padrão de morbimortalidade reforçam a necessidade de alterações dos arranjos organizacionais para as RAS, principalmente no sentido de fortalecer o papel da atenção primária na condução da rede, pois a Rede de Atenção as Urgências e Emergências no SUS está calcada em um modelo de atenção contrário à organização das redes de atenção. Além disso, a literatura aponta que o acesso às UBS é capaz de reduzir o uso inadequado das emergências, sendo a assistência médica disponibilizada nesses serviços essencial e importante na superação da sistematização débil, onde existem poucas verbas voltadas para a atenção primária devido a sua menor capacidade tecnológica em relação aos outros níveis de atenção[11].

A Rede de Urgências e Emergências segue um conjunto integrado de níveis de atenção (Figura 238.3), sendo eles: 1. Nível Primário: constituído pelas UBS e Equipes de Saúde da Família; 2. Nível Intermediário: SAMU 192 e UPA 24 horas; 3. Nível de Média e Alta Complexidade: hospitais.

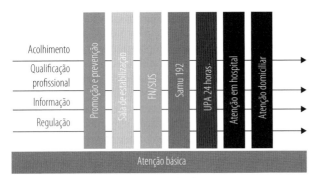

Figura 238.2. Componentes da Rede de Atenção às Urgências e Emergências no SUS e interfaces.

Fonte: Brasil, Ministério da Saúde[8].

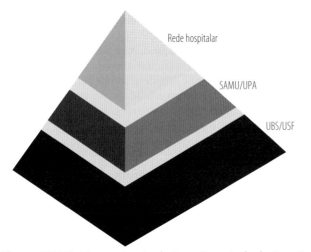

Figura 238.3. Hierarquização da Atenção na Rede de Atenção às Urgências e Emergências no SUS.

Esses três níveis são articulados baseando-se em um dos princípios do SUS: a integralidade, que visa atender às demandas populacionais de forma ágil e oportuna. Nesse sentido, as Centrais de Regulação têm papel importante no direcionamento dos pacientes atendidos pelo SUS, definindo para qual dos locais predeterminados os pacientes serão enviados. Todo esse processo visa, principalmente, diminuir a superlotação nos PS hospitalares, que está intimamente ligada ao avanço das construções das UPAs, onde a maioria dos casos podem ser resolvidos caso o serviço funcione adequadamente, conforme previsto institucionalmente dentro do sistema/rede.

A PNH, ou HumanizaSUS, surge nesse contexto em 2003, como um conjunto de estratégias para potencializar a qualidade da atenção, sendo fundamental no cenário, a exemplo da superlotação dos PS, onde há grande insatisfação dos usuários, sobrecarga de trabalho para a equipe de saúde e tendência a baixa resolutividade do serviço. Tal política visa fortalecer os princípios do SUS no sentido da integralidade, universalidade e equidade na atenção, além de fomentar a construção de atitudes humanizadoras e solidárias que envolvam a corresponsabilidade, qualificação dos vínculos entre a equipe de profissionais, que exercem atividades multidisciplinares, fortalecendo a relação profissional-usuário, com o acolhimento, entre outras ações, tendo como uma de suas prioridades a redução do tempo de espera e filas nas unidades de saúde, oferecendo atendimento acolhedor de qualidade e resolutivo, embasado na classificação de risco.

No entanto, existem muitas falhas na organização do atendimento em saúde em hospitais públicos que distanciam a proposta humanizadora do SUS da realidade quanto à saúde no país. Ainda assim, apesar das dificuldades encontradas no caminho da construção e implantação, especialmente da PNH – que tem a si própria o desafio de se constituir como uma política pública, assim como garantir a institucionalidade do SUS nas práticas em saúde –, em alguns hospitais do país, observa-se claramente que a política é uma grande aposta para o SUS.

Fluxo de atendimento ao paciente no pronto-socorro hospitalar

Neste tópico, apresentaremos de que modo, em geral, ocorre o fluxo de atendimento na grande maioria dos PS hospitalares, sejam eles públicos ou privados (Figura 238.4). Tal discussão se faz importante, para que possamos compreender a superlotação na emergência como desfecho final, resultante de inúmeras barreiras identificadas na gestão desse serviço, muitas delas, inclusive, potencialmente evitáveis e modificáveis. Consideraremos, a seguir, as unidades de PS hospitalares conhecidas como "portas abertas" que recebem, não exclusivamente, usuários oriundos do serviço de regulação da rede.

Observe a Figura 238.4. Note que o usuário que busca atendimento em uma unidade de PS hospitalar pode chegar até ela por diferentes maneiras, seja por intermédio do SAMU, por conta própria, referenciado da atenção básica (UPA, UBS), se necessário, ou da sua própria residência. Em um usuário portador de uma doença grave, aguda e com risco iminente de desfechos negativos tempo-dependente, a variável "T1" representa a enorme gama de possibilidades de atrasos de tempo até a chegada ao PS hospitalar e obtenção do primeiro atendimento médico, seja devido aos atrasos no trânsito, do local de origem até a unidade, à demora do reconhecimento dos sintomas e a busca de ajuda, entre outros atrasos que podem ocorrer no próprio fluxo da atenção básica ao referenciar o usuário ao PS hospitalar.

Além disso, em T2, podemos citar que, diante de uma situação de superlotação em um PS hospitalar, o tempo para a chegada do usuário até a recepção, em uma fila, pode ser um atraso, por vezes, fatal. Em T3, está o tempo relacionado ao atendimento e à confecção da ficha de admissão, até que, enfim, o usuário aguardará – por ordem de chegada – ao acolhimento com classificação de risco (T4); a partir de então, o usuário será classificado de acordo com o seu risco de agravo em saúde, por cores, o que discutiremos a seguir. Posteriormente, em T5, o usuário, supostamente, deve aguardar pelo primeiro atendimento médico, conforme com os tempos estabelecidos de acordo com a sua classificação de risco. Porém, na prática, observamos que, em situação de superlotação, a obtenção dessas metas de tempos fica extremamente comprometida, elevando ainda mais o risco de morbimortalidade.

No passado, os usuários desse serviço possuíam como critério de atendimento a ordem de chegada, o que implicava, fatalmente, maior morbimortalidade no serviço por ausência da assistência médica em tempo hábil. A Organização Pan-Americana de Saúde (OPAS) recomenda que, diante de uma situação em que a demanda por atendimento médico seja superior à capacidade do serviço de saúde, deve-se realizar uma triagem. Desse modo, após a admissão, o usuário é classificado de acordo com a gravidade de suas queixas para, a partir disso, ter acesso aos cuidados necessários. Nesse cenário, surge o Acolhimento com Classificação de Risco, segundo a Política HumanizaSUS, com o objetivo de reorganizar o fluxo, garantir o atendimento instantâneo ao paciente grave, comunicar ao usuário que não apresenta risco iminente de vida e a sua família quanto tempo aproximadamente irão aguardar, proporcionar melhores condições de trabalho a equipe, bem como qualidade e resolutividade do atendimento[8,12].

Em nosso país, o Sistema Manchester de Classificação de Risco é o mais utilizado e preconizado na maioria das unidades da Rede de Atenção às Urgências e Emergências, com o objetivo de determinar a ordem de atendimento ao usuário, em conformidade com a gravidade da sua condição clínica, garantindo que o primeiro atendimento médico ocorra em tempo ideal, segundo a estratificação de cores, que sugerem níveis de gravidade clínica particulares e metas de tempo a serem atingidas. Além disso, após a triagem e o atendimento médico, os usuários são direcionados a áreas/eixos, ou salas, que são partes da estrutura desses serviços, como: a sala vermelha (onde são assistidos os pacientes em condições de emergências e realizados procedimentos especiais invasivos), a sala amarela (onde repousam os doentes que, apesar de estáveis, necessitam de assistência), a sala verde (que geralmente possui alas onde os pacientes são distribuídos por sexo e idade) e o eixo azul, que é dividido em planos – 1 (composto pela recepção e salas para a realização do acolhimento e clas-

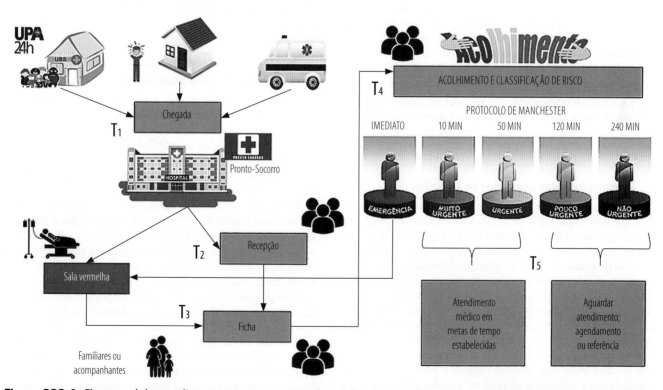

Figura 238.4. Fluxo geral do atendimento no pronto-socorro hospitalar; Legenda: T1 – Tempo de chegada ao pronto-socorro; T2 – Tempo de espera para o atendimento na recepção conforme ordem de chegada; T3 – Tempo de atendimento e confecção da ficha de admissão; T4 – Tempo de espera ao atendimento com a equipe de acolhimento e classificação de risco; T5 – Tempo para o atendimento médico; UPA – Unidade de Pronto Atendimento.

sificação de risco), 2 (consultórios médicos) e 3 (ambientes para procedimentos médicos e enfermagem)[12].

Desse modo, a maioria dos esforços realizados na assistência nesse nível de atenção à saúde, conforme o HumanizaSUS, busca ser voltada para o indivíduo que está doente, e não apenas centrada em sua patologia. Contudo, mesmo havendo grande interesse dos profissionais para colocarem em prática o que é defendido nessa política, as adversidades encontradas no desempenho de suas atividades profissionais na rotina do serviço, na maioria das vezes, os impossibilitam. Tal condição ainda é agravada pelo déficit estrutural e de leitos, frequentemente encontrado em grande parte da rede hospitalar, gerando dificuldades para lidar com a superlotação e levando ao aumento do tempo de espera e à insatisfação dos usuários classificados em critérios de menor risco de agravo à saúde[13]. A tempo, o artigo 196 da Constituição Federal de 1988 assegura que a saúde é direito de todos e dever do Estado e, nesse sentido, deve ser garantido que todos os indivíduos que buscam atendimento nesses serviços sejam atendidos e encaminhados em conformidade com suas demandas particulares apresentadas.

Heterogeneidade e variabilidade dos serviços disponíveis no sistema de saúde brasileiro em relação ao pronto-socorro

Atualmente, observamos frequentemente significativa heterogeneidade em relação aos serviços prestados, públicos e privados, nos PS em nosso país, de forma que algumas questões relacionadas a eles podem ser extremamente relativas, como: tempo de espera, qualidade e efetividade do atendimento prestado, aspectos infraestruturais, insumos e recursos humanos, entre outros. Além disso, podem ser observadas particularidades, entre os serviços públicos de saúde entre si, ou privados, na mesma perspectiva. Tal fato representa o quanto ainda precisamos avançar em termos de organização dos nossos serviços, gestão, comunicação em rede e efetividade.

Existem inúmeros obstáculos que afetam o funcionamento da Rede de Atenção às Urgências e Emergências no país. Conforme a literatura aponta, podem ser destacados os seguintes pontos:

Precariedade das condições de trabalho

Existe grande preocupação em relação à saúde das equipes que atuam na linha de frente dos serviços de urgência e emergência, desde o esgotamento físico, devido a longas horas de trabalho, em ambiente de superlotação, até doenças psicológicas, além da própria insalubridade, frequentemente presente no desenvolvimento de suas atividades, com alto risco de contaminação por diversos agentes infecciosos. Existem também pressões sociais e sentimento de culpa e fracasso em relação, principalmente, à baixa resolutividade no atendimento ofertado à população. Não obstante isso, existem dificuldades infraestruturais importantes, por exemplo, em cidades mais distantes das capitais é possível encontrar unidades que estejam sem água ou mesmo sem local para alimentação ou que ofereçam segurança à equipe de saúde[14].

Além disso, frequentemente, a análise da qualidade do serviço prestado pela equipe de saúde é feita considerando somente o tempo de resposta, desconsiderando o componente qualitativo. Tal fato pode levar à diminuição da qualidade do atendimento em detrimento da rapidez do serviço ofertado[14].

Recursos e subfinanciamento do sistema

As verbas para financiamento dos serviços de urgência e emergência são garantidas pelas Portarias nºs 1.864/2003 e 2.970/2008. Segundo Dellagiustina e Nitschke[15], esses valores são menores do que os necessários para a manutenção do serviço; além disso, somente 50% desse valor são repassados pelo MS, enquanto a outra metade do investimento previsto deveria ser repassada pelas instâncias estadual e municipal, entretanto essas verbas subdimensionadas de custeios estão também subdimensionadas quando é repassado o percentual de investimento pelo MS, que representa apenas uma parte do investimento a ser realizado.

Teles et al.[16] afirmam que inúmeros estudos na literatura, em macrorregiões de saúde específicas, relatam sobre o funcionamento da Rede de Urgência e Emergência e trazem o subfinanciamento do sistema como um grande obstáculo, levando a carência de recursos, dificuldade de pagamento da equipe de profissionais, associado ao baixo investimento do nível federal e ausência de reajustes periódicos. Além disso, revelam que existe uma distribuição desigual entre municípios, regiões e macrorregiões de saúde evidenciando um planejamento precário relacionado à distribuição dos recursos. Além disso, tal fato é agravado pela coexistência de problemas como a ineficiência da gestão pública. Exemplos disso, são obras que perduram por meses a mais que o planejado; remédios comprados e não distribuídos antes do vencimento; inutilização de equipamentos comprados e má alocação dos recursos[17].

Demanda espontânea de pacientes de baixa complexidade ao PS hospitalar

Segundo Azevedo et al.[18], a alta procura pelos serviços de urgência e emergência também é um problema cultural, pois, nessas unidades, acredita-se que, devido ao seu potencial tecnológico, todas as demandas ali apresentadas serão, possivelmente, resolvidas de forma mais eficiente, por dispor de infraestrutura e equipes capacitadas para lidar com patologias de maior complexidade, em detrimento da estrutura incipiente das UBS. Em resumo, um ideal "hospitalocêntrico" inerente à sociedade[10], centrado na patologia e na cura, sem foco na prevenção, no qual, de acordo com Ramos[19], as pessoas visualizam as unidades de urgência e emergência não como locais destinados a indivíduos em condições potencialmente fatais, mas como uma porta de entrada melhor que a atenção primária. Um estudo realizado por Abreu[13] concluiu que 40% dos pacientes de determinada unidade de emergência nunca pensaram em procurar uma UBS e, desses, 20% sempre vão à emergência quando há necessidade, independentemente de o seu quadro ser ou não grave. Classicamente, a maioria dos usuários do serviço não reconhece a rede SUS como um sistema hierarquizado, contribuindo para a superlotação nos PS hospitalares. Segundo Oliveira et al.[27], grande parte dos atendimentos realizados nesses serviços não é tão grave e poderia ser solucionada na atenção primária.

De acordo com Burns et al.[20], outras razões identificadas para essa ideologia são: o fato de a delonga para conseguir o agendamento de uma consulta na atenção básica ser superior ao tempo de espera nos PS ou, até mesmo, o julgamento de que a sua doença ou condição clínica é grave, devendo ter acesso a cuidados médicos de modo mais rápido e em unidade de maior complexidade, além do fato de residir próximo a um serviço de saúde secundário ou terciário. Portanto, indivíduos realmente urgentes, apresentando clínica compatível de gravidade e risco imediato a vida, somados aos indivíduos que deviam ser assistidos na atenção básica ou especializada e as "urgências sociais", aglomeram-se nas unidades de PS resultando em superlotação[11] e implicando maior risco de morbimortalidade aos que de fato demandam atendimento imediato.

Outros fatores que contribuem para a superlotação no pronto-socorro

Já sabemos que as mudanças observadas na dinâmica populacional com inversão da pirâmide etária (elevação da expectativa de vida em detrimento da redução da taxa de natalidade), tendo como principal efeito a maior incidência de agudizações de doenças crônicas potencialmente evitáveis, contribuem para a superlotação nos serviços de urgência e emergência[11]. Além disso, a elevação nos índices de violência em nosso país por armas brancas e de fogo, além de grandes índices de acidentes automobilísticos, levam ao aumento do perfil de usuários com alto grau de morbimortalidade e incapacitantes, sendo extremamente custoso ao sistema de saúde, seja pela realização de serviços de elevada complexidade, reabilitação a curto ou longo prazo e a garantia do seguro social pelo aumento das aposentadorias precoces. Associado a isso, segundo Santos e Espírito Santo[10], os frequentes desvios e o mau gerenciamento das verbas governamentais, a quantidade não adequada de profissionais de saúde para atuar nesses serviços, somados à falta de qualificação deles, também contribuem para a baixa resolutividade dessa rede. Entre outros fatores, um estudo realizado por Di Somma et al.[21] conclui que o número insatisfatório de leitos, enfermeiros e médicos está como as principais causas na superlotação dos PS, corroborando a piora do prognóstico do doente e aumentando o período permanência hospitalar.

Além disso, o tempo de permanência hospitalar pode ser avaliado como indicador de efetividade da gestão do serviço, mas não somente, podendo também ser avaliado economicamente, visto que quanto maior o tempo de permanência hospitalar, maiores serão os custos para a instituição. Ao longo dos anos, têm sido observados inúmeros fatores intrínsecos à instituição hospitalar que contribuem para o aumento do tempo da permanência dos pacientes, por exemplo, segundo Negri e Campos[22]: corpo clínico insuficiente para prestar atendimento à demanda da unidade; complicações clínicas à saúde do paciente capazes de prologar o seu tempo de internação devido a procedimentos realizados por profissionais pouco experientes e em aprendizado (por exemplo: médico residente ou interno); falta de agilidade dos serviços de exames complementares e apoio diagnóstico; e, por fim, infecções hospitalares, que, frequentemente, aumentam sua incidência quanto maior for o tempo de internação.

Um estudo retrospectivo realizado por Legramante et al.[23], analisando todas as admissões no departamento de emergência do Hospital Universitário de Roma Tor Vergata, identificou que a população idosa (idade igual ou superior a 65 anos) representou 1/4 da população total de admissões no presente serviço, com maior risco de uso frequente e chance de hospitalizações, e maior complexidade diagnóstica, demonstrada pela maior incidência de códigos de prioridade amarelos e vermelhos em comparação com outras populações. Tais dados refletem que os idosos, por sofrerem de diversas doenças crônicas, possuem maiores chances de sofrer agudizações e descompensações clínicas, necessitando de atendimento de maior complexidade, contribuindo para a superlotação. Além disso, sugere ações de promoção da saúde e prevenção de doenças, assim como a importância do seguimento dessa população em unidades de menor nível de complexidade, continuamente, com o objetivo de prevenir as descompensações das doenças crônicas, como uma estratégia para reduzir as demandas desses usuários aos PS hospitalares.

Segundo o CIM[3], nos Estados Unidos, um dos fatores que contribuem para a superlotação nos PS é a baixa capacidade estrutural e de recursos do sistema de saúde em acompanhar o crescimento linear, da demanda populacional e sua complexidade, em relação a esses serviços. Relata-se também que, associado a esse fato, o país sofreu perda líquida de 703 hospitais, 198 mil camas hospitalares e 425 PS hospitalares, como reflexo dos grandes cortes financeiros e déficits em relação aos reembolsos sobre os cuidados prestados por seguros de saúde, o que contribuiu para que 60% dos hospitais americanos estivessem operando em ou sobre a sua capacidade. Além disso, foi observado que a prática de "segurar" um paciente que precisa ser admitido na unidade hospitalar, em 48 horas ou mais, até que um leito de internamento esteja disponível, afeta negativamente a experiência do usuário em relação ao serviço e gera uma condição de estresse para a equipe de saúde no local de trabalho, aumentando a chance de erros e afetando a qualidade do serviço. Outro problema mencionado pelo CIM é em relação aos desvios das ambulâncias no contexto de superlotação no PS hospitalar de referência, precisando-se lançar mão de rotas alternativas, o que levou a 501 mil desvios de ambulâncias em 2003 ou, em média, um desvio a cada minuto.

Segundo Weiss et al.[24], a superlotação no PS hospitalar dispõe dos seguintes indicadores: (1) ocupação de 100% dos leitos da unidade; (2) devido à falta de leitos, os usuários do serviço se encontraram nos corredores; (3) desvios de ambulância pela ausência de capacidade para recebê-los; (4) lotação na sala de recepção; (5) exaustão das equipes de trabalho; (6) o atendimento médico demandará mais de 1 hora de espera. Entretanto, a literatura aponta o aumento do tempo da permanência hospitalar como o principal indicador[2]. No Brasil, o número de estudos que avaliam o desempenho dos serviços de urgência e emergência ainda é precário.

Estratégias para redução da superlotação no pronto-socorro

Nos Estados Unidos da América, foi criado em, 1988, o *Emergency Severity Index* (ESI), tendo em vista a situação da superlotação nas urgências e emergências, sendo, basicamente, uma triagem de classificação de risco com o objetivo de organizar a prioridade de atendimento na emergência de acordo com a gravidade dos pacientes em cinco categorias, determinando o tempo máximo aguardando assistência médica em cada uma delas. O diferencial dessa estratégia em relação a outras triagens é que ela leva em consideração o que será gasto com cada doente até que se determine se ele será internado ou receberá alta[25]. Pensar em custos é, também, filtrar a quantidade de exames ou procedimentos desnecessários a serem realizados, gerando economia em relação a gastos onerados do sistema. Essa economia, se bem planejada, pode impactar positivamente no serviço, considerando um bom gerenciamento e administração dos recursos financeiros, com benefícios para a própria instituição ou sistema de modo geral.

Faz-se necessário fortalecer, especificadamente, no âmbito da atenção hospitalar, na urgência e emergência, nos PS, nos pronto atendimentos e também na assistência pré-hospitalar, que se deve: (1) acolher a demanda por meio de critérios de avaliação de risco garantindo o acesso referenciado aos demais níveis de assistência; (2) ter comprometimento com a referência e a contrarreferência, aumentando a resolução da urgência e emergência, provendo o acesso à estrutura hospitalar e a transferência segura, conforme a necessidade dos usuários; (3) ter definição e seguimento de protocolos clínicos, com o objetivo de reduzir a quantidade de intervenções desnecessárias e respeitando as diferenças e necessidades do sujeito[26].

Ao acolher a demanda por critérios de classificação de risco, busca-se otimizar o tempo de atendimento para cada paciente, de acordo com a sua situação de risco e agravos, assim como direcionar demandas de mens complexidades para o nível ambulatorial em marcações no próprio hospital, por exemplo, ou encaminhamentos para outras unidades e centros de saúde, numa tentativa de amenizar o fluxo de usuários que chegam aos hospitais em busca de atendimento, diminuindo superlotações desnecessárias e proporcionando a garantia da assistência em tempo hábil para casos em que há, de fato, risco iminente de agravo à saúde. Em outro sentido, uma boa comunicação da rede de atenção surge como ponto crucial para garantir o acesso universal e com qualidade, fazendo uso da referência e contrarreferência e garantindo também a maior resolutividade e agilidade nas demandas dos usuários. Além disso, a utilização de protocolos de condutas tem sido uma estratégia importante para o direcionamento dos profissionais da unidade em casos clínicos específicos, determinando maior padronização, redução de erros na assistência e agilidade nos serviços.

Oliveira et al.[27] verificaram que muitas demandas atendidas na emergência de um hospital de referência poderiam ser resolvidas na atenção básica, por isso os autores sugerem que é preciso instruir os doentes quanto ao uso apropriado dos serviços de saúde presentes na sua cidade. Há autores que acreditam que a melhor solução é a transferência dos usuários não urgentes para a atenção básica, uma vez que o atendimento nessas unidades gera menos sobrecarga ao sistema. Outros defendem a criação de panfletos orientando quanto ao uso adequado dos serviços de emergência[13]. Segundo Heisler[25], a organização do fluxo de pacientes não deve se limitar apenas à classificação de risco na porta de entrada do serviço, chamando a atenção para a possibilidade de reclassificar os usuários a cada 12 horas, utilizando uma adaptação do Sistema Kanban (originalmente usado na produção industrial). Tal estratégia tem por objetivo a identificação do paciente e o reconhecimento da equipe responsável, checando o seu tempo de permanência hospitalar, como um sistema de auditoria para avaliação continuada.

No Reino Unido, A "regra das 4h", implantada em 2004 nos serviços de urgência, preconiza que os pacientes que se apresentem a essas unidades sejam admitidos ou tenham alta hospitalar em até 4 horas após a chegada ao serviço, o que tem reduzido o período de permanência hospitalar nessas unidades. Segundo Di Somma et al.[21], devido ao êxito obtido pela implantação da regra britânica, a Austrália Ocidental resolveu instalar a "regra das 4h" em 2008, entretanto, apesar da redução na taxa de mortalidade e do tempo de espera para o primeiro atendimento, elevou-se a quantidade de pacientes internados, resultando em maior estresse à equipe assistente da enfermagem devido a maior sobrecarga de trabalho.

Um estudo retrospectivo observacional realizado por Vermeulen et al.[28] analisou de forma comparativa os resultados da implantação de um programa de pagamento por desempenho, em determinadas unidades de emergência em Ontário, localizada no centro-leste do Canadá, com o objetivo de reduzir o tempo de permanência hospitalar e avaliar a qualidade dos cuidados prestados. Neste estudo, ficou evidenciado que o programa foi capaz de produzir benefícios globais modestos na redução do tempo de permanência nas unidades, sem afetar negativamente a qualidade do atendimento, a mortalidade em 30 dias e taxas de readmissões.

Gulacti e Lok[29] realizaram um estudo prospectivo randomizado em Adıyaman, uma cidade e distrito situada no sudeste da Turquia, avaliando o tempo de permanência em Departamentos de Emergências e o efeito do uso de aplicativos de mensagens seguras (WhatsApp) em consultas médicas e tempo do atendimento. Os autores basearam-se no fato de que, frequentemente, durante uma consulta nessas unidades, os médicos de plantão têm por hábito a obtenção de opinião de outras especialidades para a definição diagnóstica, condutas e planejamento terapêutico. Nessa perspectiva, ficou evidenciada uma redução total dos tempos de permanência e, também, de consulta, além de redução de quase metade dos casos que aguardavam por interconsultas, sendo mais uma possibilidade estratégica para a redução da superlotação nos DE.

No desenvolvimento de estratégias para redução da superlotação no PS hospitalar, faz-se necessário o desenvolvimento de ferramentas locais capazes de "aferir" esse problema nas unidades de emergência. A exemplo disso, Weiss et al.[24] realizaram o estudo NEDOCS, que teve por objetivo o desenvolvimento de uma ferramenta de triagem simples, de uso fácil e ágil na determinação do grau de superlotação em um PS hospitalar de instituições acadêmicas em diferentes momentos. Durante a primeira fase do estudo, os pesquisadores realizaram um formulário de informações contendo opiniões e fatos sobre essas unidades, a partir de observações extensas em campo. No referido estudo, a variável de desfecho foram as opiniões sobre o nível de superlotação, que foi avaliada quantitativamente pelo preenchimento do formulário empregado, com um conjunto de questões de opinião, com respostas em escalas de graduação, que variavam de não ocupado à superlotado, por enfermeiros e médicos de plantão, ou seja, o resultado desse trabalho seria capaz de refletir a "sensação" de superlotação da equipe de trabalho. Os autores acreditam que avaliar a opinião da equipe pode ser capaz, de forma administrativa, de validar possibilidades de intervenções.

Em 2003, diante da crise de saúde pública experimentada pelo país, o MS lançou o programa QualiSUS, fornecendo cobertura a 27 regiões metropolitanas das capitais brasileiras e cerca de 80 hospitais com serviços de emergência[30], com o objetivo de potencializar a qualidade da atenção à saúde no SUS, mediante a avaliação dos serviços, por meio da opinião dos usuários, fomentando o desenvolvimento de estratégias para a superação das dificuldades locais vivenciadas por diferentes instituições, propondo também o compartilhamento dessas experiências em relatos e estudos científicos. Estudos desenvolvidos, em relação aos resultados desse programa, apresentam que a mais frequente situação no atendimento nessas unidades é em condição de superlotação[2,11,30,31], especialmente em grandes centros urbanos; em algumas dessas unidades, a demanda de pacientes pode atingir mais de mil usuários por dia[2]. Conforme já discutimos no presente capítulo, trata-se de um problema também mundial e, não exclusivo dos serviços públicos em saúde. A importância do programa QualiSUS no Brasil é, principalmente, fornecer dados reais em termos de qualidade dos nossos serviços para a construção de estratégias capazes de melhorar ou reverter esse grave problema.

Em relação às recomendações americanas para estratégias de redução da superlotação nos PS hospitalares, o CIM tem indicado que: as unidades sejam capazes de avaliar as suas atividades e desenvolver estratégias para melhorar a qualidade e a eficiência do cuidado em emergência e o uso de diretrizes em condutas clínicas e administrativas (viabilizando protocolos para o fluxo do usuário), associado ao monitoramento da aplicação dessas normas; sejam evitadas as práticas de internamento dos pacientes e desvio de ambulâncias (salvo em casos especiais); se fomente o surgimento de unidades de emergência, por meio das seguradoras de saúde, com o intuito de "desafogar" os PS hospitalares sob monitoração do serviço prestado; se faça investimento em educação da equipe profissional em clínica, gestão de serviços, cuidados, saúde pública e treinamento para desastres, além do investimento em tecnologias de informação para potencializar o fluxo dos pacientes nos serviços e qualidade do atendimento[3].

Além disso, a Universidade Australiana de Medicina de Emergência (UAME)[32] recomenda que o objetivo do cuidado de saúde não deve ser apenas o de tratar doenças, mas também de criar um ambiente de cura e seguro para os pacientes, no sentido de estar livre de elementos psicossociais negativos, gerados por uma infraestrutura precária e condutas inadequadas. É recomendado, também, que as necessidades locais da equipe de plantão em trabalho sejam garantidas por programas de Segurança no Trabalho, com o objetivo de proporcionar um ambiente de trabalho o mais seguro possível, bem como garantir o bem-estar biopsicossocial desses profissionais que estão na linha de frente da atenção às urgências, visto que ocupam, muitas vezes, maior tempo de permanência hospitalar que os próprios pacientes e seus familiares, além de serem atores fundamentais na manutenção da qualidade da atenção nesse contexto.

Conclusão

Como vimos neste capítulo, os resultados da superlotação nos serviços de urgência e emergência são: o aumento do tempo de espera para o primeiro atendimento médico, que pode levar ao surgimento de complicações clínicas graves, potencialmente evitáveis, com aumento da morbimortalidade, além disso, gerando um aumento do tempo da permanência hospitalar; associado a isso, a diminuição da qualidade do atendimento, seja por condições físicas, psicológicas ou técnicas dependentes do profissional assistente, ou precariedade infraestrutural da unidade. Tais situações, de acordo com Salway et al.[33], aumentam significativamente a chance de erros médicos. Segundo Chan et al.[34], pode-se identificar também, nessas situações, aumento de custos desnecessários. Outro fato importante a ser destacado é em relação à humanização da assistência, que, sob essas condições de aglomeração, têm sido negligenciada[13], colocando em risco os direitos humanos dos usuários do serviço e, também, da equipe de saúde[25].

A maioria dos problemas em relação à saúde pública em nosso país se justificam, em grande parte, pela baixa resolutividade dos governantes em relação às respostas para as demandas, em geral, da população, não apenas em oferta de serviços em saúde, mas também pela alta prevalência de condições de vida inadequadas, que é a realidade de muitos brasileiros. Segundo o MS[35], há muito se fala sobre a necessidade de se implantarem políticas específicas para o setor hospitalar do país que induzam a uma reestruturação capaz de responder às efetivas necessidades de saúde da população de forma integrada à rede de serviços de saúde local e regional, visto que os hospitais públicos não têm atribuído o seu papel característico pensado pela OMS em 2000. O seu papel de ser um lugar para manejo de eventos agudos, de apresentar diversidades tecnológicas compatíveis com as suas funções, operar com eficiência e qualidade, assim como possuir estrutura arquitetônica compatível com as suas funções.

Apesar dos inúmeros esforços do MS em ofertar alternativas para a humanização da assistência do SUS, na maioria das vezes essas estratégias não são colocadas em prática. Os usuários do SUS são obrigados a lidar com filas gigantes para a marcação de consultas e a realização de exames, aguardando exaustivamente por atendimento na atenção básica, traduzindo a indisponibilidade de serviços suficientes nos três níveis de atenção. Outros agravantes são: números de leitos insuficientes, sobrecarga de atendimento em unidade de referência que deve englobar, pela regionalidade, a assistência a grande quantidade de municípios circunvizinhos, desorganização do fluxo de usuários nos diferentes níveis de atenção etc. Segundo Bittencourt[31], é árduo o caminho para superar o modelo atual de atenção nos serviços de emergência, e as estratégias, por fim, deverão ser de caráter sistêmico, com foco no usuário, redefinindo e integrando as equipes na assistência, associando a ferramentas de reorganização dos fluxos, bem como repactuando e fortalecendo todo o processo de trabalho.

De fato, ainda temos muito a avançar em relação ao nosso sistema de saúde para ofertar qualidade nos serviços prestados à nossa população e reduzir a superlotação nas unidades de urgência e emergência hospitalares. E, para isso, acreditamos no investimento em recursos financeiros não apenas em infraestrutura, mas também na qualificação técnica dos profissionais na assistência, no fomento de políticas e ações de promoção da saúde e prevenção de doenças, educação em saúde da população, fortalecimento da atenção básica, além do incentivo a criação de estratégias eficazes para o bom funcionamento da rede de serviços.

Referências bibliográficas

1. Chiu IM, Lin YR, Syue YJ, Kung CT, Wu KH, Li CJ. The influence of crowding on clinical practice in the emergency department. Am J Emerg Med. 2018;36(1):56-60.
2. Bittencourt RJ, Hortale VA. Intervenções para solucionar a superlotação nos serviços de emergência hospitalar: uma revisão sistemática. Cad Saude Publica. 2009;25(7):1439-54.
3. Institute of Medicine. Hospital-Based Emergency Care: at the breaking point. Washington, DC: National Academies Press; 2007.
4. Kellermann AL. Crisis in the Emergency Department. N Engl J Med. 2006;355(13):1300-3.
5. Silva SF. Organização de redes regionalizadas e integradas de atenção à saúde: desafios do Sistema Único de Saúde (Brasil). Ciênc Saúde Coletiva. 2011;16(6):2753-62.
6. Mendes EV. As redes de atenção à saúde. Ciênc Saúde Coletiva. 2010;15(5).
7. Petry D. Análise de implantação do Kanban em hospitais do Programa SOS Emergências [dissertação]. Universidade Federal da Bahia; 2016.
8. Brasil. Ministério da Saúde. Manual Instrutivo da Rede de Atenção às Urgências e Emergências no Sistema Único de Saúde (SUS). 1ª ed. Brasília: Ministério da Saúde; 2013.
9. Brasil. Ministério da Saúde. Rede de Atenção às Urgências e Emergências: avaliação da implantação e do desempenho das Unidades de Pronto Atendimento (UPAS). 1ª ed. Brasília: CONASS; 2015.
10. Santos CAS, Espírito Santo E. Análise das causas e consequências da superlotação dos serviços de emergências hospitalares: uma revisão bibliográfica. Rev Saúde Desenvolv. 2014;5(3):31-44.
11. Diniz JS, Ferreira KS. Superlotação nos Serviços Hospitalares de Urgência. Repositório Institucional Tiradentes; 2015.
12. Brasil. Ministério da Saúde. Acolhimento e classificação de risco nos serviços de urgência. 1a ed. Brasília: Ministério da Saúde; 2009.
13. Abreu KP. Utilização do Serviço de Emergência do Hospital de Clínicas de Porto Alegre por usuários com demandas não urgentes [dissertação]. Universidade Federal do Rio Grande do Sul; 2013.
14. Marques AMA. Condições e organização do trabalho das equipes do SAMU/RMF: riscos e agravos daqueles que trabalham contra o tempo [dissertação]. Universidade Estadual do Ceará; 2013.
15. Dellagiustina CL, Nitschke CAS. Reflexões sobre a Política Nacional de Atenção Integral às Urgências e Emergências. Conselho Nacional de Secretários Municipais de Saúde – CONASEMS; 2011.
16. Teles AS, Coelho TCB, Ferreira MPS, Scatena JHG. Mobile Emergency Care Service (SAMU): underfunding and regional inequality. Cad Saúde Coletiva. 2017;25(44):51-7.
17. Dias LNS, Matias-Pereira J, Farias MRS, Pamplona VMS. Factors Associated with the Waste of Health Resources Allocated by the Federal Government to the Municipalities Audited by the Office of the Comptroller General. Account Financ Rev. 2013;24(63):206-18.
18. Azevedo ALCJ, Pereira AP, Lemos C, Coelho MF, Chaves LDP. Organização de serviços de emergência hospitalar: uma revisão integrativa de pesquisas. Rev Eletr Enf. 2010;12(4):736-45.
19. Ramos CMO. O cotidiano do acolhimento com classificação de risco no serviço de emergência: contribuições para a gerência de enfermagem [dissertação]. Universidade Federal do Rio de Janeiro; 2011.
20. Burns TR. Contributing factors of frequent use of the emergency department: A synthesis. Int Emerg Nurs. 2017;35:51-5.
21. Di Somma S, Paladino L, Vaughan L, Lalle I, Magrini L, Magnanti M. Overcrowding in emergency department: an international issue. Intern Emerg Med. 2015;10(2):171-5.
22. Negri SC, Campos MD. O uso da ferramenta Kanban para o controle da permanência dos usuários SUS. Convibra; 2011.
23. Legramante JM, Morciano L, Lucaroni F, Gilardi F, Caredda E, Pesaresi A, et al. Frequent use of emergency departments by the elderly population when continuing care is not well established. PLoS One. 2016;11(12):e0165939.
24. Weiss SJ, Derlet R, Arndahl J, Ernst AA, Richards J, Fernández-Frackelton M, et al. Estimating the degree of emergency department overcrowding in academic Estimating the degree of emergency department overcrowding in academic medical centers: results of the National ED Overcrowding Study (NEDOCS). Acad Emerg Med. 2004;11(1):38-50.
25. Heisler PA. Aplicação da metodologia Kanban como ferramenta adaptada para gestão de leitos na emergência. Fundação Oswaldo Cruz; 2012.
26. Brasil. Ministério da Saúde. HumanizaSUS: Política Nacional de Humanização: a humanização como eixo norteador das práticas de atenção e gestão em todas as instâncias do SUS. 1ª ed. Brasília: Ministério da Saúde; 2004.
27. Oliveira GN, Silva MFN, Araujo IEM, Carvalho-Filho MA. Profile of the population cared for in a referral emergency unit. Rev Lat Am Enfermagem. 2011;19(3):548-56.
28. Vermeulen MJ, Stukel TA, Boozary AS, Guttmann A, Schull MJ. The effect of pay for performance in the emergency department on patient waiting times and quality of care in Ontario, Canada: a difference-in-differences analysis. Ann Emerg Med. 2016;67(4):496-505.e7.
29. Gulacti U, Lok U. Comparison of secure messaging application (WhatsApp) and standard telephone usage for consultations on Length of Stay in the ED. Appl Clin Inform. 2017;8(3):742-53.
30. Bittencourt RJ, Hortale VA. Quality in the public health services emergency and some considerations about recent events at Rio de Janeiro city. Ciênc Saúde Coletiva. 2007;12(4):929-34.
31. Bittencourt RJ. A superlotação dos serviços de emergência hospitalar como evidência de baixa efetividade organizacional. Fundação Oswaldo Cruz; 2010.
32. Australasian College for Emergency Medicine (ACEM). Emergency Department Design Guidelines. 3rd ed. Austrália; 2014.
33. Salway R, Valenzuela R, Shoenberger J, Mallon W, Viccellio A. Emergency department (ED) overcrowding: evidence-based answers to frequently asked questions. Rev Med Clin Las Condes. 2017;28(2):213-9.
34. Chan SS, Cheung N, Graham C, Rainer T. Strategies and solutions to alleviate access block and overcrowding in emergency departments. Hong Kong Med J. 2015;21(4):345-52.
35. Brasil. Ministério da Saúde. Secretaria de Atenção à Saúde. Política Nacional de Normalização. Cadernos HumanizaSUS – Atenção Hospitalar. 1ª ed. Brasília: Ministério da Saúde; 2013.

SEÇÃO XXIX

ALERGOLOGIA

Coordenador
André Rodrigues Durães

ANAFILAXIA NA SALA DE EMERGÊNCIA

Adelmir Souza-Machado

Introdução

A anafilaxia é uma síndrome de hipersensibilidade grave, aguda, potencialmente fatal, associada com distintos mecanismos imunológicos (dependentes de IgE) e não imunológicos[1,2]. Geralmente, a anafilaxia inicia-se em minutos após a exposição a um alérgeno ou a um agente desencadeante, e em alguns casos uma reação bifásica pode ocorrer em até 96 horas[1]. A síndrome de anafilaxia afeta vários órgãos e sistemas, tais como a pele e os sistemas respiratório e cardiovascular. O diagnóstico de anafilaxia é predominantemente clínico e comumente subestimado ou não identificado[3,4].

Frequentemente as reações anafiláticas são diagnosticadas e conduzidas em salas ou serviços de emergências. Um dos principais desafios do médico na emergência é diferenciar a anafilaxia de outras reações alérgicas e/ou doenças não relacionadas, especialmente devido ao amplo espectro de manifestações clínicas e à ausência de biomarcadores confiáveis para a confirmação diagnóstica. Neste capítulo, serão abordados os principais aspectos epidemiológicos, clínicos e terapêuticos das reações anafiláticas observados em salas de emergências.

Epidemiologia

Tem sido documentado que 0,05% a 2,0% dos indivíduos desenvolveram anafilaxia em algum momento de suas vidas[5]. Porém, essa frequência pode estar subestimada devido ao subdiagnóstico, às dificuldades de relato, às diferenças na codificação da doença e às amostras estudadas[6]. Observou-se que a frequência de visitas às salas de emergências em decorrência de reações anafiláticas tem sofrido grande elevação[7].

Em um inquérito realizado nos Estados Unidos que avaliou 1.000 pacientes adultos[8], observou-se que 8,6% dos indivíduos relataram visitas às salas de emergências por causas relacionadas a reações alérgicas graves, 5,6% foram hospitalizados e 1,6% reportou reação anafilática. Os agentes desencadeantes mais comuns foram os medicamentos (34%), alimentos (31%) e insetos (20%). As causas de anafilaxia diferem ao longo da vida de um indivíduo. A anafilaxia a alimentos é mais comum nas duas primeiras décadas de vida, ao passo que as reações anafiláticas a medicamentos têm sido descritas em pacientes idosos[5].

A maioria das reações anafiláticas ocorre fora do ambiente hospitalar (58%; residência, escolas e trabalho), porém ressalta-se que inúmeras reações podem ser identificadas no próprio hospital, desencadeadas por medicamentos, látex, material de contraste e clorexidina[7,9-11].

Fisiopatologia

As reações anafiláticas podem ser classificadas, de acordo com os mecanismos fisiopatológicos, como imunológicas e não imunológicas (Figura 239.1).

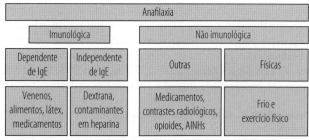

Fonte: http://www.worldallergy.org/anaphylaxis/. Acesso em: 18 nov. 2016. AINHs: anti-inflamatórios não esteroides.

Figura 239.1. Classificação das reações anafiláticas de acordo com a *World Allergy Organization*.

A atopia caracteriza-se pela propensão genética para o desenvolvimento de reações de hipersensibilidade imediata (mediada por anticorpos IgE) e constitui-se no mais importante fator de risco para a anafilaxia. As respostas anafiláticas sistêmicas caracterizam-se usualmente por reações de hipersensibilidade imediata dependentes da liberação de IgE. Os antígenos entram em contato com linfócitos B que se diferenciam e estimulam a produção de IgE. As moléculas de IgE produzidas ligam-se às superfícies de mastócitos e basófilos[12]; a exposição subsequente ao antígeno promove a liberação de inúmeros fatores pró-inflamatórios e moduladores, tais como leucotrienos, produtos derivados da cascata de complemento, bradicinina, histamina e produtos derivados da ativação de eosinófilos. A liberação desses produtos atua sobre a vasta rede de músculos lisos presentes em órgãos e sistemas, que causam primariamente broncoespasmo, vasodilatação, choque e asfixia[2,5]. Contudo, não estão claramente estabelecidas as relações e correlações entre os distintos mediadores liberados e a magnitude e gravidade das reações apresentadas pelos pacientes[12]. Em um estudo que avaliou em 402 pacientes os padrões clínicos de anafilaxia e a relação entre a liberação de mediadores e gravidade da reação, os autores observaram que as reações graves estiveram relacionadas a pacientes idosos, com doença pulmonar preexistente e com causas medicamentosas. Mediadores como triptase de mastócitos, histamina, interleucina (IL) 6, IL10, fator de necrose tumoral alfa (TNFα) e fator de ativação de plaquetas acetil hidrolase associaram-se às reações mais graves[2,12,13]. Em indivíduos sadios, os mastócitos concentram-se ao redor das artérias coronárias e veias intramurais entre as fibras do miocárdio e na íntima arterial. O número de mastócitos está aumentado nessas áreas em pacientes com doenças isquêmicas e placas ateroscleróticas. Durante a anafilaxia, os mediadores liberados por mastócitos podem contribuir para vasoconstricção e espasmo da artéria coronariana[2,12].

Sinais, sintomas e diagnóstico

Os sintomas sugestivos de anafilaxia não são reconhecidos prontamente por médicos e pacientes, assim como os seus fatores desencadeantes ou causais. Prurido ou edema angioneurótico presentes são manifestações úteis para o diagnóstico. Porém, manifestações em pele e mucosa e hipotensão arterial podem estar ausentes ou não ser reconhecidas em até 20% dos episódios de anafilaxia, principalmente em pacientes jovens. Os sintomas diferem de paciente para paciente e podem comprometer isoladamente ou concomitantemente diversos órgãos (Tabela 239.1). Em recém-nascidos e crianças pequenas com anafilaxia, a hipotensão é uma manifestação clínica inicial incomum, e outros sintomas podem ser difíceis de ser identificados. O diagnóstico de anafilaxia pode ser considerado quando um dos três critérios clínicos listados na Tabela 239.2 for contemplado, mesmo na ausência de hipotensão ou choque[12,14].

Sintomas graves de anafilaxia desenvolvem-se rápida e abruptamente (3 a 30 minutos) após o contato com o alérgeno. Em um subgrupo de indivíduos (0,4% a 14,7%), pode haver uma fase quiescente de 1 a 8 horas antes do surgimento de uma segunda reação (resposta bifásica). As reações bifásicas são mais frequentemente observadas em crianças do que em adultos, 15% vs. 3%, respectivamente. Morte decorrente de reação anafilática pode ocorrer em minutos, porém raramente tem sido reportada tardiamente em dias ou semanas após a reação inicial[3,10].

Tabela 239.1. Sinais e sintomas relacionados às reações anafiláticas

Órgão ou sistema	Manifestações clínicas
Pele (80%-90%)	Eritema, erupção cutânea, edema angioneurótico
Respiratório (70%)	Espirros, coriza, congestão nasal, coceira e opressão em faringe, rouquidão, disfonia, tosse seca, estridor, cianose e asfixia; opressão torácica, broncoespasmo e sibilos
Cardiovascular (45%)	Dor torácica, taquicardia, arritmias outras (bradicardia), hipotensão, síncope e choque
Gastrointestinal (45%)	Dor abdominal, vômitos, diarreia e disfagia
Sistema nervoso central (15%)	Sensação de desfalecimento, auras, alteração do estado mental, cefaleia, tonturas e confusão

* Os sintomas podem variar com a idade e podem ser difíceis de identificação principalmente na infância. ** Agentes farmacológicos betabloqueadores, inibidores da enzima de conversão de angiotensina, diuréticos, estrógenos e anti-hipertensivos elevam o risco de reações anafiláticas graves.

Tabela 239.2. Critérios para o diagnóstico de anafilaxia

Anafilaxia é altamente provável se	1 dos 3 critérios for preenchido
1. Início agudo (minutos a horas) com comprometimento de pele e/ou mucosa. Exemplo: edema de lábios, língua e úvula, urticária e angioedema	• Sintomas respiratórios dispneia, estridor e sibilos • Redução da pressão sanguínea ou sintomas associados, tais como síncope, hipotonia ou incontinência
2. Exposição a provável alérgeno e surgimento de duas ou mais manifestações	• Comprometimento de pele ou mucosa • Comprometimento respiratório (dispneia, sibilos ou estridor) • Sintomas gastrointestinais persistentes (cólicas e vômitos) • Redução da pressão sanguínea ou sintomas associados tais como síncope, hipotonia ou incontinência
3. Exposição a provável alérgeno e redução da pressão sanguínea (minutos a horas)	• Crianças: redução da pressão sistólica específica para cada idade ou queda de 30% ou mais em relação à pressão sistólica basal • Adultos: pressão sistólica menor que 90 mmHg ou queda de 30% ou mais em relação à pressão sistólica basal

* Critérios adaptados de: Simons[15].

Causas de anafilaxia

As principais causas de anafilaxia estão listadas na Tabela 239.3 Deve-se atentar para que qualquer glicoproteína derivada de alimentos pode causar graves reações alérgicas. A hipersensibilidade a alimentos pode ser suficientemente grave para que a reação possa ser desencadeada apenas por inalação de partículas ou vapores, como os odores de peixe cozido, camarão seco e "salgadinhos" à base de amendoim. Reações cruzadas também podem ocorrer, a exemplo do látex e as alergias a banana, abacate, kiwi e mamão[14,15].

Diagnóstico laboratorial

Alguns marcadores séricos ou urinários podem ser úteis para a determinação subsequente à reação e para confirmação do diagnóstico de anafilaxia (por exemplo: histamina, triptase total). Porém, não existem ainda biomarcadores ou testes laboratoriais que confirmem o diagnóstico de anafilaxia no momento de sua apresentação, bem como não foram identificados biomarcadores que estivessem relacionados a um tipo específico de reação. Os marcadores locais

Tabela 239.3. Causas frequentes de anafilaxia

Mediadas por IgE	Citotóxica e reações mediadas por imune complexos e proteínas do sistema complemento	Ativação não imunológica de mastócitos	Moduladores do metabolismo do ácido aracdônico	Agentes sulfatados (preservativos de alimentos e bebidas)	Outras causas
Alimentos • Amendoim • Noz, avelã, caju, pistache, castanha-do-brasil, pinhão, amêndoa • Peixes • Mariscos (camarão, caranguejo, lagosta, ostra, vieiras) • Leite (vaca, cabra) • Ovos de galinha • Sementes (sementes de algodão, gergelim, mostarda) • Frutas e legumes	Sangue total Soro Plasma Soro fracionado Imunoglobulinas Dextrana	Substâncias de radiocontraste Narcóticos Substâncias de baixo peso molecular	Ácido acetilsalicílico Ibuprofeno e indometacina Dipirona Outros agentes anti-inflamatórios não hormonais (AINHs)	Sulfitos de sódio e potássio Bissulfitos e metabissulfitos Dióxidos gasosos de enxofre	Catameniais Idiopáticas Induzida por exercício
Antibióticos e relaxantes musculares • Penicilinas, cefalosporinas, sulfonamidas • Suxametônio, vecurônio, pancurônio, atracúrio					
Insetos • Abelha, vespa, jaqueta-amarela, zangão, formiga-de-fogo					
Outros • Látex, insulina, imunoterapia com alérgenos					

de anafilaxia também não são úteis para o diagnóstico na maioria dos pacientes. Dessa forma, reforça-se a atenção para a anamnese criteriosa e direcionada, aliada à extrema atenção aos sinais, sintomas e fatores de risco de cada paciente[4,12,10].

Diagnóstico diferencial

O diagnóstico diferencial de anafilaxia inclui síndromes comuns como urticária generalizada, angioedema, exacerbação de asma, síncope, estridor laríngeo, aspiração de corpo estranho para os pulmões, ataque de pânico e outras doenças cardiovasculares e neurológicas (Tabela 239.4). Usualmente o diagnóstico diferencial pode estar relacionados à faixa etária do paciente, principalmente em crianças e idosos. Em crianças, malformações congênitas cardiopulmonares e gastrointestinais e aspiração de corpo estranho devem ser consideradas; em adultos e idosos, o médico deve estar atento para a presença de síndromes coronarianas isquêmicas, infarto agudo do miocárdio, embolia pulmonar e acidentes vasculares encefálicos[6,16].

Tabela 239.4. Diagnóstico diferencial das reações anafiláticas em salas de emergências

Situações clínicas comuns	
Respiratórias	Exacerbação de asma Disfunção de corda vocal Aspiração de corpo estranho
Cardiovasculares	Embolia de pulmão Infarto agudo do miocárdio Choque hipovolêmico, cardiogênico, séptico
Pele e mucosas	Urticária aguda generalizada
Neurológicas	Convulsão Acidente vascular encefálico
Outras	Sincope Perimenopausa Síndrome do pânico Vasculites Mastocitose Feocromocitoma Leucemia basofílica Síndrome de hiper-IgE Carcinoma medular de tireoide

Manejo e tratamento da anafilaxia na sala de emergência

A adrenalina administrada por via intramuscular (IM) imediatamente ao início dos sintomas constitui-se no tratamento de primeira linha para anafilaxia, mesmo em casos leves (Tabela 239.5)[15,17,18]. A via IM promove rápida absorção e concentrações plasmáticas de pico mais elevadas do que a via subcutânea. Preferencialmente, a administração IM da adrenalina deve ser realizada na porção lateral da coxa para que os melhores resultados terapêuticos sejam obtidos. O uso precoce da adrenalina está indicado em todas as situações de anafilaxia para reduzir o declínio rápido da condição do paciente e reduzir a probabilidade de morte nos primeiros 30 minutos. As ações esperadas com o uso de adrenalina são essencialmente: i) aumento da vasoconstrição, ii) aumento da resistência vascular periférica e iii) redução do edema de mucosa (efeitos relacionados ao agonismo via receptor alfa-1-adrenérgico); iv) aumento do inotropismo e cronotropismo positivo (efeitos relacionados ao agonismo via receptor beta-1-adrenérgico) e v) broncodilatação e redução da liberação de mediadores inflamatórios mastocitários e basofílicos (efeitos relacionados ao agonismo via receptor beta-2-adrenérgico)[2,4,10].

Tabela 239.5. Métodos e doses de adrenalina para uso em reações anafiláticas

Via	Concentração	Dose
IM. Ampola	1:1.000 (1 mg/mL)	0,01 mg/kg
IM. Caneta autoinjetora*	0,15 mg 0,30 mg	0,01 mg/kg
IV	1:10.000 1:100.000	Doses não uniformes Bolus: 0,2 mcg/kg para hipotensão; 0,1 a 0,5 mg para o colapso cardiovascular

* Não disponível no Brasil até a publicação deste capítulo. IM: intramuscular; IV: intravenosa.

O choque anafilático é a forma mais grave de reação de hipersensibilidade e pode progredir em minutos para colapso cardiorrespiratório e morte. Nesses casos, a adrenalina deve ser administrada por via venosa. Concomitantemente com a administração da adrenalina, outras medidas de avaliação e tratamento devem ser adotadas tais como: i) perviedade das vias aéreas; ii) estabilidade respiratória e hemodinâmica; iii) suplementação de oxigênio; iv) administração de fluidos; v) posicionamento do paciente – Tredelemburg.

A administração precoce de adrenalina concorre para a redução do número de hospitalizações e casos fatais decorrentes de anafilaxia. Observou-se que, em casos fatais de anafilaxia, apenas 14% dos pacientes utilizaram adrenalina antes da parada cardíaca.

Medicamentos tais como os agentes anti-histamínicos – bloqueadores dos receptores H1 e H2, agentes beta-2-adrenérgicos e corticosteroides – podem ser utilizados durante as reações anafiláticas em complementação ao uso de adrenalina, pois o início de ação farmacológica daqueles agentes é mais demorado e, se administrados isoladamente, podem colocar o paciente em condição de vulnerabilidade extrema.

Comentários finais e conclusão

Indivíduos alérgicos estão sob risco permanente de desenvolvimento de hipersensibilidade e anafilaxia. A anafilaxia caracteriza-se por ser uma síndrome sistêmica, multiorgânica, potencialmente fatal, porém ainda de difícil diagnóstico. A despeito da relevância e da gravidade da anafilaxia, o reconhecimento e o tratamento dessa condição nos serviços de emergência ainda ocorrem de forma inadequada, com administração de adrenalina realizada de forma tardia ou como medicação de segunda linha. A rápida identificação dos sintomas de anafilaxia e o tratamento imediato com adrenalina reduzem as hospitalizações e desfechos desfavoráveis como a morte.

Referências bibliográficas

1. Lee S, Sadosty AT, Campbell RL. Update on biphasic anaphylaxis. Curr Opin Allergy Clin Immunol. 2016;16(4):346-51.
2. Muñoz-Cano R, Picado C, Valero A, Bartra J. Mechanisms of anaphylaxis beyond IgE. J Investig Allergol Clin Immunol. 2016;26(2):73-82.
3. Hernandez L, Papalia S, Pujalte GGA. Anaphylaxis. Prim Care. 2016;43(3):477-85.
4. Brown SG, Stone SF, Fatovich DM, Burrows SA, Holdgate A, Celenza A, et al. Anaphylaxis: clinical patterns, mediator release, and severity. J Allergy Clin Immunol. 2013;132(5):1141-1149.e5.
5. Tejedor-Alonso MA, Moro-Moro M, Múgica-García MV. Epidemiology of anaphylaxis: contributions from the last 10 years. J Investig Allergol Clin Immunol. 2015;25(3):163-75.
6. Sclar DA, Lieberman PL. Anaphylaxis: underdiagnosed, underreported, and undertreated. Am J Med. 2014;127(1 Suppl):S1-5.
7. Jares EJ, Baena-Cagnani CE, Sánchez-Borges M, Ensina LF, Arias-Cruz A, Gómez M, et al.; Latin America Drug Allergy Interest Group. Drug-Induced Anaphylaxis in Latin American Countries. J Allergy Clin Immunol Pract. 2015;3(5):780-8.
8. Wood RA, Camargo CA Jr, Lieberman P, Sampson HA, Schwartz LB, Zitt M, et al. Anaphylaxis in America: the prevalence and characteristics of anaphylaxis in the United States. J Allergy Clin Immunol. 2014;133(2):461-7.
9. Worm M. Epidemiology of anaphylaxis. Chem Immunol Allergy. 2010;95:12-21.
10. Clark S, Wei W, Rudders SA, Camargo CA Jr. Risk factors for severe anaphylaxis in patients receiving anaphylaxis treatment in US emergency departments and hospitals. J Allergy Clin Immunol. 2014;134(5):1125-30.
11. Krishna MT, Huissoon A. Peri-operative anaphylaxis: beyond drugs and latex. Int Arch Allergy Immunol. 2015;167(2):101-2.
12. Krystel-Whittemore M, Dileepan KN, Wood JG.. Mast Cell: A Multi-Functional Master Cell. Front Immunol. 2016 Jan 6;6:620.
13. Balzar S, Fajt ML, Comhair SA, Erzurum SC, Bleecker E, Busse WW, et al. Mast cell phenotype, location, and activation in severe asthma. Data from the Severe Asthma Research Program. Am J Respir Crit Care Med. 2011;183(3):299-309.
14. Simons FE, Ardusso LR, Dimov V, Ebisawa M, El-Gamal YM, Lockey RF, et al.; World Allergy Organization. World Allergy Organization Anaphylaxis Guidelines: 2013 update of the evidence base. Int Arch Allergy Immunol. 2013;162(3):193-204.
15. Simons FE. Anaphylaxis. J Allergy Clin Immunol. 2010;125(2 Suppl 2):S161-81.
16. Simons FE, Sampson HA. Anaphylaxis: Unique aspects of clinical diagnosis and management in infants (birth to age 2 years). J Allergy Clin Immunol. 2015;135(5):1125-31.
17. Nowak RM, Macias CG. Anaphylaxis on the other front line: perspectives from the emergency department. Am J Med. 2014;127(1 Suppl):S34-44.
18. Fromer L. Prevention of anaphylaxis: the role of the epinephrine auto-injector. Am J Med. 2016;129(12):1244-50.

SEÇÃO XXX

A ENFERMAGEM NO DEPARTAMENTO DE EMERGÊNCIA

Coordenadores
Cássia Regina Vancini Campanharo
Cibelli Rizzo Cohrs
Maria Carolina Barbosa Teixeira Lopes
Meiry Fernanda Pinto Okuno
Ruth Ester Assayag Batista

240
CLASSIFICAÇÃO DE RISCO NO SERVIÇO DE EMERGÊNCIA

Gabriela Novelli de Oliveira
Ana Paula Santos de Jesus

Contexto da classificação de risco

A priorização no atendimento em serviços de emergência, conhecida como classificação de risco ou triagem, não é algo novo. Os primeiros relatos ocorreram em Londres, em 1898, com o encaminhamento dos pacientes às especialidades médicas de clínicos e cirurgiões[1]. A palavra triagem vem do verbo francês *trier*, que significa separar/escolher[1]. Esse termo ficou mais conhecido por ter sido utilizado em campos de batalhas americanos para escolher os combatentes de guerra que teriam atendimento[1].

No Brasil, o termo "triagem" foi substituído por classificação de risco, como proposta do Ministério da Saúde que entende que o ato de classificar demonstra que todos os pacientes terão atendimento médico, de acordo com o potencial e o agravo à saúde[2,3]. A partir da década de 1990, a classificação de risco de pacientes em situações de urgência e emergência tornou-se realidade, em resposta à necessidade excedida por atendimento diante da oferta de serviços. A superlotação apresenta-se como resultado dessa elevada demanda e configura-se como um fenômeno mundial. Como resposta a essa situação, os hospitais de diversos países começaram a desenvolver protocolos de avaliação de pacientes em situações de risco[1,4], com o objetivo de sistematizar o ordenamento do fluxo daqueles que buscam serviços de emergência[5]. A realidade assistencial era agravada por problemas organizacionais dessas unidades, como atendimento por ordem de chegada sem qualquer avaliação prévia dos casos, acarretando, muitas vezes, graves prejuízos ou até a morte dos pacientes[2].

A maioria da população que procura atendimento nos serviços de urgência apresenta baixa complexidade clínica e condições crônicas agudizadas, o que demonstra a necessidade de estruturar os sistemas integrados de serviços de saúde, ou redes de atenção à saúde, para melhorar esse cenário[5].

O ato de classificar os pacientes implica ordenar, diante do quadro clínico e da queixa do paciente, o grau de prioridade para o atendimento médico, geralmente, estimado por um determinado tempo para aguardar o atendimento, guiado por protocolo preestabelecido. A principal finalidade do sistema de classificação de risco é identificar qual paciente precisa de atendimento prioritário diante da sua condição clínica[6,7].

Modelos de protocolos para classificação de risco

A classificação de risco tem sido realizada por meio de protocolos para orientar a decisão do profissional na priorização de atendimento dos usuários. A utilização desse mecanismo visa diminuir o viés de subjetividade implicado na avaliação da queixa do paciente que procura o serviço de emergência[8]. Países como Austrália, Canadá, Estados Unidos e Inglaterra desenvolveram protocolos próprios que orientam a classificação dos pacientes na porta de entrada desse serviço[1].

No mundo, os protocolos mais utilizados para a realização da classificação de risco, que organizam o atendimento em cinco níveis de prioridade, são: *Australian Triage Scale* (ATS©), *Canadian Triage Acuity Scale* (CTAS©), *Emergency Severity Index* (ESI©) e *Manchester Triage System* (MTS©)[4]. A Figura 240.1 ilustra quando surgiu as escalas internacionais.

Classificação de risco no Brasil

Em 2002, o Ministério da Saúde publicou a Portaria nº 2.048, que regulamenta o funcionamento dos Serviços de Urgência e Emergência no país e inclui o processo de classificação de risco nas unidades de emergência que deve ser realizado por profissional com nível superior[2].

Em 2004, com a criação do Programa QualiSUS e a Política Nacional de Humanização (PNH), a classificação de risco ganhou destaque e importância no cenário nacional[6]. Algumas instituições foram pioneiras na implantação de protocolos de classificação de risco, alguns internacionais e outros desenvolvidos nas instituições, de acordo com a realidade local (Figura 240.2).

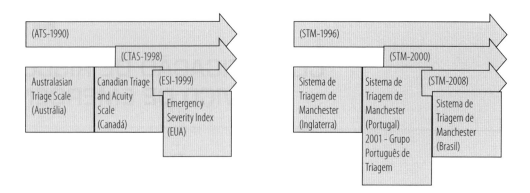

Figura 240.1. Implantação dos protocolos de classificação de risco internacionais.

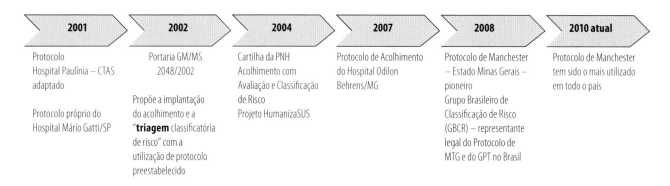

Figura 240.2. Implantação dos protocolos de classificação de risco nacionais.

A partir de 2007, o estado de Minas Gerais implantou amplamente o protocolo de classificação de risco de Manchester credenciado pelo Grupo Brasileiro de Classificação de Risco, que é um dos mais utilizados no país[10].

O enfermeiro tem sido o profissional escolhido para atuar na avaliação da classificação de risco dos pacientes e tem respaldo legal do Conselho Federal de Enfermagem (Cofen n° 423\2012)[11]. Tal recomendação foi reforçada pelo Conselho Federal de Medicina ao dispor sobre a obrigatoriedade da implantação do Acolhimento com Classificação de Risco para atendimentos no Serviço Hospitalar de Emergência, devendo ser realizados por profissionais médicos ou enfermeiros capacitados[12].

Os enfermeiros possuem a formação necessária para realizar essa atividade e a graduação dirigida pela visão holística norteada para avaliação dos sinais e sintomas, sem realizar hipóteses diagnósticas. Tais elementos são fundamentais para a classificação de risco. A tomada de decisão baseada na escuta qualificada para a formação do julgamento clínico e crítico das queixas determinará o grau de risco[10,13].

O paciente classificado pelo enfermeiro em qualquer que seja o serviço de urgência e emergência não pode ser liberado nem encaminhado a outro local sem ser consultado por médico, que tem a responsabilidade de avaliar todos os pacientes[12].

Atualmente, o processo de classificação de risco já está incorporado aos principais serviços de emergência do país, pois aumenta a segurança para o paciente, médico e enfermeiro. Realizar capacitação periódica dos profissionais e reavaliações do protocolo utilizado é fundamental para manter a segurança do paciente.

Na Tabela 240.1 estão representadas as principais diferenças entre os modelos de protocolo de classificação de risco.

Gestão dos fluxos com base no sistema de classificação de risco

Atualmente, o sistema de classificação de risco proposto pelos protocolos com cinco níveis apresenta confiabilidade, validade e fidedignidade[4] e, para gerenciá-los, são necessários ajustes às estruturas física, profissional e tecnológica. Um fluxo interno deve ser estabelecido segundo a classificação de risco, elaborado pela equipe médica e de enfermagem, validado pela direção, plenamente divulgado e sinalizado tanto para os profissionais de saúde quanto para os pacientes[1,14]. É recomendado que os fluxos e as áreas para o primeiro atendimento médico dos pacientes mais graves estejam separados daqueles menos graves[1]. Para tanto, estudos apontam a implantação do sistema *fast track* no serviço de emergência,

Tabela 240.1. Principais diferenças entre os modelos de protocolo de classificação de risco[5,9]

	ATS	MTS	CTS	ESI	MS*
Determina o tempo para atendimento médico	Sim	Sim	Sim	Não	Não
Escalas de níveis	Cinco níveis	Cinco níveis	Cinco níveis	Cinco níveis	Quatro níveis
Categorias de classificação	Categoria 1 Categoria 2 Categoria 3 Categoria 4 Categoria 5	Vermelho Laranja Amarelo Verde Azul	Nível I Nível II Nível III Nível IV Nível V	Não especificado	Vermelho Amarelo Verde Azul
Define tempo de espera limite para o atendimento médico	1: imediato 2: 10 min 3: 30 min 4: 60 min 5: 120 min	Emergente: 0 min Muito urgente: 10 min Urgente: 60 min Pouco urgente: 120 min Não urgente: 240 min	Ressuscitação: imediato Emergente: em até 15 min Urgente: em até 30 min Semiurgente: em até 60 min Não urgente: em até 120 min		Prioridade zero: emergência – atendimento imediato Prioridade 1: urgência – atendimento o mais rápido possível Prioridade 2: não urgente Prioridade 3: consultas de baixa complexidade – atendimento de acordo com o horário de chegada
Utiliza sintomas-chave	Sim	Sim 52 fluxogramas	Sim	Não especificado	Não
Preconizada nos serviços de emergência no país de origem	Sim	Sim	Sim	Não	Sim
Possui escala específica para casos pediátricos	Não	Considera alguns casos, porém não tem escala específica para casos pediátricos	Sim	Considera os sinais vitais para diferenciar ESI 2 de ESI 3; febre a critério para crianças com menos de 24 meses	Não
Avaliação da dor por escala	Sim	Sim	Sim	Sim	Não utiliza mneumônimo de avaliação da dor torácica
Utilização de algoritmo clínico para atendimento	Não	Sim	Não	Sim	Não

* Protocolo do Ministério da Saúde (MS) sugerido na Cartilha da PNH[6].

que é um dispositivo para atender pacientes de baixa complexidade, após a avaliação da classificação de risco, a qual pode liberar o paciente em até duas horas[15-17]. Dependendo do perfil de atendimento e da estrutura da instituição, pode ser necessária e benéfica a disponibilização de profissionais médicos específicos para o primeiro atendimento para cada uma das áreas de classificação[1].

O uso de *fast track* vem em resposta à demanda de baixa complexidade dos serviços de emergência, que, consequentemente, gera superlotação, insatisfação do paciente em esperar horas por atendimento e coloca a segurança do atendimento em risco[16,17]. Como regra, esse sistema precisa ter[15-17]:

- Equipe de profissionais exclusiva;
- Criação de protocolos de inclusão de atendimento;
- Acesso ao setor de imagem em tempo hábil;
- O horário de atendimento deve refletir o horário de demanda;
- Área exclusiva de consultórios para o atendimento;
- Preferencialmente, não deve ter cruzamento dos pacientes com complexidade diferente;
- Início rápido do tratamento pela equipe de enfermagem.

Por fim, o sistema de classificação de risco é cada vez mais utilizado nos serviços de urgências e emergências. Está sendo implantado tanto em unidades de emergência quanto nas unidades de pronto atendimento (UPA) ante a demanda excessiva. Reconhecer os diversos modelos, realizar atualização do protocolo adotado por cada instituição e segui-lo de forma sistematizada, com uma abordagem clara e simplificada, pode garantir segurança aos usuários e assistência de qualidade.

Referências bibliográficas

1. Grupo Brasileiro de Classificação de Risco. Grupo Brasileiro de Classificação de Risco (BR). Histórico da classificação de risco. Disponível em: http://gbcr.org.br/. Acesso em: 5 fev. 2018.
2. Brasil. Política Nacional de Atenção às Urgências. Portaria nº 2.048, de 5 de novembro de 2002. Diário Oficial da União, Brasília, DF, Poder Executivo; 2002.
3. Brasil. Política Nacional de Humanização da Atenção e Gestão do SUS. Acolhimento e classificação de risco nos serviços de urgência. Diário Oficial da União, Brasília, DF, Poder Executivo; 2009.

4. Farrohknia N, Castrén M, Ehrenberg A, Lind L, Oredsson S, Jonsson H, et al. Emergency department triage scales and their components: a systematic review of the scientific evidence. Scand J Trauma Resusc Emerg Med. 2011;19(1):42.
5. Cordeiro Junior W. Correlação entre o sistema de classificação de risco de Manchester e o uso de recursos assistenciais nos serviços de urgência em um hospital regional no estado de Minas Gerais [dissertação]. São Paulo. Instituto de Ensino e Pesquisa do Hospital Sírio-Libanês; 2014.
6. Brasil. Acolhimento com classificação de risco: um paradigma ético- estético no fazer em saúde. Brasília, DF: Ministério da Saúde; 2004.
7. Souza CC de, Araújo FA, Chianca TCM. Scientific literature on the reliability and validity of the Manchester Triage System (MTS) protocol: an integrative literature review. Rev Esc Enferm USP. 2015;49(1):144-51.
8. Souza CC. Grau de concordância da classificação de risco de usuários atendidos em um pronto-socorro utilizando dois diferentes protocolos [dissertação]. Belo Horizonte: Universidade Federal de Minas Gerais; 2009. Disponível em: http://www.enf.ufmg.br/pos/defesas/647M.PDF. Acesso em: 5 fev. 2018.
9. Christ M, Grossmann F, Winter D, Bingisser R, Platz E. Modern triage in the Emergency Department. Dtsch Ärztebl Int. 2010;107(50):892-8.
10. Caroline Gonçales P, Pinto Jr. D, de Oliveira Salgado P, Chianca M, Couto T. Relationship between risk stratification, mortality and length of stay in an Emergency Hospital. Invest Educ Enferm. 2015;33(3):424-31.
11. Conselho Federal de Enfermagem. Resolução Cofen nº 423/2012. Normatiza, no âmbito do Sistema Cofen/Conselhos Regionais de Enfermagem, a participação do Enfermeiro na atividade de classificação de risco. Cofen: Rio de Janeiro; 2012. Disponível em: http://www.cofen.gov.br/resoluo-cofen-n-4232012_8956.html. Acesso em: 5 fev. 2018.
12. Conselho Federal de Medicina (BR). Resolução CFM nº 2.077/2014. Dispõe sobre a normatização do funcionamento dos Serviços Hospitalares de Urgência e Emergência, bem como do dimensionamento da equipe médica e do sistema de trabalho. Brasília, DF; 2014.
13. Duro CLM, Lima MADS. O papel do enfermeiro nos sistemas de triagem em emergências: análise da literatura. Online Braz J Nurs Online. 2010;9(3):1-12.
14. Washington D. Manual para la implementación de un sistema de triaje para los cuartos de urgencias. Organización Panamericana de la Salud.; 2011. Disponível em: http://www1.paho.org/hq/dmdocuments/2011/HSS_IS_Manual_Sistema_Tiraje_CuartosUrgencias2011.pdf. Acesso em: 5 fev. 2018.
15. Oliveira AC. Modelos de organização de serviços de urgência: uma revisão da literatura. Disponível em: http://u.saude.gov.br/images/pdf/2016/marco/04/7-Revisao-Urg--ncias.pdf. Acesso em: 5 fev. 2018.
16. Hwang CE, Lipman GS, Kane M. Effect of an emergency department fast track on Press-Ganey patient satisfaction scores. West J Emerg Med. 2015;16(1):34-8.
17. Oredsson S, Jonsson H, Rognes J, Lind L, Göransson KE, Ehrenberg A, et al. A systematic review of triage-related interventions to improve patient flow in emergency departments. Scand J Trauma Resusc Emerg Med. 2011;19:43.

241
ASSISTÊNCIA DE ENFERMAGEM NAS URGÊNCIAS E EMERGÊNCIAS NEUROLÓGICAS

Rennan Martins Ribeiro

Os principais diagnósticos e cuidados de enfermagem no serviço de emergência para pacientes com acidente vascular cerebral isquêmico, acidente vascular cerebral hemorrágico, crises convulsivas e doenças neuromusculares encontram-se na Tabela 241.1.

Tabela 241.1. Principais diagnósticos, resultados e intervenções de enfermagem para pacientes com AVCI, AVCH, crises convulsivas e doenças neuromusculares[1-20]

Diagnósticos de enfermagem (NANDA-I)	Resultados esperados (NOC)	Cuidados de enfermagem (NIC)
Risco – Perfusão tissular cerebral ineficaz Comum nos casos de AVCI, AVCH e crises convulsivas	• Perfusão tecidual: cerebral	• Monitorar estado neurológico: • Nível de consciência (aplicar Escala de Coma de Glasgow), pupilas (tamanho, simetria e reação fotomotora), força motora dos quatro membros e sensibilidades tátil, dolorosa e térmica. • Monitorar frequência respiratória e saturação de oxigênio (estado respiratório e oxigenação). • Monitorar pulso, pressão arterial e perfusão periférica (estado hemodinâmico). • Realizar monitorização do ritmo cardíaco. • Monitorar a ocorrência de palidez cutânea, pele fria e sudorese. • Manter cabeça/pescoço em posição neutra (evitar flexão, extensão e lateralização do pescoço), quando adequado. • Evitar flexão do quadril a 90° ou mais. • Manter decúbito a 30°, quando adequado. • Limitar/evitar atividades que aumentem as pressões intratorácica/abdominal (p. ex., tosse, vômitos). • Monitorar glicemia capilar. • Identificar sinais/sintomas sugestivos de descompensação da pressão intracraniana (p. ex., alteração do nível de consciência, hipertensão, bradicardia, alteração do padrão respiratório).
Risco – Confusão aguda Comum nos casos de AVCI	• Recuperação e manutenção da orientação para realidade e nível de consciência habitual	• Avaliar sinais vitais (como indicadores de perfusão tecidual ineficaz: hipotensão, taquicardia, taquipneia). • Orientar paciente em relação a tempo, espaço e pessoa. • Monitorar resultados de exames laboratoriais e atentar para hipoxemia, distúrbios hidroeletrolíticos, glicose sérica e sinais de infecção. • Permitir presença de familiar, sempre que possível. • Evitar o uso de restrições mecânicas.

(continua)

Diagnósticos de enfermagem (NANDA-I)	Resultados esperados (NOC)	Cuidados de enfermagem (NIC)
Desobstrução ineficaz de vias aéreas Comum nos casos de AVCI, AVCH, crises convulsivas, doenças neuromusculares	• Troca de gases • Ventilação	• Manter decúbito elevado (entre 30º e 45º), quando adequado. • Identificar sinais de obstrução de vias aéreas precocemente (utilização de musculatura acessória, respiração ruidosa, presença de roncos, gorgolejos e estridor, ruídos aéreos anormais e rouquidão). • Realizar abertura da via aérea (técnica de elevação do queixo e inclinação da cabeça), conforme adequado. • Realizar aspiração de vias aéreas/endotraqueal, quando adequado. • Monitorar estado respiratório e oxigenação (observar frequência, ritmo, simetria, profundidade, uso de musculatura acessória e oximetria de pulso). • Auscultar os sons respiratórios, observando áreas de ventilação diminuída ou ausente, e presença de ruídos adventícios. • Inserir cânula oro/nasofaríngea, conforme adequado. • Iniciar e manter oxigênio suplementar, conforme prescrito. • Identificar paciente que requer inserção potencial ou real de via aérea artificial e auxiliar na inserção de via aérea artificial.
Risco de aspiração Comum nos casos de AVCI, AVCH, crises convulsivas, doenças neuromusculares	• Ausência de aspiração • Respiração sem ruídos adventícios	• Manter decúbito elevado (entre 30º e 45º), quando adequado. • Manter as vias aéreas desobstruídas. • Atentar-se ao nível de consciência, reflexo de tosse, reflexo de vômito e à capacidade de deglutição do paciente. • Monitorar o estado respiratório do paciente e auscultar os sons pulmonares, observando áreas de ventilação diminuída ou ausente, além da presença de ruídos adventícios. • Manter o aparelho de aspiração sempre disponível. • Supervisionar jejum, conforme indicado. • Solicitar avaliação fonoaudiológica após 24 horas do AVCI antes de administrar medicamentos e nutrição. • Avaliar a necessidade de sondagem gástrica/enteral com equipe multiprofissional, conforme apropriado. • Verificar o posicionamento da sonda gástrica ou enteral antes de administrar medicamentos ou dieta ao paciente.
Ventilação espontânea prejudicada Comum nos casos de doenças neuromusculares	• Restabelecer ou manter padrão respiratório eficaz, sem uso de musculatura acessória, ausência de cianose ou outros sinais de hipóxia.	• Monitorar estado respiratório e oxigenação (observar frequência, ritmo, simetria, profundidade, uso de musculatura acessória e oximetria de pulso). • Realizar exame físico pulmonar. • Posicionar o paciente para maximizar o potencial ventilatório, quando adequado. • Manter decúbito elevado (entre 30º e 45º), quando adequado. • Manter as vias aéreas desobstruídas. • Realizar aspiração de vias aéreas/endotraqueal, quando adequado. • Iniciar e manter oxigênio suplementar, conforme prescrito. • Identificar paciente que requer inserção potencial ou real de via aérea artificial e auxiliar na inserção de via aérea artificial. • Monitorar valores de pressão inspiratória máxima, pressão expiratória máxima e capacidade vital. • Monitorar parâmetros ventilatórios (volume corrente, frequência respiratória, pressão positiva expiratória final, fração inspirada de oxigênio).
Padrão respiratório ineficaz Comum nos casos de crises convulsivas, doenças neuromusculares	• Estabelecer um padrão respiratório normal e eficaz, inexistência de cianose ou outros sinais de hipóxia.	• Monitorar estado respiratório e oxigenação (observar frequência, ritmo, simetria, profundidade, uso de musculatura acessória e oximetria de pulso). • Auscultar os sons respiratórios, observando áreas de ventilação diminuída ou ausente, e presença de ruídos adventícios. • Posicionar o paciente para maximizar o potencial ventilatório ou auxiliá-lo nas mudanças de posição, quando adequado. • Manter decúbito elevado (entre 30º e 45º), quando adequado. • Manter as vias aéreas desobstruídas. • Realizar aspiração de vias aéreas/endotraqueal, quando adequado. • Iniciar oxigênio suplementar, conforme prescrito. • Monitorar a ocorrência de fadiga dos músculos respiratórios. • Observar mudanças nos valores da gasometria arterial, conforme apropriado. • Identificar paciente que requer inserção potencial ou real de via aérea artificial e auxiliar na inserção de via aérea artificial.

Continua

241 – ASSISTÊNCIA DE ENFERMAGEM NAS URGÊNCIAS E EMERGÊNCIAS NEUROLÓGICAS

Continuação

Diagnósticos de enfermagem (NANDA-I)	Resultados esperados (NOC)	Cuidados de enfermagem (NIC)
Dor aguda Comum nos casos de AVCH	• Alívio ou controle da dor	• Monitorar a ocorrência de dor. • Realizar avaliação da dor, incluindo local, característica, início, duração, frequência, qualidade, intensidade (escala de dor), além de fatores precipitantes. • Observar a ocorrência de indicadores não verbais de desconforto, em especial nos pacientes incapazes de se comunicar com eficiência. • Oferecer ao paciente alívio da dor mediante analgesia prescrita e comunicar o médico se tratamento não for suficiente para alcançar meta de controle da dor. • Reduzir ou eliminar fatores que precipitam ou aumentam a experiência de dor. • Controlar fatores ambientais capazes influenciar a resposta do paciente ao desconforto.
Risco de lesão Comum nos casos de crises convulsivas	• Não sofrerá lesão.	• Manter cama baixa, travada, com grades elevadas. • Proteger grades laterais da cama com cobertores, coxins ou almofadas. • Proteger cabeça com travesseiro ou cobertores durante a crise convulsiva. • Não restringir movimentos durante crises convulsivas.
Risco de trauma (vascular) Comum nos casos de crises convulsivas	• Estado de segurança: lesão física	• Puncionar acesso venoso calibroso. • Avaliar permeabilidade do acesso venoso antes de infundir medicações. • Salinizar acesso venoso após administração dos medicamentos. • Inspecionar local da punção durante administração de medicamentos. • Respeitar diluição e tempo de infusão para infusão dos medicamentos.
Risco de sangramento Comum nos casos de AVCI (relacionado ao tratamento fibrinolítico)	• Equilíbrio hídrico • Gravidade da perda de sangue	• Monitorar alterações no nível de consciência e das pupilas (tamanho, simetria e reação fotomotora). • Monitorar alterações da escala NIHSS. • Monitorar a ocorrência de sangramento visível e controlar. • Monitorar a ocorrência de outros sangramentos. • Monitorar sinais vitais e perfusão periférica. • Monitorar a ocorrência de palidez cutânea, pele fria e sudorese. • Realizar balanço hídrico. • Ver Tabela 241.2.
Intolerância à atividade Comum nos casos de doenças neuromusculares	• Tolerância à atividade	• Manter repouso no leito. • Auxiliar o paciente nas atividades de transferências, mudanças de decúbito e cuidado pessoal. • Realizar cuidados de enfermagem fracionados, se possível. • Planejar as atividades de autocuidado para evitar esforço excessivo. • Promover descanso entre as atividades. • Avaliar a resposta cardiopulmonar às atividades (p. ex., taquicardia, dispneia, sudorese, palidez, alterações pressóricas e de frequência respiratória).
Mobilidade física prejudicada	• Manutenção da funcionalidade e integridade da pele, melhora da força e função da parte corporal afetada	• Selecionar técnica de mobilização/transferência adequada ao paciente. • Atentar para o posicionamento correto dos dispositivos (p. ex., cateteres, drenos, tubos, sondas) durante as mobilizações. • Manter roupas de cama limpas e bem esticadas. • Oferecer privacidade, evitar correntes de ar e preservar o recato do paciente. • Monitorar integridade da pele do paciente. • Orientar o paciente sobre as técnicas de transferência de uma área para outra.
Deglutição prejudicada Comum nos casos de doenças neuromusculares, AVCI, AVCH	• Função da deglutição com segurança • Manutenção de hidratação adequada	• Verificar a presença e o vigor da tosse e do reflexo de engasgo. • Auscultar os sons respiratórios para avaliar possibilidade de aspiração. • Manter o decúbito elevado (entre 30º e 45º), quando adequado. • Avaliar a necessidade de sondagem gástrica/enteral com equipe multiprofissional, conforme apropriado.

AVCI: acidente vascular cerebral isquêmico; AVCH: acidente vascular cerebral hemorrágico.

Os principais cuidados de enfermagem antes, durante a após a terapia trombolítica são descritos na Tabela 241.2.

Tabela 241.2. Principais cuidados de enfermagem antes, durante a após a terapia trombolítica

Antes da administração do trombolítico	• Realizar glicemia capilar. • Realizar eletrocardiograma. • Manter eletrocardiografia contínua (derivação DII). • Monitorar pressão arterial não invasiva a cada 15 minutos. • Manter os valores da pressão arterial sistólica ≤ 185 mmHg e pressão arterial diastólica ≤ 110 mmHg, considerar a administração de anti-hipertensivos endovenosos conforme prescrição médica (nitroprussiato de sódio). • Realizar avaliação neurológica (aplicação de ECGL e escala do NIHSS). • Puncionar dois acessos venosos calibrosos em fossa antecubital ou antebraço, sendo um exclusivo para administração do rt-PA e outro para infusão de solução fisiológica ou anti-hipertensivo endovenoso. • Obter o peso atual do paciente para definir a dose do rt-PA.
Durante terapia trombolítica	• Avaliação neurológica (aplicação da ECGL e NIHSS) a cada 15 minutos. • Verificar pressão da pressão arterial e frequência cardíaca a cada 15 minutos. • Monitorar presença de sangramentos. • Repouso absoluto. • Não realizar procedimentos invasivos. • Manter jejum nas primeiras 24 horas.
Após terapia trombolítica	• Aplicação da ECGL e NIHSS a cada 15 minutos nas primeiras duas horas, a cada 30 minutos nas 6 horas seguintes e a cada 1 hora até completar 24 horas. • Verificação da pressão arterial a cada 15 minutos nas primeiras 2 horas, a cada 30 minutos nas 6 horas seguintes e a cada 1 hora até completar 24 horas. • Monitorar presença de sangramentos (hemorragias, hematúria, sangramento gengival). • Manter jejum nas primeiras 24 horas. • Manter repouso absoluto. • Manter decúbito elevado a 30°. • Evitar procedimentos invasivos. • A inserção de sonda nasoentérica, punções venosas e artérias deve ser evitada. • Em casos de retenção urinária, a sondagem vesical é permitida após 30 minutos do término do trombolítico.

Para facilitar o preparo, a dosagem e a administração, uma tabela pode ser disponibilizada na unidade de urgência e emergência, garantindo segurança à administração do trombolítico (Tabela 241.3).

Tabela 241.3. Cálculo de dose rt-PA EV no AVCI

Peso	Dose total (0,9 mg/kg)	Dose de *bolus* (10%) em mL	Dose de infusão EV em 1h (90%), em mL
60	54	5,4	48,6
61	54,9	5,49	49,41
62	55,8	5,58	50,22
63	56,7	5,67	51,03
64	57,6	5,76	51,84
65	58,5	5,85	52,65
66	59,4	5,94	53,46
67	60,3	6,03	54,27
68	61,2	6,12	55,08
69	62,1	6,21	55,89
70	63	6,3	56,7
71	63,9	6,39	57,51
72	64,8	6,48	58,32
73	65,7	6,57	59,13
74	66,6	6,66	59,94
75	67,5	6,75	60,75
76	68,4	6,84	61,56
77	69,3	6,93	62,37
78	70,2	7,02	63,18
79	71,1	7,11	63,99
80	72	7,2	64,8
81	72,9	7,29	65,61
82	73,8	7,38	66,42
83	74,7	7,47	67,23
84	75,6	7,56	68,04
85	76,5	7,65	68,85
86	77,4	7,74	69,66
87	78,3	7,83	70,47
88	79,2	7,92	71,28
89	80,1	8,01	72,09
90	81	8,1	72,9
91	81,9	8,19	73,71
92	82,8	8,28	74,52
93	83,7	8,37	75,33
94	84,6	8,46	76,14
95	85,5	8,55	76,95
96	86,4	8,64	77,76
97	87,3	8,73	78,57
98	88,2	8,82	79,38
99	89,1	8,91	80,19
100	90	9	81

AVCI: acidente vascular cerebral isquêmico.

Referências bibliográficas

1. American Association of Neuroscience Nursing. AANN Clinical Practice Guideline Series: care of adults and children with seizures and epilepsy. 2016.
2. American Association of Neuroscience Nursing. AANN Clinical Practice Guideline Series: care of the patient with myasthenia gravis. 2013.
3. Andrews CM, Jauch EC, Hemiphil III JC, Smith WS, Weingart SD. Emergency neurological life support: intracerebral hemorrhage. Neurocrit Care. 2012;17 Suppl 1:S37-46.
4. Barbas CSV, Ísola AM, Farias AMC, Cavalcanti AB, Gama AMC, Duarte ACM, et al. Recomendações brasileiras de ventilação mecânica 2013. Parte I. Rev Bras Ter Intensiva. 2014;26(2):81-121.
5. Barbas CSV, Ísola AM, Farias AMC, Cavalcanti AB, Gama AMC, Duarte ACM, et al. Recomendações brasileiras de ventilação mecânica 2013. Parte 2. Rev Bras Ter Intensiva. 2014; 26(3):215-39.
6. Bertorini Túlio E, editor. Neuromuscular disorders: treatment and management. Philadelphia: Elsevier Saunders; 2011.
7. Bulecheck GM, Butcher HK, Dochterman JM, Wagner CM. Classificação das intervenções de enfermagem. Tradução da 6a edição. Rio de Janeiro: Elsevier; 2016.
8. Gross H, Sung G, Weingart SD, Smith WS. Emergency neurological life support: acute ischemic stroke. Neurocrit Care. 2012;17 Suppl 1:S29-36.
9. Hemphill III JC, Greenberg SM, Anderson CS, Becker K, Cushman M, Fung GL, et al. Guidelines for the management of spontaneous intracerebral hemorrhage in adults 2007 update: a guideline from the American Heart Association/American Stroke Association. Stroke. 2015;46:2032-60.
10. Hickey J, Livesay S. The continuum of the stroke care: an interprofessional approach to evidence-based care. Philadelphia: Wolters Kluwer Health; 2016.
11. Hickey J. The clinical practice of neurological & neurosurgical nursing. 7th ed. Philadelphia: Wolters Kluwer Health; 2013.
12. Immune Deficiency Foundation. IDF guide for nurses: immunoglobulin therapy for primary immunodeficiency diseases; 2012.
13. Jauch EC, Saver JL, Adams HP Jr, Bruno A, Connors JJ, Demaerschalk BM, et al. Guidelines for the early management of patients with acute ischemic stroke: a guideline for healthcare professionals from the American Heart Association/American Stroke Association. Stroke. 2013;44:870-947.
14. Martins SCO, Freitas GR, Pontes-Neto OM, Pieri A, Moro CHC, Jesus PAP, et al. Guidelines for acute ischemic stroke treatment: part II: stroke treatment. Arq Neuro-Psiquiatr. 2012;7011:8855-93.
15. Moorhead S, Johnson M, Mans Ml, Swanson E. Classificação dos resultados de enfermagem. Tradução da 5a edição. Rio de Janeiro: Elsevier; 2016.
16. Mozaffarian D, Benjamin EJ, Go AS, Arnett DK, Cushman M, Després JP, et al. Heart disease and stroke statistics – 2015 update: a report from the American Heart Association. Circulation. 2015;131:e29-322.
17. NANDA International. Diagnósticos de Enfermagem da NANDA: definições e classificações 2015-2017. Porto Alegre: Artmed; 2015.
18. Oliveira-Filho J, Martins SCO, Pontes-Neto OM, Longo A, Evaristo EF, Carvalho JJF, et al. Guidelines for acute ischemic stroke treatment: part I. Arq Neuro-Psiquiatr. 2012;709:621-9.
19. Steiner T, Juvela S, Unterberg A, Jung C, Forsting M, Rinkel G, et al. European Stroke Organization guidelines for the management of intracranial aneurysms and subarachnoid haemorrhage. Cerebrovasc Dis. 2013;35:93-112.
20. Warren DJ, Musson R, Conolly DJA, Griffiths PD, Hogard N. Imaging in acute ischaemic stroke: essential for modern stroke care. Postgad Med J. 2010;86:409-18.

242
ASSISTÊNCIA DE ENFERMAGEM NAS URGÊNCIAS E EMERGÊNCIAS EM PNEUMOLOGIA

Maria Luiza Vieira

Os principais diagnósticos e cuidados de enfermagem para pacientes com pneumonia encontram-se na Tabela 242.1.

Tabela 242.1. Principais diagnósticos e cuidados de enfermagem para pacientes com pneumonia[1-8]

Diagnósticos de enfermagem	Resultados de enfermagem	Intervenções de enfermagem
Troca de gases prejudicada Comum nos casos de derrame pleural, asma, doença pulmonar obstrutiva crônica, embolia pulmonar, hemoptise	• Estabelecer um padrão respiratório normal e eficaz, inexistência de cianose ou outros sinais de hipóxia. • Melhorar a ventilação e a oxigenação dos tecidos.	• Manter o decúbito elevado (entre 30º e 45º). • Monitorar atentamente a condição respiratória (frequência, ritmo e profundidade) e a saturação de oxigênio do paciente. • Realizar exame físico pulmonar diariamente, atentando-se principalmente à presença de áreas com ventilação reduzida ou ausente e de ruídos adventícios durante a ausculta. • Posicionar o paciente com o objetivo de facilitar a combinação ventilação/perfusão, se necessário ("pulmão sadio para baixo"). • Iniciar e manter oxigênio suplementar, conforme a prescrição médica. • Identificar a necessidade de inserção real/potencial de via aérea artificial. • Auxiliar na inserção de via aérea artificial. • Realizar ausculta pulmonar após a inserção da via aérea artificial, para descartar a possibilidade de intubação seletiva. • Monitorar os parâmetros do ventilador mecânico, atentando-se a aumentos da pressão inspiratória e reduções do volume corrente. • Monitorar as secreções respiratórias do paciente (aspecto e quantidade). • Realizar aspiração endotraqueal, se necessário. • Verificar a eficácia da terapia com oxigênio por meio de parâmetros vitais e exames laboratoriais (p. ex., oximetria de pulso, gasometria arterial). • Acompanhar os exames de imagem (p. ex., radiografia, tomografia computadorizada). • Atentar-se a sinais de hipoventilação.

Continua

Diagnósticos de enfermagem	Resultados de enfermagem	Intervenções de enfermagem
Padrão respiratório ineficaz Comum nos casos de derrame pleural, asma, doença pulmonar obstrutiva crônica, embolia pulmonar	• Estabelecer um padrão respiratório normal e eficaz, inexistência de cianose ou outros sinais de hipóxia. • Melhorar a ventilação e a oxigenação dos tecidos.	• Monitorar atentamente a condição respiratória (frequência, ritmo e profundidade) e a saturação de oxigênio do paciente. • Posicionar o paciente de modo a maximizar a capacidade ventilatória e aliviar a dispneia (p. ex., decúbito elevado, entre 30° e 45°). • Orientar o paciente a manter uma respiração profunda e lenta. • Iniciar e manter a terapia com oxigênio suplementar ou ar comprimido, conforme a prescrição médica. • Observar e manter o fluxo de litros de oxigênio de acordo com a necessidade do paciente. • Remover secreções estimulando o paciente a tossir ou realizando aspiração endotraqueal. • Realizar exame físico pulmonar diariamente, atentando-se principalmente à presença de áreas com ventilação reduzida ou ausente e de ruídos adventícios durante a ausculta. • Identificar a necessidade de inserção real/potencial de via aérea artificial. • Auxiliar na inserção de via aérea artificial. • Realizar ausculta pulmonar após a inserção da via aérea artificial, para descartar a possibilidade de intubação seletiva. • Verificar a eficácia da terapia com oxigênio por meio de parâmetros vitais e exames laboratoriais (p. ex., oximetria de pulso, gasometria arterial). • Monitorar os parâmetros do ventilador mecânico, atentando-se a aumentos da pressão inspiratória e reduções do volume corrente.
Ventilação espontânea prejudicada Comum nos casos de asma, doença pulmonar obstrutiva crônica, embolia pulmonar	• Restabelecer ou manter padrão respiratório eficaz, sem uso de musculatura acessória, ausência de cianose ou outros sinais de hipóxia.	• Posicionar o paciente com o objetivo de facilitar a combinação ventilação/perfusão, se necessário ("pulmão sadio para baixo"). • Posicionar o paciente de modo a maximizar a capacidade ventilatória e aliviar a dispneia (p. ex., decúbito elevado, entre 30° e 45°). • Orientar o paciente a manter uma respiração profunda e lenta e a tossir. • Realizar exame físico pulmonar detalhado, atentando-se à expansibilidade torácica (frequência, ritmo e profundidade), alterações estruturais do tórax, som emitido durante a percussão e à presença de áreas com ventilação reduzida/ausente e de ruídos adventícios durante a ausculta. • Monitorar atentamente a condição respiratória (frequência, ritmo e profundidade) e a saturação de oxigênio do paciente. • Iniciar e manter a terapia com oxigênio suplementar ou ar comprimido, conforme a prescrição médica. • Identificar a necessidade de inserção real/potencial de via aérea artificial. • Auxiliar na inserção de via aérea artificial. • Realizar ausculta pulmonar após a inserção da via aérea artificial, para descartar a possibilidade de intubação seletiva. • Verificar a eficácia da terapia com oxigênio por meio de parâmetros vitais e exames laboratoriais (p. ex., oximetria de pulso, gasometria arterial). • Monitorar os parâmetros do ventilador mecânico, atentando-se a aumentos da pressão inspiratória e reduções do volume corrente. • Monitorar as secreções respiratórias do paciente (aspecto e quantidade). • Realizar aspiração endotraqueal, se necessário.
Proteção ineficaz Comum nos casos de derrame pleural, doença pulmonar obstrutiva crônica, embolia pulmonar, hemoptise	• Prevenir complicações. • Evitar infecção.	• Dar prioridade à correção de déficits da condição fisiológica. • Monitorar o paciente quanto a sinais de fadiga física e emocional. • Reduzir desconfortos físicos que possam ser prejudiciais à função cognitiva do paciente. • Determinar o espaço adequado a cada paciente, conforme as normas estabelecidas. • Limpar adequadamente o ambiente após a utilização por cada paciente. • Manter a rotina de troca do equipamento destinado aos cuidados do paciente, conforme o protocolo da instituição. • Instituir precauções universais e, se necessário, de isolamento. • Orientar as visitas a lavarem as mãos ao entrarem no quarto do paciente e ao saírem dele. • Lavar as mãos com técnica apropriada antes e após cada atividade de cuidado ao paciente. • Realizar a antissepsia da pele do paciente, conforme apropriado. • Manter a rotina de troca dos acessos endovenosos e curativos, conforme o protocolo instituído. • Assegurar o manuseio asséptico de todos os cateteres e dispositivos endovenosos. • Atentar-se à condição dos locais de inserção de cateteres, drenos, sondas e também incisões cirúrgicas. • Monitorar e promover a ingestão nutricional e a hídrica do paciente, com a finalidade de garantir recursos energéticos adequados. • Observar a ocorrência de constipação e instituir medidas para preveni-la. • Checar exames laboratoriais diariamente.

Diagnósticos de enfermagem	Resultados de enfermagem	Intervenções de enfermagem
Intolerância à atividade Comum nos casos de derrame pleural, asma, doença pulmonar obstrutiva crônica, embolia pulmonar	• Tolerância à atividade	• Monitorar o paciente quanto a sinais de fadiga excessiva. • Observar a resposta cardiorrespiratória do paciente à atividade (p. ex., taquicardia, dispneia, sudorese, palidez, alterações de pressões hemodinâmicas e de frequência respiratória). • Observar a resposta de oxigênio do paciente para o autocuidado ou para os cuidados da equipe de enfermagem. • Monitorar e promover a ingestão nutricional e a hídrica do paciente, com a finalidade de garantir recursos energéticos adequados. • Promover o repouso no leito e/ou limite às atividades. • Auxiliar o paciente nas atividades físicas (p. ex., deambulação, transferências, mudanças de decúbito e cuidado pessoal). • Orientar o paciente sobre os princípios da conservação de energia (p. ex., limitar as atividades ou manter repouso). • Orientar o paciente sobre as técnicas de conservação de energia (p. ex., tomar banho de chuveiro sentado, vestir-se sentado, evitar movimentos que consumam muita energia). • Orientar o paciente a priorizar as principais atividades a serem realizadas, para bom uso de sua reserva energética.
Déficit no autocuidado **Banho**	• Capacidade para limpar o próprio corpo.	• Definir o tipo de assistência necessária ao paciente. • Providenciar itens pessoais para o banho e mantê-los de fácil acesso durante a atividade. • Auxiliar o paciente durante o banho, se necessário. • Estimular a independência do paciente para o banho, de acordo com sua condição física.
Vestir-se	• Capacidade para vestir-se.	• Oferecer roupas para que o paciente tenha acesso a elas. • Manter a privacidade enquanto o paciente se veste. • Auxiliar o paciente a vestir-se, se necessário. • Estimular a independência do paciente para vestir-se, de acordo com sua condição física.
Higiene íntima	• Capacidade para manter a própria higiene íntima.	• Definir o tipo de assistência necessária ao paciente. • Providenciar itens pessoais para a higiene íntima e mantê-los de fácil acesso durante a atividade. • Auxiliar o paciente durante a atividade, se necessário. • Estimular a independência do paciente para a higiene íntima, de acordo com sua condição física
Alimentação Comum nos casos de derrame pleural, asma, doença pulmonar obstrutiva crônica, embolia pulmonar	• Autocuidado com a alimentação	• Observar a capacidade de deglutição do paciente e checar a dieta prescrita. • Posicionar o paciente de forma adequada, para facilitar sua mastigação e deglutição. • Dispor a bandeja com os alimentos na mesa auxiliar. • Abrir os alimentos embalados. • Estimular a independência do paciente para a alimentação, de acordo com sua condição física. • Providenciar dispositivos de adaptação para que o paciente consiga se alimentar sozinho, se necessário. • Oferecer assistência física, se necessário.
Risco de infecção Comum nos casos de derrame pleural, asma, doença pulmonar obstrutiva crônica, embolia pulmonar, hemoptise	• Controle de riscos: processo infeccioso	• Determinar o espaço adequado a cada paciente, conforme as normas estabelecidas. • Limpar adequadamente o ambiente após a utilização por cada paciente. • Manter a rotina de troca do equipamento destinado aos cuidados do paciente, conforme o protocolo da instituição. • Instituir precauções universais e, se necessário, de isolamento. • Orientar as visitas a lavarem as mãos ao entrarem no quarto do paciente e ao saírem dele. • Lavar as mãos com técnica apropriada antes e após cada atividade de cuidado ao paciente. • Realizar a antissepsia da pele do paciente, conforme apropriado. • Manter a rotina de troca dos acessos endovenosos e curativos, conforme o protocolo instituído. • Assegurar o manuseio asséptico de todos os cateteres e dispositivos endovenosos. • Atentar-se à condição dos locais de inserção de cateteres, drenos, sondas e também incisões cirúrgicas. • Monitorar e promover a ingestão nutricional e a hídrica do paciente, com a finalidade de garantir recursos energéticos adequados. • Checar exames laboratoriais diariamente.

Continuação

Diagnósticos de enfermagem	Resultados de enfermagem	Intervenções de enfermagem
Risco de aspiração Comum nos casos de doença pulmonar obstrutiva crônica	• Prevenção da aspiração	• Manter o decúbito elevado (entre 30° e 45°), se possível. • Atentar-se ao nível de consciência, reflexo de tosse, reflexo de vômito e à capacidade de deglutição do paciente. • Monitorar a condição pulmonar do paciente. • Manter a via aérea pérvia. • Manter inflado o balonete (*cuff*) traqueal e monitorar a pressão dele diariamente, atentando-se à presença de qualquer vazamento. • Manter o aparelho de aspiração ou a linha de ar comprimido sempre disponível. • Verificar o posicionamento da sonda nasogástrica ou nasoenteral ("teste de ar") antes de administrar a dieta ou medicamentos ao paciente. • Verificar o resíduo da sonda nasogástrica ou nasoenteral antes de administrar a dieta ao paciente. • Evitar a instalação da dieta, caso o paciente apresente grande volume residual pela sonda.
Risco de choque Comum nos casos de doença pulmonar obstrutiva crônica, embolia pulmonar, hemoptise	• Controle do choque	• Observar respostas iniciais de compensação ao choque (p. ex., pressão de pulsos filiforme, hipotensão ortostática leve, enchimento capilar levemente lentificado, pele pálida/fria ou avermelhada, leve taquipneia, náusea e vômito, aumento da sede e fraqueza). • Observar atentamente o aparecimento de sinais iniciais da síndrome da resposta inflamatória sistêmica (p. ex., febre, taquicardia, taquipneia, leucocitose ou leucopenia). • Atentar-se ao aparecimento dos primeiros sinais de comprometimento cardíaco (p. ex., declínio dos débitos cardíaco e urinário, crepitações pulmonares e taquicardia). • Checar exames laboratoriais diariamente, em especial níveis de hemoglobinas e hematócritos, coagulograma, gasometria arterial, lactato, níveis eletrolíticos e culturas. • Monitorar parâmetros hemodinâmicos invasivos (p. ex., pressão venosa central, pressão arterial média e saturação de oxigênio venoso central), conforme apropriado. • Atentar-se ao aparecimento de sintomas de falência respiratória (p. ex., fadiga dos músculos respiratórios, níveis reduzidos de PaO_2 e elevados de $PaCO_2$). • Manter via aérea desobstruída, conforme apropriado. • Iniciar e manter a terapia com oxigênio suplementar, conforme a prescrição médica. • Identificar a necessidade de inserção real/potencial de via aérea artificial. • Auxiliar na inserção de via aérea artificial. • Inserir e manter acesso venoso periférico de grande calibre e identificar a necessidade de inserção de acesso venoso central. • Observar aspecto, quantidade e frequência das evacuações, vômito ou drenagem nasogástrica. • Observar aspecto e quantidade do débito urinário. • Monitorar os níveis de glicose no sangue. • Administrar mediações (p. ex., vasopressores, antiarrítmicos, antimicrobianos, diuréticos) conforme a prescrição médica.
Desobstrução ineficaz de vias aéreas Comum nos casos de asma, doença pulmonar obstrutiva crônica, embolia pulmonar, hemoptise	• Troca de gases • Ventilação	• Manter o decúbito elevado (entre 30° e 45°). • Realizar exame físico pulmonar diariamente, atentando-se principalmente à presença de áreas com ventilação reduzida ou ausente e de ruídos adventícios durante a ausculta. • Realizar aspirações traqueal, nasal e oral, se necessário. • Manter a via aérea pérvia. • Orientar o paciente a manter uma respiração profunda e lenta. • Orientar e auxiliar o paciente a tossir de maneira eficiente. • Iniciar e manter a terapia com oxigênio suplementar, conforme a prescrição médica. • Identificar a necessidade de inserção real/potencial de via aérea artificial. • Auxiliar na inserção de via aérea artificial. • Realizar ausculta pulmonar após a inserção da via aérea artificial, para descartar a possibilidade de intubação seletiva. • Monitorar os parâmetros do ventilador mecânico, atentando-se a aumentos da pressão inspiratória e reduções do volume corrente. • Monitorar as secreções respiratórias do paciente (aspecto e quantidade). • Realizar aspiração endotraqueal, se necessário. • Verificar a eficácia da terapia com oxigênio por meio de parâmetros vitais e exames laboratoriais (p. ex., oximetria de pulso, gasometria arterial).

Continua

Diagnósticos de enfermagem	Resultados de enfermagem	Intervenções de enfermagem
Risco de integridade da pele prejudicada Comum nos casos de derrame pleural, asma, doença pulmonar obstrutiva crônica, embolia pulmonar, hemoptise	• Integridade tissular: pele e mucosa • Controle de riscos: hipertermia • Controle de riscos: processo infeccioso	• Utilizar o instrumento adequado para identificar pacientes com risco de degradação da pele (p. ex., Escala de Braden). • Realizar inspeção diária da pele e das mucosas do paciente, atentando-se à presença de hiperemia, calor excessivo, edema e exsudato, principalmente nas áreas de proeminências ósseas. • Examinar as extremidades, atentando-se a cor, calor, edema, ulcerações e pulsos periféricos. • Monitorar a pele quanto a ressecamento e umidade excessivos. • Observar o aparecimento de fontes de pressão e atrito • Estabelecer medidas para a prevenção de danos à pele do paciente (p. ex., colchão de ar, coxins e travesseiros, mudança de decúbito, hidratação da pele, curativos desenvolvidos para proteger áreas de proeminências ósseas). • Realizar/estimular a mudança de decúbito a cada 2 horas. • Utilizar forro móvel ao movimentar o paciente, para não o arrastar (evitar cisalhamento). • Evitar massagear as áreas de proeminências ósseas. • Evitar água muito quente e optar pela utilização de sabonete suave/neutro ao realizar o banho.
Risco de quedas Comum nos casos de derrame pleural, asma, doença pulmonar obstrutiva crônica, embolia pulmonar, hemoptise	• Comportamento de prevenção de quedas • Conhecimento: prevenção de quedas	• Identificar fatores pessoais e ambientais capazes de aumentar o potencial de quedas do paciente. • Instalar e manter a pulseira de risco de quedas no paciente. • Instalar avisos de alerta aos funcionários de que se trata de um paciente com risco de quedas. • Providenciar supervisão atenta da equipe de enfermagem. • Educar o paciente e seus familiares sobre fatores de risco que contribuam para as quedas e a forma de reduzir esses riscos. • Orientar o paciente a sempre chamar a equipe de enfermagem para ajudá-lo a movimentar-se. • Colocar avisos para lembrar o paciente de chamar a equipe de enfermagem antes de sair da cama. • Manter a campainha próxima ao paciente • Manter a cama com grades elevadas, travada e no nível mais baixo. • Assegurar-se de que o paciente usa calçados adequados (que sirvam, estejam adequadamente amarrados e tenham solas antiderrapantes). • Providenciar dispositivos auxiliares que proporcionem firmeza ao andar.
Risco de desequilíbrio na temperatura corporal Comum nos casos de derrame pleural	• Manter a temperatura corporal dentro da variação normal.	• Monitorar a temperatura, no mínimo, a cada 2 horas. • Observar a manifestação de sinais e sintomas de hipertermia. • Ajustar a temperatura do ambiente conforme as necessidades do paciente. • Utilizar colchões térmicos de resfriamento e banhos mornos, caso o paciente apresente hipertermia. • Administrar medicação antitérmica, conforme a prescrição médica.
Dor aguda Comum nos casos de derrame pleural, embolia pulmonar	• Controle da dor	• Realizar uma avaliação completa da dor, incluindo local, qualidade, intensidade, início e duração, frequência e fatores precipitadores. • Observar a ocorrência de sinais não verbais de desconforto, principalmente nos pacientes incapazes de se comunicar. • Questionar ao paciente os fatores que aliviam ou pioram a dor. • Controlar fatores ambientais capazes de influenciar no desconforto do paciente (p. ex., temperatura, iluminação e ruídos ambientais). • Assegurar que o paciente receba cuidados precisos de analgesia. • Escolher o analgésico ou a combinação de analgésicos apropriados, quando houver mais de uma medicação prescrita. • Proporcionar alívio da dor mediante a analgesia prescrita. • Avaliar a eficácia dos analgésicos em intervalos regulares após cada administração, principalmente após as primeiras doses, atentando-se à ocorrência de efeitos colaterais. • Promover repouso adequado e que favoreça o alívio da dor.

SEÇÃO XXX – A ENFERMAGEM NO DEPARTAMENTO DE EMERGÊNCIA

Os principais diagnósticos e cuidados de enfermagem para pacientes com derrame pleural encontram-se na Tabela 242.2.

Tabela 242.2. Principais diagnósticos, resultados e intervenções de enfermagem para pacientes com derrame pleural[1,2,8-11]

Diagnósticos de enfermagem	Resultados de enfermagem	Intervenções de enfermagem
Volume de líquidos excessivo	• Controle da hipervolemia	• Observar o surgimento de sinais e sintomas de derrame pleural. • Acompanhar os exames de imagem (p. ex., radiografia, tomografia computadorizada). • Auxiliar na inserção de dreno torácico, se necessário. • Garantir que o dreno e todas as suas conexões estejam firmes e bem fixados. • Manter o frasco de drenagem abaixo do nível do tórax. • Conectar o dreno à aspiração contínua, conforme a prescrição médica. • Observar a presença de oscilações e vazamentos do dreno. • Observar e registrar volume e aspecto do líquido drenado. • Garantir que o dreno e seu frasco estejam sempre posicionados de forma correta, evitando pinçamento ou obstrução deles. • Orientar o paciente a tossir e a respirar profundamente. • Observar o aparecimento de sinais de infecção.
Mobilidade física prejudicada Comum nos casos de asma, doença pulmonar obstrutiva crônica, embolia pulmonar	• Mobilidade • Equilíbrio • Prevenir quedas	• Auxiliar o paciente a sentar-se, ficar de pé e deambular. • Providenciar dispositivos auxiliares para o paciente deambular, se necessário. • Orientar o paciente quanto às razões da necessidade de repouso no leito. • Auxiliar o paciente a realizar mudanças de posição no leito, se necessário. • Movimentar o paciente utilizando dispositivos de transferência (p. ex., prancha), se necessário. • Manter a campainha próxima ao paciente. • Manter a cama com grades elevadas, travada e no nível mais baixo. • Auxiliar o paciente nas atividades de vida diária (banho, higiene, alimentação, vestir-se), se necessário. • Utilizar medidas de controle da dor antes de qualquer movimentação ou atividade do paciente. • Observar a ocorrência de constipação e instituir medidas para preveni-la.
Integridade tissular prejudicada	• Cicatrização de feridas por segunda intenção • Prevenir infecções	• Realizar inspeção diária da pele do paciente, atentando-se à presença de hiperemia, calor excessivo, edema e ulcerações, principalmente na região de inserção do dreno de tórax. • Atentar-se à condição dos locais de inserção de cateteres, drenos, sondas e também incisões cirúrgicas. • Realizar antissepsia adequada na região de inserção do dreno e trocar o curativo a intervalos adequados, conforme a presença e quantidade de exsudato/saída de secreção no local. • Observar e registrar o volume e as características do conteúdo drenado. • Garantir que o dreno e seu frasco estejam sempre posicionados de forma correta, evitando pinçamento ou obstrução deles. • Posicionar o paciente de modo a evitar tensão sobre o local de lesão/inserção de dreno.

Os principais diagnósticos e cuidados de enfermagem para pacientes com asma encontram-se na Tabela 242.3.

Tabela 242.3. Principais diagnósticos, resultados e intervenções de enfermagem para pacientes com asma[1,2,8,12-15]

Diagnósticos de enfermagem	Resultados de enfermagem	Intervenções de enfermagem
Autocontrole ineficaz da saúde Comum nos casos de doença pulmonar obstrutiva crônica	• Controle dos sintomas	• Monitorar atentamente a condição respiratória (frequência, ritmo e profundidade) e a saturação de oxigênio do paciente, bem como a presença de esforços respiratórios. • Realizar exame físico pulmonar diariamente, atentando-se principalmente à presença de áreas com ventilação reduzida ou ausente e de ruídos adventícios durante a ausculta. • Monitorar sintomas da asma. • Observar início, características e duração da tosse. • Identificar os desencadeadores da crise asmática e os sintomas usuais. • Administrar anti-inflamatórios e broncodilatadores, conforme a prescrição médica. • Determinar o nível de compreensão que o paciente e/ou sua família tem em relação a doença e seu controle. • Determinar o nível de adesão do paciente ao tratamento prescrito. • Orientar o paciente e/ou sua família sobre os medicamentos prescritos e seu uso correto. • Ensinar técnicas apropriadas ao uso de medicamentos e equipamentos (p. ex., inalador, nebulizador e demais dispositivos inalatórios). • Orientar o paciente a tentar identificar e evitar os desencadeadores da crise, quando possível. • Orientar o paciente a reconhecer os sinais/sintomas da crise asmática iminente e implementar medidas apropriadas.
Ansiedade Comum nos casos de doença pulmonar obstrutiva crônica	• Autocontrole da ansiedade	• Adotar uma abordagem calma e tranquilizadora. • Explicar todos os procedimentos a serem realizados, inclusive as sensações que o paciente possa ter. • Tentar compreender a perspectiva do paciente em relação à situação temida. • Encorajar o paciente a expressar seus sentimentos, percepção e medos. • Manter os equipamentos fora do alcance de visão do paciente (p. ex., monitor com parâmetros vitais), para minimizar a ansiedade. • Identificar alterações no nível de ansiedade. • Observar sinais verbais e não verbais de ansiedade. • Orientar e auxiliar o paciente a identificar e controlar situações que precipitem a ansiedade. • Orientar o paciente sobre o uso de técnicas de relaxamento. • Administrar medicação para reduzir a ansiedade, conforme a prescrição médica.

Os principais diagnósticos e cuidados de enfermagem para pacientes com embolia pulmonar encontram-se na Tabela 242.4.

Tabela 242.4. Principais diagnósticos, resultados e intervenções de enfermagem para pacientes com embolia pulmonar[1,2,8,16-18]

Diagnósticos de enfermagem	Resultados de enfermagem	Intervenções de enfermagem
Débito cardíaco diminuído	• Efetividade da bomba cardíaca • Estado circulatório: fluxo sanguíneo unidirecional livre de obstruções e com pressão adequada nos grandes vasos das circulações sistêmica e pulmonar	• Observar a presença de dor no peito e avaliar suas características (p. ex., intensidade, localização, duração, fatores precipitantes e de alívio). • Realizar uma avaliação detalhada da circulação periférica (verificar pulsos periféricos, presença de edema, tempo de enchimento capilar, cor e temperatura das extremidades). • Observar sinais e sintomas de débito cardíaco diminuído (p. ex., hipotensão arterial, alterações do nível de consciência, oligúria, pulso filiforme e extremidades frias). • Monitorar os sinais vitais com frequência (principalmente pressão arterial e frequência cardíaca). • Monitorar e registrar a ocorrência de arritmias cardíacas. • Realizar exame físico pulmonar diariamente, atentando-se à presença de ruídos adventícios durante a ausculta, principalmente crepitações. • Observar atentamente a condição respiratória quanto a sintomas de insuficiência cardíaca (p. ex., taquipneia, dispneia ao deitar-se e ao praticar atividade física). • Observar o padrão respiratório quanto à ocorrência de sintomas de dificuldade respiratória (p. ex., dispneia, taquipneia, ortopneia e fadiga). • Atentar-se ao aparecimento de sintomas de falência respiratória (p. ex., fadiga dos músculos respiratórios, níveis reduzidos de PaO_2 e elevados de $PaCO_2$). • Checar exames laboratoriais diariamente, principalmente gasometria arterial, atentando-se a mudanças na oxigenação e no equilíbrio acidobásico. • Orientar o paciente sobre a importância de informar qualquer desconforto no peito à equipe. • Administrar anticoagulantes, conforme a prescrição médica.

Os principais diagnósticos e cuidados de enfermagem para pacientes com hemoptise encontram-se na Tabela 242.5.

Tabela 242.5. Principais diagnósticos, resultados e intervenções de enfermagem para pacientes com hemoptise[1,2,8]

Diagnósticos de enfermagem	Resultados de enfermagem	Intervenções de enfermagem
Risco de intolerância à atividade	• Controle da dor • Ventilação	• Monitorar o paciente quanto a sinais de fadiga excessiva. • Observar a resposta cardiorrespiratória do paciente à atividade (p. ex., taquicardia, dispneia, sudorese, palidez, alterações de pressões hemodinâmicas e de frequência respiratória). • Observar a resposta de oxigênio do paciente para o autocuidado ou para os cuidados da equipe de enfermagem. • Monitorar e promover a ingestão nutricional e a hídrica do paciente, com a finalidade de garantir recursos energéticos adequados. • Promover repouso no leito e/ou limite às atividades. • Auxiliar o paciente nas atividades físicas (p. ex., deambulação, transferências, mudanças de decúbito e cuidado pessoal). • Orientar o paciente sobre os princípios da conservação de energia (p. ex., limitar as atividades ou manter repouso). • Orientar o paciente sobre as técnicas de conservação de energia (p. ex., tomar banho de chuveiro sentado, vestir-se sentado, evitar movimentos que consumam muita energia). • Orientar o paciente a priorizar as principais atividades a serem realizadas, para bom uso de sua reserva energética. • Encorajar o paciente a realizar atividades coerentes com seus recursos energéticos (p. ex., deambulação, desempenho de atividades da vida diária). • Encorajar o paciente a optar por atividades que, lentamente, componham sua resistência.

Referências bibliográficas

1. Heardman TH. Diagnósticos de enfermagem da NANDA internacional: definições e classificação 2012-2014. Tradução de Regina Machado Garcez. Porto Alegre: Artmed; 2013. p. 19-606.
2. Bulechek GM, Butcher HK, Dochterman JM. Classificação das intervenções de enfermagem (NIC). 5ª ed. Rio de Janeiro: Elsevier; 2010. p. 95-764.
3. Brink DS. Patologia das infecções pulmonares. In: Lechner AJ, Matuschak GM, Brink DS. Pulmões: uma abordagem integrada à doença. Porto Alegre: AMGH; 2013. p. 335-48.
4. Stoeckel DA, Matuschak GM. Tratamento das pneumonias. In: Lechner AJ, Matuschak GM, Brink DS. Pulmões: uma abordagem integrada à doença. Porto Alegre: AMGH; 2013. p. 335-48.
5. Rocha RT, Nakatani J. Pneumonia adquirida na comunidade. In: Nery LE, Fernandes ALG, Perfeito JAJ, coordenadores. Guia de pneumologia. 1ª ed. Barueri: Manole; 2006. p. 89-103.
6. Cardoso AP. Pneumonias. In: Aidé MA, Cardoso AP, Rufino R, David F, Carvalho SR, Lucas VS, et al., editores. Pneumologia: aspectos práticos e atuais. Rio de Janeiro: Revinter; 2001. p. 95-114.
7. Cobucci RAS, Ornelas CP. Planos terapêuticos de enfermagem para o paciente com pneumonia. Rev Enferm Integrada. 2010;3(1):396-407.
8. Aquino RD, Fonseca SM, Lourenço EPL, Leite AL, Bettencourt ARC. Mapeamento dos diagnósticos de enfermagem em uma unidade de pneumologia. Acta Paul Enferm. 2011;24(2):192-8.
9. Lechner AJ, Matuschak GM. Fisiopatologia e doenças do espaço pleural. In: Lechner AJ, Matuschak GM, Brink DS. Pulmões: uma abordagem integrada à doença. Porto Alegre: AMGH; 2013. p. 279-86.
10. Silva COS, Macedo AG. Derrames pleurais. In: Nery LE, Fernandes ALG, Perfeito JAJ, coordenadores. Guia de pneumologia. 1ª ed. Barueri: Manole; 2006. p. 399-410.
11. Neves DD, Junior CTS, Chibante AMS. Derrame pleural. In: Aidé MA, Cardoso AP, Rufino R, David F, Carvalho SR, Lucas VS, et al., editores. Pneumologia: aspectos práticos e atuais. Rio de Janeiro: Revinter; 2001. p. 185-99.
12. Brink DS, Lechner AJ. Patologia das doenças pulmonares obstrutivas. In: Lechner AJ, Matuschak GM, Brink DS. Pulmões: uma abordagem integrada à doença. Porto Alegre: AMGH; 2013. p. 185-92.
13. Espiritu JR, Matuschak GM. Diagnóstico e tratamento da asma. In: Lechner AJ, Matuschak GM, Brink DS. Pulmões: uma abordagem integrada à doença. Porto Alegre: AMGH; 2013. p. 193-202.
14. Fernandes ALG, Faure AM, Alves RF, Barbieri A. Asma brônquica. In: Nery LE, Fernandes ALG, Perfeito JAJ, coordenadores. Guia de pneumologia. 1ª ed. Barueri: Manole; 2006. p. 213-26.
15. Silva JRL, Nascentes R, Campos HS, Martire T. Asma brônquica. In: Aidé MA, Cardoso AP, Rufino R, David F, Carvalho SR, Lucas VS, et al., editores. Pneumologia: aspectos práticos e atuais. Rio de Janeiro: Revinter; 2001. p. 201-10.
16. Sachdeva A, Matuschak GM. Embolia pulmonar. In: Lechner AJ, Matuschak GM, Brink DS. Pulmões: uma abordagem integrada à doença. Porto Alegre: AMGH; 2013. p. 260-70.
17. Arakaki JSO, Ferreira EVM, Stanzani F. Tromboembolismo pulmonar. In: Nery LE, Fernandes ALG, Perfeito JAJ, coordenadores. Guia de pneumologia. 1ª ed. Barueri: Manole; 2006. p. 265-74.
18. Lazzarini L. Tromboembolismo pulmonar. In: Aidé MA, Cardoso AP, Rufino R, David F, Carvalho SR, Lucas VS, et al., editores. Pneumologia: aspectos práticos e atuais. Rio de Janeiro: Revinter; 2001. p. 295-303.

243
ASSISTÊNCIA DE ENFERMAGEM NAS EMERGÊNCIAS CARDIOLÓGICAS

Luís Felipe Sales Maurício
Wesley Cajaíba dos Santos

Os principais diagnósticos e cuidados de enfermagem para pacientes com emergências cardiológicas constam na Tabela 243.1.

Tabela 243.1. Principais diagnósticos, resultados e intervenções de enfermagem para pacientes com emergências cardiológicas[1-3]

Diagnósticos de enfermagem	Resultados de enfermagem	Intervenções de enfermagem
Ansiedade Comum nos casos de dor torácica e arritmias	• Autocontrole da ansiedade	• Conversar com o paciente sobre as experiências emocionais, com abordagem calma e tranquilizadora. • Dar declarações de apoio e empatia. • Apoiar o uso de mecanismos de defesa adequados. • Auxiliar o paciente a identificar sentimentos e encorajar a expressá-los. • Encorajar o diálogo ou choro como formas de reduzir a resposta emocional. • Oferecer assistência na tomada de decisão. • Explicar todos os procedimentos, inclusive sensações que o paciente possa ter durante os procedimentos. • Oferecer informações reais sobre diagnóstico, tratamento e prognóstico. • Identificar mudanças no nível de ansiedade. • Orientar o paciente sobre o uso de técnicas de relaxamento. • Observar sinais verbais e não verbais de ansiedade. • Permitir, sempre que possível, que a família permaneça com o paciente.
Dor aguda Comum nos casos de síndrome coronariana aguda	• Controle da dor	• Realizar avaliação completa da dor incluindo local, característica, início, duração, frequência, qualidade, intensidade, gravidade, além de fatores precipitantes. • Observar a ocorrência de indicadores não verbais de desconforto. • Assegurar que o paciente receba cuidados precisos de analgesia. • Investigar com o paciente fatores que aliviam ou pioram a dor. • Avaliar com o paciente e a equipe de cuidados a eficácia de medidas passadas utilizadas para controle da dor. • Determinar a frequência necessária para efetuar avaliação do conforto do paciente e implantar um plano de monitoramento da dor. • Escolher e implementar uma variedade de medidas (farmacológicas, não farmacológicas e interpessoais) para facilitar o alívio da dor. • Instituir e modificar as medidas de controle da dor com base na resposta do paciente. • Informar à equipe médica se as medidas não funcionarem.

Continua

Continuação

Diagnósticos de enfermagem	Resultados de enfermagem	Intervenções de enfermagem
Débito cardíaco diminuído Comum nos casos de arritmias, endocardite e pericardite, tamponamento cardíaco, dissecção de aorta torácica e choque	• Efetividade da bomba cardíaca • Estado circulatório: fluxo sanguíneo unidirecional livre de obstruções e com pressão adequada nos grandes vasos das circulações sistêmica e pulmonar	• Observar presença de dor no peito e avaliar suas características (p. ex., intensidade, localização, duração, fatores precipitantes e de alívio). • Realizar uma avaliação detalhada da circulação periférica (verificar pulsos periféricos, presença de edema, tempo de enchimento capilar, cor e temperatura das extremidades). • Observar sinais e sintomas de débito cardíaco diminuído (p. ex., hipotensão arterial, alterações do nível de consciência, oligúria, pulso filiforme e extremidades frias). • Monitorar sinais vitais com frequência (principalmente pressão arterial e frequência cardíaca). • Monitorar e registrar a ocorrência de arritmias cardíacas. • Realizar exame físico pulmonar diariamente, atentando-se à presença de ruídos adventícios durante a ausculta, principalmente crepitações. • Observar atentamente a condição respiratória quanto a sintomas de insuficiência cardíaca (p. ex., taquipneia, dispneia ao deitar-se e ao praticar atividade física). • Atentar-se ao surgimento de sintomas de falência respiratória (p. ex., fadiga dos músculos respiratórios, níveis reduzidos de PaO_2 e elevados de $PaCO_2$). • Checar exames laboratoriais diariamente, principalmente gasometria arterial, atentando-se a mudanças na oxigenação e no equilíbrio acidobásico. • Orientar o paciente sobre a importância de informar qualquer desconforto no peito à equipe. • Administrar anticoagulantes, conforme a prescrição médica.
Fadiga Intolerância à atividade Comuns nos casos de insuficiência cardíaca descompensada, doenças valvares e choque	• Resistência • Tolerância à atividade	• Monitorar o paciente quanto a sinais de fadiga excessiva. • Observar a resposta cardiorrespiratória do paciente à atividade (p. ex., taquicardia, dispneia, sudorese, palidez, alterações de pressões hemodinâmicas e de frequência respiratória). • Observar a resposta de oxigênio do paciente para o autocuidado ou para os cuidados da equipe de enfermagem. • Monitorar e promover ingestões nutricional e hídrica do paciente, para garantir recursos energéticos adequados. • Promover repouso no leito e/ou limite às atividades. • Auxiliar o paciente nas atividades físicas (p. ex., deambulação, transferências, mudanças de decúbito e cuidado pessoal). • Orientar o paciente sobre os princípios da conservação de energia (p. ex., limitar as atividades ou manter repouso). • Orientar o paciente sobre as técnicas de conservação de energia (p. ex., tomar banho de chuveiro sentado, vestir-se sentado, evitar movimentos que consumam muita energia). • Orientar o paciente a priorizar as principais atividades a serem realizadas, para bom uso de sua reserva energética.
Volume de líquidos excessivo Comum nos casos de insuficiência cardíaca descompensada	• Controle da hipervolemia	• Monitorar condição hemodinâmica. • Monitorar padrão respiratório em busca de sintomas de dificuldade. respiratória • Monitorar função renal. • Monitorar ingestão e eliminação. • Monitorar alterações em edemas periféricos. • Preparar o paciente para diálise, se necessário. • Elevar cabeceira da cama para melhorar ventilação, se apropriado.
Risco de choque Comum nos casos de insuficiência cardíaca descompensada, endocardite e pericardite, tamponamento cardíaco, dissecção de aorta torácica e choque	• Controle do choque	• Monitorar sinais vitais, estado mental e eliminação urinária. • Instituir e manter a desobstrução de vias aéreas. • Monitorar a oximetria de pulso e o padrão respiratório. • Administrar oxigênio conforme prescrição médica. • Monitorar eletrocardiograma. • Obter amostras de gasometria arterial, conforme apropriado. • Monitorar surgimento de sintomas de depressão respiratória. • Monitorar valores laboratoriais. • Inserir e manter acesso venoso calibroso. • Monitorar glicose sérica e corrigir conforme protocolo ou prescrição médica. • Aplicar medidas terapêuticas, conforme prescrição médica/protocolos institucionais.
Risco – Perfusão tissular cardíaca diminuída Comum nos casos de dor torácica, síndrome coronariana aguda, urgências e emergências hipertensivas, dissecção de aorta torácica e choque	• Perfusão tissular cardíaca	• Monitorar frequentemente a frequência cardíaca e a pressão arterial. • Indicar e estimular repouso apropriado. • Observar a ocorrência de indicadores não verbais e não verbais de dor/desconforto torácico.

Continua

Diagnósticos de enfermagem	Resultados de enfermagem	Intervenções de enfermagem
Risco – Perfusão tissular periférica ineficaz Comum nos casos de doenças valvares, endocardite e pericardite, tamponamento cardíaco, urgências e emergências hipertensivas, dissecção de aorta torácica e choque	• Perfusão tissular periférica	• Determinar o tempo de enchimento capilar, coloração e temperatura da pele. • Palpar pulsos periféricos.
Risco – Perfusão renal ineficaz Comum nos casos de urgências e emergências hipertensivas, dissecção de aorta torácica e choque	• Eliminação urinária • Equilíbrio hídrico • Função renal	• Verificar o padrão miccional: frequência, volume e características da urina. • Realizar balanço hídrico. • Realizar cateterização para controle do débito urinário, quando indicado. • Acompanhar os resultados de exames laboratoriais.
Risco de sangramento Comum nos casos de dissecção de aorta torácica e choque	• Equilíbrio hídrico • Gravidade da perda de sangue	• Identificar as causas do sangramento. • Monitorar os sinais vitais, sempre que necessário, com base na quantidade de sangue perdido. • Monitorar o surgimento de sinais/sintomas de choque hipovolêmico (p. ex., aumento da sede, frequência cardíaca aumentada, resistência vascular sistêmica aumentada, débito urinário diminuído, perfusão periférica diminuída, estado mental ou respirações alteradas). • Iniciar procedimentos de emergência para hemorragia, conforme apropriado (p. ex., oxigenoterapia, terapia intravenosa, tipagem sanguínea e prova cruzada). • Colher amostras para exames laboratoriais, incluindo níveis de hemoglobina/hematócrito, antes e após a perda sanguínea, e monitorar testes de coagulação, conforme apropriado. • Realizar balanço hídrico. • Elevar as extremidades inferiores para aumentar a perfusão aos órgãos vitais. • Administrar derivados do sangue, conforme apropriado. • Tomar precauções adequadas ao manusear derivados do sangue. • Manter repouso no leito.
Troca de gases prejudicada Comum nos casos de insuficiência cardíaca descompensada e urgências e emergências hipertensivas	• Estado respiratório: troca gasosa	• Manter decúbito elevado (entre 30° e 45°). • Monitorar atentamente a condição respiratória (frequência, ritmo e profundidade) e a saturação de oxigênio do paciente. • Realizar exame físico pulmonar, atentando-se à presença de ruídos adventícios durante a ausculta. • Iniciar e manter oxigênio suplementar, conforme indicado. • Identificar a necessidade de inserção real/ potencial de via aérea artificial.

Os principais cuidados de enfermagem com o marca-passo encontram-se na Tabela 243.2.

Tabela 243.2. Principais cuidados de enfermagem com o marca-passo[4]

Marca-passo provisório transcutâneo	
Analgesia e sedação	• Devem ser realizadas sempre, para tornar suportável a dor decorrente das contrações musculares da parede torácica. • Providenciar material para controle das vias aéreas e da respiração, atentando para sinais de depressão respiratória. • Providenciar acesso venoso calibroso, atentando para sinais de depressão cardiocirculatória.
No procedimento	• Orientar o paciente quanto ao procedimento a ser realizado e às possíveis reações sentidas. • Realizar tricotomia, se necessário, e manter o tórax limpo. • Aplicar os eletrodos (pás adesivas), preferencialmente, o anterior à esquerda do esterno e o posterior nas costas, diretamente atrás do eletrodo anterior e à esquerda da coluna torácica. • Auxiliar na definição e no controle dos parâmetros: frequência de disparo (em geral, 70 a 80 bpm), energia (30 a 200 mA) e modo de estimulação (demanda ou fixo).
Após o procedimento	• Decidir com a equipe outro método de estimulação, uma vez que este perde a eficácia com o passar do tempo.
Marca-passo temporário transvenoso	
Avaliação	• Data, hora, método e local de inserção • Localização do eletrodo (átrio, ventrículo ou atrioventricular). • Parâmetros de estimulação. • Tolerância do paciente. • Perfusão distal ao local de inserção. • Presença/ausência de soluços ou contraturas musculares. • Fixação das conexões e do dispositivo. • Verificar a bateria do dispositivo e realizar a troca, se necessário. • Atentar para riscos e complicações, como pneumotórax, hemotórax, hematoma no local, perda de comando do marca-passo, problemas no gerador, infecções e arritmias.

	Continuação
Intervenção	• Orientar o paciente em relação ao procedimento. • Monitorização cardíaca contínua. • Realizar curativo no local da inserção, de acordo com o protocolo institucional. • Manter o paciente em repouso absoluto no leito. • Garantir segurança no leito do paciente, adequadamente aterrado. • Nunca desligar o marca-passo abruptamente por risco de assistolia. O estímulo deve ser reduzido gradativamente, observando-se o ritmo cardíaco do paciente.
Registro	• Registrar a avaliação, os cuidados com o local de inserção, parâmetros de estimulação, problemas, intervenções e resultados de enfermagem.

Os principais cuidados de enfermagem durante a cardioversão elétrica sincronizada encontram-se na Tabela 243.3.

Tabela 243.3. Principais cuidados de enfermagem na cardioversão elétrica sincronizada[4]

Sedação	• Deve ser realizada sempre. • Providenciar material para controle das vias aéreas e da respiração, atentando para sinais de depressão respiratória. • Providenciar acesso venoso calibroso, atentando para sinais de depressão cardiocirculatória.
Cardioversão	• Providenciar material de atendimento à parada cardiorrespiratória. • Orientar o paciente quanto ao procedimento a ser realizado e às possíveis reações sentidas. • Retirar próteses dentárias. • Manter jejum oral, quando possível. • Providenciar monitorização cardíaca e de oximetria de pulso. • Oferecer oxigênio suplementar. • Realizar tricotomia, se necessário. • Aplicar quantidade generosa de gel na parte condutora das pás. • Atentar para o tipo de onda do aparelho (monofásica ou bifásica) e para a energia selecionada para a aplicação do choque. • Acionar e atentar para o sincronismo do aparelho. • Não posicionar as pás sobre outros dispositivos implantados ou aderidos no tórax. • Incentivar a aplicação de pressão, cerca de 13 kg, durante o choque.
Após a cardioversão	• Atentar para a reversão do ritmo. • Oferecer suportes ventilatório e hemodinâmico até a completa reversão da inconsciência e da arritmia. • Realizar eletrocardiograma de 12 derivações.
Registro	• Registrar problemas, intervenções e resultados de enfermagem.

Referências bibliográficas

1. Diagnósticos de enfermagem da NANDA: definições e classificação 2015-2017/NANDA International. Porto Alegre: Artmed; 2016.
2. Moorhead S, Johnson M, Maas M. Classificação dos resultados de enfermagem – NOC. 4ª ed. Rio de Janeiro: Elsevier; 2010.
3. Bulechek GM, Butcher HK, Dochterman JM. Classificação das intervenções de enfermagem – NIC. 5ª ed. Rio de Janeiro: Elsevier; 2010.
4. Coutinho AFP. Arritmias cardíacas. In: Campanharo CRV, Oliveira GN, Lopes MCBT, Okuno MFP, Batista REA. Guia de Bolso para assistência de enfermagem em emergência. 1ª ed. Rio de Janeiro: Atheneu; 2017. p. 65-8.

ASSISTÊNCIA DE ENFERMAGEM NO PREPARO E NA ADMINISTRAÇÃO DE DROGAS VASOATIVAS

Evelyn Carla Borsari Mauricio
Andrea Fachini da Costa

O trabalho dos profissionais da saúde no setor de emergência exige agilidade, conhecimento científico, habilidade, destreza e responsabilidade, bem como capacidade para estabelecer prioridades e intervir de forma consciente e segura no atendimento a situações de emergência. Diante das características clínicas dos pacientes atendidos nesse serviço, a administração de medicamentos com alto poder de ação é frequente, tornando-se uma aliada no processo de recuperação da saúde[1,2].

Os fármacos vasoativos ocupam um importante lugar no tratamento terapêutico de pacientes em emergência. O conhecimento exato de seus mecanismos de ação, de suas dosagens e do modo apropriado de uso é fundamental para seu emprego correto. As drogas vasoativas são substâncias que apresentam efeitos vasculares periféricos, pulmonares ou cardíacos, sejam estes diretos ou indiretos, atuando em pequenas doses e com respostas dose-dependentes de efeito rápido e curto, por meio de receptores situados no endotélio vascular[1,2].

Adrenalina[3]

- Classe medicamentosa: vasoconstritor, antiarrítmico.
- Indicações: choque anafilático, parada cardiorrespiratória (PCR).
- Apresentação: uma ampola de 1 mg/mL.
- Diluição: solução fisiológica a 0,9%, solução glicosada a 5%, solução glicosada a 10%.
- Diluição sugerida: 2 mg/250 mL.
- Estabilidade: 24 horas de solução diluída.
- Dose inicial: 0,005 µg/kg/min ou uma ampola durante a PCR.
- Dose de manutenção: dose máxima de 0,1 µg/kg/min.

Cuidados na preparação e administração em adultos

Deve-se inspecionar visualmente, antes da administração, o conteúdo da ampola quanto à forma física, à presença de material particulado, à descoloração ou a qualquer alteração no aspecto do medicamento e na data de validade. Não se deve utilizar o produto se houver mudança de coloração ou material particulado presente, ou qualquer outra alteração que possa comprometer a eficácia e a segurança do medicamento.

Nos casos de PCR, utiliza-se uma ampola em *bolus* com intervalo de três a cinco minutos. Os principais cuidados de enfermagem são a realização de *flush* com soro fisiológico a 0,9% de 20 ml e elevação do membro durante as compressões torácicas.

Em caso de reações anafiláticas, a administração deve ser subcutânea ou intramuscular, preferencialmente por via intramuscular (vastolateral da coxa) com doses inicialmente de 0,3 a 0,5 mg a cada 15 a 20 minutos, se necessário.

O uso em pacientes em estado de choque refratário deve ser em bomba de infusão contínua. A diluição deve ser realizada conforme prescrição médica e o protocolo da instituição, respeitando-se os padrões de compatibilidade e estabilidade da solução, em acesso intravenoso central e com via exclusiva.

Dopamina[4]

- Classe medicamentosa: inotrópico, cronotrópico, vasopressor, cardiotônico.
- Indicações: choque cardiogênico, choque séptico e choque anafilático.
- Apresentação: 5 mg/mL.
- Diluição: solução fisiológica a 0,9%, solução glicosada a 5%.
- Diluição sugerida: 250 mg/250 mL ou 200 mg/200 mL.
- Estabilidade: 24 horas de solução diluída.
- Dose inicial: 1 a 5 µg/kg/min.
- Dose de manutenção: dose máxima de até 50 µg/kg/min.

Cuidados na preparação e administração em adultos

Este medicamento sempre deve ser diluído antes da sua administração, não devendo ser administrado com solução alcalina (bicarbonato de sódio).

Trata-se de um medicamento dose-dependente, portanto deve ser administrado de forma contínua, em bomba de infusão, para controle rigoroso do volume a ser administrado.

Deve-se realizar o controle hemodinâmico do paciente (frequências cardíaca e respiratória, pressão arterial e saturação de oxigênio) e seguir o padrão de diluição conforme prescrição médica e o protocolo da instituição, obedecendo às regras de diluição e estabilidade.

O produto é fotossensível, sendo assim se deve utilizar uma cobertura escura no frasco de soro, para evitar exposição excessiva à luz solar ou a lâmpadas artificiais.

O medicamento deve ser administrado por via intravenosa em veias de grosso calibre, preferencialmente no braço.

Deve-se inspecionar visualmente, antes da administração, o conteúdo da ampola quanto à forma física, à presença de material particulado, à descoloração ou a qualquer alteração no aspecto do medicamento e na data de validade. Não utilize o produto se houver mudança de coloração ou material particulado presente, ou qualquer outra alteração que possa comprometer a eficácia e a segurança do medicamento.

Dobutamina[5]

- Classe medicamentosa: inotrópico e cronotrópico.
- Indicações: insuficiência cardíaca congestiva, hipoperfusão, baixo débito cardíaco, congestão pulmonar.
- Apresentação: solução injetável; 12,5 mg/mL; ampolas de 20 mL.
- Diluição: solução fisiológica a 0,9%, solução glicosada a 5%, solução glicosada a 10%, soro glicofisiológico, soluções ringer e ringer lactato.
- Diluição sugerida: 250 mg/230 mL de solução glicosada a 5%.
- Estabilidade: após o preparo, a solução é estável em temperatura ambiente (entre 15 °C e 30 °C) por até 24 horas.
- Dose inicial: 2 µg/kg/min.
- Dose de manutenção: dose máxima de 30 µg/kg/min.

Cuidados na preparação e administração em adultos

Este medicamento sempre deve ser diluído antes de sua administração, com os diluentes citados anteriormente. É incompatível com soluções alcalinas, succinato sódico de hidrocortisona, cefazolina, cefamandol, cefalotina neutra, penicilina, ácido etacrínico e heparina sódica.

Por se tratar de um medicamento dose-dependente, deve ser administrado de forma contínua, em bomba de infusão, para controle rigoroso do volume a ser administrado.

Deve-se realizar o controle hemodinâmico do paciente (frequências cardíaca e respiratória, pressão arterial e saturação de oxigênio) e seguir o padrão de diluição conforme a prescrição médica e o protocolo da instituição, obedecendo às regras de diluição e estabilidade.

O medicamento deve ser administrado por via intravenosa, em veias de grosso calibre, preferencialmente no braço.

Deve-se inspecionar visualmente, antes da administração, o conteúdo da ampola quanto à forma física, à presença de material particulado, à descoloração ou a qualquer alteração no aspecto do medicamento e na data de validade. Não utilize o produto se houver mudança de coloração ou material particulado presente, ou qualquer outra alteração que possa comprometer a eficácia e a segurança do medicamento.

Noradrenalina[6]

- Classe medicamentosa: vasopressor.
- Indicações: choque.
- Apresentação: 4 mg.
- Diluição: solução fisiológica a 0,9%, solução glicosada a 5%, solução glicosada a 10%.
- Diluição sugerida: 16 mg/234 mL de solução glicosada a 5%.
- Estabilidade: 24 horas após a diluição.
- Dose inicial: 0,01 µg/kg/min.
- Dose de manutenção: dose máxima de 2 µg/kg/min.

Cuidados na preparação e administração em adultos

Este medicamente sempre deve ser diluído antes da sua administração e não deve ser administrado com solução alcalina (bicarbonato de sódio).

Trata-se de um medicamento dose-dependente, portanto deve ser administrado de forma contínua, em bomba de infusão, para controle rigoroso do volume a ser administrado.

Deve-se realizar o controle hemodinâmico do paciente (frequências cardíaca e respiratória, pressão arterial e saturação de oxigênio) e seguir o padrão de diluição conforme a prescrição médica e o protocolo da instituição, obedecendo às regras de diluição e estabilidade.

O produto é fotossensível, sendo assim se deve utilizar uma cobertura escura no frasco de soro, para evitar exposição excessiva à luz solar ou a lâmpadas artificiais.

O medicamento deve ser administrado por via intravenosa, em acesso venoso central, por se tratar de um medicamento extremamente vesicante.

Deve-se inspecionar visualmente, antes da administração, o conteúdo da ampola quanto à forma física, à presença de material particulado, à descoloração ou a qualquer alteração no aspecto do medicamento e à data de validade. Não utilize o produto se houver mudança de coloração ou material particulado presente, ou qualquer outra alteração que possa comprometer a eficácia e a segurança do medicamento.

Nitroglicerina[7]

- Classe medicamentosa: vasodilatador.
- Indicações: insuficiência cardíaca congestiva, infarto agudo do miocárdio, diminuição da pré-carga.
- Apresentação: solução injetável de 5 mg/mL.
- Diluição: solução fisiológica a 0,9%, solução glicosada a 5%, solução glicosada a 10%.
- Diluição sugerida: 50 mg/240 mL de solução fisiológica.
- Estabilidade: após o preparo, a solução é estável em temperatura ambiente (entre 15 °C e 30 °C) por até 24 horas.
- Dose inicial: 5 µg/min.
- Dose de manutenção: dose máxima de 200 µg/min.

Cuidados na preparação e administração em adultos

Este medicamento sempre deve ser diluído antes da sua administração.

A nitroglicerina é adsorvida por muitos plásticos, inclusive o cloreto de polivinila (PVC), os quais normalmente são usados em equipos para aplicação intravenosa. Essa adsorção é maior quando o tubo de PVC é longo, sendo assim o profissional da saúde responsável pela preparação do medicamento deve desprezar cerca de 20% da solução total após a preparação, com o objetivo de a substância aderir ao equipo, evitando, desta forma, que o paciente receba uma subdose do medicamento.

Por se tratar de um medicamento dose-dependente, deve ser administrado de forma contínua, em bomba de infusão, para controle rigoroso do volume a ser administrado.

Deve-se realizar o controle hemodinâmico do paciente (frequências cardíaca e respiratória, pressão arterial e saturação de oxigênio) e seguir o padrão de diluição conforme a prescrição médica e o protocolo da instituição, obedecendo às regras de diluição e estabilidade.

O medicamento deve ser administrado por via intravenosa, em veias de grosso calibre, preferencialmente no braço.

Deve-se inspecionar visualmente, antes da administração, o conteúdo da ampola quanto à forma física, à presença de material particulado, à descoloração ou a qualquer alteração no aspecto do medicamento e à data de validade. Não utilize o produto se houver mudança de coloração ou material particulado presente, ou qualquer outra alteração que possa comprometer a eficácia e a segurança do medicamento.

Nitroprussiato de sódio[8]

- Classe medicamentosa: vasodilatador.
- Indicações: aumento da pressão arterial, edema agudo de pulmão.
- Apresentação: 25 mg/mL.
- Diluição: solução glicosada a 5%.
- Diluição sugerida: uma ampola/248 mL de solução glicosada a 5%.
- Estabilidade: após o preparo, a solução é estável em temperatura ambiente (entre 15 °C e 30 °C) por até 24 horas, desde que esteja protegida da luz do sol ou artificial.
- Dose inicial: 0,3 a 0,5 mg/kg/min.
- Dose de manutenção: 0,5 a 8 µg/kg/min.

Cuidados na preparação e administração em adultos

Esse medicamente deve ser diluído apenas em solução glicose a 5% antes da sua administração.

Trata-se de um medicamento dose-dependente, portanto deve ser administrado de forma contínua, em bomba de infusão, para controle rigoroso do volume a ser administrado.

Deve-se realizar o controle hemodinâmico do paciente (frequências cardíaca e respiratória, pressão arterial e saturação de oxigênio) e seguir o padrão de diluição conforme a prescrição médica e o protocolo da instituição, obedecendo a regras de diluição e estabilidade.

O produto é fotossensível, sendo assim se deve utilizar uma cobertura escura no frasco de soro, para evitar exposição excessiva à luz solar ou a lâmpadas artificiais.

O medicamento deve ser administrado por via intravenosa, em veias de grosso calibre, preferencialmente no braço, e em acesso exclusivo.

Deve-se inspecionar visualmente, antes da administração, o conteúdo da ampola quanto à forma física, à presença de material particulado, à descoloração ou a qualquer alteração no aspecto do medicamento e à data de validade. Não utilize o produto se houver mudança de coloração ou material particulado presente, ou qualquer outra alteração que possa comprometer a eficácia e a segurança do medicamento.

Os principais diagnósticos e cuidados de enfermagem para pacientes com drogas vasoativas estão na Tabela 244.1.

Tabela 244.1. Principais diagnósticos, resultados e intervenções de enfermagem para pacientes com drogas vasoativas[11-13]

Diagnósticos de enfermagem	Resultados esperados	Intervenções de enfermagem
Débito cardíaco diminuído	• Eficácia da bomba cardíaca • Equilíbrio eletrolítico e acidobásico	• Monitorar frequência e ritmo cardíaco. • Comparar os parâmetros hemodinâmicos com outros sinais e sintomas clínicos. • Monitorar o equilíbrio dos líquidos por meio do balanço hídrico rigoroso. • Monitorar o estado neurológico quanto a agitação, ansiedade, sonolência, alteração no sono/vigília e agressividade. • Auscultar os sons cardíacos. • Monitorar ingestão/eliminação e débito urinário. • Coletar níveis séricos conforme apropriado. • Monitorar função renal, verificando exames laboratoriais. • Monitorar a eficácia dos medicamentos. • Monitorar testes de função hepática, verificando exames laboratoriais. • Manter o ambiente propício ao repouso e ao restabelecimento. • Garantir rápida terapêutica medicamentosa para conforto, eliminação dos fluidos excessivos, melhora do débito cárdico e perfusão periférica.
Troca de gases prejudicada Padrão respiratório ineficaz	• Estabelecer um padrão respiratório normal e eficaz, inexistência de cianose ou outros sinais de hipóxia. • Melhorar a ventilação e a oxigenação dos tecidos.	• Monitorar frequência, ritmo, profundidade e esforço nas respirações. • Manter monitorização contínua de pressão arterial (PA), frequência respiratória (FR), frequência cardíaca (FC), temperatura (T), saturação de oxigênio ($SatO_2$), eletrocardiográfica, para monitorizar possível instabilidade hemodinâmica e intervenção imediata da equipe de saúde. • Auscultar os sons respiratórios, observando as áreas de ventilação diminuída/ausente e a presença de ruídos adventícios. • Avaliar sinais de desconforto respiratório, como a utilização de musculatura acessória, batimento de asa de nariz e retração de fúrcula, podendo estar associados à ventilação e/ou à perfusão ineficaz. • Evitar febre, dor, desconforto respiratório e taquicardia, pois com esses episódios aumenta a demanda metabólica e, consequentemente, de oxigênio. • Iniciar oxigênio suplementar, conforme prescrição. • Manter decúbito elevado acima de 45º, a fim de facilitar anatomicamente a entrada de ar. • Monitorar a frequência, o ritmo, a profundidade e o esforço das respirações. • Monitorar dispneia e eventos que possam aumentá-la ou piorá-la. • Monitorar laudos de radiografia de tórax. • Iniciar tratamentos de fisioterapia respiratória, se necessário. • Monitorar perdas ácidas (vômitos, diarreia, diurese). • Monitorar o estado neurológico quanto a agitação, ansiedade, sonolência, alteração no sono/vigília, agressividade. • Restringir atividades que requeiram esforço físico com vistas a não piorar o quadro respiratório e a diminuição do metabolismo. • Realizar prescrição medicamentosa com menor diluição dos medicamentos possíveis. • Acompanhar evolução da gasometria e discutir com equipe multidisciplinar parâmetros ventilatórios e condutas, relacionando resultados do potencial (ou potência) hidrogeniônico (pH), da pressão parcial arterial de oxigênio (PaO_2), da pressão parcial arterial de dióxido de carbono ($PaCO_2$) e outros com os parâmetros ventilatórios e adequá-los de acordo com a demanda do paciente. • Manter a oximetria de pulso, para obter monitorização contínua do principal parâmetro alterado, e observar estabilidade do quadro. • Prevenir a queda da saturação com manipulações excessivas, sem descanso e com consequente queda de saturação. • Avaliar sinais de desconforto respiratório, como a utilização de musculatura acessória, batimento de asa de nariz e retração de fúrcula, podendo estar associados à ventilação e/ou à perfusão ineficaz. • Identificar possível causa de edema agudo pulmonar.
Perfusão tissular periférica ineficaz	• Apresentar melhora da perfusão.	• Administrar líquidos, eletrólitos, nutrientes e oxigênio, conforme a necessidade. • Administrar fármacos para melhorar a perfusão tissular ou a função dos órgãos, conforme prescrição médica. • Avaliar o estado nutricional e a ingesta de líquidos. • Assegurar períodos de repouso ininterrupto e um ambiente tranquilo. • Comparar temperatura e cor da pele de um membro com o contralateral na avaliação da circulação periférica. • Monitorar coloração e umidade da pele e prolongamento do tempo de enchimento capilar.

Continua

Diagnósticos de enfermagem	Resultados esperados	Intervenções de enfermagem
Intolerância à atividade	• Demonstrar menos sinais fisiológicos de intolerância ao esforço.	• Monitorar sinais vitais (FC, PA e FR). • Monitorar o estado respiratório e a oxigenação. • Determinar os fatores relacionados com o tratamento, efeitos colaterais e interações farmacológicas. • Administrar e monitorar as respostas ao oxigênio suplementar, aos fármacos e as modificações no regime terapêutico.
Risco de integridade da pele prejudicada	• Adotar técnicas para evitar lesão de pele.	• Avaliar a integridade da pele. • Realizar mudança de decúbito a cada 2 horas. • Monitorar aparecimento de fontes de pressão e atrito. • Examinar cor, textura e turgor da pele. • Assegurar uma nutrição ideal e aumentar aporte proteico. • Fornecer roupas ou cobertas adequadas, protegendo o cliente de correntes de vento para evitar vasoconstrição. • Manter roupas de cama limpas e bem esticadas.
Conforto prejudicado	• Relato do paciente de que se sente confortável ou satisfeito	• Promover ambiente calmo e seguro para o paciente • Oferecer leito e ambientes confortáveis. • Evitar exposição, correntes de ar, aquecimento excessivo ou resfriamento desnecessários. • Reduzir estímulos ambientais, conforme apropriado.
Risco de choque	• Manter estabilidade hemodinâmica, com sinais vitais dentro da faixa normal, enchimento capilar, débito urinário e nível de consciência normal.	• Monitorar sinais vitais (FC, PA e FR). • Nível de consciência: observar se há ansiedade, inquietude, confusão ou letargia. • Atentar para os pulsos periféricos e determinar se são rápidos, fracos ou filiformes. • Inserir e manter acesso intravenoso calibroso. • Monitorar estado hídrico, ingesta e eliminação. • Monitorar coloração e umidade da pele (palidez, cianose dos lábios e leitos inguinais, prolongamento do tempo de enchimento capilar e pele fria e pegajosa). • Administrar líquidos ou hemocomponentes conforme indicação. • Selecionar técnica de transferência adequada ao paciente.

Referências bibliográficas

1. Trentin G. Segurança do paciente na administração de drogas vasoativas na emergência: uma revisão sistemática. Florianópolis: Universidade Federal de Santa Catarina; 2014.
2. Ostini FM, Antoniazzi P, Pazin Filho A, Bestetti R, Cardoso MCM, Basile-Filho A. The use of vasoactive drugs in the intensive care unit. Medicina. 1998;31:400-11.
3. Epinefrina. Farm. resp.: Dr. José Carlos Módolo – CRF-SP n. 10.446. Cristália Produtos Químicos Farmacêuticos Ltda. Itapira (SP); 2014. Disponível em: http://www.anvisa.gov.br/datavisa/fila_bula/frmVisualizarBula.asp?pNuTransacao=5576062014&pIdAnexo=2120682. Acesso em: 5 dez. 2016.
4. Dopamina. Farm. resp.: Dr. Renato Silva – CRF-MG: 10.042. Hipolabor Farmacêutica Ltda. Sabará (MG); 2014. Disponível em: http://www.anvisa.gov.br/datavisa/fila_bula/frmVisualizarBula.asp?pNuTransacao=8567782014&pIdAnexo=2237336. Acesso em: 5 dez. 2016.
5. Dobutamina. Farm. resp.: Dr. Walter F. da Silva Junior – CRF-GO: 5.497. Novafarma Indústria Farmacêutica Ltda. Anápolis (GO); 2014. Disponível em: http://www.anvisa.gov.br/datavisa/fila_bula/frmVisualizarBula.asp?pNuTransacao=26588702016&pIdAnexo=4136234. Acesso em: 5 dez. 2016.
6. Norepinefrina. Farm. resp.: Dr. Walter F. da Silva Junior – CRF-GO: 5.497. Novafarma Indústria Farmacêutica Ltda. Anápolis (GO); 2014. Disponível em: http://www.anvisa.gov.br/datavisa/fila_bula/frmVisualizarBula.asp?pNuTransacao=9425572015&pIdAnexo=2914416. Acesso em: 5 dez. 2016.
7. Nitroglicerina. Farm. resp.: Dr. José Carlos Módolo – CRF-SP n. 10.446. Cristália Produtos Químicos Farmacêuticos Ltda. Itapira (SP); 2014. Disponível em: http://2cristalia.com.br/2015/arquivos_medicamentos/177/177_Tridil_bula_paciente.pdf. Acesso em: 5 dez. 2016.
8. Nitroprussiato de sódio. Farm. resp.: Dr. José Carlos Módolo – CRF-SP n. 10.446. Cristália Produtos Químicos Farmacêuticos Ltda. Itapira (SP), 2015. Disponível em: http://www.anvisa.gov.br/datavisa/fila_bula/frmVisualizarBula.asp?pNuTransacao=8970662015&pIdAnexo=2888926. Acesso em: 5 dez. 2016.
9. Lopes AC, Guimarães HP, Lopes RD. Manual de bolso de UTI. 3ª ed. ampl. e atual. São Paulo: Atheneu; 2011.
10. Cheregatti AL, Amorim CP, organizadores. Enfermagem em unidade de terapia intensiva. São Paulo: Martinari; 2010.
11. Diagnósticos de enfermagem da NANDA: definições e classificação 2015-2017/NANDA Internacional. Porto Alegre: Artmed; 2015.
12. Moorhead S, Johnson M, Mass M. Classificação dos resultados de enfermagem (NOC). 3ª ed. Porto Alegre: Artmed; 2008.
13. Bulechek GM, Butcher HK, Dochhterman JM. Classificação das intervenções de enfermagem (NIC). Rio de Janeiro: Elsevier; 2010.

ASSISTÊNCIA DE ENFERMAGEM NAS URGÊNCIAS E EMERGÊNCIAS EM GASTROENTEROLOGIA

Isabella Cristina Barduchi Ohl
Bianca Campos Teixeira Moniz Frango

Diarreia

Diagnóstico de enfermagem (NANDA)	Resultados esperados (NOC)	Intervenções de enfermagem (NIC)
Diarreia	• Restabelecer e manter o padrão normal da função intestinal	• Verificar o histórico da diarreia. • Obter fezes para cultura e testes de sensibilidade se houver diarreia. • Encorajar refeições em pequenas quantidades e frequentes, acrescentando alimentos mais consistentes gradualmente. • Identificar fatores (p. ex., medicamentos, bactérias, alimentação por sonda) capazes de causar ou contribuir para a diarreia. • Monitorar a pele na área perineal quanto a irritações e ulcerações. • Mensurar a diarreia/eliminação intestinal. • Observar problemas intestinais preexistentes, rotina intestinal e uso de laxantes. • Orientar o paciente sobre alimentos específicos que ajudam a promover a regularidade intestinal.
	• Equilíbrio eletrolítico e acidobásico	• Monitorar quanto a níveis séricos anormais eletrolíticos, conforme disponibilidade. • Monitorar quanto a alterações pulmonares ou cardíacas indicativas de excesso de líquidos ou desidratação. • Obter amostras laboratoriais para monitorar níveis alterados de líquidos ou eletrólitos (p. ex., níveis de hematócrito, sangue, ureia e nitrogênio, proteína, sódio e potássio), conforme adequado. • Administrar líquidos, conforme apropriado. • Manter infusão endovenosa adequada, transfusão de sangue ou taxa de fluxo enteral, especialmente se não regulado por bomba. • Assegurar-se de que a solução endovenosa contendo eletrólitos seja administrada a uma taxa de fluxo constante, conforme adequado. • Monitorar manifestações de desequilíbrio eletrolítico. • Monitorar a perda de líquidos e perdas de eletrólitos associadas, conforme apropriado. • Monitorar sinais de Chvostek e/ou Trousseau.
	• Equilíbrio hídrico	• Monitorar o peso. • Monitorar ingesta e eliminação.
	• Gravidade da infecção	• Ensinar o paciente e membros da família como evitar infecções. • Promover preservação e preparação segura dos alimentos.
Dor aguda	• Controle da dor • Controle dos sintomas • Manter conforto • Seguir regime terapêutico prescrito	• Assegurar cuidados analgésicos para o paciente. • Monitorar alterações no nível de consciência. • Por meio de escala específica, avaliar a dor do cliente que inclua localização, características, início e duração. Reavaliar todas as vezes que a dor reaparecer, comparando-a com relatos anteriores. • Atentar para sinais verbais e não verbais de dor, como presença de expressão facial de dor, taquicardia, hipertensão e agitação.
Risco de infecção	• Controle de riscos: processo infeccioso	• Monitorar medidas sanitárias. • Monitorar fatores ambientais que influenciam a transmissão de doenças transmissíveis. • Fornecer informações sobre o preparo e o armazenamento adequado de alimentos, conforme necessário.

Ascite

Diagnóstico de enfermagem (NANDA)	Resultados esperados (NOC)	Intervenções de enfermagem (NIC)
Volume de líquidos excessivo	• Restabelecer o equilíbrio hídrico	• Pesar diariamente no mesmo horário e monitorar as tendências. • Monitorar o estado hemodinâmico, incluindo frequência cardíaca, pressão arterial, pressão arterial média, pressão venosa central, pressão artéria pulmonar, pressão de oclusão de artéria pulmonar, débito cardíaco, se disponíveis. • Monitorar o padrão respiratório para sintomas de edema pulmonar (p. ex., ansiedade, falta de ar, ortopneia, dispneia, taquipneia, tosse, produção de expectoração espumosa e respiração curta). • Monitorar distensão da veia jugular. • Monitorar edema periférico. • Monitorar eliminação e ingestão.
	• Normalizar o estado cardiopulmonar	• Monitorar e corrigir déficits de oxigenação, desequilíbrios acidobásicos e de eletrólitos, que podem precipitar arritmias. • Auscultar ruídos pulmonares para crepitações ou outros ruídos adversos. • Elevar a cabeceira do leito, conforme apropriado. • Aplicar telemetria eletrocardiográfica (ECG) "sem fio" ou eletrodos "com fios" e conectá-lo(s) a um monitor cardíaco, conforme indicado • Monitorar as alterações do ECG que aumentam o risco de desenvolvimento de arritmia (p. ex., arritmia, segmento ST, isquemia e monitoração do intervalo QT). • Garantir pronto acesso a medicamentos antiarrítmicos emergenciais. • Realizar suporte de vida cardiovascular básico ou avançado, se indicado.
	• Diminuir o nível de fadiga	• Utilizar escala para avaliar a fadiga e a melhora • Selecionar intervenções para reduzir a fadiga, usando ações não farmacológicas, conforme apropriado. • Reduzir desconfortos físicos que possam interferir na função cognitiva e no automonitoramento/regulação das atividades.
	• Melhora do estado respiratório	• Monitorar a tolerância do paciente à atividade • Manter cronograma de deambulação, conforme tolerado. • Orientar o paciente e a família quanto às limitações em levantar/empurrar objetos pesados, se apropriado.
Risco de desequilíbrio eletrolítico	• Restabelecer o equilíbrio eletrolítico • Gravidade da hipernatremia	• Monitorar níveis de eletrólitos séricos anormais • Monitorar as manifestações de desequilíbrios de eletrólitos. • Manter acesso IV pérvio. • Administrar medicações de controle do desequilíbrio conforme prescrição médica. • Monitorar os níveis de potássio sérico de pacientes que tomam digitálicos e diuréticos. • Realizar monitoração cardíaca.

Abdome agudo

Diagnóstico de enfermagem (NANDA)	Resultados esperados (NOC)	Intervenções de enfermagem (NIC)
Motilidade gastrintestinal disfuncional	• Restabelecer a função gastrointestinal	• Controle de constipação/impactação. • Administração de medicamentos. • Monitorar quanto a sinais e sintomas de constipação. • Monitorar quanto a sintomas de impactação. • Monitorar movimentos intestinais, incluindo frequência, consistência, forma, volume e cor, conforme apropriado. • Monitorar sons intestinais. • Monitorar sinais e sintomas de ruptura intestinal e/ou peritonite.

Continua

245 – ASSISTÊNCIA DE ENFERMAGEM NAS URGÊNCIAS E EMERGÊNCIAS EM GASTROENTEROLOGIA

Continuação

Diagnóstico de enfermagem (NANDA)	Resultados esperados (NOC)	Intervenções de enfermagem (NIC)
Risco de sangramento	<ul><li>Cessar sangramento</li><li>Gravidade da perda de sangue</li><li>Detecção do risco</li></ul>	<ul><li>Identificar a causa do sangramento.</li><li>Monitorar atentamente o paciente quanto a sangramento.</li><li>Monitorar as tendências da pressão arterial e parâmetros hemodinâmicos, se disponíveis (p. ex., pressão venosa central e pressão capilar pulmonar).</li><li>Observar níveis de hemoglobina/hematócrito antes e depois da perda de sangue.</li><li>Monitorar os testes de coagulação, incluindo tempo de protrombina (TP), tempo de tromboplastina parcial (TTP), fibrinogênio, produtos de degradação/divisão da fibrina e contagem plaquetária, conforme apropriado.</li><li>Monitorar funcionamento neurológico.</li><li>Monitorar a ocorrência de sinais e sintomas de sangramento persistente (i. e., verificar todas as secreções em busca de sangue vivo ou oculto).</li><li>Providenciar disponibilidade de hemoderivados ou hemocomponentes para transfusão, se necessário.</li><li>Manter acesso IV pérvio.</li><li>Medir a circunferência abdominal, conforme apropriado.</li><li>Evitar a administração de anticoagulantes.</li><li>Monitorar quanto a respostas precoces de compensação ao choque (p. ex., pressão arterial normal, pressão de pulso pinçada, hipotensão ortostática leve, leve atraso do enchimento capilar, pele pálida/fria ou avermelhada, taquipneia branda, náusea e vômito, sede aumentada ou enfraquecimento).</li><li>Monitorar os sinais iniciais de síndrome de resposta inflamatória sistêmica (p. ex., temperatura aumentada, taquicardia, taquipneia, hipocarbia, leucocitose ou leucopenia).</li></ul>
Risco de choque	<ul><li>Restabelecer a hemodinâmica</li><li>Manter-se afebril</li></ul>	<ul><li>Monitorar pressão arterial, pulso, temperatura e estado respiratório.</li><li>Monitorar oximetria de pulso.</li><li>Monitorar ocorrência de palidez cutânea, pele fria e sudorese.</li><li>Fazer balanço hídrico.</li><li>Manter repouso no leito durante sangramento ativo.</li><li>Monitorar as fontes da perda de fluidos (p. ex., sangramento, vômitos, diarreia, transpiração excessiva e taquipneia).</li><li>Administrar líquidos, conforme prescrito</li><li>Monitorar a reação hemodinâmica.</li><li>Monitorar a condição de oxigenação.</li><li>Monitorar se há edema pulmonar e acúmulo de líquidos em áreas inusitadas ou terceiro espaçamento.</li></ul>

Insuficiência hepática aguda

Diagnóstico de enfermagem (NANDA)	Resultados esperados (NOC)	Intervenções de enfermagem (NIC)
Risco de função hepática prejudicada	<ul><li>Restabelecer a função hepática</li></ul>	<ul><li>Realizar histórico da doença e levantamento de fatores de risco.</li><li>Monitorar sinais e sintomas sistêmicos.</li><li>Promover ingestão nutricional suficiente</li><li>Incentivar o repouso.</li></ul>
	<ul><li>Comportamento de cessação do abuso de álcool/drogas</li><li>Controle de riscos: uso de álcool/drogas</li></ul>	<ul><li>Monitorar os sinais vitais durante a suspensão.</li><li>Monitorar alterações respiratórias e cardíacas (p. ex., hipertensão, taquicardia e bradipneia).</li><li>Monitorar alterações do nível de consciência.</li><li>Monitorar a ocorrência de *delirium tremens*.</li><li>Manter regime medicamentoso conforme prescrição médica.</li><li>Tratar as alucinações de forma terapêutica.</li><li>Manter ingestão adequada de nutrientes e líquidos.</li><li>Monitorar o consumo escondido de álcool durante a desintoxicação.</li><li>Fornecer suporte emocional ao paciente/família, conforme apropriado.</li><li>Orientar o paciente quanto aos efeitos da substância usada (p. ex., físicos, psicológicos e sociais).</li><li>Proporcionar controle de sintomas durante o período de desintoxicação.</li></ul>

Continua

Diagnóstico de enfermagem (NANDA)	Resultados esperados (NOC)	Intervenções de enfermagem (NIC)
	• Restabelecer o equilíbrio eletrolítico e acidobásico	• Monitorar as tendências de pH, PaCO$_2$ e HCO$_3$ arteriais para verificar o tipo específico de desequilíbrio (p. ex., respiratório ou metabólico) e a presença de mecanismos fisiológicos de compensação (p. ex., compensação pulmonar ou renal, tampões fisiológicos). • Monitorar possíveis etiologias antes de tentar tratar desequilíbrio acidobásico, pois é mais efetivo tratar a etiologia do que o desequilíbrio. • Diferenciar patologias que necessitam de intervenção direta daquelas que necessitam de cuidados de suporte • Monitorar o padrão respiratório. • Monitorar quanto a níveis séricos anormais eletrolíticos, conforme disponibilidade. • Pesar diariamente e monitorar tendências • Assegurar-se de que a solução endovenosa contendo eletrólitos seja administrada a uma taxa de fluxo constante, conforme adequado. • Monitorar quanto a sinais e sintomas de piora de hiper-hidratação ou desidratação (p. ex., ruídos de líquido nos pulmões, poliúria ou oligúria, alterações de comportamento, convulsões, saliva espumosa ou com viscosidade espessa, olhos edematosos ou afundados, respiração curta e rápida).
Risco de glicemia instável	• Nível de glicose no sangue	• Monitorar os níveis de glicose sanguínea • Monitorar sinais e sintomas de hipoglicemia (p. ex., tremores, sudorese, nervosismo, ansiedade, irritabilidade, impaciência, taquicardia, palpitações, calafrios, confusão). • Fornecer carboidratos simples, conforme indicado. • Manter regime medicamentoso para estabilizar a glicemia conforme prescrição médica. • Orientar o paciente e pessoas próximas sobre os sinais e sintomas, fatores de risco e tratamento para a hipoglicemia.
Risco de confusão aguda	• Recuperar e manter o nível de consciência habitual	• Iniciar terapias para reduzir ou eliminar fatores que causam delírio. • Monitorar o estado neurológico continuamente. • Manter um ambiente seguro. • Fornecer nível apropriado de vigilância/supervisão para monitorar o paciente. • Monitorar a capacidade de autocuidado • Auxiliar no autocuidado, conforme necessário. • Diminuir estímulos ambientais excessivos • Administrar medicamentos prescritos "se necessário" para ansiedade ou agitação, mas limitar aqueles com efeitos colaterais anticolinérgicos. • Utilizar restrições físicas, se indicado.

Colangites

Diagnóstico de enfermagem (NANDA)	Resultados esperados (NOC)	Intervenções de enfermagem (NIC)
Dor aguda	• Controle da dor	• Fazer uma avaliação, por meio de escalas de dor e localização, características, início/duração, frequência, qualidade, intensidade ou severidade da dor e fatores precipitantes. • Observar para pistas não verbais de desconforto, especialmente naqueles incapazes de se comunicar efetivamente • Assegurar cuidados analgésicos para o paciente. • Reduzir ou eliminar fatores que precipitem ou aumentem a experiência da dor (p. ex., medo, fadiga, monotonia, falta de conhecimento).
Risco de infecção	• Controle de riscos: processo infeccioso	• Monitorar pressão arterial, pulso, temperatura e estado respiratório, conforme apropriado. • Observar tendências e amplas oscilações na pressão arterial. • Iniciar e manter um monitoramento contínuo da temperatura. • Monitorar e relatar sinais e sintomas de hipotermia e hipertermia. • Monitorar sinais e sintomas sistêmicos e localizados da infecção. • Promover ingestão nutricional suficiente. • Incentivar a ingestão de líquidos, conforme apropriado.

245 – ASSISTÊNCIA DE ENFERMAGEM NAS URGÊNCIAS E EMERGÊNCIAS EM GASTROENTEROLOGIA

Continuação

Diagnóstico de enfermagem (NANDA)	Resultados esperados (NOC)	Intervenções de enfermagem (NIC)
Risco de choque	• Prevenção do choque	• Monitorar quanto a respostas precoces de compensação ao choque (p. ex., pressão arterial normal, pressão de pulso pinçada, hipotensão ortostática leve, leve atraso do enchimento capilar, pele pálida/fria ou avermelhada, taquipneia branda, náusea e vômito, sede aumentada ou enfraquecimento). • Monitorar sinais/sintomas de ascite e dor abdominal ou dorsal. • Inserir e manter acesso EV de grande calibre. • Realizar tratamento medicamentoso e monitorar sua efetividade.
	• Redução do sangramento gastrointestinal	• Monitorar sinais e sintomas de sangramento persistente (p. ex., verificar todas as secreções para detectar sangue vivo ou oculto). • Monitorar a ocorrência de sinais de choque hipovolêmico (p. ex., diminuição da pressão arterial, pulso filiforme e rápido, aumento da frequência respiratória, sudorese, inquietação, pele fria e pegajosa). • Documentar cor, quantidade e características das fezes.

Encefalopatia hepática

Diagnóstico de enfermagem (NANDA)	Resultados esperados (NOC)	Intervenções de enfermagem (NIC)
Risco de desequilíbrio de volume de líquidos	• Restabelecer o equilíbrio hídrico	• Pesar diariamente e monitorar tendências • Monitorar o estado hemodinâmico. • Monitorar sinais vitais: pressão arterial, pulso, frequência respiratória, temperatura • Monitorar quanto a indicações de excesso/retenção de líquidos: edema, local e extensão. • Manter registro preciso de ingestão e eliminações. • Monitorar estado de hidratação: umidade de mucosa, adequação de pulso e pressão arterial ortostática. • Monitorar resultados laboratoriais relevantes ao equilíbrio hídrico e retenção de líquidos: ureia, albumina, hematócrito, osmolalidades sérica e da urina. • Orientar o paciente e a família quanto a lógica de restrição de líquidos, medidas de hidratação ou administração eletrolítica suplementar, conforme indicado.
Risco de confusão aguda	• Restabelecer a orientação cognitiva	• Monitorar o nível de orientação. • Monitorar sinais vitais: temperatura, pressão arterial, pulso e respiração. • Manter via aérea pérvia. • Monitorar resposta a estímulos verbal, tátil e dolorosa. • Remover estímulos sensoriais excessivos. • Observar data da última evacuação. • Monitorar ruídos intestinais. • Monitorar ocorrência de sinais de constipação. • Observar e registrar aspecto das fezes: coloração, consistência, volume e frequência. • Monitorar o nível de consciência. • Observar diâmetro e fotorreação pupilar.
	• Controle de riscos	• Identificar as características do ambiente que potencializam a queda. • Usar as grades laterais do leito com comprimento e altura apropriados para impedir queda. • Colocar a cama na posição mais baixa. • Fornecer ao paciente um meio de chamar ajuda: luz, campainha. • Aumentar a vigilância. • Fornecer iluminação adequada. • Educar familiares sobre os fatores de risco de queda e como podem diminuí-los.
Risco de sangramento	• Cessar sangramento • Estado circulatório	• Monitorar a condição circulatória: pressão arterial, cor e temperatura da pele, sons cardíacos, frequência e ritmo cardíacos, presença e qualidade de pulso periférico e enchimento capilar. • Monitorar exames laboratoriais: hemoglobina, hematócrito, perfil de coagulação. • Observar aspecto de evacuações e vômitos: coloração, quantidade e frequência. • Realizar teste quanto à presença de sangue nas excreções.

Hemorragias digestivas altas varicosa e não varicosa

Diagnóstico de enfermagem (NANDA)	Resultados esperados (NOC)	Intervenções de enfermagem (NIC)
Risco de confusão aguda	• Orientação cognitiva	• Monitorar o nível de orientação. • Monitorar sinais vitais: temperatura, pressão arterial, pulso e respiração. • Manter via aérea pérvia. • Monitorar resposta a estímulos verbal, tátil e dolorosa. • Remover estímulos sensoriais excessivos. • Observar data da última evacuação. • Monitorar ruídos intestinais. • Monitorar ocorrência de sinais de constipação. • Observar e registrar aspecto das fezes: coloração, consistência, volume e frequência. • Monitorar o nível de consciência • Observar diâmetro e fotorreação pupilar.
	• Controle de riscos	• Identificar as características do ambiente que potencializam a queda. • Usar as grades laterais do leito com comprimento e altura apropriados para impedir queda. • Colocar a cama na posição mais baixa. • Fornecer ao paciente um meio de chamar ajuda: luz, campainha. • Aumentar a vigilância. • Fornecer iluminação adequada. • Educar familiares sobre os fatores de risco de queda e como podem diminuí-los.
Risco de aspiração	• Manter permeabilidade das vias aéreas	• Avaliar a êmese em relação a cor, consistência e presença de sangue. • Posicionar o paciente para prevenir aspiração. • Realizar higienes oral e nasal. • Monitorar frequência, ritmo, profundidade e esforço das respirações. • Monitorar padrões respiratórios e esforço respiratório. • Monitorar níveis de saturação de oxigênio.
Risco de choque	• Identificar a gravidade do choque hipovolêmico	• Monitorar o estado hemodinâmico e sinais de choque hipovolêmico: diminuição da pressão arterial, pulso filiforme e rápido, aumento da frequência respiratória, sudorese, inquietação, pele fria e pegajosa. • Monitorar ingestão e eliminação. • Manter acesso venoso. • Manter vias aéreas pérvias. • Administrar líquidos EV, conforme apropriado.
Risco de sangramento		• Monitorar as fontes de sangramento: verificar todas as eliminações para detectar sangue vivo ou oculto. • Monitorar evidências laboratoriais para perda sanguínea: hemoglobina, hematócrito, sangue oculto nas fezes. • Documentar cor, quantidade e características das fezes.

Hemorragia digestiva baixa

Diagnóstico de enfermagem (NANDA)	Resultados esperados (NOC)	Intervenções de enfermagem (NIC)
Risco de sangramento	• Cessar sangramento Identificar a gravidade da perda de sangue	• Monitorar as fontes de sangramento: verificar todas as eliminações para detectar sangue vivo ou oculto. • Monitorar evidências laboratoriais para perda sanguínea: hemoglobina, hematócrito, sangue oculto nas fezes. • Documentar cor, quantidade e características das fezes.
Risco de choque	• Identificar a gravidade do choque hipovolêmico	• Monitorar o estado hemodinâmico e sinais de choque hipovolêmico: diminuição da pressão arterial, pulso filiforme e rápido, aumento da frequência respiratória, sudorese, inquietação, pele fria e pegajosa. • Monitorar ingestão e eliminação. • Manter acesso venoso. • Manter vias aéreas pérvias. • Administrar líquidos EV, conforme apropriado.

Referências bibliográficas

1. Herdman TH, Kamitsuru S, organizadores. Diagnóstico de enfermagem da NANDA: definições e classificações – 2015-2017. Porto Alegre: Artmed; 2015.
2. Bulechek GM, Butcher HK, Dochterman JM, Wagner CM. Classificação das intervenções de enfermagem (NIC). Rio de Janeiro: Elsevier; 2016.
3. Moorhead S, Johnson M, Maas ML, Swanson E. Classificação dos resultados de enfermagem (NOC). Rio de Janeiro: Elsevier; 2016.

246
ASSISTÊNCIA DE ENFERMAGEM NAS URGÊNCIAS E EMERGÊNCIAS METABÓLICAS E EM NEFROLOGIA

Taís Couto Rego da Paixão

A imprevisibilidade do ambiente de pronto-socorro e pronto atendimento gera a necessidade de atendimento em saúde eficaz, eficiente, no tempo certo, com qualidade e segurança. Para isso, a equipe de enfermagem deve buscar em seu próprio processo de enfermagem (PE) a sistematização de sua atuação, a fim de alcançar os melhores resultados sempre.

Bases teóricas do processo de enfermagem e da Sistematização da Assistência de Enfermagem[1]

O PE é a expressão do método clínico da própria profissão que requer bases teóricas e é operacionalizado pelo processo de Sistematização da Assistência de Enfermagem (SAE). O PE ocorre em todos os momentos da assistência de enfermagem e em todos os ambientes de promoção à saúde.

A aplicação do PE auxilia o enfermeiro a organizar seu processo de pensamento, sua tomada de decisão e a descrição de seu trabalho desenvolvido, além disso o auxilia a manter o foco no que é importante naquele momento de vida para o paciente, para a família e para a comunidade. Por fim, o PE auxilia o enfermeiro a formar hábitos de raciocínio que o ajudem a obter confiança e habilidades necessárias para pensar criticamente seu cliente, tornando-o, assim, um profissional competente para o cuidado eficaz e eficiente[2].

A SAE tem o papel de sistematizar o PE, assim ela é dividida em cinco etapas inter-relacionadas baseados na teoria/ciência da enfermagem e em seus conceitos subjacentes.

Primeiramente, buscam-se informações a respeito do paciente para que seja possível descobrir qual é o problema de enfermagem existente. Definido o problema de enfermagem, faz-se necessário nomeá-lo de certa maneira que seja possível a correta interpretação da informação. Depois de descrever o problema encontrado, é necessário pactuar a meta à qual se quer chegar, ou seja, como se quer que esse problema de enfermagem se modifique. Com a definição da meta, inicia-se a implantação de ações que sejam capazes de modificar aquele problema encontrado para a meta estabe-

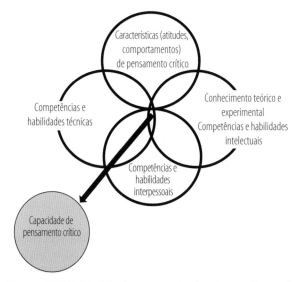

Figura 246.1. Modelo dos quatro círculos. Fonte: Alfaro-Lefevre[2].

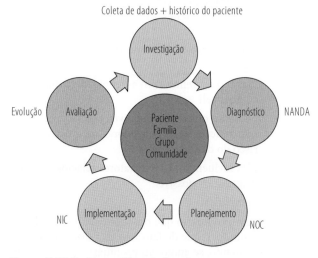

Figura 246.2. Fonte: Alfaro-Lefevre[3].

lecida. Por fim, após a aplicação das ações, deve-se avaliar todo o processo realizado para descobrir: primeiro, se alcançamos a meta e até que ponto ela foi alcançada, ou seja, se conseguimos modificar o problema encontrado; segundo, quais foram os fatores dificultadores no próprio processo para o alcance da meta.

Etapas da SAE[1]

Histórico de enfermagem

Refere-se à investigação inicial e tem como ferramentas a coleta de dados e o exame físico. O seu objetivo é buscar informações que levem a definir quais são os problemas de enfermagem prioritários apresentados pelo paciente.

Durante a realização dessa etapa, devem ser feitas as seguintes perguntas:

- Esses dados significam um problema?
- Esses dados significam um elemento positivo?
- Esses dados significam uma vulnerabilidade?

Se a reposta for "sim" para qualquer uma das perguntas, você encontrou seu problema de enfermagem.

Diagnóstico de enfermagem

Refere-se à nomenclatura dos problemas ou riscos encontrados e tem como uma das possíveis ferramentas a taxonomia proveniente do NANDA – *International Nursing Diagnoses: Definitions and Classification*[4].

O objetivo da taxonomia é padronizar a nomenclatura e definir diagnósticos de enfermagem em linguagem comum, assim o registro dessa informação torna-se completo e adequado, garantindo compreensão do estado de saúde pelos diferentes profissionais que atuam na saúde.

Os diagnósticos apresentados pelo NANDA seguem regras estabelecidas e que devem ser seguidas; lá estão contidos diagnósticos com foco no problema atual, diagnósticos com foco no risco para o desenvolvimento de problemas e diagnósticos com foco na promoção à saúde.

O enfermeiro deve seguir a construção do diagnóstico conforme preconizado pelo NANDA, a fim de buscar diagnósticos corretos e de fácil interpretação. Para isso, pergunte a si mesmo:

- Quando observo as informações coletadas sobre o paciente:
  - Elas são coerentes com a definição do diagnóstico possível?
  - Os dados objetivos/subjetivos estão identificados nas características definidoras ou nos fatores de risco do diagnóstico?
  - Elas incluem as causas (fatores relacionados) do diagnóstico possível?

Vamos exemplificar:

Se anoto em prontuário que o paciente apresenta débito cardíaco diminuído, o que de fato isso está dizendo sobre o paciente? No entanto, se anoto em prontuário que o paciente apresenta *débito cardíaco diminuído* relacionado a ritmo cardíaco alterado (fatores relacionados) evidenciado por alteração na pressão sanguínea e pulsos periféricos diminuídos (características definidoras), apesar de ser um paciente virtual, ou seja, que não conhecemos, conseguimos ter bastante clareza sobre qual é de fato o problema de saúde naquele momento.

Planejamento de enfermagem

Refere-se à meta que se deseja alcançar, tendo em vista os problemas encontrados, e tem como ferramenta a NOC – *Nurses Outcomes Classification*[5].

A NOC descreve os estados do paciente com os indicadores que se espera que respondam à intervenção de enfermagem. Assim, a NOC descreve parâmetros para a medida do sucesso da intervenção escolhida. Ela utiliza escala Likert de cinco pontos para graduar a meta estabelecida.

Intervenções de enfermagem

Refere-se às ações de enfermagem, tendo em vista a meta que se deseja alcançar e tem como ferramenta a NIC – *Nurses Intervention Classification*[6].

A NIC descreve as intervenções de enfermagem, que são definidas como qualquer tratamento baseado no julgamento e no conhecimento clínico que um enfermeiro realiza para melhorar os resultados do paciente. Cada intervenção representa um conjunto de ações a serem aplicadas, e essas ações são denominadas de prescrição de enfermagem.

Evolução

Refere-se à análise quantitativa e qualitativa da resposta encontrada em relação *às intervenções realizadas e* tem como ferramenta a nova coleta de dados e o uso de instrumentos diversos

É nesse momento que o enfermeiro avalia o quanto sua meta foi alcançada, lembrando-se sempre de que a evolução não se refere à descrição de exame físico e anamnese, e sim *à avaliação do quanto modificamos o problema de enfermagem encontrado*. Desse modo, a evolução está atrelada aos diagnósticos de enfermagem, assim o enfermeiro deve buscar informações que possibilitem que ele diga se o diagnóstico está resolvido, melhorado, mantido, ou piorado, *e até se há novos diagnósticos inseridos*.

É importante também realizar a avaliação de todo o PE buscando, assim, a qualidade da SAE, pois o sucesso do nosso trabalho também recai sobre a existência de estruturas, equipamentos e recursos humanos adequados para que toda a etapa da SAE seja realizada corretamente.

Sistematização da Assistência de Enfermagem para pacientes portadores de urgência e emergência metabólicas e em nefrologia baseados na associação entre NANDA, NOC e NIC

Tabela 246.1. Resultados a serem alcançados para a busca e a manutenção do equilíbrio de eletrólitos e não eletrólitos no compartimento intracelular e extracelular do organismo

Equilíbrio eletrolítico e acidobásico						
Definição: equilíbrio de eletrólitos e não eletrólitos no compartimento intracelular e extracelular do organismo						
Graduação do resultado-alvo:			Manter em: _____		Aumentar para: _____	
Equilíbrio eletrolítico e acidobásico Graduação geral	Desvio grave da variação normal 1	Desvio substancial da variação normal 2	Desvio moderado da variação normal 3	Desvio leve da variação normal 4	Nenhum desvio da variação normal 5	
Frequência cardíaca	1	2	3	4	5	NA
Ritmo cardíaco	1	2	3	4	5	NA
Frequência respiratória	1	2	3	4	5	NA
Ritmo respiratório	1	2	3	4	5	NA
Sódio sérico	1	2	3	4	5	NA
Potássio sérico	1	2	3	4	5	NA
Cloreto sérico	1	2	3	4	5	NA
Cálcio sérico	1	2	3	4	5	NA
Magnésio sérico	1	2	3	4	5	NA
pH sérico	1	2	3	4	5	NA
Creatinina sérica	1	2	3	4	5	NA
Bicarbonato sérico	1	2	3	4	5	NA
Dióxido de carbono sérico	1	2	3	4	5	NA
Osmolalidade sérica	1	2	3	4	5	NA
Glicose sérica	1	2	3	4	5	NA
pH da urina	1	2	3	4	5	NA
Sódio urinário	1	2	3	4	5	NA
Cloreto urinário	1	2	3	4	5	NA
Creatinina urinária	1	2	3	4	5	NA
Osmolalidade urinária	1	2	3	4	5	NA
Densidade específica urinária	1	2	3	4	5	NA
Não irritabilidade neuromuscular	1	2	3	4	5	NA
Sensação nas extremidades	1	2	3	4	5	NA
	Grave	Substancial	Moderado	Leve	Nenhum	
Cognição prejudicada	1	2	3	4	5	NA
Fadiga	1	2	3	4	5	NA
Fraqueza muscular	1	2	3	4	5	NA
Câimbras musculares	1	2	3	4	5	NA
Cólicas	1	2	3	4	5	NA
Náusea	1	2	3	4	5	NA
Disritmia	1	2	3	4	5	NA
Inquietação	1	2	3	4	5	NA
Parestesia	1	2	3	4	5	NA

Tabela 246.2. Diagnósticos de enfermagem e intervenções de enfermagem para pacientes portadores de desequilíbrios eletrolíticos

Diagnóstico de enfermagem	Intervenção de enfermagem
Risco de desequilíbrio eletrolítico relacionado à (desequilíbrio hídrico/diarreia/disfunção endócrina/disfunção renal/efeitos secundários relacionados a tratamentos/mecanismos reguladores prejudicados/vômito)	**Monitoração de eletrólitos** Definição: coleta e análise de dados do paciente para regular o equilíbrio de eletrólitos. • Monitorar o nível sérico de eletrólitos. • Monitorar a ocorrência de desequilíbrio acidobásico associado. • Monitorar a função renal (por exemplo: níveis séricos de ureia e creatinina). • Obter amostras laboratoriais. • Monitorar a relação entre perdas e ganhos de líquidos. • Monitorar a adequação da ventilação. • Administrar os eletrólitos suplementares prescritos.
	Controle acidobásico: acidose metabólica Definição: promoção do equilíbrio acidobásico e prevenção de complicações resultantes de níveis de HCO_2 séricos mais baixos do que o desejado. Atividades: • Reduzir consumo de oxigênio (por exemplo: promover conforto, controlar febre e reduzir ansiedade). • Administrar insulina e hidratação com líquidos para cetoacidose diabética conforme prescrito. • Preparar paciente para diálise. • Manter repouso no leito conforme indicado. • Monitorar manifestações do sistema nervoso central quanto à acidose metabólica (por exemplo: dor de cabeça, tontura, atividade mental diminuída, convulsões e coma). • Monitorar a ocorrência de manifestações cardiovasculares de acidose metabólica (por exemplo: náusea e vômitos).
	Controle acidobásico: alcalose metabólica Definição: promoção do equilíbrio acidobásico e prevenção de complicações resultantes de níveis de HCO_2 séricos superiores ao desejado. • Monitorar a ocorrência de perdas gastrointestinais de ácido (por exemplo: vômito, aspiração de sonda nasogástrica e diarreias). • Monitorar manifestações neurológicas e/ou neuromusculares de alcalose metabólica (por exemplo: convulsões, confusão, coma, tétano e reflexos hiperativos). • Monitorar manifestações pulmonares de alcalose metabólica (por exemplo: broncoespasmo, hiperventilação). • Monitorar manifestações cardíacas de alcalose metabólica (por exemplo: arritmias, redução da contratilidade e débito cardíaco diminuído). • Monitorar manifestações gastrointestinais de alcalose metabólica (por exemplo: náusea, vômitos e diarreia).
	Controle de eletrólitos: hipercalcemia Definição: promoção do equilíbrio de cálcio e prevenção de complicações que resultam de níveis séricos de cálcio superiores aos desejados. • Observar a ocorrência de manifestações clínicas de hipercalcemia [por exemplo: aumento de débito urinário, sede excessiva, fraqueza muscular, coordenação insatisfatória, anorexia, náusea intratável (sinal tardio), câimbras abdominais, constipação (sinal tardio), confusão]. • Monitorar a ocorrência de manifestações psicossociais de hipercalcemia (por exemplo: confusão, memória prejudicada, fala arrastada, letargia, comportamento psicótico agudo, coma). • Monitorar a ocorrência de manifestações cardiovasculares de hipercalcemia (por exemplo: disritmias, intervalo PR prolongado, encurtamento do intervalo QT e dos segmentos ST, onda T em forma de cone, bradicardia sinusal, bloqueios cardíacos, hipertensão e parada cardíaca). • Monitorar a ocorrência de manifestações gastrointestinais de hipercalcemia (por exemplo: anorexia, náusea e vômitos, constipação, sintomas de úlcera péptica, dor abdominal, distensão abdominal, íleo paralítico). • Monitorar a ocorrência de manifestações neuromusculares de hipercalcemia (por exemplo: fraqueza, mal-estar, parestesias, mialgias, cefaleia, hipotonia, redução profunda de reflexos tendinosos e coordenação deficiente). • Monitorar a ocorrência de dor nos ossos. • Monitorar a ocorrência de desequilíbrios eletrolíticos associados à hipercalcemia (por exemplo: hipo ou hiperfosfatemia, acidose hiperclorêmica e hipocalemia decorrente da diurese). • Monitorar a ocorrência de sobrecarga hídrica resultante da terapia de hidratação (por exemplo: eliminação urinária, distensão de veia jugular, sons pulmonares). • Monitorar o surgimento de indícios de formação de pedras nos rins (por exemplo: dor intermitente, náusea, vômito e hematúria), resultante do acúmulo de cálcio. • Monitorar a ocorrência de causas de aumento dos níveis de cálcio (por exemplo: indicações de desidratação grave e insuficiência renal). • Monitorar a ocorrência de hipocalcemia de rebote em consequência de tratamento agressivo para hipercalcemia.

Continua

Diagnóstico de enfermagem	Intervenção de enfermagem
Risco de desequilíbrio eletrolítico relacionado à (desequilíbrio hídrico/diarreia/disfunção endócrina/disfunção renal/efeitos secundários relacionados a tratamentos/mecanismos reguladores prejudicados/vômito)	**Controle de eletrólitos: hipercalemia** Definição: promoção do equilíbrio de potássio e prevenção de complicações resultantes de níveis séricos de potássio superiores ao desejado. • Evitar falsos relatos de hipercalemia resultante de método impróprio de coleta (por exemplo: uso prolongado de torniquete durante acesso venoso, atraso na entrega da amostra ao laboratório). • Monitorar as causas do aumento dos níveis séricos de potássio (por exemplo: insuficiência renal, ingestão excessiva e acidose). • Monitorar as manifestações neurológicas da hipercalemia (por exemplo: fraqueza muscular, sensação reduzida, hiporreflexia e parestesias). • Monitorar as manifestações cardíacas de hipercalemia (por exemplo: débito cardíaco diminuído, bloqueios cardíacos, ondas T com picos, fibrilação e assistolia). • Monitorar manifestações gastrointestinais de hipercalemia (por exemplo: náusea e cólica intestinal). • Manter as restrições ao potássio. • Monitorar o efeito terapêutico do diurético (por exemplo: aumento da eliminação urinária, pressão venosa central e diminuição de sons pulmonares adventícios). • Monitorar a condição hídrica (por exemplo: ingestão e eliminação, peso, sons respiratórios adventícios, falta de fôlego). • Preparar o paciente para diálise, se indicada. • Monitorar os níveis de potássio após intervenções terapêuticas (por exemplo: diurese, diálise, resinas aglutinadoras de eletrólitos e excretores de eletrólitos). • Monitorar a ocorrência de hipocalemia de rebote (por exemplo: diurese excessiva, uso excessivo de resinas que trocam cátions e pós-diálise). • Monitorar a ocorrência de instabilidade cardíaca e/ou parada cardíaca e estar preparado para instituir ACLS (suporte avançado de vida em cardiologia) conforme apropriado.
	Controle de eletrólitos: hipermagnesemia Definição: promoção de equilíbrios de magnésio e prevenção de complicações resultantes de níveis séricos de magnésio superiores ao desejado. • Monitorar a ocorrência de desequilíbrios eletrolíticos associados à hipermagnesemia (por exemplo: níveis elevados de ureia e creatinina). • Monitorar a ocorrência de causas de aumento dos níveis de magnésio (por exemplo: infusões com magnésio, nutrição parenteral, soluções de dialisados ricos em magnésio, antiácidos, laxantes e enemas frequentes com sulfato de magnésio, terapia com lítio, insuficiência ou falência renal). • Monitorar as causas de excreção insuficiente de magnésio (por exemplo: insuficiência renal, idade avançada). • Monitorar a eliminação urinária em pacientes em terapia com magnésio. • Monitorar a ocorrência de manifestações cardiovasculares de hipermagnesemia (por exemplo: hipotensão, rubor, bradicardia, bloqueios cardíacos, QRS ampliado, QT prolongado e ondas T com picos). • Monitorar a ocorrência de manifestações de hipermagnesemia no sistema nervoso central (por exemplo: reflexos tendinosos profundos de fracos a ausentes, paralisia muscular e depressão respiratória). • Aumentar a digestão hídrica para promover a diluição dos níveis séricos de magnésio e eliminação urinária. • Manter repouso no leito e limitar as atividades. • Preparar o paciente para diálise, conforme apropriado.
	Controle de eletrólitos: hipernatremia Definição: promoção do equilíbrio de sódio e prevenção de complicações resultantes de níveis séricos de sódio superiores ao desejado. • Monitorar a ocorrência de manifestações neurológicas ou musculoesqueléticas de hipernatremia [por exemplo: inquietação, irritabilidade, fraqueza, desorientação, alucinações, aumento de tônus muscular ou rigidez, tremores e hiper-reflexia, convulsões e coma (sinal tardio)]. • Monitorar a ocorrência de manifestações cardiovasculares de hipernatremia (por exemplo: hipotensão ortostática, pele ruborizada, edema periférico e pulmonar, elevações leves de temperatura corporal, taquicardia e veias do pescoço não salientes). • Monitorar a ocorrência de manifestações gastrointestinais de hipernatremia (por exemplo: língua ressecada e edemaciada, e mucosas pegajosas). • Monitorar a ocorrência de desequilíbrios eletrolíticos associados à hipernatremia (por exemplo: hipercloremia e hiperglicemia). • Monitorar o aparecimento de indicadores de desidratação (por exemplo: diminuição da transpiração, urina diminuída, turgor da pele diminuído e mucosas ressecadas). • Monitorar a ocorrência de perda hídrica insensível (por exemplo: sudorese e infecção respiratória). • Oferecer líquidos com regularidade. • Administrar a ingestão correta de água para pacientes em uso de dieta enteral. • Monitorar a ocorrência de efeitos colaterais resultantes da correção rápida ou excessiva da hipernatremia (por exemplo: edema cerebral e convulsões). • Monitorar a condição hemodinâmica, inclusive pressão venosa central, pressão arterial média, se disponível. • Instituir precauções contra convulsões indicadas em caso grave de hipernatremia. • Controle de eletrólitos: hiperfosfatemia • Definição: promoção do equilíbrio de fosfato e prevenção de complicações resultantes de níveis séricos de fosfato superiores ao desejado. • Monitorar a ocorrência de desequilíbrios eletrolíticos associados a hiperfosfatemia. • Monitorar a ocorrência de manifestações de hiperfosfatemia (por exemplo: sensação de formigamento nas pontas dos dedos e em torno da boca, anorexia, náusea, vômito, fraqueza muscular, hiper-reflexia, tetania e aquicardia). • Monitorar a ocorrência de sintomas de tecidos moles, articulações e calcificações nas artérias (por exemplo: redução de eliminação urinária, visão prejudicada e palpitações). • Oferecer medidas de conforto relativas aos efeitos gastrointestinais da hiperfosfatemia. • Preparar o paciente para diálise, caso necessário. • Instituir precauções contra convulsões.

Continuação

Diagnóstico de enfermagem	Intervenção de enfermagem
Risco de desequilíbrio eletrolítico relacionado à (desequilíbrio hídrico/diarreia/disfunção endócrina/disfunção renal/efeitos secundários relacionados a tratamentos/ mecanismos reguladores prejudicados/ vômito)	**Controle de eletrólitos: hipocalcemia** Definição: promoção do equilíbrio de cálcio e prevenção de complicações decorrentes de níveis séricos de cálcio abaixo do desejado. • Observar a ocorrência de manifestações clínicas de hipocalcemia [por exemplo: tetania (sinal clássico), formigamento na ponta dos dedos ou na boca, espasmos de músculos do rosto ou extremidades, sinal de Trousseau, sinal de Chvostek, reflexos tendinosos profundos alterados, convulsões (sinal tardio)]. • Monitorar a ocorrência de manifestações psicossociais de hipocalcemia (por exemplo: confusão, ansiedade, irritabilidade, alucinação, delírio e psicoses). • Monitorar a ocorrência de manifestações cardiovasculares de hipocalcemia (por exemplo: contratilidade reduzida, débito cardíaco diminuído, hipotensão, segmento ST alongado e intervalo QT prolongado, *torsades de pointes*). • Monitorar a ocorrência de manifestações gastrointestinais de hipocalcemia (por exemplo: náusea, vômito, constipação e dor abdominal decorrente de espasmo muscular). • Monitorar a ocorrência de manifestações tegumentares de hipocalcemia (por exemplo: descamação, eczema, alopecia e hiperpigmentação). • Monitorar a ocorrência de desequilíbrios eletrolíticos associados à hipocalcemia (por exemplo: hiperfosfatemia, hipomagnesemia e alcalose). • Monitorar a condição hídrica, inclusive ingestão e eliminação. • Manter repouso no leito para pacientes que recebem terapia de reposição parenteral de cálcio para controle dos efeitos colaterais de hipotensão postural. • Monitorar a pressão sanguínea para pacientes que recebem reposição parenteral de cálcio. • Monitorar infusões de cloreto de cálcio endovenosas quanto à ocorrência de efeitos adversos como necrose tissular por extravasamento. • Monitorar os efeitos colaterais da administração intravenosa de cálcio ionizado (por exemplo: bradicardia, hipotensão postural, parada cardíaca, coagulação e formação de trombos). • Monitorar a ocorrência de espasmo agudo e tetania que necessitem de controle de emergência das vias aéreas. • Iniciar precauções contra convulsões em pacientes com hipocalcemia grave. • Proporcionar medidas de alívio /conforto da dor. • Monitorar a ocorrência de correção excessiva e hipercalcemia. **Controle de eletrólitos: hipocalemia** Definição: promoção do equilíbrio de potássio e prevenção de complicações resultantes de níveis séricos de potássio abaixo do desejado. • Monitorar os valores laboratoriais associados à hipocalemia (por exemplo: glicose aumentada, alcalose metabólica, osmolalidade urinária reduzida, potássio na urina, hipocloremia e hipocalcemia). • Monitorar trocas intracelulares que causem redução dos níveis de potássio sérico (por exemplo: alcalose metabólica, administração de insulina). • Monitorar causas renais de redução de níveis de potássio (por exemplo: diuréticos, diurese, alcalose metabólica, nefrite com perda de potássio). • Monitorar causas gastrointestinais de redução de níveis séricos de potássio (por exemplo: diarreia, fístulas, vômito e sucção nasogástrica contínua). • Monitorar a função renal, eletrocardiograma e níveis séricos de potássio durante a reposição. • Prevenir e/ou reduzir irritação decorrente da suplementação de potássio oral (por exemplo: administrar suplementação de potássio por via oral ou nasogástrica, durante ou após as refeições, para minimizar a irritação gastrointestinal). • Prevenir e/ou reduzir a irritação decorrente de suplemento EV de potássio (por exemplo: levar em conta infusão via acesso central em concentrações superiores a 10 mEq/L, diluir adequadamente a medicação e administrar lentamente o suplemento). • Proporcionar monitoramento cardíaco contínuo se a taxa de reposição do potássio ultrapassar 10 mEq/L. • Monitorar a ocorrência de toxicidade por digitálicos (por exemplo: informar níveis séricos acima da variação terapêutica, monitorar a frequência e o ritmo cardíaco antes de administrar a dose e monitorar ocorrência de efeitos colaterais). • Monitorar manifestações neurológicas de hipocalemia (por exemplo: fraqueza muscular, nível de consciência alterado, tontura, apatia, letargia, confusão). • Monitorar as manifestações cardíacas de hipocalemia (por exemplo: hipotensão, achatamento da onda T, inversão da onda T, presença de onda U, ectopia, taquicardia e pulso fraco). • Monitorar manifestações renais de hipocalemia (por exemplo: urina acida, osmolalidade urinária reduzida, poliúria, polidipsia) • Monitorar manifestações gastrointestinais de hipocalemia (por exemplo: anorexia, náusea, vômito, câimbras, constipação, distensão e íleo paralítico). • Monitorar as manifestações pulmonares de hipocalemia (por exemplo: hipoventilação e fraqueza muscular respiratória). • Monitorar a ocorrência de hipocalemia de rebote. • Monitorar a ocorrência de diurese excessiva.

Continua

Diagnóstico de enfermagem	Intervenção de enfermagem
Risco de desequilíbrio eletrolítico relacionado à (desequilíbrio hídrico/diarreia/disfunção endócrina/disfunção renal/efeitos secundários relacionados a tratamentos/mecanismos reguladores prejudicados/vômito)	**Controle de eletrólitos: hipomagnesemia** Definição: promoção do equilíbrio de magnésio e prevenção de complicações resultantes de níveis séricos de magnésio abaixo do desejado. • Monitorar a ocorrência de desequilíbrios eletrolíticos associados à hipomagnesemia (por exemplo: hipocalcemia, hipocalemia). • Monitorar a ocorrência de aumento de excreção urinária de magnésio (por exemplo: diuréticos, distúrbios renais, excreção renal, hiper/hipoparatireoidismo). • Monitorar a ocorrência de aumento de perda gastrointestinal de magnésio (por exemplo: sucção nasogástrica, diarreia). • Monitorar a suficiência renal em pacientes que recebem reposição de magnésio. • Monitorar a ocorrência de efeitos secundários de reposição endovenosa de magnésio (por exemplo: rubor, transpiração, sensação de calor e hipocalcemia). • Monitorar a ocorrência de manifestações no sistema nervoso central de hipomagnesemia (por exemplo: letargia, insônia, alucinações auditivas e visuais, agitação). • Monitorar o aparecimento de manifestações neuromusculares de hipomagnesemia (por exemplo: fraqueza, contrações musculares, câimbras, parestesias, reflexos hiperativos tendinosos, sinal de Chvostek, sinal de Trousseau, disfagia, nistagmo, convulsões e tetania). • Monitorar a ocorrência de manifestações gastrointestinais de hipomagnesemia (por exemplo: náusea, vômito, anorexia, diarreia e distensão abdominal). • Monitorar a ocorrência de manifestações cardiovasculares de hipomagnesemia (por exemplo: complexos QRS ampliados, *torsades de pointes*, taquicardia ventricular, ondas T achatadas, segmentos ST deprimidos, QT prolongado, ectopia, taquicardia, nível sérico elevado de digoxina). **Controle de eletrólitos: hiponatremia** Definição: promoção do equilíbrio de sódio e prevenção de complicações resultantes de níveis séricos de sódio abaixo do desejado. • Monitorar a ocorrência de manifestações neurológicas ou musculoesqueléticas de hiponatremia [por exemplo: letargia, estado mental alterado, cefaleia, apreensão, fadiga, tremores, fraqueza, câimbras, hiper-reflexia, convulsões, coma (sinal tardio)]. • Monitorar a ocorrência de manifestações cardiovasculares de hiponatremia (por exemplo: hipotensão ortostática, pressão sanguínea aumentada, pele fria e pegajosa, turgor insatisfatório da pele, hipovolemia e hipervolemia). • Monitorar a ocorrência de manifestações gastrointestinais de hiponatremia (por exemplo: mucosa ressecada, redução na produção de saliva, anorexia, náusea, vômito, câimbras abdominais e diarreia). • Monitorar a ocorrência de desequilíbrios eletrolíticos associados a hiponatremia (por exemplo: hipocalemia, acidose metabólica e hiperglicemia). • Monitorar perda de sódio pelos rins (oligúria). • Restringir a ingestão de água. **Controle de eletrólitos: hipofosfatemia** Definição: promoção de equilíbrio de fosfato e prevenção de complicações resultantes de níveis séricos de fosfato abaixo do desejado. • Monitorar a ocorrência de desequilíbrios eletrolíticos associados à hipofosfatemia (por exemplo: hipocalemia, hipomagnesemia, alcalose respiratória, acidose metabólica). • Monitorar a ocorrência de níveis diminuídos de fosfato em consequência de ingestão e absorção reduzidas (por exemplo: vômito, diarreia). • Monitorar a ocorrência de redução dos níveis de fosfato resultantes de perdas renais (por exemplo: hipocalemia, hipomagnesemia, envenenamento por metais pesados, álcool, hemodiálise e deficiência de vitamina D). • Monitorar a ocorrência de níveis de fosfato diminuídos, consequência de trocas do meio extracelular para o intracelular (por exemplo: administração de glicose, administração de insulina, alcalose). • Monitorar a ocorrência de manifestações neuromusculares de hipofosfatemia (por exemplo: fraqueza, lassidão, mal-estar, tremores, parestesias, ataxia, dor muscular, rabdomiólise). • Monitorar a ocorrência de manifestações do sistema nervoso central de hipofosfatemia (por exemplo: irritabilidade, fadiga, confusão, convulsões, coma, entorpecimento, reflexos reduzidos, prejuízo da função sensorial e paralisia dos nervos cranianos). • Monitorar a ocorrência de manifestações musculoesqueléticas de hipofosfatemia (por exemplo: dor nos ossos e rigidez articular). • Monitorar a ocorrência de manifestações cardiovasculares de hipofosfatemia (por exemplo: redução de contratilidade, débito cardíaco diminuído, insuficiência cardíaca e ectopia). • Monitorar a ocorrência de manifestações pulmonares de hipofosfatemia (por exemplo: respirações rápidas e superficiais, volume tidal diminuído e ventilação-minuto diminuída). • Monitorar a ocorrência de manifestações gastrointestinais de hipofosfatemia (por exemplo: náusea, vômito, anorexia, função hepática prejudicada, hipertensão portal). • Monitorar a ocorrência de manifestação hematológica de hipofosfatemia (por exemplo: anemia, aumento de leucócitos deficientes, trombocitopenia, contusão e hemorragia resultantes de disfunção plaquetária). • Monitorar os locais endovenosos quanto ao extravasamento devido a necrose e degeneração tissular. • Monitorar a ocorrência de correção rápida ou excessiva de hipofosfatemia (por exemplo: hiperfosfatemia, hipocalemia, hipotensão, hipercalemia, hipernatremia, tetania, calcificações).

Tabela 246.3. Resultados a serem alcançados para a busca e a manutenção do equilíbrio hídrico nos compartimentos intracelulares e extracelulares do organismo

Equilíbrio hídrico					
Definição: equilíbrio hídrico nos compartimentos intracelulares e extracelulares do organismo					
Graduação do resultado-alvo:			**Manter em:** _____	**Aumentar para:** _____	
Equilíbrio hídrico / Graduação geral	Gravemente comprometido 1	Muito comprometido 2	Moderadamente comprometido 3	Levemente comprometido 4	Não comprometido 5
Pressão sanguínea	1	2	3	4	5	NA
Frequência de pulso	1	2	3	4	5	NA
Pressão arterial média	1	2	3	4	5	NA
Pressão venosa central	1	2	3	4	5	NA
Pulsos periféricos	1	2	3	4	5	NA
Equilíbrio entre ingestão e eliminação	1	2	3	4	5	NA
Turgor da pele	1	2	3	4	5	NA
Peso estável do corpo	1	2	3	4	5	NA
Mucosas úmidas	1	2	3	4	5	NA
Eletrólitos séricos	1	2	3	4	5	NA
Hematócritos	1	2	3	4	5	NA
Gravidade específica da urina	1	2	3	4	5	NA
	Grave	**Substancial**	**Moderado**	**Leve**	**Nenhum**	
Hipotensão ortostática	1	2	3	4	5	NA
Sons respiratórios adventícios	1	2	3	4	5	NA
Estase jugular	1	2	3	4	5	NA
Edema periférico	1	2	3	4	5	NA
Confusão	1	2	3	4	5	NA
Sede	1	2	3	4	5	NA
Câimbras musculares	1	2	3	4	5	NA
Tontura	1	2	3	4	5	NA

Tabela 246.4. Diagnósticos de enfermagem e intervenções de enfermagem para pacientes portadores de desequilíbrios hídricos

Diagnóstico de enfermagem	Intervenção de enfermagem
Volume de líquidos deficiente caracterizado por aumento da frequência de pulso/aumento da temperatura corporal/aumento na concentração urinária/diminuição da pressão sanguínea/diminuição do débito urinário/ diminuição do enchimento venoso/diminuição do turgor da língua/diminuição do turgor da pele/elevação do hematócrito/fraqueza/mucosas secas/mudança no estado mental/pele seca/sede; relacionado à falha nos mecanismos reguladores E **Risco de volume de líquidos deficiente** relacionado a desvios que afetam a absorção de líquidos/extremos de idade/extremos de peso/fatores que influenciam as necessidades de líquidos/medicação/perdas excessivas por vias normais.	**Monitoração hídrica** • Definição: coleta e análise de dados do paciente para regulação do equilíbrio hídrico. • Determinar possíveis fatores de desequilíbrio hídrico. • Monitorar peso. • Monitorar e manter registro de ingestão e eliminação. • Monitorar valores de eletrólitos séricos e urinários. • Monitorar osmolalidade sérica e urinária. • Monitorar pressão arterial, frequência cardíaca e estado respiratório. • Monitorar pressão sanguínea ortostática e mudança no ritmo cardíaco, se necessário. • Monitorar parâmetros hemodinâmicos invasivos, se necessário. • Monitorar mucosas, turgor da pele e sede. • Monitorar cor, quantidade de gravidade específica da urina. • Monitorar a ocorrência de distensão de veias do pescoço, crepitações pulmonares, edema periférico e aumento de peso. • Monitorar o dispositivo de acesso venoso. • Manter o gotejamento endovenoso prescrito.

Continua

Diagnóstico de enfermagem	Intervenção de enfermagem
Volume de líquidos excessivo caracterizado por agitação/anasarca/ansiedade/azotemia/congestão pulmonar/derrame pleural/dispneia/distensão de veia jugular/edema/eletrólitos alterados/hematócrito diminuído/mudança no estado mental/mudanças na pressão arterial/mudanças no padrão respiratório/oligúria/ortopneia/pressão venosa central aumentada/ruídos respiratórios adventícios/som cardíaco B3; relacionado a ingesta excessiva de sódio/mecanismos reguladores comprometidos.	**Controle da HIPERVOLEMIA** • Definição: redução do volume do líquido extracelular e/ou intracelular e prevenção de complicações em paciente com sobrecarga hídrica. • Monitorar condição hemodinâmica. • Monitorar padrão respiratório em busca de sintomas de dificuldade respiratória. • Monitorar função renal. • Monitorar ingestão e eliminação. • Monitorar alterações em edemas periféricos. • Preparar o paciente para diálise, se necessário. • Elevar cabeceira da cama para melhorar ventilação, se apropriado.

Tabela 246.5. Resultados a serem alcançados para a busca e a manutenção da eliminação urinária

Eliminação urinária						
Definição: armazenamento e eliminação de urina							
Graduação do resultado-alvo:			**Manter em:** _____		**Aumentar para:** _____	
Eliminação urinária Graduação geral	Gravemente comprometido 1	Muito comprometido 2	Moderadamente comprometido 3	Levemente comprometido 4	Não comprometido 5	
Padrão de eliminação	1	2	3	4	5	NA
Odor da urina	1	2	3	4	5	NA
Quantidade de urina	1	2	3	4	5	NA
Cor da urina	1	2	3	4	5	NA
Transparência da urina	1	2	3	4	5	NA
Ingestão de líquidos	1	2	3	4	5	NA
Esvaziamento completo da bexiga	1	2	3	4	5	NA
Reconhecimento de urgência	1	2	3	4	5	NA
	Grave	**Substancial**	**Moderado**	**Leve**	**Nenhum**	
Partículas visíveis na urina	1	2	3	4	5	NA
Sangue visível na urina	1	2	3	4	5	NA
Dor ao urinar	1	2	3	4	5	NA
Ardência ao urinar	1	2	3	4	5	NA
Hesitação para urinar	1	2	3	4	5	NA
Frequência urinária	1	2	3	4	5	NA
Urgência para urinar	1	2	3	4	5	NA
Retenção de urina	1	2	3	4	5	NA
Incontinência urinária	1	2	3	4	5	NA
Incontinência de pressão	1	2	3	4	5	NA
Incontinência de urgência	1	2	3	4	5	NA

SEÇÃO XXX – A ENFERMAGEM NO DEPARTAMENTO DE EMERGÊNCIA

Tabela 246.6. Diagnósticos de enfermagem e intervenções de enfermagem para pacientes portadores de problemas relacionados à eliminação urinária

Diagnóstico de enfermagem	Intervenção de enfermagem
Eliminação urinária prejudicada caracterizada por disúria/poliúria/hesitação urinária/retenção urinária/urgência urinária; relacionada a infecção no trato urinário/múltiplas causas/obstrução anatômica.	**Controle da eliminação urinária** Definição: manutenção de um padrão excelente de eliminação urinária. • Monitorar a eliminação urinária, inclusive frequência, consistência, odor, volume e cor. • Monitorar o surgimento de sinais e sintomas de retenção urinária. • Anotar o horário da última eliminação de urina. • Inserir sonda vesical, se necessário. • Obter amostra de urina, se necessário.
Incontinência urinária de urgência caracterizada por incapacidade observada ou relatada de chegar ao banheiro a tempo de evitar perda de urina/relatos de perda involuntária de urina com contrações e/ou espasmos da bexiga/relatos de urgência urinária; relacionada a capacidade vesical diminuída/hiperatividade do detrusor/infecção do trato urinário/uretrite E **Risco de incontinência urinária** relacionada a contratilidade da bexiga prejudicada/hiper-reflexia do detrusor/pequena capacidade vesical.	**Cuidados na incontinência urinária** Definição: auxílio na promoção da continência e na manutenção da integridade da pele do períneo. • Identificar causas multifatoriais de incontinência. • Monitorar a eliminação urinária, inclusive frequência, consistência, odor, volume e cor. • Auxiliar a selecionar roupa/absorvente adequado para incontinência. • Higienizar a área da pele dos genitais em intervalos regulares. • Obter amostra de urina, se necessário.

Tabela 246.7. Resultados a serem alcançados para a busca e a manutenção da função renal normal

Função renal						
Definição: filtragem do sangue e eliminação de produtos metabólicos residuais pela formação de urina.						
Graduação do resultado-alvo:			Manter em: _____		Aumentar para: _____	
Função renal Graduação geral	Gravemente comprometido 1	Muito comprometido 2	Moderadamente comprometido 3	Levemente comprometido 4	Não comprometido 5	
Ingestão de líquidos	1	2	3	4	5	NA
Equilíbrio entre ingestão e eliminação	1	2	3	4	5	NA
Nitrogênio da ureia no sangue	1	2	3	4	5	NA
Creatinina sérica	1	2	3	4	5	NA
Densidade específica da urina	1	2	3	4	5	NA
Cor da urina	1	2	3	4	5	NA
Proteínas da urina	1	2	3	4	5	NA
pH da urina	1	2	3	4	5	NA
Eletrólitos urinários	1	2	3	4	5	NA
Bicarbonato arterial	1	2	3	4	5	NA
pH arterial	1	2	3	4	5	NA
Eletrólitos séricos	1	2	3	4	5	NA
	Grave	**Substancial**	**Moderado**	**Leve**	**Nenhum**	
Glicose urinária	1	2	3	4	5	NA
Hematúria	1	2	3	4	5	NA
Cetonas urinárias	1	2	3	4	5	NA
Achados microscópicos anormais na urina	1	2	3	4	5	NA
Formação de pedras nos rins	1	2	3	4	5	NA
Aumento de peso	1	2	3	4	5	NA
Hipertensão	1	2	3	4	5	NA
Náusea	1	2	3	4	5	NA
Fadiga	1	2	3	4	5	NA
Mal-estar	1	2	3	4	5	NA
Anemia	1	2	3	4	5	NA

Tabela 246.8. Diagnósticos de enfermagem e intervenção de enfermagem para pacientes portadores de função renal prejudicada

Diagnóstico de enfermagem	Intervenção de enfermagem
Risco de perfusão renal ineficaz relacionado a acidose metabólica/diabetes melito/doença renal/estenose da artéria renal/glomerulonefrite/hipertensão/hipovolemia/idade avançada/infecção/malignidade/necrose cortical bilateral/polinefrite/vasculite de embolia vascular.	**Controle da eliminação urinária** Definição: manutenção de um padrão excelente de eliminação urinária. • Monitorar a eliminação urinária, inclusive frequência, consistência, odor, volume e cor. • Monitorar o surgimento de sinais e sintomas de retenção urinária. • Anotar o horário da última eliminação de urina. • Inserir sonda vesical, se necessário. • Obter amostra de urina, se necessário.

Tabela 246.9. Resultados a serem alcançados para a busca e a manutenção do nível de glicemia dentro da normalidade

Nível de glicemia						
Definição: extensão da manutenção na variação normal dos níveis de glicose no plasma e na urina.						
Graduação do resultado-alvo:			Manter em: _____		Aumentar para: ___	
Nível de glicemia Graduação geral	Desvio grave da variação normal 1	Desvio substancial da variação normal 2	Desvio moderado da variação normal 3	Desvio leve da variação normal 4	Nenhum desvio da variação normal 5	
Glicose do sangue	1	2	3	4	5	NA
Glicose da urina	1	2	3	4	5	NA
Cetonas da urina	1	2	3	4	5	NA

Tabela 246.10. Diagnósticos de enfermagem e intervenção de enfermagem para pacientes portadores de glicemia instável

Diagnóstico de enfermagem	Intervenção de enfermagem
Risco de glicemia instável relacionado a controle de medicamentos/falta de controle do diabetes.	**Controle da hiperglicemia** Definição: prevenção e tratamento de níveis de glicose sanguínea acima do normal. • Monitorar os níveis de glicose. • Monitorar o aparecimento de sinais e sintomas de hiperglicemia: poliúria, polidipsia, polifagia, fraqueza, letargia, mal-estar, embaçamento visual ou cefaleia. • Monitorar níveis de gasometria arterial e eletrólitos. • Administrar insulina conforme prescrição ou protocolo. • Monitorar a condição hídrica. **Controle da hipoglicemia** Definição: prevenção e tratamento de níveis baixos de glicose no sangue. • Monitorar os níveis de glicose sanguínea. • Monitorar o surgimento de sinais e sintomas de hipoglicemia (por exemplo: falta de firmeza, tremores, transpiração, nervosismo, ansiedade, irritabilidade, impaciência, taquicardia, palpitações, calafrios, umidade da pele, delírio, palidez, náusea, dor de cabeça, cansaço, tontura, fraqueza, calor, vertigem, desmaio, visão embaçada, parestesias, dificuldade para falar, falta de coordenação, mudança de comportamento, confusão, coma e convulsão). • Administrar glicose conforme protocolo ou prescrição médica.

Tabela 246.11. Resultados a serem alcançados para a busca e a manutenção do bom estado cardiopulmonar

Estado cardiopulmonar					
Definição: adequação do volume de sangue ejetado dos ventrículos e troca de dióxido de carbono e oxigênio no nível alveolar.					
Graduação do resultado-alvo:			**Manter em:** _____		**Aumentar para:** _____
Estado cardiopulmonar Graduação geral	Desvio grave da variação normal 1	Desvio substancial da variação normal 2	Desvio moderado da variação normal 3	Desvio leve da variação normal 4	Nenhum desvio da variação normal 5
Pressão arterial sistólica	1	2	3	4	5	NA
Pressão arterial diastólica	1	2	3	4	5	NA
Pulsos periféricos	1	2	3	4	5	NA
Frequência cardíaca	1	2	3	4	5	NA
Ritmo cardíaco	1	2	3	4	5	NA
Frequência respiratória	1	2	3	4	5	NA
Ritmo respiratório	1	2	3	4	5	NA
Profundidade da respiração	1	2	3	4	5	NA
Expulsão do ar	1	2	3	4	5	NA
Débito de urina	1	2	3	4	5	NA
Saturação de oxigênio	1	2	3	4	5	NA
	Grave	**Substancial**	**Moderado**	**Leve**	**Nenhum**	
Intolerância à atividade	1	2	3	4	5	NA
Cognição prejudicada	1	2	3	4	5	NA
Palidez	1	2	3	4	5	NA
Cianose	1	2	3	4	5	NA
Rubor	1	2	3	4	5	NA
Estase jugular	1	2	3	4	5	NA
Retração torácica	1	2	3	4	5	NA
Respiração com os lábios franzidos	1	2	3	4	5	NA
Edema periférico	1	2	3	4	5	NA
Edema pulmonar	1	2	3	4	5	NA
Dispneia em repouso	1	2	3	4	5	NA
Dispneia com esforço leve	1	2	3	4	5	NA
Fadiga	1	2	3	4	5	NA
Sonolência	1	2	3	4	5	NA
Aumento de peso	1	2	3	4	5	NA
Perda de peso	1	2	3	4	5	NA
Diaforese	1	2	3	4	5	NA
Inquietação	1	2	3	4	5	NA

Tabela 246.12. Diagnósticos de enfermagem e intervenção de enfermagem para pacientes portadores de risco para choque

Diagnóstico de enfermagem	Intervenção de enfermagem
Risco de choque relacionado a hipotensão/hipovolemia/infecção/sepse/síndrome da resposta inflamatória sistêmica	**Controle do CHOQUE** Definição: facilitação do oferecimento de oxigênio e nutrientes a tecidos sistêmicos, com excreção de produtos de degradação celulares, em pacientes com perfusão tissular alterada com gravidade. • Monitorar os sinais vitais, estado mental e eliminação urinária. • Posicionar o paciente para uma perfusão excelente. • Instituir e manter a desobstrução de vias aéreas. • Monitorar a oximetria de pulso e o padrão respiratório. • Administrar oxigênio conforme prescrição médica. • Monitorar eletrocardiograma. • Obter amostras de gasometria arterial conforme apropriado. • Monitorar aparecimento de sintomas de depressão respiratória. • Monitorar valores laboratoriais. • Inserir e manter acesso intravenoso calibroso. • Monitorar a glicose sérica e corrigir conforme protocolo ou prescrição médica. • Aplicar medidas terapêuticas conforme protocolos institucionais.

Tabela 246.13. Resultados a serem alcançados para a busca e a manutenção de conforto em quadro agudo de dor

Nível de dor						
Definição: gravidade da dor observada ou relatada.						
Graduação do resultado-alvo:			**Manter em:** _____		**Aumentar para:** _____	
Nível de dor Graduação geral	Grave 1	Substancial 2	Moderado 3	Leve 4	Nenhum 5	
Dor relatada	1	2	3	4	5	NA
Duração dos episódios de dor	1	2	3	4	5	NA
Ato de esfregar a área afetada	1	2	3	4	5	NA
Suspiros e choros	1	2	3	4	5	NA
Expressões faciais de dor	1	2	3	4	5	NA
Inquietação	1	2	3	4	5	NA
Agitação	1	2	3	4	5	NA
Irritabilidade	1	2	3	4	5	NA
Encolhimento	1	2	3	4	5	NA
Lacrimejamento	1	2	3	4	5	NA
Diaforese	1	2	3	4	5	NA
Tensão muscular	1	2	3	4	5	NA
Perda do apetite	1	2	3	4	5	NA
Náusea	1	2	3	4	5	NA
Intolerância aos alimentos	1	2	3	4	5	NA
	Desvio grave da variação normal	Desvio substancial da variação normal	Desvio moderado da variação normal	Desvio leve da variação normal	Nenhum desvio da variação normal	
Frequência respiratória	1	2	3	4	5	NA
Frequência cardíaca	1	2	3	4	5	NA
Frequência pulsar	1	2	3	4	5	NA
Pressão arterial	1	2	3	4	5	NA
Transpiração	1	2	3	4	5	NA

Tabela 246.14. Diagnósticos de enfermagem e intervenção de enfermagem para pacientes portadores de dor aguda

Diagnóstico de Enfermagem	Intervenção de Enfermagem
Dor aguda caracterizada por alteração na pressão sanguínea/comportamento de proteção/comportamento expressivo/dilatação pupilar/evidência observada de dor/expressão facial/gestos protetores/mudanças na frequência cardíaca/mudanças na frequência respiratória/relato verbal de dor; caracterizada por lesão biológica.	**Controle da DOR** Definição: alívio da dor ou sua redução a um nível de conforto aceito pelo paciente. • Realizar avaliação completa da dor incluindo local, característica, início, duração, frequência, qualidade, intensidade, gravidade, além de fatores precipitantes. • Observar a ocorrência de indicadores não verbais de desconforto. • Assegurar que paciente receba cuidados precisos de analgesia. • Investigar com o paciente os fatores que aliviam ou pioram a dor. • Avaliar com o paciente e a equipe de cuidados a eficácia de medidas passadas utilizadas para controle da dor. • Determinar a frequência necessária para fazer uma avaliação do conforto do paciente e implantar um plano de monitoramento da dor. • Escolher e implementar uma variedade de medidas (por exemplo: farmacológicas, não farmacológicas, interpessoais) para facilitar o alívio da dor. • Instituir e modificar as medidas de controle da dor com base na resposta do paciente. • Informar equipe médica se medidas não funcionarem.

Referências bibliográficas

1. Alfaro-Lefevre R. Aplicação do processo de enfermagem: um guia passo a passo. 4ª ed. Tradução: Ana Maria Thorell. Porto Alegre: Artmed; 2000.
2. Alfaro-Lefevre R. Applying nursing process: promoting collaborative care. Philadelphia: Lippincott Williams & Wilkins; 2002.
3. Alfaro-Lefevre R. Aplicação do processo de enfermagem: uma ferramenta para o pensamento crítico. Porto Alegre: Artmed; 2010.
4. NANDA International. Diagnóstico de Enfermagem da NANDA: definições e classificação 2015/2017. Porto Alegre: Artmed; 2015.
5. Moorhead S. Nursing Outcomes Classification (NOC): Measurement of Health Outcomes. 5ª ed. St. Louis: Elsevier Health Sciences; 2013.
6. Bulechek GM, Butcher HK, Dochterman JM, Wagner C. Nursing interventions classification (NIC). 5ª ed. St. Louis: Elsevier Health Sciences; 2013.
7. Gajardo JRC. Alterações do equilíbrio Ácido-básico. In: Golin V, Sprovieri S. Condutas em urgências e emergências para o clínico. Edição revisada e atualizada. São Paulo: Atheneu; 2009; p. 53-64.
8. Gajardo JRC, Lopes C. Alterações do equilíbrio hídrico. In: Golin V, Sprovieri S. Condutas em urgências e emergências para o clínico. Edição revisada e atualizada. São Paulo: Atheneu; 2009. p. 65-8.
9. Gajardo JRC. Desequilíbrio eletrolítico. In: Golin V, Sprovieri S. Condutas em urgências e emergências para o clínico. Edição revisada e atualizada. São Paulo: Atheneu. 2009. p. 69-74.
10. Monte O. Urgências endocrinológicas. In: Golin V, Sprovieri S. Condutas em urgências e emergências para o clínico. Edição revisada e atualizada. São Paulo: Atheneu; 2009. p. 615-54.
11. Sabioni LR. Metabolismo. In: Falcão LFR, Costa LHD, Amaral JLG. Emergências: fundamentos e práticas. 1ª ed. São Paulo: Martinari; 2010. p. 745-74.
12. Matsumoto F. Renal e distúrbios eletrolíticos. In: Falcão LFR, Costa LHD, Amaral JLG. Emergências: fundamentos e práticas. 1ª ed. São Paulo: Martinari; 2010. p. 775-876.

247
ASSISTÊNCIA DE ENFERMAGEM NAS URGÊNCIAS E EMERGÊNCIAS

Andrea Fachini da Costa

Trauma

Os principais diagnósticos e cuidados de enfermagem para pacientes com trauma encontram-se na Tabela 247.1.

Tabela 247.1. Principais diagnósticos, resultados e intervenções de enfermagem para pacientes com trauma[1-6]

Diagnósticos de enfermagem (NANDA)	Resultados esperados (NOC)	Intervenções de enfermagem (NIC)
Dor aguda	• Alívio ou controle da dor	• Realizar avaliação completa da dor incluindo local, característica, início, duração, frequência, qualidade, intensidade (escala de dor), além de fatores precipitantes. • Observar a ocorrência de indicadores não verbais de desconforto, em especial nos pacientes incapazes de se comunicar com eficiência. • Oferecer ao paciente alívio da dor mediante analgesia prescrita e comunicar o médico se o tratamento não for suficiente para alcançar meta de controle da dor. • Reduzir ou eliminar fatores que precipitam ou aumentam a experiência de dor. • Controlar fatores ambientais capazes de influenciar a resposta do paciente ao desconforto. • Determinar a frequência necessária para fazer uma avaliação do conforto do paciente e implementar um plano de monitoramento da dor. • Monitorar sinais vitais. • Instituir e modificar as medidas de controle da dor com base na resposta do paciente. • Promover repouso/sono adequado para facilitar o alívio da dor.
Mobilidade física prejudicada	• Manutenção da funcionalidade e integridade da pele, melhora da força e função da parte corporal afetada	• Selecionar técnica de mobilização/transferência adequada ao paciente (nos casos de trauma, utilizar a técnica de mobilização em bloco). • Manter o corpo do paciente no alinhamento correto durante os movimentos. • Manter colar cervical de tamanho adequado, conforme apropriado. • Atentar para o posicionamento correto dos dispositivos (p. ex., cateteres, drenos, tubos, sondas) durante as mobilizações. • Manter roupas de cama limpas e bem esticadas. • Oferecer privacidade, evitar correntes de ar e preservar o recato do paciente. • Monitorar a integridade da pele do paciente. • Orientar o paciente sobre todas as técnicas de transferência de uma área para outra.

(continua)

Diagnósticos de enfermagem (NANDA)	Resultados esperados (NOC)	Intervenções de enfermagem (NIC)
Desobstrução ineficaz de vias aéreas Comum nos casos de: trauma de face, trauma torácico, choque, trauma raquimedular, trauma cranioencefálico	• Troca de gases • Ventilação	• Monitorar estado respiratório e oxigenação (observar frequência, ritmo, simetria, profundidade, uso de musculatura acessória e oximetria de pulso). • Auscultar os sons respiratórios, observando áreas de ventilação diminuída ou ausente, e a presença de ruídos adventícios. • Identificar sinais de obstrução de vias aéreas precocemente (utilização de musculatura acessória, respiração ruidosa, presença de roncos, gorgolejos e estridor, ruídos aéreos anormais e rouquidão). • Realizar abertura da via aérea usando a técnica de elevação do queixo ou elevação da mandíbula, mantendo a imobilização e o alinhamento da coluna cervical, conforme adequado. • Realizar aspiração de vias aéreas/endotraqueal, quando adequado. Nos casos de trauma, é indicado utilizar sondas de ponta rígida. • Remover corpos estranhos que podem provocar obstrução das vias aéreas (p. ex., dentes) com o auxílio de pinça. • Inserir cânula oro/nasofaríngea, conforme adequado. • Iniciar e manter oxigênio suplementar, conforme prescrito. • Manter o decúbito elevado (entre 30° e 45°), quando adequado. • Identificar paciente que requer inserção potencial ou real de via aérea artificial e auxiliar na inserção de via aérea artificial.
Ventilação espontânea prejudicada Comum nos casos de: trauma de face, trauma torácico, choque, trauma raquimedular, trauma cranioencefálico	• Restabelecer ou manter padrão respiratório eficaz, sem uso de musculatura acessória, ausência de cianose ou outros sinais de hipóxia.	• Monitorar estado respiratório e a oxigenação (observar frequência, ritmo, simetria, profundidade, uso de musculatura acessória e oximetria de pulso). • Realizar exame físico pulmonar atentando-se à expansibilidade torácica (frequência, ritmo e profundidade), alterações estruturais do tórax ou lesões, som emitido durante a percussão e à presença de áreas com ventilação diminuída ou ausente, e a presença de ruídos adventícios durante a ausculta. • Posicionar o paciente para maximizar o potencial ventilatório, quando adequado. • Manter decúbito elevado (entre 30° e 45°), quando adequado. • Manter as vias aéreas desobstruídas. • Realizar aspiração de vias aéreas/endotraqueal, quando adequado. Nos casos de trauma é indicado utilizar sondas de ponta rígida. • Iniciar e manter oxigênio suplementar, conforme prescrito. • Identificar paciente que requer inserção potencial ou real de via aérea artificial e auxiliar na inserção de via aérea artificial.
Risco de aspiração Comum nos casos de: trauma de face, trauma torácico, choque, trauma abdominal, trauma cranioencefálico	• Ausência de aspiração • Respiração sem ruídos adventícios	• Manter decúbito elevado (entre 30° e 45°), quando adequado. • Manter as vias aéreas desobstruídas. • Atentar-se ao nível de consciência, reflexo de tosse, reflexo de vômito e à capacidade de deglutição do paciente. • Monitorar o estado respiratório do paciente e auscultar os sons pulmonares, observando áreas de ventilação diminuída ou ausente, além da presença de ruídos adventícios. • Manter o aparelho de aspiração sempre disponível. • Realizar sondagem gástrica, conforme indicado. • Avaliar a necessidade de sondagem gástrica/enteral com equipe multiprofissional, conforme apropriado. • Verificar o posicionamento da sonda gástrica ou enteral antes de administrar medicamentos ou dieta ao paciente.
Padrão respiratório ineficaz Comum nos casos de: trauma de face, trauma torácico, choque, trauma raquimedular, trauma cranioencefálico	• Estabelecer um padrão respiratório normal e eficaz; inexistência de cianose ou outros sinais de hipóxia.	• Monitorar estado respiratório e oxigenação (observar frequência, ritmo, simetria, profundidade, uso de musculatura acessória e oximetria de pulso). • Auscultar os sons respiratórios, observando áreas de ventilação diminuída ou ausente, e a presença de ruídos adventícios. • Posicionar o paciente para maximizar o potencial ventilatório ou auxiliá-lo nas mudanças de posição, quando adequado. • Manter decúbito elevado (entre 30° e 45°), quando adequado. • Manter as vias aéreas desobstruídas. • Realizar aspiração de vias aéreas/endotraqueal, quando adequado. Nos casos de trauma é indicado utilizar sondas de ponta rígida. • Iniciar e manter oxigênio suplementar, conforme prescrito. • Monitorar a ocorrência de fadiga dos músculos respiratórios. • Observar mudanças nos valores da gasometria arterial, conforme apropriado. • Administrar medicação analgésica visando prevenir hipoventilação, quando adequado. • Identificar paciente que requer inserção potencial ou real de via aérea artificial e auxiliar na inserção de via aérea artificial.

Continuação

Diagnósticos de enfermagem (NANDA)	Resultados esperados (NOC)	Intervenções de enfermagem (NIC)
Troca de gases prejudicada Comum nos casos de: trauma de face, trauma torácico, choque, trauma raquimedular, trauma cranioencefálico	• Estabelecer um padrão respiratório normal e eficaz; inexistência de cianose ou outros sinais de hipóxia. • Melhorar a ventilação e oxigenação dos tecidos.	• Monitorar estado respiratório e oxigenação (observar frequência, ritmo, simetria, profundidade, uso de musculatura acessória e oximetria de pulso). • Auscultar os sons respiratórios, observando áreas de ventilação diminuída ou ausente, e a presença de ruídos adventícios. • Manter as vias aéreas desobstruídas. • Realizar aspiração de vias aéreas/endotraqueal, quando adequado. Nos casos de trauma, é indicado utilizar sondas de ponta rígida. • Posicionar o paciente ou auxiliá-lo nas mudanças de posição para melhorar ventilação/perfusão, conforme apropriado. • Iniciar oxigênio suplementar, conforme prescrito. • Verificar se há cianose de leitos ungueais ou perioral ou áreas de palidez. • Manter decúbito elevado (entre 30° e 45°), conforme adequado. • Atentar para alterações no nível de consciência (sonolência, agitação). • Monitorar valores de exames laboratoriais (p. ex., gasometria arterial). • Identificar paciente que requer inserção potencial ou real de via aérea artificial e auxiliar na inserção de via aérea artificial.
Risco de sangramento	• Equilíbrio hídrico • Gravidade da perda de sangue	• Inspecionar à procura de sangramentos e controlar sangramentos externos (pressão direta). • Monitorar os sinais vitais, sempre que necessário, com base na quantidade de sangue perdido. • Monitorar o aparecimento de sinais/sintomas de choque hipovolêmico (p. ex., aumento da sede, frequência cardíaca aumentada, resistência vascular sistêmica aumentada, débito urinário diminuído, perfusão periférica diminuída, estado mental ou respirações alteradas). • Iniciar procedimentos de emergência para hemorragia, conforme apropriado (p. ex., oxigenoterapia, terapia intravenosa, tipagem sanguínea e prova cruzada). • Colher amostras para exames laboratoriais, incluindo níveis de hemoglobina/hematócrito (antes e após a perda sanguínea), tipagem sanguínea, prova cruzada, de coagulação e monitorar resultados, conforme apropriado. • Realizar balanço hídrico. • Administrar hemocomponentes, conforme apropriado. • Manter repouso no leito.
Risco de choque	• Manter estabilidade hemodinâmica, com sinais vitais dentro da faixa normal, enchimento capilar, débito urinário e nível de consciência normal.	• Monitorar sinais vitais. • Monitorar coloração, umidade da pele e tempo de enchimento capilar (atentar para palidez, cianose dos lábios e leitos ungueais, pele fria e pegajosa e prolongamento do tempo de enchimento capilar). • Monitorar estado mental (observar se há ansiedade, inquietude, confusão, letargia). • Avaliar os pulsos periféricos (atentar para pulsos rápidos, fracos ou filiformes). • Identificar e controlar sangramentos externos. • Inserir e manter acesso venoso calibroso. • Coletar amostras para exames laboratoriais (incluindo hemoglobina/hematócrito, tipagem sanguínea e prova cruzada), conforme apropriado. • Realizar monitorização do ritmo cardíaco. • Realizar balanço hídrico. • Administrar líquidos ou hemocomponentes, conforme indicação. • Manter as vias aéreas desobstruídas. • Monitorar a oximetria de pulso e padrão respiratório. • Administrar oxigênio, conforme prescrito. • Obter amostras de gasometria arterial, conforme apropriado. • Monitorar valores de exames laboratoriais. • Monitorar a glicose sérica e corrigir conforme protocolo ou prescrição médica.

Continua

Diagnósticos de enfermagem (NANDA)	Resultados esperados (NOC)	Intervenções de enfermagem (NIC)
Risco para perfusão tissular cerebral ineficaz **Capacidade adaptativa intracraniana diminuída** Comum nos casos de: trauma cranioencefálico	• Perfusão tecidual: cerebral • Estabilização da pressão intracraniana • Melhora dos sintomas neurológicos	• Monitorar estado neurológico: nível de consciência (aplicar Escala de Coma de Glasgow), pupilas (tamanho, simetria, e reação fotomotora), força motora e sensibilidade. • Avaliar posição/movimentos dos olhos. • Avaliar respostas motoras. • Determinar a frequência necessária para fazer avaliação neurológica (para detectar sinais de deterioração neurológica precocemente). • Monitorar estado respiratório e oxigenação. • Monitorar estado hemodinâmico. • Realizar monitorização do ritmo cardíaco. • Administrar sedação conforme necessidade. • Identificar sinais/sintomas sugestivos de descompensação da pressão intracraniana (p. ex., alteração do nível de consciência, hipertensão, bradicardia, alteração do padrão respiratório). • Administrar anticonvulsivantes, conforme prescrito. • Administrar diuréticos ativos de alça ou osmóticos, conforme prescrito. • Realizar balanço hídrico. • Manter a normotermia. • Avaliar presença de retenção urinária. • Avaliar fixação do colar cervical, conforme apropriado. • Manter cabeça/pescoço em posição neutra (evitar flexão, extensão e lateralização do pescoço), quando adequado. • Evitar flexão do quadril a 90º ou mais. • Manter decúbito a 30°, quando adequado. • Limitar/evitar atividades que aumentem as pressões intratorácica/abdominal (p. ex., tosse, vômitos, esforço para evacuar). • Monitorar glicemia capilar.
Confusão aguda Comum nos casos de: choque, trauma cranioencefálico	• Recuperação e manutenção da orientação para realidade e nível de consciência habitual	• Manter ambiente seguro. • Monitorar estado neurológico continuamente. • Administrar medicamentos conforme prescrição médica para ansiedade ou agitação. • Oferecer conforto e tranquilidade. • Orientar o paciente em relação a tempo, espaço e pessoa. • Permitir a presença de um familiar sempre que possível.
Risco de disreflexia autonômica Comum nos casos de: trauma raquimedular	• Ausência de episódios de disreflexia	• Identificar e minimizar estímulos capazes de precipitar disreflexia (distensão da bexiga, impactação fecal, infecção). • Monitorar sinais e sintomas de disreflexia (p. ex., hipertensão, bradicardia, taquicardia, diaforese, rubor facial repentino, palidez, cefaleia, congestão nasal, ingurgitamento dos vasos temporais e do pescoço, calafrios sem febre, ereção pilomotora). • Permanecer com o paciente e monitorar seu estado (incluindo a ocorrência de estase venosa) a cada 3 a 5 minutos caso ocorra hiper-reflexia. • Administrar agentes anti-hipertensivos via intravenosa, conforme prescrito. • Monitorar sinais vitais. • Manter decúbito elevado, quando apropriado. • Investigar e remover a causa.
Integridade da pele prejudicada **Integridade tissular prejudicada**	• Manter estado nutricional adequado, cicatrização em tempo oportuno das lesões cutâneas. • Integridade tissular: pele e mucosas	• Examinar e documentar o grau de degradação da pele. • Avaliar perfusão e presença de edema. • Fornecer ambiente ideal para a ferida, conforme apropriado. • Remover tecidos desvitalizados, conforme apropriado. • Realizar curativo adequado. • Auxiliar nos procedimentos de escarotomia ou fasciotomia, quando indicado. • Posicionar o paciente de modo a conservar a funcionalidade dos membros e das articulações. • Observar sinais e sintomas de infecção. • Monitorar aparecimento de fontes de pressão e atrito. • Examinar a cor, textura e turgor da pele. • Assegurar nutrição ideal, conforme apropriado. • Realizar mudança de decúbito a cada 2 horas, quando adequado. • Estabelecer medidas para a prevenção de danos à pele do paciente (p. ex., coxins e travesseiros, hidratação da pele, curativos desenvolvidos para a proteção das áreas de proeminências ósseas), conforme apropriado. • Utilizar forro móvel ao movimentar o paciente, para não o arrastar (evitar cisalhamento). • Manter roupas de cama secas e bem esticadas.

247 – ASSISTÊNCIA DE ENFERMAGEM NAS URGÊNCIAS E EMERGÊNCIAS

Continuação

Diagnósticos de enfermagem (NANDA)	Resultados esperados (NOC)	Intervenções de enfermagem (NIC)
Risco de desequilíbrio na temperatura corporal Hipotermia	• Manter a temperatura corporal dentro da variação normal.	• Monitorar a temperatura (a prevenção de hipotermia é uma das prioridades do atendimento ao trauma). • Cobrir com cobertores aquecidos, quando adequado. • Administrar líquidos aquecidos, conforme apropriado. • Ajustar a temperatura do ambiente conforme a necessidade do paciente. • Administrar medicação antipirética, conforme prescrito. • Monitorar a cor e temperatura da pele. • Monitorar sinais vitais (atentar para ocorrência de bradicardia). • Realizar monitorização do ritmo cardíaco. • Reaquecer o paciente lentamente, não mais que 1° a 2° por hora (evitar choque do reaquecimento). • Monitorar débito urinário. • Monitorar a ocorrência de arritmias cardíacas e registrar (eletrocardiograma). • Acompanhar os resultados de exames laboratoriais (em especial coagulação e eletrólitos).
Risco de disfunção neurovascular periférica Comum nos casos de: trauma raquimedular e trauma de extremidades	• Manter a função com sensibilidade e motricidade dentro da faixa normal do membro afetado.	• Monitorar a presença e a qualidade dos pulsos do membro afetado, em especial os pulsos periféricos distais à lesão. • Avaliar diferenças entre o membro afetado e o normal atentando para dor, pulso, palidez, parestesia, paralisia e mudança na função sensorial e motora. • Avaliar o tempo de enchimento capilar, coloração da pele do membro sobre risco, comparando com o normal. • Manter imobilização da cabeça, pescoço e coluna, quando adequado. Nesses casos, a mobilização deve ser em bloco. • Monitorar a capacidade para urinar e evacuar. • Monitorar a presença de tromboflebite e trombose venosa profunda. • Imobilizar ou apoiar a parte do corpo afetada, quando adequado. • Manter o correto alinhamento corporal. • Manter tala ou recurso imobilizador, conforme adequado. • Monitorar a integridade da pele sob o aparelho imobilizador.
Eliminação urinária prejudicada Comum nos casos de: trauma abdominal, trauma pélvico, trauma raquimedular, trauma cranioencefálico	• Estabelecer um padrão de eliminação normal.	• Avaliar presença de dor e localização, intensidade e se há espasmos vesicais. • Monitorar débito urinário (volume, aspecto e coloração). • Monitorar ingesta hídrica. • Verificar presença de distensão vesical e fluxo urinário excessivo. • Realizar sondagem vesical, conforme indicado.
Risco de desequilíbrio eletrolítico Comum nos casos de: lesões por esmagamento, queimaduras e acidose metabólica	• Equilíbrio eletrolítico e acidobásico • Não apresentará complicações resultantes do desequilíbrio eletrolítico.	• Obter amostras seriadas para análise laboratorial de níveis de eletrólitos (p. ex., amostras de sangue, gasometria arterial). • Monitorar níveis de eletrólitos anormais, conforme apropriado. • Monitorar manifestações de desequilíbrio de eletrólitos. • Monitorar sintomas de oxigenação tissular inadequada (p. ex., palidez, cianose, enchimento capilar lentificado). • Realizar monitorização do ritmo cardíaco. • Realizar balanço hídrico. • Avaliar coloração da urina (atentar para urina escurecida). • Monitorar manifestações de hipercalemia: neurológicas (p. ex., fraqueza muscular, hiporreflexia, parestesias) e cardíacas (ondas T apiculadas, bloqueios cardíacos).
Risco de nutrição desequilibrada: menor do que as necessidades corporais	• Demonstrar normalização dos resultados laboratoriais, ganho ponderal progressivo.	• Monitorar a ingestão calórica e nutricional. • Monitorar a ocorrência de náuseas e vômitos. • Monitorar níveis de albumina, proteína total, hemoglobina e hematócritos. • Monitorar turgor da pele, conforme o apropriado. • Avaliar a necessidade de alimentação via enteral com equipe multiprofissional, conforme apropriado.
Risco de infecção	• Cicatrização das feridas dentro do prazo previsto; não terá secreção purulenta; não apresentará febre	• Instituir precauções-padrão. • Assegurar técnica asséptica e materiais adequados no manuseio de cateteres, drenos, tubos, sondas, feridas e trocas de curativos. • Administrar terapia antibiótica, conforme prescrito. • Monitorar sinais e sintomas locais de infecção (p. ex., local de inserção de cateteres, drenos). • Monitorar sinais e sintomas sistêmicos de infecção/sepse (p. ex., calafrio, febre, taquicardia, taquipneia, alteração do estado mental).
Conforto prejudicado	• Relato do paciente de que se sente confortável ou satisfeito	• Promover ambiente calmo e seguro para o paciente. • Oferecer leito e ambientes confortáveis. • Evitar exposição, correntes de ar, aquecimento excessivo ou resfriamento desnecessários. • Reduzir estímulos ambientais, conforme apropriado.

Continua

Quase afogamento

Os principais diagnósticos e cuidados de enfermagem para pacientes em situação de quase afogamento encontram-se na Tabela 247.2.

Tabela 247.2. Principais diagnósticos, resultados e intervenções de enfermagem para pacientes em situação de quase afogamento[1-4,6]

Diagnósticos de enfermagem (NANDA)	Resultados esperados (NOC)	Intervenções de enfermagem (NIC)
Desobstrução ineficaz de vias aéreas	• Troca de gases • Ventilação	• Monitorar estado respiratório e oxigenação (observar frequência, ritmo, simetria, profundidade, uso de musculatura acessória e oximetria de pulso). • Auscultar os sons respiratórios, observando áreas de ventilação diminuída ou ausente, e a presença de ruídos adventícios. • Identificar sinais de obstrução de vias aéreas precocemente (utilização de musculatura acessória, respiração ruidosa, presença de roncos, gorgolejos e estridor, ruídos aéreos anormais e rouquidão). • Realizar abertura da via aérea usando a técnica de elevação do queixo ou elevação da mandíbula, mantendo a imobilização e o alinhamento da coluna cervical, conforme adequado nos casos de suspeita de lesão de coluna cervical. • Realizar aspiração de vias aéreas/endotraqueal, quando adequado. Nos casos de trauma, é indicado utilizar sondas de ponta rígida. • Remover corpos estranhos que podem provocar obstrução das vias aéreas (p. ex., dentes) com o auxílio de pinça. • Inserir cânula oro/nasofaríngea, conforme adequado. • Iniciar e manter oxigênio suplementar, conforme prescrito. • Manter o decúbito elevado (entre 30° e 45°), quando adequado. • Identificar paciente que requer inserção potencial ou real de via aérea artificial e auxiliar na inserção de via aérea artificial.
Padrão respiratório ineficaz **Troca de gases prejudicada**	• Estabelecer um padrão respiratório normal e eficaz; inexistência de cianose ou outros sinais de hipóxia. • Melhorar a ventilação e a oxigenação dos tecidos.	• Monitorar estado respiratório e oxigenação (observar frequência, ritmo, simetria, profundidade, uso de musculatura acessória e oximetria de pulso). • Auscultar os sons respiratórios, observando áreas de ventilação diminuída ou ausente, e a presença de ruídos adventícios. • Manter as vias aéreas desobstruídas. • Realizar aspiração de vias aéreas/endotraqueal, quando adequado. Nos casos de trauma, é indicado utilizar sondas de ponta rígida. • Posicionar o paciente ou auxiliá-lo nas mudanças de posição para melhorar ventilação/perfusão, conforme apropriado. • Iniciar oxigênio suplementar, conforme prescrito. • Verificar se há cianose de leitos ungueais ou perioral ou áreas de palidez. • Manter decúbito elevado (entre 30° e 45°), quando adequado. • Atentar para alterações no nível de consciência (sonolência, agitação). • Monitorar valores de exames laboratoriais (p. ex., gasometria arterial). • Monitorar a ocorrência de fadiga dos músculos respiratórios. • Identificar paciente que requer inserção potencial ou real de via aérea artificial e auxiliar na inserção de via aérea artificial.
Risco de aspiração (Relacionada à aspiração adicional de líquidos)	• Ausência de aspiração • Respiração sem ruídos adventícios	• Manter decúbito elevado (entre 30° e 45°), quando adequado. • Manter as vias aéreas desobstruídas. • Atentar-se ao nível de consciência, reflexo de tosse, reflexo de vômito e à capacidade de deglutição do paciente. • Monitorar o estado respiratório do paciente e auscultar os sons pulmonares, observando áreas de ventilação diminuída ou ausente, além da presença de ruídos adventícios. • Manter o aparelho de aspiração ou a linha de ar comprimido sempre disponível. • Realizar sondagem gástrica (para reduzir distensão gástrica), conforme indicado. Nos casos de trauma associado, é recomendada sondagem orogástrica. • Verificar o posicionamento da sonda gástrica ou enteral antes de administrar medicamentos ou dieta ao paciente.

Continua

247 – ASSISTÊNCIA DE ENFERMAGEM NAS URGÊNCIAS E EMERGÊNCIAS

Continuação

Diagnósticos de enfermagem (NANDA)	Resultados esperados (NOC)	Intervenções de enfermagem (NIC)
Risco de choque	• Manter estabilidade hemodinâmica, com sinais vitais dentro da faixa normal, enchimento capilar, débito urinário e nível de consciência normal.	• Monitorar sinais vitais. • Monitorar estado mental (observar se há ansiedade, inquietude, confusão, letargia). • Avaliar os pulsos periféricos (atentar para pulsos rápidos, fracos ou filiformes). • Inserir e manter acesso venoso calibroso. • Monitorar coloração, umidade da pele e tempo de enchimento capilar (atentar para palidez, cianose dos lábios e leitos ungueais, pele fria e pegajosa e prolongamento do tempo de enchimento capilar). • Realizar monitorização do ritmo cardíaco. • Realizar balanço hídrico. • Administrar líquidos (preferencialmente aquecidos), conforme prescrito. • Manter as vias aéreas desobstruídas. • Monitorar a oximetria de pulso e padrão respiratório. • Administrar oxigênio, conforme prescrito. • Monitorar aparecimento de sintomas de depressão respiratória. • Realizar exame físico pulmonar diariamente, atentando-se à presença de ruídos adventícios durante a ausculta, principalmente crepitações. • Monitorar pressão venosa central, conforme indicado. • Obter amostras de gasometria arterial e exames laboratoriais, conforme apropriado. • Monitorar valores de exames laboratoriais. • Monitorar a glicose sérica e corrigir conforme protocolo ou prescrição médica.
Hipotermia	• Manter a temperatura corporal dentro da variação normal.	• Retirar vestimentas molhadas/úmidas. • Cobrir com cobertores aquecidos/manter o paciente aquecido. • Monitorar a temperatura. • Monitorar sinais vitais (atentar para ocorrência de bradicardia). • Monitorar a cor e a temperatura da pele. • Administrar líquidos aquecidos, conforme apropriado. • Ajustar a temperatura do ambiente, conforme a necessidade do paciente. • Monitorar débito urinário. • Reaquecer o paciente lentamente, não mais que 1° a 2° por hora (evitar choque do reaquecimento). • Realizar monitorização cardíaca e monitorar a ocorrência de arritmias cardíacas. • Realizar eletrocardiograma, conforme indicado. • Acompanhar os resultados de exames laboratoriais (em especial coagulação e eletrólitos).

Queimaduras

Os principais diagnósticos e cuidados de enfermagem para pacientes com queimaduras encontram-se na Tabela 247.3.

Tabela 247.3. Principais diagnósticos, resultados e intervenções de enfermagem para pacientes com queimaduras[1-7]

Diagnósticos de enfermagem (NANDA)	Resultados esperados (NOC)	Intervenções de enfermagem (NIC)
Desobstrução ineficaz de vias aéreas Comum nos casos de: exposição prolongada ao ar quente, inalação de produtos químicos, lesão térmica da faringe, lesão inalatória	• Troca de gases • Ventilação	• Monitorar estado respiratório e oxigenação (observar frequência, ritmo, simetria, profundidade, uso de musculatura acessória e oximetria de pulso). • Auscultar os sons respiratórios, observando áreas de ventilação diminuída ou ausente, e a presença de ruídos adventícios. • Identificar sinais de obstrução de vias aéreas precocemente (utilização de musculatura acessória, respiração ruidosa, presença de roncos, gorgolejos e estridor, ruídos aéreos anormais e rouquidão). • Realizar abertura da via aérea usando a técnica de elevação do queixo ou elevação da mandíbula, mantendo a imobilização e o alinhamento da coluna cervical, conforme adequado nos casos de suspeita de lesão de coluna cervical. • Avaliar presença de escarros carbonáceos e queimaduras em cabelos, orelha, maxila, pálpebras, boca, nariz, vibrissas, lábios e língua. • Realizar aspiração de vias aéreas/endotraqueal, quando adequado. Nos casos de trauma, é indicado utilizar sondas de ponta rígida. • Remover corpos estranhos que podem provocar obstrução das vias aéreas (p. ex., dentes) com o auxílio de pinça. • Inserir cânula oro/nasofaríngea, conforme adequado. • Iniciar e manter oxigênio suplementar, conforme prescrito. • Manter o decúbito elevado (entre 30° e 45°), quando adequado. • Identificar paciente que requer inserção potencial ou real de via aérea artificial e auxiliar na inserção de via aérea artificial.

Continua

SEÇÃO XXX – A ENFERMAGEM NO DEPARTAMENTO DE EMERGÊNCIA

Continuação

Diagnósticos de enfermagem (NANDA)	Resultados esperados (NOC)	Intervenções de enfermagem (NIC)
Troca de gases prejudicada Comum nos casos de: inalação de produtos de combustão incompleta, intoxicação por monóxido de carbono, cianeto	• Estabelecer um padrão respiratório normal e eficaz; inexistência de cianose ou outros sinais de hipóxia. • Melhorar a ventilação e oxigenação dos tecidos.	• Monitorar estado respiratório e oxigenação (observar frequência, ritmo, simetria, profundidade, uso de musculatura acessória e oximetria de pulso). • Auscultar os sons respiratórios, observando áreas de ventilação diminuída ou ausente, e a presença de ruídos adventícios. • Manter as vias aéreas desobstruídas. • Realizar aspiração de vias aéreas/endotraqueal, quando adequado. Nos casos de trauma, é indicado utilizar sondas de ponta rígida. • Posicionar o paciente ou auxiliá-lo nas mudanças de posição para melhorar ventilação/perfusão, conforme apropriado. • Iniciar oxigênio suplementar, conforme prescrito. • Verificar se há cianose de leitos ungueais ou perioral ou áreas de palidez. • Manter decúbito elevado (entre 30° e 45°), quando adequado. • Atentar para alterações no nível de consciência (sonolência, agitação). • Monitorar valores de exames laboratoriais (p. ex., gasometria arterial) e coletar amostra de sangue (carboxi-hemoglobina), conforme indicado. • Identificar paciente que requer inserção potencial ou real de via aérea artificial e auxiliar na inserção de via aérea artificial.
Risco de volume de líquidos deficiente (relacionada à perda de líquido por lesão capilar e evaporação) **Risco de sangramento** Comum nos casos de: traumas associados, explosões **Risco de choque**	• Balanço de líquidos • Equilíbrio hídrico • Gravidade da perda de sangue • Manter estabilidade hemodinâmica, com sinais vitais dentro da faixa normal, enchimento capilar, débito urinário e nível de consciência normal.	• Inserir e manter acesso venoso calibroso, evitar tecido queimado. • Realizar reposição hídrica, conforme prescrito (fórmula de Parkland: 2 a 4 mL x superfície corpórea queimada x peso do paciente; 50% nas primeiras 8 horas pós-lesão). • Monitorar sinais vitais. • Monitorar coloração, umidade da pele e tempo de enchimento capilar (atentar para palidez, cianose dos lábios e leitos ungueais, pele fria e pegajosa e prolongamento do tempo de enchimento capilar). • Inspecionar à procura de sangramentos e controlar sangramentos externos (pressão direta). • Realizar monitorização do ritmo cardíaco. • Realizar balanço hídrico. • Monitorar o aparecimento de sinais/sintomas de choque hipovolêmico (p. ex., aumento da sede, frequência cardíaca aumentada, resistência vascular sistêmica aumentada, débito urinário diminuído, perfusão periférica diminuída, estado mental ou respirações alteradas). • Iniciar procedimentos de emergência para hemorragia, conforme apropriado (p. ex., oxigenoterapia, terapia intravenosa, tipagem sanguínea e prova cruzada). • Colher amostras para exames laboratoriais, incluindo níveis de hemoglobina/hematócrito, tipagem sanguínea, prova cruzada, de coagulação e monitorar resultados, conforme apropriado. • Administrar hemocomponentes, conforme apropriado. • Manter as vias aéreas desobstruídas. • Monitorar a oximetria de pulso e o padrão respiratório. • Administrar oxigênio, conforme prescrito. • Obter amostras de gasometria arterial, conforme apropriado. • Monitorar resultados de exames laboratoriais, conforme apropriado. • Monitorar a glicose sérica e corrigir, conforme protocolo ou prescrição médica.
Risco de desequilíbrio eletrolítico Comum nos casos de: lesões por esmagamento, queimaduras, queimaduras elétricas, acidose metabólica	• Equilíbrio eletrolítico e acidobásico • Não apresentará complicações resultantes do desequilíbrio eletrolítico.	• Obter amostras seriadas para análise laboratorial de níveis de eletrólitos (p. ex., amostras de sangue, gasometria arterial). • Monitorar níveis de eletrólitos anormais, conforme apropriado. • Monitorar manifestações de desequilíbrio de eletrólitos. • Monitorar sintomas de oxigenação tissular inadequada (p. ex., palidez, cianose, enchimento capilar lentificado). • Realizar monitorização do ritmo cardíaco. • Realizar balanço hídrico. • Avaliar coloração da urina (atentar para urina escurecida). • Monitorar manifestações de hipercalemia: neurológicas (p. ex., fraqueza muscular, hiporreflexia, parestesias) e cardíacas (ondas T apiculadas, bloqueios cardíacos).

Continua

Diagnósticos de enfermagem (NANDA)	Resultados esperados (NOC)	Intervenções de enfermagem (NIC)
Dor aguda	- Alívio ou controle da dor	- Realizar avaliação completa da dor incluindo local, característica, início, duração, frequência, qualidade, intensidade (escala de dor), gravidade, além de fatores precipitantes. - Observar a ocorrência de indicadores não verbais de desconforto, em especial nos pacientes incapazes de se comunicar com eficiência. - Oferecer ao paciente alívio da dor mediante analgesia prescrita e comunicar o médico se o tratamento não for suficiente para alcançar a meta de controle da dor. - Reduzir ou eliminar fatores que precipitam ou aumentam a experiência de dor. - Controlar fatores ambientais capazes de influenciar a resposta do paciente ao desconforto. - Determinar a frequência necessária para fazer uma avaliação do conforto do paciente e implementar um plano de monitoramento da dor. - Monitorar sinais vitais. - Instituir e modificar as medidas de controle da dor com base na resposta do paciente. - Promover repouso/sono adequado para facilitar o alívio da dor.
Integridade da pele prejudicada **Integridade tissular prejudicada**	- Manter estado nutricional adequado, cicatrização em tempo oportuno das lesões cutâneas. - Integridade tissular: pele e mucosas	- Remover roupas e adornos (evitar lesão adicional durante esse procedimento). - Resfriar a área queimada com soro fisiológico: a temperatura ideal da água para resfriamento é de 15 °C (de 8 a 25 °C); o resfriamento é eficiente em até 3 horas após a lesão. - Queimaduras químicas exigem grandes quantidades de água; se o produto químico for um pó, retirar o excesso e irrigar após. - Queimaduras oculares requerem lavagem com solução salina sobre o olho aberto até o pH neutro. - Examinar e documentar o grau de degradação da pele: descrever a localização, extensão/área de superfície corpórea ("regra dos nove"), profundidade (1º, 2º e 3º grau). - Oferecer medidas de conforto antes da troca de curativo (analgésicos). - Avaliar perfusão e presença de edema; elevar os membros, quando indicado. - Fornecer ambiente ideal para a ferida. - Remover tecidos desvitalizados, conforme apropriado. - Realizar curativo adequado para cada tipo de queimadura. - Observar sinais e sintomas de infecção. - Colocar curativo oclusivo sem fazer compressão. - Monitorar circulação distal nos casos de queimaduras circunferenciais em extremidades (atentar para a presença de cianose, enchimento capilar lentificado) e presença de parestesia. - Auxiliar nos procedimentos de escarotomia ou fasciotomia, quando indicado. - Posicionar o paciente de modo a conservar a funcionalidade dos membros e das articulações para evitar retração.
Risco de desequilíbrio na temperatura corporal **Hipotermia**	- Manter a temperatura corporal dentro da variação normal.	- Monitorar a temperatura (prevenir hipotermia). - Cobrir com cobertores aquecidos, quando adequado. - Administrar líquidos aquecidos, conforme apropriado. - Ajustar a temperatura do ambiente conforme a necessidade do paciente. - Administrar medicação antipirética, conforme prescrito. - Monitorar a cor e temperatura da pele. - Monitorar sinais vitais. - Realizar monitorização do ritmo cardíaco. - Reaquecer o paciente lentamente, não mais que 1 a 2 °C por hora (evitar choque do reaquecimento). - Manter a área não queimada seca e aquecida para evitar hipotermia. Se a temperatura do corpo do paciente cair abaixo de 35 °C, interromper o resfriamento. - Colocar o paciente envolvido em campos limpos e secos e mantê-lo aquecido. - Monitorar débito urinário. - Monitorar a ocorrência de arritmias cardíacas e registrar (eletrocardiograma). - Acompanhar os resultados de exames laboratoriais (em especial coagulação e eletrólitos).
Nutrição desequilibrada, menos do que as necessidades corpóreas	- Apresentar normalização dos resultados dos exames laboratoriais.	- Monitorar ingesta calórica/nutricional. - Oferecer alimentos e líquidos nutritivos, conforme apropriado. - Monitorar níveis de albumina, proteína total, hemoglobina e hematócrito. - Monitorar o turgor da pele. - Observar ocorrência de mudanças importantes no estado nutricional e iniciar tratamentos, conforme apropriado. - Programar o tratamento e procedimentos para horários diferentes das refeições. - Avaliar a necessidade de alimentação via enteral com equipe multiprofissional, conforme apropriado.

Continuação

Diagnósticos de enfermagem (NANDA)	Resultados esperados (NOC)	Intervenções de enfermagem (NIC)
Ansiedade	• Atenuar a ansiedade ou mantê-la em um nível suportável.	• Utilizar abordagem calma e tranquilizadora. • Explicar todos os procedimentos, inclusive sensações que o paciente possa ter durante o procedimento. • Oferecer informações reais sobre diagnóstico, tratamento e prognóstico. • Escutar paciente com atenção. • Observar sinais verbais e não verbais de ansiedade. • Identificar mudanças no nível de ansiedade. • Fazer declarações de apoio e empatia. • Permitir, sempre que possível, que a família permaneça com o paciente.
Distúrbio da imagem corporal	• Compreensão das alterações corporais	• Usar orientação antecipada para preparar o paciente para mudanças previsíveis na imagem corporal. • Monitorar a frequência das declarações de autocríticas. • Estabelecer relação terapêutica com o cliente, demonstrar atitude acolhedora e desenvolver sentimento de confiança. • Incluir o cliente no processo de tomada de decisão e nas atividades voltadas para a resolução dos problemas.
Risco de infecção	• Cicatrização das feridas dentro do prazo previsto, não terá secreção purulenta, não apresentará febre	• Instituir precauções-padrão. • Assegurar técnica asséptica e materiais adequados no manuseio de cateteres, drenos, tubos, sondas, feridas e trocas de curativos. • Administrar terapia antibiótica, conforme prescrito • Monitorar sinais e sintomas locais de infecção (p. ex., local de inserção de cateteres, drenos). • Monitorar sinais e sintomas sistêmicos de infecção/sepse (p. ex., calafrio, febre, taquicardia, taquipneia, alteração do estado mental). • Utilizar medidas de isolamento físico para prevenir infecção. • Administrar antitetânica, conforme apropriado.

Referências bibliográficas

1. NANDA International. Diagnósticos de Enfermagem da NANDA: definições e classificação 2015-2017. Porto Alegre: Artmed; 2015.
2. Johnson M, Mass M, Moorhead S. Classificação dos Resultados de Enfermagem (NOC). Porto Alegre: Artmed; 2008.
3. Docheterman JM, Bulechek GM. Classificação das Intervenções de Enfermagem (NIC). Porto Alegre: Artmed; 2008.
4. Doenges MFM, Murr AC. Diagnósticos de enfermagem: intervenções, prioridade, fundamentos. Rio de Janeiro: Guanabara Koogan; 2015.
5. American College of Surgeons, Committee on Trauma. ATLS: Advanced Trauma Life Support for doctors (student course manual). 8th ed. Chicago, IL: American College of Surgeons; 2008.
6. Grupo de Resgate e Atendimento às Urgências (GRAU). Secretaria de Estado da Saúde do Estado de São Paulo. Pré hospitalar. 1ª ed. São Paulo: Manole; 2013.
7. Agency for Clinical Innovation. Clinical Practice Guidelines: Burn Patient Management. ACI Statewide Burn Injury Service. 2014.

248
ASSISTÊNCIA DE ENFERMAGEM NAS EMERGÊNCIAS EM HEMATOLOGIA E INFECTOLOGIA

Thaynara Paola de Carvalho
Thamy Caamaño Droguett

Distúrbios da coagulação (sangramento/trombose)

Os principais diagnósticos, resultados e cuidados de enfermagem para pacientes com distúrbios da coagulação (sangramento/trombose) encontram-se na Tabela 248.1.

Tabela 248.1. Principais diagnósticos e cuidados de enfermagem para pacientes com distúrbios da coagulação (sangramento/trombose)[1-4]

Diagnósticos de enfermagem	Resultados de enfermagem	Intervenções de enfermagem
Risco de sangramento	<ul><li>Identificar padrões de risco e adotar comportamentos protetores evitando episódios de sangramento.</li><li>Não apresentar sinais de sangramento ativo.</li><li>Apresentará resultados laboratoriais dos tempos e dos fatores de coagulação dentro da faixa de normalidade.</li></ul>	<ul><li>Avaliar o risco do paciente e promover medidas que evitem sangramento.</li><li>Mulheres são mais propensas ao sangramento em decorrência do período menstrual e possibilidade de procedimentos ginecológicos.</li><li>Instruir pacientes e familiares sobre possíveis sinais de sangramento como alteração do aspecto das eliminações e secreções.</li><li>Evitar a realização de procedimentos invasivos que não sejam essenciais.</li><li>Avaliar sinais vitais, inclusive pressão arterial, pulso e a respiração. Verificar a pressão arterial nas posições deitada/sentada/ereta, conforme indicação para identificar déficit de volume intravascular.</li><li>Atentar para queixas álgicas em áreas específicas.</li><li>Avaliar a coloração e a umidade da pele, o débito urinário, o nível de consciência ou estado mental. As alterações desses sinais podem indicar comprometimento da circulação sistêmica.</li><li>Realizar balanço hídrico rigoroso.</li><li>Estar preparado para ações de emergência como a reposição sanguínea.</li><li>Monitorar alterações no nível de consciência.</li><li>Monitorar resultados laboratoriais (p. ex., hemograma, contagem e função plaquetária e fatores de coagulação).</li><li>Limitar atividades e manter repouso no leito.</li><li>Aplicar pressão direta e bolsa de gelo na área de sangramento se possível para cessar o sangramento.</li></ul>

Continua

Continuação

Diagnósticos de enfermagem	Resultados de enfermagem	Intervenções de enfermagem
Risco de choque	• Estabilidade hemodinâmica monitorada por meio dos sinais vitais, débito urinário, perfusão tissular periférica e nível de consciência. • Compreende sinais de alerta, a doença e seu tratamento.	• Atentar para diagnósticos clínicos que possam levar ao choque. • Monitorar possíveis sinais de choque (p. ex., queda da pressão sanguínea sistólica, frequência cardíaca aumentada, estado mental alterado e perfusão periférica alterada). • Monitorar os sinais vitais, oximetria de pulso e o ritmo cardíaco (eletrocardiograma). • Monitorar e quantificar perdas rigorosamente. • Monitorar alterações no nível de consciência. • Avaliar a coloração e a unidade da pele. • Verificar se há palidez generalizada, cianose dos lábios ou dos leitos ungueais. Prolongamento do tempo de enchimento capilar (perfusão tissular periférica > 3 segundos); pele fria e/ou úmida. • Controlar débito urinário que demonstra se há redução do débito cardíaco e volume infundido. • Fazer balanço hídrico rigoroso. • Evitar e corrigir causas potenciais de choque, colaborar com o tratamento de causas predisponentes. • Implementar medidas de controle e cuidados profiláticos instrumentalizando paciente e familiares quanto aos cuidados pertinentes. • Manter acesso venoso calibroso patente para possível infusão de volume. • Administrar oxigênio na melhor concentração indicada e os fármacos prescritos para tratamento do distúrbio, conforme orientação médica. • Rever exames laboratoriais e diagnósticos. • Monitorar ruídos peristálticos, que podem revelar hipoperfusão intestinal. • Manter material, medicamentos e equipamentos disponíveis para oferecer medidas de suporte de vida.
Dor aguda	• Informará que teve alívio da dor.	• Avaliar a dor do cliente que inclua localização, características, início e duração. Reavaliar todas as vezes que a dor reaparecer, comparando com relatos anteriores. • Monitorar nível da dor por meio de escala específica, presença de face de dor, taquicardia, hipertensão, agitação ou queixa verbal. • Determinar a atitude do paciente quanto à dor e a utilização de analgésicos, incluindo história do uso de drogas. • Assegurar que o paciente não é alérgico aos analgésicos administrados. • Monitorar alterações no nível de consciência. • Rever as experiências pregressas do cliente com a dor e os métodos que foram considerados úteis ou inúteis para controle da dor. • Manter ambiente tranquilo, além de posicionamento adequado e agradável. • Instrumentalizar paciente e familiares quanto a medidas de conforto.
Risco de mobilidade física prejudicada	• Verbalizará que compreende sua situação, o regime terapêutico e as medidas de segurança necessárias ao seu caso.	• Manter o paciente em repouso no leito com limitação das atividades. • Auxiliar e mudar o posicionamento do paciente no leito conforme necessário para sua condição clínica. • Realizar periodicamente cuidados com a pele e observar áreas de monitorização e áreas submetidas à pressão. • Estimular a mudança de decúbito no leito. • Oferecer assistência para as atividades de vida diária até que o paciente possa realizar o autocuidado. • Detectar as respostas emocionais ou comportamentos às limitações da mobilidade. • Identificar as complicações causadas pela imobilidade.

Todas as ações realizadas pela equipe de enfermagem devem ser documentadas no prontuário clínico do paciente.

Doença falciforme

Os principais diagnósticos e cuidados de enfermagem para pacientes com doença falciforme encontram-se na Tabela 248.2[1,2].

Tabela 248.2. Principais diagnósticos e cuidados de enfermagem para pacientes com doença falciforme[1-4]

Diagnósticos de enfermagem	Resultados de enfermagem	Intervenções de enfermagem
Dor aguda ou crônica	<ul><li>Informar controle da dor e manter nível adequado de conforto.</li><li>Controle dos sintomas.</li><li>Seguir e demonstrar compreensão das orientações e regime farmacológico.</li><li>Demonstrar mudança de comportamento e estilo de vida que favoreça o regime terapêutico.</li><li>Bem-estar pessoal.</li></ul>	<ul><li>Avaliar, por meio de escala específica, a dor do cliente, que inclua localização, características, início e duração. Reavaliar todas as vezes que a dor reaparecer, comparando com relatos anteriores.</li><li>Atentar para sinais verbais e não verbais de dor, como presença de expressão facial de dor, taquicardia, hipertensão e agitação.</li><li>Monitorar nível da dor por meio de escala específica e presença de face de dor, taquicardia, hipertensão, agitação ou queixa verbal.</li><li>Determinar a atitude do paciente quanto à dor e a utilização de analgésicos, incluindo história do uso de drogas.</li><li>Assegurar que o paciente não é alérgico aos analgésicos administrados.</li><li>Monitorar alterações no nível de consciência.</li><li>Rever as experiências pregressas do cliente com a dor e os métodos que foram considerados úteis ou inúteis para o controle da dor.</li><li>Manter ambiente tranquilo, além de posicionamento adequado e agradável.</li><li>Instrumentalizar pacientes e familiares quanto às medidas de conforto.</li><li>Atentar para a necessidade de encaminhar paciente e/ou familiares para terapia e/ou grupos de apoio.</li></ul>
Troca de gases prejudicada	<ul><li>Melhora da ventilação e oxigenação dos tecidos.</li><li>Compreender os fatores causadores e as intervenções necessárias.</li><li>Participar das intervenções terapêuticas de forma efetiva, de acordo com sua condição.</li></ul>	<ul><li>Investigar fatores causadores e evitá-los.</li><li>Manter decúbito elevado, repouso relativo à sua condição, estimular mudanças de decúbito frequente e exercícios respiratórios quando pertinente.</li><li>Monitorar frequência respiratória < 12 ou > 22 mrpm e saturação de oxigênio < 92%.</li><li>Monitorar oximetria de pulso.</li><li>Monitorar alterações do padrão respiratório, utilização de musculatura acessória, retração de fúrcula, batimento de asa do nariz e dispneia.</li><li>Monitorar frequência cardíaca > 90 bpm, pressão arterial sistólica < 90 mmHg e pressão arterial diastólica < 60 mmHg e perfusão tissular periférica > 3 segundos.</li><li>Auscultar sons respiratórios e comunicar alterações.</li><li>Avaliar nível de disposição e tolerância à atividade respiratória.</li><li>Administrar oxigênio suplementar, de acordo com prescrição médica.</li><li>Utilizar criteriosamente os sedativos prescritos para evitar depressão respiratória.</li><li>Fazer balanço hídrico para facilitar a mobilização de secreção, embora evitando a sobrecarga de volume.</li></ul>
Perfusão tissular ineficaz	<ul><li>Estabilidade hemodinâmica monitorada por meio dos sinais vitais, débito urinário, perfusão tissular periférica e nível de consciência.</li><li>Melhora dos sinais e sintomas da perfusão tissular ineficaz.</li><li>Paciente e familiares cientes do problema e de suas complicações, importância da aderência ao regime terapêutico e de sinais de alerta para procurar atendimento médico.</li><li>Apresentar mudanças de comportamento e estilo de vida relevantes para o regime terapêutico.</li></ul>	<ul><li>Avaliar fatores que possam desencadear ou comprometer a perfusão tissular periférica e evitá-los.</li><li>Monitorar frequência cardíaca < 60 ou > 90 bpm, pressão arterial sistólica < 90 ou > 140 mmHg e pressão arterial diastólica < 60 ou > 90 mmHg e perfusão tissular periférica > 3 segundos. Pode ocorrer acometimento cardíaco com ocorrência de angina e palpitações.</li><li>Avaliar as características dos pulsos periféricos e se apresentam alteração durante a realização de esforço (podem ocorrer isquemia dos dedos, infartos, ulcerações e dor óssea).</li><li>Monitorar alterações no nível de consciência (podem ocorrer eventos como alterações de motricidade ou distúrbios visuais).</li><li>Monitorar a ocorrência de palidez cutânea, pele fria e sua localização exata.</li><li>Realizar balanço hídrico (podem ocorrer redução da densidade urinária e urina clara, apesar da desidratação).</li><li>Definir as mudanças comportamentais necessárias ao tratamento.</li></ul>
Conhecimento deficiente	<ul><li>Conhecimento: recursos em saúde.</li><li>Controle e detecção de riscos.</li><li>Autocontrole do medo e da ansiedade.</li></ul>	<ul><li>Orientar quanto à fisiopatologia da condição clínica, complicações e possibilidades de tratamento.</li><li>Identificar e revisar aspectos em que o paciente demonstre lacunas de conhecimento.</li><li>Identificar e reforçar aspectos positivos.</li><li>Esclarecer dúvidas do paciente e dos familiares.</li></ul>

Todas as ações realizadas pela equipe de enfermagem no paciente devem ser documentadas no prontuário clínico do paciente.

Hemocomponentes

Os principais diagnósticos e cuidados de enfermagem para pacientes que estiverem em tratamento com hemocomponentes encontram-se na Tabela 248.3.

Tabela 248.3. Principais diagnósticos e cuidados de enfermagem para pacientes em tratamento com hemocomponentes[1-5]

Diagnósticos de enfermagem	Resultado de enfermagem	Intervenções de enfermagem
Proteção ineficaz	• Segurança na instalação e administração do hemocomponente.	• Higienização das mãos; calce as luvas imediatamente antes do contato com o paciente e retire-as logo após o uso, higienizando as mãos em seguida. • Use óculos, máscara e/ou avental quando houver risco de contato de sangue ou secreções, para proteção da mucosa de olhos, boca, nariz, roupa e superfícies corporais. • Identificar o paciente à beira do leito, imediatamente antes da transfusão, conferindo seus dados, com os dados do hemocomponente (nome completo do receptor, número do registro hospitalar, número do leito, registro da tipagem ABO e RhD do receptor, número de identificação da bolsa do hemocomponente e sua tipagem ABO e RhD). • Se houver qualquer divergência em relação à identificação, a transfusão não deve ser iniciada até o problema ser esclarecido. • Informar o paciente e/ou familiar sobre a administração do hemocomponente e os riscos transfusionais e orientá-lo para comunicar qualquer reação diferente. • Quando inconsciente, é necessária a observação constante do paciente. • Registrar no prontuário os números e a origem dos hemocomponentes transfundidos, bem como a data em que a transfusão foi realizada, e todas as informações: horário de início e término da transfusão, volume e produto infundido, número de identificação do produto, sinais vitais pré e pós-transfusionais, profissional responsável pela instalação e acompanhamento. • Verificar e registrar os sinais vitais (temperatura, frequência respiratória, pressão arterial e pulso), no mínimo, imediatamente antes do início, nos primeiros 10 minutos após começar e após o término da transfusão. • Instalar a bolsa em acesso venoso exclusivo preferencialmente. Utilizar máscara e óculos para manusear cateteres centrais ou periféricos, antes da instalação realizar antissepsia da via do acesso. • Administrar os hemocomponentes por meio de equipos que incluam um filtro capaz de reter coágulos e agregados (170 micras) e que sejam descartados imediatamente após o uso. • Iniciar a administração do hemocomponente com gotejamento lento e permanecer junto do paciente, pelo menos, nos primeiros 10 minutos. • Infundir os hemocomponentes em pacientes hemodinamicamente estáveis, conforme o tempo determinado. • Interromper a infusão imediatamente na presença de qualquer reação, febre, calafrios, prurido, tosse, dor torácica e de membros superiores, náuseas e vômitos, ansiedade, desconforto respiratório. • Registrar a identificação e condutas adotadas perante reações transfusionais, incluindo volume recebido e tempo de infusão. • Notificar toda a equipe assistencial responsável e o serviço de hemoterapia e seguir o protocolo institucional de notificação.
Risco de resposta alérgica	• Estado respiratório: troca gasosa adequada.	• Monitorar o aparecimento de reação alérgica como qualquer alteração cutânea, principalmente próxima à área de administração do hemocomponente. • Monitorar as alterações no nível de consciência. • Monitorar a ocorrência de palidez cutânea, pele fria e sudorese. • Orientar o paciente e familiares quanto à possibilidade de reações de hipersensibilidade e como reconhecer os sinais e sintomas de alergia.
Risco de temperatura corporal desequilibrada	• Manter a temperatura corporal dentro dos limites normais, com controle e detecção dos riscos.	• Realizar a manutenção da temperatura do ambiente e adaptá-la às necessidades do paciente. • Monitorar a temperatura e comunicar se < 36 °C ou > 38 °C. • Realizar medidas de aquecimento com o uso de cobertores, soluções aquecidas e mantas térmicas, se houver hipotermia, quando indicado. • Realizar medidas de resfriamento como a retirada de cobertores e mantas térmicas, quando indicado.
Troca de gases prejudicada	• Terá oxigenação adequada dos tecidos.	• Manter decúbito elevado e orientar nas mudanças de decúbito, conforme a tolerância do paciente. • Monitorar oximetria de pulso. • Monitorar alterações do padrão respiratório, utilização de musculatura acessória, retração de fúrcula, batimento de asa do nariz e dispneia. • Monitorar alterações no nível de consciência. • Realizar balanço hídrico rigoroso.

Continua

Diagnósticos de enfermagem	Resultado de enfermagem	Intervenções de enfermagem
Risco de distúrbio eletrolítico	• Apresentará resultados laboratoriais dentro da faixa de normalidade.	• Avaliar o risco específico do cliente e atentar para doenças preexistentes. • Identificar a existência de distúrbio eletrolítico. • Monitorar níveis séricos dos eletrólitos. • Monitorar, anotar e comunicar frequência cardíaca < 60 ou > 90 bpm, pressão arterial sistólica < 90 ou > 140 mmHg e pressão arterial diastólica < 60 ou > 90 mmHg e perfusão tissular periférica lenificada > 3 segundos. • Monitorar alterações no nível de consciência. • Monitorar alterações no hábito intestinal e na frequência urinária e realizar balanço hídrico rigoroso, quando indicado. • Avaliar mucosa oral do paciente frequentemente. • Monitorar e incentivar ingesta de alimentos; comunicar se apresentar alteração.
Risco de desequilíbrio de volume de líquidos	• Estabilizará o volume de líquidos, conforme se evidencia pelo equilíbrio entre ingesta e perdas, sinais vitais dentro da normalidade, estabilidade de peso e ausência de edema.	• Monitorar frequência cardíaca < 60 ou > 90 bpm, pressão arterial sistólica < 90 ou > 140 mmHg e pressão arterial diastólica < 60 ou > 90 mmHg e perfusão tissular periférica lenificada > 3 segundos. • Monitorar níveis séricos dos eletrólitos. • Monitorar alterações no nível de consciência. • Monitorar alterações no hábito intestinal e na frequência urinária, realizar balanço hídrico rigoroso. • Avaliar mucosa oral do paciente. • Monitorar, incentivar e comunicar se houver alterações na ingesta de alimentos.
Conflito de decisão	• Conhecimento: recursos em saúde. • Controle e detecção de riscos.	• Orientar quanto aos riscos e benefícios do procedimento. • Determinar a existência ou não de diferenças entre a visão que o paciente tem da própria condição e a visão da equipe de saúde. • Estimular o paciente a verbalizar o conflito. • Buscar auxílio, se necessário. • Incluir a família na tomada de decisão. • Corrigir concepções errôneas e fornecer informações factuais.

Todas as ações realizadas pela equipe de enfermagem no paciente devem ser documentadas no prontuário clínico do paciente.

Sepse e choque séptico

Os principais diagnósticos, resultados e cuidados de enfermagem para pacientes com sepse e choque séptico encontram-se na Tabela 248.4.

Tabela 248.4. Principais diagnósticos e cuidados de enfermagem para pacientes com sepse e choque séptico[1-4]

Diagnósticos de enfermagem	Resultados de enfermagem	Intervenções de enfermagem
Risco de choque	• Terá estabilidade hemodinâmica evidenciada por meio dos sinais vitais, débito urinário, perfusão tissular periférica e nível de consciência normal. • Ficará afebril e sem outros sinais de infecção. • Verbalizará que entende a doença, os fatores de risco e o regime terapêutico.	• Manter o paciente em repouso. • Atentar para condições associadas que possam levar ao choque séptico, como feridas traumáticas, infecções pulmonares, uso de dispositivos invasivos, cirurgias prévias, relatos de dor súbita ou agravada nas feridas traumáticas e cirúrgicas. • Fazer balanço hídrico. • Evitar e corrigir causas potenciais de choque, colaborar com o tratamento de causas predisponentes. • Monitorar frequência cardíaca > 90 bpm, pressão arterial sistólica < 90 mmHg e pressão arterial diastólica < 60 mmHg e perfusão tissular periférica lenificada > 3 segundos (o aumento da frequência cardíaca pode refletir diminuição do débito cardíaco, assim como da pressão arterial e da perfusão periférica). • Monitorar oximetria periférica. • Monitorar alterações no nível de consciência. • Monitorar ocorrência de palidez cutânea, pele fria e sudorese. • Orientar paciente e familiares sobre sinais e sintomas em risco eminente de choque.

Continua

Diagnósticos de enfermagem	Resultados de enfermagem	Intervenções de enfermagem
Termorregulação ineficaz	• Manter a temperatura corporal dentro dos limites normais com controle e detecção dos riscos.	• Monitorar a temperatura < 36 °C ou > 38 °C. • Realizar medidas de aquecimento com o uso de cobertores, soluções aquecidas e mantas térmicas, se houver hipotermia. • Realizar medidas de resfriamento como a retirada de cobertores e mantas térmicas, e não usar soluções aquecidas em caso de hipertermia. • Adaptar a temperatura do ambiente às necessidades do paciente. • Rever resultados de exame laboratorial.
Troca de gases prejudicada	• Melhora da ventilação e oxigenação dos tecidos. • Compreender os fatores causadores e as intervenções necessárias. • Participar das intervenções terapêuticas de forma efetiva, de acordo com sua condição.	• Investigar fatores causadores e evitá-los. • Manter decúbito elevado e repouso relativo à sua condição, estimular mudanças de decúbito frequente e exercícios respiratórios, quando pertinente. • Monitorar frequência respiratória e comunicar se < 12 ou > 22 mrpm. • Monitorar oximetria de pulso e comunicar se saturação de oxigênio < 92%. • Monitorar alterações do padrão respiratório, utilização de musculatura acessória, retração de fúrcula, batimento de asa do nariz e dispneia. • Monitorar frequência cardíaca > 90 bpm, pressão arterial sistólica < 90 mmHg e pressão arterial diastólica < 60 mmHg e perfusão tissular periférica > 3 segundos. • Auscultar sons respiratórios e comunicar alterações. • Avaliar nível de disposição e tolerância à atividade respiratória. • Administrar oxigênio suplementar, de acordo com prescrição médica. • Utilizar criteriosamente os sedativos prescritos, para evitar depressão respiratória. • Fazer balanço hídrico para facilitar a mobilização de secreção, embora evitando a sobrecarga de volume. • Rever resultados de exame laboratorial.
Débito cardíaco diminuído	• Apresentará estabilidade hemodinâmica.	• Manter o paciente em repouso. • Ofertar oxigênio suplementar, quando indicado. • Monitorar frequência cardíaca > 90 bpm, pressão arterial sistólica < 90 mmHg e pressão arterial diastólica < 60 mmHg e perfusão tissular periférica > 3 segundos. • Monitorar a infusão de drogas vasoativas. • Fazer balanço hídrico. • Auscultar sons respiratórios e comunicar alterações. • Identificar edemas. • Monitorar oximetria de pulso. • Avaliar nível de consciência.

Todas as ações realizadas pela equipe de enfermagem no paciente devem ser documentadas no prontuário clínico do paciente.

Precauções-padrão e específicas (gotículas, aerossóis e contato)

As precauções-padrão e as específicas são medidas que têm por finalidade reduzir a transmissão de infecções dentro do hospital, seja de paciente para paciente ou de paciente para profissional de saúde. A infecção pode ser conhecida ou não, o que, no cenário da emergência, requer muita atenção dos profissionais, visto que na maioria das situações não há história detalhada do paciente. As precauções-padrão devem ser utilizadas para todos os pacientes e as específicas devem ser implantadas quando há qualquer suspeita de doenças que são transmitidas por aerossol, gotículas ou contato. Ressaltamos a importância da higiene das mãos, do uso de equipamentos de proteção individual (EPI) e dos cuidados específicos recomendados para manipulação e descarte de materiais perfurocortantes.

Para elucidar as medidas de precaução necessárias para cada tipo de situação, apresentaremos os EPIs indispensáveis na Tabela 248.5.

Tabela 248.5. Indicação e medidas pertinentes para as precauções básicas necessárias em condições específicas[7]

Precaução-padrão	Necessária para o atendimento de qualquer cliente, independentemente da suspeita ou não de infecção.	• Higienização das mãos: lave com água e sabonete ou friccione as mãos com álcool a 70% (se as mãos não estiverem visivelmente sujas) antes e após o contato com qualquer paciente, após a remoção das luvas e após o contato com sangue ou secreções. Use luvas apenas quando houver risco de contato com sangue, secreções ou membranas mucosas. Calce-as imediatamente antes do contato com o paciente e retire-as logo após o uso, higienizando as mãos em seguida. • Use óculos, máscara e/ou avental quando houver risco de contato com sangue ou secreções, para proteção da mucosa de olhos, boca, nariz, roupa e superfícies corporais. • Descarte, em recipientes apropriados, seringas e agulhas, sem desconectá-las ou reencapá-las.
Precaução de contato	Indicada para clientes que apresentam infecção ou colonização por microrganismo multirresistente confirmada ou suspeita, como varicela, infecções de pele e tecidos moles com secreções não contidas no curativo, impetigo, herpes-zóster disseminado ou em imunossuprimido, entre outros.	• Higienização das mãos. • Use luvas e avental durante toda a manipulação do paciente, de cateteres e sondas, do circuito e do equipamento ventilatório e de outras superfícies próximas ao leito. Coloque-os imediatamente antes do contato com o paciente ou as superfícies e retire-os logo após o uso, higienizando as mãos em seguida. • Quando não houver disponibilidade de quarto privativo, a distância mínima entre dois leitos deve ser de 1 metro. • Equipamentos como termômetro, esfigmomanômetro e estetoscópio devem ser de uso exclusivo do paciente.
Precaução para gotículas	Indicada para clientes que apresentem diagnóstico confirmado ou suspeito de meningites bacterianas, coqueluche, difteria, caxumba, influenza, rubéola, entre outros.	• Higienização das mãos e todas as precauções-padrão. • Sempre que o profissional for entrar no quarto do cliente, deve usar máscara cirúrgica. • Quando não houver disponibilidade de quarto privativo, o paciente pode ser internado com outros infectados pelo mesmo microrganismo. A distância mínima entre dois leitos deve ser de 1 metro. • O transporte do paciente deve ser evitado, mas, quando necessário, ele deverá usar máscara cirúrgica durante toda sua permanência fora do quarto.
Precaução para aerossóis	Indicada para clientes que apresentem diagnóstico confirmado ou suspeito de tuberculose, sarampo e varicela.	• Higienização das mãos e todas as precauções-padrão. • Mantenha a porta do quarto SEMPRE fechada e coloque a máscara PFF-2 (N-95) antes de entrar no quarto. • Quando não houver disponibilidade de quarto privativo, o paciente pode ser internado com outros pacientes com infecção pelo mesmo microrganismo. • Pacientes com suspeita de tuberculose resistente ao tratamento não podem dividir o mesmo quarto com outros pacientes com tuberculose. • O transporte do paciente deve ser evitado, mas, quando necessário, ele deverá usar máscara cirúrgica durante toda sua permanência fora do quarto.

Os principais diagnósticos, resultados e cuidados de enfermagem para pacientes com precauções-padrão e específicas (gotículas, aerossóis e contato) encontram-se na Tabela 248.6.

Tabela 248.6. Principais diagnósticos e cuidados de enfermagem para pacientes com precauções-padrão e específicas (gotículas, aerossóis e contato)[1-4]

Diagnósticos de enfermagem	Resultados de enfermagem	Intervenções de enfermagem
Risco de infecção	• Autocuidado com a realização adequada de medidas de higiene. • Comportamento de imunização. • Conhecimento para o controle de infecção e segurança pessoal. • Conhecimento de risco comunitário: doença contagiosa. • Controle e detecção de riscos.	• Alocar paciente em espaço físico adequado. • Limpar adequadamente o local após o uso de cada paciente. • Trocar os equipamentos para os cuidados com o paciente conforme o protocolo da instituição. • Manter técnicas de isolamento. • Instituir precauções padronizadas. • Ensinar técnica adequada de lavagem das mãos para colaboradores, pacientes e visitantes. • Lavar as mãos antes e após contato com o paciente. • Orientar o paciente e a família como evitar infecção.
Conhecimento deficiente	• Conhecimento para o controle de infecção e segurança pessoal. • Conhecimento de risco comunitário: doença contagiosa. • Conhecimento: recursos em saúde. • Controle e detecção de riscos.	• Orientar quanto à fisiopatologia da condição clínica, complicações e possibilidades de tratamento. • Identificar e revisar aspectos que demonstrem lacunas de conhecimento necessário. • Identificar e reforçar aspectos positivos. • Esclarecer dúvidas dos colaboradores, pacientes e familiares.
Medo	• Autocontrole do medo e da ansiedade. • Enfrentamento.	• Esclarecer dúvidas dos colaboradores. • Fornecer suporte emocional e psicológico. • Favorecer o aumento da segurança para o colaborador com ambiente livre de riscos. • Manter ambiente calmo e tranquilo.

Referências bibliográficas

1. Johnson M, Mass M, Moorhead S. Classificação dos Resultados de Enfermagem (NOC). Porto Alegre: Artmed; 2008.
2. Doenges MFM, Murr AC. Diagnósticos de enfermagem: intervenções, prioridade, fundamentos. Rio de Janeiro: Guanabara Koogan; 2015.
3. NANDA International. Diagnósticos de Enfermagem da NANDA: definições e classificação 2015-2017. Porto Alegre: Artmed; 2015.
4. Docheterman JM, Bulechek GM. Classificação das Intervenções de Enfermagem (NIC). Porto Alegre: Artmed; 2008.
5. Souza GF, Nascimento ERP, Lazzari DD, Böes AA, Iung W, Bertoncello KC. Boas práticas de enfermagem na unidade de terapia intensiva: cuidados durante e após a transfusão sanguínea. Rev Min Enferm. 2014;18(4):939-46.
6. Siegel JD, Rhinehart E, Jackson M, Chiarello L; Health Care Infection Control Practices Advisory Committee. 2007 Guideline for Isolation Precautions: Preventing Transmission of Infectious Agents in Health Care Settings. Am J Infect Control. 2007;35(10 Suppl 2):S65-164.
7. Brasil. Ministério da Saúde. Agência Nacional de Vigilância Sanitária. Precaução Padrão: Disponível em: http://www.anvisa.gov.br/servicosaude/controle/precaucoes_a3.pdf. Acesso em: 3 jan. 2016.

ASSISTÊNCIA DE ENFERMAGEM NAS URGÊNCIAS E EMERGÊNCIAS EM ORTOPEDIA E REUMATOLOGIA

Adelina Morais Camilo
Zaide da Silva Frazão

Os principais diagnósticos e cuidados de enfermagem para pacientes nas urgências e emergências em ortopedia e reumatologia estão na Tabela 249.1.

Tabela 249.1. Principais diagnósticos, resultados e intervenções de enfermagem para pacientes nas urgências e emergências em ortopedia e reumatologia[1-20]

Diagnósticos de enfermagem	Resultados esperados	Intervenções de enfermagem
Risco de aspiração	• Manter permeabilidade das vias aéreas. • Evitar aspiração.	• Monitorar frequência, ritmo, profundidade e esforço das respirações. • Colocar em decúbito lateral se não houver contraindicação. • Movimentar em bloco se houver suspeita de lesão cervical. • Colocar apoio no dorso quando apropriado. • Elevar a cabeceira do leito se não houver contraindicação por hipertensão ou lesão. • Realizar aspiração de secreções da boca e garganta. • Abrir vias aéreas usando a técnica de elevação do queixo ou de manobra mandibular, conforme apropriado. • Instituir esforços de reanimação se necessário.
Eliminação urinária prejudicada	• Manter o esvaziamento vesical.	• Monitorar eliminação urinária, inclusive frequência, consistência, odor, volume e cor. • Monitorar o surgimento de sinais e sintomas de retenção urinária. • Anotar o horário da última eliminação de urina. • Inserir sonda vesical se necessário. • Obter amostra de urina se necessário.
Risco de infecção	• Prevenir infecções.	• Monitorar sinais e sintomas sistêmicos e localizados de infecção. • Inspecionar pele, membranas e mucosas para verificar rubor, calor extremo e drenagem. • Manter técnica asséptica durante a realização de curativos. • Manter feridas com curativos oclusivos. • Garantir manuseio asséptico de todas as linhas endovenosas. • Incentivar respiração profunda e tosse. • Manter lençóis limpos, secos e sem dobras. • Realizar mudança de decúbito a cada uma a 2 horas. • Proteger proeminências ósseas.

Continua

Diagnósticos de enfermagem	Resultados esperados	Intervenções de enfermagem
Integridade da pele prejudicada	• Prevenir lesões de pele.	**Cuidados com repouso no leito** • Explicar as razões por estar imobilizado ou manter repouso no leito. • Colocar em um colchão/cama terapêutica adequada. • Manter roupas de cama limpas, secas e sem dobras. • Monitorar a condição da pele. • Elevar grades laterais do leito. • Posicionar em alinhamento corporal adequado. • Orientar e realizar mudança de decúbito a cada 2 horas. **Cuidados com aparelho gessado: úmido** • Observar, comunicar e anotar presença de dor, palidez, ausência de pulso, parestesias, paralisia e pressão nas extremidades de membros em uso de aparelhos de imobilização. • Observar surgimento de odor desagradável no membro com aparelho de imobilização. • Examinar aparelho de imobilização em busca de sinais de drenagem de feridas abaixo deles. • Apoiar o aparelho de imobilização sobre travesseiros ou coxins. • Elevar a extremidade imobilizada ao nível do coração ou acima. • Orientar a necessidade de limitar movimentos durante a secagem do gesso • Monitorar aspecto de inserções na pele de pinos de tração esquelética. **Monitoração das extremidades inferiores** • Inspecionar as extremidades inferiores para observar a presença de edema. • Determinar tempo de preenchimento capilar. **Posicionamento** • Fornecer apoio para áreas edemaciadas. • Colocar apoio nos calcâneos. • Girar utilizando a técnica da rolagem do tronco.
Mobilidade física prejudicada	• Promover conforto, segurança e prevenir complicações em paciente incapaz de mobilizar parte do corpo ou sair do leito. • Prevenir trombose venosa profunda.	• Proporcionar um colchão firme. • Determinar a capacidade do paciente em transferir-se de uma superfície para outra. • Selecionar a técnica de transferência adequada. • Determinar o nível de consciência e a capacidade de colaborar do paciente. • Explicar ao paciente que ele será mobilizado. • Determinar a quantidade e o tipo de assistência necessária. • Girar utilizando a técnica de rolagem do tronco. • Manter o corpo do paciente alinhado durante os movimentos de transferência. • Avaliar o paciente ao final da transferência quanto ao alinhamento corporal adequado. • Assegurar analgesia pré-mobilização. • Evitar colocar o paciente em uma posição que aumente a dor. • Posicioná-lo para promover drenagem urinária de modo apropriado. • Apoiar e elevar com coxins áreas edemaciadas. • Utilizar cadeira de rodas de tamanho adequado para altura e peso do paciente. • Auxiliar pequenas trocas de posição corporal em pacientes em cadeira de rodas. • Travar as rodas da cadeira de rodas, da maca ou da cama durante a transferência do paciente. • Monitorar a capacidade de urinar ou defecar. • Oferecer fralda, urinol ou comadre. • Encaminhar e auxiliar no uso do vaso sanitário. • Checar e anotar pulsos periféricos, edemas, enchimento capilar, cor e temperatura das extremidades. • Elevar membros imobilizados 20° ou acima do nível do coração. • Aplicar meias elásticas de compressão. • Evitar acesso intravenoso antecubital. • Mudar a posição do paciente a cada 2 horas. • Encorajar a movimentação ou a deambulação precoce quando não houver restrições. • Auxiliar o cliente com a amplitude ativa ou passiva das articulações caso não haja restrições. • Registrar e comunicar mudanças no padrão respiratório. • Registrar e comunicar mudanças na saturação de oxigênio. • Assegurar que as cordas e roldanas de pacientes em uso de tração esquelética/cutânea estejam penduradas livremente. • Fixar os pesos da tração durante a mobilização do paciente. • Manter tração contínua. • Monitorar os pinos de inserção da tração à pele.

249 – ASSISTÊNCIA DE ENFERMAGEM NAS URGÊNCIAS E EMERGÊNCIAS EM ORTOPEDIA E REUMATOLOGIA

Continuação

Diagnósticos de enfermagem	Resultados esperados	Intervenções de enfermagem
Risco de disfunção neurovascular periférica	• Identificar precocemente sinais e sintomas de interrupção da circulação, das sensações ou dos movimentos de uma extremidade.	• Inspecionar as extremidades superiores e inferiores para observar a presença de edema. • Monitorar a força muscular dos membros superiores e inferiores. • Informar sobre a presença de parestesias • Palpar pulsos pediosos dorsal e radial. • Comunicar algia intensa em membros inferiores e superiores que não melhora com analgesia. • Inspecionar e anotar cor, temperatura e tempo de preenchimento capilar de extremidades. • Não aferir a pressão arterial na extremidade afetada. • Não instalar acesso intravenoso nem coletar sangue na extremidade afetada.
Risco de quedas	• Evitar ocorrência de quedas.	• Travar rodas da cadeira de rodas, da cama ou da maca durante a transferência do paciente. • Manter grades da cama/maca elevadas. • Colocar a cama mecânica na posição mais baixa. • Responder às chamadas imediatamente.
Dor aguda	• Controlar a dor.	• Realizar avaliação completa da dor, incluindo local, característica, início, duração, frequência, qualidade, intensidade, gravidade, além de fatores precipitantes. • Observar a ocorrência de indicadores não verbais de desconforto. • Assegurar que o paciente receba cuidados precisos de analgesia. • Investigar com o paciente fatores que aliviam ou pioram a dor. • Avaliar com o paciente e a equipe de cuidados a eficácia de medidas passadas utilizadas para controle da dor. • Determinar a frequência necessária para fazer uma avaliação do conforto do paciente e implantar um plano de monitoramento da dor. • Escolher e implementar uma variedade de medidas (p. ex.: farmacológicas, não farmacológicas, interpessoais) para aliviar a dor. • Instituir e modificar as medidas de controle da dor com base na resposta do paciente. • Informar à equipe médica se medidas não funcionarem.
Hip Hipertermia	• Manter a temperatura corporal nos parâmetros de normalidade.	• Monitorar e anotar sinais vitais a cada 2 horas. • Comunicar e anotar a presença de tremores e calafrios. • Estabelecer acesso endovenoso. • Administrar medicamento antipirético, conforme prescrito. • Administrar oxigênio, conforme prescrito. • Inspecionar a pele, membranas mucosas, articulações para rubor, calor extremo e drenagem. • Obter culturas, conforme necessário. • Monitorar o estado de hidratação: umidade das mucosas, adequação de pulso e pressão arterial. • Manter em ambiente arejado. • Monitor e anotar anormalidades no estado mental. • Manter leito com grades elevadas. • Cobrir o paciente com cobertor ou coberta leve, dependendo da fase da febre: fornecer cobertor quente na fase de frio; fornecer coberta leve na fase de calor.
Perfusão tissular periférica ineficaz	• Apresentar melhora da perfusão.	• Monitorar e anotar formigamento, hiperestesia, hipoestesia e nível de dor do membro afetado. • Avaliar e anotar pulsos periféricos, edema, enchimento capilar, cor e temperatura das extremidades afetadas. • Monitorar o ajuste de mobilizadores e próteses. • Fornecer apoio para as áreas imobilizadas (travesseiros e coxins). • Elevar o membro acometido 20° ou mais acima do nível do coração, conforme apropriado. • Mudar a posição do paciente pelo menos a cada 2 horas, conforme apropriado. • Monitorar e comunicar sinais de prejuízo de circulação em membros em uso de imobilizadores (tala gessada, gesso, tração, fixadores). • Examinar o aparelho gessado ou tala gessada em busca de sinais de drenagem de ferida abaixo dele. • Marcar a circunferência de qualquer drenagem como medida para futuras avaliações.
Risco de choque	• Manter estabilidade hemodinâmica, com sinais vitais dentro da faixa normal, enchimento capilar, débito urinário e nível de consciência normal.	• Monitorar sinais vitais (frequência cardíaca, pressão arterial e frequência respiratória). • Nível de consciência: observar se há ansiedade, inquietude, confusão ou letargia. • Atentar para os pulsos periféricos, determinar se são rápidos, fracos ou filiformes. • Inserir e manter acesso intravenoso calibroso. • Monitorar estado hídrico, ingesta e eliminação. • Monitorar coloração e umidade da pele (palidez, cianose dos lábios e leitos inguinais, prolongamento do tempo de enchimento capilar e pele fria e pegajosa). • Administrar líquidos ou hemocomponentes conforme indicação. • Selecionar técnica de transferência adequada ao paciente.

Continua

Diagnósticos de enfermagem	Resultados esperados	Intervenções de enfermagem
Capacidade de transferência prejudicada	• Transferir seguramente o paciente de uma superfície para outra. • Prevenir quedas.	• Determinar a capacidade do paciente de autotransferência (mobilidade, força muscular, restrições, nível de consciência, instabilidade clínica ou ortopédica). • Selecionar a técnica de transferência apropriada a cada paciente. • Orientar o paciente quanto à técnica de transferência que será utilizada. • Manter o corpo do paciente corretamente alinhado durante os movimentos. • Levantar e mover o paciente com elevador hidráulico, se necessário. • Mover o paciente usando tábua de transferência, se necessário.
Deambulação prejudicada	• Mobilizar-se seguramente.	• Auxiliar na deambulação. • Fornecer dispositivo de auxílio (muleta, bengala, andador ou cadeira de rodas). • Monitorar o paciente durante o uso de muletas ou de outros dispositivos de auxílio de marcha. • Travar as rodas da maca, cama ou cadeira de rodas antes de o paciente se levantar. • Monitorar a capacidade de se levantar da cama, maca ou cadeira de rodas.
Integridade da pele prejudicada	• Prevenir infecções.	• Monitorar as características da lesão, incluindo drenagem, cor, odor e tamanho • Realizar limpeza da lesão com solução fisiológica a 0,9%. • Aplicar curativo adequado ao tipo de lesão. • Realizar curativo com técnica asséptica. • Trocar o curativo conforme a quantidade de exsudato e drenagem. • Examinar e anotar as características da lesão a cada troca de curativo.
Mobilidade em cadeira de rodas prejudicada	• Mobilizar de forma satisfatória e segura na cadeira de rodas.	• Selecionar cadeira de rodas apropriada ao paciente. • Avaliar a quantidade de funcionários necessária para transferir o paciente para a cadeira. • Travar a cadeira de rodas antes da transferência. • Transferir o paciente para o lado não afetado. • Auxiliar o paciente a se posicionar adequadamente na cadeira de rodas. • Auxiliar o paciente.
Mobilidade no leito prejudicada	• Manter mudança de decúbito frequente. • Aliviar a dor. • Prevenir quedas.	• Elevar grades laterais do leito. • Manter roupas de cama limpas, secas e sem dobras. • Auxiliar e realizar mudança de decúbito a cada 2 horas. • Monitorar a condição da pele. • Auxiliar o paciente a usar comadre/urinol quando necessário.

Referências bibliográficas

1. Almeida MA, Longaray VK, Cezaro P, Barilli SLS. Correspondência entre cuidados para pacientes com problemas ortopédicos e a classificação das intervenções de enfermagem. Rev Gaúch Enferm. 2007;28(4):480-8.
2. Almeida MA, Pergher AK, Canto DF. Validação do mapeamento de cuidados prescritos para pacientes ortopédicos à classificação das intervenções de enfermagem. Rev Latino-Am Enfermagem. 2010;18(1):116-23.
3. Smeltzer SC, Hinkle JL, Bare BG, Cheever KHH. Brunner & Suddarth: tratado de enfermagem médico-cirúrgica. 12ª ed. Rio de Janeiro: Guanabara Koogan; 2012.
4. Cafer CR, Barros ALBL, Lucena AF, Mahl MLS, Michel JLM. Diagnósticos de enfermagem e proposta de intervenções para pacientes com lesão medular. Acta Paul Enferm. 2005;18(4):347-53.
5. Santos DS, Carvalho EC. Intervenções de enfermagem para o cuidado de pacientes com artrite. Revisão integrativa da literatura. Rev Bras Enferm. 2012;65(6):101-8.
6. Lima SBS, Erdmann AL. A enfermagem no processo da acreditação hospitalar em um serviço de urgência e emergência. Acta Paul Enferm. 2006;19(3):271-8.
7. Truppel TC, Meier MJ, Calixto RC, Peruzzo AS, Crozeta K. Sistematização da assistência de enfermagem em uma unidade de terapia intensiva. Rev Bras Enferm. 2009;62(2):221-7.
8. Baixinho CL. Funcionalidade após fratura do colo do fêmur. Rev Baiana Enferm. 2011;25(3):311-9.
9. Ferreira JCA. Fraturas da diáfise dos ossos da perna. Rev Bras Ortop. 2000;35(10):375-83.
10. Mattos LS, Silvério MR. Avaliação do indivíduo vítima de politraumatismo pela equipe de enfermagem em um serviço de emergência de Santa Catarina. Rev Bras Promoç Saúde. 2012;25(2):182-91.
11. Fraga GP. Programa de qualidade no atendimento ao trauma. Rev Med. 2007;40(3):321-8.
12. Gomes RS, Araujo DB, Flato UAP. Diagnóstico da monartrite aguda na emergência. Rev Bras Clin Med. 2009;7:104-10.
13. Potter PA, Perry AG. Fundamentos de enfermagem. 8ª ed. Rio de Janeiro: Elsevier; 2013.
14. George JB. Teorias da enfermagem. 4ª ed. Porto Alegre: Artmed; 2000.
15. Tannure MC, Gonçalves AMP. Sistematização da Assistência de Enfermagem: guia prático. 2ª ed. Rio de Janeiro: Guanabara Koogan; 2010.
16. Carpenito-Moyet LJ. Diagnósticos de enfermagem: aplicação à prática clínica. 13ª ed. Porto Alegre: Artmed; 2012.
17. NANDA International. Diagnósticos de ENFERMAGEM da NANDA: definições e classificação 2012-2014. Porto Alegre: Artmed; 2012.
18. Moorhead S, Johnson M, Maas ML, Swanson E. Classificação dos Resultados (NOC). 5ª ed. Rio de Janeiro: Elsevier; 2016.
19. Bulechek GM, Butcher HK, Dochterman JM, Wagner CM. Classificação das Intervenções de Enfermagem (NIC). 6ª ed. Rio de Janeiro: Elsevier; 2016.
20. Johson M, Moorhead S, Bulecheck G, Maas ML, Swanson E. Ligações NANDA NOC-NIC. Condições clínicas: suporte ao raciocínio e assistência de qualidade. 3ª ed. Rio de Janeiro: Elsevier; 2013.

ASSISTÊNCIA DE ENFERMAGEM NAS URGÊNCIAS E EMERGÊNCIAS EM PSIQUIATRIA

Julio Cesar de Oliveira Mattos

A seguir serão listados os diagnósticos de enfermagem mais frequentes em uma situação de emergência psiquiátrica, com o cuidado e as ações centradas nos pacientes com quadros de ansiedade, pensamento ou tentativa de suicídio e comportamento agressivo e/ou agitação psicomotora. É importante lembrar que os diagnósticos de enfermagem da NANDA em relação aos portadores de transtornos mentais abrangem muito pouco as características definidoras das mais variadas doenças, o que nos restringe a poucos diagnósticos que são utilizados de maneira generalizada.

Os principais diagnósticos e cuidados de enfermagem para pacientes com transtorno de ansiedade encontram-se na Tabela 250.1.

Tabela 250.1. Principais diagnósticos, resultados e intervenções de enfermagem para pacientes com transtorno de ansiedade[1,2]

Diagnósticos de enfermagem (NANDA)	Resultados esperados (NOC)	Intervenções de enfermagem (NIC)
Ansiedade	• Descrever o seu estado ansioso e relatar mecanismos de enfrentamento eficazes ao fator desencadeador da ansiedade. • Redução do estado de ansiedade em nível não patológico. • O paciente deverá relatar aumento de seu conforto e sentir-se seguro.	• Promover escuta qualificada para favorecer o vínculo interpessoal. • Investigar o nível de ansiedade. • Proporcionar ambiente calmo, confortável e com poucos estímulos. • Por meio do comportamento expresso pelo paciente, é necessário reconhecer a origem da ansiedade, evitando focar apenas em sua fobia, sintomas físicos ou rituais. • Por meio do vínculo, fazer que o paciente reconheça sua ansiedade. • Monitorar sinais vitais.
Enfrentamento ineficaz	• Deverá verbalizar seus sentimentos e emoções. • O indivíduo deverá tomar decisões para lidar com ações perturbadoras de seu cotidiano. • Caso necessário, deverá ter autoconhecimento de que necessita de apoio.	• Observar atentamente o comportamento do paciente (discurso, eventos estressores e de mudança de vida). • Avaliar o estado emocional. • Não fazer suposições nem falso julgamento dos sentimentos e expressões do paciente. • Jamais dizer que o paciente não tem nada ou que a situação pela qual está passando é algo de sua cabeça ou que passará brevemente. • Auxiliar o paciente a resolver os problemas de maneira construtiva e fazê-lo perceber sua ansiedade.
Medo	• Apresentar melhora de seu estado psicológico e fisiológico.	• Proporcionar ambiente calmo, com poucos estímulos. • Redução da ansiedade. • Estimular a expressão de sentimentos mediante relacionamento interpessoal.

Os principais diagnósticos e cuidados de enfermagem para pacientes com comportamento suicida/tentativa de suicídio encontram-se na Tabela 250.2.

Tabela 250.2. Principais diagnósticos, resultados e intervenções de enfermagem para pacientes com comportamento suicida/tentativa de suicídio[1,2]

Diagnósticos de enfermagem (NANDA)	Resultados esperados (NOC)	Intervenções de enfermagem (NIC)
Risco de suicídio **Risco de violência direcionada a si mesmo** **Controle dos impulsos ineficaz**	• O indivíduo afastará ideias e planejamento de morte, valorizando aspectos positivos para solucionar problemas e encontrando motivos para continuar a viver. • Familiares ou pessoas próximas do convívio dos pacientes serão envolvidos no cuidado. • Garantir que o paciente seja encaminhado a um serviço especializado, caso necessário.	• Notificar a equipe sobre o potencial risco de suicídio. • Proporcionar ambiente de fácil visualização e manter vigilância constante. • Afastar objetos que possam ser ingeridos ou utilizados para pôr fim a própria vida. • Buscar entender fatores que levam o paciente a querer pôr fim à vida, sem julgar suas queixas ou motivos. • Buscar envolver familiares e/ou pessoas de seu convívio no cuidado. • Abordar fatores que desencadeiam o comportamento/tentativa de suicídio, sem julgamento ou comentários negativos. • Observar ingesta medicamentosa e orientar a importância de seguir tratamento após avaliação da equipe. • Proporcionar ambiente seguro. • Encaminhar o paciente ao provedor de cuidados de saúde mental após sair do hospital. • Observar, registrar e relatar todas as mudanças de humor ou comportamentos capazes de significar aumento de risco suicida. • Valorizar o sofrimento para que o paciente se sinta protegido.
Desesperança	• O indivíduo deverá expressar otimismo em relação ao presente. • Expressar expectativas positivas em relação ao futuro, com propósito e sentido de manter-se vivo.	• Buscar compreender fatores que gerem desesperança. • Investigar recursos externos para o indivíduo. • Estimular a compartilhar suas queixas, sentimentos com pessoas envolvidas em seu meio social. • Verificar crenças e sistemas de apoio.

Os principais diagnósticos e cuidados de enfermagem para pacientes com alteração de comportamento e agitação psicomotora encontram-se na Tabela 250.3.

Tabela 250.3.

Diagnósticos de enfermagem (NANDA)	Resultados esperados (NOC)	Intervenções de enfermagem (NIC)
Controle ineficaz da saúde	• Indivíduo e/ou familiares reconhecerão sinais e sintomas manifestados pela doença. • O sujeito participará das decisões relacionadas a seu tratamento, visando à sua reabilitação. • Adesão ao tratamento.	• Buscar compreender o meio social do indivíduo e fatores que dificultam a sua adesão a algum tipo de tratamento e/ou ajuda. • Buscar recursos de apoio disponíveis envolvendo pessoas próximas do sujeito no tratamento, explicando sobre as complicações que podem surgir e alertar sobre os fatores de risco.
Confusão aguda **Comunicação verbal prejudicada**	• O indivíduo permanecerá mais tranquilo e menos agitado. • Episódios diminuídos de delírios, alucinações • Nível de estresse sob controle. • Pensamento organizado, com melhora de sua comunicação/expressão. • Nível de consciência preservado.	• Assegurar que foi realizada uma anamnese completa para excluir outras possibilidades diagnósticas. • Contenção física, se necessário, e conforme discutido com equipe. • Orientar o indivíduo sobre a realidade, tempo espaço e pessoa. • Proporcionar ambiente com poucos estímulos. • Manter vigilância para evitar fugas e acidentes • Avaliar parâmetro de sinais vitais e nível de consciência.

Continua

Diagnósticos de enfermagem (NANDA)	Resultados esperados (NOC)	Intervenções de enfermagem (NIC)
Risco de violência direcionada a outros	• O indivíduo não apresentará ameaças de agressões físicas e verbais. • Deverá apresentar autocontrole de comportamento agressivo/impulsivo. • Deverá buscar recursos psíquicos para controlar a agressividade.	• Estabelecer limites. • Promover ambiente calmo. • Avaliar fatores de potencial agressão (agitação, expressões faciais, irritabilidade, sinais de intoxicação etc.). • Nunca atender este indivíduo sozinho. • Caso necessite de contenção física, mais membros da equipe deverão estar presentes na abordagem. • Explicar o que está acontecendo de forma breve. • Nunca falar em tom ameaçador. • Manter vigilância. • Afastar objetos que possam servir para agressão. • Se medicado, orientar o paciente, monitorar sinais vitais e atentar para os efeitos das medicações psicotrópicas utilizadas. • Oferecer apoio e manter comunicação interpessoal em todo o processo.

Referências bibliográficas

1. Stuart GW, Laraia MT. Enfermagem psiquiátrica: princípios e prática. 6ª ed. Porto Alegre: Artmed; 2001.
2. North American Nursing Diagnostic Association. Diagnósticos de enfermagem da Nanda: definições e classificação (2015-2017). 10ª ed. Porto Alegre: Artmed; 2015.

ASSISTÊNCIA DE ENFERMAGEM NAS URGÊNCIAS E EMERGÊNCIAS EM ONCOLOGIA

Diana Lima Villela de Castro
Maria das Graças Silva Matsubara
Edvane Birelo Lopes De Domenico

Introdução

As emergências oncológicas (EOs) decorrem da evolução natural do próprio diagnóstico de câncer, bem como relacionam-se com terapêuticas instituídas para o controle e/ou cura do câncer. Podem ser categorizadas em: **metabólicas**, como hipercalcemia, hipomagnesemia, hipo/hipercalemia, hipo/hipernatremia, síndrome da secreção inapropriada do hormônio antidiurético, síndrome da lise tumoral; **hematológicas**, como neutropenia febril, plaquetopenias, coagulopatias; **estruturais**, como compressão da medula espinhal, tamponamento cardíaco, síndrome da veia cava superior; **neurológicas**, como encefalopatias, hipertensão craniana, vertigem; **psíquicas/emocionais**, como ansiedade, intensões suicidas; **quadros álgicos**.

A EO também pode ser decorrente dos efeitos colaterais da quimioterapia antineoplásica e analgésica, principalmente com o uso crônico de opioides. Entre as complicações mais comuns que induzem o paciente ao atendimento emergencial, têm-se diarreia, náuseas e vômitos; constipação ou obstrução intestinal; lesões de pele e tegumentos por extravasamentos durante a infusão de fármacos, e em consequência da radioterapia em determinadas localidades topográficas[1,2].

O preparo dos setores de emergências para identificação da EO e a adoção de condutas condizentes com as boas práticas assistenciais são fundamentais para assegurar a vida do paciente e prevenir outros agravos decorrentes da evolução da EO ou de outras condições clínicas que se sobreponham ao diagnóstico inicial[3].

A utilização do processo de enfermagem (PE) viabiliza e norteia o trabalho da enfermagem no cuidado ao paciente oncológico, resultando em qualidade e autonomia para o exercício das práticas de enfermagem[4]. O enfermeiro precisa conhecer os conceitos clínicos e os aspectos biológicos para reconhecer os principais sinais e sintomas das EOs, sendo capaz de garantir a atenção à saúde integral, de acordo com a complexidade da condição clínica e de outras condições de ordem psicossocial e espiritual que podem comprometer a qualidade da assistência[5].

De acordo com a *Oncology Nursing Society* (ONS), a fase de avaliação (histórico de enfermagem) do PE é fundamental para a tomada de decisão do enfermeiro na prática clínica, e utilizar instrumentos que permitam obter os dados por meio do autorrelato do paciente sobre os sinais e sintomas que ele apresenta é a estratégia mais fidedigna para uma ação competente[6]. Assim, a ONS recomenda o uso de instrumentos e escalas de avaliação que possam traduzir a condição clínica e biopsicossocial do paciente, bem como favorecer a comunicação efetiva entre o paciente, família e profissional da saúde e entre os próprios profissionais, abreviando a comunicação nas situações de emergência e assegurando a compreensão de todos sobre os níveis de gravidade[7].

Na prática clínica da oncologia, os Critérios Comuns de Toxicidade (*Common Toxicity Criteria*), estabelecidos pelo *National Cancer Institute* (NCI) norte-americano, são muito utilizados para a avaliação do grau de gravidade do sinal ou sintoma apresentado pelo paciente e, dessa forma, também uniformizam a linguagem entre os profissionais, promovendo a ação competente. A graduação varia de 0 (ausência) a 5 (morte)[8].

Do ponto de vista da avaliação clínica global do paciente com câncer, as escalas de avaliação do *performance status*, ECOG (gradação de 0 – completamente ativo a 5 – morto) e Karnofsky (100 – completamente ativo a 0 – morto), subsidiam o profissional na gradação das capacidades funcionais e graus de dependência[9,10]. Instrumentos também são importantes para quantificar e qualificar o sinal ou sintoma apresentado caracterizando melhor o quadro clínico da EO. Entre eles, há as escalas de avaliação das atividades de vida diária, sendo o índice de Katz[11] muito utilizado pela facilidade de aplicação, com variação de independência e dependência para seis itens que medem o desempenho do indivíduo nas atividades de autocuidado, obedecendo a uma hierarquia de complexidade em relação a alimentação, controle de esfíncteres, transferência, higiene pessoal, capacidade para se vestir e tomar banho.

A avaliação do quadro álgico, como uma das principais queixas que acometem os pacientes oncológicos para o atendimento emergencial, deve ser acurada, completa e sistemática[12]. Escalas para a avaliação quantitativa e qualitativa são variadas e buscam atender a níveis educacionais e faixas etárias distintas. Recomenda-se que enfermeiros responsáveis pela assistência de pacientes com queixas álgicas estejam aptos para a avaliação multidimensional da dor, valendo-se de escalas de avaliação para melhor acurácia diagnóstica e como métrica para avaliação dos resultados, após a aplicação das intervenções necessárias[13].

A assistência de enfermagem qualificada ante a identificação da EO depende da capacidade do enfermeiro da interpretação dos dados que obtém; nesse sentido, o conhecimento que o enfermeiro possui sobre as diferentes EOs é de extrema relevância, principalmente quando adequadamente associado com o diagnóstico do câncer e com as terapêuticas instituídas, clínica e/ou cirurgicamente. Portanto, a capacidade de identificar a EO, caracterizá-la nos seus sinais, sintomas e graus de gravidade, bem como associá-la com o histórico de doença do paciente, é uma habilidade fundamental para o enfermeiro no atendimento do paciente. Espera-se que o enfermeiro seja capaz de planejar e avaliar a assistência prestada ante os objetivos de cura, conforto, paliação e provisão da melhor qualidade de vida possível[14]. Ademais, ele deve preocupar-se com a avaliação da capacidade para o autocuidado do paciente ou para as habilidades do cuidador, considerando que provavelmente cuidados e medidas de segurança deverão ser adotados em domicílio, configurando o planejamento da ação educativa.

Essas ações articuladas e bem conduzidas gerarão clareza na identificação dos diagnósticos de enfermagem (DE), resultando em ganho de tempo e energia, direcionando a assistência de enfermagem, de forma a facilitar a seleção das intervenções apropriadas[15]. Agir apropriadamente na EO significa seguir padrões de boas práticas objetivando minimizar os agravos e o sofrimento, bem como antecipar outras consequências capazes de piorar o prognóstico.

Os principais DEs[16] para pacientes com EO encontram-se na Tabela 251.1; e seus respectivos resultados esperados (NOC – *Nursing Outcomes Classification*) e intervenções (NIC – *Nursing Internventions Classification*), na Tabela 251.2.

Tabela 251.1. Diagnósticos de enfermagem correlacionados às complicações oncológicas

Classificação	Problema	Diagnósticos de enfermagem Possibilidades
Secundárias ao tratamento	Constipação	• Constipação • Motilidade gastrointestinal disfuncional
	Diarreia	• Diarreia • Risco de desequilíbrio eletrolítico • Motilidade gastrointestinal disfuncional
	Fadiga	• Fadiga • Débito cardíaco diminuído • Padrão respiratório ineficaz
	Náusea e vômito	• Náusea • Risco de desequilíbrio eletrolítico
	Sangramento	• Risco de débito cardíaco diminuído
	Alopecia	• Distúrbio da imagem corporal • Risco de baixa autoestima situacional
	Mucosite	• Mucosa oral prejudicada • Nutrição desequilibrada: menor do que as necessidades corporais
	Inapetência	• Nutrição desequilibrada: menor do que as necessidades corporais
Emergências metabólicas	Hipercalcemia	• Constipação • Náusea • Nutrição desequilibrada: menor do que as necessidades corporais • Dor aguda (membros e abdominal) • Mobilidade física prejudicada (fratura patológica)
	Síndrome da lise tumoral	• Risco de perfusão renal ineficaz • Risco de confusão aguda
	Hiponatremia	• Risco de confusão aguda • Mobilidade física prejudicada • Náusea • Fadiga

Continua

Continuação

Classificação	Problema	Diagnósticos de enfermagem Possibilidades
Emergências estruturais	Síndrome da veia cava superior	• Padrão respiratório ineficaz
	Hipertensão intracraniana	• Capacidade adaptativa intracraniana diminuída • Risco de confusão aguda • Confusão aguda • Padrão respiratório ineficaz
	Compressão medular	• Constipação • Eliminação urinária prejudicada • Incontinência urinária reflexa • Incontinência intestinal • Capacidade de transferência prejudicada • Deambulação prejudicada • Mobilidade física prejudicada • Mobilidade no leito prejudicada • Risco de síndrome do desuso • Padrão respiratório ineficaz
Emergências hematológicas	Coagulação intravascular disseminada	• Risco de sangramento • Risco de perfusão tissular cerebral ineficaz • Risco de perfusão gastrointestinal ineficaz
	Neutropenia febril	• Risco de infecção

Tabela 251.2. Ligações entre NANDA, NIC e NOC segundo os diagnósticos de enfermagem elencados para as complicações oncológicas[4-7]

DE	NOC	NIC
Capacidade adaptativa intracraniana diminuída	• Equilíbrio de líquidos • Equilíbrio eletrolítico e acidobásico • Estado neurológico: consciência	• Controle de medicamentos, controle hídrico, monitoração de eletrólitos, monitorização neurológica, monitorização respiratória, monitorização da pressão intracraniana, precauções contra convulsão
Capacidade de transferência prejudicada	• Equilíbrio • Movimento coordenado • Desempenho na transferência	• Treino para fortalecimento, promoção da mecânica corporal, controle do ambiente, prevenção contra quedas, terapia com exercícios (controle muscular, alongamento, mobilidade articular, equilíbrio), assistência no autocuidado
Confusão aguda	• Orientação cognitiva • Processamento de informações • Estado neurológico: consciência	• Orientação para a realidade, estimulação e reestruturação cognitiva, controle do ambiente, prevenção de quedas, controle de medicamentos, controle hidroeletrolítico, tratamento de uso de drogas (abstinência/*overdose*)
Constipação	• Eliminação intestinal	• Modificação do comportamento, educação em saúde, aconselhamento nutricional, controle de medicamento, controle hídrico, promoção do exercício
Deambulação prejudicada	• Locomoção: caminhar • Equilíbrio • Movimento coordenado • Resistência • Mobilidade articular	• Promoção da mecânica corporal, controle do ambiente, prevenção contra quedas, terapia com exercícios (deambulação, controle muscular, alongamento, mobilidade articular, equilíbrio)
Diarreia	• Continência intestinal • Hidratação • Equilíbrio de líquidos • Equilíbrio eletrolítico e acidobásico • Autocuidado com o estoma intestinal • Integridade tissular: pele	• Controle hídrico, controle de medicamento, controle de infecção, controle da dor, monitoração de eletrólitos, reposição de líquidos, cuidados com a pele periestoma e com a pele perianal
Distúrbio da imagem corporal	• Ajuste psicossocial: mudança de vida • Autoestima	• Suporte emocional, aumento da socialização, grupo de apoio, assistência na automodificação, apoio espiritual
Dor aguda	• Controle da dor • Nível de conforto • Nível de estresse	• Controle de medicamento, estimulação cutânea, aplicação de calor/frio, terapias complementares (massagem, aromaterapia, hipnose, musicoterapia, relaxamento etc.), posicionamento, imobilização, controle do ambiente, distração

Continua

Continuação

DE	NOC	NIC
Eliminação urinária prejudicada	• Continência urinária • Eliminação urinária	• Controle da eliminação urinária, proteção contra infecção, controle de medicamento, exercício para musculatura pélvica, treinamento do hábito urinário, cuidados com sondas, assistência no autocuidado
Fadiga	• Conservação da energia • Resistência • Tolerância à atividade • Estado nutricional: energia	• Controle do ambiente, promoção de exercício, controle de medicamento, controle nutricional, monitoração de eletrólitos, melhora do sono, controle da radioterapia
Incontinência urinária reflexa	• Continência urinária • Eliminação urinária • Integridade tissular: pele	• Monitoração neurológica, controle de infecção, sondagem vesical intermitente, controle hídrico, cuidados com sondas, assistência no autocuidado, cuidados com a pele perineal
Incontinência intestinal	• Continência intestinal • Eliminação intestinal • Integridade tissular: pele	• Controle intestinal, cuidados com o períneo, planejamento da dieta, treinamento intestinal, deambulação, controle de medicamento, assistência no autocuidado
Mobilidade física prejudicada	• Locomoção: caminhar • Equilíbrio • Desempenho da mecânica corporal	• Promoção da mecânica corporal, controle do ambiente, prevenção contra quedas, promoção do exercício (fortalecimento, deambulação, controle muscular, alongamento, mobilidade articular, equilíbrio), controle da energia, terapia ocupacional, assistência no autocuidado, controle de medicamento
Mobilidade no leito prejudicada	• Mobilidade • Movimento coordenado • Desempenho da mecânica corporal • Posicionamento do corpo: autoiniciado	• Promoção da mecânica corporal, controle do ambiente, prevenção contra quedas, promoção do exercício (fortalecimento, deambulação, controle muscular, alongamento, mobilidade articular, equilíbrio), controle da energia, terapia ocupacional, assistência no autocuidado, controle de medicamento, controle da dor, cuidados com tração/imobilização
Motilidade gastrointestinal disfuncional	• Eliminação intestinal • Função gastrointestinal	• Controle intestinal, planejamento da dieta, controle de medicamentos, cuidado com sondas, controle hídrico, controle da dor
Mucosa oral prejudicada	• Higiene oral • Integridade tissular • Estado nutricional: ingestão de alimentos e líquidos	• Precauções contra sangramento, controle de infecção, controle de medicamento, promoção da saúde oral, cuidados com lesões, controle hídrico, controle nutricional
Náusea	• Controle de náusea e vômitos • Apetite • Hidratação • Estado nutricional: ingestão de alimentos e líquidos • Conforto	• Controle de quimioterapia, controle do ambiente, sondagem gastrointestinal, controle de edema cerebral, controle da dor, controle de medicamentos, controle hídrico, monitoração de eletrólitos, precauções contra aspiração, controle de vômito
Nutrição desequilibrada: menos do que as necessidades corporais	• Comportamento de aceitação de dieta: ingestão de alimentos, líquidos e nutriente • Peso • Apetite	• Controle da quimioterapia, controle da diarreia, controle de distúrbios alimentares, controle da radioterapia, controle da energia, controle hídrico
Padrão respiratório ineficaz	• Estado respiratório: permeabilidade das vias aéreas	• Precauções contra aspiração, monitoração acidobásica, redução da ansiedade, controle de energia, estimulação a tosse, fisioterapia respiratória, cuidados de emergência, posicionamento, oxigenoterapia, controle de medicamentos, monitoração respiratória
Risco de confusão aguda	• Orientação cognitiva • Processamento de informações • Estado neurológico: consciência	• Orientação para a realidade, estimulação e reestruturação cognitiva, controle do ambiente, prevenção de quedas, controle de medicamentos, controle hidroeletrolítico, tratamento de uso de drogas (abstinência/*overdose*)
Risco de débito cardíaco diminuído	• Estado circulatório • Perfusão tissular • Gravidade da perda sanguínea • Sinais vitais	• Controle de hemorragia, redução de sangramento, regulação hemodinâmica, prevenção do choque, controle hídrico, controle de arritmias, reposição rápida de líquidos, controle de medicamentos, monitoração de eletrólitos
Risco de infecção	• Controle de riscos • Estado imunológico	• Controle de doenças transmissíveis, controle de infecção, controle de medicamentos
Risco de baixa autoestima situacional	• Adaptação psicossocial: mudança de vida • Resiliência pessoal	• Melhora da imagem corporal, melhora da autoestima, melhora do enfrentamento, redução da ansiedade, apoio emocional e espiritual, melhora da autopercepção, promoção da capacidade de resiliência

(continua)

DE	NOC	NIC
Risco de perfusão gastrointestinal ineficaz	• Coagulação sanguínea • Estado circulatório	• Precauções contra sangramento, redução do sangramento, controle hídrico, regulação hemodinâmica, controle de terapia tromboembolítica
Risco de perfusão tissular cerebral ineficaz	• Coagulação sanguínea • Estado circulatório • Controle da hipertensão	• Precauções contra sangramento, cuidados cardíacos e circulatórios, controle do edema cerebral, redução do sangramento, controle hídrico, regulação hemodinâmica, controle de terapia tromboembolítica, cuidados na embolia, controle de medicamentos
Risco de sangramento	• Coagulação sanguínea • Comportamento: segurança pessoal, prevenção de quedas • Função gastrointestinal	• Precauções contra sangramento, redução do sangramento, controle da quimioterapia, controle do ambiente, controle de medicamentos, prevenção de quedas, controle de terapia tromboembolítica
Risco de síndrome do desuso	• Consolidação óssea • Estado neurológico: função sensório-motora espinhal • Controle de riscos • Nível de dor	• Cuidados com aparelho gessado/imobilização, controle da dor, cuidados com o repouso no leito, terapia com exercício
Risco de desequilíbrio eletrolítico	• Equilíbrio eletrolítico e acidobásico • Função renal • Equilíbrio hídrico • Hidratação	• Controle hidroeletrolítico, monitoração hídrica, controle de medicamentos, controle da diarreia, controle de náuseas e vômitos

Considerações finais

As EOs configuram-se em diagnósticos distintos, relacionados a sistemas orgânicos comprometidos pelo próprio câncer, bem como por procedimentos terapêuticos, e indubitavelmente somam-se a essas condições as respostas psicoemocionais do processo de adoecimento pelo câncer. O diagnóstico de câncer ainda é muito estigmatizado nas sociedades contemporâneas, sendo interpretado como incapacitante e relacionado a incurabilidade, sofrimento e morte, apesar das inúmeras conquistas que a área angariou nas últimas décadas, em termos de curabilidade e cronicidade da doença. As demandas do paciente oncológico em situações de emergência, nesse sentido, além da assistência focada no problema biológico, também são sociais, afetivas e espirituais. A integralidade do cuidado deve ser uma meta do enfermeiro para a atenção destinada ao paciente e sua família.

Referências bibliográficas

1. Paiva CE, Catâneo AJM, Gabarra RC, Michelin OC. O que o emergencista precisa saber sobre as síndromes da veia cava superior, compressão medular e hipertensão intracraniana. Rev Bras Cancerol. 2008;54(3):289-96.
2. Sadik M, Ozlem K, Huseyin M, AliAyberk B, Ahmet S, Ozgur O. Attributes of cancer patients admitted to the emergency department in one year. World J Emerg Med. 2014;5(2):85-90.
3. Borges G, Rovere RK, Maman KAS, Zabel MCJ, Dagnoni C, Corrêa CEG, et al. Perfil dos pacientes oncológicos que procuraram o departamento de emergência de um hospital de Blumenau no período de 01 abril de 2011 a 31 de outubro de 2011. Rev Bras Oncol. 2013;9(34):130-4
4. Nascimento LKAS, Medeiros ATN, Saldanha EA, Tourinho SFV, Santos VEP, Lira ALBV. Sistematização da assistência de enfermagem a pacientes oncológicos: uma revisão integrativa da literatura. Rev Gaúcha Enferm. 2012;33(1):177-85.
5. Camargos MG, Manfredini LL, Maldi CLR, Luize PB. Atuação do enfermeiro frente às principais emergências oncológicas. Disponível em: http://www.inicepg.univap.br/cd/INIC_2011/anais/arquivos/RE_0622_0710_01.pdf. Acesso em: 20 nov. 2016.
6. Oncology Nursing Society. Assessment Tools. Disponível em: https://www.ons.org/assessment-tools. Acesso em: 20 nov. 2016.
7. Blecher CS, Ireland AM, Watson JL. Standards of oncology education: patient/significant other and public. 4th ed. Oncology Nursing Society; 2016. p. 36.
8. Sociedade Brasileira de Farmacêuticos em Oncologia (Sobrafo); Agência Nacional de Vigilância Sanitária (Anvisa). Guia para notificação de reações adversas em oncologia. 2ª ed. São Paulo: Conectfarma Publicações Científicas; 2011.
9. Oken MM, Creech RH, Tormey DC, Horton J, Dovis TE, McFodden ET, et al. Toxicity and response criteria of The Eastern Cooperative Oncology Group. Am J Clin Oncol. 1982;5:649-55.
10. Karnofsky DA, Burchenal JH. The clinical evaluation of chemotherapeutic agents in cancer. In: MacLeod CM. Evaluation of chemotherapeutic agents. New York: Columbia Univ Press; 1949. p. 196.
11. Lino VTS, Pereira SEM, Camacho LAB, Ribeiro Filho ST, Buksman S. Adaptação transcultural da Escala de Independência em Atividades da Vida Diária (Escala de Katz). Cad Saúde Pública. 2008;24(1):103-12.
12. Lucena AF, Holsbach I, Pruinelli L, Cardoso ASF, Mello BS. Brazilian validation of the nursing outcomes for acute pain. Int J Nurs Knowl. 2013;24(1):54-8.
13. Carvalho MWA, Nóbrega MML. Nursing diagnoses for patients with oncologic pain based on the ICNP®. J Nurs UFPE. 2014;9(Suppl 1):253-60.
14. Chernecky CC, Murphy-Ende K. Acute care oncology nursing. St. Louis, Mo: Saunders Elsevier; 2009.
15. Lopes RAM, Macedo DD, Lopes MHBM. Diagnósticos de enfermagem mais frequentes em uma unidade de internação de oncologia. Rev Latino-Am Enfermagem, 1997;5(4):35-41.
16. NANDA International. Diagnósticos de Enfermagem da NANDA: definições e classificação 2015-2017. Porto Alegre: Artmed; 2015.

252
ASSISTÊNCIA DE ENFERMAGEM NAS URGÊNCIAS E EMERGÊNCIAS EM CIRURGIA VASCULAR

Ana Flávia Coutinho

Os principais diagnósticos e cuidados de enfermagem para pacientes com isquemia arterial aguda de extremidades, trombose venosa profunda aguda e aneurismas arteriais estão na Tabela 252.1.

Tabela 252.1. Principais diagnósticos, resultados e intervenções de enfermagem para pacientes com isquemia arterial aguda de extremidades, trombose venosa profunda aguda e aneurismas arteriais[1-4]

Diagnóstico de enfermagem	Resultados esperados	Intervenções de enfermagem
Perfusão tissular periférica ineficaz	• Apresentar melhora da perfusão.	• Verificar pulsos periféricos, edema, enchimento capilar, cor e temperatura. • Examinar a pele em busca de úlceras arteriais e ruptura tissular. • Monitorar o estado hídrico, incluindo ingestão e eliminação. • Perguntar acerca da presença de parestesias (p. ex., entorpecimento, formigamento ou ardência). • Perguntar a respeito da presença de claudicação intermitente, dor ao repousar ou dor à noite. • Determinar o tempo de enchimento capilar, coloração e temperatura da pele. • Palpar pulsos periféricos. • Monitorar a presença de tromboflebite e trombose venosa profunda.
Dor aguda	• Controlar a dor.	• Realizar avaliação completa da dor, incluindo local, característica, início, duração, frequência, qualidade, intensidade, gravidade, além de fatores precipitantes. • Observar a ocorrência de indicadores não verbais de desconforto. • Assegurar que o paciente receba cuidados precisos de analgesia. • Investigar com o paciente os fatores que aliviam ou pioram a dor. • Avaliar com o paciente e a equipe de cuidados a eficácia de medidas passadas utilizadas para controle da dor. • Determinar a frequência necessária para fazer uma avaliação do conforto do paciente e implantar um plano de monitoramento da dor. • Escolher e implementar uma variedade de medidas (p. ex.: farmacológicas, não farmacológicas, interpessoais) para facilitar o alívio da dor. • Instituir e modificar as medidas de controle da dor com base na resposta do paciente. • Informar à equipe médica se as medidas não funcionarem.
Integridade tissular prejudicada	• Cicatrização de feridas segunda intenção. • Prevenir infecções.	• Monitorar as características da lesão, inclusive drenagem, cor, tamanho e odor. • Aplicar curativo adequado ao tipo de ferida. • Monitorar sinais e sintomas sistêmicos e locais de infecção. • Examinar a condição de qualquer incisão/ferida. • Promover ingestão nutricional adequada. • Monitorar os resultados laboratoriais relevantes à retenção de líquidos (p. ex., ureia e osmolalidade urinária e nível de hematócritos diminuído).
Intolerância à atividade	• Tolerância à atividade • Aptidão física	• Explicar as razões para a exigência de repouso no leito, se houver. • Colocar colchão/cama terapêutica adequados. • Monitorar a condição da pele. • Auxiliar nas medidas de higiene e atividades da vida diária. • Monitorar a constipação e a função urinária.

Diagnóstico de enfermagem	Resultados esperados	Intervenções de enfermagem
Mobilidade física prejudicada	• Mobilidade • Equilíbrio • Prevenir quedas	• Auxiliar o paciente a usar calçados que facilitem o andar e previnam lesões. • Revisar a história de quedas com o paciente e a família. • Monitorar o jeito de andar e o nível de equilíbrio e de fadiga com a deambulação. • Colocar os itens pessoais ao alcance do paciente. • Orientar o paciente a chamar auxílio para movimentar-se, quando necessário. • Manter grades da cama elevadas.

Referências bibliográficas

1. North American Nursing Diagnosis Association – NANDA. Diagnósticos de Enfermagem da NANDA: definições e classificação – 2015/2017. Porto Alegre: Artemed; 2015.
2. Johnson M, Moorhead S, Bulechek G, Butcher H, Maas M, Swanson E. Ligações entre NANDA, NOC e NIC: diagnósticos, resultados e intervenções de enfermagem. 2ª ed. Porto Alegre: Artmed; 2009.
3. Bulecheck GM, Butcher HK, Dochterman JM. Classificação das intervenções de enfermagem (NIC). Rio de Janeiro: Elsevier; 2010.
4. Moorhead S, Johnson M, Mass M. Classificação dos resultados de enfermagem (NOC). 3ª ed. Porto Alegre: Artmed; 2008.

253
ASSISTÊNCIA DE ENFERMAGEM NAS URGÊNCIAS E EMERGÊNCIAS EM ALERGOLOGIA

Gabriela Novelli de Oliveira
Ana Paula Santos de Jesus

Nos serviços de urgência e emergência, o enfermeiro reconhecerá o desconforto do paciente com reação alérgica, ou seja, vulnerabilidade à resposta ou reação imunológica exagerada a substâncias (alimentos, medicamentos, material de contraste, insetos, sangue, entre outras) que podem comprometer a saúde, com base em seu relato e/ou nos comportamentos[1,2]. As principais atividades envolvem a identificação e o controle da anafilaxia, promoção de ventilação e perfusão tissular e prevenção do risco de choque[2].

Na Tabela 253.1, encontram-se listados os diagnósticos e intervenções de enfermagem para pacientes em situação de emergências alérgicas.

Tabela 253.1.

Diagnóstico de enfermagem[1] (NANDA)	Resultados de enfermagem[3,4] (NOC)	Intervenções de enfermagem[2,4-6] (NIC)
Risco de resposta alérgica	• Controle das alergias (anafilaxia)	• Identificar e remover a fonte do alérgeno, se possível. • Monitorar a recorrência de resposta alérgica em 24 horas. • Monitorar sinais vitais. • Observar o padrão respiratório. • Administrar medicações de controle de resposta alérgica conforme prescrição médica. • Supervisionar alterações de resposta alérgica localizada (p. ex., angioedema, eritema, prurido). • Observar o paciente quanto a reações alérgicas a novos medicamentos. • Colocar o paciente em posição confortável. • Tranquilizar o paciente e seus familiares.
Padrão respiratório ineficaz	• Estabelecerá padrão respiratório normal e eficaz, conforme se evidencia pela inexistência de cianose e outros sinais ou sintomas de hipóxia e níveis de gasometria arterial dentro da faixa normal ou aceitável para o paciente.	• Monitorar frequência, ritmo, profundidade e esforços na respiração. • Monitorar a oximetria de pulso. • Auscultar os sons respiratórios e monitorar a ocorrências de ruídos adventícios (p. ex., ronco, sibilos, estridores). • Observar a presença de rouquidão. • Posicionar o paciente para aliviar o desconforto respiratório (posição semi-Fowler). • Observar o uso de musculatura acessória, retração de músculos supraclaviculares e intercostais. • Administrar oxigênio na melhor concentração indicada e os fármacos prescritos para tratamento do distúrbio respiratório, conforme orientação médica. • Avaliar as respostas emocionais, pois a ansiedade pode causar ou agravar hiperventilação aguda ou crônica. • Manter atitude tranquila ao lidar com o paciente e pessoas significativas, para atenuar o nível de ansiedade. • Monitorar exames laboratoriais. • Manter material, medicamentos e equipamentos disponíveis para oferecer medidas de suporte à vida.

Continua

Continuação

Diagnóstico de enfermagem[1] (NANDA)	Resultados de enfermagem[3,4] (NOC)	Intervenções de enfermagem[2,4-6] (NIC)
Desobstrução ineficaz de vias aéreas	• Manterá as vias aéreas desobstruídas.	• Posicionar a cabeça em posição apropriada à idade e à condição do paciente para abrir ou manter abertas as vias respiratórias do cliente durante o repouso ou em dificuldade respiratória (por exemplo: manobra de elevação do queixo ou retração da mandíbula). • Administrar medicações de controle de resposta alérgica conforme prescrição médica. • Manter material, medicamentos e equipamentos disponíveis para oferecer medidas de suporte à vida.
Risco de choque	• Terá estabilidade hemodinâmica conforme se evidencia por sinais vitais dentro da faixa normal para o paciente com enchimento capilar normal, débito urinário adequado e nível de consciência normal.	• Monitorar possíveis sinais de choque (p. ex., queda da pressão sanguínea sistólica, frequência cardíaca aumentada; estado mental alterado e perfusão periférica alterada). • Avaliar a coloração e a unidade da pele – verificar se há rubor ou palidez generalizada; cianose dos lábios ou dos leitos ungueais; prolongamento do tempo de enchimento capilar; pele fria ou úmida. • Monitorar os sinais vitais e o ritmo cardíaco (ECG). • Manter acesso venoso calibroso para possível infusão de volume. • Monitorar perfusão periférica e oximetria de pulso. • Administrar oxigênio na melhor concentração indicada e os fármacos prescritos para tratamento do distúrbio respiratório, conforme orientação médica. • Monitorar o nível de consciência. • Controlar débito urinário que demonstre se há redução do débito cardíaco. • Rever exames laboratoriais e diagnósticos • Monitorar ruídos peristálticos, que podem revelar hipoperfusão intestinal. • Administrar epinefrina, via intramuscular, para anafilaxia conforme orientação médica prescrita. • Manter material, medicamentos e equipamentos disponíveis para oferecer medidas de suporte à vida.
Integridade da pele prejudicada	• Terá cicatrização no tempo oportuno das lesões cutâneas sem complicações. •	• Examinar cor, textura e turgor da pele. • Examinar a pele para determinar a extensão do eritema, edema, prurido exantema e temperatura local. • Palpar as lesões cutâneas para definir suas dimensões, formato, consistência, textura, temperatura e hidratação da pele. • Avaliar a presença de edema perilabial e/ou periorbital.
Conforto prejudicado	• Verbalizará que se sente confortável e satisfeito.	• Determinar o tipo de desconforto que o paciente está experimentando. • Avaliar as medidas que foram implementadas ou são necessárias para conforto ou repouso (por exemplo: elevar o decúbito, diminuir o ruído ambiental, entre outras). • Conversar sobre as preocupações do paciente e ouvi-lo atentamente para identificar as causas subjacentes que podem interferir na capacidade de controlar seu próprio bem-estar. • Ficar com o paciente e garantir sua segurança e proteção durante períodos de ansiedade ou medo. • Garantir que haja alguém atendendo às necessidades da família, se houver necessidade.

Todas as ações realizadas pela equipe de enfermagem no paciente com reação alérgica devem ser documentadas no prontuário clínico dele.

Referências bibliográficas

1. Nanda Internacional. Diagnósticos de enfermagem da Nanda: definições e classificações 2015-2017. 10ª ed. Porto Alegre: Artmed; 2015.
2. Bulechek GM, Butcher HK, Dochterman JM, Wagner CM. NIC - Classificação das intervenções de enfermagem. 6ª ed. Rio de Janeiro: Mosby-Elsevier; 2016.
3. Mooorhead S, Johnson M, Maas ML, Swanson E. NOC - Classificação dos resultados de enfermagem. 5ª ed. Rio de Janeiro: Mosby-Elsevier; 2016.
4. Doenges ME, Moorhouse MF, Murr AC. Diagnóstico de enfermagem - Intervenções, prioridades e fundamentos. 12ª ed. Rio de Janeiro: Guanabara Koogan; 2015.
5. Prado FC, Ramos J, Ribeiro do Valle J. Atualização terapêutica: urgências e emergências 2014-2015. 2ª ed. Porto Alegre: Arte Médicas; 2014.
6. Caton EJR, Flynn M. Management of anaphylaxis in the ED: a clinical audit. Int Emerg Nurs. 2013;21(1):64-70.

ASSISTÊNCIA DE ENFERMAGEM NAS URGÊNCIAS E EMERGÊNCIAS EM DERMATOLOGIA

Elaine Cristina Salzedas Muniz

Eritrodermia

Diagnóstico de enfermagem	Resultados esperados	Intervenções
Risco de desequilíbrio eletrolítico	• Equilíbrio eletrolítico	• Verificar a prescrição de terapia endovenosa. • Orientar paciente sobre o procedimento. • Manter técnica asséptica rigorosa. • Identificar se o paciente é alérgico a algum medicamento ou esparadrapo. • Selecionar uma veia calibrosa para a venopunção. • Escolher o dispositivo endovenoso de calibre adequado (16,18). • Limpar a região a ser puncionada com clorexidina aquosa a 0,5% com movimentos circulares 3 vezes. • Fixar a agulha com filme transparente. • Identificar o curativo do local da inserção (data e nome). • Manter precaução-padrão. • Manter técnica asséptica sempre que manipular os dispositivos de acesso venoso. Utilizar álcool a 70% para desinfecção de *plugs*, injetores e torneirinhas. • Trocar o acesso venoso a cada 96 horas. • Monitorar o aparecimento de sinais de oclusão do dispositivo endovenoso. • Manter a permeabilidade com solução salina. • Manter registro preciso das substâncias infundidas. • Observar os "cinco certos" antes de iniciar a infusão ou administração dos medicamentos. • Monitorar a velocidade de infusão e o local da punção durante a infusão. • Monitorar a ocorrência de sobrecarga hídrica e reações físicas. • Substituir *plugs*, equipos, injetores e torneirinhas a cada 96 horas. • Manter curativo transparente. • Documentar a terapia endovenosa prescrita (checagem correta). • Monitorar o estado hídrico. • Monitorar o aparecimento de sinais e sintomas associados à infecção local e sistêmica (hiperemia, edema, dor, febre e mal-estar). • Monitorar pressão sanguínea, pulso, temperatura e padrão respiratório. • Observar as oscilações da pressão sanguínea. • Monitorar e relatar sinais e sintomas de hipotermia e hipertermia. • Monitorar a presença e qualidade dos pulsos. • Monitorar o ritmo e a frequência cardíaca. • Monitorar a frequência e o ritmo respiratório. • Monitorar os sons pulmonares. • Monitorar a oximetria de pulso. • Monitorar a cor, temperatura e umidade da pele. • Monitorar a ocorrência de cianose central e periférica. • Identificar possíveis causas de mudança nos sinais vitais. • Monitorar a ocorrência de manifestações do desequilíbrio eletrolítico. • Administrar líquidos conforme prescrição médica.

Continua

SEÇÃO XXX – A ENFERMAGEM NO DEPARTAMENTO DE EMERGÊNCIA

Continuação

Diagnóstico de enfermagem	Resultados esperados	Intervenções
Risco de desequilíbrio eletrolítico	• Equilíbrio eletrolítico	• Manter registro de ingestão e eliminação. • Monitorar a ocorrência de perda de líquidos ricos em eletrólitos (drenagem da ferida e sudorese). • Monitorar a resposta do paciente à terapia eletrolítica prescrita. • Monitorizar o paciente. • Monitorar nível sérico de eletrólitos, albumina e proteínas totais. • Monitorar ocorrência de desequilíbrio acidobásico associado. • Monitorar ocorrência de perda hídrica e perda associada de eletrólitos. • Monitorar adequação da ventilação. • Monitorar traçados do eletrocardiograma. • Observar força muscular. • Monitorar ocorrência de náusea, vômito, diarreia, dormência, tremores. • Oferecer líquidos conforme apropriado: via oral, via sondagem nasogástrica ou infusão venosa. • Monitorar condição hemodinâmica. • Monitorar ocorrência de sinais e sintomas de retenção de líquidos (edema, dispneia, ruídos pulmonares). • Monitorar quanto à perda hídrica. • Passar sonda vesical de demora se necessário. • Monitorar cor, quantidade e odor da eliminação urinária.
Risco de volume de líquidos deficiente	• Função renal • Eliminação urinária • Equilíbrio hídrico • Hidratação	• Verificar a prescrição de terapia endovenosa. • Orientar paciente sobre o procedimento. • Manter técnica asséptica rigorosa. • Identificar se o paciente é alérgico a algum medicamento ou esparadrapo. • Selecionar uma veia calibrosa para a venopunção. • Escolher o dispositivo endovenoso de calibre adequado (16,18). • Limpar a região a ser puncionada com clorexidina aquosa a 0,5% com movimentos circulares 3 vezes. • Fixar a agulha com filme transparente. • Identificar o curativo do local da inserção (data e nome). • Manter precaução-padrão. • Manter técnica asséptica sempre que manipular os dispositivos de acesso venoso. Utilizar álcool a 70% para desinfecção de *plugs*, injetores e torneirinhas. • Trocar o acesso venoso a cada 96 horas. • Monitorar o aparecimento de sinais de oclusão do dispositivo endovenoso. • Manter a permeabilidade com solução salina. • Manter registro preciso das substâncias infundidas. • Observar os "cinco certos" antes de iniciar a infusão ou administração dos medicamentos. • Monitorar a velocidade de infusão e o local da punção durante a infusão. • Monitorar a ocorrência de sobrecarga hídrica e reações físicas. • Substituir *plugs*, equipos, injetores e torneirinhas a cada 96 horas. • Manter curativo transparente. • Documentar a terapia endovenosa prescrita (checagem correta). • Monitorar o estado hídrico. • Monitorar o aparecimento de sinais e sintomas associados à infecção local e sistêmica (hiperemia, edema, dor, febre e mal-estar). • Monitorar pressão sanguínea, pulso, temperatura e padrão respiratório. • Observar as oscilações da pressão sanguínea. • Monitorar e relatar sinais e sintomas de hipotermia e hipertermia. • Monitorar a presença e a qualidade dos pulsos. • Monitorar o ritmo e a frequência cardíaca. • Monitorar a frequência e o ritmo respiratório. • Monitorar os sons pulmonares. • Monitorar a oximetria de pulso. • Monitorar a cor, temperatura e umidade da pele. • Monitorar a ocorrência de cianose central e periférica. • Identificar possíveis causas de mudança nos sinais vitais. • Oferecer líquidos, conforme apropriado: via oral, via sondagem nasogástrica ou infusão venosa. • Monitorar condição hemodinâmica. • Monitorar a ocorrência de sinais e sintomas de retenção de líquidos (edema, dispneia, ruídos pulmonares). • Monitorar quanto à perda hídrica. • Passar sonda vesical de demora, se necessário. • Monitorar cor, quantidade e odor da eliminação urinária. • Contar e pesar fralda.

Continua

Diagnóstico de enfermagem	Resultados esperados	Intervenções
Nutrição desequilibrada: menor do que as necessidades corporais	• Estado nutricional: ingestão de alimentos e líquidos • Higiene oral	• Perguntar se o paciente possui alguma alergia alimentar. • Encorajar a ingestão calórica adequada. • Monitorar a ingestão, registrando a quantidade da ingesta. • Administrar a alimentação enteral, se necessário. • Auxiliar o paciente a sentar-se antes de comer ou ser alimentado. • Administrar dieta enteral em decúbito elevado 30°-45°. • Orientar o paciente e família a respeito da dieta prescrita. • Remover próteses dentárias em caso de lesões/ulcerações orais. • Passar o fio dental entre os dentes. • Realizar escovação dos dentes com escova extramacia, nas superfícies vestibulares e língua, utilizando creme dental de pH neutro e sem abrasivo. • Bochechar com água e remover o excesso de creme dental. • Bochechar com gluconato de clorexidina a 0,12% (10 mL da solução) durante 1 minuto 2x/dia durante 15 dias. • Monitorar lábios, língua, mucosas, fossas das amígdalas e gengivas quanto à hidratação, cor, textura, presença de resíduos e infecção utilizando lanterna e abaixador de língua. • Aumentar os cuidados da boca a cada 2 horas e duas vezes à noite quando a estomatite não for controlada. • Planejar infusões menores e mais frequentes; selecionar alimentos cremosos e servir comida morna ou em temperatura ambiente. • Evitar o uso de soluções de glicerina. • Aumentar a quantidade de líquidos nas refeições. • Aplicar lubrificante para hidratar* lábios e mucosas, sempre que necessário. • Comunicar o médico se persistirem ressecamento, irritação e desconforto oral. • Auxiliar na higiene da prótese dentária quando necessário.
Risco de infecção	• Detecção de risco • Controle de riscos: processo infeccioso	• Orientar a adequada lavagem das mãos aos profissionais de saúde, pacientes e acompanhantes. • Utilizar sabão antisséptico para lavar as mãos. • Instituir precaução-padrão. • Manter ambiente asséptico ideal durante a inserção de cateteres centrais à beira do leito. • Trocar acesso venoso central na presença de sinais flogísticos (calor, rubor, edema e dor) ou presença de secreção purulenta no local de inserção. Trocar acesso venoso periférico a cada 96 horas ou se apresentar sinais flogísticos (calor, rubor, edema e dor). • Realizar desinfecção com álcool a 70% nos *plugs*, torneirinhas e injetores laterais para infusão de medicamentos. • Encorajar a respiração profunda e tosse. • Promover ingestão nutricional adequada. • Estimular ingesta hídrica. • Monitorar sinais e sintomas sistêmicos e locais de infecção. • Limitar a quantidade de visitas. • Examinar pele e mucosas em busca de hiperemia, calor, edema, drenagem e dor. • Providenciar quarto individual quando possível.
Integridade da pele prejudicada	• Cicatrização da ferida: segunda intenção	• Auxiliar no banho do paciente em cadeiras de rodas ou no leito. • Lavar os cabelos, conforme necessidade. • Banhar o paciente com água em temperatura agradável e sabonete com pH acidificado. • Auxiliar nos cuidados com o períneo, se necessário. • Barbear o paciente, quando necessário. • Aplicar loção cremosa** com movimentos unidirecionais em áreas de pele ressecada 2x/dia. • Monitorar a condição da pele durante o banho. • Fazer exame físico para identificar rupturas da pele. • Aplicar ataduras nas mãos e cotovelos durante o sono para limitar o ato incontrolável de coçar. • Evitar o uso de óleos perfumados. • Manter unhas curtas. • Secar a pele com movimentos delicados e pano macio. • Monitorar as características das lesões (drenagem, cor, odor). • Limpar as lesões com soro fisiológico (SF) a 0,9% ou solução de poli-hexametileno de biguanida (PHMB). • Realizar remoção de crostas com gaze embebida em solução emoliente com clorexidina degermante a 2% (20 mL de clorexidina em 100 mL de SF a 0,9%). • Manter curativo oclusivo nas áreas lesionadas. Utilizar espumas poliméricas, hidrofibra, alginato de cálcio*** enriquecidos com prata ou PHMB quando houver infecção. • Realizar trocas de curativos diárias na presença de infecção ou trocas a cada 3-5 dias se não houver infecção, inspecionando diariamente. • Determinar a condição da pele do paciente sobre a área de aplicação do medicamento. • Remover a dose de medicamento anteriormente aplicada e limpar a pele****.

Diagnóstico de enfermagem	Resultados esperados	Intervenções
Integridade da pele prejudicada	• Cicatrização da ferida: segunda intenção	• Documentar local, tamanho e aspecto da lesão. • Oferecer medidas de conforto antes da troca do curativo. • Manter técnica asséptica durante a realização do curativo ao cuidar da lesão. • Evitar o uso de roupas de cama de textura áspera. • Oferecer apoio às áreas edemaciadas. • Aplicar fraldas mais frouxas. • Proporcionar higiene íntima, sempre que necessário. • Manter limpas, secas e sem vincos as roupas de cama. • Realizar mudança de decúbito no mínimo a cada 2 horas. • Examinar diariamente a pele e mucosas quanto a vermelhidão, calor exagerado, edema e exsudação. • Documentar o grau de comprometimento da pele. • Observar as extremidades quanto a cor, calor, edema, pulsos, turgor e ulcerações. • Monitorar a temperatura e a cor da pele.
Mobilidade física prejudicada	• Mobilidade • Consequências da imobilização: fisiológicas • Locomoção: caminhar • Desempenho na transferência • Equilíbrio	• Explicar as razões de exigências de repouso no leito. • Posicionar em alinhamento corporal correto. • Utilizar dispositivos que evitem a queda plantar. • Elevar grades da cama. • Fazer exercícios passivos e/ou ativos de amplitude de movimentos. • Ajudar nas medidas de higiene. • Monitorar ocorrência de constipação, retenção urinária e condição pulmonar. • Colocar paciente sobre superfície de suporte adequada (estáticas ou dinâmicas). • Não utilizar almofada do tipo "*donut*". • Encorajar o paciente a participar nas mudanças de decúbito. • Monitorar estado de oxigenação antes e depois da troca de posição. • Oferecer apoio adequado ao pescoço. • Evitar colocar o paciente em posição que aumente a dor. • Minimizar o atrito e cisalhamento ao posicionar e virar o paciente: manter decúbito elevado em 30°-45°, utilizar lençol móvel, elevar o paciente ou utilizar a técnica de rolar, nunca arrastando. • Posicionar o paciente evitando colocar tensão sobre o ferimento. • Colocar um coxim na panturrilha para elevar o calcâneo.
Risco de integridade tissular prejudicada	• Integridade tissular: pele e mucosa	• Monitorar as características das lesões (drenagem, cor e odor). • Limpar as lesões com SF a 0,9%. • Realizar remoção de crostas com gaze embebida em solução emoliente com clorexidina degermante a 2% (20 mL de clorexidina em 100 mL de SF a 0,9%). • Manter curativo oclusivo nas áreas lesionadas. Utilizar espumas poliméricas, hidrofibra, alginato de cálcio*** enriquecidos com prata, quando houver infecção. • Realizar trocas de curativos diárias na presença de infecção ou trocas a cada 3-5 dias se não houver infecção, inspecionando diariamente. • Determinar a condição da pele do paciente sobre a área de aplicação do medicamento. • Remover a dose de medicamento anteriormente aplicada e limpar a pele****. • Documentar local, tamanho e aspecto da lesão. • Oferecer medidas de conforto antes da troca do curativo. • Manter técnica asséptica durante a realização do curativo ao cuidar da lesão. • Explicar as razões de exigências de repouso no leito. • Posicionar em alinhamento corporal correto. • Utilizar dispositivos que evite a queda plantar. • Elevar grades da cama. • Fazer exercícios passivos e/ou ativos de amplitude de movimentos. • Ajudar nas medidas de higiene. • Monitorar a ocorrência de constipação, retenção urinária e condição pulmonar. • Colocar o paciente sobre superfície de suporte adequada (estática ou dinâmica). • Não utilizar almofada do tipo "*donut*". • Encorajar o paciente a participar nas mudanças de decúbito. • Monitorar estado de oxigenação antes e depois da troca de posição. • Oferecer apoio adequado ao pescoço. • Evitar colocar paciente em posição que aumente a dor. • Minimizar o atrito e cisalhamento ao posicionar e virar o paciente: manter decúbito elevado em 30°-45°, utilizar lençol móvel, elevar o paciente ou utilizar a técnica de rolar, nunca arrastando. • Posicionar o paciente evitando colocar tensão sobre o ferimento. • Colocar um coxim na panturrilha para elevar o calcâneo.

Diagnóstico de enfermagem	Resultados esperados	Intervenções
Mobilidade no leito prejudicada	• Desempenho da mecânica corporal	• Explicar as razões de exigências de repouso no leito. • Posicionar em alinhamento corporal correto. • Utilizar dispositivos que evitem a queda plantar. • Elevar grades da cama. • Fazer exercícios passivos e/ou ativos de amplitude de movimentos. • Ajudar nas medidas de higiene. • Monitorar a ocorrência de constipação, retenção urinária e condição pulmonar. • Colocar o paciente sobre superfície de suporte adequada (estática ou dinâmica). • Não utilizar almofada do tipo *"donut"*. • Encorajar o paciente a participar nas mudanças de decúbito. • Monitorar estado de oxigenação antes e depois da troca de posição. • Oferecer apoio adequado ao pescoço. • Evitar colocar o paciente em posição que aumente a dor. • Minimizar o atrito e cisalhamento ao posicionar e virar o paciente: manter decúbito elevado em 30°-45°, utilizar lençol móvel, elevar o paciente ou utilizar a técnica de rolar, nunca arrastando. • Posicionar o paciente evitando colocar tensão sobre o ferimento. • Colocar um coxim na panturrilha para elevar o calcâneo. • Realizar avaliação completa da dor: local, característica, início/duração, frequência, qualidade, intensidade, gravidade e fatores precipitadores. • Assegurar que o paciente receba cuidados precisos de analgesia. • Investigar com o paciente fatores que pioram/aliviam a dor. • Utilizar escala de dor adequada para o monitoramento e alterações de dor. • Controlar fatores ambientais capazes de influenciar a resposta do paciente ao desconforto. • Reduzir ou eliminar fatores que precipitam ou aumentam a experiência de dor. • Utilizar técnicas não farmacológicas (relaxamento, aplicação de calor/frio, massagem, terapias ocupacionais) no auxílio com outras medidas para alívio da dor. • Utilizar medidas de controle da dor antes de seu agravamento. • Medicar o paciente antes dos cuidados tópicos com as lesões, conforme prescrição médica. • Promover repouso/sono adequado. • Utilizar abordagem multidisciplinar para o controle da dor. • Incorporar a família ao método de controle da dor, quando possível.
Conforto prejudicado	• Estado de conforto: ambiente • Estado de conforto: físico • Satisfação do cliente: cuidados • Satisfação do cliente: ambiente físico	• Fazer exame físico para identificar rupturas da pele. • Aplicar ataduras nas mãos e cotovelos durante o sono para limitar o ato incontrolável de coçar. • Evitar o uso de óleos perfumados. • Manter unhas curtas. • Secar a pele com movimentos delicados e pano macio. • Realizar avaliação completa da dor: local, característica, início/duração, frequência, qualidade, intensidade, gravidade e fatores precipitadores. • Assegurar que o paciente receba cuidados precisos de analgesia. • Investigar com o paciente fatores que pioram/aliviam a dor. • Utilizar escala de dor adequada para o monitoramento e alterações de dor. • Controlar fatores ambientais capazes de influenciar a resposta do paciente ao desconforto. • Reduzir ou eliminar fatores que precipitam ou aumentam a experiência de dor. • Utilizar técnicas não farmacológicas (relaxamento, aplicação de calor/frio, massagem, terapias ocupacionais) no auxílio com outras medidas para alívio da dor. • Utilizar medidas de controle da dor antes de seu agravamento. • Medicar o paciente antes dos cuidados tópicos com as lesões, conforme prescrição médica. • Promover repouso/sono adequado. • Utilizar abordagem multidisciplinar para controle da dor. • Incorporar a família ao método de controle da dor, quando possível. • Dar atenção às chamadas; manter a campainha sempre ao alcance da mão. • Permitir períodos de descanso e evitar interrupções desnecessárias. • Criar um ambiente calmo e de apoio. • Proporcionar um ambiente seguro e limpo. • Determinar a origem do desconforto (curativos úmidos, posição de sondas, curativos apertados, roupas de cama com rugas, irritantes ambientais). • Ajustar a temperatura do quarto como mais confortável. • Evitar exposição desnecessária. • Facilitar medidas higiênicas que mantenham a pessoa confortável. • Posicionar o paciente adequadamente. • Evitar exposição da pele e mucosas a irritantes. • Monitorar a pele, em especial proeminências ósseas, quanto aos sinais de pressão e irritação.

Diagnóstico de enfermagem	Resultados esperados	Intervenções
Proteção ineficaz	• Resposta alérgica: localizada • Estado imunológico • – Gravidade • Satisfação do cliente: segurança	• Oferecer um ambiente livre de ameaças. • Demonstrar calma. • Explicar todos os exames e procedimentos ao paciente/família. • Responder às perguntas sobre o estado de saúde com honestidade. • Fazer exame físico para identificar rupturas da pele. • Aplicar ataduras nas mãos e cotovelos durante o sono para limitar o ato incontrolável de coçar. • Evitar o uso de óleos perfumados. • Manter unhas curtas. • Secar a pele com movimentos delicados e pano macio.
Risco de desequilíbrio na temperatura corporal	• Termorregulação	• Monitorar a temperatura, no mínimo, a cada 2 horas. • Informar sinais e sintomas de hipotermia e hipertermia e monitorá-los. • Promover a ingestão adequada de líquidos e nutrientes. • Usar colchão aquecido e cobertores quentes para ajustar a temperatura corporal alterada. • Ajustar a temperatura do ambiente entre 30 e 32 °C. • Dar a medicação adequada para evitar ou corrigir tremores. • Usar colchão de resfriamento e banhos mornos para ajustar a temperatura corporal alterada.
Dor aguda	• Nível de dor • Satisfação do cliente: controle da dor	• Realizar avaliação completa da dor: local, característica, início/duração, frequência, qualidade, intensidade, gravidade e fatores precipitadores. • Assegurar que o paciente receba cuidados precisos de analgesia. • Investigar com o paciente fatores que pioram/aliviam a dor. • Utilizar escala de dor adequada para o monitoramento e alterações de dor. • Controlar fatores ambientais capazes de influenciar a resposta do paciente ao desconforto. • Reduzir ou eliminar fatores que precipitam ou aumentam a experiência de dor. • Utilizar técnicas não farmacológicas (relaxamento, aplicação de calor/frio, massagem, terapias ocupacionais) no auxílio com outras medidas para alívio da dor. • Utilizar medidas de controle da dor antes de seu agravamento. • Medicar paciente antes dos cuidados tópicos com as lesões, conforme prescrição médica. • Promover repouso/sono adequado. • Utilizar abordagem multidisciplinar para controle da dor. • Incorporar a família ao método de controle da dor, quando possível.
Risco de baixa autoestima situacional	• Autoestima • Aceitação: estado de saúde	• Demonstrar interesse pelo paciente. • Atentar para mensagens e sentimentos não expressados, tanto quanto para o conteúdo das conversas. • Ficar atento à tonalidade, tempo e inflexão da voz. • Evitar barreiras ao escutar ativamente (interromper, conversar sobre si mesmo). • Usar o silêncio/escuta para estimular a manifestação de sentimentos. • Fazer declarações de apoio e empatia. • Ficar com o paciente e garantir sua segurança e proteção durante períodos de ansiedade e estresse emocional. • Demonstrar cordialidade e autenticidade. • Estabelecer relação baseada na confiança e no respeito. • Oferecer privacidade e garantir sigilo. • Oferecer informações apropriadas sempre que necessário. • Encorajar o paciente a reconhecer e a discutir pensamentos e sentimentos. • Ajudar o paciente a identificar o impacto da doença no autoconceito. • Monitorar as declarações de autovalorização do paciente. • Encorajar o paciente a identificar os pontos fortes. • Reforçar os pontos positivos pessoais identificados pelos pacientes. • Proporcionar experiências que aumentem a autonomia do paciente. • Evitar críticas negativas. • Transmitir confiança na capacidade do paciente para lidar com a situação. • Auxiliar o paciente a aceitar a dependência dos outros. • Recompensar ou elogiar o progresso do paciente na direção das metas. • Monitorar os níveis de autoestima no decorrer do tempo.
Isolamento social	• Imagem corporal	• Usar orientação antecipada para preparar o paciente quanto à imagem corporal com base no estágio de desenvolvimento da doença.

* Utilizar hidratantes labiais à base de manteiga de cacau.
** Utilizar hidratantes na apresentação de loção cremosa que promovam hidratação ativa e de fácil aplicação.
*** Na fase exsudativa, deve-se optar por um curativo de boa absorção. Quando a lesão estiver menos exsudativa ou em epitelização, utilizar curativos menos absorventes, como hidrocoloides e hidrogel.
**** Para a limpeza da pele, utilizar sempre sabonete de pH acidificado, enxaguando abundantemente.

Síndrome de Steves-Johnson e necrólise epidérmica tóxica

Diagnóstico de enfermagem	Resultados esperados	Intervenções
Risco de desequilíbrio da temperatura corporal	• Termorregulação	• Monitorar a temperatura, no mínimo, a cada 2 horas. • Informar sinais e sintomas de hipotermia e hipertermia e monitorá-los. • Promover a ingestão adequada de líquidos e nutrientes. • Usar colchão aquecido e cobertores quentes para ajustar a temperatura corporal alterada. • Ajustar a temperatura do ambiente entre 30 e 32 °C. • Dar a medicação adequada para evitar ou corrigir tremores. • Usar colchão de resfriamento e banhos mornos para ajustar a temperatura corporal alterada.
Integridade da pele prejudicada	• Cicatrização da ferida: segunda intenção	• Auxiliar no banho do paciente em cadeiras de rodas ou no leito. • Lavar os cabelos, conforme necessidade. • Banhar o paciente com água em temperatura agradável e sabonete com pH acidificado. • Auxiliar nos cuidados com o períneo, se necessário. • Barbear o paciente, quando necessário. • Aplicar loção cremosa* com movimentos unidirecionais em áreas de pele ressecada 2x/dia. • Monitorar a condição da pele durante o banho. • Fazer exame físico para identificar rupturas da pele. • Aplicar ataduras nas mãos e cotovelos durante o sono para limitar o ato incontrolável de coçar. • Evitar o uso de óleos perfumados. • Manter unhas curtas. • Secar a pele com movimentos delicados e pano macio. • Monitorar as características das lesões (drenagem, cor, odor). • Limpar as lesões com soro fisiológico (SF) a 0,9% ou solução de poli-hexametileno de biguanida (PHMB). • Realizar remoção de crostas com gaze embebida em solução emoliente com clorexidina degermante a 2% (20 mL de clorexidina em 100 mL de SF a 0,9%). • Manter curativo oclusivo nas áreas lesionadas. Utilizar espumas poliméricas, hidrofibra e alginato de cálcio** enriquecidos com prata ou PHMB quando houver infecção. • Realizar trocas de curativos diárias na presença de infecção ou trocas a cada 3-5 dias se não houver infecção, inspecionando diariamente. • Determinar a condição da pele do paciente sobre a área de aplicação do medicamento. • Remover a dose de medicamento anteriormente aplicada e limpar a pele***. • Documentar local, tamanho e aspecto da lesão. • Oferecer medidas de conforto antes da troca do curativo. • Manter técnica asséptica durante a realização do curativo ao cuidar da lesão. • Evitar o uso de roupas de cama de textura áspera. • Oferecer apoio às áreas edemaciadas. • Aplicar fraldas mais frouxas. • Proporcionar higiene íntima sempre que necessário. • Manter limpas, secas e sem vincos as roupas de cama. • Realizar mudança de decúbito no mínimo a cada 2 horas. • Examinar diariamente a pele e mucosas quanto a vermelhidão, calor exagerado, edema e exsudação. • Documentar o grau de comprometimento da pele. • Observar as extremidades quanto à cor, calor, edema, pulsos, turgor e ulcerações. • Monitorar a temperatura e cor da pele.
Mucosa oral prejudicada	• Higiene oral	• Remover próteses dentárias em caso de lesões/ulcerações orais. • Passar o fio dental entre os dentes • Realizar escovação dos dentes com escova extramacia, nas superfícies vestibulares e língua, utilizando creme dental com pH neutro e sem abrasivo. • Bochechar com água e remover o excesso de creme dental. • Bochechar com gluconato de clorexidina a 0,12% (10 mL da solução) durante 1 minuto 2x/dia durante 15 dias. • Monitorar lábios, língua, mucosas, fossas das amígdalas e gengivas quanto à hidratação, cor, textura, presença de resíduos e infecção utilizando lanterna e abaixador de língua. • Aumentar os cuidados da boca a cada 2 horas e duas vezes à noite quando a estomatite não for controlada. • Planejar infusões menores e mais frequentes; selecionar alimentos cremosos e servir comida morna ou em temperatura ambiente. • Evitar o uso de soluções de glicerina. • Aumentar a quantidade de líquidos nas refeições. • Aplicar lubrificante para hidratar**** lábios e mucosas sempre que necessário. • Comunicar o médico se persistirem ressecamento, irritação e desconforto oral. • Auxiliar na higiene da prótese dentária quando necessário.

Continua

Diagnóstico de enfermagem	Resultados esperados	Intervenções
Risco de baixa autoestima situacional	• Autoestima • Aceitação: estado de saúde	• Demonstrar interesse pelo paciente. • Atentar para mensagens e sentimentos não expressados, tanto quanto para o conteúdo das conversas. • Ficar atento a tonalidade, tempo e inflexão da voz. • Evitar barreiras ao escutar ativamente (interromper, conversar sobre si mesmo). • Usar o silêncio/escuta para estimular a manifestação de sentimentos. • Fazer declarações de apoio e empatia. • Ficar com o paciente e garantir sua segurança e proteção durante períodos de ansiedade e estresse emocional. • Demonstrar cordialidade e autenticidade. • Estabelecer relação baseada na confiança e no respeito. • Oferecer privacidade e garantir sigilo. • Oferecer informações apropriadas sempre que necessário. • Encorajar o paciente a reconhecer e a discutir pensamentos e sentimentos. • Ajudar o paciente a identificar o impacto da doença no autoconceito. • Monitorar as declarações de autovalorização do paciente. • Encorajar o paciente a identificar os pontos fortes. • Reforçar os pontos positivos pessoais identificados pelos pacientes. • Proporcionar experiências que aumentem a autonomia do paciente. • Evitar críticas negativas. • Transmitir confiança na capacidade do paciente para lidar com a situação. • Auxiliar o paciente a aceitar a dependência dos outros. • Recompensar ou elogiar o progresso do paciente na direção das metas. • Monitorar os níveis de autoestima no decorrer do tempo.
Nutrição desiquilibrada: menos do que as necessidades corporais	• Estado nutricional: ingestão de alimentos e líquidos • Higiene oral	• Perguntar se o paciente possui alguma alergia alimentar. • Encorajar a ingestão calórica adequada. • Monitorar a ingestão, registrando a quantidade da ingesta. • Administrar a alimentação enteral, se necessário. • Auxiliar o paciente a sentar-se antes de comer ou ser alimentado. • Administrar dieta enteral em decúbito elevado em 30°-45°. • Orientar o paciente e família a respeito da dieta prescrita. • Remover próteses dentárias em caso de lesões/ulcerações orais. • Encorajar o enxague frequente da boca com solução de bicarbonato de sódio. • Monitorar lábios, língua, mucosas, fossas das amígdalas e gengivas quanto a hidratação, cor, textura, presença de resíduos e infecção utilizando lanterna e abaixador de língua. • Aumentar os cuidados da boca a cada 2 horas e duas vezes à noite quando a estomatite não for controlada. • Planejar infusões menores e mais frequentes; selecionar alimentos cremosos e servir comida morna ou em temperatura ambiente. • Evitar o uso de soluções de glicerina. • Aumentar a quantidade de líquidos nas refeições. • Aplicar lubrificante para hidratar**** lábios e mucosas sempre que necessário. • Comunicar o médico se persistir ressecamento, irritação e desconforto oral. • Recomendar o uso de escovas com cerdas macias. • Escovar dentes, gengivas e língua. • Auxiliar na higiene da prótese dentária quando necessário.
Risco de infecção	• Detecção de risco • Controle de riscos: processo infeccioso	• Orientar a adequada lavagem das mãos aos profissionais de saúde, pacientes e acompanhantes. • Utilizar sabão antisséptico para lavar as mãos. • Instituir precaução-padrão. • Manter ambiente asséptico ideal durante a inserção de cateteres centrais à beira do leito. • Trocar acesso venoso central quando na presença de sinais flogísticos (calor, rubor, edema e dor) ou presença de secreção purulenta no local de inserção. Trocar acesso venoso periférico a cada 96 horas ou se apresentar sinais flogísticos (calor, rubor, edema e dor). • Realizar desinfecção com álcool a 70% nos *plugs*, torneirinhas e injetores laterais para infusão de medicamentos. • Encorajar a respiração profunda e tosse. • Promover ingestão nutricional adequada. • Estimular ingesta hídrica. • Monitorar sinais e sintomas sistêmicos e locais de infecção. • Limitar a quantidade de visitas. • Examinar pele e mucosas em busca de hiperemia, calor, edema, drenagem e dor. • Providenciar quarto individual, quando possível.

254 – ASSISTÊNCIA DE ENFERMAGEM NAS URGÊNCIAS E EMERGÊNCIAS EM DERMATOLOGIA

Continuação

Diagnóstico de enfermagem	Resultados esperados	Intervenções
Risco de volume de líquido deficiente	• Função renal • Eliminação urinária • Equilíbrio hídrico • Hidratação	• Verificar a prescrição de terapia endovenosa. • Orientar o paciente sobre o procedimento. • Manter técnica asséptica rigorosa. • Identificar se o paciente é alérgico a algum medicamento ou esparadrapo. • Selecionar uma veia calibrosa para a venopunção. • Escolher o dispositivo endovenoso de calibre adequado (16,18). • Limpar a região a ser puncionada com clorexidina aquosa a 0,5% com movimentos circulares 3 vezes. • Fixar a agulha com filme transparente. • Identificar o curativo do local da inserção (data e nome). • Manter precaução-padrão. • Manter técnica asséptica sempre que manipular os dispositivos de acesso venoso. Utilizar álcool a 70% para desinfecção de *plugs*, injetores e torneirinhas. • Trocar o acesso venoso a cada 96 horas. • Monitorar o aparecimento de sinais de oclusão do dispositivo endovenoso. • Manter a permeabilidade com solução salina. • Manter registro preciso das substâncias infundidas. • Observar os "cinco certos" antes de iniciar a infusão ou administração dos medicamentos. • Monitorar a velocidade de infusão e o local da punção durante a infusão. • Monitorar a ocorrência de sobrecarga hídrica e reações físicas. • Substituir *plugs*, equipos, injetores, torneirinhas a cada 96 horas. • Manter curativo transparente. • Documentar a terapia endovenosa prescrita (checagem correta). • Monitorar o estado hídrico. • Monitorar o aparecimento de sinais e sintomas associados à infecção local e sistêmica (hiperemia, edema, dor, febre e mal-estar). • Monitorar pressão sanguínea, pulso, temperatura e padrão respiratório. • Observar as oscilações da pressão sanguínea. • Monitorar e relatar sinais e sintomas de hipotermia e hipertermia. • Monitorar a presença e a qualidade dos pulsos. • Monitorar o ritmo e a frequência cardíaca. • Monitorar a frequência e o ritmo respiratório. • Monitorar os sons pulmonares. • Monitorar a oximetria de pulso. • Monitorar a cor, temperatura e umidade da pele. • Monitorar a ocorrência de cianose central e periférica. • Identificar possíveis causas de mudança nos sinais vitais. • Oferecer líquidos conforme apropriado: via oral, via sondagem nasogástrica ou infusão venosa. • Monitorar condição hemodinâmica. • Monitorar a ocorrência de sinais e sintomas de retenção de líquidos (edema, dispneia e ruídos pulmonares). • Monitorar quanto à perda hídrica. • Passar sonda vesical de demora se necessário. • Monitorar cor, quantidade e odor da eliminação urinária. • Contar e pesar fralda.
Dor aguda	• Nível de dor • Satisfação do cliente: controle da dor	• Realizar avaliação completa da dor: local, característica, início/duração, frequência, qualidade, intensidade, gravidade e fatores precipitadores. • Assegurar que o paciente receba cuidados precisos de analgesia. • Investigar com o paciente fatores que pioram/aliviam a dor. • Utilizar escala de dor adequada para o monitoramento e alterações de dor. • Controlar fatores ambientais capazes de influenciar a resposta do paciente ao desconforto. • Reduzir ou eliminar fatores que precipitam ou aumentam a experiência de dor. • Utilizar técnicas não farmacológicas (relaxamento, aplicação de calor/frio, massagem, terapias ocupacionais) no auxílio com outras medidas para alívio da dor. • Utilizar medidas de controle da dor antes de seu agravamento. • Medicar paciente antes dos cuidados tópicos com as lesões, conforme prescrição médica. • Promover repouso/sono adequado. • Utilizar abordagem multidisciplinar para controle da dor. • Incorporar a família ao método de controle da dor quando possível.

Continua

Diagnóstico de enfermagem	Resultados esperados	Intervenções
Risco de desequilíbrio eletrolítico	• Equilíbrio eletrolítico	• Verificar a prescrição de terapia endovenosa. • Orientar paciente sobre o procedimento. • Manter técnica asséptica rigorosa. • Identificar se o paciente é alérgico a algum medicamento ou esparadrapo. • Selecionar uma veia calibrosa para a venopunção. • Escolher o dispositivo endovenoso de calibre adequado (16,18). • Limpar a região a ser puncionada com clorexidina aquosa a 0,5% com movimentos circulares 3 vezes. • Fixar a agulha com filme transparente. • Identificar o curativo do local da inserção (data e nome). • Manter precaução-padrão. • Manter técnica asséptica sempre que manipular os dispositivos de acesso venoso. Utilizar álcool a 70% para desinfecção de *plugs*, injetores e torneirinhas. • Trocar o acesso venoso a cada 96 horas. • Monitorar o aparecimento de sinais de oclusão do dispositivo endovenoso. • Manter a permeabilidade com solução salina. • Manter registro preciso das substâncias infundidas. • Observar os "cinco certos" antes de iniciar a infusão ou administração dos medicamentos. • Monitorar a velocidade de infusão e o local da punção durante a infusão. • Monitorar a ocorrência de sobrecarga hídrica e reações físicas. • Substituir *plugs*, equipos, injetores e torneirinhas a cada 96 horas. • Manter curativo transparente. • Documentar a terapia endovenosa prescrita (checagem correta). • Monitorar o estado hídrico. • Monitorar o aparecimento de sinais e sintomas associados à infecção local e sistêmica (hiperemia, edema, dor, febre e mal-estar). • Monitorar pressão sanguínea, pulso, temperatura e padrão respiratório. • Observar as oscilações da pressão sanguínea. • Monitorar e relatar sinais e sintomas de hipotermia e hipertermia. • Monitorar a presença e a qualidade dos pulsos. • Monitorar o ritmo e a frequência cardíaca. • Monitorar a frequência e o ritmo respiratório. • Monitorar os sons pulmonares. • Monitorar a oximetria de pulso. • Monitorar a cor, temperatura e umidade da pele. • Monitorar a ocorrência de cianose central e periférica. • Identificar possíveis causas de mudança nos sinais vitais. • Monitorar a ocorrência de manifestações do desequilíbrio eletrolítico. • Administrar líquidos conforme prescrição médica. • Manter registro de ingestão e eliminação. • Monitorar a ocorrência de perda de líquidos ricos em eletrólitos (drenagem da ferida e sudorese). • Monitorar a resposta do paciente à terapia eletrolítica prescrita. • Monitorizar o paciente. • Monitorar nível sérico de eletrólitos, albumina e proteínas totais. • Monitorar a ocorrência de desequilíbrio acidobásico associado. • Monitorar a ocorrência de perda hídrica e perda associada de eletrólitos. • Monitorar adequação da ventilação. • Monitorar traçados do eletrocardiograma. • Observar força muscular. • Monitorar a ocorrência de náusea, vômito, diarreia, dormência e tremores. • Oferecer líquidos conforme apropriado: via oral, via sondagem nasogástrica ou infusão venosa. • Monitorara condição hemodinâmica. • Monitorar a ocorrência de sinais e sintomas de retenção de líquidos (edema, dispneia, ruídos pulmonares). • Monitorar quanto à perda hídrica. • Passar sonda vesical de demora, se necessário. • Monitorar cor, quantidade e odor da eliminação urinária.

Diagnóstico de enfermagem	Resultados esperados	Intervenções
Mobilidade física prejudicada	• Mobilidade • Consequências da imobilização: fisiológicas • Locomoção: caminhar • Desempenho na transferência • Equilíbrio	• Explicar as razões de exigências de repouso no leito. • Posicionar em alinhamento corporal correto. • Utilizar dispositivos que evitem a queda plantar. • Elevar grades da cama. • Fazer exercícios passivos e/ou ativos de amplitude de movimentos. • Ajudar nas medidas de higiene. • Monitorar a ocorrência de constipação, retenção urinária e condição pulmonar. • Colocar paciente sobre superfície de suporte adequada (estática ou dinâmica). • Não utilizar almofada do tipo *"donut"*. • Encorajar o paciente a participar nas mudanças de decúbito. • Monitorar o estado de oxigenação antes e depois da troca de posição. • Oferecer apoio adequado ao pescoço. • Evitar colocar paciente em posição que aumente a dor. • Minimizar o atrito e o cisalhamento ao posicionar e virar o paciente: manter decúbito elevado em 30°-45°, utilizar lençol móvel, elevar o paciente ou utilizar a técnica de rolar, nunca arrastando. • Posicionar o paciente evitando colocar tensão sobre o ferimento. • Colocar um coxim na panturrilha para elevar o calcâneo.
Mobilidade no leito prejudicada	• Desempenho da mecânica corporal	• Explicar as razões de exigências de repouso no leito. • Posicionar em alinhamento corporal correto. • Utilizar dispositivos que evitem a queda plantar. • Elevar grades da cama. • Fazer exercícios passivos e/ou ativos de amplitude de movimentos. • Ajudar nas medidas de higiene. • Monitorar a ocorrência de constipação, retenção urinária e condição pulmonar. • Colocar o paciente sobre superfície de suporte adequada (estática ou dinâmica). • Não utilizar almofada do tipo *"donut"*. • Encorajar o paciente a participar nas mudanças de decúbito. • Monitorar o estado de oxigenação antes e depois da troca de posição. • Oferecer apoio adequado ao pescoço. • Evitar colocar o paciente em posição que aumente a dor. • Minimizar o atrito e o cisalhamento ao posicionar e virar o paciente: manter decúbito elevado em 30°-45°, utilizar lençol móvel, elevar o paciente ou utilizar a técnica de rolar, nunca arrastando. • Posicionar o paciente evitando colocar tensão sobre o ferimento. • Colocar um coxim na panturrilha para elevar o calcâneo. • Realizar avaliação completa da dor: local, característica, início/duração, frequência, qualidade, intensidade, gravidade e fatores precipitadores. • Assegurar que o paciente receba cuidados precisos de analgesia. • Investigar com o paciente fatores que pioram/aliviam a dor. • Utilizar escala de dor adequada para o monitoramento e alterações de dor. • Controlar fatores ambientais capazes de influenciar a resposta do paciente ao desconforto. • Reduzir ou eliminar fatores que precipitam ou aumentam a experiência de dor. • Utilizar técnicas não farmacológicas (relaxamento, aplicação de calor/frio, massagem, terapias ocupacionais) no auxílio de outras medidas para alívio da dor. • Utilizar medidas de controle da dor antes de seu agravamento. • Medicar o paciente antes dos cuidados tópicos com as lesões, conforme prescrição médica. • Promover repouso/sono adequado. • Utilizar abordagem multidisciplinar para controle da dor. • Incorporar a família ao método de controle da dor, quando possível.

SEÇÃO XXX – A ENFERMAGEM NO DEPARTAMENTO DE EMERGÊNCIA

Continuação

Diagnóstico de enfermagem	Resultados esperados	Intervenções
Conforto prejudicado	• Estado de conforto: ambiente • Estado de conforto: físico • Satisfação do cliente: cuidados • Satisfação do cliente: ambiente físico	• Fazer exame físico para identificar rupturas da pele. • Aplicar ataduras nas mãos e cotovelos durante o sono para limitar o ato incontrolável de coçar. • Evitar o uso de óleos perfumados. • Manter unhas curtas. • Secar a pele com movimentos delicados e pano macio. • Realizar avaliação completa da dor: local, característica, início/duração, frequência, qualidade, intensidade, gravidade e fatores precipitadores. • Assegurar que o paciente receba cuidados precisos de analgesia. • Investigar com o paciente fatores que pioram/aliviam a dor. • Utilizar escala de dor adequada para o monitoramento e alterações de dor. • Controlar fatores ambientais capazes de influenciar a resposta do paciente ao desconforto. • Reduzir ou eliminar fatores que precipitam ou aumentam a experiência de dor. • Utilizar técnicas não farmacológicas (relaxamento, aplicação de calor/frio, massagem e terapias ocupacionais) no auxílio com outras medidas para alívio da dor. • Utilizar medidas de controle da dor antes de seu agravamento. • Medicar o paciente antes dos cuidados tópicos com as lesões, conforme prescrição médica. • Promover repouso/sono adequado. • Utilizar abordagem multidisciplinar para controle da dor. • Incorporar a família ao método de controle da dor, quando possível. • Dar atenção às chamadas; manter a campainha sempre ao alcance da mão. • Permitir períodos de descanso e evitar interrupções desnecessárias. • Criar um ambiente calmo e de apoio. • Proporcionar um ambiente seguro e limpo. • Determinar a origem do desconforto (curativos úmidos, posição de sondas, curativos apertados, roupas de cama com rugas, irritantes ambientais). • Ajustar a temperatura do quarto como mais confortável. • Evitar exposição desnecessária. • Facilitar medidas higiênicas que mantenham a pessoa confortável. • Posicionar o paciente adequadamente. • Evitar exposição da pele e mucosas a irritantes. • Monitorar a pele, em especial proeminências ósseas, quanto aos sinais de pressão e irritação.
Proteção ineficaz	• Resposta alérgica: localizada • Estado imunológico • Gravidade • Satisfação do cliente: segurança	• Oferecer um ambiente livre de ameaças. • Demonstrar calma. • Explicar todos os exames e procedimentos ao paciente/família. • Responder às perguntas sobre o estado de saúde com honestidade. • Fazer exame físico para identificar rupturas da pele. • Aplicar ataduras nas mãos e cotovelos durante o sono para limitar o ato incontrolável de coçar. • Evitar o uso de óleos perfumados. • Manter unhas curtas. • Secar a pele com movimentos delicados e pano macio.
Isolamento social	• Imagem corporal	• Usar orientação antecipada para preparar o paciente quanto à imagem corporal com base no estágio de desenvolvimento da doença.

Continua

Continuação

Diagnóstico de enfermagem	Resultados esperados	Intervenções
Troca gasosa prejudicada	• Estado respiratório: troca gasosa	• Monitorizar frequência, ritmo, profundidade e esforço nas respirações. • Registrar movimentos torácicos observando a existência de simetria, uso de músculos acessórios e retrações de músculos supraclaviculares e intercostais. • Monitorizar a ocorrência de respirações ruidosas, como sibilos e roncos. • Monitorar a ocorrência de fadiga de músculos diafragmáticos. • Auscultar os sons respiratórios. • Determinar a necessidade de aspiração das vias aéreas. • Monitorar a ocorrência do aumento da inquietação, ansiedade e dispneia. • Monitorar a capacidade do paciente para tossir de forma eficaz. • Monitorar secreções respiratórias. • Abrir a via aérea usando a técnica de elevação do queixo ou de manobra mandibular. • Instituir oxigenoterapia. • Monitorar fluxo dos litros de oxigênio. • Monitorar eficácia da oxigenoterapia. • Assegurar a reposição da máscara/cateter de oxigênio sempre que o dispositivo for removido. • Monitorar a ansiedade do paciente em relação à necessidade de oxigenoterapia. • Realizar higiene nasal 1x/dia ou sempre que necessário. • Realizar higiene oral com bicarbonato de sódio 3x/dia e sempre que necessário. • Manter oxigênio umidificado. Colocar água destilada estéril no umidificador/nebulizador a cada 24 horas, esvaziando totalmente o reservatório. • Trocar o dispositivo de assistência respiratória a cada 48 horas ou caso haja contaminação. Identificar e datar. • Manter decúbito elevado em 30°-45°. • Instituir esforços de reanimação, se necessário. • Determinar a necessidade de aspiração oral e/ou endotraqueal. • Auscultar os sons respiratórios antes e depois da aspiração. • Aspirar a nasofaringe e a orofaringe após a conclusão da aspiração traqueal. • Usar equipamentos de proteção individual e manter precauções de contato. • Hiperoxigenar com oxigênio a 100% usando ventilador ou bolsa de reanimação manual (ambu) a cada passagem do cateter de aspiração traqueal e ao final da aspiração. • Selecionar cateter de aspiração que tenha metade do diâmetro interno do tubo endotraqueal, da cânula de traqueostomia ou via aérea do paciente. • Utilizar material descartável e estéril, obedecendo à técnica asséptica. • Monitorar a condição de oxigenação e hemodinâmica antes, durante e depois da aspiração. • Observar a cor, aspecto, quantidade e odor das secreções obtidas e registrar.
Padrão respiratório ineficaz	• Estado respiratório: permeabilidade das vias aéreas	• Prover material para inserção de via aérea artificial na oro/nasofaringe, reunindo o equipamento de intubação e emergência necessário. • Fixar a via aérea artificial no local adequado. • Monitorar dispneia, ronco ou sibilo quando a via aérea estiver inserida. • Mudar diariamente o local de fixação da via aérea e examinar a mucosa. • Posicionar o paciente em decúbito dorsal horizontal com hiperextensão do pescoço. • Administrar sedativo antes do procedimento de intubação. • Auscultar o tórax após intubação. • Inflar o balonete endotraqueal usando técnica do volume oclusivo mínimo ou técnica do vazamento mínimo. • Fixar o tubo endotraqueal com fita adesiva padronizada pelo serviço. • Marcar o tubo endotraqueal na posição dos lábios ou das narinas e documentar. • Apoiar o tubo nas mudanças de decúbito, aspiração, desconexão e reanimação do ventilador. • Instalar o dispositivo na via orofaríngea (cânula de guedel) para evitar mordida do tubo endotraqueal. • Manter inflação do balonete entre 15-20 mmHg durante a ventilação mecânica e durante e após alimentação. • Monitorar as pressões do balonete a cada 4 horas. • Trocar fixação do tubo endotraqueal a cada 24 horas, examinar e higienizar a pele e a mucosa oral, e movimentar tubo para o outro lado da boca. • Observar a marca em centímetros de referência feita no tubo endotraqueal. • Higienizar a boca e aspirar orofaringe. • Monitorar nível de consciência, reflexo de tosse, reflexo de vômito e capacidade de deglutir. • Posicionar o paciente entre 30°-45° após a refeição. • Alimentar o paciente em pequenas quantidades. • Verificar resíduo da sonda nasogástrica. • Cortar os alimentos em pedaços pequenos. • Administrar medicação para dor para prevenir hipoventilação.

Continua

Diagnóstico de enfermagem	Resultados esperados	Intervenções
Perfusão tissular periférica ineficaz	- Perfusão tissular: órgãos abdominais - Perfusão tissular: cardíaca - Perfusão tissular: cerebral - Perfusão tissular: periférica - Perfusão tissular: pulmonar - Perfusão tissular: celular	- Controle hidroeletrolítico - Controle hídrico - Monitorização hídrica - Controle da hipovolemia - Punção venosa - Terapia endovenosa - Controle do choque - Controle do choque: hipovolêmico - Prevenção choque
Ventilação espontânea prejudicada	- Estado respiratório: ventilação	- Prover material para inserção de via aérea artificial na oro/nasofaringe, reunindo o equipamento de intubação e emergência necessário. - Fixar a via aérea artificial no local adequado. - Monitorar dispneia, ronco ou sibilo quando a via aérea estiver inserida. - Mudar diariamente o local de fixação da via aérea e examinar a mucosa. - Posicionar o paciente em decúbito dorsal horizontal com hiperextensão do pescoço. - Administrar sedativo antes do procedimento de intubação. - Auscultar o tórax após intubação. - Inflar o balonete endotraqueal usando técnica do volume oclusivo mínimo ou técnica do vazamento mínimo. - Fixar o tubo endotraqueal com fita adesiva padronizada pelo serviço. - Marcar o tubo endotraqueal na posição dos lábios ou das narinas e documentar. - Apoiar o tubo nas mudanças de decúbito, aspiração, desconexão e reanimação do ventilador. - Instalar dispositivo na via orofaríngea (cânula de guedel) para evitar mordida do tubo endotraqueal. - Manter inflação do balonete entre 15-20 mmHg durante a ventilação mecânica e durante e após a alimentação. - Monitorar as pressões do balonete a cada 4 horas. - Trocar fixação do tubo endotraqueal a cada 24 horas, examinar e higienizar a pele e a mucosa oral, e movimentar tubo para o outro lado da boca. - Observar a marca em centímetros de referência feita no tubo endotraqueal. - Higienizar a boca e aspirar a orofaringe. - Monitorar nível de consciência, reflexo de tosse, reflexo de vômito e capacidade de deglutir. - Posicionar o paciente entre 30°-45° após a refeição. - Alimentar o paciente em pequenas quantidades. - Verificar resíduo da sonda nasogástrica. - Cortar os alimentos em pedaços pequenos. - Administrar medicação para dor para prevenir hipoventilação.
Comunicação verbal prejudicada	- Comunicação: expressão	- Ouvir com atenção. - Evitar falar aos gritos com o paciente. - Colocar-se de pé em frente do paciente para falar. - Usar figuras e comunicação escrita quando possível. - Encorajar o paciente a repetir palavras.

Continuação

Diagnóstico de enfermagem	Resultados esperados	Intervenções
Risco de choque	• Estado circulatório • Equilíbrio hídrico	• Verificar a prescrição de terapia endovenosa. • Orientar o paciente sobre o procedimento. • Manter técnica asséptica rigorosa. • Identificar se o paciente é alérgico a algum medicamento ou esparadrapo. • Selecionar uma veia calibrosa para a venopunção. • Escolher o dispositivo endovenoso de calibre adequado (16,18). • Limpar a região a ser puncionada com clorexidina aquosa 0,5% com movimentos circulares 3 vezes. • Fixar a agulha com filme transparente. • Identificar o curativo do local da inserção (data e nome). • Manter precaução-padrão. • Manter técnica asséptica sempre que manipular os dispositivos de acesso venoso. Utilizar álcool a 70% para desinfecção de *plugs*, injetores e torneirinhas. • Trocar o acesso venoso a cada 96 horas. • Monitorar o aparecimento de sinais de oclusão do dispositivo endovenoso. • Manter a permeabilidade com solução salina. • Manter registro preciso das substâncias infundidas. • Observar os "cinco certos" antes de iniciar a infusão ou administração dos medicamentos. • Monitorar a velocidade de infusão e o local da punção durante a infusão. • Monitorar a ocorrência de sobrecarga hídrica e reações físicas. • Substituir *plugs*, equipos, injetores e torneirinhas a cada 96 horas. • Manter curativo transparente. • Documentar a terapia endovenosa prescrita (checagem correta). • Monitorar o estado hídrico. • Monitorar o aparecimento de sinais e sintomas associados à infecção local e sistêmica (hiperemia, edema, dor, febre e mal-estar). • Monitorar pressão sanguínea, pulso, temperatura e padrão respiratório. • Observar as oscilações da pressão sanguínea. • Monitorar e relatar sinais e sintomas de hipotermia e hipertermia. • Monitorar a presença e a qualidade dos pulsos. • Monitorar o ritmo e a frequência cardíaca. • Monitorar a frequência e o ritmo respiratório. • Monitorar os sons pulmonares. • Monitorar a oximetria de pulso. • Monitorar a cor, temperatura e umidade da pele. • Monitorar a ocorrência de cianose central e periférica. • Identificar possíveis causas de mudança nos sinais vitais. • Oferecer líquidos conforme apropriado: via oral, via sondagem nasogástrica ou infusão venosa. • Monitorar a condição hemodinâmica. • Monitorar a ocorrência de sinais e sintomas de retenção de líquidos (edema, dispneia e ruídos pulmonares). • Monitorar quanto à perda hídrica. • Passar sonda vesical de demora, se necessário. • Monitorar cor, quantidade e odor da eliminação urinária. • Contar e pesar fralda. • Monitorar respostas iniciais de compensação do choque (pressão arterial normal, turgor da pele, melhora do padrão respiratório e melhora da perfusão periférica). • Monitorar o aparecimento de sinais iniciais de síndrome da resposta inflamatória sistêmica (hipertermia, taquicardia, taquipneia, leucocitose e leucopenia). • Monitorar os sinais de aparecimento de sinais de oxigenação tissular inadequada (agitação, oligúria, periferias frias e manchadas). • Monitorar oximetria de pulso, temperatura, padrão respiratório, traçado eletrocardiográfico, ingestão e eliminação. • Colocar o paciente em posição supina, posicionando-o com as pernas elevadas.

Continua

SEÇÃO XXX – A ENFERMAGEM NO DEPARTAMENTO DE EMERGÊNCIA

Continuação

Diagnóstico de enfermagem	Resultados esperados	Intervenções
Integridade tissular prejudicada	• — Integridade tissular: pele e mucosa	• Monitorar as características das lesões (drenagem, cor, odor). • Limpar as lesões com SF a 0,9%. • Realizar remoção de crostas com gaze embebida em solução emoliente com clorexidina degermante a 2% (20 mL de clorexidina em 100 mL de SF a 0,9%). • Manter curativo oclusivo nas áreas lesionadas. Utilizar espumas poliméricas, hidrofibra e alginato de cálcio** enriquecidos com prata quando houver infecção. • Realizar trocas de curativos diárias na presença de infecção ou trocas a cada 3-5 dias se não houver infecção, inspecionando diariamente. • Determinar a condição da pele do paciente sobre a área de aplicação do medicamento. • Remover a dose de medicamento anteriormente aplicada e limpar a pele***. • Documentar local, tamanho e aspecto da lesão. • Realizar higiene ocular com SF a 0,9% a cada 2 horas e utilizar colírios lubrificantes, conforme prescrição médica. • Manter gaze umedecida com SF sobre os olhos. • Oferecer medidas de conforto antes da troca do curativo. • Manter técnica asséptica durante a realização do curativo ao cuidar da lesão. • Explicar as razões de exigências de repouso no leito. • Posicionar em alinhamento corporal correto. • Utilizar dispositivos que evitem a queda plantar. • Elevar grades da cama. • Fazer exercícios passivos e/ou ativos de amplitude de movimentos. • Ajudar nas medidas de higiene. • Monitorar a ocorrência de constipação, retenção urinária e condição pulmonar. • Colocar o paciente sobre superfície de suporte adequada (estática ou dinâmica). • Não utilizar almofada do tipo *"donut"*. • Encorajar o paciente a participar nas mudanças de decúbito. • Monitorar o estado de oxigenação antes e depois da troca de posição. • Oferecer apoio adequado ao pescoço. • Evitar colocar o paciente em posição que aumente a dor. • Minimizar o atrito e o cisalhamento ao posicionar e virar o paciente: manter decúbito elevado em 30°-45°, utilizar lençol móvel, elevar o paciente ou utilizar a técnica de rolar, nunca arrastando. • Posicionar o paciente evitando colocar tensão sobre o ferimento. • Colocar um coxim na panturrilha para elevar o calcâneo.

* Utilizar hidratantes na apresentação de loção cremosa que promova hidratação ativa e de fácil aplicação.

** Na fase exsudativa, deve-se optar por um curativo de boa absorção. Quando a lesão estiver menos exsudativa ou em epitelização, utilizar curativos menos absorventes, como hidrocoloides e hidrogel.

*** Para limpeza da pele, utilizar sempre sabonete de pH acidificado, enxaguando abundantemente.

**** Utilizar hidratantes labiais à base de manteiga de cacau.

Síndrome da pele escaldada estafilocócica

Diagnóstico de enfermagem	Resultados esperados	Intervenções
Hipertermia	• Termorregulação	• Monitorar a temperatura de 2/2 horas, atentando para prevenir hipotermia induzida pelo tratamento. • Monitorar perda insensível de líquido. • Monitorar cor e temperatura da pele. • Monitorar pressão arterial, pulso e respiração. • Monitorar diminuição do nível de consciência. • Monitorar ingestão e eliminação. • Monitorar anormalidades eletrolíticas. • Cobrir o paciente somente com lençol. • Administrar medicamento prescrito para controle da febre. • Estimular ingesta hídrica. • Administrar líquidos endovenosos. • Aplicar compressas frias às virilhas e às axilas. • Colocar o paciente sobre cobertor de hipotermia, quando necessário.
Integridade da pele prejudicada	• Cicatrização da ferida: segunda intenção	• Monitorar as características das lesões (drenagem, cor, odor). • Limpar as lesões com soro fisiológico (SF) a 0,9% ou solução de poli-hexametileno de biguanida (PHMB). • Realizar remoção de crostas com gaze embebida em solução emoliente com clorexidina degermante a 2% (20 mL de clorexidina em 100 mL de SF a 0,9%). • Manter curativo oclusivo nas áreas lesionadas. Utilizar espumas poliméricas, hidrofibra, alginato de cálcio* enriquecidos com prata ou PHMB, quando houver infecção. • Realizar trocas de curativos diárias na presença de infecção ou trocas a cada 3-5 dias se não houver infecção, inspecionando diariamente. • Determinar a condição da pele do paciente sobre a área de aplicação do medicamento. • Remover a dose de medicamento anteriormente aplicada e limpar a pele**. • Documentar local, tamanho e aspecto da lesão. • Oferecer medidas de conforto antes da troca do curativo. • Manter técnica asséptica durante a realização do curativo ao cuidar da lesão. • Explicar as razões de exigências de repouso no leito. • Posicionar em alinhamento corporal correto. • Utilizar dispositivos que evitem a queda plantar. • Elevar grades da cama. • Fazer exercícios passivos e/ou ativos de amplitude de movimentos. • Ajudar nas medidas de higiene. • Monitorar ocorrência de constipação, retenção urinária e condição pulmonar. • Colocar o paciente sobre superfície de suporte adequada (estática ou dinâmica). • Não utilizar almofada do tipo *"donut"*. • Encorajar o paciente a participar nas mudanças de decúbito. • Monitorar o estado de oxigenação antes e depois da troca de posição. • Oferecer apoio adequado ao pescoço. • Evitar colocar paciente em posição que aumente a dor. • Minimizar o atrito e o cisalhamento ao posicionar e virar o paciente: manter decúbito elevado em 30°-45°, utilizar lençol móvel, elevar o paciente ou utilizar a técnica de rolar, nunca arrastando. • Posicionar o paciente evitando colocar tensão sobre o ferimento. • Colocar um coxim na panturrilha para elevar o calcâneo.
Mucosa oral prejudicada	• Higiene oral	• Remover próteses dentárias em caso de lesões/ulcerações orais. • Passar fio dental entre os dentes. • Realizar escovação dos dentes com escova extramacia nas superfícies vestibulares e língua, utilizando creme dental de pH neutro e sem abrasivos. • Bochechar com água e remover o excesso de creme dental. • Bochechar com gluconato de clorexidina a 0,12% (10 mL da solução) durante 1 minuto 2x/dia durante 15 dias. • Monitorar lábios, língua, mucosas, fossas das amígdalas e gengivas quanto a hidratação, cor, textura, presença de resíduos e infecção utilizando lanterna e abaixador de língua. • Aumentar os cuidados da boca a cada 2 horas e duas vezes à noite quando a estomatite não for controlada. • Planejar infusões menores e mais frequentes; selecionar alimentos cremosos e servir comida morna ou em temperatura ambiente. • Evitar o uso de soluções de glicerina. • Aumentar a quantidade de líquidos nas refeições. • Aplicar lubrificante para hidratar*** lábios e mucosas, sempre que necessário. • Comunicar o médico se persistirem ressecamento, irritação e desconforto oral. • Auxiliar na higiene da prótese dentária quando necessário.

Continua

Continuação

Diagnóstico de enfermagem	Resultados esperados	Intervenções
Nutrição desequilibrada: menos do que as necessidades corporais	• Estado nutricional: ingestão de alimentos e líquidos • Higiene oral	• Perguntar se o paciente possui alguma alergia alimentar. • Encorajar a ingestão calórica adequada. • Monitorar a ingestão, registrando a quantidade da ingesta. • Administrar a alimentação enteral, se necessário. • Auxiliar o paciente a sentar-se antes de comer ou ser alimentado. • Administrar dieta enteral em decúbito elevado em 30°-45°. • Orientar o paciente e a família a respeito da dieta prescrita. • Remover próteses dentárias em caso de lesões/ulcerações orais. • Encorajar o enxague frequente da boca com solução de bicarbonato de sódio. • Monitorar lábios, língua, mucosas, fossas das amígdalas e gengivas quanto a hidratação, cor, textura, presença de resíduos e infecção utilizando lanterna e abaixador de língua. • Aumentar os cuidados da boca a cada 2 horas e duas vezes à noite quando a estomatite não for controlada. • Planejar infusões menores e mais frequentes; selecionar alimentos cremosos e servir comida morna ou em temperatura ambiente. • Evitar o uso de soluções de glicerina. • Aumentar a quantidade de líquidos nas refeições. • Aplicar lubrificante para hidratar*** lábios e mucosas sempre que necessário. • Comunicar o médico se persistirem ressecamento, irritação e desconforto oral. • Recomendar o uso de escovas com cerdas macias. • Escovar dentes, gengivas e língua. • Auxiliar na higiene da prótese dentária quando necessário.
Risco de infecção	• Detecção de risco • Controle de riscos: processo infeccioso	• Orientar a adequada lavagem das mãos aos profissionais de saúde, pacientes e acompanhantes. • Utilizar sabão antisséptico para lavar as mãos. • Instituir precaução-padrão. • Manter ambiente asséptico ideal durante a inserção de cateteres centrais à beira do leito. • Trocar acesso venoso central quando na presença de sinais flogísticos (calor, rubor, edema e dor) ou presença de secreção purulenta no local de inserção. Trocar acesso venoso periférico a cada 96 horas ou se apresentar sinais flogísticos (calor, rubor, edema e dor). • Realizar desinfecção com álcool a 70% nos *plugs*, torneirinhas e injetores laterais para infusão de medicamentos. • Encorajar a respiração profunda e tosse. • Promover ingestão nutricional adequada. • Estimular ingesta hídrica. • Monitorar sinais e sintomas sistêmicos e locais de infecção. • Limitar a quantidade de visitas. • Examinar pele e mucosas em busca de hiperemia, calor, edema, drenagem e dor. • Providenciar quarto individual, quando possível.
Risco de volume de líquido insuficiente	• Função renal • Eliminação urinária • Equilíbrio hídrico • Hidratação	• Verificar a prescrição de terapia endovenosa. • Orientar o paciente sobre o procedimento. • Manter técnica asséptica rigorosa. • Identificar se o paciente é alérgico a algum medicamento ou esparadrapo. • Selecionar uma veia calibrosa para a venopunção. • Escolher o dispositivo endovenoso de calibre adequado (16,18). • Limpar a região a ser puncionada com clorexidina aquosa a 0,5% com movimentos circulares 3 vezes. • Fixar a agulha com filme transparente. • Identificar o curativo do local da inserção (data e nome). • Manter precaução-padrão. • Manter técnica asséptica sempre que manipular os dispositivos de acesso venoso. Utilizar álcool a 70% para desinfecção de *plugs*, injetores e torneirinhas. • Trocar o acesso venoso a cada 96 horas. • Monitorar o aparecimento de sinais de oclusão do dispositivo endovenoso. • Manter a permeabilidade com solução salina. • Manter registro preciso das substâncias infundidas. • Observar os "cinco certos" antes de iniciar a infusão ou administração dos medicamentos. • Monitorar a velocidade de infusão e o local da punção durante a infusão. • Monitorar a ocorrência de sobrecarga hídrica e reações físicas. • Substituir *plugs*, equipos, injetores e torneirinhas a cada 96 horas. • Manter curativo transparente. • Documentar a terapia endovenosa prescrita (checagem correta). • Monitorar o estado hídrico. • Monitorar o aparecimento de sinais e sintomas associados à infecção local e sistêmica (hiperemia, edema, dor, febre e mal-estar).

Continua

Diagnóstico de enfermagem	Resultados esperados	Intervenções
		• Monitorar pressão sanguínea, pulso, temperatura e padrão respiratório. • Observar as oscilações da pressão sanguínea. • Monitorar e relatar sinais e sintomas de hipotermia e hipertermia. • Monitorar a presença e qualidade dos pulsos. • Monitorar o ritmo e a frequência cardíaca. • Monitorar a frequência e o ritmo respiratório. • Monitorar os sons pulmonares. • Monitorar a oximetria de pulso. • Monitorar a cor, temperatura e umidade da pele. • Monitorar a ocorrência de cianose central e periférica. • Identificar possíveis causas de mudança nos sinais vitais. • Oferecer líquidos conforme apropriado: via oral, via sondagem nasogástrica ou infusão venosa. • Monitorar a condição hemodinâmica. • Monitorar a ocorrência de sinais e sintomas de retenção de líquidos (edema, dispneia e ruídos pulmonares). • Monitorar quanto à perda hídrica. • Passar sonda vesical de demora, se necessário. • Monitorar cor, quantidade e odor da eliminação urinária. • Contar e pesar fralda.
Dor aguda	• Nível de dor • Satisfação do cliente: controle da dor	• Realizar avaliação completa da dor: local, característica, início/duração, frequência, qualidade, intensidade, gravidade e fatores precipitadores. • Assegurar que o paciente receba cuidados precisos de analgesia. • Investigar com o paciente fatores que pioram/aliviam a dor. • Utilizar escala de dor adequada para o monitoramento e alterações de dor. • Controlar fatores ambientais capazes de influenciar a resposta do paciente ao desconforto. • Reduzir ou eliminar fatores que precipitam ou aumentam a experiência de dor. • Utilizar técnicas não farmacológicas (relaxamento, aplicação de calor/frio, massagem, terapias ocupacionais) no auxílio com outras medidas para alívio da dor. • Utilizar medidas de controle da dor antes de seu agravamento. • Medicar paciente antes dos cuidados tópicos com as lesões, conforme prescrição médica. • Promover repouso/sono adequado. • Utilizar abordagem multidisciplinar para controle da dor. • Incorporar a família ao método de controle da dor quando possível.
Risco de desequilíbrio eletrolítico	• Equilíbrio eletrolítico	• Verificar a prescrição de terapia endovenosa. • Orientar paciente sobre o procedimento. • Manter técnica asséptica rigorosa. • Identificar se o paciente é alérgico a algum medicamento ou esparadrapo. • Selecionar uma veia calibrosa para a venopunção. • Escolher o dispositivo endovenoso de calibre adequado (16,18). • Limpar a região a ser puncionada com clorexidina aquosa a 0,5% com movimentos circulares 3 vezes. • Fixar a agulha com filme transparente. • Identificar o curativo do local da inserção (data e nome). • Manter precaução-padrão. • Manter técnica asséptica sempre que manipular os dispositivos de acesso venoso. Utilizar álcool a 70% para desinfecção de *plugs*, injetores e torneirinhas. • Trocar o acesso venoso a cada 96 horas. • Monitorar o aparecimento de sinais de oclusão do dispositivo endovenoso. • Manter a permeabilidade com solução salina. • Manter registro preciso das substâncias infundidas. • Observar os "cinco certos" antes de iniciar a infusão ou administração dos medicamentos. • Monitorar a velocidade de infusão e o local da punção durante a infusão. • Monitorar a ocorrência de sobrecarga hídrica e reações físicas. • Substituir *plugs*, equipos, injetores e torneirinhas a cada 96 horas. • Manter curativo transparente. • Documentar a terapia endovenosa prescrita (checagem correta). • Monitorar o estado hídrico. • Monitorar o aparecimento de sinais e sintomas associados à infecção local e sistêmica (hiperemia, edema, dor, febre e mal-estar). • Monitorar pressão sanguínea, pulso, temperatura e padrão respiratório. • Observar as oscilações da pressão sanguínea. • Monitorar e relatar sinais e sintomas de hipotermia e hipertermia. • Monitorar a presença e a qualidade dos pulsos.

SEÇÃO XXX – A ENFERMAGEM NO DEPARTAMENTO DE EMERGÊNCIA

Continuação

Diagnóstico de enfermagem	Resultados esperados	Intervenções
Risco de desequilíbrio eletrolítico		<ul><li>Monitorar o ritmo e a frequência cardíaca.</li><li>Monitorar a frequência e o ritmo respiratório.</li><li>Monitorar os sons pulmonares.</li><li>Monitorar a oximetria de pulso.</li><li>Monitorar a cor, temperatura e umidade da pele.</li><li>Monitorar a ocorrência de cianose central e periférica.</li><li>Identificar possíveis causas de mudança nos sinais vitais.</li><li>Monitorar a ocorrência de manifestações do desequilíbrio eletrolítico.</li><li>Administrar líquidos conforme prescrição médica.</li><li>Manter registro de ingestão e eliminação.</li><li>Monitorar a ocorrência de perda de líquidos ricos em eletrólitos (drenagem da ferida e sudorese).</li><li>Monitorar a resposta do paciente à terapia eletrolítica prescrita.</li><li>Monitorizar o paciente.</li><li>Monitorar o nível sérico de eletrólitos, albumina e proteínas totais.</li><li>Monitorar a ocorrência de desequilíbrio acidobásico associados.</li><li>Monitorar a ocorrência de perda hídrica e perda associada de eletrólitos.</li><li>Monitorar adequação da ventilação.</li><li>Monitorar traçados do eletrocardiograma.</li><li>Observar força muscular.</li><li>Monitorar ocorrência de náusea, vômito, diarreia, dormência, tremores.</li><li>Oferecer líquidos conforme apropriado: via oral, via sondagem nasogástrica ou infusão venosa.</li><li>Monitorar condição hemodinâmica.</li><li>Monitorar a ocorrência de sinais e sintomas de retenção de líquidos (edema, dispneia e ruídos pulmonares).</li><li>Monitorar quanto à perda hídrica.</li><li>Passar sonda vesical de demora se necessário.</li><li>Monitorar cor, quantidade e odor da eliminação urinária.</li></ul>
Mobilidade física prejudicada	<ul><li>Mobilidade</li><li>Consequências da imobilização: fisiológicas</li><li>Locomoção: caminhar</li><li>Desempenho na transferência</li><li>Equilíbrio</li></ul>	<ul><li>Explicar as razões de exigências de repouso no leito.</li><li>Posicionar em alinhamento corporal correto.</li><li>Utilizar dispositivos que evitem a queda plantar.</li><li>Elevar grades da cama.</li><li>Fazer exercícios passivos e/ou ativos de amplitude de movimentos.</li><li>Ajudar nas medidas de higiene.</li><li>Monitorar a ocorrência de constipação, retenção urinária e condição pulmonar.</li><li>Colocar paciente sobre superfície de suporte adequada (estática ou dinâmica).</li><li>Não utilizar almofada do tipo *"donut"*.</li><li>Encorajar o paciente a participar nas mudanças de decúbito.</li><li>Monitorar estado de oxigenação antes e depois da troca de posição.</li><li>Oferecer apoio adequado ao pescoço.</li><li>Evitar colocar o paciente em posição que aumente a dor.</li><li>Minimizar o atrito e o cisalhamento ao posicionar e virar o paciente: manter decúbito elevado em 30°-45°, utilizar lençol móvel, elevar o paciente ou utilizar a técnica de rolar, nunca arrastando.</li><li>Posicionar o paciente evitando colocar tensão sobre o ferimento.</li><li>Colocar um coxim na panturrilha para elevar o calcâneo.</li></ul>
Mobilidade no leito prejudicada	<ul><li>Desempenho da mecânica corporal</li></ul>	<ul><li>Explicar as razões de exigências de repouso no leito.</li><li>Posicionar em alinhamento corporal correto.</li><li>Utilizar dispositivos que evitem a queda plantar.</li><li>Elevar grades da cama.</li><li>Fazer exercícios passivos e/ou ativos de amplitude de movimentos.</li><li>Ajudar nas medidas de higiene.</li><li>Monitorar a ocorrência de constipação, retenção urinária e condição pulmonar.</li><li>Colocar o paciente sobre superfície de suporte adequada (estática ou dinâmica).</li><li>Não utilizar almofada do tipo *"donut"*.</li><li>Encorajar o paciente a participar nas mudanças de decúbito.</li><li>Monitorar o estado de oxigenação antes e depois da troca de posição.</li><li>Oferecer apoio adequado ao pescoço.</li><li>Evitar colocar o paciente em posição que aumente a dor.</li><li>Minimizar o atrito e o cisalhamento ao posicionar e virar o paciente: manter decúbito elevado em 30°-45°, utilizar lençol móvel, elevar o paciente ou utilizar a técnica de rolar, nunca arrastando.</li><li>Posicionar o paciente evitando colocar tensão sobre o ferimento.</li><li>Colocar um coxim na panturrilha para elevar o calcâneo.</li></ul>

Continua

254 – ASSISTÊNCIA DE ENFERMAGEM NAS URGÊNCIAS E EMERGÊNCIAS EM DERMATOLOGIA

Continuação

Diagnóstico de enfermagem	Resultados esperados	Intervenções
Mobilidade no leito prejudicada		• Realizar avaliação completa da dor: local, característica, início/duração, frequência, qualidade, intensidade, gravidade e fatores precipitadores. • Assegurar que o paciente receba cuidados precisos de analgesia. • Investigar com o paciente fatores que pioram/aliviam a dor. • Utilizar escala de dor adequada para o monitoramento e alterações de dor. • Controlar fatores ambientais capazes de influenciar a resposta do paciente ao desconforto. • Reduzir ou eliminar fatores que precipitam ou aumentam a experiência de dor. • Utilizar técnicas não farmacológicas (relaxamento, aplicação de calor/frio, massagem, terapias ocupacionais) no auxílio com outras medidas para alívio da dor. • Utilizar medidas de controle da dor antes de seu agravamento. • Medicar paciente antes dos cuidados tópicos com as lesões, conforme prescrição médica. • Promover repouso/sono adequado. • Utilizar abordagem multidisciplinar para controle da dor. • Incorporar a família ao método de controle da dor, quando possível.
Conforto prejudicado	• Estado de conforto: ambiente • Estado de conforto: físico • Satisfação do cliente: cuidados • Satisfação do cliente: ambiente físico	• Fazer exame físico para identificar rupturas da pele. • Aplicar ataduras nas mãos e cotovelos durante o sono para limitar o ato incontrolável de coçar. • Evitar o uso de óleos perfumados. • Manter unhas curtas. • Secar a pele com movimentos delicados e pano macio. • Realizar avaliação completa da dor: local, característica, início/duração, frequência, qualidade, intensidade, gravidade e fatores precipitadores. • Assegurar que o paciente receba cuidados precisos de analgesia. • Investigar com o paciente fatores que pioram/aliviam a dor. • Utilizar escala de dor adequada para o monitoramento e alterações de dor. • Controlar fatores ambientais capazes de influenciar a resposta do paciente ao desconforto. • Reduzir ou eliminar fatores que precipitam ou aumentam a experiência de dor. • Utilizar técnicas não farmacológicas (relaxamento, aplicação de calor/frio, massagem, terapias ocupacionais) no auxílio com outras medidas para alívio da dor. • Utilizar medidas de controle da dor antes de seu agravamento. • Medicar paciente antes dos cuidados tópicos com as lesões, conforme prescrição médica. • Promover repouso/sono adequado. • Utilizar abordagem multidisciplinar para controle da dor. • Incorporar a família ao método de controle da dor, quando possível. • Dar atenção às chamadas, manter a campainha sempre ao alcance da mão. • Permitir períodos de descanso e evitar interrupções desnecessárias. • Criar um ambiente calmo e de apoio. • Proporcionar um ambiente seguro e limpo. • Determinar a origem do desconforto (curativos úmidos, posição de sondas, curativos apertados, roupas de cama com rugas, irritantes ambientais). • Ajustar a temperatura do quarto como mais confortável. • Evitar exposição desnecessária. • Facilitar medidas higiênicas que mantenham a pessoa confortável. • Posicionar o paciente adequadamente. • Evitar exposição da pele e mucosas a irritantes. • Monitorar a pele, em especial proeminências ósseas, quanto aos sinais de pressão e irritação.
Proteção ineficaz	• Resposta alérgica: localizada • Estado imunológico • Gravidade • Satisfação do cliente: segurança	• Oferecer um ambiente livre de ameaças. • Demonstrar calma. • Explicar todos os exames e procedimentos ao paciente/família. • Responder às perguntas sobre o estado de saúde com honestidade. • Fazer exame físico para identificar rupturas da pele. • Aplicar ataduras nas mãos e cotovelos durante o sono para limitar o ato incontrolável de coçar. • Evitar o uso de óleos perfumados. • Manter unhas curtas. • Secar a pele com movimentos delicados e pano macio.

* Na fase exsudativa, deve-se optar por um curativo de boa absorção. Quando a lesão estiver menos exsudativa ou em epitelização, utilizar curativos menos absorventes, como hidrocoloides e hidrogel.
** Para limpeza da pele, utilizar sempre sabonete de pH acidificado, enxaguando abundantemente
*** Utilizar hidratantes labiais à base de manteiga de cacau.
**** Utilizar hidratantes na apresentação de loção cremosa que promova hidratação ativa e de fácil aplicação.

Considerações finais

O pH da pele é fundamental para que ela possa ser uma barreira efetiva. A epiderme queratinizada tem como característica bioquímica básica o pH ácido na maioria da sua extensão, sendo, portanto, conhecida como manto ácido. Sendo assim, obedecendo à fisiologia da pele, devemos pensar em produtos que permitam que a pele possa desempenhar efetivamente a sua função de barreira, defesa inespecífica, modulação da atividade enzimática no epitélio e renovação celular, mantendo a força de coesão e evitando infecções.

Com relação à terapia tópica (limpeza, desbridamento e cobertura), não existe nenhum consenso. O que sabemos é que temos que nos orientar pelos princípios de manter as condições fisiológicas para que ocorra o processo de reparação tecidual. Em se tratando de lesões de espessura parcial, devemos atentar para o controle da umidade (maceração/ressecamento), prevenir as infecções, controlar a dor e promover isolamento térmico. A terapia tópica sugerida neste texto é baseada em relatos de vivências clínicas com boa relação custo-benefício.

O uso do antimicrobiano poli-hexametileno de biguanida (PHMB) tem sido a escolha, por apresentar amplo espectro de ação, reduzir e controlar o exsudato presente em toda a área afetada, bem como ter baixo índice de relatos de hipersensibilidade. Ela precisa de contato íntimo com a ferida. Quando utilizada para limpeza, deve-se manter em contato com a ferida no mínimo por 15 minutos.

Bibliografia consultada

Altchek D, Sodré CT, Azulay DR. Doenças basicamente eritematosas. In: Azulay RD, Azulay DR. Dermatologia. 6ª ed. Rio de Janeiro: Guanabara Koogan; 2013. p. 200-5.

Antunes HS, Ferreira SEM. Mucosite oral. In: Blank M, Giannini T. Úlceras e feridas – as feridas têm alma. São Paulo: Dilivros; 2014. p. 633-9.

Boccara de Paula MA, Thuler SR, Silveira NIS, Azevedo GR, organizador. Intervenções nas áreas de abrangência da estomaterapia. Lorena: CCTA; 2016. 124p.

Bulisani ACP, Sanches GD, Guimarães HP, Lopes RD, Vendrame LS, Lopes AC. Síndrome de Stevens-Johnson e necrólise epidérmica tóxica em medicina intensiva. Rev Bras Ter Intensiva. 2006;18(3):292-7.

Carneiro TM, Silva IAS. Diagnósticos de enfermagem para o paciente com necrólise epidérmica tóxica: estudo de caso. Rev Bras Enferm. 2012;65(1):72-6.

Colodetti R. Síndrome de Stevens-Johnson: intervenções de enfermagem no tratamento tópico em pediatria. São Paulo (SP); 2014. Disponível em: www.membracel.com.br. Acesso em: 24 out. 2016.

Docheterman JM, Bulechek GM. Classificação das Intervenções de Enfermagem (NIC). 5ª ed. Porto Alegre: Artmed; 2010.

Gomes CM, Azulay DR, Azulay RD. Farmacodermias. In: Azulay RD, Azulay DR. Dermatologia. 6ª ed. Rio de Janeiro: Guanabara Koogan; 2013. p. 227-9, 380-1.

Johnson M, Mass M, Moorhead S. Classificação dos Resultados de Enfermagem (NOC). 4ª ed. Porto Alegre: Artmed; 2010.

NANDA International. Diagnósticos de Enfermagem da NANDA: definições e classificação 2015-2017. Porto Alegre: Artmed; 2015.

Souza FC, Feilstrecker S, Hubner HB. Síndrome da pele escaldada: relato de caso. Bol Cient Pediatr. 2015;4(2):49-51.

Yamada BFA, Gonzáles CVS. Barreira da pele: manto protetor. In: Yamada BFA. Pele – o manto protetor: higiene e hidratação. São Paulo: Andreoli; 2015. p. 47-56.

255
ASSISTÊNCIA DE ENFERMAGEM NAS URGÊNCIAS E EMERGÊNCIAS AMBIENTAIS

Valterli Conceição Sanches Gonçalves

Os principais diagnósticos e intervenções de enfermagem no atendimento de emergência para pacientes com lesões relacionadas a calor, radiação, energia elétrica, hipotermia e altas altitudes que visam ao restabelecimento de suas funções vitais nas fases de ressuscitação e aguda encontram-se na Tabela 255.1.

Tabela 255.1. Principais diagnósticos e intervenções de enfermagem aos pacientes com lesões relacionadas a calor, radiação, eletricidade, hipotermia e altas altitudes[1-7]

Diagnósticos de enfermagem	Resultados esperados	Intervenções de enfermagem
Desobstrução ineficaz de vias aéreas **Risco de aspiração**	• Troca de gases • Ventilação • Ausência de aspiração • Respiração sem ruídos adventícios	• Identificar sinais de obstrução de vias aéreas precocemente (utilização de musculatura acessória, respiração ruidosa, presença de roncos, gorgolejos e estridor, ruídos aéreos anormais e rouquidão). • Abrir vias aéreas usando a técnica da elevação do queixo, ou da mandíbula, como apropriado caso de vítima de trauma. • Manter decúbito elevado (entre 30º e 45º), quando adequado. • Manter a cabeça lateralizada, se possível. • Determinar a necessidade de aspiração mediante ausculta de estertores e roncos nas vias aéreas. • Monitorar estado respiratório e oxigenação (observar frequência, ritmo, simetria, profundidade, uso de musculatura acessória e oximetria de pulso). • Monitorizar capacidade de o paciente tossir efetivamente. • Observar início, características e duração da tosse. • Monitorizar secreções respiratórias do paciente (p. ex., escarros carbonáceos). • Monitorizar rouquidão na voz, de hora em hora, em pacientes com queimaduras faciais. • Iniciar e manter oxigênio suplementar, conforme prescritor. • Realizar sondagem gástrica (descompressão gástrica), conforme apropriado. • Identificar paciente que requer inserção potencial ou real de via aérea artificial e auxiliar na inserção de via aérea artificial.
Troca de gases prejudicada **Padrão respiratório ineficaz** **Ventilação espontânea prejudicada**	• Estabelecer um padrão respiratório normal e eficaz, inexistência de cianose ou outros sinais de hipóxia. • Melhorar a ventilação e a oxigenação dos tecidos. • Restabelecer ou manter padrão respiratório eficaz, sem uso de musculatura acessória, ausência de cianose ou outros sinais de hipóxia.	• Posicionar o paciente de modo a maximizar o potencial ventilatório • Manter o decúbito elevado (entre 30º e 45º), quando adequado. • Posicionar o paciente lateralmente, quando indicado, para prevenir aspiração. • Realizar exame físico pulmonar. • Monitorar frequência, ritmo, profundidade e esforço das respirações. • Monitorar respirações observando simetria torácica, uso de musculatura acessória e retrações de músculos supraclaviculares e intercostais. • Auscultar sons respiratórios, observando áreas de ventilação diminuída/ausência e presença de ruídos adventícios, como sibilos esganiçados e roncos. • Monitorar a saturação de oxigênio. • Monitorar a fadiga muscular diafragmática (movimentos paradoxais). • Monitorar aumento da agitação, ansiedade e falta de ar. Observar mudanças na SaO_2, SvO_2, CO_2 expirado e nos valores da gasometria arterial. • Acompanhar evolução dos exames radiológicos. • Providenciar aporte suplementar de oxigênio via máscara de não reinalação, conforme indicado. • Manter material para procedimento de obtenção de via aérea definitiva pronto para uso. • Identificar paciente que requer inserção potencial ou real de via aérea artificial e auxiliar na inserção de via aérea artificial. • Monitorar leituras de parâmetros do ventilador mecânico, observando aumentos nas pressões inspiratórias e redução no volume corrente, conforme apropriado.

Continua

Diagnósticos de enfermagem	Resultados esperados	Intervenções de enfermagem
Risco de volume de líquidos deficiente (relacionado a permeabilidade capilar aumentada, pressão coloide osmótica diminuída, perda aumentada por evaporação)		• Inserir e manter acesso venoso calibroso. • Realizar reposição hídrica, conforme prescrito (fórmula de Parkland: 2 a 4 ml x superfície corpórea queimada x peso do paciente, 50% nas primeiras oito horas pós-lesão). • Monitorar sinais vitais. • Realizar balanço hídrico. • Avaliar turgor da pele/mucosas orais. • Monitorar resultados de exames laboratoriais (p. ex., hemoglobina/hematócrito, eletrólitos, ureia/creatinina), conforme apropriado.
Risco para perfusão tissular cardíaca diminuída (relacionada a arritmia, demanda aumentada de oxigênio pelo miocárdio)	• Perfusão tissular: cardíaca	• Monitorar sinais vitais. • Realizar monitorização do ritmo cardíaco. • Monitorar a oxigenação pela oximetria de pulso e gasometria arterial. • Monitorar e intervir ante sinais de baixo débito cardíaco: pele pálida, fria, diaforética; pulso periférico fino e rápido; perfusão periférica lentificada.
Risco de choque **Risco de desequilíbrio do volume de líquidos**	• Manter estabilidade hemodinâmica, com sinais vitais dentro da faixa normal, enchimento capilar, débito urinário e nível de consciência normal. • Balanço de líquidos.	• Monitorar a ocorrência de sangramento visível e controlar (pressão direta). • Monitorar sinais vitais. • Monitorar coloração, umidade da pele e tempo de enchimento capilar (atentar para palidez, cianose dos lábios e leitos ungueais, pele fria e pegajosa e prolongamento do tempo de enchimento capilar). • Inserir e manter acesso venoso calibroso. • Realizar reposição hídrica, conforme prescritor. • Monitorar alterações no nível de consciência (observar se há ansiedade, inquietude, confusão, letargia). • Realizar monitorização do ritmo cardíaco. • Realizar balanço hídrico. • Monitorar ventilação e oxigenação. • Administrar oxigênio, conforme prescritor. • Obter amostras de gasometria arterial, conforme apropriado. • Monitorar valores de exames laboratoriais.
Risco de perfusão tissular cerebral ineficaz (alteração do nível de consciência)	• Melhora dos sintomas neurológicos	• Monitorar nível de consciência (p. ex., Escala de Coma de Glasgow). • Avaliar as pupilas (tamanho, simetria e presença de reatividade das pupilas) e movimento ocular (convergência, divergência). • Monitorar força motora dos quatro membros. • Monitorar frequência respiratória e saturação de oxigênio. • Monitorar os padrões respiratórios: bradipneia, taquipneia, hiperventilação, respirações do tipo Kussmaul, Cheyne-Stokes, padrão apneustico e atáxico. • Monitorar sinais vitais e perfusão periférica. • Atentar para sinais/sintomas de descompensação da pressão intracraniana (p. ex., alteração do nível de consciência, hipertensão, bradicardia, alteração do padrão respiratório). • Monitorar a ocorrência de palidez cutânea, pele fria e sudorese.
Risco de desequilíbrio na temperatura corporal (hipertermia ou hipotermia)	• Manter a temperatura corporal dentro da variação normal.	• Controle da temperatura: adequar o meio ambiente de acordo com a necessidade do paciente. • Atenção à temperatura dos líquidos infundidos. • Realizar medidas de aquecimento, como o uso de cobertores e mantas térmicas, se hipotermia. • Instituir medidas terapêuticas de esfriamento externo com utilização de compressas frias. • Administrar medicação antipirética, conforme prescrito.
Risco de lesão (relacionada a perfusão tecidual prejudicada, resposta ao estresse, imobilidade e perda da integridade da pele) Integridade tissular prejudicada	• Não sofrerá lesão. • Integridade tissular: pele e mucosas	• Remover roupas e adornos. • Monitorizar as extremidades a cada hora quanto a sinais e sintomas de fluxo sanguíneo diminuído. • Manter extremidades elevadas para diminuir o edema, quando adequado. • Preparar, quando indicado, para escarotomia ou fasciotomia. • Realizar curativo com a medicação tópica adequada. • Observar sinais e sintomas de infecção. • Observar e manter cuidados com áreas de pressão, p. ex. utilização de colchões especiais. • Hidratar a pele, quando necessário. • Orientar ou posicionar o paciente para um melhor fluxo circulatório. • Observar alterações na pele, instituir medidas protetoras para prevenir lesões por compressão e infecção. • Posicionar o paciente para prevenir contraturas musculares. • Realizar mudança de decúbito a cada duas horas. • Evitar efeito de cisalhamento da roupa de cama sobre a pele do paciente. • Manter roupas de cama secas e bem esticadas.

Continuação

Diagnósticos de enfermagem	Resultados esperados	Intervenções de enfermagem
Risco para infecção	• Cicatrização das feridas dentro do prazo previsto, não terá secreção purulenta nem apresentará febre	• Proteção do paciente com campos estéreis, quando adequado. • Quando obtida a estabilização hemodinâmica e da respiração, deve ser processada a limpeza da pele com retirada dos tecidos mortos. • Realizar cobertura das áreas lesadas de acordo com o protocolo da instituição. • Administrar, profilaticamente, o toxoide tetânico, conforme prescrito.
Dor aguda	• Alívio ou controle da dor	• Monitorar, anotar e comunicar ocorrência de dor. • Realizar avaliação completa da dor. • Observar a ocorrência de indicadores não verbais de dor. • Investigar com o paciente fatores que aliviam/pioram a dor. • Administrar analgesia intravenosa, conforme prescrito. • Avaliar a presença de sinais flogísticos nos locais da introdução dos acessos venosos. • Registrar e comunicar picos térmicos (hipertermia e hipotermia) e alterações dos leucócitos (leucopenia ou leucocitose).
Nutrição desequilibrada: inferior às necessidades corporais	• Demonstrar normalização dos resultados laboratoriais, ganho ponderal progressivo.	• Avaliar a necessidade de alimentação via enteral com equipe multiprofissional, conforme apropriado (proporcionar balanço calórico proteico adequado, diminuindo o risco de translocação bacteriana).
Risco de constipação	• Padrão habitual de funcionamento intestinal	• Monitorar os movimentos intestinais • Registro da frequência e característica das fezes. • Observar, regularmente, o turgor da pele, prevenindo lesões perianais.
Risco de glicemia instável	• Nível sanguíneo de glicose na faixa aceitável	• Observar sinais e sintomas de hipoglicemia. • Realizar medidas da glicemia capilar.
Ansiedade (relacionada à morte)	• Atenuar a ansiedade ou mantê-la em um nível suportável.	• Explicar todos os procedimentos, inclusive sensações que o paciente possa ter durante o procedimento. • Encorajar a expressar sentimentos, percepções e medos. • Oferecer informações reais a respeito do diagnóstico, tratamento e prognóstico. • Escutar o paciente com atenção. • Observar sinais verbais e não verbais de ansiedade. • Fazer declarações de apoio e empatia. • Permitir, sempre que possível, que a família permaneça com o paciente.

Referências bibliográficas

1. Herdman TH, Kamitsuru S, organizadoras. Diagnósticos de enfermagem da NANDA: definições e classificação 2015-2017 [NANDA Internacional]. 10ª ed. Porto Alegre: Artmed; 2015.
2. Bulechek GM, Butcher HK, Dochterman JM, Wagner C. Nursing Interventions Classification (NIC). St. Louis, MO: Elsevier Health Sciences; 2013.
3. Doenges MFM, Murr AC. Diagnósticos de enfermagem: intervenções, prioridade, fundamentos. Rio de Janeiro: Guanabara Koogan; 2015.
4. Nóbrega MML, Garcia TR, Furtado LG, Albuquerque CC, Lima CLH. Nursing terminologies: the Nanda Taxonomy to the International Classification for Nursing Practice. Rev Enferm UFPE. 2008;2(4):454-61.
5. Bertoncello KCG, Cavalcanti CAK, Ilha P. Diagnósticos reais e proposta de intervenções de enfermagem para os pacientes vítimas de múltiplos traumas. Rev Eletr Enf. 2013;15(4):905-14.
6. Lima OBA, Arruda AJCG, Carvalho GDA, Melo VC, Silva AF. A enfermagem e o cuidado da vítima de queimaduras: revisão integrativa. Rev enferm UFPE. 2013;7(esp):4944-50.
7. Magalhães J, Duarte J, Ascensão A, Oliveira J, Soares J. O desafio da altitude. Uma perspectiva fisiológica. Revista Portuguesa de Ciências do Desporto. 2002;2(4):81-91.

256
URGÊNCIAS E EMERGÊNCIAS EM TOXICOLOGIA

Valterli Conceição Sanches Gonçalves

A assistência ao paciente vítima de intoxicação depende do agente tóxico, pois há diferenças no quadro clínico e no relacionamento do paciente com o profissional de saúde. A investigação da história é fundamental, pois, caso tenha sido intoxicação por tentativa de suicídio, as informações acerca das substâncias utilizadas, das quantidades e do tempo decorrido devem ser confrontadas com os exames físico e laboratorial. A identificação do agente tóxico envolvido e do quadro clínico do paciente (características definidoras) vai direcionar a escolha dos diagnósticos de enfermagem e consequentemente as intervenções de enfermagem.

Principais diagnósticos e cuidados de enfermagem para paciente vítima de intoxicação exógena[1-7].

Tabela 256.1.

Diagnósticos de enfermagem (características definidoras e agente tóxico)	Resultados de enfermagem	Intervenções de enfermagem

Proteção ineficaz	• Diminuirá a exposição à substância tóxica.	• Identificar a substância causadora da intoxicação (prováveis quantidade e concentração).
		• Identificar a via de penetração (cutânea, inalatória, ocular, oral, parenteral, entre outras), o tempo de exposição e o contexto da exposição.
		• Guardar a substância para análise (comprimidos, embalagem de produtos, garrafas, seringas, plantas, entre outros).
		• Ligar para o Ceatox (centro de intoxicação local) para orientações específicas de acordo o agente intoxicante utilizado.
		• Realizar histórico direcionado para a queixa atual e comorbidades preexistentes.
		• Investigar sobre medidas terapêuticas adotadas.
		• Fazer exame físico (procurar por lesões na boca, edema, rubor, marcas de punções venosas, entre outras).
		• Retirar as roupas contaminadas. Soluções líquidas: lavar abundantemente na contaminação dérmica, protegendo-se com luvas impermeáveis; corrosivas ou derivados de petróleo. Substância em pó: retirar o excesso com um pano e só posteriormente lavar o indivíduo.
		• Caso tenha prescrição de lavagem gástrica:
		  — Introdução de sonda gástrica para esvaziamento do conteúdo do estômago;
		  — Descontaminação gástrica indicada até 60 minutos após a ingestão do produto. Realizada por meio de passagem de sonda de Levine, de maior calibre possível, e posicionamento do indivíduo em decúbito lateral esquerdo para instilação de soro fisiológico a 0,9% (100 a 250 mL por vez), até a retirada do máximo de produto do estômago;
		  — Monitorizar o volume e as características do líquido drenado da lavagem gástrica e atentar para a presença de sangue.

Continua

Diagnósticos de enfermagem (características definidoras e agente tóxico)	Resultados de enfermagem	Intervenções de enfermagem
Débito cardíaco diminuído Características definidoras (agente tóxico): taquicardia (atropina, anfetamina, corante, antidepressivos tricíclicos) e bradicardia (digitálicos, betabloqueadores, barbitúricos); hipertensão (anfetaminas e fenciclidina) e hipotensão (barbitúricos antidepressivos, sais de ferro e teofilina)	• Apresentará estabilidade hemodinâmica.	• Manter o paciente em repouso. • Ofertar oxigênio suplementar, quando indicado. • Monitorar frequência cardíaca > 90 bpm, pressão arterial sistólica < 90 mmHg e pressão arterial diastólica < 60 mmHg e perfusão tissular periférica > 3 segundos. • Monitorar a infusão de drogas vasoativas. • Fazer balanço hídrico. • Auscultar sons respiratórios e comunicar alterações. • Monitorar oximetria de pulso. • Avaliar nível de consciência.
Risco de sangramento Característica definidora (agente tóxico): sangramentos (anticoagulantes, sais de ferro, acidentes ofídicos)	• Identificar padrões de risco e adotar comportamentos protetores evitando episódios de sangramento. • Não apresentar sinais de sangramento ativo. • Apresentará resultados laboratoriais dos tempos e dos fatores de coagulação dentro da faixa de normalidade.	• Avaliar o risco do paciente e promover medidas que evitem sangramento. • Mulheres são mais propensas a sangramento em decorrência do período menstrual. • Instruir pacientes e familiares sobre possíveis sinais de sangramento como alteração do aspecto das eliminações e secreções. • Evitar a realização de procedimentos invasivos que não sejam essenciais. • Avaliar sinais vitais, inclusive pressão arterial, pulso e respiração. Verificar a pressão arterial nas posições deitada/sentada/ereta, conforme indicação, para identificar déficit de volume intravascular. • Atentar para queixas álgicas em áreas específicas. • Avaliar a coloração e a umidade da pele, o débito urinário, o nível de consciência ou estado mental. Alterações desses sinais podem indicar comprometimento da circulação sistêmica. • Realizar balanço hídrico rigoroso. • Estar preparado para ações de emergência como a reposição sanguínea. • Monitorar alterações no nível de consciência. • Monitorar resultados laboratoriais (p. ex., hemograma, contagem e função plaquetária e fatores de coagulação). • Limitar atividades e manter repouso no leito.
Padrão respiratório ineficaz Característica definidora (agente tóxico): taquipneia (salicilatos e teofilina), bradpneia, apneia (morfina, barbitúricos, antidepressivos e sedativos, álcool)	• Estabelecerá um padrão respiratório normal e eficaz, conforme se evidencia pela inexistência de cianose e outros sinais ou sintomas de hipóxia e níveis de gasometria.	• Posicionar o paciente de modo a maximizar o potencial ventilatório. • Manter decúbito elevado. • Monitorar, anotar e comunicar frequência respiratória e saturação de oxigênio. • Monitorar, anotar e comunicar exame físico pulmonar (inspeção, palpação, ausculta e percussão). • Monitorar respirações observando simetria torácica, uso de musculatura acessória e retrações de músculos supraclaviculares e intercostais. • Monitorar a ocorrência ruídos, como sibilos esganiçados e roncos. • Acompanhar evolução dos exames radiológicos. • Providenciar aporte suplementar de oxigênio via máscara de não reinalação. • Manter material para procedimento de obtenção de via aérea definitiva pronto para uso.
Risco de confusão aguda Característica definidora (agente tóxico): midríase (atropina e anfetaminas); miose (organofosforados e carbamatos, pilocarpina, fenotiazínicos); delírios e alucinações (anfetaminas, atropina, salicilatos, plantas, álcool, cocaína, maconha); distúrbios visuais (metanol, ofidismo) e convulsão (organoclorados, anti-histamínicos, estricnina, cianetos, anfetaminas, nicotina)	• O indivíduo permanecerá orientado no tempo e no espaço.	• Avaliar nível de consciência. • Atentar para tamanho, simetria e presença de reatividade das pupilas. • Monitorar movimento ocular (convergência, divergência). • Monitorar força motora dos quatro membros. • Monitorar frequência respiratória e saturação de oxigênio. • Monitorar os padrões respiratórios: bradipneia, taquipneia, hiperventilação, respirações do tipo Kussmaul, Cheyne-Stokes, padrão apnêustico e atáxico. • Manter sistema de proteção para via aérea em caso de convulsão. • Monitorar pulso, pressão arterial e perfusão periférica (sinais de aumento da pressão intracraniana: sinais de Cushing: hipertensão, bradicardia e alteração do padrão ventilatório). • Monitorar, anotar e comunicar ocorrência de palidez cutânea, pele fria e sudorese.
Risco de temperatura corporal desequilibrada. Característica definidora (agente tóxico): hipertermia (anfetaminas, atropina e ácido acetilsalicílico) e hipotermia (barbitúricos, sedativos e insulina)	• Manterá a temperatura corporal dentro da variação normal. • Adotará comportamentos necessários ao monitoramento e à manutenção da temperatura corporal adequada.	• Controle da temperatura: adequar o meio ambiente de acordo com a necessidade. • Atenção à temperatura dos líquidos infundidos. • Realizar medidas de aquecimento como o uso de cobertores e mantas térmicas, se houver hipotermia. • Instituir medidas terapêuticas de esfriamento externo com a utilização de compressas frias.

Continuação

Diagnósticos de enfermagem (características definidoras e agente tóxico)	Resultados de enfermagem	Intervenções de enfermagem
Risco de integridade da pele prejudicada Característica definidora (agente tóxico): prurido, rubor da pele (atropina, plantas tóxicas), agitação psicomotora	• Manterá integridade da pele.	• Monitorar quanto à atividade convulsiva; ter à mão os medicamentos necessários. • Providenciar medidas de contenção para prevenção de quedas (grades elevadas). • Utilizar material macio para contenção física, quando indicado. • Monitorar alterações na pele. • Realizar curativo com a medicação tópica adequada. • Observar sinais e sintomas de infecção. • Observar e manter cuidados com áreas de pressão. • Hidratar a pele, quando necessário. • Observar e registrar possíveis alterações nas extremidades inferiores. • Orientar ou posicionar o paciente para melhor fluxo circulatório.
Risco de perfusão tissular alterado Característica definidora (agente tóxico): dor torácica (cocaína)	• Terá perfusão coronariana adequada, apresentado, por exemplo, sinais vitais dentro da variação normal para o cliente, ausência de dor torácica (de acordo com o cliente).	• Manter repouso no leito. • Investigar a existência de distúrbios cardíacos prévios. • Monitorar sinais vitais, atentar especialmente para a pressão arterial. • Avaliar as bulhas cardíacas e os pulsos para identificar arritmias. Monitorar traçado eletrocardiográfico. • Realizar monitorização do traçado eletrocardiográfico e da oximetria de pulso. • Monitorizar e intervir diante de sinais de baixo débito cardíaco: pele pálida, fria, diaforética; pulso periférico fino e rápido; perfusão periférica lentificada, alteração do nível de consciência ou agitação. • Monitorar resultados de exames laboratoriais e de imagem. • Administrar oxigênio suplementar, quando indicado. • Encaminhar para atendimento psicológico.
Dor aguda Característica definidora (agente tóxico): dor torácica (cocaína e monóxido de carbono)	• Informará o controle da dor e manterá o nível adequado de conforto. • Controlará os sintomas.	• Avaliar, por meio de escala específica, a dor do cliente, que inclua localização, características, início e duração. Reavaliar todas as vezes que a dor reaparecer, comparando com relatos anteriores. • Atentar para sinais verbais e não verbais de dor, como presença de expressão facial de dor, taquicardia, hipertensão e agitação. • Monitorar nível da dor por meio de escala específica, presença de face de dor, taquicardia, hipertensão, agitação ou queixa verbal. • Determinar a atitude do paciente quanto à dor e à utilização de analgésicos, incluindo história do uso de drogas. • Assegurar que o paciente não é alérgico aos analgésicos administrados. • Monitorar alterações no nível de consciência. • Rever as experiências pregressas do cliente com a dor e os métodos que foram considerados úteis ou inúteis para controle da dor. • Manter ambiente tranquilo, além de posicionamento adequado e agradável. • Instrumentalizar pacientes e familiares quanto às medidas de conforto. • Atentar para a necessidade de encaminhar paciente e/ou familiares para terapia e/ou grupos de apoio.
Ansiedade Característica definidora (agente tóxico): anfetaminas, cocaína, derivados de ergotamina, hormônio tireoidiano e inibidores de monoamina oxidase	• Reconhecerá e expressará seus sentimentos. • Elaborará um plano para lidar com suas preocupações.	• Encorajar a expressão de sentimentos, percepções e medos. • Estar disponível para conversar com o paciente. • Adotar medidas de conforto. • Aceitar o cliente como ele é. Permitir o comportamento adotado pelo cliente. • Determinar o nível de conhecimento atual sobre a situação, para identificar concepções errôneas, falta de informações e outros problemas. • Listar os recursos e as pessoas específicas para ajudá-lo. • Encaminhar o paciente para atendimento psicológico ou psiquiátrico, quando indicado.
Risco de suicídio (em situação que a exposição ao agente tóxico foi intencional)	• Identificará os fatores atuais que podem ser contornados. • Decidirá que o suicídio não é a resposta para os problemas percebidos.	• Determinar o grau de risco ou o potencial de suicídio e a gravidade da ameaça (utilizar escalas específicas). • Atentar para comportamentos indicativos da intenção de suicidar-se. • Avaliar história pregressa do paciente. • Encorajar a expressão de sentimentos, percepções e medos. • Manter o indivíduo sob observação e examinar o ambiente em busca de riscos que possam ser usados para cometer suicídio. • Ajudar o paciente a identificar soluções para atenuar seu problema. • Determinar a existência de pessoas significativas que possam apoiá-lo. • Reavaliar periodicamente o risco de suicídio. • Encaminhar o paciente para atendimento psicológico ou psiquiátrico, quando indicado.

Continua

Diagnósticos de enfermagem (características definidoras e agente tóxico)	Resultados de enfermagem	Intervenções de enfermagem
Risco de choque **Característica definidora (agente tóxico):** hipotensão (benzodiazepínico, fenobarbital, bloqueadores α e β, bloqueadores de canais de Ca, clonidina)	• Terá estabilidade hemodinâmica monitorada por meio dos sinais vitais, débito urinário, perfusão tissular periférica e nível de consciência. • Compreenderá sinais de alerta, a doença e seu tratamento.	• Monitorar sinais vitais, oximetria de pulso e traçado eletrocardiográfico. • Coletar amostra de sangue para dosagem de glicemia, eletrólitos, função renal e hepática e, se possível, identificação do produto intoxicante. • Monitorar possíveis sinais de choque (p. ex., queda da pressão sanguínea sistólica, frequência cardíaca aumentada, estado mental alterado e perfusão periférica alterada). • Monitorar e quantificar perdas rigorosamente. • Monitorar alterações no nível de consciência. • Avaliar a coloração e a unidade da pele. • Verificar se há palidez generalizada, cianose dos lábios ou dos leitos ungueais, prolongamento do tempo de enchimento capilar (perfusão tissular periférica > 3 segundos), pele fria e/ou úmida. • Controlar débito urinário, que demonstra se há redução do débito cardíaco e volume infundido. • Fazer balanço hídrico rigoroso. • Evitar e corrigir causas potenciais de choque; colaborar com o tratamento de causas predisponentes. • Implementar medidas de controle e cuidados profiláticos, instrumentalizando paciente e familiares quanto aos cuidados pertinentes. • Manter acesso venoso calibroso patente para possível infusão de volume. • Administrar oxigênio na melhor concentração indicada e os fármacos prescritos para tratamento do distúrbio, conforme orientação médica.
Risco de aspiração	• Não terá aspiração, conforme se evidencia por respiração sem ruídos adventícios, murmúrio vesicular normal e secreções claras e inodoras. • Demonstrará as técnicas para evitar a aspiração.	• Determinar o nível de consciência do cliente, sua percepção do ambiente e sua função cognitiva. • Avaliar a capacidade do cliente de deglutir e a força dos reflexos de tosse. • Ficar atento durante a administração do carvão ativado, porque existe a possibilidade de regurgitação. • Manter equipamento de aspiração pronto para uso. • Manter decúbito elevado e evitar a posição supina. Manter a cabeça lateralizada. • Aspirar (cavidade oral, nariz e tubo de traqueostomia ou tubo endotraqueal) se indicado, e evitar. • Evitar o uso de sedativos ou hipnóticos sempre que possível. Esses fármacos podem deprimir o reflexo de tosse e deglutição.

Diagnósticos de enfermagem para pacientes em uso de carvão ativado

Risco de constipação	• Restabelecerá e manterá o padrão normal de função intestinal.	• Auscultar o abdome. • Registrar a frequência e as características das fezes. • Identificar o padrão normal e o uso de laxantes. **Observação:** A diluição do carvão ativado deve respeitar a proporção de 1g para 8 mL de solução. O carvão ativado administrado adsorve a droga, impedindo a sua ligação ao sítio de ação, porém sua administração tem como evento adverso a possibilidade de desencadear obstipação.
Diarreia	• Restabelecerá e manterá o padrão normal de função intestinal.	• Avaliar a ocorrência de incontinência fecal. • Observar regularmente as condições da pele perianal, pois podem ocorrer lesões. • Auscultar o abdome. • Registrar a frequência e as características das fezes. **Observação:** A administração de catártico, 1 hora após a administração do carvão ativado, objetiva impedir a formação de fecal má.

Todas as ações realizadas pela equipe de enfermagem no paciente devem ser documentadas no prontuário clínico do paciente.

Referências bibliográficas

1. Herdman TH, Kamitsuru S, organizadoras. Diagnósticos de enfermagem da NANDA: definições e classificação 2015-2017 [NANDA Internacional]. 10ª ed. Porto Alegre: Artmed; 2015.
2. Bulechek GM, Butcher HK, Dochterman JM, Wagner C. Nursing Intervention Classification (NIC). 6th ed. St. Louis: Mosby Elsevier; 2013.
3. Doenges MFM, Murr AC. Diagnósticos de enfermagem: intervenções, prioridade, fundamentos. Rio de Janeiro: Guanabara Koogan; 2015.
4. Nóbrega MML, Garcia TR, Furtado LG, Albuquerque CC, Lima CLH. Nursing terminologies: from the NANDA taxonomy to International Classification for the Nursing Practice. Rev Enferm UFPE Online. 2008;2(4):454-61.

5. Silva JCS, Cruz I. Sinais e sintomas evidenciados na intoxicação exógena por carbamato e principais procedimentos de enfermagem – prática de enfermagem baseada em evidência. 2008. Disponível em: http://www.pesquisando.eean.ufrj.br/viewabstract.php?id=327&cf=2. Acesso em: 16 ago. 2017.
6. Bertoncello KCG, Cavalcanti CAK, Ilha P. Diagnósticos reais e proposta de intervenções de enfermagem para os pacientes vítimas de múltiplos traumas. Rev Eletr Enf. 2013;15(4):905-14.
7. Demirçin S, Akkoyun M, Yilmaz R, Gökdoğan MR. Suicide of elderly persons: towards a framework for prevention. Geriatr Gerontol Int. 2011;11(1):107-13.

257
ASSISTÊNCIA DE ENFERMAGEM NAS URGÊNCIAS E EMERGÊNCIAS EM GINECOLOGIA

Flavia Westphal
Vânia Lopes Pinto

Os principais diagnósticos, resultados esperados e intervenções de enfermagem para pacientes com dor pélvica encontram-se na Tabela 257.1.

Tabela 257.1. Principais diagnósticos, resultados esperados e intervenções de enfermagem para pacientes com dor pélvica[1-4]

Diagnósticos de enfermagem	Resultados esperados	Intervenções de enfermagem\
Risco de desequilíbrio eletrolítico	• Equilíbrio eletrolítico e acidobásico	• Monitorar a ocorrência de níveis anormais de eletrólitos séricos, se possível. • Manter registro preciso da ingestão e eliminação. • Monitorar a ocorrência de sintomas de retenção de líquidos. • Monitorar os sinais vitais, conforme apropriado. • Manter a solução intravenosa com eletrólitos em gotejamento constante, conforme apropriado. • Monitorar a resposta da paciente à terapia eletrolítica prescrita. • Monitorar a ocorrência de manifestações de desequilíbrio eletrolítico. • Monitorar a ocorrência de efeitos colaterais dos eletrólitos suplementares prescritos. • Investigar as mucosas orais da paciente, a esclerótica e a pele em busca de indicações de equilíbrio hidroeletrolítico alterado. • Comunicar o médico diante de persistência ou piora de sinais e sintomas de desequilíbrio hidroeletrolítico. • Monitorar quanto à perda hídrica (p. ex., sangramento, vômito, diarreia, transpiração e taquipneia).
Eliminação urinária prejudicada **Incontinência urinária de urgência** **Constipação** **Diarreia** **Motilidade gastrointestinal disfuncional**	• Eliminação urinária • Continência urinária • Controle de sintomas • Eliminação intestinal • Continência intestinal • Hidratação • Função gastrointestinal	• Monitorar a eliminação urinária, inclusive frequência, consistência, odor, volume e cor, conforme apropriado. • Identificar os fatores que contribuem para episódios de incontinência. • Ensinar à paciente os sinais e os sintomas de infecção do trato urinário. • Orientar a paciente a reagir imediatamente à urgência de urinar, conforme apropriado. • Auxiliar a paciente a desenvolver uma rotina de uso do vaso sanitário, conforme apropriado. • Modificar as roupas e o ambiente para propiciar acesso fácil ao vaso sanitário. • Monitorar o aparecimento de sinais e sintomas de constipação. • Monitorar os ruídos hidroaéreos. • Comunicar o médico sobre a redução/aumento da frequência de ruídos hidroaéreos. • Identificar os fatores (p. ex., medicamentos, repouso no leito e dieta) que possam causar ou contribuir para a constipação. • Encorajar o aumento da ingestão de líquidos, a menos que contraindicado. • Administrar enema ou irrigação, conforme apropriado. • Determinar o histórico da diarreia. • Avaliar os medicamentos normalmente ingeridos na busca de efeitos secundários gastrointestinais. • Orientar a paciente sobre registro da cor, volume, frequência e consistência das fezes. • Identificar os fatores capazes de causar ou contribuir para a diarreia. • Monitorar a ocorrência de sinais e sintomas de diarreia. • Orientar a paciente para que notifique a enfermagem a cada episódio de diarreia. • Observar, regularmente, o turgor da pele. • Monitorar a pele da região perianal quanto a irritação e formação de úlceras. • Avisar o médico sobre o aumento na frequência ou intensidade dos sons intestinais.

Continua

Diagnósticos de enfermagem	Resultados esperados	Intervenções de enfermagem\
Mobilidade física prejudicada	• Movimento coordenado • Nível de dor	• Determinar a capacidade atual da paciente para transferir-se (p. ex., nível de mobilidade, limitações aos movimentos, resistência, capacidade para ficar de pé). • Auxiliar a paciente a deambular, conforme apropriado. • Investigar com a paciente os fatores que aliviam ou pioram a dor e relacionar com a mobilidade física prejudicada. • Documentar o progresso, conforme apropriado.
Risco de confusão aguda	• Nível de dor • Equilíbrio eletrolítico e acidobásico • Controle de riscos: processo infeccioso	• Monitorar a ocorrência de confusão e a mudança de estado mental. • Monitorar o estado neurológico atentamente e comparar com os dados iniciais. • Administrar sedação, conforme as necessidades. • Observar a mudança da paciente em resposta aos estímulos. • Monitorar os valores laboratoriais: séricos e osmolaridade urinária, sódio e potássio. • Monitorar a ingestão e a eliminação. • Manter a normotermia.
Padrão de sexualidade ineficaz	• Desempenho do papel	• Estabelecer uma relação terapêutica com base na confiança e no respeito. • Dar privacidade e garantir o sigilo. • Informar a paciente que a sexualidade é elemento importante da vida e que a doença, os medicamentos e o estresse costumam alterar a função sexual. • Discutir sobre o efeito da situação de saúde na sexualidade, realizando perguntas com declarações que digam à paciente que muitas mulheres têm dificuldades sexuais nesse contexto. • Encorajar a paciente a verbalizar medos e a fazer perguntas. • Discutir sobre as modificações necessárias na atividade sexual, conforme apropriado. • Incluir o cônjuge/parceiro sexual no aconselhamento, conforme apropriado. • Providenciar encaminhamento/consulta com outros membros da equipe de cuidados de saúde, conforme apropriado.
Ansiedade	• Autocontrole da ansiedade • Enfrentamento	• Usar abordagem calma e tranquilizadora. • Esclarecer as expectativas de acordo com o comportamento da paciente. • Explicar todos os procedimentos, inclusive sensações que a paciente possa ter durante os procedimentos. • Tentar compreender a perspectiva da paciente em relação à situação temida. • Oferecer informações reais sobre diagnóstico, tratamento e prognóstico. • Escutar a paciente com atenção. • Criar uma atmosfera que facilite a confiança. • Encorajar a expressão de sentimentos, percepções e medos. • Identificar mudanças no nível de ansiedade. • Observar sinais verbais e não verbais de ansiedade.
Risco de infecção **Risco de choque** **Risco de integridade tissular prejudicada** **Risco de sangramento** **Hipertermia**	• Controle de riscos: processo infeccioso • Equilíbrio hídrico • Gravidade da perda de sangue • Integridade tissular: pele e mucosas • Equilíbrio hídrico • Gravidade da perda de sangue • Termorregulação • Controle de riscos: hipertermia	• Monitorar a pressão arterial, pulso, temperatura e padrão respiratório, conforme apropriado. • Alocar o espaço adequado a cada paciente, conforme orientações da Comissão de Controle de Infecção Hospitalar. • Limpar adequadamente o ambiente após o uso de cada paciente. • Trocar equipamentos para cuidados da paciente, conforme o protocolo institucional. • Lavar adequadamente as mãos, antes e após cada atividade de cuidado à paciente. • Instituir precauções universais. • Usar luvas, conforme exigência dos protocolos de precauções universais. • Trocar os cateteres intravenosos periféricos conforme orientações atuais da Comissão de Controle de Infecção Hospitalar. • Trocar fixação de cateteres, conforme protocolo institucional, observando a presença de hiperemia, calor e edema local. • Monitorar sinais e sintomas sistêmicos e locais de infecção. • Administrar terapia antibiótica, conforme apropriado. • Monitorar ocorrência de perda repentina de sangue, desidratação grave ou sangramento persistente. • Monitorar a ocorrência de queda na pressão sanguínea sistólica para menos de 90 mmHg, ou queda de 30 mmHg em pacientes hipertensas. • Monitorar o aparecimento de sinais/sintomas de choque hipovolêmico (p. ex., aumento da sede, frequência cardíaca aumentada, resistência vascular sistêmica aumentada, débito urinário diminuído, ruídos hidroaéreos diminuídos, perfusão periférica diminuída, estado mental alterado ou respirações alteradas). • Inserir e manter cateter intravenoso de grosso calibre. • Administrar líquidos intravenosos e derivados de sangue aquecidos, conforme apropriado. • Administrar oxigênio, conforme apropriado. • Monitorar nível de hemoglobina/hematócrito e exames coagulatórios. • Identificar as causas do sangramento. • Monitorar atentamente a paciente quanto à hemorragia. • Monitorar a quantidade e a natureza da perda de sangue. • Monitorar o tamanho e as características do hematoma, se presente. • Monitorar condição hídrica, inclusive ingestão e eliminação.

257 – ASSISTÊNCIA DE ENFERMAGEM NAS URGÊNCIAS E EMERGÊNCIAS EM GINECOLOGIA

Continuação

Diagnósticos de enfermagem	Resultados esperados	Intervenções de enfermagem\
		• Orientar a paciente e/ou família sobre sinais de sangramento e ações apropriadas, se ocorrer mais sangramento. • Orientar a paciente sobre limitações à atividade. • Monitorar a cor e a temperatura da pele. • Monitorar quanto à atividade convulsiva. • Monitorar anormalidades eletrolíticas. • Monitorar o desequilíbrio acidobásico. • Monitorar quanto à presença de arritmias cardíacas. • Administrar medicação antipirética, conforme apropriado.
Conforto prejudicado **Dor aguda** **Dor crônica** **Síndrome da dor crônica** **Náusea**	• Nível de dor • Estado de conforto • Controle da dor • Nível de desconforto • Dor: efeitos nocivos • Dor: resposta psicológica adversa • Controle de náusea e vômitos	• Controlar fatores ambientais capazes de influenciar a resposta da paciente ao desconforto (p. ex., temperatura, iluminação e ruídos ambientais). • Realizar levantamento abrangente da dor, de modo a incluir o local, as características, o início/duração, a frequência, a qualidade, a intensidade ou a gravidade e os fatores precipitantes. • Observar indicadores não verbais de desconforto, sobretudo em pacientes incapazes de se comunicar com eficiência. • Assegurar a paciente cuidados precisos de analgesia. • Investigar com a paciente os fatores que aliviam ou pioram a dor. • Utilizar um método de avaliação desenvolvido de modo adequado, que possibilite o monitoramento de alterações na dor e auxilie na identificação de fatores precipitantes reais e potenciais. • Avaliar com a paciente e a equipe de cuidados de saúde a eficácia de medidas de controle da dor que tenham sido utilizadas. • Informar sobre a dor, suas causas, duração e desconfortos antecipados em decorrência dos procedimentos. • Notificar o médico se as medidas adotadas não funcionarem ou se a queixa atual consistir em uma mudança significativa na experiência anterior de dor da paciente. • Dar atenção imediata às chamadas, manter a campainha sempre ao alcance da mão. • Controlar ou prevenir ruídos excessivos ou indesejáveis sempre que possível. • Realizar um levantamento completo da náusea, inclusive frequência, duração, gravidade e fatores precipitantes, utilizando instrumentos definidos pelo protocolo da instituição. • Avaliar o impacto da experiência de náusea na qualidade de vida. • Assegurar que medicamentos antieméticos eficazes sejam administrados para prevenir a náusea, quando possível. • Promover repouso e sono adequados para facilitar o alívio da náusea. • Usar higiene oral frequente para promover conforto, a menos que estimule a náusea. • Encorajar o consumo de quantidades pequenas de alimento que seja tolerável pela paciente. • Monitorar a ingestão, registrando o conteúdo nutricional e as calorias. • Monitorar os efeitos do controle da náusea ininterruptamente.

Os principais diagnósticos, resultados esperados e intervenções de enfermagem para pacientes com sangramento uterino anormal encontram-se na Tabela 257.2.

Tabela 257.2. Principais diagnósticos, resultados esperados e intervenções de enfermagem para pacientes com sangramento uterino anormal[2-5]

Diagnóstico de enfermagem	Resultados esperados	Intervenções de enfermagem
Risco de volume de líquidos deficiente	• Equilíbrio hídrico	• Monitorar a condição hídrica, inclusive ingestão e eliminação, conforme apropriado. • Monitorar a perda hídrica (p. ex., sangramento, vômito, diarreia, transpiração e taquipneia). • Monitorar os sinais vitais, conforme apropriado. • Iniciar a reposição de líquido prescrita, conforme apropriado. • Monitorar a resposta da paciente à reposição de líquidos. • Observar o surgimento de indicadores de desidratação (p. ex., turgor insatisfatório da pele, perfusão capilar lentificada/pulso filiforme, sede exagerada, mucosas ressecadas, débito urinário diminuído e hipotensão). • Encorajar a ingestão de líquidos orais. • Administrar hemoderivados, conforme apropriado.

Continua

Continuação

Diagnóstico de enfermagem	Resultados esperados	Intervenções de enfermagem
Eliminação urinária prejudicada **Constipação** **Diarreia** **Motilidade gastrointestinal disfuncional**	• Eliminação urinária • Eliminação intestinal • Continência intestinal • Hidratação • Função gastrointestinal	• Monitorar a eliminação urinária, inclusive frequência, consistência, odor, volume e cor, conforme apropriado. • Identificar os fatores que contribuem para episódios de incontinência. • Ensinar a paciente os sinais e sintomas de infecção do trato urinário. • Orientar a paciente a reagir imediatamente à urgência de urinar, conforme apropriado. • Auxiliar a paciente a desenvolver uma rotina de uso do vaso sanitário, conforme apropriado. • Modificar as roupas e o ambiente para propiciar acesso fácil ao vaso sanitário. • Monitorar o aparecimento de sinais e sintomas de constipação. • Monitorar os ruídos hidroaéreos. • Comunicar o médico sobre a redução/aumento da frequência de ruídos hidroaéreos. • Identificar os fatores (p. ex., medicamentos, repouso no leito e dieta) que possam causar ou contribuir para a constipação. • Encorajar o aumento da ingestão de líquidos, a menos que contraindicado. • Administrar enema ou irrigação, conforme apropriado. • Determinar o histórico da diarreia. • Avaliar os medicamentos normalmente ingeridos na busca de efeitos secundários gastrointestinais. • Orientar a paciente sobre registro da cor, volume, frequência e consistência das fezes. • Identificar os fatores capazes de causar ou contribuir para a diarreia. • Monitorar a ocorrência de sinais e sintomas de diarreia. • Orientar a paciente para que notifique a enfermagem a cada episódio de diarreia. • Observar, regularmente, o turgor da pele. • Monitorar a pele da região perianal quanto a irritação e formação de úlceras. • Avisar o médico sobre o aumento na frequência ou intensidade dos sons intestinais.
Risco de confusão aguda	• Nível de dor • Equilíbrio eletrolítico e acidobásico • Controle de riscos: processo infeccioso	• Monitorar a ocorrência de confusão e a mudança de estado mental. • Monitorar o estado neurológico atentamente e comparar com os dados iniciais. • Administrar sedação, conforme as necessidades. • Observar a mudança da paciente em resposta aos estímulos. • Monitorar os valores laboratoriais: séricos e osmolaridade urinária. • Monitorar a ingestão e a eliminação. • Manter a normotermia.
Padrão de sexualidade ineficaz	• Desempenho do papel	• Estabelecer uma relação terapêutica com base na confiança e no respeito. • Dar privacidade e garantir o sigilo. • Informar à paciente que a sexualidade é elemento importante da vida e que a doença, os medicamentos e o estresse costumam alterar a função sexual. • Discutir sobre o efeito da situação de saúde na sexualidade, realizando perguntas com declarações que digam à paciente que muitas mulheres têm dificuldades sexuais nesse contexto. • Encorajar a paciente a verbalizar medos e a fazer perguntas. • Discutir sobre as modificações necessárias na atividade sexual, conforme apropriado. • Incluir o cônjuge/parceiro sexual no aconselhamento, conforme apropriado. • Providenciar encaminhamento/consulta com outros membros da equipe de cuidados de saúde, conforme apropriado.
Ansiedade	• Autocontrole da ansiedade • Enfrentamento	• Usar abordagem calma e tranquilizadora. • Esclarecer as expectativas de acordo com o comportamento da paciente. • Explicar todos os procedimentos, inclusive sensações que a paciente possa ter durante os procedimentos. • Tentar compreender a perspectiva da paciente em relação à situação temida. • Oferecer informações reais sobre diagnóstico, tratamento e prognóstico. • Escutar a paciente com atenção. • Criar uma atmosfera que facilite a confiança. • Encorajar a expressão de sentimentos, percepções e medos. • Identificar mudanças no nível de ansiedade. • Observar sinais verbais e não verbais de ansiedade.

Continua

257 – ASSISTÊNCIA DE ENFERMAGEM NAS URGÊNCIAS E EMERGÊNCIAS EM GINECOLOGIA

Continuação

Diagnóstico de enfermagem	Resultados esperados	Intervenções de enfermagem
Risco de infecção **Risco de choque** **Risco de integridade tissular prejudicada** **Risco de sangramento**	• Controle de riscos: processo infeccioso • Equilíbrio hídrico • Gravidade da perda de sangue • Integridade tissular: pele e mucosas • Equilíbrio hídrico • Gravidade da perda de sangue	• Monitorar a pressão arterial, pulso, temperatura e padrão respiratório, conforme apropriado. • Alocar o espaço adequado a cada paciente, conforme orientações da Comissão de Controle de Infecção Hospitalar. • Limpar adequadamente o ambiente após o uso de cada paciente. • Trocar equipamentos para cuidados da paciente conforme protocolo institucional. • Lavar adequadamente as mãos, antes e após cada atividade de cuidado à paciente. • Instituir precauções universais. • Usar luvas, conforme exigência dos protocolos de precauções universais. • Trocar os cateteres intravenosos periféricos conforme orientações atuais da Comissão de Controle de Infecção Hospitalar. • Trocar fixação de cateteres, conforme protocolo institucional, observando a presença de hiperemia, calor e edema local. • Monitorar sinais e sintomas sistêmicos e locais de infecção. • Administrar terapia antibiótica, conforme apropriado. • Monitorar a ocorrência de perda repentina de sangue, desidratação grave ou sangramento persistente. • Monitorar a ocorrência de queda na pressão sanguínea sistólica para menos de 90 mmHg, ou queda de 30 mmHg em pacientes hipertensas. • Monitorar o aparecimento de sinais/sintomas de choque hipovolêmico (p. ex., aumento da sede, frequência cardíaca aumentada, resistência vascular sistêmica aumentada, débito urinário diminuído, ruídos hidroaéreos diminuídos, perfusão periférica diminuída, estado mental alterado ou respirações alteradas). • Inserir e manter cateter intravenoso de grosso calibre. • Administrar líquidos intravenosos e derivados do sangue aquecidos, conforme apropriado. • Administrar oxigênio, conforme apropriado. • Monitorar nível de hemoglobina/hematócrito e exames coagulatórios. • Identificar as causas do sangramento. • Monitorar atentamente a paciente quanto à hemorragia. • Monitorar a quantidade e a natureza da perda de sangue. • Monitorar o tamanho e as características do hematoma, se presente. • Monitorar a condição hídrica, inclusive ingestão e eliminação. • Orientar a paciente e/ou família sobre sinais de sangramento e ações apropriadas, se ocorrer mais sangramento. • Orientar a paciente sobre limitações à atividade. • Monitorar a cor e a temperatura da pele. • Monitorar anormalidades eletrolíticas. • Monitorar o desequilíbrio acidobásico. • Monitorar quanto à presença de arritmias cardíacas.
Conforto prejudicado **Dor aguda** **Náusea**	• Nível de dor • Estado de conforto • Controle da dor • Controle de náusea e vômitos	• Controlar fatores ambientais capazes de influenciar a resposta da paciente ao desconforto (p. ex., temperatura, iluminação e ruídos ambientais). • Realizar levantamento abrangente da dor, de modo a incluir o local, as características, o início/duração, a frequência, a qualidade, a intensidade ou a gravidade e os fatores precipitantes. • Observar indicadores não verbais de desconforto, sobretudo em pacientes incapazes de se comunicar com eficiência. • Assegurar à paciente cuidados precisos de analgesia. • Investigar com a paciente os fatores que aliviam ou pioram a dor. • Utilizar um método de avaliação desenvolvido de modo adequado, que possibilite o monitoramento de alterações na dor e auxilie a identificação de fatores precipitantes reais e potenciais. • Avaliar com a paciente e a equipe de cuidados de saúde a eficácia de medidas de controle da dor que tenham sido utilizadas. • Informar sobre a dor, suas causas, duração e desconfortos antecipados em decorrência dos procedimentos. • Notificar o médico se as medidas adotadas não funcionarem ou se a queixa atual consistir em mudança significativa na experiência anterior de dor da paciente. • Dar atenção imediata às chamadas, manter a campainha sempre ao alcance da mão. • Controlar ou prevenir ruídos excessivos ou indesejáveis, sempre que possível. • Realizar levantamento completo da náusea, inclusive frequência, duração, gravidade e fatores precipitantes, utilizando instrumentos definidos pelo protocolo da instituição. • Avaliar o impacto da experiência de náusea na qualidade de vida. • Assegurar que medicamentos antieméticos eficazes sejam administrados para prevenir a náusea, quando possível. • Promover repouso e sono adequados para facilitar o alívio da náusea. • Usar higiene oral frequente para promover conforto, a menos que estimule a náusea. • Encorajar o consumo de quantidades pequenas de alimento que seja tolerável pela paciente. • Monitorar a ingestão, registrando o conteúdo nutricional e as calorias. • Monitorar os efeitos do controle da náusea ininterruptamente.

Os principais diagnósticos, resultados esperados e intervenções de enfermagem no atendimento à mulher vítima de violência sexual encontram-se na Tabela 257.3.

Tabela 257.3. Principais diagnósticos, resultados esperados e intervenções de enfermagem no atendimento à mulher vítima de violência sexual[2-4,6]

Diagnóstico de enfermagem	Resultados esperados	Intervenções de enfermagem
Risco de volume de líquidos desequilibrado	• Controle de riscos • Detecção de riscos	• Monitorar a ocorrência de níveis anormais de eletrólitos séricos, se possível. • Manter registro preciso da ingestão e eliminação • Monitorar a ocorrência de sintomas de retenção de líquidos. • Monitorar os sinais vitais, conforme apropriado. • Manter a solução intravenosa com eletrólitos em gotejamento constante, conforme apropriado. • Monitorar a resposta da paciente à terapia eletrolítica prescrita. • Monitorar a ocorrência de manifestações de desequilíbrio eletrolítico. • Monitorar a ocorrência de efeitos colaterais dos eletrólitos suplementares prescritos. • Investigar as mucosas orais da paciente, a esclerótica e a pele em busca de indicações de equilíbrio hidroeletrolítico alterado. • Comunicar o médico diante de persistência ou piora de sinais e sintomas de desequilíbrio hidroeletrolítico. • Monitorar quanto à perda hídrica (p. ex., sangramento, vômito, diarreia, transpiração e taquipneia). • Observar o surgimento de indicadores de desidratação (p. ex., turgor insatisfatório da pele, perfusão capilar lentificada/pulso filiforme, sede exagerada, mucosas ressecadas, débito urinário diminuído e hipotensão). • Encorajar a ingestão de líquidos orais. • Administrar hemoderivados, conforme apropriado.
Interação social prejudicada	• Envolvimento social • Comunicação • Autoestima	• Encorajar melhoria do envolvimento em relações já criadas. • Encorajar a paciência no desenvolvimento de relações. • Encorajar a atividades sociais. • Ajudar a paciente a aumentar a percepção dos pontos fortes e das limitações ao comunicar-se com os outros. • Oferecer modelos de papéis que expressem a raiva com adequação. • Solicitar e esperar a comunicação verbal. • Investigar elementos positivos e negativos da atual rede de relacionamentos. • Determinar se alguma mudança física recente foi incorporada à imagem corporal da paciente. • Ajudar a paciente a discutir mudanças causadas pelo incidente, conforme apropriado. • Monitorar se a paciente consegue olhar para a parte do corpo modificada. • Determinar se alguma mudança na imagem corporal contribuiu para o aumento do isolamento social. • Identificar grupos de apoio disponíveis para a paciente.
Disfunção sexual	• Recuperação de abuso	• Estabelecer relação terapêutica com base na confiança e no respeito. • Dar privacidade e garantir o sigilo. • Informar à paciente que a sexualidade é elemento importante da vida e que o incidente pode alterar a função sexual. • Discutir sobre o efeito da situação de saúde na sexualidade, realizando perguntas com declarações que digam à paciente que muitas mulheres têm dificuldades sexuais nesse contexto. • Encorajar a paciente a verbalizar medos e a fazer perguntas. • Ajudar a paciente a expressar pesar e raiva sobre as alterações no funcionamento/aparência do corpo, conforme apropriado. • Apresentar a paciente modelos positivos de papel que tiveram sucesso ao vencer determinado problema, conforme apropriado. • Determinar a quantidade de culpa sexual associada à percepção dos fatores causadores de agressão sexual pela paciente. • Evitar finalizar, prematuramente, a discussão de sentimentos de culpa, mesmo quando pareçam irracionais. • Incluir o cônjuge/parceiro sexual no aconselhamento, conforme apropriado. • Providenciar encaminhamento/consulta com outros membros da equipe de cuidados de saúde, conforme apropriado.

Continua

257 – ASSISTÊNCIA DE ENFERMAGEM NAS URGÊNCIAS E EMERGÊNCIAS EM GINECOLOGIA

Continuação

Diagnóstico de enfermagem	Resultados esperados	Intervenções de enfermagem
Síndrome do trauma de estupro **Síndrome pós-trauma** **Ansiedade** **Risco de sentimento de impotência** **Resiliência prejudicada**	• Enfrentamento • Recuperação de abuso: sexual • Autocontrole da ansiedade • Recuperação de abuso • Resiliência pessoal	• Providenciar que a pessoa de apoio permaneça com a paciente. • Explicar os procedimentos legais disponíveis para a paciente. • Explicar o protocolo para estupro e conseguir o consentimento para a sua implantação. • Documentar se a paciente tomou banho de chuveiro, usou uma ducha ou tomou banho de banheira desde o incidente. • Documentar o estado mental, estado físico, história do incidente, evidências de violência e histórico ginecológico anterior. • Determinar a presença de cortes, contusões, sangramento, lacerações e outros sinais de lesão física. • Implementar o protocolo para estupro (p. ex., etiquetar e guardar as roupas manchadas, secreções vaginais e pelos encontrados na vagina). • Guardar as amostras como evidência legal. • Implementar aconselhamento de intervenção em crise. • Oferecer medicamentos para evitar a gravidez, conforme apropriado. • Oferecer antibiótico profilático contra doenças sexualmente transmissíveis (DSTs). • Informar a paciente sobre o exame de HIV, conforme apropriado. • Dar instruções escritas sobre o uso de medicamentos, serviços de apoio em crises e suporte legal. • Encaminhar a paciente para programa de defesa em casos de estupro. • Documentar conforme a política da instituição. • Usar abordagem calma e tranquilizadora. • Esclarecer as expectativas de acordo com o comportamento da paciente. • Explicar todos os procedimentos, inclusive sensações que a paciente possa ter durante os procedimentos. • Tentar compreender a perspectiva da paciente em relação à situação temida. • Oferecer informações reais sobre diagnóstico, tratamento e prognóstico. • Escutar a paciente com atenção. • Criar uma atmosfera que facilite a confiança. • Encorajar a expressão de sentimentos, percepções e medos. • Identificar mudanças no nível de ansiedade. • Observar sinais verbais e não verbais de ansiedade. • Facilitar a coesão da família. • Encorajar comportamentos positivos de busca da saúde. • Ouvir com atenção a paciente quando ela começar a falar sobre os problemas. • Monitorar a piora progressiva de estado físico e/ou emocional da paciente. • Encorajar a manifestação de preocupações e sentimentos que podem incluir medo, culpa, vergonha e autorreponsabilização. • Apoiar a paciente para que ela tome medidas e faça mudanças para evitar mais vitimização. • Auxiliar a paciente e a família a desenvolverem estratégias de enfrentamento de situações estressantes.
Risco de infecção **Risco de choque** **Risco de integridade tissular prejudicada** **Risco de sangramento**	• Controle de risco: DSTs • Controle de riscos: processo infeccioso • Equilíbrio hídrico • Gravidade da perda de sangue • Integridade tissular: pele e mucosas • Equilíbrio hídrico • Gravidade da perda de sangue	• Monitorar a pressão arterial, pulso, temperatura e padrão respiratório, conforme apropriado. • Alocar o espaço adequado a cada paciente, conforme orientações da Comissão de Controle de Infecção Hospitalar. • Limpar adequadamente o ambiente após o uso de cada paciente. • Trocar equipamentos para cuidados da paciente, conforme protocolo institucional. • Lavar adequadamente as mãos, antes e após cada atividade de cuidado à paciente. • Instituir precauções universais. • Usar luvas, conforme exigência dos protocolos de precauções universais. • Trocar os cateteres intravenosos periféricos conforme orientações atuais da Comissão de Controle de Infecção Hospitalar. • Trocar fixação de cateteres, conforme protocolo institucional, observando a presença de hiperemia, calor e edema local. • Monitorar sinais e sintomas sistêmicos e locais de infecção. • Administrar terapia antibiótica, conforme apropriado. • Monitorar a ocorrência de perda repentina de sangue, desidratação grave ou sangramento persistente. • Monitorar a ocorrência de queda na pressão sanguínea sistólica para menos de 90 mmHg, ou queda de 30 mmHg em pacientes hipertensas. • Monitorar o aparecimento de sinais/sintomas de choque hipovolêmico (p. ex., aumento da sede, frequência cardíaca aumentada, resistência vascular sistêmica aumentada, débito urinário diminuído, ruídos hidroaéreos diminuídos, perfusão periférica diminuída, estado mental alterado ou respirações alteradas). • Inserir e manter cateter intravenoso de grosso calibre. • Administrar líquidos intravenosos derivados do sangue aquecidos, conforme apropriado. • Administrar oxigênio, conforme apropriado. • Monitorar nível de hemoglobina/hematócrito e exames coagulatórios. • Identificar as causas do sangramento. • Monitorar atentamente a paciente quanto à hemorragia. • Monitorar a quantidade e a natureza da perda de sangue.

Continua

Diagnóstico de enfermagem	Resultados esperados	Intervenções de enfermagem
		• Monitorar o tamanho e as características do hematoma, se presente. • Monitorar a condição hídrica, inclusive ingestão e eliminação. • Orientar a paciente e/ou família sobre sinais de sangramento e ações apropriadas se ocorrer mais sangramento. • Orientar a paciente sobre limitações à atividade. • Monitorar a cor e a temperatura da pele. • Monitorar anormalidades eletrolíticas. • Monitorar o desequilíbrio acidobásico. • Monitorar quanto à presença de arritmias cardíacas.
Conforto prejudicado **Dor aguda**	• Nível de dor • Estado de conforto • Controle da dor	• Controlar fatores ambientais capazes de influenciar a resposta da paciente ao desconforto (p. ex., temperatura, iluminação e ruídos ambientais). • Realizar levantamento abrangente da dor, de modo a incluir o local, as características, o início/duração, a frequência, a qualidade, a intensidade ou a gravidade e os fatores precipitantes. • Observar indicadores não verbais de desconforto, sobretudo em pacientes incapazes de se comunicar com eficiência. • Assegurar à paciente cuidados precisos de analgesia. • Investigar com a paciente os fatores que aliviam ou pioram a dor. • Utilizar um método de avaliação desenvolvido de modo adequado, que possibilite o monitoramento de alterações na dor e auxilie na identificação de fatores precipitantes reais e potenciais. • Avaliar com a paciente e a equipe de cuidados de saúde a eficácia de medidas de controle da dor que tenham sido utilizadas. • Informar sobre a dor, suas causas, duração e desconfortos antecipados em decorrência dos procedimentos. • Notificar o médico se as medidas adotadas não funcionarem ou se a queixa atual consistir em mudança significativa na experiência anterior de dor da paciente. • Dar atenção imediata às chamadas; manter a campainha sempre ao alcance da mão. • Controlar ou prevenir ruídos excessivos ou indesejáveis, sempre que possível. • Realizar levantamento completo da náusea, inclusive frequência, duração, gravidade e fatores precipitantes, utilizando instrumentos definidos pelo protocolo da instituição.

Referências bibliográficas

1. Hoffman BL, Schorge JO, Schaffer JI, Halvorson LM, Bradshaw KD, Cunningham FG. Ginecologia de Williams. 2ª ed. Porto Alegre: AMGH; 2014. cap. 11, p. 304-28.
2. Herdman TH, Kamitsuru S, organizadores. North American Nursing Diagnosis Association Internacional. Diagnósticos de Enfermagem da NANDA: definições e classificação 2015-2017. 10ª ed. Porto Alegre: Artmed; 2015.
3. Moorhead S, Johnson M, Maas ML, Swanson E. Classificação dos resultados de enfermagem (NOC). 4ª ed. Rio de Janeiro: Elsevier; 2010.
4. Bulechek GM, Butcher HK, Dochterman JM. Classificação das intervenções de enfermagem (NIC). 5ª ed. Rio de Janeiro: Elsevier; 2010.
5. Hoffman BL, Schorge JO, Schaffer JI, Halvorson LM, Bradshaw KD, Cunningham FG. Ginecologia de Williams. 2ª ed. Porto Alegre: AMGH; 2014. cap. 8, p. 219-40.
6. Hoffman BL, Schorge JO, Schaffer JI, Halvorson LM, Bradshaw KD, Cunningham FG. Ginecologia de Williams. 2ª ed. Porto Alegre: AMGH; 2014. cap. 13, p. 370-5.

258
ASSISTÊNCIA DE ENFERMAGEM NAS URGÊNCIAS E EMERGÊNCIAS EM OBSTETRÍCIA

Flavia Westphal
Patrícia de Souza Melo

Os principais diagnósticos, resultados esperados e intervenções de enfermagem para gestantes com síndromes hemorrágicas encontram-se na Tabela 258.1.

Tabela 258.1. Principais diagnósticos, resultados esperados e intervenções de enfermagem para as gestantes com síndromes hemorrágicas[1-8]

Diagnósticos de enfermagem	Resultados esperados	Intervenções de enfermagem
Risco de choque **Risco de sangramento**	• Equilíbrio hídrico • Gravidade da perda de sangue	• Identificar as causas do sangramento. • Monitorar atentamente a gestante quanto à hemorragia (p. ex., peso ou quantidade de forros utilizados, roupas, lençóis etc.). • Obter o histórico obstétrico, bem como das perdas sanguíneas da gestante (p. ex., início, quantidade, presença de dor e coágulos), se houver. • Revisar a ocorrência de fatores de risco relativos a sangramento em gestação adiantada (p. ex., descolamento prematuro da placenta, tabagismo, uso de cocaína, síndromes hipertensivas e placenta prévia). • Obter o cálculo exato da idade gestacional por meio de relatos da data da última menstruação e/ou laudos ultrassonográficos, se disponíveis. • Examinar o períneo quanto à quantidade e as características do sangramento. • Monitorar os sinais vitais maternos, sempre que necessário, com base na quantidade de sangue perdido. • Monitorar a cor, o nível de consciência e a dor maternos. • Monitorar eletronicamente a frequência cardíaca fetal. • Auxiliar a reanimação fetal, conforme apropriado, diante de sinais anormais de insuficiência uteroplacentária. • Palpar o abdome para verificar a presença de aumento do tônus ou contrações uterinas. • Retardar o toque vaginal até a verificação da localização placentária (laudos ultrassonográficos). • Realizar ou auxiliar o exame especular para visualização da perda sanguínea e a condição cervical. • Monitorar o aparecimento de sinais/sintomas de choque hipovolêmico (p. ex., aumento da sede, frequência cardíaca aumentada, resistência vascular sistêmica aumentada, débito urinário diminuído, perfusão periférica diminuída, estado mental ou respirações alteradas). • Iniciar procedimentos de emergência para hemorragia pré-parto, conforme apropriado (p. ex., oxigenoterapia, terapia intravenosa, tipagem sanguínea e prova cruzada). • Colher amostras para exames laboratoriais, incluindo níveis de hemoglobina/hematócrito, antes e após a perda sanguínea e monitorar testes de coagulação, conforme apropriado. • Administrar imunoglobulina Rho(D), conforme apropriado. • Registrar ingestão e eliminações. • Elevar as extremidades inferiores para aumentar a perfusão aos órgãos vitais e ao feto. • Administrar derivados do sangue, conforme apropriado. • Tomar as precauções adequadas ao manusear derivados do sangue. • Iniciar medidas de segurança, como repouso no leito e posição lateral. • Orientar a gestante a informar o aumento do sangramento vaginal. • Preparar a gestante para parto de emergência, se necessário.

Continua

Continuação

Diagnósticos de enfermagem	Resultados esperados	Intervenções de enfermagem
Risco de infecção **Integridade da pele prejudicada** **Risco de integridade tissular prejudicada**	- Conhecimento: controle da infecção - Controle de riscos: processo infeccioso - Integridade tissular: pele e mucosa	- Monitorar a pressão arterial, pulso, temperatura e padrão respiratório, conforme apropriado. - Alocar o espaço adequado a cada gestante, conforme orientações da Comissão de Controle de Infecção Hospitalar. - Limpar adequadamente o ambiente após o uso de cada gestante. - Trocar equipamentos para cuidados da gestante conforme protocolo institucional. - Lavar adequadamente as mãos, antes e após cada atividade de cuidado à gestante. - Instituir precauções universais. - Usar luvas, conforme exigência dos protocolos de precauções universais. - Limpar a pele da gestante com agente antimicrobiano, conforme apropriado. - Trocar os cateteres intravenosos periféricos conforme orientações atuais da Comissão de Controle de Infecção Hospitalar. - Trocar fixação de cateteres, conforme protocolo institucional, observando a presença de hiperemia, calor e edema local. - Monitorar sinais e sintomas sistêmicos e locais de infecção.
Dor aguda **Conforto prejudicado**	- Controle da dor - Conhecimento: controle da dor - Satisfação do cliente: controle da dor - Estado de conforto	- Realizar levantamento abrangente da dor, de modo a incluir o local, as características, o início/duração, a frequência, a qualidade, a intensidade ou a gravidade e os fatores precipitantes. - Observar indicadores não verbais de desconforto, sobretudo em gestantes incapazes de se comunicar com eficiência. - Assegurar à gestante cuidados precisos de analgesia. - Investigar com a gestante os fatores que aliviam ou pioram a dor. - Utilizar um método de avaliação desenvolvido de modo adequado, que possibilite o monitoramento de alterações na dor e auxilie na identificação de fatores precipitantes reais e potenciais. - Avaliar com a gestante e a equipe de cuidados de saúde a eficácia de medidas de controle da dor que tenham sido utilizadas. - Informar sobre a dor, suas causas, duração e desconfortos antecipados em decorrência dos procedimentos. - Notificar o médico se as medidas adotadas não funcionarem ou se a queixa atual consistir em mudança significativa na experiência anterior de dor da gestante. - Criar um ambiente seguro para a gestante. - Dar atenção imediata às chamadas, manter a campainha sempre ao alcance da mão.
Ansiedade **Medo** **Risco de sentimento de impotência** **Risco de pesar complicado** **Síndrome do estresse por mudança**	- Autocontrole da ansiedade - Autocontrole do medo - Enfrentamento - Autoestima - Comportamento de adesão - Resolução do pesar - Aceitação: estado de saúde	- Usar abordagem calma e tranquilizadora. - Explicar todos os procedimentos, inclusive sensações que a gestante possa ter durante os procedimentos. - Oferecer informações reais sobre diagnóstico, tratamento e prognóstico. - Criar uma atmosfera que facilite a confiança. - Encorajar a expressão de sentimentos, percepções e medos. - Identificar mudanças no nível de ansiedade. - Orientar a gestante sobre o uso de técnicas de relaxamento. - Observar sinais verbais e não verbais de ansiedade. - Permitir, sempre que possível, que a família permaneça com a gestante. - Conversar com a gestante sobre as experiências emocionais. - Fazer declarações de apoio e empatia. - Apoiar o uso de mecanismos de defesa adequados. - Auxiliar a gestante a identificar sentimentos como ansiedade, raiva ou tristeza e encorajá-la a expressá-los. - Escutar e encorajar manifestações de sentimentos e crenças. - Facilitar a identificação, pela gestante, do padrão usual de resposta ao enfrentar medos. - Oferecer apoio durante a fase de negação, raiva, barganha e aceitação do luto, se houver. - Encorajar o diálogo ou choro como formas de reduzir a resposta emocional. - Oferecer assistência na tomada de decisão.
Risco de binômio mãe-feto perturbado	- Comportamento de tratamento: doença ou lesão	- Revisar o histórico obstétrico, se possível, para determinar fatores de risco. - Questionar sobre ingestão oral e uso de cigarro e de medicamentos. - Verificar frequências cardíacas da mãe e do feto antes de iniciar o monitoramento eletrônico do feto. - Obter o traçado inicial da frequência cardíaca do feto, conforme o protocolo. - Oferecer estimulação vibroacústica, se necessário.

Os principais diagnósticos, resultados esperados e intervenções de enfermagem para gestantes com síndromes hipertensivas da gravidez encontram-se na Tabela 258.2.

Tabela 258.2. Principais diagnósticos, resultados esperados e intervenções de enfermagem para as gestantes com síndromes hipertensivas da gravidez[1-8]

Diagnósticos de enfermagem	Resultados esperados	Intervenções de enfermagem
Volume de líquidos excessivo	• Eliminação urinária • Equilíbrio hídrico • Função renal • Conhecimento: controle da hipertensão • Estado respiratório: troca gasosa • Peso: massa corpórea	• Pesar a gestante diariamente, em jejum. • Monitorar níveis de albumina sérica e proteína total, se possível. • Monitorar o padrão respiratório em busca de sintomas de dificuldade respiratória (p. ex., dispneia e taquipneia). • Monitorar a função renal (p. ex., níveis de ureia e creatinina), se possível. • Monitorar ingestão e eliminação (balanço hídrico, se possível). • Monitorar os sinais vitais, conforme apropriado. • Monitorar sinais de edema periférico. • Monitorar resultados laboratoriais relevantes à retenção de líquidos. • Ajustar uma taxa de fluxo apropriado para infusão intravenosa. • Administrar diuréticos prescritos, conforme apropriado. • Elevar a cabeceira da cama para melhorar a ventilação, conforme apropriado. • Observar indicadores de desidratação (p. ex., turgor insatisfatório da pele, retorno capilar lentificado, pulso fraco/filiforme, sede excessiva, mucosas ressecadas, débito urinário diminuído, hipotensão). • Oferecer dieta adequada, conforme indicado.
Risco de perfusão tissular cerebral diminuída **Risco de perfusão tissular cardíaca diminuída** **Risco de perfusão renal ineficaz** **Risco de perfusão tissular periférica ineficaz**	• Perfusão tissular: cerebral • Controle de convulsões • Perfusão tissular: cardíaca • Perfusão tissular: órgãos abdominais • Eliminação urinária • Equilíbrio hídrico • Função renal • Perfusão tissular: periférica • Conhecimento: controle da hipertensão	• Avaliar o nível de consciência. • Monitorar frequentemente a frequência cardíaca, a pressão arterial e alteração pupilar. • Indicar e estimular o repouso apropriado. • Verificar o padrão miccional: frequência, volume e características da urina. • Realizar balanço hídrico. • Realizar cateterização para controle do débito urinário, quando indicado. • Acompanhar os resultados de exames laboratoriais. • Examinar as extremidades inferiores quanto à presença de edema. • Palpar pulsos pediosos e tibiais posteriores. • Determinar o tempo de enchimento capilar, coloração e temperatura dos membros. • Orientar a elevação dos membros inferiores, quando em repouso. • Orientar o uso de vestimenta confortável, que não cause compressão dos membros.
Ansiedade **Medo** **Risco de sentimento de impotência** **Risco de pesar complicado** **Síndrome do estresse por mudança**	• Autocontrole da ansiedade • Autocontrole do medo • tamento • Autoestima • Comportamento de adesão • Resolução do pesar • Aceitação: estado de saúde • Estado de conforto: psicoespiritual	• Usar abordagem calma e tranquilizadora. • Explicar todos os procedimentos, inclusive sensações que a gestante possa ter durante os procedimentos. • Oferecer informações reais sobre diagnóstico, tratamento e prognóstico. • Criar uma atmosfera que facilite a confiança. • Encorajar a expressão de sentimentos, percepções e medos. • Identificar mudanças no nível de ansiedade. • Orientar a gestante sobre o uso de técnicas de relaxamento. • Observar sinais verbais e não verbais de ansiedade. • Permitir, sempre que possível, que a família permaneça com a gestante. • Conversar com a gestante sobre as experiências emocionais. • Fazer declarações de apoio e empatia. • Apoiar o uso de mecanismos de defesa adequados. • Auxiliar a gestante a identificar sentimentos como ansiedade, raiva ou tristeza e encorajá-la a expressá-los. • Escutar e encorajar manifestações de sentimentos e crenças. • Facilitar a identificação, pela gestante, do padrão usual de resposta ao enfrentar medos. • Oferecer apoio durante a fase de negação, raiva, barganha e aceitação do luto, se houver. • Encorajar o diálogo ou choro como formas de reduzir a resposta emocional. • Oferecer assistência na tomada de decisão.
Risco de binômio mãe-feto perturbado	• Comportamento de tratamento: doença ou lesão	• Revisar o histórico obstétrico, se possível, para determinar fatores de risco. • Questionar sobre ingestão oral e uso de cigarro e de medicamentos. • Verificar frequências cardíacas da mãe e do feto antes de iniciar o monitoramento eletrônico do feto. • Obter o traçado inicial da frequência cardíaca do feto, conforme o protocolo. • Oferecer estimulação vibroacústica, se necessário.

Continua

Diagnósticos de enfermagem	Resultados esperados	Intervenções de enfermagem
Risco de infecção **Integridade da pele prejudicada** **Risco de integridade tissular prejudicada** **Risco de quedas** **Risco de lesão** **Risco de aspiração**	Conhecimento: controle da infecção Detecção de riscos Controle de riscos: processo infeccioso Controle de riscos: hipertermia Integridade tissular: pele e mucosa Comportamento de prevenção de quedas Conhecimento: prevenção de quedas Controle de convulsões Eliminação urinária Estado respiratório: permeabilidade das vias aéreas Estado neurológico: controle motor central Prevenção da aspiração	• Monitorar a pressão arterial, pulso, temperatura e padrão respiratório, conforme apropriado. • Alocar o espaço adequado a cada gestante, conforme orientações da Comissão de Controle de Infecção Hospitalar. • Limpar adequadamente o ambiente após o uso de cada gestante. • Trocar equipamentos para cuidados da gestante, conforme protocolo institucional. • Lavar adequadamente as mãos, antes e após cada atividade de cuidado à gestante. • Instituir precauções universais. • Usar luvas, conforme exigência dos protocolos de precauções universais. • Limpar a pele da gestante com agente antimicrobiano, conforme apropriado. • Trocar os cateteres intravenosos periféricos conforme orientações atuais da Comissão de Controle de Infecção Hospitalar. • Trocar fixação de cateteres, conforme protocolo institucional, observando a presença de hiperemia, calor e edema local. • Monitorar sinais e sintomas sistêmicos e locais de infecção. • Em uso de terapia anticonvulsivante: • Inserir cateter vesical e manter um sistema fechado de drenagem urinária, quando apropriado. • Limpar externamente o cateter urinário na região do meato. • Esvaziar o aparelho de drenagem urinária a intervalos específicos. • Registrar as características da drenagem urinária (volume e coloração). • Posicionar a gestante e o sistema de drenagem urinária de modo a promover a drenagem da urina. • Remover o cateter, assim que possível. • Identificar déficits cognitivos ou físicos da gestante, capazes de aumentar o potencial de quedas em determinado ambiente. • Identificar características ambientais capazes de aumentar o potencial de quedas. • Travar as rodas da cadeira de rodas, cama ou maca durante a transferência da gestante. • Colocar objetos pessoais ao alcance da gestante. • Colocar o leito mecânico na posição mais baixa, quando apropriado. • Responder imediatamente ao chamado da gestante ou família. • Monitorar tratamento farmacológico (p. ex., terapia anticonvulsivante e anti-hipertensiva). • Orientar a gestante sobre potenciais fatores precipitantes. • Orientar a gestante e a família a solicitarem ajuda caso se iniciem os sintomas de convulsão. • Avaliar a frequência respiratória, que deverá ser maior que 16 incursões por minuto. • Certificar-se da presença de reflexos patelares. • Controlar o volume de diurese e atentar-se para volume inferior a 25 mL/hora. • Ter disponível para uso imediato uma ampola de gluconato de cálcio, que atua como antídoto do sulfato de magnésio no caso de eventual parada respiratória. • Atentar para sinais e sintomas de iminência de eclâmpsia (p. ex., cefaleia, visão turva, epigastralgia). • Monitorar o nível de consciência, reflexo de tosse, reflexo de vômito e capacidade de deglutir. • Manter uma via aérea pérvia. • Manter a cabeceira e grades da cama elevadas. • Em caso de convulsões: • Liberar vias aéreas usando a técnica de elevação do queixo ou manobra de elevação da mandíbula. • Posicionar a gestante de modo a maximizar o potencial ventilatório. • Identificar gestantes que necessitem de inserção real/potencial de via aérea artificial. • Inserir via aérea artificial nasofaríngea ou oral, conforme apropriado. • Auscultar sons respiratórios, observando áreas de ventilação diminuída ou ausente e presença de ruídos adventícios. • Realizar aspiração endotraqueal ou nasotraqueal, conforme apropriado. • Administrar ar ou oxigênio umidificado, conforme apropriado. • Monitorar a condição respiratória e a oxigenação, conforme apropriado.
Dor aguda **Conforto prejudicado**	• Controle da dor • Conhecimento: controle da dor • Satisfação do cliente: controle da dor • Estado de conforto	• Controlar fatores ambientais capazes de influenciar a resposta da gestante ao desconforto (p. ex., temperatura, iluminação e ruídos ambientais). • Realizar levantamento abrangente da dor, de modo a incluir o local, as características, o início/duração, a frequência, a qualidade, a intensidade ou a gravidade e os fatores precipitantes. • Observar indicadores não verbais de desconforto, sobretudo em gestantes incapazes de se comunicar com eficiência. • Assegurar à gestante cuidados precisos de analgesia. • Investigar com a gestante os fatores que aliviam ou pioram a dor. • Utilizar um método de avaliação desenvolvido de modo adequado, que possibilite o monitoramento de alterações na dor e auxilie na identificação de fatores precipitantes reais e potenciais. • Avaliar com a gestante e a equipe de cuidados de saúde a eficácia de medidas de controle da dor que tenham sido utilizadas. • Informar sobre a dor, suas causas, duração e desconfortos antecipados em decorrência dos procedimentos. • Notificar o médico se as medidas adotadas não funcionarem ou se a queixa atual consistir em uma mudança significativa na experiência anterior de dor da gestante. • Criar um ambiente seguro para a gestante. • Dar atenção imediata às chamadas; manter a campainha sempre ao alcance da mão. • Adaptar a iluminação para benefício terapêutico. • Controlar ou prevenir ruídos excessivos ou indesejáveis, sempre que possível.

Os principais diagnósticos, resultados esperados e intervenções de enfermagem no parto expulsivo encontram-se na Tabela 258.3.

Tabela 258.3. Principais diagnósticos, resultados esperados e intervenções de enfermagem no parto expulsivo[1-3,5-8]

Diagnósticos de enfermagem	Resultados esperados	Intervenções de enfermagem
Risco de binômio mãe-feto perturbado	<ul><li>Comportamento de tratamento: doença ou lesão</li><li>Conhecimento: trabalho de parto e expulsão</li><li>Estado materno: pré-parto</li><li>Estado do feto: intraparto</li><li>Estado materno: intraparto</li><li>Estado materno: pós-parto</li><li>Comportamento de saúde materna pós-parto</li><li>Conhecimento: saúde materna pós-parto</li></ul>	<ul><li>Informar a parturiente e o acompanhante sobre a antecipação de procedimentos e profissionais extras durante o nascimento.</li><li>Monitorar os sinais vitais maternos entre as contrações, conforme protocolo institucional ou as necessidades.</li><li>Auscultar os batimentos cardíacos fetais a cada 15 a 30 minutos durante o período de dilatação e de 5 a 10 minutos no período expulsivo, de acordo com as condições de risco.</li><li>Monitorar as contrações uterinas para determinar a frequência, a duração, a intensidade e o período de repouso.</li><li>Comunicar as mudanças na condição materna e fetal ao profissional responsável, conforme apropriado.</li><li>Monitorar o nível da dor e oferecer métodos alternativos para o seu alívio.</li><li>Ensinar técnicas de respiração, relaxamento e visualização.</li><li>Preparar o equipamento apropriado, inclusive monitor eletrônico fetal, ultrassom, equipamento para anestesia, instrumentos para reanimação neonatal e berço aquecido para o bebê.</li><li>Notificar os demais assistentes para que auxiliem no nascimento (p. ex., neonatologista, enfermeiros de atendimento intensivo neonatal e anestesiologista).</li><li>Explorar as posições que melhorem o conforto materno e mantenham a perfusão placentária.</li><li>Oferecer auxílio na paramentação da equipe obstétrica.</li><li>Usar precauções universais.</li><li>Cobrir a parturiente para garantir sua privacidade durante o procedimento.</li><li>Fazer a manobra de Leopold para determinar a posição fetal.</li><li>Realizar os exames vaginais para determinar a dilatação cervical, conforme apropriado.</li><li>Documentar as características do líquido, a frequência cardíaca fetal e o padrão das contrações após a ruptura espontânea ou provocada das membranas amnióticas.</li><li>Monitorar o progresso do trabalho de parto, inclusive dilatação da cérvice e descida do feto.</li><li>Manter a parturiente e o acompanhante informados da evolução.</li><li>Explicar a finalidade das intervenções necessárias durante o parto.</li><li>Obter consentimento informado antes de procedimentos invasivos.</li><li>Realizar a antissepsia do períneo.</li><li>Orientar a parturiente e a família durante o segundo estágio do parto.</li><li>Avaliar os esforços espontâneos e a duração do período expulsivo.</li><li>Acompanhar o desprendimento da apresentação fetal.</li><li>Verificar a presença de circulares de cordão umbilical, desfazendo-as conforme apropriado.</li><li>Aspirar secreções de narina e boca do bebê, se necessário.</li><li>Auxiliar na passagem dos ombros.</li><li>Apoiar o corpo do recém-nascido.</li><li>Clampear e seccionar o cordão umbilical após o término das pulsações e se não houver contraindicação.</li><li>Coletar sangue do cordão umbilical para tipagem sanguínea e avaliação dos gases sanguíneos do cordão, se necessário.</li><li>Acompanhar a expulsão espontânea da placenta.</li><li>Examinar a cérvice quanto à ocorrência de lacerações após a expulsão da placenta.</li><li>Examinar a placenta, membranas e cordão após o nascimento.</li><li>Estimar perda de sangue após o parto.</li><li>Higienizar o períneo.</li><li>Registrar o horário do nascimento e os eventos/intercorrências durante o parto.</li></ul>
Risco de sangramento	<ul><li>Equilíbrio hídrico</li><li>Gravidade da perda de sangue</li></ul>	<ul><li>Identificar as causas do sangramento.</li><li>Monitorar atentamente a parturiente quanto à hemorragia (p. ex., volume de sangramento em forros, roupas e lençóis utilizados).</li><li>Obter o histórico obstétrico, bem como das perdas sanguíneas da parturiente (p. ex., início, quantidade, presença de dor e coágulos).</li><li>Revisar a ocorrência de fatores de risco relativos a sangramento em gestação adiantada (p. ex., descolamento prematuro da placenta, tabagismo, uso de cocaína, síndromes hipertensivas e placenta prévia).</li><li>Obter o cálculo exato da idade gestacional por meio de relatos da data da última menstruação e/ou laudos ultrassonográficos, se disponíveis.</li><li>Examinar o períneo quanto à quantidade e as características do sangramento.</li><li>Monitorar rigorosamente os sinais vitais maternos.</li><li>Monitorar a cor, o nível de consciência e a dor da parturiente.</li><li>Monitorar eletronicamente a frequência cardíaca fetal.</li><li>Auxiliar a reanimação fetal, conforme apropriado, diante de sinais anormais de insuficiência uteroplacentária.</li><li>Monitorar o aparecimento de sinais/sintomas de choque hipovolêmico (p. ex., aumento da sede, frequência cardíaca aumentada, resistência vascular sistêmica aumentada, débito urinário diminuído, perfusão periférica diminuída, estado mental ou respirações alteradas).</li><li>Iniciar procedimentos de emergência para hemorragia pós-parto, conforme apropriado (p. ex., oxigenoterapia, terapia intravenosa, tipagem sanguínea e prova cruzada).</li><li>Administrar imunoglobulina Rho(D), conforme apropriado.</li></ul>

Continua

Continuação

Diagnósticos de enfermagem	Resultados esperados	Intervenções de enfermagem
Risco de integridade da pele prejudicada	• Integridade tissular: pele e mucosa • Controle de riscos: hipertermia • Controle de riscos: processo infeccioso	• Orientar ou auxiliar na higiene do períneo, em intervalos regulares. • Examinar o períneo, inclusive a condição da episiorrafia ou sutura de laceração, se houver. • Aplicar compressa fria no períneo, conforme apropriado.
Dor aguda	• Controle da dor • Conhecimento: controle da dor • Estado de conforto • Satisfação do cliente: controle da dor	• Monitorar o nível da dor. • Controlar fatores ambientais capazes de influenciar a resposta da gestante ao desconforto (p. ex., temperatura, iluminação e ruídos ambientais). • Realizar levantamento abrangente da dor, de modo a incluir o local, as características, o início/duração, a frequência, a qualidade, a intensidade ou a gravidade e os fatores precipitantes. • Observar indicadores não verbais de desconforto, sobretudo em parturientes incapazes de se comunicar com eficiência. • Assegurar à parturiente cuidados precisos de analgesia, incluindo a oferta de métodos não farmacológicos para alívio da dor. • Investigar com a parturiente os fatores que aliviam ou pioram a dor. • Utilizar um método de avaliação desenvolvido de modo adequado que possibilite o monitoramento de alterações na dor e auxilie na identificação de fatores precipitantes reais e potenciais. • Avaliar com a parturiente e a equipe de cuidados de saúde a eficácia de medidas de controle da dor que tenham sido utilizadas. • Informar sobre a dor, suas causas, duração e desconfortos antecipados em decorrência dos procedimentos. • Notificar o médico se as medidas adotadas não funcionarem ou se a queixa atual consistir em mudança significativa na experiência anterior de dor da gestante. • Criar um ambiente seguro para a parturiente. • Dar atenção imediata às chamadas, manter a campainha sempre ao alcance da mão. • Adaptar a iluminação para benefício terapêutico. • Controlar ou prevenir ruídos excessivos ou indesejáveis, sempre que possível.
Risco de infecção	• Conhecimento: controle da infecção • Controle de riscos: processo infeccioso • Integridade tissular: pele e mucosa	• Monitorar a pressão arterial, pulso, temperatura e padrão respiratório, conforme apropriado. • Alocar o espaço adequado a cada parturiente, conforme orientações da Comissão de Controle de Infecção Hospitalar. • Limpar adequadamente o ambiente após o uso de cada parturiente. • Trocar equipamentos para cuidados da parturiente, conforme protocolo institucional. • Lavar adequadamente as mãos, antes e após cada atividade de cuidado à parturiente. • Instituir precauções universais. • Usar luvas, conforme exigência dos protocolos de precauções universais. • Limpar a pele da parturiente com agente antimicrobiano, conforme apropriado. • Trocar os cateteres intravenosos periféricos, conforme orientações atuais da Comissão de Controle de Infecção Hospitalar. • Trocar fixação de cateteres, conforme protocolo institucional, observando a presença de hiperemia, calor e edema local. • Monitorar sinais e sintomas sistêmicos e locais de infecção.

Os principais diagnósticos, resultados esperados e intervenções de enfermagem para puérperas com atonia/hipotonia uterina encontram-se na Tabela 258.4.

Tabela 258.4. Principais diagnósticos, resultados esperados e intervenções de enfermagem para puérperas com atonia/hipotonia uterina[1-3,5-8]

Diagnósticos de enfermagem	Resultados esperados	Intervenções de enfermagem
Risco de choque	• Equilíbrio hídrico • Gravidade da perda de sangue	• Identificar as causas do sangramento. • Revisar o histórico obstétrico e os registros do parto em busca de fatores de risco de hemorragia pós-parto. • Monitorar as tendências nos parâmetros da pressão sanguínea e hemodinâmicos da puérpera. • Monitorar a quantidade e a natureza da perda sanguínea • Observar características dos lóquios. • Realizar massagem no fundo uterino, aumentando a frequência, se necessário. • Avaliar se há distensão da bexiga, encorajar o ato urinário ou sondar a bexiga distendida. • Manter o cateter intravenoso pérvio. • Iniciar infusão intravenosa, conforme o protocolo institucional ou prescrição médica. • Obter um segundo acesso intravenoso, conforme apropriado. • Administrar ocitócicos via intramuscular ou intravenosa, conforme o protocolo institucional ou prescrição médica. • Notificar o médico e o enfermeiro sobre o estado da puérpera. • Monitorar os sinais vitais a cada 15 minutos ou com maior frequência, conforme apropriado. • Cobrir a puérpera com cobertores ou manta aquecida. • Monitorar a cor, o nível de consciência e a dor da puérpera por meio do exame físico e aplicação de escalas apropriadas. • Monitorar o aparecimento de sinais/sintomas de choque hipovolêmico (p. ex., aumento da sede, frequência cardíaca aumentada, resistência vascular sistêmica aumentada, débito urinário diminuído, perfusão periférica diminuída, estado mental ou respirações alteradas). • Iniciar procedimentos de emergência para hemorragia pós-parto, conforme apropriado (p. ex., oxigenoterapia, terapia intravenosa). • Colher amostras para exames laboratoriais, incluindo níveis de hemoglobina/hematócrito, antes e após a perda sanguínea e monitorar testes de coagulação, conforme apropriado. • Administrar derivados do sangue, conforme apropriado. • Tomar as precauções adequadas ao manusear derivados do sangue. • Auxiliar na colocação de tampões no útero, na eliminação de hematoma ou suturar lacerações, conforme apropriado. • Manter a puérpera e a família informadas sobre a condição, riscos e controle clínico da puérpera. • Oferecer cuidados ao períneo, avaliando o aspecto da ferida operatória, se presente, conforme necessidade. • Preparar a puérpera para histerectomia de emergência, conforme a necessidade. • Discutir os eventos com a equipe de enfermagem para oferecimento de vigilância adequada ao estado materno após o parto.
Risco de infecção	• Conhecimento: controle da infecção • Controle de riscos: processo infeccioso • Integridade tissular: pele e mucosa	• Monitorar a pressão arterial, pulso, temperatura e padrão respiratório, conforme apropriado. • Alocar o espaço adequado a cada puérpera, conforme orientações da Comissão de Controle de Infecção Hospitalar. • Limpar adequadamente o ambiente após o uso de cada puérpera. • Trocar equipamentos para cuidados da puérpera, conforme protocolo institucional. • Lavar adequadamente as mãos, antes e após cada atividade de cuidado à puérpera. • Instituir precauções universais. • Usar luvas, conforme exigência dos protocolos de precauções universais. • Limpar a pele da puérpera com agente antimicrobiano, conforme apropriado. • Trocar os cateteres intravenosos periféricos conforme orientações atuais da Comissão de Controle de Infecção Hospitalar. • Trocar fixação de cateteres, conforme protocolo institucional, observando a presença de hiperemia, calor e edema local. • Monitorar sinais e sintomas sistêmicos e locais de infecção.

Continua

Continuação

Diagnósticos de enfermagem	Resultados esperados	Intervenções de enfermagem
Medo **Ansiedade**	• Autocontrole do medo • Autocontrole da ansiedade • Enfrentamento • Aceitação: estado de saúde • Enfrentamento • Autoestima	• Conversar com a puérpera sobre as experiências emocionais. • Fazer declarações de apoio e empatia. • Apoiar o uso de mecanismos de defesa adequados. • Auxiliar a puérpera a identificar sentimentos como ansiedade, raiva ou tristeza e encorajá-la a expressá-los. • Escutar e encorajar manifestações de sentimentos e crenças. • Facilitar a identificação, pela puérpera, do padrão usual de resposta ao enfrentar medos. • Oferecer apoio durante a fase de negação, raiva, barganha e aceitação do luto, se houver. • Encorajar o diálogo ou choro como formas de reduzir a resposta emocional. • Oferecer assistência na tomada de decisão. • Usar abordagem calma e tranquilizadora. • Explicar todos os procedimentos, inclusive sensações que a puérpera possa ter durante os procedimentos. • Oferecer informações reais sobre diagnóstico, tratamento e prognóstico. • Criar uma atmosfera que facilite a confiança. • Encorajar a expressão de sentimentos, percepções e medos. • Identificar mudanças no nível de ansiedade. • Orientar a puérpera sobre o uso de técnicas de relaxamento. • Observar sinais verbais e não verbais de ansiedade. • Permitir, sempre que possível, que a família permaneça com a puérpera.

Referências bibliográficas

1. Herdman TH, Kamitsuru S, organizadores. North American Nursing Diagnosis Association Internacional. Diagnósticos de Enfermagem da NANDA: definições e classificação 2015-2017. 10ª ed. Porto Alegre: Artmed; 2015.
2. Moorhead S, Johnson M, Maas ML, Swanson E. Classificação dos resultados de enfermagem (NOC). 4ª ed. Rio de Janeiro: Elsevier; 2010.
3. Bulechek GM, Butcher HK, Dochterman JM. Classificação das intervenções de enfermagem (NIC). 5ª ed. Rio de Janeiro: Elsevier; 2010.
4. Brasil. Ministério da Saúde. Secretaria de Atenção à Saúde. Departamento de Ações Programáticas Estratégicas. Gestação de alto risco: manual técnico. 5ª ed. Brasília: Editora do Ministério da Saúde; 2010.
5. Cunningham FG, et al. Obstetrícia de Williams. 24ª ed. Porto Alegre: AMGH; 2016.
6. Orshan SA. Enfermagem na saúde das mulheres, das mães e dos recém-nascidos: o cuidado ao longo da vida. Porto Alegre: Artmed; 2010.
7. Lowdermilk DL, Perry SE, Cashion K, Alden KR. Saúde da mulher e enfermagem obstétrica. 10ª ed. Rio de Janeiro: Elsevier; 2012.
8. Leifer G. Enfermagem obstétrica. 11ª ed. Rio de Janeiro: Elsevier; 2013.

SEÇÃO XXXI

ISQUEMIA CEREBRAL DE ORIGEM EXTRACRANIANA

Coordenador
Erasmo Simão da Silva

ISQUEMIA CEREBRAL DE ORIGEM EXTRACRANIANA

Erasmo Simão da Silva

Os eventos neurológicos de origem arterial extracraniana podem ocorrer a partir de lesões em qualquer território anatômico que tem como destino e função a irrigação encefálica. Portanto, pode ter origem cardíaca, aórtica (ascendente e arco), troncos supra-aórticos (tronco braquiocefálico, artéria carótida comum esquerda, artéria subclávia esquerda), artérias carótidas internas, artérias vertebrais e, raramente, artérias carótidas externas.

Dentre esses territórios mencionados, o mais estudado, portanto o de maior relevância, excluído o cardíaco, é a bifurcação da artéria carótida comum. É nessa região, também conhecida como bulbo carotídeo, que a aterosclerose extracraniana é mais frequente[1].

Neste capítulo, a maior ênfase será conferida para a aterosclerose da bifurcação carotídea, por sua importância e prevalência. Aterosclerose em outros vasos extracranianos, bem como outras etiologias que podem afetar esses vasos e provocar isquemia, serão mencionados, entre eles: fibrodisplasia, dissecção, aneurismas e arterites. O trauma dos vasos extracranianos, em razão da complexidade de diagnóstico e conduta, será analisado em outra sessão.

Pelo escopo desta obra, o foco será a aplicabilidade dos conhecimentos na área voltados ao médico generalista e socorrista, sem entrar na profundidade no debate de detalhes de diagnóstico e condutas controversas.

Aterosclerose da bifurcação da artéria carótida comum

A artéria carótida comum bifurca-se, geralmente, na altura da quarta vertebra cervical, ou borda superior da cartilagem tireoide, em artérias carótidas interna e externa (Figura 259.1). A última irriga a face com múltiplos ramos. A artéria carótida interna não origina ramos na sua porção extracraniana (cervical), porém o primeiro ramo de origem intracraniana, a artéria oftálmica, tem importância para o entendimento do possível sintoma que pode ocorrer nessa afecção, a amaurose fugaz (AF). Anatomicamente, a borda anteromedial do músculo esternoclidomastóideo, a linha mediana cervical e a borda inferior da mandíbula delimitam um espaço chamado do trígono anterior do pescoço, que é de fácil acesso ao exame clínico e a métodos diagnósticos não invasivos. Portanto, com palpação e ausculta, é possível a identificação de frêmitos, ausência de pulso, sopros, bem como o exame de imagem não invasivo (mapeamento Doppler) e rápido pode revelar estenose, oclusão, aneurisma, inflamação (carotidínea) ou dissecção carotídea.

A participação da doença aterosclerótica da bifurcação carotídea (Figura 259.2) na origem de eventos neurológicos isquêmicos tem uma frequência controversa e pode corresponder entre 10% e 40% dos acidentes vasculares isquêmicos[2]. Provavelmente, os valores mais corretos são os inferiores, por volta de 10%[3], pois, devido à natureza da origem da lesão, aterosclerose, o paciente pode ter como origem da isquemia, o coração (cardioembolismo secundário a infarto do miocárdio prévio, arritmia cardíaca de origem

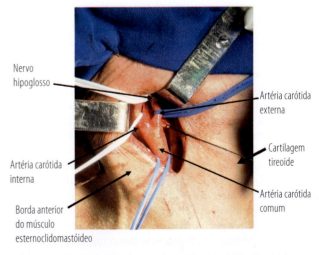

Figura 259.1. Fotografia de campo operatório para endarterectomia. Exposição da bifurcação da artéria carótida comum direita. Relações anatômicas.

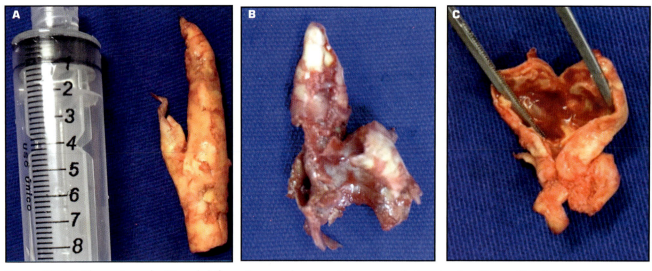

Figura 259.2. Placas ateroscleróticas da bifurcação carotídea removidas após endarterectomias. **A)** Placa fibrótica; **B)** placa com componente lipídico necrótico; **C)** placa com hemorragia.

isquêmica, lesão valvar), aterosclerose de aorta ascendente e arco, aterosclerose de carótidas comuns, vertebrais ou de vasos intracerebrais. Com isso, muitos dos acidentes vasculares cerebrais (AVCs) são considerados indeterminados quanto a origem e etiologia (Tabela 259.1).

Tabela 259.1. Porcentagem aproximada da etiologia dos eventos cerebrais[2]

Eventos neurológicos isquêmicos	70%
Doença de grandes artérias	6%
Lesões arteriais consecutivas (Tanden)	4%
Infarto lacunar	19%
Cardioembólico	14%
Infarto de causa indeterminada	27%
Eventos neurológicos hemorrágicos	27%
Parenquimatoso	13,5%
Subaracnóideo	13,5%
Outros	3%

Dois aspectos são destacados na fisiopatologia dos eventos neurológicos isquêmicos com origem na circulação arterial extracraniana. O primeiro, mais comum, é o ateroembolismo. A placa de ateroma sofre fragmentação (Figura 259.3) e o material particulado migra para a circulação arterial encefálica, levando a infartos isquêmicos. O segundo é a trombose arterial. Um acidente na placa de ateroma leva à oclusão (Figura 259.4) do vaso, acarretando deficiência na irrigação de determinado território e infarto. Outro aspecto mais incomum e que gera polêmica é a deficiência global da irrigação arterial encefálica por obstruções/oclusões arteriais crônicas e lentas que podem gerar sintomas como tonturas, síncopes, desequilíbrio, convulsões e outros. Esses pacientes podem apresentar-se em urgências e, se corretamente avaliados, podem ter o diagnóstico de isquemia cerebral difusa realizado.

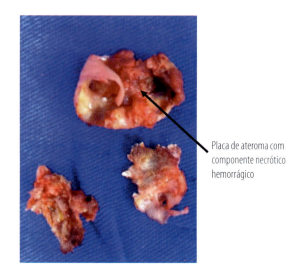

Placa de ateroma com componente necrótico hemorrágico

Figura 259.3. Placa aterosclerótica com risco de fragmentação e ateroembolismo. Espécime removida de endarterectomia.

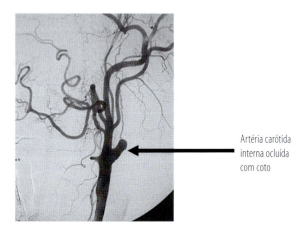

Artéria carótida interna ocluída com coto

Figura 259.4. Arteriografia com oclusão da artéria carótida interna com coto evidente e grande desenvolvimento da artéria carótida externa.

Portanto, na presença de um evento neurológico agudo (AVC, acidente isquêmico transitório – AIT –, AF, isquemia cerebral difusa), impõe-se uma investigação ampla, sistematizada e rápida, mesmo com evento de pequena magnitude (AIT, AF), pois esse pode ser um prenúncio de um evento maior e devastador[4]. Como será discutido adiante, alguns pacientes com acidentes vasculares isquêmicos de origem extracraniana têm uma janela terapêutica para uso de trombolíticos muito curta: 3,5 horas[5].

Para avaliar a gravidade dos AVCs, existem diversas escalas de graduação. Resumindo e simplificando, os acidentes vasculares podem ser classificados como: AVC maior, com graves sequelas cognitivas, motoras, sensitivas e de linguagem; AVC menor, em que as deficiências persistem por mais de 24 horas, mas que podem cursar com razoável ou total melhora do paciente; AITs, que são déficits motores, sensitivos ou de linguagem que duram menos de 24 horas, geralmente minutos, com retorno pleno ao estado prévio ao evento; AF, que corresponde à perda de visão momentânea, com restabelecimento rápido ao estado visual prévio ao evento[6]. Portanto, os eventos neurológicos isquêmicos têm variabilidade acentuada, podendo ir do coma profundo, morte, até deficiência sensitiva leve que não limita a vida. A identificação desses quadros é importante, pois, dependendo da intensidade e da forma de apresentação, diferentes terapias são introduzidas. Os sintomas mais típicos de eventos neurológicos associados ao território carotídeo são desvio de rima labial, fraqueza nos membros inferiores e superiores ou ambos (hemiparesia ou hemiplegia, monoparesia ou monoplegia), deficiências sensitivas ou parestesias e distúrbios da fala (afasias).

Para o diagnóstico, o histórico pessoal prévio de doenças associadas e fatores de risco para aterosclerose (insuficiência coronariana – infarto do miocárdio, arritmia cardíaca, doença arterial de membros inferiores – claudicação intermitente/lesão trófica isquêmica, hipertensão arterial, diabetes, dislipidemia e tabagismo) podem ser rapidamente questionados ao paciente e/ou familiares. Exames prévios e o conhecimento de uma estenose carotídea assintomática também são importantes para, em conjunto, direcionar o diagnóstico.

No exame clínico, a medida da pressão arterial tem importância que não pode ser esquecida, pois os AVCs mais comuns estão associados à hipertensão arterial sistêmica (AVC lacunar decorrente de doença de microvasos cerebrais). Ainda, no exame clínico, são importantes a palpação dos pulsos arteriais (carotídeo em especial) e a ausculta dos trajetos vasculares e precórdio. Um sopro carotídeo localizado na bifurcação da artéria carotídea pode evidenciar lesão aterosclerótica, porém pode ser propagação de um sopro cardíaco (lesão valvar), que também explicaria um evento ateroembólico de origem cardíaca. A detecção de arritmia na palpação de pulsos pode evidenciar um paciente com fibrilação atrial (típica origem de êmbolos cardíacos que originam eventos neurológicos).

Uma vez diferenciado um evento neurológico isquêmico de um hemorrágico (duas causas fundamentais com condutas muito distintas e que podem ser diferenciadas com exames de imagem: tomografia ou ressonância magnética de encéfalo), procede-se à investigação direcionada para o evento isquêmico se o outro foi descartado. O eletrocardiograma (busca de arritmia e do tipo do distúrbio), o mapeamento Doppler das carótidas (Figura 259.5) e o ecocardiograma (este último em busca de áreas cardíacas inativas, lesões valvulares, aterosclerose do arco da aorta, aneurismas da aorta ascendente e arco) podem ser feitos rapidamente na busca da etiologia do evento ou de doenças associadas.

Em caso de achado de aterosclerose extracraniana da bifurcação carotídea, é necessário um aprofundamento do diagnóstico em busca de aterosclerose associada de arco da aorta, carótidas comuns, artérias subclávias e vertebrais, porções das artérias carotídeas não acessíveis ao mapeamento Doppler colorido cervical e de artérias intracranianas. Esses aspectos podem ser elucidados por meio de angiotomografia (Figura 259.6) ou angiorressonância magnética (a arteriografia convencional por punção de uma artéria remota é atualmente reservada para intervenção ou realizada quando os outros métodos não estão disponíveis ou ainda existem dúvidas que os outros métodos não puderam esclarecer). Com exceção da ressonância magnética, é imperioso lembrar que a arteriografia seletiva por punção arterial e a angiotomografia utilizam contraste nefrotóxico. Como esses pacientes têm doenças associadas (diabetes, aterosclerose renal, hipertensão arterial etc.), é prudente saber se existe função renal limitada.

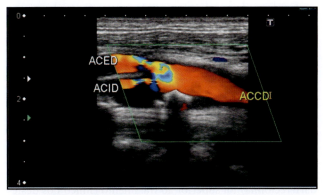

Figura 259.5. Imagem de mapeamento Doppler mostrando os componentes da bifurcação carotídea. ACCD: artéria carótida comum direita; ACID: artéria carótida interna direita com estenose; ACED: artéria carótida externa direita.

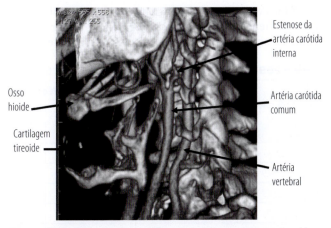

Figura 259.6. Angiotomografia cervical com os vasos carotídeos e artéria vertebral esquerda.

A gravidade do quadro clínico e a imagem diagnóstica do encéfalo (tomografia e/ou ressonância magnética) vão ditar a conduta na presença de um evento neurológico agudo de origem aterosclerótica a partir da bifurcação carotídea.

A AF, o AIT e o AVC menor podem funcionar como prenúncio de um evento maior. Após um AIT, a probabilidade de desenvolver um AVC é de 4% a 20% nos próximos 90 dias, e metade dos eventos vão ocorrer nos dois primeiros dias após o AIT[3,7,8].

Portanto, na presença de uma estenose carotídea significativa (maior que 50%) e de um evento neurológico, a intervenção clínica e cirúrgica (trombólise, angioplastia com stent e endarterectomia) são necessárias, e não excludentes, baseadas novamente no quadro clínico e imagem encefálica.

O tratamento clínico visa oferecer suporte básico de vida e correção dos fatores agravantes: crise hipertensiva ou hipotensão, descontrole do diabetes ou hipoglicemia, desidratação, desequilíbrios hidroeletrolíticos etc.

A introdução de antiagregantes plaquetários (aspirina, clopidogrel, dipiridamol, ticlopidina), associados ou isoladamente, anticoagulantes (em alguns pacientes após descartar hemorragia ou risco de transformação hemorrágica) e estatinas precocemente pode reduzir em até 16% o risco de recorrência precoce[8].

Confirmada a origem carotídea como fonte do evento neurológico, com estenose maior que 50%, a intervenção cirúrgica está indicada baseada na maioria dos grandes estudos na área. Três desses estudos (VA: *Veterans Affairs Cooperative Study Group*[9], NASCET: *North American Symptomatic Carotid Endarterectomy Trial*[10] e ECST: *European Carotid Surgery Trial*)[11], randomizados, controlados e multicêntricos, compararam o tratamento clínico (controle dos fatores de risco e antiagregação plaquetária; na época o uso de estatinas não era disseminado) com a endarterectomia carotídea. Em pacientes com estenose superior a 50%, sintomáticos nos últimos seis meses antes da randomização, a intervenção (endarterectomia) foi superior ao tratamento clínico nos desfechos de novos AVCs e óbito em 30 dias de pós-operatório e no seguimento a médio e longo prazo (Tabela 259.2). Os dados da Tabela 259.2 mostram a superioridade do tratamento cirúrgico em relação ao clínico, em especial nos pacientes com estenoses severas (maiores que 70%).

A intervenção mais clássica e mais apoiada pela literatura é a endarterectomia da bifurcação carotídea (Figura 259.7) com remoção do foco emboligênico, se o paciente estiver neurologicamente estável, com exames de imagem que confirmem a inexistência de AVC extenso (maior) e possibilidade de hemorragia cerebral. Não existe consenso de quando se deve proceder a essa intervenção, mas a tendência é realizá-la precocemente (48 horas a sete dias) devido à possibilidade de AVC recorrente[3,12,13]. Em recente revisão sobre o período após o evento neurológico de melhor ganho terapêutico com risco reduzido para intervenção evitando a recorrência, não foi possível definir com exatidão esse tempo[14]. A angioplastia com stent também pode ser indicada em pacientes de maior risco cirúrgico, anatomia favorável do arco da aorta e das carótidas e experiência da equipe intervencionista (Figura 259.8). Tanto em um procedimento quanto no outro, a placa de ateroma que gerou o evento é instável (hemorrágica e com material necrótico e fragmentado), portanto tecnicamente um desafio para a manipulação.

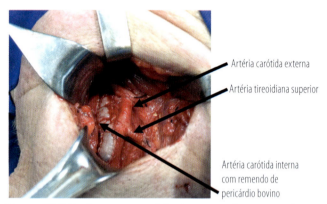

Figura 259.7. Campo operatório de uma endarterectomia: realizado o fechamento da artéria carótida com remendo de pericárdio bovino.

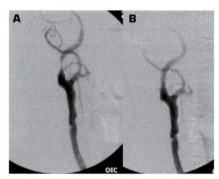

Figura 259.8. Estenose de artéria carótida interna antes (**A**) e após angioplastia com stent (**B**).

Tabela 259.2. Resultado do somatório dos dados dos três grandes estudos comparando endarterectomia × tratamento clínico

Grau de estenose (%)	Taxa de AVC e óbito perioperatório (%)	Risco de AVC em 5 anos (%) Endarterectomia	Risco de AVC em 5 anos (%) Tratamento clínico	Redução de risco absoluto	Número de pacientes a serem tratados para se evitar um AVC	Número de AVCs prevenidos por 1.000 endarterectomias
< 30	6,7	18,36	15,71	-2,6		0
30-49	8,4	22,80	25,45	+2,6	38	26 em 5 anos
50-69	6,2	20	27,77	+7,8	13	78 em 5 anos
70-99	5,4	17,13	32,71	+15,8	3	156 em 5 anos
*String**		22,4	22,3	-0,1		0

* *String* ou sinal do barbante é a apresentação de uma estenose carotídea crítica com a luz da artéria carótida afilada em todo o trajeto extracraniano.

Após o debate sobre a melhor forma de tratamento (endarterectomia ou tratamento clínico), o surgimento da angioplastia com *stent* de carótida suscitou dúvidas e novos questionamentos de qual o procedimento seria melhor nos pacientes sintomáticos. Novamente, vários estudos prospectivos, randomizados e multicêntricos abordaram o tema. Os mais conhecidos são: *Carotid Revascularization Endarterectomy versus Stenting Trial* (CREST)[15], *International Carotid Stenting Study* (ICSS)[16], *Endarterectomy Versus Angioplasty in Patients with Symptomatic Severe Carotid Stenosis* (EVA-3S)[17], *Stent-Protect Angioplasty versus Carotid Endarterectomy* (SPACE)[18]. A análise comparativa entre esses estudos é difícil, pois os desfechos em cada um variaram, bem como a abrangência do tempo do estudo (resultados imediatos x resultados a médio e longo prazo).

No estudo CREST[15], a taxa de AVC e óbito periprocedimento (pós-operatório imediato até 30 dias) foi de 4,4% no grupo angioplastia e de 2,3% no endarterectomia (p < 0,05) e a taxa de infarto do miocárdio foi de 1,1% no grupo angioplastia e de 2,3% no endarterectomia (p < 0,05). Portanto, nesse estudo, a angioplastia com *stent* causou maior número de eventos neurológicos e menos eventos isquêmicos cardíacos que o grupo da endarterectomia. No seguimento de 10 anos, essa tendência se manteve do ponto de vista de eventos neurológicos (11% para angioplastia e 7,9% para endarterectomia). No estudo EVA-3S[17], a tendência do estudo CREST se repetiu, com maior número de eventos neurológicos pós--angioplastia com *stent*. Finalmente, nos estudos SPACE[18] e ICSS[16], os procedimentos (angioplastia com *stent* e endarterectomia) foram considerados semelhantes do ponto de vista de acarretar novos eventos neurológicos.

Apesar de evidências de boa qualidade, a controvérsia ainda existe e é baseada na melhora das técnicas de angioplastia com *stent* (novos materiais, superação da curva de aprendizado), seleção de pacientes baseada em anatomia da circulação extracraniana (tortuosidade, calcificação, presença de trombo mural, bifurcação carotídea muito alta), característica da placa de ateroma (placa com componente necrótico-hemorrágico intenso), pescoço hostil com radioterapia, cirurgia prévia ou traqueostoma, idade do paciente (mais de 75 anos permanece como desfavorável para angioplastia) e risco cardiovascular. Portanto, quando escolher o procedimento, vários fatores devem ser comtemplados, como delineado acima e também de acordo com a experiência da equipe nos procedimentos.

Em pacientes selecionados antes da intervenção sobre a placa (endarterectomia ou angioplastia) e em centros de excelência, a trombólise (com uso de ativador do plasminogênio tecidual recombinante – rTPa) direta por cateter angiográfico colocado na circulação carotídea ou sistêmica pode recuperar vasos obstruídos distalmente à bifurcação carotídea (artéria cerebral média ou anterior e ramos), onde estão alojados os microêmbolos, ou que sofrerem interrupção do fluxo por trombose arterial secundária. A janela terapêutica da trombólise é curta e varia de 3 a 4,5 horas após o evento[5]. Depois desse tempo, o risco de transformação hemorrágica após esse procedimento é alto. Portanto, os eventos neurológicos precisam de uma abordagem de urgência para oferecer várias possibilidades de terapia, com reconhecimento da condição e encaminhamento precoce para centros dedicados ao tratamento do AVC[19].

Nos pacientes que não serão submetidos a terapia trombolítica inicial (a maioria), o foco do tratamento é clínico, isolado ou associado a endarterectomia carotídea ou angioplastia com *stent* de carótida. Pacientes com estenoses inferiores a 50%, portanto não significativas, são tratados clinicamente. Nos pacientes com estenoses maiores que 50%, como já se destacou, vários estudos randomizados controlados, multicêntricos tentaram desvendar qual das duas intervenções seria melhor. De modo geral, a endarterectomia cursa com menor número de eventos cerebrais associados ao procedimento, porém com maiores complicações cardíacas. O importante é escolher o procedimento baseado no risco do paciente (cardiovascular), anatomia do arco da aorta e das carótidas (arcos calcificados, com trombos e carótidas muito tortuosas são desafiadores para a angioplastia com *stent*), altura da bifurcação carotídea (o acesso cirúrgico convencional pode ser difícil em pacientes com a bifurcação carotídea na altura ou acima da segunda vértebra cervical) e idade (as angioplastias de carótida tendem a resultados piores em pacientes acima dos 75 anos).

Outras causas de eventos isquêmicos com origem na circulação arterial extracraniana

A aterosclerose de artérias carótidas comuns, artérias subclávias e vertebrais também pode dar origem a eventos isquêmicos.

Causas mais incomuns compreendem os aneurismas de carótidas, arterites, dissecção carotídea e vertebral (geralmente associadas a trauma, mas não exclusivamente) e fibrodisplasia de artérias carótidas e vertebrais.

Doença das artérias vertebrais

A mais comum afecção que acomete as artérias vertebrais é a aterosclerose, porém essas artérias podem ser acometidas por aneurismas, inflamação (arterites), aneurismas, dissecções, fibrodisplasia, coagulopatias, lesões por abuso de drogas e compressões[20].

Dentre os AVCs isquêmicos, até 20% podem ter origem nessas artérias. Os sintomas mais comuns são tonturas, vertigens, cefaleia, vômitos, visão dupla e outros distúrbios visuais (como hemianopsia, cegueira), ataxia, distúrbios da fala (disartria), dormência e fraqueza bilateral nos membros[20].

Na grande maioria dos pacientes com aterosclerose, o tratamento é feito com antiagregante plaquetário, estatinas e controle dos fatores de risco para aterosclerose. As revascularizações dependem da localização da lesão arterial. As artérias vertebrais são divididas por segmentos: V0, origem junto às artérias subclávias ou arco da aorta; segmento V1, da sua origem até os forames transversos das vértebras cervicais; segmento V2, pelos forames transversos da sexta vértebra cervical até o da primeira vértebra (atlas); segmento V3, deixando o forame transverso do atlas até o início do seu segmento V4, intracraniano, que se une na base do crânio para formar a artéria basilar com a artéria vertebral contralateral[21,22].

As lesões sintomáticas da origem (V1) podem ser tratadas com angioplastia ou angioplastia com *stent*, caso o tratamento clínico não demonstre melhora ou na vigência de eventos isquêmicos repetidos (AIT/AVC). Nos pacientes com oclusão aguda e sintomas, dependendo do estado neurológico, também é possível o uso de trombólise intra-arterial, seguida de angioplastia ou angioplastia com *stent*[22]. Em pacientes com excesso de tortuosidade e lesões muito calcificadas (determinantes de falha técnica da angioplastia), o tratamento cirúrgico pode ser alternativa[23]. As taxas de eventos neurológicos, no perioperatório e nos primeiros 30 dias, com esse tratamento é bastante variável, entre 1,3% e 10,6%[22,24,25]. Depende da localização da lesão, e esses números são atingidos apenas com equipes experientes. Ao contrário das angioplastias de carótida, as taxas de reestenose no território vertebral são maiores, variando de 10,4% a 25,7% (característica da artéria e diâmetro menor)[25].

Nos segmentos V1 e V3 das artérias vertebrais, existe a possibilidade de correção cirúrgica convencional (aberta: transposição da artéria vertebral para a carótida comum ou, distalmente, ponte de veia safena da carótida comum para a porção V3) de lesões nessas áreas. Nas porções distais, a exposição cirúrgica é desafiadora e somente serviços com experiência na exposição possuem bons resultados operatórios a médio e longo prazo. As lesões da porção V2 (intraforame transverso) são também complexas e necessitam de laminectomia para acesso ao vaso (devido à rigidez acarretada pelas vértebras cervicais e trajeto pelo forame transverso)[23].

Os sintomas chamados de vertebrobasilares podem ocorrer também secundários à síndrome do roubo da artéria subclávia. Essa condição ocorre quando a origem da artéria subclávia está ocluída sem a oclusão da origem da artéria vertebral. O fluxo sanguíneo para o membro superior tem origem na artéria subclávia contralateral via artéria basilar, "roubando" fluxo sanguíneo da porção posterior do encéfalo (em geral, quando o membro superior do lado da oclusão de artéria subclávia é movimentado). Pacientes sintomáticos podem ser tratados clinicamente até o desenvolvimento de circulação colateral, porém, se isso não ocorrer, é possível realizar a angioplastia com *stent* da artéria subclávia ou derivação carotídeo subclávia com prótese sintética, veia safena ou ainda transpor a artéria subclávia para a artéria carótida comum.

Dissecção arterial

Tanto os vasos carotídeos como as artérias vertebrais podem apresentar dissecção aguda como causa de evento neurológico. Os sintomas são os mesmos já delineados, porém podem conter um item de trauma menor desencadeando o quadro. Os casos típicos de dissecção são espontâneos e provavelmente originados por uma placa de ateroma ulcerada ou fibrodisplasia arterial. O diagnóstico é inicialmente impreciso e dentro da síndrome de isquemia cerebral. Na avaliação por imagem, o mapeamento Doppler pode sugerir dissecção, que será confirmada por angiotomografia, angiorressonância magnética ou até arteriografia por punção arterial remota.

O tratamento inicialmente é clínico e sempre vai depender do estado neurológico do paciente, que vai permitir a introdução de anticoagulação oral (caso a transformação hemorrágica baseada nas imagens do encéfalo não seja provável). Em pacientes com contraindicação de anticoagulação oral, os antiagregantes podem ser utilizados. Geralmente, a intervenção (endovascular ou aberta) é deixada para um segundo plano, pois na evolução morfológica do vaso pode ocorrer estenose ou formação de aneurismas. O remodelamento espontâneo do vaso é a regra, por isso o tratamento clínico é preferido[26].

Eventos isquêmicos neurológicos agudos também podem ocorrer nas dissecções de aorta torácica quando a luz falsa arterial progride para as artérias carótidas comuns e/ou artérias subclávias (envolvendo as artérias vertebrais). Nessa situação, o paciente vai se apresentar com síndrome aórtica aguda (dor torácica, hipotensão, em caso de rotura da dissecção, ou severamente hipertenso, e outras características dependentes da extensão da dissecção). O diagnóstico aqui é raramente clínico e envolve o achado acidental da dissecção dos troncos supra-aórticos no exame de imagem, geralmente angiotomografia de tórax com extensão cervical.

Aneurismas das artérias da circulação extracraniana

Os aneurismas arteriais envolvendo a circulação extracraniana podem ocorrer em todos os componentes anatômicos desse segmento arterial. Do ponto de vista de eventos neurológicos isquêmicos, os mais importantes estão localizados nas artérias carótidas internas e artérias vertebrais. A fisiopatologia dos eventos isquêmicos associados a essas dilatações envolve o fluxo turbulento e o depósito de material trombótico na luz arterial contígua ao aneurisma. Esse material particulado destaca-se do ponto de origem e os fragmentos se estabelecem na circulação intracerebral: aterotromboembolismo. Mais raramente, pode ocorrer a trombose completa do aneurisma com deficiência hemodinâmica na área encefálica irrigada pela artéria trombosada.

Quanto à etiologia, em sua maioria, os aneurismas são ateroscleróticos, mas podem ser secundários a fibrodisplasia arterial, arterites, traumas, iatrogênicos (punção inadvertida da artéria carótida, lesão arterial em cirurgias de orofaringe ou na exérese de tumores cervicais), inflamatórios e pós-cirúrgicos (pós-endarterectomia carotídea). Também podem ser classificados em verdadeiros (os mais comuns são os ateroscleróticos) ou pseudoaneurismas (pós-trauma ou pós-cirúrgico).

Na região cervical, a forma de apresentação mais comum é uma massa pulsátil que tem como diagnóstico diferencial tumor de corpo carotídeo, linfadenomegalias (em contato com artérias), enfim, tumores cervicais.

Na presença de um evento isquêmico cerebral e uma massa pulsátil cervical, essa hipótese tem de ser inserida no raciocínio clínico, e um exame inicial de imagem para diagnóstico rápido é o mapeamento Doppler.

Os aneurismas carotídeos e vertebrais devem ser tratados precocemente, pois, devido à raridade, não se conhece a evolução natural. O tratamento clínico com antiagregantes plaquetários pode limitar o aparecimento dos sintomas, mas o crescimento do aneurisma é a regra. Esse crescimento pode dificultar o tratamento cirúrgico e endovascular, pois o vaso fica tortuoso e a dilatação pode expandir para porções mais altas (base do crânio).

O tratamento endovascular é possível com endopróteses (*stents* revestidos), e a maior limitação para esse tratamento é a tortuosidade arterial com navegabilidade de materiais desafiadora (Figura 259.9). A cirurgia aberta geralmente envolve cervicotomia, e as opção são a ressecção do aneurisma com reconstrução terminoterminal, ponte de veia safena ou ligadura do aneurisma em situações dramáticas[27]. Para acesso a lesões altas, acima da segunda vértebra cervical, a subluxação da mandíbula é manobra acessória que melhora a exposição distal à artéria carótida interna. Como em todas a cirurgias abertas, a exploração cervical arterial cursa com taxa de lesão de nervos periféricos, que é maior quanto maior for o aneurisma e quanto mais distal ele se localiza (os nervos cranianos mais lesados são o nervo hipoglosso, o glossofaríngeo e os ramos do nervo vago e laríngeo superior e inferior)[28].

Displasia fibromuscular

A displasia fibromuscular é uma arteriopatia rara, que pode acometer vasos carotídeos, vertebrais, artérias renais e ilíacas e artérias da circulação esplâncnica.

No território extracraniano, geralmente é um achado na pesquisa de outras doenças e na maioria dos pacientes cursa estável e sem sintomas. O típico aspecto arterial morfológico é representado em imagem diagnóstica (arteriografia, angiotomografia) como pequenas estenoses entremeadas por pequenos aneurismas (colar de contas)[29].

Na presença de sintomas neurológicos isquêmicos, o mecanismo associado à fibrodisplasia é de ateroembolismo ou oclusão arterial.

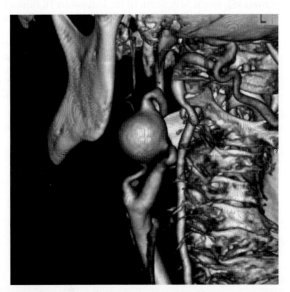

Figura 259.9. Aneurisma da artéria carótida interna com grande tortuosidade da artéria nativa que dificulta o tratamento endovascular, mas facilita a ressecção do aneurisma com anastomose terminoterminal pela cirurgia aberta.

Dependendo do território (carotídeo-vertebral-proximal ou distal), na presença de sintomas e do tipo morfológico e anatomia da lesão, o tratamento pode ser endovascular ou cirúrgico aberto[30]. Em lesões menores, o tratamento clínico é excelente opção, com seguimento por meio do mapeamento Doppler[29]. A pesquisa de outras lesões é necessária em virtude de associação com aneurismas intracranianos e estenose de artérias renais, bem como aneurismas esplâncnicos.

Outra particularidade da fibrodisplasia arterial é a possibilidade também de dar início a uma dissecção arterial (porta de entrada para uma lesão intimal que pode originar a dissecção). Portanto, desenvolvimento de estenoses, aneurismas e dissecções são comuns a algumas dessas afecções da circulação extracraniana e o diagnóstico diferencial da causa de origem, que culmina com um episódio cerebral isquêmico, depende de histórico (faixa etária, sexo, doenças associadas, eventos prévios) e exames de imagens, que podem apresentar as três alterações discutidas acima. Por exemplo, um paciente com fibrodisplasia arterial pode apresentar um aneurisma secundário a uma dissecção, com aterosclerose secundária a esse processo.

Arterites

Entre as arterites que podem acometer a circulação extracraniana, a mais comum é a arterite de Takayasu. A forma tradicional mais observada, que pode originar eventos neurológicos isquêmicos, atinge os ramos supra-aórticos (artérias carótidas comuns e subclávias). Trata-se de uma doença inflamatória de longa evolução que, entre vários sintomas, pode originar, secundariamente a estenoses/oclusões arteriais, eventos isquêmicos cerebrais agudos e eventos ocasionados por deficiência vascular cerebral difusa (tonturas, síncopes).

O processo fisiopatológico é um espessamento difuso da parede arterial (panarterite inespecífica), evolutivo e que cursa com estenose e oclusão. Em alguns pacientes, pode ocorrer aterosclerose secundária a panarterite que acomete o vaso.

O diagnóstico é clínico, confirmado com exames laboratoriais e de imagem. Como a doença é cíclica e crônica, o próprio paciente já informa a afecção. No exame clínico, é comum a ausência de pulsos nos membros superiores e sopro cervical rude. O mapeamento Doppler constata estenoses/oclusões e espessamento da parede arterial, que é confirmado por angiotomografia ou angiorressonância magnética.

O tratamento da arterite é clínico e, quando a forma de apresentação é um evento neurológico, a terapia clínica de suporte é a mesma. É necessário saber se a doença está em atividade (VHS aumentado) e instituir o tratamento específico para a arterite, que envolve imunossupressores e corticoides[31].

Os tratamentos endovascular e cirúrgico são de exceção e raramente instituídos na urgência. Quando os sintomas neurológicos se acentuam ou se tornam repetidos em paciente bem tratado clinicamente, as intervenções podem ser aventadas[31]. O tratamento mais duradouro é a cirurgia aberta, mas é mais agressiva e às vezes envolve esternotomia com ponte da aorta ascendente para os ramos supra-aórticos com próteses sintéticas. Já a terapia endovascular é menos agressiva, mas com altas taxas de recorrência, porém com a vantagem de poder ser repetida.

Referências bibliográficas

1. Bots ML, Breslau PJ, Briet E, Bruyn AM, Huub HDM, van den Ouweland FA, et al. Cardiovascular determinants of carotid artery disease. The Rotterdam Study. Hypertension. 1992;19:717-20.
2. Tegos TJ, Kalodiki E, Daskalopoulou SS, Nicolaides AN. Stroke: epidemiology, clinical picture, and risk factors. Part I of III. Angiology. 2000;51:793-808.
3. Flaherty ML, Kissela B, Khoury JC, Alwell K, Moomaw CJ, Wood D, et al. Carotid artery stenosis as a cause of stroke. Neuroepidemiology. 2013;40:30-41.
4. Tsantias P, Kuhnl A, Kallmayer M, Knappich C, Scmid S, Kuetchou A, et al. Stroke risk in the early period after carotid related symptoms: a systematic review. J Cardiovasc Surg. 2015;56:845-52.
5. Bazan HA, Zea, N, Jennings B, Smith TA, Vidal G, Sternbergh C. Urgent carotid intervention is safe after thrombolysis for minor to moderate acute ischemic stroke. J Vasc Surg. 2015;62:1529-38.
6. Timaran CH, McKinsey JF, Schneider PA, Littooy F. Reporting standards for carotid interventions from the Society for Vascular Surgery. J Vasc Surg. 2011;53:1679-95.
7. Amarenco P, Lavallée PC, Labreuche J, Albers GW, Bornstein NM, Canhão J, et al. One-year risk of stroke after transient ischemic attack or minor stroke. N Engl J Med. 2016;374:1533-41.
8. Huisa BN, Stemer AB, Zivin JA. Atorvastatin in stroke: a review of SPARCL and subgroup analysis. Vasc H Risk Manag. 2010;6:229-36.
9. A Veterans Administration Cooperative Study. Role of carotid endarterectomy in symptomatic carotid stenosis. Stroke. 1986;17:534-8.
10. North American Symptomatic Carotid Trial Collaborators. Beneficial effect of carotid endarterectomy in symptomatic patients with high-grade stenosis. N Engl J Med. 1991;325:445-53.
11. European Carotid Surgery Trialist's Collaborative Group. Randomised trial od endarterectomy for recently symptomatic carotid stenosis: final results of the MRC European carotid surgery trial (ECST). Lancet. 1998;351:1379-87.
12. Tsantilas P, Kuhnl A, Kallmayer M, Pelisek J, Poppert H, Schmid S, et al. A short time interval between the neurologic index event and carotid endarterectomy is not a risk factor for carotid surgery. J Vasc Surg. 2017;65:12-20.
13. Naylor AR. Time is brain! Surgeon. 2007;5:23-30.
14. Vasconcelos V, Cassola N, da Silva EMK, Baptista-Silva JCC. Immediate versus delayed treatment for recently symptomatic carotid artery stenosis. Cochrane Database Syst Rev. 2016;9:CD011401.
15. Brott TG, Howard G, Roubin GS, Meschia JF, Mackey A, Brooks W, et al., for CREST Investigators. Long-term results of stenting versus endarterectomy for carotid-artery stenosis. N Engl J Surg. 2016;374:1021-31.
16. Bonati LH, Dobson J, Featherstone RL, Ederle J, vander Worp HB, de Borst GJ, et al., for the International Carotid Stenting Study investigators. Long-term outcomes after stenting versus endarterectomy for treatment of symptomatic carotid stenosis: the International Carotid Stenting Study (ICSS) randomized trial. Lancet. 2015;385:529-38.
17. Mas JL, Arquizan C, Calvet D, Viguier A, Albucher JF, Piquet P, et al., on behalf of the EVA-3S Investigators. Stroke. 2014;45:2750-6.
18. Eckstein H, Ringleb P, Allenberg J, Berger J, Fraedrich G, Hacke S, et al. Results of the stent-protected angioplasty versus carotid endarterectomy (SPACE) study to treat symptomatic stenosis at 2 years: a multinational, prospective, randomized trial. Lancet Neurol. 2008;7:885-92.
19. Paty PSK, Bernardini GL, Metha M, Feustel PJ, Desai K, Roddy SP, et al. Standadized protocols enable stroke recognition and early treatment of carotid stenosis. J Vasc Surg. 2014;60:85-91.
20. Savitz SI, Caplan LR. Vertebrobasilar disease. N Engl J Med. 2005;352:2618-26.
21. Caplan L. Posterior Circulation ischemia: then, now, and tomorrow. The Thomas Willis Lecture – 2000. Stroke. 2000;31:2011-23.
22. Eberhardt O, Naegele T, Raygrotzki S, Weller M, Ernemann U. Stenting of vertebrobasilar arteries in symptomatic atherosclerotic disease and acute occlusion: Case series and review of the literature. J Vasc Surg. 2006;43:1145-54.
23. Berguer R, Flynn LM, Kline RA, Caplan L. Surgical reconstruction of the extracranial vertebral artery: management and outcome. J Vasc Surg. 2000;31:9-18.
24. The SSYLVIA Study Investigators. Stenting of symptomatic atherosclerotic lesions in the vertebral or intracranial arteries. Study results. Stroke. 2004;35:1388-92.
25. Rodak D, Babic S, Sagie D, Tanaskovic S, Kovacevic V, Otaseviv P, et al. Endovascular treatment of symptomatic high-grade vertebral artery stenosis. J Vasc Surg. 2014;60:92-7.
26. Muller BT, Luther B, Hort W, Neumann-Haefelin T, Aulich A, Sandmann W. Surgical treatment of 50 carotid dissections: indications and results. J Vasc Surg. 2000;31:980-8.
27. Garg K, Rochman CB, Lee V, Maldonado TS, Jacobowitz GR, Adelman MA. Presentation and management of carotid artery aneurysms and pesudoaneurysms. J Vasc Surg. 2012;55:1618-22.
28. Welleweerd JC, den Ruijter, Nellssen BGL, Bots ML, Kappelle LJ, Rinkel GJE, et al. Management of extracranial carotid artery aneurysm. Eur J Vasc Endovasc Surg. 2015;50:141-7.
29. Stewart MT, Moritz MW, Smith III RB, Fulenwider JT, Perdue GD. The natural history of carotid fibromuscular dysplasia. J Vasc Surg. 1986;3:305-10.
30. Assadian A, Senekowitsch C, Assadian O, Schuster H, Ptakovsky H, Hagmuller GW. Combined open and endovascular stent grafting of internal carotid artery fibromuscular dysplasia: long term results. Eur J Vasc Endovasc Surg. 2005;29:345-9.
31. Ling P, Hoffman GS. Advances in the medical and surgical treatment of Takayasu arteritis. Curr Opin Rheumatol. 2005;17:16-24.

ÍNDICE REMISSIVO

A

Abdome agudo, 2090
   em ginecologia, 1599
   hemorrágico, 1599, 1600
   inflamatório, 1600, 1601
   isquêmico, 1600
   não traumático, 1919
   vascular, 1459
      apresentação clínica, 1459
      diagnóstico, 1460
      etiologia, 1459
      exames complementares, 1459
      fatores de risco, 1459
      medidas iniciais, 1460
      sequência de tratamento, 1460
      suporte pós-tratamento, 1461
      tratamento, 1461
Abortamento, 1699
   classificações do, 1711
   completo, 1700, 1712, 1759
   complicações do, 1759
   diagnóstico do, 1759
   em curso/inevitável, 1760
   espontâneo, 1699
   habitual (ou recorrente), 1713
   incompleto, 1700, 1712, 1759
   inevitável, 1700, 1712, 1759
   infectado, 1701, 1712, 1760
   inseguro, 1700
   precoce, 1699
   provocado, 1699
   retido, 1701, 1712, 1760
      no segundo trimestre, 1702
   seguro, 1700
   tardio, 1699
Abrasão da córnea, 1643, 1656
Abscesso
   de Bartholin, 1615
   de septo nasal, 1799
      avaliação e conduta inicial na sala de emergência, 1799
      complicações, 1800
      diagnóstico diferencial, 1800
      epidemiologia, 1799
      fisiopatologia, 1799
      quadro clínico, 1799
      tratamento, 1800
   intramuscular, 1967
   parafaríngeo, 1774
   periamigdaliano, 1773
   perirrenal, 1897, 1898
   renal, 1897
   retrofaríngeo, 1774
Abstinência de substâncias, 1312
   álcool, 1313
   benzodiazepínicos, 1313
   cannabis, 1313
   cocaína, 1313
   crack, 1313
   nicotina, 1313
   opioides, 1313
Abulia, 1249
Ação corretiva, 2036, 2040
Acatisia, 1247
Acetaminofeno
   intoxicação por, 1533
   overdose por, 1533
Acetona, 1593
Acidente vascular
   cerebral, 1426, 1931
      hemorrágico, 2067
      isquêmico, 1933, 2067
   encefálico hemorrágico, 1933
Ácido
   acetilsalicílico, 1515
   aminocaproico, 1648
   ascórbico, 1577, 1647
   tranexâmico, 1607
   valproico, 1362
Acidose metabólica, 1447
Acometimento da junção neuromuscular, 1584
Acrilamida, 1585
Acuidade visual, 1633, 1639
Adenomiose, 1606
Adolescentes, comportamento suicida em, 1385
Adrenalina, 2083

Afetividade, 1249
Agente(s)
   hipouricemiantes, 1988
   laranja, 1585
Agitação, 1300, 1319, 1334
   psicomotora, 1247, 2134
Agressividade, 1334, 1382
Água raz, 1593
Alcalinização da urina, 1448, 1989
Álcool, 1307, 1309, 1310, 1581, 1594
   abstinência por, 1313
   síndrome de abstinência, 1315
Alopecia, 2138
Alopurinol, 1448
Alprazolam, 1262, 1594
Alteração
   da sensopercepção, 1341
   de comportamento, 2134
Alucinação(ões), 1250, 1297
   complexas, 1250
   hipnagógicas, 1250
   hipnopômpicas, 1250
   simples, 1250
   verdadeiras, 1250
Alucinógenos, 1593
Alucinose, 1250
Alumínio, 1580
Alzheimer, doença de, 1327
Amaurose fugaz, 1636
Ambliopia alcoólica, 1581
Ameaça de abortamento, 1700, 1711
Amenorreia, 1605
Aminofilina, intoxicação, 1515
Amiodarona, 1582
Amissulprida, 1259
Amnésia
   anterógrada, 1248
   global transitória, 1933
   lacunar, 1249
   retrógrada, 1249
Anafilaxia, 2055
   causas, 2056, 2057
   diagnóstico, 2056
      diferencial, 2057

laboratorial, 2056
epidemiologia, 2055
fisiopatologia, 2055
manejo, 2058
sinais, 2056
sintomas, 2056
tratamento, 2058
Analgesia e sedação, 2081
Analgésicos, intoxicação por, 1533
Análise
   de fenômeno, 2037
   de processo, 2038
   SWOT, 2024
Anamnese psiquiátrica, 1244, 1245
Anemia(s), 1435
   aguda, 1427, 1435
   crônica, 1435
   declínio funcional, 1441
   diagnóstico diferencial, 1438
   epidemiologia, 1435
   falciforme na gestação, 1429
   fisiopatologia, 1435
   no paciente idoso, 1440
   quadro clínico, 1438
Aneurisma(s)
   arteriais, 1481, 2143
   de aorta abdominal, 1481
      roto, 1483
      sem rotura, 1482
      sintomático, 1482
   de artéria(s)
      poplítea, 1489
      viscerais, 1490
   roto, 1933
Anfetaminas, 1591
   intoxicação, 1516
Angioedema, 1887
   hereditário, 1865
Angiografia
   por subtração digital, 1475
   pulmonar, 1740
   torácica, 1999
Angioplastia, 2016
Angiorressonância, 1475
Angiotomografia, 1475
   de tórax, 1998
Angústia, 1249
Anisocoria, 1935
Anlodipino, 1543
Anorexígenos, 1591
Ansiedade, 1249, 1267, 1333, 1382, 2077, 2079, 2120
   abordagens
      farmacológicas, 1273
      não farmacológicas, 1273
   avaliação inicial na sala de emergência, 1272
   conduta, 1274
      inicial na sala de emergência, 1273
   diagnóstico diferencial, 1269
   dor torácica, 1271
   epidemiologia, 1268
   fatores
      de risco, 1268
      genéticos, 1268
   fisiopatologia, 1268
   generalizada na gestação, 1358
   manutenção do pânico, 1269
   monitorização, 1274
   neuroticismo, 1268
   processos neurobiológicos, 1268
   quadro clínico, 1269
Anti-inflamatórios não esteroidais, 1607
Anticoagulação, 2016
Anticoagulantes
   orais diretos, 1393
   sangramentos e uso de, 1392
Anticolinérgicos, 1593
Anticoncepção de emergência, 1621, 1627
Anticonvulsivantes, 1595
Antidepressivos, 1261, 1595
   inibidores da enzima monoaminoxidase, 1283
   tricíclicos, 1263
      intoxicação, 1516
Antipsicóticos, 1256, 1311, 1361, 1595
   de primeira geração, 1256
   de segunda geração, 1257
Apatia, 1249, 1333
Apixabana, 1467
Aplasia
   do músculo depressor do ângulo da boca, 1822
   transitória da série vermelha, 1429
Apoplexia hipofisária, 1849
   escore de, 1850
Aripiprazol, 1259
Arritmia cardíaca, 1447, 1986
Arsênico, 1580, 1585
Arterites de células gigantes, 1636
Artrite(s)
   gonocócica, 1676, 1678
   gotosa, 1664
      aguda, 1662
   induzidas por cristais, 1662
   monoarticular, 1661
   poliarticulares, 1667
   por cristais de pirofosfato de cálcio, 1664
   psoriática, 1676, 1677
   reativa, 1664
   reumatoide, 1676, 1677
   séptica, 1661, 1664, 1967
Árvore de indicadores, 2027
Ascite, 2090
Asenapina (maleato), 1259
Asma, 2077
Aspiração de corpo estranho, 1781
Aspirina, 1393
Assistência de enfermagem nas urgências e emergências, 2111
   ambientais, 2169
   cardiológicas, 2079
   em alergologia, 2145
   em cirurgia vascular, 2143
   em dermatologia, 2147
   em gastroenterologia, 2089
   em ginecologia, 2179
   em hematologia e infectologia, 2121
   em obstetrícia, 2187
   em oncologia, 2137
   em ortopedia e reumatologia, 2129
   em pneumologia, 2071
   em psiquiatria, 2133
   em toxicologia, 2173
   metabólicas e em nefrologia, 2097
   na administração de drogas vasoativas, 2083
   neurológicas, 2065
Ataque
   de pânico, 1268
   isquêmico transitório, 1636
Atelectasia, 1909
Atenção, 1247
Atendimento à mulher vítima de violência sexual, 1619
Atetose, 1586
Atonia uterina, 1765, 2193
Atos compulsivos, 1250
Aumento
   da pressão intracraniana, 1935
   na destruição de plaquetas, 1394
Autoagressão, 1299
Autoagressividade, 1278, 1280, 1281
Autocontrole ineficaz da saúde, 2077
Automutilação, 1278, 1280, 1281
Autonomia, 1370
Avaliação
   gerencial mensal (AGM), 2028
   psiquiátrica, 1243
AZT, miopatias relacionadas ao, 1582

B

Baclofeno, 1595
Balanced Score Card (BSC), 2027
Balão intrauterino, 1765
Barbitúricos, 1594
Bartholinite, 1615
Beneficência, 1370
Benzina, 1593
Benzodiazepínicos, 1257, 1309, 1310, 1311, 1361, 1594, 1595
   abstinência por, 1313
   intoxicação, 1516
   síndrome de abstinência de, 1316
Benzotiazepinas, 1543
Bernard-Soulier, síndrome de, 1397
Betabloqueadores, 1595
   intoxicação, 1517
Bicarbonato, 1836
Biomecânica da coluna vertebral, 1972
Biperideno, 1593
Blefarites, 1655, 1656
Bloqueadores
   adrenérgicos, 1543
   dos canais de cálcio, intoxicação por, 1543
      avaliação inicial na sala de emergência, 1546
      condutas na sala de emergência, 1546
      diagnóstico diferencial, 1545
      epidemiologia, 1544
      fisiopatologia, 1544
      monitorização, 1546
      prescrição, 1546
      quadro clínico, 1545
      tratamento, 1546
Botulismo, 1584
Bromazepam, 1262, 1594
Broncoplastia, 1997

Broncoscopia, 1996
  rígida com desbridamento, 1997
Bursite séptica, 1967

C

Calázio, 1655
Canabinoides, 1592
Canaliculite, 1656
Candida albicans, 1612
Candidíase, 1612
Cannabis, 1309, 1310
  abstinência por, 1313
Capacidade
  adaptativa intracraniana diminuída, 2114, 2139
  de transferência prejudicada, 2139
Carbamatos, 1518, 1581
  intoxicação por, 1537
    avaliação inicial na sala de emergência, 1540
    condutas na sala de emergência, 1540
    diagnóstico diferencial, 1539
    epidemiologia, 1537
    fisiopatologia, 1538
    monitorização, 1540
    prescrição, 1540
    quadro clínico, 1538
    tratamento, 1540
Carbamazepina, 1362
Cardioversão elétrica sincronizada, 2082
Caretas, 1319
Carrapato, 1586
Carvão ativado, 1511, 2176
  doses múltiplas de, 1513
Catalepsia, 1319
Catárticos, 1512
Catatonia, 1319
  apresentação clínica, 1319
  avaliação, 1321
    de risco, 1323
  diagnósticos diferenciais, 1322
  maligna, 1323
  manejo, 1324
Cefaleia, 1936
Cegueira cortical, 1636
Celulite, 1653, 1967
  orbitária, 1654, 1657
  periamigdaliana, 1774
  pós-septal, 1654
  pré-septal, 1654
Ceratite, 1657
Ceratoconjuntivite fotoelétrica, 1654
Cetoacidose diabética, 1833
  euglicêmica, 1837
  prevenção, 1837
Chá de lírio, 1593
Choque, 2109
  séptico, 2125
Chumbo, 1579, 1585
  intoxicação por, 1555
Cianeto, 1517
  intoxicação por, 1566
Ciclo circadiano, 1334
Ciclodiálise, 1643
Ciclosporina, 1582

Ciguatera, 1585
Cintilografia, 1740
  óssea, 1501
Cisto(s)
  de Bartholin, 1615
  de corpo lúteo, 1600
  hemorrágico, 1602
Classificação de risco no serviço de emergência, 2061
  contexto, 2061
  gestão dos fluxos com base no sistema de, 2062
  modelos de protocolos, 2061
  no Brasil, 2061
Clobazam, 1262
Clonazepam, 1262
Clordiazepóxido, 1263, 1264
Cloroquina, 1582
Clorpromazina, cloridrato, 1258
Cloxazolam, 1263
Clozapina, 1259
Coagulação intravascular disseminada (CIVD), 1405, 2139
Coagulopatias, 1606
  hereditárias, história familiar de, 1390
Cocaína, 1309, 1310, 1591, 1592, 1595
  abstinência por, 1313
  intoxicação, 1517, 1529
    farmacologia, 1529
    fisiopatologia, 1529
    manifestações clínicas, 1529
Codeína, 1309, 1592
Cogumelos, 1593
  venenosos, 1581
Colagenoses, 1669
Colangites, 2092
Colas, 1593
Colchicina, 1582
Colestase intrahepática, 1426
Cólica renal, 1901
Colinesterases, 1537
Colocação de endopróteses, 1997
Coma, 1248
  psicogênico, 1323
Complicações oncológicas, 2138
Comportamento
  agressivo, crianças e adolescentes, 1347
  suicida, 2134
    crianças e adolescentes, 1348
    em adolescentes, 1385
Compressão medular, 2139
Comunicação, 1332
Concussão, 1938
Condição ocular aguda, 1426
Condutas na crise hipertensiva, 1735
Confabulação, 1249
Confidencialidade, 1370
Conforto prejudicado, 2087, 2115
Confusão aguda, 2065, 2114, 2139
Conjuntivite(s), 1652
  alérgica, 1652, 1656
  bacteriana, 1652, 1656
  viral, 1652, 1656
Consciência, 1248
Consentimento esclarecido, 1370
Constipação, 1992, 2138, 2139
Contaminação bacteriana, 1418, 1420

Contenção
  física, 1308
  mecânica, 1367
    e isolamento, 1375
Contraceptivo(s)
  com levonorgestrel isolado, 1627
  hormonais combinados, 1607
Contusão pulmonar, 1908
Convulsões, 1447, 1939, 1986
Coreia, 1586
Coricarcinoma, 1716
  gestacional, 1705
Corpo(s) estranho(s), 1827
  em feridas, 1967
  na cavidade nasal, 1828
  na faringe, 1828
  na orelha externa, 1827
  ocular, 1643
Corpo lúteo hemorrágico, 1602
Cotovelo de tenista, 1692
Crack, 1309
  abstinência por, 1313
Creatinina, 1447, 1986
Crianças e adolescentes
  aspectos legais e éticos, 1377
  psiquiatria, 1347
    apresentação clínica, 1347
    avaliação
      de risco, 1352
      psiquiátrica de crianças e adolescentes, 1351
    definição, 1347
    diagnósticos diferenciais, 1352
    manejo e tratamento, 1352
    maus-tratos, 1350
Crioprecipitado, transfusão de, 1416
Crise(s)
  adrenal, 1857
  adrenérgica, 1859
  aguda de falcização hepática, 1426
  aplástica, 1427
  convulsivas, 2065
  de pânico, 1249
  dolorosa, 1426
  epilépticas, 1293
  hipertensiva associada ao uso de antidepressivos inibidores da enzima monoaminoxidase, 1283
  não epilépticas psicogênicas, 1293
  neurológicas, 1428
  psicogênicas não epilépticas, 1323
  vaso-oclusivas, 1425
Crupe
  recorrente, 1780
  viral, 1780
Curetagem, 1702

D

D-dímero, 1740
Dabigatrana, 1467
Dacriocistite, 1655, 1656
Dactilite, 1426
Deambulação prejudicada, 2139
Débito cardíaco diminuído, 2077, 2080, 2086
Dedo em gatilho, 1692

Déficit no autocuidado, 2073
    alimentação, 2073
    banho, 2073
    higiene íntima, 2073
    vestir-se, 2073
Degeneração macular, 1636
    relacionada a idade, 1635
Deglutição prejudicada, 2067
Delírio(s), 1250, 1297
    de ciúmes, 1251
    de referência, 1251
    depressivos, 1251
    megalomaníacos, 1251
    místico-religioso, 1251
    persecutório, 1251
Delirium, 1253, 1329, 1339, 1940
    avaliação inicial na sala de emergência, 1344
    conduta na sala de emergência, 1344
    diagnóstico diferencial, 1343
    epidemiologia, 1339
    fisiopatologia, 1340
    hiperativo, 1253
    hipoativo, 1253
    misto, 1253
    monitorização, 1345
    prescrição, 1345
    quadro clínico, 1340
    tratamentos, 1345
Demanda espontânea de pacientes de baixa complexidade ao PS hospitalar, 2048
Demência, 1327
    ambiente físico, 1332
    avaliação inicial na sala de urgência, 1330
    com corpos de Lewy, 1328
    condutas na sala de emergência, 1332
    diagnóstico diferencial, 1329
    epidemiologia, 1327
    eventos adversos, 1332
    exame(s)
        de imagem, 1331
        laboratoriais, 1330
        neurológico, 1330
        neuropsicológicos, 1331
    frontotemporal, 1328
    monitorização, 1333
    prescrição, 1333
    quadro clínico, 1327
    tratamento, 1333
    treinamento da equipe, 1332
    vascular, 1328
Depressão, 1249, 1277, 1330, 1333
    avaliação inicial na sala de emergência, 1278
    diagnóstico diferencial, 1278
    epidemiologia, 1277
    fisiopatologia, 1277
    início de recuperação da, 1385
    na gestação, 1357
    quadro clínico, 1277
    sintomas de mania, 1278
Dermatite
    atópica, 1878
    de contato, 1878
    seborreica, 1878
Dermatoses, 1865

bolhosas autoimunes, 1868
Derrame(s)
    pericárdicos, 2002
    pleurais, 2000, 2076
Descolamento
    de retina, 1635, 1636
    prematuro da placenta, 1719
        normalmente inserida, 1737
Desconsideração de doenças físicas, 1376
Descrição do negócio, 2032
Desequilíbrios eletrolíticos, 2100
Desesperança, 1382
Desintoxicação de opioides, 1596
Deslocamento do joelho, 1965
Desmopressina, 1400
Desobstrução ineficaz de vias aéreas, 2066, 2074, 2112, 2116, 2117
Diabetes
    insipidus central, 1850
    mellitus, 1493
        complicações hiperglicêmicas agudas do, 1833
        estados hipoglicêmicos no, 1841
Diagnóstico
    de enfermagem, 2098
    do trabalho operacional (DTO), 2035
Diarreia, 2089, 2138, 2139
    induzida por agentes antineoplásicos, 1991
Diazepam, 1263, 1264, 1594
Dietalamida do ácido lisérgico, 1593
Digitálicos, 1517
Diidropiridinas, 1543
Diltiazem, 1543
Dioxina, 1585
Diplopia, 1940
Disco intervertebral, 1972
Disfunção(ões)
    endócrinas, 1850
    ovulatórias, 1606
    plaquetária(s)
        hereditárias, 1397
        induzida por drogas, 1396
Dispneia associada à transfusão, 1419, 1420
Dispositivo intrauterino de emergência, 1628
Dissulfiram, 1595
Dissulfito de carbono, 1585
Distocia de ombro, 1748
Distonia, 1586
    aguda, 1323
Distúrbio(s)
    da adrenal, 1857
    da atenção, 1341
    da coagulação, 2121
    da hemostasia primária e secundária, 1389
        anamnese, 1390
        epidemiologia, 1389
        falhas na, 1391
        fisiopatologia, 1391
        uso de medicações, 1390
    da hemostasia secundária na emergência, 1397
    da hipófise, 1849
    da imagem corporal, 2120, 2139

do movimento induzidos por toxinas e drogas, 1586
    do ritmo circadiano, 1333
    eletrolíticos, 1989
    hipertensivos na gravidez, 1725
    metabólicos, 1419, 1420
    plaquetários qualitativos, 1396
Diurese forçada (com diuréticos), 1513
Dobutamina, 2084
Documentação médico-legal, 1376
Doença(s)
    de Alzheimer, 1327
    de Marchiafava-Bignami, 1581
    de Parkinson, 1323, 1328
    de Rendu-Osler-Weber, 1788
    de von Willebrand, 1400
    do enxerto contra o hospedeiro pós-transfusional, 1421
    do *pool* plaquetário, 1397
    do tecido conjuntivo, 1664
    falciforme, 1423, 2123
        epidemiologia, 1423
        fisiopatologia, 1423
        quadro clínico, 1424
    infecciosas, 1421
    inflamatória pélvica, 1602
    neuromusculares, 2065
    por depósito de pirofosfato de cálcio, 1676
    trofoblástica gestacional, 1704
        epidemiologia, 1705
        histopatologia, 1705
    tromboembólica, 1933
    vesicobolhosas ameaçadoras à vida, 1868
Dolantina, 1592
Dopamina, 2083
Dor
    abdominal, crise de, 1426
    aguda, 2067, 2075, 2079, 2109, 2111, 2139
        relacionada à transfusão, 1419, 1420
    ciática, 1684
    crônica neuropática, 1426
    discogênica, 1684
    facetária, 1684
    lombar, 1683
    na mão e no punho, 1675
    pélvica, 2179
    por estenose canal medular, 1684
    torácica, ansiedade e, 1271
DRESS, 1874
Drogas, 1307
Duplex-scan, 1475

E

Eclâmpsia, 1726, 1727, 1734, 1736
Ecodopplercardiograma, 1998
Ecolalia, 1319
Ecopraxia, 1319
Ecstasy (MDMA), 1309
Ectopia lentis, 1642, 1644, 1649
Edema
    cerebral, 1940
    pulmonar, 1911
Eletroconvulsoterapia, 1324
Eliminação urinária, 2106

prejudicada, 2115, 2140
Embolia
    aérea, 1419, 1420
    arterial, 1471
    pulmonar, 2077
Embolização arterial, 1791
Embotamento afetivo, 1249
Embriaguez patológica, 1581
Emergências
    cardiológicas, 2079
    hemorrágicas, 1736
    torácicas não cardiovasculares não traumáticas, 1913
Êmese, 1511, 1992
Emoções, 1249
Empacotamento abdominal, 1767
Encefalopatia(s), 1579
    de Wernicke, 1581
    hepática, 2093
Endoftalmite traumática, 1645
Endometriose, 1600
Endophthalmitis, 1657
Entesites, 1693
Envenenamento por etilenoglicol, metanol, 1525
    avaliação inicial na sala de emergência, 1527
    diagnóstico diferencial, 1526
    epidemiologia, 1525
    fisiopatologia, 1525
    monitorização, 1527
    prescrição, 1527
    quadro clínico, 1526
    tratamento, 1527
Envolvimento de partes moles, 1676
Enxaqueca, 1636
Epiglotite, 1780
Epilepsia, 1939
Episclerite, 1657
Episódio depressivo maior, 1278
Epistaxes, 1787
    anatomia vascular do nariz, 1787
    anterior, 1789
    em adultos, 1788
    em crianças, 1788
    epidemiologia, 1787
    etiologia das, 1787
    exame físico, 1789
    iatrogênica, 1788
    posterior, 1790
    tratamento, 1789
Ergotismo, 1586
Eritema multiforme, 1876
Eritrodermia, 2147
    esfoliativa, 1877
Erro médico, 1371
Escala
    de avaliação de catatonia Bush-Francis, 1320
    do OTS, *Ocular Trauma Score*, 1639
Esclerites, 1655, 1657
Escore de Mirels, 1964
Esmaltes de unha, 1593
Espondiloartrites, 1684, 1693
    soronegativas, 1664
Esquizofrenia, 1299
    suicídio e, 1304

Estabilidade *versus* instabilidade, 1979
Estabilizadores do humor, 1265
Estado(s)
    crepuscular, 1248
    hiperglicêmico hiperosmolar, 1833, 1838
    hipoglicêmicos no diabetes mellitus, 1841
    mental atual, 1382
    onírico, 1248
Estatinas, 1582
Estatuto dos deficientes, 1377
Estazolam, 1263
Estenose subglótica, 1783
Estereotipia, 1319
Estratégias para redução da superlotação no pronto-socorro, 2049
Estridor
    agudo, 1780
    crônico, 1781
    na infância, 1779
        etiologia, 1780
        fisiopatologia, 1779
        quadro clínico, 1779
Estupor, 1247, 1319
Esvaziamento intrauterino, 1701
Etanol, 1525
Éter, 1593
Etilenoglicol, envenenamento por, 1525
    avaliação inicial na sala de emergência, 1527
    diagnóstico diferencial, 1526
    epidemiologia, 1525
    fisiopatologia, 1525
    monitorização, 1527
    prescrição, 1527
    quadro clínico, 1526
    tratamento, 1527
Eventos
    não epilépticos fisiológicos, 1293
    tromboembólicos na gestação, 1737
Evolução, 2098
Exame do estado mental, 1246, 1251
Execução, 2040
Explosões, 1910

F

Fadiga, 2080, 2138, 2140
Falência de múltiplos orgãos, 1426
Falsas melhoras, 1385
Farmacodermia, 1878
Fascite
    necrotizante, 1967
    plantar, 1693
Fator estimulante de crescimento de granulócitos (G-CSF), 2010
Febre, 1425
Felodipino, 1543
Fenilalquilaminas, 1543
Fenobarbital, 1518, 1594
Fenômeno de Lúcio, 1883
Fentanil, 1309
Feocromocitoma, 1859
Ferro, intoxicação por, 1553
Fibratos, 1582
Fístula arteriovenosa de seio cavernoso, 1656

Flebografia, 2014
    ascendente, 1740
Flegmão, 1774
Flexibilidade, 1319
    cerácea, 1247
Flufenazina (dicloridrato), 1258
Flunitrazepam, 1263
Flurazepam, 1263
Fluxo de atendimento ao paciente no pronto-socorro hospitalar, 2046
Fobia(s), 1249
    social, 1249
Fondaparinux, 1467
Formulação do risco de suicídio, 1385
Fosfato, 1836
Fratura(s)
    de ossos temporais
        longitudinais, 1812
        mistas, 1813
        penetrante, 1813
        transversais, 1813
    expostas, 1963
    patológicas, 1963
    vertebral, 1684
Frutos do mar, intoxicações por, 1581
Fumaça, inalação, 1563
Função renal
    normal, 2106
    prejudicada, 2107

G

Gasolina, 1593
Gasometria arterial, 1740
Gerenciamento da rotina de trabalho do dia a dia (grd), 2041
Germes multirresistentes, 2010
Gestão
    da integração, 2028
    das comunicações, 2028
    de aquisições, 2028
    de custos, 2028
    de projetos, 2028
    de qualidade, 2028
    de recursos humanos, 2028
    do escopo, 2028
    do tempo, 2028
    dos riscos, 2028
    estratégica no pronto-socorro, 2021
    operacional na unidade de emergência, 2031
    tática no pronto-socorro, 2027
Glândulas
    de Bartholin, 1615
    vestibulares maiores, 1615
Glaucoma, 1636
    agudo, 1653
        de ângulo fechado, 1657
Glicosídeos cardíacos, 1549
    avaliação inicial na sala de emergência, 1551
    condutas na sala de emergência, 1551
    diagnóstico diferencial, 1550
    epidemiologia, 1549
    fisiopatologia, 1550
    monitorização, 1551

prescrição, 1551
quadro clínico, 1550
tratamentos, 1551
Gota, 1676, 1677
Gravidez
  com síndromes
    hemorrágicas, 2187
    hipertensivas, 2189
  decorrente de violência sexual, 1621
  distúrbios hipertensivos na, 1725
  ectópica, 1599, 1602, 1702
  psiquiatria, 1357
    diagnóstico diferencial, 1359
    epidemiologia, 1357
    prescrição, 1360
    quadros clínicos, 1357
    tratamentos, 1360
Guillain-Barré, síndrome de, 1951

H

Haloperidol, 1258, 1260
Hemácias, transfusão de, 1409
  avaliação inicial na sala de emergência para, 1410
  conduta na sala de emergência para, 1410
  prescrição da e monitorização do procedimento, 1411
Hemangioma subglótico, 1784
Hemartroses, 1391, 1664
Hematoma(s)
  de septo nasal, 1799
    avaliação e conduta inicial na sala de emergência, 1799
    complicações, 1800
    diagnóstico diferencial, 1800
    epidemiologia, 1799
    fisiopatologia, 1799
    quadro clínico, 1799
    tratamento, 1800
  epidural, 1941
  intramural esofágico, 1914
  orbitário, 1642, 1644, 1645, 1646
  subdurais, 1942
Hematoperitônio, 1600
Hemocomponentes, 1409, 1416, 2124
Hemodiálise, 1513
Hemofilia
  A, 1398
    tratamento da, 1399
  B, 1398
    com inibidor, tratamento da, 1400
    tratamento da, 1400
Hemolítica aguda
  imune, 1420
  não imune, 1420
Hemoperfusão, 1513
Hemoptise, 2078
Hemorragia(s)
  da primeira metade da gravidez, 1711
  da segunda metade da gestação, 1717
  digestiva(s)
    altas varicosa e não varicosa, 2094
    baixa, 2094
  do puerpério, 1763
    conduta inicial, 1765
    diagnóstico, 1764
    etiologia, 1763
    fatores de risco, 1763
    fisiopatologia, 1764
    quadro clínico, 1764
    tratamento, 1765
  intracerebral(is), 1933
    pós-traumática, 1944
  intraparenquimatosas, 1944
  mediastinal espontânea, 1914
  orbitária, 1644
  pós-parto secundária, 1767
  puerperal, 1737
    prevenção de complicações, 1768
  subaracnóidea decorrente de aneurismas rotos, 1935
  subconjuntival, 1642, 1656
    hiposfagma, 1651
  traumática do vítreo, 1639, 1645
  vítrea, 1636
Hemossiderose, 1421
Hemostasia primária e secundária, distúrbios da, 1389
  anamnese, 1390
  epidemiologia, 1389
  falhas na, 1391
  fisiopatologia, 1391
  uso de medicações, 1390
Hemotransfusão, 1768
Heparina, 1392, 1467
Hepatites virais, 1622
Herbicida, 1520
Heroína, 1592
Heteroagressão, 1299
Hexacarbono, 1580
Hexano/hexacarbono, 1585
Hidrocefalia, 1945
  comunicante, 1945
  de pressão normal, 1945
  não comunicante, 1945
  obstrutiva, 1945
Hidroxicloroquina, 1582
Hidroxocobalamina, 1569
Hifema, 1641, 1644, 1645
  traumático, 1647
Hipercalcemia, 2138
Hipercalemia, 1445, 1447, 1448, 1986, 1989
  tratamento da, 1449
Hiperêmese gravídica, 1755
  avaliação inicial, 1756
  condutas, 1756
  diagnóstico diferencial, 1756
  epidemiologia, 1755
  fisiopatologia, 1755
  monitorização, 1756
  prescrição, 1756
  quadro clínico, 1755
  tratamento, 1756
Hiperfosfatemia, 1446, 1447, 1448, 1986
  tratamento da, 1449
Hipertensão
  arterial crônica, 1725, 1734
  gestacional, 1729, 1734
  intracraniana, 2139
Hipertermia maligna, 1583
Hiperuricemia, 1446, 1447, 1676, 1986
  tratamento da, 1448
Hipoacusia, 1811
Hipobulia, 1249
Hipocalcemia, 1446, 1447, 1986
  tratamento da, 1449
Hipocondria, 1286
Hipófise, distúrbios da, 1849
Hipoglicemia
  assintomática, 1842
  efeitos adversos da, 1843
  grave, 1841
  medidas preventivas da, 1843
  no *diabetes mellitus*, 1841
  sintomática
    documentada, 1841
    provável, 1842
Hiponatremia, 2138
Hipoplasia, 1822
Hipoprosexia, 1248
Hipotenacidade, 1248
Hipotensiva relacionada à transfusão, 1420
Hipotermia, 1419, 1420, 2115, 2117
Hipotireoidismo central, 1850
Hipovigilância, 1248
Histerectomia puerperal, 1767
Histórico de enfermagem, 2098
Hordéolo, 1655, 1656
Humor, 1249

I

Ibogaína, 1593
Ideação suicida
  egodistônica, 1383
  egossintônica, 1383
Ideias
  obsessivas, 1251
  passivas de morte, 1383
  prevalentes, 1251
  sobrevaloradas, 1251
Identificação do problema, 2037
Ideologia e norteadores, 2022
Idosos
  aspectos legais e éticos, 1377
  com psicose, 1304
Ilusão, 1250
Imagem na emergências
  abdominais, 1915
  da coluna vertebral, 1971
  musculoesqueléticas, 1963
  neurológica, 1931
  torácicas, 1907
    cardiovasculares não traumáticas, 1912
Implante
  de filtro de veia cava, 1467
  de *stent* intravascular, 2016
Impulsividade, 1382
Impulsos patológicos, 1250
Imunomodulação, 1421
Inalação de fumaça, 1563
Inalantes, 1309
Inapetência, 2138
Incapacidade grave de autocuidados, 1299
Incontinência
  intestinal, 2140
  urinária reflexa, 2140
Infecção(ões)

de transmissão sexual curáveis, 1623
pelo vírus do papiloma humano, 1623
urinárias complicadas, 1895
Inibição psicomotora, 1247
Inibidores
da monoaminoxidase, 1264
seletivos da recaptação de serotonina, 1264
Inquietação, 1247
Inquietude, 1382
Inseticidas
inibidores das colinesterases, 1518
organofosforados, intoxicação por, 1537
avaliação inicial na sala de emergência, 1540
condutas na sala de emergência, 1540
diagnóstico diferencial, 1539
epidemiologia, 1537
fisiopatologia, 1538
monitorização, 1540
prescrição, 1540
quadro clínico, 1538
tratamento, 1540
Insônia, 1382
Insuficiência
adrenal aguda, 1857
hepática aguda, 2091
renal, 1447
aguda, 1426
Integridade
da pele prejudicada, 2114
tissular prejudicada, 2076, 2114
Inteligência, 1249
Intenção suicida inconsciente, 1384
Intencionalidade suicida, 1382
Internação
hospitalar, 1372
psiquiátrica, 1385
Intervenções de enfermagem, 2098
Intolerância à atividade, 2067, 2073, 2087
Intoxicação(ões), 1300
agudas, 1308, 1590
mais frequentes, 1515
e quadros confusionais, crianças e adolescentes, 1347
exógena, 1509
paralítica por mariscos, 1586
por acetaminofeno, 1533
por analgésicos, 1533
por benzodiazepínicos, 1311
por bloqueadores dos canais de cálcio, 1543
avaliação inicial na sala de emergência, 1546
condutas na sala de emergência, 1546
diagnóstico diferencial, 1545
epidemiologia, 1544
fisiopatologia, 1544
monitorização, 1546
prescrição, 1546
quadro clínico, 1545
tratamento, 1546
por chumbo, 1555
por cianeto, 1566
por cocaína, 1529
farmacologia, 1529
fisiopatologia, 1529

manifestações clínicas, 1529
por ferro, 1553
por frutos do mar, 1581
por fumaça, 1563
por inseticidas organofosforados e carbamatos, 1537
avaliação inicial na sala de emergência, 1540
condutas na sala de emergência, 1540
diagnóstico diferencial, 1539
epidemiologia, 1537
fisiopatologia, 1538
monitorização, 1540
prescrição, 1540
quadro clínico, 1538
tratamento, 1540
por lítio, 1279, 1280, 1282
por medicamentos que produzem liberação extrapiramidal, 1521
por monóxido de carbono, 1559
avaliação inicial, 1561
condutas na sala de emergência, 1561
diagnóstico diferencial, 1560
epidemiologia, 1559
fisiopatologia, 1560
monitorização, 1561
prescrição, 1561
quadro clínico, 1560
tratamento, 1561
por opioides, 1311
por outras substâncias, 1311
por produtos de uso doméstico à base de derivados de petróleo, 1522
por substâncias metahemoglobinizantes, 1521
sistema nervoso e, 1579
Inversão uterina, 1768
Iridociclite, 1643
Iridodiálise, 1643
traumática, 1643
Isquemia
arterial aguda de extremidades, 2143
mesentérica, 1459
muscular diabética, 1967
Isradipino, 1543
Itens de verificação (IV), 2033

J

Juízo crítico, 1250
Justiça, 1370

K

Ketamina, 1309, 1311

L

L-triptofano, 1583
Labilidade do afeto, 1249
Laceração pulmonar, 1909
Lamotrigina, 1362
Lança-perfume, 1593
Laringomalácia, 1781
Laringotraqueobroncoscopia, 1779
Lavagem gástrica, 1511

Laxantes, 1512
Leiomiomas, 1606
Lesão(ões)
adrenais e do trato urinário, 1918
aórticas, 1910
axonais difusas, 1945
cardíacas, 1910
diafragmáticas, 1911, 1919
esofágicas, 1911
esplênicas, 1916
hepáticas, 1917
induzida por fármacos, 1533
pancreáticas e duodenais, 1917
pulmonar aguda relacionada à transfusão, 1418, 1420
químicas oculares, 1639
renal aguda, 1986
torácicas penetrantes, 1911
traqueobrônquicas, 1910
traumáticas, 1963
da coluna vertebral, 1975
vasculares, 1919, 1963
cervicais, 1981
Leucaférese, 1451
Leucopenias, 1451
Leucostase, 1449
Levomepromazina, 1258
Ligadura
das artérias hipogástricas, 1766
das artérias uterinas, 1766
Linfocitopenia, 1451, 1453
Linfomas cutâneos primários, 1878
Linha de visão, 2023
Litíase ureteral, 1901
diagnóstico, 1901
quadro clínico, 1901
tratamento, 1903
Lítio e gravidez, 1362
Lombalgia, 1683, 1947
Lorazepam, 1261, 1263, 1324, 1594
Lufenazina (enantato), 1260
Lúpus
neonatal, 1879
subagudo, 1878

M

Maconha, 1592, 1595
Malignidade(s)
e hiperplasia, 1606
oculares, 1635
Mandioca-brava, 1517
Maneirismo, 1319
Manganês, 1580
Mania, 1249
Manifestações paraneoplásicas, 1878
Manipulação do pH urinário, 1513
Mapa estratégico, 2025
Marca-passo, 2081
Marchiafava-Bignami, doença de, 1581
Mariscos, intoxicação paralítica por, 1586
Matriz SWOT cruzada, 2025
Maus-tratos na infância e adolescência, 1350
MDMA, 1311
Mediastinite aguda, 1914

Medicamentos que diminuem a vontade de beber, 1594
Melkerson-Rosenthal, síndrome de, 1818
Memória, 1248
   de curto prazo, 1249
   recente, 1249
   remota, 1249
Meningite, 1425
Meperidina, 1592
Mercúrio, 1579, 1585
Mescalina, 1593
Metadona, 1309, 1592
Metais pesados, 1579
Metanfetamina, 1591
Metanol, envenenamento por, 1525
   acuidade visual e, 1636
   avaliação inicial na sala de emergência, 1527
   diagnóstico diferencial, 1526
   epidemiologia, 1525
   fisiopatologia, 1525
   monitorização, 1527
   prescrição, 1527
   quadro clínico, 1526
   tratamento, 1527
Metemoglobinemia, 1573
   induzida por xenobióticos, 1574
Metilbromido, 1585
Método de Yuzpe, 1628
Microgliose reativa, 1340
Midazolam, 1261, 1263, 1264, 1594
Midríase traumática, 1643
Mioclonias, 1587
Mioma subseroso degenerado ou torcido, 1602
Miopatia(s), 1582
   alcoólica, 1584
   hipocalêmicas, 1583
   inflamatória induzida por droga, 1583
   mitocondrial induzida por droga, 1582
   necrotizantes, 1582
   por esteroide, 1583
   relacionadas ao AZT, 1582
   vacuolar, 1582
Miose traumática, 1643
Mobilidade
   física prejudicada, 2067, 2076, 2111, 2140
   no leito prejudicada, 2140
Mola
   hidatiforme
      aspectos genéticos da, 1704
      completa, 1705, 1715
      diagnóstico diferencial da, 1706
      parcial, 1705, 1715
      tratamento da, 1706
     invasora, 1705, 1716
Monoartrite aguda, 1661
   por cristais de pirofosfato de cálcio, 1663
Monóxido de carbono, 1580
   intoxicação por, 1559, 1564
     avaliação inicial, 1561
     condutas na sala de emergência, 1561
     diagnóstico diferencial, 1560
     epidemiologia, 1559
     fisiopatologia, 1560
     monitorização, 1561
     prescrição, 1561
     quadro clínico, 1560
     tratamento, 1561
Morfina, 1309 1431, 1592
Motilidade gastrointestinal disfuncional, 2140
Mucosa oral prejudicada, 2140
Mucosite, 2138
Mulher vítima de violência sexual, 2184
Münchhausen, síndrome de, 1286
Mutismo, 1319
   acinético, 1323

N

N-acetilcisteína, 1534
N. oleander, 1517
Nafazolina, 1519
Naltrexona, 1595
Não maleficência, 1370
Nariz, anatomia vascular do, 1787
Nasofibroscopia exível, 1779
Náuseas e vômitos, 1755, 2138, 2140
Necrólise epidérmica tóxica, 1884, 2153
Necrose
   asséptica, 1664
   avascular, 1428
     do fêmur ou úmero, 1426
Negativismo, 1247, 1319
Neoplasia trofoblástica gestacional, 1715
   tratamento da, 1707
Nervo facial, anatomia do, 1815
Neurite óptica, 1633, 1636
   isquêmica, 1634
     anterior arterítica, 1634
Neurolatirismo, 1586
Neuropatia(s)
   alcoólica, 1584
   causadas por metais pesados e químicos orgânicos, 1585
   naturais, 1581
   óptica
     isquêmica, 1636
       anterior não arterítica, 1634
     traumática, 1639, 1648
   periféricas, 1584
   secundárias
     a toxinas
       de plantas, 1586
       de répteis e insetos, 1586
       marinhas, 1585
     ao uso de medicamentos, 1585
Neutropenia, 1451, 1452
   febril, 2007, 2139
   risco de infecção no câncer, 2008
Nicardipino, 1543
Nicotina
   abstinência por, 1313
   síndrome de abstinência de, 1316
Nifedipino, 1543
Nisoldipino, 1543
Nitrazepam, 1263
Nitrito
   de amila, 1570
   de sódio, 1570
Nitroglicerina, 2085

Nitroprussiato de sódio, 2085
Noradrenalina, 2084
Nutrição desequilibrada, 2140

O

Objetivos estratégicos, 2025
Obnubilação, 1248
Obstrução
   da artéria central da retina, 1635
   de artérias pulmonares, 1999
   de vasos mediastinais, 1997
   ureteral, 1901
     diagnóstico, 1901
     quadro clínico, 1901
     tratamento, 1903
Oclusão
   arterial aguda, 1471
     etiopatogenia, 1471
   da artéria central da retina, 1636
   da veia central da retina, 1636
   de vias aéreas centrais, 1995
Ocultação da intenção suicida, 1383
Olanzapina, 1259, 1260
Olho vermelho, 1651
   e comorbidades, 1655
Onirismo, 1248
Opiáceos, 1519
Opioides, 1309, 1310, 1519, 1592, 1596
   abstinência por, 1313
   síndrome de abstinência de, 1316
Organofosforados, 1518, 1581
Orientação, 1248
   autopsíquica, 1248
   espacial, 1248
   temporal, 1248
Ossos temporais, traumatismo de, 1811
   avaliação inicial, 1813
   condutas na sala de emergência, 1813
   diagnóstico, 1812
   epidemiologia, 1811
   fisiopatologia, 1811
   fratura(s)
     longitudinais, 1812
     mistas, 1813
     penetrante, 1813
     transversais, 1813
   quadro clínico, 1811
   tratamento, 1814
Osteoartrite, 1664, 1675
   de mãos, 1676
Osteomielite, 1425, 1968
Osteonecrose da cabeça femoral, 1965
Overdose por acetaminofeno, 1533

P

Paciente violento, 1376
Padrão respiratório ineficaz, 2066, 2072, 2112, 2116, 2140
Padrão técnico de processo (PTP), 2033
Padronização, 2040
Paliperidona, 1259
   palmitato de, 1260
Papilomatose laríngea, 1784
Paracetamol, 1519

Parada cardíaca e cesárea perimortem, 1741
Paralisia
   de Bell, 1948
   de pregas vocais, 1782
   facial, 1815, 1948
      acupuntura, 1824
      avaliação, 1817
      causas infecciosas, 1820
      eletroneurografia, 1823
      embriologia, 1815
      etiologia, 1818
      exames diagnósticos, 1822
      fisioterapia, 1824
      fonoterapia, 1824
      na criança, 1821
      tratamento, 1824
      traumática, 1818
Paraquat, 1520
Parkinson, doença de, 1323, 1328
Parkinsonismo, 1586
Partos de emergência, 1733
PCP, fenciclidina, 1309, 1311
PDCA, melhoria dos processos, 2037
Pé diabético
   complicado, 1493
   métodos de imagem para avaliação do, 1500
Pênfigo(s), 1869
   foliáceo, 1869, 1878
   vulgar, 1869
Penfigoide
   bolhoso, 1871
   gestacional, 1872
Penfluridol, 1258
Pensamento, 1250
Percloroetileno, 1580
Perda
   auditiva sensorioneural bilateral, 1803
   da massa eritroide, 1435
   visual funcional, 1636
Perfuração uterina, 1760
Perfusão tissular
   cerebral ineficaz, 2065
   periférica ineficaz, 2086
Pericárdio, 2002
Periciazina, 1258
Pesticidas, 1581
Pielonefrite
   aguda no adulto, 1895
   enfisematosa, 1898
Pimozida, 1258
Pinguécula, 1656
Piomiosite, 1967
Pipotiazina (palmitato), 1260
Pirofosfato de cálcio, 1677
Placenta prévia, 1717, 1736
   conduta na, 1718
   diagnóstico da, 1718
Planejamento
   de enfermagem, 2098
   estratégico, 2022
Plano(s)
   de ação, 2039
   de saúde, 1377
   estratégico, 2026
   suicida, 1384

Plaquetas, transfusão de, 1412
   avaliação inicial na sala de emergência para, 1413
   conduta na sala de emergência para, 1413
   prescrição e monitorização do procedimento, 1413
Plaquetopenias na emergência, 1393
Plasma fresco congelado, transfusão de, 1414
   avaliação inicial na sala de emergência, 1414
Pneumomediastino, 1910
   hipertensivo, 1914
Pneumonia, 2071
   aspirativa, 1908
Pneumopericárdio hipertensivo, 1912
Pneumotórax, 1907
Poder letal, 1384
Poli-intoxicação, 1308
Poliartrite, 1667
Polifarmácia, 1256
Polineuropatia diabética, 1501
Pólipos endometriais, 1606
Posicionamento estratégico, 2023
Postura, 1319
Potássio, 1836
Pré-eclâmpsia, 1726, 1734
   grave, 1734
   leve, 1734
   superposta, 1729, 1734
Precariedade das condições de trabalho, 2048
Precaução-padrão, 2126, 2127
   de contato, 2127
   para aerossóis, 2127
   para gotículas, 2127
Prenhez
   abdominal, 1713
   cervical, 1713
   ectópica, 1713, 1751
      em cicatriz de cesárea, 1713
   ovariana, 1713
   tubária, 1713
Priaprismo, 1426, 1429
Priorização dos objetivos, 2026
Procedimento operacional padrão (POP), 2033
Processo de enfermagem, 2097
Procidência do cordão umbilical, 1746
Profilaxia antirretroviral, 1622
Prolapso de cordão umbilical, 1746
Propofol, 1582
Proteção ineficaz, 2072
Proteinúria anormal na gravidez, 1734
Protocolo FAST, 1915
Prurigo *gravidarum*, 1873
Pseudo-hipoglicemia, 1842
Pseudoalucinações, 1250
Pseudoclaudicação, 1684, 1685
Psicofármacos, 1255
Psicofarmacoterapia, 1255
Psicomotricidade, 1247
Psicose(s), 1297
   apresentação clínica, 1297
   avaliação, 1297
   crianças e adolescentes, 1349
   definição, 1297

   diagnóstico, 1298
   factícias e simulação, 1299
   idosos com, 1304
   manejo, 1300
   na gestação, 1358
Psiquiatria
   aspectos legais e éticos, 1369
   de consultoria-ligação, 1376
Psoríase eritrodérmica, 1878
Psychache e constrição cognitiva, 1382
Pterígio, 1656
Ptiríase rubra, 1878
Ptose palpebral, 1950
Púrpura
   pós-transfusional, 1395, 1421
   trombocitopênica
      idiopática, 1394
      trombótica, 1403
Pustulose exantemática generalizada aguda, 1880

Q

Quase afogamento, 2116
Queimadura(s), 2117
   fotoelétrica, 1654
   ocular, 1645
      por energia radiante e térmica, 1641, 1644, 1646
      químicas, 1639, 1640, 1646, 1655
         degradação e reparação da matriz estromal nas, 1640
         regeneração da superfície ocular nas, 1640
         resposta inflamatória nas, 1640
   térmicas, 1647
Quetiapina, 1259
Quimioterapia citorredutora, 1451
Quimioterápicos, efeitos colaterais dos, 1991

R

Radiculopatia lombossacral, 1685
Radiografia
   cervical, 1780
   convencional, 1973
   de tórax, 1996, 2014
Raticidas, 1520
   clandestinos, 1520
   permitidos no Brasil, 1520
Reação(ões)
   alérgica, 1417
   febril não hemolítica, 1417, 1420
   hansêmicas graves, 1882
   hemolítica
      aguda imune, 1417
      aguda não imune, 1419
      tardia, 1421
   hipotensiva relacionada à transfusão, 1418
   transfusional(is)
      hemolítica tardia, 1427
      imediatas, 1417
Recusa em receber medicação, 1374
Regra dos Ds, 1382
Remoção extracorpórea de toxicantes, 1513
Ressonância magnética, 1974, 1999, 2014

Restos placentários, 1767
Retardo mental, 1249
Retinite por citomegalovírus, 1636
Retinopatia diabética, 1636
Risco
    à ordem pública, 1299
    de aspiração, 2066, 2074, 2112, 2116
    de auto e heteroagressão, 1375
    de baixa autoestima situacional, 2140
    de choque, 2074, 2080, 2087, 2113, 2117, 2118
    de confusão aguda, 2140
    de débito cardíaco diminuído, 2140
    de desequilíbrio
        eletrolítico, 2115, 2118, 2141
        na temperatura corporal, 2075, 2115
    de disfunção neurovascular periférica, 2115
    de disreflexia autonômica, 2114
    de exposição social, 1299
    de infecção, 2073, 2115, 2140
    de integridade da pele prejudicada, 2075, 2087
    de intolerância à atividade, 2078
    de lesão, 2067
    de nutrição desequilibrada, 2115
    de perfusão
        gastrointestinal ineficaz, 2141
        tissular cerebral ineficaz, 2141
    de quedas, 2075
    de sangramento, 2067, 2081, 2113, 2118, 2141
    de síndrome do desuso, 2141
    de suicídio, 1381
    de trauma (vascular), 2067
    de volume de líquidos de ciente, 2118
    em quadros instáveis, 1385
    para perfusão
        renal ineficaz, 2081
        tissular
            cardíaca diminuída, 2080
            cerebral ineficaz, 2114
            periférica ineficaz, 2081
Risperidona, 1259, 1260
Rivaroxabana, 1467
Rodenticidas, 1520
Rotura
    de vasa prévia, 1723
    do bulbo ocular, 1645
    do seio marginal, 1722
    uterina, 1721, 1737, 1767
        classificação, 1722
        conduta, 1722
        diagnóstico, 1722
        quadro clínico, 1722
Ruptura aórtica, 1912

S

Sangramento(s), 2121, 2138
    cutâneos, 1391
    do primeiro trimestre, 1699
    do segundo e terceiro trimestre, 1711
    durante uso de anticoagulantes, 1392
    menstrual, 1391
        encurtado, 1605
        excessivo, 1605
        frequente, 1605
        infrequente, 1605
        irregular, 1605
        leve, 1605
        prolongado, 1605
    mucosos, 1391
    pós-trauma, 1391
    uterino anormal, 1605, 2181
Sarna crostosa, 1878
SDCA, padronização dos processos, 2032
Segurança do paciente e da equipe, 1365
    abordagem, 1366
    aspectos gerais, 1365
    aspectos psicológicos do médico e da equipe, 1366
    contenção mecânica, 1367
    emprego de medicamentos, 1366
Sensopercepção, 1250
Sentimentos, 1249
Sepse, 2125
    urinária, 1895
Septo nasal, hematoma e abscesso de, 1799
    avaliação e conduta inicial na sala de emergência, 1799
    complicações, 1800
    diagnóstico diferencial, 1800
    epidemiologia, 1799
    fisiopatologia, 1799
    quadro clínico, 1799
    tratamento, 1800
Sequestro
    esplênico, 1427, 1428
    hepático, 1427
    plaquetário-hiperesplenismo, 1394
Serpentes, 1586
Sigilo, 1370
Simulação, 1323
Sinal
    de Asboehansen, 1885
    de Battle, 1811
    de Nikolsky, 1885
Síncope, 1950
Síndrome
    alfa-adrenérgica, 1510
    alucinógena, 1510
    anticolinérgica, 1510
    aórtica aguda, 1912
    beta-adrenérgica, 1510
    catatônica, 1247, 1319
    colinérgica, 1510
    da cauda equina, 1684, 1951
    da desacoplação da fosforilação oxidativa, 1510
    da fragilidade, 1441
    da lise tumoral, 2138
    da pele escaldada esta locócica, 2163
    da serotonina, 1510
    da veia cava superior, 2013, 2139
        diagnóstico, 2014
        etiologia, 2013
        fisiopatologia, 2013
        manifestações clínicas, 2014
        medidas suportivas, 2015
        quimioterapia sistêmica, 2015
        radioterapia, 2015
        sinais e sintomas, 2014
        tratamento, 2015
    de abstinência, 1590
        alcoólica, 1314, 1315
        ao álcool, 1312, 1590
        de benzodiazepínicos, 1316
        de nicotina, 1316
        de opioides, 1316
        de outras substâncias, 1316
    de Bernard-Soulier, 1397
    de dependência, 1589
    de fragmentação da hemácia, 1403
    de Guillain-Barré, 1951
    de isquemia e reperfusão, 1478
    de lise tumoral, 1445, 1985
        classificação, 1985
        definição, 1985
        estratificação de risco, 1987
        fisiopatologia, 1986
        graus de gravidade, 1986
        prevenção, 1987
        quadro clínico, 1987
        tratamento, 1987
    de Melkerson-Rosenthal, 1818
    de MüNchhausen, 1286
    de Steven-Johnson, 1884, 2153
    de Wernicke-Korsako, 1581
    do cativeiro, 1322
    do manguito rotador, 1692
    do túnel do carpo, 1678
    eosinofilia-mialgia, 1583
    epileptogênica, 1510
    extrapiramidal, 1510
    HELLP, 1726, 1728, 1734
    hemolítico-urêmica atípica, 1404
    hemorrágicas, 2187
    hiper-hemolítica, 1427
    hipertensiva
        com sinais de gravidade, 1735
        da gravidez, 2189
        sem sinais de gravidade, 1735
    mão-pé, 1426
    narcótica, 1510
    neuroléptica maligna, 1247, 1323
    por solventes, 1510
    sedativo-hipnótica, 1510
    serotoninérgica, 1282, 1323, 1425-1427
    tóxicas, 1510
    vestibulares agudas, 1807
        causas, 1809
        diagnóstico diferencial, 1808
        epidemiologia, 1807
        medicamentos usados, 1809
        quadro clínico, 1807
        tratamento, 1808
Sintomas psicóticos, 1334
Sistema
    de remuneração variável, 2029
    intrauterino liberador de levonorgestrel, 1608
    nervoso e intoxicações, 1579
Sistematização da assistência de enfermagem, 2097
Sobrecarga circulatória relacionada à transfusão, 1418, 1420
Solventes, 1310, 1580
    voláteis, 1593
Sopor, 1248
Stakeholders, 2021

Steven-Johnson, síndrome de, 1884, 2153
Súbita mudança de comportamento, 1341
Substâncias
    psicoativas, efeitos do uso de, 1590
    urgências relacionadas a, 1307
Suicídio, 1278, 1375
    e esquizofrenia, 1304
    risco de, 1381
Sulfato de morfina, 1431
Sulpirida, 1260
Superlotação no pronto-socorro, 2046
Suporte
    avançado de vida cardiovascular, 1745
    básico de vida, 1743
Surdez súbita, 1803
    epidemiologia, 1803
    prognóstico, 1804
    tratamento, 1804
Sutura de B-Lynch, 1765

T

Tacrolimo, 1582
Tálio, 1580, 1585
Tamponamento cardíaco, 1912
Técnicas de esvaziamento uterino, 1701
Telangiectasia hemorrágica hereditária, 1788, 1791
Tenacidade, 1248
Tendinite
    do tendão de Aquiles, 1693
    patelar e do quadríceps, 1693
Tendinopatias, 1689
    do cotovelo, 1692
    do ombro, 1690
Tendões, 1689
Tenossinovite, 1967
    de De Quervain, 1692
    em punho e mão, 1678
Tentativa de suicídio, 1278, 1280, 1281, 2134
    pregressa, 1384
Teofilina, 1515
Terapia renal substitutiva, 1449, 1989
Teste do desenho do relógio, 1252
Tetrodoxina, 1585
Tiamina, 1315
Tinner®, 1593
Tintas, 1593
Tioridazina (cloridrato), 1258
Tiossulfato de sódio, 1569
Tiques, 1587
Tireotoxicose, 1845
    diagnóstico, 1846
    etiologia, 1845
    etiopatogenia, 1845
    quadro clínico, 1845
    seguimento pós-crise, 1847
    terapias de exceção, 1847
    tratamento, 1846
Tolueno, 1580
Tomografia computadorizada, 1974
    cervical e de tórax, 1780
    de coerência óptica (TCO), 1634
    de tórax, 1996, 2014
Tontura, 1811, 1951
Torção de cisto ovariano, tuba uterina ou anexos, 1602

Torpor, 1248
Tramadol, 1309, 1592
Tranquilização
    química, 1308
    verbal, 1308
Transfusão
    de crioprecipitado, 1416
    de hemácias, 1409
        avaliação inicial na sala de emergência para, 1410
        conduta na sala de emergência para, 1410
        prescrição da e monitorização do procedimento, 1411
    de plaquetas, 1412
        avaliação inicial na sala de emergência para, 1413
        conduta na sala de emergência para, 1413
        prescrição e monitorização do procedimento, 1413
    de plasma fresco congelado, 1414
        avaliação inicial na sala de emergência, 1414
    dispneia associada à, 1419, 1420
    dor aguda relacionada à, 1419, 1420
    lesão pulmonar aguda relacionada à 1418, 1420
    reação hipotensiva relacionada à, 1418
    sobrecarga circulatória relacionada à, 1418, 1420
Transplante hepático, 1534
Transtorno(s)
    alimentares, crianças e adolescentes,1350
    associados ao uso de substâncias, 1589
        classficação, 1590
        comorbidades psiquiátricas, 1590
        diagnóstico, 1589
    bipolar, 1277
        avaliação inicial na sala de emergência, 1278
        diagnóstico diferencial, 1278
        epidemiologia, 1277
        fisiopatologia, 1277
        na gestação, 1358
        quadro clínico, 1277
        sintomas de mania, 1278
    conversivos, 1288, 1322
    de ansiedade, 2133
        crianças e adolescentes,1349
        de doença, 1286, 1289
    de estresse pós-traumático pós-parto, 1358
    de pânico, 1267
        abordagens
            farmacológicas, 1273
            não farmacológicas, 1273
        avaliação inicial na sala de emergência, 1272
        conduta, 1274
            inicial na sala de emergência, 1273
        diagnóstico diferencial, 1269
        dor torácica, 1271
        epidemiologia, 1268
        fatores
            de risco, 1268
            genéticos, 1268

        fisiopatologia, 1268
        manutenção do pânico, 1269
        monitorização, 1274
        na gestação, 1358
        neuroticismo, 1268
        processos neurobiológicos, 1268
        quadro clínico, 1269
    de personalidade, 1299
    de somatização, 1288
    dissociativo de identidade, 1286
    dissociativos e conversivos, 1290
    do humor, 1299, 1322
    do sintoma somático, 1286
    factício, 1286
    mentais
        orgânicos, 1253
        primários, 1253
    neuropsiquiátricos, 1590
    obsessivo-compulsivo na gestação, 1358
    psicótico, 1322
        induzido, 1590
        orgânico, 1298
    somatoformes e dissociativos, 1285
Traqueomalácia, 1784
Traqueoplastia, 1997
Trauma, 2111
    abdominal, 1915
    nasal, 1793
        anatomia, 1793
        avaliação inicial na sala de emergência, 1794
        classificação, 1796
        epidemiologia, 1793
        fisiopatologia, 1794
        quadro clínico, 1794
        tratamento, 1796
    ocular, 1637, 1638
        contuso, 1642
    torácico, 1907
        fechado, 1907
Traumatismo
    cranioencefálico, 1951
        associado a complicações vasculares, 1957
        associado a fístula liquórica, 1957
        associado a trombose venosa dural, 1957
        leve, 1954
        moderado ou grave, 1955
    de ossos temporais, 1811
        avaliação inicial, 1813
        condutas na sala de emergência, 1813
        diagnóstico, 1812
        epidemiologia, 1811
        fisiopatologia, 1811
        fratura(s)
            longitudinais, 1812
            mistas, 1813
            penetrante, 1813
            transversais, 1813
        quadro clínico, 1811
        tratamento, 1814
Treinamento no Local de Trabalho (TLT), 2034
Trichomonas vaginalis, 1611
Tricloroetileno, 1580
Tricomoníase, 1611
Trifluoperazina (dicloridrato), 1258

Troca de gases prejudicada, 2071, 2081, 2086, 2113, 2116, 2118
Trombastenia de Glanzmann, 1397
Trombocitopenia (plaquetopenia) induzida por heparina, 1395
Tromboembolia pulmonar, 1913
Tromboembolismo pulmonar, 1739
Tromboflebite super cial, 1468
Trombolíticos, 2016
Trombose, 2121
   arterial, 1472
   do seio cavernoso, 1636
   venosa profunda, 1463, 1739
      aguda, 2143
      diagnóstico
         clínico, 1465
         complementar, 1465
         laboratorial, 1465
      epidemiologia, 1463
      etiopatogenia, 1464
      fisiopatologia, 1464
      tratamento, 1466
Troponinas, 1740
Tumor(es)
   de órbita, 1656
   malignos de ovário e de tuba uterina, 1600
   trofoblástico do sítio placentário, 1705, 1717

U

Úlcera(s)
   de córnea, 1653
   em pés diabéticos, 1493
Ultrassom com Doppler linear, 1475
Ultrassonografia com Doppler de vasos cervicais, 1998
Uremia, 1396
Urgência hipertensiva, 1733
Urossepse, 1895
Urticária, 1887
Uso de substâncias lícitas e ilícitas na gestação, 1359
Uveíte(s), 1636, 1654
   anterior, 1657
   traumática, 1643

V

Vacina para a cocaína, 1595
Vaginose bacteriana, 1609
Valor da organização, 2022
Vapores, 1580
Varfarina, 1392
Vasa prévia, 1737
Vegetais cianogênicos, 1517
Veia cava superior, 1998, 2013
Ventilação espontânea prejudicada, 2066, 2072, 2112
Verapamil, 1543
Vergonha, 1382
Verificação dos resultados, 2036, 2040
Vertigem, 1951
Vigilância, 1248
Vincristina, 1582
Vingança, 1382
Violência sexual, 1619, 2184
   e HIV/AIDS, 1621
Vírus do papiloma humano, 1623
Vitamina C, 1647
Volume de líquidos excessivo, 2076, 2080
Vontade, 1249
Vulvovaginites, 1609

W

Wernicke-Korsako, síndrome de, 1581

X

Xarope de ipeca, 1511

Z

Zidovudina, 1582
Ziprasidona, 1260
Zolpidem, 1324
Zuclopentixol, 1258, 1260
Zumbidos, 1803